心脏病学实践

2020

主　　编　丛洪良　袁祖贻

主　　审　陈义汉　张　健

学术秘书　李曦铭　郭　宁

人民卫生出版社

·北　京·

图书在版编目（CIP）数据

心脏病学实践．2020：全6册 / 丛洪良，袁祖贻主编．—北京：人民卫生出版社，2020.11（2020.12 重印）
ISBN 978-7-117-30664-5

Ⅰ. ①心… Ⅱ. ①丛… ②袁… Ⅲ. ①心脏病学 Ⅳ. ①R541

中国版本图书馆 CIP 数据核字（2020）第 196492 号

人卫智网	**www.ipmph.com**	**医学教育、学术、考试、健康，购书智慧智能综合服务平台**
人卫官网	**www.pmph.com**	**人卫官方资讯发布平台**

心脏病学实践 2020（全 6 册）
Xinzangbingxue Shijian 2020（Quan 6 Ce）

主　　编：丛洪良　袁祖贻
出版发行：人民卫生出版社（中继线 010-59780011）
地　　址：北京市朝阳区潘家园南里 19 号
邮　　编：100021
E - mail：pmph @ pmph.com
购书热线：010-59787592　010-59787584　010-65264830
印　　刷：廊坊一二〇六印刷厂
经　　销：新华书店
开　　本：787 × 1092　1/16　　**总印张：**72
总 字 数：1797 千字
版　　次：2020 年 11 月第 1 版
印　　次：2020 年 12 月第 2 次印刷
标准书号：ISBN 978-7-117-30664-5
定价（全 6 册）：239.00 元
打击盗版举报电话：010-59787491　E-mail：WQ @ pmph.com
质量问题联系电话：010-59787234　E-mail：zhiliang @ pmph.com

第一分册

心血管疾病预防、高血压、代谢性疾病

分册主编　王继光　唐熠达　彭道泉

编者名单

（按文中出现顺序排序）

唐熠达 北京大学第三医院
李　静 中国医学科学院阜外医院
李　威 中国医学科学院阜外医院
丁荣晶 北京大学人民医院
袁丽霞 郑州市第七人民医院
王青伟 北京大学人民医院
黄煜琳 首都医科大学附属北京安贞医院
刘　静 首都医科大学附属北京安贞医院
刘江美 中国疾病预防控制中心慢性非传染性疾病预防控制中心
周脉耕 中国疾病预防控制中心慢性非传染性疾病预防控制中心
王增武 中国医学科学院阜外医院
肖懿慧 西安交通大学第一附属医院
王继光 上海交通大学医学院附属瑞金医院
张宇清 中国医学科学院阜外医院
李明轩 上海交通大学医学院附属瑞金医院
安德伟 上海交通大学医学院附属瑞金医院
李　燕 上海交通大学医学院附属瑞金医院
牟建军 西安交通大学第一附属医院
薛　浩 中国人民解放军总医院
赵　青 中国医学科学院阜外医院
柳志红 中国医学科学院阜外医院
伍　豪 中国人民解放军联勤保障部队第九一〇医院
祝之明 中国人民解放军陆军特色医学中心
谢子嫣 北京协和医院
严晓伟 北京协和医院
刘　靖 北京大学人民医院
张　丽 浙江省人民医院
徐少坤 浙江省人民医院
谢建洪 浙江省人民医院
洪墨纳 上海交通大学医学院附属瑞金医院
许建忠 上海交通大学医学院附属瑞金医院
黄　晶 重庆医科大学附属第二医院
初少莉 上海交通大学医学院附属瑞金医院
李彩娥 兰州大学第二医院

余　静　兰州大学第二医院
张晓卉　哈尔滨医科大学附属第一医院
尹新华　哈尔滨医科大学附属第一医院
潘晔生　上海市东方医院
杨　兵　上海市东方医院
彭道泉　中南大学湘雅二医院
杨　阳　中南大学湘雅二医院
李建军　中国医学科学院阜外医院
吴　岳　西安交通大学第一附属医院
刘婉媛　西安交通大学第一附属医院
邢月妍　首都医科大学附属北京友谊医院
赵　冬　首都医科大学附属北京安贞医院
于　康　北京协和医院
陈桢玥　上海交通大学医学院附属瑞金医院
郭远林　中国医学科学院阜外医院
连　政　北京大学人民医院
陈　红　北京大学人民医院
陆国平　上海交通大学医学院附属瑞金医院
袁祖贻　西安交通大学第一附属医院
郭艺芳　河北省人民医院
张大庆　中国医科大学附属盛京医院
史旭波　首都医科大学附属北京同仁医院
靳丽媛　中国人民解放军总医院
叶　平　中国人民解放军总医院
董吁钢　中山大学附属第一医院
董　玢　中山大学附属第一医院
臧雪淼　中南大学湘雅二医院
刘　玲　中南大学湘雅二医院
祝　烨　四川大学华西医院
孟庆滔　四川大学华西医院
于碧莲　中南大学湘雅二医院
胡　蝶　中南大学湘雅二医院
高　莹　中国医学科学院北京阜外医院
吕纳强　中国医学科学院北京阜外医院

前 言

岁月如梭，时光荏苒，弹指之间，长城心脏病学会议已经经历了三十一年风风雨雨的洗礼。一分耕耘，一分收获，长城心脏病学会议在几代老、中、青学者任劳任怨的不断努力下，已然成为享誉中外的大型国际学术平台，是共享成果、交流经验和结识朋友的一场盛宴。

《心脏病学实践》是长城心脏病学会议的配套专著，始终如一地坚持和贯行长城心脏病学会议的宗旨和理念。《心脏病学实践 2020》由现任主席和候任主席共同主编，求真务实，凝聚了组织与编写团队的辛勤汗水，收集了心血管疾病研究的新理论、新指南、新标准，总结了临床诊疗的新规范、新技术和新方法，涵括了心脏疑难急重症的新治疗、新成果，见证了长城心脏病学会议和中国心血管疾病研究的蓬勃发展。希望《心脏病学实践 2020》作为长城心脏病学会议传经送宝的重要传统媒介，可以继续为心血管疾病研究领域的学者提供交流讨论的平台。

虽然在编写过程中各位专家们都已全力以赴，但我们的水平有限、时间紧张，还有尚待提高的地方，期待国内外心血管疾病研究领域的同道们给予批评和指导。在刚刚过去的半年时间里，中华民族自强不息、团结一致，终将取得抗击新型冠状病毒这场战役的胜利，让我们继往开来、牢记创新、不负韶华、共筑长城、共享长城，创造长城心脏病学会议和《心脏病学实践》的美好未来！

丛洪良　袁祖贻

2020 年 8 月 18 日

目 录

第一部分 心血管疾病预防

第二部分 高 血 压

第三部分 血脂异常

第一部分 心血管疾病预防

主编视角

心血管疾病预防

根据《中国心血管病报告 2018》显示，我国心血管疾病现患人数为 2.9 亿人，死亡率占居民疾病死亡构成的 40% 以上。目前我国心血管疾病患病率及死亡率仍处于上升阶段，致使我国心血管疾病预防和管理形势更加严峻。《“健康中国 2030”规划纲要》强调了“全民健康”的发展战略，坚持以基层为重点，预防为主的工作方针。心血管疾病的预防依然是医疗卫生领域的热点和难点。在已经过去的 2019 年，心血管疾病预防领域出现了很多观念的转变，新的研究证据和实践指南纷纷公布，治疗方式和治疗药物得以更新。上述改变的发生，对未来心血管疾病预防工作起到重要的推动作用。

一、重视风险评估，提升预防性治疗的科学性

心血管疾病风险评估和分层是心血管疾病预防的基础。在 2019 年更新的美国心脏病学会 / 美国心脏协会（American College of Cardiology/American Heart Association，ACC/AHA）心血管疾病一级预防指南中，建议所有个体依从心脏健康相关的生活方式，但评估个人 10 年绝对动脉粥样硬化性心血管病（arteriosclerotic cardiovascular disease，ASCVD）风险可以指导预防干预措施与个体相匹配、使预防预期受益最大化、减少过度治疗潜在的损害。通过风险评估检出心血管疾病高风险个体，是临床医师制定个体化治疗方案的重要依据，有助于预防性干预措施的制定，包括血脂、血压的管理和治疗；同时，风险评估也是与患者就风险降低策略进行沟通的开始。在既往相当长的一段时间内，我国心血管疾病预防工作中对风险评估重视不足，也缺乏适用于中国人群的心血管疾病风险评估工具。这一现状在近几年得以改变。

早在 2004 年，我国学者已发现美国的 Framingham 风险评估系统会高估我国人群的冠心病发病风险。ACC/AHA 于 2013 年在全球公布了 Pooled Cohort Equations（PCE）模型，用于 10 年 ASCVD 发病风险预测，但 PCE 模型来自美国的白种人、黑种人队列数据，不一定适用于其他人群。为解决上述问题，顾东风院士团队于 2016 年牵头完成了中国动脉粥样硬化性心血管疾病风险预测研究（Prediction for ASCVD Risk in China，China-PAR），基于我国最新的大规模前瞻性队列样本，开发了适用于国人 10 年 ASCVD 发病风险预测的 China-PAR 模型。该模型在多个中国人群队列中进行了内部和外部验证，具有良好的一致性。此外，葛均波院士与潘柏申教授于 2017 年公布了“ASCVD 风险评估报告”系统，并于 2019 年更新至

2.0 版本，同样采用了中国人群数据，并进行了严格的内部验证，在试用阶段得到了很好的反馈。2019 年初，中华预防医学会心脏病预防与控制专业委员会、中华医学会心血管病学分会等多个学会联合发布了《中国心血管病风险评估和管理指南》，成为我国心血管疾病风险评估领域的里程碑，标志着我国心血管疾病风险评估有了切实、可靠的依据。

从治疗走向预防，是迎来我国心血管疾病下降拐点的必由之路。风险评估作为这一重要工作的起点，在过去的数年中得以被重视，并在诸多研究者的努力下，形成了适用于国人的评估工具和实践指南。后续，如何将风险评估的理念推广至全国并深入到基层，是该领域所面临的新的挑战。

二、从阿司匹林地位的下降看心血管疾病预防药物的变化

阿司匹林曾经广泛应用于 ASCVD 的一级预防，但其风险是可能增加非致死性大出血事件。因此，只有在获益明显超过风险时，使用阿司匹林进行预防性治疗才有意义。2018 年，有三项阿司匹林的大规模 RCT 试验发表（ASPREE 研究、ASCEND 研究、ARRIVE 研究），对阿司匹林在心血管疾病一级预防中的作用提出了挑战。我们首先回顾上述三项研究的主要结果：ARRIVE 试验的结果显示，在无糖尿病、55 岁或以上的男性、60 岁或以上的女性，每天服用低剂量的阿司匹林至 5 年随访，心血管事件的发生并没有减少；ASCEND 试验的结果显示，40 岁或以上患有糖尿病的受试者，每天服用低剂量的阿司匹林，在平均 4.7 年的随访后，心血管事件的比例明显低于安慰剂组，但严重出血事件的发生率也显著升高；ASPREE 试验的结果显示，70 岁以上的健康受试者，每天服用低剂量的阿司匹林，在平均 4.7 年的随访后，心血管事件的发生率并没有降低。上述三项研究的阴性结果，与 20 世纪所发现的阿司匹林在心血管疾病预防中的重要作用不符，比较合理的解释是：近年来其他预防措施的完善（降脂、降压）导致阿司匹林一级预防的净获益较前降低。基于此，我们需要根据现有证据调整决策 - 分析思路，更准确地筛查出使用阿司匹林获益大于风险的人群。

根据新证据更新的《2019 AHA/ACC 心血管疾病一级预防指南》中，对阿司匹林的推荐做出了重要改变。指南认为，阿司匹林不宜常规用于 ASCVD 一级预防，否则难有净获益。有关阿司匹林的推荐内容主要是针对以下三个人群：①高 ASCVD 风险但出血风险不增高的 40~70 岁成人，可考虑服用小剂量阿司匹林（75~100mg/d）进行一级预防（Ⅱb 类推荐，A 级证据）；②70 岁以上老年人中，不建议常规服用小剂量阿司匹林作为一级预防措施（Ⅲ类推荐，B 级证据）；③出血风险增高的任何年龄段人群，都不推荐服用小剂量阿司匹林作为 ASCVD 一级预防措施（Ⅲ类推荐，C 级证据）。从上述推荐中也可以看出，风险评估在心血管疾病预防中的重要性，合理评估和甄别受益人群，是阿司匹林应用的关键所在。

如前所述，阿司匹林地位的下降很大程度上是因为既往高风险人群降为了中低危险度人群，而这一变化的发生，则是由于对血脂、血压、血糖的有效控制。HOPE-3 研究中，ASCVD 中风险人群接受他汀治疗依然带来了显著获益。新的指南中，对中 - 高风险人群直接推荐使用他汀降脂治疗，而对于临界风险（5%~7.5%）人群，也可考虑使用他汀治疗。降压治疗药物方面，依然推荐根据血压水平合理使用。HOPE-3 研究中，常规降压治疗不能给中风险人群带来普遍获益，只有在高血压亚组中，降压治疗才是获益的。对于血糖的控制，主要的更新集中在新型药物的推荐。越来越多的证据显示，有必要使用钠 - 葡萄糖共转运蛋白 2 抑制剂（SGLT-2i）和胰高血糖素样肽 -1（GLP-1）受体激动剂进行治疗，以有效地控制血糖和降低心血管疾病风险。

他汀类药物的广泛应用、合理的降压治疗策略、具有心血管获益的新型降糖药物，这些是在临床实践中被证实有效的心血管疾病防治措施。积极推进治疗理念转变，在风险评估基础上合理应用上述药物，是临床医生工作的重点。

三、中国人群中的心血管疾病预防特点

中国人群在危险因素构成和心血管疾病发病类型方面与西方人群存在显著差异。首先，中国的糖尿病及糖尿病前期发病率显著高于欧美国家。过去 30 年来，中国糖尿病患病率急剧增加：1980 年不到 1%，2001 年为 5.5%，2008 年为 9.7%，2013 年为 10.9%。糖尿病作为 ASCVD 的等危症，势必会推高未来中国的心血管疾病发病率。此外，中国人群的高血压患病率高，而知晓率、控制率低。18 岁以上人群高血压患病率从 1991 年的 13.6% 升高至 2015 年 27.6%，而知晓率、控制率仅为 51.5% 和 16.9%。他汀的用药安全性在中国也需要更多的关注，HPS2-THRIVE 研究表明使用中等强度他汀治疗时，中国患者肝脏不良反应发生率明显高于欧洲患者，转氨酶升高率（> 正常值上限 3 倍）超过欧洲患者 10 倍，而肌病风险也高于欧洲人群 10 倍。

多种代谢危险因素的集合，是中国人群心血管疾病预防工作面临的另一项重要难题。2016 年，宁光院士团队发表的研究显示，中国 18 岁以上的成人中，代谢综合征患病率为 33.9%，估计中国目前有 4.5 亿人为代谢综合征。代谢综合征人群是心血管疾病和糖尿病的主要“储备军”，如此庞大的患病人群，如果不能有效干预控制，则会对中国的心血管疾病防控带来巨大负担。而多种危险因素的集合，对干预治疗提出了极大的挑战。如何提升生活方式干预这一主要措施的有效性，如何提高针对多种危险因素治疗的依从性，均是未来需要关注的热点。

生活方式干预依然是心血管疾病一级预防的基石。2020 年，中华预防医学会、中华医学会糖尿病学分会等多个学会发布了《中国健康生活方式预防心血管代谢疾病指南》。该指南基于中国人群的研究证据，针对膳食与饮料、身体活动、吸烟与饮酒等方面提出建议，旨在促进我国居民采取健康的生活方式，预防心血管代谢疾病，推动健康中国行动的实施。让生活方式干预有证可循、有指南可依，这是我国心血管疾病预防领域的又一重大进步。

提升心血管疾病预防工作的有效性，是未来我国心血管疾病领域工作的重点，也是迎来我国心血管疾病下降拐点的必由之路。在过去的数年中，该领域取得了很多重要的研究成果，也达成了新的共识和意见，对传统的理念和具体措施提出了修订。未来我们还需要针对中国的实际情况，探索更为有效的预防策略，在实践过程中推广规范、合理、高效的心血管疾病防治措施。

（唐熠达）

《空气污染与心血管疾病专家共识》解读

空气污染既是全球性的严重公共卫生问题，也是对我国民众健康的严峻挑战。全球疾病负担研究（Global Burden of Disease Study，GBD）显示，2017 年空气污染所导致的全球超额死亡人数高达 490 万人，其中，460 万人死于颗粒物（particulate matter，PM）污染。心血管疾病严重危害我国居民健康，其患病率目前仍处于持续上升阶段。为有效应对心血管疾病带来的严峻挑战，实施有效预防策略，干预和控制危险因素是重要手段之一。近年来，大量证据表明空气污染已成为一项重要的且可干预的心血管疾病危险因素。空气污染与心血管疾病的相关研究取得了许多进展。

在此背景下，国家心血管病中心组织心血管病学、内分泌学、环境科学以及流行病学等领域专家，共同制定了《空气污染和心血管疾病专家共识》（以下简称《共识》）。本文对《共识》中主要空气污染物的种类及来源、我国空气质量标准、空气污染与心血管疾病发病及死亡、相关危险因素及空气污染个体防护措施进行重点介绍。

一、主要空气污染物的种类及来源

空气污染物由颗粒物和气态污染物组成。我国《环境空气质量标准》根据空气动力学当量直径将颗粒物分类，空气动力学当量直径≤100μm 的颗粒物统称为“总悬浮颗粒物”（total suspended particulate，TSP），空气动力学当量直径≤10μm 的颗粒物统称为“可吸入颗粒物”（PM_{10}），空气动力学当量直径≤2.5μm 的颗粒物统称为“细颗粒物”（$PM_{2.5}$）。目前对于 $PM_{2.5}$ 和 PM_{10} 研究最深入，监测范围也最广泛。气态污染物包括氮氧化物，如二氧化氮（NO_2）和一氧化氮（NO）、臭氧（O_3）、二氧化硫（SO_2）和一氧化碳（CO）等。部分气态污染物除了自身的毒性外，还可发生复杂的光化学反应，促进 $PM_{2.5}$ 和 O_3 的形成，产生二次污染。

《共识》总结了不同地区空气污染物的来源的差异。在大城市，工业和道路交通是造成污染物的主要来源；而在乡村，生物质燃烧、扬尘等是污染物的主要来源。我国颗粒物污染主要来源是扬尘、化石燃料燃烧、交通排放、生物质燃烧、工业排放和二次无机气溶胶。不同地理区域间存在差异。北部、东北部和中部的首位污染物来源是工业排放；东部和西南部是二次无机气溶胶；南部是交通排放；西北部则是扬尘。

空气污染分为室外（环境）空气污染和室内空气污染，室外空气污染导致的死亡约占总空气污染的 2/3。室内空气污染导致的健康损害大部分源自室外大气污染。部分室外大气污染物也可通过各种方式进入室内，尽管人们大多数时间待在室内，仍可受到大气污染物的影响。因此，要降低室内空气污染带来的疾病负担，既需要采取措施减少室内空气污染源，也同样不能忽视室外大气污染带来的影响。

二、空气质量标准

世界卫生组织（World Health Organization，WHO）制定了空气质量准则（Air Quality Guidelines，AQG）值。此外，还确定了过渡时期目标值（interim targets，IT），旨在通过采取连续、

持久的污染控制措施，逐步实现空气质量的改善。过渡时期目标值有助于各国评价在逐步减少人群颗粒物暴露的艰难过程中所取得的进展。我国目前适用的《环境空气质量指数技术规定（试行）》（HJ 633—2012）规定，空气质量指数（air quality index，AQI）>100 为污染超标。其中，AQI 在 101~150 为“轻度污染”，151~200 为“中度污染”，201~300 为“重度污染”，300 以上为“严重污染”。我国 AQI 清洁标准对应的各类污染物浓度符合 WHO 的过渡时期目标。

三、空气污染和心血管疾病

（一）空气污染对心血管系统的致病机制

《共识》总结了空气污染导致心血管疾病的病理生理机制，主要包括 6 个方面：①炎症反应、氧化应激反应及血管内皮功能紊乱；②血液高凝状态及血栓形成；③血压升高、动脉粥样硬化及心脏重构；④自主神经调节功能紊乱；⑤心脏电生理改变及心律失常；⑥代谢综合征及胰岛素抵抗。

（二）空气污染与心血管疾病发病

通过对既往国内外研究的汇总，《共识》指出主要大气污染物的暴露可增加包括冠心病、心力衰竭、脑卒中在内的各类心血管疾病的发病风险，造成巨大的疾病负担，但对心律失常的影响相关研究得到的结论并不一致。

1. **冠心病** 空气污染和心血管疾病的关系中，研究最充分、证据最为确凿的是冠心病。《共识》汇总了国内外最新研究，结果表明空气污染增加致死性和非致死性冠心病的风险，在中国、美国以及欧洲国家人群中，$PM_{2.5}$ 和 PM_{10} 长期暴露均增加冠心病发病风险。

2. **心力衰竭** 空气污染短期暴露可增加心力衰竭住院和死亡风险。研究表明，$PM_{2.5}$ 和 PM_{10} 短期暴露浓度每增加 10μg/m^3，导致心力衰竭住院或死亡风险分别增加 2.1% 和 1.6%。此外，CO、SO_2、NO_2 浓度升高均增加心力衰竭住院或死亡风险。有慢性心力衰竭病史或合并高血压、心律失常疾病的患者，在暴露于空气污染时发生心力衰竭住院或死亡的风险更高。然而，目前尚不清楚空气污染长期暴露对心力衰竭的影响。

3. **脑卒中** 空气污染增加脑卒中住院和死亡的风险。国外研究显示，$PM_{2.5}$、PM_{10}、SO_2、NO_2 和 CO 短期暴露均能够增加脑卒中住院和死亡的风险，但 O_3 的作用很微弱。国内外队列研究均表明，$PM_{2.5}$ 长期暴露导致脑卒中发病风险增加；此外，PM_{10} 和 NO_2 长期暴露也能够导致脑血管疾病死亡风险增加。

4. **心律失常** 空气污染和心律失常的关系尚不明确，相关研究的结论并不一致。近年来一些研究报道，空气污染增加心房颤动的发生风险；有研究通过对埋藏式心律转复除颤器植入患者进行心房颤动监测发现，$PM_{2.5}$ 短期暴露当天，阵发性心房颤动发生率显著增加。此外，也有其他研究报道空气污染与室性心律失常相关，但证据尚不充分。

综上所述，《共识》指出主要大气污染物的暴露可以增加心血管疾病的发病风险。虽然各研究得到的发病风险受到研究纳入的对象、研究期间整体污染水平、分析采用的模型等因素影响，不完全相同，但空气污染对心血管健康的危害的趋势是一致的，不容忽视。

（三）空气污染和心血管疾病死亡

目前已证实，$PM_{2.5}$ 和 PM_{10} 浓度升高均可增加心血管疾病死亡风险。另外，无论暴露水平高低，这种关联关系都存在，即使在 $PM_{2.5}$ 浓度 <10μg/m^3 的极低水平也是如此。但在较低暴露水平和较高暴露水平的暴露 - 反应关系并不一致。与低浓度颗粒物暴露相比，在高浓度暴露下，颗粒物单位浓度增加产生的超额死亡的短期效应较弱。然而，对于全因死因和心

血管死亡，与低浓度颗粒物暴露相比，在高浓度暴露下，颗粒物单位浓度增加的慢性健康效应较强。

空气污染短期暴露即可显著增加心血管疾病的死亡风险。通过对国内外研究证据的汇总，《共识》指出，在全球范围内，$PM_{2.5}$ 短期暴露每增加 $10\mu g/m^3$，心血管疾病死亡平均增加 0.55%~0.8%。在我国，$PM_{2.5}$ 短期暴露每增加 $10\mu g/m^3$，心血管疾病死亡平均增加 0.12%~0.63%，而 PM_{10} 短期暴露每增加 $10\mu g/m^3$，心血管疾病死亡平均增加 0.36%。NO_2 对心血管疾病死亡的效应值与颗粒物相似，NO_2 短期暴露每增加 $10\mu g/m^3$，心血管疾病死亡增加 0.4%~0.9%。空气污染长期累积产生的心血管疾病超额死亡更不容忽视。最新的一项在我国南北方 15 个省（自治区、直辖市）约 12 万自然人群中开展的前瞻性队列 China-PAR 研究发现，$PM_{2.5}$ 年均浓度每增加 $10\mu g/m^3$，心血管疾病死亡风险增加 16%。

研究发现，使用固体燃料（煤、柴、炭）烹饪和取暖分别使全因死亡风险增加 11% 和 14%，分别使心血管疾病死亡风险增加 20% 和 29%。与一直使用固体燃料者相比，转换为清洁能源（天然气、电或集中供暖）者全因死亡和心血管疾病死亡风险都降低。在使用固体燃料者中，炉子能通风排烟者也比不能排烟者全因和心血管疾病死亡风险都降低。

四、空气污染和心血管疾病危险因素

《共识》还探讨了空气污染与重要的心血管疾病危险因素的关联。国内外大量研究已证实，$PM_{2.5}$ 暴露使血压升高。此外，空气污染长期暴露与高血压发病相关。另外一些研究表明，空气污染会促进胰岛素抵抗，增加 2 型糖尿病的发病风险。大气污染物长期暴露与老年人超重或肥胖、高血压和高甘油三酯血症存在正相关关系。此外，有一些关于空气污染与慢性肾脏病和呼吸睡眠暂停综合征的研究，但证据尚不充分。

五、空气污染个体防护措施

采取有效个人防护措施可以降低个体水平的污染物暴露水平。自 2008 年以来，陆续有十余项小规模的交叉随机对照临床试验，对采取个体防护措施减轻心血管损害的效果进行评价，这些研究所评价的个体防护措施主要分为两类：空气净化器和口罩，干预时长从数小时到数周不等。全部研究均采用心血管疾病相关的替代终点，包括血压、心率及其变异性、心电图改变、微血管血流和功能、内皮功能、炎性标志物、凝血功能标志物和代谢产物、呼出气体中反映氧化应激的指标等。不同研究中本底空气污染水平和干预措施不同，达到的效果也不尽相同。一般而言，采取个体防护措施可有效降低个体空气污染暴露水平至本底水平的一半左右，有些研究中替代终点得到改善，但各项研究的结论并不完全一致。目前尚无评价个人防护措施对预防主要心血管事件等临床结局作用的随机对照研究。

此外，一项随机对照临床试验在上海 65 名健康大学生中研究服用鱼油对空气污染导致心血管损害的保护作用。结果显示，鱼油组与安慰剂相比，一些与 $PM_{2.5}$ 短期暴露相关的生物标志物发生有益的变化，包括炎症、凝血、内皮功能、氧化应激和神经内分泌等方面。上述提示，服用鱼油可能减轻 $PM_{2.5}$ 导致的心血管损害。

六、建　议

《共识》强调，医务人员应积极宣传关于空气污染与心血管疾病的科普知识，提高公众的环保意识，同时积极为政府环保政策、公共卫生政策献言献策；并指导个体采取以下措施，降低个体对空气污染物的暴露水平，减轻空气污染造成的心血管损害。

1. 室内使用清洁能源烹饪及采暖，推荐使用符合国家标准的抽油烟机，以减少烹饪油烟在室内扩散。

2. 避免在主要交通道路及车流密集街道上骑车或步行，特别是在交通高峰时段。

3. 避免在交通繁忙地段进行体育锻炼，体育锻炼应在公园或大面积绿地内进行。

4. 在重污染天气，应尽量避免室内外通风，并尽量减少在户外的时间，在户外时应佩戴符合国家标准的N-95型防护口罩(可以滤过阻挡95%的$PM_{2.5}$)。

5. 在重污染地区，家庭可以安装符合国家标准的新风系统或使用符合国家标准的采用高效过滤滤芯的空气净化器。

七、小　　结

有效减少空气污染对心血管疾病的影响需要科学研究证据的支撑，此领域亟须开展更多更广泛更深入的研究。《共识》针对该领域未来的发展方向提出了建议，主要包括：

1. 近年来，我国关于空气污染对心血管疾病发病及死亡影响的研究数量快速增长，但主要集中于研究短期暴露的效应，关于空气污染长期暴露对心血管疾病发病及死亡影响的认识尚有待进一步深入，对其作用机制、影像表现等认识尚不充分。

2. 需要开展高质量的前瞻性随机对照临床研究，对个体防护措施的保护作用予以科学评价。

2017年，颗粒物污染是我国居民死亡和DALYs的第四位危险因素，仅次于收缩压升高、吸烟和高盐饮食。颗粒物污染每年导致我国113万人死亡，导致的DALYs占比约7%，危害超过了高血糖、低密度脂蛋白胆固醇升高和体重指数升高。通过回顾国内外最新的流行病学及临床研究证据，专家共识写作组共同制定了该《共识》，有利于进一步加强医疗卫生人员对空气污染危害心血管健康的认识，帮助其开展健康宣教和确定未来科研方向，并为相关部门制定公共卫生政策提供参考。

(李静　李威)

参 考 文 献

[1] GBD 2017 Risk Factor Collaborators. Global, regional, and national comparative risk assessment of 84 behavioural, environmental and occupational, and metabolic risks or clusters of risks for 195 countries and territories, 1990-2017: a systematic analysis for the Global Burden of Disease Study 2017 [J]. Lancet, 2018, 392(10159): 1923-1994.

[2] 胡盛寿，高润霖，刘力生，等.《中国心血管病报告2018》概要[J]. 中国循环杂志，2019，34(3): 209-220.

[3] GB3095—2012. 环境空气质量标准[S]. 北京：中国环境科学出版社，2018.

[4] WHO. WHO air quality guidelines for particulate matter, ozone, nitrogen dioxide and sulfur dioxide [EB/OL]. (2005)[2020-08-21]. https://www.who.int/airpollution/publications/aqg2005/en/.

[5] ZHU Y, HUANG L, LI J, et al. Sources of particulate matter in China: Insights from source apportionment studies published in 1987-2017 [J]. Environ Int, 2018, 115: 343-357.

[6] SHAH A S, LANGRISH J P, NAIR H, et al. Global association of air pollution and heart failure: a systematic review and meta-analysis [J]. Lancet, 2013, 382(9897): 1039-1048.

[7] SHAH A S, LEE K K, MCALLISTER D A, et al. Short term exposure to air pollution and stroke: systematic review and meta-analysis [J]. BMJ, 2015, 350: h1295.

[8] YANG X, LIANG F, LI J, et al. Associations of long-term exposure to ambient PM with mortality in Chinese adults: A pooled

analysis of cohorts in the China-PAR project [J]. Environ Int, 2020, 138: 105589.

[9] LIANG F, LIU F, HUANG K, et al. Long-Term Exposure to Fine Particulate Matter and Cardiovascular Disease in China [J]. J Am Coll Cardiol, 2020, 75(7): 707-717.

[10] YU K, QIU G, CHAN K H, et al. Association of Solid Fuel Use With Risk of Cardiovascular and All-Cause Mortality in Rural China [J]. JAMA, 2018, 319(13): 1351-1361.

[11] LIN Z, CHEN R, JIANG Y, et al. Cardiovascular Benefits of Fish-Oil Supplementation Against Fine Particulate Air Pollution in China [J]. J Am Coll Cardiol, 2019, 73(16): 2076-2085.

[12] ZHOU M, WANG H, ZENG X, et al. Mortality, morbidity, and risk factors in China and its provinces, 1990-2017: a systematic analysis for the Global Burden of Disease Study 2017 [J]. Lancet, 2019, 394(10204): 1145-1158.

2020 年 AHA《运动相关的急性心血管事件和长期运动训练后潜在有害适应的科学声明》解读

运动对心肺功能的有益影响在大量科学文献中得到充分的证实。2007 年美国心脏协会（American Heart Association，AHA）发布的《运动相关的急性心血管事件和长期运动训练后潜在有害适应的科学声明》，强调运动耐力与预后密切相关，使"more exercise is better"的理念深入人心，然而近年研究显示，与中等强度运动（40%~59% 的功能能力）相比，高强度运动（≥60% 的功能能力）虽然可进一步提高运动耐力，但导致恶性心律失常、心功能障碍、急性心肌梗死、心源性猝死等急性心血管事件风险有所增加。因此，AHA 于 2020 年更新《运动相关的急性心血管事件和长期运动训练后潜在有害适应的科学声明》，这份声明回顾了 300 多项科学研究，系统阐述中等强度和高强度运动的心血管获益和风险，提出制定科学的运动方案对提高心肺功能和改善心血管健康的重要性和必要性，旨在为临床医务工作者面对患者和运动员的运动咨询时，提供一份更客观、全面的医学运动知识。本文就这一声明的核心内容进行解读。

一、适当的体力活动和运动对心血管健康有明确获益

迄今为止，大量流行病学、临床和基础研究证据一致证实，规律体力活动和高心肺适能（cardiorespiratory fitness，CRF）能够延缓动脉粥样硬化性心血管疾病（cardiovascular diseases，CVD）的进程，降低冠心病发病、心血管死亡和全因死亡风险，并且心血管获益随着运动量的增加而增加。

1. 降低心血管死亡和全因死亡风险 一项大型系统综述和荟萃分析，纳入 33 项关于体力活动的研究（*n*=883 372），结果显示随着体力活动量的增加，降低 30%~50% 的心血管死亡和 20%~50% 的全因死亡风险。护士健康研究（*n*=78 865）和医务人员随访研究（*n*=44 354）评价每日≥30 分钟中到高强度运动对美国居民预期寿命的影响，随访 34 年，发现长期坚持中到高强度体力活动的男性和女性，预期寿命分别增加 7 年和 8 年。一项为期 12 周运动为基础的心脏康复项目，纳入 5 600 例确诊冠心病患者，发现心肺适能每增高 1METS，全因死亡风险降低 13%，其中基线心肺适能最低的患者（<5METS），死亡率降低 30%。上述提示，运动对心血管的获益与目前临床使用的心血管保护药物获益幅度相似。

美国退伍军人研究显示，心肺适能每增加 1METS，主要冠脉事件降低 16%。与心肺适能最低的老兵相比，心肺适能最高的老兵组心血管事件风险降低 70%。一项前瞻性队列研究纳入 >120 000 例接受极限运动平板试验和 110 万人 / 年的观察，显示心肺适能对全因死亡率的保护效应没有上限。最低 25% 心肺适能组较最高 75% 心肺适能组全因死亡风险增加 80%。上述提示，低心肺适能对全因死亡的影响与传统危险因素如吸烟和糖尿病对冠心病的影响相似。

来自英国生物银行（n=502 635）的一项研究显示，即使在高遗传风险群体中，心肺适能与冠心病和房颤仍呈负相关（分别为HR=0.51，95%CI 0.38~0.69；HR=0.40，95%CI 0.30~0.55）。上述提示，遗传在动脉粥样硬化和房颤发病中不是决定因素。其他研究同样显示，无论心血管危险因素有多少，高心肺适能可以降低30年心血管死亡风险达到50%。对于有动脉钙化的个体，研究同样显示，随着心肺适能的增高，心血管事件的风险逐渐下降。

2. **提高急性心血管事件中的自我保护机制** 研究显示，发生急性冠脉综合征或计划手术患者，发病前有较高的体力活动水平或心肺适能（>5METS），可获得较好的短期预后，其机制可能因为运动诱导的缺血预适应。一项观察性研究纳入2 172例因急性冠脉综合征住院的患者，评估入院前体力活动对住院期间和出院后1个月心血管健康的影响，结果显示，与缺乏体力活动的患者比较，少量或大量的体力活动可降低44%（95%CI 10%~68%）院内死亡和20%（95%CI 1%~50%）出院后1个月内的心血管事件。另有研究显示，对于择期和急诊手术后并发症，如减肥手术和冠状动脉搭桥术，随着术前体力活动或心肺适能的升高，围术期并发症风险显著降低。

3. **减少心血管药物的使用数量和剂量** 目前对于心血管危险因素的治疗，均采取生活方式治疗和药物治疗相结合的治疗方法。一项横断面研究纳入62 291例男性和45 041例女性长跑运动员，发现高强度体力活动和高心肺适能可明显降低降糖药（降低幅度：男69% *vs.* 女55%）、降压药（降低幅度：男48% *vs.* 女52%）和降脂药（降低幅度：男64% *vs.* 女51%）的使用。另一项横断面研究得到相似结论，该研究纳入32 683例女性和8 112例男性，发现运动距离和运动速度与心血管药物使用率呈负相关，相比于步行速度<1.2m/s的个体，步行速度>2.1m/s者可明显降低降压药（男48% *vs.* 女52%）、降糖药（男68% *vs.* 女59%）和降脂药（男53% *vs.* 女40%）的使用。但上述研究均为横断面研究，研究结论还需要进一步研究证实。给我们的启示是，高心肺适能可能降低降糖药、降脂药和降压药的使用。

4. **降低运动性猝死风险** 大量研究证实，规律运动可改善心血管健康，但高强度运动中或运动后1小时，心源性猝死和心肌梗死风险增加。但所有研究均显示，具有规律的中高强度体力活动的个体，较体力活动不足者，发生运动性猝死风险明显较低。研究显示，规律体力活动的个体发生心源性猝死（sudden cardiac death，SDC）风险RR为2~11，缺乏体力活动个体发生SDC风险RR为50~74。分析运动降低SCD风险的机制，可能与反复相同的运动强度降低运动中对心血管做功的需求以及代谢需求有关。上述数据提示，作为医务人员，在提醒运动风险的同时，同样应强调规律、适当强度运动的获益。

5. **运动对心血管保护的作用机制** 规律运动对心血管健康有明确获益，其心血管保护作用的生物学机制主要体现在以下5个方面：①抗动脉粥样硬化；②抗心律失常；③抗缺血；④抗血栓；⑤心理方面的作用。具体内容见图1。

二、不适当体力活动和运动对心血管健康有明确损伤

最近的研究表明，大运动量和高强度运动与潜在的心脏适应不良有关，包括心肌损伤标志物增加，运动后短暂心功能不全，加速冠状动脉钙化，以及导致心肌纤维化、心房颤动、主动脉夹层、心肌梗死风险和猝死风险增加。值得一提的是，所谓高强度运动，应该考虑到个体的心肺耐力与代谢需求之间的关系，常规认为的低强度运动，对于低心肺适能、老年人或多种合并症个体而言，也属于高强度运动。运动强度存在J型或U型曲线，超过一定强度后，

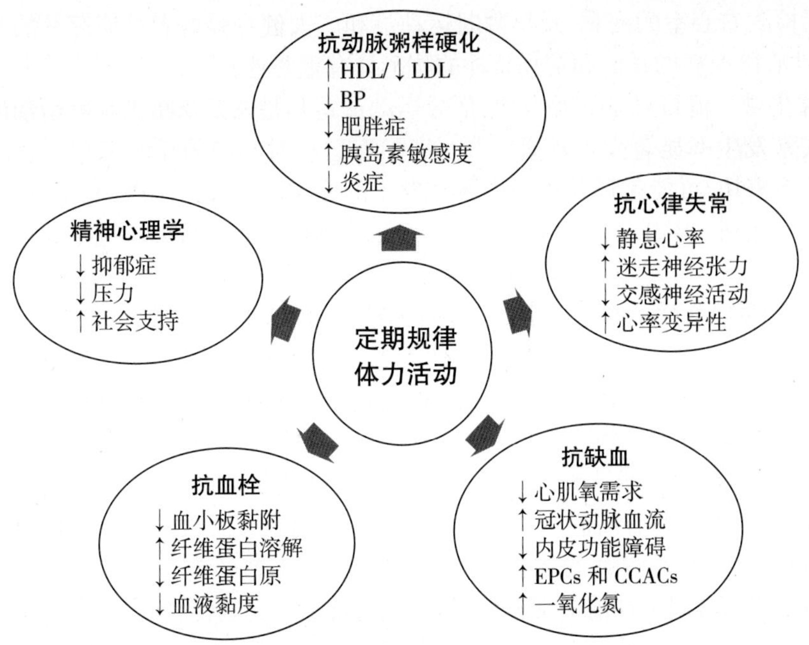

图 1 定期规律体力活动的心脏保护作用

中等强度至剧烈水平运动训练可存在多种机制降低心血管事件风险。↑表示增加；↓表示降低；BP：血压；CCACs：培养的 / 循环血管生成细胞；EPCs：内皮祖细胞；HDL：高密度脂蛋白；LDL：低密度脂蛋白。

运动可能增加心血管功能损伤、急性心脏事件或心源性猝死。

1. **加速冠状动脉钙化** 冠状动脉钙（coronary artery calcification，CAC）积分是利用 CT 成像技术来判断冠状动脉是否发生钙化的一项指标，与总体的动脉粥样硬化程度密切相关。CAC 积分越高，冠状动脉钙化的风险越大。*Circulation* 上曾有文章报道马拉松等耐力运动与冠状动脉钙化之间的关系。其中一项结果显示，每周运动量大于 2 000MET·min 的马拉松耐力运动员有较高的 CAC 积分和动脉粥样硬化性斑块发生率，高强度运动状态下，高心率造成冠状动脉迂曲、血液层流被破坏，同时伴有血压增加，可能是诱导冠状动脉 CAC 评分增加的原因，但是这种钙化斑块以稳定的良性钙化斑块更常见。

2. **心肌损伤标志物释放** 心肌损伤标志物包括心肌肌钙蛋白、脑尿钠肽和肌酸激酶同工酶等。剧烈运动可能导致心肌细胞通透性增加、循环中炎症因子增加、氧化应激反应增加等，进而造成心肌损伤因子释放，并且心肌损伤因子的升高幅度可能与运动时间、运动强度有关。换而言之，运动时间越长、强度越大，心肌损伤因子释放越多，并且运动耐力低和参赛经验不足的选手更容易出现运动应激带来的心肌伤害。

3. **对心室结构和功能的影响** 研究显示，在安静和运动状态下，左、右心室承压幅度不同。安静状态下，右心室的重量和收缩能力是左心室的 1/5~1/3，这是自身适应的结果。右心室受到较小的阻力和较大的肺循环顺应性，因此，其血液能顺利通过肺部，不需右心室过多地收缩，而左心室受到主动脉血流的阻力和较小的体循环顺应性。在一定运动负荷范围内，右心室有一定的收缩储备，能够抵抗运动引起的肺动脉压力的增加。然而，随着运动强度的增加和时间的持续，在显著增加的血流压力持续作用下，右心室则会发生损伤。因此，最大强度运动时，医学上通过非侵入手段，如心电图、超声心动和心脏磁共振等，利用可靠、有效的指标检测右心室的变化，及早判断运动员和广大健身爱好者可能存在的心脏危险信号，对运动性心脏疾病的预防和赛场意外的防范具有重要意义。

4. **心律失常** 流行病学调查发现，部分运动员尤其是长期从事大强度运动的耐力运动员的心律失常发生率显著高于普通人群。高强度运动对心房的反复牵拉与心房发生进行性重塑的关系密切，可能是运动性心房颤动发生的原因。Herm 等分析发现，马拉松运动员的心电异常与性别、BMI 和心血管并发症均无关，而与运动员从事马拉松的年限和运动量有关。

5. **运动相关的急性心血管事件** 美国种族相关的心脏骤停事件研究（Race associated Cardiac Arrest Event Registry，RACER）共纳入美国 2000—2010 年期间 10 900 万全程马拉松（全马）和半程马拉松（半马）运动员，发现猝死发生率为 0.39/10 万，男性明显高于女性（男 0.9/10 万 *vs.* 女 0.16/10 万），全马高于半马，几乎 50% 的猝死发生在马拉松最后 1km。

2007 年 AHA 科学声明认为，年轻个体发生运动性致死的常见原因是先天性或遗传性心血管异常，包括肥厚型心肌病、冠状动脉异常和主动脉狭窄，最近研究发现上述结论并不准确，大多数发生运动性猝死的年轻人心血管结构正常，27% 与遗传有关，40% 原因不明。这提示我们目前的常规运动前筛查方法，并不能有效除外运动性猝死风险，需加强运动期间防护。

2007 年 AHA 科学声明认为，急性冠脉综合征是年龄 >35 岁中老年人群运动性猝死的主要原因，但最近证据显示，非急性冠状动脉疾病或运动诱导的心肌缺血是中老年人发生运动性猝死的首要原因，斑块破裂导致的急性冠脉综合征为第二原因。

遗传性心律失常是心源性猝死的常见原因，目前发现致心律失常性右室心肌病和长 QT 综合征 1 型个体进行竞技性运动时，可导致猝死风险明显增加，Brugada 综合征和其他长 QT 综合征亚型目前还不确定是否与运动性猝死风险增加相关。

健康无症状成年人进行大运动量或高强度运动时，发生运动性猝死的确切机制尚不完全明了。有证据显示，心脏收缩频率和冠状动脉搏动幅度的增加导致冠脉扭曲，可能导致动脉粥样硬化斑块的破裂，引起血小板凝集或急性栓塞。对于有潜在心脏疾病的个体，进行大运动量或高强度运动时，心肌耗氧量急剧增加，血流对心脏和血管的冲击显著加大，可造成冠状动脉相对缺血和心肌缺血、缺氧，导致运动性猝死事件的发生。

三、运动前应科学评估和制定运动处方，平衡运动的获益和风险

1. **简化运动前风险评估流程** 既往 AHA 和美国运动医学会（American College of Sports Medicine，ACSM）推荐使用运动风险筛查问卷，并根据危险因素和危险分层决定筛查力度，选择中高强度运动的个体常规建议接受医疗评估和运动试验评估。最新版 ACSM 指南更新了上述运动评估方案，AHA 在本科学声明中同样接受了这一更新。新版的运动前风险评估简化为 4 个变量：①个体当前活动水平；②确诊心血管疾病、代谢疾病或肾脏疾病（CMRD）；③提示存在心血管疾病的症状或体征；④运动强度。具体内容见表 1。

2. **对于不同个体运动前风险筛查的具体建议**

（1）无已知 CMRD、有中等强度运动习惯且无症状的个体，可以继续中等或高强度运动，如出现 CMRD 症状或体征，应立即停止运动并寻求医学指导。

（2）既往确诊 CMRD、有中等强度运动习惯且无症状个体，如在 12 个月内接受过医学评估，可继续中等强度运动项目，如出现新发症状或体征，立即停止运动并重新进行医学评估。

表 1　与运动相关急性心血管事件的潜在风险因素

风险因素种类	内容
个体当前活动水平	■ “活跃”被定义为执行有计划、结构式且功能能力(FC)分别为 40%~59% 或 ≥60% 的中等强度或高强度体力活动,时间≥30 分钟,至少 3d/ 周
提示存在心血管疾病的症状或体征	■ 静息或在强体力活动时出现胸部、颈部、下颌、手臂或其他部位的疼痛或不适,可能由心肌缺血所致 ■ 呼吸困难 ■ 头晕目眩 ■ 脚踝肿胀 ■ 感觉到心搏过快或不规则 ■ 短距离步行时下肢有烧灼感或抽筋感
确诊心血管疾病、代谢疾病或肾脏疾病	■ 糖尿病(1 型和 2 型糖尿病) ■ 肾脏疾病 ■ 心血管疾病包括心绞痛、既往心肌梗死、冠状动脉血运重建术、心脏外科手术、起搏器、瓣膜疾病、心力衰竭、结构性心脏病
运动强度	■ 轻度运动:引起心率和呼吸轻微增加(2~2.9METs)或功能能力 <40% 的运动强度 ■ 中等强度:心率和呼吸明显增加(3~5.9METs)或功能能力 40%~59% 的运动强度 ■ 高强度强度:引起心率和呼吸显著增加(≥6METs)或功能能力≥60% 的运动强度

注:METs:代谢当量,1MET=3.5ml O_2/(kg·min)。

(3) 既往无已知 CMRD 且没有运动习惯的个体,可在没有医学指导的情况下,开始轻到中等强度的运动,如没有症状,可根据目前 ACSM 指南推荐逐步增加运动强度。

(4) 既往没有运动习惯、确诊 CMRD 或有症状 / 体征提示可能存在 CMRD 的个体,在开始运动锻炼之前,无论强度如何,都应该寻求医学指导。

3. **制定全面、科学、有效的运动处方**　没有运动习惯的个体,无论既往是否诊断心血管疾病,都应该接受规范、渐进性的运动处方指导。科学声明提出了运动的安全建议:运动之前进行较慢速度的热身活动,逐渐增加心率;在水平地面上进行运动,持续 6~8 周,如果没有症状,可以过渡到爬山、慢跑和 / 或更剧烈的运动;锻炼时间先从 5 分钟开始,逐渐增加到所需的持续时间;当环境条件(例如高湿度或高海拔)对心脏造成更大的压力时,应降低运动强度;运动后,以较慢的节奏安静下来,使心率恢复正常;如果出现头晕眼花、呼吸急促、胸痛或者胸闷等症状,应立即停止运动并及时就医。不同心血管疾病的运动建议见表 2。

表 2　心脏病患者人群的体力活动和运动推荐

对心脏病患者人群的推荐	推荐级别	证据水平
慢性心力衰竭		
运动训练(或定期规律体力活动)对能够耐受的心衰患者安全、有效,可改善功能能力(FC)状态	Ⅰ	A
心脏康复可以帮助临床稳定的心力衰竭患者提高功能能力(FC)、运动耐力,改善健康相关生活质量并降低死亡率	Ⅱa	B

续表

对心脏病患者人群的推荐	推荐级别	证据水平
先天性心脏病		
临床医生应定期为先天性心脏病患者评估体力活动水平并提供咨询，以便选择适合他们临床状况的运动类型和运动强度	Ⅰ	C
心肺运动试验（CPET）可用于指导先天性心脏病患者体力活动推荐	Ⅱa	C
心脏康复可用于提高先天性心脏病患者运动耐力	Ⅱa	B
冠状动脉和其他动脉粥样硬化性血管疾病		
临床医生应鼓励所有患者参加 30~60 分钟中等强度有氧活动，如快走，最好每周 7 天，至少 5 天，并增加日常生活方式的体力活动（例如，工作间隙散步、园艺、家务劳动），以改善心肺适能，使患者移出最不健康、最不活跃的高危人群队列（底层 20%）	Ⅰ	B
推荐所有患者通过既往体力活动习惯和 / 或心肺运动试验（CPET）评估风险以指导预后和处方	Ⅰ	B
临床医生应让患者报告需要进行运动风险评估的相关症状	Ⅰ	C
临床医生应推荐患者至少 2d/ 周进行抗阻力训练	Ⅱa	C
非 ST 段抬高型心肌梗死（NSTEMI）急性冠脉综合征		
应在出院前或出院后首次门诊问诊时，将所有符合条件的非 ST 段抬高型急性冠脉综合征患者转诊至全面综合心血管康复计划	Ⅰ	B
ST 段抬高型心肌梗死（STEMI）急性冠脉综合征		
推荐 STEMI 患者参加以运动为基础的心脏康复 / 二级预防计划	Ⅰ	B
应提供给 STEMI 患者明确、详细和基于循证依据的心脏康复二级预防计划，医疗团队及时随访，提高药物治疗依从性，合理膳食营养和体力活动	Ⅰ	C
稳定型心绞痛		
推荐 30~60min/d 体力活动，最好每周 7 天（至少 5 天）。应鼓励所有患者进行 30~60 分钟中等强度有氧运动，如快走，最好每天，至少每周大多数日子，增加日常体力活动（如工作间隙散步、园艺或家务劳动）	Ⅰ	B
患者风险应通过体力活动史评估，心肺运动试验（CPET）有助于指导运动处方	Ⅰ	B
推荐对存在风险（例如，近期急性冠脉综合征、血运重建或心力衰竭）患者实施医疗监督下的心脏康复	Ⅰ	B
推荐 2d/ 周的抗阻训练，作为体力活动的拓展，是合理的	Ⅱb	C

注：①推荐级别：Ⅰ类，特定手术程序或治疗措施有用性 / 有效性基于循证依据、普遍同意或两者兼有的情况；Ⅱ类，特定手术程序或治疗措施有用性 / 有效性基于相互矛盾证据依据、意见分歧或两者兼有的情况；Ⅱa 类，特定手术程序或治疗措施有用性 / 有效性所基于证据依据 / 意见权重偏向肯定确定的情况；Ⅱb 类，特定手术程序或治疗措施有用性 / 有效性所基于证据依据 / 意见不太确定的情况。②证据水平：证据水平 A，数据来自多个临床随机试验；证据水平 B，数据来自单个临床随机或非随机试验；证据等级 C，数据来自专家共识意见。

（丁荣晶　袁丽霞　王青伟）

参考文献

[1] MÖHLENKAMP S, LEHMANN N, BREUCKMANN F, et al. Running: The risk of coronary events: Prevalence and prognostic relevance of coronary atherosclerosis in marathon runners [J]. Eur Heart J, 2008, 29 (15): 1903-1910.

[2] SEDAGHAT-HAMEDANI F, KAYVANPOUR E, FRANKENSTEIN L, et al. Biomarker changes after strenuous exercise canmimic pulmonary embolism and cardiac injury—a meta analysis of 45 studies [J]. Clin Chem, 2015, 61 (10): 1246-1255.

[3] KIM J H, MALHOTRA R, CHIAMPAS G, et al. Cardiac arrest during long-distance running races [J]. N Engl J Med, 2012, 366 (2): 130-140.

[4] LEGAZ-ARRESE A, GEORGE K, CARRANZA-GARCIA L E, et al. The impact of exercise intensity on the release of cardiac biomarkers in marathon runners [J]. Eur J Appl Physiol, 2011, 111 (12): 2961-2967.

[5] SAHLEN A, SHAHGALDI K, AAGAARD P, et al. Altered ventriculo-arterial coupling during exercise in athletes releasing bio-markers after endurance running [J]. Eur J Appl Physiol, 2012, 112 (12): 4069-4079.

[6] BUECHEL E V, KAISER T, JACKSON C, et al. Normal right- and left ventricular volumes and myocardial mass in children measured by steady state free precession cardiovascular magnetic resonance [J]. J Cardiovasc Magn Reson, 2009, 11 (1): 19.

[7] KIM J H, BAGGISH A L. Differentiating exercise-induced cardiac adaptations from cardiac pathology: The "Grey Zone" of clinical uncertainty [J]. Can J Cardiol, 2015, 32 (4): 429-437.

[8] WILHELM M, NUOFFER J M, SCHMID J P, et al. Comparison of pro-atrial natriuretic peptide and atrial remodeling in marathon versus non-marathon runners [J]. Am J Cardiol, 2012, 109 (7): 1060-1065.

[9] HERM J, TOPPER A, WUTZLER A, et al. Frequency of exercise-induced ST-T-segment deviations and cardiac arrhythmias in recreational endurance athletes during a marathon race: Results of the prospective observational Berlin Beat of Running study [J]. BMJ Open, 2017, 7 (8): e015798.

[10] WILHELM M, ROTEN L, TANNER H, et al. Atrial remodeling, autonomic tone, and lifetime training hours in nonelite athletes [J]. Am J Cardiol, 2011, 108 (4): 580-585.

[11] 常芸 . 运动员心脏的医务监督 [M]. 北京: 北京体育大学出版社, 2010.

睡眠障碍与高血压

高血压是全球性的公共卫生问题，2017 年导致死亡人数高达 1 046 万人。2012—2015 年全国调查结果显示，我国成人高血压患病率已达 23.2%。越来越多的研究表明，睡眠障碍与高血压密切相关。社会快速发展导致生活压力增大，容易引发一系列睡眠问题。睡眠障碍在人群中普遍存在。美国国立卫生研究院数据显示，5 千万 ~7 千万成年人患有睡眠障碍。一项关于我国高血压患者睡眠质量的荟萃分析显示，中国高血压患者睡眠质量差的比例为 52.5%。国际睡眠障碍分类第 3 版（International Classification of Sleep Disorders，3rd edition，ICSD-3）将睡眠障碍分为八大类，即失眠、睡眠呼吸障碍（sleep disordered breathing，SDB）、中枢性睡眠增多、昼夜节律睡眠觉醒障碍、异态睡眠、睡眠相关运动障碍、独立症候群与正常变异及其他睡眠障碍。目前受到广泛关注的睡眠障碍有失眠、阻塞性睡眠呼吸暂停（obstructive sleep apnea，OSA）、睡眠时间过长或过短及睡眠质量差。本文对这四种睡眠障碍与高血压关联的研究进行回顾，为预防高血压的发生与进展、改善高血压患者的血压控制水平，进而减少高血压并发症及心血管事件发生风险提供依据。

一、失眠与高血压

睡眠健康是一个多维的研究领域，而失眠是睡眠问题的一个重要组成部分。2006 年美国医学研究所（IOM）将失眠定义为尽管有充足睡眠的机会，但仍难以入睡、难以维持睡眠或过早醒来。失眠是最常见的睡眠障碍，美国基于人群的失眠患病率为 15%~24%。在报道患有失眠的人中，睡眠时间少于 6 小时者可能增加不良健康事件的风险。越来越多的证据表明，失眠与高血压、冠心病、心力衰竭、亚临床心血管病变和心血管病死亡有关。失眠既可作为一种睡眠疾病单独存在，也可能与多种精神或其他方面的疾病处于共病状态，继而对健康产生不良影响。失眠与多种精神疾病，特别是抑郁症有较高的共患率，这两种疾病的症状有相似之处，且两者间可能存在双向关系。已有研究表明，高血压患者更容易并发睡眠障碍与焦虑、抑郁等情绪障碍，而焦虑、抑郁等情绪又会进一步加重失眠等睡眠问题。

探讨失眠与高血压关系的 2 项横断面研究结果显示，失眠合并客观的睡眠时间减少与高血压患病风险较高有关。其中一项研究结果显示，与睡眠时间 >6 小时者相比，失眠合并睡眠时间 <5 小时者高血压患病风险最高（OR=5.1，95%CI 2.2~11.8），其次是失眠合并睡眠时间为 5~6 小时者（OR=3.5，95%CI 1.6~7.9）。另一项横断面研究结果表明，与睡眠时间≥6 小时的失眠者相比，失眠合并睡眠时间 <6 小时与高血压的患病风险显著相关。多项队列研究结果也显示，失眠与高血压的发生风险增加显著相关。一项在美国老年社区人群中进行的队列研究结果显示，失眠与高血压发生风险增加有关（OR=1.11，95%CI 1.01~1.21），随着失眠严重程度的增加，高血压的发生风险随之增加（$P<0.001$）。另一项队列研究结果显示，与睡眠时间≥6 小时的正常睡眠者相比，失眠合并短睡眠时间与高血压的发生风险增加显著相关（OR=3.80，95%CI 1.6~9.0）。

有助于验证失眠与高血压关系的干预性研究有 2 项。一项对高血压患者进行失眠治疗的随机对照试验表明，失眠治疗可显著降低高血压患者的收缩压和舒张压水平，治疗组的降压达标（<140/90mmHg）率显著高于对照组，表明改善高血压患者的失眠状况可有效降低其血压水平。另一项随机对照试验研究单次（对照组）和连续3周（实验组）睡前服用褪黑素对原发性高血压患者动态血压的影响，结果表明，夜间重复摄入褪黑素来增强生物钟功能可以显著降低高血压患者的夜间血压。考虑到高血压患者失眠的普遍程度及其对生活质量的影响，对高血压患者进行常规的失眠筛查以及进一步明确失眠治疗的作用具有重要意义。

二、阻塞性睡眠呼吸暂停与高血压

OSA是最常见的SDB，由睡眠时上呼吸道反复变窄引起，最常见的特征包括呼吸中断、氧饱和度降低和睡眠时反复觉醒。OSA患者常自诉有打鼾、晨醒后头痛、日间嗜睡和记忆力减退现象。呼吸暂停低通气指数（apnea hypopnea index，AHI）是通过多导睡眠监测记录的用于诊断OSA的客观指标，定义为睡眠时一小时内发生呼吸暂停或低通气的次数，轻度OSA患者AHI范围为5~15，中度AHI为15~30，重度AHI>30。大规模人群研究中常用柏林问卷等经验证的工具对OSA进行筛查。Wisconsin睡眠队列数据显示，<50岁的美国男性OSA患病率约为10%，女性为3%；50岁及以上的男性患病率为17%，女性为9%。难治性高血压患者的OSA患病率为70%~83%。颅面部解剖特点、年龄及肥胖等被认为是OSA的危险因素。

以多导睡眠监测诊断的OSA与高血压关系的荟萃分析，其中关于OSA与原发性高血压关系的20项研究合并的结果显示，轻度（OR=1.18，95%CI 1.09~1.27）、中度（OR=1.32，95%CI 1.20~1.43）及重度（OR=1.56，95%CI 1.29~1.84）OSA与原发性高血压之间有显著关联，且呈现随着OSA严重程度的增加，高血压的风险随之增加的趋势。另外6项关于OSA与难治性高血压关系的研究合并的结果表明，OSA与难治性高血压显著相关（OR=2.84，95%CI 1.70~3.98）。

持续气道正压通气（continuous positive airway pressure，CPAP）治疗对降低血压的效果有助于建立OSA与高血压和心血管疾病之间的因果关系。一项纳入32项随机对照试验的荟萃分析结果显示，CPAP治疗可显著降低OSA患者的血压，但降压的幅度较小，频繁呼吸暂停发作的患者可能在CPAP治疗中获益最大。另一项随机对照试验的荟萃分析表明，CPAP治疗显著降低合并OSA的难治性高血压患者的24小时收缩压、舒张压及夜间舒张压，表明治疗OSA可以改善高血压患者的血压水平。

三、睡眠时间与高血压

由于现代生活节奏的加快，每晚的平均睡眠时间较以前缩短。美国的全国性调查显示，在过去的50年里，自我报告的睡眠时间减少1.5~2个小时。长期以来，人们一直认为睡眠时间减少与高血压有关。然而，近来研究表明睡眠时间过长也可能与高血压的风险增加相关。

睡眠时间与高血压关系的荟萃分析结果显示，睡眠时间与高血压之间关联的OR值呈U型变化。与睡眠时间7小时组相比，睡眠时间≤5小时（OR=1.61，95%CI 1.28~2.02）和睡眠时间≥9小时（OR=1.29，95%CI 0.97~1.71）与高血压风险较高有关，调整年龄和性别后，合并的结果显示睡眠时间与高血压关联的OR值显著。短睡眠时间和长睡眠时间与高血压风险之间的显著关联，表明睡眠时间过长或过短都可能增加高血压的风险，该结果提示保证适度的睡眠时间对于预防高血压的重要性。

四、睡眠质量与高血压

高质量的睡眠通常以入睡快、睡眠深、无起夜或惊梦、晨醒后状态佳、日间神清无困倦等几方面为标准来判断。多采用匹兹堡睡眠质量指数（Pittsburgh sleep quality index，PSQI）对睡眠质量进行判定，该量表简单易行，已被证实具有良好信度和效度，且与多导睡眠监测结果具有较高的相关性。PSQI 由 7 个成分组成，总分范围为 0~21 分，得分越高表示睡眠质量越差。

目前单独探讨睡眠质量与高血压之间关联的研究较少。睡眠质量与高血压关联的横断面研究 3 项。一项在中国北方地区成年男性人群中进行的关于睡眠时间及睡眠质量对高血压患病风险交互作用的研究结果显示，与睡眠质量极好（PSQI<3 分）组相比，PSQI 为 3~5 分（OR=1.20，95%CI 1.01~1.42）、PSQI 为 6~8 分（OR=1.67，95%CI 1.32~2.11）及 PSQI≥9 分（OR=2.32，95%CI 1.67~3.21）与高血压患病风险较高显著相关，呈现睡眠质量越差，高血压患病风险越高的趋势。一项在中国百岁老人中进行的研究结果显示，未发现睡眠质量与动脉血压之间的关联。另一项在中国河南农村地区的人群中同样应用 PSQI 对睡眠质量进行评价的研究结果表明，与 PSQI<3 分组相比，PSQI 为 3~5 分（OR=1.16，95%CI 1.07~1.26）、PSQI 为 6~8 分（OR=1.35，95%CI 1.21~1.50）及 PSQI≥9 分（OR=1.62，95%CI 1.39~1.88）与高血压的患病风险较高有显著相关性。该研究还发现，PSQI 每增加 3 分，总人群的睡眠质量与高血压患病风险之间关联的效应值显著增加（OR=1.16，95%CI 1.11~1.21），对性别进行分层分析的结果相似(男性 OR=1.18，95%CI 1.10~1.27；女性 OR=1.13，95%CI 1.08~1.19)。上述表明，PSQI 得分与高血压患病率在男女两性中均存在正相关关系，睡眠质量差与高血压患病风险较高有关。

五、小结与展望

越来越多的观察性和干预性研究探索睡眠障碍与高血压之间的关系，这将在公共卫生及临床领域为我们从睡眠健康的角度提供高血压及心血管病防治的新策略。本文通过对既往主要睡眠障碍类型与高血压关联的研究进行回顾，发现失眠、OSA、过长或过短的睡眠时间及睡眠质量差均与高血压风险增加显著相关。但既往研究仍有一些局限性，例如各研究在睡眠障碍的定义和测量方面存在较大差异，研究结果尚不一致，故在比较各研究和解释结果时须谨慎。夜间睡眠时间分组的切点与参照组的选取尚无统一的标准。

随着睡眠与健康越来越受关注，未来该领域还有一些值得探索的问题：在更多样化的人群（如不同民族、地域及疾病特征等）中对睡眠障碍与高血压的关系进行研究；应用更多样化的客观测量睡眠结构和睡眠特征的方法，同时兼顾准确性与经济效益的要求；开发更多有良好信度和效度的睡眠障碍筛查工具用于对高危高血压人群进行初筛；由于精神疾病（特别是抑郁）与睡眠障碍（如失眠）有相似的症状，且两者可能存在双向关系，故需要更多的干预性研究来阐明失眠在抑郁与心血管病之间的作用。今后睡眠与心血管健康的研究领域会面临更多挑战，同时也要求多学科交叉融合、协同发展。

（黄煜琳　刘静）

参考文献

[1] STANAWAY J D, AFSHIN A, GAKIDOU E, et al. Global, regional, and national comparative risk assessment of 84 behavioural, environmental and occupational, and metabolic risks or clusters of risks for 195 countries and territories, 1990-2017: a systematic analysis for the Global Burden of Disease Study 2017 [J]. Lancet, 2018, 392(10159): 1923-1994.

[2] WANG Z, CHEN Z, ZHANG L, et al. Status of Hypertension in China: Results From the China Hypertension Survey, 2012-2015 [J]. Circulation, 2018, 137(22): 2344-2356.

[3] JACKSON C L, REDLINE S, EMMONS K M. Sleep as a potential fundamental contributor to disparities in cardiovascular health [J]. Annu Rev Publ Health, 2015, 36: 417-440.

[4] COLTEN H R, ALTEVOGT B M. Institute of Medicine Committee on Sleep Medicine and Research. Sleep Disorders and Sleep Deprivation: An Unmet Public Health Problem [M]. Washington, DC: National Academies Press, 2006.

[5] LI L, LI L, CHAI J, et al. Prevalence of Poor Sleep Quality in Patients With Hypertension in China: A Meta-analysis of Comparative Studies and Epidemiological Surveys [J]. Front Psychiatry, 2020, 11: 591.

[6] Institute of Medicine, Committee on Sleep Medicine and Research, Board on Health Sciences Policy. Sleep disorders and sleep deprivation: an unmet public health problem [M]. Washington, DC: National Academy of Sciences, 2006.

[7] VGONTZAS A N, LIAO D, PEJOVIC S, et al. Insomnia with short sleep duration and mortality: the Penn State cohort [J]. Sleep, 2010, 33: 1159-1164.

[8] VGONTZAS A N, LIAO D, BIXLER E O, et al. Insomnia with objective short sleep duration is associated with a high risk for hypertension [J]. Sleep, 2009, 32(4): 491-497.

[9] BATHGATE C J, EDINGER J D, WYATT J K, et al. Objective but not subjective short sleep duration associated with increased risk for hypertension in individuals with insomnia [J]. Sleep, 2016, 39(5): 1037-1045.

[10] DONG Y, YANG F. Insomnia symptoms predict both future hypertension and depression [J]. Prev Med, 2019, 123: 41-47.

[11] FERNANDEZ-MENDOZA J, VGONTZAS A N, LIAO D, et al. Insomnia with objective short sleep duration and incident hypertension: the Penn State Cohort [J]. Hypertension, 2012, 60(4): 929-935.

[12] LI Y, YANG Y, LI Q, et al. The impact of the improvement of insomnia on blood pressure in hypertensive patients [J]. J Sleep Res, 2017, 26(1): 105-114.

[13] SCHEER F A, VAN MONTFRANS G A, VAN SOMEREN E J, et al. Daily Nighttime Melatonin Reduces Blood Pressure in Male Patients With Essential Hypertension [J]. Hypertension, 2004, 43(2): 192-197.

[14] ST-ONGE M P, GRANDNER M A, BROWN D, et al. Sleep Duration and Quality: Impact on Lifestyle Behaviors and Cardiometabolic Health: A Scientific Statement From the American Heart Association [J]. Circulation, 2016, 134(18): 367-386.

[15] PEPPARD P E, YOUNG T, BARNET J H, et al. Increased prevalence of sleep-disordered breathing in adults [J]. Am J Epidemiol, 2013, 177(9): 1006-1014.

[16] LOGAN A G, PERLIKOWSKI S M, MENTE A, et al. High prevalence of unrecognized sleep apnoea in drugresistant hypertension [J]. J Hypertens, 2001, 19(12): 2271-2277.

[17] HOU H, ZHAO Y, YU W, et al. Association of obstructive sleep apnea with hypertension: A systematic review and meta-analysis [J]. J Glob Health, 2018, 8(1): 010405.

[18] FAVA C, DORIGONI S, DALLE VEDOVE F, et al. Effect of CPAP on blood pressure in patients with OSA/hypopnea a systematic review and meta-analysis [J]. Chest, 2014, 145(4): 762-771.

[19] LIU L, CAO Q, GUO Z, et al. Continuous Positive Airway Pressure in Patients With Obstructive Sleep Apnea and Resistant Hypertension: A Meta-Analysis of Randomized Controlled Trials [J]. J Clin Hypertens, 2015, 18(2): 153-158.

[20] GOTTLIEB D J, REDLINE S, NIETO F J, et al. Association of usual sleep duration with hypertension: the sleep heart health study [J]. Sleep, 2006, 29(8): 1009-1014.

[21] FRIEDMAN O, SHUKLA Y, LOGAN A G. Relationship between self-reported sleep duration and changes in circadian blood pressure [J]. Am J Hypertens, 2009, 22(11): 1205-1211.

[22] WANG Y, MEI H, JIANG Y, et al. Relationship between Duration of Sleep and Hypertension in Adults: A Meta-Analysis [J]. J Clin Sleep Med, 2015, 11(9): 1047-1056.

[23] LU K, CHEN J, WU S, et al. Interaction of sleep duration and sleep quality on hypertension prevalence in adult Chinese males [J]. J Epidemiol, 2015, 25(6): 415-422.

[24] YUE J, WANG H, HUANG C, et al. Association between sleep quality and arterial blood pressure among Chinese nonagenarians/centenarians [J]. Med Sci Monitor, 2012, 18(3): PH36-PH42.

[25] ZHANG H, LI Y, ZHAO X, et al. The association between PSQI score and hypertension in a Chinese rural population: the Henan Rural Cohort Study [J]. Sleep Medicine, 2019, 58: 27-34.

1990—2017 年中国及分省（自治区、直辖市）心脑血管疾病负担趋势变化

一、背　景

随着社会经济的高速发展，我国目前正经历着快速的工业化、城镇化和老龄化进程，随之而来的行为生活方式、生态环境和疾病谱的改变，地区间医疗卫生资源分布不均，给我国的卫生和健康事业带来了巨大的挑战。根据中国疾病监测系统的相关报告显示，2018 年，中国心脑血管病患人数已达 2.9 亿例，患病率仍处在持续上升阶段，每年死亡数超过 400 万例，已占全国死亡的 45.7%，超过恶性肿瘤，居各类疾病之首，已经成为我国人群的最主要的死因。除了死亡的威胁外，心脑血管疾病还会带来身体机能缺失和社会经济损失等不良影响，其所带来的健康负担和经济负担都是巨大的。心脑血管疾病防控工作越来越受到重视，在“十三五”时期，《“健康中国 2030”规划纲要》和《中国防治慢性病中长期规划（2017—2025 年）》中都明确提出了降低心脑血管死亡率以及高血压管理率等多项相关指标。

经过我国卫生工作者坚持不懈的努力，在政府部门、社会各界和人民群众的大力支持下，我国卫生与健康事业取得了长足发展，全国预期寿命不断提高，但是发展的同时也存在地区差异，由于医疗资源不均衡，中国各省（自治区、直辖市）的健康状况存在差异。对于心脑血管疾病的防控，除了在全国层面的趋势分析，不同省（自治区、直辖市）的差异以及危险因素的差异也值得关注。

本章节利用全球疾病负担 2017（Global Burden of Disease 2017，GBD2017）的研究结果，分析目前我国及各省（自治区、直辖市）主要心脑血管疾病负担的变化趋势，为我国心脑血管疾病防控和管理提供依据。

二、数 据 来 源

GBD2017 利用统一、可比的方法，全面地对 1990—2017 年全球 195 个国家和地区、282 种疾病和伤害的疾病负担，以及 84 种危险因素的归因疾病负担进行了系统分析。中国疾病负担研究结果，以我国历年的死因、危险因素、妇幼卫生、伤害等监测数据、肿瘤登记数据、传染病报告数据、重要的卫生调查报告、相关大型调查研究结果以及相关的社会、经济和人口数据为基础，进行了系统建模和估计，研究并分析我国及各省（自治区、直辖市）人群的期望寿命和健康期望寿命、死因模式、伤残寿命损失、危险因素暴露与归因负担等疾病负担指标。

本章节依据 GBD2017 研究结果，比较和分析中国与主要国家心脑血管疾病负担现状；重点分析中国及分省（自治区、直辖市）1990—2017 年主要心脑血管疾病（包括缺血性心脏病、脑卒中、风湿性心脏病和高血压心脏病）相关死亡、发病、患病和疾病负担；以及比较中国和不同省（自治区、直辖市）的心脑血管疾病负担归因危险因素。具体指标包括死亡数、死亡率、发病数、发病率、患病数、患病率、早死导致的寿命损失（year lived with disability，YLD）、伤

残导致寿命内损失（years of life lost，YLL）和伤残调整寿命年（disability adjusted of life years，DALY）以及 YLD 率、YLL 率和 DALY 率，所有指标除有点估计值外，还包括 95% 的不确定性区间（95% uncertainty interval，95%UI）。同时，文中所有年龄标化指标均采用全球疾病负担研究中的全球标准人口构成。

三、主要结果

（一）2017 年中国与全球主要国家心脑血管疾病负担比较

表 1 展示了 2017 年中国和其他主要国家的心脑血管疾病死亡水平的差异。2017 年中国心脑血管疾病年龄标化死亡率为 261.9/10 万，高于美国（151.1/10 万）、英国（122.1/10 万）、日本（79.4/10 万）、韩国（86.0/10 万）、巴西（178.0/10 万）和南非（200.4/10 万），低于俄罗斯（431.3/10 万），与印度（282.3/10 万）相差不大。

中国 2017 年脑卒中死亡率（122.4/10 万）是最主要的心脑血管疾病死亡原因。但是除韩国外，其他主要国家均是缺血性心脏病为主要心脑血管疾病死因，特别是在英国、美国和印度，缺血性心脏病的死亡率是脑卒中死亡的 2 倍。

中国风湿性心脏病的死亡率（4.0/10 万）显著高于美国、英国和日本等发达国家以及巴西和南非。高血压心脏病死亡率中国显著高于英国、美国、日本、韩国和俄罗斯（表 1）。

表 1 2017 年中国与其他主要国家心脑血管疾病年龄标化死亡率比较（1/10 万）

主要国家	心脑血管疾病	缺血性脏病	脑卒中	风湿性心脏病	高血压心脏病
中国	261.9（253.4，270.0）	107.2（103.9，110.8）	122.4（118.6，126.7）	4.0（3.8，4.2）	18.6（11.7，20.7）
美国	151.1（148.1，153.9）	88.6（86.2，91.1）	28.6（27.6，29.5）	1.9（1.8，1.9）	7.6（4.7，8.1）
英国	122.1（120.8，123.6）	61.3（60.3，62.5）	31.3（30.7，32.0）	1.0（1.0，1.1）	2.8（2.2，3.4）
日本	79.4（77.1，81.4）	33.0（31.8，34.1）	30.0（29.0，31.0）	1.0（1.0，1.1）	2.1（1.8，4.2）
韩国	86.0（80.3，91.8）	32.0（29.7，34.5）	38.9（35.9，41.9）	0.5（0.5，0.6）	5.7（4.7，8.5）
俄罗斯	431.3（427.4，436.8）	240.9（237.6，248.1）	135.3（133.0，139.3）	1.6（1.5，1.7）	7.5（4.5，8.0）
巴西	178.0（175.9，180.0）	80.0（77.9，81.7）	56.6（55.2，57.8）	1.2（1.1，1.2）	10.7（8.8，14.2）
印度	282.3（265.0，293.3）	164.7（155.1，171.2）	77.4（72.7，81.1）	10.4（8.9，11.9）	11.9（8.8，14.7）
南非	200.4（194.2，208.6）	83.5（79.7，87.9）	65.8（62.4，69.7）	2.4（2.3，2.6）	25.6（22.8，28.5）

中国年龄标化的心脑血管患病率为 5 631.6/10 万，低于美国（7 275.8/10 万）、英国（6 199.9/10 万）、俄罗斯（6 398.9/10 万），高于韩国（4 766.9/10 万），与日本（5 302.6/10 万）、巴西（6 025.0/10 万）、印度（5 214.2/10 万）和南非（6 059.3/10 万）没有显著差异。

主要心脑血管疾病中，中国脑卒中的患病率最高为 1 757.1/10 万，超过缺血性心脏病（1 188.1/10 万）。美国、英国、俄罗斯、巴西、印度和南非均发现缺血性心脏病为最主要的心脑血管疾病，患病率最高，日本、韩国与中国类似，脑卒中的患病率最高（表 2）。

中国 2017 年心脑血管疾病发病率为 731.6/10 万，在比较的主要国家中最低，美国的心脑血管发病率最高为 1 588/10 万，为中国发病率的 2 倍。中国脑卒中为发病率最高的心脑血管疾病，日本、韩国、巴西、印度、南非也发现脑卒中高于缺血性心脏病，而美国、英国和俄罗斯则发现缺血性心脏病的发病率高于脑卒中（表 3）。

表 2 2017 年中国与其他主要国家心脑血管疾病年龄标化患病率比较(1/10 万)

	心脑血管疾病	缺血性心脏病	脑卒中	风湿性心脏病	高血压性心脏病
中国	5 631.6(5 428.5, 5 853.0)	1 188.1(1 109.7, 1 272.0)	1 757.1(1 646.5, 1 870.5)	566.7(539.9, 594.3)	286.3(240.2, 36.7)
美国	7 275.8(7 012.2, 7 565.4)	1 775.9(1 617.8, 1 956.8)	1 536.5(1 461.3, 1 621.0)	7.1(6.5,7.8)	173.0(150.2, 196.6)
英国	6 199.9(5 935.2, 6 479.7)	1 814.1(1 675.9, 1 963.5)	873.5(829.5, 922.8)	4.6(4.0,5.3)	76.7(63.6,90.5)
日本	5 302.6(5 073.7, 5 571.8)	1 117.5(1 021.9, 1 221.5)	1 266.8(1 204.0, 1 337.5)	6.2(5.5,7.1)	159.9(138.2, 185.8)
韩国	4 766.9(4 543.2, 5 010.9)	837.4(768.8, 911.4)	1 210.4(1 152.3, 1 269.1)	6.4(5.5,7.3)	272.6(229.6, 320.1)
俄罗斯	6 398.9(6 166.7, 6 646.9)	2 638.3(2 461.9, 2 825.3)	1 766.8(1 645.5, 1 898.9)	31.6(29.1,34.8)	124.1(100.6, 150.1)
巴西	6 025.0(5 785.8, 6 274.8)	1 563.7(1 465.6, 1 669.4)	1 132.9(1 073.3, 1 199.1)	743.2(709.0, 778.6)	211.6(172.5, 255.1)
印度	5 214.2(5 000.4, 5 447.6)	1 529.3(1 426.6, 1 638.6)	861.0(811.1, 918.9)	610.0(581.6, 640.3)	164.1(135.8, 197.3)
南非	6 059.3(5 794.5, 6 327.5)	1 545.5(1 428.4, 1 667.3)	1 064.1(1 003.7, 1 133.1)	940.9(897.3, 986.5)	90.3(70.3,113.3)

表 3 2017 年中国与其他主要国家心脑血管疾病年龄标化发病率比较(1/10 万)

	心脑血管疾病	缺血性心脏病	脑卒中	风湿性心脏病
中国	731.6(704.1,760.4)	86.3(76.3,97.5)	226.4(210.8,245.0)	17.5(16.7,18.3)
美国	1 588.2(1 537.7,1 637.0)	195.9(180.2,213.3)	115.0(106.5,125.0)	2.3(2.1,2.5)
英国	1 208.9(1 158.3,1 262.7)	226.3(196.3,260.1)	89.2(82.6,96.7)	1.4(1.3,1.6)
日本	1 117.8(1 078.7,1 157.7)	105.9(92.1,121.2)	153.9(146.2,162.4)	1.3(1.2,1.4)
韩国	1 007.6(961.1,1 054.5)	77.8(68.0,88.2)	142.7(131.5,154.5)	1.1(1.0,1.3)
俄罗斯	1 076.3(1 033.7,1 120.5)	244.2(215.5,275.7)	190.9(176.8,206.0)	3.5(3.2,3.9)
巴西	687.5(663.4,712.4)	78.8(68.8,89.4)	117.5(109.8,125.6)	21.8(20.8,22.8)
印度	679.2(655.3,705.5)	118.3(105.4,132.4)	105.0(97.6,113.6)	19.2(18.3,20.1)
南非	782.0(751.1,815.1)	112.3(97.4,128.6)	118.5(110.4,127.6)	27.7(26.5,29.0)

注:高血压心脏病发病数据暂缺。

中国 2017 年心脑血管疾病造成年龄标化 YLL 率为 4 026.4/10 万,高于美国(2 578.5/10 万)、英国(1 847.1/10 万)、日本(1 225.5/10 万)、韩国(1 145.5/10 万)和南非(3 426.4/10 万),低于俄罗斯(7 696.9/10 万)和印度(5 474.6/10 万)。其中,中国脑卒中造成的 YLL 损失最高,而在除韩国外的其他国家,缺血性心脏病造成的 YLL 负担最重,但是韩国的脑卒中 YLL 率显著低于中国(表 4)。

表 4 2017 年中国与其他主要国家年龄标化 YLL 率比较(1/10 万)

	心脑血管疾病	缺血性心脏病	脑卒中	风湿性心脏病	高血压性心脏病
中国	4 026.4(3 897.8,4 165.5)	1 573.1(1 519.2,1 629.6)	1 967.8(1 900.3,2 039.7)	74.7(71.1,79.1)	243.6(154.7,271.2)
美国	2 578.5(2 518.2,2 636.8)	1 476.0(1 429.8,1 521.9)	454.2(438.2,469.7)	35.0(33.4,36.6)	158.7(86.2,171.9)
英国	1 847.1(1 822.8,1 873.4)	968.8(952.5,988.3)	415.3(407.1,424.2)	16.8(16.3,17.4)	45.9(34.2,52.9)
日本	1 225.5(1 183.9,1 262.1)	513.4(492.2,533.2)	456.0(438.9,473.1)	15.1(14.4,15.9)	24.1(20.4,47.9)
韩国	1 145.5(1 062.1,1 234.6)	419.0(385.4,455.4)	534.0(490.2,580.0)	8.0(7.2,8.8)	52.5(43.9,87.8)
俄罗斯	7 696.9(7 608.1,7 811.7)	4 050.5(3 987.4,4 224.4)	2 155.9(2 115.2,2 248.3)	40.5(38.9,43.3)	130.9(86.6,140.4)
巴西	3 374.3(3 335.0,3 413.8)	1 525.8(1 482.2,1 557.6)	1 032.3(1 008.9,1 055.2)	36.2(34.8,37.8)	175.3(152.4,236.7)
印度	5 474.6(5 201.6,5 661.1)	3 222.7(3 067.7,3 342.2)	1 458.6(1 379.4,1 526.6)	267.9(227.7,309.1)	185.7(135.9,232.7)
南非	3 426.4(3 306.0,3 571.6)	1 410.5(1 341.0,1 487.5)	1 094.0(1 035.5,1 158.5)	62.8(58.9,67.7)	419.5(377.5,475.7)

除了早死造成的疾病负担外,中国 2017 年因心脑血管疾病导致的年龄标化 YLD 率为 549.5/10 万,与其他国家的 YLD 率相差不大。在所有分析的国家中,脑卒中造成的 YLD 均高于缺血性心脏病(表 5)。

表 5 2017 年中国与其他主要国家年龄标化 YLD 率比较(1/10 万)

	心脑血管疾病	缺血性心脏病	脑卒中	风湿性心脏病	高血压性心脏病
中国	549.5(402.8,703.9)	54.5(37.5,75.2)	374.5(270.5,479.0)	27.8(18.1,40.4)	23.9(16.2,33.9)
美国	451.2(334.6,575.6)	43.2(30.3,58.2)	237.6(171.4,297.9)	0.5(0.4,0.7)	14.2(9.9,19.6)
英国	354.9(261.7,459.3)	53.5(37.0,72.8)	133.1(96.3,167.2)	0.3(0.2,0.5)	6.3(4.3,8.9)
日本	393.6(290.0,509.2)	41.2(28.6,56.4)	227.9(163.9,287.7)	0.5(0.3,0.6)	13.3(9.1,18.5)
韩国	370.8(272.4,475.1)	33.2(23.0,45.4)	219.8(158.7,277.9)	0.4(0.3,0.6)	22.5(15.3,31.2)
俄罗斯	562.0(413.8,711.1)	105.5(72.9,145.1)	355.1(258.9,447.1)	1.7(1.1,2.4)	10.0(6.8,14.0)
巴西	360.7(261.7,474.9)	76.6(52.5,106.4)	112.9(83.1,141.8)	35.1(22.6,51.1)	17.3(11.7,24.6)

续表

	心脑血管疾病	缺血性心脏病	脑卒中	风湿性心脏病	高血压性心脏病
印度	329.7（242.7，425.4）	68.4（47.2，93.7）	133.1（96.8，167.3）	29.7（19.5，43.3）	13.2（8.8，18.7）
南非	370.8（276.6，473.8）	73.3（50.6，99.6）	159.5（117.5，197.9）	46.0（30.3，67.0）	7.3（4.8，10.6）

2017 年中国年龄标化的 DALY 率在分析的 9 个主要国家中排在第 3 位，仅次于俄罗斯和印度，英国、日本、韩国因心脑血管疾病造成的疾病负担整体较低（表 6）。

表 6　2017 年中国与其他主要国家年龄标化 DALY 率比较（1/10 万）

	心脑血管疾病	缺血性心脏病	脑卒中	风湿性心脏病	高血压性心脏病
中国	4 575.9（4 384.2，4 783.0）	1 627.5（1 568.5，1 686.6）	2 342.3（2 218.4，2 470.0）	102.5（91.7，115.6）	267.5（179.1，296.4）
美国	3 029.7（2 900.9，3 168.0）	1 519.1（1 471.2，1 567.1）	691.9（624.6，759.3）	35.5（33.9，37.1）	172.9（101.2，187.9）
英国	2 202.0（2 100.2，2 310.0）	1 022.3（998.9，1 050.9）	548.4（510.7，584.0）	17.1（16.6，17.8）	52.3（41.2，58.9）
日本	1 619.1（1 511.1，1 732.3）	554.6（530.6，577.8）	683.9（619.8，747.1）	15.5（14.9，16.4）	37.4（30.4，61.4）
韩国	1 516.3（1 389.4，1 640.0）	452.3（418.3，490.2）	753.8（682.4，824.7）	8.4（7.7，9.3）	74.9（63.2，110.0）
俄罗斯	8 258.9（8 087.7，8 429.6）	4 156.0（4 077.3，4 328.9）	2 510.9（2 396.6，2 625.4）	42.2（40.5，45.1）	140.9（97.0，151.7）
巴西	3 735.0（3 621.2，3 849.0）	1 602.4（1 559.2，1 641.9）	1 145.3（1 107.8，1 185.3）	71.2（59.0，87.2）	192.6（169.0，254.0）
印度	5 804.3（5 532.3，6 015.2）	3 291.1（3 139.8，3 411.2）	1 591.7（1 508.7，1 665.2）	297.6（256.4，338.0）	198.9（148.6，245.8）
南非	3 797.2（3 643.6，3 969.7）	1 483.8（1 411.3，1 566.4）	1 253.6（1 180.2，1 332.6）	108.8（91.7，129.8）	426.8（383.8，483.3）

（二）中国主要心脑血管疾病负担趋势

根据疾病负担研究估算，1990 年中国心脑血管疾病死亡人员为 224.5 万人，至 2017 年增长至 437.8 万人，增长 95%。心脑血管疾病死亡率由 1990 年的 187.6/10 万增长至 309.9/10 万，涨幅为 65.3%。而年龄标化的心脑血管死亡率从 1990 年的 332.3/10 万降低到 261.9/10 万，降幅为 21.2%。其中，我国缺血性心脏病的死亡人数 2017 年增长至 175 万人，较 1990 年增长了 201.4%，是所有心脑血管疾病中涨幅最大的。年龄标化死亡，2017 年较 1990 年，风湿性心脏病降幅最大为 73.9%，而缺血性心脏病标化死亡率呈上升趋势，较 1990 年增加了 20.6%（表 7）。

我国 1990 年心脑血管疾病患病人数为 4 853.8 万人，至 2017 年增长至 10 667 万人，增长了 119.8%；患病率从 1990 年的 4 055/10 万增长至 7 552/10 万，增长了 86.2%；年龄标化患病率从 1990 年至 2017 年增加了 7.4%。其中，主要心脑血管疾病患病人数均有所增加，增加幅度最大的为高血压心脏病，患病人数增加了 178.5%，患病率增加了 136%。年龄标化的患病率除风湿性心脏病的患病率有下降外，其他主要疾病的年龄标化患病率均有增加，增加幅度最大的为脑卒中，增加了 27.6%(表 8)。

我国 1990 年新发心脑血管疾病人数为 614.3 万人，至 2017 年新发病例达到 1 354.1 万人，增加了 120.4%，发病率从 513.3/10 万增加至 958.6/10 万，年龄标化发病率增加 3.3%。其中，风湿性心脏病发病人数和发病率均有下降，脑卒中较其他疾病的新发病例数增幅最大，为 143.2%，年龄标化的发病率脑卒中上升 6.7%，缺血性心脏病降低 4.8%(表 9)。

综合考虑死亡和患病情况，我国 2017 年心脑血管病总疾病负担 DALY 为 8 504.1 万人年，其中早死造成的疾病负担 YLL 为 7 474.0 万人年，伤残造成的疾病负担 YLD 为 1 030.1 万人年。主要疾病中，DALY 负担最高的为脑卒中(4 429.1 万人年)，其次为缺血性心脏病(3 010.6 万人年)占了总心脑血管疾病负担的 87%。较 1990 年，2017 年中国心脑血管疾病负担增加了 56.9%，其中增长幅度最大的为缺血性心脏病(125.3%)。总疾病负担绝对值呈现明显的增长趋势，但是年龄标化 DALY 率在 1990—2017 年间下降了 26.7%，下降幅度最大的为风湿性心脏病(74.1%)，值得关注的是缺血性心脏病年龄标化的 DALY 出现上升趋势，上升 4.6%(表 10~ 表 12)。

(三) 中国心脑血管疾病分省(自治区、直辖市)疾病负担及其变化(1990—2017 年)

2017 年我国心脑血管疾病死亡率较高的省(自治区、直辖市)为西藏自治区(年龄标化死亡率为 449.6/10 万)、河北省(404.5/10 万)和河南省(364.1/10 万)，死亡率较低的地区为香港特别行政区(94/10 万)、澳门特别行政区(103.1/10 万)和上海市(103.7/10 万)。较 1990 年，全国绝大部分省(自治区、直辖市)的心脑血管死亡率均有不同程度的下降，其中下降幅度最大的为北京市(53.5%)，然而，全国有 3 个省(自治区、直辖市)的年龄死亡率为上升趋势，分别为陕西省(42.3%)、河北省(11.2%)和河南省(2.6%)。

2017 年我国缺血性心脏病年龄标化死亡率较高的省(自治区、直辖市)为黑龙江省(192/10 万)、内蒙古自治区(176.3/10 万)和河南省(90.3/10 万)，较低的省(自治区、直辖市)为浙江省(41/10 万)、上海市(44.8/10 万)和澳门特别行政区(45.2/10 万)。与 1990 年相比，全国超过一半的省(自治区、直辖市)年龄标化死亡率有所上升，其中上升幅度最大的为陕西省(89.3%)、河南省(79.2%)和河北省(62.9%)。下降幅度最大的为澳门特别行政区(47.4%)、香港特别行政区(44.9%)和北京市(25.7%)。

2017 年我国脑卒中年龄标化死亡率较高的省(自治区、直辖市)为西藏自治区(232.8/10 万)、河北省(196.0/10 万)和河南省(173.2/10 万)，较低的省(自治区、直辖市)为香港特别行政区(31.5/10 万)、澳门特别行政区(37.0/10 万)和上海市(49.0/10 万)。与 1990 年相比，全国只有陕西省上升了 30.7%，其他省(自治区、直辖市)均有不同程度的下降，下降幅度最大的为北京市(66.9%)，其次为澳门特别行政区(58.7%)和内蒙古自治区(54.9%)(表 13)。

2017 年我国心脑血管病造成的疾病负担在不同地区间差异较大，较重的省(自治区、直辖市)集中在东北部(黑龙江省、吉林省、辽宁省)和西北部(新疆维吾尔自治区、青海省和西藏自治区)，其中西藏自治区的标化 DALY 率最高(8 559.3/10 万)，疾病负担较低的省(自治区、直辖市)为上海市、香港特别行政区、澳门特别行政区、浙江省和北京市，其中上海市的标化 DALY 率最低(1 734.1/10 万)，其次是香港特别行政区(1 773.7/10 万)。与 1990 年相比，全国

表 7　1990 年和 2017 年中国主要心脑血管疾病死亡趋势变化

	死亡数 / 万人			标化死亡率 /(1×10^{-5})		
	1990 年	2017 年	变化率 /%	1990 年	2017 年	变化率 /%
心脑血管疾病	224.5(218.8,236.3)	437.8(423.3,451.7)	95.0	332.3(323.8,351.6)	261.9(253.4,270.0)	-21.2
风湿性心脏病	12.2(11.5,13.7)	6.9(6.6,7.3)	-43.3	15.4(14.5,17.6)	4.0(3.8,4.2)	-73.9
缺血性心脏病	58.1(55.7,62.9)	175.0(169.3,181.1)	201.4	88.9(85.4,96.8)	107.2(103.9,110.8)	20.6
脑卒中	126.8(122.4,137.5)	211.0(204.2,218.6)	66.4	184.2(177.4,200.9)	122.4(118.6,126.7)	-33.5
高血压心脏病	21. 0(13.8,23.5)	29.8(18.9,33.1)	42.1	34.0(23.5,38.1)	18.6(11.7,20.7)	-45.2

表 8　1990 年和 2017 年中国主要心脑血管疾病患病趋势变化

	患病数 / 万人			标化患病率 /(1×10^{-5})		
	1990 年	2017 年	变化率 /%	1990 年	2017 年	变化率 /%
心脑血管疾病	4 853.8(4 676.1,5 034.7)	10 667.0(10 257.2,11 111.0)	119.8	5 241.2(5 048.0,5 452.0)	5 631.6(5 428.5,5 853.0)	7.4
风湿性心脏病	762.0(725.8,799.2)	900.7(860.7,942.6)	18.2	623.3(594.1,653.5)	566.7(539.9,594.3)	-9.1
缺血性心脏病	1 011.9(949.4,1 079.7)	2 278.0(2 128.2,2 439.1)	125.1	1 173.6(1 102.0,1 251.2)	1 188.1(1 109.7,1 272.0)	1.2
脑卒中	1 300.1(1 237. 4,1 368.1)	3 381.1(3 163.4,3 604.5)	160.1	1 377.3(1 308.3,1 450.2)	1 757.1(1 646.5,1 870.5)	27.6
高血压心脏病	1 91.6(161.0,223.2)	533.6(447.8,624.2)	178.5	241.8(202.5,285.1)	286.3(240.2,336.7)	18.4

表 9 1990 年和 2017 年中国主要心脑血管疾病发病趋势变化

	发病数 / 万人			标化发病率 /(1×10^{-5})		
	1990 年	2017 年	变化率 /%	1990 年	2017 年	变化率 /%
心脑血管疾病	614.3(591.8,639.6)	1 354.1(1 300.3,1 412.0)	120.4	708.3(683.2,736.7)	731.6(704.1,760.4)	3.3
风湿性心脏病	25.2(24.1,26.3)	17.5(16.8,18.2)	–30.3	20.1(19.3,21.0)	17.5(16.7,18.3)	–13.2
缺血性心脏病	69.8(61.4,78.5)	158.1(139.4,178.9)	126.6	90.7(80.8,101.1)	86.3(76.3,97.5)	–4.8
脑卒中	175.1(165.1,186.0)	425.8(394.3,461.9)	143.2	212.1(200.7,224.8)	226.4(210.8,245.0)	6.7

表 10 1990 年和 2017 年中国主要心脑血管疾病 YLL 趋势变化

	YLL/ 万人年			标化 YLL 率 /(1×10^{-5})		
	1990 年	2017 年	变化率 /%	1990 年	2017 年	变化率 /%
心脑血管疾病	4 999.4(4 871.6,5 230.8)	7 474.0(7 229.7,7 738.5)	49.5	5 792.3(5 643.5,6 078.7)	4 026.4(3 897.8,4 165.5)	–30.5
风湿性心脏病	361.5(342.0,396.1)	136.4(129.9,144.4)	–62.3	365.7(345.6,405.0)	74.7(71.1,79.1)	–79.6
缺血性心脏病	1 288.8(1 235.7,1 382.7)	2 905.8(2 803.0,3 014.5)	125.5	1 500.9(1 440.1,1 615.7)	1 573.1(1 519.2,1 629.6)	4.8
脑卒中	2 751.1(2 660.3,2 949.6)	3 719.2(3 588.7,3 856.8)	35.2	3 215.6(3 106.3,3 466.2)	1 967.8(1 900.3,2 039.7)	–38.8
高血压心脏病	394.1(254.0,439.8)	440.6(280.3,490.6)	11.8	500.2(328.2,559.1)	243.6(154.7,271.2)	–51.3

表 11 1990 年和 2017 年中国主要心脑血管疾病 YLD 趋势变化

	YLD 数 / 万人年			标化 YLD 率 /(1×10^{-5})		
	1990 年	2017 年	变化率 /%	1990 年	2017 年	变化率 /%
心脑血管疾病	420.4(306.8,537.6)	1 030.1(751.7,1 323.7)	145.0	454.3(332.8,580.6)	549.5(402.8,703.9)	20.9
风湿性心脏病	37.0(24.0,53.7)	44.4(29.0,64.4)	19.9	30.4(19.8,44.1)	27.8(18.1,40.4)	-8.5
缺血性心脏病	47.6(32.5,66.6)	104.9(71.9,145.6)	120.4	54.6(37.3,75.7)	54.5(37.5,75.2)	-0.2
脑卒中	265.6(190.3,339.3)	709.9(510.1,907.2)	167.3	286.2(206.9,366.0)	374.5(270.5,479.0)	30.9
高血压心脏病	16.2(11.1,23.0)	44.7(30.7,63.7)	176.9	20.1(13.6,28.5)	23.9(16.2,33.9)	18.7

表 12 1990 年和 2017 年中国主要心脑血管疾病 DALY 趋势变化

	DALY 数 / 万人年			标化 DALY 率 /(1×10^{-5})		
	1990 年	2017 年	变化率 /%	1990 年	2017 年	变化率 /%
心脑血管疾病	5 419.8(5 243.6,5 650.7)	8 504.1(8 146.6,8 895.2)	56.9	6 246.6(6 045.7,6 536.5)	4 575.9(4 384.2,4 783.0)	-26.7
风湿性心脏病	398.5(374.2,433.4)	180.7(163.3,202.2)	-54.6	396.1(372.6,434.9)	102.5(91.7,115.6)	-74.1
缺血性心脏病	1 336.4(1 282.9,1 430.2)	3 010.6(2 901.5,3 123.0)	125.3	1 555.5(1 493.1,1 673.4)	1 627.5(1 568.5,1 686.6)	4.6
脑卒中	3 016.7(2 893.8,3 218.2)	4 429.1(4 193.5,4 672.9)	46.8	3 501.8(3 360.0,3 759.0)	2 342.3(2 218.4,2 470.0)	-33.1
高血压心脏病	410.3(270.8,456.7)	485.4(326.1,537.0)	18.3	520.4(350.4,580.0)	267.5(179.1,296.4)	-48.6

表 13 中国不同省(自治区、直辖市)主要心脑血管疾病年龄标化死亡率(1/10 万)

	心脑血管疾病			缺血性心脏病			脑卒中		
	1990 年	2017 年	变化率 / %	1990 年	2017 年	变化率 / %	1990 年	2017 年	变化率 / %
北京市	314.9	146.6	-53.5	99.9	74.2	-25.7	187.2	61.9	-66.9
天津市	362.0	263.1	-27.3	122.9	140.5	14.3	212.7	110.9	-47.9
河北省	363.8	404.5	11.2	86.0	140.1	62.9	200.3	196.0	-2.1
山西省	395.2	254.8	-35.5	100.4	109.1	8.7	233.0	120.1	-48.5
内蒙古自治区	522.0	341.9	-34.5	160.7	176.3	9.7	298.3	134.4	-54.9
辽宁省	401.8	314.0	-21.8	135.0	159.4	18.1	238.8	138.0	-42.2
吉林省	487.4	310.9	-36.2	173.8	161.4	-7.1	263.8	122.2	-53.7
黑龙江省	535.9	361.8	-32.5	206.5	192.0	-7.0	290.8	149.7	-48.5
上海市	172.6	103.7	-40.0	52.0	44.8	-14.0	102.6	49.0	-52.3
江苏省	226.5	192.0	-15.2	61.3	62.0	1.2	129.8	106.4	-18.1
浙江省	242.0	145.1	-40.0	53.3	41.0	-23.1	152.3	78.0	-48.8
安徽省	345.2	260.0	-24.7	97.2	99.0	1.8	188.4	128.3	-31.9
福建省	257.9	182.1	-29.4	66.3	64.8	-2.2	145.8	90.2	-38.1
江西省	446.2	268.2	-39.9	110.7	99.9	-9.8	228.3	120.6	-47.2
山东省	383.2	285.3	-25.6	105.6	143.7	36.1	226.0	116.7	-48.4
河南省	355.0	364.1	2.6	90.3	161.8	79.2	206.9	173.2	-16.3
湖北省	409.7	312.6	-23.7	85.5	117.6	37.5	222.4	149.5	-32.7
湖南省	424.4	336.8	-20.6	94.8	135.3	42.7	218.5	136.4	-37.6
广东省	312.1	203.0	-35.0	84.3	93.7	11.2	171.1	85.8	-49.8
广西壮族自治区	309.8	272.3	-12.1	81.3	101.9	25.2	152.9	127.8	-16.5
海南省	295.6	175.2	-40.7	83.4	63.0	-24.4	163.8	89.7	-45.2
重庆市	240.4	178.5	-25.7	59.2	60.9	2.9	123.5	89.4	-27.6
四川省	231.4	211.0	-8.8	61.9	70.5	14.0	120.9	112.1	-7.2
贵州省	367.8	264.8	-28.0	73.9	71.2	-3.6	211.6	155.6	-26.4
云南省	345.3	274.9	-20.4	75.6	94.4	24.9	186.7	138.7	-25.7
西藏自治区	702.5	449.6	-36.0	116.9	117.1	0.2	358.7	232.8	-35.1
陕西省	193.2	274.9	42.3	64.8	122.7	89.3	94.7	123.8	30.7
甘肃省	382.1	308.4	-19.3	94.7	121.3	28.0	212.9	139.1	-34.7
青海省	364.3	316.3	-13.2	92.3	129.6	40.5	201.8	149.4	-26.0
宁夏回族自治区	338.8	253.6	-25.1	109.5	124.1	13.3	184.5	109.3	-40.7
新疆维吾尔自治区	371.8	330.3	-11.2	119.3	137.0	14.8	151.3	130.3	-13.9
香港特别行政区	174.5	94.0	-46.1	84.8	46.7	-44.9	60.8	31.5	-48.2
澳门特别行政区	217.6	103.1	-52.6	85.8	45.2	-47.4	89.6	37.0	-58.7

大部分省(自治区、直辖市)的心脑血管疾病年龄标化 DALY 率均有下降,下降幅度最大的为北京市(53.8%),陕西省和河北省有所上升,分别为 32.6% 和 2.1%。

2017 年我国缺血性心脏病造成的疾病负担在北部和西部地区明显高于其他地区,黑龙江省和内蒙古自治区标化 DALY 率最高(分别为 2 888.0/10 万和 2 635.9/10 万);东南沿海地区较低,上海市最低(556.8/10 万)。与 1990 年相比,标化 DALY 率,陕西省(79.4%)上升最高,澳门特别行政区(53.9%)下降最多。

2017 年我国脑血管病造成的疾病负担地理分布中,西藏自治区、河北省、黑龙江省、吉林省、青海省及河南省的疾病负担较高,其中西藏自治区的标化 DALY 率最高(4 605.6/10 万),其次是河北省(3 631.2/10 万);香港特别行政区、澳门特别行政区、上海市、浙江省及北京市的疾病负担相对较低,其中最低的 3 个省(自治区、直辖市)为香港特别行政区(716.0/10 万)、澳门特别行政区(859.2/10 万)和上海市(923.5/10 万)。与 1990 年相比,标化 DALY 率,全国仅有陕西省上升,上升 26.9%,其他省(自治区、直辖市)均有下降,北京市下降最多,为 66.5%(表 14)。

表 14 中国不同省(自治区、直辖市)主要心脑血管疾病年龄标化 DALY 率(1/10 万)

	心脑血管疾病			缺血性心脏病			脑卒中		
	1990 年	2017 年	变化率 / %	1990 年	2017 年	变化率 / %	1990 年	2017 年	变化率 / %
北京市	5 780.8	2 669.7	-53.8	1 688.0	1 078.9	-36.1	3 522.7	1 321.4	-62.5
天津市	6 876.9	4 776.3	-30.5	2 184.9	2 077.6	-4.9	4 091.7	2 372.7	-42.0
河北省	6 924.3	7 067.5	2.1	1 626.6	2 316.2	42.4	3 852.8	3 631.2	-5.8
山西省	7 740.6	4 630.4	-40.2	1 886.4	1 766.3	-6.4	4 638.7	2 340.9	-49.5
内蒙古自治区	9 929.4	5 961.7	-40.0	2 845.3	2 635.9	-7.4	5 810.9	2 724.5	-53.1
辽宁省	7 314.1	5 596.7	-23.5	2 222.1	2 371.1	6.7	4 483.6	2 829.6	-36.9
吉林省	9 305.8	5 574.4	-40.1	2 994.6	2 411.5	-19.5	5 295.5	2 599.0	-50.9
黑龙江省	9 918.5	6 509.0	-34.4	3 375.4	2 888.0	-14.4	5 703.4	3 156.0	-44.7
上海市	3 046.1	1 734.1	-43.1	839.4	5 56.8	-33.7	1 811.8	923.5	-49.0
江苏省	4 090.8	3 039.5	-25.7	994.8	831.6	-16.4	2 427.8	1 815.9	-25.2
浙江省	4 362.8	2 325.8	-46.7	906.0	574.1	-36.6	2 735.7	1 344.0	-50.9
安徽省	6 201.4	4 247.1	-31.5	1 684.5	1 362.3	-19.1	3 409.3	2 308.2	-32.3
福建省	4 519.2	2 926.4	-35.2	1 065.4	908.2	-14.7	2 593.2	1 569.7	-39.5
江西省	8 306.3	4 438.0	-46.6	1 948.3	1 439.8	-26.1	4 290.6	2 191.3	-48.9
山东省	6 767.6	4 672.6	-31.0	1 816.0	1 984.2	9.3	3 992.3	2 210.9	-44.6
河南省	6 515.0	6 257.9	-3.9	1 572.2	2 425.6	54.3	3 891.5	3 274.9	-15.8
湖北省	7 144.5	5 028.4	-29.6	1 424.9	1 627.5	14.2	3 978.1	2 658.1	-33.2
湖南省	7 753.5	5 583.9	-28.0	1 639.2	1 997.8	21.9	3 978.0	2 516.3	-36.7
广东省	5 538.0	3 437.9	-37.9	1 450.3	1 372.2	-5.4	3 054.2	1 631.5	-46.6
广西壮族自治区	6 022.4	4 888.8	-18.8	1 439.4	1 647.6	14.5	3 053.9	2 467.7	-19.2

续表

	心脑血管疾病			缺血性心脏病			脑卒中		
	1990 年	2017 年	变化率 / %	1990 年	2017 年	变化率 / %	1990 年	2017 年	变化率 / %
海南省	5 713.7	3 339.8	−41.5	1 470.0	1 055.0	−28.2	3 196.0	1 787.8	−44.1
重庆市	5 032.1	3 229.7	−35.8	1 106.2	916.0	−17.2	2 614.7	1 749.1	−33.1
四川省	4 385.2	3 788.8	−13.6	1 036.4	1 086.2	4.8	2 257.5	2 109.5	−6.6
贵州省	7 679.9	5 190.4	−32.4	1 358.1	1 239.4	−8.7	4 446.8	3 171.4	−28.7
云南省	6 850.5	5 093.8	−25.6	1 388.4	1 574.9	13.4	3 681.0	2 710.6	−26.4
西藏自治区	14 623.7	8 559.3	−41.5	2 394.7	2 097.8	−12.4	7 691.3	4 605.6	−40.1
陕西省	3 702.9	4 908.3	32.6	1 049.6	1 883.0	79.4	1 902.2	2 414.2	26.9
甘肃省	7 782.9	5 295.1	−32.0	1 841.7	1 855.8	0.8	4 340.9	2 600.7	−40.1
青海省	7 476.8	5 886.6	−21.3	1 759.5	2 067.8	17.5	4 142.3	3 032.4	−26.8
宁夏回族自治区	6 695.2	4 570.2	−31.7	1 980.4	1 988.6	0.4	3 689.7	2 119.3	−42.6
新疆维吾尔自治区	7 385.7	6 273.3	−15.1	2 212.2	2 459.8	11.2	3 140.8	2 625.5	−16.4
香港特别行政区	3 129.6	1 773.7	−43.3	1 310.8	718.6	−45.2	1 208.4	716.0	−40.8
澳门特别行政区	4 130.0	1 985.5	−51.9	1 447.6	667.5	−53.9	1 818.3	859.2	−52.7

（四）2017 年中国分省（自治区、直辖市）的心脑血管疾病死亡的危险因素归因

2017 年造成我国心脑血管疾病死亡的最主要的危险因素为高血压，其次为高钠饮食、高 LDL、吸烟和低谷物摄入。不同省（自治区、直辖市）比较，高血压和高钠饮食在全国所有省（自治区、直辖市）都位居前两位。在四川省和贵州省，吸烟排在第 3 位，西藏自治区和青海省则是低谷物类饮食为第 3 位危险因素（图 1，彩图见二维码 1）。对于缺血性心脏病死亡，高血压和高 LDL 仍是排名前两位的危险因素，其次为高钠饮食、吸烟和低坚果饮食。全国不同省（自治区、直辖市），缺血性心脏病前两位危险因素均与全国一致，吸烟在上海市仅排名第 10 位，排在低谷物饮食、高血糖和身体活动不足等危险因素之后（图 2，彩图见二维码 2）。中国脑卒中死亡的前两位危险因素为高血压和高钠饮食，其次为低水果摄入、吸烟和低谷物摄入。不同省（自治区、直辖市）中，北京市、天津市、内蒙古自治区、黑龙江省、江苏省、浙江省、山东省和广东省，吸烟作为脑卒中死亡的第 3 位危险因素，低水果摄入在北京市仅排名第 8 位。吸烟在香港特别行政区排在第 8 位，在饮酒、高 BMI 和高血糖之后。澳门特别行政区高 BMI 排名第 3 位（图 3，彩图见二维码 3）。

二维码1

二维码2

二维码3

四、主 要 发 现

本章节依据全球疾病负担研究 2017 的结果，重点分析我国心脑血管疾病的死亡、患病、发病和疾病负担的时间和空间的差异。

2017 年国务院国务院办公厅于 2017 年颁布了《中国防治慢性病中长期规划（2017—2025 年）》，确定了 2025 年我国心脑血管病死亡率在 2015 年水平上降低 15% 的规划目标。2019 年国家卫生健康委员会发布《健康中国行动（2019—2030 年）》，明确提出至 2030 年我国心脑血管疾病死亡率低于 190/10 万。心脑血管疾病的防治越来越受到国家和政府的高度重视，也作为未来卫生健康工作的重点。

1990—2017 年，我国的心脑血管死亡人数不断上升，虽然年龄标化的死亡率持续下降，但是较其他国家仍处在一个相对较高的水平，特别是与英国、美国和日本等发达国家存在较

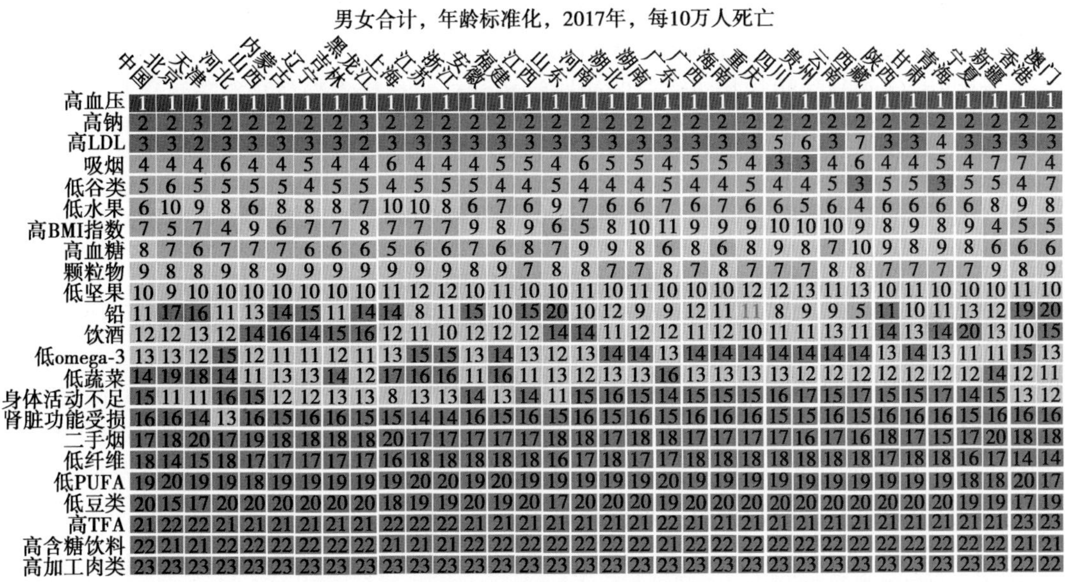

图 1　2017 年中国及分省（自治区、直辖市）心脑血管疾病死亡归因危险因素顺位

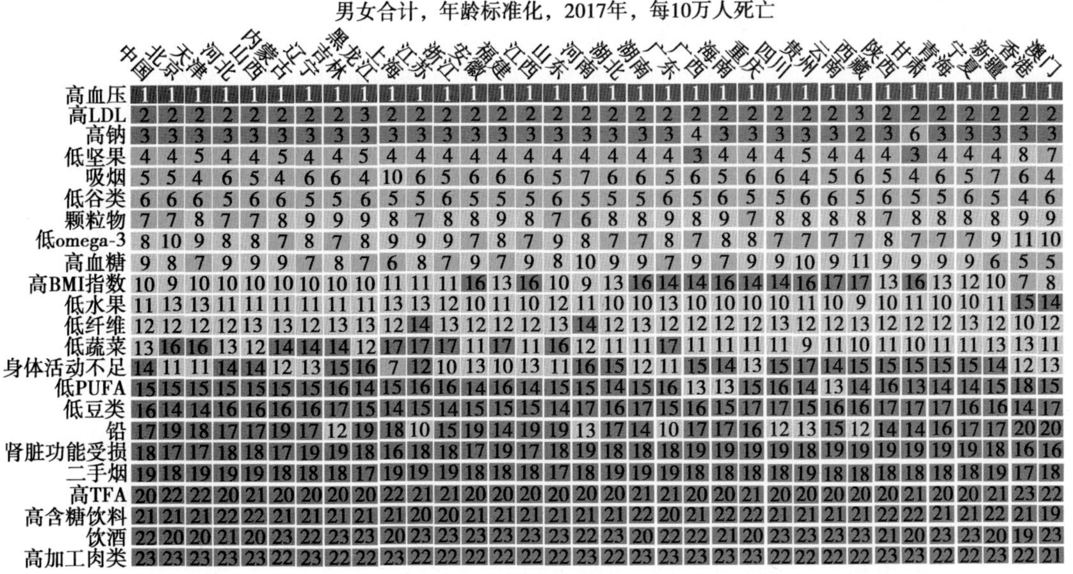

图 2　2017 年中国及分省（自治区、直辖市）缺血性心脏病死亡归因危险因素顺位

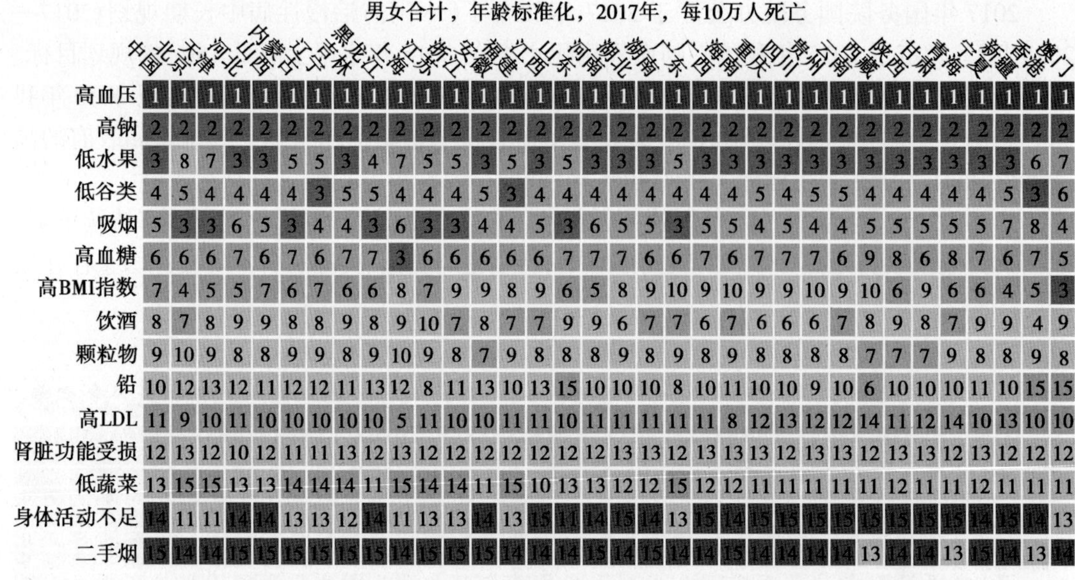

男女合计，年龄标准化，2017年，每10万人死亡

	中国	北京	天津	河北	山西	内蒙古	辽宁	吉林	黑龙江	上海	江苏	浙江	安徽	福建	江西	山东	河南	湖北	湖南	广东	广西	海南	重庆	四川	贵州	云南	西藏	陕西	甘肃	青海	宁夏	新疆	香港	澳门
高血压	1	1	1	1	1	1	1	1	1	1	1	1	1	1	1	1	1	1	1	1	1	1	1	1	1	1	1	1	1	1	1	1	1	1
高钠	2	2	2	2	2	2	2	2	2	2	2	2	2	2	2	2	2	2	2	2	2	2	2	2	2	2	2	2	2	2	2	2	2	2
低水果	3	8	7	3	3	5	5	3	4	7	5	5	3	5	3	5	3	3	3	5	3	3	3	3	3	3	3	3	3	3	3	3	6	7
低谷类	4	5	4	4	4	4	3	5	5	4	4	4	5	3	4	4	4	4	4	4	4	4	5	4	5	5	4	4	4	4	4	5	3	6
吸烟	5	3	3	6	5	3	4	4	3	6	3	3	4	4	5	3	6	5	5	3	5	5	4	5	4	4	5	5	5	5	5	7	8	4
高血糖	6	6	6	7	6	7	6	7	7	3	6	6	6	6	6	7	7	7	6	6	7	6	7	7	7	6	9	8	6	8	7	6	7	5
高BMI指数	7	4	5	5	7	6	7	6	6	8	7	9	9	8	9	6	5	8	9	10	9	10	9	9	10	9	10	6	9	6	6	4	5	3
饮酒	8	7	8	9	9	8	8	9	8	9	10	7	8	7	7	9	9	6	7	7	6	7	6	6	6	7	8	9	8	7	9	9	4	9
颗粒物	9	10	9	8	8	9	9	8	9	10	9	8	7	9	8	8	8	9	8	9	8	9	8	8	8	8	7	7	7	9	8	8	9	8
铅	10	12	13	12	11	12	12	11	13	12	8	11	13	10	13	15	10	10	10	8	10	11	10	10	9	10	6	10	10	10	11	10	15	15
高LDL	11	9	10	11	10	10	10	10	10	5	11	10	10	11	11	10	11	11	11	11	11	8	12	13	12	12	14	11	12	14	10	13	10	10
肾脏功能受损	12	13	12	10	12	11	11	13	12	13	12	12	12	12	12	12	12	13	13	12	13	13	13	12	13	13	12	13	13	12	13	12	12	12
低蔬菜	13	15	15	13	13	14	14	14	11	15	14	14	11	15	10	13	13	12	12	15	12	12	11	11	11	11	11	12	11	11	12	11	11	11
身体活动不足	14	11	11	14	14	13	13	12	14	11	13	13	14	13	15	11	14	15	14	13	15	14	15	15	15	15	15	15	15	15	14	15	14	13
二手烟	15	14	14	15	15	15	15	15	15	14	15	15	15	14	14	14	15	14	15	14	14	15	14	14	14	14	13	14	14	13	15	14	13	14

图 3　2017 年中国及分省（自治区、直辖市）脑卒中死亡归因危险因素顺位

大差距。脑卒中仍是中国最主要的死亡原因，但是 1990—2017 年，脑卒中的年龄标化死亡率显著降低，这与我国卫生保健的可及性提升、公共卫生保障提高有关系。值得关注的是，我国缺血性心脏病的年龄标化死亡率持续上升，这可能与我国缺血性心脏病治疗和用药方式以及因经济和文化差异放弃终末期治疗有关。

我国心脑血管患病率上升的因素是多方面的，除了人口增长和人口老龄化的关键因素外，其他的主要原因包括医疗技术和心脑血管保健的进步、医疗技术的提高、心脑血管疾病死亡率降低等。脑卒中的年龄标化发病率仍在上升，这与不良饮食习惯、代谢性危险因素、不良生活习惯以及环境因素有关。

虽然过去近 30 年时间，我国在控制心脑血管病疾病负担方面取得了突出成效，但省级行政区负担仍存在较大差异。缺血性心脏病、脑卒中的疾病负担均呈现出较大的地区差异。既往研究对地区差异原因的探究主要集中在分析各省级行政区生活方式和代谢性危险因素的不同，以及心脑血管病医疗救护方面的差异。心脑血管病疾病负担在各省级行政区均呈下降趋势，但经济发达省级行政区的下降速度更快，这与全球心脑血管病疾病负担研究结果类似。这些数据直接反映出我国心脑血管健康的地区不均衡性正在逐渐在加重，在特定省级行政区增大对心脑血管病的防治投入尤为重要。

控制心脑血管病的生活方式和代谢性危险因素，提高心脑血管病治疗和护理质量，并减少其地区不均衡性，将是应对我国沉重的心脑血管疾病负担的关键举措。

（刘江美　周脉耕）

心血管健康生活“七要素”

一、概　　述

随着社会经济的发展，国民生活方式发生了深刻的变化。尤其是人口老龄化及城镇化进程的加速，中国人群心血管病危险因素仍呈上升态势，导致了心血管病的发病人数持续增加。今后10年心血管病患病人数仍将快速增长。

心血管疾病的发生不是单一危险因素所导致，是多危险因素并存且相互交叉作用。在诸多危险因素中，有些是与生活方式密切相关的。美国AHA心血管健康指南提出，通过保持理想的生活方式可降低半数以上的心血管疾病的发生。为此，为了预防心血管病疾病，享有健康生活，就需要戒烟、健康饮食、控制体重、积极活动、管理血压、控制血脂、控制血糖，也就是心血管病健康生活的“七要素”。

二、健康生活七要大要素的管理和调节

(一) 戒烟

吸烟是心血管、代谢性疾病的独立危险因素。无论是主动吸烟或是被动吸入二手烟都会增加冠心病、脑卒中、心力衰竭等心血管病发病和死亡风险。与从不吸烟的人相比，吸烟40包/年以上的人外周动脉疾病的风险增加了4倍，冠心病的风险增加了2.1倍，卒中的风险增加了1.8倍。戒烟后的较长时间内，吸烟相关的风险仍保持较高水平，外周动脉疾病能持续到戒烟后30年，冠心病是20年，卒中是5~20年。

2017年吸烟造成我国249万人死亡。2015年中国成人烟草调查显示，中国15岁及以上人群现在吸烟率为27.7%，现在吸烟人数达到3.16亿人。男性现在吸烟率为52.1%，女性为2.7%。此外，我国约有7.4亿人受到二手烟暴露危害，其中儿童约1.8亿人。

戒烟后，心血管病发病风险迅速降低；戒烟时间越长，心血管健康获益越大。吸烟是一种具有成瘾性的行为，因此在生活中，如果还未吸烟的人，请不要尝试吸烟；偶尔吸烟的人，趁还未成瘾立即戒烟；如果是经常吸烟或已经成瘾者，请戒烟。无论什么时候开始戒烟，都对健康是十分有益的，能降低患病的危险性。

(二) 健康饮食

近十几年，由于经济的飞速发展、物质极大的丰富，生活节奏快、工作压力大，导致人们的饮食结构出现了不均衡的问题。比如，摄入能量过高、重油、重盐、缺少膳食纤维等一系列问题。

针对这一问题，我国颁布了《中国居民膳食指南(2016)》，并在此基础上推出了《中国居民膳食能量宝塔》，希望对我国居民的饮食起到良好的指导作用。

1. 高钠、低钾膳食　在日常饮食中，食盐(氯化钠)的摄入量与我们的血压水平和高血压患病率呈正相关，而钾的摄入量与血压水平呈负相关。钾离子可以抵抗钠离子的升压作用。

我国 14 组人群研究表明，膳食钠盐摄入量平均每天增加 2g，收缩压和舒张压分别增高 2.0mmHg 和 1.2mmHg。多个荟萃分析结果显示，减少食盐摄入量可降低血压，预防高血压发生，也有助于降低心血管病发病和死亡风险。目前《中国居民膳食指南(2016)》推荐量为每人每日食盐摄入量 <5.0g，5.0g 的钠盐大约是啤酒瓶盖满满一瓶盖的量。钾在食物中的来源主要是蔬菜、水果，比如香蕉、橙子等。

日常生活中应注意烹饪时少放盐或其他富含钠的调料(如酱油、味精、番茄酱等)，少吃酱菜、腌制食品，并控制餐桌上的用盐量，养成清淡饮食的习惯。

2. 其他健康饮食要求 主食选择全谷根茎类，至少 1/3 为全谷类。中国营养学会于 2017 年推荐了十大好谷物，即全麦粉、糙米、燕麦、小米、玉米、高粱米、青稞、荞麦、薏米、藜麦，并提倡每日主食构成应为 1/3 精白米面 +1/3 全谷物和杂豆类 +1/3 薯类。

每天 300~500g 蔬菜，其中 1/2 为深色蔬菜，200~350g(4~7 两)水果，果汁不能代替新鲜水果。蔬菜、水果含有丰富的微量元素，补充钾的同时补充膳食纤维。

低脂奶、全脂奶均可，每天 300ml 为宜或者每天吃大豆及坚果 25~35g 均可提供优质的蛋白。可以考虑将饮食中部分红肉改白肉，保证足量优质蛋白质的摄入，同时，烹调油控制在每天 20~25g、糖的摄取不超过 50g。

(三) 控制体重

《中国居民营养与慢性病状况报告(2015 年)》显示，全国 18 岁及以上成人超重率为 30.1%，肥胖率为 11.9%，6~17 岁儿童青少年超重率为 9.6%，肥胖率为 6.4%。

超重和肥胖可增加高血压和心脑血管疾病的患病风险，尤其是中心性肥胖。肥胖者发生高血压的风险是 BMI 正常者的 3 倍。BMI 平均每增加 $10kg/m^2$，男性收缩压升高 17mmHg、女性收缩压升高 14mmHg。

因此，无论是普通人群还是心血管疾病患者，都需要通过合理膳食和运动，将体重控制在合理范围内，从而降低各种慢性病的发病风险。

(四) 积极活动

缺乏身体活动是慢性病的最主要的危险因素之一，往往导致身体能量存储大于消耗，脂肪、糖代谢紊乱。进而导致超重、肥胖、高血糖、高血脂、心肺功能下降等一系列问题，使得患心血管疾病的风险大幅上升。“健康中国行动(2019—2030 年)”将“全民健身运动”列为重点专项任务之一，并提出了具体的行动目标和举措。

持续的运动会提高机体的运动能力、改变机体的运动反应。在一项样本量 8 万余例成年人的队列研究发现，与不参与运动者相比，坚持挥拍类运动、游泳和有氧健身操，全因死亡风险可分别降低 47%、28% 和 27%，心血管病死亡风险可分别降低 56%、41% 和 36%。此外，进行增强肌肉型身体活动也能带来明显的健康获益，可以显著降低 2 型糖尿病、全因死亡和心血管病死亡风险。

对于已经患有心血管疾病的人群，在运动过程中需要注意。不宜进行过度用力和憋气的活动，以免发生急性心血管事件，同时还要考虑运动环境的温度和是否有大量出汗的情况发生，避免脱水、低血糖等问题。建议慢性病患者在制定运动计划前，到权威的医疗机构中做身体、运动、心功能评估，然后根据医生的运动处方进行科学合理的运动。

(五) 管理血压

高血压是心脑血管疾病的主要危险因素。在国内更为严重的是高血压知晓率、治疗率和控制率仍处于较低水平，中国 35~84 岁人群高血压的诊断率(46.50%)、治疗率(41.10%)和控制率(13.80%),远低于美国和日本等国家。

根据2013年的我国文献荟萃分析结果,高血压前期的发生率为36%左右。据此推断高血压前期的基数大,是我国高血压患病率和患病人数增加的主要来源。

因此,无论是未确诊的人群、高血压前期或者诊断为高血压的人群,都应重视并认真管理自身的血压,做到早期预防。其中,最重要的是先要知道自身的血压水平。正常及未确诊人群可以通过至少每年一次的定期体检来观察自身血压。高血压前期和已确诊人群,在去除继发性高血压的因素外,定期到医疗机构监测血压的同时,还要在家中做好血压监测工作。家庭自测血压可辅助调整治疗方案,推荐高血压易患人群及患者长期进行家庭血压监测。

血压异常人群,需要配合医生对血压进行有效的控制,包括遵医嘱用药、健康生活等,使得血压能有效控制在较好的范围内,避免因血压不好而出现严重的并发症。

(六)控制血脂

血脂成分包括总胆固醇、甘油三酯、高密度脂蛋白胆固醇和低密度脂蛋白胆固醇。低密度脂蛋白胆固醇俗称“坏胆固醇”,水平升高会导致动脉粥样硬化,进而造成血管狭窄,引发冠心病等心血管疾病。

控制血脂需要采取综合手段,比如管理血压、适量运动、戒烟、控制体重等。在必要的情况下还需要使用药物治疗,如他汀类药物。

目前,长期服用他汀的安全性已被证实。而随意停用他汀,胆固醇又会升高,也会导致已经稳定的斑块破裂或发展,使心血管疾病风险升高。因此,冠心病患者及心梗高危人群应遵医嘱坚持足量、长期用药。

(七)控制血糖

血糖异常升高是由多种原因引起的代谢紊乱,同时又是多种慢性疾病的诱因。

2010年中国18岁及以上人群糖尿病的患病率为9.7%。2013年我国慢性病及其危险因素监测显示,18岁及以上人群糖尿病患病率为10.4%。

糖尿病是心、脑血管疾患的独立危险因素。与非糖尿病人群相比,糖尿病患者发生心、脑血管疾病的风险增加2~4倍。空腹血糖和餐后血糖升高,即使未达到糖尿病诊断标准,心、脑血管疾病发生风险也显著增加。

多项随机对照研究显示,糖耐量异常人群接受适当的生活方式干预可延迟或预防2型糖尿病的发生。中国大庆研究的生活方式干预组推荐患者增加蔬菜摄入量、减少酒精和单糖的摄入量,鼓励超重或肥胖患者($BMI>25kg/m^2$)减轻体重,增加日常活动量,每天进行至少20分钟的中等强度活动;生活方式干预6年,可使以后14年的2型糖尿病累计发生风险下降43%。在处于糖尿病早期阶段的患者中,严格控制血糖可以显著降低糖尿病微血管病变的发生风险。随后的长期随访结果显示,早期严格血糖控制与长期随访中糖尿病微血管病变、心肌梗死及死亡的发生风险下降相关。上述表明,对新诊断的2型糖尿病患者,早期进行严格血糖控制可以降低糖尿病微血管和大血管病变的发生。

三、危险因素综合管理的意义

2015年我国重大心血管病患者出院人次高达1 887.72万人,急性心肌梗死直接住院总费用为153.40亿元,脑梗死的直接住院总费用高达524.26亿元。因此,加强心血管病防控刻不容缓。

心血管病的防治对于减少居民过早死亡，改善民众健康至关重要。心血管病死亡的下降除了临床诊疗外，一定要加强预防，减少发病。根据《欧洲心血管疾病预防临床实践指南(2016年)》中将心血管疾病(cardiovascular disease，CVD)预防定义为：针对人群或个体水平，综合各项干预措施，旨在消除或减少心血管疾病及其相关的功能障碍产生的影响。

针对个体的疾病预防，可以通过控制不健康的生活方式(譬如不良饮食、运动不足、吸烟)以及改善危险因素来实现。由于不良生活方式往往不是独立存在，心血管病的预防应强调多种生活方式的综合干预。实践表明，控制危险因素可以减少80%的心血管疾病以及40%的癌症。

我国队列研究表明，如果能够保持不吸烟或戒烟、控制体重(BMI<25.0kg/m^2)、适度的身体活动(≥150min/周的中等强度或≥75min/周的高强度身体活动，或两者兼有)、合理膳食这四种健康生活方式，将可减少17%的心血管病发病。

国内外研究均提示多种生活方式危险因素需要采用综合防控措施，个体具有的心血管健康的指标越多、危险因素控制得越好，未来发生心血管病的风险越低。在心血管病预防与控制的实践工作中，对所有人群(包括目前还很“健康”的人群)进行危险因素的综合管理，提倡并带头实践健康的生活方式，维持心血管病健康生活的“七要素”，降低心血管病风险。

(王增武)

参考文献

[1] The Institute for Health Metrics and Evaluation(IHME), University of Washington. GBD Results Tool[EB/OL]. (2017-12-31)[2019-10-16]. http://ghdx.healthdata.org/gbd-results-tool.

[2] 中国疾病预防控制中心. 2015中国成人烟草调查报告[M]. 北京：人民卫生出版社，2016.

[3] 中国人民共和国卫生部. 中国吸烟危害健康报告[M]. 北京：人民卫生出版社，2012.

[4] DUNCAN M S, FREIBERG M S, GROOVY R A Jr, et al. Association of smoking cessation with subsequent risk of cardiovascular disease[J]. JAMA, 2019, 322(7): 642-650.

[5] WANG M, MORAN A E, LIU J, et al. A meta-analysis of effect of dietary salt restriction on blood pressure in Chinese adults[J]. Glob Heart, 2015, 10(4): 291-299.e6.

[6] HE F J, MACGREGOR G A. Salt reduction lowers cardiovascular risk: meta-analysis of outcome trials[J]. Lancet, 2011, 378(9789): 380-382.

[7] FAN J, SONG Y, CHEN Y, et al. Combined effect of obesity and cardio-metabolic abnormality on the risk of cardiovascular disease: a meta-analysis of prospective cohort studies[J]. Int J Cardiol, 2013, 168(5): 4761-4768.

[8] ZHANG M, ZHAO Y, SUN H, et al. Effect of dynamic change in body mass index on the risk of hypertension: results from the Rural Chinese Cohort Study[J]. Int J Cardiol, 2017, 238: 117-122.

[9] CHEN Z, SMITH M, DU H, et al. Blood pressure in relation to general and central adiposity among 500 000 adult Chinese men and women[J]. Int J Epidemiol, 2015, 44(4): 1305-1319.

[10] OJA P, KELLY P, PEDISIC Z, et al. Associations of specific types of sports and exercise with all-cause and cardiovascular-disease mortality: a cohort study of 80 306 British adults[J]. Br J Sports Med, 2017, 51(10): 812-817.

[11] DANKEL S J, LOENNEKE J P, LOPRINZI P D. Dose-dependent association between muscle-strengthening activities and all-cause mortality: prospective cohort study among a national sample of adults in the USA[J]. Arch Cardiovasc Dis, 2016, 109(11): 626-633.

[12] LOPRINZI P D, ADDOH O, MANN J R. Association between muscle strengthening physical activities and mortality among American adults with mobility limitations[J]. Prev Med, 2017, 99: 207-210.

[13] SHIROMA E J, COOK N R, MANSON J E, et al. Strength training and the risk of type 2 diabetes and cardiovascular disease[J]. Med Sci Sports Exerc, 2017, 49(1): 40-46.

[14] CHOBANIAN A V,BAKRIS G L,BLACK H R,et al. The Seventh Report of the Joint National Committee on Prevention, Detection,Evaluation,and Treatment of High Blood Pressure:the JNC 7 report [J]. JAMA,2003,289(19):2560-2572.

[15] XU Y,WANG L,HE J,et al. Prevalence and control of diabetes in Chinese adults [J]. JAMA,2013,310(9):948-959.

[16] WANG L,GAO P,ZHANG M,et al. Prevalence and Ethnic Pattern of Diabetes and Prediabetes in China in 2013 [J]. JAMA,2017,317(24):2515-2523.

[17] XU Y,BI Y,LI M,et al. Significant coronary stenosis in asymptomatic Chinese with different glycemic status [J]. Diabetes Care,2013,36(6):1687-1694.

[18] PAN X R,LI G W,HU Y H,et al. Effects of diet and exercise in preventing NIDDM in people with impaired glucose tolerance. The Da Qing IGT and Diabetes Study [J]. Diabetes Care,1997,20(4):537-544.

[19] LI G,ZHANG P,WANG J,et al. The long-term effect of lifestyle interventions to prevent diabetes in the China Da Qing Diabetes Prevention Study:a 20-year follow-up study [J]. Lancet,2008,371(9626):1783-1789.

[20] NATHAN D M,CLEARY P A,BACKLUND J Y,et al. Intensive diabetes treatment and cardiovascular disease in patients with type 1diabetes [J]. N Engl J Med,2005,353(25):2643-2653.

[21] HOLMAN R R,PAUL S K,BETHEL M A,et al. 10-year follow-up of intensive glucose control in type 2 diabetes [J]. N Engl J Med,2008,359(15):1577-1589.

[22] 陈伟伟,高润霖,刘力生,等.《中国心血管病报告 2017》概要[J]. 中国循环杂志,2018,33(1):1-8.

[23] HAN C,LIU F,YANG X,et al. Ideal cardiovascular health and incidence of atherosclerotic cardiovascular disease among Chinese adults:the China-PAR project [J]. Sci China Life Sci,2018,61(5):504-514.

焦虑/抑郁与心血管疾病

抑郁是一种常见的心理疾病，表现为情绪低落、思维迟缓和意志行为降低，俗称"三低"症状，患者常伴有各种躯体症状和生理功能障碍，个别严重者会产生自伤或自杀的观念。焦虑是指在缺乏相应客观刺激的情况下出现的不安状态，表现为紧张恐惧、失眠、头痛等自主神经功能失调。我国一项名为"中国城市非精神科患者抑郁、焦虑及抑郁合并焦虑症状患病率的研究"发现，心血管病患者有22.8%伴发抑郁，且女性高于男性。Seldenrijk等的研究表明，抑郁患者6年内发生心血管疾病的风险增加2~3倍。抑郁/焦虑增加了心血管疾病(CVD)的发病率，尤其对于两者共病的患者，其预后不良，生活质量下降且死亡率增加。2014年美国心脏协会在*Circulation*上发表科学声明，将抑郁症列为与肥胖、高血压、糖尿病、吸烟同等地位的心脏病危险因素。我国也于同年发表《在心血管科就诊患者的心理处方中国专家共识》，以期加强对焦虑/抑郁合并心血管疾病患者的筛查、诊断和治疗。但据估计，2015年仅有3%的门诊患者接受了抑郁症筛查，只有11%的抑郁合并心血管疾病患者接受了抗抑郁治疗。为了提高对抑郁症患者的识别，2016年美国预防服务特别工作组(USPSTF)发布了对普通成年人群进行抑郁筛查的建议，尤其强调对心血管疾病患者加强焦虑/抑郁的筛查。然而，临床实践中广大医护人员对两者共病的认识和接受程度仍然很低。

随着心血管疾病与焦虑/抑郁共病情况的逐年增加，其严重威胁人类的身心健康，本文现就心血管疾病与焦虑/抑郁共病的研究进展进行综述，希望为临床筛查及诊疗提供一些有益的思考。

一、焦虑/抑郁和心血管疾病的相互影响

焦虑/抑郁合并心血管疾病的患病率因心血管疾病的类型和严重程度而异，15%~20%的冠心病患者有抑郁症；20%的外周动脉疾病(PAD)患者也存在抑郁；而心衰患者焦虑/抑郁的发生率随心功能加重患病率增加。另外，焦虑/抑郁也是心血管疾病的一个危险因素，8项前瞻性队列和病例对照研究的荟萃分析显示，抑郁患者调整后的心血管风险增加60%。多项研究显示心血管疾病合并抑郁预后不良，一项荟萃分析显示心肌梗死后抑郁的出现与随后心血管事件的风险增加独立相关，同时焦虑/抑郁还与PAD和心衰患者的不良预后有关。

二、焦虑/抑郁和心血管疾病的作用机制

目前认为心血管疾病与焦虑/抑郁是互相促进、双向调节的，心血管疾病本身可以诱发或加重抑郁，而抑郁也可影响心血管疾病的发生、发展及预后，两者存在共同的病理生理机制。

1. 自主神经功能 交感神经系统和副交感神经系统平衡在维持心脏功能中起重要作用。焦虑/抑郁和常见的CVD都与自主神经功能障碍有关，自主神经的变化也与焦虑/抑郁和心血管患者预后及结局有关。精神压力应激时，心脏交感神经兴奋性增高，心率加快、

心率变异性降低(heart rate variability,HRV)。HRV 是评价心脏自主神经活性、预测患者预后的独立预测因素。异常的 HRV 能通过血小板聚集、应激性炎症和脂质代谢的改变诱发动脉粥样硬化、心肌缺血、心律失常和猝死等。

2. **神经内分泌** 下丘脑 - 垂体 - 肾上腺轴的过度活跃在焦虑 / 抑郁患者中极其常见，随之而来的高皮质激素血症可能与心血管疾病有生物学上的联系。高糖皮质激素水平与高血压、动脉粥样硬化、血栓事件以及糖尿病的风险密切相关。抑郁患者对各种应激更加敏感，引起多种神经内分泌激素释放，例如去甲肾上腺素、肾上腺素、5- 羟色胺等，而这会导致对心血管系统稳态的破坏。同时，研究还表明抑郁引起的神经内分泌机制还会引起炎症反应增强，IL-1、IL-6 等炎症因子释放增多，从而加剧机体的紊乱。

3. **炎症** 近年研究表明，抑郁症患者血浆炎症因子水平升高，同时炎症贯穿于动脉粥样硬化发生、发展的全过程。因此，炎症可能是抑郁和冠心病共病的病理生理机制。已有研究表明，抑郁症患者的 C 反应蛋白(CRP)及白细胞介素 6(IL-6)水平明显增高。焦虑和炎症标志物之间的关系不甚清楚，但焦虑症与炎症之间的联系是一致的。因此，炎症可能是导致焦虑 / 抑郁与心血管疾病患者不良预后和结局的病生机制。

4. **内皮功能** 内皮功能失调与多种心血管危险因素密切相关，它会促进动脉粥样硬化的进展和诱发心力衰竭。研究表明，肱动脉血流调控舒张功能(flow-mediated dilation,FMD)在心血管疾病合并抑郁的患者中较无抑郁患者显著减弱，而这可能与内皮生成的 NO 减少有关。在抑郁状态下，高水平的糖皮质激素以及炎症反应减少了 NO 的生成。此外，内皮素(endothelin,ET)作为一个重要的血管收缩剂，在抑郁患者中显著增高，也可能参与冠心病合并抑郁患者的内皮功能失调。

5. **血小板功能** 研究发现，血小板反应性增强可能是抑郁患者容易发生动脉粥样硬化血栓的潜在机制。Musselan 等研究发现，与健康人相比，抑郁症患者表现出不同程度的血小板活化，这与抑郁增加了血小板凝血酶活性以及血小板因子表达水平有关，而血小板活化参与动脉粥样硬化斑块的形成与发展，在冠心病的发生、发展中起重要作用。此外，过度的血清素反应、高血小板血清素密度、降低血清素转运体结合、降低血小板血清素水平也可能增加抑郁症患者的血小板反应活性。

6. **遗传因素** Poch 等报道，G 蛋白 3825T 等位基因与高血压、左心室肥厚和心力衰竭的发生与发展存在一定关系。同时也有研究发现，该基因与重度抑郁的发生及其严重程度相关，且携带 3825T 等位基因的患者对抗抑郁治疗反应更好。因此，抑郁和心血管疾病的发生可能存在共同的遗传背景。

三、焦虑 / 抑郁和不同种类的心血管疾病

1. **焦虑 / 抑郁与高血压** 研究表明，焦虑 / 抑郁人群的高血压发生率显著增加，且高血压患者的焦虑 / 抑郁发生率明显高于血压正常者。调查显示，中国人群高血压合并焦虑或抑郁的患病率分别为 11.6%~38.5% 和 5.7%~15.8%。Byrd 等对 168 630 例美国高血压患者进行流行病学调查发现，焦虑障碍占 4.3%，抑郁障碍占 8.4%。一项来自巴西的研究显示，焦虑 / 抑郁与高血压、高脂血症和肥胖之间有很强的相关性，且女性抑郁症的发生率是男性的 3 倍。高血压与焦虑 / 抑郁共病的流行病学调查结果可能受地域、种族、环境和国情等多种因素的影响，尽管存在差异，但对于二者的正相关关系是达成共识的。

2. **焦虑 / 抑郁与心房颤动** 研究发现，焦虑 / 抑郁是房颤的独立危险因素，并与消融

术后复发密切相关。一项前瞻性研究显示，抑郁、焦虑、愤怒等负性情绪可使房颤风险增加2~5倍，而快乐情绪却能降低85%的风险。房颤发生抑郁的风险较其他类型心律失常高，且在突发的严重心律失常或心脏猝死中，由不良情绪因素引起者占20%以上。Frasure-Smith等研究发现，房颤患者抑郁症状的严重程度对其长期生存率有预测价值。引起上述结果的原因考虑与焦虑/抑郁继发的各种病理生理改变可能直接干扰心房肌电生理活动，为房颤提供发生基质。

3. **焦虑/抑郁与心力衰竭** 心力衰竭合并焦虑/抑郁的患病率高于一般人群。36项研究的荟萃分析发现，21.5%的心力衰竭患者有明显的抑郁症状，13%的心力衰竭患者满足焦虑的诊断标准。最近一项对近200万健康成人的前瞻性观察研究发现，抑郁在未来7年内将心力衰竭发生风险增加18%，是心衰患者不良预后的标志。相比之下，焦虑与心力衰竭预后的相关性则不甚清楚。一项研究发现，焦虑与心力衰竭患者死亡率之间没有显著相关性。然而，在一项纵向前瞻性PTSD研究中发现，焦虑使随后7年内心力衰竭的发生风险增加了47%。因此，未来尚需要进一步的研究来检验焦虑症与心力衰竭患者预后之间的关系。

4. **焦虑/抑郁与冠心病** 多项研究证明，冠心病患者抑郁症的发病率高于健康对照人群，且在急性冠状动脉综合征的患者中发生率更高。Rudish等的研究指出，冠心病患者中抑郁症患病率为17%~27%，合并抑郁症的冠心病患者与不合并者相比，心脏不良事件发生风险高2~3倍。冠心病患者抑郁症的发生率具有性别差异。一个包括8项研究、2 072例冠心病的荟萃分析发现，女性患者的抑郁症患病率明显高于男性患者。已有多项研究指出，焦虑/抑郁是冠心病发生、发展的独立危险因素。IN-TERHEART研究表明，社会心理压力与冠状动脉病变的风险增加有关，其在发展为冠心病的危险因素中排第3位。朱涛等的研究表明，抑郁与冠心病的严重程度相关，其冠状动脉病变累及支数更多且狭窄程度更重。

5. **焦虑/抑郁与冠状动脉微血管疾病** 冠状动脉微血管疾病（CMVD）是除传统的动脉粥样硬化性疾病和血管痉挛性疾病外，心肌缺血的另一大原因。CMVD的发病机制主要包括微血管自身调节机制受损、微血管结构和功能异常、炎症学说和自主神经功能紊乱等，这些机制与焦虑/抑郁具有共同的病理生理基础。焦虑/抑郁引起的自主神经功能受损会导致微血管张力异常，从而影响冠状动脉微血管的正常功能和血液灌注。当然，目前尚无研究明确提出CMVD与焦虑/抑郁的关系，这可能成为日后基础和临床研究的新方向。

四、心血管疾病患者焦虑/抑郁的筛查

据统计，临床实际中超过50%的抑郁症患者并未被正确识别。2008年AHA推荐心血管患者至少应进行2项健康问卷抑郁自评量表（patient health questionnaire-2，PHQ-2）的评估，并建议在住院期间和MI后定期进行抑郁筛查。欧洲心脏病学会（European Society of Cardiology，ESC）的指南更加积极，2016年ESC指南指出，对于所有冠心病患者，推荐至少使用1项抑郁的筛查，同时抑郁筛查也被推荐用于女性和年轻患者的心血管风险分层，以为心血管高风险的患者确定可改变的危险因素。由于国内相关研究匮乏，尚无心血管患者焦虑/抑郁筛查的相关指南，2017年袁祖贻团队发起了急性冠脉综合征合并焦虑/抑郁筛查和干预的临床研究，目前已入组完成，结果有望在明年发表，希望该研究能为我国的相关指南提供一定的循证医学证据。

五、心血管疾病患者焦虑/抑郁的治疗

抗焦虑/抑郁有多种治疗手段,包括药物治疗、心理治疗、运动康复等。然而,在心血管患者中,抗焦虑/抑郁治疗是一个非常复杂的难题,任何治疗必须考虑对心血管系统的潜在影响,目前尚未形成对心血管合并焦虑/抑郁患者的治疗方案指南。同时,关于抗焦虑/抑郁治疗是否能够改善二者共病患者的预后,目前也存在争议。ENRICHD 研究发现,认知行为疗法结合抗抑郁药物治疗并未改善冠心病合并抑郁患者的心血管预后。但临床试验的二次分析显示,对于抗抑郁治疗有反应的患者相较治疗无效的患者有着更好的预后。鉴于此,2011 年 AHA 指南认为心血管合并抑郁的患者接受抗抑郁治疗虽然未证实对心血管预后的益处,但有其他的临床获益(Ⅱb,C)。2016 年 ESC 指南则对于抗抑郁治疗更加积极,推荐对于合并显著抑郁症状或其他精神心理问题的心血管患者进行干预,包括药物治疗、心理治疗、协同治疗等(ⅡA,A)。

(肖懿慧)

参考文献

[1] 胡大一.说说"双心医学"[J].慢性病学杂志,2019,20(4):479-480.

[2] SELDENRIJK A,VOGELZANGS N,BATELAAN N M,et al. Depression,anxiety and 6-year risk of cardiovascular disease[J]. Psychosom Res,2015,78(2):123-129.

[3] BHATTACHARJEE S,GOLDSTONE L,VADIEI N,et al. Depression screening patterns,predictors,and trends among adults without a depression diagnosis in ambulatory settings in the United States[J]. Psychiatr Serv,2018,69(10):1098-1100.

[4] VAN DER KOOY K,VAN HOUT H,MARWIJK H,et al. Depression and the risk for cardiovascular diseases:systematic review and meta analysis[J]. Int J Geriatr Psychiatry,2007,22(7):613-626.

[5] MEIJER A,CONRADI H J,BOS E H,et al. Prognostic association of depression following myocardial infarction with mortality and cardiovascular events:a meta-analysis of 25 years of research[J]. Gen Hosp Psychiatry,2011,33(3):203-216.

[6] PRUVOT E,THONET G,VESIN J M,et al. Heart rate dynamics at the onset of ventricular tachyarrhythmias as retrieved from implantable cardioverter-defibrillators in patients with coronary artery disease[J]. Circulation,2000,101(20):2398-2404.

[7] Corrigendum to:Depression and coronary heart disease:2018 position paper of the ESC working group on coronary pathophysiology and microcirculation developed under the auspices of the ESC Committee for Practice Guidelines[J]. Eur Heart J,2020,41(17):1696.

[8] LIBBY P,OKAMOTO Y,ROCHA V Z,et al. In ammation in atherosclerosis:Transition from theory to practice[J]. Circ J,2010,74(2):213-220.

[9] PRIES A R,BADIMON L,BUGIARDINI R,et al. Coronary vascular regulation,remodelling,and collateralization:mechanisms and clinical implications on behalf of the working group on coronary pathophysiology and microcirculation[J]. Eur Heart J,2015,36(45):3134-3146.

[10] MUSSELMAN D L,MARZEC U,DAVIDOFF M,et al. Platelet activation and secretion in patients with major depression,thoracic aortic atherosclerosis,or renal dialysis treatment[J]. Depress Anxiety,2002,15(3):91-101.

[11] POCH E,GONÁLEZ D,GÓMEZ-ANGELATS E,et al. G-Protein beta(3) subunit gene variant and left ventricular hypertrophy in essential hypertension[J]. Hypertension,2000,35(1 Pt 2):214-218.

[12] 张曙霞,赵松伟.住院高血压患者焦虑/抑郁共病的影响因素[J].中国健康心理学杂志,2019,27(2):188-191.

[13] VON EISENHART ROTHE A,HUTT F,BAUMERT J,et al. Depressed mood amplifies heart related symptoms in persistent and paroxysmal atrial fibrillation patients:a longitudinal analysis—data from the German Competence Network on Atrial Fibrillation[J]. Europace,2015,17(9):1354-1362.

[14] ROY S S,FORAKER R E,GIRTON R A,et al. Posttraumatic stress disorder and incident heart failure among a community-based sample of US veterans[J]. Am J Public Health,2015,105(4):757-763.

[15] SHANMUGASEGARAM S, RUSSELL K L, KOVACS A H, et al. Gender and sex differences in prevalence of major depression in coronary artery disease patients: a meta-analysis [J]. Maturitas, 2012, 73 (4): 305-311.

[16] 朱涛, 孙晓斐, 徐勤成, 等. 抑郁与冠状动脉病变特点的相关性[J]. 心脏杂志, 2016, 28 (3): 305-308.

[17] PIEPOLI M F, HOES A W, AGEWALL S, et al. 2016 European Guidelines on cardiovascular disease prevention in clinical practice: The Sixth Joint Task Force of the European Society of Cardiology and Other Societies on Cardiovascular Disease Prevention in Clinical Practice (constituted by representatives of 10 societies and by invited experts) Developed with the special contribution of the European Association for Cardiovascular Prevention & Rehabilitation (EACPR) [J]. Eur Heart J, 2016, 37 (29): 2315-2381.

[18] VAN HECKE O, HOCKING L J, TORRANCE N, et al. Chronic pain, depression and cardiovascular disease linked through a shared genetic predisposition: Analysis of a family-based cohort and twin study [J]. PLoS One, 2017, 12 (2): e0170653.

第二部分　高　血　压

主编视角

智慧高血压管理

高血压患病人数巨大，仅在我国就有超过 2 亿人，全球超过 10 亿人。高血压显著升高心血管风险，是脑卒中、心肌梗死、心力衰竭及肾功能不全等严重致死、致残性终末期病最重要的危险因素。但经过半个多世纪的努力，我们已经能够通过使用降压药物，有效降低血压、控制高血压，达到有效预防各种心脑血管事件发生的效果，因此，高血压管理又是有效的心血管疾病预防手段。

高血压因为患病人数大，不能像其他疾病一样，等在医院的急诊或门诊进行诊治处理，需要主动管理，需要强大的社会支持。近年来由于国家医疗保障水平的迅速提升，我国高血压防治工作取得了长足进步。高血压控制率已从长期处于 1 位数的极低水平提升到了接近 20% 左右，东部部分发达地区甚至超过 30%。但总体而言，我国高血压控制率仍较低，与北美国家超过 60% 的控制率相比，差距还很大。根据我们 2017 年在全国范围内进行的 37 万人的机会性调查，高血压的知晓率、治疗率、控制率分别为 60%、42%、25%。显然，目前最为突出的问题是知晓率低、治疗达标率低。因此，未来工作的重点是解决这两个问题，在健康中国 2030 框架内实现跨越式发展，显著提高我国高血压控制率，充分发挥降压药物治疗这一重要心血管治疗方法的作用，显著降低我国高血压患者心脑血管事件的发生率。

知晓治疗率主要是专业能力问题，是学科建设问题；而知晓率则在很大程度上是管理问题，是社会动员问题。为了解决这两个问题，我们提出建设“智慧化高血压诊疗中心”与“智慧化高血压管理中心”的思路。

一、“智慧化高血压诊疗中心”

依托区域医疗机构，建设高血压诊治的技术平台；建设高血压专业人才队伍；最终形成高血压专业服务能力。主要建设三个规范化、信息化、智慧化的高血压诊治技术平台：诊室与诊室外血压测量高血压诊断技术平台；高血压靶器官损害评估技术平台；高血压病因学分型诊治技术平台。

1. 诊室与诊室外血压测量　诊室血压测量的建设方向是自动血压测量，或自助血压测量。通过设立专门的血压测量间或区域，使患者能够在医护人员不在场的情况下按照规范化的操作流程测量诊室血压。每次门诊随访，测量 2~3 次血压，间隔 30~60 秒，整个流程由系统控制。测量完成后，测量结果自动进入数据系统，诊治医生可以在诊间根据测量结果进行诊断或疗效观察。

尽管诊室血压因为白大衣效应等原因有一定局限性，但仍具有重要临床意义，因此，不仅将继续并长期存在，还将提升其技术水平，提高其临床应用价值。但必须大力发展与普及诊室外血压测量，包括24小时动态血压监测与5~7天的家庭血压监测。诊室外血压测量可以发现白大衣性高血压与隐匿性高血压；可以发现特定时段的高血压，包括夜间高血压、清晨高血压等；可以实现对高血压的更加准确的分级，从而显著提高高血压诊断的准确性，提高高血压管理的效率与效果。

2. **靶器官损害评估** 在准确诊断的基础上，大部分患者可以启动降压药物治疗，实现降压达标。但不仅降压治疗的目标水平，而且降压治疗的药物选择，都需要评估靶器官的结构与功能，包括心、脑、肾、眼底、动脉血管等。心脏评估已比较完善，包括心电图、心脏超声、冠脉CT、心脏磁共振等。心电图除了可以评估左心室肥厚，还可以筛查房颤，T波改变也具有重要的临床意义；心脏超声具有不可替代的临床应用价值，包括心脏结构，也包括收缩与舒张功能，近年来采用应变超声，还可以发现心脏的早期功能病变；冠脉CT检测冠状动脉病变，心脏磁共振检测心脏结构与纤维化，虽然并非常规检查，但有时也需要进行。脑钠肽对于心脏功能的评估具有重要临床应用价值。脑的评估除了CT与磁共振成像或血管造影，还可采用颅内、外超声对血管、血流进行评估。通过白蛋白尿、肌酐检测，可以定义慢性肾脏疾病，肾脏超声可以检测肾脏大小、肾动脉血流，核素成像可以准确评估两侧肾脏的肾小球滤过率。眼底成像非常重要，除了可以发现严重的眼底出血、渗出、视乳头水肿，还可以通过对动静脉的测量进行更多评估。大动脉检测技术除了传统的影像检测评估表浅肌性动脉的粥样硬化斑块形成情况，越来越多通过测量四肢血压评估外周动脉血管的通畅情况，采用脉搏波传导速度评估主要的弹性动脉主动脉、颈总动脉的弹性功能。

在这些靶器官结构与功能评估的基础上，首先可以根据靶器官损害进行准确的危险分层，从而对高风险高血压患者进行更加强化的降压治疗，对血压在正常高值范围的患者更早启动降压治疗。同样重要的是，可以根据靶器官损害情况选择最合适的治疗方案，比如，白蛋白尿、左心室肥厚患者优先、足剂量使用肾素血管紧张素系统抑制药物，而颈动脉斑块与内中膜增厚患者优先使用钙离子通道阻断剂等。因此，靶器官损害评估看起来是诊断问题，实则直接影响治疗。

3. **高血压病因学分型诊治** 高血压是复杂病因疾病，长期以来分为原发性与继发性高血压，这一分类方法已有超过百年历史。实际上，随着科学发展与技术进步，我们已经可以对大部分高血压进行病因学分型，并不存在太多病因不明确的所谓原发性高血压。继发性高血压的筛查、诊治仍然是病因学分型的重要组成部分，但不是全部，在病因学分型的基础上，原发性高血压的诊治也可以显著提升。

大部分导致继发性高血压的疾病发生在肾上腺与肾脏这两个密切参与血压调节的重要脏器。肾上腺疾病包括最为常见的原发性醛固酮增多症（简称原醛），较少见的皮质醇增多症，与更少见的嗜铬细胞瘤/副神经节瘤。近年来，随着自动的化学发光检测技术的发展，通过检测血浆肾素与醛固酮浓度计算醛固酮与肾素比值筛查出的原醛显著增加。我们目前正在全国范围内开展高血压患者原醛筛查登记研究，希望通过开展这一研究项目在心血管学科建设原醛筛查诊治能力。典型的皮质醇增多症较少，也更可能得到及时诊断。近年来亚临床皮质醇增多症引起较多关注，需开展相关研究，提升其诊治水平。

肾实质疾病与肾血管疾病均可导致高血压。前者曾较常见，包括肾小球肾炎与IgA肾病，随着抗生素的普遍应用，这类疾病显著减少。肾动脉狭窄的病理生理学基础主要包括动脉粥样硬化、大动脉炎和肌纤维发育不良。由于近年来动脉粥样硬化性疾病的发病率显著上升，因此前者导致的肾动脉狭窄明显增加。尽管可能并非导致高血压的病因，常常发生在高血压患者，但可能导致高血压病情加重、难以控制。介入治疗控制血压的疗效有时不明显，但对于保护肾功能、保持肾小球滤过率、预防终末期肾病仍有重要意义。大动脉炎与肌纤维发育不良是少见病，但不罕见，需要提高认识，其治疗远比动脉粥样硬化复杂。除了这两种情况之外，肾脏还可以因为肾素瘤、肾小管多种遗传缺陷如 Liddle 综合征等导致高血压，较少见，但随着影像技术与基因分型能力的提高，诊断出的患者有增多趋势。一些非典型性肾脏疾病很可能是导致大量高血压的主要原因，比如，任何原因导致获得性盐敏感，钠盐无法有效排出时，血液循环系统就会试图通过升高血压排泄过多的钠盐，从而导致高血压，比如高尿酸血症导致尿酸结晶很可能就是这样一种临床情况。目前我们仍然把这些高血压患者归类为原发性高血压，但实际上其病因明确，也可能需要特殊治疗。

近年来，阻塞性睡眠呼吸暂停综合征的患病率显著升高，其诊断率也显著提高。尽管很多睡眠呼吸暂停可能是高血压的合并症，但许多仍和高血压的发病或病情进展密切相关，因此，发现和治疗睡眠呼吸暂停对于高血压诊治而言至关重要。睡眠过程中佩戴正压呼吸机可以有效改善通气，从而减少低氧血症的发生，从而在一定程度上降低血压。但呼吸机治疗的普及水平较低，使用依从性较差，尚未能够充分发挥这一有效治疗方法的作用。

除了上述较常见的继发性高血压之外，近年来药物或食物导致的高血压显著增加。许多抗肿瘤药物，因为导致毛细血管稀疏化，升高外周血管阻力，导致血压升高。甲状腺功能亢进导致的高血压已经较少见，但近年来由于甲状腺癌手术后服用甲状腺素的患者显著增加，如果剂量较大，也会升高血压，或增大血压变异。许多中草药也会升高血压。长期大量饮酒升高血压的作用也非常肯定。头颈部恶性肿瘤患者放射治疗导致的血压变异也明显增加，很可能和放射治疗损害颈动脉窦的血压调节功能有关。严重的帕金森病患者血压变异大，既会出现直立性低血压、餐后低血压，也会导致明显的高血压。各种慢性感染性疾病导致的系统性血管炎也可以导致高血压，结核菌感染 T 细胞斑点试验阳性的患者可能没有或无法找到典型的结核感染灶，痰培养等无结核菌，但可能存在慢性炎症，导致系统性血管炎症，没有大动脉炎样局限性狭窄，但会有动脉血管杂音，会有高血压。

如果没有上述疾病，我们通常诊断原发性高血压。但大部分所谓的原发性高血压都有明显的导致高血压的直接原因，比如在老年期的大动脉硬化，弹性功能下降；中青年期的交感神经过度激活；青少年期的代谢紊乱等。尽管目前我们还没有特别有效的针对这些病理生理学过程的治疗方法，但认识这些问题不仅有助于选择最为合适的降压药物，也有助于寻找并干预导致这些病理生理学改变的根本原因，不管是生活方式，还是先天性或获得性异常，当然也将促进相关创新进程。

这些平台将以数据、互联网为基础，是信息化的，通过逻辑分析与机器学习终将实现智慧化。

二、“智慧化高血压管理中心”

依托社区卫生服务中心、乡镇卫生院以及乡村医生，构建“智慧化血压测量”与“智慧化血压管理”两个平台。

“智慧化血压测量”系统将坚持以“人”为中心的原则，在人员密集、聚集区域建设血压测量技术条件；以互联网为基础，实现无线通讯连接。因此，不仅测量是自动的，测量数据也将实现自动传输、存储、分析和反馈，从而有效改善血压知晓情况，提高高血压知晓率和控制率。

"智慧化血压管理"系统同样坚持以"人"为中心，建设以家庭血压监测为基础的血压监测系统与社区卫生服务为基础的药物处方、配送、监测管理系统。在两个信息系统上实现社区高血压人群的全流程管理，持续管理好血压达标人群，及时发现血压未达标人群，并按照设定路径为这些患者提供进一步诊治支持，最终实现大部分高血压患者降压达标。

我们的目标是建设 1 000 家"智慧化高血压诊疗中心"，从而建成上万人的高血压专业人才队伍，形成覆盖全国的高血压专业服务能力；建设 10 000 家"智慧化高血压管理中心"，从而及时发现并诊断每一位高血压患者，管理超过 2 亿位高血压患者，近期让超过一半即上亿位高血压患者实现降压达标，为建设一个没有心脑血管并发症的社会奠定基础。

（王继光）

参 考 文 献

[1] CHEN X, XU S K, GUO Q H, et al. Barriers to blood pressure control in China in a large opportunistic screening [J]. J Clin Hypertens (Greenwich), 2020, 22 (5): 835-841.

[2] 中国高血压联盟《家庭血压监测指南》委员会 . 2019 中国家庭血压监测指南[J]. 诊断学理论与实践, 2019, 18 (3): 258-262.

[3] WANG J G. Unique approaches to hypertension control in China [J]. Ann Translat Med, 2018, 6 (15): 296.

[4] CHEN Q, CHENG Y B, SHEN M, et al. A randomized controlled trial on ambulatory blood pressure lowering effect of CPAP in patients with obstructive sleep apnea and nocturnal hypertension [J]. Blood Press, 2020, 29 (1): 21-30.

[5] GORNIK H L, PERSU A, ADLAM D, et al. First international consensus on the diagnosis and management of fibromuscular dysplasia [J]. J Hypertens, 2019, 37 (2): 229-252.

《ISH 2020 国际高血压实践指南》解读

在 2018 年在北京举办的第 27 届国际高血压学会(International Society Hypertension, ISH)年会上,ISH 理事会决定制订适合世界范围内应用的高血压指南,历时两年《ISH 2020 国际高血压实践指南》制订完成,并于 2020 年 5 月 6 日正式发布。这是继 1999 年和 2003 年与世界卫生组织(World Health Organization, WHO)联合发布高血压指南以来,ISH 首次单独发布国际高血压指南。

一、ISH 高血压指南的历史与背景

1999 年 ISH 和 WHO 共同颁布的高血压指南,对当时的高血压管理产生了重要且深远的影响,尤其对中国和欧洲的高血压防治策略的影响更为明显。中国高血压联盟于 1999 年 10 月在当时的卫生部疾病预防控制局的支持下颁布了《中国高血压防治指南》(试行本),除了流行病学内容以外,在心血管风险分层、诊断评估及治疗方面,主要参照了 1999 年 ISH/WHO 高血压指南的内容,强调风险分层的理念。2003 年欧洲高血压学会(European Society of Hypertension, ESH)和欧洲心脏病学会(European Society of Cardiology, ESC)共同颁布的第一部欧洲高血压指南的整体架构也受到 1999 年 ISH/WHO 指南的影响。虽然 2003 年颁布的美国 JNC7 的架构和内容较以往指南有很大的改变,但中国和欧洲的指南迄今为止的核心理念仍一直保持,并为临床一线医生所接受。

二、《ISH 2020 国际高血压实践指南》的使命与目的

为了践行"改善血压升高带来的全球负担"这一使命,ISH 制定了供全球范围内使用且面向 18 岁及以上成人的高血压管理的实践指南。ISH 指南委员会参照近期发布且经过严格审核的、最新的相关指南,凝练出了有循证支持的具体内容,并以实用的形式定制了"基本标准"和"最佳标准"两种管理标准,以便在资源匮乏或资源充足的情况下,临床医生、护理人员和社区健康工作者均可采用。

最佳标准是指近期指南中阐明并在本文概述基于证据的管理标准,基本标准的设定是考虑到最佳标准并非一直可行。因此,基本标准实为最低标准。由于并非总能够区分最佳标准和基本标准,故本指南只在最实用和最受关注的部分对两种标准进行了区分。

三、《ISH 2020 国际高血压实践指南》是一部简单易用的指南

虽然目前的高血压指南普遍做证据评估,《ISH 2020 国际高血压实践指南》未再做证据评估,而是主要撷取各国和各地区循证指南的精华部分,提出相应的推荐意见,因而具有简明扼要、易于使用的特点。

1. 简化血压分级 高血压分为 1~2 级,取消 3 级高血压。

与大多数主流指南一致,高血压定义为多次重复测量后诊室收缩压≥140mmHg 和 / 或诊室舒张压≥90mmHg。表 1 为基于诊室血压的高血压分类。

表 1 基于诊室血压的高血压分类

分类	SBP/mmHg		DBP/mmHg
正常血压	<130	和	<85
正常高值血压	130~139	和 / 或	85~89
1 级高血压	140~159	和 / 或	90~99
2 级高血压	≥160	和 / 或	≥100

2. **简化危险分层** 把高危与很高危合并，取消了很高危。

所有高血压患者都应进行心血管风险评估，使用基于血压水平和其他危险因素的简易评分表，可以根据 ESC/ESH 指南提出的方法进行简化（表 2）。

表 2 基于其他危险因素、HMOD、疾病史评估高血压患者心血管风险的简化分类

<table>
<tr><th>其他危险因素、HMOD 或疾病</th><th colspan="2">正常高值
SBP 130~139mmHg
DBP 85~89mmHg</th><th>1 级高血压
SBP 140~159mmHg
DBP 90~99mmHg</th><th colspan="2">2 级高血压
SBP≥160mmHg
DBP≥100mmHg</th></tr>
<tr><td>无其他危险因素</td><td colspan="2">低危</td><td>低危</td><td>中危</td><td>高危</td></tr>
<tr><td>1 或 2 个危险因素</td><td colspan="2">低危</td><td>中危</td><td colspan="2">高危</td></tr>
<tr><td>≥3 个危险因素</td><td>低危</td><td>中危</td><td>高危</td><td colspan="2">高危</td></tr>
<tr><td>HMOD、CKD 3 期、糖尿病、CVD</td><td colspan="2">高危</td><td>高危</td><td colspan="2">高危</td></tr>
</table>

注：该简化分类以一名 60 岁男性患者为例。风险类别会因年龄和性别而异。HMOD：高血压介导的器官损害（hypertension-mediated organ damage）。

3. **简化血压目标** 最佳目标是 130/80mmHg。

基本目标（最低标准）是血压下降 20/10mmHg，最好是 <140/90mmHg。最佳目标是 <65 岁者目标血压为 130/80mmHg，65 岁以上者目标血压为 <140/90mmHg。

4. **简化药物治疗策略** 使用 SPC 起始治疗，优先选择 A+C。

新指南提出了简化、易行的高血压核心药物治疗策略，最佳标准直接推荐起始治疗就使用 SPC，优先选择 A+C，第 2 步是把 A+C 增加到全剂量，第 3 步才是 A+C+D，最后再加用螺内酯（图 1）。

四、ISH 指南为何推荐 A+C 单片复方起始治疗

《ISH 2020 国际高血压实践指南》建议只要有可能，就应该使用单片复方制剂，如果没有单片复方制剂或负担不起，再考虑采用药物自由联合。SPC 凭借机制互补、服用方便、依从性高、降压效果强等特点，因而得到指南优先推荐。

单片复方为何优选 A+C 而不是 A+D？ISH 指南并没有给出明确的解释，在指南发表当天的连线讨论中，专家提出主要基于 ACCOMPLISH 研究均显示 ACEI+CCB 的联合相比对照治疗可明显降低心血管事件和死亡风险，另外一个原因是顾忌 D 类利尿剂尤其是氢氯噻嗪对代谢的影响，这从 ISH 指南在选择利尿剂时优先推荐噻嗪样利尿剂吲达帕胺而不是氢氯噻嗪等噻嗪型利尿剂也可见一斑。

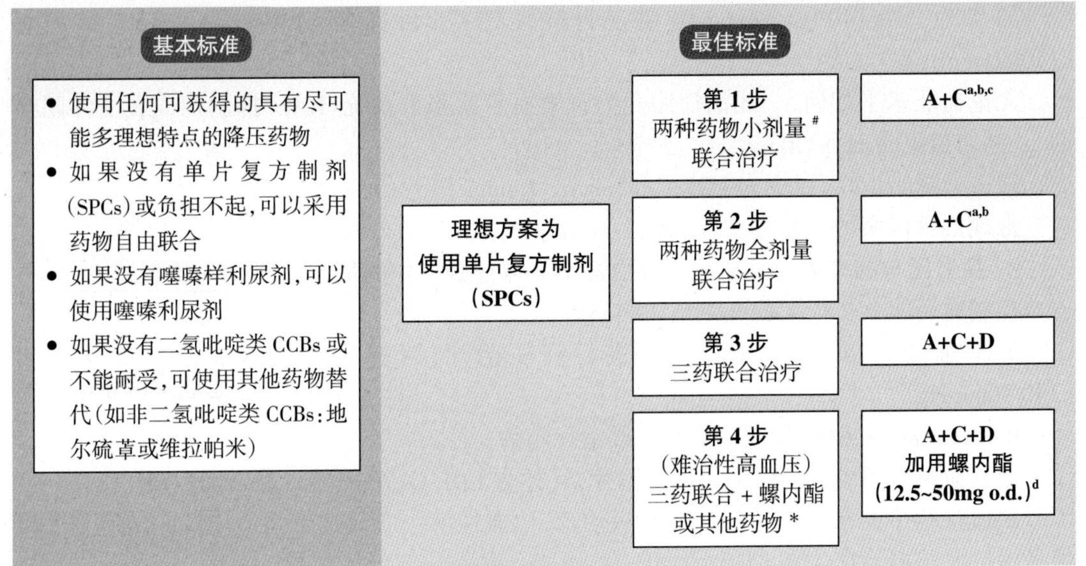

图1 核心药物治疗策略

A:ACEI或ARB;C:二氢吡啶类CCB;D:噻嗪样利尿剂。

[a]对于低危的1级高血压、高龄(≥80岁)或身体虚弱的患者,考虑单药治疗;[b]脑卒中后、高龄、早期心力衰竭或CCB不耐受者,考虑A+D;[c]在黑种人患者中,考虑A+C或C+D;[d]当eGFR<45ml/(min·1.73m^2)或K$^+$>4.5mmol/L时,慎用螺内酯或其他保钾利尿剂。[*]替代选择包括:阿米洛利、多沙唑嗪、依普利酮、可乐定或β受体阻滞剂;[#]低剂量通常是指最大推荐剂量的一半。ACEI和ARB在RCT研究中的受益,在不同患者人群中并不总是相同。两种类型的RAS阻断剂之间的选择取决于患者的特征、药物可及性、费用和耐受性。

基本标准和最佳标准:当有特定的适应证时,如心力衰竭、心绞痛、心肌梗死后、心房颤动、已怀孕或有怀孕计划的年轻女性,在任何治疗步骤都应考虑使用β受体阻滞剂。

A+C的组合中,A是选择ACEI还是选择ARB?ISH指南是这样说的:“ACEI和ARB在RCT研究中的受益,在不同患者人群中并不总是相同。两种类型的RAS阻断剂之间的选择取决于患者的特征、药物可及性、费用和耐受性”。

五、高血压的常见及其他合并症和并发症

高血压患者一般会伴发多个常见和其他合并症,并能影响心血管风险和治疗策略。合并症的数量随着年龄的增长以及高血压和其他疾病的流行而增加。

常见合并症包括冠状动脉疾病(coronary artery disease,CAD)、脑卒中、心力衰竭(heart failure,HF)、慢性肾脏病(chronic kidney disease,CKD)以及慢性阻塞性肺疾病(chronic obstructive pulmonary disease,COPD)。

少见合并症包括风湿性疾病和精神疾病。以往的指南严重低估了少见合并症,这种情况下经常使用自行处方的药物进行治疗,可能对血压控制带来干扰。

应根据现有证据,识别和管理常见和少见合并症。

1. 高血压与CAD 在流行病学方面,CAD和高血压之间存在非常强的交互作用,占急性心肌梗死原因的25%~30%。

推荐改善生活方式,包括戒烟、饮食和运动。

如果血压≥140/90mmHg，需要进行降压治疗，目标为 <130/80mmHg（老年患者 <140/80mmHg）。

无论血压水平如何，一线治疗用药为肾素血管紧张素系统（RAS）抑制剂或 β 受体阻滞剂 ± 钙通道阻滞剂（CCB）。

须进行降脂治疗，目标为 LDL-C<55mg/dl（1.4mmol/L）。

常规推荐使用阿司匹林进行抗血小板治疗。

2. **高血压与脑卒中** 高血压是出血性或缺血性脑卒中的最重要的危险因素。

控制血压能够在很大程度上预防脑卒中。

如果血压≥140/90mmHg，需要进行降压治疗，目标为 <130/80mmHg（老年患者 <140/80mmHg）。

RAAS 阻滞剂、CCB 和利尿剂是一线治疗药物。

伴缺血性脑卒中者需要强化降脂治疗，目标为 LDL-C<70mg/dl（1.8mmol/L）。

缺血性卒中通常推荐采用抗血小板治疗，出血性卒中应仅在有强适应证的情况下才谨慎考虑抗血小板治疗。

3. **高血压与 HF** 高血压是射血分数降低心力衰竭（HFrEF）和射血分数保留心力衰竭（HFpEF）的危险因素。高血压合并 HF 患者的临床结局更差，死亡率增加。

建议调整生活方式，包括饮食和运动。

高血压的治疗对降低早期心力衰竭和心力衰竭住院的风险有重要影响。如果血压≥140/90mmHg，应进行降压治疗，降压目标为 <130/80mmHg 但 >120/70mmHg。

RAS 抑制剂、β 受体阻滞剂和盐皮质激素受体拮抗剂可有效改善已确诊的 HFrEF 患者的临床结局，而证据显示利尿剂限于症状改善。当血压控制不佳时，可使用 CCB。

对于高血压人群，血管紧张素受体和脑啡肽酶抑制剂（ARNI、沙库巴曲 / 缬沙坦）可替代 ACEI 或 ARB 用于高血压人群中 HFrEF 的治疗。同样的治疗策略也适用于合并 HFpEF 的患者，即使最佳治疗策略目前尚不清楚。

4. **高血压与 CKD** 高血压是蛋白尿以及任何形式 CKD 发生、发展的主要危险因素。

eGFR 降低与难治性高血压、隐蔽性高血压和夜间血压值升高有关。

降低血压对肾功能（和蛋白尿）的影响与心血管获益是互相独立的。

如果血压≥140/90mmHg，需要进行降压治疗，目标为 <130/80mmHg（老年患者 <140/80mmHg）。

RAS 抑制剂是一线药物，因为其在降低血压的同时可以减少蛋白尿。可以加用 CCB 和利尿剂[如果 eGFR<30ml/（min·1.73m^2），使用袢利尿剂]。

应监测 eGFR、微量白蛋白尿和血电解质。

5. **高血压与 COPD** 高血压是 COPD 患者最常见的合并症。

如果血压≥140/90mmHg，应进行降压治疗，目标为 <130/80mmHg（老年患者 <140/80mmHg）。

应该加强改善生活方式，包括戒烟。

应考虑环境（大气）污染的影响，如果可能请避免。

治疗策略应包括血管紧张素 AT1- 受体阻断剂（ARB）、CCB 和 / 或利尿剂，而 β 受体阻滞剂（选择性 β_1 受体阻滞剂）应该在特定患者（如 CAD、心力衰竭）中使用。

根据心血管风险状况，管理其他心血管危险因素。

6. **高血压与 HIV/AIDS** 人类免疫缺陷病毒（human immunodeficiency virus，HIV）携带者的心血管风险增加。

大多数抗反转录病毒治疗都可能会与 CCB 产生药物相互作用。

高血压的管理应与一般高血压人群相似。

7. **高血压与糖尿病** 如果血压≥140/90mmHg，应进行降压治疗，目标为 <130/80mmHg（老年患者 <140/80mmHg）。

治疗策略应包括 RAS 抑制剂（和 CCB 和 / 或噻嗪样利尿剂）。

如果 LDL-C>70mg/dl（1.8mmol/L）（糖尿病且有并发症）或 >100mg/dl（2.6mmol/L）（糖尿病但无并发症），则应使用他汀类药物进行一级预防。

根据现行指南，治疗方案中应包括降低血糖和血脂。

8. **高血压与血脂异常** 应像普通人群一样进行降压治疗，优先使用 RAS 抑制剂（ARB、ACEI）和 CCB。

都应选择他汀类药物进行降脂治疗，加用或不加用依折麦布和 / 或 PCSK9 抑制剂（最佳选择时）。

如果甘油三酯 >200mg/dl（2.3mmol/L），应考虑降低甘油三酯，尤其是在高血压和糖尿病患者中。低 HDL/ 高甘油三酯人群使用非诺贝特可能带来更多益处。

9. **高血压与代谢综合征（metabolic syndrome，MS）** 患有高血压和 MS 的患者具有高风险。

MS 的诊断应通过分别评估单个组分来进行。

MS 的治疗应在改善生活方式（包括饮食和运动）的基础上进行。

高血压合并 MS 患者的治疗应包括像普通人群一样控制血压，并根据水平和总体心血管风险（SCORE 和 / 或 ASCVD 评分）来治疗其他危险因素。

10. **高血压与炎症性风湿病（inflammatory rheumatic disease，IRD）** IRD（风湿性关节炎、牛皮癣性关节炎等）与高血压的患病率升高有关，而诊断率低，控制较差。

IRD 的心血管风险增大，仅与心血管危险因素呈部分相关。

风湿性关节炎在 IRD 中最为常见。

IRD 会将心血管风险等级提高 1 级。

应参照一般人群进行降压治疗，优先选用 RAS 抑制剂(存在 RAAS 系统过度激活的证据)和 CCB。

应该通过减少炎症和避免使用高剂量非甾体抗炎药（nonsteroidal antiinflammatory drug，NSAID）来有效治疗基础疾病。

应根据心血管风险状况（SCORE/ASCVD 评分）使用降脂药物，并考虑生物制剂可能带来的影响。

11. **高血压与精神疾病** 精神疾病，特别是抑郁症患者的高血压风险增加。

根据以往指南，社会心理压力和重大精神疾病增加心血管风险。

抑郁症与心血管疾病的发病率和死亡率有关，这提示控制血压的重要性。

应按照一般人群进行降压治疗，优先使用与抗抑郁药物相互作用发生率低的 RAS 抑制剂和利尿剂。体位性低血压患者[如使用 5- 羟色胺再摄取抑制剂（SRI）的情况下]应谨慎使用 CCB 和 α_1 受体阻滞剂。

必须考虑药物相互作用、心电图异常和体位性血压变化的风险。

如果出现药物(抗抑郁、抗精神病药物)引起的心动过速,应使用β受体阻滞剂(不包括美托洛尔)。

应根据心血管风险状况,管理其他心血管危险因素。

六、继发性高血压

1. **基本标准** 以下患者应考虑筛查继发性高血压:①高血压发作年龄<30岁,尤其是无高血压危险因素者(肥胖、代谢综合征、高血压家族史等);②难治性高血压患者;③血压控制突然恶化的患者;④高血压急症;⑤临床线索强力提示有继发性高血压表现的人群。

在难治性高血压患者中,进行继发性高血压的检查之前,通常应先排除假性难治性高血压和药物/物质引起的高血压。

继发性高血压的基础筛查内容应包括病史的全面评估、体格检查、基本血液生化检查(包括血清钠、钾、eGFR、促甲状腺激素)和尿试纸检查。

2. **最佳标准** 在完成病史、体格检查和基本的临床检查后,仔细选择进行继发性高血压的进一步检查(更多的生化检查、影像检查或其他检查)。

考虑将疑似继发性高血压的进一步检查和管理转诊到具有适当专业知识和资源的专科中心。

七、人群差异性

虽然指南强调了众多的临床试验证据主要来自欧美的研究,但也参考了很多国际上其他国家和地区的证据,包括亚洲人群,并列出人群特点:

1. 东亚人口具有特定的民族特征。高血压患者对盐敏感并伴有轻度肥胖的可能性更大。与西方人口相比,东亚人更容易患脑卒中(特别是出血性脑卒中)和非缺血性心力衰竭。

2. 与欧洲人群相比,清晨高血压和夜间高血压在亚洲更为常见。

八、总 结

《ISH 2020国际高血压实践指南》有很多特点,特别是提出了“基本标准”和“最佳标准”的两种推荐,这也是我们在2010年中国高血压指南所做的一种尝试。虽然“双标”的方法并非首创,但确是一种现实的选择,即符合ISH的定位,虽然力图实现“全球性”的指导作用,但限于指南众多的现实,实现此目标面临挑战。在笔者看来,反而是“基本标准”(最低标准)更有意义,尤其是对国内的临床实践,这是我们管理诊治高血压的“底线”。

纵观近年来国内外的各种主流高血压指南,其实在高血压管理方面的关键问题上大同小异,高血压的管理不单纯是医学科学问题,更受社会、经济及文化的影响。ISH此次颁布新的“全球性”指南,为世界范围内的高血压防控提出指导性意见,我们应学习与借鉴。

(张宇清)

《2019年中国家庭血压监测指南》解读

随着社会经济的进步和电子血压计的普及，家庭血压监测（home blood pressure monitoring，HBPM）已成为提高高血压知晓率、治疗率和控制率的重要措施。但家庭血压监测临床应用仍存在一些问题。我国大中城市门诊高血压患者的家庭血压计拥有率虽然较高，但使用频率较低，临床医师对家庭血压监测的意义和使用规范的认识仍不充分。须进一步规范化家庭血压监测，才能充分发挥其在高血压管理中的优势和作用。因此，中国高血压联盟组织全国的专家撰写了《2019年中国家庭血压监测指南》（以下简称“指南”），中文版在《中华高血压杂志》等4本国内期刊同步发表，英文版在临床高血压杂志发表。该指南明确了家庭血压监测的重要意义，规范了家庭自测血压方法，旨在提高我国高血压管理人员对家庭血压监测的认识，从而进一步改善我国高血压的管理和控制水平。本文将对该指南内容做简要解读，对专家推荐背后的循证证据给予必要的说明。

一、家庭血压监测的意义

（一）提高高血压知晓率

根据2012—2015年全国高血压抽样调查，我国成人高血压知晓率为46.9%，控制率为15.3%，相比于其他发达国家仍处于较低水平。家庭拥有血压计不仅意味着患者本人可以进行家庭血压监测，其他家庭成员也可以进行定期的家庭血压监测以及时发现血压升高，从而提高高血压知晓率。以较早及较广泛开展人群家庭血压监测的日本为例，根据2019年日本高血压指南中的数据，在4 300万日本现患高血压患者中，约1 400万患者不知晓高血压，也就是说，高血压知晓率接近70%，这一比例明显高于我国人群。

（二）提高高血压诊断评估的准确性

目前我国常用的高血压诊断标准仍需要非同日测量至少3次诊室血压。然而血压会因为环境和测量条件的改变而变化，诊室和诊室外血压水平可能会不一致。一部分人可能表现为诊室血压升高而诊室外血压正常；还有一部分人表现为诊室血压正常而诊室外血压升高。前者在指南中称为“白大衣性高血压”，后者则称为“隐蔽性高血压”，在已降压治疗的患者中，这些现象分别称为“白大衣性未控制高血压”和“隐蔽性未控制高血压”。作为诊室外血压测量方法之一的家庭血压监测，可以有效识别出这些现象，提高高血压诊断评估的准确性。

中国动态血压和家庭血压登记研究（ABPR研究）在1 774名门诊患者中分析比较了动态血压监测和家庭血压监测诊断白大衣性高血压和隐蔽性高血压的准确性，发现无论在未降压治疗患者还是在已治疗患者中，家庭血压监测与动态血压监测相比，诊断白大衣性高血压和隐蔽性高血压的敏感性较低（范围为47%~74%），但特异性较高（86%~94%）。该研究提示，家庭血压监测可以作为动态血压监测一个非常有效的补充，尤其有利于白大衣性高血压的排除性诊断，可以及时发现未控制高血压。另外，在诊断清晨高血压方面，家庭血压监测有一定优势，因为在家里清晨时段测血压比较可行，可以多次、多天长时间测量。我们最近研究发现，和动态清晨血压相比，家庭清晨血压的可重复性更好，变异系数均在 5% 左右，且家庭血压与血管功能损伤指标的相关性更强。

（三）预后判断优于诊室血压

已有多个研究表明，家庭血压比诊室血压与心血管风险的关系更密切。日本的 Ohasama 研究纳入了 1 491 名年龄≥40 岁的人群，平均随访 10.6 年，研究分析发现：家庭血压，无论是 2 个读数还是多个读数，相比诊室血压，都能更好地预测致死与非致死性脑卒中[7]。芬兰的 Finn-Home 研究对 45~74 岁的 2 081 人平均随访 6.8 年后，得出相似结论：家庭血压比诊室血压更好地预测心血管风险，且只有家庭收缩压能预测全因死亡。日本的 HONEST 研究，纳入超过 21 000 名正在接受降压治疗的高血压患者，平均随访 2 年，研究分析发现：家庭清晨收缩压为 145~154mmHg 及≥155mmHg，和 <125mmHg 相比，心血管事件发生风险显著升高，风险比值分别为 1.83（95%CI 1.12~2.99）和 5.03（95%CI 3.05~8.31）。

（四）提高降压治疗依从性和达标率

用药依从性差是高血压达标率低的一个重要因素。正在进行降压药物治疗的患者定期进行家庭血压监测，有利于提高用药依从性，并能及时检测到未控制的血压，从而能尽早调整降压方案，以达到目标控制水平。一项纳入了 28 个研究的荟萃分析结果显示，进行家庭血压监测患者的降压治疗的依从性高于对照组，虽然标化的平均差别较小，仅 0.21（95%CI 0.08~0.34），但有统计学意义。

针对家庭血压进行治疗管理，能更好地控制血压。发表在美国医学会杂志的一项随机对照临床试验招募了 552 名既往有卒中、冠心病、糖尿病或慢性肾病且基线血压水平≥130/80mmHg 的心血管风险高危患者，治疗目标家庭血压 <120/75mmHg 与诊室血压 <130/80mmHg 相比，1 年后诊室收缩压多下降 8.8mmHg（95%CI 4.9~12.7mmHg），舒张压多下降 3.1mmHg（95%CI 0.7~5.5mmHg），差别有统计学意义。Agarwal 等荟萃分析了 37 个随机对照临床试验，共 9 446 人，结果表明家庭血压监测组较诊室血压测量组的收缩压平均多下降了 2.63mmHg，并且治疗惰性明显改善（RR=0.82，95%CI 0.68~0.99）。

二、家庭血压监测的方法和规范

（一）测量设备和袖带的选择

综合考虑血压测量的准确性和便利性，指南优先推荐“上臂式示波法电子血压计”用于家庭血压测量。特殊情况下，如特别寒冷地区不方便裸露上臂，或特别肥胖患者无合适上臂袖带，也可选用腕式血压计。水银柱血压计、气压表式血压计等因测量方法需要专业培训，以及环境无汞化要求，不推荐普通患者使用。利用光电容积法或脉搏波速法的新型无袖带血压计因目前还在临床研究中，尚无通过准确性验证，也不推荐使用。另外，使用期间的电子血压计每年至少需要校准 1 次。

目前市场上血压计种类和型号繁多，但大部分血压计的准确性并未经过合格验证。指南强调，要选择经过标准方案验证的电子血压计进行家庭血压监测。验证合格血压计的具体型号可在国际高血压学会及世界高血压联盟等专业学会支持的网站（http://www.stridebp.org）上查询。截至 2020 年 8 月 20 日，该网站根据验证研究的数量和质量等，优先推荐了 103 款上臂式电子血压计、65 款验证合格的上臂式血压计及 47 款腕式血压计。表 1 是摘录其中包括的国产血压计型号，以供参考。

表1 专业学会支持的网站(www.stridebp.org)中推荐的用于家庭血压监测的国产电子血压计型号

类型	推荐级别	设备英文名	设备中文名	产地	型号
上臂式	优先推荐	Andon	九安	天津	iHealth BP3、iHealth Clear BPM1、iHealth Ease BP3L、iHealth Feel BP5、iHealth Neo BP5S、iHealth Track、iHealth Track KN-550BT、KD-5031、KD-558BR、KD-5851、KD-5915、KD-5917、KD-5920、KD-5923、KD-595、KD-5965
		Avita	豪展/康庄	台湾/上海	BPM63S、BPM64
		BPUMP	邦普	上海	BF1112
		Health & Life	瑞康	台湾/江苏苏州	HL868ED
		Konsung	康尚	江苏丹阳	QD217A
		Microlife	迈克大夫	台湾台北	BP A3 PC、WatchBP Home、WatchBP Home A、WatchBP Home A BT、WatchBP Home S
		Pangao	攀高	广东深圳	PG-800B11、PG-800B26、PG-800B5，PG-800B68
		Polygreen	百绿	广东东莞	KP-7670
		RisingSun	瑞思昌	广东深圳	RS-651
		Rossmax	脉博士	台湾/上海	CF175
		SEJOY	世佳	浙江杭州	BP-1307
		Transtek	创源	广东中山	LS808-B、TMB-1491、TMB-986
	验证合格	Andon	九安	天津	KD-391
		Grandway	均威	广东深圳	G.LAB MD2680、MD2301
		Honsun	鹿得	江苏南通	LD-578
		Kingyield	金亿帝	广东深圳	BP101H
		Medipro	脉博士	台湾/上海	MediCare 100f(Rossmax)
		Microlife	迈克大夫	台湾台北	BP 3AC1-1、BP 3AC1-1PC、BP 3BTO-A、BP A100、BP A100 Plus、BP A2 Classic、BP A200 Comfort
		Rossmax	脉博士	台湾/上海	ME 701 series
		Sensacare	思宝健	香港/广东广州	SAW-102
		Transtek	创源	广东中山	TMB-1776
		YuWell	鱼跃	江苏苏州	YE680B

续表

类型	推荐级别	设备英文名	设备中文名	产地	型号
腕式	验证合格	Andon	九安	天津	iHealth Sense BP7、iHealth View BP7S、KD-723
		Avita	豪展 / 康庄	台湾 / 上海	BPM15S、BPM17
		Grandway	均威	广东深圳	G.LAB MD2200、G.LAB MD2231
		Health & Life	瑞康	台湾 / 江苏苏州	HL168JD
		Kingyield	金亿帝	广东深圳	BP 210
		Microlife	迈克大夫	台湾台北	BP W100、BP W200-1、W2 Slim
		Pangao	攀高	广东深圳	PG-800A11、PG-800A36
		Rossmax	脉博士	台湾 / 上海	S150
		SCIAN	西恩	江苏南通	LD-735
		Sensacare	思宝健	香港	SAW-102
		Transtek	创源	广东中山	TMB-988

除了血压计型号需要选择，对血压测量来说，选择大小合适的袖带也非常重要。袖带气囊应覆盖患者上臂周长的 80%~100%。对大多数臂围在 24~32cm 的人来说，可以选择标准袖带；形体肥胖、臂围 >32cm 者需要选择大袖带；形体瘦小、臂围 <24cm 者需要选择小袖带。使用过大的袖带会低估血压；反之，使用的袖带过小、过紧则会高估血压。

（二）标准血压测量动作

家庭血压测量前准备及具体测量方法和诊室血压测量方法基本一致。测量前最好避免剧烈运动、饮酒及含咖啡因的饮料、排空膀胱，在有靠背的椅子上坐位休息至少 5 分钟后开始测量血压。测量血压时，将捆绑袖带一侧的前臂放在桌子上，上臂的中点与心脏处于同一水平，腰背靠在椅背上，两腿平放落地、不交叉。测量开始后不说话、不交谈，每隔 1~2 分钟测量一次血压，一般连续测量 2~3 次血压。

每次测量完成后要及时记录。记录内容包括测量日期与时间、收缩压、舒张压及脉搏等。具有自动传输功能的电子血压计在测量完成后可以将数据自动上传并储存、分析。如果血压计没有自动传输功能，也可以手动上传或将结果完整地记录在笔记本上。为了更好地判断家庭血压测量的质量及全面了解测量者的血压情况，指南建议还要记录家庭血压测量期间每天的作息时间（起床、睡眠时间）、服用降压药的名称及服用时间等。

（三）监测频率、时间和天数

指南建议初诊高血压患者为了明确高血压诊断，以及高血压治疗早期或血压未达标患者需要根据血压测量结果调整降压方案时，应连续进行家庭血压测量 5~7 天。血压控制良好时，每周至少测 1 天。家庭血压监测时，应每日早、晚测量血压，每次测量 2~3 次，间隔 1 分钟。考虑到我国居民的生活习惯，指南建议早上血压测量最好在起床后 1 小时内、洗漱后、服用降压药物前、早餐前进行，晚间血压测量于晚饭后、上床睡觉前进行。

目前已发表的不同国家和地区高血压指南和共识中，关于家庭血压测量频次和连续测量天数有细微的差别。目前关于家庭血压监测频次和连续天数的循证证据主要来自Ohasama研究和Finn-Home研究。Ohasama研究分析了近1 500名≥40岁的受试者测量次数不低于14次的家庭血压数据,平均随访10.6年,发现随着测量次数增多,家庭血压的预测价值也随之升高,测量次数达到25次时预测能力最强。Finn-Home研究也发现家庭血压的心血管预测价值随着测量次数的增多而增加,并且预测价值主要来源于监测的前3天,超过6天的测量仍有获益,但效果较小。

三、家庭血压的诊断和分级标准

我国尚无家庭血压正常值的研究结果,指南建议≥135/85mmHg作为诊断阈值是综合了各国指南和共识后推荐的诊断标准。早先关于HBPM的诊断阈值证据主要来自两篇荟萃分析,根据家庭血压值的95百分位数得出诊断界值分别为135/86mmHg和137/85mmHg。国际多中心家庭血压与心血管结局数据库(IDAHOCO)包括了6 470名来自X个自然人群的受试者,分析得出1级(140/90mmHg)和2级诊室高血压(160/100mmHg)诊断界值所对应的家庭血压阈值分别为130/85mmHg和145/90mmHg。

四、小 结

尽管诊室血压依然是高血压诊断和疗效评估的基石,但家庭血压监测作为诊室外血压的重要测量手段,可以提高高血压的知晓率、控制率和用药依从性,可以识别诊断白大衣性高血压和隐蔽性高血压,从而提高高血压诊断的准确性;同时,家庭血压监测对于心血管风险的预测价值高于诊室血压,并且控制家庭清晨高血压对于预防靶器官损伤和心血管事件具有重要作用。我国目前高血压管理知晓率低、控制率低,我们的心血管医师及社区高血压管理者应充分认识家庭血压监测的重要性,掌握家庭血压监测的方法和规范,充分发挥其优势。随着智能电子设备、计算机与手机应用程序的快速发展,家庭血压监测的信息化和智慧化会进一步提高,得到越来越广泛的应用。

(李明轩 安德伟 李燕)

参考文献

[1] 刘靖,孙宁玲,唐新华,等. 城市高血压患者对家庭血压监测的认知与行为模式调查[J]. 中华高血压杂志,2016,24(5):423-427.

[2] 中国高血压联盟《家庭血压监测指南》委员会. 2019中国家庭血压监测指南[J]. 中华高血压杂志,2019,27(8):708-711.

[3] WANG J G,BU P L,CHEN L Y,et al. 2019 Chinese Hypertension League guidelines on home blood pressure monitoring[J]. J Clin Hypertens(Greenwich),2020,22(3):378-383.

[4] WANG Z,CHEN Z,ZHANG L,et al. Status of hypertension in China:Results from the China Hypertension Survey,2012-2015 [J]. Circulation,2018,137(22):2344-2356.

[5] KANG Y Y,LI Y,HUANG Q F,et al. Accuracy of home versus ambulatory blood pressure monitoring in the diagnosis of white-coat and masked hypertension [J]. J Hypertens,2015,33(8):1580-1587.

[6] GUO Q H,CHENG Y B,ZHANG D Y,et al. Comparison between home and ambulatory morning blood pressure and morning hypertension in their reproducibility and associations with vascular injury [J]. Hypertension,2019,74(1):137-144.

[7] OHKUBO T,ASAYAMA K,KIKUYA M,et al. How many times should blood pressure be measured at home for better prediction of stroke risk? Ten-year follow-up results from the Ohasama study [J]. J Hypertens,2004,22(6):1099-1104.

[8] NIIRANEN T J, HANNINEN M R, JOHANSSON J, et al. Home-measured blood pressure is a stronger predictor of cardiovascular risk than office blood pressure: the Finn-Home study [J]. Hypertension, 2010, 55 (6): 1346-1351.

[9] KARIO K, SAITO I, KUSHIRO T, et al. Home blood pressure and cardiovascular outcomes in patients during antihypertensive therapy: primary results of HONEST, a large-scale prospective, real-world observational study[J]. Hypertension, 2014, 64(5): 989-996.

[10] FLETCHER B R, HARTMANN-BOYCE J, HINTON L, et al. The effect of self-monitoring of blood pressure on medication adherence and lifestyle factors: a systematic review and meta-analysis [J]. Am J Hypertens, 2015, 28 (10): 1209-1221.

[11] MCMANUS R J, MANT J, HAQUE M S, et al. Effect of self-monitoring and medication self-titration on systolic blood pressure in hypertensive patients at high risk of cardiovascular disease: the TASMIN-SR randomized clinical trial [J]. JAMA, 2014, 312 (8): 799-808.

[12] AGARWAL R, BILLS J E, HECHT T J, et al. Role of home blood pressure monitoring in overcoming therapeutic inertia and improving hypertension control: a systematic review and meta-analysis [J]. Hypertension, 2011, 57 (1): 29-38.

[13] PICONE D S, DESHPANDE R A, SCHULTZ M G, et al. Nonvalidated home blood pressure devices dominate the online marketplace in Australia: major implications for cardiovascular risk management [J]. Hypertension, 2020, 75 (6): 1593-1599.

[14] NIIRANEN T J, JOHANSSON J K, REUNANEN A, et al. Optimal schedule for home blood pressure measurement based on prognostic data: the Finn-Home Study [J]. Hypertension, 2011, 57 (6): 1081-1086.

[15] THIJS L, STAESSEN J A, CELIS H, et al. The international database of self-recorded blood pressures in normotensive and untreated hypertensive subjects [J]. Blood Press Monit, 1999, 4 (2): 77-86.

[16] NIIRANEN T J, ASAYAMA K, THIJS L, et al. Outcome-driven thresholds for home blood pressure measurement: international database of home blood pressure in relation to cardiovascular outcome [J]. Hypertension, 2013, 61 (1): 27-34.

中国高血压患者盐摄入与血压管理

高盐摄入是高血压发病重要的危险因素，同时造成心血管发病与死亡风险增加。全球心血管疾病死亡中，每年约165万例归因于过多钠盐摄入。我国人群日常钠盐摄入量显著偏高，北方地区高于南方，且钠盐摄入量与血压水平、高血压患病率相关。而膳食钾摄入量或钾、钠摄入比明显偏低。钠盐摄入过多和/或钾摄入偏低，是我国人群高血压发病重要的危险因素。切实控制高盐摄入对血压及其心血管健康的影响对我国人群高血压的防治意义重大。

一、盐与高血压

（一）盐与高血压的关系

钠离子是维持人类生命的重要元素，而成人每天摄入0.5g钠（不到2g食盐）即可满足生理需求。现代社会人们摄入数倍于生理需求的食盐，主要源于社会、经济发展和人们的口味嗜好。早在2 600年前，我国著名的医学论著《黄帝内经》中就有“咸者，脉弦也”及“多食咸，则脉凝泣而变色”等论断，认识到食盐多对健康的危害。近百年来，流行病学、动物实验及临床研究证明了钠盐是原发性高血压重要的易患因素，且盐与血压存在剂量-效应关系。处于低盐环境的人群，高血压患病率低，血压不随年龄升高或增高的斜率比较低；几乎在绝大多数钠盐摄入量高的地方，人群的平均血压水平比较高，高血压患病率增加。并发现随着不同人群钠摄入水平的差异，钠盐的摄入量与血压水平间呈线性关系。迄今，已有多项研究证明钠盐的摄入与心血管疾病的危险直接相关。随着研究的深入，人们发现钠盐与靶器官损害相关，包括肾脏损害、心肌肥厚、血管重塑，此外还与胰岛素抵抗、代谢综合征、内皮功能受损等相关联，且这种关系既来源于钠盐对血压的影响，也有独立于血压之外的机制。在我国研究者早期的研究中就证明了左室重量指数、尿蛋白分别与24小时尿钠排泄量呈正相关，证实盐对靶器官的损伤作用。

人体电解质保留机制对自然选择的相对有效性不匀称，造成人们对盐负荷的血压反应呈离散性分布，有着显著的群体性差异；同样，在一个人群内个体间的血压对限盐亦呈现不同的反应。血压的盐敏感性是指相对高盐摄入所呈现的一种血压升高反应，与此相关联的高血压称为盐敏感性高血压。盐敏感者在血压正常人群中的检出率为15%~42%，高血压人群为28%~74%。个体的血压对于盐摄入的反应是由基因因素、年龄、性别、体重指数、伴随疾病等因素决定。高盐摄入不仅可导致血压水平升高，还参与调节和影响血压变异性。我们的研究发现，盐敏感性高血压患者高盐饮食干预可使其夜间/白天血压比值升高，或夜间血压下降不足，呈“非杓型”改变，进一步分析盐敏感者由于肾脏排钠能力低下，高盐摄入下肾脏利尿、利钠作用重建，夜间尿钠排泄量增加，致夜间血压代偿性升高。而在高盐饮食同时给予补钾干预后，其夜间/白天血压比值出现显著下降。说明高盐饮食可改变盐敏感者的血压昼夜节律，夜间谷变浅，而补钾可使盐敏感者的血压昼夜节律得到改善。

（二）减少盐摄入的降压效应

大量研究表明，适度减少钠盐摄入能降低血压正常者和高血压患者的收缩压和舒张压水平。目前认为，长期限盐干预有助于降低血压和减少高血压患者服用降压药用量；有助于预防或减缓血压随年龄上升，减少高血压患者的心血管的发病与死亡。

DASH（Diet Approach to Stop Hypertension）限盐干预试验，受试者严格调整钠摄入，增加钾和钙的摄入。结果每日钠排泄量减少35mmol，收缩压下降2.1mm Hg(95%CI 3.4~0.8mmHg)，舒张压下降1.1mmHg（95%CI 1.9~0.2mmHg）。随着钠摄入的更大减少，收缩压的降低可以达到6.7mmHg（95%CI 5.4~8.0mmHg）。在一项限盐降低血压作用的干预研究荟萃分析中，高血压患者每天钠盐摄入量从9.5g减少到5.1g（每天减少约4.6g），可以带来5.0/2.7mmHg血压数值的降低。换句话说，高血压患者每天减少1.0g钠盐可以带来1.2mmHg的收缩压下降。在血压正常的人群中，每天4.4g钠盐摄入量减少可以带来2.0/1.0mmHg血压降低。2010年对美国钠盐摄入与高血压的一项分析中指出，美国白人高血压患者中减少1g的钠盐摄入收缩压可降低1.2~1.9mmHg，减少3g的钠盐摄入收缩压降低3.6~5.6mmHg；美国黑人高血压患者中减少1g的钠盐摄入收缩压可降低1.8~3.0mmHg，减少3g的钠盐摄入收缩压降低5.4~9.1mmHg。减少钠盐摄入的降压效应在高血压患者、黑种人、亚洲人中更显著。2013年*BMJ*发表了最新的减盐降低血压荟萃分析，纳入欧美国家的36个RCT研究明确减盐的降压效果。结果显示，限钠盐对高血压患者、血压正常者的血压都有效，平均使血压降低3.4/1.5mmHg，血压越高降压作用越显著。WHO 2006年建议盐（氯化钠）的每日摄入量应少于5g（或2g钠）作为人群营养摄入的目标。中国2018年高血压防治指南也指出每人钠盐摄入量逐步降至<6g/d，并预期能降低收缩压2~9mmHg。我国曾由中国医学科学院在北京首钢工人食堂及陕西汉中农民家庭进行的限盐试验，均证实在中国这样膳食高钠的人群中，限盐降低血压是有效的、可行的。

二、盐与心血管病风险

（一）盐与卒中

1950—1960年日本东北地区居民钠盐摄入量极高，达到了约27g/d，是西南地区的2倍左右，同时卒中的发病率是后者的增加2~2.5倍。2009年Strazzuilo等对10项前瞻性研究的14个队列人群，共154 282例受试者的荟萃分析结果显示，钠盐摄入量与卒中事件相关，高盐比低盐组卒中风险增加23%。近期，日本对钠盐摄入量与卒中风险关系的一项多元回归分析，排除其他影响因素后高盐与低盐饮食相比，出血性卒中风险比为3.62，缺血性卒中风险比2.80，肯定了高盐摄入增加脑卒中风险。此外，He等在分析肥胖对高盐与卒中关系的影响中发现，肥胖患者高盐摄入的卒中风险极高，而非肥胖患者高盐摄入卒中风险相对低。

（二）盐与心血管病

Strazzuilo等对钠盐摄入与心血管疾病关系的荟萃分析显示，盐摄入量与心血管事件相关，高盐比低盐组心血管事件风险增加17%。对高血压与非高血压人群中的干预研究荟萃分析表明，降低钠盐摄入量可以显著降低心血管事件达20%，成为大多数指南共识制定的依据。对迄今的4项限盐降低心血管病风险的干预研究荟萃分析结果表明，限盐可以减少心血管事件20%（$P<0.05$），减少总死亡风险5%~7%（$P>0.05$）。美国限盐干预试验TOHPⅠ、TOHPⅡ研究，30~54岁高血压前期受试者随机分为限盐组与对照组，采用多次24小时尿钠排泄检测盐摄入量，观察心血管事件（心肌梗死、脑卒中、心源性死亡或冠脉血运重建）的差别。TOHPⅠ限盐组通过18个月的干预，钠盐摄入量较对照组减少了44mmol/24h，TOHPⅡ限盐组通过36~48个月的干预，钠盐摄入量较对照组减少了33mmol/24h。TOHPⅠ、TOHPⅡ研究队列分别随访15年、10年，将两组数据合并，总共有200例发生心血管事件。经种族、年龄、性别校正后，限盐组心血管事件发生危险比对照组低25%（7.5% *vs.* 9.0%，RR=0.75，*P*=0.04），进一步校正基线尿钠及体重后，危险性降低值可达30%。2014年发布的美国限盐干预试验（TOHPⅠ、Ⅱ）受试者5年回顾性纵向分析，证明将盐摄入量降低到1.5~2g仍能显示心血管病事件降低。近期*JACC*发表了对TOHP研究受试者25年的随访研究，结果显示盐摄入量与心血管死亡风险呈线性相关而非J型或U型曲线。TOHP研究的多次随访结果一再肯定限盐或低盐饮食降低心血管风险！

（三）盐与心血管风险的争议

盐与心血管发病及死亡风险间的关系一直存在争议。部分队列随访或横向比较的观察性研究报道了摄盐量与心血管病负相关的结果，提出低盐饮食（<2 000mg钠/d）与心血管疾病风险相关；在心脏病和糖尿病患者中盐存在J型曲线，认为低盐与高盐饮食均导致心血管死亡率增高。尤其大样本队列PURE研究，在肯定尿纳排泄水平与血压尤其收缩压连续正相关的同时，发现在尿钠<3g后心血管死亡、主要心血管事件及全因死亡增加。

然而，深入分析这些研究在设计、方法、纳入人群等方面存在不同的缺陷和瑕疵。如研究多为观察性，缺乏干预试验；一些研究入选患者没有随机，混杂因素较多，导致分组不均一，缺乏可比性；一些研究最低钠组在基线时已显示出较高的心血管风险，如年龄大、血压及胆固醇偏高、接受教育水平低以及既存糖尿病、心血管病或其他慢性病的比例高等。尤其在研究方法上，多数中未采用24小时尿钠法这一“金标准”，仅通过收集一次性尿，使用公式估算出24小时尿钠值。研究表明“钠/肌酐比值”在一天内存在较大的变化，难以采用点尿浓度准确估计全天钠排泄量。因此，用点尿钠“估测”24小时尿钠这种方法上的缺陷必定会影响研究结果，得出错误结论。新英格兰医学杂志、AHA和FDA等机构多次表态驳斥“低盐有害”结论，支持限盐。

目前关于盐与心血管病关系的证据如下：观察性研究显示，盐摄入越多，卒中发生风险越高；小规模观察性研究及干预性研究证明，减少盐摄入可以减少左心室肥厚程度；观察性研究显示，盐与冠心病风险的关系弱于与卒中的关系；小规模观察性研究显示，限盐与心衰风险相关；小规模观察性研究及干预性研究证明，限盐降低尿蛋白水平；小规模观察性研究显示，限盐降低终末期肾病风险；观察性研究及干预性研究证明，限盐可以降低心血管疾病风险。总之，仍需要高质量的RCT研究评价限盐与心血管发病及死亡风险关系。

包括PURE在内的一些研究证实，钠盐对中国人群的血压和心血管风险影响更明显。因此，对于钠盐摄入量普遍偏高、盐敏感性检出较高的中国人群和高血压患者，积极推动减少盐的摄入对控制血压，防治心血管病风险有积极的、重要的现实意义。

三、控盐与血压管理

（一）非药物治疗措施

1. 限盐 长期限盐干预有助于降低血压和减少高血压患者服用降压药用量，还有助于预防或减缓血压随年龄上升，从而减少心血管病风险。

（1）限盐管理目标：详见表1。

表 1 国内外高血压相关指南有关人群盐摄入量的建议

指南(年)	目标人群	推荐目标(盐)
中国高血压防治指南(2018)	高血压患者	低于 6g/d
WHO(2013)	成人	低于 5g/d
美国膳食指南(2015)	成人 盐敏感人群(非洲裔美国人、高血压、糖尿病、慢性肾脏病、>51 岁)	低于 6g/d 低于 3.8g/d
ESH-ESC(2018)	高血压患者	低于 5g/d
AHA/ACC(2017)	高血压患者	低于 3.8g/d
JSH(2019)	高血压患者	低于 6g/d

(2) 限盐管理措施:现代社会的人从多渠道摄取钠盐,包括:①一些熟食品、副食、佐料以及食品生产加工制作过程中加入的盐;②烹饪食品时加入的盐;③餐桌上加入的盐;④某些天然含钠食物;⑤饮料中含的盐分;⑥某些药物中含有的钠盐等。当然后两种仅占日常食盐量的极小部分。西方国家人群,从加工食品(如香肠、火腿等)中摄取的盐占 80% 以上,而烹饪以及餐桌上加入的盐量仅占 15% 左右。我国人群尤其在广大农村、城镇社区人群日常摄取的盐 80% 左右来自烹饪时放入的食盐或含盐较高的调料品如酱油、黄酱、豆瓣酱等以及用盐保存的腌制食品,如北方的咸菜、南方的咸鱼、腊肉等。依据 INTERMAP 中国饮食调查,我国人群大约 75% 的摄入钠盐来自食品烹饪加入的盐,其次为高钠盐调味品,如酱油和咸菜等。因此,在我国家庭、食堂的食品烹饪、加工过程是限盐的关键环节。首先应尽力减少烹饪时的用盐量以及上述含钠高的佐料;尽可能多食用新鲜蔬菜,减少咸肉、咸鱼、咸菜等传统的腌制品;少食市场上含盐量高的加工食品;推动低钠盐使用等。

2. 增加钾摄入 增加钾的摄入可以促进钠的排泄,缓解钠盐介导的血压升高。美国全国高血压教育项目协调委员会推荐的钾 / 钠摄入比为 2.0。我们在陕西调查显示,农民每日摄取钾约为 35mmol,而钠摄入 220mmol,钾 / 钠比仅 0.16。对青少年、成年人进行的一系列补钾的长期干预试验结果证明,通过增加钾的摄入,提高饮食钾:钠比值,可以起到与限盐类似的降压效果。因此,改变生活方式和饮食习惯,增加钾的摄入,提倡低钠盐的使用,提高饮食钾 / 钠比例是限盐之外的我国高血压一级预防和靶器官保护的另一重要策略。

(二) 药物治疗

高盐摄入、盐敏感性高血压属容量依赖性高血压。选择适当的降压药物有助于针对此类患者的血压控制和靶器官保护。

1. 利尿剂 利尿剂的利钠缩容机制对盐敏感性高血压具有良好降压效果,特别适宜于高盐摄入、盐敏感高血压的控制。国际黑人高血压诊疗意见中推荐利尿剂和钙拮抗剂作为首选药物,尤其针对高盐摄入和盐敏感高血压患者。2014 年日本高血压指南特别指出利尿剂对盐敏感高血压有明确的疗效。小剂量利尿剂作为在高盐摄入 - 盐敏感高血压人群中证据最多效果最确切的药物,应得到广泛使用。在 PROGRESS 研究、PATS 研究中,利尿剂显著减少高血压患者再卒中风险的结果,确立了利尿剂中国人群脑卒中二级预防中的地位。

2. 钙拮抗剂 研究证明,盐敏感性高血压患者存在细胞内钠、钙及镁的代谢异常,应用钙拮抗剂有助于对抗盐介导的细胞内离子改变和升压反应;另外,钙拮抗剂增加肾血流量和肾小球滤过率，降低肾血管阻力，产生排钠、利尿作用。因此，钙拮抗剂对盐敏感性高血压具有良好降压效果。老年收缩期高血压试验（Syst-China）、中国高血压最佳治疗试验（Hot-China）、降低高血压并发症研究（FEVER）、高血压综合防治研究（CHIEF）等一系列在我国高血压人群中进行的临床试验，也充分证明了钙拮抗剂在降压和保护靶器官中卓越效果。我们的研究发现，盐敏感性高血压患者容易较早地发生肾损害，尿微量白蛋白排泄量增加。而给予钙拮抗剂氨氯地平干预治疗，在降低血压的同时，能有效减少尿微量白蛋白，保护肾脏作用。近年来的多项国际荟萃分析几乎一致地证明，钙拮抗剂在降低脑卒中风险方面显著优于其他任何一类降压药。钙拮抗剂可以部分进入血脑屏障，减少脑缺血后的钙超载现象，有利于脑细胞保护。

3. 肾素-血管紧张素-醛固酮系统（RAAS）抑制剂 高盐摄入可增加组织中 RAAS 的活性，血管紧张素Ⅱ水平升高，加重靶器官受损。因此，充分阻断组织中 RAAS 活性，在高盐摄入、盐敏感性高血压患者的靶器官保护治疗中具有重要意义。RAAS 抑制剂（ACEI/ARB）的长期应用可抑制血管重塑，改善血管性疾病的内皮功能、逆转心肌肥大、降低尿蛋白、延缓动脉粥样硬化的进展，保护血脑屏障，从而降低临床心血管发病风险。

因此，对高盐摄入、盐敏感性高血压患者合理有效的降压治疗是利尿剂或钙拮抗剂与 RAAS 阻断剂的联合。这一联合不仅增强降压疗效，有效保护靶器官，且可抵消或减轻各自的不良反应。

（牟建军）

参 考 文 献

[1] 中华医学会心血管病分会 . 限盐管理控制高血压中国专家指导意见[J]. 中华高血压杂志，2015，23（11）：1028-1934.

[2] 刘治全，牟建军 . 盐敏感性高血压[M]. 北京：人民卫生出版社，2011.

[3] GUO T S，DAI Y，REN K Y，et al. Effects of salt loading and potassium supplement on the circadian blood pressure profile in salt-sensitive Chinese patients [J]. Blood Press Monit，2017，22（6）：307-313.

[4] MOZAFFARIAN D，FAHIMI S，SINGH G M，et al. Global sodium consumption and death from cardiovascular causes [J]. N Engl J Med，2014，371（7）：624-634.

[5] STRAZZULLO P，D'ELIA L，KANDALA N B，et al. Salt intake，stroke，and cardiovascular disease：meta-analysis of prospective studies [J]. BMJ，2009，339：b4567.

[6] 牟建军 . 盐与高血压研究进展[J]. 中国医学前沿杂志（电子版），2011，3（2）：22-25.

[7] HE F J，MACGREGOR G A. Salt reduction lowers cardiovascular risk：meta-analysis of outcome trials [J]. Lancet，2011，378（9789）：380-382.

[8] 牟建军 . 推动限盐策略，落实限盐措施，加强我国高血压防治[J]. 中华高血压杂志，2013，21（1）：2-3.

[9] 刘治全，牟建军 . 高血压病诊断治疗学[M]. 北京：中国协和医科大学联合出版社，2006.

[10] 中国高血压防治指南修订委员会 . 中国高血压防治指南（2018 年修订版）[J]. 中国心血管杂志，2019，24（1）：24-56.

[11] COOK N R，CUTLER J A，OBARZANEK E，et al. Long term effects of dietary sodium reduction on cardiovascular disease outcomes：observational follow-up of the trials of hypertension prevention（TOHP）[J]. BMJ，2007，334（7599）：885-888.

[12] ANDERSON C A，APPEL L J，OKUDA N，et al. Dietary sources of sodium in China，Japan，the United Kingdom，and the United States，women and men aged 40 to 59 years：the INTERMAP study [J]. J Am Diet Assoc，2010，110（5）：736-745.

[13] 牟建军，任珂宇 . 血管紧张素Ⅱ受体阻滞剂与利尿剂联合应用研究进展[J]. 心血管病学进展，2011，1：7-9.

《妊娠期高血压疾病血压管理专家共识(2019)》解读

妊娠期高血压疾病是指妊娠与高血压并存的一组疾病。妊娠期高血压疾病可以增加孕产妇及胎儿的不良结局,是孕产妇和胎儿死亡的重要原因。随着我国"二孩"政策的放开,我国高龄孕产妇的比例增加,妊娠期高血压疾病的患病人数增多。妊娠期高血压疾病有独特的病生理机制及血压管理策略,但目前国内妊娠期高血压疾病的血压管理诊治流程尚待规范。

正是在这样的背景下,中华医学会心血管病学分会女性心脏健康学组及高血压学组组织数十位心血管内科、高血压专科、妇产科专家联合出台了《妊娠期高血压疾病血压管理专家共识(2019)》(以下简称《共识》),旨在帮助内科医师及基层医师规范化诊治妊娠期高血压疾病,为广大妊娠期高血压疾病的孕产妇提供专业的血压管理指导。

由于在妊娠期高血压疾病领域尚缺乏高质量的RCT研究,因此本共识的推荐建议并未进行等级划分。在书写过程中,本共识遵循客观、实事求是及多学科理念共融的原则,以现有的文献、最新国内外指南和专家意见为参考,充分融合心血管内科、高血压、产科等多学科专家的意见。现将此交叉学科的共识要点解析如下。

一、妊娠期高血压疾病的定义

《共识》里指出,妊娠期高血压疾病是指妊娠与高血压并存的一组疾病,包括妊娠前诊断为高血压或妊娠20周前新发现的高血压以及妊娠20周后发生的高血压。

这里需要关注的是对高血压诊断时间的界定,《共识》强调高血压和妊娠期的并存性,不再单纯以妊娠期20周作为界定时间点。同时需要注意,本共识关注的妊娠期高血压疾病是一组疾病的统称,而不是单纯的以高血压病为重点,因此本《共识》的适用范围更为广泛。

二、妊娠期高血压疾病危险因素、发病机制、危害及预后

妊娠期高血压病的危险因素,包括不良的妊娠期高血压疾病既往史及家族史(既往妊娠期高血压疾病病史、妊娠期高血压疾病家族史)、妊娠期合并疾病(肥胖、子宫张力过高、妊娠期糖尿病、孕前合并抗磷脂综合征、系统性红斑狼疮、肾脏疾病、高血压、易栓症等)、传统的高血压危险因素(情绪因素、膳食因素、年龄≥35岁)及初次妊娠等。针对国内高龄孕妇增加的现状,该《共识》中表明需重视再次妊娠与上次妊娠间期>10年、应用辅助生殖技术怀孕等危险因素在妊娠期高血压疾病的作用。

妊娠期高血压疾病的发病机制复杂,可能与滋养细胞或胎盘缺血、免疫学、遗传学及氧化应激等机制相关。而妊娠期高血压疾病对孕产妇及胎儿均产生不利影响,可以增加孕妇子痫前期、产后出血甚至死亡的风险,早产儿、低体重儿、胎儿生长发育受限甚至胎儿围产期死亡的风险均增高。对于妊娠期高血压疾病孕妇的预后,《共识》指出,妊娠期高血压疾病

的孕妇远期患高血压、再次妊娠患妊娠期高血压疾病的风险均增高，缺血性心脏病、卒中、静脉血栓栓塞等心血管病事件的风险也较正常孕妇增加 1.5 倍以上。而近期的预后风险多发生于产后 1 年，包括心力衰竭、颅内出血、急性肾功能衰竭、急性心肌梗死等。妊娠期高血压疾病是产妇死亡的第二大直接原因，因此，对于妊娠期高血压疾病的孕产妇，不仅需要对孕期血压进行规范化诊治及管理，产后进行长期的血压监测及管理也是必要的，至少产后 1 年内需注意规律的监测，警惕产后并发症的出现。

三、妊娠期高血压疾病的诊断、分类要点

（一）正确的诊断

《共识》里指出，妊娠期高血压疾病的诊断以诊室血压为主要诊断方法，诊断标准为：间隔至少 4 小时，2 次收缩压≥140mmHg 和 / 或舒张压≥90mmHg。若血压低于 140/90mmHg，但较基础收缩压升高≥30mmHg 和 / 或舒张压升高≥15mmHg 时，虽不作为诊断依据却需要密切随访。

正确的血压测量方法对明确的诊断妊娠期高血压疾病是必要的。《共识》指出，传统水银汞式血压计仍是临床上用于妊娠期血压测量的“金标准”。但 2017 年 8 月《关于汞的水俣公约》对我国生效，含汞的水银血压计将逐渐淘汰，因此本《共识》中推荐使用经过验证的上臂式医用电子血压计测量血压。血压袖带的选择、血压测量的基本方法同普通高血压患者。

本《共识》中建议了诊室外血压监测在妊娠期高血压疾病的应用，对白大衣高血压、隐匿性高血压及孕期中出现一过性高血压（具体详见后述）的孕妇，建议行 24 小时动态血压及家庭自测血压监测（家庭自测血压监测建议使用经过验证的电子血压计）以明确诊断。

（二）妊娠期高血压疾病的分类

国际上关于妊娠期高血压疾病的分类目前暂无统一的标准。在参考国际妊娠期高血压研究学会（ISSHP）2018 年的《妊娠期高血压疾病：ISSHP 分类、诊断和管理指南》后，《共识》对妊娠期高血压疾病分为两大类 6 个亚型。

第一类：妊娠前诊断为高血压病或妊娠 20 周前（<20 周）新发现的高血压，包括慢性高血压（妊娠前或妊娠不到 20 周出现的高血压）、白大衣高血压（诊室血压≥140/90mmHg，而家庭血压 <130/80mmHg）、隐匿性高血压（诊室血压 <140/90mmHg，而家庭血压≥130/80mmHg）3 个临床亚型。其中慢性高血压（包括原发性和继发性）一经诊断后需立刻完善病史及相应辅助检查，对怀疑有继发性高血压的患者，需立刻完善继发性病因的筛查并行靶器官损害的评估（具体见后述）；白大衣高血压的患者需行 24 小时动态血压及家庭自测血压监测；对诊室血压正常而合并左心室肥厚、慢性肾病、视网膜病变的女性需考虑隐匿性高血压的可能，并行 24 小时动态血压及家庭自测血压监测明确诊断。

第二类：妊娠 20 周后（≥20 周）发生的高血压，包括一过性妊娠期高血压（诊室检查时发现血压升高，但随后重复测量血压均正常）、妊娠期高血压（妊娠 20 周后血压≥140/90mmHg，但不伴有蛋白尿、脏器功能损害和胎儿生长受限）、子痫前期（包括新发或由慢性高血压发展为子痫前期）3 个临床亚型。其中一过性高血压的女性一般无需治疗可自行缓解，但需注意其中 20% 可发展为妊娠期高血压，20% 可发展为子痫前期；妊娠期高血压孕妇在孕期需密切监测血压；子痫前期是指在诊断妊娠期高血压的基础上，合并蛋白尿或其他靶器官功能障碍（包括肾脏、肝脏、神经系统、血液系统）或子宫胎盘功能障碍。可以看到，子

痫前期不再以蛋白尿作为必要的诊断条件，除 24 小时尿蛋白定量≥300mg 外，尿微量白蛋白 / 肌酐≥30mg/mmol 也可诊断为蛋白尿。

可以看出，《共识》中对于妊娠期高血压疾病分为两大类 6 个亚型，注意到了白大衣高血压、隐匿性高血压、一过性高血压等特殊类型高血压的客观存在，因此能够更全面的指导妊娠期高血压疾病的管理。上述高血压可以导致不良的妊娠结局，但是临床实践中常常被忽略。

四、妊娠期高血压疾病的血压管理要点

（一）孕前诊断评估

对拟妊娠女性进行孕前诊断评估是预防妊娠期高血压疾病的重要手段。对于拟妊娠女性，本《共识》建议完成对妊娠期高血压疾病的危险因素、高血压靶器官损害和继发因素筛查。对拟妊娠女性，需详细采集病史（如既往有无高血压病史、孕产史、妊娠期高血压或子痫病史、肾病史及是否曾经或正在服用降压药物等）。对既往高血压病史的女性，需完善包括肾动脉超声、心脏超声心动图、动态血压监测、血常规、血浆肾素 / 醛固酮水平、尿常规、凝血功能、肝功能、肾功能、血糖、血尿酸、尿微量白蛋白 / 肌酐、尿蛋白定量检测等检查，以进一步评估高血压靶器官损害及有无继发性高血压。规范化的拟妊娠妇女孕前血压筛查与评估流程见图 1。

（二）妊娠期血压监测

所有孕妇妊娠期均需进行规范化的血压监测。对于确诊妊娠期高血压疾病的孕妇，妊

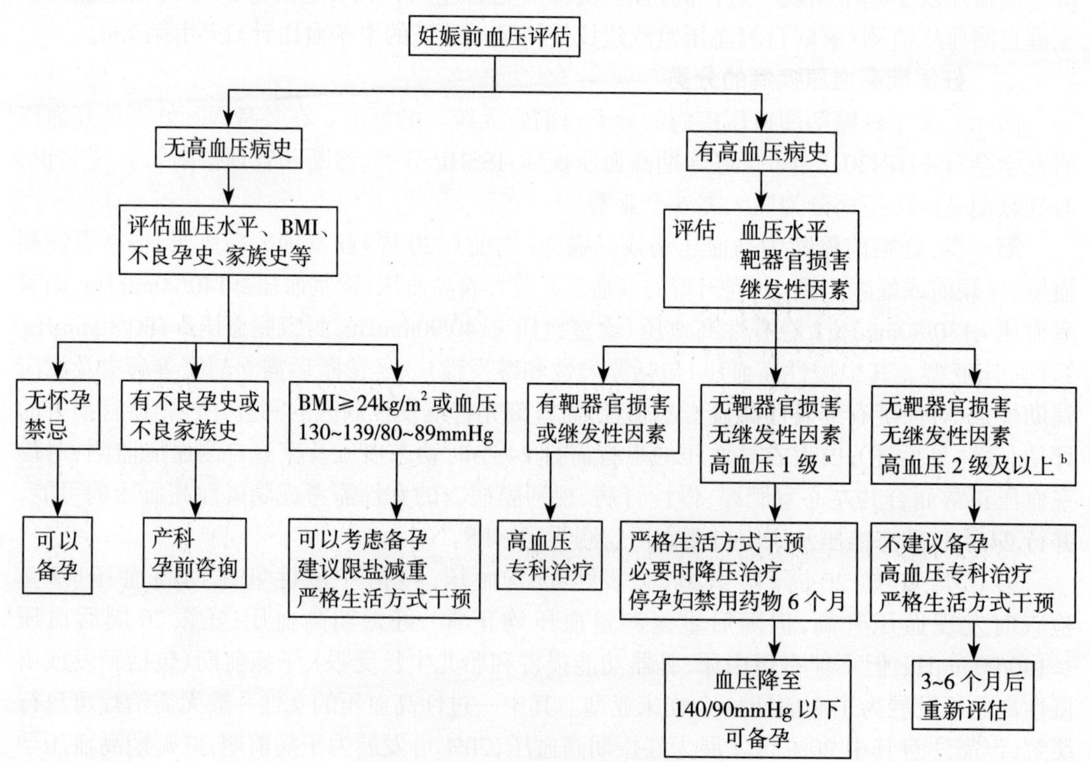

图 1 拟妊娠女性孕前血压评估流程

1mmHg=0.133kPa；BMI：体重指数；[a] 血压≥140/90mmHg；[b] 血压≥160/100mmHg。

娠期应密切监测血压水平，也需关注尿蛋白水平。鉴于不同孕期 24 小时动态血压、血压节律和子痫前期的密切关系，且偶测血压不能反映全天血压变化，本《共识》建议孕妇使用经过验证的电子血压计进行家庭自测血压监测，且在孕早期、中期、晚期至少各进行一次 24 小时动态血压检查。

（三）妊娠期高血压疾病的治疗

对于妊娠期高血压疾病的治疗，本《共识》在考虑高血压靶器官损害、继发性高血压因素的基础上，建立了规范化的妊娠期高血压疾病的评估、诊疗流程（见图 2）。

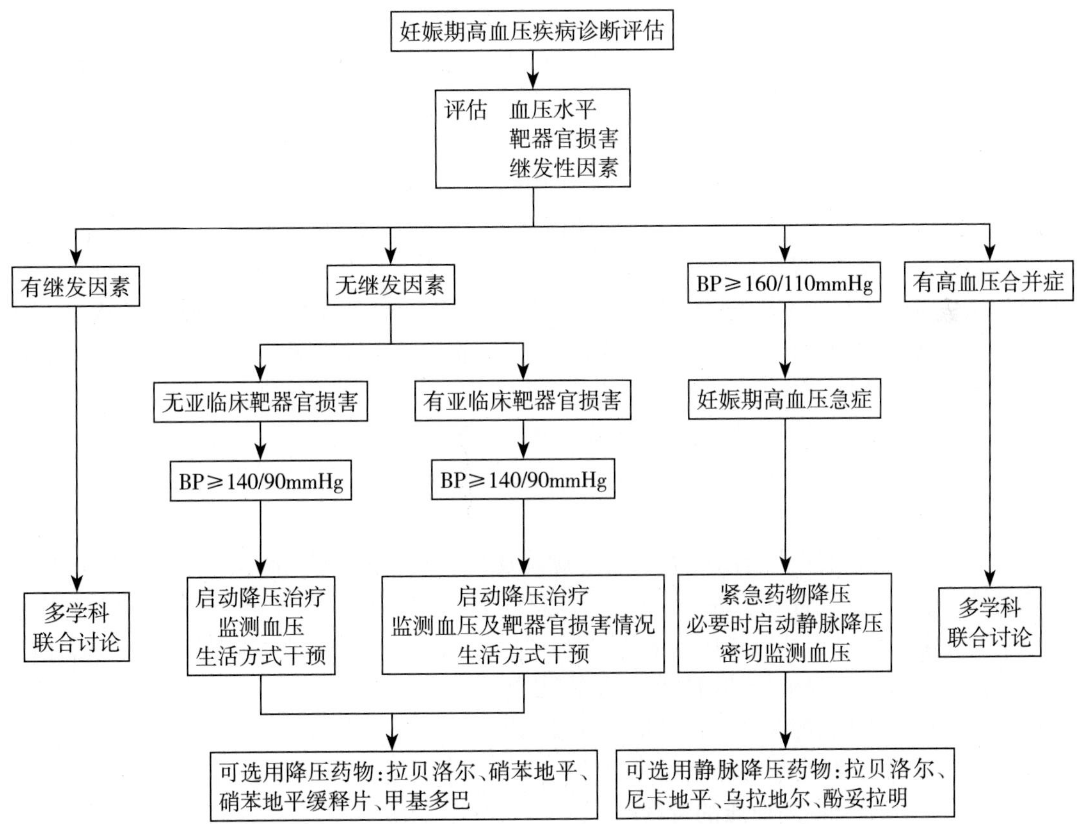

图 2 妊娠期高血压疾病孕妇的血压评估、诊疗流程

1mmHg=0.133kPa。

1. **非药物治疗** 《共识》指出，所有患妊娠期高血压疾病的孕妇均应进行非药物治疗，包括放松情绪、充足休息、适当运动、营养充足、适度限盐（6g/d）、控制合理的体重增长等。

2. **药物治疗**

（1）药物治疗的时机：对于无靶器官损害的孕妇，血压≥140/90mmHg 建议启动药物降压治疗；对于有靶器官损害的孕妇，血压≥140/90mmHg 启动药物降压治疗，同时注意监测靶器官损害的情况；对于血压≥160/110mmHg 的孕妇，属于妊娠期高血压急症，应收产科住院治疗，尽快将血压降至 <160/110mmHg。

（2）药物治疗的目标：目前妊娠期高血压疾病的血压控制目标无统一推荐。国外 CHIPS 研究发现，舒张压≤85mmHg 与≤100mmHg 相比，主要和次要终点事件（如流产、高危儿、孕产妇合并症等)的发生无明显差异,但较高的舒张压控制水平与严重高血压及严重孕产妇合并症相关。新近颁布的指南中关于妊娠期降压治疗的目标亦存在差异,如《2018 中国高血压指南(修订版)》建议,妊娠期高血压孕妇的目标血压应 <150/100mmHg。2018 年《妊娠期高血压疾病:ISSHP 分类、诊断和管理指南》建议,妊娠期高血压孕妇的目标血压应控制在 110~140/80~85mmHg。2019 年《NICE 妊娠期高血压:诊断和管理》建议,妊娠期高血压孕妇的目标血压应控制在 110~135/70~85mmHg。

结合最新的研究进展及中国人群的临床实践经验,本《共识》建议:对无危险因素的妊娠期高血压疾病孕妇,目标血压 <140/90mmHg;合并高血压靶器官损害的妊娠期高血压疾病孕妇,目标血压 <135/85mmHg;为保证子宫 - 胎盘血流灌注,血压不可 <130/80mmHg。《共识》强调在进行危险因素及靶器官损害评估的基础上进行降压目标推荐,相较于既往指南或共识,降压目标的确定更加科学、个体化。

(3) 药物治疗的选择:妊娠期能够安全应用的口服降压用药包括拉贝洛尔、硝苯地平、甲基多巴。其中拉贝洛尔及硝苯地平作为降压用药的首选,可应用于备孕期及妊娠期的各个阶段。需要注意的是,《共识》中指出,硝苯地平首选的应用剂型是硝苯地平缓释片,而短效的硝苯地平片起效快、降压幅度大,不推荐为常规降压首选。甲基多巴降压疗效较弱,且有抑郁、头晕等副作用,亦不推荐为妊娠期降压用药的首选。其他类型的降压药,如利尿剂、阿替洛尔、除外硝苯地平的钙离子通道阻滞剂等,因目前临床研究结果显示可致胎儿生长受限或缺少大规模的临床研究,因此不推荐使用,但 Liddle 综合征的孕妇可应用阿米洛利降压,合并全身水肿或肺水肿的孕妇也可少量应用襻利尿剂。因对胎儿明显的致畸作用,血管紧张素转换酶抑制剂(ACEI)/ 血管紧张素Ⅱ受体阻滞剂(ARB)类药物禁用于妊娠期高血压疾病的孕妇。

合并重度高血压或子痫前期孕妇的静脉降压用药可选择拉贝洛尔、乌拉地尔、尼卡地平、酚妥拉明等。对于合并急性心功能不全、急性冠脉综合征的孕妇,可以考虑静脉应用硝酸甘油缓解症状。对于其他降压药无效的高血压危象,可以考虑静脉应用硝普钠,但需注意使用时间需 <4 小时,因硝普钠增加胎儿氰化物中毒的风险。

《共识》中对口服、静脉降压用药的适应证、药物用量及用法、最大应用剂量、不良反应等均做了详细说明,能够明确指导基层医生的用药选择及调整。

(四)产后及哺乳期高血压的管理

《共识》指出,妊娠期高血压疾病的产妇产后仍需规律监测血压,并至少监测 42 天。产后 3 月建议重新回访评估血压水平及相关靶器官的损害情况。

产后降压用药的选择,《共识》建议,可继续应用对哺乳影响较小的拉贝洛尔、硝苯地平缓释片,而甲基多巴因增加产后抑郁的风险不建议应用。同时,哺乳期避免应用利尿剂或 ARB 药物。对于单药控制不理想的血压,可考虑联合用药或加用依那普利或卡托普利。

妊娠期高血压疾病在我国的患病率为 5.22%~5.57%,且呈升高趋势,影响孕产妇及胎儿的生命健康安全,对妊娠期高血压孕产妇进行规范化的管理和诊治极为必要。共识委员会写作组专家在参考国内外相关指南及共识的基础上,结合现有的循证医学证据制定此次《共识》,对于指导基层内科临床医师对妊娠期高血压疾病的管理将起到重要推动作用,也能最大限度地保障妊娠期高血压疾病孕产妇及胎儿的安全。

(薛浩)

参 考 文 献

[1] 妊娠期高血压疾病血压管理专家共识(2019)[J]. 中华心血管病杂志,2020,48(3):195-204.

[2] BROWN M A,MAGEE L A,KENNY L C,et al. Hypertensive disorders of pregnancy:ISSHP classification,diagnosis,and management recommendations for international practice [J].Hypertension,2018,72(1):24-43.

[3] MAGEE L A,SINGER J,VON DADELSZEN P,et al. Less-tight versus tight control of hypertension in pregnancy [J]. N Engl J Med,2015,372(24):2367-2368.

[4] MAGEE L A,VON DADELSZEN P,SINGER J,et al. The CHIPS randomized controlled trial (control of hypertension in pregnancy study):is severe hypertension just an elevated blood pressure? [J]. Hypertension,2016,68(5):1153-1159.

[5] 中国高血压防治指南修订委员会,高血压联盟(中国),中华医学会心血管病学分会中国医师协会高血压专业委员会,等 . 中国高血压防治指南(2018 年修订版)[J]. 中国心血管杂志,2019,24(1):24-56.

[6] National Institute for Health and Care Excellence. Hypertension in pregnancy:diagnosis and management(NG133)[EB/OL]. London:National Guideline Alliance.2019 [2019-12-20]. https://www.nice.org.uk/guidance/ng133.

OSA 与难治性高血压

心血管疾病是危害人类健康的"第一杀手",《中国心血管病报告 2018》显示,中国心血管病患病率及死亡率仍处于上升阶段,推算心血管病现患人数 2.9 亿人,其中高血压 2.45 亿人,按照 5%~30% 的比例推算,我国难治性高血压(resistant hypertension,RH)人群 1.225 千万 ~7.35 千万人,而且难治性高血压患者的心血管风险更高,已成为重大的公共卫生问题,防治心血管病刻不容缓。越来越多地研究表明,阻塞性睡眠呼吸暂停(obstructive sleep apnea,OSA)与难治性高血压关系密切,超过 70% 的难治性高血压患者合并 OSA,而且 OSA 是一个可纠正的重要危险因素,积极识别并治疗 OSA 对于难治性高血压至关重要。

一、难治性高血压

RH 的定义是指在改善生活方式的基础上,应用了合理可耐受的足量≥3 种降压药物(包括利尿剂)治疗 >1 个月,血压仍未达标,或服用≥4 种降压药物血压才能有效控制。RH 的病因和病理生理机制是多方面的。高盐摄入、肥胖、颈动脉压力反射功能减退是高血压患者血压难以控制的基本原因;在此基础上,循环和组织中肾素血管紧张素醛固酮系统(renin-angiotensin-aldosterone system,RAAS)的激活以及中枢或局部组织(特别是肾脏)交感神经活性的过度增高会启动验证因子、氧化应激过程并促发动脉硬化和动脉粥样硬化的发生发展,加重了血管结构和功能的异常,从而使增高的血压难以获得控制。多种因素功能影响交感神经及 RAAS 激活,如胰岛素抵抗、脂肪细胞因子、内皮细胞功能障碍、间歇性低氧血症、体内容量复合过高、醛固酮等作用于中枢神经系统及动脉化学感受器和压力感受器的功能失调等。

确定患者是否属于难治性高血压常需采用诊室血压测量配合诊室外血压测量:

(1) 诊室血压测量:坐位、非同日测量 3 次以上血压,血压未达标时,建议同时测量双侧上臂血压,当两侧血压相差 20mmHg 以上时,建议增加双侧下肢血压的测量。

(2) 家庭血压监测动态血压监测诊断难治性高血压的标准(阈值):家庭血压监测(HBPM)≥135/85mmHg;24 小时动态血压监测(ABPM)≥130/80mmHg,白天 ABPM≥135/85mmHg,夜间 ABPM≥120/70mmHg。

确诊难治性高血压后,要寻找影响血压控制不良的原因和并存的疾病因素,比如肥胖、高盐饮食、饮酒、药物依从性差等,同时应该考虑到继发性高血压的因素,许多研究显示阻塞性睡眠呼吸暂停低通气综合征(obstructive sleep apnea hypopnea syndrome,OSAHS)、原发性醛固酮增多症、肾实质性高血压及肾血管性疾病是较为常见的继发性高血压,其中 OSA 是最常见的导致难治性高血压的继发因素。

二、阻塞性睡眠呼吸暂停(OSA)和阻塞性睡眠呼吸暂停低通气综合征(OSAHS)

OSA 是由于夜间睡眠过程中反复的上呼吸道完全或部分塌陷导致呼吸暂停或低通气,

引起反复的低氧血症和睡眠片断化，临床上可以有典型的夜间睡眠时打鼾及呼吸不规律、白天过度嗜睡。OSA 在人群中普遍存在，将睡眠过程中每小时呼吸暂停和低通气次数超过 5 次定义为 OSA，大约 34% 男性和 17% 女性患有 OSA，老年人群中发病率更高。虽然资料有限，但以中国人群为基础的研究显示，OSA 的发生率至少与西方国家一样高。而且 OSA 是一种全身性疾病，可以引起或加重高血压、冠心病、心律失常、心力衰竭、糖尿病及胰岛素抵抗、脑卒中等，是多种全身疾患的独立危险因素。但是，即使在美国 80%~90% 患有 OSA 的病人很可能未被诊断。在西方国家，随着公众和医学界对此认识的提高，在过去 5~10 年内，OSA 的诊断和治疗可能已经有所增加。然而，我国对 OSA 重要性的认识仍然十分匮乏。更重要的是，多数 OSA 相关 RH 患者因 OSA 的漏诊而被延误诊治，因此，临床医师对 OSA 和 RH 的认知、识别和诊治水平仍需提高。

诊断 OSA 的金标准是多功能睡眠记录仪（polysomnography，PSG），PSG 主要是以多种机器同步检测患者整夜睡眠时的各种生理指标，包括：①脑波、眼电图、肌电图；②口、鼻气流；③胸及腹部的动态：④脉动式血氧计：监察血氧浓度等指标。但是 PSG 佩戴操作复杂，报告分析需人工矫正，目前应用更广、更便捷的是便携式睡眠呼吸监测设备，主要监测：①口、鼻气流；②胸及腹部的动态：③脉动式血氧计：监察血氧浓度等指标。多数患者经家庭便携式睡眠呼吸监测可以确诊，敏感性大约 80%。通过睡眠呼吸监测主要获得以下参数：呼吸暂停低通气指数（apnea hypopnea index，AHI）、呼吸紊乱指数（respiratory disturbance index，RDI）、夜间最低血氧饱和度（SaO_2）等。另外，还有一些筛查和评估 OSA 常用的量表，如 Epworth 嗜睡量表（ESS）、Berlin 问卷、STOP 问卷和 SBQ 问卷等。

OSAHS 是指每夜 7 小时睡眠过程中呼吸暂停及低通气反复发作 30 次以上，或 AHI≥5 次 /h，如有条件以 RDI 为准；呼吸暂停事件以阻塞性为主，伴打鼾、睡眠呼吸暂停、白天嗜睡等症状。其诊断标准：主要根据病史、体征和 PSG 监测结果。临床有典型的夜间睡眠打鼾伴呼吸暂停、日间嗜睡（ESS 评分≥9 分）等症状，AHI≥5 次 /h 者可诊断 OSAHS；对于日间嗜睡不明显（ESS 评分 <9 分）者，AHI≥5 次 /h，存在认知功能障碍、高血压、冠心病、脑血管疾病、糖尿病和失眠等 1 项或 1 项以上合并症也可确立诊断 OSAHS（表 1）。

表 1 成人 OSAHS 的病情分度

	轻度	中度	重度
AHI/（次·h^{-1}）	5~15	>15~30	>30
夜间最低 SaO_2	85%~90%	80%~<85%	<80%

三、OSA 与难治性高血压

1. OSA 与高血压关系十分密切，多数患者常常同时患有这两种疾病，大约 50% 的 OSA 患者存在高血压，30% 的高血压患者存在 OSA；2017 年美国第 31 届睡眠联合专业协会上发布的两项最新研究初步数据，即使轻中度 OSA 可增加高血压及糖尿病风险。OSA 与难治性高血压的关系更为密切，国外研究数据显示难治性高血压人群中合并 OSA 的比例高达 73%~82%。Muxfeldt 等对 422 名难治性高血压患者进行整夜的 PSG，AHI>5 次 /h 确诊 OSA，AHI>15 次 /h 确诊中 / 重度 OSA，结果提示 82.2% 的 RH 患者存在 OSA，55.5%RH 患者存在中 / 重度 OSA。经多因素回归分析，与中 / 重度 OSA 独立相关的因素包括男性、老龄、糖尿病、肥胖、腰围/颈围增加、夜间收缩压升高等。而且对于此类人群单独药物治疗效果往往不佳，心血管结局更差，Marin 等发现未接受治疗的重度 OSA 患者中，致死性心肌梗死和卒中、非致死性 CVS 事件发生率均显著增加。因此，早期发现和早期治疗 OSA 对于 RH 的防治具有重要意义。

2. **OSA 相关 RH 的病理生理机制** OSA 与 RH 存在显著相关性，其发病机制十分复杂，存在多种因素，相互影响、相互补充。OSA 可引起一系列病理生理改变，包括交感神经兴奋、肾素-血管紧张素-醛固酮系统的激活等神经内分泌改变，引起氧化应激、炎症反应、血管内皮功能受损、胰岛素抵抗、心率变异性降低和血压变异性增加等，促进难治性高血压的发生发展。

(1) 醛固酮增多：Gonzaga 等纳入 109 例 RH 患者，发现 OSA 发病率高达 77%，醛固酮增多症的患病率达 28%，而且血浆醛固酮水平和 OSA 严重程度呈正相关，Pimenta 等研究结果类似，可以通过醛固酮水平来初步判断 OSA 的严重程度。证实了醛固酮增多在 OSA 相关 RH 中的重要作用。另有研究显示，应用醛固酮受体拮抗剂——螺内酯可大幅降低 OSA 的严重程度，提示醛固酮导致的水钠潴留可能是 OSA 引起 RH 的重要中间环节。

(2) 交感神经激活：交感神经兴奋是高血压的重要发病机制之一。正常睡眠中副交感神经呈主导作用，交感神经活动减弱，而 OSA 患者由于睡眠中反复呼吸暂停低通气、间歇性低氧血症、高碳酸血症，刺激中枢和外周化学感受器，使交感神经活性增强，导致儿茶酚胺物质释放增加，引起血压升高。同时 OSA 患者夜间频繁微觉醒和睡眠结构破坏也可以导致交感神经活性增强。

(3) 氧化应激和炎症反应：慢性间歇性低氧血症是 OSA 的主要病理生理特征，睡眠中反复低氧/复氧交替，可引起氧化应激，并导致活性氧在体内蓄积，进而引起全身性炎症反应。活性氧一方面通过启动炎症级联反应导致促炎细胞因子和血管内黏附因子的过度表达，引起血小板聚集，损伤血管壁和内皮细胞，另一方面可直接损伤血管内皮细胞，这些作用的共同结果使血压升高。

(4) 肥胖：肥胖对胰岛素抵抗、血管内皮损害、氧化应激、交感神经的激活都有不同程度的损害。肥胖是 OSA 合并高血压的独立危险因素，肥胖患者 RH 的发生率增加，考虑与以下因素有关：①肥胖加重 OSA 的严重程度；②有研究显示肥胖者相对于非肥胖者有较高的醛固酮水平；③肥胖患者通常存在胰岛素抵抗，继发性的高胰岛素血症，可刺激交感神经，损伤血管内皮，从而使血压升高；④肥胖患者会引起氧化应激，通过活性氧的增加，上调血管内皮炎症因子水平，引起血管内皮损伤，使一氧化氮等扩血管物质释放减少，内皮素等缩血管物质分泌增多，从而引起血压升高。

(5) 胰岛素抵抗：OSA 患者反复的间歇性低氧和微觉醒，可以增加空腹胰岛素水平、诱发胰岛素抵抗，这是代谢综合征的一部分。有研究提示胰岛素抵抗使交感神经兴奋性增强，儿茶酚胺分泌增强，从而使血压升高。

3. **OSA 合并 RH 的治疗**

(1) 生活方式的管理：矫治不良生活方式，主要包括减轻体重；戒烟；限盐，建议食盐量 <6g/d；高纤维+低脂饮食；增加体力活动；每天进行 50% 最大耗氧量强度的有氧运动至少 30 分钟，且每周尽量多的天数进行体力活动；同时注意心理调节，减轻精神压力，保持心理平衡；酒精和镇静类药物可能加重上气道的塌陷趋势，应该避免服用。

(2) 持续气道正压通气（continuous positive airway pressure，CPAP）治疗针对 OSA 最有效

的治疗方法是 CPAP，是目前治疗 OSA 的首选治疗方法，也是应用最广的治疗手段，推荐用于有日间嗜睡或者难治性高血压的患者。CPAP 可有效防止上气道的塌陷和闭合，从而纠正呼吸暂停、低通气和间歇性缺氧，改善睡眠结构，降低交感神经活性，下调儿茶酚胺水平，改善因脂质代谢异常及胰岛素抵抗，还可降低体内炎症因子水平，减轻炎症反应，降低心率及血压，改善患者预后，是治疗 OSA 合并 RH 患者的较为理想的治疗方式。

多项研究显示应用 CPAP 治疗可以显著降低 RH 患者血压水平。HIPARCO 研究是一项随机多中心临床研究，旨在评估 CPAP 对 OSA 合并 RH 患者血压影响的研究，194 例 RH 合并中重度 OSA 患者，平均治疗 12 周，发现 CPAP 组较对照组 24 小时平均血压和舒张压显著降低，夜间血压状态显著改善。Navarro-Soriano 等对 HIPARCO 研究进行事后分析：CPAP 对 OSA 合并顽固性高血压（服用至少四种以上药物仍不能达标）或 RH 的影响，发现 CPAP 对顽固性高血压患者血压下降幅度较难治性高血压更大。Lei 等对 6 项关于 CPAP 对 OSA 合并 RH 患者血压影响的随机对照研究进行了 Meta 分析，所有研究均应用 24 小时动态血压监测评估治疗前后血压的变化，发现 CPAP 治疗 2 至 6 个月可以显著降低 OSA 合并 RH 患者的 24 小时平均收缩压和平均舒张压水平，其中平均收缩压较对照组显著下降 5.40mmHg，平均舒张压显著下降 3.86mmHg。

越来越多的循证医学证据显示，CPAP 治疗不仅能有效降低血压，还可以显著降低患者的心血管疾病风险。12 年的随访研究表明未接受治疗的重度 OSA 患者致死、非致死性心血管事件显著增加，而成功使用 CPAP 治疗的患者，心血管疾病死亡或心血管新发事件的危险均与健康人群相似。

(3) 针对 OSA 的其他的治疗方法：口腔矫治器（睡眠时保持下颌前移）、外科手术（经过处理咽部软组织和面部骨骼使上气道扩大），舌下神经刺激适用于部分 $BMI<32kg/m^2$ 的患者，目前无有效的药物治疗 OSA。

四、总　　结

中国 RH 患者人群庞大，而且 RH 与 OSA 关系极其密切，因此在 RH、特别是血压昼夜节律呈非勺型甚至反勺型的患者中，积极筛查并治疗 OSA 对 RH 的防治工作极其重要。临床医生应提高 OSA 的筛查意识，首先进行有关 OSA 的问卷调查，对高度可疑者尽早行睡眠呼吸监测确诊，并正确引导患者进行以 CPAP 为主的综合治疗，并纳入到整体治疗和康复计划中，将对心脑血管疾病的一级预防和二级预防产生深远影响。

（赵青　柳志红）

参 考 文 献

[1] 胡盛寿，高润霖，刘力生，等.《中国心血管病报告 2018》概要[J]. 中国循环杂志，2019，34(3)：209-220.

[2] 孙宁玲，霍勇，王继光，等.难治性高血压诊断治疗中国专家共识[J]. 中华高血压杂志，2013，21(4)：321-326.

[3] DOROSZKO A，JANUS A，SZAHIDEWICZ-KRUPSKA E，et al. Resistant Hypertension[J]. Adv Clin Exp Med，2016，25(1)：173-183.

[4] MARTÍNEZ-GARCÍA M A，CAPOTE F，CAMPOS-RODRÍGUEZ F，et al. Effect of CPAP on blood pressure in patients with obstructive sleep apnea and resistant hypertension：the HIPARCO randomized clinical trial [J]. JAMA，2013，310(22)：2407-2415.

[5] OLIVERAS A，SCHMIEDER R E. Clinical situations associated with difficult-to-control hypertension [J]. J Hypertens，

2013,31 Suppl 1:S3-8.

[6] GOTTLIEB D J,PUNJABI N M. Diagnosis and Management of Obstructive Sleep Apnea:A Review[J]. JAMA,2020,323(14):1389-1400.

[7] HUANG,S G,QY L I. Prevalence of obstructive sleep apnea-hypopnea syndrome in Chinese adults aged over 30 yr in Shanghai [J]. Zhonghua Jie He He Hu Xi Za Zhi,2003,26(5):268-272.

[8] IP M S,LAM B,TANG L C H,et al. A community study of sleep-disordered breathing in middle-aged Chinese womenin Hong Kong:prevalence and gender differences [J]. Chest,2004,125(1):127-134.

[9] TIETJENS J R,CLAMAN D,KEZIRIAN E J,et al. Obstructive Sleep Apnea in Cardiovascular Disease:A Review of the Literature and Proposed Multidisciplinary Clinical Management Strategy [J]. J Am Heart Assoc,2019,8(1):e010440.

[10] YOUNG T,EVANS L,FINN L,et al. Estimation of the clinically diagnosed proportion of sleep apnea syndrome in middle-aged men and women [J]. Sleep,1997,20(9):705-706.

[11] HIESTAND D M,BRITZ P,GOLDMAN M,et al. Prevalence of symptoms and risk of sleep apnea in the US population:Results from the national sleep foundation sleep in America 2005 poll [J]. Chest,2006,130(3):780-786.

[12] MUXFELDT E S,MARGALLO V S,GUIMARÃES G M,et al. Prevalence and associated factors of obstructive sleep apnea in patients with resistant hypertension [J]. Am J Hypertens,2014,27(8):1069-1078.

[13] MARTÍNEZ-GARCÍA M A,CAPOTE F,CAMPOS-RODRÍGUEZ F,et al. Spanish Sleep Network. Effect of CPAP on blood pressure in patients with obstructive sleep apnea and resistant hypertension:the HIPARCO randomized clinical trial [J]. JAMA,2013,310(22):2407-2415.

[14] GONZAGA C C,GADDAM K K,AHMED M I,et al. Severity of obstructive sleep apnea is related to aldosterone status in subjects with resistant hypertension [J]. J Clin Sleep Med,2010,6(4):363-368.

[15] PIMENTA E,STOWASSER M,GORDON R D,et al. Increased dietary sodium is related to severity of obstructive sleep apnea in patients with resistant hypertension and hyperaldosteronism [J]. Chest,2013,143(4):978-983.

[16] GADDAM K,PIMENTA E,THOMAS S J,et al. Spironolactone reduces severity of obstructive sleep apnoea in patients with resistant hypertension:a preliminary report [J]. J Hum Hypertens,2010,24(8):532-537.

[17] DELAEVA R,BAUR L,DONAGHUE K,et al. Metabolic correlates with obstructive sleep apnea in obese subjects [J]. J Pediatr,2002,140:641-643.

[18] NAVARRO-SORIANO C,MARTÍNEZ-GARCÍA M A,TORRES G,et al. Effect of continuous positive airway pressure in patients with true refractory hypertension and sleep apnea:a post-hoc intention-to-treat analysis of the HIPARCO randomized clinical trial [J]. J Hypertens,2019,37(6):1269-1275.

[19] LEI Q,LV Y,LI K,et al. Effects of continuous positive airway pressure on blood pressure in patients with resistant hypertension and obstructive sleep apnea:a systematic review and meta-analysis of six randomized controlled trials [J]. J Bras Pneumol,2017,43(5):373-379.

SGLT2抑制剂的降压作用及其临床应用

高血压是心血管疾病(CVD)最重要的危险因素,降低血压可改善高血压患者心脑肾等重要靶器官损害和远期心血管事件。2012—2015年我国18岁及以上居民高血压患病率约为27.9%,总体呈增高的趋势。高血压患者合并高血糖很常见,我国门诊高血压患者中24.3%合并糖尿病。中国的3B研究也证实,72%的中国2型糖尿病(T2DM)患者合并心血管危险因素,包括血脂紊乱和高血压,同时合并高血压的糖尿病患者发生心脑血管病的风险是单纯T2DM患者的6倍。因此,血压和血糖的综合控制对防控CVD非常重要,降压治疗可降低糖尿病合并高血压患者的全因死亡率,显著改善其CVD等其他临床转归。

近年来,降糖药物在改善心血管结局方面颇受关注。糖尿病的治疗不再局限于强化降糖,而是强调个体化降糖,并关注大血管病变的改善,减少CVD死亡风险。许多降糖药物如胰岛素、磺脲类药物降糖效果显著,但是其最大弊端是体重增加和低血糖发生率相对高,这些都可能导致CVD风险增高。而二肽基肽酶-4(DPP-4)抑制剂及高血糖素样肽1(GLP-1)激动剂的长期安全性尚不明确。最新的EMPA-REG OUTCOME研究显示新型钠-葡萄糖协同转运蛋白2(SGLT2)抑制剂恩格列净对降低主要心血管事件、心血管死亡和全因死亡及因心衰住院具有明显获益,提示SGLT2抑制剂可能对心血管具有保护作用。在所有心血管保护机制中,SGLT2抑制剂对血压影响显著,甚至有人认为,其降低糖尿病患者死亡率的机制中,更多的是获益于对血压的控制,而并非对血糖的改善。降压效应可能是SGLT2抑制剂心血管获益的主要机制。因此,关注SGLT2抑制剂这类新型降糖药物对血压的影响及阐明其作用机制具有重要的临床意义。

一、SGLT2的病理生理作用及SGLT2抑制剂

SGLT2属于SGLTs超家族,该家族目前已知有6位成员,为SGLT1~6。其中SGLT2主要在肾脏表达,而SGLT1部分在肾脏表达,主要表达于肠道。正常人尿液中不含葡萄糖,其主要归功于肾小管对葡萄糖的重吸收。其中90%的葡萄糖由主要表达于肾脏皮质中近端肾小管S1和S2段的SGLT2重吸收,剩余10%的葡萄糖由SGLT1在肾小管S3段重吸收。SGLT2是一种低亲和性-高运载力的协同转运子,膜外Na^+首先与SGLT2蛋白C2端结合,开放通道,随后膜外葡萄糖与Na^+以1∶1比例结合于SGLT2蛋白C3端,随着C5端开放,Na^+和葡萄糖同时吸收释放,故SGLT2是肾脏调控钠糖重吸收的关键分子。SGLT2基因功能的缺失导致家族性尿糖,甚至有些患者表现出低血容量和低血压,但总体来说,这是一种良性的基因变异。糖尿病时肾小管SGLT2的活性上调,导致重吸收葡萄糖增加和血糖升高,此外钠离子的重吸收协同增加,这也是糖尿病患者易患高血压的病理生理机制之一。因此,肾小管SGLT2是调节机体血压和血糖稳定的重要分子。

SGLTs糖苷类抑制剂最初来自苹果树根部提取物根皮苷,注射根皮苷的小鼠可以降低空腹和餐后血糖,改善胰岛素敏感性,增加肾脏尿糖排泄。根皮苷是一种O-葡萄糖糖苷,对SGLTs的抑制无明显选择性,且稳定性差、生物利用度低。后续陆续开发了SGLT2特异性的

C- 葡萄糖苷和 N- 糖苷类抑制剂，稳定性、安全性和特异性得到很大提高。不同于传统的降糖药物机制，SGLT2 特异性抑制剂不依赖于胰岛素，通过抑制 SGLT2，阻止原尿中葡萄糖在肾脏中重吸收回血液，促进葡萄糖从尿中排出的，由此达到降低血糖的目的(图 1)。目前常见的 SGLT2 抑制剂主要包括达格列净、卡(坎)格列净、恩格列净等，其中，达格列净作是全球第一个获准上市用于治疗 T2DM 的 SGLT2 抑制剂，于 2017 年被我国家药品监督管理局正式批准上市。

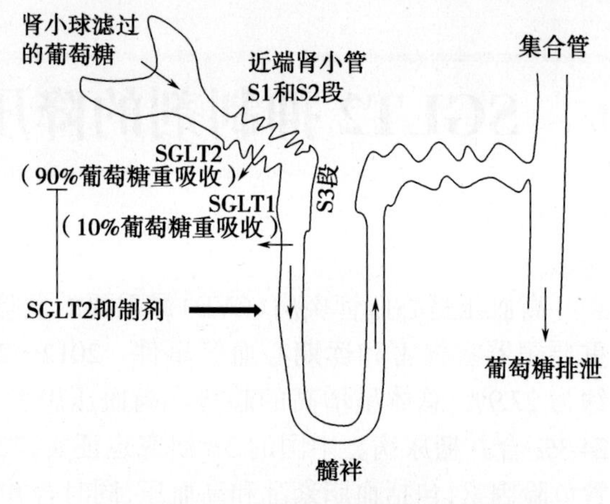

图 1 SGLT2 抑制剂促进尿糖排泄

二、SGLT2 抑制剂降压机制

目前 SGLT2 抑制剂的降压机制主要涉及渗透性利尿、轻度尿钠、减轻体重、抗动脉粥样硬化、改善血管僵硬度、保护肾脏和交感神经抑制等，多种机制协同作用导致血压下降，且不受患者有无糖尿病的影响。

(一) 改善高糖导致的水盐代谢紊乱，导致利尿和利钠效应

SGLT2 抑制剂导致钠 / 水的重吸收减少，水排出增多，这在早期可能会带来轻度的降压效应。研究发现 SGLT2 抑制剂可每天增加 110~470ml 尿量排出。我们前期的研究揭示 PPARδ/adiponectin/SGLT2 轴在维持正常的糖盐代谢中发挥重要作用。我们的研究发现高盐通过激活肾周脂肪过氧化物酶体增生物激活受体 PPARδ，增加小鼠的尿量、尿钠排泄，降低空腹血糖，改善糖耐量，这些作用与增加脂肪因子脂联素(adiponectin)分泌有关，脂联素可抑制 SGLT2 基因的转录及下调肾脏 SGLT2 的表达，减少尿钠和尿糖的重吸收，以防止机体钠水潴留及维持血糖与血压的稳态。相反，高血糖或糖尿病患者可增加 SGLT2 活性进而拮抗高盐对 PPARδ/adiponectin/SGLT2 轴的作用，加重了糖代谢紊乱，促进了高血压的发生。要减轻糖尿病患者的钠水潴留及降低血压，除了控制血糖之外，SGLT2 抑制剂的使用也有助于尿钠排泄。

然而对于正常个体而言，随着钠 / 水的丢失，会带来一系列的代偿效应，包括肾素 - 血管紧张素 - 醛固酮系统(RAAS)的激活，启动机体维持水钠平衡的机制。一项恩格列净的药物观察研究发现，口服药物 12 周后，患者尿钠和尿量排出已经恢复到服药前，但降压效应仍维持，提示直接的利尿作用并不是 SGLT2 抑制剂的唯一作用机制。

(二) 减重效应

SGLT2 抑制剂降低体重的作用已被明确证实，其效应甚至与 GLP-1 类似物相当。与其他口服降糖药物比较，SGLT2 抑制剂对减少体重的作用显著。单用卡格列净 100mg 和 300mg 口服 26 周后，呈现出剂量依赖的体重下降，相比安慰剂，体重下降分别≥5% 和≥10%；类似的结果见于 100mg 和 300mg 卡格列净对使用二甲双胍和磺脲类药物血糖控制不佳的患者治疗后，可分别减轻体重达到 1.9kg 和 2.5kg，与安慰剂的 0.8kg 差异显著。

短期内 SGLT2 抑制剂可通过利尿作用减轻患者体重。然而其长期的体重控制与尿中排出葡萄糖、减少了机体碳水化合物等能量物质的蓄积有关。有报道服用坎格列净患者 AMPK 被激活，进而促进肝脏乙酰辅酶 A 羧化酶，降低脂肪容积。一项来自日本的研究发现，SGLT2

的抑制剂能明显降低腹型肥胖患者的腹部脂肪面积，ALT 和 γ-GTP 的水平明显下降。然而，SGLT2 抑制剂带来的体重下降多大程度上参与了血压的改善呢?来源于 4 项安慰剂对照的Ⅲ期临床研究显示，2 型糖尿病使用坎格列净 26 周后，体重下降对总体血压下降的贡献大约为 40%。

（三）抗动脉粥样硬化及改善血管僵硬度

一项为期 4 周的 2 型糖尿病研究中，恩格列净单药治疗可通过减少氧化应激，在一定程度上阻断动脉粥样硬化的发生。既往研究显示，脂肪细胞分泌的细胞因子 FABP4 的升高与肥胖、胰岛素抵抗、高血压、心肾功能障碍、血脂紊乱以及心血管事件相关。研究发现，SGLT2 抑制剂坎格列净 100mg 治疗 12 周后，除了改善 T2DM 患者血糖及血脂外，还明显增加了血清 FABP4 的水平。此外，也有少量研究报道了 SGLT2 抑制剂对血脂谱的影响，包括降低甘油三酯和胆固醇、轻微升高高密度脂蛋白的作用。

动脉僵硬度的下降可带来血压的改善，并可降低中心静脉压、心肌耗氧、外周血管阻力，而收缩压和心率的乘积（RPP）是反映动脉僵硬度的综合指标，可间接反映心肌耗氧。来自两个关于糖尿病合并高血压患者的队列研究的结果显示，恩格列净治疗 12 周（n=823）或 24 周（n=2 477）后可导致脉压、平均动脉压和 RPP 指标明显下降，显著改善了血管硬化以及血管阻力。此外，SGLT2 抑制剂可抑制交感系统神经活性降低血管的僵硬度，而这可能得益于恩格列净降低了循环中的前负荷和后负荷。

（四）肾脏保护效应

肾脏微小结构单位的病变、肾脏 RAAS 系统激活和肾纤维化，都可导致高血压的发生。SGLT2 抑制剂可减轻大鼠肾脏炎症损伤，还原肾脏微血管病变结构。在一项接受恩格列净治疗的 2 型糖尿病随机临床研究中，与安慰剂比较，治疗前后患者的微量蛋白尿减少了 32%。在动物实验中，恩格列净抑制了糖尿病诱导的纤连蛋白、转化生长因子 β 等纤维化相关蛋白的表达上调。SGLT2 抑制剂还可通过抑制 CD68 巨噬细胞聚集和炎症因子的产生，防止肾脏的炎症损伤。此外研究发现糖尿病小鼠达格列净 12 周后，尿中血管紧张素Ⅱ和血管紧张素原水平明显降低，且明显抑制氧化应激标志物的表达，进而显著改善了肾脏炎性细胞浸润和间质纤维化。然而，抑制 SGLT2 的效应也不全是肾脏保护性的，SGLT2 抑制剂对肾脏的作用仍有待探索。

此外，SGLT2 抑制剂对交感神经系统、心功能和血尿酸等也有作用，这可能对血压有影响（图 2）。

三、SGLT2 抑制剂对糖尿病患者的血压影响

糖尿病患者交感神经、RAAS 系统的过度激活和肾脏病变是导致高血压的主要因素。糖尿病合并高血压患者 SBP 每下降 10mmHg，糖尿病相关并发症风险下降 12%，死亡风险下降 15%。2018 年中国高血压指南建议糖尿病患者的降压目标为 <130/80mmHg。EMPA-REG BP™ 研究发现恩格列净（10mg 和 25mg，n=825）使用 12 周后，其降低收缩压和舒张压的作用分别为：10mg 组 2.36~4.74/0.68~2.58mmHg；25mg 组 3.77~4.27/1.54~2.45mmHg，动态血压也降低，且其降压作用与是否使用了利尿剂和 ACEI/ARB 药物并无关系。4 项Ⅲ期临床试验的 RCT 研究（n=4 158）结果也显示恩格列净在 24 周后，收缩压和舒张压各自下降 3.6mmHg 和 1.3mmHg；此外，100mg 和 300mg 卡格列净分别降低收缩压 2.8mmHg 和 5.1mmHg。一项纳入 27 个 RCT 研究的荟萃分析使用卡格列净、达格列和恩格列净治疗 T2DM 患者（n=12 960）发现，与对照组比较，几种 SGLT2 抑制剂平均降低了收缩压 4mmHg 和舒张压 1.6mmHg，卡

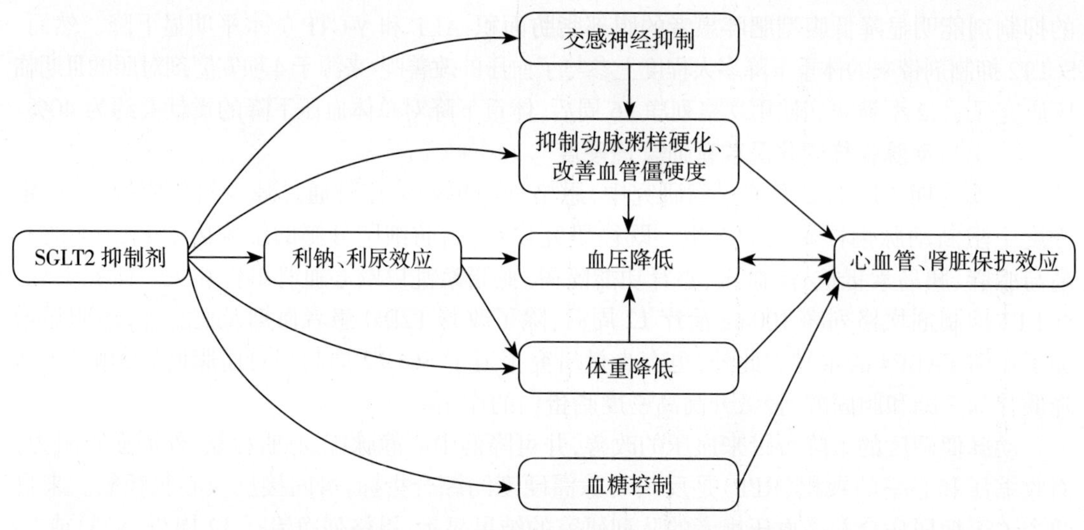

图 2 SGLT2 抑制剂降低血压和保护心肾功能的效应

格列净还呈现剂量依赖的降低收缩压效应。

四、SGLT2 抑制剂降压的临床应用

（一）药代动力学

目前已在中国上市的 SGLT2 抑制剂包括恩格列净、达格列净和卡格列净，其药代动力学参数如表 1 所示。达格列净、卡格列净和恩格列净的生物利用度虽然较低，但由于其较短的达峰时间及很强的血浆结合率，使其在保证药效浓度的同时具有较长的体内滞留时间。此外，SGLT2 抑制剂和其他药物相互作用较少，安全性较高。尽管卡格列净对 SGLT2 选择性较低，但其血浆蛋白结合率高达 98%，更多的结合型药物可持续释放出游离型药物作用于肾脏 SGLT2 靶点，进而延长药物作用时间，提高 SGLT2 抑制率；另一方面，卡格列净也可部分抑制肠道 SGLT1 从而减少糖吸收。与达格列净、卡格列净相比，恩格列净亲脂性相对较高，生物利用度相对较低，但是其对 SGLT2 的特异性较高，安全性较好。

（二）降压疗效

研究表明，SGLT2 抑制剂联合胰岛素无论加或不加其他口服降糖药物治疗 1 型和 2 型糖尿病均可降低血压，收缩压下降 3.09mmHg，舒张压下降 1.48mmHg。SGLT2 抑制剂与二甲双胍在降糖、减重方面无明显差异，而 SGLT2 抑制剂降低血压优于二甲双胍，且胃肠道不良反应发生率明显低于二甲双胍。达格列净、卡格列净、恩格列净和埃格列净对动态血压的荟萃研究结果显示，与安慰剂相比，使用 SGLT2 抑制剂可使收缩压平均下降 3.62mmHg（95%CI 2.94~4.29），舒张压下降 1.70mmHg（95%CI 1.26~2.13），且降压效果不随药物剂量改变。各 SGLT2 抑制剂对血压的影响见图 3 和图 4。基于 SGLT2 抑制剂的多靶点降压效应，甚至有人推测其对难治性高血压患者也有降压效果，但是仍然需要临床证实。

（三）CVD 风险

降低血压可显著改善 T2DM 患者 CVD 事件风险。达格列净、卡格列净和恩格列净的 CVD 风险已经在临床上被广泛研究。达格列净、卡格列净和恩格列净具有改善糖尿病患者 CVD 预后作用，其相关研究总结在表 2 中。DECLARE-TIMI 58（达格列净）、CANVAS Program

表 1 SGLT2 抑制剂药物的药代动力学参数

指标与参数	达格列净	卡格列净	恩格列净
生物利用度	78%	≈65%	≥60%
血药浓度达峰时间 /h	1.0~1.5	1.00~1.25	1.0~1.5
血清蛋白结合率	91%	98%	86.2%
药物清除半衰期 /h	12.9	13.1	12.4
稳态分布容积 /L	118	83.5	73.8
亲水参数 logP（HPLC）	2.3	3.5	1.7
对 SGLT2 的选择性	中	低	高
药物相互作用	少	少	未发现
代谢	经 UGT1A9 代谢后转化为非活性的达格列净 3-O- 葡糖苷酸	UGT1A9 和 UGT2B4 代谢生成两种无活性的 O-葡萄糖醛酸代谢物	可经 UGT1A9 等代谢后生成三种葡糖苷酸共轭物，但代谢产物少
清除	尿液排泄，少部分经粪便排泄	粪便和尿液排泄	粪便和尿液排泄，28.6%以原型药经尿排泄

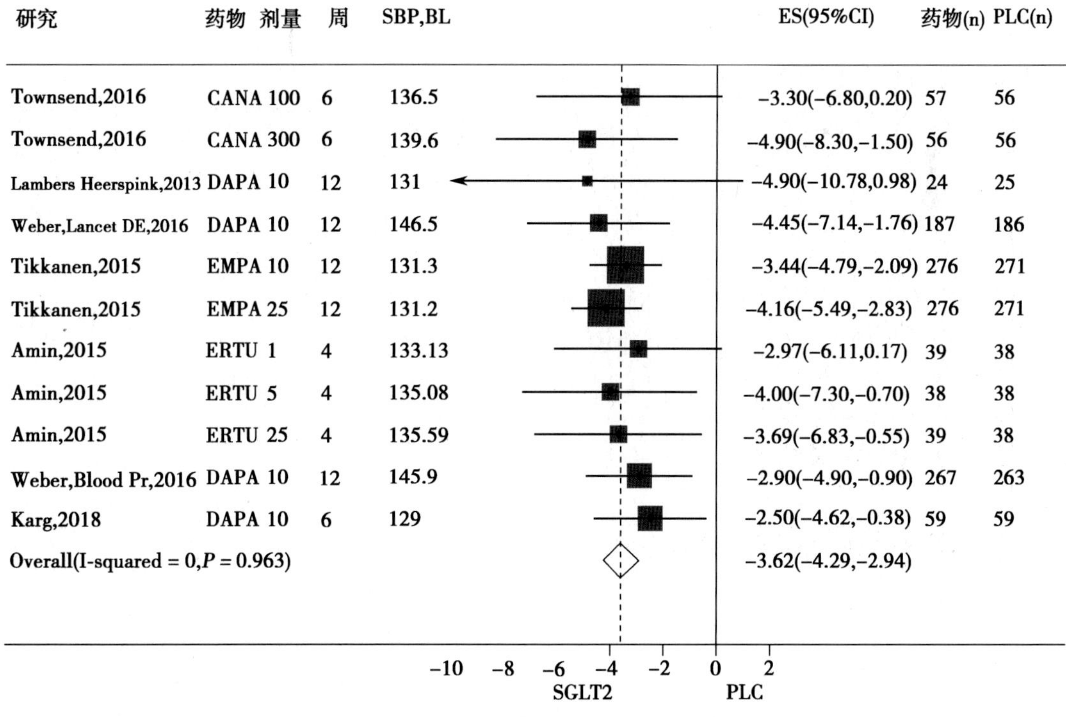

图 3 SGLT2 抑制剂对收缩压的影响

11 项 RCT 研究显示卡格列净、达格列净、恩格列净、埃格列净及不同剂量降低收缩压，并显示平均降压作用（SBP，收缩压；BL，基线血压；PLC，安慰剂；CANA，卡格列净；DAPA，达格列净；EMPA，恩格列净；ERTU，埃格列净）。

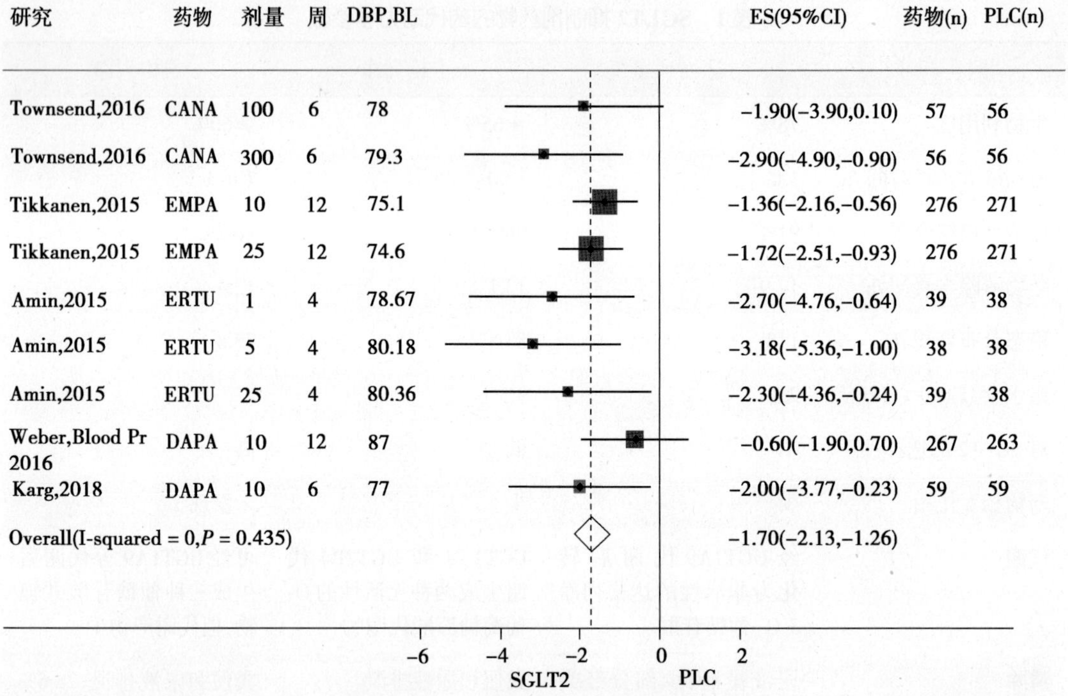

研究	药物	剂量	周	DBP,BL	ES(95%CI)	药物(n)	PLC(n)
Townsend,2016	CANA	100	6	78	−1.90(−3.90,0.10)	57	56
Townsend,2016	CANA	300	6	79.3	−2.90(−4.90,−0.90)	56	56
Tikkanen,2015	EMPA	10	12	75.1	−1.36(−2.16,−0.56)	276	271
Tikkanen,2015	EMPA	25	12	74.6	−1.72(−2.51,−0.93)	276	271
Amin,2015	ERTU	1	4	78.67	−2.70(−4.76,−0.64)	39	38
Amin,2015	ERTU	5	4	80.18	−3.18(−5.36,−1.00)	38	38
Amin,2015	ERTU	25	4	80.36	−2.30(−4.36,−0.24)	39	38
Weber,Blood Pr 2016	DAPA	10	12	87	−0.60(−1.90,0.70)	267	263
Karg,2018	DAPA	10	6	77	−2.00(−3.77,−0.23)	59	59
Overall(I-squared = 0,P = 0.435)					−1.70(−2.13,−1.26)		

图 4 SGLT2 抑制剂对舒张压的影响

9 项 RCT 研究显示卡格列净、达格列净、恩格列净、埃格列净及不同剂量降低舒张压,并显示平均降压作用(DBP,舒张压;BL,基线血压;PLC,安慰剂;CANA,卡格列净;DAPA,达格列净;EMPA,恩格列净;ERTU,埃格列净)。

(卡格列净)和 EMPA-REG Outcomes(恩格列净)研究显示,SGLT2 抑制剂降低了 T2DM 患者的血压和心力衰竭恶化住院风险,并对肾脏具有保护作用;卡格列净和恩格列净显著降低心血管不良事件(MACE)风险;尽管达格列净与安慰剂比对 MACE 风险差异无统计学意义,可能由于纳入更多未确诊动脉粥样硬化性心血管疾病(ASCVD)患者。对卡格列净、恩格列净、达格列净治疗 T2DM 患者荟萃分析显示,3 种药物的安全性均较高,不会增加患者不良反应及低血糖的发生率,仅增加生殖器感染人数,有较好的耐受性。此外,3 种药物中恩格列净耐受性和安全性可能最好,恩格列净的降压效果也更加显著。尽管之前的研究发现埃格列净可降低 T2DM 合并高血压患者血压,最新的 VERTIS CV 研究结果显示,在使用埃格列净 5/15mg 治疗的 T2DM 患者后,MACE 发生率与安慰剂组相似(11.9% *vs.*11.9%,HR=0.97,95%CI 0.85~1.11),但埃格列净可显著降低心衰住院风险 30%(2.5% *vs.* 3.6%;HR=0.7,95%CI 0.54~0.9,P=0.006)。目前,恩格列净是唯一同时降低 MACE 事件、心血管死亡和全因死亡的 SGLT2 抑制剂,恩格列净也成为 SGLT2 抑制剂中处方量最多的药物。2019 年美国心脏病学会(ACC)在心血管疾病一级预防指南中指出,在生活方式干预及使用二甲双胍的基础上,推荐将 SGLT2 抑制剂应用于伴有其他心血管危险因素的 2 型糖尿病患者(Ⅱb 推荐)。

(四)联合用药

SGLT2 抑制剂和 GLP-1 激动剂在降低血糖、体重、血压和改善心肾功能具有协同作用,SGLT2 抑制剂和 GLP-1 激动剂均改善血流动力学,降低血压、动脉僵硬度和血液黏稠性。一项前瞻性随机研究显示,达格列净联合艾塞那肽(GLP-1 激动剂)的安全性和有效性优于两种单药治疗,双重治疗可导致体重、糖尿病前期危险和收缩压的持续下降,可能在 CVD 事件

表 2 SGLT2 抑制剂降低血压和改善心血管疾病预后的研究

参数	达格列净	卡格列净	恩格列净
主要的研究	DECLARE-TIMI 58	CANVAS Program	EMPA-REG Outcomes
剂量	10mg、1 次 /d，晨服，不受进食限制	100/300mg、1 次 /d，第一餐餐前服用	10/25mg、1 次 /d，晨服，不受进食限制
样本量 / 例	17 160	10 142	7 020
平均 HbA1c 基线	8.3%	8.2%	8.1%
合并明确 ASCVD	40.6%	65.6%	99.2%
随访周期中位数 / 年	4.2	2.4	3.1
MACE［HR（95%CI）］	0.93（0.84~1.03）	0.86（0.75~0.97）	0.86（0.74~0.99）
心力衰竭住院［HR（95%CI）］	0.73（0.61~0.88）	0.67（0.52~0.87）	0.65（0.50~0.85）
蛋白尿进展［HR（95%CI）］	0.84（0.79~0.89）	0.73（0.67~0.79）	0.62（0.54~0.72）
肾脏结局［HR（95%CI）］	0.53（0.43~0.66）	0.60（0.47~0.77）	0.54（0.40~0.75）
降压效果	SBP 下降 3.0mmHg，DBP 下降 1.3mmHg	（SBP）100mg 下降 2.8mmHg；300mg 下降 5.1mmHg	（SBP/DBP）10mg：2.36~4.74/0.68~2.58mmHg；25mg：3.77~4.27/1.54~2.45mmHg

注：ASCVD：动脉粥样硬化性心血管疾病；MACE：指心血管不良事件，包括心血管死亡、非致死性心肌梗死、非致死性卒中事件。

上有更大的获益。根据 2019 年欧洲心脏学会和欧洲糖尿病研究协会（ESC/EASD）糖尿病、糖尿病前期和 CVD 管理指南，SGLT2 抑制剂和 GLP-1 受体激动剂类药物成为 CVD 或心血管高危人群的一线治疗药物。但是 SGLT2 抑制剂和 GLP-1 受体激动联合用药与单药治疗在降低血压和 CVD 改善的疗效比较，仍需要更多的临床研究验证。

（五）用药安全性

多项 RCT 结果均显示，SGLT2 抑制剂与安慰剂相比，不良反应未显著增加。研究表明，SGLT2 抑制剂的作用血糖下降至 <4.44mmol/L 时，葡萄糖几乎不再通过尿液排出，此时血糖水平不再继续下降，因此 SGLT2 抑制剂不会增加低血糖风险。目前报道的不良反应中发生率最高的是生殖、泌尿系统感染，包括真菌感染及阴囊福尼尔坏疽等。生殖器感染风险女性高于男性，尤其是绝经期、曾经有过生殖器感染史、肥胖的女性，可能与 SGLT2 抑制剂增加了尿糖的排泄，为真菌的感染提供了营养基础和糖尿病患者免疫力下降等有关。但这些感染都是轻度到中度，与安慰剂组相比引起长期住院治疗的事件也并未增加，建议注意个人外阴部卫生，适量饮水加以预防。此外，卡格列净和恩格列净不会增加尿路感染的发生率，仅达格列净轻微增加了尿路感染的人数。有研究发现，使用 SGLT2 抑制剂还可能增加骨折的风险，但随机对照试验显示卡格列净对老年糖尿病患者骨密度和骨生物标志物无显著影响，因此推测骨折可能与血容量不足引起的摔倒有关。SGLT2 抑制剂可使 eGFR 降低，但多为可逆性，对于肾功能衰竭患者应在用药开始之前可进行肾功能评估，并在用药过程中进行肾功能监测。对于 eGFR 为 45~60ml/（min·1.73m^2）的轻度肾损伤患者，SGLT2 抑制剂的使用剂量应限于起始剂量，避免增加患者肾负担；对于 eGFR 持续 <45ml（min·1.73m^2）的患者，应立即停止使用此类药物治疗。当 SGLT2 与利尿剂或 RAS 抑制剂等联合使用时，应密切关注肾功能。其他罕见的不良反应包括容量不足导致的体位性低血压、急性肾损伤、酮症酸中毒、肿瘤（膀胱癌、乳腺癌）

等。SGLT2 抑制剂存在着一定的不良反应,但是这些不良反应发生率相较于安慰剂组并无显著增加,在改善 T2DM 患者 CVD 的前提下,此类不良反应在一定范围内是可以接受的。

五、前 景

虽然目前在 SGLT2 抑制剂的高血压和 CVD 保护机制方面仍有许多问题尚未阐明,但大量已经明确 SGLT2 抑制剂对心血管和肾脏疾病具有保护效应。随着更多基础研究和循证医学的结果的出现,SGLT2 抑制剂将会是一个跨多个领域、安全性和有效性俱佳、受临床欢迎的多靶点药物,有广阔的临床应用前景。

(伍豪 祝之明)

参 考 文 献

[1] 中国高血压防治指南(2018 年修订版)[J]. 中国心血管杂志,2019,24(01):24-56.

[2] 郭清华,母义明. 降糖药物与心血管结局[J]. 中国实用内科杂志,2020,40(01):5-10.

[3] NAUCK M A,MEIER J J,CAVENDER M A,et al. Cardiovascular Actions and Clinical Outcomes With Glucagon-Like Peptide-1 Receptor Agonists and Dipeptidyl Peptidase-4 Inhibitors [J]. Circulation,2017,136(9):849-870.

[4] ZINMAN B,WANNER C,LACHIN J M,et al. Empagliflozin,Cardiovascular Outcomes,and Mortality in Type 2 Diabetes[J]. N Engl J Med,2015,373(22):2117-2128.

[5] VALLON V,THOMSON S C. The tubular hypothesis of nephron filtration and diabetic kidney disease [J]. Nat Rev Nephrol,2020,16(6):317-336.

[6] WILCOX C S. Antihypertensive and Renal Mechanisms of SGLT2 (Sodium-Glucose Linked Transporter 2) Inhibitors [J]. Hypertension,2020,75(4):894-901.

[7] ZHAO Y,GAO P,SUN F,et al. Sodium Intake Regulates Glucose Homeostasis through the PPARdelta/Adiponectin-Mediated SGLT2 Pathway [J]. Cell Metab,2016,23(4):699-711.

[8] CAI X,JI L,CHEN Y,et al. Comparisons of weight changes between sodium-glucose cotransporter 2 inhibitors treatment and glucagon-like peptide-1 analogs treatment in type 2 diabetes patients:A meta-analysis [J]. J Diabetes Investig,2017,8(4):510-517.

[9] HERAT L Y,MAGNO A L,RUDNICKA C,et al. SGLT2 Inhibitor-Induced Sympathoinhibition:A Novel Mechanism for Cardiorenal Protection [J]. JACC Basic Transl Sci,2020,5(2):169-179.

[10] 董松涛,董占军. 钠-葡萄糖共转运蛋白 2 抑制剂作用机制及临床应用研究进展[J]. 国际药学研究杂志,2017,44(09):828-834.

[11] GEORGIANOS P I,AGARWAL R. Ambulatory Blood Pressure Reduction With SGLT-2 Inhibitors:Dose-Response Meta-analysis and Comparative Evaluation With Low-Dose Hydrochlorothiazide [J]. Diabetes Care,2019,42(4):693-700.

[12] WIVIOTT S D,RAZ I,BONACA M P,et al. Dapagliflozin and Cardiovascular Outcomes in Type 2 Diabetes [J]. N Engl J Med,2019,380(4):347-357.

[13] 葛均波,霍勇,高秀芳,等. 改善心血管和肾脏结局的新型抗高血糖药物临床应用中国专家建议[J]. 中华高血压杂志,2020,28(03):225-233.

[14] ARNETT D K,BLUMENTHAL R S,ALBERT M A,et al. 2019 ACC/AHA Guideline on the Primary Prevention of Cardiovascular Disease:Executive Summary:A Report of the American College of Cardiology/American Heart Association Task Force on Clinical Practice Guidelines [J]. Circulation,2019,140(11):e563-e595.

[15] NEAL B,PERKOVIC V,MAHAFFEY K W,et al. Canagliflozin and Cardiovascular and Renal Events in Type 2 Diabetes [J]. N Engl J Med,2017,377(7):644-657.

[16] FRIAS J P,GUJA C,HARDY E,et al. Exenatide once weekly plus dapagliflozin once daily versus exenatide or dapagliflozin alone in patients with type 2 diabetes inadequately controlled with metformin monotherapy (DURATION-8):a 28 week,multicentre,double-blind,phase 3,randomised controlled trial [J]. Lancet Diabetes Endocrinol,2016,4(12):1004-1016.

[17] SCHEEN A J. An update on the safety of SGLT2 inhibitors [J]. Expert Opin Drug Saf,2019,18(4):295-311.

高血压患者血脂管理，LDL是否越低越好

随着生活方式的改变、人口的增长以及老龄化现象，高血压和高脂血症的患病率呈逐年上升趋势。高血压和以低密度脂蛋白胆固醇（LDL-C）升高为特点的血脂异常均是动脉粥样硬化性心血管病（ASCVD）的关键危险因素。高血压患者若合并LDL-C升高等其他危险因素，心血管事件的发生与死亡风险会进一步增加。我国高血压患者人群基数大，胆固醇代谢异常的流行趋势日益严重，单纯降压治疗对于心血管事件管理存在局限性，血压血脂"双达标"已成为现阶段我国心血管病防控工作的重要目标。大量临床研究显示，降低LDL-C可显著降低高危患者心血管事件的发病率，在目前最强的降胆固醇治疗可以获得的LDL-C水平，似乎LDL-C越低，心血管事件的发生风险越小。本文基于国内外权威指南和近年来大型临床研究，就高血压患者血脂管理策略和LDL-C治疗目标值等相关问题展开讨论，希望能对我国临床工作提供更具实践意义的建议。

一、高血压患者血脂异常和血脂管理的现状

2012—2015年高血压调查研究显示，年龄在18岁以上成年人高血压患病率粗率高达27.9%（标化率为23.3%），我国高血压患者约有2.45亿人。在这些患者中，对高血压的知晓率为46.9%，治疗率为40.7%，控制率只有15.3%。高血压常合并其他危险因素，其中合并血脂异常的发生率较高。一项来自全国22个省、自治区、直辖市的临床研究在对门诊高血压患者进行调查后发现，高血压患者中，61%同时患有高总胆固醇血症，81.2%合并至少1种血脂异常。"十二五"血脂异常现况调查发现，我国≥35岁高血压患者中合并至少1种血脂异常的高达41.3%，合并高甘油三酯血症、高总胆固醇血症、高LDL-C和低高密度脂蛋白胆固醇（HDL-C）血症的患者分别为18.0%、9.9%、7.8%和20.6%。

高血压和血脂异常的合并会增加临床心血管事件的风险。然而，目前我国血压和血脂的管理状况并不乐观。2012—2015年中国血脂异常现况调查表明，我国成人高血压合并血脂异常患者，血脂异常知晓率、治疗率和控制率仅为23.7%、13.0%和6.5%。2018年一项针对我国门诊血脂异常患者血压、血脂双达标情况的调查发现，我国高血压合并血脂异常的患者中，血压和LDL-C同时达标的比例仅为22.9%，血压和LDL-C的达标率分别为31.9%和60.1%。其中，合并糖尿病的患者其血压（16.8%）、LDL-C达标（46%）以及血压和LDL-C同时达标（9.3%）的比例最低。

目前我国高血压患者血脂管理的现况存在高伴发率、低知晓率、低治疗率和低控制率的问题。因此，必须重视和加强血压和血脂的双重管理，以更有效预防ASCVD，降低心血管事件的发生率与死亡率。

二、高血压患者血脂管理的意义

高血压和高胆固醇血症均为ASCVD的关键危险因素。持续的高血压可以引发血流动力学的改变，进一步导致氧化应激反应和血管炎症反应，造成内皮的损伤和血管重构。低密

度脂蛋白（LDL）颗粒通过损伤的血管内皮进入内皮下，局部的氧化应激过程使其被修饰为氧化型低密度脂蛋白（ox-LDL），后者被巨噬细胞吞噬形成泡沫细胞，这一过程是动脉粥样斑块形成的病理生理基础，而 LDL-C 和载脂蛋白 B（Apo B）是动脉粥样斑块的基本组成。高血压造成的内皮损伤和炎症反应，可促进血管内皮对 LDL-C 的摄取与通透，从而促进胆固醇在血管壁的沉积。由此可见，高血压和高胆固醇血症的相互作用共同促进 ASCVD 的进展。

临床试验证据也表明，有效血脂管理对预防高血压患者心血管事件和死亡有重要作用。ASCOT 试验纳入 10 305 例总胆固醇 <6.5mmol/L 的高血压患者，随机接受阿托伐他汀 10mg 或安慰剂治疗。结果显示，与安慰剂相比，阿托伐他汀治疗组总心血管事件发生率降低 21%，非致死性心肌梗死与致死性冠心病发病降低 36%，卒中降低 27%。2018 年 ASCOT Legacy 对 ASCOT 中的 8 580 例患者进一步随访后发现，尽管干预已经停止，相比于服用安慰剂，阿托伐他汀治疗组患者心血管死亡风险显著降低 15%，提示有效的降胆固醇治疗可以给高血压患者带来长期获益。HOPE3 研究是一项降压联合调脂治疗的大规模国际多中心临床试验，纳入了 12 705 例心血管病中危患者，研究降压药物（坎地沙坦和氢氯噻嗪）与调脂药物（瑞舒伐他汀）分别及联合治疗对终点事件（终点事件 1：心血管死亡、心肌梗死、脑卒中；终点事件 2：心血管死亡、心肌梗死、脑卒中、复苏的心搏骤停、心力衰竭和动脉血运重建术）的影响。研究显示，与安慰剂相比，单独使用降压治疗未能降低终点事件 1 和 2 的风险；他汀治疗组 LDL-C 降低 26.5%，终点事件 1 降低 24%，终点事件 2 降低 25%，心肌梗死和脑卒中风险分别减少 35% 和 30%；降压和降脂联合治疗组终点事件 1 和 2 的发生率分别降低 29% 和 28%，心肌梗死和脑卒中发生率分别减少 45% 和 44%。降压联合降脂在降低心血管事件方面显示出显著的协同作用。

因此，对于高血压合并血脂异常患者，在降压治疗的同时接受降胆固醇治疗可以实现更大的心血管获益。

三、LDL-C 的管理原则：是否越低越好

ASCVD 发病与众多的心血管危险因素相关，其中最核心的致病因素就是以 LDL-C 升高为主的高胆固醇血症。因此，降低 LDL-C 是防治 ASCVD 的重中之重，已被指南列为降脂治疗的首要靶标。

大量研究表明，降低 LDL-C 可以显著减少心血管事件的发生。2020 年一项大型荟萃分析，纳入了 52 项随机对照试验，共 327 037 例患者，评估降脂药［他汀类、依折麦布和前蛋白转化酶枯草杆菌素 K9（PCSK9）抑制剂］对于心血管病因死亡、非致死性心肌梗死、非致死性卒中和冠状动脉血运重建等主要心血管事件的影响。结果显示，患者的 LDL-C 每降低 1mmol/L，主要心血管事件的相对风险降低 19%；LDL-C 基线水平不同的患者，其风险降低幅度没有显著差异。遗传学研究也发现，低 LDL-C 与较低的心血管风险相关。Brian 等使用与低 LDL-C 水平和低收缩压相关的遗传变异作为筛选工具，评估和量化遗传导致的低 LDL-C 和低收缩压与心血管疾病风险之间的联系。结果显示，与普通受试者相比，遗传性低 LDL-C 的受试者（LDL-C 比对照组降低 14.7mg/dl）主要冠状动脉事件（冠状动脉死亡、心肌梗死或冠状动脉血运重建）风险降低 27%；遗传性低 LDL-C 和低收缩压的受试者（LDL-C 降低 13.9mg/dl，收缩压降低 3.1mmHg）主要冠状动脉事件降低 39%。

此外，较低水平 LDL-C 带来的心血管获益并不伴随着其他不良事件的增加。Sabatine 等的荟萃分析显示，在 LDL-C 已经降至 1.8mmol/L（70mg/dl）以下的患者中，继续降低 LDL-C 仍然可以进一步降低心血管事件的风险。非他汀类药物组（依折麦布和 PCSK9 抑制剂）的

主要心血管事件的风险进一步下降21%。在LDL-C从1.6mmol/L（63mg/dl）降至0.5mmol/L（21mg/dl）的患者中，主要心血管事件风险降低程度也是一致的，LDL-C的降低与严重不良事件、肌痛或肌炎、转氨酶水平升高、新发糖尿病、出血性卒中或癌症的风险无统计学关联。大型Ⅲ期临床试验FOURIER研究表明，在服用他汀和依折麦布基础上，PCSK9抑制剂依洛尤单抗可使LDL-C水平进一步下降59%（中位水平30mg/dl），使主要心血管事件减少15%，且与认知功能障碍、肝酶升高、横纹肌溶解或新发糖尿病的风险增加无统计学关联。

然而，也有研究表明伴随着LDL-C的低水平，某些不良事件的发生率可能会相应增加。2020年一项大规模多中心的队列研究纳入我国16个省、自治区、直辖市137 884名受试者，结果显示LDL-C降低可能增加癌症的风险。与LDL-C≥3.37mmol/L（130mg/dl）相比，LDL-C<1.8mmol/L（70mg/dl）的参与者癌症风险增加48%，LDL-C在1.8~2.6mmol/L（70~100mg/dl）者癌症风险增加21%，其中肝癌风险增加113%；LDL-C>2.6mmol/L（100mg/dl）者癌症风险无显著增加。另外，合并糖尿病时，若LDL-C<2.6mmol/L（100mg/dl），会增加42%癌症风险，肝癌风险增加115%。但由于该研究的中位随访时间只有3.8年，在观察期间出现癌症表现的患者很有可能在入组时已经存在亚临床癌症。此外，该研究也未纳入患者基线服用降脂药物的情况。然而更多研究表明，他汀类治疗引起的胆固醇降低并不增加癌症的发生风险。一项队列研究随访服用他汀和未服用他汀的患者平均4.6年和4.7年，发现两组之间的癌症发病风险不存在显著差异（HR=1.04，95%CI 0.99~1.09）。另外，服用他汀药物还可以降低癌症患者的死亡率。2017年一项荟萃分析发现，与未服用他汀的患者相比，服用他汀的癌症患者全因死亡率降低30%，癌症相关死亡率降低40%。因此，他汀药物治疗的降LDL-C作用并不会增加癌症的风险。另外，有研究发现使用PCSK-9抑制剂且LDL-C<0.65mmol/L（25mg/dl）的患者，发生白内障的风险是LDL-C≥0.65mmol/L患者的3倍，PCSK9抑制剂长期治疗的安全性仍值得关注。

尽管大规模荟萃分析得出了LDL-C的下降水平与心血管获益的正向关系，但试验与实际临床实践之间的潜在差异不可忽略。实际临床实践中他汀药物相关的不良反应经常被报道，且降脂药物的依从性也并不理想，中断治疗的情况时有发生。此外，FOURIER研究中纳入的均为高危及以上患者，80%以上曾有心肌梗死、缺血性卒中等心血管疾病，合并多个危险因素。在心血管事件风险越高危的患者，他汀治疗后把LDL-C水平降得越低，心血管事件降低的幅度也越大，但这种治疗的获益程度并不能推论到低中危患者。

综上，尽管现有证据显示，在药物治疗后能够得到的最大幅度LDL-C下降，并不伴随着严重不良事件的显著增加，但也无证据表明LDL-C越低越好。因此，在对高血压患者进行血脂管理时，不应盲目追求LDL-C数值上的降低。目前血脂管理以“分层治疗”为原则，在降脂治疗前，需要对高血压患者进行心血管病危险分层，通过危险分层决定降低LDL-C的目标值和降幅。危险程度越高的患者，其LDL-C目标值越低；对于低中危的患者，将LDL-C维持在指南建议的目标值即可。

四、高血压患者血脂管理策略

（一）心血管危险分层

心血管病危险分层是确定患者血脂管理目标值以及强度的主要依据。心血管病的危险度不仅取决于某一危险因素的严重程度，还取决于患者同时存在危险因素的种类和数目。因此，对患者进行危险性评估，依据危险分层进行个体化的血脂控制，是现阶段血脂管理的主要策略。依据《中国胆固醇教育计划调脂治疗降低心血管事件专家建议（2019）》，可以将高血压患者根据其合并的危险因素数量、ASCVD 的特点等，分为超高危、极高危、高危和低 / 中危（表 1）。仅有高血压或者合并 1 种危险因素的患者为低 / 中危患者；高血压合并 2 种以上的危险因素为高危患者；高血压合并糖尿病被认为是极高危患者。高血压 ASCVD 的患者均为极高危人群，其中高血压合并急性冠脉综合征、多支血管病变、多血管床病变、家族性高胆固醇血症等属于超高危人群，即使充分治疗的基础上，超高危患者未来 10 年心血管风险仍高达 30% 以上。

表 1　高血压患者心血管病危险分层及 LDL-C 目标值

危险分层	危险因素	LDL-C 目标值
超高危	高血压合并 ASCVD，并发： 冠状动脉多支血管病变 LDL-C≥4.9mmol/L（190mg/dl） 近期急性冠脉综合征 复发的 ASCVD 事件 糖尿病 多血管床动脉粥样硬化性血管疾病	<1.4mmol/L（55mg/dl）或较基线水平降低≥50%
极高危	ASCVD 高血压合并糖尿病	<1.8mmol/L（70mg/dl）或较基线水平降低≥50%
高危	高血压合并 2 个以上危险因素 *	<2.6mmol/L（100mg/dl）
低 / 中危	高血压或合并 1 个危险因素 *	<3.4mmol/L（130mg/dl）

* 其他危险因素包括年龄、吸烟、LDL-C、体重指数（BMI）和心血管疾病家族史等。ASCVD：动脉粥样硬化性心血管病；LDL-C：低密度脂蛋白胆固醇。

（二）LDL-C 目标值

LDL-C 是高血压患者血脂管理的主要靶标。依据临床试验的结果，极高危和超高危的患者 LDL-C 目标值越低，其心血管获益越大。在平衡获益和风险后，指南推荐的 LDL-C 目标值为：超高危患者 LDL-C 应降至 1.4mmol/L 以下；极高危和高危患者 LDL-C 目标值分别为 1.8mmol/L 和 2.6mmol/L；中危及低危患者目标值为 3.4mmol/L（表 1）。对于危险分层为中危及以上的高血压患者，均应立即启动降脂药物治疗，降压降脂联合治疗，争取血压和 LDL-C“双达标”。

（三）生活方式调整

高血压和血脂异常均与不良生活方式有着密切的关系，生活方式调整适合所有高血压合并血脂异常的患者。生活方式干预包括限盐、健康饮食、规律运动、减重、戒烟限酒和减轻心理压力等。

（四）降脂药物选择

1. 他汀类　他汀类药物是降脂治疗的基石。大型荟萃分析结果显示，使用他汀药物的患者 LDL-C 每降低 1mmol/L，主要心血管事件的风险下降 22%。如前所述，ASCOT 和 HOPE3 研究都证实了他汀类药物在高血压患者中的临床获益。同时，越早启动降脂治疗，心血管获益越大。对初次发现 LDL-C 高于各危险分层目标值的患者，应采用中等强度的他汀类药物治疗，治疗 4~6 周后复查血脂。对于极高危和超高危患者，若单用他汀类药物不能使 LDL-C 达标，可以联用胆固醇吸收抑制剂，必要时加用 PCSK9 抑制剂。由于中国人群对他汀的耐受力比欧美人群差，开始服药后应严密观察。服药后若患者出现肌无力或者肌痛，应暂时停药；治疗开始后 4~6 周检查肝功能、肌酸激酶和血脂谱，若患者肌酸激酶超过正常上限 5 倍或肝酶超过正常上限 3 倍也应停药。若患者持续不耐受他汀类药物，可试用血脂康联合依折麦布或采用 PCSK9 抑制剂治疗。

2. **胆固醇吸收抑制剂** 这类药物作用于小肠绒毛的刷状缘，通过抑制肠道胆固醇的吸收，增加肠道胆固醇排泄，从而降低血总胆固醇和 LDL-C。单独给药降胆固醇作用较弱，但在他汀治疗的基础上，依折麦布可使胆固醇进一步降低 15%~20%，显著高于他汀类药物剂量倍增的降胆固醇作用(仅 5%~6%)。IMPROVE-IT 研究发现，与单独使用辛伐他汀相比，辛伐他汀联合依折麦布在进一步降低 LDL-C 的同时，显著降低心血管死亡、心肌梗死、卒中联合终点，且依折麦布治疗的耐受性和安全性良好，对于单用他汀类药物治疗后 LDL-C 不达标的患者，应首先联用依折麦布强化降脂。

3. **前蛋白转化酶枯草杆菌素 K9(PCSK9)抑制剂** PCSK9 抑制剂的临床应用，为进一步降低 LDL-C 提供了可能。该类药物通过降低体内 PCSK9 水平，延长肝细胞膜表面 LDL 受体的寿命，促进其对 LDL 颗粒的摄取，加速 LDL-C 在肝脏的清除，发挥强大的降胆固醇作用。PCSK9 抑制剂可在服用他汀(± 依折麦布)基础上，使 LDL-C 水平进一步下降约 60%。FOURIER 和 ODYSSEY 研究表明，在他汀治疗基础上，PCSK9 抑制剂可使极高危患者主要心血管事件风险降低 15%，且安全性良好。对于 LDL-C 持续不能达标或者不耐受他汀类药物的患者，可以考虑联用或单用 PCSK9 抑制剂。

4. **单片复方制剂** 除了不良反应，降压降脂的依从性不理想也是临床上面临的关键问题。研究发现，药物种类越少，降脂和降压治疗启动的时间间隔越短，则治疗依从性越好。因此，单片复方制剂在高血压合并高脂血症的患者治疗中具有优势，可以有效改善综合干预的依从性和疗效。

目前临床上可以获得的、用于高血压合并高胆固醇血症的单片复方制剂包括降压药物与他汀类药物的联合，以及他汀与依折麦布的联合，可根据患者的需要进行选择。同时通过生活方式干预，以危险分层为依据，分层管理，长期监测，争取血压血脂“双达标”。

五、小　　结

我国高血压和血脂异常伴发率高，但现阶段血压、血脂达标率低，血脂管理距指南要求相差甚远。因此，对高血压患者的血脂管理任重道远。

LDL-C 是降脂治疗的关键靶点，但并非越低越好。虽然 LDL-C 的降低可以减少心血管事件的风险，但在不同危险程度的患者，治疗获益的程度存在差别。因此，应依据患者总体心血管危险分层采取不同强度的降胆固醇治疗。心血管危险级别越高的患者，其 LDL-C 目标值越低；而对低危或中危的高血压患者，达到 LDL-C 治疗目标后即可长期维持用药，无需强化降脂。他汀类药物是降 LDL-C 的首选药，与降压药联合，在高血压人群中有明确的心血管获益。在单用他汀类药物治疗 LDL-C 不能达标的患者，可加用胆固醇吸收抑制剂，必要时应采用 PCSK9 抑制剂治疗。

(谢子嫣　严晓伟)

参考文献

[1] WANG Z, CHEN Z, ZHANG L, et al. Status of Hypertension in China: Results From the China Hypertension Survey, 2012-

2015 [J]. Circulation, 2018, 137(22): 2344-2356.

[2] 李苏宁,张林峰,王馨,等. 2012—2015 年我国≥35 岁人群血脂异常状况调查[J]. 中国循环杂志, 2019, 34(7): 681-687.

[3] WANG N, FULCHER J, ABEYSURIYA N, et al. Intensive LDL cholesterol-lowering treatment beyond current recommendations for the prevention of major vascular events: a systematic review and meta-analysis of randomised trials including 327 037 participants [J]. Lancet Diabetes Endocrinol, 2020, 8(1): 36-49.

[4] SABATINE M S, WIVIOTT S D, IM K, et al. Efficacy and Safety of Further Lowering of Low-Density Lipoprotein Cholesterol in Patients Starting With Very Low Levels: A Meta-analysis [J]. JAMA Cardiol, 2018, 3(9): 823-828.

[5] SABATINE M S, GIUGLIANO R P, KEECH A C, et al. Evolocumab and Clinical Outcomes in Patients with Cardiovascular Disease [J]. N Engl J Med, 2017, 376(18): 1713-1722.

[6] SCHWARTZ G G, STEG P G, SZAREK M, et al. Alirocumab and Cardiovascular Outcomes after Acute Coronary Syndrome[J]. N Engl J Med, 2018, 379(22): 2097-2107.

[7] 刘军,赵冬,李红娟,等. 中国 22 省市门诊高血压患者血脂异常的患病现况[J]. 中华心血管病杂志, 2012, 39(增刊): 157.

[8] YAN X, LI Y, DONG Y, et al. Blood pressure and low-density lipoprotein cholesterol control status in Chinese hypertensive dyslipidemia patients during lipid-lowering therapy [J]. Lipids Health Dis, 2019, 18(1): 32.

[9] SEVER P, DAHLOF B, POULTER N, et al. Potential synergy between lipid-lowering and blood-pressure-lowering in the Anglo-Scandinavian Cardiac Outcomes Trial [J]. Eur Heart J, 2006, 27(24): 2982-2988.

[10] GUPTA A, MACKAY J, WHITEHOUSE A, et al. Long-term mortality after blood pressure-lowering and lipid-lowering treatment in patients with hypertension in the Anglo-Scandinavian Cardiac Outcomes Trial (ASCOT) Legacy study: 16-year follow-up results of a randomised factorial trial [J]. Lancet, 2018, 392(10153): 1127-1137.

[11] YUSUF S, LONN E, PAIS P, et al. Blood-Pressure and Cholesterol Lowering in Persons without Cardiovascular Disease [J]. N Engl J Med, 2016, 374(21): 2032-2043.

[12] FERENCE B A, BHATT D L, CATAPANO A L, et al. Association of Genetic Variants Related to Combined Exposure to Lower Low-Density Lipoproteins and Lower Systolic Blood Pressure With Lifetime Risk of Cardiovascular Disease [J]. JAMA, 2019, 322(14): 1381-1391.

[13] LI M, LU J, FU J, et al. The association and joint effect of serum cholesterol, glycemic status with the risk of incident cancer among middle-aged and elderly population in china cardiometabolic disease and cancer cohort (4C)-study [J]. Am J Cancer Res, 2020, 10(3): 975-986.

[14] MARELLI C, GUNNARSSON C, ROSS S, et al. Statins and risk of cancer: a retrospective cohort analysis of 45,857 matched pairs from an electronic medical records database of 11 million adult Americans [J]. J Am Coll Cardiol, 2011, 58(5): 530-537.

[15] MEI Z, LIANG M, LI L, et al. Effects of statins on cancer mortality and progression: A systematic review and meta-analysis of 95 cohorts including 1,111,407 individuals [J]. Int J Cancer, 2017, 140(5): 1068-1081.

[16] ROBINSON J G, ROSENSON R S, FARNIER M, et al. Safety of Very Low Low-Density Lipoprotein Cholesterol Levels With Alirocumab: Pooled Data From Randomized Trials [J]. J Am Coll Cardiol, 2017, 69(5): 471-482.

[17] 中国胆固醇教育计划(CCEP)工作委员会,中国医疗保健国际交流促进会动脉粥样硬化血栓疾病防治分会,中国老年学和老年医学学会心血管病分会,等. 中国胆固醇教育计划调脂治疗降低心血管事件专家建议(2019) [J]. 中华内科杂志, 2020, 59(1): 18-22.

[18] YUSUF S, BOSCH J, DAGENAIS G, et al. Cholesterol Lowering in Intermediate-Risk Persons without Cardiovascular Disease [J]. N Engl J Med, 2016, 374(21): 2021-2031.

[19] HPS2-THRIVE Collaborative Group. HPS2-THRIVE randomized placebo-controlled trial in 25 673 high-risk patients of ER niacin/laropiprant: trial design, pre-specified muscle and liver outcomes, and reasons for stopping study treatment [J]. Eur Heart J, 2013, 34(17): 1279-1291.

[20] CANNON C P, BLAZING M A, GIUGLIANO R P, et al. Ezetimibe Added to Statin Therapy after Acute Coronary Syndromes [J]. N Engl J Med, 2015, 372(25): 2387-2397.

[21] CHAPMAN R H, BENNER J S, PETRILLA A A, et al. Predictors of adherence with antihypertensive and lipid-lowering therapy [J]. Arch Intern Med, 2005, 165(10): 1147-1152.

中青年高血压治疗及管理策略

一、概　　述

高血压在全球范围内呈现流行态势，是导致动脉硬化性心血管疾病（ASCVD）的主要危险因素。近年来中青年人群中高血压患病率不断攀升，此外还有大量人群处于高血压前期（正常高值），成为临床高血压的“后备军”。我国多省市心血管病前瞻性队列研究长达 15 年以上的随访发现，若不进行干预，65% 的基线血压正常高值人群进展为高血压，心血管疾病风险明显增加。而瑞典一项针对接受征兵体检的超百万青年男性长达 24 年的随访研究同样发现，青年人群血压升高，尤其是舒张压升高与心血管死亡及全因死亡风险增加相关。这些数据表明，为减少 ASCVD 负担，应高度重视中青年高血压及高血压前期管理。

长期以来，临床主要聚焦老年、高危人群的高血压管理。既往开展的降压随机对照试验多纳入上述高危的受试者，中青年高血压患者降压改善预后的证据相对匮乏。然而临床流行病学已经证实，中青年血压升高与心血管疾病风险增加关系密切。高血压尽早干预可以避免进展到严重阶段、减少靶器官损伤；而后者一旦发生，若不治疗通常很难逆转。中青年高血压发生、发展的病理生理过程与老年高血压患者有所不同，用于老年高血压患者的降压药物及策略在中青年高血压个体上往往效果不佳。此外，中青年高血压患者尽管短期心血管风险较老年人低，但由于预期寿命长，长期、终生风险仍然较高。

中青年高血压管理的需求远未被满足。我国中青年高血压的知晓率、治疗率和控制率（“三率”）均亟待改善。2009—2010 年一项全国调查数据显示，≥60 岁、45~59 岁及 18~44 岁男性（女性）的高血压知晓率分别为 52.1%（62.0%）、37.9%（51.3%）和 20.8%（38.0%）；其中，44.2%（54.5%）、29.8%（43.2%）和 12.0%（27.3%）的患者进行了降压治疗；11.7%（14.8%）、8.0%（9.9%）和 4.3%（9.1%）的患者得到了控制。中青年高血压“三率”低下问题尤为突出。

临床中面对中青年高血压患者，如何对进行评估？如何选择降压治疗策略？如何进行系统管理、控制心血管疾病风险？

应对这些问题，需结合中青年高血压发生发展的病理生理、临床特征以及临床证据与专家经验，制定优化、可实施的诊疗方案。近期《中国中青年高血压管理专家共识》发表，为中青年高血压的临床管理提供了重要参考。

二、中青年高血压的病理生理与临床特征

（一）病理生理

不同于老年高血压，中青年高血压患者外周阻力增加，但大动脉弹性多无明显异常。

交感神经系统（SNS）激活是中青年高血压发生、发展的重要机制。在高血压的早期阶段，中青年血压升高常伴发心率增快，后者是 SNS 激活的生物学标记物之一。Goldstein 等针对 78 项研究的汇总分析发现，40 岁以下的高血压患者相对于同年龄层正常血压人群，有交感神经过度激活证据的占 64%；而年龄≥40 岁的高血压患者相对于正常血压者交感过度激活

的比例仅为23%，提示青年患者中SNS过度激活更加常见。

肾素-血管紧张素系统（RAS）激活对于中青年高血压发生、发展的至关重要。在合并肥胖、代谢综合征的高血压患者中更为显著。国内一项研究纳入原发性高血压患者158例，根据年龄分为≤50、50~60和>60岁3组，结果发现血浆肾素活性、血管紧张素Ⅱ水平随着年龄增长而逐渐下降。该研究结果提示，中青年与老年原发性高血压患者RAS水平不同，患者越年轻，RAS水平越高。RAS激活可能是中青年原发性高血压的重要发病机制。

中青年高血压SNS及RAS激活，应用抑制SNS的药物如β受体阻滞剂及RAS抑制剂如血管紧张素转化酶抑制剂（ACEI）或血管紧张素受体阻滞剂（ARB）有助于中青年高血压的控制。

（二）临床特征

1. **症状不典型** 多数中青年高血压患者无明显症状。

2. **轻度高血压居多** “中国高血压调查”2012—2015年的数据显示，轻度高血压在18~44岁年龄段高血压人群中占比达74.3%，45+64岁年龄段为56.7%，而65岁及以上仅为49%。

3. **以舒张压升高为主** 中青年高血压多以舒张压升高为主，或表现为单纯舒张期高血压。可能的机制在于中青年高血压患者动脉弹性尚好，舒张期动脉弹性储器作用相对正常，可以从增加的心脏每搏输出量吸收更多的压力，导致总的外周阻力增加、舒张压升高；而大动脉僵硬度不重，因而收缩压无明显升高。多重危险因素干预试验（MRFIT）22年的随访研究显示，即使收缩压不高（<120mmHg），心血管死亡风险也会随舒张压升高而显著增加。

4. **合并超重/肥胖及代谢异常比例高** 在中青年高血压患者中，不健康的生活方式相关疾病如超重/肥胖、血脂异常、糖代谢紊乱、高尿酸血症等发生率高，导致心血管风险聚集。

5. **家庭自测血压比例低** 因工作、社交等原因，中青年高血压患者在家庭中实施血压监测的比例偏低。中青年血压监测不足，是血压控制率偏低的影响因素。

6. **治疗依从性差、血压控制率低** 中青年高血压患者由于工作繁忙、生活压力大、担心降压药物带来不良影响等，降压治疗不积极，常自行减药、停药，治疗依从性差，导致控制率低下。

三、诊断与评估

中青年高血压多数仍为原发性，但确立诊断前需除外继发性高血压。常见病因包括肾实质疾病、肾动脉狭窄、原发性醛固酮增多症、皮质醇增多症及阻塞性睡眠呼吸暂停综合征等。对于血压显著升高、有自发或利尿剂诱发的低钾血症怀疑原发性醛固酮增多症者，如果有条件，应在启动降压治疗前行醛固酮-肾素活性比值（ARR）测定，根据结果酌情选择影像学评估。此外，对于女性患者，还需注意有无药物如甘草、激素、非甾体抗炎药及避孕药诱发的高血压。

中青年高血压患者血压的正确测量和心血管风险评估是启动治疗的重要依据。

（一）血压测量

准确的血压测量是诊断中青年高血压的前提和基础。除了传统的诊室血压测量外，应积极开展动态血压监测（ABPM）或家庭血压监测（HBPM）等“诊室外”血压测量。ABPM24小时平均血压≥130/80mmHg或HBPM白天平均血压≥135/85mmHg可以诊断高血压。

诊室血压测量依然是当前高血压诊断的“金标准”。但仅采用诊室血压测量无法对“白大衣高血压”及“隐蔽性高血压”做出准确判定，而这两种情况在中青年高血压患者中并不少见。因而对于初诊患者，如诊室血压升高，建议有条件者进行ABPM或HBPM进一步确定高血压诊断。积极开展 HBPM，通过自测了解血压动态变化，有助于从患者及医生层面消除治疗惰性、及时调整治疗方案及治疗强度、改善血压控制。

（二）总体心血管风险评估

中青年高血压患者多为轻度（Ⅰ级）高血压。相对于老年人群，高血压病程短、在发病初期高血压介导的器官损害（HMOD）害轻、并发症少，心血管风险多处于低、中危水平。然而近年来中青年高血压患者伴发肥胖、糖脂代谢紊乱的比例逐渐增加，中青年高血压人群的心血管风险有所上升。因而需要积极进行风险评估，依据血压水平和总体心血管风险制定相应的治疗策略。

尽管中青年高血压患者短期（5~10 年）不高，但长期（>10 年）及终生风险并不低。美国一项研究对 61 585 例既往无心血管病的中年个体进行长达 14 年的随访，结果发现，55 岁中年后血压升高进展为高血压者，继发心血管病终生风险高达 42%~69%，而血压维持或降至正常者，心血管病终生风险仅为 22%~41%。中青年高血压管理中，需重视长期及终生风险评估。

（三）其他检查

中青年高血压患者初诊时需行常规尿检、血糖、血脂、电解质、肝肾功能及心电图检查；此外还应酌情评估 HMOD 如左室肥厚、微量白蛋白尿等。

四、降 压 治 疗

对于 2~3 级高血压、合并 CVD 或 CVD 高危的高血压患者，降压药物治疗应与生活方式干预同时进行。对于无合并症的 1 级高血压患者应在医患双方协商共同决策的前提下，酌情考虑降压药物治疗。

中青年高血压降压治疗应遵循如下原则：及早干预，生活方式干预和药物治疗并举，血压平稳达标并综合管理肥胖、血脂异常、血糖升高等其他可逆转的心血管危险因素，最大限度降低心脑血管并发症的发生和死亡风险。

（一）降压目标

尽管最佳血压目标水平尚有争议，但结合近期临床试验的结果及新近国内外指南的推荐，对于无合并症的普通中青年高血压患者，建议将血压降至 140/90mmHg 以下；如能耐受，可以进一步降至 130/80mmHg 以下。对于合并糖尿病、心力衰竭的中青年高血压患者，血压应控制在 130/80mmHg 以下，或参考相关疾病指南个体化制定降压目标水平。

中青年高血压患者应在数周内将血压降至目标水平。

（二）非药物治疗

生活方式干预是改善血压控制的重要策略。低盐、低脂、戒烟、运动等健康生活方式费用 - 效益比更佳，比药物治疗更符合卫生经济学，对于中青年高血压患者尤为重要，应尽早启动，长期坚持。

具体如下：

1. **限制钠盐** 每日食盐总量不超过 6g，并适当增加富含钾离子的食物，如新鲜水果、蔬菜及豆类的摄入。

2. **控制体重** 体重指数 BMI<24kg/m^2；腰围男性 <90cm，女性 <85cm。

3. **不吸烟** 戒烟并远离二手烟。

4. **限制饮酒** 每日酒精摄入量男性 <25g，女性 <15g。

5. **体育锻炼** 有氧运动，如步行、慢跑、骑车、游泳等，每日体力活动 30 分钟以上，每周

5~7 次。

6. 减轻精神压力，保持心理平衡。

（三）药物治疗

中青年高血压患者如血压仅轻度升高（160/100mmHg 以下，1 级高血压），可在生活方式干预数周后，如血压仍未达标再启动药物降压治疗；如血压超过 160/100mmHg（2 级或 3 级高血压）、心血管疾病高危患者应立即启动药物降压治疗。

中青年高血压患者服药依从性差，易漏服，优先考虑使用每日一次、降压作用持续 24 小时的长效降压药物以减少血压波动。

指南推荐的 5 大类降压药物，包括利尿剂、β 受体阻滞剂、钙拮抗剂（CCB）、血管紧张素转换酶抑制剂（ACEI）及血管紧张素Ⅱ受体拮抗剂（ARB）原则上均可作为中青年高血压初始的药物治疗选择。然而应当指出的是，尽管缺乏 5 大类降压药物大样本、“头对头”比较心血管获益的临床试验证据，但有限的随机对照研究仍发现上述 5 大类降压药物对于中青年高血压的降压疗效存在一定的差异，ACEI 与 β 受体阻滞剂优于噻嗪类利尿剂及 CCB。此外，在临床实践中也发现利尿剂、CCB 对于舒张压的控制，尤其是单纯舒张期高血压效果不佳。因而有必要基于中青年高血压的病生理机制选择适宜的降压药物及降压策略，以实现对中青年高血压的有效控制。

英国高血压学会（BHS）早先曾根据不同年龄高血压的病理生理提出了初始降压药物选择的“AB/CD”法则，即初始降压应在肾素抑制剂（ACEI/ARB 或 β 受体阻滞剂）和容量抑制剂（CCB 或利尿剂）两类药物中择其一，前者适用于 55 岁以下中青年高血压，而后者适用于 55 岁以上的高血压患者。

β 受体阻滞剂直接抑制 SNS 活性，同其他药物一样可以有效治疗中青年高血压并减少心血管事件。既往曾有汇总分析显示，β 受体阻滞剂预防脑卒中不及 CCB 及 ARB。在 2006 年英国 NICE 及 2013 年美国 JNC 8 高血压指南中，β 受体阻滞剂不再作为一线的降压药物。主要原因在于“氯沙坦干预降低终点事件”（LIFE）试验及“盎格鲁 - 斯堪的纳维亚心脏结局试验”（ASCOT）研究发现，阿替洛尔单药或以此为基础联合噻嗪类利尿剂在合并左室肥厚或高危高血压患者中预防卒中或心血管疾病的作用不及氯沙坦或氨氯地平为基础的治疗。然而 β 受体阻滞剂是异质性较大的一类降压药物，上述结果不宜简单外推至阿替洛尔以外的其他 β 受体阻滞剂，尤其是高选择性 $β_1$ 受体阻滞剂以及具有血管扩张或抗氧化作用的 β 受体阻滞剂，如比索洛尔、美托洛尔、卡维地洛等。2018 年欧洲和中国高血压指南仍推荐 β 受体阻滞剂同其他降压药物一样，可作为降压治疗的初始选择。这对于中青年高血压尤为重要，尤其适用于存在显著 SNS 激活证据，如静息心率增快（>8 次 /min）的患者。当前伴随社会 - 经济转型，年轻人面临更大压力，不可避免增加 SNS 激活，在年轻的高血压患者中更为显著。国内一项超过 11 万高血压患者的大型调查发现，38.2% 的无合并症的高血压患者静息心率≥80 次 /min；年轻的高血压患者、未服用 β 受体阻滞剂的患者心率更快。由于对糖、脂代谢潜在的不良影响，对于合并糖尿病或代谢综合征的高血压患者，β 受体阻滞剂与利尿剂合用需谨慎。但 β 受体阻滞剂可以用于年轻的高血压患者，尤其是有明显 SNS 激活（如静息心率 >80 次 /min），或合并冠心病、慢性心力衰竭等临床情况的患者。

RAS 抑制剂（包括 ACEI 及 ARB）具有明确的降压及靶器官保护作用，可以作为中青年高血压的起始降压药物。一项纳入 20 项高血压临床试验的汇总分析显示，ACEI 降低全因死亡优于安慰剂及其他降压药物。而随后的一项汇总分析发现，当消除临床试验中降压药物间的血压差异后，无论 ACEI 还是 ARB，对于主要心血管终点预后的影响与其他类型降压药物无显著差别。2011 年英国高血压指南推荐年龄 <55 岁高血压患者起始采用 ACEI（不能耐受时使用 ARB）降压。2013 年美国社区高血压指南推荐无合并症、年龄 <60 岁的 1 级高血压患者（非黑种人）起始采用 ACEI 或 ARB 降压。研究发现，当存在肥胖、血脂异常、吸烟等危险因素时，RAS 激活更加显著。RAS 抑制剂对于此类患者尤为适用。需注意的是，RAS 抑制剂包括 ACEI 及 ARB，具有潜在致畸风险，不宜用于计划怀孕或育龄期的中青年女性高血压患者。在此情况下，β 受体阻滞剂尤其是拉贝洛尔，可以作为替代降压的优先选择。

中青年高血压人群血压控制并不理想。流行病学调查研究显示，我国 60 岁以下中青年高血压患者近 6 成血压未控制。因而有必要尽早启动优化的联合降压方案，特别是对单药控制不佳的 CVD 高危高血压患者。若无禁忌，联合用药应以 RAS 抑制剂为基础，联合二氢吡啶类 CCB 或噻嗪类利尿剂；也可以 β 受体阻滞剂为基础，联合二氢吡啶类 CCB 或噻嗪类利尿剂。但需注意的是，β 受体阻滞剂和利尿剂联合有潜在代谢风险，应慎用于合并代谢综合征或糖尿病的患者。对于舒张压升高（包括 IDH）合并心率增快者（如静息心率 >80 次 /min），也可以 RAS 抑制剂与 β 受体阻滞剂联用。上述联合方案的固定复方制剂有助于增加治疗依从性，可优先考虑。不建议 ACEI 与 ARB 联用（图 1）。

需指出的是，上述推荐适用于无合并症 / 并发症的普通中青年高血压患者，对于伴发糖尿病、慢性肾病、冠心病、心力衰竭等临床情况，应依据相关指南选择适宜的降压药物。

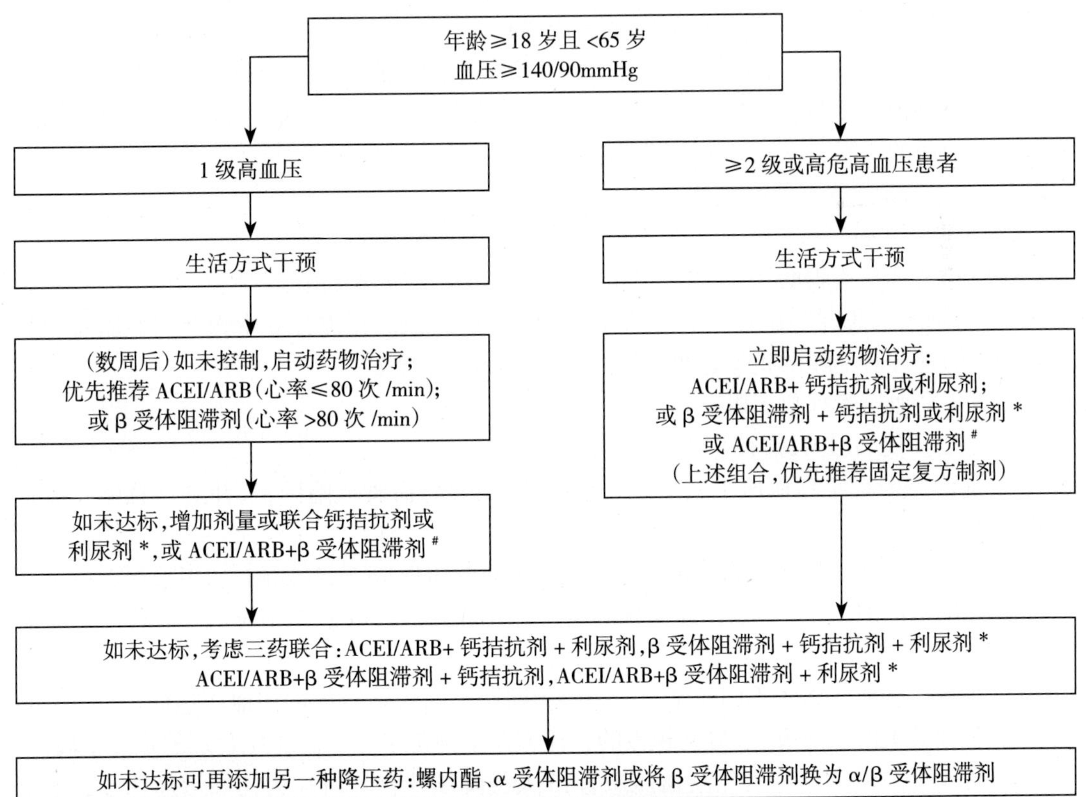

图 1　中青年高血压治疗推荐流程

ACEI：血管紧张素转换酶抑制剂；ARB：血管紧张素受体拮抗剂；*β 受体阻滞剂联合利尿剂慎用于合并代谢综合征、糖尿病患者；#ACEI/ARB 联合 β 受体阻滞剂适用于舒张压增高伴心率增快者。

五、相关心血管危险因素及风险管理

中青年高血压常伴有多种心血管危险因素聚集，综合评估、系统管理是重要的一级预防策略。具体措施包括戒烟、控制体重、使用他汀治疗高胆固醇血症以及控制糖尿病和代谢综合征等。

综合近期阿司匹林的一级预防试验的结果，小剂量阿司匹林（75~100mg/d）仅推荐用于合并心血管疾病的高血压患者进行二级预防，或40~70岁心血管疾病高危但无出血风险增加的高血压患者进行一级预防。

六、随 访 管 理

中青年高血压患者的随访管理非常重要。为评估降压治疗效果，了解药物不良反应以及新出现的并发症情况，需对患者进行随访、监测并及时调整用药方案。随访间隔应根据患者的心血管风险和血压水平，由医生视具体情况而定。通常情况下，1级高血压或低、中危患者可1~3个月随诊1次，2~3级高血压或高危患者可2~4周随访一次，血压控制稳定后可适当延长随访间隔。随访期间调整药物方案、评估其他心血管危险因素控制及HMOD逆转或变化情况十分重要，具体内容可参考相关高血压指南。

对于诊断明确、血压及临床情况稳定的高血压患者，可以转至基层或社区卫生服务机构进行随访。若血压波动剧烈、降压疗效差、怀疑继发性高血压或临床情况不稳定者，应及时转诊至高血压专家、专科或有诊治经验的医疗中心。

随着智能时代的来临，一些可实时记录、共享数据的智能血压测量设备问世。中青年人群对智能设备的接受度高，使用通常无障碍，通过数据共享有助于医生及时做出用药调整、减少医患沟通的时间成本并改善血压控制。

七、总结与建议

中青年高血压人群数量大、患病率增速明显高于老年人群，由于预期寿命长，终生心血管风险高，是未来我国心血管疾病防治需重点关注的对象。积极开展中青年高血压及相关危险因素的管理对于降低我国心血管疾病负担具有战略意义。

中青年高血压管理要点概况如下：

1. 鼓励开展HBPM，筛查并明确高血压诊断。

2. 确诊的中青年高血压患者应筛查血糖、血脂等心血管危险因素，并进行总体心血管风险评估。

3. 中青年高血压患者通常应将血压降至140/90mmHg以下，如能耐受，多数患者可进一步降至130/80mmHg以下。如合并糖尿病、心力衰竭的患者，应遵循相应指南进行个体化的血压管理。

4. 中青年高血压患者不同于老年，可相对快速降压，应在数周内使血压达标。

5. 倡导健康的生活方式，强调积极的生活方式干预是中青年高血压管理的重要手段。

6. 对于无合并症的中青年高血压患者，5大类降压药物均可作为初始治疗选择。鉴于中青年高血压患者多有SNS或RAS激活，β受体阻滞剂、RAS抑制剂（ACEI或ARB）在此类患者中降压（尤其是降低舒张压）疗效确切，可以优先采用。β受体阻滞剂尤其适用于伴心率增快、合并冠心病、心力衰竭的患者。ACEI或ARB优先推荐用于合并肥胖、糖脂代谢紊乱者，以及慢性肾病（3a 期及以上，用以降低白蛋白尿及终末期肾病风险）患者。合并冠心病、心力衰竭也推荐应用 ACEI 或 ARB（与 β 受体阻滞剂不分先后）。

7. 心血管疾病高危患者，包括合并多项心血管疾病危险因素、2~3 级的高血压患者，可以初始采用联合治疗；单药控制不佳者也应采用联合治疗。优先推荐 ACEI 或 ARB 联合二氢吡啶类 CCB 或利尿剂；也可以采用 β 受体阻滞剂联合 CCB 或利尿剂（合并糖、脂代谢紊乱者不建议采用）；对于舒张压升高伴心率增快者，也可以 ACEI 或 ARB 与 β 受体阻滞剂联用。不建议 ACEI 与 ARB 联用。

8. 中青年高血压如伴发其他心血管疾病危险因素，应积极干预，综合防治。

（刘靖）

参考文献

[1] QI Y, HAN X, ZHAO D, et al. Long-term cardiovascular risk associated with stage 1 hypertension defined by the 2017 ACC/AHA hypertension guideline [J]. J Am Coll Cardiol, 2018, 72(11): 1201-1210.

[2] SUNDSTROM J, NEOVIUS M, TYNELIUS P, et al. Association of blood pressure in late adolescence with subsequent mortality: cohort study of Sweden male conscripts [J]. BMJ, 2011, 342: d643.437.

[3] 刘靖. 中青年高血压前期需要管理，生活方式干预仍应作为首选[J]. 中华高血压杂志，2019，27(4)：301-302.

[4] ALLEN N, BERRY J, NING H, et al. Impact of blood pressure and blood pressure change during middle age on the remaining lifetime risk for cardiovascular disease: the cardiovascular lifetime risk pooling project [J]. Circulation, 2011, 125(1): 37-44.

[5] WANG J, ZHANG L, WANG F, et al. Prevalence, awareness, treatment, and control of hypertension in China: results from a national survey [J]. Am J Hypertens, 2014, 27: 1355-1361.

[6] LIU J, LU X, CHEN L, et al. Expert consensus on the management of hypertension in the young and middle-aged Chinese population [J]. Int J Clin Pract, 2019, 73(12): e13426.

[7] SUN Z. Aging, arterial stiffness, and hypertension [J]. Hypertension, 2015, 65: 252-256.

[8] 王继光. 中青年高血压的临床特征及治疗[J]. 中国社区医师，2013，29(4)：23.

[9] WHITE M, LEENEN F. Effects of age on cardiovascular responses to adrenaline in man [J]. Br J Clin Pharmacol, 1997, 43: 407-414.

[10] GOLDSTEIN D. Plasma catecholamines and essential hypertension: an analytical review [J]. Hypertension, 1983, 5: 86-99.

[11] JORDAN J, YUMUK V, SCHLAICH M, et al. Joint statement of the European Association for the Study of Obesity and the European Society of Hypertension: obesity and difficult to treat arterial hypertension [J]. J Hypertens, 2012, 30: 1047-1055.

[12] 符春晖，严华，陆永光，等. 原发性高血压病患者肾素 - 血管紧张素 - 醛固酮系统活性的影响因素[J]. 中华实用诊断与治疗杂志，2011，25(7)：633-635.

[13] WANG Z, CHEN Z, ZHANG L, et al. Status of hypertension in China: results from the China Hypertension Survey, 2012-2015 [J]. Circulation, 2018, 137: 2344-2356.

[14] LAURENT S, BOUTOUYRIE P. The structural factor of hypertension: large and small artery alterations [J]. Circ Res, 2015, 116: 1007-1021.

[15] DOMANSKI M, MITCHELL G, PFEFFER M, et al. Pulse pressure and cardiovascular disease related mortality: follow-up study of the multiple risk factor intervention trial [J]. JAMA, 2002, 287: 2677-2683.

[16] LOVELL A, ERNST M. Drug-induced hypertension: focus on mechanisms and management [J]. Curr Hypertens Rep, 2017, 19: 39.

[17] ALLEN N, BERRY J D, NING H, et al. Impact of blood pressure and blood pressure change during middle age on the remaining lifetime risk for cardiovascular disease: the cardiovascular lifetime risk pooling project [J]. Circulation, 2011, 125: 37-44.

[18] MATERSON B J, REDA D J, CUSHMAN W C, et al. Single-drug therapy for hypertension in men-a comparison of six antihypertensive agents with placebo [J]. N Engl J Med, 1993, 328: 914-921.

[19] DICKERSON J, HINGORANI A D, ASHBY M J, et al. Optimisation of antihypertensive treatment by crossover rotation of four major classes [J]. Lancet, 1999, 353: 2008-2013.

如何看待老年高血压患者的强化降压治疗

2015 年美国国立卫生研究院（NIH）组织的大型研究 SPRINT 公布结果：强化降压（收缩压降至 120mmHg）与传统降压目标（收缩压降低至 140mmHg）相比，可使患者的死亡及心血管事件风险分别降低 33% 与 34%。此后，强化降压几乎成为降压治疗的主旋律。2017 年 ACC/AHA 高血压指南、2018 年 ESC/ESH 高血压指南、2018 年中国高血压防治指南分别对高血压的诊断标准、降压目标等做了一定程度的调整。对于高血压患者中的特殊人群——老年高血压患者，我们究竟是否应该进行强化降压治疗呢？

人口老龄化已经成为重大的社会问题，至 2017 年末，我国 65 周岁及以上人口 15 831 万人，占总人口的 11.4%。2012—2015 年全国高血压分层多阶段随机抽样横断面调查资料显示，60 岁以上人群高血压患病率为 53.2%，高血压的知晓率、治疗率和控制率分别为 57.1%、51.4% 和 18.2%，与西方发达国家相比仍有很大差距，同时也与我国提出的“健康老龄化”有一定的距离，老年高血压的防控任重而道远。

一、老年高血压的特点

老年高血压指年龄≥60 岁、血压持续或 3 次以上非同日坐位收缩压≥140mmHg 和 / 或舒张压≥90mmHg。老年人随着年龄增长，动脉内膜增厚，加上钙质沉着于血管内膜，造成管腔狭窄动脉硬化加重，血管弹性降低；其次，老年人压力感受性反射敏感性和 β 肾上腺素能反应性降低，血压调节能力下降。而且随年龄增加，肾脏间质纤维化增加，肾小球数量减少，有效滤过减少，维持离子平衡能力下降，内分泌功能减退。

因为上述生理机制的变化，老年高血压呈现出一些特殊的临床特点：①收缩压增高、脉压增大：单纯收缩期高血压占高龄高血压的 67.6%~90.0%，收缩压与靶器官损害密切相关，也是心血管事件的独立预测因素；而脉压与总死亡率和心脑血管事件呈正相关，脉压增大也预示患痴呆风险增加；②血压波动大：其血压易随情绪、季节、温度、体位的变化、进餐等而出现明显波动，因而体位性低血压（65 岁及以上人群患病率可达 20%~50%）和餐后低血压（居家护理的老年人中患病率为 24%~36%）并不少见；③昼夜节律异常：表现为夜间血压下降 <10% 或 >20%，甚至夜间血压不降反较白天升高，靶器官损害的风险增加；④白大衣高血压增多：紧张等应激反应易引起收缩压反应性增高，从而更易出现“白大衣现象”；⑤假性高血压增多：指的是老年高血压患者伴有严重动脉硬化时，可出现袖带加压时难以压缩肱动脉，所测血压值高于动脉内测压值的现象。假性高血压可导致过度降压治疗，而收缩压过低在高龄患者可能引起跌倒、衰弱等不良预后的增加；⑥治疗难度大：高龄老年高血压患者常伴有多种危险因素和相关疾病，合并高血压、高脂血症、冠心病、肾功能不全和脑血管病的比例分别为 39.8%、51.6%、52.7%、19.9% 和 48.4%。这些疾病相互影响，使老年高血压的治疗变得复杂。

老年人高血压因具有上述与中青年人不同的临床特点。多年来，因为担心老年患者耐受性低，甚至担心降压治疗的有害影响，老年高血压一直是高血压治疗领域的难点。

二、老年人的降压目标

1. **降压治疗的获益** 作为特殊人群的老年高血压患者，随着干预研究的不断进展，越来越多的随机对照研究表明，在老年人和高龄老年人中，降压治疗可以显著降低心血管疾病发病率、死亡率和全因死亡率。

早期的欧洲工作组老龄人群高血压研究（EWPHE）对于60岁以上老年高血压患者的治疗问题最早进行了探索。研究共纳入840名老年患者，随机分为治疗组及对照组。随访5年后，治疗组心源性死亡率下降38%（P=0.036），脑血管疾病死亡率下降32%（P=0.036）。老年收缩期高血压研究（SHEP）则显示，与对照组相比，治疗组血压降至143mmHg后致死及非致死性的脑卒中发生率下降36%（P=0.003）。HYVET研究（≥80岁）的研究结果也显示，与对照组相比，治疗组血压降至140/76mmHg时，脑卒中、全因死亡、心力衰竭和心血管事件发生率分别显著减少30%、21%、64%和34%（P≤0.055）。同样的，来自中国的临床证据（Syst-China）也显示，降压治疗使老年高血压患者显著获益。其中，中国老年收缩期降压治疗临床试验（Syst-China）以及上海老年高血压硝苯地平试验（STONE）均显示，降压治疗可以显著降低脑卒中的发生率。同时，既往的荟萃分析也表明，对于老年高血压，药物降压治疗可显著降低卒中、冠心病和全因死亡率。

以上这些临床研究显示，对老年高血压患者而言，降压带来显著获益。

2. **老年高血压强化降压的争议** 由于年龄本身就是影响高血压患者心血管预后的重要因素，对于老年高血压患者更能从严格的血压管理中获益。但是，目前各国指南中对于老年高血压降压目标的制定并不一致。2017年的美国指南受到SPRINT研究的影响，提出对于一般状况良好、生活自理的老人（年龄≥65岁），收缩压目标值<130mmHg。而欧洲及中国高血压指南，甚至最新的国际高血压协会发布的《ISH2020国际高血压实践指南》则相对保守，对于65岁以上的老年人，建议降压目标值为140/90mmHg。

对于指南推荐的降压目标的差异，主要原因在于当血压下降至140mmHg以下时，研究显示对于老年高血压患者预后的改善作用并不一致。ASCOT研究的降压治疗亚组分析（ASCOT-BPLA）共纳入19 257例高血压患者，平均随访55年，其中超过60%的受试者为大于60岁的老年人，平均年龄71.1岁。结果显示，试验过程中全部患者的血压由平均164.0/94.7mmHg降低到平均136.9/78.3mmHg，其中氨氯地平治疗组的血压较对照组进一步下降2.7/1.9mmHg，而非致死性心肌梗死（除外无症状心肌梗死）和致死性心肌梗死减少13%，总心血管事件和血运重建减少16%，全因死亡减少11%，心血管死亡减少24%，致死性和非致死性卒中减少23%。FEVER研究的老年亚组分析则显示，大于65岁的老年患者从较低血压中仍获益显著，可显著降低卒中风险达44%（P=0.000 1），且心血管事件、心血管死亡和全因死亡风险也都显著下降（P≤0.013）。2016年的SPRINT研究的老年亚组分析结果显示，对于年龄≥75岁的老年高血压患者，这类患者曾被认为是发生降压不良事件的高危人群，其心血管病风险也有所升高，将收缩压降至120mmHg以下，可使主要心血管事件及全因死亡风险分别显著下降34%和33%（P≤0.09）。

从这些临床研究，特别是SPRINT研究，我们不难看出，老年高血压患者能通过强化降压获益。但我们在分析研究人群时，要关注到其健康状态、临床合并症等。如SPRINT研究中，首次采用AOBP作为血压测量的手段，而能配合完成AOBP的患者，其健康状态好于衰弱及一般情况差的老年高血压患者。

另一方面，Yuichiro 等对 VALISH 研究（老年单纯收缩期高血压患者缬沙坦治疗）的数据进一步分析，根据患者治疗达到的目标血压值将其分为 <130mmHg 组（n=317）、130~145mmHg（n=2 025）组或≥145mmHg（n=693）组。结果显示，将血压进一步降低至 <130mmHg 时，CVD 和全因死亡率风险的危险比反而升高，分别为 2.08（1.12~3.83）和 2.09（0.93~4.71）。最近一项发表在欧洲心脏杂志的研究更是进一步提出，降压治疗期间血压低于 140/90mmHg，可能使合并心血管疾病的老年患者死亡率增加。柏林倡议研究（Berlin Initiative Study，BIS）是一项前瞻性队列研究，共纳入 2 069 位年龄大于 70 岁的已治疗高血压患者，中位随访时间 73 个月。结果显示，与对照组（收缩压≥140 或舒张压≥90mmHg）相比，当收缩压 <140mmHg（或舒张压 <90mmHg）时，调整后的全因死亡风险为 1.26（1.04~1.54）。研究进一步对年龄进行了分层分析，虽然在 70~79 岁的患者中，将血压降至 <140mmHg/90mmHg 时全因死亡率有降低的趋势，但在 80 岁以上患者中，其全因死亡率增加 40%。

这些研究提示，强化降压可能会导致老年高血压患者的心血管风险增加、死亡率增高，而导致此种结果的很可能与研究人群的降压的耐受度差有关。因此，作者认为对于老年患者降压目标要更多个性化，统一目标会有风险。老年高血压患者良好管理血压的前提是什么？

三、老年综合评估

一个 75 岁以上生活完全自理的老年高血压患者和一个 60 岁脑梗死后长期卧床的老年高血压患者相比，降压目标一致吗？2016 年欧洲高血压协会 / 欧洲老年医学协会联盟发表高龄衰弱老年高血压管理的专家建议：高龄虚弱高血压患者，其血压管理策略既不同于一般中青年患者，也不同于体质健康的高龄人群；制定降压治疗方案时，除了考虑到血压水平外，还需对患者进行认知功能与衰弱程度评估；2018 年的中国高血压防治指南也强调了老年患者降压的同时注意衰弱情况的评估。不同于一般成年人的高血压诊断评估流程，老年高血压患者的评估管理更多的应从老年共病和老年综合评估的角度入手。

国内流行病学研究显示，50% 以上的老年人患有 3 种及以上的慢性疾病，且不同疾病的累积效应存在鲜明的个体特征。老年综合评估（comprehensive geriatric assessment，CGA）是老年医学重要的评估工具之一，采用多学科方法来评估老年人的躯体健康、功能状态、心理健康和社会环境状况，并以此制订和启动治疗计划，从而保护老年人健康和功能状态，提高老年人的生活质量。CGA 的目标人群是有多种慢性疾病，多种老年问题或老年综合征，伴有不同程度的功能损害，能通过 CGA 和干预而获益的衰弱老年患者，内容包括全面的医疗评估、躯体功能评估、认知和心理功能评估以及社会 / 环境因素评估四个方面。2017 年《老年综合评估技术应用中国专家共识》对老年综合评估的内容进行了详细的介绍（表 1）。

有研究发现衰弱是影响高龄老年人降压治疗获益的重要因素之一。《中国老年人血压管理指南 2019》中指出对于高龄高血压患者，推荐制定降压治疗方案前进行衰弱的评估，特别是近 1 年内非刻意节食情况下体重下降 >5% 或有跌倒风险的高龄老年高血压患者。高龄、多病共存、多重用药的老年人发生衰弱风险增高。年岁相同的高龄患者，健康状况（包括精神状态、生命活力、运动能力、认知功能、营养状况、并存疾病等）可能完全不同，高血压对机体的影响（预后）、降压治疗的获益程度和耐受性可能也有所不同。国外研究对于衰弱患者降压治疗的获益程度并不一致，因此，整体评估患者一般情况后，再制定降压方案会更为合

表1　老年综合评估的内容、筛查方法和干预措施小结表

评估内容	筛查方法	干预措施
全面的医疗评估内容		
疾病	完整的病史、查体	针对性化验和影像学检查
用药管理	详尽的用药史(处方、非处方药物)	剂量个体化、规范治疗,最好有临床药师参与
营养	测体重、BMI、营养风险筛查	膳食评估,营养师的指导
牙齿	牙齿健康,咀嚼功能评估	口腔科治疗,佩戴义齿
听力	注意听力问题,听力计检测	除外耵聍,耳科会诊,佩戴助听器
视力	询问视力问题,Senellen 视力表检测	眼科会诊,纠正视力障碍
尿失禁	询问尿失禁情况	除去可逆原因,行为和药物治疗,妇科、泌尿外科会诊
便秘	询问大便次数、形状情况	综合处理
慢性疼痛	评估疼痛程度、部位	寻找病因,控制症状
认知及情感	关注记忆力障碍问题,3个物品记忆力评估、MMSE 或 Mini-cog 检测	老年科或神经科专业评估和治疗
	抑郁情绪,GDS 评估	心理科、老年科诊治
躯体功能	ADL(Katz Index) IADL(Lawnton Index)	康复治疗、陪伴和照顾
	跌倒史,步态和平衡评估	防跌倒宣教和居住环境改造
社会和环境	社会支持系统情况,经济情况	详细了解,社会工作者参与
	居住环境情况,居家安全性	家访,防跌倒改造

理。衰弱筛查推荐采用国际老年营养和保健学会提出的 FRAIL 量表或步速测定。如有条件可进一步采用经典的 Fried 衰弱综合征标准进行评估。

另一方面,高血压是认知功能障碍的重要危险因素,随着高血压病程的延长,认知功能障碍的发生率和严重程度也逐渐升高。在老年患者中,血压过高或过低均会引起认知功能障碍。因此,对于老年高血压患者要及早进行认知功能的筛查和评价(如 MMSE 量表、蒙特利尔认知评估量表、韦氏成人智力测验),结合患者衰弱情况和危险因素分层制定个体化的治疗方案。

综上所述,老年高血压的病理生理过程及临床表现均有其特殊之处,其诊疗过程与普通成年人的过程也显著不同。结合近些年来大型临床研究,对于老年高血压患者的降压目标,年龄不是问题。应该在综合评估的基础上,注重衰弱情况和认知状态的评估;健康老人可以和成人同样提倡强化降压治疗。特殊类型的老年患者,比如高龄、衰弱、颈动脉狭窄、病程长的糖尿病、主动脉狭窄、餐后低血压等,需要对患者进行综合的评估后,结合心、脑、肾等重要靶器官功能情况,制定合理的降压目标。

(张丽　徐少坤　谢建洪)

参 考 文 献

[1] WILLIAMSON J D, SUPIANO M A, APPLEGATE W B, et al. Intensive vs Standard Blood Pressure Control and Cardiovascular Disease Outcomes in Adults Aged ≥75 Years: A Randomized Clinical Trial [J]. JAMA, 2016, 315(24): 2673-2682.

[2] 李静,范利,华琦,等.中国老年高血压管理指南 2019 [J]. 中国心血管杂志,2019,24(1):1-23.

[3] FRANKLIN S S, GUSTIN W T, WONG N D, et al. Hemodynamic patterns of age-related changes in blood pressure. The Framingham Heart Study [J]. Circulation, 1997, 96(1): 308-315.

[4] 中国老年医学学会高血压分会.高龄老年人血压管理中国专家共识[J]. 中华高血压杂志,2015,23(12):1127-1134.

[5] BECKETT N S, PETERS R, FLETCHER A E, et al. Treatment of hypertension in patients 80 years of age or older [J]. N Engl J Med, 2008, 358(18): 1887-1898.

[6] BRIASOULIS A, AGARWAL V, TOUSOULIS D, et al. Effects of antihypertensive treatment in patients over 65 years of age: A meta-analysis of randomised controlled studies [J]. Heart, 2014, 100(4): 317-323.

[7] AMERY A, BIRKENHAGER W, BRIXKO P, et al. Mortality and morbidity results from the European Working Party on High Blood Pressure in the Elderly trial [J]. Lancet, 1985, 1(8442): 1349-1354.

[8] Prevention of stroke by antihypertensive drug treatment in older persons with isolated systolic hypertension. Final results of the Systolic Hypertension in the Elderly Program (SHEP). SHEP Cooperative Research Group [J]. JAMA, 1991, 265(24): 3255-3264.

[9] WANG J G, STAESSEN J A, GONG L, et al. Chinese trial on isolated systolic hypertension in the elderly [J]. Arch Intern Med, 2000, 160(2): 211-220.

[10] GONG L, ZHANG W, ZHU Y, et al. Shanghai trial of nifedipine in the elderly (STONE) [J]. J Hypertens, 1996, 14(10): 1237.

[11] INSUA J T, SACKS H S, LAU T S, et al. Drug treatment of hypertension in the elderly: a meta-analysis [J]. Ann Intern Med, 1994, 121(5): 355-362.

[12] WHELTON P K, CAREY R M, ARONOW W S, et al. 2017 ACC/AHA/AAPA/ABC/ACPM/AGS/APhA/ASH/ASPC/NMA/PCNA Guideline for the Prevention, Detection, Evaluation, and Management of High Blood Pressure in Adults: Executive Summary: A Report of the American College of Cardiology/American Heart Association Task Force on Clinical Practice Guidelines [J]. Hypertension, 2018, 71(6): 1269-1324.

[13] WILLIAMS B, MANCIA G, SPIERING W, et al. 2018 ESC/ESH Guidelines for the management of arterial hypertension: The Task Force for the management of arterial hypertension of the European Society of Cardiology and the European Society of Hypertension: The Task Force for the management of arterial hypertension of the European Society of Cardiology and the European Society of Hypertension [J]. J Hypertens, 2018, 36(10): 1953-2041.

[14] 中国高血压防治指南修订委员会高血压联盟,中华医学会心血管病学分会,中国医师协会高血压专业委员会,等.中国高血压防治指南(2018 年修订版)[J]. 中国心血管杂志,2019(1):24-56.

[15] UNGER T, BORGHI C, CHARCHAR F, et al. 2020 International Society of Hypertension Global Hypertension Practice Guidelines [J]. J Hypertens, 2020, 75(6): 982-1004.

[16] ÖSTERGREN B D A P. Prevention of cardiovascular events with an antihypertensive regimen of amlodipine adding perindopril as required versus atenolol adding bendroflumethiazide as required, in the Anglo-Scandinavian Cardiac Outcomes Trial-Blood Pressure Lowering Arm (ASCOT-BPLA): a multicentre randomised controlled trial[J]. Lancet, 2005, 366(9489): 895-906.

[17] ZHANG Y, ZHANG X, LIU L, et al. Is a systolic blood pressure target <140 mmHg indicated in all hypertensives? Subgroup analyses of findings from the randomized FEVER trial [J]. Eur Heart J, 2011, 32(12): 1500-1508.

[18] OGIHARA T, SARUTA T, RAKUGI H, et al. Target blood pressure for treatment of isolated systolic hypertension in the elderly: valsartan in elderly isolated systolic hypertension study [J]. Hypertension, 2010, 56(2): 196-202.

[19] DOUROS A, TÖLLE M, EBERT N, et al. Control of blood pressure and risk of mortality in a cohort of older adults: the Berlin Initiative Study [J]. Eur Heart J, 2019, 40(25): 2021-2028.

[20] BENETOS A, BULPITT C J, PETROVIC M, et al. An Expert Opinion From the European Society of Hypertension-European Union Geriatric Medicine Society Working Group on the Management of Hypertension in Very Old, Frail Subjects [J].

Hypertension,2016. 67(5):820-825.

[21] 靳秋露,胡松,陈睿,等. 老年综合评估筛查高龄住院患者的衰弱状况及其危险因素研究[J]. 中国全科医学,2018,21(27):3296-3301.

[22] 陈旭娇,严静.《中国老年综合评估技术应用专家共识》解读. 中华老年医学杂志,2018,37(2):123-124.

[23] FRIED L P,TANGEN C M,WALSTON J,et al. Frailty in older adults:evidence for aphenotype [J]. J Gerontol A Biol Sci Med Sci,2001,56(3):M146-156.

[24] 谢建洪. 年龄不是问题——浅评 2017 美国高血压指南的老年高血压部分[J]. 中国医学前沿杂志(电子版),2018,10(10):5-7.

围术期血压管理

高血压是心脑血管疾病最重要危险因素之一，目前我国高血压患病率为28%，估算全国高血压患者近3亿人，并逐渐呈现出年轻化的趋势，合并高血压的手术患者数量也在不断增加。围术期高血压可增加手术出血，显著增加心、脑血管事件发生及死亡率，而良好的围术期血压管理可减少并发症、降低死亡率及总住院费用。

一、围术期高血压的定义

据2018中国高血压防治指南，围术期高血压是指从确定手术治疗到与本手术有关的治疗基本结束期间内，患者的血压升高幅度大于基础血压的30%，或收缩压≥140mmHg和/或舒张压≥90mmHg。围术期高血压危象指的是在围术期的过程中出现短时间血压增高，并超过180/110mmHg。围术期高血压可能是一个孤立的事件，也可能是长期高血压出现恶化。

二、围术期高血压的高危因素

1. 原发性高血压，术前控制不理想或不合理停用降压药。抗高血压治疗应持续至术前，包括手术当天清晨。建议术前数日宜换用长效降压药物，以避免在手术中短效药物作用时间不足而出现血压波动。

2. 继发性高血压术前准备不充分，如嗜铬细胞瘤、肾上腺瘤的切除术或肾动脉狭窄手术，若术前未做好充分的药物准备，术中可能发生非常危险的血流动力学波动。

3. 易引起严重高血压的手术类型，如心脏手术、大血管手术（颈动脉内膜剥脱术、主动脉手术）、神经系统及头颈部手术、肾脏移植以及大的创伤（烧伤或头部创伤）等。

4. 清醒状态下进行有创操作。

5. 手术操作刺激。

6. 麻醉深度不当或镇痛不全；浅麻醉下气管导管、导尿管、引流管等不良刺激；术中应疼痛而引起交感神经兴奋血管收缩；麻醉恢复早期疼痛感、低体温、低通气缺氧或二氧化碳蓄积。

7. 紧张、焦虑、恐惧、失眠等心理应激因素，主要由于患者对麻醉、手术强烈的恐惧感所致，这类患者多数在入手术室后测量出现高血压，回到病房或应用镇静剂后血压可恢复正常。

8. 其他常见的原因还有液体输入过量或体外循环流量较大；颅内压升高，升压药物使用不当；肠胀气；尿潴留；术后伤口疼痛、咳嗽、恶心、呕吐等不良反应等。

三、围术期血压控制原则和目标

1. **控制原则** 基本原则是保证重要脏器灌注，降低心脏后负荷，维护心功能。术前服用β受体阻滞剂和钙离子通道拮抗剂（calcium channel blockers，CCB）可以继续维持，不建议继续使用血管紧张素转化酶抑制剂（angiotensin-converting enzyme inhibitor，ACEI）和血管紧张素Ⅱ受体阻滞剂(angiotensin Ⅱ receptor blocker,ARB),可于术前24小时停用。

2. **控制目标** 年龄<60岁患者,血压应控制至<140/90mmHg;年龄≥60岁患者,如不伴糖尿病、慢性肾脏病(chronic kidney disease,CKD),SBP应<150mmHg;高龄患者(>80岁),SBP应维持在140~150mmHg,如伴糖尿病、CKD,血压控制目标<140/90mmHg。进入手术室后血压仍高于180/110mmHg的择期手术患者,建议推迟手术,如确有手术需要(如肿瘤伴少量出血),在征得家属同意的情况下可手术。此类患者以及术中患有高血压的患者应采用静脉药物治疗,以实现适当的血压控制。术前重度以上(>180/110mmHg)高血压者,不建议在数小时内紧急降压治疗,否则常带来重要靶器官缺血及降压药物的不良反应。原则上对轻、中度高血压(<180/110mmHg)可进行手术。对危及生命的紧急状况,为抢救生命,不论血压多高,都应急诊手术;对严重高血压合并威胁生命的靶器官损害及状态,如高血压伴左心衰、不稳定型心绞痛或变异型心绞痛,合并少尿型肾衰竭、严重低钾血症(<2.9mmol/L)等,应在短时间内采取措施,改善生命、脏器功能。临床医师应始终评估患者是否存在靶器官损害。

四、围术期高血压降压药物选择

长期接受降压治疗的患者管理:口服降压药应继续服用,直至手术时。大部分患者继续使用降压药是相对安全的;突然停用某些药物(如β受体阻滞剂、可乐定)可能引起明显的反跳性高血压;未控制的重度高血压会带来风险。

术前应用降压药的安全性:大多数降压药可继续使用直至手术时,在手术当日清晨以少量水送服。通常建议在术前24小时停用ACEI和ARB。

下面简要介绍各类降压药物的选择:

1. **利尿剂** 利尿剂广泛应用于慢性高血压患者,但对围术期高血压患者而言,血容量保证直接影响心脏事件的发生,建议手术当日停用,术后2~3天之后保证血容量可以恢复服用。特别是对于长期应用利尿剂已出现低钾血症的患者,麻醉过程中肌肉松弛药的作用可能会增强,并且更易发生心律失常和麻痹性肠梗阻。临床医师应意识到利尿剂相关的潜在围术期风险,并且密切关注液体量及电解质。

2. **ACEI和ARB** 这类药物会减弱术中肾素-血管紧张素系统的代偿性激活,导致较长时间的低血压,会增加围术期低血压和血管性休克的风险。术前24小时停用ACEI和ARB是合理的,除非有充分理由继续使用这类药物,例如存在心力衰竭或术前无法改善的未充分治疗的高血压。数项研究显示,术前使用ACEI和ARB的患者,低血压发生率较高。近期一项大型的回顾性分析结果表明,围术期使用ACEI(持续治疗直至手术前一天)对术中低血压,院内发病率没有显著影响死亡率和30天内死亡率,且两组在升压药需求和体液复苏方面均无差异。因此,对于RAS抑制剂在围术期的治疗地位,仍需要进一步的研究来阐明其安全性和疗效。

3. **CCB** 使用CCB的患者术后出血的发生率可能增加,可能是此类药物抑制了血小板聚集。有针对41项研究的荟萃分析表明,CCB可使心肌梗死的发生率降低42%、缺血性事件的发生率降低47%,而非二氢吡啶类药物可使室上性心动过速的发生率降低38%。此外,服用CCB与总体死亡率、肾功能或不良事件之间无显著相关性。因此,围术期不主张停用CCB,特别对于不能耐受β受体阻滞剂者可考虑启动CCB治疗。

4. **中枢性交感神经阻滞药** 突然停用可乐定后的主要临床表现是高于治疗前水平的急性反跳性高血压。反跳性高血压通常见于突然停用相当大剂量的口服可乐定(如

>0.8mg/d）后，但也有可乐定透皮贴引发这种情况的报道。也有甲基多巴和胍法辛停药后出现戒断症状的报道，但因其起效较慢，出现戒断症状的可能性较小。

5. **β 受体阻滞剂** β 受体阻滞剂可有效减少血压波动、术中心肌缺血以及术后心房颤动的发生，还可降低非心脏手术的死亡率。因此，对于有基础冠状动脉疾病的患者，突然停用 β 受体阻滞剂除了会引起血压升高外，还可导致恶性心绞痛、心肌梗死或猝死。此外，术前小剂量的 β 受体阻滞剂可有效降低气管插管相关的心动过速发生。

另外，中枢性交感神经阻滞药（如可乐定、甲基多巴和胍法辛）和 β 受体阻滞剂的突然停药可引起急性戒断综合征，导致血压反跳及反射性心率增快等围术期不良事件。围术期不应突然停用这些药物。

此外，利血平主要通过消耗外周交感神经末梢的儿茶酚胺而发挥作用，服用该药的患者对麻醉药的心血管抑制作用非常敏感，术中易发生血压下降和心理减慢，对长期服用利血平患者最好术前 2 周停服并改用其他抗高血压药物，以保证手术和麻醉安全。

表 1 总结了美国及欧洲心血管协会对围术期各类降压药物的推荐。

表 1 围术期抗高血压治疗的建议

药物	2014 ACC/AHA 指南	2014 ESH/ESA 指南
β 受体阻滞剂	1. 长期接受治疗的患者中继续使用（Ⅰ类，证据水平：B） 2. 根据临床情况指导手术后的管理（Ⅱa 类，证据水平：B） 3. 对于术前检查存在高风险或中等风险的患者开始使用 β 受体阻滞剂是合理的（Ⅱb 类，证据水平：C） 4. 如果经修正的心脏风险指数（RCRI）得分≥3，建议术前开始使用 β 受体阻滞剂（Ⅱb 类，证据水平：B） 5. 对于具有长期适应证但无其他 RCRI 危险因素的患者，围术期开始使用 β 受体阻滞剂获益不确定（Ⅱb 类，证据等级：B） 6. 提前足够长的时间（术前 > 1 天）开始评估患者对 β 受体阻滞剂安全性和耐受性（Ⅱb 类，证据级别：B） 7. 不要在手术当天开始使用 β 受体阻滞剂（Ⅲ类，证据等级：B）	1. 术前接受 β 受体阻滞剂的患者，建议围术期继续使用（Ⅰ类，证据等级：B） 2. 对于计划进行高风险手术且具有 2 种临床危险因素或 ASA 状态的患者，可以考虑术前开始使用 β 受体阻滞剂（Ⅱb 类，证据水平：B） 3. 对于已知缺血性心脏病或心肌缺血的患者可考虑术前开始使用 β 受体阻滞剂（Ⅱb 类，证据等级：B） 4. 对非心脏手术患者开始口服 β 受体阻滞剂时，可考虑使用阿替洛尔或比索洛尔作为首选（Ⅱb 类，证据等级：B） 5. 围术期不建议在不滴定的情况下使用大剂量 β 受体阻滞剂（Ⅲ类，证据等级：B） 6. 对于计划进行低风险手术的患者，不建议在围术期开始使用 β 受体阻滞剂（Ⅲ类，证据等级：B）
RAS 抑制剂	1. 围术期继续接受 ACEI 或 ARB 是合理的（Ⅱa 类，证据水平：B） 2. 如果在手术前停用了 ACEI 或 ARB，则应在术后尽快重新开始（Ⅱa 类，证据水平：C）	1. 非心脏手术期间，对于病情稳定的心力衰竭和左室收缩功能障碍的患者，在密切监测下应考虑接受 ACEI 或 ARB（Ⅱa 类，证据级别：C） 2. 对于病情稳定的心力衰竭和左室收缩功能障碍的患者，应考虑在手术前至少 1 周开始 ACEI 或 ARB（Ⅱa 级，证据级别：C） 3. 对于行非心脏手术的高血压患者，建议术前短暂停用 ACEI 或 ARB（Ⅱa 类，证据水平：C）

续表

药物	2014 ACC/AHA 指南	2014 ESH/ESA 指南
α_2 受体激动剂	不建议被用于预防心脏事件（Ⅲ类，证据等级：B）	—

注：2014 ACC/AHA 指南为《2014 ACC/AHA 非心脏手术患者围术期心血管评估和管理指南》，2014 ESH/ESA 指南为《2014 ESC/ESA 非心脏手术患者围术期心血管评估和管理指南》。

五、围术期高血压急症的处理

通常需要静脉降压药物，即刻目标是在 30~60 分钟内使 DBP 降至 110mmHg 以下，或降低 10%~15%，但不超过 25%。如可以耐受，在随后 2~6 小时将血压降低至 160/100mmHg。主动脉夹层患者降压速度应更快，在 24~48 小时内将血压逐渐降至维持组织脏器基本灌注的最低血压水平，降压目标值应该使 SBP 低于 100~110mmHg。应选用起效迅速的药物（表 2）。

表 2　围术期高血压静脉或肌内注射用降压药

药名	剂量	起效时间	持续时间	不良反应
硝普钠	6.25~12.5μg/min 起泵入，根据血压调整剂量	立即	2~10 分钟	低血压、心动过速、头痛、肌肉痉挛。连续使用超过 48~72 小时或剂量 >2g/（kg·min）时可能导致氰化物中毒
酚妥拉明	2.5~5mg IV（诊断嗜铬细胞瘤及治疗其所致的高血压发作，包括手术切除时出现的高血压，也可根据血压对本品的反应用于协助诊断嗜铬细胞瘤）	1~2 分钟	10~30 分钟	心动过速、头痛、潮红
尼卡地平	0.5~10μg/（kg·min）IV	5~10 分钟	1~4 小时	心动过速、头痛、周围水肿、心绞痛、恶心、头晕，与硫酸镁合用可能抑制子宫收缩
艾司洛尔	0.15~0.3mg/（kg·min）泵入（围术期高血压），250~500μg/kg IV	1~2 分钟	10~20 分钟	低血压、恶心
美托洛尔	3~5mg 静推，间隔 5 分钟重复，最大可用到 15mg（围术期高血压）	5~10 分钟	5~10 小时	低血压、心力衰竭、心脏传导阻滞、头晕、疲劳、抑郁、支气管痉挛
拉贝洛尔	25~50mg IV 15 分钟可重复，总量可达 200mg；也可静脉泵入，1~4mg/min（围术期高血压）	5~10 分钟	3~6 小时	恶心、呕吐、头麻、支气管痉挛、传导阻滞、体位性低血压
乌拉地尔	10~50mg IV，6~24mg/h	5 分钟	2~8 小时	低血压、头晕、恶心、疲倦
依那普利拉	1.25~5mg 每 6 小时 IV	15~30 分钟	6~12 小时	高肾素状态血压陡降、变异度较大

续表

药名	剂量	起效时间	持续时间	不良反应
地尔硫䓬	5~10mg IV，或 5~15μg/(kg·min) 泵入	5 分钟	30 分钟	心动过缓、房室传导阻滞、低血压、心力衰竭、外周水肿、头痛、便秘、肝毒性
肼屈嗪	10~20mg IV，10~40mg IM	10~20 分钟	1~4 小时	心动过速、潮红、头痛、呕吐、心绞痛加重
硫酸镁 *	5g 稀释至 20ml，静脉慢推 5 分钟，继以 1~2g/h 维持；或 5g 稀释至 20ml，每 4 小时一次深部肌内注射。总量为 25~30g/d(妊娠高血压、严重先兆子痫)			当尿量 <600ml/d、呼吸 <16 次 /min，腱反射消失时应及时停药

注：IV：静脉注射；IM：肌内注射。* 硫酸镁为非降压药。

六、总 结

临床医师应意识到围术期高血压患者的治疗方法和管理的复杂性，术前必须进行仔细的术前评估，包括详细的病史询问，特别需关注相关合并症，风险分层以及根据病情适当调整患者既往治疗方案。

围术期高血压常与严重的心脏和神经系统并发症的风险增加有关，控制围术期高血压的目的是保护器官功能、减少并发症风险和改善预后。因此，围术期仔细监测患者对高血压治疗以及调整治疗方案后的反应至关重要。术后，临床医师可以将患者安全地调整到有效的口服降压方案中，针对患者进行个体化治疗，以管理高血压和心血管疾病的长期风险。

（洪墨纳 许建忠）

参 考 文 献

[1] EZZATI M, OZA S, DANAEI G, et al. Trends and cardiovascular mortality effects of state-level blood pressure and uncontrolled hypertension in the United States [J]. Circulation, 2008, 117 (7): 905-914.

[2] GETSIOS D, WANG Y, STOLAR M, et al. Improved perioperative blood pressure control leads to reduced hospital costs [J]. Expert Opin Pharmacother, 2013, 14 (10): 1285-1293.

[3] MANCIA G, FAGARD R, NARKIEWICZ K, et al. 2013 ESH/ESC guidelines for the management of arterial hypertension: The Task Force for the Management of Arterial Hypertension of the European Society of Hypertension (ESH) and of the European Society of Cardiology (ESC) [J]. J Hypertens, 2013, 31 (7): 1281-1357.

[4] ARONOW W S, FLEG J L, PEPINE C J, et al. ACCF/AHA 2011 expert consensus document on hypertension in the elderly: A report of the American College of Cardiology Foundation Task Force on Clinical Expert Consensus Documents [J]. Circulation, 2011, 123 (21): 2434-2506.

[5] WRIGHT J T Jr, FINE L J, LACKLAND D T, et al. Evidence supporting a systolic blood pressure goal of less than 150 mm Hg in patients aged 60 years or older: The minority view [J]. Ann Intern Med, 2014, 160 (7): 499-503.

[6] WEBER M A, SCHIFFRIN E L, WHITE W B, et al. Clinical practice guidelines for the management of hypertension in the community: A statement by the American Society of Hypertension and the International Society of Hypertension [J]. J Clin Hypertens (Greenwich), 2014, 16 (1): 14-26.

[7] HANADA S, KAWAKAMI H, GOTO T, et al. Hypertension and anesthesia [J]. Curr Opin Anaesthesiol, 2006, 19 (3): 315-319.

[8] MARIK P E, VARON J. Perioperative hypertension: A review of current and emerging therapeutic agents [J]. J Clin Anesth, 2009, 21(3): 220-229.

[9] KOUTSAKI M, PATOULIAS D, TSINIVIZOV P, et al. Evaluation, risk stratification and management of hypertensive patients in the perioperative period [J]. Eur J Intern Med, 2019, 69: 1-7.

[10] CYGAN R, WAITZKIN H. Stopping and restarting medications in the perioperative period [J]. J Gen Intern Med, 1987, 2(4): 270-283.

[11] CORIAT P, RICHER C, DOURAKI T, et al. Influence of chronic angiotensin-converting enzyme inhibition on anesthetic induction [J]. Anesthesiology, 1994, 81(2): 299-307.

[12] BERTRAND M, GODET G, MEERSSCHAERT K, et al. Should the angiotensin Ⅱ antagonists be discontinued before surgery? [J]. Anesth Analg, 2001, 92(1): 26-30.

[13] COLSON P, SAUSSINE M, SEGUIN J R, et al. Hemodynamic effects of anesthesia in patients chronically treated with angiotensin-converting enzyme inhibitors [J]. Anesth Analg, 1992, 74(6): 805-808.

[14] RYCKWAERT F, COLSON P. Hemodynamic effects of anesthesia in patients with ischemic heart failure chronically treated with angiotensin-converting enzyme inhibitors [J]. Anesth Analg, 1997, 84(5): 945-949.

[15] TURAN A, YOU J, SHIBA A, et al. Angiotensin converting enzyme inhibitors are not associated with respiratory complications or mortality after noncardiac surgery [J]. Anesth Analg, 2012, 114(3): 552-560.

[16] ZUCCALÁ G, PAHOR M, LANDI F, et al. Use of calcium antagonists and need for perioperative transfusion in older patients with hip fracture: Observational study [J]. BMJ, 1997, 314(7081): 643-644.

[17] WIJEYSUNDERA D N, BEATTIE W S, RAO V, et al. Calcium antagonists reduce cardiovascular complications after cardiac surgery: A meta-analysis [J]. J Am Coll Cardiol, 2003, 41(9): 1496-1505.

[18] METZ S, KLEIN C, MORTON N. Rebound hypertension after discontinuation of transdermal clonidine therapy [J]. Am J Med, 1987, 82(1): 17-19.

[19] RAM C V, HOLLAND O B, FAIRCHILD C, et al. Withdrawal syndrome following cessation of guanabenz therapy [J]. J Clin Pharmacol, 1979, 19(2-3): 148-150.

[20] STONE J G, FOEX P, SEAR J W, et al. Myocardial ischemia in untreated hypertensive patients: Effect of a single small oral dose of a beta-adrenergic blocking agent [J]. Anesthesiology, 1988, 68(4): 495-500.

[21] PSATY B M, KOEPSELL T D, WAGNER E H, et al. The relative risk of incident coronary heart disease associated with recently stopping the use of beta-blockers [J]. JAMA, 1990, 263(12): 1653-1657.

[22] FLEISHER L A, FLEISCHMANN K E, AUERBACH A D, et al. 2014 ACC/AHA guideline on perioperative cardiovascular evaluation and management of patients undergoing noncardiac surgery: Executive summary: A report of the American College of Cardiology/American Heart Association Task Force on Practice Guidelines [J]. Circulation, 2014, 130(24): 2215-2245.

[23] KRISTENSEN S D, KNUUTI J, SARASTE A, et al. 2014 ESC/ESA Guidelines on non-cardiac surgery: Cardiovascular assessment and management: The Joint Task Force on non-cardiac surgery: Cardiovascular assessment and management of the European Society of Cardiology (ESC) and the European Society of Anaesthesiology (ESA) [J]. Eur Heart J, 2014, 35(35): 2383-2431.

RDN 治疗高血压的现状及展望

经过 10 年的风雨跌宕和技术发展，经导管去肾交感术（renal denervation，RDN）治疗高血压研究 Symplicity Spyral Off-Med 今年初通过美国 FDA 的关键临床试验，其他几项 FDA 批准的临床试验进展良好，意味着 RDN 治疗高血压即将成为临床治疗技术。但目前针对主流 RDN 治疗高血压降压幅度有限、疗效存在变异性以及缺乏治疗靶标和即刻疗效评价等问题，学界正在进一步探索完善，以期不久的将来成为临床广为接受的高血压治疗技术。

一、日渐积累的 RDN 治疗高血压临床证据

针对 RDN 技术发展早期治疗器械缺陷、手术程序不够规范、药物治疗混杂及研究缺乏安慰剂对照等问题，学界通过改进器械和消融策略提升肾神经消融程度，通过规范的临床设计和实施减少研究的干扰和安慰剂效应。设置安慰剂对照的规范化的临床研究证实了 RDN 治疗高血压的临床疗效。

Symplicity Spyral 系列研究是国际多中心、随机单盲、假手术对照临床试验，使用经过改进的多电极形状记忆射频消融导管，采用肾动脉主干加分支环周多点消融策略。HTN-OFF MED 纳入未用药或洗脱降压药的高血压患者。HTN-ON MED 是类似设计研究，入选药物治疗不能控制的顽固性高血压患者，两个试验的短中期观察均取得阳性结果。HTN-OFF MED 首次评价无降压药治疗情况下单纯 RDN 的降压效应，凸显 RDN 对高血压干预的效应。Pilot 试验结果显示 RDN 组治疗后第 3 个月 24 小时平均血压较安慰剂对照下降 5.0/4.4mmHg，平均诊室血压多下降 7.7/5.0mmHg。虽然两个研究都是小样本和短期观察，且降压幅度有限，但分别从概念到证据证实 RDN 对用药或非用药高血压患者具有降压治疗作用。在今年 ACC 线上科学年会公布了 SPYRAL HTN-OFF MED 关键性临床试验的结果，与假照对照组比较 24 小时血压多下降 4/3.1mmHg，诊室血压多下降 6.6/4.4mmHg。

使用 Paradise 超声导管进行环周消融的 Radiance HTN 系列研究分别探索不用药及用药高血压患者进行 RDN 消融的降压效应。HTN-solo 纳入 24 小时平均动态血压介于 135~170/85~105mmHg 的原发性高血压患者，患者在治疗前 4 周停用降压药物进行洗脱。第 2 月随访结果显示 RDN 组 24 小时平均动态血压和日间平均血压分别较假照对照组下降了 4.1/1.8mmHg 和 6.3/2.6mmHg。两月后基于伦理学要求进行高血压药物滴定控制血压，随访至第 6 月时发现 RDN 组的血压下降更多，且降压药物种类和剂量均显著低于对照组。该研究首次证实了采用超声导管消融 RDN 独立和较真实的降压作用。

真实世界的注册研究可在另一侧面反映 RDN 的实际疗效。The GSR（Global proSpective registrY for syMPathetic renaL denervatIon in seleCted IndicatIons Through 3 Years Registry）是一项进行中的国际多中心前瞻单臂注册研究，预期入组 3 000 例患者血压不能控制的高血压和/或交感高活性患者，随访 3 年。在 2019 年 3 月 45 个国家的 196 个中心已入组 2 652 名患者，其中 2 466 名患者随访满 3 年。主要观察指标 24 小时平均收缩压下降效果持续至 3 年并有增加趋势，达到 8mmHg 的降幅，诊室收缩压下降持续并达到 16.5mmHg。在东亚及

俄罗斯亚洲则呈现更高的降压幅度。

二、如何优化RDN治疗高血压临床疗效?

1. 适合RDN的人群 发现适合RDN的人群可能是提高其疗效一个方面。DENER-HTN研究发现,心率增快、夜间血压水平及动态血压变异性增加的人群对RDN治疗反应性较好。Symplicity HTN-3的亚组分析表明,年龄小于65岁的患者对RDN治疗具有更好的反应性。Fengler等总结RDN术后24小时SBP下降大于20mmHg患者的特征发现,这类患者年龄偏小、基线血压较高。同时,国内学者对行RDN的中青年顽固性高血压患者进行中期疗效评估也发现,此类患者血压下降更为显著。Mahfoud等将Symplicity HTN-3和Global Symplicity Registry进行回顾分析发现,手术近期单纯性收缩期高血压患者RDN术后的血压降低程度比收缩压/舒张压联合高血压患者少,表明血管硬化状态影响RDN近期疗效。此外,前瞻性和回顾性研究结果均发现,合并阻塞性睡眠呼吸暂停综合征或肥胖的顽固性高血压患者在RDN术后,其诊室SBP和24小时平均动态血压降低更为明显。Symplicity HIN-3的亚组分析中还发现RDN对非洲裔美国人无效。而GSR Korea研究则表明,韩国人顽固性高血压患者在RDN术后12个月的血压下降程度明显优于白种人,提示人种差异可能也是影响RDN疗效的原因之一。

根据表型特征,高交感活性为主要的高血压患者更可能从中受益。但目前临床上缺乏直接、便捷、高效的交感活性评价手段。近年国内外学者也寻求了多种类型的间接评价指标,包括使用降压药物类型、压力反射敏感性、脉搏波传导速度、脑源性神经营养因子等,但其可靠性均未得到证实,仍需要进一步评价和探索。

尽管RDN后不同人群近期降压效果呈现一定的差异,但Malfoud等对全球注册GSR研究中具有不同心血管病风险患者RDN的获益情况进行分析表明,到术后第三年,顽固性高血压、合并糖尿病、慢性肾病及房颤患者均观察到大于10mmHg的24小时平均收缩压下降。对于不同水平ASCVD评分的患者均有稳定的受益,表明RDN术后随时间延长疗效有同质化趋势。另一方面早年RDN主要用于顽固性高血压患者,随着SPYRAL HTN-OFF MED和REDIANCE HTN-Solo等研究结果的公布,初发的、药物依从性不良或不耐受和有意愿接受治疗的,及多心血管病风险和并发症人群,都可能成为RDN治疗的候选患者。

2. 规范的消融程序 早期导管射频消融RDN的亚组分析表明,术者的手术经验、消融的部位以及消融位点数量等因素影响治疗的效果,提示多种因数导致肾神经破坏不足是其疗效不佳的重要原因。

2015年欧洲心脏病学会在关于器械治疗高血压的第二次共识中,对新进行的RDN随机对照试验提出建议:①使用新的专用RDN器械,如采用单极射频消融导管必须保证完成肾动脉四象限消融;②临床试验需在有经验的医疗中心进行,并需由经验丰富的术者完成;③在未使用任何降压药物的高血压患者中评估RDN的真实降压效应;④加强对患者服用降压药物的依从性监测,并优选24小时动态血压作为有效性评价指导。

射频导管消融能量透入深度在一定程度受限,基于肾神经散布于肾血管外膜及肾周脂肪囊,在肾动脉近端距血管内膜较远,在肾门附近距内膜较近的解剖特征,新的RDN射频消融导管一般采用多电极或条带状电极,使用螺旋形状记忆导管以实现多点及多象限覆盖,并达成肾动脉主干加分支消融策略可提升RDN效果。超声是仅次于射频进行RDN多个临床研究的消融能源,由于超声消融深度优于射频能量,在肾动脉主干消融即可取得了较好的临床效果。其他消融形式如化学消融及冷冻 RDN 等技术的规范性尚需要更多的研究及临床试验才能获得，现尚在早期探索阶段。

三、RDN 安全性问题

作为微创技术的经导管 RDN 治疗，总体呈现良好的安全性。一项研究使用 MRI 血管造影发现有 3.1% 的患者在 RDN 术后 12 个月出现新发生或者进展的肾动脉狭窄。最近出版的一篇收录 50 个发表文献，共计 5 769 例患者，10 249 人年的安全性随访表明，出现肾动脉夹层 0.45%（26 例），被证实植入支架 0.41%。总的年度植入支架发生率 0.2%，近 80% 的事件发生在手术的 1 年以内。

更深入的研究则有助于洞察潜在的隐患。射频 RDN 动物实验的组织学检查结果显示，术后 7 天肾血管壁损伤最为明显，180 天后逐渐恢复。射频 RDN 术后立即用 OCT 观察可见消融位点有水肿、内膜损伤及小血栓形成。为增加射频 RDN 的有效性，主张增加消融点并在肾动脉分支内消融，其消融点占血管周径的比例明显增大，对远期的安全性存在潜在影响，需要更长期和更细致的评价。

四、存在的争议和探索

1. **探索新的消融模式** 射频导管消融 RDN 设备开发较简单，更重要的是该技术在心律失常消融治疗等临床实践中已积累了丰富的经验，因而成为 RDN 设备研发和临床试验的主要模式，也为 RDN 的探索作出巨大贡献，但客观存在消融深度有限、消融方向不可控等问题。球囊超声导管的组织消融深度可达 6mm 左右，其能量释放方式有利于达成更完整的环周消融，理论上可以毁损接近 90% 的肾交感神经，可能是另一种较好的消融方式。国外学者对射频 RDN 治疗无反应患者进行球囊超声导管 RDN 治疗，可将患者 24 小时白日 SBP 进一步降低 7~8mmHg。近期 *Circulation* 发表第一个不同能源热消融 RDN 头对头临床研究 REDIOSOUND HTN，比较顽固性高血压患者射频主干消融、射频主干加分支消融，以及超声主干消融后第 3 个月日间动态 SBP 的变化。超声消融使用 Paradise 导管，每侧肾动脉只需消融 2~3 个节段，每个节段消融 7 秒。结果表明，三组间降压效果有显著性差异，超声比射频主干消融具有更明显的降压效应；与射频主干加分支消融比，虽未达到统计学显著性，但平均日间动态 SBP 多降约 5mmHg，且其病例间降压变异性更小，手术时间更短，使用对比剂和放射剂量更小。此外，由于超声导管无需在较细小的分支肾动脉进行消融，换能器通过循环液冷却，可能具有更好的潜在远期安全性。但目前关于球囊超声导管的 RDN 研究仍然较少，其有效性和安全性仍有待进一步证实。

经导管化学消融技术主要基于微创肾血管穿刺技术，将神经毒剂注射到肾外膜，达到毁损肾交感神经的目的。近期关于 Peregrine 系统临床研究的 1 年随访结果显示，该系统能将顽固性高血压患者的平均诊室血压和 24 小时平均动态血压分别降低 20/10mmHg 和 10/7mmHg，且未观察到严重的操作相关并发症。关于 Peregrine 系统的随机双盲、假手术对照试验（TARGET BP 研究）也正在积极的开展过程中。我国学者在多电极射频消融、冷冻消融和超声消融 RDN 的器械研发和临床试验中积极探索，期待有突破性成果出现。

2. **探索 RDN 的消融和疗效验证靶标** 目前主流的 RDN 技术仍然缺乏明确的治疗靶标和即刻疗效验证，其治疗策略被称为“黑箱”程序。尽管肾去甲肾上腺素溢出率是评价 RDN 效果的较为可靠指标，但因其检测过程复杂，无法即刻评价术中治疗效果。肌肉交感神经电位通过测定骨骼肌中交感神经节后纤维的动作电位来评价交感神经的兴奋性，基本上能够反映整体交感神经活动的变化，但由于技术要求较高，目前尚未在临床上广泛开展。国内王捷教授和殷跃辉教授使用高频电刺激对肾交感神经进行标测引 RDN 治疗，初步试验改善了 RDN 疗效。

无创超声 RDN 是利用体外大型超声换能器发射超声波对肾神经消融，无需 X 射线引导，无需对比剂和任何器械进入体内，因而具有更好的潜在安全属性。同时由于无需导管进入肾动脉，所以不受肾动脉解剖结构的限制，成为未来 RDN 治疗的重要探索方向。美国 Kona Medical 从事无创超声 RDN 技术研发，在早期试验有效情况下，最近的 WAVE IV 研究未达到临床有效性终点而失败。与导管消融用解剖部位引导相似，RDN 消融程度不足时无法探知，导致与 Symplicity HTN3 类似的结果。我国学者在长期肿瘤消融临床积累的基础上实现了成功的大动物和顽固性高血压 Pilot 临床试验。近期突破了无创超声肾神经标测并引导 RDN 治疗及疗效验证实现"消融靶向化、剂量个体化"的消融策略，有望以无创方式打开 RDN 治疗的黑箱，在更加安全的前提下实现可控的 RDN 治疗。

3. 神经纤维再生与 RDN 的长期降压效应 肾交感神经再生可能会影响 RDN 的长期降压效应。实验研究证据表明肾交感神经纤维在 RDN 后存在不同程度的再生情况，再生时间可能与其再生距离有关。动物实验发现小型动物（大鼠）的肾交感神经再生可能于术后 9~12 周完成，而大型动物（犬、羊）则需要 6~12 个月。在肾移植患者中，大约在移植后 5 个月左右开始出现再生，2 年左右基本完成。但 Sympalicity Global Registry 研究的 3 年随访研究结果显示，RDN 能够持续稳定的降低顽固性高血压患者的平均诊室 SBP（-16.5mmHg）和 24 小时平均动态 SBP（-8.0mmHg）。Russia Dataset 研究的 3 年随访结果发现，RDN 治疗可持续降低顽固性高血压患者的平均诊室血压（-41/-18mmHg）和 24 小时平均动态血压（-18/-10mmHg）。与此同时，来自 GSR Korea 研究的 3 年随访数据同样支持 RDN 能够有效降低韩国人（-32.3mmHg）及白种人（-25mmHg）的平均诊室 SBP。

上述结果与肾交感神经的再生时间相矛盾，推测肾神经的解剖重建后未必能形成完全的功能重建；另一方面可能与 RDN 打破了交感神经过度兴奋与高血压之间的恶性循环，重新构建了自主神经系统平衡有关。因此，肾交感神经再生能多大程度地影响 RDN 的降压疗效还需进一步观察。此外，根据传统病理学观点，神经元不具备再生能力，如神经元胞体受损，则其所营养支配的神经纤维亦不能再生。因此，在主动脉肾神经节等肾交感神经元部位进行 RDN 治疗能否阻止其再生并带来更为持久的降压效果仍然值得进一步探索。

五、RDN 发展的近期展望

除单独使用 SPYRAL 导管降压通过 FDA 的 HTN-OFF MED 试验，申请通过 FDA 使用射频导管联合降压药物进行顽固性高血压治疗的 HTN-ON MED 关键性研究结果将在近期揭晓。REDIANCE HTN-TRIO 则是超声导管消融 RDN 治疗顽固性高血压的安慰剂对照临床研究结果预期今年公布，基于前期良好的试验结果，可望对 RDN 进入临床提供新的支撑证据。超声导管消融 RDN 通过 FDA 关键性临床试验 Rediance -Ⅱ Pivotal 在美国和欧盟进行，Require Pivotal 在韩国和日本进行，可望提供 RDN 治疗高血压有效性的重要证据，促进该技术走向临床。

此外，RDN 在治疗高血压基础上适应证也在进一步探索、扩展。如用于预防消融后房颤复发的 AFFORD 研究早期结果良好；RDN 治疗心衰的四项早期研究初步显示对心衰患者射血分数和 BNP 指标改善；治疗糖尿病和脂肪肝早期可行性研究在患者入组中。目前获取的实验及临床资料表明 RDN 技术对于以高血压为标志的现代生活方式疾病具有广泛的治疗效应和前景，期待 RDN 技术不断完善，在不同程度降低血压的同时带来临床结局的显著改善。

（黄晶）

参考文献

[1] BÖHM M, KARIO K, KANDZARI D E, et al. Efficacy of catheter-based renal denervation in the absence of antihypertensive medications (SPYRAL HTN-OFF MED Pivotal): a multicentre, randomised, sham-controlled trial [J]. Lancet, 2020, 395 (10234): 1444-1451.

[2] MAHFOUD F, MANCIA G, SCHMIEDER R, et al. Renal Denervation in High-Risk Patients With Hypertension [J]. J Am Coll Cardiol, 2020, 75 (23): 2879-2888.

[3] DAHAL K, KHAN M, SIDDIQUI N, et al. Renal Denervation in the Management of Hypertension: A Meta-Analysis of Sham-Controlled Trials [J]. Cardiovasc Revasc Med, 2020, 21 (4): 532-537.

[4] TOWNSEND R R. Review and meta-analysis of renal artery damage following percutaneous renal denervation with radiofrequency renal artery ablation [J]. EuroIntervention, 2020, 16 (1): 89-96.

高血压伴低血钾的病因诊断与鉴别

高血压是常见病，患病率高，其中，继发性高血压（简称继高）约占 10% 或更高。高血压伴低钾血症是很常见的临床问题，有报道在高血压患者中约占 3.8%；高血压专科住院患者中约 21.4%；有多种继高表现为高血压伴低血钾，故在高血压伴低钾血症患者中筛查并鉴别继高非常重要。

人体钾的稳态取决于钾的摄入、排泄与细胞内外分布。人体钾有 98% 在细胞内，细胞外约占 2%。钾的摄入对其平衡有一定影响，肾脏与胃肠道对钾的吸收起调节作用。肾脏是保证体内总钾含量的重要器官；细胞内外钾的分布是维持血钾浓度稳定的重要环节。血清钾浓度低于 3.5mmol/L 时为低钾血症。

诊断高血压伴低血钾时，首先排除与继高无关的失钾因素。钾摄入减少，皮肤、胃肠道及药物性失钾过多，而未及时补充；酒精中毒、服用含有肾脏不能重吸收的阴离子药物，如抗生素两性霉素 B、青霉素钠等。询问病史是排查干扰因素的重要方法，同时兼顾体格检查及实验室检查。尽管这些致低钾原因似乎与继高无关，但要避免掩盖潜在病因。

一、伴肾性失钾的继高

区分肾性与非肾性失钾很重要。继高以肾性失钾最常见，少数表现为细胞内外分布异常。肾性排钾过多表现为低血钾（<3.5mmol/L）伴高尿钾（ ≥25mmol/24h 或尿钾 / 肌酐比值≥1.5）；若钾细胞内转移或肾外及利尿药等因素引起的失钾，肾脏保钾作用代偿性增强，故常表现为低血钾而尿钾不高。

对于肾性失钾的高血压患者，根据醛固酮、肾素水平进行分类排查，其流程见图 1。

（一）高醛固酮、低肾素性继高

1. 原发性醛固酮增多症（简称原醛） 是最常见伴低血钾的继高。已确立筛查、确诊、分型诊断流程。血醛固酮 / 肾素比值（ARR）较其他原醛筛查方法更敏感；在四种确诊试验（氟氢可的松试验、高钠饮食试验、盐水抑制试验、卡托普利试验）中，盐水抑制试验、卡托普利试验简单易行，在国内应用广泛；但卡托普利试验敏感性、特异性相对较弱。分型诊断是确定手术或药物治疗的基础，其方法包括肾上腺影像学检查及分侧肾上腺静脉取血（AVS）。肾上腺影像学检查对单侧较大醛固酮瘤或癌有定位诊断意义，但对较小病灶、双侧病变定位分型诊断具有局限性，故 AVS 被认为是分型定位诊断“金标准”。

家族性醛固酮增多症（FH）目前分 1~4 型。其中，FH-1 又称糖皮质激素可治的醛固酮增多症（GRA），为常染色体显性遗传性单基因高血压。1966 年，Sutherland 和 Laidlaw 首先报道；后经研究发现 GRA 发病机制为 8 号染色体长臂上的醛固酮合成酶基因（CYP11B2）与 11β 羟化酶基因（CYP11B1）在染色体不等交换过程中形成嵌合基因（图 2，彩图见二维码 4），导致 ACTH 可启动醛固酮的合成。采用 Southen blot 或长 PCR 技术检测到嵌合基因可诊断。该病以青少年多见，具有原醛特征，但无肾上腺占位，地塞米松治疗有效。需与原醛及先天性肾上腺皮质增生（CAH）等鉴别（表 1）。

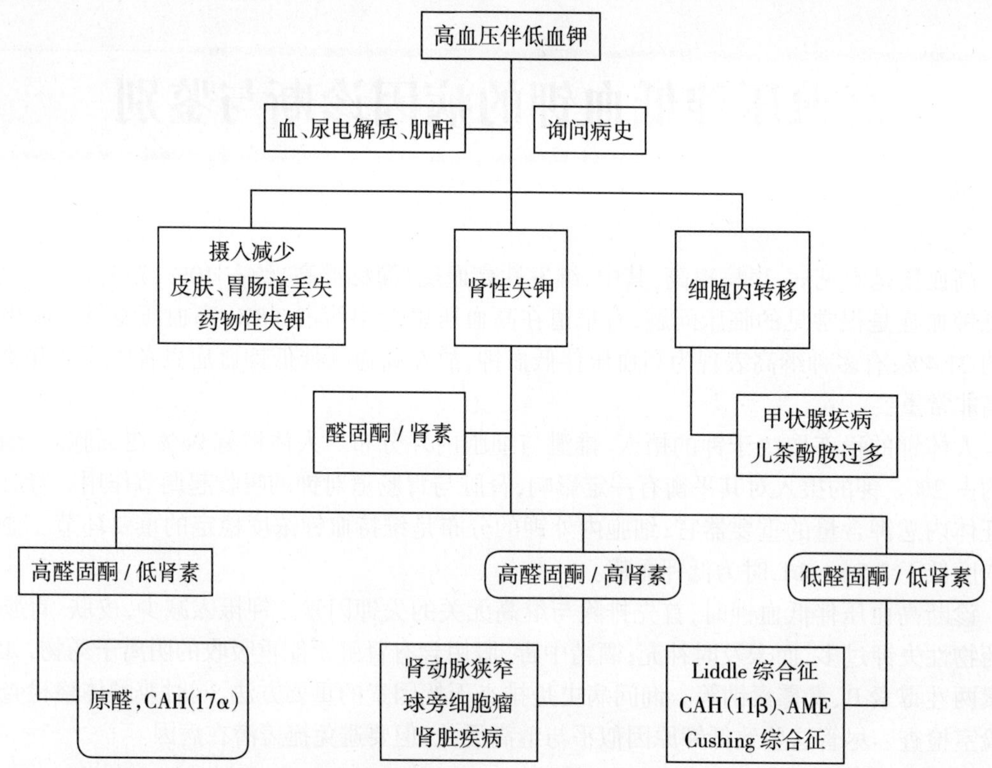

图 1 高血压伴低钾血症病因筛查流程图

CAH：先天性肾上腺皮质增生；17α：17α 羟化酶缺乏症；11β：11β 羟化酶缺乏症；AME：表观盐皮质类固醇激素增多症。

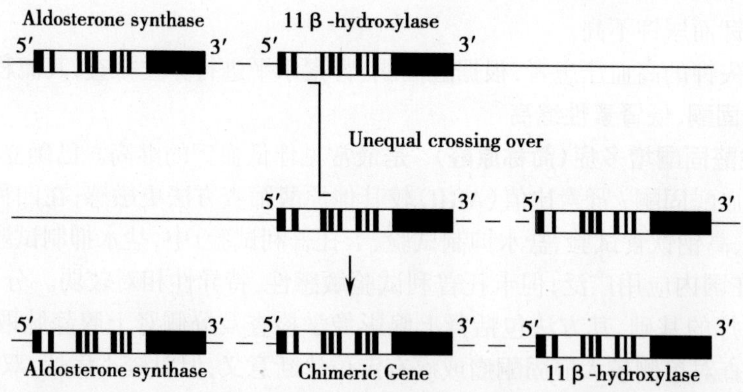

图 2 醛固酮合成酶基因与 11β 羟化酶基因在染色体不等交换过程中形成嵌合基因

2. **17α 羟化酶缺乏症（17α OHD）** 为先天性肾上腺皮质增生（Congenital adrenal hyperplasia，CAH）中的一个亚型，约占 1%，为常染色体隐性遗传性单基因高血压。

17α 羟化酶属于细胞色素 P450 氧化还原酶，该酶具有催化肾上腺类固醇 17- 羟化及 17，20 裂解作用；该酶基因位于 10q24.3，具有 8 个外显子，当其发生突变引起

表 1 高血压伴低血钾病因鉴别要点(肾性失钾)

鉴别要点	原醛(除 GRA)	GRA	CAH(17α OHD)	肾血管性高血压	球旁细胞瘤(肾素瘤)	CAH(11β OHD)	Liddle 综合征	AME	Cusing 综合征
起病年龄	成人	青少年	青少年	青少年(FMD)成人	青少年	青少年	青少年	青少年	成人
醛固酮	高	高	高	高	高	低	低	低	低或正常低值
肾素	低	低	低	高	高	低	低	低	低
肾上腺	占位	无异常	多双侧增生	无异常	无异常	多双侧增生	无异常	无异常	多增生
其他					肾脏肿瘤				异位 ACTH 肿瘤
性器官 / 性征	无异常	无异常	发育不全	无异常	无异常	性早熟(男)男性化(女)	正常	正常	正常
试验性治疗		地塞米松治疗有效					阿米洛利或氨苯蝶啶治疗有效	醛固酮受体拮抗剂治疗有效	
诊断方法	确诊试验 / 影像学 /AVS	确诊试验 /DX 试验性治疗	超声影像 / 相关激素监测 / 染色体核型	核医学 / 影像学 /DSA	影像学 / 分侧肾静脉取血	超声影像 / 相关激素检测		尿 F 及尿 F/E 比值增高	2mg 及 8mg DX 抑制试验 / 影像学
基因诊断	辅助	CYP11B1 与 CYP11B2 嵌合基因	17α 羟化酶基因突变			CYP11B1 基因突变	ENaC 基因突变	11βHSD2 基因突变	

注:GRA:糖皮质激素可治性醛固酮增多症;CAH:先天肾上腺皮质增生;17α OHD:17α 羟化酶缺乏症;11β OHD:11β 羟化酶缺乏症;AME:表观盐皮质类固醇激素增多症;FMD:先天纤维肌性发育不良;AVS:肾上腺静脉取血;DSA:数字减影血管造影;ENaC:肾上皮钠通道;ACTH:促肾上腺皮质激素;DX:地塞米松;F:皮质醇;E:可的松。

17α 羟化酶 /17,20 裂解酶缺乏时,使其催化下游产物,肾上腺皮质束状带的皮质醇(F)、网状带的睾酮(T)、雌二醇(E2)等激素合成减少;负反馈引起下丘脑 - 垂体激素分泌增多;同时,该酶作用的上游及旁路的一些激素(孕酮、醛固酮等合成增多(图 3)。

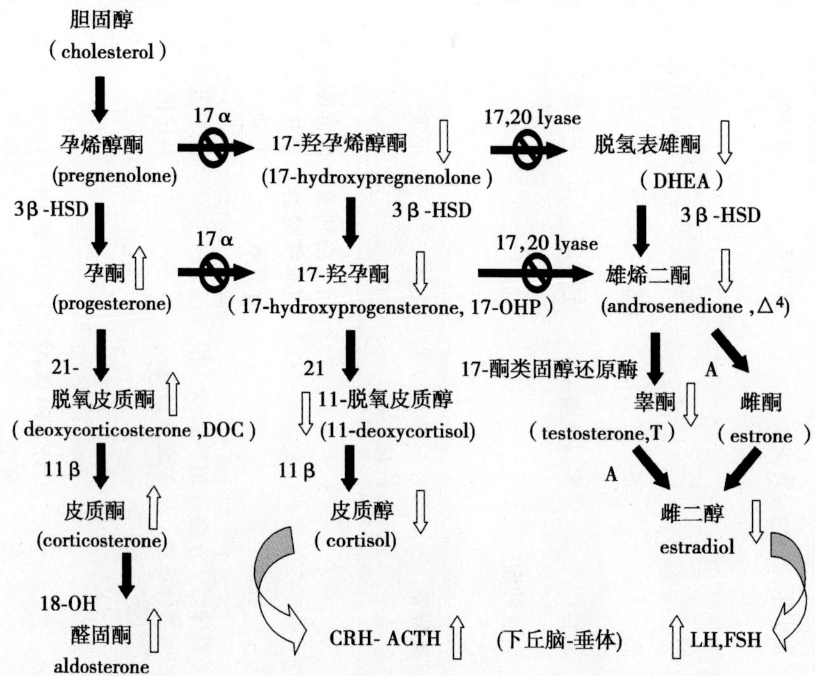

图 3 肾上腺皮质类固醇激素合成途径(17α 羟化酶缺乏症)

3β-HSD:3β 羟类固醇脱氢酶 /△4.5 异构酶;17α:17α- 羟化酶 /17,20- 裂解酶;21:21- 羟化酶;11β:11β- 羟化酶;18-OH:18- 羟化酶 /18 羟脱氢酶;A:芳香酶;CRH:促肾上腺皮质激素释放激素;ACTH:促肾上腺皮质激素;LH:黄体生成素;FSH:卵泡刺激素。

17α OHD 多为青少年发病,常因青春期性征不发育、原发性闭经或高血压、肾上腺病变而就诊。临床表现为高血压、低血钾、高醛固酮、低肾素(醛固酮等盐皮质激素合成增多,钠水潴留);肾上腺皮质增生(F 合成减少,ACTH 分泌增多);性发育不全(T 与 E2 减少),如男性可能出现假两性畸形,女性原发性闭经,子宫、卵巢、乳腺等发育不全;骨质疏松等。典型 17α OHD 临床诊断不难,但若忽略对性器官发育及性征异常的问诊与检查则易漏诊、误诊。

(二)低醛固酮、低肾素性继高

1. **11β 羟化酶缺乏症(11β OHD)** 亦属于 CAH 亚型,占 1%~8%;为常染色体隐性遗传性单基因高血压。

11β- 羟化酶具有两种亚型,CYP11B1 与 CYP11B2;CYP11B1 在肾上腺皮质束状带将 11- 脱氧皮质醇转化为 F,并受垂体分泌 ACTH 调节;而在球状带将 11- 脱氧皮质酮(DOC)转变为皮质酮,又在醛固酮合成酶(CYP11B2)作用下转化为醛固酮。11β- 羟化酶位于染色体 8q21~22;现已发现该基因有逾百种突变,当基因突变使该酶合成障碍时,其作用的前体物质(DOC、17 OHP 等)蓄积;其产物(F、醛固酮)合成减少;同时网状带的性激素,如 T、E2 等合成增多(图 4)。

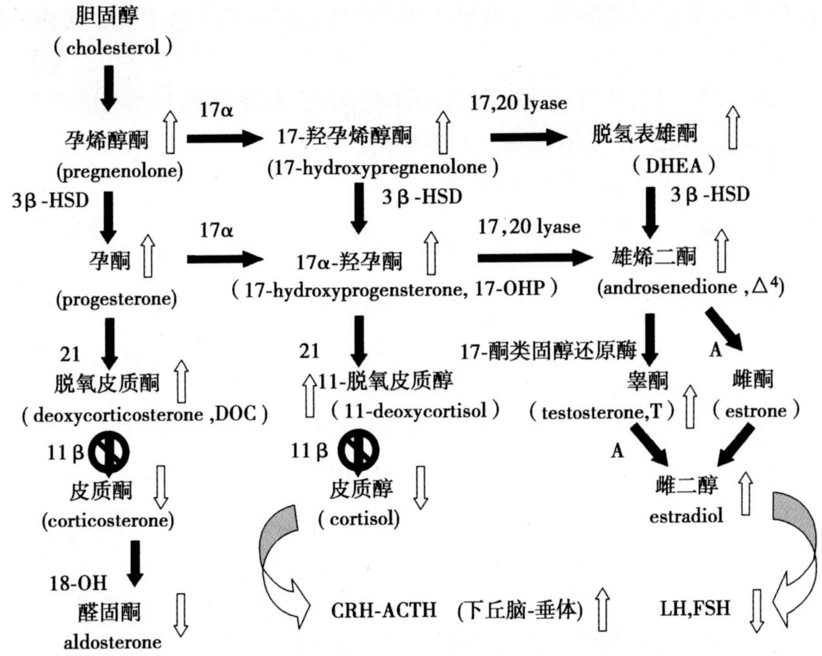

图 4 肾上腺皮质类固醇激素合成途径

3β-HSD:3β 羟类固醇脱氢酶 /△4.5 异构酶;17α:17α- 羟化酶 /17,20- 裂解酶;21:21- 羟化酶;11β:11β- 羟化酶;18-OH:18- 羟化酶 /18 羟脱氢酶;A:芳香酶;CRH:促肾上腺皮质激素释放激素;ACTH:促肾上腺皮质激素;LH:黄体生成素;FSH:卵泡刺激素。

11β OHD 多青少年发病,首发症状常为高血压或性征异常。患者尽管醛固酮合成减少,但 DOC 等蓄积,通过作用 MR,致肾脏保钠排钾,引起高血压、低血钾、肾素受抑,醛固酮减少。而 F 合成减少负反馈 ACTH 分泌增多,使肾上腺皮质增生;网状带 T、E2 等合成增多,儿童期体格生长高于同龄人;青春期骨骼发育提前,骨骺过早融合,生长停滞,身高低于同龄人;并因雄激素过多,女性男性化,如月经失调或闭经,多毛、阴蒂增大,乳腺发育不全;男性性早熟,多毛、皮肤色素沉着等。诊断主要依据临床表现及实验室检查;检测 11β- 羟化酶的突变基因位点进一步明确诊断;其鉴别疾病见表 1。

2. **表观盐皮质类固醇激素过多症**(apparent mineralocorticoid excess,AME) 是一种比较罕见的常染色体隐性遗传性单基因高血压。

11β 羟类固醇脱氢酶(11β-HSD)具有 11β-HSD1 与 11B-HSD2 两个亚型。11β-HSD1 对于 F(有活性)和代谢产物可的松(无活性)具有氧化还原双重催化作用;而 11β-HSD2 仅催化 F 转化为无活性的可的松,以维持正常的 MR 与醛固酮等盐皮质激素特异性的结合;当位于 16 号染色体上编码 11β-HSD2 的基因发生突变,使肾脏该酶合成减少,导致 F 代谢为可的松减少。F 的大量蓄积,使 MR 活性增强,并失去对醛固酮等盐皮质激素结合的特异性,导致肾脏远曲小管、集合管,钠重吸及钾的排出明显增多,引起盐敏感的容量型高血压并伴有低血钾,同时肾素及醛固酮合成受抑。

AME 分为原发性和获得性两大类。前者因为 11β-HSD2 基因突变,该酶合成减少;而获得性 AME 则因外源性物质抑制该酶活性,引起相同的临床表现。甘草、生胃酮及柚子中,含用甘草酸、甘草次酸及食用黄酮等，当敏感人群食用后，因抑制 11β-HSD2 活性，即引起获得性 AME。

该病一般发病早，以青少年多见；高血压伴低血钾；肾素及血尿醛固酮水平降低；而尿质醇增多，尿皮质醇 / 可的松比值增高。11β-HSD2 基因突变检测阳性可明确诊断。主要与 11β OHD，Liddle 综合征等疾病相鉴别(见表 1)。

3. **皮质醇增多症** 又称为库欣综合征(CS)，为内分泌科常见病，一般非专科经初筛后，应转专科进行系统诊治。

CS 可分为 ACTH 依赖性与 ACTH 非依赖性两大类进行排查。前者约占 80%，包括产生 ACTH 的垂体病变(亦称库欣病)及异位 ACTH 综合征；ACTH 非依赖性则为肾上腺疾病，亦称库欣综合征，主要见于肾上腺皮质腺瘤或皮质腺癌。

CS 引起高血压及低血钾的主要机制，为 F 过多，超过代谢酶使其失活，则大量的 F，增强盐皮质激素受体(MR)活性，并降低 MR 与醛固酮结合特异性，促进肾脏远曲小管、集合管保钠排钾；亦有研究报道 F 增多，影响肾上皮钠通道(ENaC)蛋白的降解，增加肾脏的保钠排钾。由此引起伴有低血钾的容量型高血压。

CS 病因学诊断，首先要重视询问病史及服药史；患者常有体重增加、低钾血症等症状；外伤骨折史、真菌感染及血糖增高等。体格检查中可有 CS 的典型体征，如向心性肥胖、满月脸，多血质、多毛、痤疮、水牛背、皮肤紫纹等。实验室检查：循环血中嗜酸粒细胞减少，血糖升高、低钾血症；血尿 F 增高、血皮质醇昼夜节律消失；2mg 地塞米松(DX)抑制试验阳性可确诊；依据对 ACTH 依赖与否，再进行肾上腺和垂体的影像学检查；8mg 地塞米松抑制试验可进一步确定病变部位(肾上腺、垂体或异位)。伴低血钾性高血压最常见于异位 ACTH 综合征，而该病病因，常见于肺部肿瘤，亦可见于胸腺、胰腺等其他部位的肿瘤；有些病例，其病灶很隐蔽，定位较难。

4. **Liddle 综合征(LS)** 是常染色体显性遗传性单基因高血压。LS 发病机制为 *ENaC* 基因突变所致。*ENaC* 基因有 α、β、γ 三个亚单位，分别由 *SCNN1A*、*SCNN1B*、*SCNN1G* 基因编码。目前已发现 *ENaC* 基因突变位点主要集中在 β、γ 亚单位。*ENaC* 基因的亚单位有一共同保守区域，富含脯氨酸，简称 PY 基序；正常情况下可与泛素连接蛋白结合，使 ENaC 被内吞、降解；然而，当 PY 基序发生突变，不能与泛素连接蛋白结合并降解，则肾上皮细胞膜表而 ENaC 增多，使肾远曲小管、集合管内钠被大量重吸收，而钾排出增多。因此，导致容量型高血压。

LC 的临床特点为起病早，多为青少年；有早发心脑血管病家族史；血压水平较高，常见低钾血症、代谢性碱中毒；低肾素、低醛固酮；螺内酯治疗无效，而 ENaC 阻滞剂阿米洛利，氨苯蝶啶治疗有效；检测 *ENaC* 基因突变可明确诊断。

该病需与 11β OHD、AME、CS 等相鉴别，见表 1。

(三) 高醛固酮、高肾素的继高

1. **肾血管性高血压(RVH)** 最常见的原因为肾动脉狭窄，并引起缺血性肾病，激发肾素、继发醛固酮增多，而导致高血压，有时伴有低钾血症。肾动脉狭窄主要病因有动脉粥样硬化、大动脉炎、先天纤维肌性发育不良(FMD)；可参考年龄、性别、危险因素进行病因分类。诊断主要依据肾动脉超声及影像学检查；对有介入治疗指征者行肾动脉血管造影(DSA)。而主动脉缩窄当累及肾动脉，造成肾动脉狭窄，缺血性肾病时，才有可能引起高血压伴低血钾。

2. **球旁细胞瘤** 是肾脏一种罕见、分泌肾素的良性肿瘤，故又称肾素瘤。其主要表现为肾素介导性高血压,因继发醛固酮增多故伴低钾血症。临床以青少年或年轻人发病为主,女性约为男性的两倍。实验室诊断:除低血钾外,肾素、醛固酮水平明显增高;超声影像学检查可见肾脏肿瘤。而分侧肾静脉采血可显示病灶侧,肾素水平明显升高,有助定性、定位诊断。

3. **肾脏疾病** 在某些肾实质性高血压中,当合并慢性肾脏病,主要在早期激活 RAS 时,表现为高肾素、高醛固酮;尤其当合并肾小管功能异常时,则可表现为高血压伴低钾血症。

二、钾分布异常的继高

人体98%的钾分布在细胞内,细胞外仅占2%。当某些继高所分泌的激素或释放的物质,能引起钾向细胞内大量异常转移,可导致低钾血症。

1. **嗜铬细胞瘤与副神经节瘤(PPGL)** 主要由于肾上腺髓质或肾上腺外的嗜铬组织发生新生物,使儿茶酚胺(CA)释放增多,导致血管强烈收缩,血压升高;同时,CA 激发细胞膜上的钠 - 钾 -ATP 酶活性,促进钾离子向细胞内转移,引起低血钾。

当患者高血压伴低钾血症,同时有高交感活性表现,如血压阵发性升高,头痛、心悸、出汗等,应注意排查 PPGL。实验室检查,首选测定血 3- 甲氧基去甲肾上腺素和 3- 甲氧基肾上腺素(MNs),此为儿茶酚胺中间代谢产物,诊断特异及敏感性高;定位诊断可进行影像学及核医学检查,后者如 ^{131}I 间碘苄胍(MIBG)显像,既可定位原发病灶,亦可明确有无远处转移。

2. **甲状腺相关性高血压** 在继高中所占比例相对较小。但甲状腺疾病,包括甲状腺功能亢进(简称甲亢)或甲状腺功能减退(简称甲减)均可导致高血压;而甲亢或甲减,亦可引起低钾血症,严重低钾还可以致低钾性麻痹。因此,在高血压伴低钾血症时应注意筛查甲状腺疾病,以防误诊、漏诊。

甲亢引起低钾是因过量的甲状腺激素刺激骨骼肌 Na^+-K^+-ATP 酶编码基因的转录,增强该酶活性,促进钾离子从细胞外向细胞内的转移,严重低血钾时可产生肌无力,甚或肌麻痹。甲减引起低钾性麻痹病例也有报道。其引起低钾机制尚不清楚,可能细胞外钾离子向细胞内转移所致;有文献提出甲状腺低钾性周期麻痹不排除是“离子通道病”,其病变基因包括钾离子内向整流蛋白家族(KCNJ)。

当高血压伴低血钾时,常规检测甲状腺功能,以排除甲状腺疾病所引起的伴低钾性高血压。

(初少莉)

参考文献

[1] CLASE C M, CARRERO J J, ELLISON D H, et al. Potassium homeostasis and management of dyskalemia in kidney diseases: conclusions from a Kidney Disease: Improving Global Outcomes (KDIGO) Controversies Conference [J]. Kidney Int, 2020, 97(1): 42-61.

[2] 常桂丽,陈歆,初少莉. 高血压伴不明原因低钾血症的相关因素分析[J]. 世界临床药物,2019,40(5):351-355.

[3] FARAHNAK A. Diagnosis of Hypokalemia A Problem-Solving Approach to Clinical Cases [J]. IJKD, 2008, 2: 115-122.

[4] VISHAL G. Mineralocorticoid hypertension [J]. Indian J Endocrinol Metab, 2011, 15(S4): S298-S312.

[5] PETER M G. Why Some People Prefer Pickle Juice: The Research of Dr. Richard P. Lifton [J]. Yale J Biol Med, 2007, 80(4): 159-163.

[6] RICHARD J A. Steroid 17-Hydroxylase and 17, 20-Lyase Deficiencies, Genetic and Pharmacologic [J]. J Steroid Biochem

Mol Biol, 2017, 165 (Pt A): 71-78.

[7] HAMMER F, STEWART P M. Cortisol metabolism in hypertension [J]. Best Pract Res Clin Endocrinol Metab, 2006, 20 (3): 337-353.

[8] FERRARI P, BONNY O. Forms of mineralocorticoid hypertension [J]. Vitam Horm, 2003, 66: 113-156.

[9] RAINA R, KRISHNAPPA V, DAS A, et al. Overview of Monogenic or Mendelian Forms of hypertension [J]. Front Pediatr, 2019, 7: 263.

[10] KADEEJA N, SENTHILNATHAN N, VISWANATHAN S, et al. Sporadic hypothyroidism-related hypokalemic paralysis: Diagnosis in a resource-poor setting [J]. J Family Med Prim Care, 2017, 6 (4): 862-864.

[11] ARAMBEWELA M H, SUMANATHILAKA M R, PATHIRANA K D, et al. A possible association of hypokalaemic periodic paralysis, autoimmune thyroiditis and neuromyotonia [J]. Ceylon Med J, 2013, 58 (4): 175-176.

肿瘤靶向治疗导致高血压的讨论与分析——附阿帕替尼相关性的高血压1例

一、病史摘要

患者男性,50岁,因"体检发现肝脏肿瘤2个月,血压高1个月"就诊。患者于2个月前健康体检发现肝脏恶性肿瘤,肝内弥漫性转移,遂在当地"肿瘤医院"住院行血管栓塞治疗,并开始行靶向治疗,口服阿帕替尼250mg每日一次,连续服药,治疗1个月后发现血压升高,最高达160/100mmHg,无头晕、头痛,无胸闷、气短及胸痛等症状,为求进一步诊治,至我院就诊。病程中患者饮食、睡眠可,大小便基本正常,体重无明显改变。

既往体健,无特殊病史。吸烟史40余年,1~2包/d,偶尔饮酒,已婚一子健康。无高血压、糖尿病及冠心病家族史。

入院行动态血压监测(ABPM)示24小时平均血压136/87mmHg,白天平均血压139/89mmHg,夜间平均血压133/88mmHg,患者24小时、白天及夜间血压均升高,血压昼夜节律消失,非勺型血压。

24小时Holter显示,总心搏数108 970次,最低心率46次/min,发生在4:23,最高心率119次/min,发生在13:23,房性早搏23次,大致正常动态心电图。

心脏彩超示左心房前后径37.4mm,左心室内径及左室壁厚度正常,左室射血分数(LVEF)66%,左心室缩短分数(FS)36%。

尿肾功示β_2微球蛋白291μg/L(参考值:6~250μg/L),尿微量白蛋白8.2mg/L(参考值:1.7~22.9mg/L),尿肌酐7 308umol/L(参考值:7 000~18 000μmol/L)。

诊断为:①高血压2级;②肝癌。

二、诊治思路

经全面评估后嘱患者进行生活方式调整,结合以往指南推荐给予缬沙坦80mg、1次/d联合琥珀酸美托洛尔47.5mg、1次/d的降压方案,2周后患者自测血压降至130/80mmHg,静息心率80次/min,1个月后复查ABPM示24小时平均血压126/78mmHg,白天平均血压131/82mmHg,夜间平均血压124/72mmHg。继续口服上述降压药物,并继续口服阿帕替尼进行肿瘤靶向治疗,未减量或停药,心血管内科持续随访。

本文报道一例应用阿帕替尼进行抗肿瘤治疗的患者,既往血压正常,在抗肿瘤治疗早期(1个月内)出现收缩压及舒张压明显升高,尿肾功大致正常,左房略大,心室结构及功能无明显异常。因既往无高血压病史,考虑是靶向药物治疗引起的高血压,血压轻中度升高,经综合评估给予ARB联合β受体阻滞剂的降压治疗方案,患者血压逐渐下降,阿帕替尼未减量或停药,抗肿瘤效果良好。

三、知识拓展

心血管病和肿瘤是全世界范围内导致死亡的两大主要病因，越来越多的证据显示，两者之间存在密切关系，从而衍生出一门新的学科——肿瘤心脏病学（cardio-oncology），抗血管新生性靶向抗肿瘤药物所导致的高血压已成为肿瘤心脏病学研究的重要内容之一，此类药物主要指血管内皮生长因子（VEGF）信号通路抑制剂，包括 VEGF A 因子的单克隆抗体、血管内皮生长因子抑制剂（VEGF trap）、VEGF 受体的单克隆抗体以及小分子酪氨酸激酶抑制剂等，其导致高血压的发生率为 11%~45%，其中严重高血压（3~4 级高血压（此处为肿瘤不良反应事件 CTCAE 分级 3~4 级，即收缩压≥160mmHg 和 / 或舒张压≥100mmHg，或危及生命、需紧急干预））的发病率为 2%~20%。甲磺酸阿帕替尼（Apatinib，艾坦）是我国自主研制的 VEGF 通路的小分子酪氨酸激酶抑制剂，于 2014 年批准上市，用于晚期胃癌或胃食管结合部腺癌三线及三线以上治疗，随着研究进展，现已广泛应用于多种实体肿瘤。有研究显示阿帕替尼所致高血压的发生率约为 35.2%，其中 3~4 级高血压的发生率约为 4.5%，是限制其应用的主要原因之一。

已有研究显示，Wistar 大鼠给予舒尼替尼 7mg/（kg·d）治疗 8 天，即可使血压增高 10mmHg 以上，而 26.7mg/（kg·d）治疗 8 天即可引起明显的肾脏结构改变和肾功能损伤。Goldstein 等对三项 RCT 研究数据进行回顾性分析，纳入 1 485 例患者，发现服用帕唑帕尼后 1 个月内约 75% 的患者平均动脉压升高，而 66% 的患者收缩压升高，提示该类药物早期即可引起血压升高。在我们的病例中，患者服用阿帕替尼后 1 个月出现血压升高，且表现为收缩压与舒张压同时升高，符合该类药物相关高血压的发生规律。同时有多项研究发现，VEGF 通路抑制剂相关高血压的发生与抗肿瘤治疗疗效及患者长期预后具有密切联系，即早期发生药物相关高血压的患者治疗反应率、无进展生存期（PFS）及总生存时间（OS）均高于未发生高血压的患者，但仍有多项研究并不支持这一结论，因此对 VEGF 通路抑制剂相关高血压与抗肿瘤疗效及患者预后之间的关系目前仍存在争议。本文所报道病例接受阿帕替尼靶向治疗 2 个月，在治疗早期（1 个月内）即发生药物相关性高血压，目前复查示治疗效果良好，提示具有较好的反应性，须继续随访以判断其长期疗效及远期预后。

目前认为包括阿帕替尼在内的 VEGF 通路抑制剂导致高血压的机制可能包括：①抑制 NO 合成酶（NOS），减少 NO 合成，从而阻断其血管扩张作用；②内皮素（ET）合成增加，血管收缩作用增强；③血管内皮细胞凋亡、坏死，毛细血管床减少；④肾功能受损、盐敏感性增加和水钠潴留等。

针对靶向抗肿瘤药物所致的高血压，加拿大心血管协会及欧洲肿瘤内科协会分别推出相关指南指导降压治疗。各指南均推荐在给予 VEGF 通路阻滞剂前应评估心血管风险，对于既往存在的原发性高血压，应在给药前积极控制血压，同时排查是否应用其他可能引起血压升高的药物（如激素、非甾体抗炎药、促红素等），并在条件允许的情况下进行换药、停药等处理，另外，还需干预疼痛、心理压力等其他可能影响血压的因素。在服用 VEGF 通路阻滞剂的过程中，应定期监测血压，启动降压治疗的第一个疗程中应每周随访一次，之后每 2~3 周随访一次，有助于及早诊断并早期、强化控制血压，从而预防心血管不良事件及恶性高血压、可逆性后部脑白质综合征等并发症的发生。

在药物选择方面，目前尚无足够证据支持任何一种药物在控制抗肿瘤药物相关高血压方面优于其他药物，但 2018 年欧洲心脏病学会与欧洲高血压学会高血压指南仍推荐优选

ACEI、ARB 或二氢吡啶类钙拮抗剂，同时推荐综合考虑多种因素，制定个体化用药方案，如血压控制不佳，可联合用药。需要格外注意的是，非二氢吡啶类钙拮抗剂（地尔硫䓬、维拉帕米）可与 VEGF 通路抑制剂竞争性结合 CYP3A4 同工酶位点，影响其药物疗效，因此在这类患者中不宜应用。如需应用 β 受体阻滞剂时，宜选择具有强化一氧化氮信号通路或血管扩张作用的药物，如奈必洛尔或卡维地洛等。另外，磷酸二酯酶抑制剂如西地那非、他达拉非等，因可增加 NO 的释放，对该类患者的血压控制可能有效，已有动物实验发现西地那非在舒尼替尼诱导高血压大鼠模型中可逆转其蛋白尿发生，但目前尚无足够数据支持此类药物在该类型高血压中的应用。由于 VEGF 通路抑制剂可能导致腹泻和脱水，可加重利尿剂导致的电解质紊乱，因此利尿剂不作为该类型高血压的一线降压药物。

对于 VEGF 通路抑制剂相关高血压的降压目标，目前认为如无合并疾病，应 <140/90mmHg，如合并糖尿病或伴蛋白尿，其降压目标可以低至 <130/80mmHg。如在治疗过程中出现严重高血压，应严密监测血压、强化治疗，并评估药物治疗依存性，同时应由专科医师指导治疗，从而最大限度减少中断抗肿瘤治疗可能。如血压确实难以控制，或出现高血压危象及其他心血管事件需立即控制血压时，应考虑 VEGF 通路抑制剂减量或停药，待血压控制后恢复治疗并加量以达到最大抗肿瘤效果。

总之，对于在应用 VEGF 通路抑制剂进行肿瘤靶向治疗过程中发生的高血压，应综合考虑抗肿瘤治疗对血压的影响和降压药物对肿瘤的影响，达到优化抗肿瘤疗效、减低心血管事件、延长患者 PFS 及 OS、改善患者长期预后等多元化目标，多学科讨论协作治疗模式（MDT）的开展和推广，在该类患者中显得尤为重要。

（李彩娥　余静）

参考文献

[1] HOYERT D L, XU J. Deaths: preliminary data for 2011 [J]. Natl Vital Stat Rep, 2012, 61(6): 1-51.

[2] KOENE R J, PRIZMENT A E, BLAES A, et al. Shared Risk Factors in Cardiovascular Disease and Cancer [J]. Circulation, 2016, 133(11): 1104-1114.

[3] ZAMORANO J L, LANCELLOTTI P, RODRIGUEZ MUNOZ D, et al. 2016 ESC Position Paper on cancer treatments and cardiovascular toxicity developed under the auspices of the ESC Committee for Practice Guidelines: The Task Force for cancer treatments and cardiovascular toxicity of the European Society of Cardiology (ESC) [J]. Eur Heart J, 2016, 37(36): 2768-2801.

[4] 王阿曼，方凤奇，夏云龙，等. 肿瘤靶向治疗的心血管毒性研究进展[J]. 现代肿瘤医学，2018，26(2): 291-296.

[5] 秦叔逵，李进. 阿帕替尼治疗胃癌的临床应用专家共识[J]. 临床肿瘤学杂志，2015，20(9): 841-847.

[6] LI J, QIN S, XU J, et al. Randomized, Double-Blind, Placebo-Controlled Phase Ⅲ Trial of Apatinib in Patients With Chemotherapy-Refractory Advanced or Metastatic Adenocarcinoma of the Stomach or Gastroesophageal Junction [J]. J Clin Oncol, 2016, 34(13): 1448-1454.

[7] LANKHORST S, BAELDE H J, KAPPERS M H, et al. Greater Sensitivity of Blood Pressure Than Renal Toxicity to Tyrosine Kinase Receptor Inhibition With Sunitinib [J]. Hypertension, 2015, 66(3): 543-549.

[8] GOLDSTEIN D, ROSENBERG J E, FIGLIN R A, et al. Is change in blood pressure a biomarker of pazopanib and sunitinib efficacy in advanced/metastatic renal cell carcinoma? [J]. Eur J Cancer, 2016, 53: 96-104.

[9] RINI B I, COHEN D P, LU D R, et al. Hypertension as a biomarker of efficacy in patients with metastatic renal cell carcinoma treated with sunitinib [J]. J Natl Cancer Inst, 2011, 103(9): 763-773.

[10] FANG S C, HUANG W, ZHANG Y M, et al. Hypertension as a predictive biomarker in patients with advanced non-small-cell lung cancer treated with apatinib [J]. Onco Targets Ther, 2019, 12: 985-992.

[11] DUFFAUD F, SLEIJFER S, LITIERE S, et al. Hypertension (HTN) as a potential biomarker of efficacy in pazopanib-treated patients with advanced non-adipocytic soft tissue sarcoma. A retrospective study based on European Organisation for Research and Treatment of Cancer (EORTC) 62043 and 62072 trials [J]. Eur J Cancer, 2015, 51 (17): 2615-2623.

[12] LANKHORST S, SALEH L, DANSER A J, et al. Etiology of angiogenesis inhibition-related hypertension [J]. Curr Opin Pharmacol, 2015, 21: 7-13.

[13] VIRANI S A, DENT S, BREZDEN-MASLEY C, et al. Canadian Cardiovascular Society Guidelines for Evaluation and Management of Cardiovascular Complications of Cancer Therapy [J]. Can J Cardiol, 2016, 32 (7): 831-841.

[14] WILLIAMS B, MANCIA G, SPIERING W, et al. 2018 ESC/ESH Guidelines for the management of arterial hypertension [J]. Eur Heart J, 2018, 39 (33): 3021-3104.

[15] LANKHORST S, KAPPERS M H, VAN ESCH J H, et al. Treatment of hypertension and renal injury induced by the angiogenesis inhibitor sunitinib: preclinical study [J]. Hypertension, 2014, 64 (6): 1282-1289.

高血压患者合并尿毒症血液透析1例

一、病史摘要

患者女性，67 岁，主诉“阵发性头晕伴胸痛 5 年，加重 7 日”，于 2019 年 5 月 11 日入院治疗。

【现病史】

患者 5 年前在“膀胱癌”放疗后出现头晕，颈部僵硬感，胸痛，位于心前区，呈闷痛，向左肩背部放散痛，伴心悸，持续几分钟，含服硝酸甘油自行缓解，无恶心和呕吐，无黑矇及晕厥，无呼吸困难，当时测血压 180/110mmHg，血肌酐（Cr）为 300μmol/L，诊断“高血压 3 级、冠心病、不稳定型心绞痛、慢性肾脏病（CKD）、膀胱癌、右肾盂癌、右肾盂部分切除术后”，给予非洛地平、单硝酸异山梨酯、阿托伐他汀和拜阿司匹林等药物治疗症状好转后出院，出院后规律口服上述药物，血压控制欠佳，上诉症状间断发生，多次在心内科和肾内科治疗。3 年前因“膀胱癌和右肾盂癌”复发，行右肾全切和膀胱切除及左肾造瘘术，术后肌酐升高约 600μmol/L，血压高达 200/110mmHg，口服降压药物改为硝苯地平控释片 30mg、2 次 /d 口服和比索洛尔 5mg、1 次 /d 口服，给予维持性血液透析治疗，但在透析过程中血压经常波动在 170~180/100~110mmHg，出现头晕和胸痛症状，持续时间延长至 10 余分钟，伴左肩背部放散痛、心悸及气短，休息后或含服硝酸甘油后缓解，无咳嗽及咳痰，无发热等症。病程中食欲欠佳，精神尚可，二便正常。

【既往史】

14 年前因“急性肾盂肾炎”自行口服“关木通”等中药治疗，血 Cr 升高约 110μmol/L。8 年前因“右肾盂癌”于北京协和医院行右肾盂部分切除术，血 Cr 约 250μmol/L。5 年前诊断为“膀胱癌”行放疗，发现血压升高至 180/110mmHg，血 Cr 300μmol/L。3 年前因“膀胱癌和右肾盂癌”复发行右肾全切术、膀胱切除术、以及左肾造瘘术，开始行维持性血液透析治疗。由于术后出现反复咳嗽、气短等症，诊断为“肺感染”，给予抗感染治疗好转，并自行口服甘草片半年。因肾功改变未行冠脉 CTA 或冠脉造影检查。高血压病史 5 年，否认糖尿病史。

【个人史】

否认吸烟史和饮酒史，口味清淡。

【家族史】

否认传染病、遗传病、高血压、肾病的家族史。

【体格检查】

一般状态欠佳，神清语明，面色晦暗，BMI 30kg/m^2，血压 153/82mmHg（左上肢，左上肢动脉静脉造瘘），血压 160/78mmHg（右上肢），脉搏 75 次 /min，呼吸 16 次 /min，体温 36.5℃。皮肤无紫纹，无满月脸及水牛背，双侧眼睑轻度水肿，结膜苍白，口唇正常，无颈静脉怒张。双肺呼吸音粗糙，可闻及干啰音，心率 75 次 /min，律齐，各瓣膜区未闻及杂音。腹软，全腹无压痛和反跳痛，肝脾未触及，左侧腹部造瘘口引流管连接尿袋。双下肢轻度水肿，双侧足背动脉搏动正常。

【辅助检查】

心电图：Ⅱ、Ⅲ、aVF、$V_{4\sim6}$ 导联病理性 Q 波形成，ST-T 改变。

心脏超声：左房内径 41mm，室间隔厚度 14.5mm，左室厚壁 13.5mm，右心室内径 33mm，右心房 54mm × 36mm，EF 60%。未见节段性室壁运动异常。

泌尿系超声：左肾缩小，左肾盂造瘘术后，右肾缺如（切除）。

肺 CT：双肺上叶陈旧性病变，右肺中、下叶及左肺上叶片状影，心包积液少量。

血常规：Hb 78g/L，WBC 6.92×10^9/L。

生化系列：BUN 23.44mmol/L（3.2~7.1），Cr 702.2μmol/L（58~110），Ca^{2+} 1.93mmol/L（2.08~2.6），P^+ 3.45mmol/L（0.81~1.45），K^+ 4.37mmol/L（3.6~5.0）。

CK-MB 0.42ng/ml（0~3.1）；TnI 31.91pg/ml（0~15.6）；BNP 88pg/ml（0~100）。

T3、T4、TSH：正常。

CHOL 3.02mmol/L（3.35~5.71）；TG 1.86mmol/L。

甲状旁腺激素：288pg/ml（10~69）。

尿常规：蛋白（+）；白细胞 24（0~16）。

【确定诊断】

冠心病、不稳定型心绞痛、肾性高血压、CKD 5 期、右肾盂癌和膀胱癌、右肾和膀胱切除术后、左肾造瘘术后、肾性贫血、继发性高甲状旁腺素血症、低磷高钙血症、肺炎

【诊治经过】

1. **高血压的治疗** 考虑患者主诉头晕和胸痛主要是血压升高所致，首先给予调整降压方案；由于硝苯地平和比索洛尔可被透析部分清除，予以停用改为贝尼地平 4mg、1 次 /d 晨起口服，厄贝沙坦 150mg、1 次 /d（15:00），阿罗洛尔 10mg、2 次 /d。同时，透析科医生调整了患者每次透析的液体量，尽力维持至干体重。经过以上降压方案调整，患者一周后血压平稳，透析前后血压无明显波动。

2. **冠心病的治疗** 分析患者的心绞痛发作与冠状动脉粥样硬化心脏病、高血压、贫血、以及代谢毒性产物对心肌损害有关，首先给予抗心肌缺血的药物治疗，包括拜阿司匹林 100mg、1 次 /d，单硝酸异山梨酯 50mg、1 次 /d，比索洛尔 5mg、1 次 /d，阿托伐他汀 20mg、1 次 /d 治疗，在血液透析前口服单硝酸山梨醇酯（消心痛）5mg，同时逐步控制血压平稳达标，并积极纠正贫血和相关的代谢异常等，1 周后患者心绞痛缓解。

3. **CKD 相关并发症的处理** 此患者主要表现为贫血、高甲状旁腺激素、低磷高钙血症等，在维持性血液透析同时，给予 EPO 3 000IU 隔日皮下注射改善贫血、骨化三醇 0.25μg、1 次 /d 改善继发性高甲状旁腺激素，同时纠正离子紊乱。

4. **肺炎的治疗** 考虑感染可能是此次血压波动的原因之一，予以抗生素治疗 1 周后，肺部啰音基本消失。

【随访情况】

患者出院后规律口服贝尼地平 4mg、1 次 /d，厄贝沙坦 150mg、1 次 /d，阿罗洛尔 10mg、2 次 /d，拜阿司匹林 100mg、1 次 /d，单硝酸异山梨酯 50mg、1 次 /d，阿托伐他汀 20mg、1 次 /d。

透析结束前 2 小时口服消心痛 5mg，EPO 隔日 1 次 3 000IU 肌内注射、骨化三醇 25μg、1 次 /d，血压维持在 120~140/70~80mmHg，无明显头晕和心绞痛发作。

二、病 例 分 析

1. **高血压的原因** 患者14年前因"急性肾盂肾炎",自行口服"关木通"等中药治疗,后发现肌酐轻度升高,原因与"急性肾盂肾炎"未彻底治愈迁延为"慢性肾盂肾炎",以及服用关木通对肾脏的毒性有关。由于关木通主要成分为马兜铃酸,可以导致肾小管和间质的严重损害,以及对肾小球的轻度损害,表现为急性和慢性肾损伤。以后患者又先后诊断为"右肾盂癌和膀胱癌",行右肾盂部分切除术、右肾切除术、膀胱切除术、以及左肾造瘘术。在此过程中肌酐进行性升高,诊断为CKD 5期,最终进行血液透析治疗。在治疗过程中血压也开始明显增高。由于患者既往无高血压病史,无高血压家族史,因此,我们考虑高血压原因与CKD密切相关,为继发性,可以诊断为肾性高血压。

2. **甘草诱发的血压增高** 由于甘草中含有大量的甘草酸、甘草次酸,长期服用会导致假性醛固酮增多症,引起高血压和低血钾。患者3年前术后出现肺感染,曾自行口服甘草片等止咳药物半年,导致血压难以控制的情况,停用甘草片后血压有所好转。

3. **血液透析相关的血压波动** 血液透析的CKD患者高血压患病率可达80%~90%。透析过程中可能出现各种情况的血压波动,包括血压升高、血压下降、以及血压先下降后升高等多种情况,这与患者透析过程中排水量和血容量的变化密切相关,同时与口服降压药物是否通过透析膜清除有关。因此,透析时根据血压的波动特点,有效调整降压药物的种类和服药方法至关重要。此患者透析结束前1小时血压升高,可能与其口服的硝苯地平控释片能被透析所清除相关,将硝苯地平控释片换为不被透析清除的贝尼地平和厄贝沙坦后,这种现象得到改善。

4. **心绞痛的原因** 患者反复心绞痛发作,与冠状动脉粥样硬化、血压波动、长期慢性肾性贫血、以及毒素对心肌的损害都密切相关,应各方面给予积极的综合管理。

三、相 关 知 识

1. **透析患者高血压诊断标准** 2004年NKFKDOQI(美国国家肾脏病基金会)指南指出透析前血压≥140/90mmHg和/或透析后血压≥130/80mmHg即可诊断高血压。由于钠水潴留导致血容量增加,可以引起血压升高,影响是否是真性高血压的诊断。因此,透析患者的高血压诊断标准为了排除了这一因素的作用,选取透析前和透析后两个点测量血压,以明确高血压的诊断。

2. **CKD血液透析患者合并高血压原因** CKD患者常伴有难治性高血压,这与其高血压发病机制复杂密切相关。CKD患者心输出量增加、外周血管阻力增加或两者并存都可导致透析患者血压持续升高。其中钠和容量超载被认为是关键的致病机制,另外,RASS和交感神经系统的激活、与长期动脉硬化过程相关的动脉壁结构改变、内皮功能障碍、炎症、睡眠呼吸暂停、动静脉瘘,以及特定药物如红细胞生成素刺激剂的使用,在这些个体高血压的复杂发病机制中也起着重要作用。

3. **CKD血液透析患者高血压的治疗方案**

(1) 非药物治疗:限钠饮食、个体化透析液的制订以及逐渐减重等非药物治疗方式可作为血压控制的初始治疗,尽量维持患者干体重,每日膳食钠摄入量不应超过65mmol(1.5g钠或4g氯化钠),但非药物治疗的降压效果并不理想。

(2) 药物治疗:2018年中国高血压防治指南指出,透析患者血压变异不宜过大,透析后收缩压的理想靶目标为SBP为120~140mmHg。2017 ERA/EDTA/ ESH专家共识推荐，在钠离子和容量过剩得到有效控制后血压仍然偏高的透析患者推荐使用药物治疗。血液透析患者使用β受体阻滞剂、ACEI、ARB、CCB和MRA降低血压的同时，能够降低患者心血管疾病的发病风险和死亡率，应根据患者的血压水平和合并疾病等情况进行个体化选择用药。

4. 透析过程中低血压的原因及处理 血液透析过程中发生低血压的原因主要包括：①有效血容量不足：每次透析时体外循环血量为15%~20%，如果单位时间内脱水过多过快，其超滤量超过体重的60%~70%，易引起血容量减少，心脏射血分数下降，心输出量减少，致血压下降，为低血压是首要原因；②药物的影响：透析前服降压药，透析过程中因降压药发生效应，再加上血容量减少，就容易引起低血压；③透析治疗前后进食：进食使胃肠血管扩张，血液大量分布于消化系统，使外周循环血量减少致血压下降；④心血管疾病：如心包积液、房颤、冠心病和心力衰竭等导致心排出量降低，左室舒张末期压力上升、心室充盈减少、心输出量降低导致低血压；⑤营养不良、贫血、血清白蛋白，在血容量减少后不能提高外周血管阻力，容易导致血压下降；⑥糖尿病患者更容易在血液透析出现低血压：多数糖尿病患者多也合并心脏及全身大血管、微血管病变，心输出量低，加之患者同时存在自主神经功能紊乱现象或者动脉粥样硬化，血管顺应性下降，血浆充盈率下降，患者维持血压的能力也下降，导致低血压发生。

透析过程中低血压防治：针对以上原因，进行透析前后的综合调整，包括调整透析速度和脱水量，调整降压药物的使用，避免透析前后大量进食，纠正心功能和治疗心血管疾病，纠正贫血和低蛋白血症等可能诱因。

5. 常见降压药物是否通过透析膜清除 血液透析对药物清除的影响主要由药物因素和透析因素两方面决定，其中药物因素（包括药物分子量的大小、蛋白结合程度、分布容积、水溶性等）和透析因素（包括透析膜的类型、血流量、透析液流量、超滤率和治疗时间等）。因此，透析患者选择降压药物时应充分考虑到可能被透析清除的情况，调整药物的种类、剂量和服药时间，以及透析后是否需要补充降压药物等。

（张晓卉 尹新华）

难治性高血压 1 例
——从 15 片药减至 1 片药

一、病史摘要

（一）一般情况

患者男性，60 岁，未婚。

（二）主诉

反复头晕 6 年，加重 3 年。

现病史：6 年前发现血压升高，伴头晕症状，曾服用缬沙坦、氨氯地平等药物血压控制尚可。2017 年起血压控制不理想，加用吲达帕胺、螺内酯等药物效果不佳，血压最高值 220/130mmHg。入院前用药：硝苯地平控释片 30mg、2 次 /d；奥美沙坦 / 氢氯噻嗪 20mg、1 次 /d；琥珀酸美托洛尔缓释片 47.5mg、1 次 /d；可乐定 1 片、3 次 /d。

（三）既往史

无糖尿病史，无慢性肾病史。

（四）体格检查

血压：(右)192/112mmHg，(左)188/110mmHg。

神清，气平，平卧位，肺(–)。心率 66 次 /min，律齐，未及病理性杂音。腹(–)，双下肢无水肿，NS(–)。

（五）辅助检查

血常规：WBC 5.8 × 10^9/L，Hb 135g/L，PLT 231 × 10^9/L。

生化：ALT 32U/L，ALB 37g/L，γGT 36U/L，K^+ 3.32mmol/L，Na^- 135.6mmol/L，Cl^- 104.8mmol/L，Cr 74.9μmol/L，FBG 4.92mmol/L，NT-proBNP 35.7ng/L，cTnI 0.017μg/L，CK-MB 2.1μg/L。

甲功：正常。

超声心动图：LA 41mm，LVEDD 44mm，LVEF 66%，LVH(–)。

睡眠呼吸监测：未见明显异常。

24 小时 ABPM：血压平均值 164/97mmHg，血压最高值 210/118mmHg。

双侧肾动脉 CTA：未见明显异常。

胸主动脉 CTA：未见明显狭窄。

肾上腺 B 超 / 薄层 CT：右侧肾上腺区结节。

血激素水平(停用 RAS 抑制剂、β 受体阻滞剂、利尿剂 2 周以上)：皮质醇(8am)44.36ng/ml，皮质醇(4pm)50.22ng/ml，醛固酮 126.3ng/dl，血浆肾素浓度 10.3pg/L，APR 比值 1.22，血去甲肾上腺素 126.83pg/ml，血多巴胺 60pg/ml，血肾上腺素 32.88pg/ml。

（六）初步诊断

高血压 3 级(极高危)。

二、诊 治 思 路

（一）病例特点

60 岁男性，高血压病史 6 年，使用 3 种以上降压药（包括长效 CCB、ARB 和利尿剂）并给予最大可耐受剂量，患者血压仍高于目标值，诊断为难治性高血压。

（二）鉴别诊断

假性高血压：24 小时 ABPM 显示血压明显升高，可排除。

药物因素：未服用相关药物。

原发性醛固酮增多症：血钾轻度降低，右侧肾上腺区结节，但血肾素、醛固酮检测及 APR 比值不支持原醛诊断。

Cushing 综合征：无相关体征特点，血皮质醇无明显升高，可排除。

嗜铬细胞瘤：临床表现不支持，且血肾上腺素 / 去甲肾 / 多巴胺无明显升高。

肾动脉狭窄：肾动脉 CTA 无明显狭窄，可排除。

主动脉缩窄：上下肢血压无明显差异，主动脉 CTA 无明显狭窄，可排除。

慢性肾实质病变：肾功能正常，肾脏体积无萎缩，可排除。

阻塞性睡眠呼吸暂停综合征（OSAS）：睡眠呼吸监测未见明显异常。

甲亢：甲状腺功能正常。

（三）诊治经过

按难治性高血压诊治流程，排除继发性因素，加用长效 CCB、ARB 和利尿剂至最大可耐受剂量，并加用 α、β 受体阻滞剂及中枢性降压药（硝苯地平控释片 30mg、2 次 /d；阿尔马尔 20mg、2 次 /d；双氢克尿噻 25mg、1 次 /d；奥美沙坦 20mg、2 次 /d；可乐定 2 片、3 次 /d），血压仍控制不理想，血压波动于 210~160/120~100mmHg，需要反复使用静脉给药控制血压。

排除手术禁忌并取得患者知情同意后，行经肾动脉去交感神经消融术（RDN）。手术方案为选择性去交感神经消融术式，术中监测有创动脉压，先行肾动脉造影 +CARTO 建模，然后用大头导管在肾动脉（主干 + 分支）内高频刺激标测交感神经区域，冷盐水灌注消融（10W，43℃，17ml/min，60~120s/ 次，单点最长消融时间 240 秒），每侧肾动脉消融 5~10 个点，约 80% 的消融点经再次高频刺激验证为消融有效（图 1，彩图见二维码 5）。

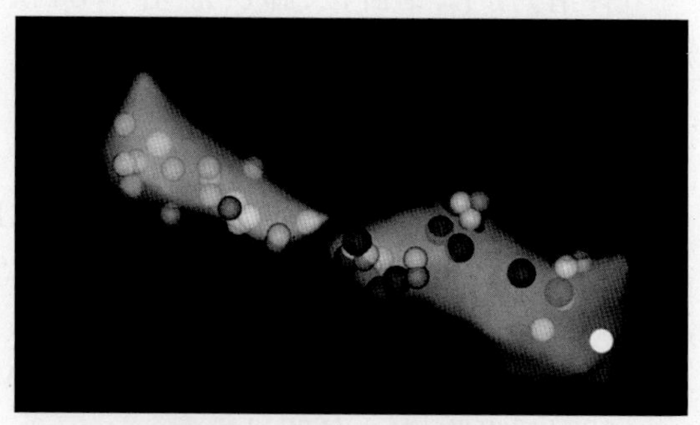

图 1 图中深红色为热点，即高频刺激标测为交感神经。蓝色为冷点，即高频刺激标测为副交感神经。其他为高频刺激无明显变化区域

（四）病情演变

消融前有创动脉压 220/120mmHg，消融后即刻动脉压 200/110mmHg 左右，术后 2 小时血压 160/100mmHg。术后第 2 天血压 140/96mmHg 左右，遂逐步减用口服降压药。术后第 3 天血压降至 120/80mmHg，患者起床后感头晕，停用所有降压药物。术后第 6 天血压逐步回升至 160/100mmHg，加用奥美沙坦 20mg、1 次 /d 后血压控制稳定（图 2）。

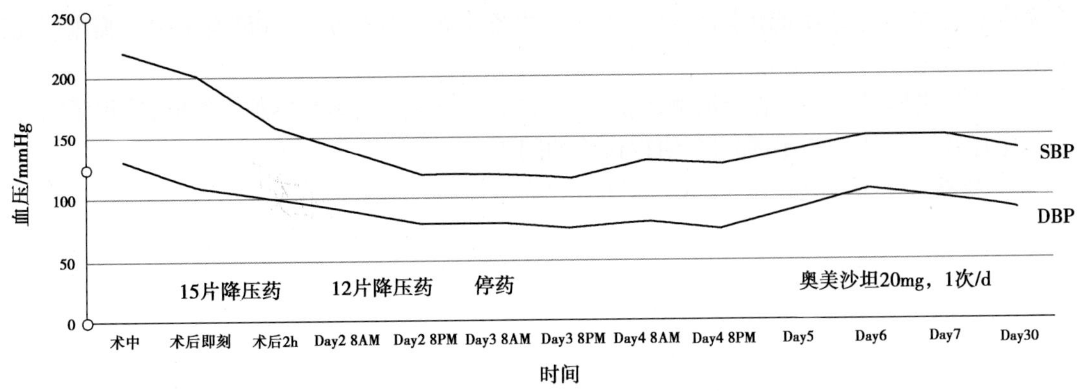

图 2 术后血压趋势图

三、随访情况

出院后随访，30 天、60 天、90 天、180 天血压平稳，仅服奥美沙坦 20mg，qd，血压控制在 120~160/80~100mmHg。1 年左右随访发现血压较前升高达 140~170/90~110mmHg，遂加用硝苯地平缓释片 30mg、1 次 /d 及双氢克尿噻 12.5mg、1 次 /d 后血压控制可。

四、知识拓展

在 2014 年以前公布的肾动脉去交感神经消融（RDN）相关临床试验，包括著名的 HTN-1、2 试验均显示出卓越的疗效。2014 年发布的 Symplisity HTN-3 研究为单盲、随机、假手术组对照设计，应用 24 小时 ABPM 排除白大衣现象。该研究入组 535 例难治性高血压，6 个月随访结果显示：RDN 组 SBP 下降 14.13mmHg，假手术组下降 11.74mmHg，两组未达统计学差异。鉴于此研究结果，2018 年 ESC 高血压管理指南将 RDN 推荐等级降为Ⅲ类，不建议器械治疗作为高血压常规治疗方案，除非用于临床研究和 RCTs，直至有进一步的证据证明其安全性和有效性。

学界对 HTN-3 研究结果始终存在争议，很多学者认为该研究的阴性结果并不能彻底否定 RDN，试验设计以及方案实施中的某些问题可能干扰了研究结果：①研究术者操作例数少，≤2 例占 50%，≤1 例占 34%；②单电极导管，消融难度大；③缺乏评判消融效果指标；④非四象限消融；⑤药物洗脱问题。

针对以上问题，新的消融导管和消融方案被应用于 RDN 临床研究，目的是彻底安全的消融肾交感神经，这一阶段的消融策略主要包括：①透壁消融（使用微灌注消融导管）；②主干 + 分支消融；③全象限消融。例如，Spyral 导管就采用了螺旋状四电极空间分布设计，在自膨胀后能够环肾动脉消融一圈。使用此导管的 SPYRAL HTN-OFF MED 研究的消融策略就包含了全象限消融和主干 + 分支血管消融，研究结果显示 RDN 组的血压较假手术组下降 5~7.4/4.1~4.4mmHg，具有统计学差异。

虽然 SPYRAL HTN-OFF MED 研究取得了阳性结果，但是数毫米汞柱的血压降幅对很多难治性高血压患者而言只是“杯水车薪”，如何能够更精准的消融肾交感神经仍是众多学者关心的问题。解剖学告诉我们，副交感神经和交感神经交叉分布于肾动脉外膜，全象限无差别消融同样会损伤副交感神经，从而抵消了交感神经消融的降压作用。因此如何精准定位交感神经，实施透壁消融，并验证消融效果是 RDN 获得最佳疗效的关键。目前国内已有多家中心尝试应用高频刺激定位，精准去交感神经消融的手术方案，并已有多中心临床研究开展。

本病例借鉴了部分中心的消融经验，采用精准定位透壁消融交感神经策略，取得了明显的临床疗效。但是RDN仍有很多值得讨论的问题：

1. 哪些高血压病人更适合RDN？目前的临床经验告诉我们单纯老年收缩性高血压行RDN效果欠佳，至于对轻中度高血压和难治性高血压哪类更有意义，还需要进一步研究证实。

2. 如何定量消融？该患者消融后血压下降明显，术后数天内出现明显低血压症状且需要卧床，6天后才逐渐恢复。因此如何定量消融，适度降压也是需要探讨的问题。

3. RDN远期疗效如何？该患者1年后血压又逐步回升，是否存在交感神经再生机制？

（潘晔生　杨兵）

参考文献

[1] KRUM H, SCHLAICH M, WHITBOURN R, et al. Catheter-based renal sympathetic denervation for resistant hypertension: a multicentre safety and proof-of-principle cohort study [J]. Lancet, 2009, 373 (9671): 1275-1281.

[2] ESLER M, KRUM H, SOBOTKA P A, et al. Renal sympathetic denervation in patients with treatment-resistant hypertension (the SYMPLICITY HTN-2 Trial): a randomised controlled trial [J]. Lancet, 2010, 376 (9756): 1903-1909.

[3] BHATT D L, KANDZARI D E, O'NEILL W W, et al. A controlled trial of renal denervation for resistant hypertension [J]. N Engl J Med, 2014, 370 (15): 1393-1401.

[4] 2018 ESC/ESH Guidelines for the management of arterial hypertension [J]. Eur Heart J, 2018, 39 (33): 3021-3104.

[5] TOWNSEND R R, MAHFOUD F, KANDZARI D E, et al. Catheter-based renal denervation in patients with uncontrolled hypertension in the absence of antihypertensive medications (SPYRAL HTN-OFF MED): a randomised, sham-controlled, proof-of-concept trial [J]. Lancet, 2017, 390 (10108): 2160-2170.

第三部分 血 脂 异 常

主编视角

血脂与动脉粥样硬化 2020

一、背 景

1. **不断攀升的中国ASCVD疾病负担** 动脉粥样硬化性心血管疾病(atherosclerotic cardiovascular disease,ASCVD)是一组以动脉粥样硬化为共同病理基础,主要累及心、脑、肾及其他外周动脉,进而造成以动脉缺血为主要临床表现的疾病症候群,主要包括缺血性心脏病和缺血性卒中。ASCVD在我国表现出快速而且持续的增加,从1990年的约100万/年增加到2016年的约240万/年,其在心血管疾病(cardiovascular disease,CVD)死亡人数和总死亡人数中的占比分别从1990年时的40%和11%上升到2016年的61%和25%。ASCVD的发病率亦持续上升,年发病率和发病人数较1990年的增加幅度均超过100%。1990年至2016年ASCVD死亡人数的上升主要是由于缺血性心脏病(ischemic heart disease,IHD)死亡人数的显著上升和缺血性卒中死亡人数的轻微上升。ASCVD发病率和死亡人数的持续增加对我国的疾病防治策略和医疗资源配置产生了多方面的需求。

2. **逐年升高的中国人均LDL-C水平** 血清低密度脂蛋白胆固醇(LDL-C)水平升高是我国人群ASCVD的主要危险因素。人群LDL-C平均水平在我国表现出持续上升趋势,2002年全国调查显示:我国18岁以上成人的血清LDL-C平均水平为1.91mmol/L,2010年全国调查LDL-C达到2.27mmol/L,2014年全国调查时这一数值为2.88mmol/L,2018年我国18岁及以上人群血清LDL-C的平均水平已经达到2.9mmol/L,接近欧美人群水平。我国2016年发布的《中国成人血脂异常防治指南》将LDL-C低于2.6mmol/L推荐为我国成人ASCVD一级预防中LDL-C的理想水平。

二、血脂防治指南的更新

1. **一级预防人群的危险分层引入增强危险因素** 一级预防人群危险评估的传统模型受到挑战,在经典的危险评估模型如美国Framingham危险评估模型和汇总队列方程(PCE)及欧洲的SCORE危险评估图表中,主要的危险因素包括性别、年龄、血压、吸烟、TC、HDL-C等传统危险因素。但这些因素已不能满足日益精准的临床需求。2018年AHA/ACC血脂管理指南首次提出了增强危险因素的概念,主要用于指导危险模型中的中等ASCVD风险者的降脂治疗决策。2019年ESC指南也提出了类似的概念。这些增强危险因素包括无创影像如冠脉 CTA 的冠脉钙化积分(CAC)和超声确定的颈动脉及股动脉粥样斑块。生化指标包括 Lp(a)、TG、CRP 等,早发冠心病家族史也是重要补充危险因素。

2. **二级预防中 ASCVD 风险的再分层** 以往的指南中,所有 ASCVD 患者均为极高危患者,但临床研究中发现 ASCVD 患者随后发生心血管病事件的风险差异很大。而基线风险越高的患者从强化降脂中获益越大。因此 2018 年 ACC/AHA 的胆固醇管理指南将 ASCVD 患者进一步分为极高风险和非极高风险两大类。但 2019 年 ESC 的血脂指南并没有接受 ASCVD 危险分层方法,相反将极高危对象扩展到部分一级预防的人群如糖尿病、CKD 及 FH 患者。

中国专家更认同 ASCVD 风险分层的策略,中国胆固醇教育计划(CCEP)发布了 2019 中国胆固醇教育计划调脂治疗降低心血管事件专家建议。指出已诊断为 ASCVD 的患者可直接列为极高危人群,并提出"超高危人群"概念,推荐确诊 ASCVD 患者并存以下情况之一列为超高危人群:①复发的 ASCVD 事件;②冠状动脉多支血管病变;③近期 ACS;④心、脑或外周多血管床动脉粥样硬化性血管疾病;⑤LDL-C≥4.9mmol/L(190mg/dl);⑥糖尿病。随后,中华医学会心血管病学分会动脉粥样硬化与冠心病学组 2020 年初发布了超高危动脉粥样硬化性心血管疾病患者血脂管理中国专家共识。该共识将发生过≥2 次严重的 ASCVD 事件或发生过 1 次严重的 ASCVD 事件合并≥2 个高风险因素的患者,定义为超高危 ASCVD 患者。

3. **LDL-C 目标进一步降低** 鉴于越来越多的临床研究证据证实,无论 LDL-C 基线如何,降低同样幅度的 LDL-C 的心血管病相对下降幅度相同,因此多数指南认同降脂治疗的胆固醇原则,所有高危以上的患者均需要在基线基础上降低 LDL-C 50%。2019 年 ESC 血脂指南首次推荐极高危人群 LDL-C<1.4mmol/L 且降幅 >50%、高危人群 LDL-C<1.8mmol/L 且降幅 >50%、中危人群 LDL-C<2.6mmol/L、低危人群 LDL-C<3.0mmol/L;首次推荐极高危、高危人群 LDL-C 绝对目标值与相对目标值(降幅)需同时满足;对于已经接受最大耐受量他汀治疗的 ASCVD 患者,若 2 年内发生≥2 次主要不良心血管事件(MACE),ESC 新指南首次推荐 LDL-C 目标值 <1.0mmol/L。中国的两项专家共识也都推荐对于超高危 ASCVD 患者推荐 LDL-C<1.4mmol/L。

4. **降低 LDL-C 的方式更多样** 尽管他汀是 ASCVD 降脂治疗的基石,但单纯依赖他汀已无法满足越来越低的降脂达标的要求。大量研究显示不论他汀或非他汀,降低同样幅度 LDL-C 能产生同样幅度的 ASCVD 风险下降;而且他汀联合非他汀降脂效果更佳且不良反应更小,因此 2018 年 AHA/ACC 指南及 2019 年 ESC 指南推荐他汀不能达标者可选择联合依折麦布或 PCSK9 单抗治疗。两项中国专家共识也推荐他汀不能达标或不能耐受他汀的患者推荐联合依折麦布及 PCSK9 单抗。总之,联合治疗已成为强化降脂的发展趋势。

三、降脂治疗新进展

1. **降低 LDL-C 新模式** 目前降脂治疗的主要模式是每天口服给药,但多数患者每天服药的依从性较差,给降脂治疗长期稳定达标带来了极大的干扰。PCSK9 单克隆抗体的应用大大增加了 LDL-C 的达标率,但需要每 2 周皮下注射体积 1.0ml 的药物,仍然不是理想的给药频率。

PCSK9 作为一种高效安全的干预靶点近年来一直是开发降胆固醇治疗的热点。除外 PCSK9 单克隆抗体外,医药公司在不断开发新的方式抑制 PCSK9,其中包括小分子 RNA 干扰技术，最先成功的这一类制剂是 Inclisiran，它通过靶向进入肝脏细胞，特异性抑制肝脏 PCSK9 mRNA 表达，从而减少肝脏 PCSK9 蛋白分泌，降低循环中的 PCSK9 蛋白水平，达到 PCSK9 单克隆抗体的类似作用。但其作用较单克隆抗体更持久。最新的研究显示，在 FH 杂合子及 ASCVD 患者中，分别在第 1、90、270、450 天皮下注射 300mg Inclisiran，第 510 天时，治疗组较基线 LDL-C 平均下降 50% 左右，PCSK9 水平下降 80% 左右，且具有和安慰剂类似的安全性。Inclisiran 的临床终点研究正在进行中，中国也将参与这一项目。Inclisiran 将为降胆固醇治疗带来全新的给药模式，这一模式类似疫苗治疗，每半年一次的给药将大大提高降胆固醇用药的依从性。

2. **纯合子 FH 治疗的新靶点 ANGPTL3 非 LDL 受体依赖途径** 目前对纯合子家族性高胆固醇血症（HoFH）缺乏有效的治疗手段。目前可采用的药物包括普罗布考、依折麦布、他汀及 PCSK9 单抗，但对 LDL 受体功能缺失患者这些药物很难起作用。洛美他派（Lomitapide）和米泊美生（Mipomerse）作为专门治疗 HoFH 的两种药物由于不良反应大未能广泛使用。部分患者只能接受血液脂质分离治疗，但也只能降低 LDL-C 50% 左右，且价格昂贵，治疗不便。近来的研究显示血管生成素样因子 3（ANGPTL3）可能作为 HoFH 的潜在靶点。基础研究证实 ANGPTL3 通过影响脂蛋白酯酶的活性而影响 TG 代谢。遗传流行病学研究表明，ANGPTL3 基因失功能突变导致 TG 及非 -HDL-C 降低，同时显著降低动脉粥样硬化疾病风险。同时进行的临床研究显示 ANGPTL3 单克隆抗体可降低血清 TG 及胆固醇。2020 ACC 会议发布的研究显示 ANGPTL3 单克隆抗体 Evinacumab 可显著降低纯合子家族性高胆固醇血症（HoFH）患者的 LDL-C 水平达 47%。更为令人惊奇的是对于 LDL 受体功能完全缺失的纯合子患者，Evinacumab 同样有效，提示 Evinacumab 的降低胆固醇作用不依赖 LDL 受体。有研究评估了 Evinacumab 治疗前后患者淋巴细胞 LDLR 活性，结果显示 Evinacumab 对 LDLR 活性无影响，表明 Evinacumab 可能通过与 LDLR 无关的机制降低 LDL-C。如果存在 LDL 受体以外的 LDL 清除途径，将为纯合子 FH 患者的降脂治疗带来新的靶点和希望。目前关于 Evinacumab 的长期安全性还有待进一步临床试验来验证。

3. **特异性降低 Lp(a) 的新措施** 脂蛋白(a)[Lp(a)]近年来越来越受到重视，其一是因为 Lp(a) 能独立预测 ASCVD 风险，其次是 PCSK9 单克隆抗体降低 Lp(a) 与 ASCVD 风险下降有关。以往一直认为 Lp(a) 的清除是通过 LDL 受体完成的，但他汀通过上调 LDL 受体降低 LDL-C 的同时却升高了 Lp(a)，这使 Lp(a) 的代谢途径成为谜团。因此短期内通过开发促进 Lp(a) 清除的药物降低 Lp(a) 较为困难。而目前能降低 Lp(a) 的药物如烟酸、CETP 抑制剂及 PCSK9 抑制剂均影响多种血脂代谢，无法评估单独降低 Lp(a) 的作用。因此，Lp(a) 的干预手段已从促进清除转向抑制合成。

反义寡核苷酸（ASOs）是一种新兴的治疗手段，该类药物是单链寡核苷酸，可经皮下注射，与血浆蛋白结合后进入肝脏并在肝细胞内积聚，然后主要在细胞核中与靶点 mRNA 高亲和力结合。靶向 ApoA 的反义寡核苷酸（ASOs）能抑制 ApoA 等位基因的表达，导致 Lp(a) 的组装受阻，血浆 Lp(a) 水平降低。早期一期临床试验显示，ISIS-ApoA 能将基线水平的 Lp(a) 降低 39.6%~77.8%，与 ApoA 相关的 ApoB-100 和 OxPLs 也显著降低，但其他脂蛋白没有显著变化。二期临床研究显示 IONIS-ApoA$_{Rx}$ 呈剂量依赖性降低 Lp(a) 水平：10mg 组降低 Lp(a) 66%，20mg 组降低 Lp(a) 80%，40mg 组降低 Lp(a) 92%。近期在 ASCVD 患者中的剂量探索研究中再次显示 ApoA-L$_{Rx}$ 呈剂量及频率依赖性降低 Lp(a)，最高降幅为每周注射 20mg 降低 Lp(a) 80%。ASOs-ApoA 是目前唯一针对 Lp(a) 设计的药物，作用直接，特异性强，降幅明显。一项全球的三期临床研究(CTQJ230A2301)将纳入7 680名Lp(a)升高的ASCVD患者，以观察ASOs-ApoA对临床终点的影响，中国也将参与这一研究。其结果将解开长期困扰心血管医师"是否需要降低Lp(a)"之谜。

4. **对鱼油的新认识** EPA是降低ASCVD关键 鱼油作为降低甘油三酯(TG)的重要手段近年来倍受关注。近期几项大规模的随机对照研究如ORIGIN研究、ASCEND研究和VITAL研究均显示对于ASCVD高危患者给予低剂量鱼油(1g/d)不能降低心血管病风险，提示鱼油的ASCVD预防作用可能与剂量有关。近期的REDUCE-IT研究采用每日4g二十碳五烯酸乙酯(EPA)与安慰剂对比，研究对象为接受他汀治疗后仍有TG升高(1.7~5.6mmol/L)的患者，结果显示高剂量EPA(4g/d)较安慰剂(矿物油)显著降低25%主要心血管病终点。但另一项类似设计的STRENGTH研究纳入接受他汀治疗后TG仍升高的ASCVD高危人群，随机给予高剂量鱼油(每日4g EPA+DHA)或安慰剂(玉米油)治疗，经过5年左右的随访，最近因阴性结果终止研究。提示鱼油的ASCVD预防作用不仅与剂量有关，可能也与种类有关。荟萃分析显示，在n-3脂肪酸的两种成份EPA和DHA中，EPA与ASCVD降低关系更密切，其益处似乎超出其降脂效应，而DHA的心血管保护作用相对较弱。REDUCE-IT研究的进一步分析还显示，二十碳五烯酸乙酯降低MACE事件与基线及治疗后TG水平不相关，而与血清EPA的浓度相关，提示EPA降低ASCVD与降脂外作用有关，但其机制及EPA与DHA的差异需要进一步研究阐明。

四、展 望

血脂异常是ASCVD的致病性危险因素，调脂治疗可有效降低心血管疾病的发生率和病死率。因此，胆固醇管理是心血管疾病防治的关键举措。近期国内外血脂指南对血脂异常的诊治作了诸多更新，为血脂异常的规范管理提供了指导。LDL-C管理仍然是降脂的重点方向，结合ASCVD逐年攀升及胆固醇水平不断升高的趋势，我国更应重视胆固醇的管理。他汀仍是降脂的基石药物，但要全面达到强化降脂的目标，我们需要贯彻他汀联合非他汀的降脂策略。新型降胆固醇的给药方式将极大提高降胆固醇治疗的依从性，而以体内脂质代谢途径为线索，新的降脂靶点和药物不断被发现，将为全面血脂管理提供手段，最大程度降低ASCVD的剩余风险，使我国心血管病的拐点早日到来。

(彭道泉 杨阳)

参考文献

[1] ZHAO D, LIU J, WANG M, et al. Epidemiology of cardiovascular disease in China: current features and implications [J]. Nat Rev Cardiol, 2019, 16: 203-212.

[2] ZHOU M, WANG H, ZHU J, et al. Cause-specific mortality for 240 causes in China during 1990-2013: a systematic subnational analysis for the Global Burden of Disease Study 2013 [J]. Lancet, 2016, 387: 251-272.

[3] 李剑虹，米生权，李镒冲，等. 2010年我国成年人血脂水平及分布特征. 中华预防医学杂志 2012, 46: 607-612.

[4] ZHANG M, DENG Q, WANG L, et al. Prevalence of dyslipidemia and achievement of low-density lipoprotein cholesterol targets in Chinese adults: A nationally representative survey of 163, 641 adults [J]. Int J Cardiol, 2018, 260: 196-203.

[5] 赵冬. 中国人群血脂异常流行趋势和治疗控制现状[J]. 中华心血管病杂志 2019, 47: 341-343.

[6] GRUNDY S M, STONE N J, BAILEY A L, et al. 2018 AHA/ACC/AACVPR/ AAPA/ ABC/ACPM/ ADA/AGS/APhA/ASPC/NLA/PCNA Guideline on the Management of Blood Cholesterol: A Report of the American College of Cardiology/American

Heart Association Task Force on Clinical Practice Guidelines [J]. J Am Coll Cardiol, 2019, 73: e285-e350.

[7] MACH F, BAIGENT C, CATAPANO A L, et al. 2019 ESC/EAS Guidelines for the management of dyslipidaemias: lipid modification to reduce cardiovascular risk [J]. Eur Heart J, 2020, 41: 111-188.

[8] 中国胆固醇教育计划调脂治疗降低心血管事件专家建议(2019) [J]. 中华内科杂志 2020, 59: 18-22.

[9] 中华医学会心血管病学分会动脉粥样硬化与冠心病学组中华心血管病杂志编辑委员会 . 超高危动脉粥样硬化性心血管疾病患者血脂管理中国专家共识[J]. 中华心血管病杂志 2020, 48: 280-286.

[10] RAY K K, WRIGHT R S, KALLEND D, et al. Two Phase 3 Trials of Inclisiran in Patients with Elevated LDL Cholesterol[J]. N Engl J Med, 2020, 382: 1507-1519.

[11] RAAL F J, KALLEND D, RAY K K, et al. Inclisiran for the Treatment of Heterozygous Familial Hypercholesterolemia [J]. N Engl J Med, 2020, 382 (16): 1520-1530.

[12] DEWEY FE, GUSAROVA V, DUNBAR RL, et al. Genetic and Pharmacologic Inactivation of ANGPTL3 and Cardiovascular Disease [J]. N Engl J Med, 2017, 377 (3): 211-221.

[13] BANERJEE P, CHAN K C, TARABOCCHIA M, et al. Functional Analysis of LDLR (Low-Density Lipoprotein Receptor) Variants in Patient Lymphocytes to Assess the Effect of Evinacumab in Homozygous Familial Hypercholesterolemia Patients With a Spectrum of LDLR Activity [J]. Arterioscler Thromb Vasc Biol, 2019, 39: 2248-2260.

[14] TSIMIKAS S, VINEY N J, HUGHES S G, et al. Antisense therapy targeting apolipoprotein (a): a randomised, double-blind, placebo-controlled phase 1 study [J]. Lancet, 2015, 386: 1472-1483.

[15] VINEY N J, VAN CAPELLEVEEN J C, GEARY R S, et al. Antisense oligonucleotides targeting apolipoprotein (a) in people with raised lipoprotein (a): two randomised, double-blind, placebo-controlled, dose-ranging trials [J]. Lancet, 2016, 388: 2239-2253.

[16] TSIMIKAS S, KARWATOWSKA-PROKOPCZUK E, GOUNI-BERTHOLD I, et al. AKCEA-APO (a)-LRx Study Investigators. Lipoprotein (a) Reduction in Persons with Cardiovascular Disease [J]. N Engl J Med, 2020, 382 (3): 244-255.

[17] ASCEND Study Collaborative Group. Effects of n-3 fatty acid supplements in diabetes mellitus [J]. N Engl J Med, 2018, 379: 1540-1550.

[18] VITAL Investigators. Marine Omega-3 Fatty Acids and Prevention of Vascular Disease and Cancer [J].N Engl J Med, 2019, 380 (1): 23-32.

[19] BHATT D L, STEG P G, MILLER M, et al. Cardiovascular Risk Reduction with Icosapent Ethyl for Hypertriglyceridemia[J]. N Engl J Med, 2019, 380: 11-22.

[20] MARSTON N A, GIUGLIANO R P, IM K, et al. Association Between Triglyceride Lowering and Reduction of Cardiovascular Risk Across Multiple Lipid-Lowering Therapeutic Classes: A Systematic Review and Meta-Regression Analysis of Randomized Controlled Trials [J]. Circulation, 2019, 140 (16): 1308-1317.

2019—2020 年国内外血脂指南与共识概要

动脉粥样硬化（AS）性心血管疾病（ASCVD）是全球人类健康损失（致残致死）的主要原因，也是欧洲和美国等发达国家及包括中国在内的发展中国家的最重要的公共卫生问题之一。人类百余年的科学研究证据表明，降低低密度脂蛋白（LDL）胆固醇（LDL-C）即可显著减少 ASCVD 的发生和已患 ASCVD 患者未来的主要心血管事件（MACE），其相关知识已渐入人心。特别值得指出的是，近三十余年来新型调脂药物，包括他汀（statin）、依折麦布（ezetimibe）和前蛋白转化酶枯草溶菌素 9/kexin9（PCSK9）抑制剂的问世，使人类对 LDL-C 与 ASCVD 关系的认识上升到一个新的高度，更加严格管理 LDL-C 成为共识。与此同时，随着基础研究的深入和临床证据的积累，强化降 LDL-C 治疗后仍存的残余心血管风险（residual cardiovascular risk，RCVR）的现象也引起人类的高度重视。尽管 RCVR 的发生涉及诸多方面，包括非血脂相关因素如血压，血糖等危险因子的管理，血脂相关的危险因素如胆固醇残粒，脂蛋白 a［Lipoprotein a，Lp（a）］等血脂领域范围内的因素仍是最为可能的潜在对象，从而掀起了继“强化他汀与强化降脂治疗，LDL-C 低一点更好”的理论探讨后，血脂领域正在进行又一场新的探索与争鸣，“切实关注 RCVR，提高血脂管理水平”。

在此背景下，2019—2020 年可以说是血脂领域收获的年轮，其原因是人类经过前期的努力与科学铺垫，血脂领域的新发现、新认识、新研究和新药物不断问世，给人以知识爆炸的亲身体验。血脂领域如何统一理论知识与规范临床实践管理，成为血脂领域甚至心血管医学的重点工作方向之一，从而催生了血脂领域前所未有的繁荣景象，最为典型的体现便是近两年的国内外血脂指南与专家共识的层出不穷，冠以百家争艳、百花齐放概括之态势绝不过分。受长城会组织委员会的邀请，本文拟就 2019—2020 年国内外血脂指南与共识之核心思想与突出特征作以概括性复习，抛砖引玉，以飨读者；由于 2019—2020 年国内外血脂指南与共识发布的数量较多，各指南的基本精神存在明显交叉，有的甚至内容大体相近，在此就不分别点题例举，特予说明。

一、2019—2020 年血脂领域指南与共识发布的基本特点

1. 数量之多前所未有 大家可能不会忘记，当美国开展于 1998 年第一次人类胆固醇教育计划时（National Cholesterol Education Program，NCEP），血脂和胆固醇对许多人来说应该是相当陌生的。当时专家们结合美国人群的研究结果，尤其弗来明翰初级预防的基本数据，将 LDL-C 的目标值定为 <130mg/dl，使人类胆固醇的管理由所谓正常值的概念进入了目标值的时代，意义非同一般。此后的几十年过去了，血脂领域发生了深刻的变化，如目标值的不断变迁，人群精细的分层管理，新的血脂衍生指标与靶点，指南与共识的不断更新与推出等，诸如此类的变化便是最好的体现。笔者仔细检索了 2019—2020 年间全球的血脂相关的指南和共识数量，多达 30 余部，国内就有近十部，堪称应接不暇。既有全球著名学术团体发布的指南与共识，如欧洲和美国心血管学会的；也有全球其他国家的指南与共识，如英国、日本、韩国、印度和中国的学术团体及专家群体的，包括中华心血管学会和中国胆固醇教育计

划专家委员会发布的，专家们关注血脂的力度可见一斑。

2. **涵盖面广延至纵深** 既往的血脂指南与共识对于不同人群的血脂管理的详细指导意见甚少，其原因固然与原创性研究不足有关。而在2019—2020年间血脂管理的指导性意见不仅涉及大众层面的，尚为一些特别人群发布了独立的血脂管理意见，包括儿童、妇女、器官移植、>75岁的老年患者的血脂处理策略。同时，既有心血管疾病一级预防相关的指南与共识，也有不同疾病人群心血管疾病二级预防的指南与共识，可见血脂管理的重要性已由点入面、鞭辟入里。

3. **内容丰富更为周到** 事实上，随着人类对血脂各成分的深入研究，将LDL-C作为单一管理的策略已难以解决临床上面临的诸多问题的事实早已露出端倪，即所谓的RCVR。当今人类具有降LDL-C的强大能力，但即或我们采用降LDL-C的三联治疗（他汀＋依折麦布＋PCSK9抑制剂），将LDL-C水平低至30mg/dl，仍不能完全杜绝ASCVD及其事件的发生确为事实。因此，2019—2020年间血脂管理指南与共识发表的新特点之一，是加强了血脂新靶点的探索性指导意见与干预导向，提示人类对血脂领域的思维更为周到、精细入微。

值得指出的是，2019—2020年间全球血脂管理指南与共识虽数量众多、涵盖面广、内容丰富，但最具权威性的血脂指南是2019年欧洲心血管学会（European Society of Cardiology，ESC）和欧洲动脉粥样硬化学会（European Atherosclerosis Society，EAS）共同颁布的ESC/EAS血脂异常管理指南，以及美国心血管学会（American College Cardiology，ACC）和美国心脏协会（American Heart Association，AHA）共同颁布的心血管疾病一级预防指南（笔者注：含大量血脂管理的指导性意见）；最全面、最深入地解析血脂与ASCVD关系的2020年EAS关于LDL引起ASCVD的病理生理学、遗传学和治疗学的专家共识，笔者借此机会作特别推荐。当然，2019 ESC糖尿病（diabetes mellitus，DM）糖尿病前期（pre-DM）与心血管疾病专家共识系首次跨学科系统指导DM及pre-DM患者防治ASCVD的纲领性范本，值得点赞。

二、2019—2020年血脂领域指南与共识的核心思想

1. **更为精细的ASCVD的科学认识** 传统的AS学说认为，血液中的LDL脂蛋白颗粒在内皮功能受损的情况下，进入动脉中膜进而氧化形成氧化型LDL（oxLDL），后者被巨噬细胞吞噬，进而中毒形成泡沫细胞，其堆积并激活平滑肌细胞增殖，最后诸多成分混杂堆积形成AS斑块，后者发生破裂或侵蚀导致心血管事件。而2020年新的EAS专家共识，突出LDL脂蛋白颗粒的基本作用，提出其在内皮下过量沉积可诱导复杂的炎症反应，oxLDL通过激活内皮细胞，上调黏附分子和趋化因子，触发单核细胞的募集并分化为巨噬细胞，引发无菌性炎症反应，过度反应形成AS斑块；反抗机制包括有效的胞葬作用能清除细胞碎片和修饰的LDL，AS中受损的胞葬作用可导致炎症无法消退。具有增强/恢复胞葬作用可防止AS，提示新的治疗策略。该共识内容的基本要点包括：①LDL亚类之间存在显著异质性化包括理化、代谢和功能特性差异；②小而密LDL（sd LDL）的具有独特生物学特征；③突出对滞留和修饰LDL的细胞特异性反应；④有效的与受损的胞葬作用在AS中的作用；⑤斑块破裂和侵蚀与心血管事件发生的机制；⑥纤维帽、钙化和斑块稳定性在斑块破裂和侵蚀中的作用；⑦动脉壁生物学遗传决定因素和ASCVD易感性的新概念；⑧载脂蛋白apoAI、高密度脂蛋白（HDL）与AS的潜在关系等。共识同时提出未来应加强探索的主要问题包括LDL、Lp（a）和残粒驱动ASCVD的因果机制是否不同？ω-3脂肪酸是否会影响脂蛋白（包括残粒和LDL）致AS的机制？Apo C-Ⅲ和/或血管生成素样3（ANGPTL3）的治疗性调节会减弱LDL对动脉

斑块生物学的影响吗?HDL颗粒及其成分的治疗性调节能在多大程度上减弱LDL驱动的AS生物学?笔者认为,2020年EAS专家共识是一篇依据科学性证据,全面、深入地解读血脂异常与AS关系的权威好文。

2. **更为积极的LDL-C靶目标推荐** 近数十年来,基于大量的他汀类药物的临床循证医学证据,全球诸多指南与共识将极高危患者的LDL-C靶目标水平定为于70mg/dl。随着新型非他汀类药物(依折麦布和PCSK9抑制剂)的问世及大型前瞻性随机临床试验(Randomized Clinical Trials,RCT)的成功完成,2019ESC/EAS血脂异常管理指南基于证据的再次将LDL-C靶目标进行调整,提出对于二级预防的极高危患者的"双达标"概念,即极高危患者LDL-C治疗目标为较基线值降低≥50%及LDL-C绝值为<1.4mmol/L(<55mg/dl,Ⅰ类推荐A级证据)。尤其醒目的推荐是,对于极高危患者,在服用最大可耐受剂量的他汀药物时,2年内发生了第2次不良血管事件(不必与第1次相同)的ASCVD患者,视为超高危人群,考虑LDL-C目标值为<1.0mmol/L(<40mg/dl,Ⅱb类推荐B级证据),开启并引领了LDL-C低一点更好概念在真实世界临床推进的新时代。随后多国的指南或共识或建议跟进式的发声,提出了适合本地人群的建议文本,包括2019中国胆固醇教育计划专家委员会关于极高危患者胆固醇管理建议。

3. **更为清晰的LDL-C水平干预策略** 尽管他汀类药物为降LDL-C治疗的基石和极高危患者应首先考虑最大耐受剂量他汀治疗的基本理念已被诸多指南和共识推荐,但2019—2020年血脂领域指南与共识中透出的另一重要基本思想,是显著提升了降LDL-C治疗时的药物联合治疗的临床意义。如果最大可耐受剂量的他汀仍未能达到LDL-C的治疗靶目标值时,均积极推荐联用依折麦布和PCSK9抑制剂共同治疗。其理由是新的指南与共识对ASCVD风险全面评估和降脂治疗策略提出更高的要求,针对所有ASCVD患者采取单一二级预防策略难以满足临床需求。因此,2019—2020年血脂领域指南与共识中,其LDL-C的干预策略基本贯彻的都是"三步法",即对于ASCVD患者可在生活方式改变的基础上启动他汀类药物治疗,不达标,联合依折麦布;仍不达标,加用PCSK9抑制剂。同时也提出了起始联合的思路与建议,对于LDL-C基线值较高的患者可直接启动他汀类药物与依折麦布联合治疗,如果使用他汀类药物联合依折麦布治疗LDL-C仍≥1.4mmol/L(55mg/dl),建议加用PCSK9抑制剂;如果预估他汀类药物加用依折麦布不能使患者LDL-C达标,也可直接启动他汀类药物与PCSK9抑制剂联合治疗。诸如指南和共识的核心推荐是灵活的联合策略,即根据临床实际情况来选择联合的时间和方式,达标是硬道理。

4. **更为全面的血脂各成分管理建议** 2019—2020年血脂领域指南与共识中的另一核心思想是主张在以LDL-C为核心靶点的基础上的血脂成分全面分析与管控。众所周知,现有的孟德尔研究,人群纵向观察研究和临床随机干预研究均证实,降LDL-C可带来显著的心血管获益,其获益程度与LDL-C的降幅显著相关,但降LDL-C治疗并不能将患者的未来的心血管风险完全控制,谓之为RCVR。近年来的血脂领域的重要变化是人类加大了血脂其他成分或新靶点的研究,体现在2019—2020年血脂领域指南与共识中,关于新靶点如非高密度脂蛋白胆固醇(non-HDL-C)、胆固醇残粒(remnant cholesterol,RC)、甘油三酯(TG)、脂蛋白a[lipoprotien a,Lp(a)]篇幅增加(2019ESC/EAS血脂异常管理指南)或直接单例,如英国心脏专家委员会关于Lp(a)与心血管疾病的共识,EAS关于Lp(a)为心血管疾病独立危险因子的专家共识等。

5. **更为紧密的跨学血脂管理意识** ASCVD的发生与发展系多因性背景,高血压、糖尿病、血脂异常、肥胖等危险因素的临床管理分属于不同学科或专业，极大程度的影响了ASCVD防治水平。在2019—2020年血脂领域指南与共识中，强调跨学血脂管理意识越来越明显，如ESC糖尿病前期及糖尿病患者血脂管理指南和ACC/AHA心血管病一级预防指南均特别强调糖尿病患者的血脂管理与未来心血管疾病发生发展的相互关系。此外，2019—2020年血脂领域指南与共识中另一跨学科特点是，血脂异常的防治意识已逐步进入诸多临床学科，包括儿科、妇科、老年科、肾内科、检验科、器官移植科等专业学科，均发布了相应人群的血脂管理共识，全人群的血脂异常防治的冲锋号已经吹响。

由于篇幅和水平的限制，2019—2020年血脂领域指南与共识尚有诸多特点和思想未能挖掘，敬请见谅。总体而言，我们可以从2019—2020年血脂领域指南与共识中感受到全球针对血脂异常这项作为ASCVD重要危险因素的重视，同时我们还可以从血脂指南与共识内容的演变中发现全球范围对血脂管理更趋严格，更加全面，以进一步彰显人类抗击ASCVD发生与发展的决心。毋庸讳言，不同的血脂指南与共识之间在有些内容上亦存在差异和争议，但整体趋势是更科学、更全面、更精准、更实用，相信如此以往，ASCVD的人群防治定会出现更有效、更优化的新局面。同时也告诫与激励我们进一步加强血脂异常的基础与临床研究，尤其是发展中的中国，应脚踏实地迎头追赶，为人类的健康事业做出应有的贡献。

（李建军）

参考文献

[1] BOREN J, CHAPMAN M J, KRAUSS R M, et al. Low-density lipoproteins cause atherosclerotic cardiovascular disease: pathophysiological, genetic, and therapeutic insights: a consensus statement from the European Atherosclerosis Society Consensus Panel [J]. Eur Heart J, 2020, 41: 2313-2330.

[2] 中国成人血脂异常防治指南修订联合委员会. 中国成人血脂异常防治指南(2016年修订版)[J]. 中国循环杂志, 2016, 31: 937-953.

[3] 李建军. 全面强化血脂管理可进一步减少心血管残余风险[J]. 中华老年心脑血管病杂志, 2020, 22: 673-674.

[4] 中国胆固醇教育计划(CCEP)工作委员会. 2019 CCEP: 中国胆固醇教育计划调脂治疗降低心血管事件专家建议[J]. 中华内科杂志, 2020, 59(1): 1-5.

[5] OISMACH F, BAIGENT C, CATAPANO A L, et al. 2019 ESC/EAS guideline for the management of dyslipidemia: lipid modification to reduce cardiovascular risk [J]. Atherosclerosis, 2019, 290: 140-205.

[6] COSENTINO F, GRANT P J, ABOYANS V, et al. 2019 ESC Guidelines on diabetes, pre-diabetes, and cardiovascular diseases developed in collaboration with the EASD [J]. Eur Heart J, 2020, 41: 255-323.

[7] PUIR R, METHTA V, DUELL P B, et al. Proposal low-density lipoprotein cholesterol goals for secondary prevention and familial hypercholesterolemia in Indian with focus on PCSK9 inhibitor monoclonal antibodies: Expert consensus statements for lipid association of India [J]. J Clin Lipidol, 2020, 14: e1-e14.

[8] LI J J, LIU H H, WU N Q, et al. Statin intolerance: an updated, narrative review mainly focusing on muscle adverse effects[J]. Exp Opin Drug Metab Toxicol, 2020.

[9] LIU H H, CAO Y X, JIN J L, et al. Association of lipoprotein(a) levels with recurrent events in patients with coronary artery disease [J]. Heart, 2020, 106: 1228-1235.

[10] CEGLA J, NEELY R D G, FRANCE M, et al. Heart UK consensus statement on lipoprotein (a): a call to action [J]. Atherosclerosis, 2019, 291: 62-70.

[11] ZHANG Y, JIN J L, CAO Y X, et al. Lipoprotein(a) predicts recurrent worse outcomes in type 2 diabetes mellitus patients with prior cardiovascular events: a prospective, observational cohort study [J]. Cardiovasc Diabet, 2020, 19: 111.

[12] NORDESTGAARD B G, CHAPMAN M J, RAY K, et al. Lipoprotein(a) as a cardiovascular risk factor: current status [J]. Eur Heart J, 2020.

[13] LIU H H, CAO Y X, JIN J L, et al. Predicting cardiovascular outcomes by baseline Lipoprotein (a) concentrations: a large cohort and long-term follow-up study on real world patients receiving PCI [J]. J Am Heart Assoc, 2020, 9: e014581.

[14] LANGSTED A, NORDESTGAARD B G, KAMSTRUP P R. Elevated lipoprotein (a) and risk of ischemic stroke [J]. J Am Coll Cardiol, 2019, 74 (10): 54-66.

[15] JING J L, CAO Y X, LIU H H, et al. Lipoprotein (a) and cardiovascular outcomes in patients with coronary artery disease and pre-diabetes or diabetes [J]. Diabetes Care, 2019, 42 (7): 1312-1318.

[16] CAO Y X, ZHANG H W, JIN J L, et al. Prognostic utility of triglyceride-rich lipoprotein-related markers in patients with coronary artery disease [J]. J Lipid Res, 2020, 61 (9): 1254-1262.

[17] LAWLER P R, ROSENSON R S, KO D T. Triglyceride reduciton in secondary atherosclerotic cardiovascular disease prevention: core concept in contemporary therapeutic targeting [J]. Eur Heart J, 2020, 41 (15): 1521-1522.

血脂药物治疗的最新研究及进展

血脂异常也被称作异常脂蛋白血症，是动脉粥样硬化最重要的危险因素之一。总胆固醇（total cholesterol，TC）、甘油三酯（triglyceride，TG）、低密度脂蛋白胆固醇（low density lipoprotein cholesterol，LDL-C）、极低密度脂蛋白胆固醇（very low density lipoprotein cholesterol，VLDL-C）、载脂蛋白 B（Apo B）及 Lp（a）的增高，高密度脂蛋白胆固醇（high density lipoprotein cholesterol，HLDL-C）、载脂蛋白 A（Apo A）的降低均被认为是冠心病的危险因素，造成不良心血管事件风险升高。自 1987 年第一个他汀类药物上市以来，他汀成为治疗高脂血症的基石药物，但在其应用的过程中，部分患者没有较好的疗效或对他汀类药物不耐受，这使得新型调节血脂药物的研发势在必行。胆固醇的合成与吸收是较为复杂的过程，各种药物作用于其中的关键酶及靶点，抑制胆固醇的合成或吸收（图 1，彩图见二维码 6）。

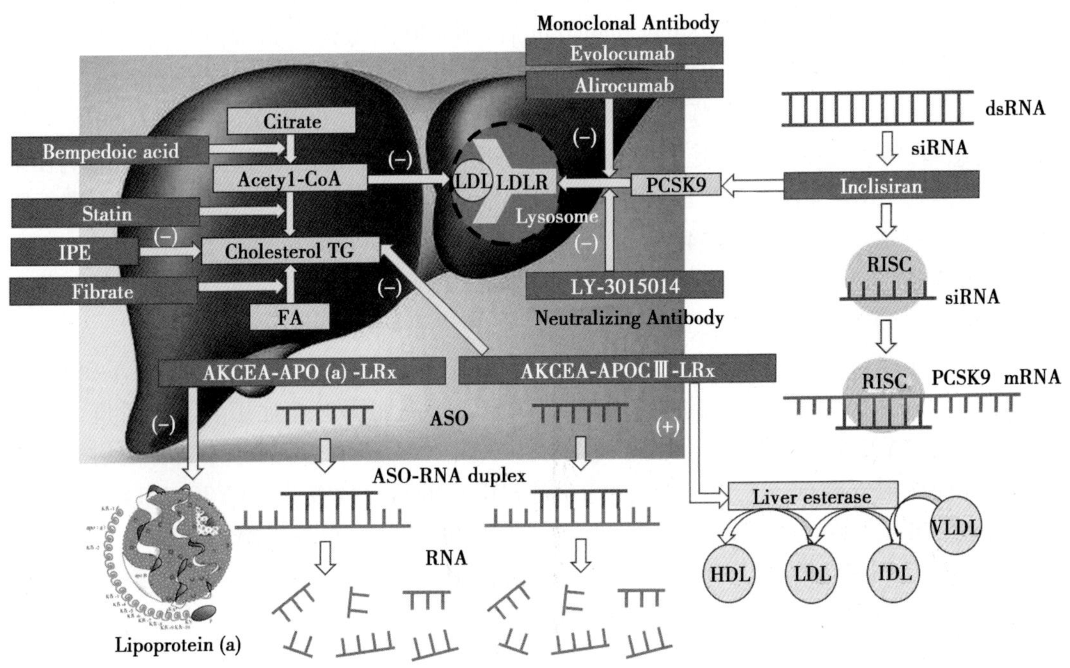

图 1　胆固醇的合成与吸收以及各种药物的治疗靶点

一、前蛋白转化酶枯草溶菌素 / kexin9 型（PCSK9）抑制剂

二维码6

自从家系研究发现 PCSK9 基因功能型丧失可致 LDL-C 水平降低及粥样硬化减轻以来，多种抑制 PCSK9 的药物逐渐进入临床。该药物通过抑制 PCSK9 与 LDL 受体紧密结合而降低体内 LDL-C 的水平（PASK9 介导 LDLR 被肝脏降解，干扰 LDLR 在循环，

清除 LDL-C 减少，引起体内堆积）。欧美临床指南对 kexin9 型（PCSK9）抑制剂 evolocumab（依洛尤单抗）以及 alirocumab（阿利西尤单抗）做出推荐，目前，该两种药物在我国已得到广泛应用。

FOURIER 临床研究结果表明：在他汀类药物治疗的背景下，用 evolocumab 可使低密度脂蛋白胆固醇水平降至 0.78mmol/L，并降低心血管事件的风险。ODYSSEY 临床试验结果也证实：既往有急性冠脉综合征并接受高强度他汀类药物治疗的患者中，alirocumab 可进一步降低缺血性心血管事件（表 1）。

表 1 前蛋白转化酶枯草溶菌素 /kexin9 型（PCSK9）抑制剂药物名称

药物	原理	研究进展
evolocumab（依洛尤单抗）	抗体类药物	ESC/EAS 推荐
alirocumab（阿利西尤单抗）	抗体类药物	ESC/EAS 推荐
Inclisiran	RNA 干扰素	3 期临床
LY-3015014	抗体类药物	2 期临床

Inclisiran 是一种小干扰 RNA（siRNA），降低肝脏合成 PSCK9 的能力。二期临床研究发现，在第 1 天和第 90 天给予两次 284mg Inclisiran 后，第 180 天低密度脂蛋白胆固醇水平降低 52.6%。2020 年 3 月新英格兰杂志发布了 Inclisiran 治疗低密度脂蛋白胆固醇升高患者的两个 3 期临床研究结果。实验招募了动脉粥样硬化性心血管疾病（ORION-10 试验、ORION-11 试验）的患者，尽管接受最大耐受剂量的他汀类药物但 LDL-C 水平仍高者，以 1∶1 比例在第 1、90、270、450 天（共 4 次）接受 Inclisiran 或安慰剂注射，并于第 30、150、330、510 天进行随访和实验室评估，该实验为期 540 天。结果发现，每 6 个月（180 天）皮下注射一次 inclisran 可使低密度脂蛋白胆固醇水平降低约 50%。与安慰剂组相比，inclisiran 发生的注射部位不良事件稍多，但未发生其他不良反应。

LY-3015014（LY）是 PCSK9 的一种新型中和抗体。2016 年发布了关于 LY-3015014（LY）的 2 期临床研究。该研究随机抽取 527 例原发性高胆固醇血症患者。患者皮下注射 LY-3015014（LY）20、120 或 300mg/4 周（Q4W）、100 或 300mg/8 周（Q8W）并交替注射安慰剂以及每 4 周注射安慰剂。主要终点为第 16 周 LDL-C 的百分比变化。LY3015014 剂量依赖性地降低 LDL-C，300mg Q4W 组最大降低 50.5%，300mg Q8W 组最大降低 37.1%，安慰剂组增加 7.6%。无治疗相关的严重不良事件，LY 最常见的不良事件是注射部位疼痛和红斑。但该药物对心血管预后的长期影响仍需要进一步研究。

二、ATP 柠檬酸裂解酶（ACL）抑制剂 Bempedoic acid

Bempedoic acid 是一种新型小分子的降血脂前体药物，在肝脏中受长链酰基 CoA 合成酶 1 激活后发挥作用，可以抑制 ATP 柠檬酸裂解酶（一种脂质代谢通路途径中关键酶），作用于 3- 羟基 -3- 甲基戊二酰辅酶 a（HMG-CoA）的上游，从而起到发挥降低 LDL-C 水平的作用。其他研究表明，Bempedoic acid 可以通过抑制 ACL、上调 LDL 受体来降低胆固醇的生物合成以及 LDL-C 水平。与他汀类药物不同的是，激活 Bempedoic acid 的酶存在于肝脏中，大多数外周组织中不存在，其具有肝脏的特异性作用（图 2，彩图见二维码 7）。

Bempedoic acid 的 1 期与 2 期的临床试验已完成，其单药治疗可使 LDL-C 水平降低

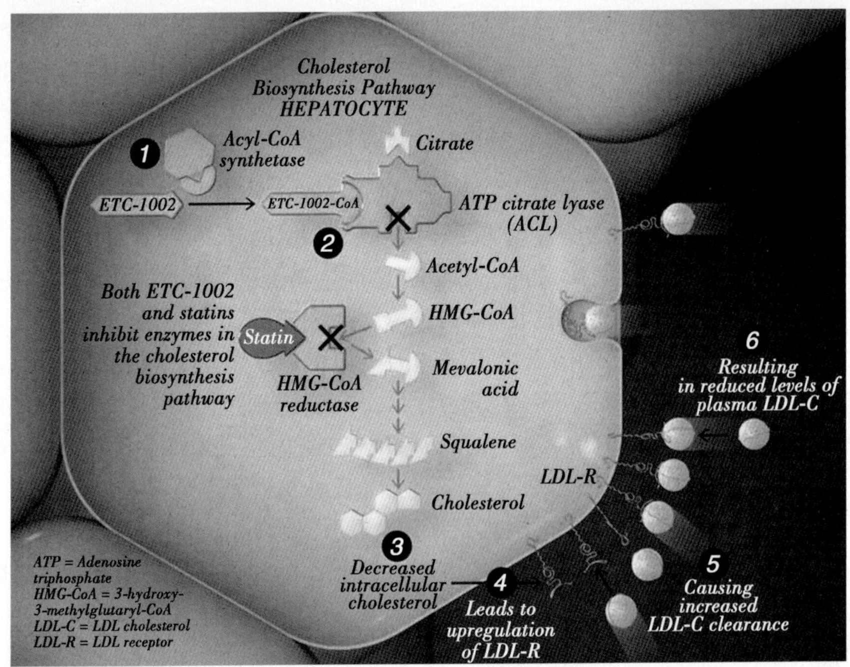

图 2 Bempedoic acid 作用机制

36%，高敏感性 C 反应蛋白（hs-CRP）降低 42%；与阿托伐他汀联合使用后，在阿托伐他汀基础上 LDL-C 水平降低 22%；对于他汀不耐受的个体，Bempedoic acid 可降低 30%，若联合依泽替米贝治疗，可显著降低 48%；此外，与依泽替米贝相比，Bempedoic acid 可降低高达 40% 的高敏感性 C 反应蛋白。

目前，关于 Bempedoic acid 的 3 期临床研究正在进行，CLEAR Harmony 研究是一个持续 52 周的随机、双盲、安慰剂对照、3 期临床试验，纳入 2 230 例动脉粥样硬化性心血管疾病和 / 或杂合子型家族性高胆固醇血症，应用 Bempedoic acid，评估其安全性和有效性。入组前患者均接受至少 4 周单独或联合其他降脂治疗，且胆固醇依然高于 1.8mmol/L，按 2∶1 比例随机分组接受 Bempedoic acid 与安慰剂治疗。Bempedoic acid 每日一次 180mg 给予，治疗 12 周后，低密度脂蛋白胆固醇水平平均下降 0.50mmol/L，对比安慰剂组下降 18%，非高密度脂蛋白胆固醇、总胆固醇、载脂蛋白 B 以及高敏感性 C 反应蛋白水平下降 13.3%、11.1%、11.9% 以及 21.5%。但 Bempedoic acid 可引起尿酸的一过性增高，并导致其痛风的发生与安慰剂组相比更常见（P=0.03）。

进一步正在进行的 CLEAR Outcomes 试验拟纳入约 12 600 名高心血管风险、LDL 水平升高但对他汀治疗不耐受的患者，评估 Bempedoic acid 单药与安慰剂相比的有效性。预计该试验将于 2022 年结束。

三、高剂量二十碳五烯酸乙酯（IPE）

流行病学与临床证据表明，长期摄入长链 n-3 多不饱和脂肪酸，特别是二十碳五烯酸（EPA）和二十二碳六烯酸（DHA）与冠状动脉疾病相关死亡率之间存在显著负相关关系。在 2007 年日本一项研究中发现，平均 4.6 年随访后，每天服用 1 800mgEPA 和他汀类药物与仅接受他汀类药物相比，主要冠状动脉事件相对减少 19%。二十碳五烯酸乙酯作为二十碳五烯酸的高度纯化的衍生物，具有降低甘油三酯水平且不升高高低密度脂蛋白胆固醇水平的作用，且可通过影响内皮功能、巨噬细胞活化、稳定斑块等方式减少主要冠状动脉事件的发生情况。

REDUCE-IT 是一个多中心、随机、双盲、安慰剂对照实验，研究对象共纳入 19 212 例已确诊的心血管疾病或糖尿病等危险因素，曾接受过他汀类药物治疗，空腹甘油三酯水平达到 1.52~5.63mmol/L，低密度脂蛋白胆固醇水平为 1.06~2.59mmol/L 的患者，其中对 8 179 例进行随机分组，实验组给予一天两次，每次 2g IPE（总剂量 4g），平均随访 4.9 年。发现：高剂量二十碳五烯酸乙酯组，甘油三酯水平下降 18.3%，主要终点事件（包括心血管死亡、非致命性心肌梗死、非致命性卒中、冠状动脉血运重建和因不稳定心绞痛住院）发生率为 17.2%，安慰剂组为 22.0%（*P*<0.001）；次要终点事件实验组 11.2%，安慰剂组 14.8%（*P*<0.001）；心血管死亡率实验组比安慰剂组显著降低（4.3% *vs.* 5.2%，*P*=0.03）；但与安慰剂组相比，高剂量二十碳五烯酸乙酯组因房颤或扑动而预先判定第三级住院终点发生率显著高于安慰剂组（3.1% *vs.* 2.1%，*P*=0.004）；严重不良出血总发生率实验组为 2.7%，安慰剂组 2.1%（*P*=0.06）。

与安慰剂组相比，每天两次服用 2g 二十碳五烯酸乙酯的患者，能显著降低不良心血管事件的发生；安全性方面使用 EPA 可能有增加房颤、房扑发生的风险。2020 年美国糖尿病学会（ADA）发布 2020 年糖尿病指南中指出，确诊 ASCVD 或伴有其他心血管危险因素的患者，经他汀治疗 LDL-C 达标，甘油三酯仍在 1.5~5.6mmol/L 范围内，可考虑联用二十碳五烯乙酯治疗（获 FDA 批准 Vascepa）。

四、基因水平调控分子药物——反义寡核苷酸

（一）靶向肝脏 LPA 反义寡核苷酸 AKCEA-APO（a）-LRx

脂蛋白（a）由一个类似于低密度脂蛋白（LDL）结构与载脂蛋白（a）共价结合而组成。脂蛋白（a）通过低密度脂蛋白样结构发挥促动脉粥样硬化作用，其氧化磷脂也可引起促炎症反应，潜在导致心血管疾病的发生。既往研究发现，血浆脂蛋白（a）升高是心血管疾病和主动脉瓣钙化的独立遗传危险因素。

血浆脂蛋白（a）约有 99% 均为肝细胞产生。临床前研究证实，靶向肝脏 LPA 的信使 RNA（mRNA）的反义寡核苷酸（ASO）可特异性降低血浆脂蛋白（a）水平。2016 年进行 2a 期临床实验，一个为期 12 周随机双盲、安慰剂对照、多中心试验，以评估载脂蛋白（a）为靶点的反义寡核苷酸链的疗效。招募 64 名参与者，实验组皮下注射 100mg、200mg 以及 300mg 的 IONIS-APO（a）-LRx，每周一次，连续 4 周，共 12 周。结果发现，在多剂量组第 36 天，IONIS-APO（a）-LRx 剂量依赖性地使 10mg 组的 Lp（a）平均降低 66%，20mg 组的平均降低 80%，40mg 组的平均降低 92%（与安慰剂组 *P*=0.000 7）。

目前关于靶向肝细胞的反义寡核苷酸 AKCEA-APO（a）-LRx 的 2 期临床研究正在进行，这是一个随机、双盲、安慰剂对照、剂量范围试验，共纳入 286 例已确诊的心血管疾病患者，筛选脂蛋白（a）水平至少为 150mmol/L，患者接受 AKCEA-APO（a）-LRx（每 4 周 20、40、60mg；每 2 周 20mg 或每周 20mg）或生理盐水安慰剂皮下注射 6~12 个月［APO（a）-LRx 的半衰期较长，约 1 个月］，主要终点是脂蛋白（a）水平从基线到第 6 个月的变化百分比。结果显示：6 组基线脂蛋白（a）平均值为 204.5~246.6nmol/L。APO（a）-LRx 引起脂蛋白（a）水平剂量依赖性下降，每 4 周 20mg 剂量组平均下降 35%，40mg/4 周下降 56%，60mg/4 周下降 72%，20mg/2 周下降 58%，20mg/ 周下降 80%，安慰剂组为 6%（与安慰剂组 *P*<0.003）。任何 APO（a）-LRx

剂量组与安慰剂组在血小板计数、肝肾指标或流感样症状方面没有显著差异。最常见的不良反应是注射部位反应。在该实验中，我们发现靶向肝细胞的反义寡核苷酸 AKCEA-APO(a)-LRx 能够有效降低心血管疾病患者的脂蛋白(a)水平。

(二) 靶向载脂蛋白 C-Ⅲ反义寡核苷酸 AKCEA-APOCⅢ-LRx

绝大多数载脂蛋白 C-Ⅲ在肝脏中产生，存在于载脂蛋白 B(apoB)的脂蛋白(LDL、IDL、VLDL、乳糜微粒、TRL 残留物)以及 HDL 上，并在它们之间相互转换。载脂蛋白 C-Ⅲ具有促炎及促血栓的作用，两个孟德尔随机化分析表明 ApoC-Ⅲ与心血管疾病(CVD)之间存在因果关系，若 ApoC-Ⅲ功能缺失，可导致甘油三酯水平降低 40%，冠心病风险也降低 40%。目前靶向 ApoC-Ⅲ的反义寡核苷酸药物 AKCEA-APOCⅢ-LRx 正进行临床试验。

在 1/2a 期临床研究中，共有 67 名健康志愿者和高甘油三酯患者接受多剂量的 AKCEA-APOCⅢ-LRx 治疗。治疗 6 周后，AKCEA-APOCⅢ-LRx 治疗的患者 ApoC-Ⅲ蛋白和甘油三酯表现出显著的剂量依赖性减少，ApoC-Ⅲ降低 84%，甘油三酯减少 71%。ApoB 也出现剂量依赖性降低 30%，高密度脂蛋白胆固醇(HDL-C)增加 100%；且 ApoC-Ⅲ蛋白水平上次剂量后 90 天内保持降低超过 50%。受试者在研究中耐受性良好。无导致治疗停止的严重不良事件或严重不良事件，无血小板计数减少或肝、肾功能损害，无注射部位反应或流感样症状。

2018 年启动的 AKCEA-APOCⅢ-LRx 2b 期临床研究，共招募 114 名临床诊断 CVD 或心血管疾病高危患者，参与者通过皮下注射 AKCEA-APOCⅢ-LRx 或安慰剂至少 6 个月，根据每周、每两周、每个月分为四个队列进行给药，药物剂量为月总剂量 10~50mg。AKCEA-APOCⅢ-LRx 在今年 1 月于官网发布临床结果：与安慰剂相比，所有剂量下甘油三酯剂量依赖性降低，且高密度脂蛋白胆固醇(HDL-C)显著增加；在最高月总剂量 50mg 时，超过 90% 的患者血清甘油三酯≤150mg/dl；与安慰剂相比，实验组 ApoC-Ⅲ、VLDL-C、残余胆固醇均显著降低。最常见不良反应为注射部位反应，多为轻度、少见、多发生于每周给药组，在每月给药组最高注射剂量下，注射部位反应与安慰剂组相当，无血小板计数减少或肝、肾功能损害，85% 患者均完成治疗。AKCEA-APOCⅢ-LRx 药物的 3 期临床结果值得期待。

五、总结与展望

目前，他汀类药物在临床工作中仍然为降脂治疗的核心方案，以上新型降脂药物的开发与研究将为临床降脂治疗提供了更多新方法与思路，尤其是近期新研发的 PCSK9 抑制剂表现出令人鼓舞的降脂效果，但其他多种药物仍需要更多临床实验证据评估其治疗效果与安全性。

(吴岳　刘婉媛)

参考文献

[1] TSIMIKAS S. A Test in Context: Lipoprotein(a): Diagnosis, Prognosis, Controversies, and Emerging Therapies [J]. J Am Coll Cardiol, 2017, 69(6): 692-711.

[2] SABATINE M S, GIUGLIANO R P, KEECH A C, et al. Evolocumab and Clinical Outcomes in Patients with Cardiovascular Disease [J]. N Engl J Med, 2017, 376(18): 1713-1722.

[3] SCHWARTZ G G, STEG P G, SZAREK M, et al. Alirocumab and Cardiovascular Outcomes after Acute Coronary Syndrome[J]. N Engl J Med, 2018, 379(22): 2097-2107.

[4] RAY K K, STOEKENBROEK R M, KALLEND D, et al. Effect of 1 or 2 Doses of Inclisiran on Low-Density Lipoprotein

Cholesterol Levels: One-Year Follow-up of the ORION-1 Randomized Clinical Trial [J]. JAMA Cardiol, 2019, 4(11): 1067-1075.

[5] RAY K K, WRIGHT R S, KALLEND D, et al. Two Phase 3 Trials of Inclisiran in Patients with Elevated LDL Cholesterol [J]. N Engl J Med, 2020, 382(16): 1507-1519.

[6] KASTELEIN J J, NISSEN S E, RADER D J, et al. Safety and efficacy of LY3015014, a monoclonal antibody to proprotein convertase subtilisin/kexin type 9 (PCSK9): a randomized, placebo-controlled Phase 2 study [J]. Eur Heart J, 2016, 37(17): 1360-1369.

[7] SAEED A, BALLANTYNE C M. Bempedoic Acid (ETC-1002): A Current Review [J]. Cardiol Clin, 2018, 36(2): 257-264.

[8] RAY K K, BAYS H E, CATAPANO A L, et al. Safety and Efficacy of Bempedoic Acid to Reduce LDL Cholesterol [J]. N Engl J Med, 2019, 380(11): 1022-1032.

[9] YOKOYAMA M, ORIGASA H, MATSUZAKI M, et al. Effects of eicosapentaenoic acid on major coronary events in hypercholesterolaemic patients (JELIS): a randomised open-label, blinded endpoint analysis [J]. Lancet, 2007, 369(9567): 1090-1098.

[10] NELSON J R, WANI O, MAY H T, et al. Potential benefits of eicosapentaenoic acid on atherosclerotic plaques [J]. Vascul Pharmacol, 2017, 91: 1-9.

[11] BHATT D L, STEG P G, MILLER M, et al. Cardiovascular Risk Reduction with Icosapent Ethyl for Hypertriglyceridemia [J]. N Engl J Med, 2019, 380(1): 11-22.

[12] Introduction: Standards of Medical Care in Diabetes-2020 [J]. Diabetes Care, 2020, 43(Suppl 1): S1-S2.

[13] TSIMIKAS S, FAZIO S, FERDINAND K C, et al. NHLBI Working Group Recommendations to Reduce Lipoprotein (a)-Mediated Risk of Cardiovascular Disease and Aortic Stenosis [J]. J Am Coll Cardiol, 2018, 71(2): 177-192.

[14] MERKI E, GRAHAM M J, MULLICK A E, et al. Antisense oligonucleotide directed to human apolipoprotein B-100 reduces lipoprotein(a) levels and oxidized phospholipids on human apolipoprotein B-100 particles in lipoprotein(a) transgenic mice [J]. Circulation, 2008, 118(7): 743-753.

[15] MERKI E, GRAHAM M, TALEB A, et al. Antisense oligonucleotide lowers plasma levels of apolipoprotein (a) and lipoprotein (a) in transgenic mice [J]. J Am Coll Cardiol, 2011, 57(15): 1611-1621.

[16] VINEY N J, VAN CAPELLEVEEN J C, GEARY R S, et al. Antisense oligonucleotides targeting apolipoprotein (a) in people with raised lipoprotein (a): two randomised, double-blind, placebo-controlled, dose-ranging trials [J]. Lancet, 2016, 388(10057): 2239-2253.

[17] TSIMIKAS S, KARWATOWSKA-PROKOPCZUK E, XIA S. Lipoprotein (a) Reduction in Persons with Cardiovascular Disease. Reply [J]. N Engl J Med, 2020, 382(21): e65.

[18] OOI E M, BARRETT P H, CHAN D C, et al. Apolipoprotein C-Ⅲ: understanding an emerging cardiovascular risk factor [J]. Clin Sci (Lond), 2008, 114(10): 611-624.

[19] TG and HDL Working Group of the Exome Sequencing Project, National Heart, Lung, and Blood Institute. Loss-of-function mutations in APOC3, triglycerides, and coronary disease [J]. N Engl J Med, 2014, 371(1): 22-31.

[20] JORGENSEN A B, FRIKKE-SCHMIDT R, NORDESTGAARD B G, et al. Loss-of-function mutations in APOC3 and risk of ischemic vascular disease [J]. N Engl J Med, 2014, 371(1): 32-41.

急性冠脉综合征住院患者血脂管理现状：中国心血管疾病医疗质量改善项目（CCC项目）的研究结果

动脉粥样硬化性心血管疾病（atherosclerotic cardiovascular disease，ASCVD）是中国居民死亡的首要原因。急性冠脉综合征（acute coronary syndrome，ACS）是ASCVD的急性表现形式，对生命和健康有极大的危害。血脂异常是ACS重要的危险因素，有效控制血脂异常，是目前ACS一级预防和二级预防的主要策略之一。《2016年中国成人血脂异常防治指南》推荐，低密度脂蛋白胆固醇（low-density lipoprotein cholesterol，LDL-C）为ACS二级预防调脂治疗的首要干预靶点，非高密度脂蛋白胆固醇（non-high density lipoprotein cholesterol，non-HDL-C）为次要干预靶点。指南同时推荐了ACS患者LDL-C调脂治疗目标值和non-HDL-C的目标值。但在临床实践中，ACS患者调脂药物的应用和血脂管理上很可能和指南推荐的规范化治疗存在差距，从而导致ACS患者LDL-C达标率低，不能有效地降低ACS患者的复发风险。了解和评价临床实践中ACS患者血脂异常管理存在的问题对于制定有针对性的改善策略非常重要。

“中国心血管疾病医疗质量改善项目”（Improving Care for Cardiovascular Disease in China，简称CCC项目）是一项由中华医学会心血管病学分会和美国心脏协会合作开展的临床注册研究，该项目拟通过在中国推广美国心脏协会“依从指南（Get With the Guidelines）”项目的经验，以评价、培训、改善和再评价四部分组成的循环模式，持续促进临床实践中对ACS患者和房颤患者的医疗诊治质量的改善，从而改善患者的预后。项目自2014年11月启动，在全国按照地区和经济水平进行分层，均衡招募一定比例的三级医院和二级医院。截至目前，项目已连续开展四期，共在全国入选了158家三级医院和82家二级医院。目前在CCC项目发表或完成的多篇研究论文中（包括研究生毕业论文），与ACS患者血脂管理相关的内容包括ACS住院患者LDL-C水平及调脂药物应用情况、特殊ACS患者（ACS复发住院患者和≥75岁ACS住院患者）LDL-C水平及调脂药物应用情况以及ACS二级预防中non-HDL-C目标值设定的探讨。本文将简要介绍这部分研究的内容，以此阐述中国ACS住院患者血脂管理现状和存在问题。

一、ACS住院患者LDL-C水平及调脂药物应用情况

1. **ACS住院患者入院时LDL-C水平分布**　2014年11月1日至2018年5月31日纳入的80 079名ACS住院患者中，LDL-C的平均水平为106.0 ± 38.0mg/dl，LDL-C<40mg/dl的患者占1.9%，LDL-C<70mg/dl的患者占16.2%，LDL-C ≥130mg/dl的患者占23.2%；大部分患者（60.7%）的LDL-C水平处于70~<130mg/dl。

2. **ACS住院患者院前调脂药物应用情况**　在80 079名ACS住院患者中，有17.5%的患者院前服用调脂药物，其中97.8%为单用他汀类药物，1.2%为他汀与非他汀类调脂药物

联合治疗。在院前 ASCVD 危险分层为极高危的患者中，仅有 35.9% 的患者院前服用他汀类调脂药，其中 98.2% 为单用他汀类药物，1.2% 为他汀与非他汀类调脂药物联合治疗。在院前 ASCVD 危险分层为高危的患者，12.0% 的患者院前服用他汀类调脂药，其中 97.2% 为单用他汀类药物，1.2% 为他汀与非他汀类调脂药联合治疗。

3. ACS **住院患者出院时接受临床医生处方他汀类药物的情况** 在出院存活且无他汀使用禁忌的患者中（78 287 名），出院时接受他汀处方的患者占 92.6%。LDL-C 水平越高的患者，出院时接受他汀处方的比例越高。

二、ACS 复发住院患者及老年 ACS 住院患者 LDL-C 水平及调脂药物应用情况

1. ACS **复发住院患者血脂管理现状** 在 80 079 名 CCC 项目收集的 ACS 住院患者中，有 6 523 名（8.1%）住院患者至少 30 天前发生过心肌梗死或接受过血运重建术（包括经皮冠状动脉介入治疗史或冠状动脉旁路移植术史），根据 ASCVD 总体发病风险评估，这部分患者此次住院前即处于 ASCVD 危险分层的极高危等级。对于这部分患者，只要没有他汀服用禁忌，均应服用他汀类调脂药降低 LDL-C 水平，LDL-C 调脂治疗目标值按照指南的推荐为 <70mg/dl。

（1）ACS 复发住院患者 LDL-C 水平：在 6 523 名患者中，LDL-C 的平均水平为（92.0 ± 36.7）mg/dl，LDL-C<40mg/dl 的患者占 3.9%，LDL-C<70mg/dl 的患者占 30.1%。院前服用他汀的患者 LDL-C 平均水平低于院前未服用他汀的患者（86.4 ± 35.7 *vs.* 97.8 ± 36.8，$P<0.001$），LDL-C 达标率高于院前未服用他汀的患者（36.1% *vs.* 24.0%，$P<0.001$）；此外，院前服用他汀联合其他调脂药物的患者，LDL-C 达标率显著高于单用他汀的患者（51.3% *vs.* 35.9%，$P<0.05$）。

（2）ACS 复发住院患者院前调脂药物服用情况：在 6 523 名 ACS 复发患者中，有 50.8% 的患者院前服用调脂药物，其中 98.4% 的患者单用他汀类调脂药，1.2% 的患者联合服用其他类型调脂药物，0.4% 的患者单用非他汀类调脂药。

此外，该研究结果还显示，本次发病距离上次心梗事件或血运重建术时间间隔越长，院前他汀服用率越低。

（3）ACS 复发患者出院时接受调脂药物处方情况：在出院存活且无他汀使用禁忌的患者中（6 372 名），出院时接受调脂药物处方的患者占 94.8%，大部分患者接受的是他汀单药治疗处方（91.8%），极少部分患者接受了他汀联合其他调脂药物处方（2.8%），即使在院前服用他汀但 LDL-C 仍未达标的患者中，出院时接受他汀联合其他调脂药物处方的也仅占 3.2%。

在 6 372 名出院存活且无他汀使用禁忌的患者中，1 368 名患者具有他汀处方的剂量信息。其中 1 267 名患者接受了他汀单药治疗，这部分患者中，90.7% 接受的是中等强度他汀单药处方，8.6% 的患者接受了高等强度他汀单药处方。在院前服用他汀但 LDL-C 未达标的患者中，10.8% 的患者出院时接受了高强度他汀剂量的治疗处方。

2. 75 **岁及以上老年** ACS **住院患者血脂管理现状** 目前针对老年人群，特别是≥75 岁老年人群应用他汀类药物防治 ASCVD 的有效性和安全性的临床试验尚较缺缺乏。中国及多部国外血脂异常防治指南对老年人群是否应服用他汀类药物的推荐是，对已患有 ASCVD 的老年患者，应接受他汀类药物治疗；而对无 ASCVD 病史的老年人群，应根据其他危险因素合并情况及可能的用药风险，综合决策是否使用他汀类药物。因此，在他汀类药物用于老年

人群 ASCVD 二级预防证据相对明确、一级预防证据不充足的背景下，了解我国≥75 老年人群他汀类药物使用现状及 LDL-C 水平，将为我国老年人群调脂治疗应开展的进一步研究提供思路和数据支持。

在 80 079 名 ACS 住院患者中，15 904 名(19.9%)患者年龄≥75 岁，其中位年龄为 79 岁(四分位间距：77 岁，83 岁)。

(1) 75 岁及以上老年 ACS 住院患者 LDL-C 水平：在 15 904 名患者中，LDL-C 的平均水平为(100.2 ± 36.7)mg/dl。LDL-C<40mg/dl 的患者占 2.7%，LDL-C<70mg/dl 的患者占 20.5%。在 4 359 名有 ASCVD 病史的患者中，LDL-C 的平均水平为(93.7 ± 36.7)mg/dl，LDL-C<70mg/dl 的患者占 26.8%。在 11 545 名无 ASCVD 病史的患者中，LDL-C 的平均水平为(102.6 ± 36.7)mg/dl，LDL-C<100mg/dl 的患者占 50.7%。

(2) 75 岁及以上老年 ACS 住院患者院前调脂药物服用情况：在 15 904 名患者中，有 19.0% 的患者院前服用他汀类药物，其中 1.0% 的患者联合服用其他类型调脂药。

(3) 75 岁及以上老年 ACS 住院患者出院时接受调脂药物处方情况：在出院存活且无他汀使用禁忌的≥75 岁 ACS 住院患者中，出院时接受他汀处方的患者占 90.5%，其中 2.7% 的患者接受了调脂药物的联合处方。

三、ACS 住院患者 NON-HDL-C 与 LDL-C 水平的平均差异及其目标值的探讨

升高的 non-HDL-C 水平增加 ASCVD 风险已有大量观察性研究的证据，降低 non-HDL-C 在 ASCVD 预防中的作用也得到了越来越多的证据和关注。多数血脂异常防治指南将降低 non-HDL-C 列为调脂治疗的次要目标。但其目标值存在争议。中南大学湘雅二医院的彭道泉教授和团队是 CCC 项目的合作中心之一。他们对 ACS 患者 non-HDL-C 的合理目标值进行了研究。

研究共纳入 73 495 名 ACS 住院患者。研究人群 non-HDL-C 的平均水平为(129.7 ± 33.6)mg/dl，LDL-C 的平均水平为(105.1 ± 27.2)mg/dl，non-HDL-C 与 LDL-C 差值的平均水平为(23.2 ± 9.2)mg/dl。其中差值 <30mg/dl 的患者约占 70%，一半的患者差值小于 23.2mg/dl。在院前服用调脂药物的 ACS 患者中，27.2% 的患者 LDL-C<70mg/dl，39.4% 的患者 non-HDL-C<100mg/dl。

以往 non-HDL-C 目标值是在 LDL-C 目标值基础上增加 30mg/dl。这增加的 30mg 与以往研究将 150mg 甘油三酯(triglyceride，TG)对应 30mg 胆固醇有关。彭教授研究发现，non-HDL-C 与 LDL-C 差值的平均水平，受 LDL-C 和 TG 水平的影响，在 LDL-C≤100mg/dl 且 TG≤150mg/dl 的患者中，non-HDL-C 比 LDL-C 平均升高 19.1mg/dl，在 LDL-C≤100mg/dl 而 TG>150mg/dl 的患者中，non-HDL-C 比 LDL-C 平均升高 24.6mg/dl。只有在 LDL-C>100mg/dl 的患者中，当 TG>150mg/dl 时，才基本符合胆固醇增加 30mg 的标准，也就是说，对于 LDL-C≤100mg/dl 的患者，在 LDL-C 目标值基础上增加固定值 30mg 确定 non-HDL-C 的目标是不合理的。本研究提出应在目前推荐的 non-HDL-C 的目标值上降低 5~10mg，作为合理的 non-HDL-C 的目标值。

四、CCC 项目对 ACS 住院患者血脂方面的研究的主要启示

基于 CCC 项目收集的数据评价中国 ACS 患者血脂管理情况，主要有以下五点发现：

1. 他汀类药物在 ACS 的一级预防和二级预防中的使用率严重不足 在初发的 ACS 住院患者中，仅 12% 的高危患者院前服用他汀类药，反映出一级预防的不足；在复发的 ACS 住院患者中，仅一半患者在院前服用他汀类药物，反映出二级预防的不足。

2. ACS 复发患者入院时 LDL-C 的达标率较低 CCC 项目研究显示，在 ACS 复发入院的患者中，只有 30.1% 的患者 LDL-C 水平达标，即使是在院前接受他汀治疗的患者中，LDL-C 达标率也仅为 36.1%。复发患者 LDL-C 达标率不高的原因可能有两个：第一是患者服用他汀的比例低；第二是降 LDL-C 药物的强度不足，缺少合理的联合用药。

3. 临床医生在 ACS 患者出院时处方他汀的比例较理想 ACS 患者出院时接受他汀处方的比例超过了 90%，体现出临床医生对指南的依从性较理想。中国血脂异常防治指南中强调，不考虑患者基线 LDL-C 水平，所有极高危患者均应接受他汀治疗(在无他汀禁忌的前提下)。CCC 项目研究显示，在 LDL-C 已经处于很低水平的患者(<40mh/dl)中，也有接近 90% 的患者接受了医生的他汀出院处方。

4. 临床医生对他汀单药治疗未能达标的 ACS 患者，降脂治疗的强度不足 按照中国血脂异常防治指南推荐，ACS 患者起始降脂治疗宜应用中等强度他汀治疗，若胆固醇水平仍不能达标，应与其他调脂药物联合使用。然而，在院前接受他汀治疗但 LDL-C 仍不达标的患者中，出院时仅有 3% 的患者接受了联合治疗。绝大多数这样的患者依然接受中等剂量他汀治疗。

5. NON-HDL-C 目标值的设定需要进一步的考虑 CCC 项目研究显示，在 LDL-C≤100mg/dl 且 TG>150mg/dl 的患者中，non-HDL-C 比 LDL-C 平均升高 24.6mg/dl。只有在 LDL-C>100mg/dl 的患者中，当 TG>150mg/dl 时，才基本符合胆固醇增加 30mg 的标准，也就是说，对于 LDL-C≤100mg/dl 的患者，在 LDL-C 目标值基础上增加固定值 30mg 确定 non-HDL-C 的目标是不合理的。

(邢月妍　刘静　彭道泉　赵冬)

参考文献

[1] ZHOU M, WANG H, ZENG X, et al. Mortality, morbidity, and risk factors in China and its provinces, 1990-2017: a systematic analysis for the Global Burden of Disease Study 2017 [J]. Lancet, 2019, 394 (10204): 1145-1158.

[2] 胡盛寿，高润霖，刘力生，等.《中国心血管病报告 2018》概要[J]. 中国循环杂志，2019，34 (3): 209-220.

[3] BAIGENT C, KEECH A, KEARNEY P M, et al. Efficacy and safety of cholesterol-lowering treatment: prospective meta-analysis of data from 90 056 participants in 14 randomised trials of statins [J]. Lancet, 2005, 366 (9493): 1267-1278.

[4] Cholesterol Treatment Trialists' (CTT) Collaboration, BAIGENT C, BLACKWELL L, et al. Efficacy and safety of more intensive lowering of LDL cholesterol: a meta-analysis of data from 170 000 participants in 26 randomised trials [J]. Lancet, 2010, 376 (9753): 1670-1681.

[5] Cholesterol Treatment Trialists' (CTT) Collaboration, FULCHER J, O'CONNELL R, et al. Efficacy and safety of LDL-lowering therapy among men and women: meta-analysis of individual data from 174 000 participants in 27 randomised trials [J]. Lancet, 2015, 385 (9976): 1397-1405.

[6] Cholesterol Treatment Trialists' Collaboration. Efficacy and safety of statin therapy in older people: a meta-analysis of individual participant data from 28 randomised controlled trials [J]. Lancet, 2019, 393 (10170): 407-415.

[7] REN J, GRUNDY S M, LIU J, et al. Long-term coronary heart disease risk associated with very-low-density lipoprotein cholesterol in Chinese: the results of a 15-Year Chinese Multi-Provincial Cohort Study (CMCS) [J]. Atherosclerosis, 2010, 211: 327-332.

[8] 王淼,赵冬,王薇,等.中国35~64岁人群血清甘油三酯与心血管病发病危险的关系[J].中华心血管病杂志,2008,36:940-943.

[9] 李莹,陈志红,周北凡,等.血脂和脂蛋白水平对我国中年人群缺血性心血管病事件的预测作用[J].中华心血管病杂志,2004,32:643-646.

[10] 中国成人血脂异常防治指南修订联合委员会.中国成人血脂异常防治指南(2016年修订版)[J].中华心血管病杂志,2016,44:833-853.

[11] HAO Y,LIU J,LIU J,et al. Rationale and design of the Improving Care for Cardiovascular Disease in China(CCC) project: A national effort to prompt quality enhancement for acute coronary syndrome [J]. Am Heart J,2016,179:107-115.

[12] XING Y,LIU J,HAO Y,et al. Prehospital statin use and low-density lipoprotein cholesterol levels at admission in acute coronary syndrome patients with history of myocardial infarction or revascularization:Findings from the Improving Care for Cardiovascular Disease in China(CCC) project [J]. Am Heart J,2019,212:120-128.

[13] 邢月妍,刘静,刘军,等.75岁及以上老年急性冠状动脉综合征住院患者他汀使用现状及低密度脂蛋白胆固醇水平[J].中华心血管病杂志,2019,47:351-359.

[14] SU X,LUO M,TANG X,et al. Goals of non-high density lipoprotein cholesterol need to be adjusted in Chinese acute coronary syndrome patients:Findings from the CCC-ACS project [J]. Clin Chim Acta,2019,496:48-54.

[15] CATAPANO A L,GRAHAM I,DE BACKER G,et al. 2016 ESC/EAS Guidelines for the Management of Dyslipidaemias[J]. Eur Heart J,2016,37:2999-3058.

不同营养素及膳食模式与ASCVD的关系

一、不同营养素与ASCVD的关系

1. **总脂肪**　总脂肪摄入超量(>总能量35%)增加ASCVD风险,可能机制包括:①过量脂肪易致肥胖,进而增加动脉粥样硬化风险;②过量脂肪致餐后血脂升高,增加乳糜微粒残留物,进而增加ASCVD风险。然而,总脂肪摄入不足(<总能量20%),用碳水化合物替代脂肪供能,可增高血甘油三酯,并降低HDL-C。值得注意的是,脂肪酸的构成,包括饱和脂肪酸(saturated fatty acid,SFA)、单不饱和脂肪酸(monounsaturated fatty acid,MUFA)和多不饱和脂肪酸(polyunsaturated fatty acid,PUFA)的比例,以及PUFA中Omega-3(n-3)和Omega-6(n-6)脂肪酸的比例,较总脂肪量对血脂水平的影响更大。

2. **饱和脂肪酸(SFA)**　SFA摄入过量是LDL-C升高的独立危险因子,且SFA摄入增加与LDL-C增高之间呈剂量-反应关系。可能的机制是:SFA减少LDL-C的受体合成,并降低其活性,使血LDL-C升高。同时,SFA摄入增加,而PUFA或MUFA或n-3脂肪酸摄入降低,可致血甘油三酯明显升高。然而,近来研究显示不同SFA的作用也不尽相同。如C16:0脂肪酸在升高LDL-C的同时也升高HDL-C,并降低ASCVD的独立危险因素Lp(α)水平。这可能与SFA抑制ApoC-3有关。

SFA主要来源为动物性食物及油脂。

3. **反式脂肪酸(trans fatty acid,TFA)**　若TFA摄入量>总能量1%(即>1~3g/d),可使血LDL-C和Lp(α)升高而HDL-C降低,LDL-C/HDL-C比值增加,显著增加ASCVD发生风险,且TFA致ASCVD的作用更强于SFA。

TFA主要来自富含氢化植物油的食物,如人造黄油、奶油糕点等。

4. **单不饱和脂肪酸(MUFA)**　采用MUFA替代SFA可显著降低血LDL-C、总胆固醇和甘油三脂。MUFA对HDL-C的影响取决于膳食中MUFA和总脂肪量。若MUFA>总能量15%,同时总脂肪>总能量35%时,可升高HDL-C。

MUFA主要来自油酸(C18:1),日常膳食中,橄榄油为MUFA的主要来源。

5. **多不饱和脂肪酸(PUFA)**　大量摄入Omega-6系列PUFA可刺激促炎因子产生,并对血管内皮产生不利影响。目前建议避免大量PUFA摄入,降低Omega-6与Omega-3比值。在低脂饮食中,用PUFA替代SFA可提高LDL-C受体活性,降低血总胆固醇、LDL-C和HDL-C,同时并不升高甘油三酯。然而,增加PUFA降低总胆固醇的作用,远弱于限制SFA对总胆固醇的降低作用。

PUFA主要来自亚油酸。

6. **Omega-3(n-3)脂肪酸**　n-3脂肪酸对心血管具有一定保护作用,包括改变前列腺素合成、抑制血小板激活、抗血栓形成,产生一氧化氮引起血管壁松弛等一系列作用。来自深海鱼的二十碳五烯酸(eicosapentaenoic acid,EPA)和二十二碳六烯酸(docosahexarnoic acid,DHA)可降低体内炎症水平,并通过抑制VLDL和$ApoB_{100}$的合成,降低血甘油三酯水平。为预防 ASCVD，建议每日从深冷海鱼中摄入 1g EPA 和 DHA 组合物。推荐所有人每周至少摄入 2 次富含 n-3 脂肪酸的鱼类（如鲑鱼、金枪鱼、鲭鱼、沙丁鱼等），也可选用鱼油补充剂。对高甘油三酯血症患者，建议每日摄入 2~4g EPA 和 DHA 组合物，以降低血甘油三酯水平。来自蔬菜的 α- 亚麻酸（α-linolenic acid，ALA）具有一定抗炎作用，建议 ASCVD 患者每日摄入 8g ALA，可降低血 C 反应蛋白（C-reactive protein，CRP）水平。

7. **膳食胆固醇** 膳食胆固醇对血清总胆固醇和 LDL-C 水平的影响程度较 SFA 为轻。当膳食胆固醇摄入量 >500mg/d 时，可致血胆固醇水平轻微上升。血胆固醇更多来自内源性合成（约占 70%）而非膳食摄入。血胆固醇浓度很大程度上取决于人体自身对胆固醇稳态的调节能力。既往指南推荐限制膳食胆固醇摄入来降低 LDL-C 和 ASCVD 风险，但 ACC/AHA 2013 指南不再进行如此推荐，同时特别强调膳食胆固醇并不增加 LDL-C 升高风险。2015 年美国饮食指南也取消了对膳食胆固醇摄入量 <300mg/d 的限制。然而，值得关注的是，大多数高胆固醇食品中的 SFA 含量也很高，这确实会增加 LDL-C 升高的风险性。

然而，中国营养与健康调查（2016—2017）显示，从 1991 年至 2011 年的 20 年间，我国居民膳食胆固醇摄入量增加约 60%。同时，膳食胆固醇摄入量与血清总胆固醇及 LDL-C 水平呈正相关。我国成年居民膳食胆固醇摄入量是影响血清总胆固醇和女性 LDL-C 的重要膳食因素。调整混杂因素后，膳食胆固醇摄入量≥300mg/d 的群体，其高胆固醇血症的发生风险显著性增高。调查同时显示，我国居民每天膳食胆固醇摄入量每增加 100mg，男性血清胆固醇增加 0.135mmol/L，女性增加 0.153mmol/L，明显高过西方研究的结果（0.057~0.065mmol/L）。由此提示，在我国居民中强调避免高胆固醇膳食，对防止高胆固醇血症，进而降低 ASCVD 发生风险仍具有现实意义。此外，还应注意胆固醇反应性的种族差异和个体化差异。胆固醇反应性高的人群可能存在载脂蛋白 E-4 的等位基因，其胆固醇转化为胆汁酸的转化率较低，可致 LDL-C 水平升高。

8. **可溶性膳食纤维** 可溶性膳食纤维（果胶、树胶、植物黏胶、藻类多糖等）有降低 LDL-C 的作用。可能机制包括：①可溶性膳食纤维与胆汁酸结合，加速胆固醇向胆汁酸的转化，从而降低血胆固醇水平；②可溶性膳食纤维被结肠细菌酵解产生乙酸、丙酸和丁酸等短链脂肪酸（short-chain fatty acids，SCFA）。

二、不同膳食模式与 ASCVD 的关系

1. **地中海饮食** 地中海饮食是心血管疾病的保护因素，可显著降低血清总胆固醇、LDL-C、甘油三酯和 $ApoB_{100}$ 水平，由此降低 ASCVD 发生的风险性。对已患有 ASCVD 或糖尿病的患者，长期进食地中海饮食可显著降低各类心血管不良事件（包括心肌梗死、心血管死亡和脑卒中等）的发生风险。

2. **DASH 饮食（dietary approaches to stop hypertension，DASH）** DASH 饮食不仅具有降低血压作用，也同时具有改善血脂作用，包括降低血清总胆固醇、LDL-C 和 HDL-C。对总样本量超过 14 万成人的前瞻性研究的 Meta 分析提示，长期 DASH 饮食可显著降低冠心病和脑卒中发病率（19%~21%）。

3. **低脂饮食和素食** 低脂饮食（脂肪供能比 15%~20% 且限制 SFA）和素食通过减重及改善血脂（降低 LDL-C、总胆固醇和甘油三酯）降低心血管不良事件（心肌梗死、缺血性脑卒中、心源性猝死等）发生风险。长期摄入由全谷类、蔬菜、水果、豆类、坚果、植物油、茶和咖啡等组成的植物性膳食，可降低 ASCVD 发病风险。

三、ASCVD 的医学营养治疗

目前,我国居民的饮食和生活方式存在的主要问题包括:能量摄入过剩,总脂肪和 SFA 摄入过多,钠盐摄入过量,粗粮及膳食纤维不足,维生素及矿物质摄入不足,体重超重 / 肥胖及缺乏体育运动等。上述问题是导致 ASCVD 的关键性基础因素,而规范医学营养治疗可显著性降低 ASCVD 发生风险和死亡率。美国心脏协会关于降低 ASCVD 风险的生活方式见表 1。

表 1 美国心脏协会(AHA)关于降低 ASCVD 风险的生活方式

- ■ 饮食全面均衡健康
- ■ 以控制健康体重为目标
- ■ 以推荐的 LDL-C、HDL-C 和甘油三酯水平为目标
- ■ 以正常血压为目标
- ■ 以正常血糖为目标
- ■ 积极参加运动
- ■ 避免使用和接触烟草产品

ASCVD 一级预防的重要基础是建立治疗性生活方式改变膳食(therapeutic lifestyle changes diet, TLC-Diet)(表 2),达到和维持美国国家胆固醇教育计划(National Cholesterol Education Program, NCEP)建议的理想血脂水平。

表 2 治疗性生活方式改变膳食(TLC-Diet)

营养素	推荐摄入
总脂肪	总能量 25%~30%
SFA	< 总能量 7%
反式脂肪酸	0 或尽可能少
多不 SFA	达到总能量 10%
单不 SFA	达到总能量 20%
碳水化合物	总能量 50%~60%(来自全谷类、水果和蔬菜,限制精制碳水化合物摄入)
膳食纤维	25~30g/d(可溶性膳食纤维 10~25g/d)
植物甾醇	2g/d
蛋白质	总能量的 10%~15%
胆固醇	<200mg/d
总能量	以维持合理体重或防止体重增加为目标

以 TLC-Diet 为基础的 ASCVD 的饮食干预计划包括三阶段摄食行为干预,需 12~24 周时间。行为干预第Ⅰ阶段:降低 SFA 和 TFA,须坚持 6 周;行为干预第Ⅱ阶段:对患者膳食的依从性进行监测,评估 LDL-C 变化,可添加植物甾醇、甾烷醇、可溶性膳食纤维等;行为干预第Ⅲ阶段:若 LDL-C 未达目标水平,则开始代谢综合征营养干预方案,即增加 MUFA 和 PUFA 摄入,提高脂肪产热比达总能量 30%~35%,以降低 LDL-C 和甘油三酯。为此,美国心脏协会提出关于减少 ASCVD 的具体饮食建议(表 3)。

表 3 美国心脏协会关于减少 ASCVD 的饮食建议

■ 平衡能量摄入和体力活动以达到或维持健康体重
■ 增加蔬菜和水果摄入量
■ 选择全谷物和高膳食纤维的饮食
■ 每周至少进食 2 次鱼,特别是富含 Omega-3 的鱼类
■ 通过以下方式将饱和脂肪摄入限制在总能量的 7% 以内,反式脂肪酸为 0 或尽可能少,并且胆固醇 <200mg/d:
• 选择瘦肉和蔬菜
• 选择脱脂或低脂牛奶
• 尽量减少氢化油脂摄入
■ 尽量减少含糖饮料和食物摄入
■ 选择少盐或无盐食物

(于康)

参考文献

[1] WANG D D,LI Y,CHIUVE S E,et al. Association of specific dietary fats with total and cause-specific mortality[J]. JAMA Intern Med,2016,176(12):1134-1145.

[2] HOOPER L,MARTIN N,JIMOH O F,et al. Reduction in saturated fat intake for cardiovascular disease[J]. Cochrane Database Syst Rev,2020,5(5):CD011737.

[3] ECKEL R H,JAKICIC J M,ARD J D,et al. 2013 AHA/ACC guideline on lifestyle management to reduce cardiovascular risk:a report of the American College of Cardiology/American Heart Association Task Force on Practice Guidelines[J]. Circulation,2014,129(25 Suppl 2):S76-99.

[4] 中国营养学会 . 中国居民膳食指南 2016[M]. 北京:人民卫生出版社,2016.

[5] GBD 2017 Diet Collaborators. Health effects of dietary risks in 195 countries,1990-2017:a systematic analysis for the Global Burden of Disease Study 2017 [J]. Lancet,2019,393(10184):1958-1972.

[6] LIDAY C,KIRKPATRICK C. Optimal dietary strategies for prevention of atherosclerotic cardiovascular disease in diabetes: evidence and recommendations[J]. Curr Cardiol Rep,2019,21(11):132-142.

[7] LECHNER K,VON SCHACKY C,MCKENZIE A L,et al. Lifestyle factors and high-risk atherosclerosis:pathways and mechanisms beyond traditional risk factors[J]. Eur J Prev Cardiol,2020,27(4):394-406.

[8] JIA X,KOHLI P,VIRANI S S. Omega-3 fatty acid and cardiovascular outcomes:Insights from recent clinical trials[J]. Curr Atheroscler Rep,2019,21(1):1-7.

[9] VAN HORN L,CARSON J A,APPEL L J,et al. Recommended dietary pattern to achieve adherence to the American Heart Association/American College of Cardiology(AHA/ACC) Guidelines:A scientific statement from the American Heart Association[J]. Circulation,2016,134(22):e505-e529.

[10] 陈伟伟,高润霖,刘力生,等 .《中国心血管病报告 2017》概要[J]. 中国循环杂志,2018,33(1):1-8.

[11] SOFI F,MACCHI C,ABBATE R,et al. Mediterranean diet and health status:an updated meta-analysis and a proposal for a literature-based adherence score[J]. Public Health Nutr,2014;17(24):2769-2782.

[12] HUEDO-MEDINA T B,GARCIA M,BIHUNIAK J D,et al. Methodologic quality of meta-analyses and systematic reviews on the Mediterranean diet and cardiovascular disease outcomes:a review[J]. Am J Clin Nutr,2016,103(7):841-850.

[13] SCHWINGSHACKL L,HOFFMANN G. Diet quality as assessed by the healthy eating index,the alternate health eating index,the dietary approaches to stop hypertension score,and health outcomes:a systematic review and meta-analysis of cohort studies[J]. J Acad Nutr Diet,2015,115(5):780-800.

[14] SHAN Z,LI Y,BADEN M Y,et al. Association between healthy eating patterns and risk of cardiovascular disease[J]. JAMA Intern Med,2020,180(1):1-11.

[15] NCD Risk Factor Collaboration. Worldwide trends in body-mass index,underweight,overweight,and obesity from 1975 to

2016: a pooled analysis of 2416 population-based measurement studies in 128.9 million children, adolescents, and adults [J]. Lancet, 2017, 390 (10113): 2627-2642.

[16] COLPANI V, BAENA C P, JASPERS L, et al. Lifestyle factors, cardiovascular disease and all-cause mortality in middle-aged and elderly women: a systematic review and meta-analysis [J]. Eur J Epidemiol, 2018, 33 (9): 831-845.

[17] SHAN Z, REHM C D, ROGERS G, et al. Trends in dietary carbohydrate, protein, and fat intake and diet quality among US adults 1999-2016 [J]. JAMA, 2019, 322 (12): 1178-1187.

[18] HOSSEINPOUR-NIAZI S, MIRMIRAN P, HEDAYATI M, et al. Substitution of red meat with legumes in the therapeutic lifestyle change diet based on dietary advice improves cardiometabolic risk factors in overweight type 2 diabetes patients: a cross-over randomized clinical trial [J]. Eur J Clin Nutr, 2015, 69 (5): 592-597.

ASCVD 非传统风险因素

动脉粥样硬化性心血管疾病（ASCVD）的风险评估对于疾病预防和治疗策略的选择至关重要。众多数据显示，即使按已有的指南进行防治后，低密度脂蛋白胆固醇（LDL-C）达标，血压和血糖等得到控制，ASCVD 事件风险依然存在，称为 ASCVD 剩留风险。随着研究技术的发展和研究内容的不断深入，除了我们已知的传统风险因素，如吸烟、LDL-C、血压、糖尿病、BMI、ASCVD 家族史及年龄和性别等，越来越多的非传统风险因素也开始被关注，有效地控制这些因素有望进一步降低 ASCVD 事件风险。已发现的有除 LDL-C 之外的脂质相关风险因素如脂蛋白 a［Lp（a）］、富含甘油三酯的脂蛋白（TRLs）及其残粒、载脂蛋白 B（apoB）等；另外，超敏 C 反应蛋白（hs-CRP）、同型半胱氨酸（HCY）、维生素 D、骨钙素、丙肝感染、遗传生物标志物（许多基因座中的变异体）等也与 CVD 风险相关。本文就重要的脂质相关 ASCVD 非传统风险因素的研究现状和临床应用前景作一解析。

一、脂 蛋 白 a

Lp（a）是由低密度脂蛋白（LDL）样颗粒和载脂蛋白 A（ApoA）组成，LDL 样颗粒中的 ApoB-100 通过一个二硫键与 ApoA 结合，LDL 样颗粒在内，ApoA 包绕在外，组成复合体。ApoA 的结构与纤溶酶原（PLG）具有同源性，包含 10 个 KⅣ亚基。血浆中 Lp（a）水平主要由 ApoA 亚型、Lp（a）的单核苷酸多态性决定，个体差异较大，呈偏态分布，且存在种族差异，但几乎不受饮食、生活方式和环境的影响。KⅣ-2 的拷贝数越少，ApoA 肽链越短，合成速度越快，血浆 Lp（a）水平越高，由 KⅣ-2 型拷贝数少而引起的 Lp（a）水平增高与心血管疾病（CVD）的发生具有相关性。Lp（a）的致病机制主要涉及促炎、致动脉硬化作用和促血栓、抗纤维溶解等多个方面。研究表明，Lp（a）升高是 ASCVD 的独立危险因素。流行病学研究、荟萃分析、孟德尔随机化研究、全基因组关联研究均发现，Lp（a）水平越高的人群发生 ASCVD 的风险越高。早在美国 ATPⅢ指南发布时，就将 Lp（a）归为新兴的脂类危险因素。已有多项研究证实，即使 LDL-C 已达标，升高的 Lp（a）仍可显著增加心血管事件风险，是 ASCVD 的残余风险因素。孟德尔随机化分析显示，Lp（a）浓度的绝对变化与冠心病风呈线性相关，且独立于 LDL-C 的变化。

鉴于此，2018 年美国国家心肺血液研究所（National Heart，Lung，and Blood Institute，NHLBI）建议降低 Lp（a）介导的心血管疾病和主动脉狭窄风险。2018 年 AHA/ACC 胆固醇管理指南和 2019 年 ACC ASCVD 一级预防指南的血脂管理中提出，当 Lp（a）≥50mg/dl 或≥125nmol/L 时被认为是 ASCVD 风险增强因素。2019 年 ESC/EAS 血脂异常管理指南也建议，每个成年人的一生至少考虑进行一次 Lp（a）测量，以便确定是否带有高遗传 Lp（a）水平 >180mg/dl（>430nmol/L），这些人可能具有 ASCVD 终身风险，与杂合子型家族性高胆固醇血症相关的风险相当。Lp（a）应考虑在具有早发 CVD 家族史的患者中测定，并用来对中高风险人群进行再分类。目前，Lp（a）检测的推荐人群包括：①LDL-C>190mg/dl，家族性高胆固醇血症（FH），早发 ASCVD 或家族史；②钙化性主动脉瓣狭窄；③年轻人原因不明的缺血性卒中;④Lp(a)升高的家族史;⑤尽管治疗依从性良好,但LDL-C的降幅未达到预期;⑥尽管采用了最佳的降脂疗法,但ASCVD反复发作或进行性发展。

尽管Lp(a)是偏态分布,在总体人群仅约30%的出现升高,但在ASCVD患者中,Lp(a)升高的比例高于总人群。研究显示,在接受PCI的高危人群中,45%存在Lp(a)水平的升高;而即使LDL-C(≤70mg/dl)和非高密度脂蛋白(≤100mg/dl)已达标,Lp(a)水平升高的仍占48%。Lp(a)降低100mg/dl与他汀降低LDL-C 1mmol/L的冠心病风险降低获益相当。然而,他汀类药物虽然可以显著减低LDL-C,但不降低Lp(a),反而可使其升高10%~20%。用于降低Lp(a)水平的药物或疗法,如烟酸、天然抗氧化剂、雌激素、ApoB-100的反义寡核苷酸、血液透析等都存在降幅小、不良反应明显或成本较高,而且均未见明显心血管获益。近期,FOURIER和ODDYSSEY OUTCOMES研究结果提示,PCSK9单克隆抗体不仅可以降低Lp(a)23%~27%,同时可显著降低心血管事件风险,并且独立于LDL-C水平。最新的一项发表在*Circulaion*上的荟萃分析研究显示,PCSK9单克隆抗体可能通过降低Lp(a),显著减少静脉血栓栓塞症的风险。最值得期待的是TQJ230,是目前唯一针对ApoA设计的反义寡核苷酸药物,Lp(a)降幅可达80%,Ⅲ期临床研究CVRR已启动。

目前可以明确的是,Lp(a)是ASCVD剩留风险,本身也是CVD的独立危险因素。他汀治疗后的ASCVD患者,即使LDL-C达标,但Lp(a)水平升高,意味着仍有较高剩留风险存在,应该及时筛查,积极干预,以进一步降低心血管事件风险。但目前Lp(a)的测定方法尚未标准化,也没有针对Lp(a)设计的心血管终点研究,因此没有明确的目标值。

二、富含甘油三酯的脂蛋白(triglyceride-rich lipoproteins,TRLs)及其残粒

甘油三酯是不溶于血液的,必须与脂蛋白结合才能被转运、利用和代谢。内源性的轻中度升高的甘油三酯主要由极低密度脂蛋白(very low-density lipoprotein,VLDL)、中间密度脂蛋白(intermediate density lipoprotein,IDL)所携带的,其中IDL量较少;外源性的重度升高的甘油三酯主要由乳糜微粒(chylomicron,CM)携带。由于血浆甘油三酯(TG)主要存在于CM和VLDL、IDL这些脂蛋白的核心中,因此将它们统称为TRLs。TRLs主要通过脂蛋白酯酶(lipoprotein lipase,LPL)的作用,逐渐水解去除大量TG、磷脂和载脂蛋白C,并经胆固醇酯转移蛋白(cholesterol ester transfer protein,CETP)作用,摄取胆固醇酯与载脂蛋白E,形成比其初生前体更小更致密但富含载脂蛋白E与胆固醇(酯)的CM残粒与VLDL残粒,即脂蛋白残粒(remnant lipoprotein,RLP)。RLP易于被巨噬细胞吞噬,引起胆固醇酯的蓄积,并形成泡沫细胞,导致动脉粥样硬化的形成。RLP中的胆固醇成分称为脂蛋白残粒-胆固醇(remnant cholesterol,RC),RC每增加1mmol/L(39mg/dl,非空腹),IHD发生风险增加2.8倍,是ASCVD的良好预测因子。高TG可导致RC的产生增加,两者呈正相关。非空腹高TG和RC是心肌梗死的致病性危险因素,基因性的TG浓度或残粒胆固醇浓度升高1倍,心肌梗死风险分别增加94%和123%。多项遗传学研究证实,高甘油三酯与ASCVD具有因果关系。

ACCORD研究的血脂分支结果显示,有高危心血管病风险的Ⅱ型糖尿病患者,即使应用他汀使LDL-C水平降至理想水平,此时TG≥2.3mmol/L和HDL-C≤0.88mmol/L的患者与TG<2.3mmol/L的相比,心血管风险增加71%;加用贝特类药物治疗后,与单用他汀相比,心血管剩留风险降低31%。由于众多研究均是亚组分析结果,对于药物降低TG是否可以降低ASCVD风险一直存在争议。直到2018年,RECUCE-IT研究首次证实,通过药物降低甘

油三酯可得到心血管获益；同时也证实了 ω-3 脂肪酸（EPA）可以在高甘油三酯患者群体中作为他汀的辅助治疗使用，在降低甘油三酯的同时有心血管硬终点的显著获益。

此前发表的《2016 中国成人血脂异常防治指南》建议，若 TG 水平仅轻、中度升高(2.3~5.6mmol/L)，为了防控 ASCVD 危险，虽然以降低 LDL-C 水平为主要目标，但同时应强调非 HDL-C 需达到基本目标值。经他汀治疗后，如非 HDL-C 仍不能达到目标值，可在他汀类基础上加用贝特类、高纯度鱼油制剂。基于 REDUCE IT 的研究结果，2019 年 ESC/EAS 血脂异常管理指南建议，对于有高 TG 血症即 TG>2.3mmol/L（>200mg/dl）的高危个体，为降低 CVD 风险，可以考虑他汀作为首选的药物治疗；对于 TG 1.5~5.6mmol/L（135~499mg/dl）的高危（或极高危）高 TG 血症患者，在他汀治疗同时，可考虑联用 n-3 PUFAs（icosapen ethyl 2 × 2g/d）。

由于 TRLs 及其残粒与 ASCVD 之间有明确因果关系，在 ASCVD 的一级、二级预防中，LDL-C 已经达标，进一步干预升高的 TG 可进一步降低心血管剩留风险。

三、载脂蛋白 B

ApoB 是一种大型的双亲性蛋白，是大部分脂蛋白的重要组成部分，在脂代谢中起着重要作用。血液循环中包含 ApoB 的脂蛋白有 LDL、IDL、VLDL、Lp（a）和 CM，仅 HDL 中不包含 ApoB，而是 ApoA-1。与大多数载脂蛋白不同，ApoB 一旦与血脂结合就不会与之分离，在不同类别的脂蛋白之间也不进行交换，在水溶液中几乎不以无脂形式溶解。人类的 ApoB 存在两种不同的形式，即 ApoB-100 和 ApoB-48。ApoB-100 全长含 4 536 个氨基酸，包括五个结构域，在肝脏中表达，主要存在于 VLDL、LDL、IDL、Lp（a）中。ApoB-48 仅含前 2 152 个（48%）氨基酸，在肠道中表达，主要存在于 CM 中。

正常情况下，每个 LDL、IDL、VLDL 和 Lp（a）颗粒中均含 1 分子 ApoB，因 LDL 颗粒占绝大多数，大约 90% 的 ApoB 分布在 LDL 中。故血清 ApoB 主要反映 LDL 水平，与血清 LDL-C 水平呈明显正相关，两者临床意义相似。由于每一个 LDL 颗粒含有一分子的 ApoB，因此在同等 LDL-C 水平下，ApoB 水平越高，小而密的 LDL 颗粒越多，致动脉粥样硬化作用越强。在少数情况下，可出现高 ApoB 血症而 LDL-C 浓度正常，提示血液中存在较多 sdLDL-C。在某些情况下，ApoB 与 LDL-C 同时测定更有利于临床判断。

ApoB 是所有致动脉粥样硬化或潜在致动脉粥样硬化颗粒的组成部分。血清 ApoB 浓度升高是 ASCVD 的重要危险因素。一项纳入了 22 项研究的荟萃分析显示，ApoB 和非 HDL-C 与冠心病的相关性相似。另一项汇总了 12 项流行病学研究的分析报告提示，在致死性或非致死性缺血性心血管事件的相对风险三者比较中，LDL-C 最低（RR=1.25），非 HDL-C 居中（RR=1.34），ApoB 最高（RR=1.43）。而在药物治疗相关的 7 项 RCT 研究荟萃分析的结果表明，与 LDL-C 和非 HDL-C 相比，他汀类药物治疗带来的临床获益更多地与 ApoB 的降低相关。无论 LDL-C 或非 HDL-C 水平高低，LDL 颗粒数和 ApoB 的增加能更好地预测心血管风险。与所携带的胆固醇质量相比，ASCVD 风险与致动脉粥样硬化脂蛋白颗粒的浓度关系更密切。正因如此，近些年来对于 ApoB 的关注度不断提高。2017 年美国临床内分泌学家学会和美国内分泌学会建议，使用 ApoB 这一标志物进行风险评估，特别是对高 TG 血症、糖尿病、肥胖、代谢综合征及 LDL-C 非常低的患者。同时，对于不同危险分层，给出了 ApoB 的靶目标值（超高危 <70mg/dl，极高危 <80mg/dl，高危和中危 <90mg/dl）。2019 年 ESC/EAS 血脂异常管理指南提出，ApoB 可以作为 LDL-C 的替代指标；条件允许的话，ApoB 可以作

为筛选、诊断和管理的主要靶标。同时指出，对于高 TG 血症、糖尿病、肥胖、代谢综合征及 LDL-C 非常低的人群来说，ApoB 可能优于非 HDL-C。该指南给出的 ApoB 治疗目标为：中危，<100mg/dl；高危，<80mg/dl；极高危，<65mg/dl。ApoB 作为目标值的优点在于：无需空腹，方法标准化，涵盖所有致动脉粥样硬化脂蛋白颗粒所驱动的 ASCVD 风险，风险预测优于 LDL-C 和非 HDL-C；缺点在于：未广泛使用，目标值证据不充分，在指南中是二级靶标，产生额外费用。

目前，降低 ApoB 的主要有降 LDL-C 的药物，如他汀、依折麦布、PCSK9i，降低 LDL 及其他所有含 ApoB 的脂蛋白；Omega-3 脂肪酸，2~4g/d 可降低 TG、VLDL 浓度，减少 ApoB 的分泌；MTP 抑制剂，如 Lomitapide，可减少肝脏和肠道中 VLDL 和 CM 的形成，降低 LDL-C、ApoB，被批准用于治疗 HoFH，不良反应是可能引起转氨酶的升高；ApoB 抑制剂，如第二代反义寡核苷酸—米泊美生（Mipomersen），降低 ApoB>50%，减少 LDL-C 约 35%，减少 ApoC3，进一步降低甘油三酯，但有肝脏转氨酶升高、肝脏脂质蓄积等不良反应，批准用于 FH 患者。

ApoB 是所有致动脉粥样硬化脂蛋白的重要组成部分，在脂质代谢中至关重要。在大多数情况下，LDL-C、非 HDL-C 和 ApoB 的临床意义一致，但在部分情况下，由于 LDL 颗粒大小、密度的差异，会存在不一致，此时若仅使用 LDL-C 预测 ASCVD 风险，可能导致风险被低估或高估。推荐 ApoB 用于高 TG 血症、糖尿病、肥胖、代谢综合征及 LDL-C 非常低的患者的风险评估和治疗。从效能、临床获益、经济成本多方面考虑，他汀仍是 ApoB 水平升高首选的治疗药物。

综上所述，鉴于 ASCVD 事件残余风险的存在，即使控制了传统的危险因素，心血管疾病的防治仍未达到理想效果。Lp（a）、TRLs 及残粒、ApoB 等均是目前比较明确的非传统危险因素，尽管指南在 ASCVD 风险评估和干预方面作出了推荐，但临床应用尚有提升空间。因此，重新认识、关注和干预这些非传统的危险因素对于进一步降低心血管事件至关重要，也是未来 ASCVD 防治的趋势。

（陈桢玥）

参考文献

[1] Emerging Risk Factors Collaboration, ERQOU S, KAPTOGE S, et al. Lipoprotein(a) concentration and the risk of coronary heart disease, stroke, and nonvascular mortality[J]. JAMA, 2009, 302(4): 412-423.

[2] KAMSTRUP P R, TYBJAERGHANSEN A, STEFFENSEN R, et al. Genetically elevated lipoprotein(a) and increased risk of myocardial infarction. [J]. JAMA, 2009, 301(22): 2331-2339.

[3] CLARKE R, PEDEN J F, HOPEWELL J C, et al. Genetic Variants Associated with Lp(a) Lipoprotein Level and Coronary Disease [J]. N Engl J Med, 2009, 361(26): 2518-2528.

[4] NORDESTGAARD B G, LANGSTED A. Lipoprotein(a) as a cause of cardiovascular disease: insights from epidemiology, genetics, and biology[J]. J Lipid Res, 2016, 57(11): 1953-1975.

[5] BODEN W E, PROBSTFIELD J L, ANDERSON T J, et al. Niacin in Patients with Low HDL Cholesterol Levels Receiving Intensive Statin Therapy [J]. N Engl J Med, 2011, 365(24): 2255-2267.

[6] HPS3/TIMI55-REVEAL Collaborative Group, BOWMAN L, HOPEWELL J C, et al. Effects of Anacetrapib in Patients with Atherosclerotic Vascular Disease[J]. N Engl J Med, 2017, 377(13): 1217-1227.

[7] BURGESS S, FERENCE B A, STALEY J R, et al. Association of LPA Variants With Risk of Coronary Disease and the Implications for Lipoprotein(a)-Lowering Therapies: A Mendelian Randomization Analysis[J]. JAMA Cardiol, 2018, 3(7): 619-627.

[8] WILSON D P, JACOBSON T A, JONES P H, et al. Use of Lipoprotein (a) in clinical practice: A biomarker whose time has come. A scientific statement from the National Lipid Association [J]. J Clin Lipidol, 2019, 13 (3): 374-392.

[9] WEISS M C, BERGER J S, GIANOS E, et al. Lipoprotein (a) screening in patients with controlled traditional risk factors undergoing percutaneous coronary intervention [J]. J Clin Lipidol, 2017, 11 (5): 1177-1180.

[10] TSIMIKAS S, GORDTS P, NORA C, et al. Statin therapy increases lipoprotein (a) levels [J]. Eur Heart J, 2020, 41 (24): 2275-2284.

[11] O'DONOGHUE M L, FAZIO S, GIUGLIANO R P, et al. Lipoprotein (a), PCSK9 Inhibition, and Cardiovascular Risk [J]. Circulation, 2019, 139 (12): 1483-1492.

[12] VARBO A, BENN M, TYBJAERG-HANSEN A, et al. Remnant cholesterol as a causal risk factor for ischemic heart disease [J]. J Am Coll Cardiol, 2013, 61 (4): 427-436.

[13] JORGENSEN A B, FRIKKE-SCHMIDT R, WEST A S, et al. Genetically elevated non-fasting triglycerides and calculated remnant cholesterol as causal risk factors for myocardial infarction [J]. Eur Heart J, 2013, 34 (24): 1826-1833.

[14] GINSBERG H N, LOVATO L C, LEITER L A, et al. Effects of Combination Lipid Therapy in Type 2 Diabetes Mellitus [J]. N Engl J Med, 2010, 362 (17): 1563-1574.

[15] ANGELANTONIO E D, SARWAR N, PERRY P, et al. Major lipids, apolipoproteins, and risk of vascular disease [J]. JAMA, 2009, 302 (18): 1993-2000.

[16] SNIDERMAN A D, WILLIAMS K, CONTOIS J H, et al. A meta-analysis of low-density lipoprotein cholesterol, non-high-density lipoprotein cholesterol, and apolipoprotein B as markers of cardiovascular risk [J]. Circ Cardiovasc Qual Outcomes, 2011, 4 (3): 337-345.

[17] THANASSOULIS G, WILLIAMS K, YE K, et al. Relations of change in plasma levels of LDL-C, non-HDL-C and apoB with risk reduction from statin therapy: a meta-analysis of randomized trials [J]. J Am Heart Assoc, 2014, 3 (2): e000759.

[18] SNIDERMAN A D, LAMARCHE B, CONTOIS J H, et al. Discordance analysis and the Gordian Knot of LDL and non-HDL cholesterol versus apoB [J]. Curr Opin Lipidol, 2014, 25 (6): 461-467.

2019年ESC/EASD《糖尿病、糖尿病前期与心血管病指南》解读

2019年ESC/EASD《糖尿病、糖尿病前期与心血管病指南》(下文简称"新指南")是继2007年版、2013年版后ESC与EASD联合发布的第三版糖尿病指南,旨在为已患糖尿病或糖尿病前期患者提供心血管疾病防治指导。新指南的最大更新与亮点是对降糖药物治疗方案的推荐发生了根本性改变,这主要源于多项新型降糖药物心血管获益RCT证据的获得;此外,新指南在降脂、降压、抗栓、冠脉重建治疗等方面也结合近年的新证据进行了重要完善与更新。

【亮点一】糖尿病患者专用的心血管风险评估

多项流行病学数据显示,糖尿病(DM)患者较非DM患者的心血管(CV)风险增加2倍左右,且独立于其他CV危险因素,鉴于此,新指南特别强调糖代谢异常人群在CV风险评估中的特殊性,并参照2016年ESC心血管疾病预防指南、提出了DM患者专用的CV风险评估表参照(表1),明确指出不推荐对DM患者采用源自普通人群的评分模型来进行CV风险评估(Ⅲ类推荐),例如欧洲的SCORE评分,但美国的汇集队列方程(PCE)中因包含DM变量、也可以应用。糖尿病前期(PreDM)患者则仍采用普通人群心血管风险评估模型。

表1　糖尿病患者心血管风险评估

风险类别	临床情况
极高危	DM患者符合以下任意一项: 伴已确诊的CVD[a]; 或,伴靶器官损害[b] 或,伴≥3项主要危险因素[c] 或,早发1型DM且病程>20年
高危	DM≥10年但不伴靶器官损害,伴一项其他危险因素
中危	年轻患者(1型DM<35岁或2型DM<50岁) 且病史<10年、不伴其他危险因素

[a]CVD:ASCVD、HFrEF。[b]靶器官损害:蛋白尿,肾功能不全(eGFR<60mL/min/1.73m^2),左心室肥厚,或视网膜病变。[c]主要危险因素:年龄,高血压,血脂异常,吸烟,肥胖。

【亮点二】心血管获益为导向的降糖方案选择

GLP1受体激动剂(GLP1-RA)与SGLT2抑制剂(SGLT2i)这两类新型降糖药物的CVOT证据开创了降糖治疗降低大血管并发症风险的新时代。新指南强调在制定降糖方案时需首先评估CV风险,对于高危与极高危的DM患者建议应直接启动新型降糖药物,而不必先使用二甲双胍作为基础治疗。对于ASCVD高危或极高危的DM患者,GLP1-RA与SGLT2i均为Ⅰ类推荐;对于HF及其高危的DM患者,SGLT2i为Ⅰ类推荐,GLP1-RA为Ⅱb类推荐(A

级证据)，DPP4i 中的西格列汀、利格列汀为Ⅱb 类推荐(B 级证据)，而应避免使用 DPP4i 中的沙格列汀、格列酮类(Ⅲ类推荐)。这是肯定新型降糖药物可以作为一线降糖治疗的第一部指南，而传统降糖药二甲双胍降级为Ⅱa 类推荐，建议用于不伴 ASCVD 但 CV 风险中危的超重 2 型 DM 患者，或伴有 HF 且 eGFR 稳定并 >30mL/min/1.73m^2 的 DM 患者。可见，新指南的降糖理念已发生根本性改变，即心血管获益为第一导向，这也是该版指南中最大的亮点与更新。

【亮点三】更窄的个体化目标血压窗口

由于既往研究数据显示糖尿病亚组的血压与 CV 结局呈 U 型曲线，新指南对 DM 患者的血压目标值制定了更窄的个体化目标血压窗口：初始收缩压目标为 130mmHg，若耐受可降至 <130mmHg，但不应 <120mmHg；年龄 >65 岁的老年人收缩压目标为 130~139mmHg；舒张压目标为 <80mmHg，但不应 <70mmHg。新指南对 DM 患者的血压目标推荐是一种理想模式，但在真实世界中实现这一较窄的目标窗口尚存在一定困难。在降压策略上新指南仍推荐首选 RAAS 阻滞剂(ACEI 或 ARB)，尤其合并靶器官损害时；联合治疗首选 RAAS 阻滞剂 + 钙拮抗剂或噻嗪类 / 袢利尿剂。此外，新指南特别指出，多项关于新型降糖药物的临床研究显示，无论 GLP-1 受体激动剂或 SGLT2 抑制剂均表现出一定降压效果，因此，在降压治疗时应考虑到患者降糖方案中存在上述药物时对血压产生的影响(Ⅱa 类推荐)。

【亮点四】严格的降脂目标和优化的降脂策略

与 2019 年 ESC 血脂异常指南保持一致，该版新指南强调依据 CV 风险的“强化降脂”理念，体现为“两个目标、两个靶点”：对于极高危患者(见表 1)，降脂“第一靶点”是 LDL-C，其目标值进一步降低为 <1.4mmol/L(绝对目标)，同时需满足降幅≥50%(相对目标)；同时新指南强调，对于 CV 风险高危和极高危的 DM 患者，应重视“第二靶点”非 HDL-C 的达标与管理(Ⅰ类推荐)。与此强化降脂目标相对应的是降脂策略的进一步优化，新指南明确推荐他汀治疗后不达标或不耐受则应联合非他汀类降胆固醇药物，包括依折麦布和 PCSK9 抑制剂，后者的推荐级别已上升为Ⅰ类推荐。

【亮点五】糖尿病患者抗栓治疗的应用更新

近年来数项在糖尿病人群进行的抗栓治疗 RCT 研究为新指南的更新提供了依据，尤其是阿司匹林用于 DM/PreDM 患者 CVD 一级预防、新型口服抗凝药(NOACs)、双联抗血小板治疗(DAPT)疗程等问题。

1. **阿司匹林**　关于阿司匹林用于 DM 患者的 ASCVD 一级预防，新指南与 2019 年美国 AHA 心血管病一级预防指南一致，总体建议为“慎重考虑”：只有 CV 风险高危 / 极高危的 DM 患者、且无出血高风险，才考虑阿司匹林(75~100mg/d)用于 CVD 一级预防(Ⅱb 类推荐)；CV 风险中危的 DM 患者则不推荐阿司匹林用于 CVD 一级预防(Ⅲ类推荐)。需要注意的是，阿司匹林用于二级预防仍是Ⅰ类推荐、没有任何争议。

2. NOACs　鉴于 COMPASS 研究显示下肢动脉疾病(LEAD)患者联用利伐沙班 2.5mgbid 较单用阿司匹林 100mgqd 组肢体不良事件和严重截肢减少达 46%，新指南对 DM 合并症状性 LEAD、无出血高风险的患者推荐阿司匹林 100mgqd 联合利伐沙班 2.5mgbid 的抗栓策略(Ⅱa 类推荐)。

3. DAPT　基于 PLATO 研究显示 DM 患者联用替格瑞洛较氯吡格雷 CV 获益更多，新指南推荐 DM 合并 ACS 或冠状动脉重建治疗患者首选替格瑞洛而非氯吡格雷进行 DAPT 抗栓(Ⅰ类推荐)，此外，若耐受 DAPT 且没有大出血并发症，新指南建议应考虑延长 DAPT 治疗至3年(Ⅱa类推荐)。

【亮点六】糖尿病患者的冠状动脉重建治疗推荐

关于冠状动脉重建治疗适应症的推荐,新指南强调对于DM合并慢性冠状动脉综合征(CCS)患者,应首先考虑最佳药物治疗,只有当存在药物难以控制的缺血症状、大面积缺血或严重左主干或左前降支近端病变的情况下才考虑冠状动脉重建治疗(Ⅱa类推荐)。在冠状动脉重建方式的推荐上,新指南结合最新证据、根据冠状动脉病变特征进行了更为个体化的推荐与更新:对于不包含LAD近端病变的单或双支病变,建议首选经皮冠状动脉介入治疗(PCI)(Ⅰ类推荐)、尽管也可考虑冠状动脉旁路移植术(CABG)(Ⅱb类推荐);对于包含LAD近端病变的单或双支病变、低度复杂的左主干病变,则两种重建方式均为Ⅰ类推荐;冠脉三支病变、中高复杂程度的左主干病变则建议首选CABG;对于中高复杂度的冠脉三支病变与高度复杂的左主干病变则不建议选择PCI治疗(Ⅲ类推荐)。

(郭远林)

参考文献

[1] COSENTINO F, GRANT P J, ABOYANS V, et al. 2019 ESC Guidelines on diabetes, pre-diabetes, and cardiovascular diseases developed in collaboration with the EASD [J]. Eur Heart J, 2020, 41(2): 255-323.

[2] PIEPOLI M F, HOES A W, AGEWALL S, et al. 2016 European Guidelines on cardiovascular disease prevention in clinical practice: The Sixth Joint Task Force of the European Society of Cardiology and Other Societies on Cardiovascular Disease Prevention in Clinical Practice (constituted by representatives of 10 societies and by invited experts) Developed with the special contribution of the European Association for Cardiovascular Prevention & Rehabilitation (EACPR) [J]. Eur Heart J, 2016, 37: 2315-2381.

[3] MARSO S P, DANIELS G H, BROWN-FRANDSEN K, et al. Liraglutide and cardiovascular outcomes in type 2 diabetes [J]. N Engl J Med, 2016, 375: 311-322.

[4] ZINMAN B, WANNER C, LACHIN J M, et al. Empagliflozin, cardiovascular outcomes, and mortality in type 2 diabetes [J]. N Engl J Med, 2015, 373: 2117-2128.

[5] SCIRICA B M, BHATT D L, BRAUNWALD E, et al. Saxagliptin and cardiovascular outcomes in patients with type 2 diabetes mellitus [J]. N Engl J Med, 2013, 369: 1317-1326.

[6] MACH F, BAIGENT C, CATAPANO A L, et al. 2019 ESC/EAS Guidelines for the management of dyslipidaemias: lipid modification to reduce cardiovascular risk [J]. Eur Heart J, 2020, 41(1): 111-188.

[7] EIKELBOOM J W, CONNOLLY S J, BOSCH J, et al. Rivaroxaban with or without aspirin in stable cardiovascular disease [J]. N Engl J Med, 2017, 377: 1319-1330.

[8] JAMES S, ANGIOLILLO D J, CORNEL J H, et al. Ticagrelor vs. clopidogrel in patients with acute coronary syndromes and diabetes: a substudy from the PLATelet inhibition and patient Outcomes (PLATO) trial [J]. Eur Heart J, 2010, 31: 3006-3016.

高胆固醇血症的管理：医患共同面对，聚焦全生命周期——《2019 ACC/AHA 心血管疾病一级预防指南》血脂部分解读

随着心血管疾病（cardiovascular disease，CVD）负担逐年增加，其防控刻不容缓，高胆固醇血症，特别是高 LDL-C 血症的管理是降低心血管疾病负担最重要的措施，已取得了令人瞩目的成就。心血管事件链的提出促进了心血管疾病防治阵线的前移，一级预防引发更为广泛的关注，相关的研究成果和指南共识不断涌现。为了促进和规范一级预防，ACC 等整合相关成果和指南，制定了《2019 ACC/AHA 心血管疾病一级预防指南》（以下简称“指南”）。该指南对一级预防的心血管风险评估、生活方式管理和心血管危险因素防控给予了基于循证的推荐，重申科学饮食、运动以及戒烟的重要性，对肥胖、2 型糖尿病、高胆固醇血症和高血压的防控予以具体指导。因此，本文重点解读指南中高胆固醇血症管理相关的内容。

一、细化心血管风险危险分层，关注全生命周期的健康

虽然高胆固醇血症是心血管疾病最主要的危险因素，但个体心血管疾病风险也与其所拥有的其他危险因素的数目和强度，以及个体所处环境和遗传背景有关，因此心血管疾病总体风险评估是心血管疾病一级预防的基础和前提。心血管疾病总体风险评估已从半定量发展到根据风险预测模型估算个体未来发生或死于心血管事件的概率，并在此基础上开发了积分或彩图等评估工具。最知名的风险评估工具包括美国的 Framingham 预测模型、欧洲的系统性冠心病危险评估（SCORE），以及近年美国 ACC 等开发的针对动脉粥样硬化性心血管疾病（ASCVD）风险评估的多队列合并方程（PCE）。中国也于去年发布了针对一级预防人群的《中国心血管病风险评估和管理指南》，其基于中国人群的流行病学数据，提出了适合国人的心血管评估和风险分层标准。不同一级预防指南的风险预测模型、危险分层方法和终点指标等不尽相同，但大多数评估未来 10 年的风险，危险分层采用低危、中危和高危的分类方法。但该指南细化危险分层，将 10 年 ASCVD 风险划分为低风险（<5%）、临界风险（5%~<7.5%）、中风险（7.5%~<20%）和高风险（≥20%）（图 1）。

心血管风险评估的目的是识别和治疗有危险的个人，关键点是患者的心血管风险与干预强度相匹配，以获得最大的效价比，避免干预过度和干预不足。尽管各种风险预测均基于可靠的人口数据并已得到较广泛的验证，但在实际应用仍存在局限性，特别是对于处于临界风险或中风险个体预测的可靠性仍有待改进，因此指南建议用“风险增强因子”和冠状动脉钙化积分（CAC）弥补风险预测的局限性。近年研究发现，除传统危险因素以外，炎症、种族、代谢等均对心血管疾病的发生、发展产生影响，因此指南将这些因素归入“风险增强因子”，用于临界风险及中风险人群进一步的风险评估和防治策略的制定。“风险增强因子”包括早发 ASCVD 家族史、慢性炎性疾病（类风湿关节炎、狼疮或 HIV 感染）、南亚血统、先兆子痫或早产、绝经早、勃起功能障碍、慢性肾脏病、代谢综合征、炎症或脂质生物标志物持续升

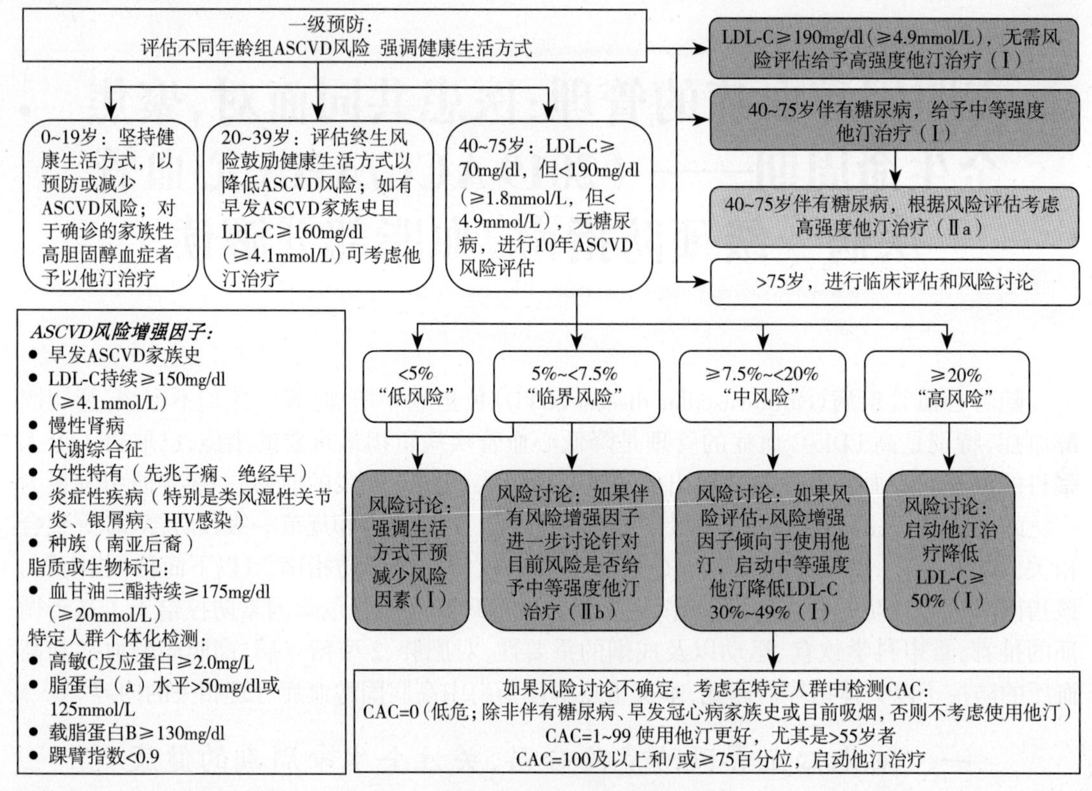

图1 一级预防中高胆固醇血症管理

ASCVD：动脉粥样硬化性心血管疾病；CAC：冠状动脉钙化评分；LDL-C：低密度脂蛋白胆固醇。

高。对引入“风险增强因子”后仍难以决策者，指南建议用 CAC 积分帮助决策。CAC 积分是利用 CT 成像技术判断冠状动脉钙化严重程度的一种方法，MESA 研究发现 CAC 积分和 ASCVD 事件明显相关，其预测心血管事件风险的能力优于目前采用的生物标识物，指导长期他汀类药物治疗具有较好的成本效益。

动脉粥样硬化启动于生命早期，所以该指南贯穿了高胆固醇血症全生命周期管理理念，不但重点论述了 40~75 岁人群的防治策略，同时也充分关注了 0~19 岁、20~39 岁和 >75 岁的人群。对 0~19 岁人群，一级预防的重点是评估是否存在家族性高胆固醇血症的临床表型，对于有明显家族史者可进行基因检测。年龄在 10 年心血管风险预测模型中通常占有较大的权重，因此年轻人的心血管风险容易被低估，从而错失早防早治的机会，所以指南建议对短期风险不高的 20~39 岁年轻人应进行 30 年或终生风险评估，用以指导 ASCVD 的早期预防和早期干预。心血管疾病终生风险一般指个体终生（至 85 岁）首次发生心血管疾病的风险，这一概念于 1999 年首次提出后引起广泛关注，各国学者先后对心血管疾病、慢性心力衰竭、脑卒中等事件的终生风险评估进行了研究，目前心血管疾病终生风险评估已成为 10 年风险评估的重要补充，各国指南相继引入终生风险作为心血管疾病风险分层和干预的依据。2016 年《中国成人血脂异常防治指南》要求，对 ASCVD 发病风险为中危且年龄 <55 岁者进行终身风险评估，对具备以下 2 个危险因素者视为 ASCVD 终身风险高危人群：①收缩压≥160mmHg，或舒张压≥100mmHg；②非 HDL-C≥5.2mmol/L（200mg/dl）；③HDL-C<1.0mmol/L（40mg/dl）；④BMI≥28kg/m^2；⑤吸烟。对于终生风险高危个体，需积极改善生活方式，每 4~

6年进行ASCVD风险重新评估。尽管PROSPER研究提示他汀治疗对于老年人二级预防安全、有效，但>75岁老年人高胆固醇血症一级预防是否使用他汀类药物是个有争议且异质性很强的问题。由于大部分临床研究均未包含75岁以上的老年人，所以缺乏支持或反对的客观证据，指南建议临床医生应就老年人衰老状况、合并疾病、预期寿命、预防性疗法的利弊与患者（和家属）进行充分沟通讨论后，决定是否使用他汀类药物。

他汀类药物在一级预防中的长期安全性是个备受关注的问题，最近韩国的研究发现在一级预防中他汀类药物对血糖的不良影响呈现时间和剂量依赖性。以往关于他汀类药物的研究随访时间多为5年左右，所以长期安全性还需要进一步的研究。

二、强调患者参与，实施以患者为中心的预防策略

“以患者为中心”是医院随处可见的标语警句，也被称为是医院各项工作的核心和宗旨，它要求整合患者的病情、患者的心理感受、患者的经济状况、患者家属的意愿等因素，制定“最佳医疗方案”。该指南特别以标题的形式强调“Patient-Centered Approaches to Comprehensive ASCVD Prevention”（以患者为中心的ASCVD全面预防），并指出其是整个指南的基础。基于此，指南强调了在高胆固醇血症的管理中多医疗团队参与、医患共同决策以及评估影响患者的社会因素的重要性，并认为高胆固醇血症的防治应该从医患沟通开始，提倡医患共同决策。医生应与患者就主要危险因素的危害、风险增强因素的作用、健康的生活方式、药物（特别是他汀）治疗的利弊及费用等进行讨论，并根据患者的经济状况、文化程度、工作和家庭环境量身定制，共同决策，而不是仅以RCT研究结果为导向的教条式防治方案。最近的一项荟萃分析结果也支持与患者沟通的重要性，该荟萃研究认为于他汀类药物在一级预防人群中的有效性还需要更多的研究进一步证实，因此医生和患者要充分沟通，要根据患者基线时的相对和绝对风险、患者是否愿意使用他汀等具体情况，考虑在一级预防中是否处方他汀。

三、重申生活方式干预的重要性，重视他汀类药物的防治作用

和其他指南一样，该指南重申生活方式干预、危险因素控制的重要性，建议所有成年人都应摄入健康的饮食，增加蔬菜、水果、坚果、全谷物、鱼类的摄入，并尽量减少反式脂肪、加工肉类、精制碳水化合物和含糖饮料的摄入；戒烟，并建议成人每周至少进行150分钟的中等强度或每周75分钟的剧烈强度有氧运动，避免长时间久坐，维持正常的体重。

该指南对心血管疾病一级预防中从临界风险到高风险的患者都不同程度地推荐了他汀类药物，建议高风险患者尽早开始高强度他汀治疗（Ⅰ类），至少使LDL-C降低50%；对临界风险和中风险者均推荐倾向于使用中-高等强度他汀（推荐等级前者为Ⅱb类，后者为Ⅰ类），并要求后者LDL-C至少降低30%~49%。在制定临界风险和中风险患者防治策略前，应就存在的“风险增强因子”对心血管发病影响以及防治利弊等与患者进行充分沟通，“风险增强因子”数量越多，越倾向于使用高强度他汀。对于经过上述医患充分沟通讨论后仍无法确定是否使用他汀的中风险患者，可以用CAC评分帮助决策。CAC评分为0分，且不存在糖尿病、吸烟或早发冠心病家族史者，不推荐使用他汀，5~10年后复查CAC；CAC评分为1~99分，特别是>55岁的患者，倾向使用他汀；CAC评分≥100分或≥75%分位，应该开始他汀治疗。

最近Akyea的研究发现，在一级预防中他汀类药物的心血管保护作用和患者LDL-C

是否达标明显相关。提高达标率，除加强医患教育外，寻找更有效、方便的降 LDL-C 药物也是重要的。目前上市的 PCSK9 抑制剂不但可以明显减低 LDL-C，降幅可达 60% 左右，FOURIER 和 ODYSSEY-OUTCOME 研究也提示在二级预防中可以在他汀治疗的基础上进一步获益，使用方便，每 2~4 周皮下注射一次。但 PCSK9 抑制剂在一级预防中的疗效和安全性还有待进一步证实。

高胆固醇血症的防治是心血管一级预防最重要的措施之一，要把以患者为中心作为基调，高胆固醇血症的管理要体现患者参与，正确评估心血管疾病总体风险，重视生活方式控制，合理而充分地发挥他汀类药物的作用，以进一步降低心血管疾病的风险。

（连政　陈红）

参考文献

[1] ARNETT D K, BLUMENTHAL R S, ALBERT M A, et al. 2019 ACC/AHA Guideline on the Primary Prevention of Cardiovascular Disease: A Report of the American College of Cardiology/American Heart Association Task Force on Clinical Practice Guidelines [J]. Circulation, 2019, 140(11): e596-e646.

[2] 中国心血管病风险评估和管理指南编写联合委员会. 中国心血管病风险评估和管理指南[J]. 中国循环杂志, 2019, 34(1): 4-28.

[3] NASIR K, BITTENCOURT M S, BLAHA M J, et al. Implications of Coronary Artery Calcium Testing Among Statin Candidates According to American College of Cardiology/American Heart Association Cholesterol Management Guidelines: MESA (Multi-Ethnic Study of Atherosclerosis) [J]. J Am Coll Cardiol, 2015, 66(15): 1657-1668.

[4] 中国成人血脂异常防治指南修订联合委员会. 中国成人血脂异常防治指南(2016 年修订版) [J]. 中国循环杂志, 2016, 31(10): 937-950.

[5] AKYEA R K, KAI J, QURESHI N, et al. Sub-optimal cholesterol response to initiation of statins and future risk of cardiovascular disease [J]. Heart, 2019, 105(13): 975-981.

《2019 ESC/EAS 血脂异常管理指南》解读

《2019 ESC/EAS 血脂异常管理指南》于 2019 年 8 月 31 日—9 月 4 日，在巴黎举行的欧洲心脏病学学会（ESC）与世界心脏病学大会（WCC）联合举办的年会上正式发布，并发表于 *European Heart Journal*。该指南在 2016 版指南的基础上，依据近 3 年来新的研究结果进行了更新。

一、心血管危险分层更为明晰，高危和极高危人群的定义更为宽泛

新指南对于极高危的心血管病患者的定义更为宽泛，包括：确诊的 ASCVD 患者，即此前发生心肌梗死或不稳定型心绞痛、稳定性心绞痛、曾接受冠状动脉血运重建、卒中或短暂脑缺血发作以及外周动脉疾病。同时，冠状动脉造影或冠状动脉 CT 证实两支或以上主要冠状动脉狭窄 >50%、或超声证实颈动脉狭窄 >50% 也纳入极高危的范畴。此外，糖尿病合并靶器官损害（微量白蛋白尿、视网膜病变或肾病）或合并至少 3 种主要危险因素；1 型糖尿病患者病程 >20 年；重度慢性肾病［eGFR<30ml/（min·1.73m^2）］；家族性高胆固醇血症合并 ASCVD 或伴有另外 1 种主要危险因素；以及计算 10 年致死性心血管事件风险 SCORE 评分 ≥10% 者均属于极度高危患者。因此，2019 年指南所定义的极高危患者涵盖面非常广泛，既包括二级预防对象，也包括部分一级预防对象。

新指南中所定义的高危心血管患者包括：总胆固醇 >8.0mmol/L、LDL-C>4.9mmol/L 的患者，或血压 ≥180/110mmHg 的患者，不伴其他危险因素的家族性高胆固醇血症患者，不伴靶器官损害但糖尿病病程 ≥10 年者或伴有其他危险因素的糖尿病患者，eGFR 为 30~59ml/（min·1.73m^2）的中度慢性肾病患者，以及计算 10 年致死性心血管风险 SCORE 评分为 5%~10% 的患者均属高危人群。因此，在高危人群定义上涵盖特殊危险因素极高患者，对这部分人群值得在临床工作中关注。

二、极高危、高危、中危的 LDL-C 目标值下移，目标值更低

极高危患者的二级预防，推荐 LDL-C 较基线降低 ≥50% 且 LDL-C 目标值 <1.4mmol/L（<55mg/dl）。

极高危患者（FH 除外）的一级预防，推荐 LDL-C 较基线降低 ≥50% 且 LDL-C 目标值 <1.4mmol/L（<55mg/dl）。

合并 FH 的极高危患者的一级预防，推荐 LDL-C 较基线降低 ≥50% 且 LDL-C 目标值 <1.4mmol/L（<55mg/dl）（Ⅱa，C）。

已经接受最大耐受剂量他汀治疗的 ASCVD 患者，若 2 年内再发血管事件（无须与第一次事件相同），可考虑将 LDL-C 将至 <1.0mmol/L（40mg/dl）。

对于高危患者，推荐 LDL-C 较基线降低 ≥50% 且 LDL-C 目标值 <1.8mmol/L（<70mg/dl）。

对于中危患者，考虑 LDL-C 目标值 <2.6mmol/L（100mg/dl）。

对于低危患者，考虑 LDL-C 目标值 <3.0mmol/L（116mg/dl）。

三、增加新调脂药物的应用，更多关注降脂药物的联合治疗（他汀 + 依折麦布的地位进一步上升，依折麦布从Ⅱa 类推荐提升至Ⅰ类）

推荐使用高强度他汀直至最大耐受剂量，以达到特定风险水平对应的目标值；如果使用最大耐受剂量他汀仍未能达标，推荐联用依折麦布。

无 FH 的极高危患者的一级预防，如果最大耐受剂量他汀联合依折麦布仍未能使 LDL-C 达标，可考虑联合 PCSK9 抑制剂。

极高危患者的二级预防，如果最大耐受剂量他汀联合依折麦布仍未能使 LDL-C 达标，推荐联合 PCSK9 抑制剂。

合并 FH 的极高危患者（伴有 ASCVD 或其他主要危险因素），如果最大耐受剂量他汀联合依折麦布仍未能使 LDL-C 达标，推荐联合 PCSK9 抑制剂。

如果无法耐受任何剂量的他汀（即使停药后重新使用），可考虑依折麦布。

如果无法耐受任何剂量的他汀（即使停药后重新使用），也可考虑 PCSK9 抑制剂联合依折麦布。

如果未达到治疗目标，可考虑联合胆汁酸螯合剂。

四、2019 ESC 指南强调全面评估并干预各项血脂指标，全面调脂或成未来方向

（一）重视 TG 及其管理

高危和极高危人群需重视和管理高 TG 血症。虽然他汀类药物治疗仍是高危和极高危人群的首选降脂药物，但如 LDL-C 在目标值内，TG 升高（TG>2.3mmol/L），建议对 TG 持续升高［1.5~5.6mmol/L（135~499mg/dl）］的患者在他汀基础上联合使用 n-3 PUFA（二十碳五烯酸乙酯，2g，2 次 /d）。

（二）Lp（a）、ApoB 也可能成为靶点

Lp（a）评估可能有助于识别遗传性高 LP（a）水平高的人，其可能有很大终生患 ASCVD 的风险。对于 ASCVD 高危者，有早发 CVD 家族史者，它也可能有助于进一步的风险分层，并为处于风险边缘的人群确定治疗策略。

ApoB 可能是一个更好的评估动脉粥样硬化风险的脂蛋白指标，因此，对于那些低估 LDL-C 风险，如高 TG、糖尿病、肥胖或低 LDL-C 的患者，可能特别有帮助。

五、抗感染治疗无推荐

依据目前的证据水平，抗感染制剂无推荐。

心血管炎症减轻试验（CIRT），非常低剂量的甲氨蝶呤（10mg/ 周）和安慰剂被分配给 7 000 名稳定冠状动脉疾病患者（这是一种已证实的抗感染方案，可降低肿瘤坏死因子（TNF）、IL-6 和 C 反应蛋白水平，广泛用于治疗类风湿性关节炎）。这项研究因无效而过早停止。有趣的是，这种甲氨蝶呤疗法对该人群的 IL-6 或高敏感性 C 反应蛋白血液水平均无影响，这可能是导致中性结果的原因。

CANTOS 研究为Ⅲ期临床试验，共纳入 10 061 例既往有心肌梗死且超敏 C 反应蛋白

(hs CRP)≥2mg/L 的动脉粥样硬化患者，这些患者均在他汀治疗基础上随机分配接受三种剂量治疗 50mg、150mg 或 300mg 或安慰剂治疗，每 3 个月给药一次。中位随访时间为 3.7 年。抗感染药卡纳单抗降低 hsCRP39%、没有带来 LDL-C 的变化，但主要终点风险降低 15%(P=0.007)；且带来非心血管临床获益，降低癌症死亡率和肺癌及致死性肺癌发生率。尽管在他汀基础上使用抗感染药卡纳单抗可使主要终点 MACE 事件降低 15%，然而，在现有的 CANTOS 研究结果数据的力度上，FDA 拒绝批准 canakinumab 用于降低 CV 风险。

FDA 拒绝批准 canakinumab 用于临床，笔者推测可能与以下因素有关：

1. **人群** ASCVD 他汀治疗后有多少患者 hs-CRP 大于 2mg/L？目前的数据仅 40%~50% 患者 hs-CRP 大于 2mg/L。

其次，卡纳单抗治疗后 3 个月，hs-CRP 小于中位值或小于 2mg/L 患者获益，那 CANTOS 研究有多少患者 hs-CRP 小于中位值或小于 2mg/L？该研究基线 hs-CRP 4.10mg/L，治疗 3 个月 55% 入选者小于中位值或小于 2mg/L(50mg、150mg、300mg 组中 hsCRP<2mg/L 的患者比例分别为 44%、55% 和 65%)。也就是说，获益患者仅占用药患者的 55%。

2. 降低肺癌发生率和死亡率 67%、77%，但增加致死性感染 72%(0.18~0.31)，特别是年老和合并糖尿病患者中，该研究入选患者合并糖尿病占 41%。

3. 基线 LDL-C 82mg/dl，治疗后不变；如应用降胆固醇药物，LDL-C 降至 50~60mg/dl，同样可降低事件 15%。

该指南认为：由于卡纳单抗尚未在 PCSK9 单抗和 / 或依择麦布联合他汀疗法的基础上进行试验，所以当患者达到了很低(低于目标)的 LDL-C 值，高敏感性 C 反应蛋白升高是否视为剩留风险？ 很低 LDL-C 值的患者是否会受益于抗 IL-1β 治疗或其他抗感染药物？仍然是个谜。

六、最后讨论该指南新的 LDL-C 治疗目标值下移，特别是极高危患者 LDL-C 降幅 >50% 且 <1.4mmol/L (55mg/dl)，先讨论 LDL-C <1.4mmol/L(55mg/dl)

1. 首先，赞成 ASCVD 防治的 LDL-C“低些更好”的观点，但不赞成所有极高危患者 LDL-C <1.4mmol/L(55mg/dl)，因为极高危患者不同亚组人群的获益是不同的。

(1) 与 LDL-C <1.8mmol/L(70mg/dl) 比较，LDL-C <1.4mmol/L(55mg/dl) 的更高风险的极高危患者亚组有进一步的获益，或有更大的获益。既“超高危”患者有进一步的获益，或有更大的获益。如 IMPROVET-IT 研究结果表明，ASCVD 合并糖尿病患者，LDL-C53.7mg/dl 组与 69.5mg/dl 组相比是获益的，但对于单纯 ASCVD 患者，7 年随访期间，试验组和对照组的主要终点及次要终点均无明显差异。其次，与 LDL-C<70mg/dl 组相比，超高危人群 LDL-C<55mg/dl 组获益更大，依据主要来源于 FOURIER 研究结果，表明具有更高心血管事件风险的 ASCVD 患者，即超高危患者其 LDL-C<55mg/dl 获益更大。

(2) 至于 LDL-C 降福 >50% 还放在首位，来自 PCSK9 单抗循证。该指南认为更少的 ASCVD 事件是因为 LDL-C 降幅 >50%。确实，FOURIER 研究 LDL-C 降幅 59%，降至平均 30mg/dl；ODYSEEY OUTCOMES 研究 LDL-C 降幅 54.7%，降至 53mg。但需要注意的是，前者是与对照组 LDL-C 92mg/dl 来比较，ASCVD 患者在他汀基础上联合瑞百安其平均 LDL-C 降到 30mg/dl 能够带来 15% 主要终点事件降低的获益，并不是与目前指南推荐的超高危人群 LDL-C 目标值(即降至 55mg/dl 以下)来相比的。因此，也就没有更少的 ASCVD 事件之说。

2. 其次，不赞成ASCVD复发患者LDL-C<1mmol/L或40mg/dl)的治疗策略，赞成“LDL-C不低于1mmol/L或40mg/dl”。

该指南推荐的循证证据则主要来源于FOURIER研究。确实，ASCVD患者在他汀基础上联合瑞百安其平均LDL-C降到30mg/dl，但治疗组的获益是与对照组LDL-C 92mg/dl比较得来的。

IMPROVE IT研究亚组结果分析显示：LDL-C≥70mg/dl作为对照组，LDL-C 50~69mg/dl、LDL-C 30~49mg/dl、LDL-C<30mg/dl组其终点事件的HR分别为0.82、0.80、0.79。后两组的事件发生率几乎相同，故超高危人群的LDL-C小于55mg/dl是科学的。但低于1mmol/L或40mg/dl的进一步获益非常有限。

赞成“超高危”的危险分级。《中国胆固醇教育计划调脂治疗降低心血管时间专家建议(2019)》专家中建议，ASCVD患者中更高危险的人群定义为超高危人群：①心、脑或外周多血管床动脉粥样硬化性血管疾病；②复发的ASCVD，或近期ACS，或多支冠脉病变；③ASCVD事件合并高危因素：糖尿病，或LDL-C>4.9mol/L。其LDL-C降至<1.4mmol/L或55mg/dl或较基线水平降低幅度≥50%。

目前，降胆固醇治疗已进入他汀+时代，从机制上来看，他汀通过抑制肝细胞胆固醇的合成，从而上调LDL受体通路，增加血LDL清除，但与此同时，当细胞内游离胆固醇减少，会引起肠道胆固醇吸收增加。同时，亦会上调PCSK9，而PCSK9可以与LDL受体结合导致后者加速降解，导致血液中胆固醇升高。因此，从多靶点机制来看，他汀与非他汀联合可多环节干预胆固醇代谢，疗效更稳定、更持久。

此外，他汀与非他汀联合还具有非常重要的临床实践意义。前已述及，对于超高危患者，要求LDL-C<55mg/dl(1.4mmol/L)，联合治疗有助于提高降胆固醇治疗的达标率，中国胆固醇教育计划专家建议对于LDL-C基线值较高的患者可直接启动他汀类药物与依折麦布，或PCSK9单抗联合治疗，如果使用他汀类药物联合依折麦布治疗LDL-C仍≥55mg/dl(1.4mmol/L)，则建议加用PCSK9抑制剂。

七、小　　结

1. **新危险分层** DM伴靶器官损害，或至少3个主要危险因素，或早发T1DM，且病程较长(>20年)为极高危。

2. **新目标** 降胆固醇治疗目标值下调：极高危，LDL-C<1.4mmol/L或55mg/dl；高危，LDL-C<1.8mmol/L或70mg/dl；中危，LDL-C<2.6mmol/L或100mg/dl。

3. **新策略** 联合降脂治疗方案，他汀+依折麦布的地位进一步上升，他汀+依折麦布+PCSK9单抗；依折麦布+PCSK9单抗；他汀+鱼油(4g/d)。

个人观点：采纳中国CCEP专家建议：

超高危，LDL-C <1.4mmol/L或55mg/dl，或降幅>50%。

(陆国平　陈桢玥)

《超高危动脉粥样硬化性心血管疾病患者血脂管理中国专家共识》解读

2020年中华医学会心血管病学分会动脉粥样硬化与冠心病学组联合中华心血管病杂志编辑委员会共同发布了“超高危动脉粥样硬化性心血管疾病患者血脂管理中国专家共识”(以下简称“共识”)。共识从临床实践出发,针对动脉粥样硬化性心血管疾病(atherosclerotic cardiovascular disease,ASCVD)患者人群的LDL-C控制目标及治疗建议等给出合理推荐,为超高危ASCVD患者血脂异常的临床防治工作提供参考。本文就共识的制定背景和共识要点进行解读。

一、共识推出的背景

1. 尚无指南明确“中国超高危ASCVD患者”定义 近年动脉粥样硬化性心血管疾病领域更新了多部指南,2018年美国心血管病学会(ACC)/美国心脏协会(AHA)胆固醇临床实践管理指南,对ASCVD患者进行分层并提出极高风险ASCVD的定义,2019年《中国胆固醇教育计划调脂治疗降低心血管事件专家建议(2019)在患者风险分成提出了“超高危人群”的定义,这些指南对于超高危患者的治疗推荐各有不同。

2. 中国患者的特殊性 绝大多数中国患者对于大剂量高强度的他汀类药物治疗的耐受性和安全性差,与西方人群相比,中国患者发生肝毒性、肌肉毒性的风险明显更高;此外他汀类药物具有疗效6%效应,联合用药或许有更为合理的费效比。因此,为了能更加明确地指导超高危患者的二级预防,本共识对ASCVD危险分层提出进一步的建议和标准,找出超高危并推荐相应的治疗方案。

二、共识要点:关注超高危ASCVD患者,强调血脂管理需尽早、长期达标

1. 明确中国超高危ASCVD患者定义 共识将超高危ASCVD患者定义为发生过≥2次严重的ASCVD事件或发生过1次严重的ASCVD事件合并≥2个高风险因素的患者(表1)。

2. 血脂干预目标值更严格 今年来,ASCVD患者降脂治疗多项里程碑式研究证实“LDL-C低一些更好”,这些研究结果显示,对ASCVD超高危患者人群进一步降低其LDL-C水平可进一步带来心血管事件的获益,荟萃分析也显示LDL-C降幅与降低心血管风险间存在显著线性关系。故专家组成员在评估了自2017年以后的国际各类指南和共识,认为符合中国超高危ASCVD患者应该进行更加积极的降脂治疗,提出了LDL-C目标值的双达标推荐,即超高危患者LDL-C<1.4mmol/L,且较基线降幅>50%(表2)。

3. 超高危ASCVD患者血脂管理规范路径 血脂管理路径是本共识的创新之处,为了能够更好的指导临床操作,本共识首次提出超高危ASCVD患者的血脂管理规范路径(图1),与其他共识推荐的血脂管理不一样的地方,本路径创新性的采用基于LDL-C基线水平和降

表 1 严重 ASCVD 事件和高风险因素的定义

项目	内容
严重 ASCVD	• 近期发生过急性冠状动脉综合征(既往 12 个月内) • 心肌梗死史(12 个月以上) • 缺血性卒中史 • 有症状的周围血管病变,既往接受过血运重建或截肢
高风险因素	• 多血管床病变(冠状动脉、脑动脉和外周动脉同时存在 2~3 处有缺血症状的动脉病变) • 早发冠心病(男 <55 岁、女 <65 岁发病史) • 家族性高胆固醇血症或基线 LDL-C>4.9mmol/L • 既往有冠状动脉旁路移植术或经皮冠状动脉介入治疗史 • 糖尿病 • 高血压 • 慢性肾脏病(3/4 期) • 吸烟 • 最大耐受剂量他汀类药物治疗后,LDL-C 仍≥2.6mmol/L

表 2 超高危 ASCVD 患者血脂的干预靶标

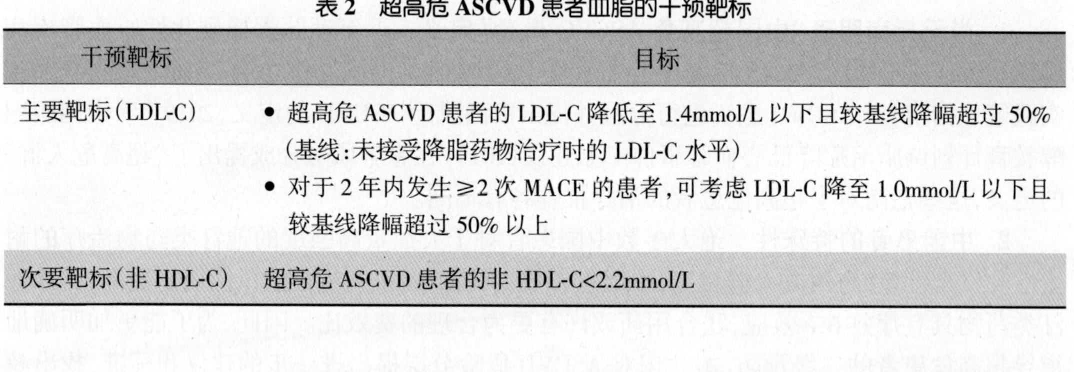

干预靶标	目标
主要靶标(LDL-C)	• 超高危 ASCVD 患者的 LDL-C 降低至 1.4mmol/L 以下且较基线降幅超过 50%(基线:未接受降脂药物治疗时的 LDL-C 水平) • 对于 2 年内发生≥2 次 MACE 的患者,可考虑 LDL-C 降至 1.0mmol/L 以下且较基线降幅超过 50% 以上
次要靶标(非 HDL-C)	超高危 ASCVD 患者的非 HDL-C<2.2mmol/L

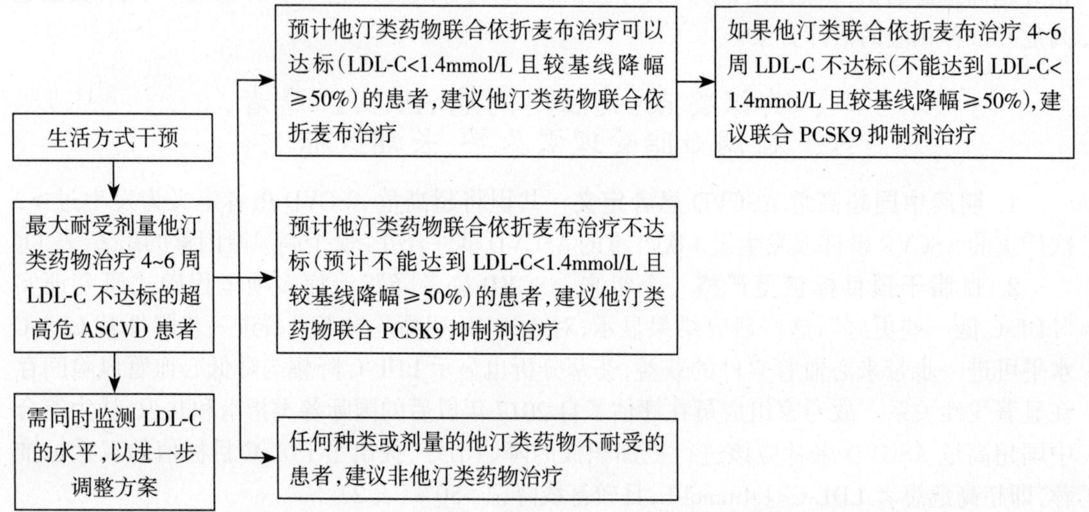

图 1 超高危 ASCVD 患者的血脂管理路径

LDL-C:低密度脂蛋白胆固醇;ASCVD:动脉粥样硬化性心血管疾病;PCSK9:前蛋白转化酶枯草溶菌素 / kexin9 型。

脂药物降幅的考虑对联合非他汀类药物治疗的启动时机做了更为明确的推荐，在保证他汀类药物可及安全性的前提下，根据患者的 LDL-C 基线水平及降脂药物的 LDL-C 降幅选择不同的降脂组合，如共识中提到如预计他汀药物联合依折麦布治疗可以达标的患者，建议他汀药物联合依折麦布治疗，但是预计他汀药物联合依折麦布治疗不达标的患者，建议他汀类药物联合 PCSK9i。

三、积极调脂的同时还应关注安全性

1. **药物安全性/耐受性** 共识对于他汀及非他汀药物的疗效及安全性做了描述和推荐，考虑到他汀的“6% 效应”，即他汀类药物剂量增加 1 倍，LDL-C 降幅仅增加 6%，以及中国人群对他汀类药物的耐受性低于西方人群，建议应根据患者具体情况制定个体化的他汀类药物治疗方案。而依折麦布和 PCSK9i 的安全性和耐受性良好，依折麦布的不良反应轻微且多为一过性，主要表现为头痛和消化道症状，而 PCSK9i 的 5 年随访数据显示，除注射部位不良反应外，不增加其他不良反应的发生率，包括新发糖尿病。

2. **极低 LDL-C 的安全性** 共识认为极低 LDL-C 水平通常指 LDL-C<1.0mmol/L 的患者。共识认为目前的研究尚未发现极低 LDL-C 水平与低或正常 LDL-C 水平的不良事件发生率之间存在差异。对于特殊人群的建议，虽然目前 PCSK9 抑制剂的相关研究中未观察到这类人群有不良事件发生率显著增加，但专家组认为对于 >75 岁的老年患者，建议根据临床情况，选择个体化治疗决策。

四、临床指导意义及面临挑战

共识的发布有助于指导临床医生找到超高危 ASCVD 患者并进行合适的血脂管理，认为对于超高危 ASCVD 患者，他汀类药物联合非他汀类药物可能是未来降脂治疗的重要方案；对于超高危 ASCVD 患者，应尽早接受规范的降脂治疗，有助于预防 MACE 的再发，同时共识指出如何让患者接受新的目标和方案将是临床实践未来实施过程的重点和挑战。

（袁祖贻）

参考文献

[1] GRUNDY S M，STONE N J，BAILEY A L，et al. 2018 AHA/ACC/AACVPR/AAPA/ABC/ACPM /ADA/AGS/ ASPC/NLA/PCNA guideline on the management of blood cholesterol：a report of the American College of Cardiology/American Heart Association Task Force on Clinical Practice Guidelines [J]. J Am Coll Cardiol，2019，73（24）：e285-e350.

[2] 中国胆固醇教育计划（CCEP）工作委员会，中国医疗保健国际交流促进会动脉粥样硬化血栓疾病防治分会，中国老年学和老年医学学会心血管病分会，等 . 中国胆固醇教育计划调脂治疗降低心血管事件专家建议（2019）[J]. 中华内科杂志，2020，59（1）：18-22.

[3] DAI W，HUANG X S，ZHAO S P. No evidence to support high-intensity statin in Chinese patients with coronary heart disease [J]. Int J Cardiol，2016，204：57-58.

[4] 中国成人血脂异常防治指南修订联合委员会 . 中国成人血脂异常防治指南(2016 年修订版)[J]. 中华心血管病杂志，2016，44（10）：833-853.

[5] ZHANG M，DENG Q，WANG L，et al. Prevalence of dyslipidemia and achievement of low-density lipoprotein cholesterol targets in Chinese adults：A nationally representative survey of 163，641 adults [J]. Int J Cardiol，2018，200：196-203.

[6] GIUGLIANO R P，PEDERSEN T R，PARK J G，et al. Clinical efficacy and safety of achieving very low LDL-cholesterol concentrations with the PCSK9 inhibitor evolocumab：a prespecified secondary analysis of the FOURIER trial [J]. Lancet，

2017,390(10106):1962-1971.

[7] SHAH S J,WATERS D D,BARTER P,et al. Intensive Lipid-Lowering with Atorvastatin for Secondary Prevention in Patients After Coronary Artery Bypass Surgery [J]. J Am Coll Cardiol,2008,51(20):1938-1943.

[8] CANNON C P,BLAZING M A,GIUGLIANO R P,et al. Ezetimibe added to statin therapy after acute coronary syndromes[J]. N Engl J Med,2015,372(25):2387-2397.

[9] SABATINE M S,GIUGLIANO R P,KEECH A C,et al. Evolocumab and clinical outcomes in patients with cardiovascular disease [J]. N Engl J Med,2017,376(18):1713-1722.

[10] SCHWARTZ G G,STEG P G,SZAREK M,et al. Alirocumab and cardiovascular outcomes after acute coronary syndrome[J]. N Engl J Med,2018,379(22):2097-2107.

[11] FERENCE B A,GINSBERG H N,GRAHAM I,et al. Low-density lipoproteins cause atherosclerotic cardiovascular disease. 1. Evidence from genetic,epidemiologic,and clinical studies. A consensus statement from the European Atherosclerosis Society Consensus Panel [J]. Eur Heart J,2017,38(32):2459-2472.

[12] PARISH S,HOPEWELL J C,HILL M R,et al. Impact of apolipoprotein(a) isoform size on lipoprotein(a) lowering in the HPS2-THRIVE Study [J]. Circ Genom Precis Med,2018,11:e001696.

近年不同指南对 ASCVD 危险分层差异的比较及解读

动脉粥样硬化性心血管疾病(ASCVD)危险评估的基本方法是根据个体所存在的ASCVD危险因素的数量和水平预测未来发生心血管死亡、非致死性冠状动脉疾病或非致死性卒中的风险。ASCVD 风险可分为短期(10 年)、中长期(15~30 年)和终生风险。准确地进行 ASCVD 风险评估与分层,是制定个体化的诊断和治疗决策的基础,因此在 ASCVD 一级预防人群中,合理的进行心血管危险分层具有重要意义,可为启动治疗干预的时机以及确定干预强度与治疗方案提供依据。由于不同国家和地区的遗传学背景、社会经济基础、生活习惯以及疾病流行病学特点存在显著差异,相关指南中所采用的 ASCVD 危险评估与分层方法也存在显著差异。本文将简要介绍 ASCVD 风险评估的概况,并以现行的美国、欧洲以及我国血脂异常防治指南为例,对 ASCVD 危险评估的方案进行比较与分析。

一、ASCVD 风险评估的基本方法

如前所述,ASCVD 风险评估的基本原理是根据询问病史、体格检查以及基本的辅助检查获取个体所存在的心血管病危险因素数量,并以此为基础对未来发生 ASCVD 的可能性进行计算。一般而言,传统危险因素是 ASCVD 风险评估的主要依据,必要时可将非传统危险因素作为必要的补充依据。

(一) 基于传统危险因素的风险评估

早在 1961 年,弗莱明翰心脏研究(Framingham Heart Study)研究者根据受访人群冠心病发病的流行病学特征,提出了可能增加冠心病发病风险的一些因素,包括年龄(男性≥45 岁、女性≥55 岁)、男性、高血压、血脂异常、吸烟以及糖尿病。此后,又纳入了早发心血管病家族史(发病年龄男性 <55 岁、女性 <65 岁)。这是最早根据一些特定的危险因素评估未来发生冠心病发病风险。为了便于临床应用,学者们根据流行病学研究结果制定了多个基于多重危险因素预测冠心病发病风险的多因素模型,其中于 1998 年提出的弗莱明翰风险评分(Framingham Risk Score,FRS)是最具代表性的模型之一。在 2002 年,美国成人高胆固醇血症评估与治疗指南成人治疗组第 3 版指南对此模型进行了改良,用于预测冠心病“硬终点”(冠心病死亡与非致死性心肌梗死)的风险。2008 年又提出了整体心血管风险的概念,将其他心血管事件终点(卒中、心力衰竭和外周动脉疾病)也作为终点事件进行风险评估,并以此为基础逐渐衍生出多个心血管风险评估模型。

上述风险评估模型的计算依据主要包括年龄、性别、种族、总胆固醇、高密度脂蛋白胆固醇(HDL-C)、收缩压、降压治疗、糖尿病和吸烟等,终点事件限于 ASCVD 硬终点事件(冠心病死亡、非致死性心肌梗死、致死性或非致死性卒中)。

由于不同国家和地区的 ASCVD 流行病学特征存在差异,基于某一特定区域居民研究数据所衍生出的风险评估模型不具有普适性,近年来欧洲等地区也提出了各自相应的 ASCVD

风险评估方法，例如系统性冠状动脉风险评估(SCORE)模型、QRISK 计算器、PROCAM 模型、Reynolds 风险评分(RRS)等。目前国内外指南所采用的心血管风险评估工具主要包括以下 7 种：

1. **ACC/AHA ASCVD 汇总队列方程(PCE)** 用于评估 10 年或终生不良心血管事件(冠心病死亡、非致死性心肌梗死、致死性或非致死性卒中)风险，所纳入危险因素包括年龄、性别、种族、总胆固醇、HDL-C、收缩压、舒张压、糖尿病、吸烟以及接受治疗的高血压。

2. **SCORE 评估模型** 用于评估 10 年致死性心血管病风险，所纳入危险因素包括年龄、性别、总胆固醇、收缩压、吸烟。

3. **QRISK 计算器** 用于评估 10 年不良心血管事件(心肌梗死或卒中)风险。所纳入危险因素包括年龄、性别、种族、吸烟、糖尿病、早发心肌梗死家族史、4~5 期慢性肾病、房颤、接受治疗的高血压、类风湿性关节炎、总胆固醇 /HDL-C 比值、收缩压以及体质量指数。

4. **PROCAM 模型** 用于评估 10 年急性心肌梗死或心脏性猝死风险，所纳入危险因素包括年龄、低密度脂蛋白胆固醇、HDL-C、甘油三酯、吸烟、糖尿病、早发心肌梗死家族史以及收缩压。

5. **Reynolds 风险评分(RRS)** 用于评估 10 年心肌梗死、卒中、冠状动脉旁路手术、冠状动脉成形术或心血管死亡风险，所纳入危险因素包括年龄、性别、收缩压、总胆固醇、HDL-C、早发心肌梗死家族史以及 C 反应蛋白。

6. **中国多省市心血管病危险因素队列研究(CMCS)模型** 这是基于我国人群流行病学研究数据的心血管风险评估方案，用于评估 10 年 ASCVD 事件风险和余生风险，所纳入的危险因素有年龄、低密度脂蛋白胆固醇、收缩压、HDL-C、糖尿病和吸烟。

7. **China-PAR 风险评估模型** 基于我国流行病学研究数据所制定出的风险评估工具，用于评估短期(10 年)或长期(15~30 年或终生)冠心病死亡、心肌梗死、致死性或非致死性卒中风险，所纳入危险因素包括性别、年龄、现居住地(城市或农村)、地域(长江以南或以北)、腰围、总胆固醇、HDL-C、当前血压水平、是否服用降压药、糖尿病、吸烟以及心血管病家族史。

(二) 非传统危险因素

由前文可见，不同国家和地区所推荐使用的心血管疾病风险评估工具及其所纳入的心血管危险因素有所不同，但总的来看，所纳入的危险因素均以性别、年龄、种族、高血压、糖尿病、胆固醇水平、吸烟以及家族史等传统危险因素为主。研究发现，除上述传统危险因素之外，还有一些其他因素与 ASCVD 事件的发生存在较为密切的关系，将其称为 ASCVD 的非传统危险因素。在欧美国家，这些危险因素一般包括代谢综合征、炎性指标、自身免疫性疾病(如系统性红斑狼疮、类风湿性关节炎、系统性硬化)、妊娠期综合征(妊娠期高血压或妊娠期糖尿病)和持续精神紧张以及社会因素等。其中代谢综合征被认为是最为重要的非传统危险因素之一。不同国家或地区对于代谢综合征的定义有一定差别，一般指包括腹型肥胖、高甘油三酯血症、低 HDL-C 血症、血压升高、血糖升高在内的一组代谢紊乱。积极干预代谢综合征有助于降低个体心血管事件风险，所以其在 ASCVD 风险评估中的作用逐渐受到更多关注。但目前国内外广泛应用的 ASCVD 风险评估工具均未将此作为风险评估的基础依据。

此外，一些反映亚临床型靶器官损害的参数也与 ASCVD 终点事件的风险存在密切关系，例如冠状动脉钙化积分、踝臂指数、颈动脉内膜中层厚度、血流介导的肱动脉舒张功能等。在心血管风险评估过程中，综合考量这些参数，有助于更为准确地预测 ASCVD 风险。

（三）心血管危险分层

心血管风险评估与危险分层是为高血压、血脂异常、糖尿病等患者确定治疗决策的依据。由于不同评估系统所采用的心血管终点事件有所不同，因此其分层方法也不相同。目前国内外指南一般将 ASCVD 一级预防人群的心血管事件风险分为低危、中危、高危，也有指南增加了极高危分层。例如，欧洲相关指南广泛采用的 SCORE 评分工具按照 10 年致死性心血管事件风险 <1%、1%~4%、5%~9%、≥10% 将患者分为低危、中危、高危和极高危。我国现行血脂异常防治指南则将 10 年缺血性心血管事件风险以 5% 和 10% 为界分为低危、中危和高危。危险分层越高，启动治疗干预（特别是药物治疗）的时机就越早、干预强度就越大。需要指出的是，国内外各种分层方法都不是绝对的，因为随着危险因素数量的增加或程度的加重，心血管事件风险呈现连续性递增，所以其界限划分具有一定的主观性。一般来讲，对于高危患者应该在生活方式干预基础上及早启动药物干预（如降压、降胆固醇、抗血小板治疗等），最大程度降低其心血管风险。对于低危患者则指导鼓励个体坚持健康的生活方式，将 ASCVD 事件风险持续维持在低水平。

二、国内外不同指南中心血管风险评估的应用

由于流行病学、遗传学与社会经济学背景不同，不同国家和地区指南中所采用的心血管风险评估工具与危险分层方法不尽相同。在血脂异常防治领域，欧洲心脏病学会（ESC）/欧洲动脉粥样硬化学会（EAS）颁布的血脂异常防治指南、美国心脏协会（AHA）/美国心脏病学会（ACC）等机构颁布的胆固醇管理指南、中国成人血脂异常防治指南是最具代表性的指南性文件，本文以这三部指南为例，对心血管风险评估的实际应用进行比较。

（一）2016 年中国成人血脂异常防治指南

该指南以基于中国人群的 CMCS 模型为依据，对血脂异常患者进行 10 年 ASCVD 总体发病危险的评估。按照低密度脂蛋白胆固醇或总胆固醇水平、有无高血压以及其他 ASCVD 危险因素个数分成 21 种组合，并按照不同组合的 ASCVD 10 年发病平均危险按 <5%、5%~9% 和 ≥10% 分别定义为低危、中危和高危。此模型所纳入的危险因素如前文所述。同时，建议对 ASCVD 10 年发病危险为中危的人群进行 ASCVD 余生危险评估，以便识别出中青年 ASCVD 患者余生危险为高危者，对包括血脂在内的危险因素进行早期干预。对于 ASCVD 10 年发病危险为中危的人群，如果具有以下任意 2 项及以上危险因素者，其 ASCVD 余生危险为高危。这些危险因素包括：①收缩压≥160mmHg 或舒张压≥100mmHg；②非 HDL-C≥5.2mmol/L；③HDL-C<1.0mmol/L；④体重指数≥28kg/m^2；⑤吸烟。这一风险评估方案简便、易行，对于我国居民心血管风险评估具有良好的应用价值。

（二）2018 年 AHA/ACC 胆固醇管理指南

该指南中对 40~75 岁的血脂异常患者的 ASCVD 危险分层主要依据是 PCE。这一评估方法源自 5 项前瞻性社区队列研究，对美国居民具有广泛代表性。如前所述，PCE 评估系统旨在评估未来 10 年发生 ASCVD 硬终点事件（致死性或非致死性心肌梗死和卒中）的风险，其准确性在多项美国人群（西班牙裔或非西班牙裔）的研究中得到论证。该指南根据 10 年 ASCVD 风险将患者分类为低危（<5%）、边缘升高危险（5%~7.5%）、中度危险（7.5%~20%）和高危（≥20%）。

（三）2019 年 ESC/EAS 血脂异常处理指南

该指南采用 SCORE 评估系统进行风险评估与分层。SCORE 系统基于多项大型欧洲人

群研究而制定，因而更适用于评估欧洲人 10 年致死性心血管事件风险。由于总心血管事件风险约为致死性心血管事件风险的 3 倍，所以 SCORE 评分中 5% 约相当于总心血管事件风险的 15%。根据 SCORE 风险评估结果，ESC/EAS 血脂指南将血脂异常患者分为低危(<1%)、中危(≥1%,<5%)、高危(≥5%,<10%)、极高危(≥10%)。

由此可见，我国、美国与欧洲血脂异常防治指南所采用的心血管风险评估方法不同，其危险分层界值也有明显差异。基于各自国家或地区的人群研究数据，制定适合于自己的心血管风险评估系统与危险分层标准，有助于更为准确地评估未合并 ASCVD 个体的心血管事件风险，并予以相应的干预策略，这是心血管病一级预防的核心策略之一。

(郭艺芳)

参考文献

[1] 中国成人血脂异常防治指南修订联合委员会．中国成人血脂异常防治指南(2016 年修订版)[J]. 中国循环杂志，2016,31(10):937-953.

[2] GRUNDY S M, ALISON N J, BAILEY L, et al. 2018 AHA/ACC/AACVPR/AAPA/ABC/ACPM/ADA/AGS/APhA/ASPC/NLA/PCNA Guideline on the Management of Blood Cholesterol [J]. Circulation, 2019, 139(25): e1082-e1143.

[3] MACH F, BAIGENT C, CATAPANO A L, et al. 2019 ESC/EAS Guidelines for the management of dyslipidaemias: lipid modification to reduce cardiovascular risk [J]. Eur Heart J, 2020, 41(1): 111-188.

血脂目标:LDL-C、非 HDL-C 或 Apo B100 谁更优

流行病学、生物学、循证医学和遗传学证据均证实胆固醇是动脉粥样硬化的核心致病性危险因素。血脂管理是动脉粥样硬化性心血管疾病(ASCVD)防控的重要途径,各国关于血脂异常管理指南随着众多证据的涌现不断更新,其核心理念得到统一,即降胆固醇减少ASCVD 事件。但目前针对循环中胆固醇的代表,低密度脂蛋白 - 胆固醇(LDL-C)、非高密度脂蛋白 - 胆固醇(非 HDL-C)或载脂蛋白 B(apolipoprotein B,Apo B)各国指南推荐不尽相同。

LDL-C 代表了绝大多数的胆固醇,占总胆固醇(TC)60%~70%,各方证据显示 LDL-C 水平与心血管事件发生呈线性相关。临床上他汀类和非他汀类降脂药物均可以安全有效的降低 LDL-C 水平从而减轻冠脉事件发生风险,因此大部分指南都选择以 LDL-C 水平为首要靶标,临床医生和患者已习惯使用 LDL-C 来评价降脂治疗的有效性。

但血脂代谢具有其复杂性,即使强化他汀治疗使 LDL-C 水平达标,冠脉事件虽有显著减少,但仍存在较高剩留风险。非 HDL-C 指除高密度脂蛋白(HDL)以外其他脂蛋白中胆固醇含量的总和,以 LDL-C 为主,还包含了其他脂蛋白颗粒中的胆固醇,如富含甘油三酯脂蛋白(TRL):乳糜微粒(CM)、极低密度脂蛋白(VLDL)、中间密度脂蛋白(IDL)残粒中的胆固醇,因此非 HDL-C 基本代表了循环中所有致动脉粥样硬化脂蛋白的胆固醇水平。非 HDL-C 值的计算所得、无需空腹采血、可操作性强,是一项较好的反映血脂代谢异常的指标,近年亦逐渐得到临床医生的认可。

每一个 LDL、VLDL、IDL、小而低 LDL 及大而轻 LDL 颗粒均含有一分子载脂蛋白 B(Apo B),且 Apo B 不能在各脂蛋白颗粒间自由交换,相比 LDL 中胆固醇的含量存在明显波动,Apo B 可以更准确的反映致动脉粥样硬化脂蛋白的颗粒数,因此 Apo B 最能代表体内致动脉粥样硬化脂蛋白的水平,近年开始受到临床关注。

可见,LDL-C、非 HDL-C 和 Apo B 在 ASCVD 发病风险中均具有重要价值,但哪一个更优,在临床实践中如何根据患者情况选择合适的血脂防控靶标,是我们应该思考的问题。

一、降低 LDL-C 水平仍是 ASCVD 一级和二级预防的首要靶标

目前绝大多数的流行病学、队列研究、遗传学研究及临床研究均以 LDL-C 水平来评价胆固醇与 ASCVD 的关系以及药物的降胆固醇疗效。目前证据一致证明了降低 LDL-C 将带来 ASCVD 获益。在 ASCVD 的一级和二级预防中他汀类药物降低 LDL-C 取得显著临床获益,LDL-C 水平每降低 1mmol/L,主要心血管事件风险降低 21%。2017 年 EAS 专家共识对 200 多个前瞻性队列研究、孟德尔随机化研究和随机试验的进行荟萃分析,证明 LDL-C 降幅与心血管风险之间存在强对数线性相关,并且这种影响随着暴露于 LDL-C 时间的延长而增加,肯定了“胆固醇理论”。

晚近临床研究和上市的新型降脂药物仍以 LDL-C 作为评估降胆固醇的疗效指标，2015 年公布的 IMPROVE-IT 研究，在急性冠脉综合征（ACS）的患者中依折麦布 / 辛伐他汀与辛伐他汀单药相比，单药组 LDL-C 平均水平为 69.5mg/dl，依折麦布联合组为 53.7mg/dl、较单药治疗组降低 23%，带来 7 年主要终点事件的显著获益。2017 年发表的 FOURIER 研究更进一步证明在他汀和 / 或依折麦布应用的基础上，依洛尤单抗将 ASCVD 患者的 LDL-C 水平从 70mg/dl 降至平均 30mg/dl，在平均随访 26 个月显著降低主要心血管事件，且安全性良好。该试验为人类提供了防控 ASCVD 的 LDL-C 较低目标水平证据。接着公布的 ODYSSEY Outcome 对 18 924 例新近发生过 ACS 的患者进行中位随访 2.8 年的研究，首次以 LDL-C 水平来调整降脂药物的使用，LDL-C<15mg/dl 作为回调降脂药物的阈值，该实验结果显示阿利西尤单抗大幅降低 LDL-C 水平，显著降低 ACS 患者主要不良心血管事件、全因死亡风险。该研究首次证实了以 LDL-C 达标与否为导向的剂量滴定调脂模式下的心血管获益，是“胆固醇理论”和“LDL-C 定律”的又一力证。

2016 年中国成人血脂异常防治指南推荐使用 LDL-C 为首要干预靶点（Ⅰ，A）。2019 年欧洲心脏病学会（ESC）/ 欧洲动脉粥样硬化学会（EAS）血脂异常管理指南仍将 LDL-C 水平作为 ASCVD 一级、二级预防的首要靶标，同时进一步拓展了极高危人群的范围，对所有危险分层人群全面下调了 LDL-C 治疗目标值，将极高危患者的推荐治疗目标定为 LDL-C<1.4mmol/L（<55mg/dl），且至少 50% 的降幅（Ⅰ，A）。2019 年发布的中国胆固醇教育计划（CCEP）出台专家建议，仍将 LDL-C 作为首要靶标，提出来我国 ASCVD “超高危”人群的概念，并推荐超高危人群 LDL-C 水平应降至 1.4mmol/L 以下，或与基线比较≥50% 降幅。

从各方面证据和最新的国内国际指南和建议推荐，及广大临床医生和患者的接受度来看，LDL-C 仍是 ASCVD 风险评估和干预的首要靶标。

二、防控 ASCVD 风险非 HDL-C 是 LDL-C 的重要补充

虽然现有证据指向 LDL-C 是 ASCVD 的首要靶标，但即使经他汀治疗 LDL-C 水平达标后，高 TG 的患者仍然具有较高的心血管剩留风险。ACCORD 研究中，TG≥2.3mmol/L、HDL-C≤0.9mmol/L 的患者主要心血管事件发生率较其他患者高 71%。PROVEIT-TIMI22 研究显示，在已使用他汀治疗、LDL-C 控制 <1.8mmol/L 的 ACS 患者中，高 TG 患者发生主要心血管事件的风险增加高 27%。遗传学队列研究显示 Apo A5 功能缺失及 Apo C3 功能增强等基因变异会显著影响 TG 水平并增加冠心病风险。亚太地区及西方人群的众多研究进行荟萃分析均发现血清 TG 水平是心血管疾病及死亡的独立预测因子。哥本哈根心脏研究、缺血性心脏病和总体人群研究发现，非空腹 TG 和残粒胆固醇水平升高与缺血性心脑血管事件和死亡的风险相关。非 HDL-C 这一指标包含了 LDL-C 和 TRLs 残粒 - 胆固醇（TRLs-C），临床研究显示非 - HDL-C 与 TG 水平具有明确的相关性。TRLs 残粒的直径较小，可以直接进入动脉内皮，且残粒携带胆固醇量约为 LDL 的 40 倍，致 AS 作用远强于 LDL。针对 Framingham 心脏研究中的患者数据的事后分析证实非 HDL-C 较 LDL-C 预测冠心病风险的能力更强。一项纳入 8 项临床试验共 62 154 例使用他汀类药物患者的荟萃分析显示，相对于 LDL-C，非 HDL-C 与严重心血管事件的相关性更强。遗传学研究分析了 119 146 例冰岛人群的基因筛查结果与 CAD 的关系，研究发现非 HDL-C 的遗传危险评分对 CAD 的影响大于 LDL-C。纳入 2 406 例男性和 2 056 例女性，平均随访时间达 19 年，随访发现在男性和女性中，非 HDL-C 预测心血管死亡风险优于 LDL-C。

但目前关于非 HDL-C 对心血管死亡风险的预测价值也存在异质性，受性别、年龄、种族、CRP 及肾功能等多种因素影响。在对国内代谢综合征人群的研究中，非 HDL-C/HDL-C 与代谢综合征患者颈动脉粥样硬化风险相关性方面存在显著性别差异。

目前，各国血脂指南已将非 HDL-C 作为血脂靶标，但推荐程度不同。2013 年 IAS 指南、2014 年 NICE 指南和 2015 年 NLA 指南均将非 HDL-C 作为 ASCVD 的一、二级预防的首要目标，且认为前者价值优于后者。而 2016 年 ESC/EAS 指南、我国指南、2018 年 AHA/ACC 指南以及 2019 年 ESC/EAS 指南均将非 HDL-C 作为血脂管理的次要目标，对于 TG 水平轻中度升高为防控 ASCVD 发生风险，强调非 HDL-C 同时达标。

考虑到非 HDL-C 通过计算可得、不需要额外费用，无需空腹采血，并全面反映致动脉粥样硬化脂蛋白胆固醇水平，临床医生对其接受度较高，另外，L-TAP2 研究显示亚洲地区非 HDL-C 达标率相对其他地区较低。因此，非 HDL-C 可作为 LDL-C 的重要补充尤其是高 TG 情况，对进一步降低 ASCVD 患者尤其是亚洲群体的心血管剩留风险具有重要意义。

三、Apo B 作为 ASCVD 防控靶标逐渐受到重视

通常说的 Apo B 指的是 Apo B100，代表致动脉粥样硬化脂蛋白的颗粒数，脂蛋白颗粒数和非 HDL-C 的水平并不一致。Apo B 存在于 LDL 的表面，细胞识别和摄取 LDL 等主要通过识别 Apo B 实现，动脉壁内皮下含 Apo B 的脂蛋白胆固醇滞留始动动脉粥样硬化的发生。遗传学研究显示，Apo B 基因突变及基因多态性与血脂代谢异常包括 LDL-C、VLDL-C 和 TG 水平升高相关，且与未来的 ASCVD 事件密切相关。John 等对 18 018 例接受他汀治疗的冠心病患者进行 4.9 年的随访，发现在 TC 达标率相近的情况下，LDL-C 与发生心血管事件的相关性消失，而 Apo B 和非 HDL-C 依旧保持相关性，且 Apo A1/Apo B 比值的相关性最强、更准确测冠脉事件。将 INTERHEART 研究来自 52 个国家的 9 345 例患者和 12 120 名对照者依据非 HDL-C 和 Apo B 表型是否一致进行分析，发现在 Apo B 和非 HDL-C 在表型不一致的患者中，Apo B 所代表的风险更高，且该现象在各主要民族的结果具有一致性。早年韩国研究显示 Apo B 相对于非 HDL-C 更好的识别代谢综合征患者。Karasek 博士报道 Apo B 相对于非 HDL-C 与内皮功能稳态和颈动脉内中膜厚度（CIMT）相关。李建军教授团队报道 Apo B 在预测女性心肌梗死患者动脉粥样硬化病变的存在和严重性方面优于 LDL-C 和非 HDL-C。Fonseca 最新研究显示对于糖尿病患者仅使用 LDL-C 作为 CVD 风险评估的局限性，而 Apo B 和非 HDL-C、ox-LDL 对糖尿病 CVD 风险评估更具价值。IDEAL 研究显示 Apo B/Apo A1 是冠心病患者心衰最强的预测因素。将两项大型试验（总 18 018 例对象，1 783 例事件）的血脂水平及主要心血管事件发生率数据整合，分析发现 Apo B 和非 HDL-C 相比 LDL-C 对他汀治疗后的心血管事件剩留风险更具预测价值。Sniderman 等对缺血性心血管事件中 LDL-C、非 HDL-C 和 Apo B 相对风险进行估计，发现与 LDL-C 降低 40% 相比，非 HDL-C 降低 40% 将在 10 年内减少 20 万心血管事件，Apo B 降低 40% 将避免 50 万个事件。可见，Apo B 比非 HDL-C 和 LDL-C 更准确预测 ASCVD 及其合并症的风险。

虽然 Apo B 与 ASCVD 已有遗传学、队列研究等证据，但相比 LDL-C 和非 HDL-C 相比，证据尚不够充分，临床医生对其认知度不够，且检测 Apo B 增加额外费用，各国血脂指南对 Apo B 进行了谨慎的推荐。2017 年 ACE/AACE 指南对于“极端高危”患者，推荐 Apo B 作为最佳检测血脂指标，Apo B 治疗目标 <70mg/dl，这是目前有关 Apo B 最积极的推荐。2018 年 AHA/ACC 指南提出非 HDL-C 与 Apo B 联合是比 LDL-C 预测价值更好，推荐 TG≥200mg/dl

患者应进行 Apo B 的检测,Apo B 升高≥130mg/dl 相当于 LDL-C>160mg/dl,可构成风险增强因素,用于指导他汀类药物治疗。2016 年我国指南和 2019 年 ESC/EAS 指南推荐 Apo B 可作为血脂管理的代指标,尤其对合并高 TG、糖尿病、肥胖、代谢综合征或极低 LDL-C 水平的患者。2019 年 ESC/EAS 指南指出 Apo B 可能优于非 HDL-C,对于合并 ASCVD 复发事件的极高危患者,推荐 Apo B<55mg/dl。

基于现有证据、Apo B 特点和各国指南的推荐情况,总体上 Apo B 在 ASCVD 的防控中作为风险增强因素和血脂治疗的次要或替代指标是较为合理的,未来 Apo B 将逐渐成为 ASCVD 防控研究的重点。

(张大庆)

参考文献

[1] FERENCE B A, GINSBERG H N, GRAHAM I, et al. Low-density lipoproteins cause atherosclerotic cardiovascular disease. 1. Evidence from genetic, epidemiologic, and clinical studies. A consensus statement from the European Atherosclerosis Society Consensus Panel [J].Eur Heart J, 2017, 38: 2459-2472.

[2] CANNON C P, BLAZING M A, GIUGLIANO R P, et al. Ezetimibe added to statin therapy after acute coronary syndromes[J]. N Engl J Med, 2015, 372: 2387-2397.

[3] SABATINE M S, GIUGLIANO R P, KEECH A C, et al. Evolocumab and clinical outcomes in patients with cardiovascular disease [J].N Engl J Med, 2017, 376(18): 1713-1722.

[4] SCHWARTZ G G, STEG P G, SZAREK M, et al. Alirocumab and cardiovascular outcomes after acute coronary syndrome[J]. N Engl J Med, 2018, 379(22): 2097-2107.

[5] 诸骏仁,高润霖,赵水平,等. 中国成人血脂异常防治指南(2016 年修订版)[J]. 中国循环杂志,2016,31(10):937-953.

[6] MACH F, BAICENT C, CATAPANO A L, et al. ESC Scientific Document Group.2019 ESC/EAS Guidelines for the management of dyslipidaemias: lipid modification to reduce cardiovascular risk [J]. Eur Heart J, 2020, 41(1): 111-188.

[7] 中国胆固醇教育计划(CCEP)工作委员会,中国医疗保健国际交流促进会动脉粥样硬化血栓疾病防治分会,中国老年学和老年医学学会心血管病分会,等. 中国胆固醇教育计划调脂治疗降低心血管事件专家建议(2019)[J]. 中华内科杂志,2020(1):18-22.

[8] DO R, WILLER C J, SCHMIDT E M, et al. Common variants associated with plasma triglycerides and risk for coronary artery disease [J]. Nat Genet, 2013, 45(11): 1345-1352.

[9] LI C, FORD ES, TSAI J, et al. Serum non-high-density lipoprotein cholesterol concentration and risk of death from cardiovascular diseases among U.S. adults with diagnosed diabetes: the third national health and nutrition examination survey linked mortality study [J].Cardiovasc Diabetol, 2010, 10(8): 46.

[10] QIN G, TU J, ZHANG C, et al. The value of the Apo B/Apo AⅠ ratio and the non-HDL-C/HDL-C ratioin predicting carotid atherosclerosis among Chinese individuals with metabolic syndrome: across-sectional study [J]. Lipids Health Dis, 2015, 14: 24.

[11] JACOBSON T A, ITO M K, MAKI K C, et al. National lipid association recommendations for patient-centered management of dyslipidemia: Part 1-executive summary [J]. J Clin Lipidol, 2014, 8(5): 473-488.

[12] CATAPANO A L, GRAHAM I, BACKER G D, et al. 2016 ESC /EAS Guidelines for the management of dyslipidaemias [J]. Eur Heart J, 2016, 37(39): 2999-3058.

[13] GRUNDY S M, STONE N J, BAILEY A L, et al. 2018 AHA/ACC/AACVPR/AAPA/ABC/ACPM/ADA/AGS/APhA/ASPC/NLA/PCNA Guideline on the management of blood cholesterol: a report of the American College of Cardiology/ American Heart Association task force on clinical practice guidelines [J]. J Am coll Cardiol, 2018, 73(24): e285-e350.

[14] BENN M. Apolipoprotein B levels, APOB alleles, and risk of ischemic cardiovascular disease in the general population, a review [J]. Atherosclerosis, 2009, 206(1): 17-30.

[15] CHIODINI B D, BARLERA S, FRANZOSI M G, et al. APO B gene polymorphisms and coronary artery disease: a meta-analysis [J]. Atherosclerosis, 2003, 167 (2): 355-366.

[16] JOHN J P, WIM A V, INGAR H, et al. Lipids, Apolipoptoteins, and Their Ratios in Relations to Cardiovascular Events With Statin Treatment [J]. Circulation, 2008, 117 (23): 3002-3009.

[17] SNIDERMAN A D, ISLAM S, YUSUF S, et al. Discordance analysis of apolipoprotein B and non-high density lipoprotein cholesterol as markers of cardiovascular risk in the INTERHEART study [J]. Atherosclerosis, 2012, 225 (2): 444-449.

[18] MICHAEL M, NEIL J S, CHRISTIE B, et al. Triglycerides and Cardiovascular Disease [J].Circulation, 2011, 123: 2292-2333.

[19] SNIDERMAN A D, WILLIAMS K, CONTOIS J H, et al. A meta-analysis of low-density lipoprotein cholesterol, non-high-density lipoprotein cholesterol, and apolipoprotein B as markers of cardiovascular risk [J].Circ Cardiovasc Qual Outcomes, 2011, 4: 337-345.

[20] JELLINGER P S, HANDELSMAN Y, FONSECA V A, et al. AACE and ACE Guideline for Management of Dyslipidemia and Prevention of Cardiovascular disease [J].Endocr Pract, 2017, 23 (Suppl 2): 1-87.

《2019 年 CCEP 调脂治疗降低心血管事件专家建议》解读

我国居民血脂异常的流行趋势日趋严重，对动脉粥样硬化性心血管疾病的防治形成严峻挑战。近年来，一系列新的研究结果陆续发表，为血脂异常管理策略提供了很多新信息，为使这些新的研究成果更加合理、有效地应用于临床实践，进一步推动我国血脂异常防治工作，CCEP 工作委员会联合中国医疗保健国际交流促进会动脉粥样硬化血栓疾病防治分会、中国老年学和老年医学学会心血管病分会及中国医师协会心血管内科医师分会动脉粥样硬化专业委员会对《2014 年中国胆固醇教育计划血脂异常防治专家建议》进行了修订，并共同起草了《2019 年 CCEP 调脂治疗降低心血管事件专家建议》，现将该专家建议的核心内容作一介绍。

该专家建议共有五个章节，分别介绍了动脉粥样硬化的基本概念，并给出了新的心血管疾病危险评估标准，提出了“超高危人群”的新概念。针对新的危险分层，该专家建议提出了新的调脂治疗目标值，并对如何实现目标值给出了具体建议。

一、有关动脉粥样硬化的基本理念

该专家建议重点阐述了“胆固醇理论”的核心内涵，指出低密度脂蛋白（low density lipoprotein，LDL）及其他含有载脂蛋白 B（apolipoprotein B，Apo B）脂蛋白胆固醇在动脉壁内的蓄积可诱发复杂的炎性反应，是导致动脉粥样硬化斑块形成的始动环节。个体 LDL- 胆固醇（LDL-C）水平越高，暴露于异常 LDL-C 水平时间越长，罹患动脉粥样硬化性心血管疾病（atherosclerotic cardiovascular disease，ASCVD）的风险越高。而患者 LDL-C 降得越低，维持 LDL-C 低水平时间越长，ASCVD 事件风险下降越显著。同时，认为脂蛋白 a［Lp（a）］与 LDL 颗粒一样可在动脉壁内发生蓄积，增加 ASCVD 事件风险。

体内 LDL、VLDL 及乳糜微粒（chylomicron，CM）都具有诱导动脉粥样硬化斑块形成的作用，但 LDL 颗粒是最主要的致动脉粥样硬化颗粒，因此该专家建议推荐 LDL-C 作为调脂治疗的主要靶目标。该专家建议同时呼吁要关注 VLDL、乳糜微粒及其残粒的致动脉粥样硬化作用，建议非 HDL-C 为调脂治疗次要靶标，因非 HDL-C 能较好反映机体含 Apo B 脂蛋白的总负荷，即能够反映包括 LDL、VLDL、乳糜微粒及其残粒的致动脉粥样硬化负荷。推荐在保证 LDL-C 达标的前提下，力争将非 HDL-C 控制于目标值范围［尤其 TG 水平在 2.3~5.6mmol/L（200~500mg/dl）时］。若 TG 水平严重升高≥5.6mmol/L（500mg/dl）时，为降低急性胰腺炎风险，首选降低 TG 药物。

该专家建议不推荐高密度脂蛋白胆固醇（HDL-C）作为调脂治疗目标值，因近年来完成的多项临床随机对照试验未证实升高 HDL-C 能够降低主要心血管事件发生率。

二、创新提出了“超高危人群”的概念

传统心血管疾病危险等级分为低危、中危、高危及极高危人群。已诊断为 ASCVD 的患

者可直接列为极高危人群,包括急性冠脉综合征(acute coronary syndrome,ACS)、心肌梗死病史、稳定性冠心病、冠状动脉血管重建术后、动脉粥样硬化源性卒中或 TIA、外周动脉疾病(peripheral arterial disease,PAD)或血管重建术后等。

近期大量研究显示,同属极高危 ASCVD 患者临床预后仍存在较大差别,部分 ASCVD 患者即使接受了强化调脂治疗,仍有极高的心血管事件风险。依折麦布和 PCSK9 抑制剂所进行的多项临床随机对照试验表明,对具有更高风险的 ASCVD 患者采取更加强化的降胆固醇治疗,把 LDL-C 降至 <1.4mmol/L(55mg/dl),进一步降低心血管事件风险,且安全性良好。随着新治疗手段和干预策略的出现,对心血管疾病危险评估提出了新的要求,需对极高危 ASCVD 患者进行进一步危险分层,划分出能够从更加强化的降胆固醇治疗中获益的人群。为此,本专家建议提出“超高危”的概念,代表原“极高危”患者中心血管事件风险特别高的部分人群。

ASCVD 患者中哪些属于“超高危”人群目前没有统一标准,一般认为在他汀类药物充分治疗的基础上,未来 10 年心血管事件风险仍超过 30% 的 ASCVD 患者可列为“超高危”人群。Robinson 等对 6 个有代表性的大型随机对照临床研究数据分析的结果显示,在接受他汀类药物等治疗的基础上,部分 ASCVD 患者 10 年心血管事件的发生率仍超过 30%:ASCVD 合并糖尿病患者 10 年心血管事件的发生率为 26%~43%,ASCVD 合并慢性肾脏疾病[估算的肾小球滤过率 <60ml/(min·1.73m^2)]为 34%~35%,近期 ACS(发病≤10 天)为 32%,仍吸烟或高血压控制不良(收缩压≥140mmHg 或 <140mmHg,但同时服用 4 种以上抗高血压药物)的 ASCVD 患者为 28%~41%。

另外,还有其他一些亚组人群虽接受他汀类药物治疗,其 10 年心血管事件风险也超过 30%,如年龄≥65 岁的 ASCVD 患者、既往有缺血性卒中或 TIA 病史的男性患者。ASCVD 伴有基线 LDL-C≥4.9mmol/L(190mg/dl)同样被认为是超高危人群。荷兰的一项研究显示,有 ACS 病史的杂合子型家族性高胆固醇血症(HeFH)患者即使接受他汀类药物治疗,其未来 10 年心血管事件风险仍高达 41%。FOURIER 研究入选 27 564 例具有极高心血管事件风险的 ASCVD 患者,亚组分析显示,ASCVD 合并下列情况患者在他汀类药物充分治疗后仍具有非常高的心血管事件风险:近期(2 年内)有心肌梗死(myocardial infarction,MI)事件、频发 MI(≥2 次)、冠状动脉多支血管病变、PAD、糖尿病、代谢综合征等,该类患者可从更加严格的降胆固醇治疗中获得更多的益处。

综合目前多项临床研究结果,该专家建议推荐 ASCVD 患者并存以下情况之一者列为超高危人群:复发的 ASCVD 事件(下列事件 2 年内发作两次或以上:ACS、缺血性卒中 /TIA 和急性肢端缺血);心、脑或外周动脉多血管床动脉粥样硬化性血管疾病;糖尿病;近期 ACS(1 年内);LDL-C≥4.9mmol/L(190mg/dl);冠状动脉多支血管病变(2 支或以上主要冠状动脉狭窄超过 50%)。

极高危人群包括:不符合上述超高危标准的 ASCVD 患者、糖尿病 + 高血压、糖尿病 +1 项其他危险因素且 LDL-C≥3.4mmol/L(130mg/dl)。高危人群包括:糖尿病、高血压 +2 项其他危险因素且 LDL-C≥2.6mmol/L(100mg/dl)、慢性肾脏疾病(3 或 4 期)、LDL-C≥4.9mmol/L(190mg/dl)。高血压或 0~3 项其他危险因素属于低中危人群。其他危险因素包括:年龄(男性≥45 岁或女性≥55 岁)、吸烟、低 HDL-C、BMI≥28kg/m^2、早发缺血性心血管疾病家族史。

三、新的调脂治疗目标值的提出

1988年全球首个血脂管理指南《成人高胆固醇血症诊断、评估及治疗报告Ⅰ》(ATPⅠ)发表,提出成年人理想的LDL-C水平应小于130mg/dl。随后大量临床研究开展,探讨应用包括氯贝丁酯、烟酸、饮食控制、手术治疗等各种不同的方法降低胆固醇来减少心血管事件。随着临床证据的积累,人们发现将冠心病患者LDL-C降至100mg/dl以下可以获得更多益处。1993年《成人高胆固醇血症诊断、评估及治疗报告Ⅱ》(ATPⅡ)正式提出,冠心病等心血管事件高危患者LDL-C水平应小于100mg/dl。

20世纪90年代他汀药物进入临床,显著推动了降胆固醇策略的实施。自1994年斯堪的纳维亚辛伐他汀存活试验(4S研究)发表以来,陆续完成的一系列他汀干预试验证实,无论是二级预防还是一级预防,应用他汀类药物降低胆固醇水平均可显著降低患者心血管事件的发生率,为降胆固醇理论奠定了坚实基础。2004年发表的普伐他汀或阿托伐他汀的评估与感染治疗研究(PROVE-IT)为LDL-C获益下限探索道路上重要里程碑,该研究入选4 162例急性冠脉综合征(ACS)患者,基线LDL-C为106mg/dl,通过服用80mg/d阿托伐他汀将患者LDL-C降至62mg/dl,可显著降低心血管终点事件风险,这是首次通过大型临床随机对照试验证实,将LDL-C降到70mg左右是安全、有效的。该研究促使人们对人类内皮能够适应的最佳LDL-C水平进行了更加深入的探讨。胆固醇是细胞膜和神经元重要组成部分,也是类固醇激素和维生素D合成所必需的生理物质。健康新生儿LDL-C水平约40mg/dl,未接受现代生活方式的俾格米人其LDL-C为50~80mg/dl,该群体冠状动脉粥样硬化非常少见。50~70mg/dl可能是由遗传决定的人类"理想的"LDL-C水平。鉴于PROVE-IT等研究的结果,2004年《成人高胆固醇血症诊断、评估及治疗报告Ⅲ》(ATP Ⅲ)进行更新,建议冠心病等心血管事件高危患者可将LDL-C降至70mg/dl以下。

2010年胆固醇治疗试验合作组(CTT)发布了一项荟萃分析,入选26个临床试验共169 138例患者,结果显示,接受他汀治疗的患者LDL-C每减少38.7mg/dl,主要心血管事件可减少24%。即使LDL-C基线较低的个体也会有显著临床获益,对于基线LDL-C<77.3mg/dl的患者,LDL-C进一步降低38.7mg/dl,主要心血管事件发生率可减少29%。2014年一项荟萃分析进一步证实CTT的结果,该研究分析了8个随机对照试验共38 153名受试者的数据,接受他汀治疗后LDL-C<50mg/dl的个体发生动脉粥样硬化性心血管疾病(ASCVD)事件风险最低。与LDL-C≥175mg/dl患者相比,LDL-C<50mg/dl患者发生主要心血管事件的风险降低54%。与LDL-C水平在75~100mg/dl患者相比,LDL-C<50mg/dl患者发生主要心血管事件的风险降低19%。上述荟萃分析的数据提示,LDL-C获益下限水平可能比70mg/dl更低。

依折麦布与他汀作用机制互补,两者联合应用降胆固醇作用显著增强。依折麦布的出现为强化降胆固醇治疗进一步减少心血管事件带来新的突破。葆至能疗效国际试验(IMPROVE-IT研究)共纳入18 144例ACS患者,分别予辛伐他汀(40mg/d)加安慰剂或辛伐他汀(40mg/d)加依折麦布(10mg/d)治疗。结果显示,辛伐他汀组与辛伐他汀联合依折麦布组患者平均LDL-C水平分别为70mg/dl与53mg/dl,主要终点事件发生率分别为34.7%与32.7%(P=0.016)。IMPROVE-IT研究为"胆固醇理论"提供了新的临床研究证据,并首次论证了将LDL-C进一步降低至50mg/dl左右是安全、有效的。

PCSK9是肝脏合成的分泌型丝氨酸蛋白酶,可与LDL受体结合并使其降解。抑制PCSK9,可减少LDL受体降解,上调细胞表面LDL受体数量,促进血浆LDL的清除,可显著降低 LDL-C 水平。PCSK9 抑制剂以 PCSK9 单克隆抗体发展最为迅速，其中依洛尤单抗（evolocumab）、阿利西尤单抗（alirocumab）在许多国家已经进入临床应用。

高危患者应用 PCSK9 抑制剂心血管结局进一步研究（FOURIER）入选 27 564 例具有极高心血管事件风险的 ASCVD 患者，安慰剂组 LDL-C 降至 1.8mmol/L（69.9mg/dl），依洛尤单抗组 LDL-C 降至 0.8mmol/L（30mg/dl），结果显示，依洛尤单抗组患者主要心血管事件显著降低 15%，关键次要终点（心肌梗死 + 卒中 + 心血管死亡）减少 20%。急性冠脉综合征患者应用阿利西尤单抗心血管结局评估（ODYSSEY-OUTCOMES）研究入选 18 924 例过去 12 个月内发生过 ACS 的极高危 ASCVD 患者，结果显示，安慰剂组 LDL-C 降至 2.6mmol/L（101.4mg/dl），阿利西尤单抗组 LDL-C 降至 1.4mmol/L（53.3mg/dl），与安慰剂组相比，阿利西尤单抗组主要终点事件降低 15%，全因死亡风险也降低 15%。两项 PCSK9 抑制剂研究有力佐证了 IMPROVE IT 研究的结论，证实将 ASCVD 患者中具有更高心血管事件风险人群的 LDL-C 进一步降低至 <1.4mmol/L（55mg/dl），可进一步改善患者预后，且安全性良好。

基于“胆固醇法则”以及近年来陆续发表的多项研究结果，对 ASCVD 超高危患者 LDL-C 目标值在 1.8mmol/L（70mg/dl）基础上进一步降低，能够显著减少心血管事件风险，在充分权衡药物治疗的获益 / 风险比后，本专家建议推荐调脂治疗目标为：对于 ASCVD 超高危患者，LDL-C<1.4mmol/L（55mg/dl）或与基线比较降低幅度≥50%；对于极高危患者，LDL-C<1.8mmol/L（70mg/dl）或与基线比较降低幅度≥50%；对于高危患者，LDL-C<2.6mmol/L（100mg/dl）；对于中危及低危患者，LDL-C<3.4mmol/L（130mg/dl）。非 HDL-C 为次要靶标，目标值比相同危险分层 LDL-C 目标值高约 0.8mmol/L（30mg/dl）。非 HDL-C 目标值在超高危、极高危、高危及中低危分别是 <2.2mmol/L（<85mg/dl）、<2.6mmol/L（<100mg/dl）、<3.4mmol/L（<130mg/dl）和 <4.2mmol/L（160mg/dl）。

ESC 调脂指南推荐，所有 ASCVD 等极高危患者 LDL-C 目标值均为 LDL-C<55mg/dl。CCEP 工作委员会认为，目前只有 IMPROVE-IT 研究、FOURIER 研究、ODYSSEY-OUTCOMES 研究三项大型研究探讨了 LDL-C 目标值 <55mg/dl 的疗效及安全性，该三项研究的人群尚不能拓展至所有 ASCVD 人群，只有部分 ASCVD 特殊人群（超高危患者）适合 LDL-C<1.4mmol/L（55mg/dl）目标值。此外，该专家委员会认为降幅≥50% 目标值在真实世界中操作性不强，患者随访过程中有时难以确定其调脂治疗前具体 LDL-C 数值，是否达到降幅≥50% 就不好判断，反之 LDL-C<1.4mmol/L 等绝对值真实世界较好判断是否达标，因此本专家建议把 LDL-C<1.4mmol/L（55mg/dl）等绝对值达标作为首要目标，降幅≥50% 相对值作为参考目标值。

四、如何实现患者调脂治疗目标值

该专家建议首先强调了生活方式改变的重要性，良好的生活方式包括坚持健康饮食、规律运动、远离烟草、限酒和保持理想体重。生活方式干预是一种最佳成本 / 效益比和风险 / 获益比的治疗措施。

对于极高危患者，要求 LDL-C<1.8mmol/L（70mg/dl），可在生活方式改变的基础上启动他汀类药物治疗；如果他汀类药物治疗后 LDL-C 仍≥1.8mmol/L（70mg/dl），建议联用依折麦布；如仍不达标，可考虑加用 PCSK9 抑制剂。对于采用联合治疗仍不能达标的患者，要求 LDL-C 较基线值降低≥50%。

对于超高危患者，要求 LDL-C<1.4mmol/L（55mg/dl），可在生活方式改变的基础上启动他

汀类药物治疗，对于LDL-C基线值较高的患者可直接启动他汀类药物与依折麦布联合治疗；如果使用他汀类药物联合依折麦布治疗LDL-C仍≥1.4mmol/L(55mg/dl)，建议加用PCSK9抑制剂。如果预估他汀类药物加用依折麦布不能使患者LDL-C达标，也可直接启动他汀类药物与PCSK9抑制剂联合治疗。对于采用联合治疗仍不能达标的患者，要求LDL-C较基线值降低≥50%。

对于LDL-C≥4.9mmol/L(190mg/dl)且无ASCVD的严重高胆固醇血症患者，可直接启动他汀类药物治疗；如果LDL-C仍≥2.6mmol/L(≥100mg/dl)，可联合依折麦布；如LDL-C仍不达标，可联合PCSK9抑制剂。

对于混合型血脂异常，如血清TG≥1.7mmol/L(150mg/dl)时，应积极改善生活方式并评估患者心血管疾病风险等级，首选他汀类药物使患者LDL-C达标。如果LDL-C已经达标，TG水平仍轻、中度升高[2.3~5.6mmol/L(200~500mg/dl)]，可在他汀类药物基础上加用高纯度鱼油或贝特类药物等，使患者非HDL-C达标。

对于TG水平严重升高的患者，即空腹TG≥5.6mmol/L(500mg/dl)，为降低急性胰腺炎风险，应把TG作为主要干预目标，可首选贝特类药物。当TG降低至<5.6mmol/L以后，如患者心血管疾病危险分层为中危以上，可考虑加用他汀类药物，此时他汀类药物的初始剂量应减半，1~3个月后复查血脂水平、肝酶和肌酶，并根据治疗反应调整治疗方案。

如患者不能够耐受任何种类和剂量的他汀类药物，可考虑应用依折麦布，必要时可联合应用PCSK9抑制剂。

对于HDL-C<1.0mmol/L(40mg/dl)者，不建议通过药物治疗升高HDL-C，主张戒烟、减轻体重和增加运动。

五、强调长期治疗的重要性

该专家建议反复强调治疗性生活方式改变和调脂药物治疗必须长期坚持，才能有更佳临床获益。

（史旭波）

参考文献

[1] 2014年中国胆固醇教育计划血脂异常防治建议专家组，中华心血管病杂志编辑委员会，血脂与动脉粥样硬化循证工作组，等. 2014年中国胆固醇教育计划血脂异常防治专家建议[J]. 中华心血管病杂志，2014，42(8)：633-636.

[2] SABATINE M S，GIUGLIANO R P，KEECH A C，et al. Evolocumab and clinical outcomes in patients with cardiovascular disease[J]. N Engl J Med，2017，376(18)：1713-1722.

[3] BAIGENT C，KEECH A，KEARNEY P M，et al. Efficacy and safety of cholesterol-lowering treatment：prospective meta-analysis of data from 90，056 participants in 14 randomised trials of statins[J]. Lancet，2005，366(9493)：1267-1278.

[4] SCHWARTZ G G，STEG P G，SZAREK M，et al. Alirocumab and cardiovascular outcomes after acute coronary syndrome[J]. N Engl J Med，2018，379(22)：2097-2107.

[5] Cholesterol Treatment Trialists'(CTT) Collaboration. Efficacy and safety of more intensive lowering of LDL cholesterol：a meta-analysis of data from 170，000 participants in 26 randomised trials[J]. Lancet，2010，376(9753)：1670-1681.

鱼油降低 ASCVD 的机制：EPA 与 DHA 之争

动脉粥样硬化性心血管疾病（ASCVD）是目前心血管疾病发病和死亡的主要原因，其中，低密度脂蛋白胆固醇（LDL-C）浓度升高是公认的 ASCVD 的致病性危险因素。ASCVD 一级预防和二级预防的随机对照临床试验研究一致证明，降低 LDL-C 水平可降低心血管事件和心血管死亡，其中他汀类药物的研究奠定了其作为抗动脉粥样硬化基石的基础。然而，尽管在他汀类药物或新型降脂药显著降低 LDL-C 水平后，仍会反复发生 ASCVD 事件。流行病学、基因组以及孟德尔随机研究等证据表明甘油三酯水平中度升高与 ASCVD 风险增加有关。血浆甘油三酯水平升高是多种不同类型的富含甘油三酯的脂蛋白过量的综合结果，其中，富含甘油三酯的脂蛋白（TGRLs）中的胆固醇含量和 / 或残粒胆固醇会导致 ASCVD 的残留风险增加，原因是 TGRL 及其较小的残粒会穿透内皮屏障，滞留在内皮下空间内，并且其触发巨噬细胞的胆固醇负载可能比 LDL-C 具有更高的效率。

目前，随机临床研究显示降低血浆 TG 水平的药物如贝特类和烟酸在他汀药物治疗基础上未减少心血管事件的发生。然而，鱼油补充剂中的活性成分长链 ω-3 多不饱和脂肪酸（ω-3 PUFA）可有效降低 TG 水平，还具有潜在的心血管疾病（CVD）的保护作用，ω-3 PUFA 主要包括二十碳五烯酸（EPA）和二十二碳六烯酸（DHA），但不同研究中对 CVD 的风险降低的作用说法不一。2020 年 Cochrane 荟萃分析纳入 86 个 RCT 研究共涉及 162 796 名个体，总体结果显示 ω-3 PUFA 对心血管死亡和心血管事件发生影响很小或无影响，但作用会随剂量加大有所增加，这可能与纳入的大部分研究的 ω-3 PUFA 干预剂量低、干预时间较短、研究患者人群及基础联合用药等因素有关，故不能得到一致的结论。2018 年底的 REDUCE-IT 研究纳入 8 179 名心血管疾病患者采用 4g/d 的 EPA 与安慰剂对照干预 4.9 年，此外日本的 JELIS 研究采用 1.8g/d 的 EPA 干预 4.6 年，结果显示接受高浓度高纯度鱼油制剂 EPA 或联合他汀治疗 ASCVD 高危 / 极高危患者不良心血管事件的发生风险或心血管死亡显著降低。2019 年美国糖尿病协会、欧洲心脏病学会 / 欧洲动脉粥样硬化学会以及国家脂质学会等撰写的多个指南推荐高纯度 EPA（IPE）用于降低特定个体的 ASCVD 风险，包括最大耐受剂量他汀的辅助治疗以降低 TG 水平（135~499mg/dl）的成年患者和糖尿病患者。

一、ω-3 PUFA 降低 ASCVD 风险的可能机制

研究表明，ω-3 PUFA 可明显降低血浆 TG 水平，在控制 LDL-C 水平基础上，TG 水平的下降会使心血管事件风险更低，但对比 LDL-C 的每单位水平降低对 ASCVD 事件发生风险的减少，降低 TG 的作用弱得多。从多项临床研究结果所见，PUFA 干预后 ASCVD 事件风险发生的显著降低部分来自 TG 水平的降低，此外因为其“多效性”降低了心血管事件的发生。

首先,ω-3 PUFA 主要是降低血浆 TG 水平和富含 TG 的脂蛋白(VLDL-C)浓度,还可以降低循环动脉粥样硬化脂蛋白的标志物载脂蛋白 B(Apo B)的水平。ω-3 PUFA 对脂蛋白代谢的作用机制主要包括减少肝脏分泌富含 TG 的脂蛋白;抑制肝脏中主要的 TG 合成酶 - 二酰基甘油酰基转移酶;抑制磷脂酸磷酸酶;EPA 还可通过抑制 SREBP(固醇调节元件结合蛋白)-1c 基因的转录及活性等来减少 TG 生成。此外,ω-3 PUFA 会导致 Apo B 的细胞内降解,这可能是由于 TG 利用率降低或通过高尔基体后氧化破坏了 Apo B 自噬从而减少肝细胞中 VLDL 颗粒的组装并减少 VLDL 分泌。其他可能的机制包括通过上调脂蛋白脂肪酶增加外周 TG 清除率和减少肝内脂肪酸池,这是肝脏 TG 合成的主要来源。此外,ω-3 PUFA 可能对动脉粥样硬化斑块消退有一定的作用、影响脂质氧化速率、膜结构以及各种细胞的功能,这与 ω-3 PUFA 的浓度和成分含量比例有关。ω-3 PUFA 亦可通过影响脂蛋白相关的高敏 C 反应蛋白、氧化的 LDL-C、花生四烯酸,PPAR、缺氧诱导因子 1(HIF1)和干扰素相关基因,IL-1β 和 TNF-α 等炎症介质等因素来介导对 ASCVD 的防控。综上,关于鱼油对动脉粥样硬化危险因素的影响已有多项研究报道,ω-3 PUFA 可通过调节血浆脂质水平、炎症和黏附分子、脂质过氧化、斑块形成和稳定性、血小板活化和聚集、血栓形成、血压和心率,以及心肌细胞的膜稳定、红细胞膜流动性和动脉顺应性等多效性影响动脉粥样硬化从而降低心血管事件发生的风险。

目前,经过 FDA 批准的处方 ω-3 PUFA 主要包含 EPA 联合 DHA 制剂的 Lovaza(O3AEE)和 Epanova(O3CA)以及单纯 EPA 制剂 Vascepa(IPE)。对比 EPA+DHA 和 IPE 治疗极高甘油三酯患者,前者会使 LDL-C 有一定程度的升高且主要表现在对 LDL 粒径的影响,表明 EPA 与 DHA 间或联合后其作用不同。此外,多项临床干预研究及荟萃分析显示 ω-3 PUFA 中的两种成分 EPA 和 DHA 的比例和含量对血脂和 ASCVD 的影响仍存争议,其中,2019 年底采用 Epanova 干预观察混合性血脂异常患者的心血管风险影响的 STRENGTH 研究因其较低的心血管获益而提前终止,具体原因目前暂未看到分析结果,或许可能与玉米油安慰剂的选择有关,其不同于 REDUCE-IT 的矿物油,亦可能与联合 DHA 有关,而进一步通过随机对照研究和基础研究发现 EPA 和 DHA 对动脉粥样硬化的作用机制也不尽相同。

二、对比 EPA 与 DHA 降低 ASCVD 风险的作用机制

近 30 年多项临床干预研究,多采用 EPA 与 DHA 混合制剂探讨 ω-3 PUFA 对血脂和心血管风险的影响,因为它们在油性鱼食物和鱼肝油、鱼油等补品中是以此方式天然存在的。但是 EPA 和 DHA 分别具有独特的组织分布以及对膜结构和脂质动力学,脂质氧化速率和信号转导途径有不同影响。近年的成分比较试验验证了 EPA 和 DHA 在细胞功能、心血管代谢和对危险因素影响等方面的不同作用机制。

对于血脂的调节,虽然 EPA 和 DHA 都降低了(空腹和餐后)血浆甘油三酯水平,但有证据表明 DHA 的降甘油三酯的作用稍大;尽管 EPA 和 DHA 均未显著影响总胆固醇浓度,但对其他血脂参数有独立的影响,EPA 降低了 HDL3-C 的含量同时增加抗动脉粥样硬化的 ApoM 水平,而 DHA 则增加了对心脏的保护性 HDL2-C。研究发现 DHA 可轻度增加 LDL-C,男性比女性中更显著,同时增加了 LDL 的颗粒直径大小以减少透过损伤的内皮进入内膜下沉积形成泡沫细胞。在血流动力学和血管功能方面,从有限的试验数据来看,DHA 在降低血压正常的个体的血压和心率方面似乎比 EPA 更有效,而两者在高血压的糖尿病患者中均没有作用。DHA 还可能增加血管舒张作用,并减少血管收缩作用。EPA 和 DHA

均可改善全身动脉顺应性和左心室充盈。在血小板功能方面，EPA 可降低血小板计数和体积，而 DHA 降低了胶原蛋白刺激的血小板聚集和血小板衍生的血栓烷 B2，但两者均对纤溶功能没有影响。在炎症方面，从有限的比较研究中，DHA 或许比 EPA 更有效地降低患有亚临床炎症受试者的多种促炎性生物标志物水平，如血浆 IL-6、IL-18、CRP 和 TNF-α 水平，而 EPA 和 DHA 均可有效减少氧化应激的生物标志物 F2 异前列腺素、增加抗炎基因 PPARA 的表达；DHA 相比 EPA 显著增加脂联素并降低 IL-18 水平，而 EPA 则增加了抗炎 TRAF3 基因的表达。综上，根据临床研究和有限的比较试验，EPA 和 DHA 对心血管危险因素的调控机制各有千秋，但仍需进行深入研究。

近年，几项大规模 RCT 研究如 JELIS、REDUCE-IT 研究分别采用中等和大剂量 EPA 探讨其对血脂和 ASCVD 的影响，结果显示了 EPA 对心血管事件的积极影响。研究表明 EPA 和 DHA 因其不同的组织分布，通过不同方式影响脂质筏的形成以及膜的流动性从而影响靶器官。其中，EPA 与血管中的粥样硬化斑块膜相关联，干扰脂质氧化、与炎症和内皮功能障碍有关的各种信号转导通路，特别是插入脂蛋白颗粒和脂质膜以清除自由基，从而稳定斑块；与 EPA 相反，DHA 在神经组织中具有重要作用。EPA 和 DHA 在抗氧化能力上也因其脂质膜分布等差异效果显著不同，EPA 在各种含 ApoB 脂蛋白颗粒中的抗氧化作用无法在其他降 TG 药物中复制，EPA 相比 DHA 抑制含 ApoB 的颗粒氧化的时间更长，因此具有更持久的抗氧化作用；而对于致动脉粥样硬化的小而密 LDL（sdLDL）在 EPA 联用他汀时抗氧化能力得到增强，有利于减少氧化损伤并从循环中清除非氧化 LDL-C。在冠心病（CAD）患者中，EPA 治疗也被证明可以改善 HDL 功能，通过抗氧化和抗炎作用增强胆固醇外流并改善 HDL 活性。此外，由于 EPA 有效的抗氧化活性和亲脂性，可以抑制胆固醇结晶结构域的形成，且在高膜胆固醇水平下较 DHA 和其他降 TG 药物仍能保持正常的膜和脂质结构；相比 EPA，DHA 在添加到生物膜后发生异构化促进了细胞膜中富含胆固醇的结构域，会促进毒性细胞外晶体的形成，从而诱导细胞凋亡和坏死导致斑块不稳定。EPA 和他汀类药物分别显示出改善内皮细胞功能的作用，而联合治疗后作用得到增强，这可能与它们在细胞膜和脂质颗粒的脂质环境中的相似分布以及它们共同的抗氧化特性和抗炎作用有关。以上结果表明 EPA 具有直接的血管作用，可以减少炎症、膜稳定、抑制胆固醇结晶形成和脂蛋白颗粒的氧化修饰并稳定斑块，这与 EPA 在膜和脂蛋白颗粒中的独特位置有关而使其区别于 DHA 和其他降 TG 药物，从而起到抑制 ASCVD、抗致命性心律失常等心脏保护作用。

综合临床研究和基础研究结果，EPA 单药对 ASCVD 心血管事件的降低有迹可循，但其效果受到用药剂量、患者人群、持续时间等因素影响。此外，即使 REDUCE-IT 研究结果乐观，但是有报道指出 REDUCE-IT 的对照组采用矿物油，其本身有一定的升高高敏 C 反应蛋白的作用，可能会放大 EPA 对结果的影响，但具体作用和机制仍需要后续研究加以说明，但无疑 EPA 具有降低 TG 以外的多效性来降低 ASCVD 事件的风险，与此同时应该期待 RESPECT-EPA、EVAPORATE 以及 CHERRY 等研究结果的发布来检验 EPA 的作用。而 EPA 联合 DHA 干预对 CVD 风险的影响仍需待 STRENGTH 研究结果加以解释，对于 DHA 或与 EPA 联合对 ASCVD 心血管风险降低的最佳配比及疗效仍需 RCT 和更多的基础试验研究作深入探讨，以精准指导 ω-3 PUFA 制剂的临床应用以防治 ASCVD。

最新研究发现，ω-3 PUFA 的另一种成分二十二碳五烯酸（DPA）是重要的 EPA 和 DHA 贮存库，作为 EPA 和 DHA 的中间产物，可以逆转回 EPA 并进一步代谢为 DHA，在补充的海狗油中比鱼油中含量高，可以补充 EPA 和 DHA 的血浆含量，或许 DPA 本身可能具有一定的功能用于脂质代谢调控和 ASCVD 的风险控制。因此 DPA 的作用机制和应用价值亟需深入研究以期推进鱼油制剂对 ASDVD 心血管风险降低的临床应用。

(靳丽媛 叶平)

参考文献

[1] BENJAMIN E J, MUNTNER P, ALONSO A, et al. Heart Disease and Stroke Statistics-2019 Update: A Report From the American Heart Association [J]. Circulation, 2019, 139 (10): e56-e528.

[2] PATEL P N, PATEL S M, BHATT D L. Cardiovascular risk reduction with icosapent ethyl[J]. Curr Opin Cardiol, 2019, 34 (6): 721-727.

[3] SANDESARA P B, VIRANI S S, FAZIO S, et al. The Forgotten Lipids: Triglycerides, Remnant Cholesterol, and Atherosclerotic Cardiovascular Disease Risk [J]. Endocr Rev, 2019, 40 (2): 537-557.

[4] BHATT D L, STEG P G, MILLER M, et al. Cardiovascular Risk Reduction with Icosapent Ethyl for Hypertriglyceridemia [J]. N Engl J Med, 2019, 380 (1): 11-22.

[5] SKULAS-RAY A C, WILSON P W F, HARRIS W S, et al. Omega-3 Fatty Acids for the Management of Hypertriglyceridemia: A Science Advisory From the American Heart Association [J]. Circulation, 2019, 140 (12): e673-e91.

[6] PRADHAN A D. A New Beginning for Triglyceride-Lowering Therapies [J]. Circulation, 2019, 140 (3): 167-169.

[7] YANG Z H, AMAR M, SAMPSON M, et al. Comparison of Omega-3 Eicosapentaenoic Acid Versus Docosahexaenoic Acid-Rich Fish Oil Supplementation on Plasma Lipids and Lipoproteins in Normolipidemic Adults [J]. Nutrients, 2020, 12 (3): 749.

[8] ABDELHAMID A S, BROWN T J, BRAINARD J S, et al. Omega-3 fatty acids for the primary and secondary prevention of cardiovascular disease (Review) [J]. Cochrane Database Syst Rev, 2020, 3 (2): CD003177.

[9] MAKI K C, DICKLIN M R. Omega-3 fatty acid therapy for cardiovascular disease: justified or not? [J]. Curr Opin Cardiol, 2020, 35 (4): 417-422.

[10] KRIS-ETHERTON P M, RICHTER C K, BOWEN K J, et al. Recent Clinical Trials Shed New Light on the Cardiovascular Benefits of Omega-3 Fatty Acids [J]. Methodist Debakey Cardiovasc J, 2019, 15 (3): 171-178.

[11] ORRINGER C E, JACOBSON T A, MAKI K C. National Lipid Association Scientific Statement on the use of icosapent ethyl in statin-treated patients with elevated triglycerides and high or very-high ASCVD risk [J]. J Clin Lipidol, 2019, 13 (6): 860-872.

[12] MARSTON N A, GIUGLIANO R P, IM K, et al. Association Between Triglyceride Lowering and Reduction of Cardiovascular Risk Across Multiple Lipid-Lowering Therapeutic Classes: A Systematic Review and Meta-Regression Analysis of Randomized Controlled Trials [J]. Circulation, 2019, 140 (16): 1308-1317.

[13] PRESTON MASON R. New Insights into Mechanisms of Action for Omega-3 Fatty Acids in Atherothrombotic Cardiovascular Disease [J]. Curr Atheroscler Rep, 2019, 21 (1): 2.

[14] KELLEY D S, ADKINS Y. Similarities and differences between the effects of EPA and DHA on markers of atherosclerosis in human subjects [J]. Proc Nutr Soc, 2012, 71 (2): 322-331.

[15] INNES J K, CALDER P C. Marine Omega-3 (N-3) Fatty Acids for Cardiovascular Health: An Update for 2020 [J]. Int J Mol Sci, 2020, 21 (4): 1362.

[16] INNES J K, CALDER P C. The Differential Effects of Eicosapentaenoic Acid and Docosahexaenoic Acid on Cardiometabolic Risk Factors: A Systematic Review [J]. Int J Mol Sci, 2018, 19 (2): 532.

[17] SHEIKH O, VANDE HEI A G, BATTISHA A, et al. Cardiovascular, electrophysiologic, and hematologic effects of omega-3 fatty acids beyond reducing hypertriglyceridemia: as it pertains to the recently published REDUCE-IT trial [J]. Cardiovasc Diabetol, 2019, 18 (1): 84.

[18] GUO X F, TONG W F, RUAN Y, et al. Different metabolism of EPA, DPA and DHA in humans: A double-blind cross-over study [J]. Prostaglandins Leukot Essent Fatty Acids, 2020, 158: 102033.

高甘油三酯血症新认识

依据《中国成人血脂异常防治指南(2016年修订版)》,合适的甘油三酯(triglyceride,TG)水平为空腹状态<1.7mmol/L。TG≥1.7mmol/L且<2.3mmol/L为边缘升高,TG≥2.3mmol/L且<5.6mmol/L为升高,而TG≥5.6mmol/L则为重度升高。也有学会将10mmol/L或11.4mmol/L作为TG重度升高的节点。在我国,2010年流行病学调查提示,高甘油三酯血症(hypertriglyceridemia,HTG)患病率达11.4%,而在服用他汀治疗3个月以上的血脂异常患者中,仍有较多患者TG水平不达标。欧洲2016年的数据提示,约27%的成人TG水平高于2.0mmol/L。

HTG的病因较多,可分为原发性和继发性。原发性主要为基因突变导致的血脂异常,如较为常见的家族性高甘油三酯血症,以及较为罕见的脂蛋白脂肪酶(lipoprotein lipase,LPL)缺陷症等。继发性HTG可由某些疾病(甲状腺功能减退症、2型糖尿病、自身免疫疾病、肾脏疾病等)、药物(β受体阻滞剂、糖皮质激素、他莫昔芬、雌激素、蛋白酶抑制剂等)、怀孕、饮酒或不健康的饮食方式引起。

一、HTG与心血管风险

(一) 体内TG的代谢过程

TG为疏水性,需要与蛋白结合成脂蛋白微粒才能在血液中运输。血浆中TG主要存在于富含TG的脂蛋白中(triglyceride-rich lipoproteins,TRL),如乳糜微粒(chylomicrons,CM)、极低密度脂蛋白(very low density lipoprotein,VLDL)及其残粒。食物来源的TG在肠上皮细胞中与载脂蛋白(apolipoprotein,apo)B-48结合,组成乳糜微粒。乳糜微粒是最大的脂蛋白微粒,其中80%~95%为TG,经由淋巴管运送至胸导管,最后进入血液循环。血液中乳糜微粒迅速被LPL水解为游离脂肪酸及乳糜微粒残粒。内源性TG由肝细胞以脂肪酸及丙三醇为底物合成,与apoB100结合后形成VLDL。VLDL被肝细胞分泌后与apoCⅠ、apoCⅡ、apoCⅢ及apoE结合,并在血浆中被LPL水解为更小的VLDL微粒及中间密度脂蛋白(intermediate-density lipoprotein,IDL)。一部分IDL会被肝细胞摄取并代谢,另一部分IDL在血液中被LPL及肝脂酶进一步水解为低密度脂蛋白(low density lipoprotein,LDL)微粒。

当血浆TG水平升高时,胆固醇酯转移蛋白(cholesteryl ester transfer protein,CEPT)及LPL被激活。CEPT将VLDL及IDL微粒中的TG转移至LDL微粒中,后者被肝脏LPL水解。在这一过程中,较大的LDL微粒会被转化为数量更多、小而致密的LDL微粒(sd LDL),其不易被肝脏代谢,从而沉积于血管壁,导致动脉粥样硬化的发生。

值得注意的是,TRL中的apoB蛋白被证明具有致动脉粥样硬化作用。所有包含apoB的脂蛋白直径均小于70nm,因此它们可以直接穿过血管壁的内皮屏障,在血管内膜与细胞外基质相互结合而沉积,最终导致脂质积聚以及粥样硬化。在HTG患者的动脉内膜斑块中可检测到含apoB48及apoB100的脂蛋白,提示了其促粥样硬化作用。2019年欧洲心脏病学会及粥样硬化学会发布的血脂异常管理指南中也着重阐述了apoB的这一作用。

(二) TG与心血管风险的相关研究

对于HTG是否会增加心血管风险,早期的研究存在争议。一项纳入了29项研究的荟萃分析提示血浆TG的浓度和冠心病风险相关。我国一项纳入了30 378人、随访15年的大型多省市队列研究也发现HTG对于冠心病具有预测价值。而北美一项随访了12年的研究则表明血浆TG浓度与冠心病风险并非独立相关。

近年来,越来越多的流行病学及基因学研究找到了TG或TRL升高增加心血管风险的新证据。哥本哈根心脏研究发现,非空腹TG水平的升高与心肌梗死、缺血性心肌病以及全因死亡的风险相关。一项纳入了86 476人的韩国队列研究提示TG水平的升高与所有心血管事件、主要心血管事件及主要缺血性心脏病事件独立相关,这一相关性在非肥胖、不合并糖尿病、血压正常的人群中更明显。并且,在使用他汀控制低密度脂蛋白胆固醇(low-density lipoprotein cholesterol,LDL-C)的人群中,TG不达标的患者仍具有较高的心血管风险。在对dal-OUTCOME研究(97%患者使用他汀)及MIRACAL研究的阿托伐他汀治疗组患者的荟萃分析发现,在急性冠脉综合征(acute coronary syndrome,ACS)使用他汀治疗的背景下,TG与ACS患者的长短期心血管风险均密切相关。2016年的一项研究表明,在已接受降脂治疗的患者中,即使LDL-C控制达标,TG>2.3mmol/L仍与冠状动脉斑块进展相关。2014年一项纳入13个国家,2 535例2型糖尿病合并糖尿病肾病或糖尿病视网膜病变的患者及3 683例对照患者的病例对照研究发现,在LDL-C控制良好的情况下,HTG及低高密度脂蛋白胆固醇血症与糖尿病肾病的发生相关,提示了TG也可能会增加微血管风险。

基因研究则为TG/TRL与心血管风险提供了更多的因果证据。孟德尔随机化研究是一种遵循“亲代等位基因随机分配给子代”的孟德尔遗传规律,使用基因型作为工具变量来推断表型与疾病之间的关联的研究方法。一项纳入17个研究、62 199人的孟德尔随机研究提示TG水平与冠心病风险存在因果关系。针对TG代谢的关键酶LPL的调控基因ANGPTL4的研究发现,携带该基因E40K突变位点的人群TG较未携带该位点的人群降低13%,冠心病风险降低19%。上述研究均表明TG/TRL可增加心血管风险。

(三) TG/TRL增加心血管风险的机制

研究发现,TG/TRL对血管内皮功能具有损伤作用,而内皮功能受损是动脉粥样硬化病理生理过程的第一步。2016年日本的一项纳入4 887例参与者的研究中,使用肱动脉血流介导的血管扩张功能(flow-mediated vasodilation,FMD)法来评价内皮功能,结果提示血浆TG水平大于98.4mg/L在校正了年龄、性别、心血管危险因素后与低水平的FMD值独立相关,提示HTG对于内皮功能障碍具有促进作用。这可能与TG影响了血管内皮释放一氧化氮以及上调活性氧造成组织损伤相关。并且,如前所述,乳糜微粒及VLDL残粒的直径较小,可穿透血管内皮屏障到达血管内膜并沉积。这些残粒中富含TG及胆固醇酯,可被动脉巨噬细胞吞噬,形成富含脂质的泡沫细胞,这是粥样硬化斑块形成的基础之一。HTG还可促进一些炎症因子及细胞素的释放,如白介素1β、肿瘤坏死因子α、细胞间黏附因子1,进一步参与动脉粥样硬化的形成。

二、HTG的药物治疗

生活方式干预对于HTG的改善具有较好的作用,包括合理饮食结构的调整、减轻体重、坚持体育锻炼、戒烟与戒酒。在纠正引起HTG的继发因素和诱因,并改善生活方式后若TG水平仍不达标,需要启动药物治疗。

（一）贝特类药物

贝特类药物通过激动 PPARα 降低 TG、升高 HDL-C 水平。FIELD 研究表明，在基线未使用他汀的 2 型糖尿病患者中，非诺贝特可以降低总心血管事件的风险。在临床上，贝特类药物通常与他汀类药物联用以改善血脂、降低心血管风险。有研究发现，对于混合型血脂异常患者，非诺贝特和辛伐他汀联合治疗 18 周与辛伐他汀单药治疗相比，联合治疗对血脂谱的改善程度更显著，可使 TG 下降达 43.0%，VLDL-C、非 HDL-C 和 LDL-C 分别下降 49.1%、35.3% 和 31.2%，并能使 HDL-C 升高 18.6%。在 ACCORD 研究中，对于 HTG 伴低 HDL-C 的 2 型糖尿病患者，非诺贝特联用辛伐他汀较单用辛伐他汀可显著降低心血管死亡、心梗及卒中的发生。并且，在贝特类药物中，非诺贝特具有较好的安全性，FIELD 研究及 ACCORD 研究均表明非诺贝特与他汀类药物联用不增加肌病的风险。因此，我国 2017 年《高甘油三酯血症及其心血管风险管理专家共识》中推荐对 HTG 的心血管病高危患者在他汀基础上加用非诺贝特。近年来，新型 PPARα 选择性激动剂 Pemafibrate 被报道具有较好的改善 PRL 的作用。PROMINENT 研究旨在阐明该药对 2 型糖尿病合并 HTG 及低 HDL-C 患者心血管结局的影响，目前正在进行中。该研究将为贝特类药物是否可降低心血管风险提供新的依据。

（二）n-3 脂肪酸

n-3 脂肪酸主要包括二十碳五烯酸（eicosapentaenoic acid，EPA）及二十二碳六烯酸（docosahexaenoic acid，DHA）。高纯度的 EPA 或 DHA 与他汀或贝特类药物联用可降低 TG 30%-40%。而 n-3 脂肪酸对于心血管结局的作用仍存在争议。一项纳入 79 例研究的荟萃分析表明，n-3 脂肪酸不能降低全因死亡及心血管事件的发生，仅可轻度降低冠心病事件风险。ASCEND 研究结果也提示在不合并动脉粥样硬化的 2 型糖尿病患者中，使用 n-3 脂肪酸在 7.4 年的中位随访年限中并不能降低严重血管事件的风险。而刚刚结束的 REDUCE-IT 研究纳入了约 8 000 例已使用他汀治疗、具有心血管风险的 HTG 患者，发现每日 2 次、每次服用 2g EPA 在中位随访年限 4.9 年的时间中，可将主要心血管事件风险降低 25%。这一结果具有里程碑性质，并且基于此结果，2019 欧洲血脂异常管理指南中推荐 TG 水平在 1.5~5.6mmol/L 的心血管高风险患者在他汀基础上可考虑联用 n-3 脂肪酸（EPA 每日 2 次，每次 2g）（Ⅱa 类推荐，B 级证据）。值得注意的是，另一项 n-3 脂肪酸类药物 EpaNova 与他汀类药物联用后评估心血管风险的Ⅲ期临床试验 STRENGTH 研究在今年年初由于患者的受益可能性很低而被提前终止。因此 n-3 脂肪酸降低 TG 是否具有心血管获益仍需要更多的研究证据。

（三）可降低 TG 的新型药物

ANGPTL3 也是 TG 代谢的关键酶 LPL 的调控基因之一。该基因的功能缺失可降低 TG 水平。近期开发的 *ANGPTL3* 单抗 evinacumab 在Ⅰ期临床试验中可显著降低 TG 水平。在另一项Ⅰ期临床试验中，*ANGPTL3* 的反义核苷酸在健康人群中显示出较好地改善 TG 的作用。

ApoC-Ⅲ是与 TRL 清除相关的脂蛋白。针对该基因的反义核苷酸类药物 Volanesorsen 的Ⅲ期临床试验发现，该药可以有效降低血浆 TG 达 70%，apoC-Ⅲ降低约 80%~90%。

Pradigastat 是二酰基甘油三酯转移酶 1（diacylglycerol acyltransferase 1，DGAT1）抑制剂。DGAT1 高表达于小肠上皮细胞，是 TG 合成的限速酶，因此抑制该酶活性可以抑制 TG 的合成和分泌从而达到降低血浆 TG 的效果。目前该药被获批用于家族性高乳糜微粒血症的患者，常见副作用为胃肠道反应。而另外两家公司则因为胃肠道反应终止了开发 DGAT1 抑制剂的项目，因此，该药的安全性还需更多的研究证实。

三、结　　语

在有效控制 LDL-C 防治动脉粥样硬化性心血管疾病的基础上，积极控制 TG 水平可进一步降低心血管风险。贝特类药物及高纯度 n-3 脂肪酸类药物可有效降低 TG 水平，但它们是否可降低患者的心血管风险仍需更多的临床研究证据。目前，不同作用机制改善 TG 的新药正在研发，它们的有效性及安全性还需进一步研究明确。

（董吁钢　董玢）

参 考 文 献

[1] 中国胆固醇教育计划委员会. 高甘油三酯血症及其心血管风险管理专家共识[J]. 中国心血管病杂志，2017，45(2)：108-115.

[2] PARHOFER K G，LAUFS U. The diagnosis and treatment of hypertriglyceridemia [J]. Dtsch Arztebl Int，2019，116(49)：825-832.

[3] RYGIEL K. Hypertriglyceridemia - common causes，prevention and treatment strategies [J]. Curr Cardiol Rev，2018，14(1)：67-76.

[4] REINER Ž. Hypertriglyceridaemia and risk of coronary artery disease [J]. Nat Rev Cardiol，2017，14(7)：401-411.

[5] PENG J，LUO F，RUAN G，et al. Hypertriglyceridemia and atherosclerosis [J]. Lipids Health Dis，2017，16(1)：233.

[6] NAKANO T，NAKAJIMA K，NIIMI M，et al. Detection of apolipoproteins B-48 and B-100 carrying particles in lipoprotein fractions extracted from human aortic atherosclerotic plaques in sudden cardiac death cases [J]. Clin Chim Acta，2008，390(1-2)：38-43.

[7] MACH F，BAIGENT C，CATAPANO A L，et al. 2019 ESC/EAS Guidelines for the management of dyslipidaemias：lipid modification to reduce cardiovascular risk [J]. Eur Heart J，2020，41(1)：111-188.

[8] NORDESTGAARD B G，BENN M，SCHNOHR P，et al. Nonfasting triglycerides and risk of myocardial infarction，ischemic heart disease，and death in men and women [J]. JAMA，2007，298(3)：299-308.

[9] KIM E H，LEE J B，KIM S H，et al. Serum triglyceride levels and cardiovascular disease events in Koreans [J]. Cardiology，2015，131(4)：228-235.

[10] SCHWARTZ G G，ABT M，BAO W，et al. Fasting triglycerides predict recurrent ischemic events in patients with acute coronary syndrome treated with statins [J]. J Am Coll Cardiol，2015，65(21)：2267-2275.

[11] PURI R，NISSEN S E，SHAO M，et al. Non-HDL cholesterol and triglycerides：implications for coronary atheroma progression and clinical events [J]. Arterioscler Thromb Vasc Biol，2016，36(11)：2220-2228.

[12] SACKS F M，HERMANS M P，FIORETTO P，et al. Association between plasma triglycerides and high-density lipoprotein cholesterol and microvascular kidney disease and retinopathy in type 2 diabetes mellitus：a global case-control study in 13 countries [J]. Circulation，2014，129(9)：999-1008.

[13] HOLMES M V，ASSELBERGS F W，PALMER T M，et al. Mendelian randomization of blood lipids for coronary heart disease [J]. Eur Heart J，2015，36(9)：539-550.

[14] DEWEY F E，GUSAROVA V，O'DUSHLAINE C，et al. Inactivating variants in ANGPTL4 and risk of coronary artery disease [J]. N Engl J Med，2016，374(12)：1123-1133.

[15] KAJIKAWA M，MARUHASHI T，MATSUMOTO T，et al. Relationship between serum triglyceride levels and endothelial function in a large community-based study [J]. Atherosclerosis，2016，249：70-75.

[16] KEECH A，SIMES R J，BARTER P，et al. Effects of long-term fenofibrate therapy on cardiovascular events in 9795 people with type 2 diabetes mellitus (the FIELD study)：randomised controlled trial [J]. Lancet，2005，366(9500)：1849-1861.

[17] ACCORD Study Group. Effects of combination lipid therapy in type 2 diabetes mellitus [J]. N Engl J Med，2010，362(17)：1563-1574.

[18] ASCEND Study Collaborative Group. Effects of n-3 fatty acid supplements in diabetes mellitus [J]. N Engl J Med，2018，379(16)：1540-1550.

[19] BHATT D L，STEG P G，MILLER M，et al. Cardiovascular risk reduction with Icosapent Ethyl for hypertriglyceridemia [J]. N Engl J Med，2019，380(1)：11-22.

低密度脂蛋白在动脉硬化性心血管疾病中的作用——欧洲动脉粥样硬化学会共识小组申明:低密度脂蛋白引起动脉粥样硬化性心血管疾病的病理生理机制、遗传学特性和治疗理念

数百项流行病学研究、遗传学研究、病理研究和临床随机干预研究证实:低密度脂蛋白(LDL)是动脉粥样硬化性心血管疾病(ASCVD)的关键致病因素。LDL 胆固醇(LDL-C)水平与心血管病之间有因果关系和累积效应。LDL-C 水平与心血管风险之间为剂量依赖性、对数线性关系。降低 LDL-C 水平不仅可减少心血管事件发生,而且获益程度与其绝对降幅成正比。根据患者的基线心血管风险、基线 LDL-C 水平、LDL-C 绝对降幅和降脂治疗的时间,可估算心血管风险降低的程度。因此,心血管高危患者应尽早降低 LDL-C 水平。另外,LDL-C 水平与 ASCVD 的因果关系,不仅取决于 LDL-C 的绝对水平,而且与 LDL-C 的累计负荷有关,后者是心血管病发生、发展的中心决定因素。与动脉粥样硬化性形成后启用他汀类药物治疗的人群相比,尽早进行降胆固醇治疗、使 LDL-C 长期保存低水平的人群的心血管风险降低更为显著。深入了解 LDL 致动脉粥样硬化的机制,有助于现有降胆固醇治疗的合理利用。

一、LDL 的转运与聚集

LDL 一度被认为以被动扩散的方式穿过通透性增加的受损内皮细胞。现有研究显示:LDL 以转胞吞的方式进入内皮下。LDL 通过囊泡途径实现穿过内皮细胞的转胞吞作用,该途径与小窝、清道夫受体 B1、活化素受体样激酶 1 以及 LDL 受体密切相关。LDL 转胞吞作用的关键在于清道夫受体 B1 和胞质蛋白—胞质分裂作用因子 4 的相互作用。雌激素可以通过 G 蛋白偶联受体途径下调清道夫受体 B1 从而减少 LDL 的转运,因此,女性绝经前患 ASCVD 的风险较男性低。而含 pyrin 结构域蛋白 3 的 NOD 样受体(NLPR3)炎症小体通过提高白介素(IL)-1 家族的表达或诱导高糖血症来增加 LDL 的转胞吞作用。

LDL 在内皮下的聚集主要是由 LDL 中载脂蛋白(Apo)B100 带正电荷的精氨酸和赖氨酸残基与动脉壁蛋白多糖带负电荷的硫酸盐和羧酸基团相互作用而介导的。该过程受到 ApoB100 与动脉壁内皮下蛋白多糖亲和力的影响。LDL 表面或核心的成分改变都会对亲和力造成影响。已知 ApoE、ApoC-Ⅲ和血清淀粉样蛋白 A 会提高 LDL 与蛋白多糖的亲和力。

尸检发现:容易发生动脉粥样硬化的动脉存在动脉增生,后者由平滑肌细胞和蛋白多糖的聚集所致。在有血液湍流、低剪切力或振动剪切力的血管分支或分叉处更容易发生动脉粥样硬化。机械刺激可能通过调控基因或蛋白的表达而导致内皮功能障碍和内膜增生,从

而增加动脉粥样硬化风险。

二、LDL 的异质性

在血脂正常的人群中，LDL 主要有三种亚型：LDL-Ⅰ(1.019~1.023g/ml)、LDL-Ⅱ(1.023~1.034g/ml)、LDL-Ⅲ(1.034~1.044g/ml)。极小且极密的 LDL-LDL-Ⅳ(1.044~1.063g/ml)仅见于甘油三酯(TG)水平极度升高时。

LDL 的亚型主要取决于极低密度脂蛋白(VLDL)的颗粒性质、VLDL 的循环浓度、脂肪酶和中性脂质转移蛋白(包括胆固醇酯转运蛋白)的活性、组织中的 LDL 受体活性以及 LDL 颗粒与 LDL 受体结合的亲和力。

VLDL 颗粒中的甘油三酯(TG)水平是影响 LDL 亚组分的主要决定因素。当 TG 水平 <0.85mmol/L(75mg/dl)时，循环中以 LDL-Ⅰ为主，这时脂解活性高、肝脏 TG 含量通常较低，因此肝脏所释放的 VLDL 颗粒趋小，甚至直接从肝脏释放出中间密度脂蛋白 /LDL 大小的颗粒。这种情况与健康状态有关，可见于年轻女性。此外，LDL-Ⅰ的高比例也可见于家族性高胆固醇血症，后者往往 LDL 受体数量不足而导致 LDL 清除率下降。当 TG 水平在 0.85~1.7mmol/L 时，循环中以 LDL-Ⅱ为主，肝脏生成释放 VLDL1 和 VLDL2，后两者被迅速水解、转化为中间密度脂蛋白，然后转化为中等大小的 LDL，即 LDL-Ⅱ。当 TG>1.7mmol/L 时，往往存在 VLDL 生成过多和 ApoCⅢ含量升高。后者可抑制脂蛋白脂酶活性而延缓 VLDL 颗粒的清除，故而容易形成小而密的 LDL。

三、LDL 是致动脉粥样硬化的主要推动因素

所有的 LDL 颗粒具有不同程度的致动脉粥样硬化作用，主要通过以下机制：

1. 巨噬细胞直接吞噬聚集的 LDL 颗粒，或通过清道夫受体摄取经氧化修饰的 LDL(oxLDL)颗粒后，形成巨噬细胞源性泡沫细胞。

2. LDL 氧化后释放具有生物活性的促炎脂质(如氧化磷脂)或其片段(如短链醛类)，这些脂质成分可能同时发挥局部或全身作用。

3. LDL 颗粒变性后形成细胞外脂质沉积，尤其是形成胆固醇结晶。

4. LDL 引发固有免疫反应，包括损伤相关分子模式，后者促进免疫炎症细胞的招募，导致局部和潜在的慢性炎症，通过凋亡或坏死诱导细胞死亡，从而促进坏死核心的形成。

5. ApoB100 被醛类共价修饰或 ApoB100 降解后会诱导适应性免疫反应，并激活抗原特异性 T 细胞反应和抗体。

不同亚型的 LDL 具有不同的理化、代谢和功能特征。其中，小而密的 LDL 因为其自身特殊的生物学特性，对动脉粥样硬化的促进具有更重要的作用。已知小而密 LDL 具有以下生物学特征：①与 LDL 受体的亲和力低，血浆滞留时间延长；②与细胞表面非 LDL 受体的亲和力增加；③颗粒小有利于增强其对动脉壁的渗透力；④提高与动脉壁内皮下蛋白多糖的亲和力，有利于内皮下滞留；⑤磷脂和胆固醇酯的氧化修饰易感性增加，脂质氢过氧化物形成增多；⑥糖基化敏感性增加；⑦LDL 的负电荷增多，降低与 LDL 受体的亲和力；⑧优先富集脂蛋白相关磷脂酶 A2(后者影响 VLDL 的清除、促炎、促动脉粥样硬化)；⑨优先富集 ApoC-Ⅲ。

除了 LDL，其他含有 ApoB 的脂蛋白(直径 <70nm 的脂蛋白)也能加剧动脉粥样硬化进程，包括脂蛋白(a)以及从富含甘油三酯脂蛋白代谢而来的富含胆固醇酯的残粒脂蛋白。

四、LDL滞留在动脉壁所致免疫反应

由于内皮下细胞外基质的局部微环境，LDL颗粒容易通过酶促或非酶促的机制被氧化，从而生成含有包括氧化磷脂在内的多种生物活性分子的oxLDL。OxLDL会激活内皮细胞、上调黏附分子和趋化因子、招募单核细胞（尤其是典型的炎性Ly6Chi单核细胞）趋化至动脉壁，继而引起无菌性炎症反应。单核细胞分化为巨噬细胞，可进一步促进LDL的氧化修饰。巨噬细胞通过特定的清道夫受体识别、摄取oxLDL，进而形成泡沫细胞。一些未被氧化的LDL也能通过酶促降解或聚集等作用而促进巨噬细胞的摄取。未经修饰的天然LDL也可能通过巨胞饮作用被巨噬细胞摄取。

内皮下滞留的LDL被修饰后，可引发多种损伤相关分子模式，并通过结合toll样受体（TLR）等模式识别受体，来诱导巨噬细胞的促炎因子和促血栓基因的表达。一个比较典型的过程是：TLR4-TLR6和清道夫受体CD36结合、识别oxLDL后，通过NF-κB信号通路诱导单核细胞趋化因子的表达，导致单核细胞进一步的聚集。巨噬细胞的脂质负荷还可以导致胆固醇结晶的形成，进而激活胞外NLRP3炎症小体，提高IL-1β和IL-18的表达。

$CD4^+T$细胞和$CD8^+T$细胞的浸润也参与了斑块中的炎症反应。树突状细胞（DC）摄取经修饰的LDL后，将特定抗原表位（如脂蛋白肽）提呈给$CD4^+$的初始T细胞（Th0），介导其分化为Th_1、Th_2、Th_{17}或调节性T细胞（Treg）。Th_1细胞可以分泌干扰素γ促进动脉粥样硬化，Treg细胞能够分泌IL-10和转化生长因子-β抑制动脉粥样硬化。Th_2和Th_{17}在动脉粥样硬化中作用不明，因其分泌的细胞因子具有相互矛盾的作用。$CD8^+T$细胞具有促进动脉粥样硬化的作用。B1细胞分泌抗-oxLDL的IgM抗体具有保护动脉壁的作用，B2细胞分泌抗oxLDL的IgG抗体则会促进动脉粥样硬化。不同的免疫细胞之间存在相互调节。

五、受损的胞葬作用与炎症消退障碍

吞噬细胞有效清除死亡细胞的方式称为胞葬。这个过程需要识别一些“吃掉我”的信号，包括凋亡细胞上的磷脂酰丝氨酸、钙网蛋白和氧化磷脂。负责识别这些信号的受体包括Mer酪氨酸激酶（MerTK）、低密度脂蛋白受体相关蛋白1、整联蛋白αvβ3和CD36。这个过程还需要一些桥接分子的介导或参与，如磷脂酰丝氨酸的生长抑制特异性因子6、钙网蛋白的补体蛋白C1q、氧化磷脂的乳脂球表皮生长因子8。由线粒体裂变和LC3相关吞噬作用驱动的钙依赖性囊泡转运，促进了凋亡细胞吞噬溶酶体融合和水解降解。同时，针对氧化特异性抗原表位的IgM通过补体受体进一步增强了凋亡细胞的清除效率。巨噬细胞摄取凋亡细胞的作用与其抗炎因子转化生长因子-β、IL-10表达增加及促炎因子IL-8和IL-1β表达下降有关。有效的胞葬可以清除细胞碎片和修饰的LDL、产生抗炎微环境，从而抑制动脉粥样硬化。摄取细胞碎片还有利于产生一些促进炎症消退的促脂质分解介质，如脂氧素、消退素等。

在动脉粥样硬化进展过程中，存在一种或多种胞葬机制的缺失，从而导致炎症扩散且无法消退，以及斑块坏死。导致胞葬作用受损的机制包括线粒体无裂变、LC3相关吞噬作用缺陷、凋亡细胞表面异常表达的“不要吃我”的信号CD47、ADAM-17介导的MerTK裂解等。清除凋亡细胞的能力受损会促进斑块中坏死核心的形成。具有增强/恢复胞葬作用的转基因小鼠可避免动脉粥样硬化的形成，这一发现预示着新的治疗策略。

六、斑块的组成与结构对其稳定性的影响

平滑肌细胞会对 oxLDL 聚集引起的损伤作出反应，导致其增殖并最终表型转化为成纤维样细胞和骨软骨样细胞；后者产生细胞外基质、调节钙化、并通过平滑肌细胞的凋亡促进坏死核心的形成。

冠状动脉血栓形成的主要原因以斑块破裂为主，尤其在 ST 段抬高型心肌梗死的罪犯血管中多见。斑块中如果产生了大量脂质核心或者斑块本身纤维帽较薄，则具有较高的破裂风险，易继发血栓形成。平滑肌细胞的衰老和死亡、巨噬细胞分泌的蛋白水解酶、穿透纤维帽的胆固醇结晶都会促进斑块破裂。破裂的斑块通常伴随大量的斑块内血管新生，但因广泛的扩张性血管重塑，通常血管腔狭窄程度很轻微。

在非 ST 段抬高型心肌梗死的罪犯病变中，斑块破裂并不常见。在这种情况下，斑块侵蚀是导致血栓形成的重要原因。不含脂质核心或纤维帽较厚的病灶不容易破裂，但可能会因斑块的侵蚀产生血栓。此时斑块是完整的，但斑块表面的内皮细胞因凋亡或脱落而缺乏，同时在斑块 - 血栓界面处有大量中性粒细胞浸润。斑块侵蚀通常以内皮下蛋白多糖和透明质酸的聚集为特征，湍流、低或振动剪切力及免疫激活物如透明质酸碎片使内皮细胞容易受到中性粒细胞介导的免疫损害，导致内皮细胞局灶性凋亡或剥脱，继而形成血栓。

纤维帽的厚薄与 LDL-C 的水平相关。95% 破裂的斑块纤维帽是薄纤维帽，厚度 <65μm。当 LDL-C<1.3mmol/L（50mg/dl）时，更容易形成厚纤维帽的纤维斑块。纤维帽中的胶原蛋白和弹性蛋白寿命长，几乎不能更新。但在斑块中，LDL 介导的炎症可吸引较多的巨噬细胞聚集，这些浸润的巨噬细胞会分泌基质金属蛋白酶和组织蛋白酶分解基质、使纤维帽变薄。随着平滑肌细胞和巨噬细胞的死亡，蛋白水解会将纤维帽组织逐渐转变为脂质核心，并在此过程中使其变得极易破裂。

七、钙化对斑块稳定性的影响

动脉钙化是动脉粥样硬化的公认标志之一，冠状动脉钙化（CAC）的严重程度能很好的预测冠心病的发病率与死亡率，但尚不清楚其是否会增加斑块破裂的风险。比如，他汀类药物能够降低死亡率但会促进 CAC。另外，耐力型男性运动员的 CAC 评分较运动较少的人更高，但心血管事件的发生率却更低。

不同的钙化具有不同的力学性质，其对斑块脆性的影响不同。回顾性研究显示：死于急性心肌梗死的患者其 CAC 评分高于对照组，但 CAC 与斑块的不稳定性之间并没有密切联系。CT 分析显示急性冠脉综合征患者的罪犯斑块病变更倾向于分散的点状钙化（0.2~3mm），而稳定性斑块通常呈现为连续性的片状钙化（ ≥3mm）。因此，点状钙沉积通常被认为是“高危”斑块的特征。

动脉钙化的形成与 LDL-C 水平升高相关。已知骨髓内的破骨细胞可以向循环输出矿物质，而血管平滑肌来源的成骨样细胞会促进钙化。修饰过的 LDL 通过促使平滑肌细胞分化为成骨样细胞来刺激血管钙化，同时可以抑制巨噬细胞向破骨细胞的分化。相反，高密度脂蛋白（HDL）似乎对血管钙化发挥有益作用，可以介导胆固醇从破骨细胞前体细胞外流而阻止破骨细胞成熟，同时抑制成骨样细胞的 RANKL 表达，并促进两种细胞的凋亡，从而减少骨质疏松与动脉粥样硬化的形成。

八、基因对冠脉疾病敏感性的影响

全基因组关联研究和相关研究表明:ASCVD 的易感性与影响血浆 LDL-C 浓度的多种基因有关。调控 LDL-C 水平和 ASCVD 风险的基因大多位于基因非编码区,主要改变肝细胞摄取和代谢 LDL 的相关基因表达。这些基因包括 *LDLR*、*APOB*、*PCSK9*、*HMGCR*、*NPC1L1*、*ABCG5/G8*、*CELSR2/SORT1*、*APOE-C1-C2-C4* 等。其他的基因可影响 LDL 的特性,包括 LDL 浸润动脉管壁、转胞吞作用、滞留和修饰的易感性。这些基因包括 *CAV1*、*PECAM1*、*PROCR1*、*LMOD1*、*CCM2*、*EDN1*、*ARHGEF26*、*ALK1*。随着 GWAS 的荟萃分析纳入了越来越多的患者群体,基因调控网络被认为是高度相互关联的。基因调控网络的互联性意味着几乎任何一个在疾病相关细胞中表达的基因,都可以调节疾病核心相关基因的功能,同时动脉粥样硬化的大多数遗传性可以由非核心机制通路的基因来解释。因此,大规模全基因组关联研究正在积极探索"全基因"疾病模型。

九、促血栓形成的斑块成分

当斑块发生破裂时,斑块成分暴露于血液中,可引发凝血级联反应,促进破裂部位血栓的形成。那么,哪些斑块成分有利于这种血栓形成呢?

血栓形成的启动因子是斑块内巨噬细胞和/或含脂平滑肌细胞胞膜表面的组织因子(TF)。巨噬细胞和泡沫细胞吞噬外源性非脂蛋白胆固醇和 oxLDL 后,显著上调了 TF 的表达,促进释放含有 TF 的微泡。另外,残粒脂蛋白也可以诱导内皮细胞表达 TF。在血栓的发生发展过程中,血小板的快速激活与招募发挥了重要作用,而 oxLDL 和氧化磷脂都能激活血小板。此外,高胆固醇血症和氧化脂质能够增强促凝活性,并扩大由 TF 与凝血因子Ⅷ诱导的凝血级联反应。

研究表明:高胆固醇血症及血小板活性增加与潜在的促凝状态相关。oxLDL 和未修饰的 LDL 都能使血小板激活,提高其对各种激动剂的反应活性,从而增加动脉血栓形成的风险。在高胆固醇血症患者中,血小板活化标志物或暴露于血小板表面的 P- 选择素的血浆水平也会升高,并且与血小板膜胆固醇升高密切相关。

十、HDL 或其组分对 LDL 所致斑块的生物学特性的影响

HDL 及其主要蛋白 ApoAI 在动脉粥样硬化中的直接作用仍不清楚,但 HDL 及其组分对 LDL 致动脉粥样硬化作用存在潜在调节作用。在人类动脉粥样硬化组织中发现大量功能失调、交联的 ApoAI。这种功能障碍是由巨噬细胞源性髓过氧化物酶对 ApoAI 中关键氨基酸残基进行化学修饰(氧化、氨甲酰化或糖基化)所致。此外,氧化修饰也改变了 HDL 对内皮细胞的作用。这些观察结果提出了一种可能性:ApoAI/HDL 在斑块组织中的主要功能是抗炎和抗氧化,即 ApoAI 发挥着中和活性氧的作用。活性氧化是氧化应激和炎症的关键特征,与 LDL 的氧化修饰以及加速动脉粥样硬化的发病机制密切相关。最近的数据表明:HDL 的缩醛磷脂也可能通过减少 LDL 脂质过氧化而起到抗氧化作用。

十一、悬而未决的问题

悬而未决的问题包括但不限于如下:LDL、残粒脂蛋白和脂蛋白(a)致动脉粥样硬化的作用机制有何不同?Ω-3 脂肪酸是否会影响脂蛋白(如 LDL、残粒脂蛋白)致动脉粥样硬化的

机制？治疗调控 ApoCⅢ和/或 ANGPTL3 能否减弱 LDL 对动脉斑块的影响？治疗调控 HDL 颗粒及其成分能在多大程度上减弱 LDL 所致动脉粥样硬化？

随着对这些科学问题的不断探索，可能在不远的将来发现防治动脉粥样硬化的新疗法。

（臧雪焱 刘玲）

参考文献

[1] FRANK P G, LISANTI M P. Caveolin-1 and caveolae in atherosclerosis: differential roles in fatty streak formation and neointimal hyperplasia [J]. Current Opin Lipidol, 2004, 15: 523-529.

[2] HUANG L, CHAMBLISS K L, GAO X, et al. SR-B1 drives endothelial cell LDL transcytosis via DOCK4 to promote atherosclerosis [J]. Nature, 2019, 569: 565-569.

[3] BERNEIS K K, KRAUSS R M. Metabolic origins and clinical significance of LDL heterogeneity [J]. J Lipid Res, 2002, 43: 1363-1379.

[4] LUND-KATZ S, LAPLAUD P M, PHILLIPS M C, et al. Apolipoprotein B-100 conformation and particle surface charge in human LDL subspecies: implication for LDL receptor interaction [J]. Biochemistry, 1998, 37: 12867-12874.

[5] MOORE K J, KOPLEV S, FISHER E A, et al. Macrophage trafficking, inflammatory resolution, and genomics in atherosclerosis: JACC macrophage in CVD series (Part 2) [J]. J Am Coll Cardiol, 2018, 72: 2181-2197.

[6] ANZINGER J J, CHANG J, XU Q, et al. Native low-density lipoprotein uptake by macrophage colony-stimulating factor-differentiated human macrophages is mediated by macropinocytosis and micropinocytosis [J]. Arterioscler Thromb Vasc Biol, 2010, 30: 2022-2031.

[7] FRANCK G, MAWSON T, SAUSEN G, et al. Flow perturbation mediates neutrophil recruitment and potentiates endothelial injury via TLR2 in mice: implications for superficial erosion [J]. Circ Res, 2017, 121: 31-42.

[8] KWAK B R, BACK M, BOCHATON-PIALLAT M L, et al. Biomechanical factors in atherosclerosis: mechanisms and clinical implications [J]. Eur Heart J, 2014, 35: 3013-320, 3020a-3020d.

[9] AKERS E J, NICHOLLS S J, DI BARTOLO B A. Plaque calcification: do lipoproteins have a role? [J] Arterioscler Thromb Vasc Biol, 2019, 39: 1902-1910.

[10] LUEGMAYR E, GLANTSCHNIG H, WESOLOWSKI G A, et al. Osteoclast formation, survival and morphology are highly dependent on exogenous cholesterol/lipoproteins [J]. Cell Death Differ, 2004, 11 (Suppl 1): S108-S118.

[11] BESLER C, HEINRICH K, ROHRER L, et al. Mechanisms underlying adverse effects of HDL on eNOS-activating pathways in patients with coronary artery disease [J]. J Clin Invest, 2011, 121: 2693-2708.

[12] HUANG Y, WU Z, RIWANTO M, et al. Myeloperoxidase, paraoxonase-1, and HDL form a functional ternary complex [J]. J Clin Invest, 2013, 123: 3815-3828.

[13] ORSONI A, THEROND P, TAN R, et al. Statin action enriches HDL3 in polyunsaturated phospholipids and plasmalogens and reduces LDL-derived phospholipid hydroperoxides in atherogenic mixed dyslipidemia [J]. J Lipid Res, 2016, 57: 2073-2087.

脂蛋白(a)研究进展

脂蛋白 a [Lipoprotein(a),Lp(a)]由挪威医生 Kare Berg 在 1963 年首次发现。多年前就有观察性研究提示 Lp(a)与心血管疾病(cardiovascular disease,CVD)之间存在关联,但长期以来 Lp(a)未得到足够的关注,最近的研究证据重新激发了学术界对 Lp(a)的重视,近期颁布的多项指南也更新了关于 Lp(a)的内容。

一、Lp(a)结构

Lp(a)颗粒有独特而复杂的结构(图 1,彩图见二维码 8)。它由 LDL 样微粒上的载脂蛋白 B-100(apolipoprotein B,ApoB)借助二硫键与载脂蛋白 A(apolipoprotein A,ApoA)结合而成,后者是肝脏合成的一种糖蛋白,结构与纤溶酶原类似,包含 1 个 Kingle Ⅴ结构域和 10 个不同的 Kringle Ⅳ重复序列单位(KⅣ$_1$~KⅣ$_{10}$)。其中,Kringle Ⅳ$_2$(KⅣ$_2$)亚型是多拷贝的(从 3 个至 >40 个拷贝不等),其拷贝数取决于其遗传因素(LPA 基因)。因此,ApoA 存在超过 40 个大小不一的异构体。ApoA 还包含一个无活性蛋白酶样(P)结构域。位于 ApoB 的脂相中的氧化磷脂(OxPL),也与 ApoA 共价结合。

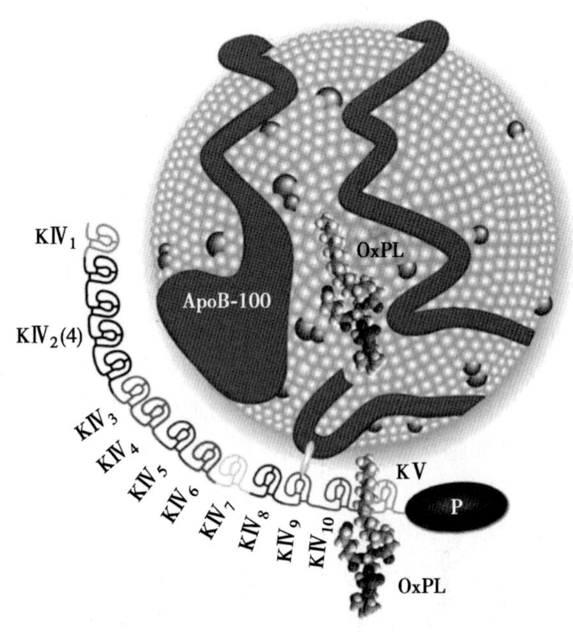

图 1 Lp(a)粒子的结构示意图

二、Lp(a)代谢与血浆浓度

ApoA 由肝脏合成。ApoA 首先与 LDL 黏附,然后 ApoA 上的 KⅣ$_9$ 与 ApoB 通过二硫键连接在一起,形成 Lp(a),Lp(a)在肝脏和肾脏进行代谢。

二维码8

Lp(a)血浆浓度的高低与 Lp(a)大小呈负相关。KⅣ$_2$ 拷贝数越大,Lp(a)颗粒越大,其血浆浓度越低,反之亦然。因此,Lp(a)的血浆浓度约 90% 由 LPA 基因决定,饮食和其他环境因素的作用微乎其微。虽然 Lp(a)水平在个体内保持稳定,但在不同个体间的差异巨大(从 0.1mg/dl 至 >200mg/dl),其浓度在不同种族间差异可高达 4 倍之多。绝大多数个体的 Lp(a)水平低于 10mg/dl 或者低到无法检测。JUPITER 研究发现,接受瑞舒伐他汀治疗的患者如果 Lp(a)≥50mg/dl,其 CVD 风险有升高的趋势。即使低于 50mg/dl,只要 Lp(a)在 30mg/dl 以上,CVD 风险就会逐渐升高。

三、Lp(a)的检验

使用质量浓度(mg/L)来表示Lp(a)是不准确的,因为在各个Lp(a)颗粒中,ApoA与ApoB的质量比率各异,所以国际临床化学和检验医学联合会(International Federation of Clinical Chemistry and Laboratory Medicine,IFCC)推荐以颗粒浓度(nmol/L)来报告Lp(a)水平。

酶联免疫法和比浊法是如今较为常用的检测方法。因为ApoA分子大小的异质性,不同检测系统的测定结果之间依旧存在较大差异。使用同一校准品对不同检测系统进行校准后能在一定程度上缩小结果间的差异,但仅部分检测系统可以实现结果互通,差异无法完全消除,这可能是由于试剂中抗体识别位点的不同造成的。

2003年,世界卫生组织(World Health Organization,WHO)生物标准化专家委员会确定IFCC SRM 2B作为国际上第一个用于Lp(a)测定的WHO/IFCC国际参考物质,但直到最近才在市场上出现了真正以nmol/L表达检测结果的商品化试剂,其结果可溯源至WHO/ IFCC SRM 2B。

我们在比较不同实验室间Lp(a)的检测结果时对其中的差异应予以重视。临床实验室不宜随意改变Lp(a)的检测方法,若方法学出现改变,需告知临床新旧方法间检测值的差异,而患者也应尽可能在同一医院进行检查,避免由于结果的不一致导致临床误判。

四、Lp(a)生理功能和病理作用

尚无证据表明低水平的Lp(a)会造成任何有害影响。因与纤溶酶原结构类似,Lp(a)可与纤溶酶原竞争而抑制纤溶酶的生成。因此,Lp(a)可预防出血。此外,Lp(a)可在内皮损伤部位聚集,通过复杂的机制与血管壁和内皮下基质结合,并影响血管内皮功能,刺激血管平滑肌细胞从中膜迁移到内膜,激活单核细胞/巨噬细胞,从而在血管重塑中发挥重要作用。但是,这些有益的生理效应可能在其浓度很高时产生促动脉粥样硬化(atherosclerosis,AS)和促血栓的有害作用。

Lp(a)促AS作用很大程度上是由OxPL决定的。Lp(a)可结合内皮表面的蛋白多糖和纤维粘连蛋白,并渗透到内皮下,其在内皮表面的沉积使其氧化时间延长,从而使其磷脂内的多不饱和脂肪酸被氧化。OxPL- Lp(a)结合体能促进炎症反应,开启一系列化学因子和细胞因子在血管壁细胞中的表达与合成,从而使单核细胞粘附于内皮,并渗透进血管内膜,变为巨噬细胞;Lp(a)通过清道夫受体与巨噬细胞结合、内吞后,在溶酶体中被分解代谢,使胆固醇在细胞内聚集。OxPL-Lp(a)结合体也能诱导平滑肌细胞从中膜向内膜迁移,然后在内膜迅速增生。另一方面,如前所述,Lp(a)可通过抑制纤维蛋白的降解来稳定纤维蛋白栓;此外,Lp(a)会增强血小板的活化与聚集,促进纤溶酶原激活物抑制剂-1的合成,抑制组织因子途径抑制剂,这都增加了血栓风险。

Lp(a)在钙化性主动脉瓣狭窄中的作用也是由OxPL介导的,OxPL具有促炎和促钙化特性。

五、Lp(a)与心血管疾病关系

(一)临床研究证据

大型观察性研究和荟萃分析显示Lp(a)浓度和冠心病、脑卒中风险相关。哥本哈根城市心脏研究对 9 330 名受试者随访了 10 年，结果发现，与 Lp(a)<5mg/dl 相比，当基线 Lp(a) 值分别为 5~29mg/dl、30~84mg/dl、85~119mg/dl 和≥120mg/dl 时，发生心梗事件的风险比 (hazards ratio，HR) 和 95% 置信区间 (confidence interval，CI) 在男性分别是 1.5 (0.9~2.3)、1.6 (1.0~2.6)、2.6 (1.2~5.5) 和 3.7 (1.7~8.0)，在女性分别是 1.1 (0.6~1.9)、1.7 (1.0~3.1)、2.6 (1.2~5.9) 和 3.6 (1.7~7.7)。由此可见，随着 Lp(a)水平的上升，心梗风险逐渐升高；与 Lp(a)<5mg/dl 相比，极度升高的 Lp(a) 水平会使心梗风险升高 3~4 倍。

一项纳入了 36 个前瞻性研究、126 634 名受试者的荟萃分析表明，Lp(a) 水平与主要心血管事件风险的关联是连续而独立的。高 Lp(a) 浓度使冠心病事件 (非致死性心梗和冠心病相关死亡) 和缺血性卒中风险升高。校正了年龄、性别、血脂和其他危险因素后，Lp(a) 水平每升高 3.5 倍，冠心病的相对风险 (relative risk，RR) 为 1.13 (95%CI 1.09~1.18)。

近期一项纳入了 11 个病例对照研究和 9 个前瞻性研究，共 126 694 人的荟萃分析调查了 Lp(a) 与缺血性卒中的关联。该荟萃分析比较了高水平和低水平 Lp(a) 患者的卒中风险。在病例对照研究亚组中，高 Lp(a) 者比低 Lp(a) 者的比值比 (odds ratio，OR) 为 1.41 (95%CI 1.26~1.57)；在前瞻性研究亚组中，RR 值为 1.29 (95%CI 1.06~1.58)。在平均年龄 <55 岁的患者中，该风险差更大。大多数观察性和干预性研究表明，Lp(a) 升高 CVD 风险的作用是独立于 LDL-C 的。

升高的 Lp(a) 水平也会增加主动脉瓣病变的风险。纳入了 4 678 名受试者的 MESA 研究旨在分析用于评估 CVD 风险的 Lp(a) 阈值与亚临床主动脉瓣钙化 (aortic valve calcification，AVC) 的关系。在高加索人群中，以 Lp(a) ≥30mg/dl 作为阈值，和 <30mg/dl 相比，主动脉瓣钙化风险显著升高。在黑种人中，该阈值与主动脉瓣钙化的关联接近有统计学意义 (P=0.059)。在高加索人群中，Lp(a) ≥50mg/dl 与 Lp(a)<50mg/dl 相比，会显著升高主动脉瓣钙化的风险，但这在黑种人中并不成立。Lp(a) 水平与 AVC 的相关性并未在西班牙裔和中国裔美国人中发现。由此可见，用于评估 CVD 风险的 Lp(a) 阈值似乎也可用于评估主动脉瓣钙化的风险，但需要更多研究去进一步分析这是否会受种族的影响。

家族性高胆固醇血症杂合子 (heFH) 的 AVC 风险是对照组的两倍，AVC 的严重性也更高。另一方面，heFH 患者的 Lp(a) 水平显著高于普通人。升高的 Lp(a) 水平可能不仅增加 FH 患者已有的高 CVD 风险，也会影响 AVC 的发生。Vongpromek 等在 129 名无症状的、接受他汀治疗的 heFH 患者中评估了 AVC 和 Lp(a) 水平的关联，结果发现 Lp(a) 每增加 10mg/dl，AVC 的风险会增加 11%。

(二) 基因研究证据

能证实上述观察性研究结果的是基因层面的研究。后者主要包括 GWAS (genome-wide association) 和 Mendelian 随机方法进行的研究。一项对 3 145 名 CAD 患者和 3 352 名对照组成员的 2 100 个候选基因上 48 742 个 SNP 位点进行检测的研究发现，LPA 基因上两个 SNP 位点，rs10455872 和 rs3798220，同时与高 Lp(a) 浓度和高 CAD 风险强相关。rs10455872 位点突变也被证实是心肌梗死、AVC 和 AS 的危险因素。

六、Lp(a) 管理

(一) Lp(a) 检查

认识到高水平 Lp(a) 在 AS 和其临床并发症中的重要作用后，NLA 最近发布的关于血脂异常管理的声明指出，≥20 岁的成人若合并以下临床情况，应考虑检查 Lp(a) (Ⅱa 类推荐)：①一级亲属有早发 ASCVD (男性 <55 岁，女性 <65 岁)；②有早发 ASCVD 个人史，尤其

在无传统危险因素时；③严重的原发性高胆固醇血症（LDL≥190mg/dl）或疑有 FH；④可能从 PSK9 抑制剂治疗中获益的极高危 ASCVD 患者。

最重要的Ⅱb 类推荐包括：①有高 Lp（a）家族史；②合并钙化性 AS；③理想的降脂治疗后仍有复发性或进展性的 ASCVD。

2019 年 ESC/EAS 血脂异常管理指南推荐，只要有检测条件，每个人一生至少检查一次 Lp（a），因为该值很大程度上是基因决定的，测量一次就已足够。这是为了找到有极高 Lp（a）水平（≥180mg/dl）的个体，因为这类人群有很高的 ASCVD 风险（约等同于 heFH 风险）。

（二）降 Lp（a）治疗

据估计，LDL-C 每降低 1mmol/L 可使 CAD 风险降低约 22%，为达到同等降幅，Lp（a）应降低 65.7mg/dl。因此，可能只有 Lp（a）水平极高的患者才能从中有大的获益。

目前，相关专家共识和指南对降 Lp(a)的药物治疗并无推荐。他汀并不能降低 Lp(a)水平，有些研究甚至表明他汀治疗会增加 Lp（a）水平，一项纳入头对头随机对照研究的荟萃分析表明，他汀治疗组的 Lp（a）水平有所上升。他汀用于 Lp（a）水平升高的患者，不是为降低 Lp（a）而是为降低 CVD 风险。

一项荟萃分析提示，依折麦布单药治疗会使血浆 Lp（a）水平小幅下降，但这可能并无临床意义。

迄今为止，烟酸是最强有效的降 Lp（a）药物（降幅可达 30%）。然而，烟酸和他汀的联合治疗并不能降低 CVD 事件的风险，却会导致严重不良反应的增加。因此，在欧洲，烟酸并未被批准使用。

最近，对 FOURIER 研究和 ODYSSEY OUTCOME 研究的子分析发现，PCSK9 抑制剂可能对高 Lp（a）患者有效。在近期的一项研究中，评估了伊洛尤单抗对不同患者的非 HDL，ApoB 和 Lp（a）水平的作用。包括 15 项 2 期和 3 期研究，共 7 690 名患者，为期 12 周到 5 年的数据被汇总分析，结果表明：与安慰剂相比，伊洛尤单抗可大幅降低 12 周时 Lp（a）的中位值，该疗效可持续 4 年，并在不同的患者群体（包括高胆固醇血症、他汀不耐受、杂合性 FH 和 2 型糖尿病）中保持一致。然而，最近关于 10 个 ODDYSSEY 系列三期研究的事后分析（不包括 ODYSSEY OUTCOMES 研究）表明，与安慰剂相比，阿莫罗布使 Lp（a）降低 23.5mg/dl，但并不能独立于 LDL-C 使 MACE 风险显著下降。由此可见，以 Lp（a）作为治疗靶点降低 MACE 风险可能需要更强有力的治疗措施和 / 或更高的 Lp（a）初始水平才能实现。

针对 Lp（a）的透析治疗能使 Lp（a）明显下降，从而大幅降低 ASCVD 事件风险。一项多中心观察性研究纳入 170 名 Lp（a）升高并合并进行性心血管疾病的患者，研究发现透析治疗后，Lp（a）显著下降（从 110mg/dl 降低到 71mg/dl），MACE 事件发生率也显著下降。然而，透析是耗时、有创的治疗方法，它只适用于有高 Lp（a）水平或有严重 CVD 的患者。

目前认为针对 Lp(a)的基因治疗很有前景。该治疗用反义寡核苷酸或小干扰 RNA（small interfering RNA，siRNA）技术去抑制 ApoA 的合成。近期报道表明，对 Lp（a）≥60mg/dl 的 CVD 患者，选择不同的时间间隔（每周、每两周、每四周），皮下注射不同剂量（20mg、40mg 或 60mg）的针对 ApoA 的反义寡核苷酸（AKCEA-ApoA-L_{RX}）制剂后，Lp（a）呈剂量依赖性地下降（幅度从 35% 到 80%）。探究反义寡核苷酸 TOJ230 对心血管结局影响的 Lp（a)HORIZON 研究正在进行中。

（祝烨 孟庆滔）

参考文献

[1] LIPPI G,FAVALORO E J,SANCHIS-GOMAR F. Antisense lipoprotein [a] therapy:State-of-the-art and future perspectives [J]. Eur J Intern Med,2020,76:8-13.

[2] CYBULSKA B,KŁOSIEWICZ-LAKŁOSIEWICZ-LATOSZEK L,PENSON PE TOSZEK L,et al. What do we know about the role of lipoprotein(a) in atherogenesis 57 years after its discovery? [J]. Prog Cardiovasc Dis,2020,63(3):219-227.

[3] WILSON D P,JACOBSON T A,JONES P H,et al. Use of lipoprotein(a) whose time has come. A scientific statement from National Lipid Association [J]. J Clin Lipidol,2019,13:374-398.

[4] MACH F,BAIGENT C,CATAPANO A L,et al. 2019 ESC/EAS guidelines for the management of dyslipidaemias:lipid modification to reduce cardiovascular risk. The task force for the management of dyslipidaemias of the European Society of Cardiology(ESC) and European atherosclerosis society(EAS) [J]. Eur Heart J,2020,41(1):111-188.

[5] KOSCHINSKY M L,MARCOVINA S M. Structure-function relationships in apolipoprotein(a):insights into lipoprotein(a) assembly and pathogenicity [J].Curr Opin Lipidol,2004,15(2):167-174.

[6] SHAH N P,PAJIDIPATI N J,MCGARRAH R W,et al. Lipoprotein (a):An Update on a Marker of Residual Risk and Associated Clinical Manifestations [J]. Am J Cardiol,2020,126:94-102.

[7] KHERA A V,EVERETT B M,CAULFIELD M P,et al. Lipoprotein(a) concentrations,rosuvastatin therapy and residual vascular risk:an analysis from JUPITER trial [J]. Circulation,2014,129:635-642.

[8] 唐文佳,吴炯,王蓓丽,等. 不同检测系统脂蛋白(a)测定结果一致性比较[J]. 检验医学,2017,32(7):566-569.

[9] 冯仁丰. 脂蛋白(a)检测的标准化[J]. 检验医学,2017,32(7):555-560.

[10] ORSO E,SCHMITZ G. Lipoprotein(a) and its role in inflammation,atherosclerosis and malignancies [J]. Clin Res Cardiol Suppl,2017,12:31-37.

[11] GENCER B,MACH F. Potential of Lipoprotein(a)Lowering Strategies in Treating Coronary Artery Disease [J]. Drugs,2020,80:229-239.

[12] KAMSTRUP P R,BENN M,TYBJAERG-HANSEN A,et al. Extreme lipoprotein levels and risk of myocardial infarction in general population:the Copehagen City heart study [J]. Circulation,2008,117:176-184.

[13] Emerging Risk Factors Collaborations,ERQOU S,KAPTOGE S,et al. Lipoprotein(a) concentration and the risk of coronary heart disease,stroke and nonvascular mortality [J]. JAMA,2009,302(4):412-423.

[14] NAVE A H,LANGE K S,LEONARDS C O,et al. Lipoprotein(a) as a risk factor for ischemic stroke:a meta-analysis [J]. Atherosclerosis,2015,242:496-503.

[15] CAO J,STEFFEN B T,BUDOFF M,et al. Lipoprotein(a) levels are associated with subclinical calcific aortic valve disease in Caucasian and black individuals:the multi-ethnic study of atherosclerosis [J]. Arterioscler Thromb Vasc Biol,2016,36:1003-1009.

[16] VONGPROMEK R,BOS S,TEN KATE G J,et al. Lipoprotein(a) levels are associated with aortic valve calcification in asymptomatic patients with familial hypercholesterolaemia [J]. J Intern Med,2015,278:166-173.

[17] CLARKE R,PEDEN J F,HOPEWELL J C,et al. Genetic variants associated with Lp (a) lipoprotein level and coronary disease [J]. N Engl J Med,2009,361:2518-2528.

[18] THANASSOULIS G,CAMPBELL G Y,OWENS O S,et al. Genetic association with valvular calcification and aortic stenosis [J]. N Engl J Med,2013,368:503-512.

[19] SAHEBKAR A,SIMENTAL-MENDIA L E,WATTS G F,et al. Comparison of the effects of fibrates versus statins on plasma lipoprotein(a) concentrations:a systematic review and meta-analysis of head -to-head randomized controlled trials [J]. BMC Med,2017,15:22.

[20] TOTH P P,JONES S R,MONSALVO M L,et al. Effect of Evolocumab on non-high-density lipoprotein cholesterol,Apolipoprotein B,and lipoprotein(a):a pooled analysis of phase 2 and phase 3 studies [J]. J Am Heart Assoc,2020,9(5):e014129.

[21] RAY K K,VALLEYO-VAZ A J,GINSBERG H N,et al. Lipoprotein(a) reductions from PCSK9 inhibition and major adverse cardiovascular events:pooled analysis of alirocumab phase 3 trials [J]. Atherosclerosis,2019,288:194-202.

[22] TSIMIKAS S,KARWATOWSKA-PROKOPCZUK E,GOUNI-BERTHOLD I,et al. Lipoprotein(a) reduction in persons with cardiovascular disease [J]. N Engl J Med,2020,382(3):244-255.

靶向 ANGPTL3 新药：从降 TG 到降纯合子 FH 胆固醇

血管生成素样蛋白 3（angiopoietin-like 3，ANGPTL3）为肝脏特异性合成的一种分泌型蛋白，属于血管生成素样蛋白家族的成员。该家族共有 8 种结构和功能类似的蛋白，分别命名为 ANGPTL1~8。ANGPTL3 最初在一种表型为低脂血症的 KK/San 小鼠中被克隆。该小鼠因 *Angptl3* 基因 6 号外显子存在一段 4bp 的插入序列致 *Angptl3* 基因提前出现终止密码子，ANGPTL3 蛋白失功能而表现为循环低甘油三酯（TG）、低总胆固醇和低游离脂肪酸。相反，如果在该小鼠中采用腺病毒过表达人或鼠源 ANGPTL3 蛋白，则可显著逆转低脂血症，提示 ANGPTL3 在小鼠中调节 TG 和胆固醇水平。随后，在人体中也发现如果 ANGPTL3 存在失功能突变，则表现为家族性混合型低脂血症综合征（FHBL2）。该综合征以广泛性血脂下降为特征，总胆固醇、TG、极低密度脂蛋白胆固醇（VLDL-C）、LDL-C、HDL-C、载脂蛋白 B 和 A1 均下降。

一、ANGPTL3 调节血脂代谢的机制

ANGPTL3 调节脂质代谢的机制被广泛阐述，尤其是其影响 TG 代谢的机制。ANGPTL3 蛋白由 N 端的卷曲螺旋结构域（CCD）和 C 端的纤维蛋白原样结构域（FLD）组成。部分 ANGPTL3 蛋白可被剪切为 CCD 和 FLD 片段，这些剪切片段与全长 ANGPTL3 蛋白共存于血浆中。参与 ANGPTL3 剪切的蛋白包括 furin 和 PACE4（又被称为 PCSK6），furin 在胞内剪切 ANGPTL3，而 PACE4 则在胞外。不管是在体内还是体外，剪切片段比全长蛋白更具有生物学活性，其中 CCD 片段与 ANGPTL8 结合后可逆性诱导脂蛋白酯酶（LPL）构象改变抑制其活性，从而调节甘油三酯代谢。由于其强大的抑制 LPL 活性功能，被认为是除载脂蛋白 C3（ApoC3）以外的另一个降 TG 靶点。

除 LPL 外，ANGPTL3 还可抑制内皮酯酶（EL）活性。EL 可水解 HDL 磷脂，被认为是 ANGPTL3 降低 HDL-C 的可能机制。ANGPTL3 调节 LDL-C 代谢的机制尚不清楚，有研究报道抑制 ANGPTL3 可减少 VLDL 内脂质含量和颗粒大小，促进其清除，减少 VLDL 向 LDL 颗粒的转化和 LDL 的生成，从而降低 LDL-C 水平。因此，ANGPTL3 降低 LDL-C 的机制可能在于抑制 VLDL 向 LDL 转化的过程，独立于参与 LDL-C 代谢的经典受体 LDLR 的作用。这一机制具有重要的临床意义，将开辟非 LDLR 依赖的全新降胆固醇途径。

二、ANGPTL3 与动脉粥样硬化

ANGPTL3 与动脉粥样硬化关系密切。首先，研究者在 ANGPTL3 功能完全缺失的人体中发现不存在动脉粥样硬化斑块。一项纳入 19 个人群研究的荟萃分析进一步显示 *Angptl3* 失功能突变携带者冠心病（CHD）风险降低 34%。另外，在一项 DiscovEHR 人类遗传学研究中，研究人员对 58 335 名受试者进行外显子测序，发现 *Angptl3* 失功能突变携带者 CHD

风险下降41%。在高胆固醇血症小鼠模型中，采用抗体抑制ANGPTL3，则可显著抑制动脉粥样硬化病变，提示ANGPTL3为ASCVD干预的重要靶点。

三、靶向ANGPTL3新药

目前针对ANGPTL3靶点，有三种治疗方案已进入临床试验，包括ANGPTL3反义寡核苷酸(ANGPTL3-LRx)、ANGPTL3单克隆抗体(Evinacumab)以及siRNA(ARO-ANG3)，其中，ANGPTL3-LRx和单抗Evinacumab均取得显著临床疗效。此外，以CRISPR-Cas9为基础的基因编辑技术也有可能是干预ANGPTL3的可行手段，但仍处于探索阶段。

(一) ANGPTL3反义寡核苷酸

反义寡核苷酸(ASO)靶向肝脏*Angptl3* mRNA，抑制mRNA表达，降低血浆ANGPTL3蛋白水平。ANGPTL3-LRx在进入临床试验前在小鼠中进行了一系列的研究。尽管在普通饮食喂养的C57小鼠中，ANGPTL3-LRx仅降低TG水平，但是在不同高胆固醇血症小鼠模型中，包括LDLR基因敲除、apoC3基因敲除或过表达、饮食诱导的肥胖小鼠，ANGPTL3-LRx除可显著降低TG达35%~85%，也可降低LDL-C达7%~64%，HDL-C 3%~23%，提示ANGPTL3-LRx具有全面调脂的作用，且其机制不依赖于LDLR和ApoC3。此外，值得一提的是，与既往微粒体转移蛋白(MTP)抑制剂不同的是，ANGPTL3-LRx可改善胰岛素抵抗，减少肝脏内TG含量，并不导致脂肪肝的不良反应。

随后，在44名健康人体中进行了ANGPTL3-LRx的1期临床研究。这些患者被随机分组接受安慰剂或不同剂量的ANGPTL3-LRx皮下注射。研究发现，ANGPTL3-LRx治疗6周可呈剂量依赖性降低TG及所有含ApoB的脂蛋白水平，其中60mg/周组降低TG达63.1%，LDL-C 32.9%。不良反应方面有2例患者出现了头晕头痛，无严重不良事件发生。鉴于ANGPTL3-LRx在降TG方面的显著作用，随后在105名高TG血症、2型糖尿病和非酒精性脂肪性肝患者中进行了2期临床试验(NCT03371355)。试验结果表明，与安慰剂相比，所有治疗剂量组中患者的空腹TG水平都达到统计学意义上的剂量依赖性减少，达到试验的主要终点。ANGPTL3-LRx有潜力成为一种降低致动脉粥样硬化性脂蛋白的独特药物，适合于存在混合性高脂血症、脂肪肝的患者。

(二) ANGPTL3单克隆抗体

Evinacumab为ANGPTL3高亲和性单克隆抗体。与ANGPTL3-LRx类似的是，静脉注射Evinacumab至正常C57小鼠体内，仅降低TG水平。而在高脂高胆固醇饮食诱导的小鼠模型中，Evinacumab不仅降低TG，还可降低TC达35%，LDL-C达45%，显示其全面调脂的作用。在降低血浆TG的同时，Evinacumab并不升高肝脏、脂肪和心肌组织内的脂肪含量。在灵长类动物的研究中，Evinacumab也显示了良好的剂量依赖性降低TG及非HDL-C的作用。随后，在83名轻度血脂异常的患者中进行的安慰剂对照1期临床研究显示，Evinacumab可剂量依赖性降低TG达76%，LDL-C达23%。不良反应以头痛和短暂性转氨酶升高为主，无严重不良反应导致停药。

四、FH患者降胆固醇治疗新靶点

以上靶向ANGPTL3新药的研究结果显示，不管是在动物还是人体研究中，以ANGPTL3为靶点的新药显示了强大的降TG作用。但不容忽视的是，在具有混合性高脂血症的小鼠和人体中，ANGPTL3均可降低LDL-C水平。尽管目前的机制尚不清楚，但初步的研究提示其降 LDL-C 的作用不依赖于 LDLR，这提示 ANGPTL3 有可能成为 LDLR 受体功能突变的纯合子家族性高胆固醇血症（FH）患者的治疗靶点。

一项采用 Evinacumab 在 FH 患者中进行的开放标签临床试验为这种假设提供了证据。该研究入选 9 例纯合或复合杂合 FH 患者，在使用包括他汀、依折麦布、PCSK9 抑制剂或洛美他派等强效降胆固醇治疗后，基线 LDL-C 仍高达（376.0 ± 240.9）mg/dl。Evinacumab 治疗 4 周后，可使 LDL-C 最大下降 49%，下降绝对值达（157 ± 90）mg/dl。此外，ApoB 水平下降（46 ± 18）%，非 HDL-C 下降（49 ± 22）%，同样也能看到 TG 下降达 47%。从 LDLR 功能完全缺失的纯合子 FH 中看到 ANGPTL3 单抗强有力的降胆固醇作用更进一步证实 ANGPTL3 调节 LDL-C 代谢可能存在全新的机制，值得进一步深入探讨。

五、总结及临床应用前景

尽管目前 ASCVD 的降胆固醇治疗取得重要进展，但是，很多超极高危患者仍存在极高的心血管剩留风险。在 IMPROVE-IT 研究中，采用依折麦布联合辛伐他汀将 LDL-C 降至 54mg/dl，心血管事件风险绝对值仅下降 2%，随访 7 年时间内仍有将近 1/3 的患者发生心血管事件。即使采用 PCSK9 抑制剂 Evolocumab 将 LDL-C 从 92mg/dl 降至 30mg/dl，心血管事件风险绝对值也仅下降 1.5%，提示干预其余致动脉粥样硬化性血脂异常，如高 TG 血症、低 HDL-C，是降低剩留风险的关键措施。ANGPTL3 因同时具有调控 TG、HDL-C 和 LDL-C 代谢的功能，有潜力成为最为全面的降脂治疗干预靶点。期待 ANGPTL3 靶向新药未来能在以心血管事件为终点的大规模临床试验中显示临床获益。此外，目前的降胆固醇策略主要以 LDLR 为靶点，在 LDLR 功能缺陷的纯合子型家族性高胆固醇血症患者中治疗效果极其有限。ANGPTL3 独立于 LDLR 的降胆固醇作用，将成为纯合子家族性高胆固醇血症患者强有力的治疗武器。

（于碧莲）

参考文献

[1] KOISHI R，ANDO Y，ONO M，et al. Angptl3 regulates lipid metabolism in mice [J]. Nat Genet，2002，30（2）：151-157.

[2] MUSUNURU K，PIRRUCCELLO J P，DO R，et al. Exome sequencing，ANGPTL3 mutations，and familial combined hypolipidemia [J]. N Engl J Med，2010，363（23）：2220-2227.

[3] SHIMIZUGAWA T，ONO M，SHIMAMURA M，et al. ANGPTL3 decreases very low density lipoprotein triglyceride clearance by inhibition of lipoprotein lipase [J]. J Biol Chem，2002，277（37）：33742-33748.

[4] ONO M，SHIMIZUGAWA T，SHIMAMURA M，et al. Protein region important for regulation of lipid metabolism in angiopoietin-like 3（ANGPTL3）- ANGPTL3 is cleaved and activated in vivo [J]. J Biol Chem，2003，278（43）：41804-41809.

[5] SHIMAMURA M，MATSUDA M，YASUMO H，et al. Angiopoietin-like protein3 regulates plasma HDL cholesterol through suppression of endothelial lipase [J]. Arterioscler Thromb Vasc Biol，2007，27（2）：366-372.

[6] GUO S，WANG G，YANG Z. Ligustilide Alleviates the insulin resistance，lipid accumulation，and pathological injury with elevated phosphorylated AMPK level in rats with diabetes mellitus [J]. J Recept Signal Transduct Res，2020.

[7] ADAM R C，MINTAH I J，ALEXA-BRAUN C A，et al. Angiopoietin-like protein 3（ANGPTL3）governs LDL-cholesterol levels through endothelial lipase-dependent VLDL clearance [J]. J Lipid Res，2020，61（9）：1271-1286.

[8] STITZIEL N O，KHERA A V，WANG X，et al. ANGPTL3 deficiency and protection against coronary artery disease [J]. J Am Coll Cardiol，2017，69（16）：2054-2063.

[9] DEWEY F E，GUSAROVA V，DUNBAR R L，et al. Genetic and pharmacologic inactivation of ANGPTL3 and cardiovascular disease [J]. N Engl J Med，2017，377（3）：211-221.

[10] GRAHAM M J, LEE RG, BRANDT T A, et al. Cardiovascular and metabolic effects of ANGPTL3 antisense oligonucleotides [J]. N Engl J Med, 2017, 377(3): 222-232.

[11] FirstWord. Akcea and ionis report positive topline phase 2 study results of AKCEA-ANGPTL3-LRx[EB/OL].[2020-07-28]. https://www.firstwordpharma.com/node/1696788.

[12] GUSAROVA V, ALEXA C A, WANG Y, et al. ANGPTL3 blockade with a human monoclonal antibody reduces plasma lipids in dyslipidemic mice and monkeys [J]. J Lipid Res, 2015, 56(7): 1308-1317.

[13] DEWEY F E, GUSAROVA V, DUNBAR R L, et al. Genetic and pharmacologic inactivation of ANGPTL3 and cardiovascular disease [J]. N Engl J Med, 2017, 377(3): 211-221.

[14] GAUDET D, GIPE D A, PORDY R, et al. ANGPTL3 inhibition in homozygous familial hypercholesterolemia [J]. N Engl J Med, 2017, 377(3): 296-297.

[15] CANNON C P, BLAZING M A, GIUGLIANO R P, et al. Ezetimibe added to statin therapy after acute coronary syndromes[J]. N Engl J Med, 2015, 372(25): 2387-2397.

[16] SABATINE M S, GIUGLIANO R P, KEECH A C, et al. Evolocumab and clinical outcomes in patients with cardiovascular disease [J]. N Engl J Med, 2017, 376(18): 1713-1722.

Alagille 综合征继发脂蛋白 X（Lp-X）相关高胆固醇血症 1 例

一、病史摘要

患儿男性，3 岁，因“双手米黄色粟状皮疹”就诊于中南大学湘雅二医院皮肤科门诊，完善皮肤活检，结果提示真皮浅层较多的泡沫样组织团块，病理符合“黄色瘤”（图 1，彩图见二维码 9）。患儿父母非近亲结婚，爷爷奶奶为近亲结婚，但均身体健康，无早发冠心病或其他家族遗传性疾病。既往“高脂血症”“胆汁淤积型肝炎”“主动脉瓣狭窄”病史 3 年，否认甲状腺功能异常。体格检查提示神志清楚，无智力低下表现；两眼视力欠佳；全身皮肤巩膜轻度黄染，伴瘙痒；四肢远端多发米黄色、绿豆大小，粟状皮疹，以双手明显，多位于皮肤皱褶处，最大约为 7mm × 6mm；心脏听诊可闻及胸骨右缘第二肋间收缩期喷射样杂音。实验室检查肝功能示谷丙转氨酶（ALT）108.3U/L，谷草转氨酶（AST）162.5U/L，总胆红素（TBIL）237μmol/L，直接胆红素（DBIL）187.8μmol/L，总胆汁酸（BA）138.8μmol/L，谷氨酰氨基转肽酶（r-GT）968.3U/L，碱性磷酸酶（ALP）532.2U/L，提示胆汁淤积型肝酶异常。完善血脂检查提示总胆固醇（TC）749.0mg/dl，低密度脂蛋白胆固醇（LDL-C）692.2mg/dl，高密度脂蛋白胆固醇（HDL-C）54.9mg/dl，甘油三酯（TG）94.8mg/dl，载脂蛋白 B（ApoB）122mg/dl，载脂蛋白 A1（ApoA1）191mg/dl，脂蛋白（a）142.9mg/L。根据我国家族高胆固醇血症（FH）筛查诊治专家共识，初步诊为 FH。进一步家系调查发现，患儿母亲胆固醇水平正常，父亲 LDL-C 水平升高为 181.4mg/dl。因此，为明确诊断我们收集了患儿外周血并提取 DNA 行基因检测。然而，检测结果并未提示存在如低密度脂蛋白受体（LDLR）基因等常见 FH 致病基因的突变。在积

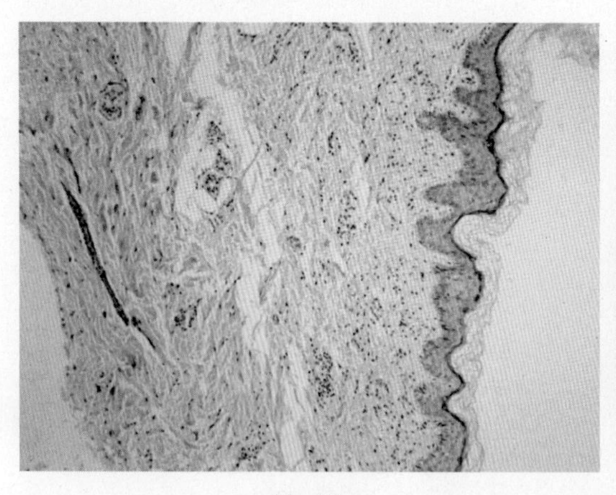

10 × 10

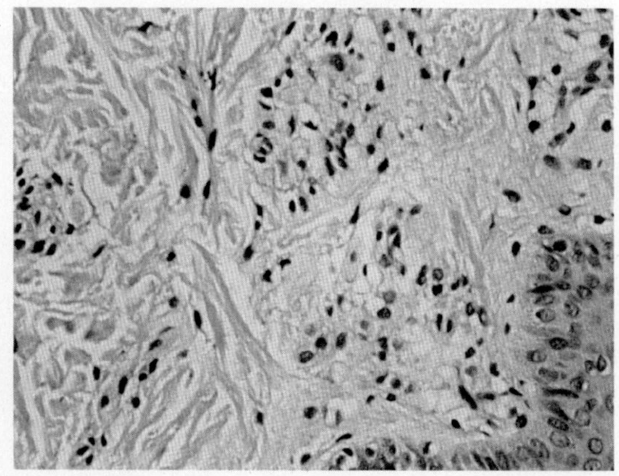

10 × 40

图 1　皮肤病理活检提示黄色瘤

病理诊断：轻度网格状角化过度，真皮层较多灶状分布泡沫样组织细胞团块。病例符合黄色瘤。

二维码9

极寻找病因的同时，给予血脂康调脂，熊去氧胆酸以及谷胱甘肽利胆护肝等对症治疗，并建议患者行血浆置换。当时患者未采纳血浆置换建议，继续药物保守治疗，定期复查。

令人意外的是，2年后患儿于门诊复查时皮肤黄色瘤竟完全消退，且询问病史发现2年期间患儿从未出现过心绞痛或心肌梗死等动脉粥样硬化性心血管疾病(ASCVD)的表现。复查生化指标提示肝功能和血脂水平均较前好转(表1)，尽管仍存在淤胆型肝炎和高胆固醇血症。心脏彩超提示主动脉瓣中度狭窄，较前无明显变化。生长发育测量提示生长迟缓。

表1 利胆护肝治疗前后肝胆功能以及血脂水平的变化

	利胆护肝治疗前	利胆护肝治疗后
肝胆功能		
ALT/(U·L^{-1})	108.3	165.6
AST/(U·L^{-1})	162.5	119.0
TBIL/(μmol·L^{-1})	237.0	88.7
DBIL/(μmol·L^{-1})	187.8	75.3
ALP/(U·L^{-1})	532.2	498.7
r-GT/(U·L^{-1})	968.3	591.3
BA/(μmol·L^{-1})	138.8	125.0
血脂水平		
TG/(mg·dl^{-1})	94.8	178.9
TC/(mg·dl^{-1})	749.0	301.6
LDL-C/(mg·dl^{-1})	692.2	192.2
HDL-C/(mg·dl^{-1})	54.9	90.9
ApoB/(mg·dl^{-1})	122.0	87.0
ApoA/(mg·dl^{-1})	191.0	148.0
Lp(a)/(mg·L^{-1})	142.9	136.2

注：ALT：谷丙转氨酶；AST：谷草转氨酶；TBIL：总胆红素；DBIL：直接胆红素；ALP：碱性磷酸酶；r-GT：谷氨酰氨基转移酶；BA：胆汁酸；TG：甘油三酯；TC：总胆固醇；LDL-C：低密度脂蛋白胆固醇；HDL-C：高密度脂蛋白胆固醇；ApoB：载脂蛋白B；ApoA：载脂蛋白A；Lp(a)：脂蛋白(a)。

鉴于患者的黄色瘤以及高胆固醇血症表现与以往FH不同，我们进一步分析了患者的病情特点：首先，该患儿黄色瘤的部位主要位于手掌、四肢末端，呈丘疹样，易于消退，而FH主要位于手、肘、膝的伸侧，需强化降脂如进行血浆置换才能使黄色瘤消退；其次，该患儿LDL-C和ApoB水平变化与原发FH也有所不同，LDL-C升高水平与ApoB水平变化不对称性，表现为ApoB水平轻度升高或正常；且未行积极强化降脂的前提下，LDL-C水平下降明显。除此之外，此患者在高胆固醇血症未能纠正的情况下，从未出现过ASCVD表现，也与原发性FH不同。结合患儿存在明显的淤胆型肝炎表现、原发性FH基因检测无阳性结果、淤胆型肝炎改善与血脂改善同步，考虑其高胆固醇血症极有可能是继发于淤胆型肝炎，而并非原发的高胆固醇血症。那么，能否用一元论解释患儿同时存在的淤胆型肝炎、继发高胆固醇血症、生长迟缓、视力损害以及主动脉瓣的病变呢？检索大量文献初步锁定 Alagille 综合征，该综合征常同时累及肝脏、心脏、骨骼、眼睛和肾脏等多脏器，主要表现为胆汁淤积性肝炎、心脏缺陷（肺动脉瓣狭窄、心脏异常通道等）、脊柱畸形（蝴蝶状椎骨）、眼部异常（角膜后胚胎环）和倒三角形面部特征，黄色瘤和高胆固醇血症是主要的血脂异常表现。最后，我们再次完善基因检测，证实该患儿的确存在引起 Alagille 综合征的 JAG1 致病基因突变（图 2，彩图见二维码 10）。

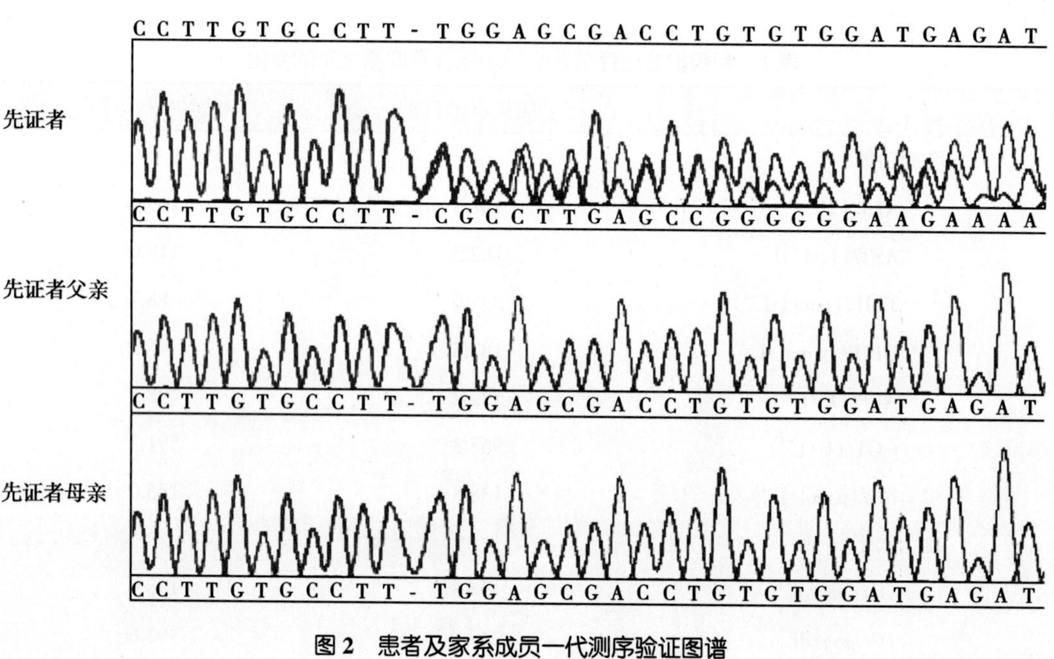

图 2 患者及家系成员一代测序验证图谱

二、讨 论

我们收治了一例 Alagille 综合征相关高胆固醇血症患儿。Alagille 综合征是常染色体显性遗传疾病，于 1969 年由 Alagille 等首次报道。主要是由于 *JAG1* 基因单倍剂量不足或者 *NOTCH2* 基因突变导致 Notch 信号通路缺陷所致，主要影响肝脏（特别是肝内胆管发育）、心脏、骨骼、眼睛、肾脏等多器官的功能。本例患者临床表现为极高的总胆固醇（TC）和低密度脂蛋白胆固醇（LDL-C）水平，皮肤黄色瘤，且同时存在多器官功能受损，包括淤胆型肝炎、瓣膜性心脏病、眼部疾病、生长发育迟缓，基本符合上述特征。而且，基因检测也提示 JAG1 基因蛋白质编码区（CDS）存在突变与缺失（导致 JAGGED1 蛋白的氨基酸数目由 1 219 减至 838），进一步证实 Alagille 综合征诊断。

既往研究表明，Alagille 综合征患者常合并黄色瘤和高胆固醇血症，临床酷似纯合家族高胆固醇血症（HoFH），易于误诊。本例患儿曾因"黄色瘤"就诊于皮肤科，由于存在极高的 TC 和 LDL-C 水平，起初也被误诊为 HoFH，还进行了 HoFH 相关基因筛查，但并无阳性发现。与 HoFH 完全不同，Alagille 综合征相关的高胆固醇血症并非是涉及低密度脂蛋白（LDL）代谢途径的基因突变（如低密度脂蛋白受体 LDLR、ApoB、PCSK9、LDLR 衔接蛋白 1）所导致的 LDL 增加，而是继发于淤胆型肝炎所致的脂蛋白 X（lipoproteinX，Lp-X）增多。不同于 LDL，

Lp-X 缺乏 ApoB 和胆固醇酯，主要是大量游离的胆固醇、磷脂、以及少量载脂蛋白 E、C 共同组成的白蛋白复合体。严重的淤胆型肝炎，卵磷脂 - 胆固醇酰基转移酶（LCAT）缺乏症以及静脉输注大量脂肪乳均会造成 Lp-X 增多，导致 Lp-X 相关高胆固醇血症，而本例 Alagille 综合征所继发的高胆固醇血症就是其中的一种。

由于原发性的 FH 和 Alagille 综合征相关高胆固醇血症的病理机制不同，所以尽管临床表现看似一致，但其中仍存在细微的差别，而这些细微的差别正是鉴别诊断的关键点。首先，原发性的 FH 中的黄色瘤常出现在手、肘、膝的伸侧，特别是跟腱处呈结节性的凸起，常伴有皮肤增厚，若非强化降脂，黄色瘤难以消退。而 Alagille 综合征患者的黄色瘤常位于手掌和鱼际皱褶，远端和近端指间折痕也常见，呈丘疹样，纠正胆汁淤积性肝炎所造成的 Lp-X 血症后，数月便可完全消退。其次，就血中胆固醇水平而言，原发性的 FH 胆固醇的升高主要以胆固醇酯的水平升高为主；而且 LDL-C 与 ApoB 水平多呈同步变化，而 Alagille 综合征相关的高胆固醇血症，血中胆固醇主要是游离胆固醇而非胆固醇酯，检测游离胆固醇 / 胆固醇酯的比例有助于鉴别，且 LDL-C 和 ApoB 水平变化常不一致，即 LDL-C 升高时 apoB 表现为轻度升高或正常。另外，由于 Lp-X 大小密度与 VLDL 或 LDL 相似，常规检测 LDL-C 水平的检测试剂对 Lp-X 的反应不同，所以 Alagille 综合征患者 LDL-C 水平可能波动较大，受实验室检测方法影响。最后，由于 Alagille 综合征相关的高胆固醇血症并非真正的 LDL 升高，而是 Lp-X 升高。目前研究发现 Lp-X 通过竞争性抑制氧化 LDL 形成以及外周组织的摄取，存在一定的抗动脉粥样硬化作用。因此，就临床结局而言，与 FH 不同，Alagille 综合征相关的高胆固醇血症极少出现早发冠心病情况。在随访该患者的过程中，我们发现尽管患儿一直存在高胆固醇水平，但从未出现 ASCVD 表现。治疗上，Alagille 综合征相关的高胆固醇血症，在行利胆护肝病因治疗后血脂水平可得到一定改善，正如本例患者，尽管未行强化降脂治疗（如血浆置换、PCSK9 抑制剂等），但利胆护肝后黄色瘤完全消退，复查 LDL-C 水平也出现约 3 倍的下降，提示针对胆汁淤积型肝炎治疗对血脂控制有一定作用。抓住上述细微的不同之处，可鉴别原发性 FH 和以 Alagille 综合征为代表的胆汁淤积型高胆固醇血症。

目前，关于 Alagille 综合征相关高胆固醇血症的病理机制仍在研究中，一致认为主要是由于肝内胆管发育不全，胆汁淤积间接导致胆固醇代谢异常，这种代谢的异常包括：

1. **清除障碍** 肝脏合成过多的 Lp-X，而 Lp-X 由于缺乏 ApoB 无法通过 LDLR 清除，在血中积累，同时又缺乏 ApoA1，导致 LCAT 活性降低，加之 Alagille 综合征患者本身 LCAT 活性低于正常人，进步加重 Lp-X 血症，但与家族 LCAT 缺乏症相关的 Lp-X 血症不同，Alagille 综合征继发的 Lp-X 高胆固醇血症 HDL-C 水平不一定会明显下降，虽在普通实验室检测下表现为 TC 和 LDL-C 水平的增高，但本质上是游离胆固醇的增加。因此，这种 LDL-C 水平的增高，他汀类药物，胆汁螯合剂和 PCSK9 拮抗剂均无法改善。

2. **合成增多** 动物实验提示，淤胆型肝炎的严重程度与胆固醇合成限速酶羟甲基戊二酸乙酰辅酶 A（HMGCR）的活性呈正相关关系。Alagille 综合征患者胆汁酸合成的限速酶 CYP7A1 在肝中表达降低，胆固醇转化为胆汁酸受限，导致患者肝脏中胆固醇含量高。

3. **肝脏胆固醇负反馈机制受损** 有研究表明 Alagille 综合征患者肝脏胆固醇含量增加，但促进胆固醇合成的代谢的基因，如 SREBP2 并未降低，提示负反馈机制受损。鉴于 Alagille 综合征肝脏胆固醇代谢紊乱主要责之于胆汁淤积所致肝功能异常，因此针对病因治疗可改善高胆固醇血症，例如利胆护肝。而我们在随访中也的确发现患儿淤胆型肝炎改善后，血脂水平也有所改善。但根治仍需行血浆置换和肝移植。而且，由于 Alagille 综合征累及多个器官，建立多学科的医疗团队进行管理，有助于监测患者各脏器的功能，决策最佳治疗方案。

（胡蝶）

参考文献

[1] TURNPENNY P D,ELLARD S. Alagille syndrome:pathogenesis,diagnosis and management [J]. Eur J Hum Genet,2012,20:251-257.

[2] ODA T,ELKAHLOUN A G,PIKE B L,et al. Mutations in the human Jagged1 gene are responsible for Alagille syndrome [J]. Nature genetics,1997,16:235-242.

[3] SUZUKI L,HIRAYAMA S,FUKUI M,et al. Lipoprotein-X in cholestatic patients causes xanthomas and promotes foam cell formation in human macrophages [J]. J Clin Lipidol,2017,11:110-118.

[4] GARCIA M A,RAMONET M,CIOCCA M,et al. Alagille syndrome:cutaneous manifestations in 38 children [J]. Pediatr Dermatol,2005,22:11-14.

[5] HEIMERL S,BOETTCHER A,KAUL H,et al. Lipid profiling of lipoprotein X:Implications for dyslipidemia in cholestasis [J]. Biochimica et biophysica acta,2016,1861:681-687.

[6] MIIDA T,HIRAYAMA S. Controversy over the atherogenicity of lipoprotein-X [J]. Current Opinion in Endocrinology & Diabetes and Obesity,2019,26:117-123.

[7] MILLER J P. Dyslipoproteinaemia of liver disease [J]. Baillieres Clin Endocrinol Metab,1990,4:807-832.

[8] TIAN Q J,ZHAO X Y. Xanthoma striatum palmare [J]. Gut,2016,65:1260.

[9] KOEHLER V F,PARHOFER K G. Xanthoma Striatum Palmare [J]. The New England journal of medicine,2018,378:e26.

[10] FELLIN R,MANZATO E. Lipoprotein-X fifty years after its original discovery. Nutrition,metabolism,and cardiovascular diseases [J]. NMCD,2019,29:4-8.

[11] NAGASAKA H,YORIFUJI T,EGAWA H,et al. Evaluation of risk for atherosclerosis in Alagille syndrome and progressive familial intrahepatic cholestasis:two congenital cholestatic diseases with different lipoprotein metabolisms [J]. J Pediatr,2005,146:329-335.

[12] GOTTRAND F,CLAVEY V,FRUCHART J C,et al. Lipoprotein pattern and plasma lecithin cholesterol acyl transferase activity in children with Alagille syndrome [J]. Atherosclerosis,1995,115:233-241.

[13] BARAK A J,SORRELL M F,TUMA D J. Effect of serum lipoproteins of bile obstructed rats on 3-hydroxy-3-methylglutaryl coenzyme A reductase activity in perfused rat liver [J]. Lipids,1979,14:883-887.

[14] NAGASAKA H,MIIDA T,HIRANO K,et al. Fluctuation of lipoprotein metabolism linked with bile acid-activated liver nuclear receptors in Alagille syndrome [J]. Atherosclerosis,2008,198:434-440.

[15] MIYAHARA Y,BESSHO K,KONDOU H,et al. Negative feedback loop of cholesterol regulation is impaired in the livers of patients with Alagille syndrome [J]. Clin Chim Acta,2015,440:49-54.

高 Lp(a)家系合并早发冠心病 1 例

一、病 史 摘 要

患者男性,49 岁,因主诉“反复胸闷半年余,加重 2 个月”就诊于中南大学湘雅二医院心内科。患者半年前开始出现活动、爬坡后胸闷,休息数分钟后缓解,患者未予重视未就医。2 个月前患者出现夜间平卧时感胸闷,伴心悸,无伴气促,坐位休息 10 余分钟可缓解,偶感头颈部胀痛。患者自觉胸闷发作较前频繁,性质同前,遂来院就诊。行冠脉造影示前降支近段散在斑块,中段弥漫狭窄,最重约 90%,远端血流 TIMI 3 级;回旋支近段可见 80% 狭窄,最重约 90%,钝缘支粗大,开口近段见 90% 狭窄,远端血流 TIMI 3 级;右冠中段弥漫狭窄,最重 70%,远端血流 TIMI 3 级。对前降支行 PCI 术,回旋支行 PTCA 术,并予双抗血小板聚集、调脂、改善心肌缺血、降压等冠心病二级预防药物治疗。既往有“颈动脉狭窄”病史 1 年余,外院行脑血管造影示:右侧颈内动脉起始部重度狭窄;“陈旧性脑梗”病史 1 年余。有“高血压”病史 5 年余,最高血压不详,未规律服药,血压控制欠佳。否认糖尿病病史。否认吸烟、饮酒史。家族史:母亲有冠心病,78 岁死于急性心梗;父亲否认冠心病病史,80 岁去世;大哥有冠心病,予行冠脉搭桥术;大姐有冠心病、心肌梗死,予行 PCI 术。

二、体 格 检 查

体温 36.8℃,脉搏 68 次 /min,呼吸 20 次 /min,血压 160/102mmHg。全身皮肤和巩膜无黄染,颈静脉无怒张,双肺呼吸音清,未闻及干、湿啰音。心前区无隆起,未触及震颤,心界不大,心率 68 次 /min,律齐,心音无明显增强和减弱,各瓣膜听诊区未闻及杂音,未闻及心包摩擦音。腹平软,无压痛及反跳痛,肝脾肋下未及,肠鸣音可,双下肢无水肿。

三、辅 助 检 查

入院时部分化验结果:血脂,TC 3.46mmol/L、LDL-C 2.08mmol/L、TG 1.84mmol/L、HDL-C 1.05mmol/L、Lp(a)998.7mg/L、ApoAI 0.99g/L、ApoB 0.69g/L。

血糖、肝肾功能、尿酸及甲状腺功能正常。

心电图示窦性心律,I 度房室传导阻滞。心脏彩超示:左房正常高值、主动脉瓣钙化、左室舒张功能减退。

进一步检查家系成员,患者大姐血脂结果为 TC 3.81mmol/L、LDL-C 2.05mmol/L、TG 0.74mmol/L、HDL-C 1.34mmol/L、Lp(a)1 258.3mg/L、ApoAI 1.12g/L;患者大哥血脂结果为 TC 3.16mmol/L、LDL-C 1.89mmol/L、HDL-C 0.92mmol/L、Lp(a)1 013mg/L(表 1)。

表1 患者及其家系成员血脂水平

	患者母亲	患者大哥	患者姐姐	患者	参考值
TG/(mmol·L^{-1})	—	1.05	0.74	1.84	<1.7
CHOL/(mmol·L^{-1})	—	3.16	3.81	3.46	2.9~5.2
HDL-C/(mmol·L^{-1})	—	0.92	1.34	1.05	>1.04
LDL-C/(mmol·L^{-1})	—	1.89	2.05	2.08	<3.12
Lp(a)/(mg/L^{-1})	—	1 013	1 258.3	998.7	<300
ApoA1/(g·L^{-1})	—	1.2	1.12	0.99	1.0~1.6
ApoB/(g·L^{-1})	—	0.77	0.67	0.69	0.6~1.2
ASCVD 累计部位	冠心病,78岁因急性心肌梗死去世	冠心病,多支病变	冠心病,急性心肌梗死,三支病变;下肢动脉粥样硬化	冠心病;颈动脉粥样硬化并狭窄;陈旧性脑梗死	
ASCVD 发病年龄	60岁	62岁	52岁	48岁	

四、初步诊断

冠心病,不稳定型心绞痛;高脂血症[高Lp(a)血症];高血压病;颈动脉狭窄;陈旧性脑梗死。

五、诊治思路

1. 病例特点

(1) 中年男性,反复胸闷半年余。

(2) 典型劳力性胸痛半年,加重2个月。

(3) 血脂检查示严重高脂血症[Lp(a)升高为主]。

(4) 冠脉造影示:多支病变,主要累及前降支和回旋支。

(5) 心脏彩超示:左房正常高值、主动脉瓣钙化、左室舒张功能减退。

(6) 既往史:有“颈动脉狭窄”“陈旧性脑梗死”“高血压”等病史。否认其他病史及服用激素类药物史。

(7) 家族史:患者家族成员中的大哥、大姐及母亲均有冠心病、心梗病史,且伴有高Lp(a)血症的血脂特点,提示存在家族性高Lp(a)血症可能。

2. 诊断依据 依据患者临床症状、心电图,结合冠脉造影结果,“冠心病不稳定型心绞痛”诊断明确,入院后对前降支行PCI术,回旋支行PTCA术治疗,血流TIMI 3级,无残余狭窄。并予以阿司匹林和氯吡格雷双联抗血小板,美托洛尔缓释片和培哚普利口服,瑞舒伐他汀调脂治疗。患者病情稳定,无胸闷胸痛发作,遂予安排出院,门诊随诊。

六、知识拓展

脂蛋白(a)[Lp(a)]是一种具有高度多态性的脂蛋白分子,由1个胆固醇酯的核心和2个载脂蛋白ApoA和ApoB100组成。Lp(a)的胆固醇酯核心的作用类似于低密度脂蛋白胆固醇(LDL-C),能够导致动脉粥样硬化,而ApoA和ApoB100分子则与炎症和凝血相关。

Lp(a)近年来越来越受到重视,其一是因为Lp(a)能独立预测ASCVD风险,是他汀治疗后的CV剩余风险;其次是FOURIER研究表明PCSK9抑制剂降低Lp(a)水平与ASCVD风险下降有关。

循环中Lp(a)的水平主要由*LPA*基因决定,受饮食和环境因素的影响小。*LPA*基因是编码ApoA蛋白的2对等位基因(染色体定位在6q26~27),由编码纤溶酶原的基因(PLG基因)进化而来。ApoA的结构与纤溶酶原(PLG)有同源性,包含10种KⅣ亚基,其中KⅣ-2亚基为2~40个的多拷贝,且出现的频率不同,所以ApoA有40种以上不同大小的亚型。ApoA KⅣ-2型拷贝数的多态性是LPA基因决定Lp(a)水平的主要方式。研究发现,30%~70%的Lp(a)水平的高度异质性可由KⅣ-2型拷贝数的多态性解释,KⅣ-2型拷贝数越大,则ApoA肽链越长,蛋白合成、加工、分泌所需的时间越长,血浆Lp(a)水平越低;反之,Lp(a)水平越高。基因组学研究还发现,多个多核苷酸变异体与Lp(a)水平相关。如邻近*LPA*基因的*SLC22A*、*LPL2*基因的变异以及*APOE*基因、*PCSK9*基因的变异都影响着Lp(a)水平。流行病学研究显示,人群中Lp(a)水平呈偏态分布,约20%的人群其Lp(a)水平高于300mg/L。此外,Lp(a)的人群分布存在种族差异。欧洲动脉粥样硬化学会(EAS)将<50mg/dl作为合适切点,中国、美国和加拿大将<30mg/dl作为最佳水平。

Lp(a)是CVD的独立危险因素,高Lp(a)个体的心肌梗死、脑血管疾病、外周血管疾病的风险显著增加。Lp(a)通过多种致病机制增加心血管病事件风险:①携带致动脉粥样硬化的LDL颗粒,促进ox-LDL的形成,刺激内皮细胞分泌细胞因子,促进泡沫细胞形成和血管平滑肌细胞增生,导致动脉粥样硬化的发生;②ApoA通过氧化磷脂等作用导致炎症反应,并通过抑制纤溶酶原激活而具有潜在的抗纤维蛋白溶解作用,促进动脉粥样硬化和血栓形成。

多项随机对照双盲的临床试验提示,即使在LDL-C达标的人群,Lp(a)水平升高的患者,心血管病事件的发生率仍高,提示Lp(a)与残存动脉粥样硬化风险相关。针对Lp(a)的药物靶向治疗,有可能进一步降低总体的心血管风险。以往一直认为Lp(a)的清除是通过LDL受体完成的,但他汀通过上调LDL受体降低LDL-C的同时却升高了Lp(a),这使Lp(a)的代谢途径成为谜团。因此,短期内通过开发促进Lp(a)清除的药物降低Lp(a)较为困难。而目前能降低Lp(a)的药物如烟酸、CETP抑制剂及PCSK9抑制剂均影响多种血脂代谢,无法评估单独降低Lp(a)的作用。因此,Lp(a)的干预手段已从促进清除转向抑制合成。

新型的RNA干扰的单抗类药物,在前期临床试验中显示了强大的降Lp(a)的作用。反义寡核苷酸(ASOs)是一种新兴的治疗手段,该类药物是单链寡核苷酸,可经皮下注射,与血浆蛋白结合后进入肝脏并在肝细胞内积聚,然后主要在细胞核中与靶点mRNA高亲和力结合。靶向ApoA的ASOs能抑制ApoA等位基因的表达,导致Lp(a)的组装受阻,血浆Lp(a)水平降低。早期一期临床试验显示,ISIS-ApoA能将基线水平的Lp(a)降低39.6%~77.8%,与ApoA相关的ApoB100和OxPLs也显著降低,但其他脂蛋白没有显著变化。二期临床研究显示IONIS-ApoA$_{Rx}$呈剂量依赖性降低Lp(a)水平:10mg组降低Lp(a)66%,20mg组降低Lp(a)80%,40mg组降低Lp(a)92%。近期在ASCVD患者中的剂量探索研究中再次显示ApoA-L$_{Rx}$呈剂量及频率依赖性降低Lp(a),最高降幅为每周注射20mg降低Lp(a)80%。ASOs-ApoA是目前唯一针对Lp(a)设计的药物,作用直接,特异性强,降幅明显。一项全球的三期临床研究(CTQJ230A2301)将纳入7 680名Lp(a)升高的ASCVD患者,以观察

ASOs-ApoA 对临床终点的影响，中国也将参与这一研究。其结果将解开长期困扰心血管医师“是否需要降低 Lp(a)”之谜。

（杨阳）

参考文献

[1] O'DONOGHUE M L,FAZIO S,GIUGLIANO R P,et al. Lipoprotein(a),PCSK9 Inhibition,and Cardiovascular Risk [J]. Circulation,2019,139:1483-1492.

[2] KAMSTRUP P R,TYBJAERG-HANSEN A,NORDESTGAARD B G. Extreme lipoprotein(a) levels and improved cardiovascular risk prediction [J]. J Am Coll Cardiol,2013,61:1146-1156.

[3] KOSCHINSKY M L,BEISIEGEL U,HENNE-BRUNS D,et al. Apolipoprotein(a) size heterogeneity is related to variable number of repeat sequences in its mRNA [J]. Biochemistry,1990,29:640-644.

[4] KRAFT H G,LINGENHEL A,KOCHL S,et al. Apolipoprotein(a) kringle IV repeat number predicts risk for coronary heart disease [J]. Arterioscler Thromb Vasc Biol,1996,16:713-719.

[5] ERHART G,LAMINA C,LEHTIMAKI T,et al. Genetic Factors Explain a Major Fraction of the 50% Lower Lipoprotein(a) Concentrations in Finns [J]. Arterioscler Thromb Vasc Biol,2018,38:1230-1241.

[6] RAAL F J,GIUGLIANO R P,SABATINE M S,et al. Reduction in lipoprotein(a) with PCSK9 monoclonal antibody evolocumab(AMG 145):a pooled analysis of more than 1,300 patients in 4 phase Ⅱ trials [J]. J Am Coll Cardiol,2014,63:1278-1288.

[7] TSIMIKAS S,VINEY N J,HUGHES S G,et al. Antisense therapy targeting apolipoprotein(a):a randomised,double-blind,placebo-controlled phase 1 study [J]. Lancet,2015,386:1472-1483.

[8] VINEY N J,VAN CAPELLEVEEN J C,GEARY R S,et al. Antisense oligonucleotides targeting apolipoprotein(a) in people with raised lipoprotein(a):two randomised,double-blind,placebo-controlled,dose-ranging trials [J]. Lancet,2016,388:2239-2253.

[9] TSIMIKAS S,KARWATOWSKA-PROKOPCZUK E,GOUNI-BERTHOLD I,et al. Lipoprotein(a) Reduction in Persons with Cardiovascular Disease [J]. N Engl J Med,2020,382:244-255.

严重高甘油三酯病例1例

患者女性,65岁,因"发现血脂升高2年"就诊于中国医学科学院阜外医院。患者2年前体检时发现血脂升高,当地医院给予苯扎贝特和普罗布考治疗,服药6天后出现全身肌肉疼痛和乏力,查肌酸激酶约2万U/L,对症治疗后好转。此后未再服用任何降脂药。入院1周前查血脂升高(TG 14.88mmol/L,TC 19.27mmol/L,HDL-C 1.17mmol/L,LDL-C 3.18mmol/L),同时肝功能异常(ALT70IU/L),肌酸激酶升高(CK1104IU/L)。

一、既　往　史

1. 患者自幼生长发育迟缓,4岁时能独立行走。

2. 40年前无诱因出现头面部及肢体麻木、手足搐搦,伴全身肌肉疼痛和乏力,当地医院诊断为低钙血症,给予葡萄糖酸钙静推后好转。此后患者间断服用钙片,上述症状间断发作。20年前牙齿全部脱落。2年前开始加用骨化三醇,上述症状未再发作。

3. 糖尿病史15年,长期胰岛素治疗,曾有反复低血糖发作。

4. 2年前当地医院诊断为甲状腺功能减低,伴有头晕、头疼、嗜睡、恶心、腹胀、便秘、记忆力减退、食欲下降、情绪低落等症状。

二、婚　育　史

初婚年龄24岁,育有2男,绝经年龄43岁,妊娠2次,顺产2胎。

三、体格检查

体温36.4℃,脉搏60次/min,血压110/55mmHg,身高155cm,体重68kg,BMI 28.3kg/m^2,腰围89cm。面部及双上肢皮肤色素沉着,腋毛缺如,手掌皮肤肿胀增厚。

四、影像学检查

1. **头颅磁共振**　空泡蝶鞍;双侧基底节区及小脑齿状核病灶异常信号,结合临床考虑甲状旁腺激素异常相关钙化可能性大。

2. **头颅CT平扫**　双侧脑组织多发钙化灶,考虑钙磷代谢异常,建议查甲状旁腺功能。

3. **冠脉增强**CT　前降支钙化,积0.3分;冠脉右优势型;左右冠脉主要节段未见有意义狭窄。

4. **颈动脉超声**　双侧颈动脉斑块形成。

5. **超声心动图**　心包积液(少中量),左室舒张功能减低。

五、实验室检查

1. **血脂谱**　TG 16.15mmol/L,TC 15.33mmol/L,HDL-C 1.21mmol/L,LDL-C 6.78mmol/L。

2. **生化指标** 钙 1.7mmol/L，磷 2.16mmol/L，肌酐 149.56umol/L，肌酸激酶 1 199U/L。

3. **血糖** 空腹 6.37mmol/L，餐后 2 小时 9.86mmol/L，糖化血红蛋白 9.1%。

六、垂体轴相关指标

生长激素 <0.1ng/ml，泌乳素 1.93ng/ml 轻微降低，ACTH 晨起正常，夜间明显降低，其他指标正常范围，下游指标中甲状腺激素明显降低，孕酮为 0 和睾酮轻度降低，皮质醇晨起正常，夜间明显降低（图 1）。

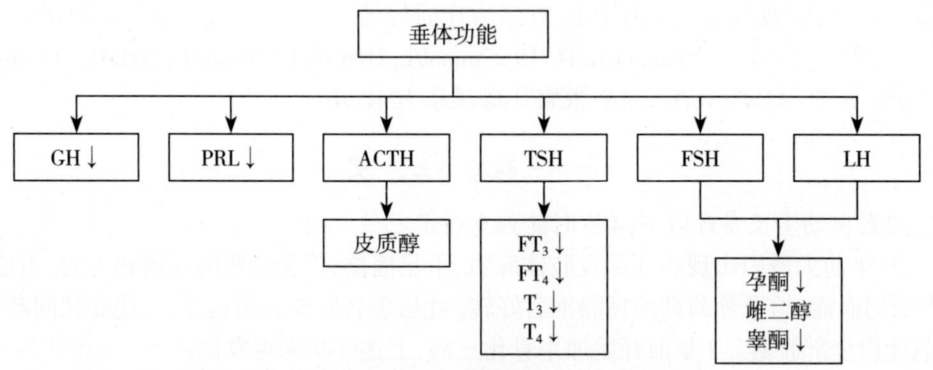

图 1 垂体功能评估

垂体前叶激素水平的异常表现及其对下游激素的影响。GH：生长激素；PRL：泌乳素；ACTH：促肾上腺皮质激素；TSH：促甲状腺激素；FSH：卵泡刺激素；LH：黄体生成素；FT_3：游离三碘甲状腺原氨酸；FT_4：游离甲状腺素；T_3：三碘甲状腺原氨酸；T_4：甲状腺素。

全段甲状旁腺激素：2.8pg/ml 明显降低。

七、诊断思路

患者为老年女性，血脂异常以甘油三酯（TG）严重升高为主要表现。血浆 TG 水平受遗传、饮食和继发因素影响，结合患者病史特点，发病时间仅为 2 年，同时合并糖尿病、中枢性甲状腺功能减退、垂体功能减退和甲状旁腺功能减退，考虑为继发性高甘油三酯血症。患者垂体磁共振提示空泡蝶鞍，生产时可疑大出血经历，目前垂体轴中甲状腺和肾上腺皮质激素受到影响，垂体功能减退症诊断明确。甲状旁腺激素明显降低，伴有低钙和高磷血症，甲状旁腺功能减退症诊断明确，患者自幼发育迟缓，低钙病史达 40 年，甲旁减为遗传性可能性大。

八、治疗策略

给予优甲乐补充甲状腺激素，补钙和补充维生素 D，肾上腺皮质功能储备能力差，但处于正常范围，结合血压偏低和血钠正常，暂不给予强的松治疗。由于患者入院时肌酸激酶显著升高，考虑与甲旁减和甲减相关，而且血脂异常也与甲减密切相关，故暂未给予降脂药物。补充甲状腺激素后甘油三酯水平显著下降，治疗后血脂情况见表 1。

表 1　血脂谱随访情况

单位:mmol/L

日期	TG	TC	HDL-C	LDL-C
2020 年 7 月 14 日	16.15	15.33	1.21	6.78
2020 年 7 月 22 日	10.50	8.79	0.94	4.31
2020 年 7 月 28 日	8.63	13.65	1.00	1.39
2020 年 8 月 10 日	5.09	6.20	1.07	4.06

注:TG:甘油三酯;TC:总胆固醇;HDL-C:高密度脂蛋白胆固醇;LDL-C:低密度脂蛋白胆固醇。

九、讨　　论

这是 1 例继发性严重甘油三酯血症升高的患者,但是继发原因较复杂,涉及多个内分泌系统的异常。内分泌激素可以影响血脂代谢的通路,从而引起血脂异常。通过文献复习我们对患者的内分泌系统异常情况对血脂的影响进行了分析和总结。

1. 垂体功能减退症　垂体功能减退症是一种罕见的疾病,发病率为 45/100 000。它的特点是一种或多种激素缺乏,其程度、发病、进展和病因可不同。垂体激素的完全或部分缺乏是由累及下丘脑或垂体的各种结构损伤或创伤引起的。最常见的病因是垂体腺瘤及其手术和 / 或放疗。不同的垂体前叶激素对病理损伤的敏感性不同。激素缺乏的常见顺序是生长激素缺失,接着是促性腺激素、促甲状腺激素和促肾上腺皮质激素。绝大多数垂体功能减退患者有多发性垂体激素缺乏症,通常有 2 或 3 个轴受到影响。垂体功能减退可能是永久性的,进行性的激素缺乏症,也可能是暂时性的,从最初的事件数年后可能恢复。在垂体功能减退患者中,代谢综合征的患病率和心血管原因导致的死亡率增加,代谢综合征患病率显著高于一般发病率 20%~50%。肥胖、内脏肥胖、血脂异常、胰岛素抵抗和高血压在这些患者中很常见。生长激素缺乏和替代其他激素不足可能是主要原因。成人生长激素缺乏症(GHD)的血脂异常以 TC、LDL-C 和 TG 增加为特征。而生长激素替代治疗可以改善血脂谱,但荟萃分析显示生长激素替代治疗降低 TG 的作用不显著。GHD 患者中常见小而密低密度脂蛋白(sdLDL)增加,进一步增加心血管风险,而且生长激素替代治疗不影响 LDL 颗粒的大小。

2. 甲状腺功能减退症　甲减可以由原发性甲状腺衰竭引起或者源于丘脑或垂体对甲状腺刺激不足。中枢性甲减的特征是促甲状腺激素(TSH)正常或减低,与甲状腺素水平不匹配。甲状腺激素影响几乎所有的主要代谢通路。其主要作用是增加基础能量代谢,对蛋白、碳水化合物和脂质代谢均有影响。甲状腺激素影响血脂代谢包含了合成、动员和分解代谢,但对分解代谢的影响大于合成代谢。甲状腺功能亢进与大部分脂质储存减少和血浆中脂质浓度的降低有关。甲减对血脂的影响相反。甲减是血脂异常的常见病因。甲减患者最常见的血脂异常是高胆固醇血症,主要是由于 LDL-C 增加。也有报道极低密度脂蛋白胆固醇(VLDL-C)和 HDL-C 升高。血浆 TG 升高是因为肝脏水平脂肪酸酯化作用增强。甲状腺激素降低胆固醇效应主要通过增加肝脏和外周水平的低密度脂蛋白受体(LDLR)表达实现。T_3 调节 LDLR 的事实是在 40 多年前发现的,在甲状腺功能减退的情况下,LDL-C 的清除降低。后来发现 T_3 可以调节人鼠成纤维细胞和肝细胞上的 LDLR 数量,而且在甲减小鼠中肝脏 LDLR 的 mRNA 减少。其机制为增加固醇调节元件结合蛋白 -2(SREBP-2)表达的间接作用和 T_3 对 LDLR 基因启动子的直接作用。另外,T_3 上调载脂蛋白 AV 基因,这个基因主要决定血浆甘油三酯代谢。T_3 增加肝脏 APOAV mRNA 基因表达和蛋白水平,因此导致 TG 下降，提示 T_3 作用的可能机制和控制甘油三酯代谢的潜在治疗靶点。

3. **甲状旁腺功能减退症** 甲状旁腺功能减退症是一个甲状旁腺激素（PTH）缺乏的少见疾病，患病率为 23/10 万 ~37/10 万。它最常见于颈部手术的并发症（约 78% 的病例），还有一些其他因素如遗传和非手术获得性原因，包括自身免疫性原因。甲状旁腺素通过作用于骨、肾和肠，对于维持循环钙水平在正常范围内至关重要。其分泌主要由甲状旁腺主细胞上的钙感应受体（CaSR）调节，当环境钙水平较低时，CaSR 不活跃，PTH 的合成和分泌增加。PTH 随后通过作用于骨骼、肾脏和间接肠来调节钙和磷酸盐水平。甲旁亢与众多代谢因素相关，包括肥胖、糖尿量异常和糖尿病、血脂异常（HDL-C 降低和 TG 升高）和高血压等。但目前临床证据不支持低钙血症和 / 或缺乏甲状旁腺激素与代谢综合征相关疾病之间的关系。

高甘油三酯血症的继发原因很多，当患者同时合并多个继发原因时很难判断主要病因，在此例患者中通过一系列检查和评估，我们考虑 TG 升高与垂体功能减退和甲状腺功能减退密切相关，在甲状腺激素替代治疗后可以观察到 TG 水平持续下降，对于该患者还应进行密切随访。由于患者同时合并糖尿病，在调脂治疗时也不能忽视胆固醇的控制，在甲状腺功能纠正和肌酸激酶正常后可以考虑加用他汀类药物。

（高莹 吕纳强 郭远林）

参考文献

[1] MILJIĆ D, POPOVIC V. Metabolic Syndrome in Hypopituitarism [J]. Front Horm Res, 2018, 49: 1-19.

[2] ABDU T A, NEARY R, ELHADD T A, et al. Coronary risk in growth hormone deficient hypopituitary adults: increased predicted risk is due largely to lipid profile abnormalities [J]. Clin Endocrinol (Oxf), 2001, 55 (2): 209-216.

[3] MAISON P, GRIFFIN S, NICOUE-BEGLAH M, et al. Impact of growth hormone (GH) treatment on cardiovascular risk factors in GH-deficient adults: a Meta analysis of Blinded, Randomized, Placebo-Controlled Trials [J]. J Clin Endocrinol Metab, 2004, 89 (5): 2192-2199.

[4] RIZZO M, TREPP R, BERNEIS K, et al. Atherogenic lipoprotein phenotype and low-density lipoprotein size and subclasses in patients with growth hormone deficiency before and after short-term replacement therapy [J]. Eur J Endocrinol, 2007, 156 (3): 361-367.

[5] PUCCI E, CHIOVATO L, PINCHERA A. Thyroid and lipid metabolism [J]. Int J Obes Relat Metab Disord, 2000, 24 Suppl 2: S109-S112.

[6] O'BRIEN T, DINNEEN S F, O'BRIEN P C, et al. Hyperlipidemia in patients with primary and secondary hypothyroidism [J]. Mayo Clin Proc, 1993, 68 (9): 860-866.

[7] DUNTAS L H, BRENTA G. The effect of thyroid disorders on lipid levels and metabolism [J]. Med Clin North Am, 2012, 96 (2): 269-281.

[8] STAELS B, VAN TOL A, CHAN L, et al. Alterations in thyroid status modulate apolipoprotein, hepatic triglyceride lipase, and low density lipoprotein receptor in rats [J]. Endocrinology, 1990, 127 (3): 1144-1152.

[9] SALTER A M, HAYASHI R, AL-SEENI M, et al. Effects of hypothyroidism and high-fat feeding on mRNA concentrations for the low-density-lipoprotein receptor and on acyl-CoA: cholesterol acyltransferase activities in rat liver [J]. Biochem J, 1991, 276: 825-832.

[10] WEBER L W, BOLL M, STAMPFL A. Maintaining cholesterol homeostasis: sterol regulatory element-binding proteins [J]. World J Gastroenterol, 2004, 10 (21): 3081-3087.

[11] BAKKER O, HUDIG F, MEIJSSEN S, et al. Effects of triiodothyronine and amiodarone on the promoter of the human LDL receptor gene [J]. Biochem Biophys Res Commun, 1998, 249 (2): 517-521.

[12] PRIEUR X, HUBY T, COSTE H, et al. Thyroid hormone regulates the hypotriglyceridemic gene APOA5 [J]. J Biol Chem, 2005, 280 (30): 27533-27543.

[13] CORBETTA S, MANTOVANI G, SPADA A. Metabolic Syndrome in Parathyroid Diseases [J]. Front Horm Res, 2018, 49: 67-84.

心脏病学实践 2020

主　　编　丛洪良　袁祖贻

主　　审　陈义汉　张　健

学术秘书　李曦铭　郭　宁

人民卫生出版社

·北　京·

图书在版编目（CIP）数据

心脏病学实践．2020：全 6 册 / 丛洪良，袁祖贻主编．—北京：人民卫生出版社，2020.11（2020.12 重印）
ISBN 978-7-117-30664-5

Ⅰ. ①心… Ⅱ. ①丛… ②袁… Ⅲ. ①心脏病学 Ⅳ. ①R541

中国版本图书馆 CIP 数据核字（2020）第 196492 号

心脏病学实践 2020（全 6 册）
Xinzangbingxue Shijian 2020（Quan 6 Ce）

主　　编：丛洪良　袁祖贻
出版发行：人民卫生出版社（中继线 010-59780011）
地　　址：北京市朝阳区潘家园南里 19 号
邮　　编：100021
E - mail：pmph @ pmph.com
购书热线：010-59787592　010-59787584　010-65264830
印　　刷：廊坊一二〇六印刷厂
经　　销：新华书店
开　　本：787 × 1092　1/16　　总印张：72
总 字 数：1797 千字
版　　次：2020 年 11 月第 1 版
印　　次：2020 年 12 月第 2 次印刷
标准书号：ISBN 978-7-117-30664-5
定价（全 6 册）：239.00 元
打击盗版举报电话：010-59787491　E-mail：WQ @ pmph.com
质量问题联系电话：010-59787234　E-mail：zhiliang @ pmph.com

第二分册

冠 心 病

分册主编 陈绍良 佟 倩 李 悦

编者名单

（按文中出现顺序排序）

陈绍良　南京市第一医院
李　悦　哈尔滨医科大学附属第一医院
张俊杰　南京市第一医院
张　松　哈尔滨医科大学附属第一医院
佟　倩　吉林大学白求恩第一医院
韩雅玲　中国人民解放军北部战区总医院
刘海伟　中国人民解放军北部战区总医院
韩　东　中国人民解放军总医院第二医学中心
曹　丰　中国人民解放军总医院第二医学中心
涂清鲜　遵义市第一人民医院
贺　勇　四川大学华西医院
李为民　哈尔滨医科大学附属第一医院
臧雁翔　哈尔滨医科大学附属第一医院
刘　斌　吉林大学第二医院
田　文　中国医科大学附属第一医院
邱春光　郑州大学第一附属医院
卢文杰　郑州大学第一附属医院
潘　亮　郑州大学第一附属医院
徐　凯　中国人民解放军北部战区总医院
王　乐　天津市胸科医院
丛洪良　天津市胸科医院
李曦铭　天津市胸科医院
李　毅　中国人民解放军北部战区总医院
冯家豪　西安交通大学第一附属医院
郭　宁　西安交通大学第一附属医院
查丽黄　中南大学湘雅医院
余再新　中南大学湘雅医院
何路平　哈尔滨医科大学附属第二医院
贾海波　哈尔滨医科大学附属第二医院
于　波　哈尔滨医科大学附属第二医院
董士铭　中国人民解放军海军军医大学第一附属医院（长征医院）
梁　春　中国人民解放军海军军医大学第一附属医院（长征医院）
杨峻青　广东省人民医院
黄育铭　广东省人民医院

丁代欣　上海交通大学
涂圣贤　上海交通大学
陈　翔　厦门大学附属心血管病医院
王　焱　厦门大学附属心血管病医院
于厚志　山东省立医院
苑海涛　山东省立医院
孙党辉　哈尔滨医科大学附属第一医院
吴向起　南京市第一医院
叶　飞　南京市第一医院
高晓飞　南京市第一医院
李国庆　新疆维吾尔自治区人民医院
郭自同　新疆维吾尔自治区人民医院
张端珍　中国人民解放军北部战区总医院
刘　超　河北医科大学第一医院
张会军　河北医科大学第一医院
赵昔良　首都医科大学附属北京安贞医院
叶益聪　首都医科大学附属北京安贞医院
曾　勇　首都医科大学附属北京安贞医院
聂文成　浙江大学医学院附属第一医院
朱建华　浙江大学医学院附属第一医院
盛　力　哈尔滨医科大学附属第一医院
王定宇　哈尔滨医科大学附属第一医院
韩战营　郑州大学第一附属医院

目 录

冠　心　病

过去一年中，冠状动脉粥样硬化性心脏病（coronary atherosclerotic heart disease，CAD）患者介入治疗策略、抗栓治疗及腔内影像学指导经皮冠状动脉介入治疗等领域公布了多项重要临床研究结果。这些研究结论将极大地指导和推动CAD诊疗的理论及技术进步。为此，本文针对上述新研究、新发现简述如下。

一、经皮冠状动脉介入治疗（PCI）新进展

（一）急性冠脉综合征（ACS）

COACT研究是首个旨在评估不同介入时机对心脏骤停患者预后影响的随机试验，该研究共入选552例无ST段抬高的院外心脏骤停患者，1∶1随机分为即刻冠状动脉造影组和神经功能恢复后延迟冠状动脉造影组，两组均必要时行PCI，急性血栓闭塞事件发生率分别为3.4%和7.6%，主要终点为90天生存率，结果发现，对于无ST段抬高型心肌梗死（STEMI）迹象的院外心脏骤停患者，与复苏后数日再行介入手术相比，复苏后接受紧急PCI并未提高患者90天生存率（64.5% *vs.* 67.2%，P=0.51）。

COMPLETE研究共纳入4 041例合并多支病变的STEMI患者。对罪犯血管成功行PCI，1∶1随机分为完全血运重建组和仅干预罪犯血管组。主要终点是心血管死亡和再发心肌梗死（MI），随访3年，完全血运重建组主要终点事件率比仅干预罪犯血管组下降26%（7.8% *vs.* 10.5%，P=0.004），该差异主要来源于完全血运重建组再发MI风险降低。两组在出血和对比剂相关急性肾损伤方面无统计学差异。亚组分析发现，无论同期或择期完成非罪犯血管PCI，完全血运重建均可带来获益。该研究提示对于合并多支病变的STEMI患者进行完全血运重建是安全可行的，但由于该研究所纳入患者的SYNTAX评分相对较低，故不能将该研究结果推广至所有STEMI患者。

（二）慢性冠脉综合征（CCS）

目前很多证据表明STEMI患者血运重建可获益，但对于CCS血运重建一直备受争议。ISCHEMIA研究历经10年，共纳入5 179例稳定的、射血分数正常的、中重度心肌缺血患者，1∶1随机分为常规介入治疗组和最佳药物治疗（OMT）组。主要复合终点是心血管死亡、MI、因不稳定型心绞痛、心衰或心脏骤停复苏住院，中位随访3.2年，两组间主要终点事件率无统计学差异（13.3% *vs.* 15.5%，P=0.34）。生活质量亚组分析提示，与OMT组相比，介入治疗可改善生活质量和减少心绞痛症状。ISCHEMIA研究主要局限性在于，OMT组中28%患者接受介入治疗，这可能导致最终结果存在偏倚。总体来说，对于所有稳定型CAD患者行介入治疗是不必要的，但对于心绞痛症状较重、手术风险较低的患者，介入治疗仍是合理的。

（三）特殊病变类型

1. 解剖结构低中复杂度左主干病变可选择PCI　EXCEL研究将1 905例SYNTAX积

分≤32 分左主干病变患者,随机分为依维莫司洗脱支架植入组和 CABG 组,随访 5 年,两组全因死亡、MI 和卒中发生率无统计学差异(P=0.13)。PCI 组术后 30 天不良事件发生率较低(4.9% *vs.* 8.0%),而 5 年时不良事件发生率无显著差异(15.1% *vs.* 9.7%)。CABG 组患者脑血管事件风险更高(5.2% *vs.* 3.3%),而 PCI 组患者全因死亡风险(13.0% *vs.* 9.9%)和缺血诱发血运重建发生率更高(16.9% *vs.* 10.0%)。Milestone 分析发现 PCI 组患者术后 3 年可持续获益,但 3 年后晚期不良事件发生率逐渐增加,导致 5 年时两组间差异消失。另外,NOBLE 研究 5 年随访结果、SYNTAX 研究 10 年随访结果、PRECOMBAT 研究 10 年随访结果均未发现 PCI 和 CABG 对左主干病变患者全因死亡率存在差异影响。综上,对于 SYNTAX 积分≤32 分左主干病变患者,PCI 是一种合理、可接受的策略。

2. **复杂分叉病变宜首选双支架策略** DKCRUSH Ⅴ研究发现,采用 DK crush 术式患者术后 3 年靶血管血运重建(TLR,5.0% *vs.* 10.3%,P=0.029)、靶血管 MI(1.7% *vs.* 5.8%,P=0.017)和支架内血栓(0.4% *vs.* 4.1%,P=0.006)发生率仍显著低于 Provisional 术式。DEFINITION Ⅱ研究共纳入 660 例 DEFINITION 研究定义的复杂分叉病变患者,随机采取双支架术式或 Provisional 术式,主要终点为靶病变失败(TLF),随访 12 个月,双支架组 TLF 显著低于 Provisional 组(6.1% *vs.* 11.4%,P=0.019),双支架组靶血管 MI(3.0% *vs.* 7.1%,P=0.025)和 TLR(2.4% *vs.* 5.5%,P=0.049)也显著降低。DEFINITION Ⅱ研究再次证实 DEFINITION 研究结果的精准性和可靠性,双支架术式(主要是 DK crush 技术)可显著降低复杂分叉病变 TLF,这个结果将结束 20 年来业内对于分叉病变术式选择的争议,具有里程碑意义。最新荟萃分析也证实,在降低 TLR 和 MACE 事件方面,DK crush 较其他分叉术式获益更多,对于分支病变长度≥10mm 患者,双支架术式获益优于 Provisional 术式。此外,CIT-RESOLVE 研究发现,对于高危的分叉病变患者,主动分支保护策略(双支架术式或者拘禁球囊)优于传统分支保护策略(Provisional T 或者拘禁导丝)。

3. **严守慢性完全闭塞病变(CTO)PCI 指征** CTO 病变是否应行 PCI,积极开通闭塞血管,一直都存在争议。2019 年《CTO-PCI 指导原则全球专家共识》发布,首次指出 7 条全球广泛应用的 CTO-PCI 基本原则:①改善缺血症状是 CTO-PCI 主要指征;②行双侧冠状动脉造影,并深入细致地对造影影像进行阅片至关重要;③微导管辅助导丝操作应是 CTO-PCI 导丝操作的基本原则;④正向导丝通过技术、正向夹层再入真腔技术和逆向技术互补统一,共同组成导丝通过 CTO 病变手术策略;正向导丝通过技术是最为常用的初始导丝通过策略,而正向夹层再入真腔和逆向策略则常用于较复杂的 CTO 病变;⑤如初始导丝通过策略失败,适时的策略转换可大大提高 PCI 最终成功率、缩短手术操作时间、减少辐射及对比剂用量;⑥足够例数的手术实践和经验积累,以及各种手术器械的充分准备对提高手术成功率,降低并发症发生率具有重要意义;⑦对病变进行充分预处理,采用腔内影像学技术指导 PCI,能够优化支架植入效果,改善近远期预后。

DECISION-CTO 研究共纳入 815 例 CTO 患者,随机分为完全血运重建组和 OMT 组,随访 4 年,两组死亡、MI、卒中和血运重建比例无统计学差异(P=0.86)。该研究时间跨度长达 6 年,其中 CTO-PCI 组成功率为 91%,近 20%OMT 组患者最终选择 CTO-PCI,这可能导致结果出现偏倚。术者在计划对 CTO 行血运重建之前,评估症状和缺血范围是非常重要的。此外,随着 PCI 技术和器械快速发展,CTO-PCI 开通成功率显著提高,并发症明显减少,需更多 RCT 来评估 CTO-PCI 的获益和风险。

4. **治疗支架再狭窄应该选择药物球囊(DCB)还是药物涂层支架(DES)** 支架内再狭

窄是支架植入远期失败的常见原因，目前最有效的处理方法是采用 DCB 或再次植入 DES。最新纳入 10 项研究的荟萃分析发现，与再次植入 DES 相比，采用 DCB 患者 TLR 事件率增加 32%，但在全因死亡、MI 或者靶病变血栓方面无差异。目前应用的 DCB 多为第一代产品，相信未来该类产品会进一步升级换代，故对于 DES 与 DCB 孰优孰劣的探讨仍会持续进行。

小血管病变介入治疗容易发生支架内再狭窄，从而导致较高的心血管不良事件和 TLR。BIO-RESORT 研究小血管病变（<2.5mm）亚组分析显示，全因死亡、靶血管 MI 及支架内血栓发生率与植入支架类型无关，但与植入薄支架（钢梁厚度 102μm）相比，植入更薄支架（Synergy 支架，钢梁厚度 78μm）与超薄支架（Orsiro 支架，钢梁厚度 71μm）TLR 事件率更低。这些结果表明超薄支架在小血管病变中的远期获益更为明显。

二、抗栓治疗新进展

（一）PCI 术后双联抗血小板（DAPT）时程

近年来 PCI 术后抗血小板药物的选择和时程一直是研究热点。TWILIGHT 研究共纳入 9 006 例植入 DES、且至少合并一项临床高危因素和一项血管造影高危因素患者，在 PCI 术后接受 3 个月替格瑞洛（90mg 每日 2 次）联合阿司匹林（81~100mg）治疗。将术后 3 个月无事件患者随机分为继续接受替格瑞洛联合低剂量阿司匹林的双联抗血小板（DAPT）治疗组和接受替格瑞洛联合安慰剂治疗组，治疗时程 12 个月。该研究主要终点为出血学术研究联合会（BARC）2、3 或 5 型出血。关键次要缺血复合终点包括全因死亡、非致死性 MI 和非致死性卒中。随访 1 年，替格瑞洛单药组和 DAPT 组主要终点发生率分别为 4.0% 和 7.1%（$P<0.001$），两组缺血终点发生率无统计学差异。随后公布的 TWILIGHT 糖尿病亚组、复杂 PCI 亚组和中国人群亚组结果与主要结果一致。该研究为 PCI 术后早期停用阿司匹林提供了迄今为止最有力的证据，具有里程碑意义，将对 CAD 患者的抗血小板治疗产生重要影响。

SMART-CHOICE 研究发现 PCI 术后 3 个月 DAPT 后 $P2Y_{12}$ 抑制剂单药治疗在降低主要不良心脑血管事件（MACE）方面不劣于 12 个月 DAPT，且显著降低出血风险。STOP-DAPT2 研究也证实植入新一代 DES 后，与传统 DAPT 相比，1 个月 DAPT 后单用氯吡格雷治疗可显著降低出血事件，且不增加缺血事件。最新公布的 TICO 研究结果显示，ACS 患者 PCI 术后给予 3 个月 DAPT 后单独使用替格瑞洛治疗可明显降低出血事件风险，且不增加缺血事件发生风险。过去一年中，GLOBAL LEADERS 研究的一系列亚组分析结果也相继公布，其中 GLASSY 研究结果显示，在预防缺血事件方面，替格瑞洛联合阿司匹林一个月后替格瑞洛单药治疗 23 个月的方案，并不劣于传统 12 个月 DAPT 继之阿司匹林单药治疗方案。纳入这些研究的最新荟萃分析也证实，PCI 术后 1~3 个月停用阿司匹林，单用 $P2Y_{12}$ 抑制剂可降低出血风险，且未增加缺血事件风险。我们需注意到，以上研究结果多针对择期 PCI 患者，目前尚无 ACS 患者 DAPT1 个月后单用 $P2Y_{12}$ 抑制剂对预后影响的证据，我们期待 ULTIMATE-DAPT 研究（NCT03971500）的结果。

（二）替格瑞洛优化剂量方案研究进展

2014 年日本学者首先提出，半量替格瑞洛（45mg 每日 2 次）较标准剂量氯吡格雷抗血小板作用更强。小样本研究发现，对于中国 NSTE-ACS 患者，半量替格瑞洛与标准剂量替格瑞洛抗血小板作用无显著差异，均明显强于标准剂量氯吡格雷。进一步研究发现，1/4 标准剂量替格瑞洛（22.5mg 每日 2 次）抗血小板作用也明显优于标准剂量氯吡格雷。来自韩国的研究提示，替格瑞洛 90mg 每日 1 次较标准剂量氯吡格雷具有更快、更强的血小板抑制作用。

SUPERIOR研究纳入国内11家中心、共3 043例CAD患者，结果显示，两种小剂量替格瑞洛方案（45mg每日2次和90mg每日1次）抗血小板效果均明显强于标准剂量氯吡格雷，且小出血事件发生率低于较标准剂量替格瑞洛组；在不同治疗组中，替格瑞洛90mg每日1次组患者服药后抗血小板作用在治疗窗内的比例最高。新近一项交叉设计研究提示，对于中国CAD患者，替格瑞洛60mg每日1次抗血小板作用亦明显优于标准剂量氯吡格雷。国人CAD患者最佳替格瑞洛使用方案的确立仍有待预后终点大规模临床研究证据。

（三）合并心房颤动（AF）患者PCI术后抗凝治疗进展

AF患者PCI后如何抗栓，一直是临床难点问题。AUGUSTUS研究共纳入4 614例合并AF的PCI患者，均接受$P2Y_{12}$抑制剂治疗，随后随机分为阿哌沙班（5mg或2.5mg每日2次）组和华法林组，再分别给予阿司匹林或安慰剂治疗。主要终点是ISTH定义的大出血或临床相关的非大出血事件。随访6个月，与华法林组相比，阿哌沙班组主要终点事件率下降31%，且阿哌沙班组死亡和再住院率也显著下降（23.5% *vs.* 27.4%，P=0.002），两组缺血事件率无显著差异。在两种抗血小板策略中，阿司匹林组患者主要终点事件发生率显著高于安慰剂组（16.1% *vs.* 9.0%，P<0.001），两组死亡率、再住院率及缺血事件率无统计学差异。总体而言，阿哌沙班联合$P2Y_{12}$抑制剂双联治疗的出血风险最低。ENTRUST-AF PCI研究的结果与之类似，该研究共纳入1 506例合并AF的PCI患者，旨在评估依度沙班联合$P2Y_{12}$抑制剂的安全性和有效性，结果发现，与华法林联合DAPT治疗相比，依度沙班联合$P2Y_{12}$抑制剂在PCI术后12个月的出血及缺血性终点上均无统计学差异。最新荟萃分析证实，与以华法林为基础的传统三联方案相比，双联方案可明显降低出血事件发生率（20.8% *vs.* 13.4%，P<0.000 1），但有增加支架内血栓风险（0.6% *vs.* 1.0%，P=0.04）。

三、影像学研究新进展

（一）腔内影像学和功能学评价

IVUS指导DES植入可降低CAD患者TLR风险，但对临床硬终点事件的获益一直存在争议。新近纳入ULTIMATE研究的荟萃分析提示，与造影指导DES植入相比，IVUS指导DES植入可显著降低心源性死亡、TLR和支架内血栓等临床硬终点事件。与此同时，IVUS-XPL研究的5年随访结果表明，IVUS指导PCI可显著降低长病变（≥28mm）TLR风险，并在术后1~5年持续获益。

血流储备分数（FFR）被推荐用于指导稳定型CAD和临界病变患者的血运重建。FORZA研究首次头对头比较光学相干断层成像（OCT）和功能学（FFR）指导PCI优劣性，共纳入350例临界病变患者，随机接受FFR和OCT指导PCI。随访13个月，FFR指导组接受OMT患者比例更高，且总花费较少，而OCT指导组患者复合心血管不良事件及再发心绞痛比例更低。将腔内影像学和功能学联合应用，克服彼此的缺陷，才能实现最优化结果。由此看来，基于造影的FFR（QFR）、基于IVUS的FFR（UFR）和基于OCT的FFR（OFR）具有很好的应用前景。

（二）非侵入性检查

2015年的SCOT-HEART研究发现，冠状动脉CTA可明显提高疑诊CAD患者诊断率，5年随访结果显示，在降低患者心源性死亡和非致命性MI发生率方面，CTA作为初始检查仍显著获益。冠状动脉CT血管造影获得无创血流储备分数（FFR_{CT}）是近年来心脏成像领域的新技术。一项研究共纳入208例疑诊CAD患者，发现FFR_{CT}对于缺血性心脏病诊断阳性率（AUC=0.94）优于冠状动脉 CTA、SPECT 和 PET。另有研究发现，在降低 CAD 患者远期心血管死亡和 MI 发生率方面，CTA 显著优于功能性负荷检查（核素、超声心动图和 ECG）。

心脏磁共振（CMR）是 CAD 患者非侵入性检查另一重要手段，Kwong 等研究发现，与无缺血或晚期钆增强（LGE）患者相比，缺血或 LGE 阳性患者心源性死亡或非致死性 MI 发生风险增加 4 倍，远期冠状动脉血运重建风险增加 10 倍以上。Nagel 等研究发现，心肌灌注 CMR 指导 PCI 患者血运重建率显著低于 FFR 指导组，两组 PCI 术后 1 年心脏 MACE 事件发生率无显著差异。

过去一年公布了诸多重要的临床研究，对冠心病临床实践有深远影响，由于篇幅所限，不能详述。总体来说，这些研究为 CAD 的诊疗开辟了新视野，为指南修订提供了理论依据，也为今后临床研究提出了科学假设。

（陈绍良　李悦　张俊杰　张松　佟倩）

参考文献

[1] LEMKES J S, JANSSENS G N, VAN DER HOEVEN N W, et al. Coronary angiography after cardiac arrest without ST-Segment elevation [J]. N Engl J Med, 2019, 380(15): 1397-1407.

[2] MEHTA S R, WOOD D A, STOREY R F, et al. Complete revascularization with multivessel PCI for myocardial infarction [J]. N Engl J Med, 2019, 381(15): 1411-1421.

[3] MARON D J, HOCHMAN J S, REYNOLDS H R, et al. Initial Invasive or conservative strategy for stable coronary disease [J]. N Engl J Med, 2020, 382(15): 1395-1407.

[4] STONE G W, KAPPETEIN A P, SABIK J F, et al. Five-year outcomes after PCI or CABG for left main coronary disease [J]. N Engl J Med, 2019, 381(19): 1820-1830.

[5] HOLM N R, MAKIKALLIO T, LINDSAY M M, et al. Percutaneous coronary angioplasty versus coronary artery bypass grafting in the treatment of unprotected left main stenosis: updated 5-year outcomes from the randomised, non-inferiority NOBLE trial [J]. Lancet., 2020, 395(10219): 191-199.

[6] THUIJS D, KAPPETEIN A P, SERRUYS P W, et al. Percutaneous coronary intervention versus coronary artery bypass grafting in patients with three-vessel or left main coronary artery disease: 10-year follow-up of the multicentre randomised controlled SYNTAX trial [J]. Lancet., 2019, 394(10206): 1325-1334.

[7] PARK D W, AHN J M, PARK H, et al. Ten-year outcomes after drug-eluting stents versus coronary artery bypass grafting for left main coronary disease: Extended Follow-Up of the PRECOMBAT Trial [J]. Circulation, 2020, 141(18): 1437-1446.

[8] CHEN X, LI X, ZHANG J J, et al. 3-Year outcomes of the DKCRUSH-V Trial comparing DK Crush with provisional stenting for left main bifurcation lesions [J]. JACC Cardiovasc Interv, 2019, 12(19): 1927-1937.

[9] DOU K, ZHANG D, PAN H, et al. Active SB-P versus conventional approach to the protection of high-risk side Branches: The CIT-RESOLVE Trial [J]. JACC Cardiovasc Interv, 2020, 13(9): 1112-1122.

[10] DI GIOIA G, SONCK J, FERENC M, et al. Clinical outcomes following coronary bifurcation PCI Techniques: A Systematic Review and Network Meta-Analysis comprising 5 711 patients [J]. JACC Cardiovasc Interv, 2020, 13(12): 1432-1444.

[11] ZHANG J J, YE F, XU K, et al. Multicentre, randomized comparison of two-stent and provisional stenting techniques in patients with complex coronary bifurcation lesions: the DEFINITION Ⅱ trial [J]. Eur Heart J, 2020, 41(27): 2523-2536.

[12] BRILAKIS E S, MASHAYEKHI K, TSUCHIKANE E, et al. Guiding principles for chronic total occlusion percutaneous coronary intervention [J]. Circulation, 2019, 140(5): 420-433.

[13] LEE S W, LEE P H, AHN J M, et al. Randomized trial evaluating percutaneous coronary intervention for the treatment of chronic total occlusion [J]. Circulation, 2019; 139(14): 1674-1683.

[14] BUITEN R A, PLOUMEN E H, ZOCCA P, et al. Outcomes in patients treated with Thin-strut, very thin-strut, or ultrathin-

strut drug-eluting stents in small coronary vessels: a prespecified analysis of the randomized BIO-RESORT Trial [J]. JAMA Cardiol, 2019, 4(7): 659-669.

[15] GIACOPPO D, ALFONSO F, XU B, et al. Paclitaxel-coated balloon angioplasty vs. drug-eluting stenting for the treatment of coronary in-stent restenosis: a comprehensive, collaborative, individual patient data meta-analysis of 10 randomized clinical trials (DAEDALUS study) [J]. Eur Heart J, 2019, 11: ehz594.

[16] MEHRAN R, BABER U, SHARMA S K, et al. Ticagrelor with or without Aspirin in High-Risk Patients after PCI [J]. N Engl J Med, 2019, 381(21): 2032-2042.

[17] HAHN J Y, SONG Y B, OH J H, et al. Effect of $P2Y_{12}$ Inhibitor Monotherapy vs dual antiplatelet therapy on cardiovascular events in patients undergoing percutaneous coronary intervention: The SMART-CHOICE Randomized Clinical Trial [J]. JAMA., 2019, 321(24): 2428-2437.

[18] WATANABE H, DOMEI T, MORIMOTO T, et al. Effect of 1-month dual antiplatelet therapy followed by clopidogrel vs 12-month dual antiplatelet therapy on cardiovascular and bleeding events in patients receiving PCI: The STOPDAPT-2 Randomized Clinical Trial [J]. JAMA,. 2019, 321(24): 2414-2427.

[19] KIM B K, HONG S J, CHO Y H, et al. Effect of ticagrelor monotherapy vs ticagrelor with aspirin on major bleeding and cardiovascular events in patients with acute coronary syndrome: The TICO Randomized Clinical Trial [J]. JAMA., 2020, 323(23): 2407-2416.

[20] FRANZONE A, MCFADDEN E, LEONARDI S, et al. Ticagrelor alone versus dual antiplatelet therapy from 1 month after drug-eluting coronary stenting [J]. J Am Coll Cardiol, 2019, 74(18): 2223-2234.

[21] O' DONOGHUE M L, MURPHY S A, SABATINE M S. The safety and efficacy of aspirin discontinuation on a background of a p2y12 inhibitor in patients after percutaneous coronary intervention: a systematic review and meta-Analysis [J]. Circulation, 2020, 142(6): 538-545.

[22] XUE H J, SHI J, LIU B, et al. Comparison of half- and standard-dose ticagrelor in Chinese patients with NSTE-ACS [J]. Platelets, 2016, 27(5): 440-445.

[23] HE M, LIU B, SUN D, et al. One-quarter standard-dose ticagrelor better than standard-dose clopidogrel in Chinese patients with stable coronary artery disease: A randomized, single-blind, crossover clinical study [J]. Int J Cardiol, 2016, 215: 209-213.

[24] SHI J, HE M, WANG W, et al. Efficacy and safety of different ticagrelor regimens versus clopidogrel in patients with coronary artery disease: a retrospective multicenter study (SUPERIOR) [J]. Platelets, 2020: 1-10.

[25] LOPES R D, HEIZER G, ARONSON R, et al. Antithrombotic therapy after acute coronary syndrome or pci in atrial fibrillation [J]. N Engl J Med, 2019, 380(16): 1509-1524.

[26] VRANCKX P, VALGIMIGLI M, ECKARDT L, et al. Edoxaban-based versus vitamin K antagonist-based antithrombotic regimen after successful coronary stenting in patients with atrial fibrillation (ENTRUST-AF PCI): a randomised, open-label, phase 3b trial [J]. Lancet., 2019, 394(10206): 1335-1343.

[27] GAO X F, WANG Z M, WANG F, et al. Intravascular ultrasound guidance reduces cardiac death and coronary revascularization in patients undergoing drug-eluting stent implantation: results from a meta-analysis of 9 randomized trials and 4724 patients [J]. Int J Cardiovasc Imaging, 2019, 35(2): 239-247.

[28] HONG S J, MINTZ G S, AHN C M, et al. Effect of Intravascular Ultrasound-Guided Drug-Eluting Stent Implantation: 5-Year Follow-Up of the IVUS-XPL Randomized Trial [J]. JACC Cardiovasc Interv, 2020, 13(1): 62-71.

[29] BURZOTTA F, LEONE A M, AURIGEMMA C, et al. Fractional flow reserve or optical coherence tomography to guide management of angiographically intermediate coronary stenosis: A Single-Center Trial [J]. JACC Cardiovasc Interv, 2020, 13(1): 49-58.

[30] ADAMSON P D, WILLIAMS M C, DWECK M R, et al. Guiding therapy by coronary CT angiography improves outcomes in patients with stable chest pain [J]. J Am Coll Cardiol, 2019, 74(16): 2058-2070.

[31] DRIESSEN R S, DANAD I, STUIJFZAND W J, et al. Comparison of coronary computed tomography angiography, fractional flow reserve, and perfusion imaging for ischemia diagnosis [J]. J Am Coll Cardiol, 2019, 73(2): 161-173.

[32] SHARMA A, COLES A, SEKARAN N K, et al. Stress Testing versus CT angiography in patients with diabetes and suspected coronary artery disease [J]. J Am Coll Cardiol, 2019, 73(8): 893-902.

[33] KWONG R Y, GE Y, STEEL K, et al. Cardiac magnetic resonance stress perfusion imaging for evaluation of patients with chest pain [J]. J Am Coll Cardiol, 2019, 74(14): 1741-1755.

[34] NAGEL E, GREENWOOD J P, MCCANN G P, et al. Magnetic resonance perfusion or fractional flow reserve in coronary disease [J]. N Engl J Med, 2019, 380(25): 2418-2428.

冠心病介入治疗最新突破性临床研究荟萃

近年来，随着新技术、新型器械、设备和新药物及其疗法的不断涌现，冠心病介入治疗领域取得了许多关键性的进展，本文聚焦于心肌血运重建和抗栓治疗的策略选择、新术式的开发、新型支架和药物涂层球囊（DCB）的应用等方面近一年的最新突破性临床研究结果，对其进行重点解读和分析，并探讨其对临床实践的影响。

一、经皮心肌血运重建诊断及治疗的适应证是否应扩大？

（一）ST 段抬高心肌梗死（STEMI）合并多支血管病变：应积极进行完全血运重建，但时机仍待定

急性心肌梗死（AMI）合并多支血管病变（multi-vessel disease，MVD）患者的预后不佳，对其血运重建策略的选择一直是介入治疗的难点。既往研究证实 MVD 患者完全血运重建可有效缓解心肌缺血症状及改善预后，但对 AMI 合并 MVD 的患者是否需要完全血运重建以及对非梗死相关血管行经皮冠脉介入术（PCI）干预的最佳时机尚不明确。稍早期的 CULPRIT-SHOCK 试验显示，对于心源性休克 AMI 患者，仅罪犯血管 PCI 优于初始对 MVD 的 PCI，但近年来随着介入器械的进步和技术的完善，PCI 的适应证逐渐扩大，有多项随机对照试验（PRAMI、CvLPRIT、DANAMI-PRIMULTI、COMPARE-ACUTE 和 PRAGUE-13 试验）提示，对部分 STEMI 合并 MVD 的患者行急诊罪犯及非罪犯血管的 PCI，或择期 PCI 时干预非罪犯血管可使患者安全获益，这些试验为 STEMI 合并 MVD 患者的完全血运重建提供了证据。2019 年公布的 COMPLETE 研究为 STEMI 合并 MVD 的患者行完全血运重建再添有力的佐证。该研究共纳入 4 041 名患者，按 1∶1 随机分为完全血运重建组和仅干预罪犯血管治疗组，随访 3 年后发现，复合终点（心血管死亡和心肌梗死）的发生率在完全血运重建组显著低于仅处理罪犯血管组（7.8% *vs.* 10.5%，P=0.004）。在完全血运重建的时机选择上，该研究发现，在当次住院期间或是出院后 45 天内再次入院行完全血运重建，两组患者获益相当。然而，由于再次手术的时机是由术者决定的，该时机的比较并非随机化而可能导致偏倚。同时，完全血运重建组在终点事件上的获益主要归因于减少新发心肌梗死，完全血运重建对死亡率的影响仍有待进一步明确。

（二）排除 STEMI 患者的心脏骤停：即刻冠脉造影并非必需

缺血性心脏病是导致心脏骤停的最常见原因。对于由心肌梗死引起的心脏骤停，即刻 PCI 可挽救濒死心肌、改善循环功能，并防止致命性心律失常的复发。当前指南建议对心脏骤停复苏成功的 STEMI 患者行即刻冠脉造影及必要时 PCI 治疗；而对于在心电图上未出现 ST 段抬高的心脏骤停患者，即刻冠脉造影的作用尚存在争议。心脏骤停后冠脉造影术试验（COACT）是一项随机、非盲、多中心试验，对无 STEMI 证据的心脏骤停患者的管理具有里程碑意义。该试验共纳入 552 例成功电复律，且除外非心源性因素的院外心脏骤停的患者，在意识恢复后按照 1∶1 的比例随机分为即刻冠脉造影（必要时行 PCI）组和延迟造影组。结

果显示，两组间出院时的生存率、90 天随访时的生存率以及出院时的神经功能状态均无统计学差异。此项研究结果不同于既往的观察性研究，既往的观点认为延迟造影对预后有不良影响，而该研究结果提示，造影时机的选择与预后没有明显的相关性。导致这种差异的原因可能是既往研究为观察性的。另外，由于大部分心脏骤停患者的死因是神经系统相关的并发症，对这些患者应立即采用目标体温控制的策略（低温疗法），而即刻冠脉造影可能会延误患者经体温控制策略达到目标体温的时机，从而削弱了其可能从即刻造影中获得的潜在收益。

（三）慢性冠脉综合征（CCS）：介入治疗较最佳药物治疗有无优势

PCI 是否改善 CCS 患者预后的价值，尚无明确的研究结果。2007 年公布的 COURAGE 研究显示，对稳定性冠心病患者，血运重建较最佳药物治疗（OMT）并无额外获益，医学界对此一直存在争议。2019 年 ISCHEMIA 研究的发布再次验证了这一结果。ISCHEMIA 研究共纳入 5 179 例经无创影像学检查显示有中、重度心肌缺血的稳定缺血性心脏病患者，旨在比较 OMT 基础上进行冠脉介入治疗与单纯 OMT 治疗的疗效和安全性。受试者随机分为两组：OMT 组(2 591 例）和干预组(2 588 例)。干预组患者在 OMT 的基础上进行冠脉介入治疗(PCI 或 CABG)。随访 3.3 年的结果显示，两组间主要复合终点（心血管死亡、心肌梗死、心脏骤停复苏，以及因不稳定型心绞痛或心力衰竭住院）无显著差异（13.3% *vs.* 15.5%，*P*=0.34)。对 5 年的主要终点进一步分析发现，前两年 OMT 组的事件发生率较低，而在 3~5 年间干预组主要终点事件的发生率则低于 OMT 组，综合起来两组间的绝对差异较小，导致了最终的等效结果。不过，该研究存在一个重要的局限性，即保守治疗组有多达 28% 的患者在研究期间交叉至介入治疗组，这可能会对研究结论产生影响。基于该研究的结果，比较合理的建议是，对于 CCS 患者，应依据指南给予 OMT 作为首要策略；而对于 CCS 是否实施介入诊断和治疗策略，则需结合患者的病情变化进行综合评估和个体化决策。

二、不同病变类型的介入治疗策略应当如何选择

（一）左主干病变：PCI 还是冠状动脉旁路移植术（CABG）

外科血运重建是目前糖尿病合并 MVD 患者的推荐治疗策略，PCI 在 SYNTAX 评分≤22 分的患者获得ⅡB 类推荐，SYNTAX 评分为 >22 分的患者则不推荐 PCI 治疗。FREEDOM 试验的后续研究结果进一步支持该策略。FREEDOM 试验表明，对于糖尿病合并 MVD 的患者，CABG 在降低主要不良心脑血管事件的发生率方面优于 PCI。2019 年 *JACC* 发表了 FREEDOM 试验的后续研究，进一步评估了在 FREEDOM 试验中接受冠状动脉血运重建的 MVD 患者的长期存活率。其中位随访时间为 7.5 年（范围为 0~13.2 年），结果显示，与 CABG 组相比，PCI 组长期死亡率更高（24.3% *vs.* 18.3%，*P*=0.010)。

然而，2019 年公布的 SYNTAXES(SYNTAX 扩展生存) 研究得出了不同的结果。SYNTAXES 研究对比了 SYNTAX 研究中对冠脉三支病变和 / 或左主干病变行 PCI 和 CABG 两组患者 10 年的全因死亡率，并以此作为该研究的主要终点。该研究共获得 PCI 组的 841 例(93%) 患者和 CABG 组的 848 例(95%) 患者在 10 年时完整的生存信息。结果表明，PCI 组与 CABG 组在随访 10 年期间全因死亡率无显著差异（27% *vs.* 24%，*P*=0.092)；而根据有无三支病变进行的亚组分析显示，CABG 对三支病变的患者有显著的生存获益，但在左主干病变患者中未发现在生存获益方面的差异。该研究的局限性是 PCI 组患者使用的是第一代药物洗脱支架（DES)，目前临床已不再使用；此外，研究者仅报道了全因死亡率这一主要终点，

而对患者的心血管事件终点则未予报道。

EXCEL 研究克服了上述局限，该研究是一项非劣效、随机对照临床试验，旨在对比冠脉解剖复杂度为轻、中度（SYNTAX 评分≤32 分）的左主干病变患者接受 PCI 与 CABG 的预后。研究选用了第二代 DES（依维莫司洗脱支架），并以全因死亡、心肌梗死或卒中作为复合终点。其结果显示，左主干病变行 PCI 治疗（948 例）其 3 年复合终点不劣于 CABG（957 例），且 PCI 有效减少了 30 天的不良事件。随后，EXCEL 项目组在该试验基础上进一步将随访时间延长至 5 年，并在 2019 年发表了 5 年随访结果。该结果显示 5 年 CABG 组和 PCI 组间的复合终点仍未见统计学差异（19.2% *vs*. 22.0%，*P*=0.130）。但是，与 CABG 组相比，PCI 组随访 5 年时的全因死亡率及再次血运重建率均较高（分别为 13.0% *vs*. 9.9% 和 16.9% *vs*. 10.0%）。与 SYNTAX 研究中报道的情况相似，在 3 年和 5 年的随访中，糖尿病和非糖尿病患者两种治疗策略的结局也均无差异。但是，该试验的 5 年随访结果存在争议，主要包括：①再次血运重建未被纳入主要复合终点，当再次血运重建被纳入主要终点后，可能会得出不同的研究结论；②EXCEL 试验中，PCI 组采用了第二代 DES——Xience 系列支架（使用率为 98.4%），并广泛采用血管内超声（IVUS）指导（使用率 77.2%），而 CABG 组新技术的应用相对较少。

同样采用第二代 DES 行 PCI 的 NOBLE 研究 5 年随访结果与 EXCEL 研究大相径庭。NOBLE 研究是一项随机对照、开放标签的非劣效研究，共纳入 36 家医院的 1 201 例拟行血运重建的左主干病变患者（其中 17 例早期失访），1∶1 随机分配接受 PCI 或 CABG 组。PCI 中使用的 Biolimus 可降解聚合物的 DES，PCI 前后分别有 47% 和 74% 的患者使用 IVUS。以主要不良心脑血管复合事件（MACCE，包括全因死亡、脑卒中、再发心肌梗死和再次血运重建）作为主要终点。研究显示，PCI 组 5 年 MACCE 的发生率显著高于 CABG 组（28% *vs*. 19%，HR=1.58，95%CI 1.24~2.01），远超 NOBLE 研究预设的非劣效界值 1.35。两组 5 年全因死亡和卒中发生率相似，但 PCI 组患者非手术相关的心肌梗死和再次血运重建的发生率更高（非手术相关的心肌梗死：HR=2.99，95%CI 1.66~5.39，*P*=0.000 2；再次血运重建：HR=1.72，95%CI 1.25~2.40，*P*=0.000 9），因此 PCI 组总体预后不如 CABG。导致 EXCEL 研究和 NOBLE 研究结果迥异的原因可能与患者的入选标准（EXCEL 研究中入选的患者 Syntax 评分较 NOBLE 研究患者低）、对研究终点的定义（EXCEL 研究中再次血运重建未被纳入主要复合终点）、支架类型（EXCEL 研究使用了当时临床疗效较好的 Xience 系列 DES，其支架杆的厚度仅为 81μm，而 NOBLE 研究中主要使用的是 Biolimus 涂层的 Biomatrix Flex 支架，其支架厚度达 120μm，远超市售的大多数 DES），以及 EXCEL 研究 IVUS 的 PCI 术前使用率（77.2%）远高于 NOBLE 研究（47%）等有关。

2020 年公布的 PRECOMBAT 研究是迄今随访时间最长的一项比较 PCI 与 CABG 治疗左主干病变预后的临床研究。该研究纳入了从 2004 年到 2009 年间共计 600 例来自韩国的左主干病变患者，随机分配接受 PCI 或 CABG 治疗（每组各 300 例）。研究的主要终点是 MACCE，包括全因死亡、心肌梗死、卒中或缺血驱动的靶血管血运重建（TVR）。PCI 组与 CABG 组患者的 SYNTAX 评分分别为 24.4 分和 25.8 分。PRECOMBAT 研究原定随访 5 年，但 5 年随访期结束时，所有参与的中心一致同意继续延长随访至 10 年。最终，经过中位 11.3 年的随访，意向性治疗分析（ITT）结果显示，PCI 组和 CABG 组的 MACCE 发生率无统计学差异（29.8% *vs*. 24.7%，HR=1.25，95%CI 0.93~1.69，*P*=0.14）。在死亡、心肌梗死或卒中的复合事件发生率和全因死亡率方面两组间也无显著差异。值得一提的是，PCI 术后缺血驱动的 TVR 发生率比 CABG 更多见（16.1% *vs*. 8.0%，HR=1.98，95%CI 1.21~3.21，*P*=0.006）。然而，由于该研究患者数量有限、事件发生率低，限制了其统计学效能。此外，PRECOMBAT研究使用的支架是第一代西罗莫司DES，影响了其结论的适用性，不过该研究结果的公布仍在一定程度上增强了PCI医师挑战左主干病变的信心。

（二）左主干分叉病变的术式选择

DKCRUSH系列研究对无保护左主干分叉病变的PCI术式选择进行了深入探索。其中2017年公布的DKCRUSH-Ⅱ研究主要结果显示，DK crush组术后5年靶病变再次血运重建（TLR）发生率显著低于必要时T支架（provisional T stenting，PS）组。2015年公布的DKCRUSH-Ⅲ研究结果显示，对于无保护左主干分叉病变患者，DK crush术后3年不良心血管事件（MACE）及TLR发生率显著低于culotte术式，该差异在复杂的左主干分叉病变患者中尤其明显。2017年发表的DKCRUSH-Ⅴ 1年随访结果显示，在复杂左主干分叉病变的亚组人群中，DK crush技术较PS术式更有效地降低了靶病变失败（TLF）的发生率。DKCRUSH-Ⅱ、Ⅲ、Ⅴ研究被2018 ESC/EACTS心肌血运重建指南引用。指南推荐：对于真性左主干分叉病变，DK crush技术优于PS术式（Ⅱb类推荐）。2019年进一步公布了DKCRUSH-Ⅴ试验3年随访结果，显示DK crush技术组主要终点事件TLF的发生率为8.3%，明显低于PS组的16.9%（P=0.005）。这主要是因为DK crush技术降低了靶血管心肌梗死和TLR。此外，安全性终点——确切的或可能的支架内血栓在DK crush组也明显减少（0.4% *vs.* 4.1%，P=0.006）。值得注意的是，对于复杂病变或高危患者，DK crush组的主要和次要终点事件均明显低于PS组。欧洲分叉病变俱乐部最近发布的第14个共识文件主张使用必要时T支架技术治疗分叉病变，并建议在边支存在复杂钙化病变、开口病变从嵴部延伸>5mm或边支较为重要时，采用双支架策略。当选择双支架策略时，建议使用culotte术式或TAP术式；当需要采用挤压技术时，建议使用DK crush术式。

（三）慢性完全闭塞病变

2019年欧洲慢性完全闭塞（CTO）俱乐部结合随机对照研究的结果，建议在OMT后仍有症状的情况下应进行CTO再通；对于无症状患者则进行缺血负荷评估，如缺血负荷增加≥左心室质量的10%，则行CTO再通。近期公布的DECISION-CTO和EURO-CTO研究随访结果支持上述推荐意见。作为全球第一项关于开通CTO的随机对照试验，DECISION-CTO研究纳入2010年3月至2016年10月间共815例CTO患者，将其随机分为完全血运重建（CTO-PCI）和仅处理非CTO病变（非CTO-PCI）组，随访4年发现，两组在全因死亡、心肌梗死、卒中或血运重建的复合终点发生率（22.4% *vs.* 22.3%，P=0.86）及生活质量方面相当。该研究的局限是，由于存在较高的患者交叉率（19.6%），即由最初的非CTO-PCI组转入CTO-PCI组，患者招募太慢而提前终止了研究，同时其主要采用的ITT分析也影响了结果的客观性。如果按照美国食品药品监督管理局（FDA）颁布的非劣效性试验指南推荐，使用接受干预措施分析（as-treated analysis，AT）来呈报主要终点结果，则将不能得出OMT不劣于PCI的结论。

2019年美国经导管心血管治疗（TCT）会议上公布了EURO-CTO研究的3年随访结果。该研究主要针对合并CTO病变的稳定型心绞痛且CTO病变冠状动脉所支配区域存在缺血或心肌存活证据的冠心病患者。研究的主要终点为生活质量和3年的MACE，包括全因死亡和致命性心肌梗死。研究共纳入396例患者，随机分为PCI联合OMT组（PCI组，259例）和单独OMT组（137例），其1年和3年的随访结果均显示，两组在硬终点（心肌梗死和死亡）上没有显著差异，但PCI较OMT能更明显地改善术后的生活质量和心绞痛症状，此外，3年时需要再次血运重建的患者比例也明显降低（PCI比OMT：7.3% *vs.*18.2%，P=0.003 5）。比较上述两项研究，DECISION-CTO 研究主要应用的是第一代 DES，而且未对患者的左心功能进行评估，而 EURO-CTO 研究在应用了新型 DES 的同时进行了左心室功能的评估。因此，EURO-CTO 研究可能更能全面反映 CTO 患者介入治疗后的生活质量。

（四）小血管病变和支架内再狭窄

小血管病变由于支架内再狭窄（ISR）引起的 TLR 以及 MACE 发生率较高，一直是 PCI 治疗的热点和难点。2019 年发布 BIO-RESORT 研究亚组分析，对比了在直径 <2.5mm 的小血管病变中应用超薄钴铬合金可降解聚合物西罗莫司洗脱支架（厚度 71μm）、特薄钴铬合金可降解聚合物依维莫司洗脱支架（厚度 78μm）或较厚的永久聚合物涂层佐他莫司洗脱支架（厚度 102μm）的临床结果。3 年随访数据显示，三组 TLF（定义为心源性死亡、靶血管相关的心肌梗死及 TLR）的发生率分别为 7.0%、9.5% 和 10.0%（两两比较均无统计学差异），其心源性死亡、靶血管相关的心肌梗死和支架内血栓形成发生率也无明显差异。但在 TLR 方面，超薄的西罗莫司洗脱支架 Orsiro 明显优于较厚的佐他莫司洗脱支架（校正的 HR=0.42，95%CI 0.20~0.85，*P*=0.02）。这些发现印证了 DES 时代支架厚度对小血管病变预后的影响，确定了超薄 DES 支架在治疗小血管病变中的优势。

ISR 是严重影响 PCI 患者预后的重要因素。目前对其最有效的两种治疗策略是 DCB 血管成形术或 DES 植入。2019 年公布的 DAEDALUS 研究对比了 DES 和 DCB 在治疗 ISR 方面的优劣。对 1 976 例 ISR 患者的 3 年随访结果显示，DES 或 DCB 治疗在死亡、心肌梗死或靶病变血栓形成的复合终点上无差异；与 DES 植入相比，紫杉醇 DCB 血管成形术 TLR 的发生率更高（HR=1.32，95%CI 1.02~1.70，*P*=0.035）。2020 年该项目的研究者又公布了 DCB 和 DES 在治疗裸金属支架（BMS）及 DES 植入后 ISR 的疗效和安全性。研究共分析了 DAEDALUS 临床研究中的 710 例 BMS-ISR 患者和 1 248 例 DES-ISR 患者，主要疗效终点是 3 年后的 TLR，主要安全终点是 3 年时的全因死亡、心肌梗死或靶病变血栓形成。在 BMS-ISR 患者中，两种治疗方法对主要疗效终点和安全终点的影响无明显差异。而在 DES-ISR 患者中，DCB 血管成形术的主要疗效终点事件发生风险高于 DES 再次植入术（20.3% *vs.* 13.4%，HR=1.58，95%CI 1.16~2.13），而主要安全终点事件的发生风险也较低（9.5% *vs.* 13.3%，HR=0.69，95%CI 0.47~1.00）。无论采用哪种治疗，BMS-ISR 组的 TLR 风险均低于 DES-ISR（9.7% *vs.* 17.0%，HR=0.56，95%CI 0.42~0.74），而两种 ISR 的安全性无明显差异。

三、PCI 干预的优化：如何优化病变处理及疗效维持

在对患者和病变充分判断后，如决定行 PCI，则需对相关的器械和植入材料做出最优的选择。PCI 优化需要进行两方面的考虑，包括病变的处理（获得最佳的球囊扩张程度）以及治疗效果的长期维持（保证管腔直径长期维持而不缩小）。

（一）对病变处理的优化

1. 血管腔内影像对 PCI 的指导价值 多项研究证据已经证明 IVUS 指导对 CTO 病变、长病变及高危患者行 PCI 治疗的价值，IVUS 可以精确测量冠脉直径、面积以及病变的狭窄程度，用其指导 PCI 可优化支架选择和病变覆盖，从而降低了 ISR 和支架内血栓的发生。IVUS-XPL 研究共纳入 1 400 例冠脉长病变（≥28mm）患者，随机接受 IVUS 指导的 PCI 治疗（700 例）及冠脉造影指导的 PCI 治疗（700 例）。主要终点为死亡、靶病变相关的心肌梗死和缺血驱动的 TLR 的复合终点。5 年随访结果显示，与冠脉造影指导的 PCI 相比，IVUS 指导的 PCI 组主要终点事件的发生率较低（5.6% *vs.* 10.7%，*P*=0.001），该差异主要归因于 IVUS 可

降低 TLR。该研究验证了 IVUS 在指导血运重建预后中的意义，并支持其在相关病变中的常规应用以优化介入手术结果，改善 PCI 患者术后的短期和长期结局。

FORZA 研究是第一个对比腔内影像和生理学指标用于指导 PCI 效果的研究。该研究共纳入 350 例中度狭窄患者，评估光学相干断层扫描（OCT）与血流储备分数（FFR）指导 PCI 对预后的影响。随访 13 个月发现，OCT 指导的 PCI 组血运重建发生率及成本均高于 FFR 指导组，但两组间全因死亡、心肌梗死、TVR 的复合终点及 MACE 发生率未见明显差异（8.0% *vs.* 3.4%，P=0.064）。在随访 13 个月时，研究的主要终点（MACE 和严重的心绞痛）发生率在 OCT 指导组略优于 FFR 指导组（8.0% *vs.* 14.8%，P=0.048）。

2. 辅助介入装置在病变修饰中的应用 冠脉钙化病变在 PCI 时容易发生器械输送困难、球囊扩张不佳、导管移位、冠脉夹层 / 穿孔及支架内血栓形成等问题，近年来，血管内碎石术（IVL）作为处理钙化病变的新型装备，已成为治疗钙化病变的有效替代方法。该技术是通过基于球囊的血管内声波碎石系统发射声波碎裂血管内的钙化斑块，而对周围的软组织无明显影响。DISRUPT CAD 研究是第一项系统评估 IVL 安全性和有效性的研究。该研究共纳入来自 5 个国家 7 所医院的 60 例严重冠脉钙化病变患者，病变的直径狭窄中位数为 72.5%，长度为 18.2mm。结果显示，该手术在所有病变均成功实施，即刻管腔获得为 1.7mm，术后残余直径狭窄为 12.2%。DISRUPT CAD Ⅱ研究的结果相似，该研究纳入 120 例患者，显示院内 MACE 发生率为 5.8%（7 例非 Q 波心肌梗死），30 天 MACE 发生率为 7.6%。OCT 检查结果显示 IVL 可使每处钙化病变出现（3.4 ± 2.6）个断裂，即刻管腔面积增加（4.79 ± 2.45）mm^2，支架膨胀程度为 102.8% ± 30.6%，表明 IVL 术后可显著增加管腔面积、改善支架贴壁。目前正在进行的 DISRUPT CAD Ⅲ研究有望为 IVL 治疗钙化病变提供进一步的安全性和有效性数据。IVL 设备尚未在中国上市。

（二）疗效维持

1. 新型 DES 在 STEMI 治疗中的应用 DES 中聚合物是控制药物洗脱的重要基质，但同时也会导致局部炎症反应，增加晚期血栓形成，为 DES 植入带来潜在的长期风险。新一代的 DES 采用可降解聚合物并将其与超薄支架金属平台相结合，在促进 AMI 患者的血管愈合及改善预后方面，有望较二代 DES 具有更大优势。BIOSTEMI 研究是一项由研究者发起、多中心、前瞻性、单盲、随机的优效性研究，共纳入瑞士 10 家医院共 1 300 例年龄不低于 18 岁并拟行 PCI 的急性 STEMI 患者，1∶1 随机分配使用生物可降解聚合物西罗莫司洗脱支架（649 例，816 处病变）或非生物降解聚合物依维莫司洗脱支架（651 例，806 处病变）进行治疗。研究的主要终点为术后 12 个月的 TLF（定义为心源性死亡、靶血管再次 Q 波或非 Q 波心肌梗死及 TLR 的复合终点）。研究结果显示，STEMI 患者 PCI 术后 1 年，生物可降解聚合物西罗莫司洗脱支架组的预后优于永久聚合物依维莫司洗脱支架（TLF 的发生率分别为 4% 和 6%，差异 -1.6%；RR 0.59，95%CI 0.37~0.94，优效 P=0.986），该差异主要归因于前者能降低缺血驱动的 TLR 事件发生率。

2. 介入无植入理念下 DCB 的应用价值探索 当前对高出血风险的患者 PCI 治疗的最佳策略尚不明确。2019 年公布的 DEBUT 研究是在芬兰进行的随机化、单盲、非劣效研究，旨在评估 DCB 较之 BMS 对治疗高出血风险的冠心病患者是否具有优势。该研究最终共纳入了 208 例高出血风险患者，随机分为 DCB（102 例）或 BMS（106 例）治疗组。随访结果发现，与 BMS 相比，DCB 显著降低 9 个月时严重心脏不良事件发生率（1% *vs.* 14%，绝对风险差值 -13.2%，非劣效 P<0.001，优效 P=0.000 34）。DCB 组术后无急性闭塞发生，而 BMS 组则发

生了2例确定的支架内血栓。该研究结果提示，DCB在治疗高出血风险冠心病患者时是安全、有效的手段。此外，DCB临床应用十余年来，国内外许多基于DCB的临床试验正在逐步开展，其应用范围扩展到了包括原位大血管、CTO、AMI、桥血管等多种病变类型，在治疗高出血风险患者中与DES的小规模对比研究也得出了令人鼓舞的结果，然而当前所公布的相关研究结果并不多，且多数研究规模有限，随访时间也还较短，其证据水平仍待加强。较大规模的EASTBOURNE等研究也正在进行中，且获得了较好的初步结果，有望为DCB的应用推广带来更多循证依据。

3. **抗栓治疗** PCI患者抗血小板治疗的策略和持续时间一直是当今研究的热点。在新型冠脉DES及新型抗血小板药物广泛应用的背景下，为了在保持足够抗栓强度的同时减低出血风险，PCI术后采用最短时程的双联抗血小板治疗（DAPT）而后改为$P2Y_{12}$单抗治疗成为新近学术界探索的方向。2019年发表的TWILIGHT研究结果显示，对接受PCI并植入DES的患者，进行3个月阿司匹林联合替格瑞洛DAPT后改为替格瑞洛单药治疗与继续DAPT相比，出血风险降低（BARC定义的2型、3型或5型临床相关出血事件4.0% *vs.* 7.1%，*P*<0.001），而全因死亡、心肌梗死、非致命性卒中的缺血性终点并不增加。2020年6月27日在法国举行的欧洲经皮心血管介入大会（EuroPCR）最新临床研究专场上公布了TWILIGHT China的主要结果。该研究证实：在中国高危PCI患者中，替格瑞洛联合阿司匹林DAPT 3个月后使用替格瑞洛单药治疗12个月，较替格瑞洛联合阿司匹林DAPT 12个月显著减低出血风险，且不增加缺血风险，该结论与TWILIGHT主研究的相关结论具有一致性。提示应用替格瑞洛单药抗血小板策略来平衡缺血获益和出血风险，对于东亚PCI人群具有重要意义。2018年欧洲心脏病学会（ESC）年会上公布的GLOBAL LEADERS研究是一项多中心的大型前瞻性、开放标签、优效性的随机对照临床试验，由全球100多个介入心脏病学中心参与，纳入15 991名受试者，旨在探讨与标准DAPT方案相比，PCI术后替格瑞洛与阿司匹林合用1个月，其后替格瑞洛单药长期治疗的方案是否能改善冠心病支架植入术后患者的长期预后。研究的随访期为2年，主要终点为24个月内全因死亡及Q波心肌梗死。但研究未得到预期的优效性结论。然而，对GLOBAL LEADERS研究的最新事后分析显示，对于复杂PCI术后患者，与标准抗血小板治疗策略相比，1个月DAPT后单用替格瑞洛策略的2年主要终点的发生率更低（3.51% *vs.* 5.43%，*P*=0.002），而两组间出血风险相当（BARC定义的3型或5型出血2.45% *vs.* 2.54%，*P*=0.834）。

PCI伴有心房颤动（简称房颤）的患者术后接受DAPT和抗凝治疗后出血风险增加。近年来多项大规模随机对照研究对这类患者的最佳治疗方案进行了探索。AUGUSTUS研究是一项跨国、随机、安慰剂对照试验。研究采用2×2析因设计，纳入33个国家的4 614例PCI术后合并房颤患者，在急性冠脉综合征（ACS）发病或者植入DES后14天内，患者接受两次随机分配：首先随机分配到阿哌沙班组或者华法林组（开放标签），然后随机分配到阿司匹林组或者安慰剂组（双盲）。所有患者治疗6个月。结果显示，服用阿哌沙班患者严重出血或临床相关的不严重出血事件发生率显著低于华法林组（10.5% *vs.* 14.7%，HR=0.69，*P*<0.001），而服用阿司匹林患者组患者上述事件的发生率也显著高于安慰剂组（16.1% *vs.* 9.0%，HR=1.89，*P*<0.001）。阿哌沙班组患者的死亡或住院比例低于华法林组（23.5% *vs.* 27.4%，HR=0.83，*P*=0.002），两组缺血事件相似。加入阿司匹林与否对死亡、住院或缺血终点事件没有影响。随后，2020年美国心脏病学会（ACC）上公布了AUGUSTUS试验的事后分析结果，并同时在*Circulation*上发表。在该事后分析中，研究人员对比了各组从随机分组到30天和

30天到6个月两个时段的复合出血结局和复合缺血结局。结果显示，在两个时间段内，阿哌沙班组患者的出血和缺血风险均低于或相当于华法林组。与安慰剂组相比，从随机分组到30天，阿司匹林组严重出血事件增加而严重缺血事件减少。从30天到6个月，阿司匹林组严重出血风险高于安慰剂组，而严重的缺血事件风险两组相当。本研究结果为ACS或接受口服抗凝药治疗的房颤患者PCI治疗后阿司匹林使用的最佳时间提供了决策依据。

ENTRUST-AF PCI研究得出了类似的结果。ENTRUST-AF PCI是一项随机、多中心、开放标签、非劣效、3b期临床试验。研究组于2017年2月24日至2018年5月7日，在18个国家的186个地点共招募了1 506例PCI合并房颤患者，在PCI术后的4小时至5天，受试者按1∶1随机分组，其中751例服用依度沙班+$P2Y_{12}$抑制剂治疗12个月（依度沙班组），755例服用华法林+$P2Y_{12}$抑制剂+阿司匹林治疗1~12个月（VKA组）。结果显示，依度沙班+$P2Y_{12}$抑制剂的双联抗栓治疗在主要研究终点（严重出血或临床相关的非严重出血）方面不劣于华法林的三联治疗，同时也不增加缺血事件。该研究未能得出优效结论，推测可能原因有：华法林组患者（29%患者未服用任何抗凝药物）随机后2周内国际标准化比值（INR）未能达标比例较高，导致其初始2周内的出血发生率低，而依度沙班组部分患者进入研究之前停用华法林的时间过短（从PCI到随机分组的中位时间为45.1小时，而华法林半衰期长达48~72小时），两种药物抗凝效果叠加而导致出血发生率增加。提示我们在后续的相关研究设计上应考虑避免此干扰因素。

四、结　　语

2019年以来，心血管领域尤其是冠脉介入领域蓬勃发展，在ACS与CCS的治疗理念、新器械、新技术的临床应用价值评价等方面均有重要进展，其中一些高质量的大型随机对照研究将为指南制定提供有力的循证医学证据，有望改变相关治疗方式的推荐级别。但是，现有研究结论的有效性和安全性仍亟须更多高水平的临床研究证据来指导和验证，以更好地指导临床实践并造福患者。

（韩雅玲　刘海伟）

参考文献

[1] MEHTA S R, WOOD D A, STOREY R F, et al. Complete revascularization with multivessel PCI for myocardial infarction[J]. N Engl J Med, 2019, 381(15): 1411-1421.

[2] LEMKES J S, JANSSENS G N, VAN DER HOEVEN N W, et al. Coronary angiography after cardiac arrest without ST-segment elevation[J]. N Engl J Med, 2019, 380(15): 1397-1407.

[3] HOCHMAN J S. International Study Of Comparative Health Effectiveness With Medical And Invasive Approaches (ISCHEMIA): primary report of clinical outcomes. American Heart Association Scientific Sessions 2019 [G]. Philadelphia, 2019: 16-18.

[4] FARKOUH M E, DOMANSKI M, DANGAS G D, et al. Long-term survival following multivessel revascularization in patients with diabetes: The FREEDOM follow-on study[J]. J Am Coll Cardiol, 2019, 73(6): 629-638.

[5] THUIJS D, KAPPETEIN A P, SERRUYS P W, et al. Percutaneous coronary intervention versus coronary artery bypass grafting in patients with three-vessel or left main coronary artery disease: 10-year follow-up of the multicentre randomised controlled SYNTAX trial[J]. Lancet, 2019, 394(10206): 1325-1334.

[6] STONE G W, KAPPETEIN A P, SABIK J F, et al. Five-year outcomes after PCI or CABG for left main coronary disease[J]. N Engl J Med, 2019, 381(19): 1820-1830.

[7] HOLM N R, MAKIKALLIO T, LINDSAY M M, et al. Percutaneous coronary angioplasty versus coronary artery bypass grafting in the treatment of unprotected left main stenosis: updated 5-year outcomes from the randomised, non-inferiority NOBLE trial [J]. Lancet, 2020, 395 (10219): 191-199.

[8] PARK D W, AHN J M, PARK H, et al. Ten-year outcomes after drug-eluting stents versus coronary artery bypass grafting for left main coronary disease: Extended follow-up of the PRECOMBAT trial [J]. Circulation, 2020, 141 (18): 1437-1446.

[9] CHEN X, LI X, ZHANG J J, et al. 3-year outcomes of the DKCRUSH-Ⅴ trial comparing DK crush with provisional stenting for left main bifurcation lesions [J]. JACC Cardiovasc Interv, 2019, 12 (19): 1927-1937.

[10] LEE S W, LEE P H, AHN J M, et al. Randomized trial evaluating percutaneous coronary intervention for the treatment of chronic total occlusion [J]. Circulation, 2019, 139 (14): 1674-1683.

[11] BUITEN R A, PLOUMEN E H, ZOCCA P, et al. Outcomes in patients treated with thin-strut, very thin-strut, or ultrathin-strut drug-eluting stents in small coronary vessels: A prespecified analysis of the randomized BIO-RESORT trial [J]. JAMA Cardiol, 2019, 4 (7): 659-669.

[12] GIACOPPO D, ALFONSO F, XU B, et al. Paclitaxel-coated balloon angioplasty vs. drug-eluting stenting for the treatment of coronary in-stent restenosis: a comprehensive, collaborative, individual patient data meta-analysis of 10 randomized clinical trials (DAEDALUS study) [J]. Eur Heart J, 2019: ehz594. [Online ahead of print]

[13] GIACOPPO D, ALFONSO F, XU B, et al. Drug-coated balloon angioplasty versus drug-eluting stent implantation in patients with coronary stent restenosis [J]. J Am Coll Cardiol, 2020, 75 (21): 2664-2678.

[14] BRINTON T J, ALI Z A, HILL J M, et al. Feasibility of shockwave coronary intravascular lithotripsy for the treatment of calcified coronary stenoses [J]. Circulation, 2019, 139 (6): 834-836.

[15] ALI Z A, NEF H, ESCANED J, et al. Safety and effectiveness of coronary intravascular lithotripsy for treatment of severely calcified coronary stenoses: The disrupt CAD Ⅱ study [J]. Circ Cardiovasc Interv, 2019, 12 (10): e008434.

[16] IGLESIAS J F, MULLER O, HEG D, et al. Biodegradable polymer sirolimus-eluting stents versus durable polymer everolimus-eluting stents in patients with ST-segment elevation myocardial infarction (BIOSTEMI): a single-blind, prospective, randomised superiority trial [J]. Lancet, 2019, 394 (10205): 1243-1253.

[17] RISSANEN T T, USKELA S, ERANEN J, et al. Drug-coated balloon for treatment of de-novo coronary artery lesions in patients with high bleeding risk (DEBUT): a single-blind, randomised, non-inferiority trial [J]. Lancet, 2019, 394 (10194): 230-239.

[18] MEHRAN R, BABER U, SHARMA S K, et al. Ticagrelor with or without aspirin in high-risk patients after PCI [J]. N Engl J Med, 2019, 381 (21): 2032-2042.

[19] LOPES R D, HEIZER G, ARONSON R, et al. Antithrombotic therapy after acute coronary syndrome or PCI in atrial fibrillation [J]. N Engl J Med, 2019, 380 (16): 1509-1524.

[20] ALEXANDER J H, WOJDYLA D, VORA A N, et al. Risk/Benefit tradeoff of antithrombotic therapy in patients with atrial fibrillation early and late after an acute coronary syndrome or percutaneous coronary intervention: Insights from AUGUSTUS [J]. Circulation, 2020, 141 (20): 1618-1627.

《2019 年 ESC 慢性冠脉综合征的诊断和管理指南》解读

冠状动脉性心脏病(coronary heart disease,CHD)是一种严重威胁人类健康和生命的重大疾病。2019 年 8 月欧洲心脏病学会(European Society of Cardiology,ESC)在其会刊 *European Heart Journal* 上发布了《2019 年 ESC 慢性冠脉综合征(chronic coronary syndrome,CCS)的诊断和管理指南》(以下简称《2019 年 CCS 指南》),该指南是在前期《2013 年 ESC 稳定性冠状动脉疾病(stable coronary artery disease,SCAD)管理指南》(以下简称《2013 年 SCAD 指南》)的基础上,回顾分析了 6 年来取得的最新临床研究证据所做出的重要更新。本文就该指南的重点和亮点进行解读。

一、疾病概念分类上的更新

《2019 年 CCS 指南》最重要的亮点是采用"新"的缺血性心脏病分类,将冠状动脉疾病分为急性冠脉综合征(ACS)和慢性冠脉综合征(CCS),即将既往"稳定性冠状动脉疾病"概念更改为"慢性冠脉综合征"。此更改不仅突出缺血性心脏病过程的动态性质,而且还有助于对冠状动脉疾病各种可能的临床表现进行分类。

慢性冠脉综合征是排除急性冠状动脉血栓形成的所有冠心病临床情况,包含了 6 种疾病情况(表 1)。各类疾病发生心血管事件的风险不尽相同,而且还会随着年龄增长和病程迁延而发生变化。如果心血管危险因素控制不佳,生活方式未改善、药物治疗不充分或血运重建不成功,就会导致心血管事件增加。而及时合理采取二级预防和血运重建措施,可降低风险。其中第 5 种疾病情况是冠脉痉挛或是微血管病变,此类人群之前有关于冠脉痉挛和微血管病变的专家共识或指南,以往曾经归类为急性冠脉综合征,但这次把它们归入到了 CCS。

表 1　慢性冠脉综合征概念中包括的临床情况

疑似冠心病,但无胸闷、心绞痛等相关症状,临床表现相对稳定的患者
心力衰竭或左心功能不全并怀疑为缺血性心脏病的患者
有或无症状,但症状相对稳定,且持续时间小于 1 年,之前诊断过 ACS,或近期进行过血运重建(包括 PCI 和 CABG)的患者
有症状且超过 1 年,首次行血运重建或者新近诊断的患者
存在心绞痛症状,但无主要血管问题,考虑冠脉痉挛或微血管病变
无症状患者,在进行冠状动脉筛查之后发现冠脉有狭窄,诊断为 CCS

二、疑似冠心病患者的六步诊断法

该指南还提出了一种针对心绞痛疑似 CAD 患者的六步诊断方法(图 1)。

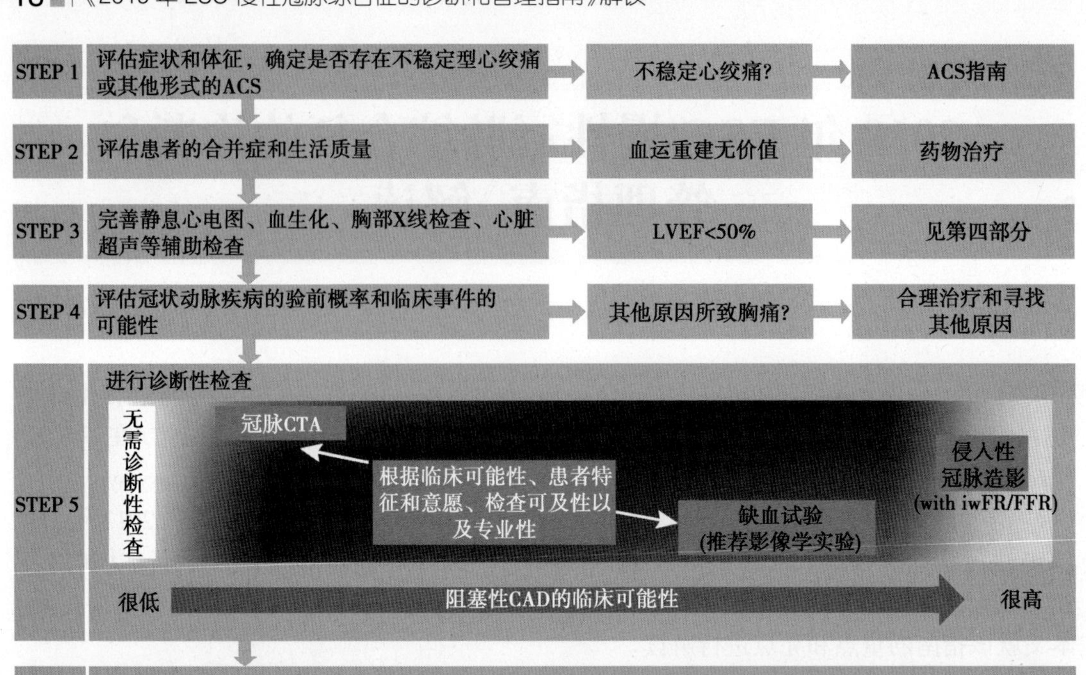

图 1　针对疑似 CAD 患者的六步诊断方法

第一步：评估症状和体征，确定是否存在不稳定型心绞痛或其他形式的ACS。关于症状，指南重申了典型、非典型心绞痛和非心绞痛胸痛的分类。根据最近的一项研究，典型心绞痛是一种不常见的胸痛表现。大部分不稳定型心绞痛应按照 ACS 治疗，除非是不复发的低风险心绞痛，其特征是无心衰(HF)、心电图改变或肌钙蛋白升高，可通过非介入的干预策略加以控制。

第二步：评估患者的合并症和生活质量。评估可能影响治疗决策的合并症，并考虑是否存在引起症状的其他可能原因。指南强调了在进行辅助检查之前评估患者的合并症和影响生活质量的因素如非心脏血管疾病、心律失常、心脏瓣膜病、肥厚性心脏病、体重指数、贫血、甲状腺功能障碍、糖尿病和肾脏疾病等的重要性。静息心电图的作用得到进一步强调：所有疑似 CAD 患者都应行静息心电图检查。

第三步：完善静息心电图、血生化、胸部 X 线检查、心脏超声等辅助检查。疑似 CAD 患者的基础(一线)检查包括标准实验室生化检查、静息心电图、可能的动态心电图监测、静息超声心动图、以及在部分患者中进行胸部 X 线检查。以上检查可在门诊完成。

第四步：评估冠状动脉疾病的验前概率和临床事件的可能性。指南提供了表 2 来推算 CAD 的临床验前概率(PTP)。诊断阻塞性 CAD 的可用方法的性能(即如果检查异常，患者有病的概率；以及如果检查正常，患者无病的概率)，取决于人群中疾病的患病率研究，因此，取决于一位给定患者实际患 CAD 的概率。当概率介于中间时，诊断检查最有用。当概率很高时，需要检查大量患者才能检出少数没有疾病的患者，并且阴性结果很难排除 CAD 的存在(即阴性预测值低)。当概率低时，阴性检查可以排除疾病，但是概率越低，则假阳性检查(即没有阻塞性 CAD 情况下阳性结果)的概率越高。因此，对于处于概率范围末端的患者，应避免进行诊断检查，并仅根据临床评估就可以假定患者有或没有阻塞性 CAD。这种方法可能会减少诊断检查的数量，包括非侵入性和侵入性；此外，呼吸困难也是需要考虑的症状之一。由于梗死的预诊断概率 <1%，因此验前概率 <15% 的患者可以不进行任何诊断性检查而出院。但应该注意的是，表 2（以及上一版指南中的 PTP 表）中列出的 PTP，主要基于心血管疾病风险低的国家 / 地区的患者，而在地区和国家之间 PTP 可能会有所不同。

表 2　根据年龄、性别和症状性质 15 815 名有症状患者的阻塞性 CAD 的验前概率

年龄 / 岁	典型心绞痛		非典型心绞痛		非心绞痛		呼吸困难	
	男	女	男	女	男	女	男	女
30~39	3%	5%	4%	3%	1%	1%	0	3%
40~49	22%	10%	10%	6%	3%	2%	12%	3%
50~59	32%	13%	17%	6%	11%	3%	20%	9%
60~69	44%	16%	26%	11%	22%	6%	27%	14%
70+	52%	27%	34%	19%	24%	10%	32%	12%

第五步：采用影像和功能学的诊断性检查。指南的主要变化包括将计算机断层扫描（CT）冠状动脉造影作为诊断阻塞性 CAD 的首选检查的 Ⅰ 级推荐，以及其他压力成像测试（超声心动图、心脏磁共振成像、正电子发射断层扫描和单光子发射计算机断层扫描）也做为 Ⅰ 类推荐；运动心电图现在调整为 Ⅱb 级水平，只有在没有影像学技术的情况下才推荐。所选择的成像技术将取决于诊断中心的设备可及性和诊断经验以及患者的临床特征。比如，新指南明确指出，不推荐在冠脉严重钙化、心律不齐、重度肥胖、无法配合屏气的患者中或其他影响图像质量的情况下使用冠脉 CTA 作为冠心病的筛查手段（Ⅲ类推荐）。而近年来开展广泛的颈动脉内膜中层厚度（IMT）超声也被新指南摒弃（Ⅲ类推荐）。然而，一些成像技术（如 SPECT 等）固有的辐射特性并没有被指南考虑在内，也没有因为辐射性而优先推荐运动超声心动图。

第六步：心血管事件风险评估。与之前一样，所有疑似 CAD 或新诊断的患者都应评估事件风险。然而，指南一个新的改变是建议在有创冠状动脉造影术之前使用超声心动图评估射血分数，因为它对治疗决定有重大影响。此外，有创冠状动脉造影和使用 FFR 的附加评估被认为对某些特定患者的风险分层具有巨大的价值。

三、生活方式干预对于慢性冠脉综合征防治的重要性

该指南强调了生活方式干预的重要性，干预应基于心脏健康的生活方式习惯，辅以最佳药物治疗的混合和多学科方法，以及认知行为干预和心脏康复计划。指南强调了护士主导的心血管风险控制计划通过增加治疗依从性来实现心血管风险预防的重要性。在吸烟方面，安非他酮、伐尼克兰或尼古丁替代品的药物疗法被认为是安全、有效的。指南第一次提到电子烟可作为实现戒烟的替代方法。但是该指南也指出了电子烟的有害方面，这是由有害物质（如羰基化合物）的挥发引起的。在饮酒方面，戒酒是使健康风险最小化的理想选择。但是，如果无法戒酒，建议摄入量小于 15g/d（或 100g/ 周）。与以前的指南不同，建议的酒精摄入量没有根据性别而不同。至于其他饮料，指南中提到应避免加糖软饮料，因为它们对动脉粥样硬化有负面影响。仍然推荐地中海饮食。体育锻炼建议提高到每周至少 5 天，30~60min/d。除了有氧运动外，指南还建议首次进行抗阻力锻炼，以改善胰岛素敏感性以及血压和血脂控

制。作为一个新颖的方面，指南强调了心脏康复在CCS患者（ⅠA级推荐）中的重要性，而不仅仅是在患有ACS的患者中。关于环境因素，指南指出暴露于空气污染会增加心血管疾病的风险和死亡率，建议使用带颗粒过滤器的口罩和空气净化器。

四、慢性冠脉综合征的药物治疗

1. 抗心绞痛药物 新指南提出，CCS抗心绞痛药物的选择应当综合评估患者的心率、血压和左室功能。抗心绞痛药物治疗必须适应于个体患者的合并症、同时接受的治疗、远期耐受性和依从性以及患者的偏好，并给出了具体的分步策略。指南继续推荐β受体阻滞剂和钙拮抗剂作为一线抗心绞痛治疗，目标心率为55~60次/min。硝酸盐仍然是二线治疗，与其他抗心绞痛药物（伊伐布雷定、雷诺嗪、曲美他嗪和尼可地尔）相比，其推荐级别更高。伊伐布雷定、雷诺嗪和尼可地尔在收缩功能保留的患者中并没有改善心血管死亡率和再梗死率，这可能是这三个药物由之前的Ⅱa类推荐降级到Ⅱb类推荐的原因。指南还创新性地根据不同的临床情况（心率≥80次/min、心率≤50次/min、低血压、心室功能不全），提出了4个步骤的治疗策略（图2），为每种情况选择最合适的抗心绞痛治疗方案。同时建议在2~4周时再评估抗心绞痛的效果。指南还建议，对于收缩功能障碍(左心室射血分数<40%)的患者，采用Ⅰa级推荐的β受体阻滞剂治疗；对于LVEF保留和ST段抬高的AMI患者，β受体阻滞剂治疗为Ⅱb级推荐。

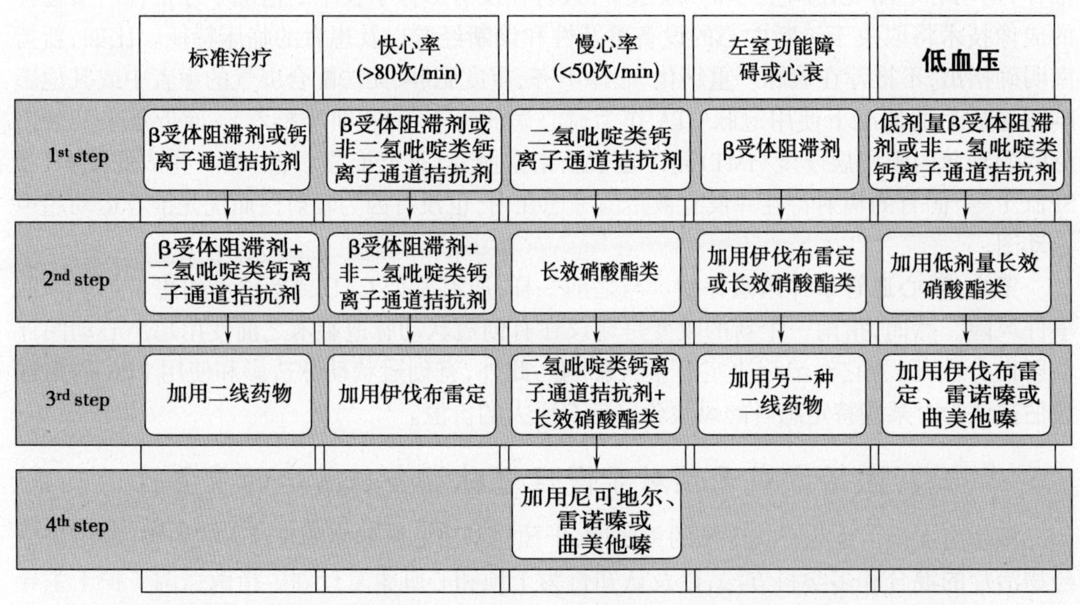

图2 对于CCS和有特定基线特征的患者，推荐采取长期抗心绞痛药物治疗的分步策略

2. 抗血小板治疗药物 事件预防部分的大部分内容都是关于抗血栓治疗及其不同的选择，这取决于患者的临床情况，在确定具体治疗策略时，需要对缺血和出血风险进行仔细和个体化的评估。关于PCI术后的DAPT持续时间，一般仍推荐6个月的DAPT。根据患者缺血和出血的风险，可以缩短或延长这种治疗的持续时间。新指南提高了慢性缺血综合征患者双抗治疗的等级，也增加了对冠心病合并糖尿病抗栓药治疗物的推荐，新增合并糖尿病患者推荐阿司匹林基础上增加抗栓药物或延长双抗时间，推荐接受血运重建治疗（PCI/

CABG）的糖尿病合并 ACS 患者使用阿司匹林联合 $P2Y_{12}$ 受体抑制剂替格瑞洛或普拉格雷治疗 1 年（ⅠA 级）；对于耐受 DAPT 但无主要出血并发症的糖尿病患者，应考虑将 DAPT 延长至 12 个月以上，最长可达 3 年（Ⅱa 级）；对于非出血高危患者，应考虑在阿司匹林基础上增加第二种抗血栓药物，作为长期二级预防（Ⅱa 级）。除了 $P2Y_{12}$ 抑制剂（60mg/12h 剂量的氯吡格雷、普拉格雷或替格瑞洛），第二种药物的选择还包括了低剂量利伐沙班（2.5mg/12h）。该药物首次被推荐是基于 COMPASS 试验的结果。然而，指南没有评论哪种药物更优秀，也没有评论这种策略的持续时间。

值得注意的是，包括中国人在内的东亚人群更容易发生抗血小板药物抵抗而出血风险较高，这也是所谓的"东亚悖论"。因此，当冠心病合并房颤，当抗血小板遇上抗凝，临床上往往陷入两难困境。本次 CCS 指南对合并房颤或其他需口服抗凝的患者 PCI 治疗后的抗栓治疗给出了明确的推荐，具有很强的参考价值（表 3）。

表 3 合并房颤或其他需口服抗凝的患者 PCI 治疗后的抗栓治疗

推荐	分类
对于适合 NOAC 抗凝治疗的患者，抗血小板药物联用 NOAC 优于联用 VKA	Ⅰ
当使用利伐沙班抗凝时，若对出血风险的担忧高于缺血风险，可考虑使用利伐沙班 15mg 每日 1 次，联用一种抗血小板药物或 DAPT，优于利伐沙班 20mg 每日 1 次	Ⅱa
当使用达比加群抗凝时，若对出血风险的担忧高于缺血风险，可考虑使用达比加群 110mg 每日 2 次，联用一种抗血小板药物或 DAPT，优于达比加群 150mg 每日 2 次	Ⅱa
在非复杂 PCI 后，如果支架内血栓风险较低或对出血风险的担忧高于缺血风险，可考虑早期停用阿司匹林（≤1 周），继续使用口服抗凝药和氯吡格雷双联治疗，不论使用何种类型的支架。	Ⅱa
当支架内血栓形成的风险超过出血风险时，应考虑使用阿司匹林，氯吡格雷和 OAC 三联治疗（≥1 个月），并根据对这些风险的评估在出院时明确总持续时间（≤6 个月）。	Ⅱa
对于 VKA 联合阿司匹林和 / 或氯吡格雷的患者，应谨慎调整 VKA 的剂量，将 INR 控制在 2.0~2.5 范围内，治疗窗内时间 >70%。	Ⅱa
在支架内血栓中危和高危患者中，OAC 联合替格瑞洛或普拉格雷的双联疗法可替代 OAC 联合阿司匹林和氯吡格雷的三联疗法，无论所用支架的类型如何。	Ⅱb

注：DAPT= 双联抗血小板治疗；NOAC= 非维生素 K 拮抗剂口服抗凝剂；OAC= 口服抗凝剂；PCI= 经皮冠脉介入治疗；VKA= 维生素 K 拮抗剂。

3. **调脂治疗** 在调脂治疗上，新指南给出了Ⅰ类推荐三步曲：如果患者在接受最高可耐受剂量的他汀治疗后 LDL 仍未达标，应加用依折麦布，加用依折麦布后仍无法达标的高危患者，应联合应用 PCSK9 抑制剂。此次指南Ⅰ类推荐的三步曲开启了 LDL-C 1.4 的新时代，降脂目标得到进一步明确，他汀地位得到进一步巩固。

4. **降糖治疗** 冠心病患者常常合并其他疾病，其中最常见最重要的就是糖尿病为代表的代谢综合征，而糖尿病已被证实是冠心病的高危因素和不良预后的独立预测因子。近几年糖尿病药物的研发如火如荼，其中，降糖药物的心血管获益成为关注的焦点。本次新指南也更新了相关推荐，在 CVD 合并糖尿病患者中优先推荐使用钠 - 葡萄糖共转运蛋白 2（SGLT2）抑制剂列净类药物包括恩格列净、坎格列净或达格列净以及胰高血糖素样肽 -1（GLP1）受体激动剂鲁肽类药物如利拉鲁肽或司美鲁肽（Ⅰ类推荐）。

五、血运重建治疗

与 2013 年版指南不同的是，2019 年版 ESC 指南对 CCS 的血运重建治疗并未做详细阐述和严格的适应证限制，只提出应当基于影像学的心肌缺血证据（如核素心肌显像缺血心肌面积 >10% 左室面积）和冠脉造影中发现 >90% 狭窄、冠脉血流储备分数 FFR ≤0.80 或瞬时无波形比率 iwFR ≤0.89 或由于 CAD 造成的 LVEF ≤35% 时可考虑在药物治疗基础上行血运重建。而具体的血运重建策略需要参考心肌血运重建指南。此外，指南建议在心肌血运重建时进行个体化风险 / 效益分析，并强调共识决策的价值。与之前的指南相比，目前的指南并没有讨论对血管重建、血管成形术或冠状动脉旁路移植手术的优劣，新的抗血小板药物的使用，以及手术风险（EUROSCORE）或冠状动脉疾病复杂性（SYNTAX SCORE）的使用。

六、总　结

综上所述，2019 年 CCS 指南在理论、概念、诊疗流程等各个环节都有较大程度的更新，不仅讨论了一些新的临床场景，也就很多常见的临床问题做出了具体的流程性的推荐，具有较高的参考价值。从"稳定性冠状动脉疾病"到"慢性冠脉综合征"，关注冠心病的动态管理，强调冠脉影像学和功能学评价，确立冠状动脉 CTA 检查作为排除 / 确立 CCS 诊断的初始检查方式等等。这些改变提高了临床医生对疾病治疗以及病变风险的认识要求，也对我们制订和完善中国人群的 CCS 指南提供了思考和借鉴。

（韩东　曹丰）

参考文献

[1] KNUUTI J, WIJNS W, SARASTE A, et al. 2019 ESC Guidelines for the diagnosis and management of chronic coronary syndromes [J]. Eur Heart J, 2020, 41 (3): 407-477.

[2] MEMBERST F, MONTALESCOT G, SECHTEM U, et al. 2013 ESC guidelines on the management of stable coronary artery disease: the Task Force on the management of stable coronary artery disease of the European Society of Cardiology [J]. Eur Heart J, 2013, 34 (38): 2949-3003.

[3] REEH J, THERMING C B, HEITMANN M, et al. Prediction of obstructive coronary artery disease and prognosis in patients with suspected stable angina [J]. Eur Heart J, 2019, 40 (18): 1426-1435.

[4] SEC Working Group for the 2019 ESC guidelines on chronic coronary syndromes, Expert Reviewers for the 2019 ESC guidelines on chronic coronary syndromes, SEC Guidelines Committe, et al. Comments on the 2019 ESC guidelines on chronic coronary syndromes [J]. Rev Esp Cardiol (Engl Ed), 2020, 73 (6): 439-444.

[5] FOX K, FORD I, STEG P G, et al. Ivabradine in stable coronary artery disease without clinical heart failure [J]. N Engl J Med, 2014, 371 (12): 1091-9.

[6] EIKELBOOM J W, CONNOLLY S J, BOSCH J, et al. Rivaroxaban with or without Aspirin in Stable Cardiovascular Disease [J]. N Engl J Med, 2017, 377 (14): 1319-1330.

[7] JEONG Y H. "East asian paradox": challenge for the current antiplatelet strategy of "one-guideline-fits-all races" in acute coronary syndrome [J]. Curr Cardiol Rep, 2014, 16 (5): 485.

2019年《冠状动脉慢性完全闭塞病变经皮冠状动脉介入治疗指导原则全球专家共识》解读

2019年7月,《冠状动脉慢性完全闭塞病变(CTO)经皮冠状动脉介入治疗(PCI)指导原则全球专家共识》在*Circulation*杂志上发表。写作这个共识文件的想法始于2018年召开的CTO Summit、Multi-Level CTO、Euro-CTO三个会议期间,初稿由北美、欧洲及日本CTO专家起草,最终在全球50多个国家的100多位CTO-PCI专家参与下于2019年7月撰写完成此共识。

该“白皮书”共提出如下7条主要原则,希望借此指导当前CTO-PCI临床实践:①适应证:改善缺血症状是CTO-PCI的主要适应证;②双侧冠脉造影及详尽阅图:双侧冠脉造影及系统深入地阅读分析造影图像和CTA图像(如果有),对于制定策略及安全实施CTO-PCI非常关键;③微导管的重要性:使用微导管能够优化导丝操控,利于导丝交换;④必要的CTO开通策略:正向导丝技术、正向内膜下重回真腔技术、逆向导丝技术是互补和必要的开通策略,正向导丝技术是最常用的初始策略,逆向技术和正向内膜下重回真腔技术通常用于比较复杂的CTO病变;⑤策略转换:如果初始选择的开通策略失败,及时、有效的策略转换可提高CTO-PCI的成功率、缩短手术操作时间、减少辐射及对比剂的用量;⑥术者、手术量及器械的要求:具备一定手术量的经验丰富的CTO-PCI专家及相关特殊器械的充分准备,有利于提高成功率,预防和应对穿孔等并发症;⑦做好病变预处理,优化支架植入:为此,积极使用腔内影像学指导,确保支架膨胀充分,降低短期和长期不良事件的发生率。

共识认为,这7条原则源于全球手术经验丰富,成功率高,并发症低的术者和医学中心总结,值得经验不多的中心借鉴,并在此基础上通过不断研究、教育和培训,形成更多简单、安全的CTO开通技术和血运重建策略。下面,笔者将对逐一对这7条原则进行解读。

一、改善缺血症状仍是CTO-PCI的主要适应证

Euro-CTO、IMPACTOR-CTO等多项随机、对照临床试验和一些观察性研究显示成功的CTO-PCI可改善心绞痛症状、增加活动耐量和改善生活质量,并且与优化药物治疗组比较差异有统计学意义。但是CTO-PCI能否改善其他心血管事件(左室射血分数、恶性心律失常和死亡率)有待相关研究结果进一步证实。2011年美国心脏病学会及2018年欧洲心脏病学会关于心肌血运重建指南中对CTO-PCI的推荐均是Ⅱ A/B,共识指出目前CTO-PCI主要适应证是在优化药物治疗后仍有顽固心绞痛或检查证实有大面积心肌缺血或阻塞血管相关的缺血证据。对于射血分数降低的缺血性心肌病患者,在考虑进行CTO血运重建之前,应先行心脏磁共振或心肌核素显像等确认CTO血管供应的心肌中是否存在存活心肌。

二、双侧冠脉造影及详尽阅图

共识第二条原则就提到双侧造影及在此基础上的阅图，可见其重要性。操作前详细复习和分析造影图像，包括冠脉 CT 造影（CCTA），是提高 CTO-PCI 成功率和降低并发症的保证。其作用具体体现在：①能更好地看清 CTO 解剖，以便评估病变复杂性和成功率，预估手术的获益与风险（根据这些信息与患者充分沟通很重要，尤其是在病变复杂手术难度高的情况下）；②更好地制定手术策略和预案；③术中双侧造影可了解导丝的位置，提高操作的安全性，减少诸如穿孔等并发症；④有助于提高手术效率，使造影剂用量和辐射剂量减到最小、降低术者和患者疲劳。侧支循环来自同侧血管的病例，可以采用一个指引导管进行 CTO-PCI。这种情况下，利用微导管从侧支循环血管选择性推注造影剂可降低造影剂用量且可避免前向夹层扩展。乒乓技术，就是在左主干使用 2 个指引导管，这样更易操作导丝和微导管，特别是在使用同侧逆向方法的时候。

所谓全面了解 CTO 解剖特点是指的哪些方面呢？共识中强调了 4 个方面：

1. **近端纤维帽形态** 实战中，CTO-PCI 术者都能切身体会到近端纤维帽的决定性作用，它很大程度上决定了手术的的复杂程度，也是制定最佳手术策略的重要依据。在众多 CTO 评分里，近端纤维帽形态都是不可或缺的重要因素。近端纤维帽结构不清可能导致穿孔的风险增加。使用双侧造影，IVUS 实时指导以及术前 CTA 检查有助于弄清近端纤维帽结构。当以上措施都无法明确近端纤维帽结构时，则建议把逆向作为基础策略进行操作。

2. **病变长度、血管走行和组成性质** 单侧正向造影可能高估病变长度，对远端纤维帽位置及形态显示不清。双向造影或术前 CTA 检查有利于评估 CTO 长度、走行、钙化程度及远端纤维帽结构，当血管走行路径不清或血管扭曲时，建议使用 Knuckle 导丝技术或选择逆向途径。

3. **闭塞远端血管形态** 闭塞远端的血管形态也影响着手术的成功率。当远端血管直径比较大且没有明显病变及大分支的时候，有利于 CTO 开通，特别是利于导丝从内膜下再入真腔。而远端纤维帽的形态及性质是另外一个因素，如 CABG 的患者 CTO 远端纤维帽往往存在严重钙化导致导丝通过困难。远端血管钙化会增加导丝内膜下重回真腔的难度。

4. **侧支循环** 侧支血管条件是逆向介入成功的关键，高质量的造影（让患者屏气获得的图像更理想）及合适的投照角度可以明确侧支血管的大小、扭曲度、分叉、入口和出口的角度以及侧支血管出口到远端纤维帽的距离。侧支血管弯曲度及血管直径是逆向器械通过最重要的预测因素。目前常用 werner 分级法对侧支血管进行分级。Surfing（冲浪技术）有利于导丝通过一些造影不可见的侧支血管。Tip-jection 技术（微导管选择性造影）有助于明确侧支走行，但需注意其操作的安全性。桥血管也是可选择的侧支血管，但使用内乳动脉至前降支的桥血管进行逆向介入会增加缺血风险，建议尽量避免。与心外膜侧支相比，间隔侧支是更安全的逆向侧支选择，间隔支发生穿孔的风险更小，更容易进行小球囊扩张及微导管通过。另外，供应侧支的血管情况及优势供血侧支也值得关注，这些事关预测逆向操作时发生缺血的风险。

在读图的基础上应该对 CTO 进行评分。CTO 评分是基于患者造影和临床特点来评估不同患者 CTO-PCI 的手术难度和并发症风险。目前最常用的 CTO-PCI 评分是 J-CTO 评分（日本多中心 CTO 注册研究),包含 5 个因素(至少在 CTO 入口和体部有 1 个成角 >45°、闭塞长度 >20mm、钙化、近端钝性残端和既往尝试失败史)。其他评分还有 PROGRESS-CTO 评分、RECHARGE 注册评分、CL 评分、ORA 评分、Ellis 等提出的评分、加权造影评分模型(W-CTO 评分)、CASTLE 评分。也有以冠脉 CTA 为基础的评分,如 CT-RECTOR 多中心注册研究评分、韩国多中心 CTO-CT 注册评分。各种评分大同小异,都有循证来源和相应的适用人群。对仅用前向技术就能开通的病例,这些评分预测能力更好一些。评分越高的病人,所用到的技术策略可能更复杂,更应谨慎决策,评估风险 / 获益,操作也应由更有经验的术者来完成。

三、关于微导管

微导管在现代 CTO-PCI 操作中的重要性不言而喻。比起既往做 CTO 使用的 OTW 球囊,微导管具有远端标记清楚、外径更小、导丝内腔更优、抗折性更好的特点。在此次共识里强调要常规使用微导管,其作用主要体现在:①加强导丝支撑;②便于进行导丝快速交换;③提高导丝操控的精准性;④可通过控制导丝尖端和微导管距离而改变导丝的穿透力;⑤扩张并保护侧支血管;⑥选择性造影(Tip injection)及实施 Carlino 技术(在高阻力病变中通过微导管注射 1~2ml 造影剂来制造夹层,松解组织,帮助导丝突破)。

四、CTO 开通技术及策略的选择

共识根据导丝方向(正向和逆向)和是否使用了内膜下重回真腔技术把 CTO 开通策略分为 4 种,即正向导丝技术、正向夹层再回真腔技术(ADR)、逆向导丝技术和逆向夹层再回真腔技术,这种分类法简单明了且概括全面。

(一) 正向导丝技术

正向导丝技术是目前使用最广泛的 CTO 开通技术。导操作中的技术要点有:

1. **导丝的选择** 取决于 CTO 病变特点。如果存在锥形残端或带有微通道的功能性闭塞,则首先使用带有聚合物涂层的低穿透力锥形导丝,然后根据需要升级为中等或高穿透力导丝。如果近端纤维帽较钝,通常使用中等穿透力的带聚合物的导丝或复合双芯导丝开始正向攻击。在高阻力的近端纤维帽或在闭塞体部遇到阻力较大时,可能需要使用更坚硬,高穿透力的导丝。但是,在通过近端纤维帽 1~2mm 之后,应逐步降低至较柔软穿透力较低的导丝,才能在 CTO 段安全前进。

2. **对侧造影** 对于确定导丝行进的位置至关重要。

3. **根据导丝所处的位置决定下一步的操作策略** 如果导丝进入远端真腔,则将微导管推进到远端真腔,然后通过微导管将专用的 CTO 导丝替换为工作导丝,以最大程度地减少 PTCA 和 PCI 过程中远端血管损伤和穿孔;如果导丝穿出血管结构,应将其撤出并重新进行穿刺,这时绝对不能让微导管或球囊等器械随导丝跟进造成穿孔;如果导丝进入内膜下,可以尝试调整导丝方向回到真腔,但是如果此操作失败,则可以将导丝留在原处,作为指引使用第二根导丝进行穿刺进入远端血管真腔(平行导丝技术),同时可以通过双腔微导管或使用血管内超声来提高手术成功率(衍生的平行导丝技术),还可以使用 ADR 技术。应当避免导丝一直从内膜下越过远端纤维帽继续推进,因为这会导致血肿形成,导致管腔受压并降低手术成功率。

（二）ADR 技术

导丝进入内膜下间隙，然后通过 CTO 内膜下交叉再进入远端真管腔。最早的导丝重回真腔技术被称为 STAR 技术（内膜下追踪，远端再进入血管真腔，但可控性差）。这通常需要在很长的冠状动脉节段置入支架，并丢失较多侧支，从而导致广泛的血管损伤。目前 STAR 技术已发展成一种在 Stingray 球囊辅助下重回真腔技术（ADR）。ADR 是一项重要的进步，因为它们可最大程度地减少血管损伤，限制内膜下假腔长度和减少支架的植入。

（三）逆行导丝技术

逆行导丝技术与正向导丝技术的不同之处在于，导丝通过侧支通道或通过桥血管到达闭塞病变远端，从远端血管进入闭塞段病变，导丝逆着原始血流方向前进。如果闭塞段较短，特别是在远端纤维帽呈锥形的情况下，可以尝试直接逆向导丝通过。

（四）逆向夹层再回真腔技术

最常用的逆行夹层再回真腔通过技术是反向 CART（reverse controlled antegrade and retrograde tracking）技术。在比较困难的反向 CART 操作中，血管内超声可以帮助寻找失败的机制并增加成功的可能性。延长导管的使用也可以促进反向 CART 技术的成功。

如何选择开通策略，取决于 CTO 病变特点、可获得的器械以及术者的经验。现有的一些 CTO 流程图，如 Hybrid、AP-CTO 和 Euro-CTO 流程图可以为我们策略选择提供很好的参考。正向开通方法通常作为 CTO-PCI 首选策略，一是相比逆向方法发生并发症的风险更小，其次即使以后转化为逆向方法也需要正向的准备。但是，对较复杂的 CTO，如 CTO 近端纤维帽显示不清或开口闭塞的 CTO，逆向方法仍是提高成功率的关键，甚至可以作为首选策略。对于某些近端纤维帽模糊又没有良好侧支血管或桥血管时，正向开通可借助血管内超声（IVUS）或术前冠脉 CTA 来辅助；近端内膜下绕行纤维帽进入闭塞的技术，如球囊辅助内膜下进入技术（BASE 技术），即在近端纤维帽以近的节段用球囊扩张主动制造夹层，然后导丝沿夹层进入内膜下绕行近端纤维帽到达 CTO 闭塞节段。

五、CTO 开通策略的转换

共识里谈及的策略转换，主要思想和 Hybrid 策略里面的指导思想是一致的，即要求策略的转换要基于术前的计划，要有一定灵活性，不要陷于失败的模式，以避免浪费过多的时间、增加射线辐射和造影剂的用量、减少并发症。策略的转化同样要基于病变的特征以及初始策略遇到的具体困难，还有设备器械条件和术者经验。另外强调手术停止的指征：出现并发症、射线量 >5Gy 仍未开通或持续无进展、造影剂过量（>3.7 × 估算的肌酐清除率）、所有开通方法均尝试过、医生疲劳或患者不能耐受。适时终止手术，而不是采用更激进的手段去进攻，能避免严重的并发症。

六、术者、手术量及器械的要求

CTO-PCI 的复杂性和并发症的风险与非 CTO-PCI 相比都明显增高，所以对 CTO-PCI 术者的培训和质控很重要。由熟练的医生和专家团队进行操作可以将并发症减少到最小。CTO-PCI 术者应熟知各种可能的并发症及不良事件并能积极预防和正确处置，如血管穿孔、心包填塞、血栓、穿刺点并发症、供血血管损伤、心律失常、卒中、造影剂肾病、放射性皮炎、急诊 CABG 和死亡。导管室要备好覆膜支架和弹簧圈并能正确使用这些器械。

七、优化支架植入

CTO开通后，常常会针对复杂的血管形态如钙化、弥漫病变和负性重构植入多个支架，如果在支架优化方面不予以重视，会导致再狭窄和支架血栓形成的潜在风险，并降低CTO开通的获益。所以，采用大小合适的球囊预扩或旋磨进行充分的病变预处理，利用腔内影像辅助，使支架膨胀充分、贴壁良好、病变覆盖完全，可降低不良事件风险。

八、结　　语

总的说来，全球专家共同讨论形成了以上7项基本原则，对于培训及指导CTO-PCI的新术者成长，并促进其提高手术成功率、保障手术安全性以及改善临床预后有重要的指导意义。但必须指出，此共识毕竟只是一个操作规范的框架性文件，主要提供的也是原则性的指导。对于一个CTO-PCI术者来说，要想提高自己的实战技能，还需不断实践，努力训练，学习钻研各种CTO-PCI具体实战技术和技巧。同时在这个过程中，积极参与病例交流，向高水平专家请教，不断总结经验，才能真正提高CTO-PCI的技术水平。

（涂清鲜　贺勇）

参考文献

[1] NEUMANN F J, SOUSA-UVA M, AHLSSON A, et al. 2018 ESC/EACTS Guidelines on myocardial revascularization [J]. Euro Heart J, 2019, 40: 87-165.

[2] AZZALINI L, AGOSTONI P, BENINCASA S, et al. Retrograde chronic total occlusion percutaneous coronary intervention through ipsilateral collateral channels: a multicenter registry [J]. JACC Cardiovasc Interv, 2017, 10: 1489-1497.

[3] TAJTI P, KARATASAKIS A, KARMPALIOTIS D, et al. Retrograde CTO-PCI of native coronary arteries via left internal mammary artery grafts: insights from a multicenter U.S. registry [J]. J Invasive Cardiol, 2018, 30: 89-96.

[4] BENINCASA S, AZZALINI L, CARLINO M, et al. Outcomes of the retrograde approach through epicardial versus non-epicardial collaterals in chronic total occlusion percutaneous coronary intervention [J]. Cardiovasc Revasc Med, 2017, 18: 393-398.

[5] MORINO Y, ABE M, MORIMOTO T, et al. Predicting successful guidewire crossing through chronic total occlusion of native coronary lesions within 30 minutes: the J-CTO (Multicenter CTO Registry in Japan) score as a difficulty grading and time assessment tool [J]. JACC Cardiovasc Interv, 2011, 4: 213-221.

[6] KARATASAKIS A, DANEK B A, KARACSONYI J, et al. Mid-term outcomes of chronic total occlusion percutaneous coronary intervention with subadventitial vs. intraplaque crossing: a systematic review and meta-analysis [J]. Int J Cardiol, 2018, 253: 29-34.

[7] TAJTI P, KARMPALIOTIS D, ALASWAD K, et al. The Hybrid Approach to Chronic Total Occlusion Percutaneous Coronary Intervention: update from the PROGRESS CTO Registry [J]. JACC Cardiovasc Interve, 2018, 11: 1325-1335.

[8] HUANG Z, ZHANG B, CHAI W, et al. Usefulness and safety of a novel modification of the retrograde approach for the long tortuous chronic total occlusion of coronary arteries [J]. Int Heart J, 2017, 58: 351-356.

[9] BRILAKIS E S, GRANTHAM J A, RINFRET S, et al. A percutaneous treatment algorithm for crossing coronary chronic total occlusions [J]. JACC Cardiovasc Interv, 2012, 5(4): 367-379.

[10] HARDING S A, WU E B, LO S, et al. A New Algorithm for Crossing Chronic Total Occlusions From the Asia Pacific Chronic Total Occlusion Club [J]. JACC Cardiovasc Interv, 2017, 10(21): 2135-2143.

[11] GALASSI A R, WERNER G S, BOUKHRIS M, et al. Percutaneousrecanalization of chronic total occlusions: 2019 consensus document from the EuroCTO Club [J]. EuroIntervention, 2019, 15: 198-208.

[12] BRILAKIS E S, BANERJEE S, KARMPALIOTIS D, et al. Procedural outcomes of chronic total occlusion percutaneous

coronary intervention: a report from the NCDR (National Cardiovascular Data Registry) [J]. JACC Cardiovasc Interve, 2015, 8(2): 245-253.

[13] WU E B, TSUCHIKANE E. The inherent catastrophic traps in retrograde CTO-PCI [J]. Catheter Cardiovasc Interv, 2018, 91: 1101-1109.

[14] ZHANG J, GAO X, KAN J, et al. Intravascular ultrasound-guided versus angiography-guided implantation of drug-eluting stent in all-comers: the ULTIMATE trial [J]. J Am Coll Cardiol, 2018, 72: 3126-3137.

《2020 ESC 冠状动脉微血管功能障碍的评估和治疗立场声明》解读

在过去的概念里，“心肌缺血”是由于心外膜冠状动脉粥样硬化导致阻塞所造成的疾病，随着研究深入发现痉挛因素、斑块糜烂等均可以造成心肌缺血。冠状动脉微血管功能障碍（coronary microvascular dysfunction，CMD）曾称为“X 综合征”“隐匿性冠心病”“微血管心绞痛”“微血管功能异常”等，但都不能准确反映该疾病的病理生理过程，即微循环功能和微血管结构的改变。欧洲心脏病学会（ESC）工作组于 2016 年发布冠状动脉非阻塞性心肌梗死（myocardial infarction with nonobstructive coronary arteries，MINOCA）共识、2019 年发布慢性冠状动脉综合征（chronic coronary syndrome，CCS）指南、2020 年发布非阻塞性冠状动脉疾病缺血（ischaemia with non-obstructive coronary arteries，INOCA）建议，其中均有对于 CMD 的阐述，但不系统，其中被临床医师所熟知的是 MINOCA。《2020 ESC 冠状动脉微血管功能障碍的评估和治疗立场声明》重点阐述了三个方面的问题，更新了对 CMD 病理生理学认知、CMD 的危险因素或合并症以及 CMD 临床决策。在本声明中，按照冠状动脉疾病的表型进行分类，可将其分为非阻塞性慢性冠状动脉综合征（non-obstructive CCS）、阻塞性慢性综合征（obstructive CCS）、非阻塞性急性冠状动脉综合征（non-obstructive ACS）、阻塞性急性冠状动脉综合征（obstructive ACS）以及无复流（no-reflow）。这种分类是以疾病的病理生理过程和治疗作为依据的，包括其诊断和预后等多种方面。

一、冠状动脉微循环和缺血性心脏病

（一）CMD 与慢性冠状动脉综合征

1. **CMD 与非阻塞性** CCS　与无症状患者相比，INOCA 患者心血管不良事件发生率更高。INOCA 的主要危险因素包括血脂紊乱、肥胖、代谢综合征与糖尿病。代谢失衡与 INOCA 之间的病理生理变化与 CMD 相关，造成 CMD 潜在机制可能与微血管功能和结构改变有关，其中最主要的影响因素是内皮功能失调。由于生物可利用的一氧化氮（NO）减少，同时内皮素 -1（ET-1）、前列腺素 H_2、血栓烷 A_2 等缩血管物质增多，导致内皮依赖性舒血管作用减弱。代谢综合征患者交感神经激活，促进 α 肾上腺能受体释放，导致冠状动脉收缩。同时肾素 - 血管紧张素 - 醛固酮受体激活，血管紧张素Ⅱ增加，调节冠状动脉循环，造成血管收缩。另外，脂肪细胞驱动游离脂肪酸和瘦素（leptin）促进肾上腺素作用增强。实验显示，脂肪细胞和血管周围的脂肪组织能够驱动脂肪因子，如瘦素、抵抗素（resistin）、白细胞介素 6（IL-6）和肿瘤坏死因子 α（TNF-α）等炎症因子前体物质促进氧化应激。微循环结构改变也会导致 CMD。实验发现，代谢综合征模型中，奥萨博小型猪（代谢综合征和 2 型糖尿病易感）对腺苷反应性减弱，毛细血管密度降低。在类似模型中也发现，冠状动脉阻力血管肥大性内向重构、毛细血管稀疏以及冠状动脉肌源性增加都会造成血流受损。总之，在没有心外膜炎的情况下，微血管功能障碍，阻力血管内向重构以及血管密度的减少均可以降低血流储备，造成局部缺血。

2. CMD **与阻塞性** CCS　冠状动脉微血管紧张程度和结构的异常可会引起冠状动脉血流储备(CFR)的减少。冠状动脉狭窄后灌注压力的降低可引发远端微血管系统的结构和功能改变,其中包括冠状动脉狭窄时冠状动脉阻力血管、冠状小动脉以及毛细血管的向内重塑,同时冠状动脉旁路移植手术后心肌功能不全患者中存在毛细血管稀疏,这都是血运重建后功能恢复较差的危险因素。在犬模型中,狭窄远端功能性冠状动脉微血管重塑可能反映了血管扩张功能受损以及血管收缩反应增强。在猪的慢性狭窄冠状动脉模型中可以观察到 ET-1 的激活诱导血管收缩。内皮舒血管物质有助于减少缓激肽的降解,可能反映了从 NO 向扩张型内皮细胞衍生的超极化因子(EDHF)转移的机制。并且在 NO 缺乏的情况下,EDHF 调节冠状动脉微血管紧张度,促进 CAD 的进展。

(二) CMD 与急性冠状动脉综合征

1. CMD **与非阻塞性** ACS　2017 年欧洲指南提出了 MINOCA 的概念,相关分析显示女性 NSTEMI 出现 MONICA 的概率更高。非阻塞性 ACS 的病理生理学改变与心外膜或冠状动脉微血管病变、心脏非缺血性病因(Takotsubo 综合征)等有关,包括 Takotsubo 心肌病在内的心肌功能紊乱均可以导致 MONICA。据统计,冠状动脉微循环痉挛因素导致的 MINOCA 约占 16%,但是在《第四版心肌梗死通用定义》中,MINOCA 并不包括非缺血因素,如心肌病。非阻塞性 ACS 表现出显著的冠状动脉功能失调,冠状动脉微循环缩血管效应增强,舒血管功能减弱。

2. CMD **与阻塞性** ACS　目前认为,心外膜冠状动脉的阻塞可以造成微循环的功能失调,然而最新概念指出,导致微循环失调的主要原因可能是由于易损斑块引起的心肌损伤和梗死,持续的微循环功能失调限制了冠状动脉血流,改变了剪切力,影响内皮功能,有助于心外膜冠状动脉血栓的形成。但是目前,CMD 是否早于 ACS 形成证据不足。

3. CMD **与冠状动脉无复流**　再灌注治疗是急性心肌梗死(AMI)患者降低梗死面积、提高心室功能、改善预后的主要治疗方法,但是对于心外膜冠状动脉无显著狭窄患者。由于冠状动脉无复流,血运重建并非能够改善微循环灌注,上述现象多发生于女性。最新分析显示,接受急诊经皮冠状动脉介入术(PCI)的 ST 段抬高型心肌梗死(STEMI)患者出现微血管的阻塞与一年主要心血管不良事件显著相关。缺血再灌注或合并症导致的内皮功能失调可能是无复流的主要原因,其他原因(如炎症通路的激活、心肌水肿、血小板的激活、白细胞浸润等)也与无复流有关。随着缺血再灌注加重,微血管损伤的严重程度加剧,血管通透性增加,毛细血管壁变薄以及细胞间连接的丧失,从而导致水肿甚至心肌内出血。

4. CMD **与再灌注的** AMI　临床证据表明成功血运重建以后,CMD 可以造成持续或再发心绞痛,可能是 1/4~1/3 急性心肌梗死血运重建后仍有症状的原因。再灌注的 AMI 患者容易出现重构加剧,心室功能降低和预后不良。潜在原因可能包括内皮功能失调、氧化应激增加、狭窄远端血流低剪切力、NO 释放减少等,其均会降低微循环功能,并且患者可能在 PCI 前就存在 CMD,或许会造成再发心绞痛或心肌缺血等。

二、CMD 危险因素

与心外膜冠状动脉疾病一样,CMD 危险因素包括糖尿病、肥胖、高血压、血脂异常、吸烟、老龄等。由于在 2 型糖尿病出现高血糖之前就已经存在 CMD,因此其他因素也会影响 2 型糖尿病患者的 CMD 形成。糖尿病 CMD 患者体内 NO 活性降低,活性氧(ROS)和 ET-1 生成增加，内皮屏障功能减弱，氧化应激加剧，促进了缺血性心肌损伤。即使没有心脏缺血或功能障碍的体征和症状，超重和肥胖仍然是 CMD 与 2 型糖尿病常见的特征。在腹型肥胖症中，血管周围和心外膜脂肪组织聚集在冠状血管和心脏周围，可促进炎症产生。高血压改变了微循环中的功能和结构，加剧了 CMD。研究发现高血压可以造成阻力血管的内向重构和微血管密度减小，降低冠状动脉血流储备。血脂异常是微血管功能障碍的主要危险因素，研究显示低密度脂蛋白胆固醇(LDL-C)与血流储备分数(FFR)和微血管阻力指数(IMR)成反比，高胆固醇血症可损害 AMI 后微血管功能，从而导致心肌梗死后梗死面积扩大和心室不良重构。年轻女性患者更容易出现非动脉硬化造成的缺血性心脏病，STEMI 后死亡率更高，因此冠状动脉微循环可能存在性别差异。

三、微血管功能障碍的机械、细胞和分子效应

（一）血流动力学：压力和剪切力

血管内皮直接受血流动力的作用，血压升高会加速心外膜冠状动脉粥样硬化斑块的形成以及微血管功能障碍，高管腔内压力会引起大鼠离体小冠状动脉和小动脉的收缩或狭窄，这在一定程度上起到了保护远端微循环（包括毛细血管床）的作用，防止由于高静水压或过滤压而导致水肿。血流动力对内皮细胞具有广泛的机械和分子信号转导作用，影响其形态学和血管舒缩功能。因此，内皮的“感觉”和“转导”异常成为导致血管损伤的细胞信号。

（二）炎症

系统性炎症与 CMD 和动脉粥样硬化有关。ROS 增多导致炎症介导的内皮细胞活化，并且由于黏附分子（如 P 选择素）的作用，血小板和白细胞可黏附至内皮细胞上，降低了内皮的防御功能，既能够造成心外膜冠状动脉内皮功能受损，又可以诱发 CMD。对于其他内皮扩张的机制，尤其是依赖于内皮依赖性超极化的扩张，对炎症导致内皮激活的影响尚不清楚。

（三）血小板活化

临床研究显示，在缺血再灌注模型中，血小板与微血管病变有关。对于 PCI 后的部分人群，血小板能够造成功能性或结构性冠状动脉阻塞。血小板可能会通过形成远端微栓子并黏附至再灌注的毛细血管或静脉内皮细胞或与白细胞进行附着而损害微循环的血流，促成缩血管物质或毒物以及炎性介质的释放，从而进一步增强了内皮激活和白细胞的募集。氧化应激、内皮细胞活化以及白细胞的募集是血小板在微循环中黏附于内皮的共同特征，介导这种作用的主要物质是 P 选择素和 P 选择素糖蛋白配体或糖蛋白。除了通过黏附内皮引起的影响外，活化的血小板还具有增强中性粒细胞外细胞捕获（NETs）产生的高迁移率族蛋白 B1（HMGB1）的作用，促进炎症活化。在大鼠缺血再灌注中的实验研究表明，NETs 介导的微血栓形成促进了无复流的产生。

（四）自主神经失调

冠状动脉微血管紧张度是由基线水平和最大血管直径之间的比例进行定义的，受多种机制调节，包括肌源性紧张、相邻细胞的代谢控制、内皮功能、循环系统中的因子以及自主神经。自主神经失调是交感神经系统和副交感神经系统之间的失衡，包括交感神经激活，血管收缩和 / 或支配心脏和血管的自主神经纤维受损。激活血管内皮 M3 受体会导致 NO 合成增加，血管扩张，目前在冠状动脉微循环中的作用仍是有争议的。AMI 或 PCI 后自主神经失调与 CMD 产生有关，PCI 后，冠状动脉阻力血管和弥漫性小血管收缩，导致左室功能下降，α 受体阻滞剂可以抵抗上述原因导致的缺血，支持了神经机制引起微血管功能障碍的假说。

四、评估与治疗

（一）评估

目前缺乏用于在人和动物体内直接可视化冠状微循环的方法。微血管的评估因其不同的诊断方式而存在差异，包括非侵入性（正位断层扫描，心肌造影超声心动图，心脏计算机断层扫描和心脏磁共振）和侵入性（冠状动脉造影，多普勒血流，CFR 和 IMR）技术。ESC 提出了一种评估流程，以达到更精确地识别和诊断微血管性心绞痛的目的（图 1）。

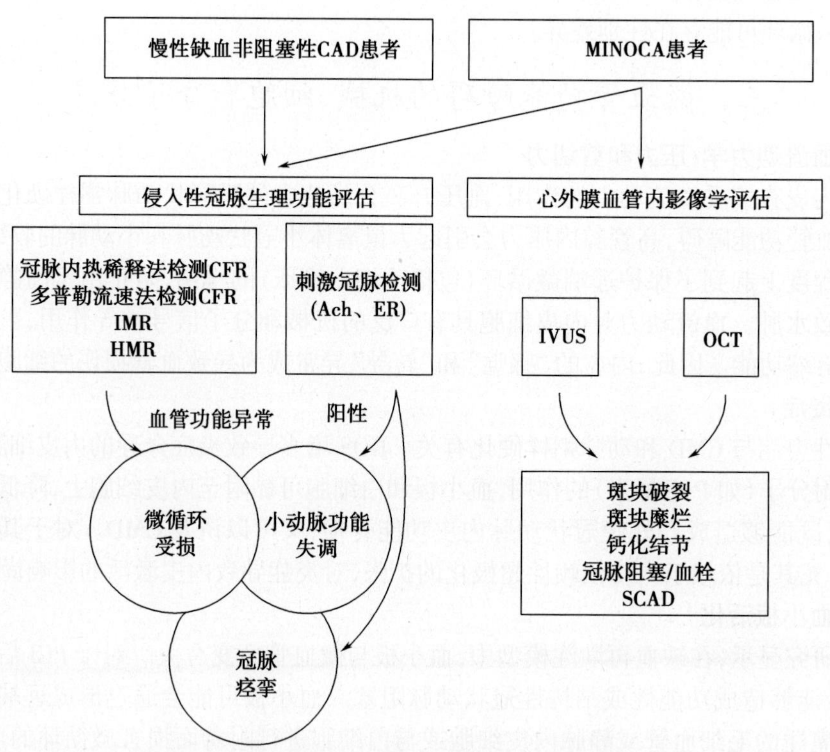

图 1　非阻塞性 CAD 的侵入性评估和血管内影像

CAD，冠状动脉疾病；MINOCA，冠状动脉非阻塞性心肌梗死；CFR，冠状动脉血流储备；IMR，微血管阻力指数；HMR，充血性微血管阻力指数；ACh，乙酰胆碱；ER，麦角新碱；OCT，光学相干断层扫描；IVUS，血管内超声；SCAD，稳定性冠心病。

（二）预后

过去认为非阻塞性冠状动脉疾病不会造成严重不良事件，但对 42 例稳定性冠心病且冠状动脉病变狭窄 <40% 并严重内皮功能障碍的患者进行 2 年随访，结果显示，4.8% 出现死亡，2.4% 出现 AMI，14% 需要血运重建。无阻塞性、非阻塞性（管腔狭窄范围为 20%~50%）和阻塞性 CAD 女性患者，10 年心血管死亡和 AMI 发生率分别为 6.7%、12.8% 和 25.9%。同时相关研究发现 MINOCA 院内死亡率超过 2%，1 年死亡率在 3.1%~6.4%，而 5 年死亡率升高至 10.9%。有研究显示，STEMI 再灌注受损患者 1 年死亡相对危险度增加 3 倍，再灌注受损程度可以利用心脏超声或磁共振进行评估。因此，INOCA、MINOCA 和无复流等不同类型的 CMD 存在不同的预后。

（三）治疗

无论患者是否存在冠状动脉粥样硬化传统危险因素，生活方式干预和危险因素管理都是治疗的必要组成部分。对于有心源性胸痛且灌注测试显示存在缺血迹象的患者，β 受体阻滞剂可以减少心肌耗氧和缺血症状。对于存在心脏危险因素并有动脉粥样硬化或内皮功能障碍证据的患者，应使用他汀类药物和血管紧张素转化酶（ACE）抑制剂进行积极治疗。目前尚未证实的一种新策略是抑制 Rho 激酶，可能会改善 CMD 和血管痉挛性心绞痛。此外，针对血管周围脂肪组织的治疗可刺激血管活性，增加舒血管物质（如脂联素或硫化氢）的产生。

关于包括阿司匹林在内的血小板抑制剂用于治疗 CMD 的资料尚不足以提供临床建议。尽管如此，住院患者进行冠状动脉疾病（CAD）诊断评估后，采用阿司匹林治疗 CMD 可能是合理的，因为这些患者通常也具有非阻塞性的 CAD 证据。ACE 抑制剂通过改善微循环功能和 CFR，抑制肾素 - 血管紧张素轴可以产生有益的血管保护作用。ACE 抑制剂和他汀类药物可改善内皮功能障碍，降低氧化应激，可能改善 CMD。EMMACE 研究表明，ACE 抑制剂治疗与 ACS 和非阻塞性 CAD 患者的 6 个月死亡率降低相关，然而，这项研究有局限性，包括观察研究缺乏随机性，随访时间短，无法评估心肌梗死、心力衰竭和卒中结果等。

他汀类药物除了降低胆固醇水平外，还具有抑制血管炎症，上调内皮源性一氧化氮合酶（eNOS）并增强血管 NO 生物利用度的作用，可以改善运动耐量，对运动诱发的可逆性灌注受损、内皮功能障碍等有积极作用。β 受体阻滞剂对于减少日常生活中的胸痛发作有效，可通过多种潜在机制来减少胸痛复发，如减少心肌需氧量以及诱导内皮依赖性血管舒张。运动训练可增加副交感神经活动，但是变异型心绞痛的患者中，应避免使用 β 受体阻滞剂，改为钙通道阻滞剂。

硝酸盐可有效诱导血管舒张和缓解心绞痛症状，但对于非阻塞性 CAD 患者没有统一的研究结论。长期补充 L- 精氨酸可以改善内皮功能和冠状动脉血流，减轻非阻塞性 CAD 的症状，但目前研究显示其对 CFR 无明显影响。

该立场声明并未提及曲美他嗪、尼可地尔等对心肌能量代谢或离子通道有影响的潜在改善微循环功能障碍的药物。尼可地尔是腺苷三磷酸（ATP）敏感性钾通道开放剂，在结构上属于硝酸盐类，在《冠状动脉微血管疾病诊断和治疗的中国专家共识》中作为冠状动脉微血管心绞痛的首选推荐药物，同时在 STEMI 中应用可以减少无复流。曲美他嗪在 CMD 中作用不明确，对于合并阻塞性 ACS 可能会有所获益。

五、总　　结

该声明着重阐述 CMD 作为缺血性心脏病的复杂病变，源于微血管功能和结构的改变，且与内皮功能失调密切相关。CMD 潜在功能机制包括 NO 生物利用度的减弱和 ET-1 等缩血管物质的增加，目前被验证的结构机制包括向内小动脉重构和血管稀疏，上述原因共同增加了冠状动脉血管阻力，减少心肌灌注，在心肌需氧量增加时，CFR 降低，促进心肌缺血的产生。微血管结构性和功能性障碍相互作用，导致冠状动脉微血管血流的进行性损害，因此临床上需要对 CMD 患者进行评估，了解其微循环结构和功能的改变，并且今后需要新的研究以改善 CMD 评估和现有的诊断方法。目前，没有专门针对 CMD 和微血管系统的治疗策略，迫切需要确定新的和特定的治疗目标，同时需要针对非阻塞性疾病患者进行临床研究和双盲随机临床试验，以评估传统药物和新型抗缺血治疗的效果，而且女性微血管功能障碍程度增加的解剖和生理特征也值得进一步研究。

（李为民　臧雁翔）

参 考 文 献

[1] PADRO T,MANFRINI O,BUGIARDINI R,et al. ESC Working Group on Coronary Pathophysiology and Microcirculation position paper on ‘coronary microvascular dysfunction in cardiovascular disease’[J]. Cardiovasc Res,2020,116(4):741-755.

[2] 中华医学会心血管病学分会基础研究学组,中华医学会心血管病学分会介入心脏病学组,中华医学会心血管病学分会女性心脏健康学组,等. 冠状动脉微血管疾病诊断和治疗的中国专家共识[J]. 中国循环杂志,2017,32(5):421-430.

《2020 EAPCI 缺血伴非阻塞性冠状动脉疾病专家共识》解读

2020 年，欧洲经皮心血管介入协会（European Association of Percutaneous Cardiovascular Interventions，EAPCI）和欧洲心脏病学会（European Society of Cardiology，ESC）冠状动脉病理生理学和微循环工作组就缺血伴非阻塞性冠状动脉疾病（ischaemia with non-obstructive coronary arteries，INOCA）联合发布专家共识文件，全文发表于 *European Heart Journal* 上，这是目前首部专门针对 INOCA 的专家共识文件，该共识阐述了 INOCA 流行病学、临床诊断和治疗方面的最新观点，旨在引起大家对 INOCA 的重视，为 INOCA 的临床诊断和管理提供指导。本文就该共识的一些重要之处进行解读。

一、INOCA 的定义及分型

对慢性冠脉综合征（chronic coronary syndrome，CCS）患者，心肌需氧和供氧失衡导致心肌缺血诱发心绞痛反复发作。心肌缺血的原因非常多（图 1），阻塞性冠状动脉疾病是心肌缺血的常见原因，但其实很多狭窄影像上评估是非常严重的，但应用功能学评估其实并没有影像血流。冠状动脉狭窄病变功能评估和影响评估不匹配发生于狭窄程度在 40%~80% 的患者，特别是多支血管病变的患者。最近的 ESC 指南建议使用心肌血流储备分数（FFR）或瞬

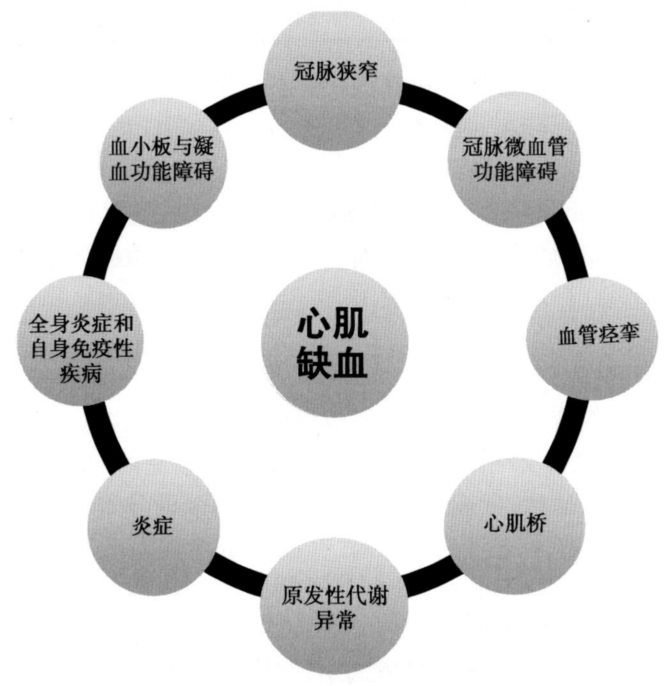

图 1　心肌缺血的原因

时无波比值来识别血运重建可获益的高危患者。因心绞痛行冠状动脉造影的患者中，一大部分患者没有冠状动脉狭窄，但有心肌缺血的客观证据，这种心脏缺血不是由冠状动脉阻塞引起，而可能是由血管功能不全引起的，这类个体被称为 INOCA。在 INOCA 患者中，特别是已经证实无阻塞性冠状动脉粥样硬化的情况下，血液供应和心肌氧需求的不匹配可能是由冠状动脉微循环障碍和 / 或心外膜冠状动脉痉挛引起的。该指南首次对 INOCA 进行了统一化的定义和分型，是一个显著的进步。

1. **微血管性心绞痛** 微血管性心绞痛是冠状动脉微循环障碍导致心肌缺血的临床表现。在这类患者中，微血管的结构重塑(导致微循环传导率降低)或冠状动脉血管舒缩障碍(引起动脉阻塞)引起心肌缺血。两种血管功能障碍可能共存并导致了微血管性心绞痛的发生。冠状动脉血管舒缩障碍国际研究小组曾提出微血管性心绞痛的标准是患者存在心绞痛或类心肌缺血样症状但无阻塞性冠心病(表 1)。

表 1 微血管性心绞痛的诊断标准

序号	证据	诊断指标
1	心肌缺血的症状	劳力或静息时心绞痛 劳力性呼吸困难
2	无阻塞性冠心病(狭窄 <50% 或 FFR>0.80)	冠状动脉 CTA 冠状动脉造影
3	心肌缺血的客观证据	功能影像检查中是否存在可逆的缺陷、异常或功能储备
4	冠状动脉脉微循环受损的证据	侵入或非侵入性检查确定的冠状动脉血流储备受损(截断值 <2) 冠状动脉微血管痉挛，定义为在乙酰胆碱激发试验期间出现症状或缺血心电图改变但无心外膜冠状动脉脉痉挛 冠状动脉脉微循环阻力指数(IMR)异常(如 IMR≥25)

2. **心外膜血管痉挛性心绞痛** 血管痉挛性心绞痛(VSA)是由血管舒缩障碍引起的一过性心外膜冠状动脉阻塞导致心肌缺血的临床表现。1959 年，Prinzmetal 描述了一种被认为是由心外膜冠状动脉痉挛引起的疾病的临床和心电图表现(短暂的 ST 段抬高)。随后，其他形式的血管舒缩障碍引起胸痛伴有短暂的 ST 段压低或 T 波倒置也相继被报道。这类因心外膜血管痉挛引起的临床症状统一归于血管痉挛性心绞痛。微血管性心绞痛和心外膜血管痉挛性心绞痛可以并存并导致更差的临床预后。

二、流 行 病 学

1. **概况** 全球大约有 1.12 亿人深受心绞痛的困扰，其中 70% 的患者冠状动脉造影检查无阻塞性冠状动脉疾病，女性比男性更常见，大部分患者是由 INOCA 引起的。INOCA 患者常表现出非特异性的症状，常被误诊为非心脏性疾病，而导致漏诊和治疗不足的发生。INOCA 虽无冠状动脉阻塞，但并非良性疾病。与无症状个体相比，INOCA 患者心血管事件、再住院率及医疗费用明显增高，生活质量明显降低。

在真实世界中，因心绞痛住院行冠状动脉造影检查的患者，70% 的患者都没有冠状动脉阻塞。而且研究表明，女性 INOCA 的发病率较男性普遍偏高。一项大规模的美国多中心研究显示，近 39% 因怀疑心绞痛和 / 或负荷试验阳性而行冠状动脉造影的患者存在非阻塞性冠心病，与男性（30%~50%）相比，女性（50%~70%）的发病率更高。丹麦学者曾对 1998—2009 年 11 223 名心绞痛患者进行统计，发现 65% 的女性和 33% 的男性患有非梗阻性冠心病，而在研究结束的 2009 年，男女两性 INOCA 的发病率都在上升，女性非梗阻性冠心病的发病率已高达 73%。同样，在 WISE（Women's Ischaemia Syndrome Evaluation）注册研究中，有近 2/3（62%）的女性没有明显的阻塞性狭窄。

2. **微血管功能障碍的发病率** 在行侵入性冠状动脉造影检查显示非梗阻性冠心病的心绞痛患者中，微血管功能障碍的发生率取决于检查方法和截断值。在 iPower 研究中，963 名无阻塞性冠心病并存在缺血症状的患者中，应用经胸多普勒超声评估显示 26% 的患者冠状动脉血流储备（CFR）低于截断值 2。而其他应用侵入性检查或正电子发射体层摄影（PET）的研究显示 39%~54% 的患者存在冠状动脉微循环障碍。在一项横跨 19 年，入选 1 439 名无阻塞性冠心病的胸痛患者中，30% 的患者在应用腺苷后表现出不理想的 CFR。

3. **冠状动脉痉挛的发生率** 与西方人群相比，日本人群冠状动脉血管舒缩障碍导致的心绞痛发病率高。此外，日本（24.3%）和中国台湾地区（19.3%）人群中激发试验显示多发性冠状动脉痉挛（>2 条痉挛性动脉）的发生率明显高于白种人（7.5%）。研究显示，男性血管痉挛性心绞痛的发生率明显高于女性。大多数血管痉挛性心绞痛患者年龄在 40~70 岁，70 岁以后患病率呈下降趋势。此前针对亚洲非梗阻性冠心病亚洲患者的研究显示，冠心病血管舒缩障碍在心绞痛患者中的发病率约为 50%。欧洲的研究也显示心外膜血管痉挛的发病率较高。然而，由于方案和定义的不同，这些研究不能直接进行比较。与糖尿病和高血压不同，吸烟是血管痉挛性心绞痛的危险因素，但血管痉挛性心绞痛与血脂异常的关系尚不清楚。

三、病理生理学

在没有血流限制性冠状动脉疾病的情况下，心肌缺血可由微循环功能障碍引起。2 种类型的冠状动脉微循环障碍可解释大多数的微血管性心绞痛：结构性微循环重构和功能性小动脉调节障碍，换言之，微血管功能可能是结构性的、功能性的，或者两者兼而有之。

1. 冠状动脉微血管的结构重建与微循环传导率降低和氧输送能力受损有关。这通常是由于冠状动脉小动脉负向重塑导致壁腔比增加，心肌毛细血管密度减低或两者兼而有之所导致。微循环结构重塑可由心血管高危因素、动脉粥样硬化、左心室肥大或心肌病等导致。这些病变的直接后果是冠状动脉微循环的血管舒张范围降低，限制了心肌的最大供血和供氧。此外，重塑的小动脉对血管收缩刺激过于敏感。结构性微循环重塑导致微循环对非内皮依赖性血管扩张剂（如腺苷）的血流动力学改变是冠状动脉血流储备（CFR）降低、微循环阻力增加。

2. 功能性小动脉调节障碍通常发生在中、大型动脉中。在生理条件下，心肌耗氧量的增加导致上游的冠状动脉阻力血管产生舒张级联反应。这是由代谢触发的远端小动脉血管扩张引起的，远端小动脉对某些代谢物特别敏感，随后是位于上游的较大动脉和心外膜血管的舒张。当存在内皮功能障碍时，所述的上游血管舒张级联反应发生障碍。因此，内皮功能障碍与血管舒张功能受损，甚至可能会导致心肌需氧量增加时上游动脉和小动脉的反常血管收缩。冠状动脉内乙酰胆碱激发试验观察到的动脉调节障碍导致的血流动力学改变包括：①对药物的血管舒张反应有限（小于静息流量的 1.5 倍）；②在无心外膜血管痉挛时血流量明显减少，相当于无复流现象；③无局部严重冠状动脉痉挛时心外膜远端血管发生弥漫性狭窄。上述这种改变经常伴随着心绞痛症状和缺血心电图的改变，也证实了缺血导致微循环功能障碍的可能。雌激素水平的波动对心外膜血管和小动脉血管舒缩功能的影响被认为是绝经前无阻塞性冠心病妇女症状高发的原因。

心外膜血管痉挛通常起源于心外膜冠状动脉血管。冠状动脉血管平滑肌细胞的原发性和非特异性高反应性是变异型心绞痛的原因，同时也是心外膜血管痉挛的关键因素。同时，内皮功能障碍促进冠状动脉痉挛的发生。吸烟、药物、血压峰值、寒冷暴露、情绪压力和过度换气等刺激会诱发心外膜血管痉挛。过敏反应也可能导致严重的冠状动脉痉挛（Kounis 综合征）。植入药物洗脱支架相邻的冠状动脉段也是冠状动脉痉挛的好发部位。血管平滑肌和内皮细胞功能异常是导致冠状动脉痉挛的主要原因。

该共识首次提出冠状动脉微循环障碍和冠状动脉痉挛是 INOCA 的重要原因。

四、临床表现

INOCA 患者表现出多种症状和体征，这些症状常被误诊为非心脏源性疾病，导致 INOCA 被低估和治疗不足。INOCA 患者可能出现类似于阻塞性 CAD 的心绞痛症状。与阻塞性 CAD 一样，INOCA 也可出现其他症状，如呼吸困难、肩胛骨间疼痛、消化不良、恶心、极度疲劳、虚弱、呕吐和 / 或睡眠障碍。需要注意的是，阻塞性和非阻塞性冠心病的临床表现都存在性别差异，尤其是没有典型心绞痛症状的中青年妇女和男性。对于相同的症状，女性患阻塞性冠心病的可能性要小得多，而冠状动脉微循环障碍常常是其症状的原因。另外，因为症状常常不典型，许多冠状动脉微循环障碍的患者经常被误诊或漏诊。

重要的是，INOCA 患者的临床症状多种多样，症状负荷也会随时间的变化而改变。这些症状不应归因于非心脏性疾病，尤其是考虑到女性 INOCA 的发病率比男性高得多。

五、预　后

INOCA 不是一种良性疾病。无梗阻性冠心病的心绞痛患者生活质量受损、致残率增加、不良事件的发生率增加如死亡率增加，因反复入院导致医疗费用增加、因心绞痛导致反复冠状动脉造影。在 WISE 研究中，持续性胸痛、吸烟、冠心病严重程度、糖尿病和 QTc 间期延长是心血管死亡、心肌梗死（MI）、充血性心力衰竭或卒中等心血管事件的显著独立预测因子。在一项荟萃分析中，非阻塞性动脉粥样硬化患者的全因死亡和非致命性心肌梗死的年发生率（1.32%）远高于心外膜血管造影正常的患者（0.52%）。通过无创成像技术（负荷超声心动图或核成像）证实的心肌缺血患者不良事件年发生率较高（1.52%），而运动心电图负荷试验证实的心肌缺血患者不良事件年发生率仅 0.56%。当患者证实存在由于冠状动脉微循环障碍和内皮功能障碍导致的心肌缺血时，患者的预后更差。荟萃分析显示，经 PET 或经胸超声心动图（TTE）诊断的冠状动脉微循环功能障碍的患者心血管不良事件风险增加 2~4 倍，心外膜内皮依赖性功能障碍患者的心血管不良事件风险增加 2 倍。血管痉挛性心绞痛与心源性猝死、急性心肌梗死和晕厥等主要不良事件相关，甚至在确诊前就已经发生。如果主治医师没有考虑到非阻塞性原因导致缺血的可能性，冠状动脉造影显示无阻塞性疾病的患者症状可能会漏诊或误诊，导致缺乏相应的治疗。

六、诊　断

1. 心肌缺血的非侵入性检查　即使在没有心外膜冠状动脉狭窄的情况下，冠状动脉微循环的功能或结构异常也会导致心肌灌注受损和心肌缺血。评估缺血常用的无创手段依赖于左心室灌注区区域差别和 / 或心外膜灌注区的室壁运动情况（如心肌单光子发射计算机体层摄影或多巴酚丁胺负荷超声心动图)。在冠状动脉微循环障碍缺血影响整个左心室的这种情况时这种技术便失去意义。目前,还没有一种技术可以直接观察人体冠状动脉微循环情况。因此,对冠状动脉微循环的评估依赖于对反映其功能状态的参数,如心肌血流量和 CFR。

CFR 是以在各种血管活性药物作用下的最大血流与静息血流的比率表示的。CFR 是心外膜大动脉和冠状动脉微循环的综合测量指标,但一旦排除了心外膜动脉的严重阻塞性疾病,降低的 CFR 预示着冠状动脉微循环障碍。计算 CFR 所需的最大血流量通常是通过静脉注射非内皮依赖性血管扩张剂如腺苷等药物来实现的。

对于冠状动脉计算机体层成像血管造影(CTA)无阻塞性冠心病和 / 或功能测试无区域性可逆性缺血的患者,冠状动脉微循环障碍或血管痉挛性心绞痛可能是其症状的原因,对于心肌缺血症状频繁的患者,应考虑通过非侵入性和侵入性技术进一步检测。非内皮依赖性的功能障碍可应用非侵入性检查方法检测,然而乙酰胆碱试验只能通过侵入性方法检测。因此,INOCA 全面诊断需要侵入性检查。

2. 导管室侵入性诊断方法 2019 年 ESC 慢性冠脉综合征指南建议对持续存在症状但冠状动脉造影正常或未影响血流的中度狭窄的患者应当进行导丝为基础的 CFR 测定和微循环阻力测定(Ⅱa 类推荐)。对怀疑血管痉挛性心绞痛的患者,可考虑应用冠状动脉乙酰胆碱试验评估是否存在冠状动脉微循环痉挛(Ⅱb 类推荐),对考虑冠状动脉微循环障碍的患者,应行冠状动脉乙酰胆碱试验以区分是内皮依赖性还是非内皮依赖性。

侵入性测试可提供冠状动脉血管功能障碍的信息,包括血管扩张受损或血管痉挛和 / 或结构问题,即小血管阻力增加。相关的分型包括:①微血管性心绞痛;②血管痉挛性心绞痛;③微血管性心绞痛和血管痉挛性心绞痛共存;④非心源性胸痛;⑤非血流限制性冠心病,如弥漫性动脉粥样硬化,目测狭窄严重程度 <50% 的病变(表 2)。INOCA 患者应进行侵入性的 CFR 和微血管阻力检查以进一步评估。

表 2 INOCA 的分型及诊断标准

序号	INOCA 分型	病理生理	诊断标准
1	微血管性心绞痛	冠状动脉微循环障碍	诊断导丝和腺苷试验 FFR>0.8 CFR<2.0 IMR≥25 HMR≥1.9
			血管反应性(乙酰胆碱试验) 无狭窄或狭窄 <90% 心绞痛 缺血性心电图改变
2	血管痉挛性心绞痛	心外膜冠状动脉痉挛	诊断导丝和腺苷试验 FFR>0.8 CFR≥2.0 IMR<25 HMR<1.9
			血管反应性(乙酰胆碱试验) 狭窄≥90% 心绞痛 缺血性心电图改变

续表

序号	INOCA 分型	病理生理	诊断标准
3	微血管和血管痉挛性心绞痛	冠状动脉微循环障碍和心外膜血管痉挛	诊断导丝和腺苷试验 FFR>0.8 CFR<2.0 IMR≥25 HMR≥1.9
			血管反应性（乙酰胆碱试验） 无狭窄或狭窄 <90%，或狭窄≥90% 心绞痛 缺血性心电图改变
4	非心源性胸痛	无	诊断导丝和腺苷试验 FFR>0.8 CFR≥2.0 IMR<25 HMR<1.9
			血管反应性（乙酰胆碱试验） 无狭窄或狭窄 <90% 无心绞痛 无缺血性心电图改变
5	非血流限制性冠心病	弥漫性冠状动脉粥样硬化	诊断导丝和腺苷试验 FFR>0.8 CFR≥2.0 IMR<25 HMR<1.9
			血管反应性（乙酰胆碱试验） 无狭窄或狭窄 <90% 无心绞痛 无缺血性心电图改变

注：FFR：血流储备分数；CFR：冠状动脉血流储备；IMR：微循环阻力指数；HMR：充血性微血管阻力指数。

3. **有创性功能学冠状动脉造影** 有创性功能学冠状动脉造影（functional coronary angiography，FCA）是一种组合技术，包括应用诊断导丝直接有创性测量冠状动脉血管舒缩功能和药物反应性试验。

（1）侵入性诊断导丝：CFR 定义为冠状动脉最大血流与静息血流的比值，可应用热稀释法或多普勒流速评估。最新的双重感应导丝内嵌温度——压力感受器，能直接感受冠状动脉内温度的变化，并获取静息和最大充血状态下的冠状动脉内热稀释曲线，应用血流平均传导时间替代冠状动脉流量速度来计算 CFR，截断值一般取 2。而应用多普勒导丝同样可测量 CFR。将多普勒导丝送入冠状动脉血管病变远端，支架测量静息和最大充血状态下冠状动脉内血流速度，即可计算出 CFR，截断值一般为 2.5 或稍低。

微循环阻力指数（index of microvascular resistance，IMR）是冠状动脉微循环功能的评价指标，测量需要应用温度 / 压力导丝获得冠状动脉内热稀释曲线和最大充血状态下冠状动脉内压力。IMR 定义为在微循环最大充血状态下，同步测量的远端冠状动脉内压力与冠状动脉内弹丸注射生理盐水的平均转运时间的乘积，与 CFR 不同，IMR 并不受心外膜动脉、心率、静息血管张力等条件影响，具有很好的重复性。增高的 IMR（≥25）表示微循环功能障碍。

(2) 侵入性药物激发试验：药物激发试验最成熟的方法是冠状动脉内乙酰胆碱激发试验。2019 ESC 慢性冠脉综合征临床指南推荐应用乙酰胆碱激发试验诊断微血管性心绞痛和血管痉挛性心绞痛。

该共识推荐应当应用侵入性的技术，如冠状动脉造影术和介入诊断手段包括诊断导丝、压力和流量测定、冠状动脉药物激发试验来区分血管痉挛性心绞痛、微血管性心绞痛和非心源性疼痛。

七、INOCA 的管理

INOCA 的管理应以患者为中心，并且应注重多学科的管理。不幸的是，关于改善冠状动脉微循环障碍的治疗的研究在设计和方法上都是小规模的，而且目前还没有基于证据的冠状动脉微循环障碍治疗方法。所以需要精心设计的临床研究指导冠状动脉微循环障碍的治疗。

1. 生活因素 在所有因冠状动脉粥样硬化和内皮功能障碍而确诊的 INOCA 患者中，有必要针对生活方式因素提供针对性的咨询，以去除危险因素，减少症状，改善生活质量和预后。执业护士、营养专家、心理学家、运动理疗师、运动医学等均可提供行为干预的方法。生活方式的改善方法与其他心血管疾病的预防指南和冠心病的预防策略相似。抗炎、素食或地中海饮食等饮食方法改善冠状动脉血管功能障碍的能力是未知的。然而，对肥胖应该进行良好的控制。缓解压力十分重要，因其可能对年轻的患者群体的工作能力产生重要影响。

2. 风险因素管理 传统的心血管疾病危险因素高血压、血脂异常、吸烟和糖尿病都可能导致冠状动脉微循环障碍、血管痉挛以及微循环结构重塑。严格控制血压的主要治疗目标是防止微血管病变的进展，减少心绞痛症状发作的频率和强度。最佳（联合）血压药物的选择取决于心绞痛症状的主要原因。血管紧张素转化酶抑制剂（ACEI）类药物可提高冠状动脉微循环障碍的 CFR，并且 ACEI/ARB（血管紧张素受体阻滞剂）类药物可与钙离子拮抗剂和 β 受体阻滞剂合用。他汀类药物对非阻塞性冠心病患者有益，并且它们的抗炎作用对 CFR 降低和血管痉挛的患者也有益。

3. 抗心绞痛药物 INOCA 患者心绞痛症状的治疗比较困难，因为患者是一个异质性的群体，而且缺乏随机试验。标准的抗缺血药物治疗结果往往令人失望。不同患者短效硝酸盐的疗效可能不同，并且常常需要反复使用。长效硝酸盐常常是无效的，患者耐受性差，并且可能由于窃血效应加重微血管性心绞痛患者的症状。乙酰胆碱试验证实的心外膜或微血管痉挛的患者，钙拮抗剂应被视为一线治疗。对于严重血管痉挛性心绞痛的患者，可能需要给予高剂量钙拮抗剂（地尔硫䓬，200mg/ 次，2 次 /d），甚至是非二氢吡啶类（如地尔硫䓬）与二氢吡啶钙拮抗剂（如氨氯地平）的联合用药。在微血管性心绞痛和降低的 CFR 和 / 或增加的 IMR（反映小动脉重塑）的患者，可使用 β 受体阻滞剂、钙通道阻滞剂和 ACEI 类药物。ACEI 类药物已被证明可以改善微血管性心绞痛患者和女性冠状动脉微循环障碍合并频发心绞痛患者的最大心肌血流量。在 CorMicA 试验中，考虑到冠状动脉检测的测量结果，采用分层的药物治疗可以改善 6 个月和 1 年时无阻塞性冠心病患者的心绞痛症状和生活质量。

在无阻塞性冠心病的围绝经期妇女中，低剂量 α、β 受体阻滞剂或选择性 β 受体阻滞剂（奈比洛尔、比索洛尔）和钙拮抗剂（地尔硫䓬）的联合治疗方案可以非常有效地减轻心绞痛症状，因为雌激素的丢失通常会导致自主神经功能紊乱和运动时心率迅速上升。

尼可地尔是一种通过硝酸盐和钾离子通道激活作用的血管扩张剂，尽管不良反应经常被报道，可能是一种有效的替代品。一线治疗也可与雷诺嗪联合使用，雷诺嗪是一种抗心绞痛药物，通过减少钠和钙超载，改善心肌细胞松弛和心室顺应性。在微血管性心绞痛患者中，雷诺嗪的多种有益作用已经发表，并证明了在低 CFR 患者中的益处。一些有持续性心绞痛症状的患者可能从伊伐布雷定中受益，它可以在休息和运动时降低心率，而不会影响左心室收缩力。然而，伊伐布雷定在微循环性心绞痛中的疗效研究较少，并存在争议。Rho 激酶抑制剂降低血管壁的收缩性，目前正在研究降低冠状动脉血管反应性。低剂量三环类抗抑郁药如丙米嗪，可能有助于减轻症状的强度。然而，需要注意的是目前并没有 INOCA 患者的针对性药物。因此，我们推荐 2019 年更新的《2019 ESC 慢性冠脉综合征的诊断和管理指南》（以下简称 CCS 指南）中目前规定的抗心绞痛药物，该指南为抗心绞痛药物治疗提供了一个分层策略。这些患者的症状不能被其他治疗心绞痛的药物充分控制，或者不能耐受。当这些患者的症状不能被充分控制，或者不能耐受药物时，CCS 指南还推荐曲美他嗪作为 CCS 患者的二线药物。在大约 25% 的患者中，这些治疗方案对改善症状无效。增强型体外反搏可能仅用于对传统抗心绞痛药物（β 受体阻滞剂、钙通道阻滞剂、硝酸盐等）以及雷诺嗪、曲美他嗪和伊夫拉定等新的干预措施无效的 INOCA 患者的辅助治疗的二线治疗（表 3）。

表 3 INOCA 的药物治疗

诊断	治疗	作用机制
微血管性心绞痛	β 受体阻滞剂（奈比洛尔 2.5~10mg/d）	降低心肌耗氧量 抗氧化
	钙离子拮抗剂（氨氯地平 10mg/d）	松弛血管平滑肌 降低心肌耗氧量
	雷诺嗪（375~750mg，2 次 /d）	对于微循环障碍伴冠状动脉血流储备降低的患者，改善微血管灌注储备指数
	曲美他嗪	通过维持细胞稳态来提高细胞对局部缺血的耐受性
	ACEI（雷米普利 2.5~10mg），ARB	提高冠状动脉血流储备 降低心脏负荷 改善小血管重塑
血管痉挛性心绞痛	钙离子拮抗剂（氨氯地平 10mg 1 次 /d，或缓释维拉帕米 240mg 1 次 /d，或地尔硫䓬 90mg 2 次 /d，或 120~360mg 单次或分次给药）	通过松弛血管平滑肌减少自发和诱发性冠状动脉痉挛 降低需氧量
	硝酸盐（单硝酸异山梨酯 30mg）	通过扩张大的心外膜血管减少自发和诱发性冠状动脉痉挛 降低需氧量
	尼可地尔（10~20mg 2 次 /d）	钾通道激活剂具有冠状动脉微血管扩张作用

续表

诊断	治疗	作用机制
微血管性心绞痛和血管痉挛性心绞痛	钙离子拮抗剂(氨氯地平 10mg 1 次 /d,或缓释维拉帕米 240mg 1 次 /d,或地尔硫䓬 90mg 2 次 /d,或 120~360mg 单次或分次给药)	松弛血管平滑肌 降低心肌耗氧量
	尼可地尔(10~20mg,2 次 /d)	钾通道激活剂具有冠状动脉微血管扩张作用
	曲美他嗪	通过维持细胞稳态来提高细胞对局部缺血的耐受性
	ACEI(雷米普利 2.5~10mg),ARB	提高冠状动脉血流储备 降低心脏负荷 改善小血管重塑
	他汀(瑞舒伐他汀 10~20mg)	改善冠状动脉内皮功能 多效,包括减少血管炎症

八、总　　结

综上所述,INOCA 高发病率、高漏诊率、低治疗率应引起心血管医师的重视。此专家共识为 INOCA 诊断、治疗等提供了基于现有证据的最新建议,对指导临床工作者进行全面管理 INOCA 非常有用。目前,INOCA 相关研究正在大规模开展,希望这些研究结果的公布能进一步完善 INOCA 患者的管理。

(刘斌)

参考文献

[1] KUNADIAN V,CHIEFFO A,CAMICI P G,et al. An EAPCI Expert Consensus Document on Ischaemia with Non-Obstructive Coronary Arteries in Collaboration with European Society of Cardiology Working Group on Coronary Pathophysiology & Microcirculation Endorsed by Coronary Vasomotor Disorders International Study Group[J]. Eur Heart J,2020:ehaa503.

[2] KNUUTI J,WIJNS W,SARASTE A,et al. 2019 ESC Guidelines for the diagnosis and management of chronic coronary syndromes[J]. Eur Heart J,2020,41(3):407-477.

《2019 经桡动脉介入诊疗后桡动脉闭塞防治国际共识》解读

目前在多数国家，尤其在中国，经桡动脉入路已经成为冠状动脉介入诊疗的常规选择。与股动脉路径相比，经桡动脉路径介入治疗给患者带来更多的舒适的同时，降低穿刺血管并发症和出血风险，还能够减少高危患者的死亡。因此，欧美及中国的相关指南针对急性冠脉综合征患者优先推荐经桡动脉介入治疗。

桡动脉闭塞（radial arterial occlusion，RAO）是经桡动脉入路手术最常见的术后血管并发症，2015 年以前平均术后早期闭塞率 7.7%，此后伴随着各种措施的应用，随机临床研究的 RAO 数据降至 3.7%。虽然多数 RAO 患者没有症状，但会影响后续手术采用同侧桡动脉入路，冠状动脉旁路移植术时也会限制桥血管的选择，而桡动脉桥的获益优于标准大隐静脉桥。此外，也可能影响透析患者动静脉造瘘时血管的选择。因此，RAO 的预防是一个非常重要的临床问题。

在这一背景下，17 位介入心脏病学医师和 1 位在应用桡动脉桥进行冠状动脉旁路手术有丰富经验的心脏外科医师发起成立“防治 RAO 术者联盟”。这些成员在目前的最佳证据基础上，发表了《2019 经桡动脉介入诊疗后桡动脉闭塞防治国际共识》，共识提出了系统的观点以指导 RAO 的预防，以期将一些简单有效的方法推广应用，最终能将真实世界的 RAO 发生率降低至 5% 以下。

此份共识文件首先从方法学角度明确了 RAO 的重要性，探讨了 RAO 检测的时机与方法、病理生理和危险因素，然后详述了防治 RAO 可能有效的各种方案，包括通过应用小型号动脉鞘使桡动脉损伤最小化、恰当的抗凝治疗避免血液高凝、非阻断性压迫止血联合预防性尺动脉压迫以保证桡动脉局部血流通畅、减少止血压迫的强度和时长、桡动脉闭塞的干预方法以及远端桡动脉作为备选方案的展望。作者呈现了迄今为止所有关于 RAO 的高质量临床试验的证据，在此基础上提出了检测和预防 RAO 的推荐意见，并附上推荐意见的证据级别。该文件是第一份专门针对经桡动脉介入诊疗术后 RAO 的国际专家共识意见。尽管在世界范围内，我国广泛应用桡动脉路径属先行者，也有诸多学者很早即针对桡动脉闭塞作了深入研究，但多数心脏中心对 RAO 的重视程度还有待提高，因此有必要系统学习这一共识文件，并将循证证据充分的预防技术推广应用。我国经桡动脉介入治疗的患者基数庞大，有效预防并降低 RAO 发生率具有重要意义。

一、检测 RAO 的时机及方法

大约只有 70% 的术者在出院前常规评估 RAO，且半数采用简单的桡动脉触诊而低估。由于掌弓循环逆供桡动脉闭塞远端血管，因而可以触及脉搏但作出误判。血氧容积曲线是一个间接评估桡动脉开通的简便方法。将感受器放置在拇指后，暂时压迫桡、尺动脉直至血氧容积曲线信号消失，之后仅松开桡动脉，血氧信号恢复证实桡动脉通畅。超声多普勒检测也是重要方法，因其不仅可以精确评估桡动脉血流，还能提供重要的解剖学信息，如桡动脉血栓或夹层。建议应用血氧容积曲线作为初筛方法，如发现异常，可通过超声多普勒检测确认 RAO。报道的 RAO 发生率与检测时间相关，早期评估的闭塞率显著高于 1 个月后评估。10%~65% 的 RAO 会在后期再开通，因此推荐对所有经过桡动脉介入手术的患者在早期（出院前或者术后 24 小时）进行评估桡动脉是否通畅。对早期发生 RAO 的患者应进行晚期再评估。

二、桡动脉闭塞相关的病理生理和危险因素

桡动脉插管后早期闭塞的主要机制包括：急性动脉血栓形成，局部的高凝状态以及压迫装置所导致的血流下降。作者认为血栓形成是早期 RAO 的核心机制，并以血栓形成 Virchow 三联征的三个机制为写作线索，分别针对这三个机制——血管内皮损伤（动脉鞘外径）、血液高凝（抗凝药物剂量）和血流淤滞（非阻断性压迫止血）作为靶点，以及对桡动脉血流干预程度的控制（压迫强度和时长、压迫尺动脉以增加桡动脉血流）作为手段，形成了这一共识文件的逻辑框架，并在充实大量研究证据的基础上，提出推荐意见或建议。

慢性 RAO 的机制，主要在于血管平滑肌细胞对损伤的反应性增生引起的内膜及中膜进行性增厚，往往发生于多次经桡动脉操作。此共识文件对慢性 RAO 未作进一步深入探讨。

RAO 的危险因素主要包括可校正的和不可校正的危险因素两类。不可校正的危险因素包括年龄、女性、低体重、糖尿病和种族（南亚起源），以及既往桡动脉操作。

手术相关的危险因素包括反复的桡动脉穿刺失败、血管鞘 / 动脉比值增加、未给予阿司匹林预处理或者未给予血管内抗凝或剂量过低。术后的危险因素包括阻断性的止血压迫和止血压迫时间过长。桡动脉痉挛可进一步使内皮受损恶化，维拉帕米 5mg，或者维拉帕米与硝酸甘油 100~200mg 合用，能有效缓解桡动脉痉挛。穿刺之前皮下给予或者术后止血前动脉内注射硝酸甘油可能减少 RAO 发生率，但桡动脉痉挛对 RAO 的影响尚未明确。超声指导可以改善桡动脉置管的成功率，但常规超声引导穿刺是否能够减少 RAO 还未可知。

三、通过减小鞘管和导管的型号使桡动脉损伤最小化的重要性

与股动脉相比较，细小的桡动脉应用较大的血管鞘和导管时需要更加小心。鞘管外径大于桡动脉的内径会导致血管壁过度牵张及损伤，血流下降、内皮受损以及慢性的血管重构会导致 RAO 的风险增加。研究发现，RAO 发生率随血管鞘型号的增大而增加，4F 和 5F 血管鞘相对应的 RAO 分别为 0% 和 2%，而 6F 和 7F 血管鞘相对应的 RAO 分别为 11% 和 19.5%。薄壁动脉鞘或者无鞘技术有助于克服桡动脉固有的物理尺寸限制，减少鞘管和动脉不匹配的情况，促进经桡动脉器材的微缩化。6F 薄壁鞘（外径 2.45mm）较标准 6F 鞘导致 RAO 发生率有所降低，但仍高于标准 5F 鞘（外径 2.28mm）。

标准动脉鞘外径通常比相应的指引导管外径大 2F，因此应用无鞘技术有助于减小桡动脉创伤，RAO 发生率可降低 2%~5%。术前超声检测能够提供桡动脉尺寸的重要信息，避免选择鞘管大于桡动脉尺寸。为避免血管鞘 - 动脉不匹配，应该尽可能优先选择小型号鞘管 / 导管或薄壁鞘管。通常的推荐是使用完成手术所必需的最小型号的输送系统。

四、术中适当抗凝的重要性

血栓形成是早期RAO的关键因素，因此，适当的术中抗凝是预防RAO的重要方法。大多数医生进行诊断性经桡动脉心导管术时都使用普通肝素，但剂量和给药途径显著不同。临床试验和荟萃分析发现，应用大剂量普通肝素（5 000IU或75IU/kg）比小剂量（<5 000IU或50IU/kg）能够降低RAO发生率，且出血风险无明显增加。尽管证据充实，但目前对什么是恰当的术中抗凝仍存争议。另外。普通肝素的给药途径，无论是经动脉鞘管还是静脉给药，对RAO的保护作用看来无显著差别。

五、非阻断性止血的重要性

阻断性压迫止血完全阻断桡动脉血流会促进血栓形成，是RAO的强预测因素。非阻断性止血，或开放性止血，被定义为前向血流能够持续通过桡动脉止血压迫的部位（表1）。PROPHET研究发现，经桡动脉冠脉造影后采用开放性止血方案相较传统压迫止血的早期RAO从12%降至5%，30天晚期闭塞率从7%降至1.8%。在RACOMAP研究中，应用平均动脉压指引气动压迫装置进行的非阻断性止血，RAO发生率从12%降至1.1%。这种维持桡动脉血流通过止血部位的概念成为预防RAO强有力的方法。尽管这种方法简便经济，但需要护理人员对指脉氧反复地评估，并且需要频繁地调整压迫压力使得桡动脉开通，因此这种技术目前应用还十分有限。此外，有20%~50%的患者不愿意或者不能完成非阻断性压迫止血。因此，还需要探讨可行的替代方法或者基于器械的技术来增加非阻断性止血的采用和成功率。

表1 非阻断性止血步骤

步骤	内容
1	撤出动脉鞘2~3cm
2	将压迫止血装置置于皮肤穿刺点近心端2~3mm，加压后撤出鞘管
3	逐渐降低止血压力直至少量出血
4	再增加止血压力直至能够稳定止血
5	应用反向Barbeau试验评估桡动脉是否开通：将脉氧感受器置于术肢示指并观察脉冲波形，然后在腕水平压迫尺动脉并观察波形变化，脉氧波形的消失提示阻断性压迫。此时，应将压迫装置逐渐减压直至脉氧波形信号恢复，证实桡动脉开通

六、预防性尺动脉压迫的额外价值

桡动脉和尺动脉在前臂和手掌的血液循环中广泛存在微小的和大的侧支循环，因此在血流动力学上相互依赖。压迫尺动脉可诱导同侧桡动脉血流增加，由此增加血管舒张介质的释放（血流介导的血管舒张效应）。PROPHET Ⅱ研究比较了预防性压迫尺动脉（在桡动脉压迫止血同时应用另外的压迫装置）与标准的非阻断止血方案对预防RAO的影响。与单纯的非阻断性止血方案相比较，额外地预防性压迫同侧尺动脉可以降低24小时及30天的RAO发生率（分别为4.3% *vs.* 1.0%；3.0% *vs.* 0.9%）。在预防性尺动脉压迫的患者中，非阻断性止血技术的成功率可以达到96%。此外，阻断性地压迫尺动脉可以允许连续监测指脉氧并自动报警，从而确保桡动脉持续开放，而不必像传统方案中反复压迫尺动脉检测指脉氧以评估桡动脉是否开放。能够同时压迫桡动脉和尺动脉的精细压迫装置尚未量产，故这种简单有效的技术还难以广泛应用。

七、压迫时间长度和压迫强度与 RAO 的关系

预防 RAO 的另外一个重要方法是缩短止血压迫的时间。非阻断性止学和止血时间对 RAO 的影响是密切相关并相互依赖的。如实施非阻断性止血初始失败，更长的压迫时间可以通过血液淤滞时间延长增加 RAO 的风险。应用 TR-Band 简单快速放气技术（撤鞘 15 分钟后应用最小压力止血）能够使非阻断性止血的成功率达到 95%，并且较标准减压方案明显降低早期 RAO 发生率（14.5% *vs*. 2%）。CRASOC 系列研究也发现，应用低压力短时间(1.5 小时）的压迫止血较高压力长时间(4 小时）可显著降低 RAO 发生率(2.3% *vs*. 9.4%)。CRASOC 研究的结果突出强调了最小压力策略和短时间压迫的结合对于预防 RAO 的有效性。这种策略还能够显著简化术后护理团队的工作负担，因此扩展了非阻断止血的成功应用。

虽然桡动脉止血压迫时间应该较短，但过短的压迫时间会增加穿刺部位再出血风险，继而需要再增加止血的压力，导致阻断性压迫，反而会增加 RAO 发生率。

目前的证据强烈提示小于 120 分钟的压迫时长可降低 RAO 的风险。

八、RAO 治疗

如果发生了早期 RAO，可以考虑应用药物治疗（低分子量肝素）或非药物治疗（短暂压迫尺动脉）。低分子量肝素应用 1~4 周能够再开通 56%~87% 的 RAO。术中给予高剂量肝素（5 000IU）的 RAO 患者，71% 的闭塞桡动脉可以通过早期压迫尺动脉 1 小时得以再开通。对于症状性手部缺血或者再次介入手术需要此路径的 RAO 患者，可应用前向或逆向技术开通 RAO。

九、远端桡动脉入路的未来展望

近来，位于手背侧解剖学鼻烟壶区的远端桡动脉被用作替代入路进行冠状动脉造影及介入治疗。远端桡动脉因其位置表浅而止血便利、省时，术者舒适度更佳，且对于减少前臂 RAO 具有生理和解剖学上良好的理论基础。远端桡动脉穿刺点在掌浅弓的远心端，能够在压迫止血时不影响前臂桡动脉的前向血流。即使在远端桡动脉闭塞的情况下，也可以减少逆向血栓形成的风险。目前经远端桡动脉介入手术的数据仅限于观察性的系列病例报告，大多聚焦这一路径的可行性及成功率，报道的前臂 RAO 发生率小于 1%。但远端桡动脉路径的潜在益处和不足还需要通过随机对照研究进行评估。

十、RAO 检测和预防策略的推荐

如前所述，预防 RAO 需要多因素方案，需要考虑 Virchow 凝血三联征的每一个成分，即血管损伤最小化、避免高凝状态及血液淤滞。基于目前的证据状态，该共识做出如表 2 的推荐：

美国心血管造影与介入治疗学会（SCAI）在 2020 年发表的《经桡动脉造影和介入治疗的“最佳实践”SCAI 专家共识更新》针对 RAO 的预防也提出了一系列建议，重点推荐了尽

表2 检测和预防RAO的推荐及证据水平

1. 减小鞘管/导管型号的重要性 通常推荐使用完成手术所必需的最小外径输送系统(随机试验、荟萃分析及观察性研究) 对于RAO高风险患者,只要可能,术者可考虑应用薄壁鞘或无鞘技术(随机试验和观察性研究)
2. 恰当术中抗凝的重要性 基于大量证据,推荐所有桡动脉入路应用普通肝素或低分子量肝素抗凝,即使只是诊断操作。基于近期证据,推荐所有手术给予普通肝素剂量≥75IU/kg体重,如应用低分子量肝素,应考虑剂量0.5mg/kg体重(随机试验和荟萃分析) 虽然未经临床试验评估,建议肥胖患者行诊断操作给予普通肝素的最大剂量不超过10 000IU(共识观点)
3. 实现非阻断性止血的重要性 非阻断性止血方案,伴或不伴预防性尺动脉压迫,是针对RAO的强效预防措施,任何时候都应尝试(随机试验、荟萃分析及观察性研究)
4. 应用最小压力策略和短时间(≤120分钟)止血的重要性(随机试验和观察性研究)
5. 可以考虑在穿刺前皮下注射和术后止血前动脉内给予硝酸酯(随机试验) 桡动脉穿刺点皮下注射0.5ml 0.1%硝酸甘油和术后动脉鞘内注射500mg硝酸甘油是两个降低RAO简单且可能有效的方法
6. 经桡动脉手术患者在出院前应该系统评估桡动脉是否通畅(共识观点) 由于广泛可获得、易于使用和低价的特点,血氧容积描记检查被认为是检测RAO的可选方法。如怀疑RAO,双重超声成像仍是确认RAO的"金标准"
7. 每一个中心的经桡动脉入路计划都应该有质量控制程序,在出院前评估术后RAO发生率,并且将近期多数随机研究中呈现的闭塞率<5%作为目标(共识观点)

可能小的动脉鞘及导管系统和非阻断性的止血方式,还建议应该在置入动脉鞘后至少给予5 000IU(或极度肥胖患者给予50IU/kg体重)普通肝素,也提及了同时预防性压迫同侧尺动脉有利于减少RAO的临床证据。这一专家共识涉及的主题更宽泛,因而针对RAO的部分描述较为简略。但两份专家共识总体意见相似,在肝素剂量方面的建议略有不同。SCAI共识对于压迫止血时长及预防性应用硝酸酯类药物未予置评,而强调了对桡、尺动脉的术前超声评估及穿刺血管选择(桡或尺动脉)的重要性。

十一、结 语

作者在这一共识文件中汇总了RAO预防领域近期的主要进展,旨在给桡动脉术者提供一些指导性建议,以促进其应用一些简便有效的预防策略(如小外径导管、更充分抗凝、非阻断止血、短时间压迫和出院前评估),最终达到使机构早期RAO率低于5%的目的。尽管这些推荐反映了最新的临床证据,但是随着这一领域研究的持续进展,认识还需要不断更新。

(田文)

参考文献

[1] BERNAT I, AMINIAN A, PANCHOLY S, et al. Best practices for the prevention of radial artery occlusion after transradial diagnostic angiography and intervention: An international consensus paper[J]. JACC Cardiovasc Interv, 2019, 12(22): 2235-2246.

[2] 周玉杰,赵迎新,曹政,等.经桡动脉介入诊疗术后急性桡动脉闭塞的发生率及其预测因素[J].中华医学杂志,2007,

87(22):1531-1534.

[3] 杨清,周玉杰,聂斌,等.经桡动脉冠状动脉介入术后常规止血与器械止血临床效果的对比研究[J].中华心血管病杂志,2010,38(8):720-723.

[4] SHROFF A R,GULATI R,DRACHMAN D E,et al. SCAI expert consensus statement update on best practices for transradial angiography and intervention[J]. Catheter Cardiovasc Interv,2020,95(2):245-252.

药物涂层球囊应用国际专家共识解读

目前药物洗脱支架(DES)仍然是冠心病的主流介入治疗方法,但药物涂层球囊(DCB)已成为某些冠脉病变新的治疗措施之一,越来越多的证据显示其在一些特殊病人群体及特殊部位的病变中具有更大的优势。除了指南推荐的DCB可用于支架内再狭窄(ISR)外,最近的随机临床研究显示,DCB治疗原位小血管病变和伴高出血风险患者具有良好的疗效和安全性。此外,对于冠脉其它原位病变可能亦具有良好的治疗前景(例如分叉病变、大血管疾病、急性冠脉综合征、糖尿病)。根据最近发布的大量临床试验数据,DCB国际共识小组对DCB使用建议进行了阐述,总结了DCB的历史背景及发展历程、技术建议、可能的适应证和未来前景。由于在输送球囊的设计、所用药物的剂量、制剂和药物释放动力学之间有非常重要的相关性,因此不同的DCB之间具有"类效应"现象似乎并不存在。文章于近期发表在美国心脏病学会杂志的心血管病介入治疗子刊上,以下对共识的主要内容进行阐述及讨论。

该国际共识较既往DCB共识更新主要包括以下内容:①不存在DCB之间的"类效应":由于球囊的设计、药物种类、药物剂量剂型、药物释放动力学及塑形剂不同,不同DCB之间疗效存在差别;②DCB使用适应证的拓展:首次提出每例PCI从开始都应该以使用单纯DCB策略为目标,提出了从病变到临床两种适应证范畴,但目前DCB除应用于ISR和小血管原位病变外的其他病变尚需更多的临床证据;③强调更加充分的病变预处理的重要性:预处理球囊与血管直径比由原来的0.8∶1提高到1∶1,以达到即刻的最大管腔获得;④双联抗血小板(DAPT)时程大大缩短:对于稳定性冠心病或仅基于病变因素考虑,术后仅需要1个月DAPT。对于出血极高危病人或需要近期外科手术患者,可考虑术后即采用单联抗血小板治疗(SAPT);⑤雷帕霉素类DCB产品已获欧盟审批上市,但其临床疗效尚待进一步验证。

鉴于DES远期仍有较高的不良事件发生率及需要较长的DAPT时程,如能在不使用永久植入物的情况下防止再狭窄,应该是一种最佳的治疗方式。因此,共识提出每例PCI从开始都应该以使用单纯DCB策略为目标,对每个病变预处理都采用DCB的标准,然后通过冠脉造影、生理学或腔内影像评估预处理的结果,在满足病变准备的条件下均使用DCB。这是本共识对于DCB在PCI中使用的最高推荐,是对介入无植入理念的充分肯定。

一、药物涂层球囊的涂层工艺

药物洗脱支架(DES)是冠脉介入治疗的主要方式,其通过控制性地释放抗增殖药物来降低ISR,然而新一代DES仍有再狭窄的发生,同时它有更早的新生动脉粥样硬化形成和更高的支架内血栓发生率。植入DES后通常需要较长的双联抗血小板(DAPT)治疗,从而导致较高的出血事件发生。因此,介入无植入理念应运而生,DCB在冠脉介入治疗中实现了无植入的概念。既往使用普通球囊血管成形术后,内膜增生和血管负性重构导致再狭窄的发生,DCB可以通过持续释放的抗增殖药物来预防再狭窄。最初的研究表明,不基于支架的局部药物输送方法可能需要在与血管壁接触的极短时间内,药物被组织迅速吸收并在血管壁中留存合适的时间。因此,对可使用到球囊导管上的多种涂层进行了测试,发现使用紫杉烷类化合物（如紫杉醇）和以碘普罗胺造影剂为赋形剂的特定球囊涂层可呈剂量依赖性地抑制动物冠脉模型中新生内膜生成。同时，这种高度亲脂性药物与特定涂层基质的组合首次在一项治疗冠脉 ISR 的人体试验中显示可显著降低再狭窄的发生率。值得注意的是这种局部药物释放紫杉醇的方法在大部分病变中会出现血管病变正性重构现象，主要表现为成功的单纯 DCB 治疗后出现晚期管腔扩大现象。最近的一项荟萃分析结果发现，使用紫杉醇支架和紫杉醇球囊治疗外周动脉疾病时患者的死亡率会增加，但该研究存在统计方法上的缺陷。目前为止的紫杉醇涂层球囊治疗冠脉病变的注册研究或随机临床试验，尚未提出类似异议。最近一项使用 DCB 治疗冠状动脉 ISR 患者的荟萃分析并未显示使用紫杉醇涂层球囊患者的死亡率增加，而另一项使用 DCB 治疗新生冠脉狭窄的荟萃分析也表明，与 DES 相比，紫杉醇涂层球囊治疗后 2 年的患者死亡率没有增加，而术后 3 年的死亡率甚至较 DES 更低。

最近，对西罗莫司及其衍生物在 DCB 中的应用已开展了研究。与紫杉醇相比，大部分“莫司”类药物的局限性是转运速率较差，且由于其与雷帕霉素受体呈可逆性结合，因此需要使其在组织中留存尽可能长时间。目前已有几种基于球囊的西罗莫司及其衍生物局部给药涂层技术。在临床前模型中，用佐他莫司代替紫杉醇涂层的生物学效应已被证实。SABER 研究（治疗冠脉支架内再狭窄的西罗莫司涂层球囊血管成形术）首次报道了通过多孔球囊输送西罗莫司混合基质涂层治疗冠状动脉 ISR。虽然某些西罗莫司涂层显示西罗莫司进入组织后的浓度下降快速，但以丁基化羟基甲苯（BTHC）为赋形剂的结晶型西罗莫司涂层释放后 1 个月时西罗莫司血管浓度仍高达初始浓度 50%。使用该涂层球囊治疗 DES-ISR 的临床随机试验中，紫杉醇涂层与西罗莫司涂层球囊组在 6 个月后的晚期节段内管腔丢失相似，12 个月时两组的临床事件发生率也无显著性差异。鉴于西罗莫司及其衍生物在支架中成功应用的经验，对其在药物涂层球囊中的应用也进行了研究，并提出了一些应用理念。由于可获得的数据非常有限，目前尚无法评估紫杉醇以外其他种类药物涂层的地位。

共识中提到，虽然药物球囊中使用的大部分均为紫杉醇，但由于药物球囊的涂层工艺、药物的剂量、剂型和药物释放动力学间有极紧密的相互作用，导致目前上市的 DCB 球囊疗效方面会有差异，因此不同的 DCB 间没有“类效应”。

二、病变准备与 DCB 使用

1. 病变准备　合适的病变准备对预后有重要的意义，共识中指出每例 PCI 从开始都应该以使用单纯 DCB 策略为目标，对每个病变预处理都采用 DCB 的标准，在满足病变准备的条件下均使用 DCB（图 1）。鉴于术中即刻的管腔获得与远期预后有关，因此，对于普通病变，建议使用等直径（1∶1）的预处理球囊进行病变准备，以达到更好的管腔获得。对于高度狭窄的病变，应从使用较小的球囊开始并在使用血管扩张剂后重新评估血管尺寸。如果标准的半顺应性球囊扩张失败，建议使用高压非顺应性球囊或切割和棘突球囊。对于钙化病变，使用这些特殊球囊则可较标准球囊产生更可预测和更均匀的预扩张结果。在 ISR 中，建议使用高压预扩张积极应对严重的支架扩张不足。

ISR 病变需要更加严格的预处理措施，特别是弥漫性再狭窄病变。预处理的目的之一是用球囊将增殖的组织挤出支架钢梁之外，必要时使用腔内影像工具检查，明确再狭窄的病因及预处理结果。已有研究表明，DCB 治疗 ISR 时，良好的病变预处理可以降低 DCB 后的事件发生率，而棘突球囊和切割球囊则可改善预处理效果。对于常规方法处理不理想或特殊病变，则可以考虑病变预处理的其它措施如旋磨术、激光或轨道消斑术、碎石术等。这些

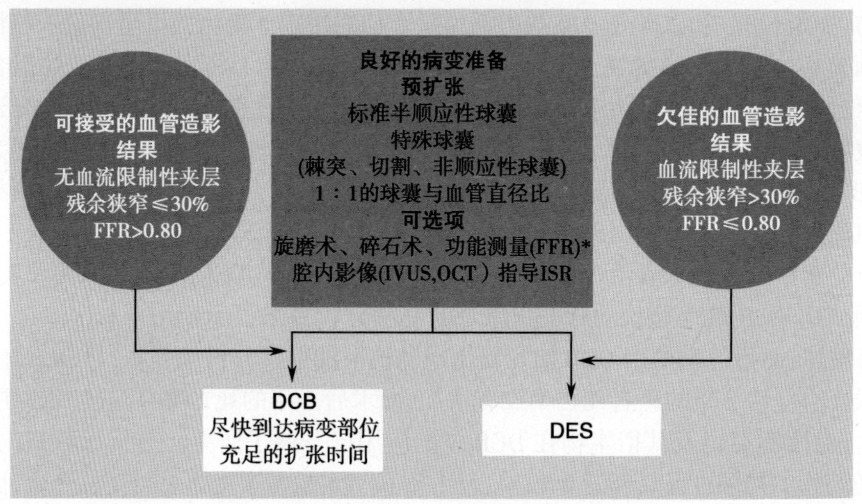

图 1　冠脉疾病 PCI 治疗的单纯 DCB 策略

*FFR>0.80 可能是指导球囊血管成形术的较好临界点；DCB：药物涂层球囊；DES：药物洗脱支架；FFR：血流储备分数；ISR：支架内再狭窄；IVUS：血管内超声；OCT：光学相干断层成像；PCI：经皮冠状动脉介入治疗。

斑块消蚀方法可以促进球囊血管成形术的顺利进行，以获得较大的管腔直径。预处理后需满足以下条件：①1：1 直径的球囊充分膨胀；②残余狭窄≤30%；③TIMI 血流 3 级；④无血流限制性夹层。

原位病变处理时，控制夹层非常重要，因急性闭塞会带来严重的后果。棘突球囊与切割球囊可进行控制性扩张病变，严重夹层及血肿的发生率低，且弹性回缩较小，推荐在原位病变中使用。所有病变预处理结束后都需要多体位投照，以获得不同角度的清晰图像，特别需注意在血管造影时必须排除造影剂在血管腔、壁和任何切面有清除延迟的现象，否则易发生急性闭塞。根据支架植入前和 DAPT 治疗前的数据，球囊血管成形术后产生的 A 型和 B 型夹层一般较安全，而 C 型夹层则较具争议，虽然最近一些数据表明即使不予干预其中期结果良好，表现为大多数夹层的愈合，没有明显的新生内膜增生。但目前仍认为，出现任何 C 型或更严重的夹层都应采用支架植入进行治疗。

2. **血流储备分数(FFR)指导下的血管成形术**　关于共识中对 FFR 在病变预处理中的建议如下：在预扩张后冠脉造影显示有夹层和管腔即刻获得有限的情况下，推荐使用 FFR 更好地定义功能性结果。尽管历史数据表明，球囊成形术后 FFR>0.90 是即刻功能改善的良好指标，两年随访时再狭窄率较低，但最近研究表明球囊成形术后 FFR 的最佳临界值设为 0.85，甚至可降到 0.75，以预测未来结果。

但 FFR 是否能用于指导 DCB 使用前的预处理结果判定，可能需要进一步研究探讨。功能性血运重建获指南广泛推荐，用于指导稳定性冠心病和多支病变的术中策略制订。病变预处理后，如果以 FFR>0.80 为界值做为预处理是否成功的判断标准可能存在问题，此时残余狭窄可能 >30%，甚至更高，同时 FFR 并不能预测和判断夹层的类型，因此 FFR 指导下的 DCB 治疗存在一定问题。

3. **DCB 使用时的注意事项**　第一代 DCB 通过性不佳的主要原因是一代球囊表面粗糙，且盔甲一样的涂层致柔顺性显著下降，较大的通过外径是输送性差的另外一个原因，而当代

DCB的可输送性有所提高。当遇到远端病变、极度曲折或严重钙化病变时应意识到DCB输送失败的可能性，可用预扩球囊预先通过病变以作指导。选择良好支撑、延长导管、双导丝或指引导管深插等的操作都会有助于球囊输送。使用DCB时应格外小心，某些品牌DCB在接触液体时或后可能会使药物及其载体脱落。每个DCB品牌都会有具体的使用说明，需要特别注意的是DCB在患者体内的最长输送时间和DCB最短扩张时间。DCB需要覆盖病变预处理部位，并向近端和远端各延伸至少2mm。因此，在病变预处理时应该留取预处理球囊到达部位的造影图像，以避免地理缺失。

三、DCB治疗的适应证

理论上讲只要符合病变预处理后的标准，都可以使用DCB治疗。近期的临床研究表明，DCB治疗ISR的疗效与DES相似或稍劣于二代DES；DCB治疗原位病变的疗效可能与DES相似，对于特殊患者或特殊病变可能还具有优势。这些证据的获得为冠心病的介入治疗中使用DCB提供了更多的依据。以下按病变类型及疾病的临床分类进行讨论

（一）DCB治疗的冠脉病变类型

1. 支架内再狭窄 ISR在组织学上与PTCA术后再狭窄不同，因为支架植入后会导致由平滑肌及内皮细胞增殖所形成的新生内膜组成。尽管裸金属支架（BMS）ISR通常以新生内膜增生为特征，但DES-ISR除有新生内膜增生的特征外，还伴有晚期新生动脉粥样硬化改变。无论BMS-ISR和DES-ISR的患者均能从DCB治疗中获益。不同类型的ISR其病变组织类型不同（新生内膜增生 *vs.* 新生动脉粥样硬化），DCB与DES的疗效就可能有所不同。随机临床试验为基础的大型荟萃分析显示，DCB治疗BMS-ISR，在减少血运重建率方面与DES相似；但其治疗DES-ISR的疗效可能还稍逊于DES。另外，有研究提示不同类型的ISR对DCB治疗的效果也不同，DCB治疗支架内弥漫性再狭窄的效果劣于治疗支架内局灶性再狭窄。相较于DES治疗ISR时需要永久性金属物的再次植入，使用DCB治疗就不需再次的金属异物植入。因此，对首次出现ISR的患者，术者更倾向于使用DCB而不是DES，为患者保留下一次的治疗机会。特别对于既往有多层支架、ISR节段处有边支发出以及能临床获益于短时间双联抗血小板治疗方案的患者，尤其适合DCB。因此，DCB治疗ISR病变已纳入目前的欧洲心肌血运重建指南ⅠA类推荐。对ISR进行病变预处理前必须仔细探查其发病机制，强烈建议辅以腔内影像学检查以明确ISR失败的原因并相应地进行处理。无论最终使用DCB还是DES治疗，病变预处理都是治疗的关键。但是，考虑到DCB在常规较难扩张的病变中应用可能受限，棘突或切割球囊的使用及旋磨术、振波球囊的应用则可能是改善支架扩张、保证管腔获得并避免预扩张球囊打滑的有用工具。

2. 小血管原位病变 尽管DES治疗小血管（通常定义为≤2.75或<3.0mm的血管病变）与大血管疗效相近，但小血管的晚期管腔丢失占血管直径的百分比会较大血管高，因而ISR和临床事件发生率也会相对较高。因此，冠脉小血管病变的介入治疗仍然具有挑战性。最初，DCB治疗小血管病变的可行性，在几项非随机研究和注册研究中被证明，随后进行了几项比较DCB和球囊血管成形术、BMS和DES的随机临床试验。在其中的一些研究中，DCB疗效不优于球囊血管成形术的原因可能与二组的事件发生率较低有关，同样情况也出现在DCB与DES的疗效对比中，这可能与使用不同DCB品牌、特别是药物涂层中的赋形剂不同导致药物转运效率不同相关。此外，操作不当和地理缺失也有一定关系。因此，早期的荟萃分析显示与DES对比疗效时DCB的结果较差。但是，近期发表的较大样本量且设计合理的试验

表明，DCB 与 DES 的疗效相似。特别是 BASKET-SMALL 2 研究比较了以紫杉醇 - 碘普罗胺混合基质为涂层的 DCB 与二代 DES 在临床硬终点方面的结果，证明了 DCB 治疗小血管病变的疗效不劣于二代 DES。另一项随机对照试验也证实了这一结果。同时，DCB 在小血管病变中的临床有效性在时间上也已被证实至少可达 3 年之久。

3. **大血管原位病变** 越来越多的证据表明，单纯 DCB 策略在治疗冠脉大血管新生病变（≥3.0mm）方面同样具有有效性。一些单纯 DCB 治疗含不同大血管病变占比的研究结果可见，DCB 治疗冠脉大血管原位病变似乎既安全又有效，其临床事件和急性血管闭塞发生率较低。由于大血管急性闭塞会产生严重的临床不良后果，所以对这类病变的预处理后夹层程度的判断就显得非常重要。有研究提示，急性血管闭塞的机制绝大多数是由于严重夹层后形成血肿所致，因为没有异物植入，由血栓引起的事件发生率极低。但目前仍缺少 DCB 对比 DES 在治疗冠脉大血管新生病变上的随机对照研究。

4. **分叉病变** 冠脉分叉病变占 PCI 术的比例高达 20%，其术式复杂，且常因边支（SB）欠佳而影响远期临床疗效，因此分叉病变的治疗仍具挑战性。DCB 治疗分叉病变的策略目前有两种：①主支（MB）DES 治疗联合边支 DCB；②MB 和 SB 均用 DCB。最新欧洲心脏病学会指南建议，将 MB 支架和 SB 必要时支架术作为大多数分叉病变的标准治疗策略。这种策略中，在 SB 中使用 DCB 的疗效可能会优于单纯球囊血管成形术。早期 BMS 治疗 MB 联合 DCB 治疗 SB 的研究表明，SB 的晚期管腔丢失低；最近的观察性研究主要集中在 DCB 治疗 SB 联合 DES 治疗 MB 的方法上，显示出良好的 SB 结果。在 SB≥2mm 的原位分叉病变中使用单纯 DCB 治疗，再狭窄率和靶病变血运重建率较低；在另一项随机试验中，与单纯球囊血管成形术相比，这种方法治疗 Medina 0，1，1 型病变的疗效也更好。单纯 DCB 治疗 MB 也是可行的，并已有研究证明其会伴随 SB 开口病变的正性重构。在确定何种尺寸的球囊通过分叉病变时，结果会因不同的测量方法而改变。当 MB 远端与近端管径比在 0.75：1 至 1：1 时，以远端参考血管直径选择球囊和 DCB 尺寸治疗近端病变是合理的。如果分叉远端的两支都要治疗，建议以 DCB 的病变预处理标准，顺序准备两处病变，之后以类似方法，顺序完成 DCB 治疗。值得注意的是，与 DES 相比，DCB 可以简化分叉病变治疗程序，且通常按流程操作即可。尽管嵴移位一般是由支架植入引起的，但在 DCB 治疗主支和边支后，如有需要也可进行球囊对吻。总之，可以尝试单纯 DCB 治疗分叉病变，如预处理后出现不良结果，至少还可选择主支 DES 和边支 DCB 的策略。

当主支应用 DES 边支应用 DCB 治疗分叉病变时，主支与分支的处理顺序（即 DES 与 DCB 的使用顺序）共识中未提及，因为担心输送时支架钢梁对 DCB 药物的剐蹭，目前大多数术者采用先在分支中使用 DCB 处理。但这种术式存在一定缺陷，因为主支支架术后可能造成斑块与脊的偏移影响分支开口开放，一旦需要对吻扩张，导丝再进入可能导致分支夹层加重，或导丝进入内膜下致使分支面临闭塞的风险。

（二）临床适应证

1. **糖尿病** 接受冠脉血运重建术的患者中 25% 以上患有糖尿病。通常认为此类患者发生心血管事件的风险较高，PCI 后预后不佳，ISR、支架血栓形成、心肌梗死和死亡的发生率较高，原因是血管扩张储备下降的小口径血管病变会更复杂、弥漫且长。对于这类病变，DCB 可能是 DES 的良好替代，因 DCB 不会像 DES 存在药物涂层分布不均及可能发生断裂的现象，故可避免 DES 可能会导致的血小板聚集、支架血栓形成、炎症和 ISR。尽管临床经验表明糖尿病患者的血管病变对 DCB 反应良好，但目前研究仍主要集中在 DCB 联合 BMS

治疗或 DCB 对比 BMS 的疗效，期待更多数据和亚组分析的发表。

2. **高出血风险患者** 当高出血风险（HBR）人群或近期需要外科手术的患者需要血运重建时，尽可能缩短 DAPT 或 SAPT 时程非常重要。选择无植入的 DCB 治疗后血栓风险极低，因此给合理缩短 DAPT 时间从而减少出血带来可能。对于高龄患者和伴房颤需口服抗凝药的患者，他们同时合并冠心病需要 PCI 治疗的机会增加。这些患者在术后 1 年的出血发生率在 25%~40%。PCI 术后出血会大大增加 1 年死亡率，并引起其他不良后果如非致命性心肌梗死、住院时间延长等，故应尽量避免出血事件的发生。DCB 治疗这类伴有高出血风险的患者则更优于支架植入。尽管目前 DES 后的 DAPT 时间已经缩短，但毕竟在发生严重危及生命的出血情况下，DCB 可较 DES 更早地停用抗栓药物。基于目前临床研究显示的在稳定型冠心病患者上的良好结果，专家共识推荐单纯 DCB 治疗冠脉原位病变后 DAPT 1 个月即可。已有初步数据表明，如患者出血风险极高（如近期出血或即将紧急手术），可在 DCB 后使用单种抗血小板药物。在一项大型注册研究中，单纯 DCB 治疗的患者中有 4% 采用单联抗血小板治疗。在一项含多个随机临床试验和注册研究的分析中，患者量超过 1 500 例，显示单纯 DCB 治疗后没有一例发生急性或亚急性血栓形成，也有其他的研究者报告称，与支架植入术相比，单纯 DCB PCI 的急性血栓发生率仅为 0.2%。因此，鉴于 DCB 治疗的急性血栓生成风险非常低，对伴有出血风险较高的患者，DCB 后 DAPT 时间或许可以进一步缩短。

3. **急性冠脉综合征**（ACS） DCB 直接 PCI 治疗 ACS 的临床研究虽尚有限，但这类患者也有其适合 DCB 治疗的原因（比如遇到血管确切尺寸较难确定等问题）。操作技术上与其他病变相似，但要注意避免在造影显示有明显血栓的病变中使用 DCB，这可能会影响药物向血管壁的转运。先恢复并维持 TIMI 3 级血流，分期再行介入治疗也是可取方案，届时采用 DCB 治疗则可能为优选策略。最新的 PEPCAD-NSTEMI 试验表明，在非 ST 段抬高型心肌梗死患者中，单纯 DCB 策略不劣于支架治疗，而 REVELATION（DCB 对比 DES 治疗急性心肌梗死的研究）试验在 ST 段抬高型心肌梗死患者中也发现了类似的结果。

四、结　　论

目前的临床随机对照试验已显示，在良好病变预处理基础上，结合功能学检测，DCB 可有效抑制内膜增生，并有 DAPT 时间较短的优势，已成为许多临床情况下治疗冠脉病变的有效选择。DCB 用于 ISR 治疗已是标准方案并受到指南推荐，不仅如此，DCB 治疗冠脉新生小血管病变也被认为是 DES 的有效替代方案。此外，越来越多的证据表明，其他冠脉病变如分叉病变、大血管病变，甚至更复杂冠脉病变的介入治疗，都可能从单纯 DCB 治疗策略中获益。同时，期待有更多临床随机试验来探索 DCB 治疗伴有糖尿病或高出血风险患者时的独到之处。

（邱春光　卢文杰　潘亮）

急性冠脉综合征抗血小板治疗策略新进展

在过去的几十年中，心血管疾病（CVD）的发病率呈持续增长的态势。在过去的十年间，CVD 相关的死亡人数增加了 12.5%，占全球死亡人数的 30% 以上。由于社会老龄化、城市化以及国民不健康的饮食生活方式等因素，我国 CVD 的发病人数持续增加，CVD 的疾病负担已成为重大的公共卫生问题。

随着对急性冠脉综合征（ACS）发病机制的认识不断深入，双联抗血小板治疗（DAPT），即阿司匹林联合一种 $P2Y_{12}$ 拮抗剂（氯吡格雷、替格瑞洛或普拉格雷）已经成为该类患者的二级预防治疗的基石。既往研究更多地强调"更多、更强、更长"的 DAPT，以期减少患者短期和长期缺血事件的发生风险。然而，DAPT 大幅降低 ACS 患者血栓事件风险是以显著增加患者大出血风险作为代价的，据报道接受 DAPT 的 ACS 患者第一年大出血的发生率为 1%~8%。由大出血事件直接或间接造成（非计划住院、紧急手术、DAPT 中断等）的患者死亡风险的增加与患者罹患心肌梗死（MI）造成的死亡风险相当。因此，预防 ACS 患者血栓事件发生的同时尽量减少其出血的风险成为 ACS 治疗的核心点。

总的来说，抗血小板治疗应该综合考虑患者的临床特征、介入治疗的形式、患者自身耐受程度以及患者本身合并疾病，而非"一刀切"的标准化 DAPT 流程。可在 ACS 早期给予患者强化抗血小板治疗，随着血栓风险的降低，适时地降低抗血小板治疗的强度，以期达到患者缺血和出血获益的最佳平衡。尤其是在当下，随着替格瑞洛、普拉格雷等新型 $P2Y_{12}$ 抑制剂越来越多地应用于临床，如何去正确全面地评价患者缺血和出血的风险以及如何在患者长期的抗血小板治疗过程中恰当地选择治疗由强转弱的时间点和药物种类，是冠心病抗血小板治疗研究领域的热点。

目前国内外的主流指南仍然推荐对于植入药物洗脱支架的 ACS 患者常规接受至少 12 个月的 DAPT，且由 DAPT 向长期单一抗血小板治疗转换时均建议停用 $P2Y_{12}$ 抑制剂，保留阿司匹林，除非患者合并阿司匹林不耐受或禁忌的情况。然而，随着 GLOBAL LEADERS、STOPDAPT-2、SMART-CHOICE 等一系列研究的公布，早期停用阿司匹林而保留 $P2Y_{12}$ 抑制剂作为长期单药治疗的新策略而被广泛熟知。该系列研究的设计考量主要是在整个 DAPT 过程中发生的出血事件有半数都是消化系统的胃肠道出血，而阿司匹林是导致该出血的"元凶"，故而早期停用阿司匹林，采用 $P2Y_{12}$ 抑制剂单药治疗可能会在维持抗血小板疗效的前提下减少出血事件的发生。然而，上述研究也存在一定程度的不足，例如纳入的患者大多缺血、出血风险较低、研究整体样本量不足，对于缺血终点，尤其是对支架内血栓评价上无法达到足够的统计学效力。本文仍将以"降阶治疗"为线索，对近 1 年来重要研究进行回顾，希望能够对 ACS 患者优化抗血小板治疗提供参考。

一、"降阶治疗"相关研究

（一）TWILIGHT 系列研究

TWILIGHT 研究是一项国际多中心、随机、双盲、安慰剂对照研究。该研究纳入接受药物洗脱支架（DES）植入治疗，且至少合并一项临床高危因素和一项介入高危因素的患者。符合标准的患者首先接受 3 个月开放标签的替格瑞洛联合阿司匹林治疗。3 个月的治疗期内没有发生主要出血事件（BARC 定义 3b 及以上出血）和缺血事件（卒中、MI 和 / 或冠脉血运重建）的患者按照 1∶1 的比例随机接受 12 个月的替格瑞洛联合阿司匹林的 DAPT 或者 12 个月的替格瑞洛联合安慰剂治疗。该研究的主要终点为随机后 1 年 BARC 定义的 2 型、3 型或 5 型出血事件。研究结果显示，筛选期入选的 9 006 例患者中，共有 7 119 例患者接受了随机分组。在之后的 12 个月治疗期内，替格瑞洛联合安慰剂组的主要终点发生率显著低于替格瑞洛联合阿司匹林组（4.0% *vs.* 7.1%，HR=0.56，95%CI 0.45~0.68）。与此同时，在基于符合方案集的全因死亡、非致死性 MI 和 / 或非致死性卒中缺血终点分析中，两组缺血事件发生风险均为 3.9%，达到了预期缺血非劣假设（率差 –0.06%，95%CI 0.97~0.84；HR=0.99，95%CI 0.78~1.25，非劣效性 $P<0.001$）。TWILIGHT 研究表明，对于行经皮冠脉介入术（PCI）治疗的高风险患者接受 3 个月 DAPT（替格瑞洛联合阿司匹林）之后，替格瑞洛单药治疗方案较继续替格瑞洛联合阿司匹林的 DAPT 能够显著减少临床相关出血事件的发生率；与此同时，该方案并不增加患者缺血性事件（全因死亡、MI 或卒中）的风险。

随后 TWILIGHT 研究多个亚组结果的公布也为替格瑞洛长期单药治疗提供了进一步的证据。TWILIGHT-ACS 亚组纳入了 4 614 例诊断为非 ST 段抬高 ACS（NSTE-ACS）的患者，其中包括不稳定型心绞痛 2 494 例和非 ST 段抬高心肌梗死（NSTEMI）2 120 例。在主要终点（BARC 定义的 3 型或 5 型出血事件）上，替格瑞洛单药治疗的事件发生率显著低于 DAPT 组（3.6% *vs.* 7.6%，HR=0.47，95%CI 0.36~0.61）。在全因死亡、MI 和 / 或卒中的复合缺血终点上，两组无显著统计学差异（4.3% *vs.* 4.4%，HR=0.97，95%CI 0.74~1.28）。TWILIGHT 复杂 PCI 亚组结果显示，对于复杂病变 PCI 术后患者来说，与 DAPT 组相比，替格瑞洛单药治疗组的 BARC 2 型、3 型或 5 型出血事件相对风险减少 46%（HR=0.54，95%CI 0.38~0.76）。与此同时，该类患者接受替格瑞洛单药治疗时，全因死亡、MI 和 / 或卒中风险与 DAPT 组无明显差异（3.8% *vs.* 4.9%，HR=0.77，95%CI 0.52~1.15）。TWILIGHT 糖尿病亚组结果显示，与 DAPT 相比，替格瑞洛单药治疗组主要终点发生率显著降低（4.5% *vs.* 6.7%，HR=0.65，95%CI 0.47~0.91）。而在缺血终点上，两组间无显著统计学差异（4.6% *vs.* 5.9%，HR=0.77，95%CI 0.55~1.09）。TWILIGHT 多个亚组结果高度一致性，为替格瑞洛单药治疗提供了良好的临床证据。

需要着重强调的是，作为 TWILIGHT 中国区主要研究者，中国人民解放军北部战区总医院的韩雅玲院士在 2020 年东北心血管病论坛首次披露了 TWILIGHT-CHINA 亚组研究结果。TWILIGHT-CHINA 亚组是 TWILIGHT 研究的预设亚组，共入选 1 028 例中国患者。该亚组的结果显示，与替格瑞洛联合阿司匹林组相比，替格瑞洛单药治疗组可显著降低主要终点（BARC 2 型、3 型或 5 型出血）的发生率（3.5% *vs.* 6.2%，HR=0.56，95%CI 0.31~0.99）。在缺血终点方面，替格瑞洛单药治疗组的全因死亡、MI 和 / 或卒中的发生率与替格瑞洛联合阿司匹林组间相比无显著差异（2.4% *vs.* 3.4%，HR=0.70，95%CI 0.33~1.46）。TWILIGHT-CHINA 亚组为预设的亚组，入组患者样本量预先计算，具有足够的统计学效力。与此同时，两组患者的随访率均达到 99% 以上，研究质量控制良好。有理由相信，TWILIGHT-CHINA 亚组将会为中国患者的抗血小板治疗策略提供真实有力的循证证据。

然而，需要指出的是，TWILIGHT 研究亦存在一些未能回答的问题。首先，研究并未纳入既往卒中和 ST 段抬高心肌梗死（STEMI）的患者，该高危人群的抗血小板策略需要进一步研究。其次，在随机前 3 个月，因 DAPT 无法依从的患者有 1 148 例，这部分患者无法依从的具体原因是什么，有待进一步分析；亦有 243 例患者发生了严重不良事件，这些患者的抗血小板策略该如何选择仍然是未知的。

（二）TICO 研究

今年 3 月美国心脏病学会 / 世界心脏病学会（ACC/WCC）会议上公布的 TICO 研究，是一项韩国学者开展的前瞻性、多中心、开放标签的研究，旨在评价行 PCI 治疗的 ACS 患者，与标准的 12 个月 DAPT（替格瑞洛联用阿司匹林）相比，接受 3 个月 DAPT 后改用替格瑞洛单药治疗的净临床获益。该研究的主要终点为 12 个月的净临床不良事件（NACE），包含了全因死亡、MI、支架内血栓、卒中、靶血管血运重建和 / 或主要出血（TIMI 定义：颅内出血、血红蛋白下降 50g/L 以上的出血或 7 天内导致死亡的致命出血）在内的复合终点。最终，TICO 研究纳入了 3 056 例患者，3 个月 DAPT 后替格瑞洛单药治疗组 1 527 例，12 个月 DAPT 组 1 529 例。在 3 个月 DAPT 后替格瑞洛单药治疗组有 59 例患者发生了主要终点事件，发生率为 3.9%；在 12 个月 DAPT 组有 89 例患者发生了主要终点事件，发生率为 5.9%，组间比较有显著统计学差异（率差 –1.98%，95%CI –3.50%~–0.45%；HR=0.66，95%CI 0.48~0.92）。对主要终点进行的 3 个月界标分析显示，在 3~12 个月随访期内，替格瑞洛单药治疗组的主要终点事件发生率显著低于替格瑞洛联合阿司匹林治疗组（1.4% *vs.* 3.5%，HR=0.41，95%CI 0.25~0.68）。次要终点方面，替格瑞洛单药治疗组 12 个月 TIMI 定义的主要出血（1.7% *vs.* 3.0%，HR=0.56，95%CI 0.34~0.91）和主要 / 次要出血（3.6% *vs.* 5.5%，HR=0.64，95%CI 0.45~0.90）方面均显著低于替格瑞洛联合阿司匹林的 DAPT 治疗组。其他缺血次要终点上，两组间比较均无显著统计学差异。不同于 TWILIGHT 研究的是，TICO 研究纳入的患者全都为 ACS 患者，其中超过 2/3 的患者是经急诊入院的。并且，同为东亚人群，TICO 研究为我国 ACS 患者 PCI 术后抗血小板治疗策略的选择提供了良好的证据。然而，TICO 研究也存在一些设计方面的不足。首先，该研究排除了出血高危的患者（例如年龄 >80 岁、既往卒中等）。正如作者在局限性中所说，真实世界中这样具有高出血风险的 PCI 患者约占 40%，排除了这部分患者，难免会影响研究的适用性。

（三）ONYX ONE 研究

对于高出血风险（HBR）的患者术后抗血小板的策略选择，ONYX ONE 研究也许会给我们带来一些启示。ONYX ONE 研究是一项前瞻性、国际多中心、随机对照研究，旨在比较在合并 HBR 的患者植入永久涂层的药物洗脱支架（Resolute Onyx ZES 组）或无聚合物载体药物支架（BioFreedom 支架组）后仅接受 1 个月 DAPT 的有效性和安全性。该研究的主要终点为 12 个月安全性复合终点，包含了心源性死亡、MI 和 / 或肯定 / 极可能的支架内血栓。主要次要终点为 12 个月的靶病变失败（TLF，包含了心源性死亡、靶血管 MI 和 / 或临床驱动的靶病变血运重建）。最终，1 966 例患者纳入了统计分析，Resolute Onyx ZES 组和 BioFreedom 支架组分别有 169 例（17.1%）和 164 例（16.9%）患者发生了主要终点事件，达到了非劣效性检验的统计学差异（率差 0.2，单侧 97.5%CI 上界 3.5；预设非劣界值为 4.1，非劣效性 P=0.01）。该研究在一定程度上证明了合并 HBR 的患者 PCI 术后仅接受 1 个月 DAPT 的可行性。

由中国人民解放军北部战区总医院牵头的一项双盲、多中心、随机对照研究 TARGET-SAFE 研究（NCT03287167）将在全国入选 1 700 余例合并 HBR 风险的患者，探究这些患者术后 1 个月和 6 个月 DAPT 的安全性和有效性。相信 TARGET-SAFE 将为中国合并 HBR 的冠心病患者优化抗血小板治疗策略提供更高质量的证据。

一篇刚刚发表于 *Circulation* 杂志的网状荟萃分析，纳入了包含 DAPT、I-LOVE-IT 2、TWILIGHT 研究在内的 24 篇高质量的随机对照研究。该荟萃分析将抗血小板策略分为了五类，短期 DAPT(<6 个月)后换为阿司匹林单药治疗、短期 DAPT(<6 个月)后换为 P2Y12 拮抗剂治疗、中期 DAPT(6 个月)后换为阿司匹林单药治疗、标准的 12 个月 DAPT、以及延长 DAPT(>12 个月)。研究结果显示，在全人群中，与标准的 12 个月 DAPT 相比，短期 DAPT(<6 个月)后换为 P2Y$_{12}$ 拮抗剂治疗得益于能够显著降低出血事件的发生(RR=0.69，95%CI 0.50~0.96)，并不增加缺血事件的风险(RR=0.95，95%CI 0.77~1.16)。因此，其 NACE 也显著降低(RR=0.74，95%CI 0.57~0.96)。而在 ACS 人群中，与标准的 12 个月 DAPT 相比，短期 DAPT(<6 个月)后换为 P2Y$_{12}$ 拮抗剂治疗依然能显著降低出血事件的发生(RR=0.64，95%CI 0.46~0.90)，且不增加缺血事件的风险(RR=0.95，95%CI 0.67~1.34)。遗憾的是，与标准的 12 个月 DAPT 相比，短期 DAPT(<6 个月)后换为 P2Y$_{12}$ 拮抗剂在 NACE 上的获益并未达到统计学差异(RR=0.88，95%CI 0.77~1.01)，但获益的趋势已经非常明显。有理由相信，短期 DAPT 后换用 P2Y$_{12}$ 拮抗剂单药治疗的策略将在未来 ACS 患者抗血小板二级预防中占据重要的地位。

二、小结和展望

对于患者进行风险评价，权衡患者的出血和缺血风险，从而选择最佳的抗血小板策略，是近些年来抗栓领域的热点。风险预测模型(评分)，通常是将多个经典的危险因素通过算法进行拟合输出(赋值)，较之单一的风险因素，能够更全面准确地评价患者的风险。当前常用的缺血风险预测评分有 GRACE 评分、OPT-CAD 评分、SYNTAX 及其衍生评分等。基于上述缺血风险评分，能帮助临床医生筛选出缺血高危的患者，从而选择较为强效的抗血小板策略。而在出血风险评分方面，虽然亦有较多的工具，例如 CRUSADE 评分、PARIS 出血评分、ACUITY-HORIZONS 评分、PRECISE-DAPT 评分。然而，上述评分在中国人群出血事件的预测上并未有足够的能力。2019 年高出血风险学术研究联盟(ARC-HBR)回顾分析了现有的临床证据并基于目前的共识，为 PCI 术后高出血风险患者的评价，制订了标准化的定义。该组织提出了高出血风险患者的 14 条主要标准和 6 条次要标准，详见本书《高出血风险(HBR)冠状动脉介入治疗患者抗血小板治疗》一文。该标准可能会为临床医生的抗血小板策略的选择，提供一定的理论基础，不过该标准仍需要足够的研究来验证其在中国人群的预测能力。

回顾冠心病抗血小板治疗研究的历史，对 ACS 患者抗血小板的策略呈辩证上升的态势。初期着重强调关注缺血风险，采用强效的一刀切式的抗栓方式；之后，策略逐渐合理、逐渐降阶，采用更加客观的方式来全面评价患者风险，选择最佳的抗血小板强度和疗程，无疑能让患者得到最大的临床获益。由于中国人低血栓风险、高出血风险的种族特点，合理评价患者缺血和出血的风险，选择恰当的降阶抗血小板治疗方式，值得在中国 ACS 患者中研究、实践和推广。

(徐凯)

参考文献

[1] GBD 2015 Mortality and Causes of Death Collaborators. Global, regional, and national life expectancy, all-cause mortality,

and cause-specific mortality for 249 causes of death, 1980-2015: a systematic analysis for the Global Burden of Disease Study 2015[J]. Lancet, 2016, 388(10053): 1459-1544.

[2] 胡盛寿, 杨跃进, 郑哲, 等.《中国心血管病报告 2018》概要[J]. 中国循环杂志, 2019, 34(3): 209-220.

[3] WALLENTIN L, BECKER R C, BUDAJ A, et al. Ticagrelor versus Clopidogrel in Patients with Acute Coronary Syndromes[J]. N Engl J Med, 2009, 361(11): 1045-1057.

[4] WIVIOTT S D, BRAUNWALD E, MCCABE C H, et al. Prasugrel versus clopidogrel in patients with acute coronary syndromes[J]. N Engl J Med, 2007, 357(20): 2001-2015.

[5] PALMERINI T, BACCHI REGGIANI L, DELLA RIVA D, et al. Bleeding-related deaths in relation to the duration of dual-antiplatelet therapy after coronary stenting[J]. J Am Coll Cardiol, 2017, 69(16): 2011-2022.

[6] VALGIMIGLI M, COSTA F, LOKHNYGINA Y, et al. Trade-off of myocardial infarction vs. bleeding types on mortality after acute coronary syndrome: lessons from the Thrombin Receptor Antagonist for Clinical Event Reduction in Acute Coronary Syndrome (TRACER) randomized trial[J]. Eur Heart J, 2017, 38(11): 804-810.

[7] MONTALESCOT G, BRIEGER D, DALBY A J, et al. Duration of dual antiplatelet therapy after coronary stenting: A review of the evidence[J]. J Am Coll Cardiol, 2015, 66(7): 832-847.

[8] MEHRAN R, BABER U, SHARMA S K, et al. Ticagrelor with or without aspirin in high-risk patients after PCI[J]. N Engl J Med, 2019, 381(21): 2032-2042.

[9] DANGAS G, BABER U, SHARMA S, et al. Ticagrelor with or without aspirin after complex PCI[J]. J Am Coll Cardiol, 2020, 75(19): 2414-2424.

[10] ANGIOLILLO D J, BABER U, SARTORI S, et al. Ticagrelor with or without aspirin in high-risk patients with diabetes mellitus undergoing percutaneous coronary intervention[J]. J Am Coll Cardiol, 2020, 75(19): 2403-2413.

[11] KIM B K, HONG S J, CHO Y H, et al. Effect of ticagrelor monotherapy vs ticagrelor with aspirin on major bleeding and cardiovascular events in patients with acute coronary syndrome: The TICO randomized clinical trial[J]. JAMA, 2020, 323(23): 2407-2416.

[12] WINDECKER S, LATIB A, KEDHI E, et al. Polymer-based or polymer-free stents in patients at high bleeding risk[J]. N Engl J Med, 2020, 382(13): 1208-1218.

[13] KHAN S U, SINGH M, VALAVOOR S, et al. dual antiplatelet therapy after percutaneous coronary intervention and drug-eluting stents: A systematic review and network meta-analysis[J]. Circulation, 2020.

[14] BIAN L, QIU M, LI Y, et al. Impact of extended dual antiplatelet therapy on clinical prognosis in acute coronary syndrome patients with intermediate or high ischemic risk defined by the GRACE score[J]. Catheter Cardiovasc Interv, 2020, 95 Suppl 1: 665-673.

[15] QIU M, LI Y, LI J, et al. Impact of six versus 12 months of dual antiplatelet therapy in patients with drug-eluting stent implantation after risk stratification with the residual SYNTAX score: Results from a secondary analysis of the I-LOVE-IT 2 trial[J]. Catheter Cardiovasc Interv, 2017, 89(S1): 565-573.

[16] ZHAO X Y, LI JX, TANG X F, et al. Evaluation of CRUSADE and ACUITY-HORIZONS scores for predicting long-term out-of-hospital bleeding after percutaneous coronary interventions[J]. Chin Med J, 2018, 131(3): 262-267.

[17] ZHAO X Y, LI J X, TANG X F, et al. Evaluation of the Patterns of non-adherence to anti-platelet regimens in stented patients bleeding score for predicting the long-term out-of-hospital bleeding risk in Chinese patients after percutaneous coronary intervention[J]. Chin Med J, 2018, 131(12): 1406-1411.

[18] URBAN P, MEHRAN R, COLLERAN R, et al. Defining high bleeding risk in patients undergoing percutaneous coronary intervention[J]. Circulation, 2019, 140(3): 240-261.

冠心病合并心房颤动的抗栓策略

冠心病和心房颤动(简称房颤)有着许多共同的危险因素,在临床实践中两种疾病常常共存。冠心病患者合并房颤的比例为6%~21%,5%~15%的患者需要接受经皮冠状动脉介入治疗(PCI);房颤患者合并冠心病的比例为20%~30%。由于冠心病和房颤血栓形成机制不同,因此需要采用不同的抗栓治疗策略。冠心病患者需要接受抗血小板治疗以减少心肌缺血事件,而中高危的房颤患者需要口服抗凝药物(包括华法林和新型口服抗凝药)以减少脑卒中等血栓栓塞事件。

冠心病合并房颤的治疗难点在于抗凝药物和抗血小板药物不能完全替代,联合应用抗血小板和抗凝治疗能够有效减少缺血和血栓栓塞事件,但同时会显著增加出血风险。因此,对于冠心病合并房颤的患者,如何在平衡血栓栓塞和出血的风险的基础上,获得最大的抗栓获益的同时将出血的风险降至最低,将是冠心病合并房颤患者抗栓治疗的关键。

一、缺血和出血风险的评估

对于冠心病合并房颤的患者,抗栓的治疗策略的决定因素包括:房颤患者发生脑卒中及出血的风险、冠心病的临床类型(稳定型心绞痛、急性冠脉综合征)、是否接受冠状动脉介入治疗、介入治疗时植入的支架类型以及患者的自身合并症对抗栓治疗的影响。为了提高抗栓治疗的获益并减少出血风险,强烈建议在启动抗栓治疗前对冠心病合并房颤的患者血栓栓塞/缺血风险和出现风险进行评估。

(一)血栓栓塞/卒中风险

血栓栓塞事件是房颤致死、致残的主要原因,而脑卒中是房颤栓塞最常见的表现类型。房颤患者的血栓栓塞风险是连续和不断变化的,因此应定期评估其血栓栓塞风险。阵发性房颤与持续性或永久性房颤具有相同的危险性,其抗凝治疗方法均取决于危险分层;心房扑动(简称房扑)的抗凝原则与房颤相同。瓣膜性房颤具有明确的抗凝指征,无须进行血栓栓塞风险评估。目前各指南均推荐对所有非瓣膜性房颤患者采用 CHA_2DS_2-VASc 评分进行血栓栓塞风险评估。CHA_2DS_2-VASc 评分是根据患者是否有近期心力衰竭(1分)、高血压(1分)、年龄≥75岁(2分)、糖尿病(1分)、血栓栓塞病史(脑卒中、短暂性脑缺血发作或非中枢性血栓栓塞,2分)、血管疾病(心肌梗死、复合型主动脉斑块以及外周动脉疾病,1分)、年龄65~74岁(1分)和性别(女性,1分)确定房颤患者的危险分层,最高积分为9分。对于冠心病合并非瓣膜性房颤的患者,当 CHA_2DS_2-VASc 评分≥2分(男性)/3分(女性)时应进行长期的抗凝治疗;对于依从性较好、CHA_2DS_2-VASc 评分为1分(男性)/2分(女性)的患者也建议进行抗凝治疗;当 CHA_2DS_2-VASc 评分为0分(男性)/1分(女性)时应避免抗凝治疗。

(二)缺血/血栓形成风险

心脏缺血事件最强的预测因素是近1年内发生过缺血事件。既往有急性冠脉综合征(ACS)病史的患者缺血事件风险远远高于稳定性冠心病患者,且对于支架植入的患者同样适用。高龄、ACS表现、既往多次心肌梗死史、弥漫性冠状动脉病变、糖尿病以及慢性肾脏疾病

（肌酐清除率 15~59ml/min）等均是增加缺血风险的重要危险因素。ACS 表现、糖尿病、左心室射血分数 <40%、第一代药物洗脱支架、支架型号偏小、支架扩张不充分、支架血管直径小、支架长度偏长、分叉支架以及支架内再狭窄等是增加支架内血栓形成风险的因素。

对于冠心病合并非瓣膜性房颤的患者，可以采用 TIMI 评分、PURSUIT 评分、GRACE 评分以及 SYNTAX 评分等来进行缺血事件的风险评估。SYNTAX 和 GRACE 评分对于冠状动脉支架植入合并房颤患者的冠状动脉事件和死亡风险均有预测价值。可根据 SYNTAX 和 SYNTAX Ⅱ 评分评估择期 PCI 患者中、远期缺血事件的风险。可采用 GRACE 评分对 ACS 患者进行院内及院外死亡风险评估。韩雅玲等发现，基于中国冠心病人群建立的 OPT-CAD 评分（包括年龄、心率、高血压、陈旧性心肌梗死、陈旧性脑卒中、肾功能不全、贫血、低射血分数、肌钙蛋白阳性、ST 段抬高等 10 个变量）在预测长期缺血事件方面优于 GRACE 评分。

（三）出血风险

出血风险与抗栓药物、抗栓强度及患者自身的出血危险有关。对于采用单一抗血小板治疗的患者，阿司匹林与氯吡格雷总体出血风险相似，但是服用氯吡格雷的患者因胃肠道出血的住院率较低。与氯吡格雷相比，普拉格雷和替格瑞洛的出血风险更高。NOAC 大出血及致死性出血风险低于华法林。既往出血史、联用多种抗栓药物、高龄、低体重、慢性肾脏病（透析或肌酐清除率 <15ml/min）、糖尿病、贫血、长期使用类固醇或非甾体抗炎药（NSAID）以及既往有脑出血、缺血性脑卒中或其他颅内疾病史等均是出血的高危因素。出血危险因素对大出血风险的影响可能大于联合抗栓方案本身。

冠心病合并房颤患者出血风险评估推荐采用 HAS-BLED 评分。HAS-BLED 评分是根据患者是否有高血压、肝肾功能损害、脑卒中、出血史、国际标准化比值（INR）易波动、老年、药物（如联用抗血小板或 NSAID）或嗜酒来评定患者的出血风险。评分≤2 分为出血低风险者，评分≥3 分提示出血风险增高。除上述 HAS-BLED 评分外，ARTIA 评分、ORBIT 评分以及 ABC 评分也可有效地评估患者的出血风险。需要强调的是，出血和血栓栓塞具有许多共同的危险因素，出血风险增高者发生血栓栓塞事件的风险也高，这些患者接受抗栓治疗的临床净获益可能更大。因此，只要患者具备抗栓的适应证仍应进行抗栓治疗，而不应将 HAS-BLED 评分作为抗栓治疗的禁忌证。对于 HAS-BLED 评分≥3 分的患者，应注意筛查并纠正增加出血风险的可逆因素，并在开始抗栓治疗之后加强随访和监测。

二、抗栓治疗

冠心病合并房颤患者的抗栓治疗因人而异，在不同冠心病临床分型的基础上，充分权衡血栓栓塞、缺血和出血风险，使患者抗栓治疗的净获益最大化。

（一）ACS 和 / 或 PCI 合并房颤患者的抗栓治疗

1. 循证医学证据 ACS 和 / 或 PCI 术后的患者常需要双联抗血小板治疗以预防支架内血栓和其他不良的心血管事件的发生。对于 ACS 和 / 或 PCI 术后合并房颤的患者，如果房颤具有高卒中风险，则抗凝联合双联抗血小板治疗均有必要，临床处理这类患者非常具有挑战性。目前多项研究已经评价了不同抗栓治疗方案对 ACS 和 / 或 PCI 合并房颤患者的疗效和安全性。三联抗栓治疗多年来一直是房颤合并 ACS 或合并 PCI 的治疗选择。然而，与单用华法林相比，三联抗栓治疗（华法林 + 阿司匹林 + 氯吡格雷）使大出血和非大出血事件的发生率增加 3 倍。三联抗栓治疗 30 天内的严重出血发生率为 2.6%~4.6%，而延长至 12 个月时则增加至 7.4%~10.3%。WOEST 研究提示，对于需要抗凝联合抗血小板治疗的患者，华法林联合氯吡格雷的双联抗栓治疗与三联抗栓治疗相比，出血事件明显减少，但血栓栓塞事件不增多。丹麦的国家注册研究提示，ACS 或 PCI 术后的房颤患者，华法林联合氯吡格雷的双联抗栓治疗，在疗效和安全性方面均不劣于三联抗栓治疗。

最近的随机对照研究表明，与三联抗栓相比，口服抗凝药（OAC）联合 $P2Y_{12}$ 抑制剂的双联抗栓治疗方案能够在保证预防支架内血栓和不良心血管事件的前提下，显著降低出血风险。PIONEER AF-PCI 研究将 PCI 支架术后患者随机分组为利伐沙班（15mg，每日 1 次）+ 单一抗血小板制剂组，利伐沙班（2.5mg，每日 2 次）+ 双联抗血小板制剂组以及华法林 + 双联抗血小板组对比研究，结果显示上述两个利伐沙班组出血风险均明显低于华法林，而 3 组间死亡率、脑卒中率差异无统计学意义。RE-DUAL PCI 研究将患者随机分为达比加群（150mg，每日 2 次）+$P2Y_{12}$ 受体拮抗剂组，达比加群（110mg，每日 2 次）+$P2Y_{12}$ 受体抑制剂组和华法林（INR 2.0~3.0）+ 双联抗血小板药物组。结果显示，与华法林三联治疗组相比，达比加群 150mg+$P2Y_{12}$ 受体拮抗剂组和达比加群 110mg+$P2Y_{12}$ 受体拮抗剂组大出血和临床相关的非大出血事件绝对风险均降低，同时所有血栓栓塞事件不劣于传统治疗组。进一步的分析发现，不管患者出血风险如何，与华法林三联抗栓治疗相比，达比加群双联治疗均可减少出血事件；同样，不管患者的脑卒中风险如何，达比加群治疗组均具有相似的临床有效性。AUGUSTUS 研究比较了阿哌沙班和维生素 K 拮抗剂（VKA）合用阿司匹林或安慰剂的安全性，结果显示，阿哌沙班组大出血事件或临床相关的非大出血事件显著低于 VKA 组。与 VKA 组相比较，阿哌沙班组患者具有更低的死亡或住院风险，而缺血事件的发生率相似。这项研究提示，对于房颤伴 ACS 和 / 或 PCI 术后患者，与 VKA 拮抗剂 + 阿司匹林 +$P2Y_{12}$ 抑制剂组成的三联抗栓治疗方案相比，由阿哌沙班和 $P2Y_{12}$ 抑制剂所构成的双联抗栓治疗方案，引起的出血和住院风险更低，而缺血事件风险没有差异。因此，NOAC 现在应该常规地被推荐用于房颤合并 ACS 和 / 或 PCI 术后患者。本研究的进一步的分析表明，阿司匹林用药超过 30 天后并不能显著减少患者缺血事件的发生，反而会继续增加患者的出血风险，因此，30 天以内的联合阿司匹林三联抗栓治疗或许能够让患者受益，但超过 30 天后的三联用药方案可能并不重要。因此，对于存在高缺血和低出血风险的患者，起始三联抗栓治疗 1~4 周是必要的。但最近发表的 ENTRUST-AF PCI 研究是一项多中心非劣效性随机对照试验（RCT）研究，该研究共纳入了 1 506 名接受 PCI 治疗并且由于合并房颤需要接受 OAC 治疗的患者，比较了艾多沙班 +$P2Y_{12}$ 抑制剂和 VKA+ 阿司匹林 +$P2Y_{12}$ 抑制剂两种治疗方案的有效性和安全性，主要终点为 ISTH（国际血栓与止血学会）定义下的出血事件，有效性终点为心血管源性死亡。结果显示，以艾多沙班为基础的双联抗栓治疗出血风险非劣效于三联抗栓治疗，但是未能达到优效性终点。两组患者的有效性终点事件发生率无明显差异。该项研究证实了艾多沙班 +$P2Y_{12}$ 抑制剂的双联抗栓治疗不劣于 VKA 的三联治疗。

近期发表的荟萃分析也证实一种抗血小板药物联合 OAC 相对于三联抗栓，可明显降低出血风险而不增加卒中、心肌梗死等事件发生率。一项关于 4 项 NOAC 的荟萃分析，结果显示 NOAC+$P2Y_{12}$ 受体拮抗剂较三联抗栓治疗降低出血风险（尤其大出血和颅内出血）的效果更为显著，但增加了支架内血栓的风险，同时心肌梗死风险也呈增加趋势，全因死亡、心血管死亡及卒中风险则相当。最近发表的一项网络荟萃分析纳入了 WOEST、PIONEER AF-PCI、RE-DUAL PCI、AUGUSTUS、ENTRUSTAF PCI 五项研究，结果显示与 VKA+ 双联抗血小板的三联抗栓方案相比，VKA+$P2Y_{12}$ 受体拮抗剂、NOAC+ 双联抗血小板以及 NOAC+$P2Y_{12}$ 受体拮抗剂的 TIMI 大出血风险分别是 0.57（0.31~1.00）、0.69（0.40~1.16）和 0.52（0.35~0.79），而各组对主要不良心血管事件(MACE)发生率影响相似。这些研究提示,对于接受 PCI 治疗的房颤患者,应尽可能避免 VKA+ 双联抗血小板的三联抗栓治疗策略。

ISAR-TRIPLE 研究主要评价植入药物洗脱支架需要三联抗栓治疗的患者中缩短氯吡格雷的应用时间能否获得更好的临床效果。研究结果表明,三联抗栓治疗 6 周与 6 个月的患者缺血和出血复合终点、缺血终点和出血终点差异均无统计学意义。这些结果表明,医生在选择较短或较长三联抗栓治疗时,应当权衡缺血和出血风险。对于缺血风险较高的患者可适当延长三联抗栓时程,在 1~3 个月内逐渐降级为双联治疗。值得注意的是,本项研究绝大多数患者是慢性稳定型心绞痛行择期 PCI 并植入支架的患者,现在还不能明确 ACS 患者是否能受益于更长时间的三联抗栓治疗。

尽管最近指南建议 ACS 或 PCI 患者使用替格瑞洛或者普拉格雷。然而,目前指南没有推荐它们用于三联抗栓治疗。来自 PIONEER AF-PCI 研究和 RE-DUAL PCI 研究亚组分析均提示,与传统的华法林三联治疗组相比,无论是利伐沙班联合替格瑞洛还是达比加群联合替格瑞洛治疗,出血风险均降低,而心血管事件均没有差异。既往荟萃分析提示,与三联抗栓治疗相比,联用替格瑞洛的双联抗栓治疗增加了临床有意义出血的风险,而脑卒中和 MACE 的发生率没有差异,而在三联抗栓组中使用替格瑞洛显著增加临床有意义出血的风险和 MACE 的风险。最近的荟萃分析进一步提示,对于接受 PCI 治疗的房颤患者,无论是否联用阿司匹林,与氯吡格雷联用 OAC 相比,替格瑞洛或普拉格雷联用 OAC 均会显著增加出血风险,而 MACE 的发生率没有差异。因此,对于接受 PCI 治疗的患者,联用氯吡格雷可能优于联用替格瑞洛或普拉格雷。

2. 抗栓治疗方案

(1) 急性期抗栓治疗:所有应用 OAC 治疗的房颤患者,发生 ACS 后应立即给予负荷剂量阿司匹林(100~300mg)口服,然后维持剂量为 75~100mg/d。在已了解冠状动脉解剖结构或紧急情况下,如逆行 PCI 治疗,可考虑采用 $P2Y_{12}$ 受体拮抗剂进行预处理;在不了解冠状动脉解剖的情况下,应延迟至行 PCI 时再使用 $P2Y_{12}$ 受体拮抗剂进行预处理。与氯吡格雷相比,由于替格瑞洛和普拉格雷的出血风险更高,所以 $P2Y_{12}$ 受体拮抗剂首选氯吡格雷。对于使用 VKA 的患者,氯吡格雷负荷剂量一般选择 300mg;对于使用 NOAC 治疗的患者,无论是否中断治疗,氯吡格雷负荷剂量选择 300mg 或 600mg。对于缺血 / 血栓风险高、出血风险低的患者,选择替格瑞洛可能是合理的,负荷剂量为 180mg,维持剂量为 90mg 每日 2 次;若选择替格瑞洛,则不建议使用阿司匹林(避免三联治疗)。

对于 VKA 治疗且行冠状动脉造影和 / 或 PCI 的患者,中断 VKA 治疗并不能减少出血,中断 VKA 同时使用肝素桥接可能增加出血,因此术前通常无须停用 VKA,但需要监测 INR。术中应使用普通肝素预防桡动脉闭塞,并可能减少术中血栓栓塞事件,但应监测活化凝血时间(ACT)。由于正在使用 VKA 治疗,普通肝素应使用低剂量(30~50U/kg),并在 ACT(维持 ≥225 秒)指导下使用。对于接受 NOAC 治疗的患者,急诊 PCI 无须中断 NOAC 治疗。择期 PCI 则可考虑在术前停药,停药时间取决于使用的药物和肾功能(通常术前停药 12~24 小时,达比加群酯经肾功能清除率较高,肾功能不全者需考虑延长术前停药时间,均无须桥接治疗)。无论 NOACS 是否中断治疗,术中均需在 ACT 指导下使用肝素治疗。PCI 术后早期,如当天晚上或者次日早晨,建议开始 NOAC(术前剂量)治疗。术中抗凝药物除肝素外,也可考虑采用比伐芦定作为替代,但不推荐使用磺达肝癸钠。

(2) 术后及出院后抗栓治疗:无论支架类型如何,均建议大多数患者出院后采用

OAC+P2Y_{12}受体拮抗剂的双联抗栓治疗。

OAC治疗：如无禁忌证，大多数冠状动脉支架术后合并房颤的患者首选NOAC，而非VKA。NOAC应根据RCT验证的给药方式给药。RE-DUAL PCI研究结果显示，与三联抗栓治疗相比，达比加群酯110mg每日2次为基础的双联抗栓治疗有增加缺血事件风险的趋势，所以血栓栓塞风险较高者推荐150mg每日2次，而出血风险较高者推荐110mg每日2次。利伐沙班预防房颤卒中的标准剂量是20mg每日1次，PIONEER AF-PCI研究推荐采用利伐沙班15mg每日1次的双联抗栓治疗方案预防脑卒中。对于PCI术前使用VKA的患者，在INR控制良好且无血栓栓塞/出血并发症的前提下可以继续使用VKA；合并中重度二尖瓣狭窄或机械人工心脏瓣膜患者选择VKA；合并严重肾功能不全者(透析或肌酐清除率<15ml/min)，首选VKA，INR目标值为2.0~2.5。具有抗凝指征的房颤患者如无禁忌证，应终身持续抗凝治疗。

抗血小板治疗：对于采用双联抗栓治疗的患者，PCI围术期加用阿司匹林直至出院。而对于患者出院后阿司匹林治疗的时程目前有很大争议。《2018 ESC/EACTS心肌血运重建指南》建议，对于因ACS或其他解剖、手术特点而存在高缺血风险的患者，在权衡过出血风险后，应考虑进行超过1个月、长达6个月的由阿司匹林、氯吡格雷和OAC组成的三联治疗；而对于出血风险大于缺血风险的患者，应考虑应用由75mg/d的氯吡格雷和OAC组成的双联抗栓治疗代替为期1个月的三联治疗。《2019 AHA/ACC/HRS房颤患者管理指南》建议，对于因ACS而植入支架的房颤患者，如果CHA_2DS_2-VASc≥2分卒中风险增加而选用三联抗栓治疗(OAC、阿司匹林、P2Y_{12}受体拮抗剂)时，可以考虑4~6周时过渡到双联抗栓治疗(OAC+P2Y_{12}受体拮抗剂)。中国发布的《心房颤动：目前的认识和治疗建议(2018)》中，推荐对于植入冠状动脉支架的房颤患者，如有服用抗凝药适应证，不论支架类型，应考虑1个月的由阿司匹林、氯吡格雷和OAC组成的三联治疗；对于ACS合并房颤的患者，如有服用抗凝药的适应证，且冠状动脉缺血风险高而且出血风险不高，应考虑进行大于1个月、不超过6个月的由阿司匹林、氯吡格雷和OAC组成的三联疗法。2020年《冠心病合并心房颤动患者抗栓管理中国专家共识》建议，大多数患者在出院后可采用双联抗栓方案(OAC+P2Y_{12}受体拮抗剂)，对于高缺血/血栓风险和低出血风险患者出院后可继续使用阿司匹林(如三联治疗)至术后1个月，但很少超过1个月。大多数双联抗栓治疗的患者在术后1年应考虑停用抗血小板治疗；低缺血/血栓栓塞和高出血风险的患者，可在1年后继续采取双联抗栓治疗。PCI术后1年由医生决定选用何种抗血小板药物，建议继续服用以前的抗血小板药物，不换药。停用抗血小板治疗药物后，应继续给予卒中预防剂量的OAC。双联抗栓治疗时如采用低剂量利伐沙班(15mg每日1次，肌酐清除率30~50ml/min时10mg每日1次)。在停用抗血小板治疗药物后应采用足剂量利伐沙班(20mg每日1次，肌酐清除率30~50ml/min时15mg每日1次)。

(3)房颤患者PCI围术期注意事项：

1)术前严格掌握PCI手术适应证。ACS患者以及强化药物治疗的情况下仍存在缺血症状、存在较大范围心肌缺血证据且判断PCI潜在获益大于风险的稳定性冠心病患者可考虑进行血运重建治疗。对血运重建获益不明确的患者建议保守抗栓治疗。同时对于需要OAC联合抗血小板治疗的患者，应根据其特征制订详细的治疗策略。对于同时存在缺血/血栓栓塞及出血事件高风险的患者，应仔细权衡每种药物的获益与风险，同时考虑患者意愿。在确定抗栓治疗强度和疗程时，应动态评估患者的血栓栓塞和出血风险。

2）术中对于高出血风险的患者，建议首选桡动脉径路。基于安全性和疗效，推荐首选新一代药物洗脱支架。目前生物可降解支架仍缺乏循证医学证据。

3）PCI 及起始 OAC 治疗后早期缺血和出血风险较高，术后前几个月应密切监测。VKA 治疗患者 INR 波动性较大，更应在治疗早期密切监测。NOAC 治疗患者应监测肾功能，必要时调整剂量。不应因小出血或瘀斑而随意停止抗栓治疗，而应及时就诊。应定期评估患者缺血和出血风险，以便及时调整治疗方案。术后推荐使用质子泵抑制剂（PPI），避免使用 NSAID。

（二）稳定性冠心病合并房颤患者的抗栓治疗

1. 循证医学证据 对于稳定的冠心病患者，单一的抗血小板药物被推荐用于冠心病的二级预防。对于房颤患者，OAC 预防脑卒中的疗效优于抗血小板药物。对于这类患者，问题的关键在于 OAC 代替抗血小板治疗是否合理，对于高危的缺血患者，OAC 连用抗血小板治疗是否合理。来自丹麦的队列研究发现，对于稳定性冠心病合并房颤患者，与华法林单药治疗相比，华法林联合阿司匹林和华法林联合氯吡格雷的治疗方案在心肌梗死 / 冠心病死亡和血栓栓塞事件发生率方面均无明显优势，却显著增加出血风险。CORONOR 研究通过前瞻性地纳入稳定性冠心病合并房颤的门诊患者，发现与华法林单药治疗方案相比，华法林联合抗血小板的治疗方案显著增加出血风险，而心血管死亡、心肌梗死或者非出血性脑卒中的发生率在上述两种治疗方案中相似。因此，稳定性冠心病合并房颤患者，应当避免华法林 + 抗血小板药物联合抗栓方案。目前相关指南推荐对于稳定性冠心病合并房颤的患者，单用华法林的抗凝治疗方案是可行的。

OAC-ALONE 研究是一项在日本房颤合并支架术后 1 年稳定性冠心病患者进行的比较 1 种 OAC 和 1 种 OAC+1 种抗血小板药物的前瞻性、多中心、开放标签的研究，该研究计划在 12 个月内入选 2 000 名患者，但是在 38 个月内入选 696 名患者后该研究提前停止入选患者。该研究的主要终点是由全因死亡、心肌梗死、卒中或系统栓塞组成的复合终点，主要的次要终点由主要终点或大出血组成。研究结果显示主要终点在单药治疗组和双药联合治疗组的发生率分别为 15.7% 和 13.6%（HR=1.16，95%CI 0.79~1.72，非劣效性 P=0.20，有效性 P=0.45）。主要次要终点在单药治疗组和双药联合治疗组的发生率分别为 19.5% 和 19.4%（HR=0.99，95%CI 0.71~1.39，非劣效性 P=0.016，优效性 P=0.96）。该研究由于实际入选患者仅有 25%，因此没有足够的样本量证明 OAC 单药治疗不劣于 OAC+1 种抗血小板药物联合治疗。AFIRE 研究是另一项在日本进行的针对稳定性冠心病合并房颤患者的 RCT 研究，该研究入选了 2 240 名房颤合并 PCI 术后或冠状动脉旁路移植术后 1 年或者冠状动脉造影证实但不需要血运重建的患者，主要比较了利伐沙班单药治疗和利伐沙班 +1 种抗血小板药物联合治疗的有效性和安全性。利伐沙班在肌酐清除率 15~49ml/min 时剂量为 10mg 每日 1 次，在肌酐清除率≥50ml/min 时剂量为 15mg 每日 1 次。该研究由于双药联合治疗组全因死亡风险明显增高而提前终止。其结果显示利伐沙班单药治疗组患者心血管事件（由卒中、系统栓塞、心肌梗死、需要血运重建的不稳定型心绞痛或者全因死亡）或全因死亡复合终点不劣于利伐沙班 +1 种抗血小板药物联合治疗组（发生率 4.14% *vs.* 5.75%，HR=0.72，95%CI 0.55~0.95，非劣效性 P<0.001），而大出血发生率则低于联合治疗组（1.62% *vs.* 2.76%，HR=0.59，95%CI 0.39~0.89，优效性 P=0.010）。这项研究为利伐沙班单药治疗房颤合并冠心病的有效性和安全性提供了重要的循证医学证据。

一项由 RCT 研究和非 RCT 研究构成的荟萃分析比较了 OAC 单药和 OAC 单药 +1 种

抗血小板药物治疗非瓣膜性房颤合并稳定性冠心病的有效性和安全性。该研究共纳入 6 项试验，共 8 855 名患者，其结果显示 MACE、卒中和全因死亡在两组无明显差异。与单药治疗组相比，双药联合治疗组的大出血风险和净不良事件显著增高。另一项由 7 项研究共计 11 070 名患者构成的荟萃分析，同样发现与 OAC 单药治疗组相比，OAC 单药 +1 种抗血小板药物治疗组大出血风险显著升高，而 MACE 和全因死亡率两组没有显著性差异。这些研究再次证明稳定性冠心病合并房颤的患者尽可能避免 OAC+ 抗血小板双联治疗方案。

2. **稳定性冠心病合并房颤的抗栓治疗** 根据 CHA_2DS_2-VASc 评分，如稳定性冠心病合并房颤患者具有抗凝指征，推荐应用卒中预防剂量的 OAC 单药治疗。不主张 OAC 联合抗血小板治疗，除非患者冠状动脉事件风险非常高且出血风险低。对于具有高缺血风险、无高出血风险的患者可考虑在长期 OAC 基础上加用阿司匹林 75~100mg/d（或氯吡格雷 75mg/d）。对于适合 NOAC 的患者，推荐 NOAC。高缺血风险，即弥漫性多支病变的冠心病，且伴以下至少 1 种情况：①需药物治疗的糖尿病；②再发心肌梗死；③外周动脉疾病；④估算的肾小球滤过率（eGFR）15~59ml/（min·1.73m^2）。高出血风险：①既往有脑出血或缺血性卒中史；②其他颅内疾病史；③近期胃肠道出血或胃肠道出血导致的贫血；④与出血风险增加相关的其他胃肠道疾病；⑤肝功能不全；⑥出血倾向或凝血障碍；⑦高龄或体弱；⑧需透析或 eGFR<15ml/（min·1.73m^2）。

尽管近年来多项研究及其相关指南探讨了冠心病合并房颤的抗栓治疗策略问题，但仍有许多问题需要进一步探讨。第一，目前还没有已知的出血或缺血风险预测模型在前瞻性随机试验中进行评价。这些风险预测模型能否改善患者的预后尚不清楚。第二，目前对于 ACS 和 / 或 PCI 合并房颤的三联抗栓最佳时程尚未确定。因此，目前我们应当基于指南建议和抗栓治疗时程的证据提供治疗方案。第三，$P2Y_{12}$ 受体拮抗剂或者阿司匹林能否作为联合治疗的最佳抗血小板药物仍需要进一步探索。在 WOEST、PIONEER AF-PCI、RE-DUAL PCI、AUGUSTUS、ENTRUST-AF PCI 五项研究中，超过 90% 的患者接受了氯吡格雷治疗。在 AFIRE 研究中，尽管选择何种抗血小板药物由医生决定，70.2% 的患者接受了阿司匹林治疗和 26.8% 的患者接受了氯吡格雷治疗。其他的 $P2Y_{12}$ 受体拮抗剂，例如替格瑞洛或者普拉格雷，由于这些药物会显著增加出血风险，因此这些药物用于双联抗栓或三联抗栓治疗还没有得到充分的检验。与氯吡格雷相比，当普拉格雷作为抗血小板药物用于三联治疗时，会使大出血和小出血的风险增加 3 倍。但是，还需要进一步的研究来评估不同抗凝药物和抗血小板药物组成抗栓治疗方案，以便能够更好地用于具有不同缺血和缺血风险的个体。第四，目前仍然缺乏双联抗栓治疗（NOAC+$P2Y_{12}$ 受体拮抗剂）有效性的足够证据。因此，还需要对以上问题进行进一步的探索。

（王乐　丛洪良　李曦铭）

参考文献

[1] HAN Y, CHEN J, QIU M, et al. Predicting long-term ischemic events using routine clinical parameters in patients with coronary artery disease: The OPT-CAD risk score[J]. Cardiovas Ther, 2018, 36(5): e12441.

[2] ALEXANDER J H, WOJDYLA D, VORA A N, et al. Risk/Benefit tradeoff of antithrombotic therapy in patients with atrial fibrillation early and late after an acute coronary syndrome or percutaneous coronary intervention: Insights from AUGUSTUS [J]. Circulation, 2020, 141(20): 1618-1627.

[3] RUBBOLI A, LIP G Y. Algorithm for the management of antithrombotic therapy in atrial fibrillation patients undergoing

percutaneous coronary intervention: An updated proposal based on efficacy considerations [J]. Eur Hear J Cardiovasc Pharmacother, 2020, 6(3): 197-198.

[4] VRANCKX P, VALGIMIGLI M, ECKARDT L, et al. Edoxaban-based versus vitamin K antagonist-based antithrombotic regimen after successful coronary stenting in patients with atrial fibrillation (ENTRUST-AF PCI): A randomised, open-label, phase 3b trial [J]. Lancet, 2019, 394(10206): 1335-1343.

[5] LOPES R D, HONG H, HARSKAMP R E, et al. Optimal antithrombotic regimens for patients with atrial fibrillation undergoing percutaneous coronary intervention: An updated network meta-analysis [J]. JAMA Cardiol, 2020, 5(5): 1-8.

[6] LUPERCIO F, GIANCATERINO S, VILLABLANCA P A, et al. $P2Y_{12}$ inhibitors with oral anticoagulation for percutaneous coronary intervention with atrial fibrillation: A systematic review and meta-analysis [J]. Heart, 2020, 106(8): 575-583.

[7] 中华医学会心血管病学分会，中华心血管病杂志编辑委员会. 冠心病合并心房颤动患者抗栓管理中国专家共识[J]. 中华心血管病杂志，2020，48(7): 552-564.

[8] NEUMANN F J, SOUSA-UVA M, AHLSSON A, et al. 2018 ESC/EACTS Guidelines onmyocardial revascularization [J]. Eur Heart J, 2019, 40(2): 87-165.

[9] Writing Group Members, JANUARY C T, WANN L S, et al. 2019 AHA/ACC/HRS Focused Update of the 2014 AHA/ACC/HRS Guideline for the Management of Patients With Atrial Fibrillation: A Report of the American College of Cardiology/American Heart Association Task Force on Clinical Practice Guidelines and the Heart Rhythm Society [J]. Heart Rhythm, 2019, 16(8): e66-e93.

[10] 黄从新，张澍，黄德嘉，等. 心房颤动：目前的认识和治疗建议(2018)[J]. 中华心律失常学杂志，2018，22(4): 279-346.

[11] MATSUMURA-NAKANO Y, SHIZUTA S, KOMASA A, et al. Open-label randomized trial comparing oral anticoagulation with and without single antiplatelet therapy in patients with atrial fibrillation and stable coronary artery disease beyond 1 year after coronary stent implantation [J]. Circulation, 2019, 139(5): 604-616.

[12] YASUDA S, KAIKITA K, AKAO M, et al. Antithrombotic therapy for atrial fibrillation with stable coronary disease [J]. N Engl J Med, 2019, 381(12): 1103-1113.

[13] LEE S R, RHEE T M, KANG D Y, et al. Meta-analysis of oral anticoagulant monotherapy as an antithrombotic strategy in patients with stable coronary artery disease and nonvalvular atrial fibrillation [J]. Am J Cardiol, 2019, 124(6): 879-885.

[14] ULLAH W, SATTAR Y, SHAUKAT M, et al. Safety and efficacy of anticoagulant monotherapy in atrial fibrillation and stable coronary artery disease: A systematic review and meta-analysis [J]. Eur J Intern Med, 2020: S0953-6205(20)30281-8.

高出血风险冠状动脉介入治疗患者抗血小板治疗

过去近 20 年间，大量临床研究证实，在阿司匹林基础上联用一种 $P2Y_{12}$ 受体抑制剂的双联抗血小板治疗（DAPT）可有效减少经皮冠状动脉介入治疗（PCI）患者支架内血栓及全身动脉粥样硬化血栓事件的风险。由于抗血小板药物的特殊性，出血风险随着抗栓强度的增强而不断增高，因此，充分权衡出血和血栓风险，使患者获益最大化，是优化抗血小板治疗决策的关键所在。高出血风险（HBR）患者在临床并不少见，但由于其抗栓治疗存在矛盾性，且循证医学证据不充分，是临床决策最困难的人群之一。本文结合最新的临床证据、指南和专家共识，简述 HBR 患者的抗血小板治疗现状和进展。

一、HBR 的定义

在既往相关临床研究中，对 HBR 的定义并不统一，对 HBR 患者抗血小板治疗策略的解读、推广及汇总分析形成了较大的困扰。为了提高数据收集及报告的质量和一致性，高出血风险学术研究联合会（ARC-HBR）于 2019 年发布了定义 PCI 患者高出血风险的共识文件，提出接受 PCI 的患者判断为 HBR 的 11 条主要标准和 6 条次要标准（表 1），其中符合 1 条主

表 1　ARC-HBR 定义的 PCI 高出血风险标准

主要标准	次要标准
长期使用口服抗凝药	年龄≥75 岁
严重或终末期慢性肾病（eGFR<30ml/min）	中度慢性肾病（eGFR 30~59ml/min）
血红蛋白 <110g/L	男性血红蛋白 110~129g/L，女性血红蛋白 110~119g/L
6 个月内发生过需要住院或输血治疗的自发性出血，或任意时间的复发出血	过去 12 个月内需要住院或输血的自发性出血，但未达到主要标准
中重度基线血小板减少（血小板计数 <100×10^9/L	长期使用非甾体抗炎药或类固醇
慢性出血倾向	
肝硬化伴门脉高压	
12 个月内诊断和 / 或需要治疗的恶性肿瘤（除外非黑色素瘤皮肤癌）	
既往自发性颅内出血（任何时间）	任何时间发生的缺血性卒中，未达到主要标准
12 个月内的创伤性颅内出血	
脑血管畸形	
6 个月内的中重度缺血性卒中	
接受 DAPT 期间不能延期的大手术	
PCI 术前 30 天内进行过大手术或遭受大的创伤	

注：ARC-HBR：高出血风险学术研究联合会；eGFR：估算的肾小球滤过率；DAPT：双联抗血小板治疗；PCI：经皮冠状动脉介入治疗。

要标准或至少 2 条次要标准者定义为 HBR-PCI 患者。根据既往文献汇总分析，此类患者 1 年出血学术研究联合会（BARC）3~5 型大出血风险 >4%，或颅内出血风险 >1%。ARC-HBR 标准的提出，为临床识别 HBR 患者提供了统一的标准定义，有利于提高相关研究的同质性，同时也将有利于研究成果的推广应用。

二、HBR-PCI 患者短 DAPT 临床研究概述

在既往药物洗脱支架（DES）术后抗血小板治疗相关的临床研究中，出于安全性考虑，HBR-PCI 患者多被排除在外。近年来，随着对出血事件的不断重视，以及新一代 DES 安全性的显著提高，短 DAPT 疗程越来越具有可行性和重要性，因此，针对 HBR-PCI 患者的短 DAPT 临床研究应运而生。

1. **LEADERS-FREE 研究** 入选 2 466 例 HBR 或具有裸金属支架（BMS）植入指征（需在 1 个月内停用 DAPT）的患者，随机接受药物涂层支架（DCS，无聚合物 Biolimus A9 涂层）或 BMS 治疗，术后 30 天停用 DAPT，保留一种抗血小板药物（首选阿司匹林）。390 天结果表明，DCS 组主要终点事件[心性死亡、心肌梗死（MI）或支架内血栓的复合终点]发生率显著低于 BMS 组（9.4% *vs*. 12.9%，*P*=0.005），主要获益来自临床驱动的靶病变血运重建（TLR）风险明显降低（5.1% *vs*. 9.8%，*P*<0.001），而两组 BARC 3~5 型出血事件发生率无差异（7.2% *vs*. 7.3%，*P*=0.960）。LEADERS-FREE 研究的意义在于，首次证实 HBR-PCI 患者在接受新一代 DCS 治疗后将 DAPT 疗程缩短至 1 个月是安全可行的，为今后更多的短 DAPT 临床研究打下了基础。

2. **ZEUS 研究 HBR 亚组分析** ZEUS 研究中共 828 例符合 HBR 标准，分别接受佐他莫司洗脱支架（ZES）或 BMS 治疗，中位数 DAPT 天数为 1 个月。12 个月结果表明，ZES 组患者主要终点事件[全因死亡，MI 或靶血管血运重建（TVR）]发生率显著低于 BMS 组（22.6% *vs*. 29%，*P*=0.033），主要获益来自 MI（3.5% *vs*. 10.4%，*P*<0.001）和 TVR（5.9% *vs*. 11.4%，*P*=0.005）风险显著降低。

3. **SENIOR 研究** 入选 1 200 例 75 岁以上高龄患者，随机接受 DES（Synergy 支架）或 BMS 治疗，稳定和不稳定冠心病患者分别接受 1 个月和 6 个月 DAPT。12 个月结果表明，DES 组患者主要终点事件（全因死亡、MI、卒中及缺血驱动的 TLR）发生率显著低于 BMS 组（12% *vs*. 16%，*P*=0.02），接受 1 个月 DAPT 的患者亚组结果与总体结果一致（主要终点：10.5% *vs*. 15.9%，*P*=0.036）。

4. **ONYX-ONE 研究** 入选 1 996 例 HBR 患者（人均符合 1.6 个 HBR 标准，46.2% 的患者符合至少 2 个 HBR 标准），随机接受 ZES（Resolute Onyx 支架）或 Biolimus A9 DCS 治疗，两组 DAPT 疗程均为 1 个月。1 年结果表明，两组主要终点（心性死亡、MI 或支架血栓）发生率无差异（17.1% *vs*. 16.9%，$P_{非劣效}$=0.01），两组 BARC 3~5 型出血发生率分别为 4.9% 和 4.4%，符合 HBR 患者总体主要出血事件发生率（>4%）。

5. **STOPDAPT-2 研究 HBR 亚组分析** STOPDAPT-2 研究入选 3 009 例接受钴铬合金依维莫司洗脱支架（Xience 系列支架）治疗的患者，比较两种抗血小板治疗的安全性和有效性，一种是阿司匹林 + 氯吡格雷治疗 1 个月后改为氯吡格雷单药治疗至第 12 个月，另一种为标准的 12 个月阿司匹林 + 氯吡格雷 DAPT。该研究中符合 HBR 标准的共 1 054 例，虽然研究结果表明 DAPT 方案与 HBR 之间并不存在交互作用，但可以观察到 HBR 患者采用短 DAPT 疗程方案可望减少主要出血事件风险（HBR：0.41% *vs*. 2.71%，HR=0.15，95%CI 0.03~0.65；非 HBR：0.40% *vs*. 0.85%，HR=0.48，95%CI 0.14~1.58；交互作用 *P*=0.220）。

6. **其他正在进行的临床研究** 除上述研究外，目前还有多个正在进行的短 DAPT 临床研究，其研究对象均为 HBR 患者，详见表 2。

三、HBR-PCI 患者抗血小板治疗推荐

1. **$P2Y_{12}$ 抑制剂的选择** 目前国内上市的 P2Y12 抑制剂包括氯吡格雷和替格瑞洛（90mg 和 60mg 两种剂量规格）。PLATO 研究结果表明，常规剂量替格瑞洛（90mg，2 次 /d）与氯吡格雷（75mg/d）相比，可显著降低急性冠脉综合征（ACS）患者血栓事件风险，但其代价是增加了非 CABG（冠状动脉旁路移植术）相关大出血风险，同时致死性颅内出血例数也多于对照组。PEGASUS-TIMI 54 研究表明，对于既往 1~3 年内有 MI 病史的高危患者，低剂量替格瑞洛（60mg，2 次 /d）与常规剂量（90mg，2 次 /d）相比，抗缺血效果一致，但导致停药的出血事件有减少趋势。因此，一般情况下 HBR 患者选择出血风险较低的氯吡格雷或低剂量替格瑞洛治疗是合理的。

但是，由于 HBR 患者多合并其他缺血高危因素，如需要药物治疗的糖尿病、复杂病变 PCI、对氯吡格雷或阿司匹林治疗反应性低下等，甚至一些 HBR 标准本身也是高缺血风险的标准，如高龄、贫血、肾功能不全、既往卒中病史等，因此，只有在充分权衡缺血和出血风险、评估缺血和出血事件危害的基础上作出的选择才是合理的。

此外，由于 ACS 和 / 或 PCI 患者的缺血风险随病程演进和治疗干预是动态变化的，因此 $P2Y_{12}$ 抑制剂的选择在治疗过程中可能不是一成不变的。有经验的医师往往可根据患者的临床表现及动态风险评估结果调整 $P2Y_{12}$ 抑制剂，这一点对于 HBR 患者可能尤为重要。但迄今为止，并没有临床证据支持这一做法。TROPICAL-ACS 研究采用血小板功能检测指导抗血小板降阶治疗，对氯吡格雷治疗敏感者由普拉格雷降阶至氯吡格雷，其抗缺血效果与持续普拉格雷治疗者一致，这一结果为 HBR 患者的 $P2Y_{12}$ 抑制剂降阶治疗提供了思路。

2. **缩短 DAPT 疗程** 目前国内外指南均推荐 HBR 患者 PCI 术后应缩短 DAPT 疗程，但缩短至多长时间为宜并无定论。新一代 DES 在支架平台、涂层材料 / 方式、药物等方面均较第一代 DES 有了质的飞跃，其支架内血栓风险和晚期追赶现象显著减少，为实现短 DAPT 提供了坚实的基础。前述 LEADERS-FREE、SENIOR、ZEUS-HBR 等临床研究表明，在应用新一代 DES 的基础上，将 HBR 患者 PCI 术后的 DAPT 疗程缩短至 1 个月，仍可获得比 BMS 更好的疗效。但是，由于这些研究并没有对不同 DAPT 疗程进行对比，因此很难说明 1 个月的 DAPT 与更长的 DAPT（如 3 个月、6 个月等）相比，是否可以获得相同的抗缺血效果或更大的临床净获益。

以往几乎所有的指南和临床研究中，由 DAPT 向单一抗血小板治疗（SAPT）转换时均建议停用 $P2Y_{12}$ 抑制剂而保留阿司匹林。近年来，STOPDAPT-2、SMART-CHOICE、TWILIGHT 等一系列大样本随机对照研究均将目光聚焦于早期停用阿司匹林而保留 $P2Y_{12}$ 抑制剂单药治疗的新策略。由于胃肠道出血占 DAPT 过程中全部出血的近一半，而阿司匹林是导致胃肠出血的“罪魁祸首”，因此，停用阿司匹林而保留 $P2Y_{12}$ 抑制剂可望在保持抗栓疗效的基础上减少出血风险。对于 HBR 合并缺血高危因素的“双高危”患者，这种早期 $P2Y_{12}$ 抑制剂单药治疗策略与阿司匹林单药治疗相比，又可保留较多的抗栓作用，在理论上是更为合理的治疗策略。

STOPDAPT-2、SMART-CHOICE 和 TWILIGHT 研究均为短疗程 DAPT+$P2Y_{12}$ 抑制剂单药治疗与常规疗程 DAPT 之间的对比，不同之处在于前两者分别采用 1 个月和 3 个月的

表2 正在进行的HBR患者短DAPT研究一览

研究名称	研究设计	样本量/例	研究对象	支架	DAPT疗程	主要终点
COBRA REDUCE	RCT研究	996	接受OAC治疗患者	Cobra PzF纳米涂层支架 *vs.* 其他市售DES	阿司匹林+OAC基础上 Cobra组：氯吡格雷14天 对照组：氯吡格雷3~6个月	出院或14天后BARC 2~5型出血
MASTER DAPT	RCT研究	4 300	HBR患者	Ultimaster Tansei雷帕霉素洗脱支架	1个月 *vs.* 6个月（有OAC者3个月）	术后12个月的NACE（全因死亡，MI，卒中，BARC 2~5型出血）
TARGET SAFE	RCT研究	1 720	HBR患者	Firehawk支架	1个月 *vs.* 6个月	1年时NACE（全因死亡、MI、卒中、主要出血）
Xience 28 DAPT	单臂研究	960	HBR患者	Xience系列支架	1个月	1~6个月的NCAE（全因死亡、MI、支架血栓、卒中、BARC 2~5型出血）
Xience 90 DAPT	单臂研究	2 047	HBR患者	Xience系列支架	3个月	3~12个月的全因死亡或MI
EVLOVE short DAPT	单臂研究	2 009	HBR患者	SYNERGY支架	3个月	3~15个月的死亡或MI
POEM	单臂研究	1 023	真实世界HBR患者	SYNERGY支架	1个月	1年MACE（心性死亡、MI或肯定/很可能的支架血栓）

注：HBR：高出血风险；DAPT：双联抗血小板治疗；RCT：随机对照试验；OAC：口服抗凝药；BARC：出血学术研究联合会；NACE：净不良临床事件；MI：心肌梗死；MACE：主要心脏不良事件。

DAPT，$P2Y_{12}$ 抑制剂为氯吡格雷，TWILIGHT 研究入选的均为高危 ACS 患者，因此采用 3 个月的 DAPT，$P2Y_{12}$ 抑制剂为替格瑞洛。三项研究在结果方面高度一致，即短 DAPT+$P2Y_{12}$ 抑制剂单药治疗的策略与常规 DAPT 相比，可显著减少出血事件风险，且预防缺血事件的效果相同。STOPDAPT-2 和 SMART-CHOICE 研究分别来自日本和韩国，而 TWILIGHT 中国亚组入选了 1 028 例患者，其结果与主研究全体人群结果相同，提示短 DAPT+$P2Y_{12}$ 抑制剂单药治疗的策略对于出血风险相对较高而缺血风险相对较低的东亚人群而言，更具有现实意义。

综上，对于 HBR 人群，在接受新一代 DES 治疗的基础上，可考虑权衡出血和缺血风险，将 PCI 术后 DAPT 疗程缩短至 1~3 个月，其后采用阿司匹林或 $P2Y_{12}$ 抑制剂单药治疗至 12 个月。

3. 其他抗血小板药物替代 吲哚布芬通过可逆性抑制环氧合酶（COX）-1 发挥作用，还兼有抑制凝血因子Ⅱ和Ⅹ的作用。与阿司匹林相比，吲哚布芬对前列腺素抑制率较低，胃肠道反应小、出血风险较低，可作为胃肠道出血高危患者的替代治疗。

西洛他唑通过抑制磷酸二酯酶Ⅲ的活性及腺苷的再摄取、增加胞内环磷酸腺苷浓度从而发挥其抗血小板聚集作用，其作用较为温和，不延长出血时间，在阿司匹林或 $P2Y_{12}$ 抑制剂不耐受的 HBR 患者中，可临时作为替代。

4. 特殊类型 HBR-PCI 患者的抗血小板治疗推荐

(1) 年龄≥75 岁高龄患者：既是 HBR 也是高缺血风险的“双高危”人群，既往临床证据较少且不一致。建议在阿司匹林基础上选择氯吡格雷作为首选的 $P2Y_{12}$ 抑制剂，缺血危害较大时，也可选用替格瑞洛。根据 SENIOR 研究结果，1 个月的短 DAPT 是合理的。

(2) 需接受口服抗凝药（OAC）治疗的非瓣膜性房颤患者：基于 WOEST、PIONEER AF-PCI、RE-DUAL PCI、AUGUSTUS 等大样本临床研究的结果，PCI 后采用维生素 K 拮抗剂（VKA）或非 VKA 口服抗凝药（NOAC）与氯吡格雷单药联合的安全性优于 OAC+ 阿司匹林 + 氯吡格雷三联治疗，且抗栓效果相同。建议需接受 OAC 治疗者，PCI 围术期可给予 DAPT，出院后即停用阿司匹林，如缺血风险较高，可考虑持续 DAPT 至 1 个月，但很少超过 1 个月。出血风险较高者可于 6 个月停用所有抗血小板药，否则于 1 年时停用。由于替格瑞洛出血风险相对较高且缺少临床证据，不建议联合应用 OAC 与替格瑞洛，除非缺血风险及危害高于出血风险。

(3) 合并肾功能不全患者：典型的“双高危”人群之一，但一般而言出血风险大于缺血风险。根据 OPT-CKD 研究，估算的肾小球滤过率（eGFR）在 30~60ml/min 时，替格瑞洛的起效时间快于氯吡格雷且抗血小板作用更强，建议缺血风险高于出血风险时首选替格瑞洛，反之则首选氯吡格雷。eGFR<30ml/min 时，替格瑞洛的肾性不良事件发生率显著增高，应首选氯吡格雷。

(4) 既往卒中病史患者：典型的“双高危”人群之一，但一般而言缺血风险大于出血风险。基于 TWILIGHT 研究结果，具有卒中病史的 ACS 患者可考虑接受 3 个月的阿司匹林 + 替格瑞洛 DAPT，其后予替格瑞洛单药治疗 12 个月。鉴于 PLATO 研究中替格瑞洛组致死性颅内出血的风险高于氯吡格雷组，当评估患者颅内出血风险较高时，可考虑首选氯吡格雷。

(5) 合并血小板计数降低的患者：2017 年欧洲心脏病学会（ESC）发表了对于 ACS 合并血小板减少患者的处理意见，建议中度血小板减少［血小板计数 $(50\sim100)\times10^9/L$］且无活动性出血的情况下，PCI 后给予 DAPT 1 个月，后改为氯吡格雷单药治疗，重度血小板减少（血小板计数 $<50\times10^9/L$）应停用所有抗血小板药物，并避免行 PCI。我国专家结合国内实际情

况，建议如下：如 ACS 患者血小板计数低于 100×10^9/L 且大于 60×10^9/L，需谨慎评估 DAPT 的安全性。低出血风险患者可首选氯吡格雷联合阿司匹林治疗，高出血风险患者可考虑使用单药（氯吡格雷或阿司匹林）治疗，避免使用替格瑞洛；如 ACS 患者血小板计数低于 60×10^9/L 且大于 30×10^9/L，建议使用单药（氯吡格雷或阿司匹林）维持治疗，避免使用替格瑞洛；如 ACS 患者血小板计数低于 30×10^9/L，建议停用所有抗血小板药物，并避免行 PCI。

（6）近期拟接受外科大手术的患者：其出血风险主要来自外科手术而非自身疾病状态导致的出血高危。基于 LEADERS-FREE 等研究的结果，新一代 DES 术后接受至少 1 个月的 DAPT 即可，外科手术前根据出血风险和心血管事件风险评估是否需要停用抗血小板药物。围术期需中断抗血小板药物者，术前 3~5 天停用替格瑞洛，术前 5~7 天停用氯吡格雷，术后 24 小时恢复使用。

（李毅）

参考文献

[1] URBAN P, MEHRAN R, COLLERAN R, et al. Defining high bleeding risk in patients undergoing percutaneous coronary intervention[J]. Circulation, 2019, 140(3): 240-261.

[2] URBAN P, MEREDITH I T, ABIZAID A, et al. Polymer-free drug-coated coronary stents in patients at high bleeding risk[J]. N Engl J Med, 2015, 373(21): 2038-2047.

[3] ARIOTTI S, ADAMO M, COSTA F, et al. Is Bare-metal stent implantation still justifiable in high bleeding risk patients undergoing percutaneous coronary intervention?: A pre-specified analysis from the ZEUS trial[J]. JACC Cardiovasc Interv, 2016, 9(5): 426-436.

[4] VARENNE O, COOK S, SIDERIS G, et al. Drug-eluting stents in elderly patients with coronary artery disease (SENIOR): A randomised single-blind trial[J]. Lancet, 2018, 391(10115): 41-50.

[5] WINDECKER S, LATIB A, KEDHI E, et al. Polymer-based or polymer-free stents in patients at high bleeding risk[J]. N Engl J Med, 2020, 382(13): 1208-1218.

[6] WATANABE H, DOMEI T, MORIMOTO T, et al. Details on the effect of very short dual antiplatelet therapy after drug-eluting stent implantation in patients with high bleeding risk: insight from the STOPDAPT-2 trial[J]. Cardiovasc Interv Ther, 2020.

[7] WALLENTIN L, BECKER R C, BUDAJ A, et al. Ticagrelor versus clopidogrel in patients with acute coronary syndromes[J]. N Engl J Med, 2009, 361(11): 1045-1057.

[8] BONACA M P, BHATT D L, COHEN M, et al. Long-term use of ticagrelor in patients with prior myocardial infarction[J]. N Engl J Med, 2015, 372(19): 1791-1800.

[9] SIBBING D, ARADI D, JACOBSHAGEN C, et al. Guided de-escalation of antiplatelet treatment in patients with acute coronary syndrome undergoing percutaneous coronary intervention (TROPICAL-ACS): A randomised, open-label, multicentre trial[J]. Lancet, 2017, 390(10104): 1747-1757.

[10] 韩雅玲．冠心病抗血小板治疗的新潮流：降阶治疗[J]．中华心血管病杂志，2019，47(10)：759-761.

[11] WATANABE H, DOMEI T, MORIMOTO T, et al. Effect of 1-month dual antiplatelet therapy followed by clopidogrel vs 12-month dual antiplatelet therapy on cardiovascular and bleeding events in patients receiving PCI: The STOPDAPT-2 randomized clinical trial[J]. JAMA, 2019, 321(24): 2414-2427.

[12] HAHN J Y, SONG Y B, OH J H, et al. Effect of $P2Y_{12}$ inhibitor monotherapy vs dual antiplatelet therapy on cardiovascular events in patients undergoing percutaneous coronary intervention: The SMART-CHOICE randomized clinical trial[J]. JAMA, 2019, 321(24): 2428-2437.

[13] MEHRAN R, BABER U, SHARMA S K, et al. Ticagrelor with or without aspirin in high-risk patients after PCI[J]. N Engl J Med, 2019, 381(21): 2032-2042.

[14] 中华医学会心血管病学分会，中华心血管病杂志编辑委员会．冠心病合并心房颤动患者抗栓管理中国专家共识[J]．中华心血管病杂志，2020，48(7)：552-564.

[15] 中国医师协会心血管内科医师分会血栓防治专业委员会,中华医学会心血管病学分会介入心脏病学组,中华心血管病杂志编辑委员会. 急性冠状动脉综合征特殊人群抗血小板治疗中国专家建议[J]. 中华心血管病杂志,2018,46(4):255-266.

[16] WANG H,QI J,LI Y,et al. Pharmacodynamics and pharmacokinetics of ticagrelor vs. clopidogrel in patients with acute coronary syndromes and chronic kidney disease[J]. Br J Clin Pharmacol,2018,84(1):88-96.

[17] MCCARTHY C P,STEG G,BHATT D L. The management of antiplatelet therapy in acute coronary syndrome patients with thrombocytopenia:A clinical conundrum[J]. Eur Heart J,2017,38(47):3488-3492.

血管内超声在冠脉介入中的应用进展

腔内影像学在现代冠脉介入治疗中扮演者越来越重要的角色，影像学技术的使用对于减少不良心血管事件的发生具有重要的意义，其所带来的获益是长期性的。血管内超声（IVUS）可在血管管腔内结构分析、血管解剖关系分析、支架植入策略等各方面提供帮助，大量观察型研究、随机对照研究（RCT）以及荟萃分析显示，IVUS 引导可改善手术过程并且提高 PCI 临床结果。作为精准医疗的热点内容，各国专家学者对 IVUS 相关冠脉介入的研究也从未停滞。

一、IVUS 优化 PCI 策略循证医学探索

ADAPT-DES 是一个前瞻性、非随机的多中心研究，在既往 ADAPT-DES 研究中，研究者通过血管内超声（IVUS）对比单纯造影指导药物涂层支架植入，最终得出能够降低 1 年内的主要心脏不良事件（MACE）。基于这样的结论，研究者于 2018 年发表了 2 年临床随访的研究成果。研究纳入了 8 582 例来自美国和德国 11 个中心的患者（all-comer）。目的是通过多变量分析来确定药物洗脱支架后不良事件的发生率、时间和危险因素等，其中 IVUS 指导组共计 3 361 例患者占总入组人群的 39%；单纯血管造影指导组共计 5 221 例患者占总入组人群的 61%。2 年随访临床结果可见 IVUS 指导（*n*=3 361；39%）与单纯血管造影指导（*n*=5 221；61%）相比，MACE 事件降低 35%（4.9% *vs*.7.5%，*P*<0.001），确定或可能的支架血栓形成减少 53%（0.55% *vs*.1.16%，*P*=0.004），而心肌梗死事件减少 38%（3.5% *vs*.5.6%，*P*<0.001）。尽管 1 年随访时靶病变血运重建率没有差异，但 2 年随访结果显示 TLR 减少 20%（5% *vs*.6.5%，*P*=0.01）。DAPT-DES 研究表明，应用 IVUS 指导，74% 的患者会改变手术策略。包括选择更合适的球囊、更改支架 size、更大的后扩张压力等。这是精准 PCI、优化 PCI，改善患者预后的重要策略。同时目前已有大量研究证据表明 IVUS 可以优化即刻支架植入结果，但是 OCT 优化 PCI 植入结果研究证据有限。

由国内陈绍良教授和张俊杰教授团队发起的 ULTIMATE 研究是一项前瞻性、多中心、随机对照研究，其最新结果公布于第 30 届经导管心血管治疗学术会议（TCT 2018）。研究纳入来自中国的 1 448 例 all-comer 患者，按 1∶1 随机分至接受单纯造影指导组（*n*=724；50%）和 IVUS 指导组(*n*=724；50%)。主要终点为术后 12 个月靶血管失败(TVF)，包括心源性死亡、靶血管心肌梗死(TV-MI)和临床驱动的靶血管血运重建(TVR)。结果显示，12 个月随访期间，其中 IVUS 指导组对比血管造影指导组 TVF 发生率分别为 2.9% 和 5.4%，IVUS 指导组明显低于血管造影指导组(HR=0.530，95%CI 0.312~0.901，*P*=0.019)。两组患者 1 年的心源性死亡、靶血管心肌梗死（TV-MI）和临床驱动的靶血管血运重建（TVR）无统计学差异。该研究结果表明，与造影指导相比，IVUS 指导下 PCI 明显改善了 all-comer 患者的临床预后。

既往的 IVUS-XPL 研究显示，在冠脉长病变患者中使用血管内超声（IVUS）引导植入依维莫司涂层支架（EES）较血管造影引导可产生更好预后。着眼于 IVUS 带来的获益是否可以在长期随访中体现，Hong 于 2020 年发表了 IVUS-XPL 研究的 5 年随访结果。1 183 例患

者接受了为期5年的随访，期间发生严重心脏不良事件者在接受IVUS指导组36例(5.6%)而血管造影组70例(10.7%)(HR=0.50，95%CI 0.34~0.75，*P*=0.001)，5年随访期间IVUS指导组的获益得以维持，主要是缺血驱动的靶病变血运重建显著减少所致[31(4.8%) *vs.* 55(8.4%)，HR=0.54，95%CI 0.33~0.89，*P*=0.007]。IVUS所带来长期获益的问题基本得以解答。

一项发表于2019年来自日本的大规模IVUS真实世界研究，旨在评估IVUS广泛用于经皮冠状动脉介入治疗(PCI)的安全性。研究纳入了2008—2014年期间14个中心11 570例患者，评估的主要终点事件为心源性休克、出血、卒中、院内死亡等。结果提示与IVUS组(*n*=9 814；84.8%)相比，非IVUS组(*n*=1 756；15.2%)的复杂病变较少，但IVUS组心源性休克(1.9% *vs.* 3.3%，*P*<0.001)、全部出血事件(2.8% *vs.*3.8%，*P*=0.029)均显著下降，总的院内死亡率明显减低(1.9% *vs.*4.3%，*P*<0.001)。在择期PCI亚组中，非IVUS组(*n*=727)与IVUS组(*n*=5 209)相比复杂病变较少。经多因素Logistic回归分析，IVUS组夹层的风险显著降低(*P*<0.001)，心源性休克、出血等不良事件明显减少降低。院内死亡风险IVUS组对比非IVUS组为(0.2% *vs.*0.7%，*P*=0.044)。类似的结果出现在急诊PCI亚组中，IVUS组相比非IVUS组院内死亡率明显减低(6.9% *vs.* 3.7%，*P*<0.001)。另一项来自日本JMINUET研究一共入组2 788例病人，其中IVUS在急诊PCI的使用率高达70%，结果显示，IVUS相比造影指导PCI可以明显减少院内死亡(10.4% *vs.*5.1%)。因此即使急诊PCI术以“尽早开通罪犯血管”为第一要务，但术中使用IVUS指导策略仍有积极意义。

一项来自韩国的回顾性、单中心、观察性研究，旨在评估血管内超声对复杂冠脉病变介入治疗远期预后的影响。研究入选了从2003年3月到2015年12月，共6 005例因复杂病变而接受药物洗脱支架PCI的患者。入选的受试者至少存在1个复杂病变(定义为分叉、慢性完全闭塞、左主干疾病、长病变、多支血管PCI、多支架植入、支架内再狭窄或严重钙化病变)，根据是否使用IVUS对患者进行分组。结果提示在复杂PCI期间有1 674例患者(27.9%)使用了IVUS。与造影指导的PCI组相比，IVUS指导PCI组的植入支架的平均直径明显更大[(3.2±0.4) mm *vs.* (3.0±0.4) mm，*P*<0.001]，并且后扩张使用频率更高(49.0% *vs.*17.9%，*P*<0.001)。在64个月的中位随访期间，IVUS指导的PCI组心源性死亡风险显著低于造影指导的PCI(10.2% *vs.*16.9%，HR=0.573，95%CI 0.460~0.714，*P*<0.001)。在IVUS指导的PCI组中，全因死亡、心肌梗死、支架血栓、局部缺血驱动的靶病变血运重建和主要心脏不良事件的风险也显著降低。因此，结论认为在具有复杂冠状动脉病变的患者中，IVUS引导的PCI与降低心脏死亡和不良心脏事件的长期风险。应积极考虑在复查病变中使用IVUS进行手术指导与优化。

Kinnaird等发表了无保护左主干PCI(uLMS-PCI)的血管内成像：来自英国心血管干预学会国家数据库的11 264例分析。对2007—2014年期间在英格兰和威尔士进行的11 264例uLMS-PCI手术的数据进行了分析。多变量Logistic回归被用来确定影像使用的关联性。倾向匹配创建了5 056对有和没有成像的受试者，并进行了Logistic回归，以量化使用成像和临床结果之间的关联。进行多变量Logistic回归分析以确定12个月死亡率的独立预测因素。在研究相关不良事件中，在无保护左主干行PCI，使用IVUS相比不使用IVUS指导PCI，对于任何冠心病的并发症、院内死亡、院内MACE事件、30天的死亡以及12个月的死亡均密切相关且有统计学意义。通过随访12个月的结果显示，在无保护左主干中，使用IVUS指导PCI可以明显减少院内的不良事件同时减少死亡率(IVUS 8.9% *vs.* non-IVUS 12.9%，*P*<0.05)。同时亚组分析也提示，分析一年中四个季度，如果病人之前有过急性冠脉

病史，病变累及左主干和左前降支以及射血分数小于30%的这些患者，在IVUS指导下相比于不使用IVUS指导PCI均有获益。研究认为通过近10余年的数据分析提示，腔内影像学的使用可为uLMS-PCI提供更多的解剖学信息并显著改善生存率，但在uLMS-PCI也仅仅有约一半病例使用了腔内影像学指导，该现状仍有待优化改进。

在慢性完全闭塞病变（CTO）PCI治疗中，前向或逆向技术的关键点和难点均在于使导丝顺利通过病变至远端血管真腔，针对复杂CTO病变或介入失败的患者，中国医学科学院阜外医院杨跃进教授团队提出了血管内超声指导下的主动真腔寻径（IVUS-ATS）治疗方案。IVUS具有管腔内实时显像的优势，IVUS-ATS即在IVUS指导下以闭塞段真腔为靶向，指引导丝穿入真腔并沿真腔前进，到达远端血管真腔的技术。在双侧冠脉造影指导基础上，当前向平行导丝技术未成功进入闭塞段远端真腔后，即可启动ATS技术。具体方法为先使用球囊预扩张病变，送入IVUS导管明确诊断，如果两根平行导丝在真腔内，则“True-lumen Seeking”（TS）成功，在此基础上继续送入球囊扩张，循环往复直至导丝进入CTO远端真腔。如果两根导丝位置偏移，则需将治疗导丝撤回并在IVUS指引下调整方向刺向真腔，达到TS成功，再循环上述步骤。

根据杨跃进教授团队公布了最新的一项回顾性研究数据，共纳入了J-CTO评分 >1分的240名患者，总计269处病变。其中159例使用IVUS-ATS技术，110例使用常规造影，IVUS-ATS组的J-CTO平均评分为3分，而造影组为2分，病变长度IVUS-ATS组为70mm，常规造影组为56mm（P=0.008）。多因素回归分析显示，IVUS-ATS技术是提高复杂CTO介入成功的独立预测因素（RR=2.769，95%CI 1.034~7.417，P=0.043）。从2013年至2015年，使用IVUS-ATS技术从57.8%提高至73.2%，手术成功率由最初65.7%提高至82.7%，心包积液、壁内血肿等并发症大大减少。IVUS-ATS优势体现在能有效“寻径”和“再寻径”，即能寻找到真腔入口或从假腔再穿入真腔；能有效“追踪”，在IVUS指导下确认导丝在真腔内穿过病变。使操作更具靶向性，有助于提高PCI成功率，同时减少心包积液或窦部夹层等严重并发症发生。因此最适用于①逆向技术失败或无机会者；②长段支架内闭塞病变；③传统意义上的复杂CTO病变，如弥漫、成角、迂曲或钝头的病变。

二、EAPCI腔内影像临床应用专家共识及IVUS中国专家共识（2018）发布

2018年由欧洲心血管介入学会（EAPCI）组织撰写的首部腔内影像学临床应用专家共识在*European Heart Journal*在线发布，次年该专家共识文件第二部分发布。而我国也于2018年发布了《血管内超声在冠状动脉疾病中应用的中国专家共识（2018）》，二者均从不同角度阐述了三个共同的问题：为何要使用腔内影像学检查？何时使用腔内影像学检查？如何使用腔内影像学检查？

IVUS的临床应用已经超过30年，较为成熟的IVUS技术从1990年代开始应用于临床，早期的IVUS相关研究多为探索性、发现性的研究，而后逐渐转为IVUS如何更好地指导介入治疗、改善患者临床结局。目前在日本等发达国家，IVUS渗透率较高，可达80%，但在我国仅为5%，且大多集中于大型医院，分布较为局限。IVUS中国专家共识纳入了迄今为止最有影响的临床研究，结合了国内IVUS专家的临床经验及使用体会，旨在提高IVUS的运用和解读水平，规范临床IVUS的应用。欧洲的腔内影像学专家共识是第一个评估腔内影像学指导PCI的文件，结合了众多腔内影像学相关重要临床研究，帮助确认腔内影像学获益的病

人及病变类型。

1. 为何要使用 IVUS 血管造影提供的是动脉腔的二维图像，不能全面准确的评估动脉粥样硬化，对于左主干、开口或分叉病变等存在解剖局限性，针对偏心型斑块、弥漫型斑块等病变的判断也可能存在偏差，而 IVUS 则能克服这些困难，对血管的情况做出准确判断。目前关于 IVUS 改善患者临床预后的相关研究已经较为丰富。欧洲腔内影像专家共识指出，IVUS 的临床应用已经近 30 年，不断出现的大量观察性研究、RCT 研究以及荟萃分析都显示，IVUS 能够改善手术过程，提高 PCI 临床结果。

2. 何时使用 IVUS 两部指南在这一问题上是一致的，即在病变越为复杂的情况下，IVUS 的获益越大，包括长病变及 CTO、左主干病变、ACS 患者以及造影剂急性肾损伤的高危患者。欧洲支架共识推荐 PCI 过程中使用腔内影像的情形包括三部分：一是用于评估冠脉病变，包括造影显示不清、左主干狭窄、复杂分叉病变以及 ACS 的疑似犯罪病变；二是用于 PCI 术中的指导和优化；三是确认支架治疗失败机制，包括支架内再狭窄以及支架内血栓。

而我国的专家共识更为详细地介绍了各类病变的特点以及 IVUS 的操作细节。处理左主干病变时鉴于其解剖特点，造影很难做出准确评估，相比口部和体部病变，远端病变更多常见，故强调从分支分别回撤非常重要；分叉病变使用 IVUS 可明确分叉病变的性质，对于斑块负荷的分布、形态了解更明确，对术中导丝的走行有重要指导意义，还可观察支架扩张情况及边缘夹层；IVUS 在 CTO 中应用包括闭塞病变起始部位的识别，判断和探寻真腔，反向 CART 引导，以及测量参考血管直径和长度；IVUS 对检测钙化病变有很高的敏感性和特异性，一般认为 IVUS 发现钙化病变超过 270° 需要旋磨，可指导选择旋磨导管直径，评估旋磨效果，优化旋磨及支架植入策略。

3. 如何使用腔内影像学检查 IVUS 可帮助理解斑块形态，做好血管预处理，例如软斑块（脂质）、纤维性斑块和钙化性斑块就需要采用不同的预处理策略。此外，IVUS 可帮助选择合适的支架尺寸，在这一方面欧洲专家共识介绍得更为详细及实用。支架膨胀不全是预测早期支架内血栓和再狭窄的强力预测因子，选择合适的支架尺寸及后扩是非常重要的。IVUS 指导支架尺寸主要依据以下方面：最小参考管腔尺寸（保守）、平均参考管腔尺寸、最大参考管腔尺寸、最小参考中膜尺寸、最小管腔直径处中膜对中膜尺寸（激进）。另外欧洲专家共识指出支架植入后的优化目标为：对于非左主干病变，最小支架内面积（MSA）>5.5mm^2，MSA/ 平均参考管腔面积 >80%。支架落脚点的选择为避免斑块负荷 >50% 和富含脂质的组织。

共识指出，IVUS MLA 可以预测 LM 病变的功能学意义。IVUS MLA<6mm^2（欧美人群）和 MLA<4.5mm^2（亚洲人群）的临界值对于血管功能的影响已经被验证。左主干 IVUS MLA>6mm^2 可被认为无心肌缺血，左主干 IVUS MLA≤4.5mm^2 存在心肌缺血，左主干 IVUS MLA 4.5~6mm^2 建议增加功能学评估。由于血管大小和侧壁心肌差异性，单一 MLA 值不推荐用于评估非 LMCA 病变的功能学意义，而 OCT 不建议用于评估开口病变或指导短左主干介入治疗。

总的来说，IVUS 的临床价值在于能够测量病变特征、确定斑块和血管形态、帮助临床决策、优化支架植入。同时，IVUS 对于复杂病变类型指导价值较高，可用于支架内再狭窄和血栓形成的病因鉴别与评估，有助于减少对比剂的使用，改善患者的短期及长期临床结局。

（冯家豪　郭宁）

参考文献

[1] MAEHARA A, MINTZ G S, WITZENBICHLER B, et al. Relationship between intravascular ultrasound guidance and clinical outcomes after drug-eluting stents [J]. Circ Cardiovasc Interv, 2018, 11(11): e006243.

[2] ZHANG J, GAO X, KAN J, et al. Intravascular Ultrasound Versus Angiography-Guided Drug-Eluting Stent Implantation: The ULTIMATE Trial [J]. J Am Coll Cardiol, 2018, 72(24): 3126-3137.

[3] HONG S J, KIM B K, SHIN D H, et al. Effect of Intravascular Ultrasound-Guided vs Angiography-Guided Everolimus-Eluting Stent Implantation: The IVUS-XPL Randomized Clinical Trial [J]. JAMA, 2015, 314(20): 2155-2163.

[4] HONG S J, MINTZ G S, AHN C M, et al. Effect of Intravascular Ultrasound-Guided Drug-Eluting Stent Implantation: 5-Year Follow-Up of the IVUS-XPL Randomized Trial [J]. JACC Cardiovasc Interv, 2020, 13(1): 62-71.

[5] KUNO T, NUMASAWA Y, SAWANO M, et al. Real-world use of intravascular ultrasound in Japan: a report from contemporary multicenter PCI registry [J]. Heart Vessels, 2019, 34(11): 1728-1739.

[6] OKURA H, SAITO Y, SOEDA T, et al. Frequency and prognostic impact of intravascular imaging-guided urgent percutaneous coronary intervention in patients with acute myocardial infarction: results from J-MINUET [J]. Heart Vessels, 2019, 34(4): 564-571.

[7] CHOI K H, SONG Y B, LEE J M, et al. Impact of Intravascular ultrasound-guided percutaneous coronary intervention on long-term clinical outcomes in patients undergoing complex procedures [J]. JACC Cardiovasc Interv, 2019, 12(7): 607-620.

[8] KINNAIRD T, JOHNSON T, ANDERSON R, et al. Intravascular Imaging and 12-month mortality after unprotected left main stem PCI: an analysis from the British Cardiovascular Intervention Society Database[J]. JACC Cardiovasc Interv, 2020, 13(3): 346-357.

[9] 杨跃进，宋雷，李向东，等．血管内超声指导前向主动真腔寻径(IVUS-ATS)：一种开通复杂冠状动脉慢性完全闭塞病变的创新技术[J]．中国循环杂志，2019，34(5)：417-421.

[10] RABER L, MINTZ G S, KOSKINAS K C, et al. Clinical use of intracoronary imaging. Part 1: guidance and optimization of coronary interventions. An expert consensus document of the European Association of Percutaneous Cardiovascular Interventions [J]. Eur Heart J, 2018, 39(35): 3281-3300.

[11] JOHNSON T W, RABER L, DI MARIO C, et al. Clinical use of intracoronary imaging. Part 2: acute coronary syndromes, ambiguous coronary angiography findings, and guiding interventional decision-making: an expert consensus document of the European Association of Percutaneous Cardiovascular Interventions [J]. Eur Heart J, 2019, 40(31): 2566-2584.

[12] 血管内超声在冠状动脉疾病中应用的中国专家共识专家组．血管内超声在冠状动脉疾病中应用的中国专家共识(2018)[J]．中华心血管病杂志，2018，46(5)：344-351.

光学相干断层成像在冠状动脉介入治疗中的应用进展

【摘要】 光学相干断层成像(optical coherence tomography,OCT)技术作为一种新兴的血管腔内成像技术,可以对冠状动脉腔内和跨壁结构进行高分辨率成像,在评估动脉粥样硬化的进程、评估介入治疗手段疗效及优化经皮冠状动脉介入治疗等临床工作中起着日益重要的作用。

光学相干断层成像(OCT)作为一种新兴的血管腔内成像技术,在生物医学研究和临床实践中得到了越来越多的应用。目前 OCT 在血管病理学中有诊断价值,冠状动脉内 OCT 对临床的影响研究亦处于蓬勃发展阶段。在此,我们对目前 OCT 在经皮冠状动脉介入治疗(percutaneous coronary intervention,PCI)中的应用进行概述。

冠状动脉疾病的发病率逐年上升,PCI 被广泛用于治疗冠状动脉疾病,PCI 决策与冠状动脉疾病的预后显著相关。冠状动脉内斑块形成和斑块破裂是导致冠状动脉疾病急性发作的重要病因。明确冠状动脉病变及冠状动脉内斑块的性质与病理特征,对于指导进一步 PCI 非常重要。目前针对冠状动脉状况的检查手段主要包括冠状动脉造影(coronary angiography,CAG)、冠状动脉 CT 血管成像(computer tomographic angiography,CTA)、血管内超声(intravascular ultrasound,IVUS)、OCT 检查等。CAG 提供了冠状动脉解剖的实时“管腔图”,是目前诊断冠状动脉疾病和指导 PCI 最广泛的有创成像技术。然而,CAG 有一定的局限性,如立体的冠状动脉被投影在二维平面上,以及评估血管壁、斑块组成和动脉粥样硬化的外部分布的局限性。即便在有经验的专科医师中,CAG 与观察者之间对狭窄程度的视觉判断均有显著差异。CTA 对于冠状动脉狭窄严重程度的阳性预测能力有限。新近的指南和共识均推荐使用 OCT 或 IVUS 优化冠状动脉介入治疗。IVUS 或 OCT 等血管内成像技术提供了腔内和跨冠状动脉壁的详细解剖,克服了冠状动脉造影的局限性。与 IVUS 相比,OCT 图像采集速度快、分辨率高,但组织穿透能力较弱。OCT 更高的空间分辨率提供了更好的近场细节检查,能清晰显示组织特征(如斑块的类型和纤维帽的厚度、血栓、新生内膜组织、钙化病变等),以及更准确地评估血管壁位置、支架术后新生内膜覆盖及支架贴壁情况等。

一、OCT 对动脉粥样硬化病变的评估

OCT 可用于冠状动脉粥样硬化的形态学评价。由于不同血管组织层的光衰减特性不同,冠状动脉内、中、外膜三层在 OCT 图像中显示不同,而正常冠状动脉壁层结构的改变会产生与不同类型的动脉粥样硬化病变相关的外观。如在 OCT 图像中脂质斑块为边缘模糊、均一的低信号强衰减区;纤维斑块为丰富、均一的高信号弱衰减区;钙化斑块为边缘锐利、不均一的低信号区(巨噬细胞浸润为单独或成片强信号区,后面可有放射状阴影)。OCT 能较特异、敏感地识别冠状动脉斑块成分,与病理学、组织学结果相符。冠状动脉相关不良心血管事件

的发生与斑块稳定性密切相关，易损斑块的病理学特征是脂质池、内膜撕裂、薄纤维帽及巨噬细胞浸润。在冠状动脉检测中，OCT 能够确定斑块破裂的部位、斑块的纤维帽厚度、血栓负荷和斑块的纵向范围，以及量化巨噬细胞聚集程度、精确测量参考管腔和血管直径，且所测最小管腔面积（minimal luminal area，MLA）阈值具有很高的阳性预测值（80%~92%），但阴性预测值较低（66%~89%）。OCT 被用于识别冠状动脉中的斑块和评估其稳定性，提高薄纤维帽粥样斑块（thincapfibro-atheromas，TCFA）的检测，TCFA 是介入术中无复流、慢血流及围手术期心肌梗死的重要危险因素。在一项前瞻性临床队列研究中对急性心肌梗死患者术前进行 OCT 成像检查，发现 PCI 术后发生无复流的患者中检出 TCFA 的比例显著高于恢复血流灌注的患者，并且随着罪犯斑块的脂质弧增大，其无复流发生率增加。另有研究显示 OCT 检出的 TCFA 也与急性冠脉综合征（acute coronary syndrome，ACS）患者术后发生冠状动脉微血管栓塞有关，随着纤维帽厚度下降，微血管栓塞的发生率上升。对 PCI 术后非罪犯血管病变内富含脂质斑块成分的研究显示，脂质负荷越大，纤维帽越薄，不良事件的发生风险更大。有研究认为应依据 TCFA 的纤维帽厚度、沉积部位及残余管腔面积对冠状动脉病变患者进行不同的干预，决定是否继续介入治疗。目前很多研究在探讨冠状动脉急性事件中 TCFA 的特性及可能的亚型分类，这些特性提示 PCI 过程中使用 OCT 评估斑块特征进行危险分层、预测急性事件、选择治疗方案及观察疗效可能具有重要价值。

二、OCT 在 PCI 中的应用

1. **OCT 在支架植入的评估和策略制定中的作用** OCT 的一个潜在应用是根据斑块的基本形态指导介入治疗策略。OCT 可以评估斑块组成和分布（钙化、富含脂质斑块）并确定是否需要更积极的或相对保守的病变准备，并对拟选择支架的尺寸（直径和长度）进行相对客观的评估。例如，若 OCT 显示存在大量富含脂质的斑块或提示 TCFA，使用小尺寸球囊或不进行球囊预扩张而是直接支架置入以避免脂质破裂导致冠状动脉微栓塞或无复流现象等；而在钙化病变中，可以考虑使用非顺应性球囊扩张，甚至可使用切割球囊或旋磨技术处理病变。钙化病变中，IVUS 描绘的是钙化弧，而不是其厚度，OCT 可显示钙化斑块同时测定钙化弧和斑块帽厚度且不产生伪影，因此较 IVUS 能更准确地评估钙化斑块的厚度。广泛的靶病变钙化可能影响冠状动脉有效扩张而对 PCI 造成不利影响，且钙化面积（由钙化弧和厚度决定）与支架膨胀不良相关，而支架膨胀不良是支架相关不良预后的关键决定因素。此外，详细的 OCT 特征可能有助于指导钙化斑块的处理。例如，对 OCT 显示宽弧和低厚度的斑块进行球囊扩张可能会导致斑块破裂。OCT 可检测大的脂质负荷，而 TCFA 与 PCI 相关性心肌梗死相关。在 ILUMIEN Ⅰ（接受部分血流储备和 PCI 的患者的 OCT 观察研究）中，OCT 联合 CAG 引导与仅 CAG 相比与 PCI 相关心肌梗死较低相关。在超过 50% 的病例中介入术前使用 OCT 评估会改变介入策略，尤其在预选支架的长度和直径等方面。

2. **OCT 在优化支架植入中的作用** CAG 时应用 OCT 技术有助于识别支架边缘着陆区和确定最佳支架长度，从而消除视觉选择的模糊性。CAG 时斑块负荷很大可能“出现正常”的参考段。临床工作中在 CAG 引导下行支架植入时会选择在 CAG 图像显示血管最狭窄处释放支架，但有部分基础实验和临床病理数据显示，TCFA 不一定位于 CAG 显示的血管最狭窄处，仅仅依据 CAG 结果置入支架并不能完全覆盖病变。在某些冠状动脉病变中（如较长的狭窄病变，闭塞病变或病变部位有心肌桥），评估血管面积大小对于防止术后血管负性重塑并确保所选支架尺寸合适而不至于导致斑块破裂非常重要。病变处支架覆盖不完全或脂质池斑块支架覆盖不完全是支架内血栓形成、夹层、支架内再狭窄和冠状动脉无复流等事件的重要危险因素。OCT可清楚显示冠状动脉内膜撕裂破口与出口，纵向撕裂情况及真假腔的解剖关系，能准确发现冠状动脉自发性夹层。在新近完成的一项随机研究中，CAG联合应用OCT有助于更精确地部署支架，并且与CAG引导相比，有减少冠状动脉夹层的趋势。在OCTACS研究中，100名ACS患者被随机分为OCT引导或CAG引导下植入新一代药物洗脱支架，术后6个月随访发现OCT引导组支架内膜未覆盖率显著低于CAG引导组（4.3% *vs.* 9.0%）。ILUMIEN Ⅲ随机对照研究比较OCT引导、IVUS引导及CAG引导下的PCI疗效及预后，主要终点事件为PCI术后最小支架面积（minimum stent area，MSA）。OCT组MSA并不优于CAG组，但显著改善了支架膨胀最小/平均面积，减少了夹层、支架贴壁不良及错位的发生率。随机对照研究ILUMIEN Ⅲ比较了OCT引导与IVUS引导PCI的优劣，通过主要终点事件MSA对比显示OCT引导不劣于IVUS引导。多个随机对照研究均发现OCT和IVUS引导组最小和平均支架扩张面积亦相当，且显著优于CAG引导组；OCT引导较IVUS引导和CAG引导显著减少未处理的严重夹层（OCT 14% *vs.* IVUS 26% *vs.* CAG 19%）和支架贴壁不良（OCT 11% *vs.* IVUS 21% *vs.* CAG 31%）。荟萃分析显示IVUS或OCT引导可明显优化PCI，且较CAG引导PCI可显著降低PCI相关住院率和心血管疾病死亡率。

未来的研究需要将基于OCT的解剖损伤长度与CAG建议的"生理"损伤长度进行比较，在连续性或弥漫性狭窄冠状动脉中，检查OCT和生理引导联合应用对优化此类病变PCI的影响。在至少27%的病例中，支架置入后OCT评估可优化支架植入。支架膨胀不良、贴壁不良及错位、远端支架边缘夹层、相对管腔大小不匹配等是PCI术后发生不良事件的高危因素，IVUS和OCT均能检测到上述可纠正的支架或血管壁异常以便及时干预，随机对照研究数据显示OCT在检测支架错位、支架边缘夹层及血栓等方面较IVUS敏感。OCT能敏感地发现支架膨胀不良或支架边缘夹层，从而通过适当后扩张或附加支架预防这些不利风险。PCI术后相关问题的研究，如边缘内膜剥离、组织突起、血栓和错位已成为注册中心研究的主题。这些问题的发现与随后发生的不良事件之间的关系以及如何处理这些不良事件仍然没有定论。目前的ILUMIEN Ⅳ研究将有助于明确OCT更常检测到的支架边缘内膜剥离、贴壁不良或错位等情况的纠正是否会降低支架相关的不良事件。有研究认为急性支架贴壁不良或冠状动脉内膜剥离可能不需要纠正，因为它们与较高的心血管不良事件发生率无关，更多研究认为在高危人群或复杂病变中支架或血管壁类似问题的出现会导致心血管不良事件的发生。支架内组织脱垂或突起（通常定义为组织从内部挤出支架区域）可能包括病变突出或粥样硬化血栓物质的突出，IVUS或OCT均可能发现该现象，但OCT较IVUS更加敏感、准确。OCT检测到的支架内组织突起或脱垂分为3组：平滑的突出物（表示最小的血管损伤）、破裂的纤维组织突出（轻度血管损伤）和不规则突出（中度到重度血管损伤，极有可能发生内侧破裂和脂质核心穿透）。在这些模式中，不规则突出是一个独立的临床事件预测因子。

3. OCT在ACS临床干预中的作用 通过识别血栓和描绘斑块破裂或增生，OCT可用于识别ACS的病因和潜在机制，尤其是当CAG无法确定病因时。ST段抬高心肌梗死的病因是急性血栓形成，其上覆或邻近破裂的纤维帽（ruptured fibrous cap，RFC）。总的来说，OCT显示在所有潜在的急性心肌梗死病因中，50%以上病例中的斑块为RFC的斑块。与含RFC的斑块相比，具有致密纤维帽（intact fibrous caps，IFC）的斑块狭窄程度较轻，脂质含量较低，纤维帽较厚，脂肪弧较小，更常见于年轻患者，尤其是女性，没有心血管疾病家族史，也没有危险因素如吸烟等。与含IFC的斑块的ACS相比，合并RFC的ACS预后更差。IFCAS注册登记研究中对 IFC-ACS 患者不行支架植入仅仅积极抗血小板治疗显示结果良好，有研究发现对于部分斑块糜烂的患者，纤维斑块率更高，纤维帽更厚，斑块负荷和重构系数更小，使用抗栓治疗替代支架植入治疗，在 1 个月内能够有效减少血栓体积，增加血流截面面积，并且不增加不良缺血性事件的发生风险。但是，对 OCT 确定的 IFC-ACS 患者是否选择延迟常规支架置入或者不置入，还需要大规模的临床前瞻性研究。

4. OCT 可能在生物可吸收支架植入及随访中发挥作用 虽然 OCT 已经被广泛应用于永久性金属支架植入术并被大规模研究，但尚未被常规用于辅助生物可吸收支架植入术。由于生物可吸收材料的内在机械性限制以及设备的透射率等原因，以及后续随访时 CAG 可能无法准确判断支架和血管壁的真实情况，在生物可吸收支架的植入及随访中，OCT 可能发挥更重要的作用，但目前尚缺乏循证医学证据。

三、OCT 应用的局限

由于 OCT 穿透深度（1~2mm）比 IVUS（8~10mm）低，评估斑块体积或血管壁深层斑块的可视化可能并不容易。区分钙和脂质，特别是在有大量斑块负荷的情况下，可能是一个挑战。由于高信号衰减在血管壁上投下阴影，对红血栓下结构的检测也受到限制。OCT 检查需要清除血液，故对于血液清除困难的左主干病变检测欠佳。尽管一些 OCT 标准（包括形状和大小）已被建议用于区分组织和支架后血栓突出，但这种区分并不总是可行的。而且，斑块内巨噬细胞的存在引起的细微变化也不容易被察觉。识别来自光传播的各种伪影，OCT 导管的位置，以及与支架相关的运动和伪影，对于正确解释 OCT 图像均至关重要。

OCT 在冠状动脉介入诊治中相对其他影像学手段有一定的优势，也促进对斑块的干预手段的深入认识。随着研究的深入和循证医学证据的逐渐完善，正确有效地应用 OCT 获得丰富的信息指导将有助于优化冠状动脉介入治疗。

（查丽黄　余再新）

参考文献

[1] MINTZ G S. Clinical utility of intravascular imaging and physiology in coronary artery disease[J]. J Am Coll Cardiol, 2014, 64(2): 207-222.

[2] TEARNEY G J, REGAR E, AKASAKA T, et al. Consensus standards for acquisition, measurement, and reporting of intravascular optical coherence tomography studies: A report from the International Working Group for Intravascular Optical Coherence Tomography Standardization and Validation[J]. J Am Coll Cardiol, 2012, 59(12): 1058-1072.

[3] CHENG J M, GARCIA-GARCIA H M, DE BOER S P, et al. In vivo detection of high-risk coronary plaques by radiofrequency intravascular ultrasound and cardiovascular outcome: Results of the ATHEROREMO-IVUS study[J]. Eur Heart J, 2014, 35(10): 639-47.

[4] KOBAYASHI Y, OKURA H, KUME T, et al. Impact of target lesion coronary calcification on stent expansion[J]. Circ J, 2014, 78(9): 2209-2214.

[5] KARIMI GALOUGAHI K, SHLOFMITZ R A, BEN-YEHUDA O, et al. Guiding light: insights into atherectomy by optical coherence tomography[J]. J Am Coll Cardiol Intv, 2016, 9(22): 2362-2363.

[6] MAEJIMA N, HIBI K, SAKA K, et al. Relationship between thickness of calcium on optical coherence tomography and crack formation after balloon dilatation in calcified plaque requiring rotational atherectomy[J]. Circ J, 2016, 80(6): 1413-1419.

[7] KINI A S, MOTOYAMA S, VENGRENYUK Y, et al. Multimodality intravascular imaging to predict periprocedural myocardial infarction during percutaneous coronary intervention[J]. JACC Cardiovasc Interv, 2015, 8(7): 937-945.

[8] IKENAGA H, ISHIHARA M, INOUE I, et al. Longitudinal extent of lipid pool assessed by optical coherence tomography predicts microvascular no-reflow after primary percutaneous coronary intervention for ST-segment elevation myocardial infarction[J]. J Cardiol, 2013, 62(2): 71-76.

[9] WIJNS W, SHITE J, JONES M R, et al. Optical coherence tomography imaging during percutaneous coronary intervention impacts physician decision-making: ILUMIEN Ⅰ study[J]. Eur Heart J, 2015, 36(47): 3346-3355.

[10] KOYAMA K, FUJINO A, MAEHARA A, et al. A prospective, single-center, randomized study to assess whether automated coregistration of optical coherence tomography with angiography can reduce geographicmiss[J]. Catheter Cardiovasc Interv, 2019, 93(3): 411-418.

[11] ROMAGNOLI E, SANGIORGI G M, COSGRAVE J, et al. Drug-eluting stenting: the case for post-dilation[J]. JACC Cardiovasc Interv, 2008, 1(1): 22-31.

[12] KUME T, OKURA H, MIYAMOTO Y, et al. Natural history of stent edge dissection, tissue protrusion and incomplete stent apposition detectable only on optical coherence tomography after stent implantation-preliminary observation[J]. Circ J, 2012, 76(3): 698-703.

[13] CHAMIE D, BEZERRA H G, ATTIZZANI G F, et al. Incidence, predictors, morphological characteristics, and clinical outcomes of stent edge dissectionsdetected by optical coherence tomography[J]. JACC Cardiovasc Interv, 2013, 6(8): 800-813.

[14] KAWAMORI H, SHITE J, SHINKE T, et al. Natural consequence of post-intervention stent malapposition, thrombus, tissue prolapse, and dissection assessed by optical coherence tomography at mid-term follow-up[J]. Eur Heart J Cardiovasc Imaging, 2013, 14(9): 865-875.

[15] MINTZ G S. Why are we so concerned with acute incomplete stent apposition?[J] Eur Heart J Cardiovasc Imaging, 2015, 16(1): 110-111.

[16] PRATI F, ROMAGNOLI E, BURZOTTA F, et al. Clinical impact of OCT findings during PCI: the CLI-OPCI Ⅱ study[J]. JACC Cardiovasc Imaging, 2015, 8(11): 1297-1305.

[17] SOEDA T, UEMURA S, PARK S J, et al. Incidence and clinical significance of poststent optical coherence tomography findings: one-year follow up study from a multicenter registry[J]. Circulation, 2015, 132(11): 1020-1029.

[18] KERENSKY R A, WADE M, DEEDWANIA P, et al. Revisiting theculprit lesion in non-Q-wave myocardial infarction. Results from the VANQWISH trial angiographic core laboratory[J]. J Am Coll Cardiol, 2002, 39(9): 1456-1463.

[19] NISHIGUCHI T, TANAKA A, OZAKI Y, et al. Prevalence of spontaneous coronary artery dissection in patients with acute coronary syndrome[J]. Eur HeartJ Acute Cardiovasc Care, 2016, 5(3): 263-270.

[20] KANWAR S S, STONE G W, SINGH M, et al. Acutecoronary syndromes without coronary plaquerupture[J]. Nat Rev Cardiol, 2016, 13(5): 257-265.

[21] NICCOLI G, MONTONE R A, DI VITO L, et al. Plaquerupture and intact fibrous cap assessed by opticalcoherence tomography portend different outcomesin patients with acute coronary syndrome[J]. Eur Heart J, 2015, 36(22): 1377-1384.

[22] JIA H, DAI J, HOU J, et al. Effective antithromboticttherapy without stenting: intravascularoptical coherence tomography-basedmanagement in plaque erosion (the EROSION study)[J]. Eur Heart J, 2017, 38(11): 792-800.

[23] TEARNEY G J, REGAR E, AKASAKA T, et al. Consensus standards for acquisition, measurement, and reporting of intravascular opticalcoherence tomography studies: a report from the International Working Group for Intravascular Optical Coherence Tomography Standardization and Validation[J]. J Am Coll Cardiol, 2012, 59(12): 1058-1072.

冠状动脉易损斑块的识别与干预

急性冠脉综合征(acute coronary syndrome,ACS)是严重威胁人类生命健康的重大心血管疾病,是人类致死、致残的首要原因。尸检研究证实,易损斑块发生破裂或侵蚀导致急性冠状动脉内血栓形成是ACS发病的直接原因。"易损斑块"一词最早于20世纪80年代被提出,指容易发生破裂的斑块。病理上,大多数斑块破裂中都存在一种特殊的表型,即薄帽纤维粥样硬化斑块(thin-cap fibroatheroma,TCFA),其特征是斑块负荷大、正性重构、大的坏死核心、薄纤维帽、巨噬细胞聚集以及微通道的形成。

在过去的几十年时间里,随着冠状动脉腔内影像技术的飞速发展与临床应用,人们在识别与ACS相关的高危冠状动脉斑块特征方面做了大量工作并取得了许多重要的成果。冠状动脉腔内成像技术能够在体评估斑块成分和斑块负荷,识别与易损性增加相关的斑块特征,其检测的准确性在多项组织学成像验证研究中得到了充分证实。与此同时,多项前瞻性的大规模临床研究评估了冠状动脉腔内成像技术在识别易损斑块以及有心血管事件风险的患者方面的潜在价值。

一、易损斑块相关成分的腔内影像学特征

腔内影像技术可以对上述斑块易损性相关的指标进行精准的在体识别。光学相干断层成像(optical coherence tomography,OCT)以及血管内超声(intravascular unltrasound,IVUS)是目前应用最为广泛的两种腔内成像技术,由于其不同的成像机制,两种技术的成像特点不同,各有优劣。以下简要介绍易损斑块的主要影像学特征。

1. TCFA　OCT以其极高的分辨率,是目前唯一可在体检测纤维帽厚度来评价TCFA的腔内影像学技术。TCFA定义为脂质角度>90°且最薄纤维帽厚度<65μm的脂质斑块。脂质斑块在OCT上表现为边缘模糊、高背反射和强衰减区域。低信号区域表面覆盖的高信号带为纤维帽(图1,彩图见二维码11)。

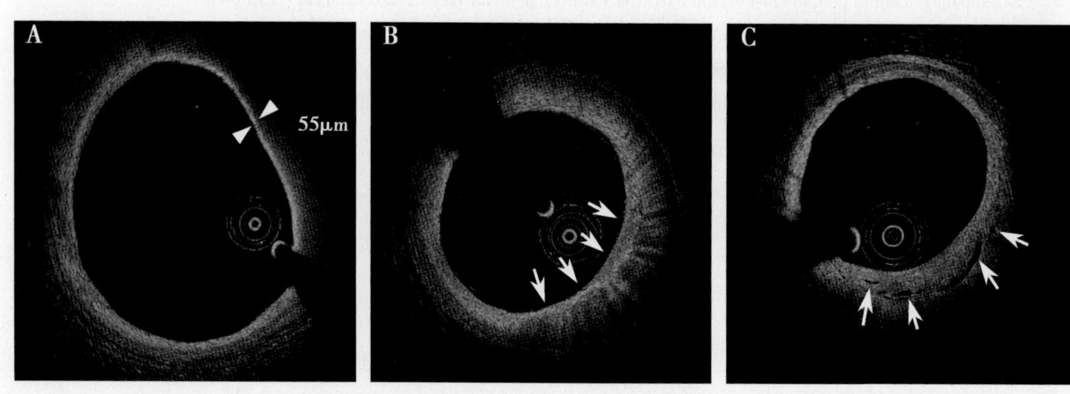

图1　易损斑块相关成分的OCT图像

A. 薄帽纤维粥样硬化斑块(纤维帽厚度为55μm);B. 巨噬细胞(箭头所示);C. 微通道(箭头所示)。

2. **巨噬细胞聚集** 巨噬细胞在OCT上表现为高反射、强衰减的点状或条带状结构(图1,彩图见二维码11)。研究表明,ACS患者冠状动脉斑块纤维帽的巨噬细胞密度显著高于稳定型心绞痛患者,罪犯病变部位的斑块纤维帽巨噬细胞密度高于非罪犯病变部位的斑块,破裂斑块的纤维帽巨噬细胞密度高于非破裂斑块。上述研究结果提示,OCT检测的斑块巨噬细胞浸润与临床表现、斑块稳定性密切相关。

3. **微通道** 微通道在OCT图像上的定义为能在连续多帧图像上被检测到的管状边界清晰的无信号区域(图1,彩图见二维码11)。一项利用OCT三维重建的研究则显示,于血管内走行的或呈珊瑚树状的微通道与斑块的不稳定性相关。此外,多项研究发现具有微通道的斑块纤维帽厚度更薄,在冠状动脉造影中的进展也更快。

4. **正性重构** IVUS借助其较大的成像穿透深度,可以评估整个血管壁的血管重构以及斑块负荷情况。血管正性重构定义为病变部位的外弹力膜区域大于参考血管的外弹力膜区域。研究发现,正性重构在ACS患者中较为常见,与斑块破裂以及血栓形成有关。

5. **斑块负荷** 斑块负荷的定义为IVUS检测下的斑块的横截面积/外弹力膜横截面积×100%,其代表的是斑块占外弹力膜面积的百分比。研究表明,斑块负荷增加与TCFA及未来心血管不良事件的发生密切相关。

二、易损斑块与临床事件的相关性

PROSPECT研究是第一项通过三支血管超声成像评估冠状动脉粥样硬化斑块自然病史并验证IVUS识别可能发生斑块进展并导致心血管事件的高危非罪犯病变有效性的前瞻性研究。研究共入选了697例ACS患者,平均随访时间为3.4年,结果显示,最小管腔面积≤4mm^2,斑块负荷≥70%,以及虚拟组织学IVUS检测到的TCFA表型是未来非罪犯相关主要不良心血管事件(major adverse cardiovascular events,MACE)的预测因素。由于IVUS的空间分辨率不足以显示薄纤维帽,虚拟组织学定义的TCFA为:血管内横断面积狭窄率超过40%、坏死核心占整体斑块面积10%以上而且靠近管腔并至少在3个连续的横断面出现。具有这些高危斑块特征的病变在3.4年的随访过程中引发事件的可能性是其他病变的11倍。然而,这三种高危斑块特征对MACE的阳性预测价值很低。

虚拟组织学IVUS成像在识别易损病变方面的不足主要归因于其检测方式的局限性。为克服这一缺点,研究人员提出了NIRS-IVUS联合成像。近红外光谱法(near infrared spectroscopy,NIRS)依赖于对近红外探头发射的反向散射光的光谱进行分析,该探头可提供动脉壁中胆固醇含量的相关信息并显示存在富脂质斑块的可能性。NIRS衡量脂质负荷的一个指标是脂质核心负荷指数(lipid-core burden index,LCBI),它的计算方法是黄色像素数/可用的总像素数×1 000(LCBI的范围为0~1 000)。NIRS-IVUS联合成像可以同时准确检测富脂质斑块以及管腔和斑块结构同时可视化管腔和斑块结构。到目前为止,有四项前瞻性研究表明可以使用LCBI或$LCBI_{4mm}$来预测未来MACE的发生,提示LCBI是MACE的强有力预测因子。

LRP研究是第一项大规模的前瞻性冠状动脉腔内影像研究,其主要研究目的是验证NIRS-IVUS检测易损斑块的有效性。该研究共纳入了在美国和欧洲等44个中心进行PCI检查的1 241例冠状动脉粥样硬化性心脏病患者的5 000余处病变,其中稳定型心绞痛占46.3%,ACS患者占53.7%,分别对其行两支或多支冠状动脉内NIRS-IVUS成像,并在2年随访时对患者水平和病变水平事件进行检测。病变水平的分析结果显示，富脂质斑块的存在（$LCBI_{4mm}$>400）与 MACE 事件的发生率增加有关（HR=4.11）。此外，调整后的患者水平分析结果显示，在 24 个月的随访过程中，最大 $LCBI_{4mm}$ 每增加 100 个单位，非罪犯病变相关 MACE 的风险增加 18%，最大 $LCBI_{4mm}$>400 的患者发生非罪犯病变相关 MACE 的风险增加 87%。类似地，Xing 等的一项国际多中心回顾性 OCT 研究表明，OCT 检测到的非罪犯病变富脂质斑块可以增加非罪犯相关 MACE 风险（图 2，彩图见二维码 12）。

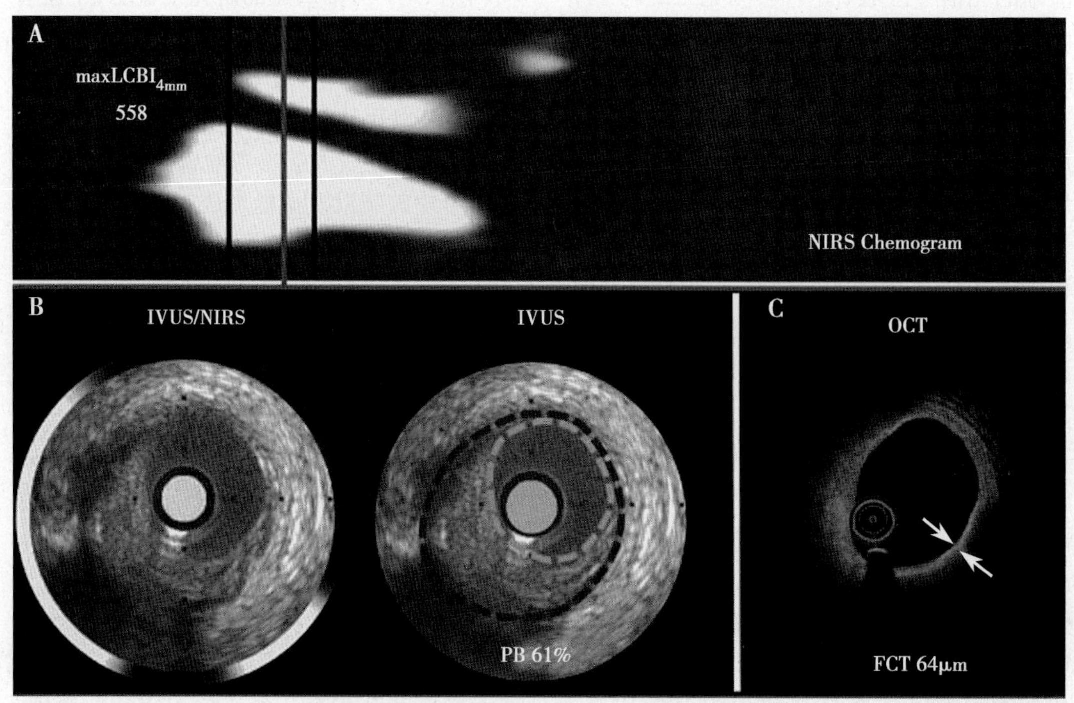

图 2　不同腔内影像模式对易损斑块的识别示例

A. NIRS 成像示例。黄色区域代表脂质，两黑色线条之间的区域是 LCBI 最大区域，值为 558。B. 与 A 相匹配的 NIRS/IVUS 及 IVUS 横截面图像，NIRS/IVUS 结果显示从 4 点方向到 11 点方向为脂质信号（6 点方向存在导丝伪像）。IVUS 可评估斑块负荷（红色虚线为 EEL，绿色虚线为管腔），斑块负荷为 61%。C. 与 A 和 B 匹配的 OCT 横截面图像，OCT 结果显示 3 点到 12 点之间为纤维帽，表现为高信号带，其后为强衰减的脂质成分。纤维帽厚度为 64μm。

三、基于易损斑块的心血管危险分层

目前，共有四项相关前瞻性研究对血管内成像在识别高危患者方面的潜在价值进行了探讨。ATHEROREMO-IVUS 研究共入选了 581 例有临床冠状动脉造影指征并行单支血管虚拟组织学 IVUS 成像的患者。研究发现，同时具有虚拟组织学 TCFA 以及较大斑块负荷（>70%）的患者在 1 年随访中 MACE 的发生率较高。由于此项研究中 MACE 的发生率较低，因此无法确实虚拟组织学 IVUS 是否可以在传统心血管临床危险因素的基础上增加对于 MACE 的预测价值。此外，LRP 研究以及 ATHEROREMO-NIRS 研究的亚组分析均显示，斑块组成（尤其是较大的 LCBI）与不良临床预后密切相关。此外，2020 年最新发表于 *European*

Heart Journal 的 CLIMA 研究是一项前瞻性的、多中心的注册登记研究。该研究共入选了来自 11 个中心的 1 003 例冠状动脉粥样硬化性心脏病患者，对其非罪犯病变相关的前降支近中段行基线 OCT 检查，定义 OCT 高危非罪犯斑块特征为同时满足最小管腔面积（minimal lumen area，MLA）<3.5mm^2、纤维帽厚度（fibrous cap thickness，FCT）<75μm、最大脂质角度 >180°以及巨噬细胞浸润。研究的主要终点为心源性死亡和/或靶血管心肌梗死。结果显示，具有 OCT 高危非罪犯斑块特征的患者其 12 个月随访时主要终点的发生率是没有高危非罪犯斑块特征患者的 7.54 倍。该研究首次前瞻性地揭示了 OCT 相关的冠状动脉高危斑块形态与再发重大心血管事件风险（心脏性死亡和心肌梗死）之间的相关性。

除了上述有创的冠状动脉腔内影像学检测手段之外，对高危斑块进行无创性评估具有操作风险较低等方面的优势，并显示出极好的阴性预测价值（表 1）。然而，冠状动脉计算机体层血管成像（computed tomography angiography，CTA）的阳性预测价值较低，限制了其在预测急性冠状动脉事件中的应用。

表 1 冠状动脉腔内影像与无创影像模式的预测价值汇总及对比

研究名称	成像方式	检测指标	研究终点	PPV	NPV
PROSPECT	IVUS，VH-IVUS	斑块负荷≥70%，MLA<4mm^2，VH-IVUS TCFA	MACE	17%	98%
ATHEROREMO-IVUS	IVUS，VH-IVUS	斑块负荷≥70%，MLA<4mm^2，VH-IVUS TCFA	MACE	23%	93%
PREDICTION	IVUS，剪切力	斑块负荷≥58%，剪切力 <1.0Pa	PCI	41%	92%
ATHEROREMO-NIRS	NIRS	最大 $LCBI_{4mm}$>43	MACE	17%	96%
CLIMA	OCT	MLA<3.5mm^2，FCT<75μm，最大脂质角度 >180°，巨噬细胞浸润	MACE	19%	97%
PROMISE	CTA	高危斑块	MACE	6%	98%

注：PPV：阳性预测值；NPV：阴性预测值；PCI：经皮冠状动脉介入治疗；MACE：主要不良心血管事件，包括心源性死亡以及靶病变心肌梗死等，其在上述不同研究中的具体定义可能存在差异，详见参考文献。

四、总　　结

上述研究结果证明了血管内成像在检测易损斑块方面的巨大潜力，同时也说明了其具有一定的局限性。目前，仍有多项易损斑块检测相关的前瞻性随机对照研究正在进行中（COMBINE OCT-FFR，NCT02989740；PROSPECT Ⅱ，NCT02171065；PREVENT，NCT02316886），相关研究结果的公布将有助于我们更加全面深入地认识冠状动脉易损斑块，为其干预策略的制定提供重要依据。

在识别易损斑块的基础上对其特征进行整合及构建危险分层，有助于我们早期发现潜在的高危斑块及患者并指导其进行改变生活方式与合理用药等二级预防治疗，从而改善冠状动脉性心脏病患者的临床预后。

（何路平　贾海波　于波）

参 考 文 献

[1] 于波，方唯一，陈韵岱，等．光学相干断层成像技术在冠心病介入诊疗领域的应用中国专家建议[J]. 中华心血管病杂

志,2017,45(1):5-12.

[2] 血管内超声在冠状动脉疾病中应用的中国专家共识专家组．血管内超声在冠状动脉疾病中应用的中国专家共识(2018)[J]. 中华心血管病杂志,2018,46(5):344-351.

[3] JOHNSON T W,RÄBER L,DI MARIO C,et al. Clinical use of intracoronary imaging. Part 2:acute coronary syndromes, ambiguous coronary angiography findings,and guiding interventional decision-making:an expert consensus document of the European Association of Percutaneous Cardiovascular Interventions[J].Eur. Heart J,2019,40(31):2566-2584.

[4] STONE G W,MAEHARA A,LANSKY A J,et al. A prospective natural-history study of coronary atherosclerosis[J].N Engl J Med,2011,364(3):226-235.

[5] OEMRAWSINGH R M,CHENG J M,GARCÍA-GARCÍA H M,et al. Near-infrared spectroscopy predicts cardiovascular outcome in patients with coronary artery disease[J]. J Am Coll Cardiol,2014,64(23):2510-2518.

[6] WAKSMAN R. Assessment of coronary near-infrared spectroscopy imaging to detect vulnerable plaques and vulnerable patients. The lipid-rich plaque study [M]. San Diego,CA:Transcatheter Cardiovascular Theurapeutics,2018:21-25.

[7] XING L,HIGUMA T,WANG Z,et al. Clinical significance of lipid-rich plaque detected by optical coherence tomography:A 4-year follow-up study[J]. J Am Coll Cardiol,2017,69(20):2502-2513.

[8] SONNEVELD M A,CHENG J M,OEMRAWSINGH R M,et al. Von Willebrand factor in relation to coronary plaque characteristics and cardiovascular outcome. Results of the ATHEROREMO-IVUS study[J]. Thromb Haemost,2015,113(3):577-584.

[9] STONE P H,SAITO S,TAKAHASHI S,et al. Prediction of progression of coronary artery disease and clinical outcomes using vascular profiling of endothelial shear stress and arterial plaque characteristics:the PREDICTION Study[J]. Circulation,2012,126(2):172-181.

[10] PRATI F,ROMAGNOLI E,GATTO L,et al. Relationship between coronary plaque morphology of the left anterior descending artery and 12 months clinical outcome:the CLIMA study[J]. Eur Heart J,2020,41(3):383-391.

[11] DOUGLAS P S,HOFFMANN U,PATEL M R,et al. Outcomes of anatomical versus functional testing for coronary artery disease[J]. N Engl J Med,2015,372(14):1291-1300.

冠状动脉生理学评估方法的应用与现状

缺血性心脏病是世界范围的严重疾病负担之一。在当前的临床实践中，其诊断以及血运重建治疗策略的制定，主要依靠冠状动脉（简称冠脉）的影像信息。然而，大体影像提供的解剖信息和腔内影像提供的组织学信息都不能直接判断流经狭窄动脉的血流量是否充足，因为径向狭窄程度只是影响血流量的因素之一，其他因素，诸如病变长度、侧支血供情况、下游供血心肌的质量和存活程度等也具有关键作用。而冠脉血流量的维持和提升，才是药物治疗以及血运重建的根本目的。因此，缺乏冠脉生理评估而盲目进行的血运重建，不但在患者个体层面影响疾病预后，也造成国民医保支出整体层面的资源浪费。本文将从三个方面简述必要的相关知识。

一、相关参数的意义以及简史

理论上，血流量的绝对值是判断心肌缺血的最直接证据，然而这一参数受到诸多因素如心率、血压、心肌质量、心脏射血能力等影响，目前缺乏合适的诊断界值。为此，很多学者曾尝试将血流量进行数值形式的变换，早在20世纪70年代就有学者提出了冠脉血流储备（coronary flow reserve，CFR）这一概念，尽管其指导经皮冠状动脉介入治疗（percutaneous coronary intervention，PCI）的效果欠佳，但这种比率转换的形式启发了血流储备分数（fractional flow reserve，FFR）的产生，其指导PCI的有效性被许多大型随机对照研究证实。然而，受限于扩血管药物不良反应和特殊耗材的费用，FFR的实际临床使用率并不高。为解决扩血管药物不良反应的问题，近年来一些非充血压力比值（non-hyperemic pressure ratios，NHPRs）逐渐受到重视，这其中，瞬时无波比率（instantaneous wave-free ratio，iFR）指导PCI的效果被证实不劣于FFR。而且，目前多数在研的NHPR与iFR存在数值上的强相关性，具有一定潜力。与此同时，为消除耗材的费用，流体力学工程师使用冠脉血管影像成功实现了FFR的模拟计算，数据拟合度及诊断准确性可以满足临床需求，但仍有进步空间。

值得一提的是，FFR以及类似的压力参数只能评估心外膜大动脉内的斑块对于血流量的影响程度，无法评估冠脉微循环。所以在很多临床研究中，将FFR阳性默认为心肌缺血的金标准这一做法实际上极不严谨。冠脉微循环评估体系仍在发展中，近年来取得了较大进步。目前我们认识到，冠脉微循环的功能障碍（coronary micro-vascular dysfunction，CMD）不但是心肌灌注的独立影响因素，也对上游心外膜动脉的生理评估参数的准确性产生着巨大影响。

二、相关参数的测算和注意事项概述

（一）冠脉血流储备（CFR）

CFR=充血状态下冠脉血流量/静息状态下冠脉血流量。CFR是许多无创检查如正电子发射体层成像（positron emission tomography，PET）、单光子发射计算机体层显像（single photon emission computed tomography，SPECT）、心脏磁共振灌注成像（cardiac magnetic resonance perfusion imaging)、计算机体层扫描灌注成像(computed tomography perfusion imaging, CTP),心肌超声造影(myocardial contrast echocardiography, MCE)等,以及有些有创设备如压力多普勒导丝、压力温度导丝等,用来定量评估冠脉生理功能的重要参数之一。CFR 相对于 FFR 的优势在于能够反映包括心外膜大血管和心肌间微循环在内的冠脉血供全貌。相关研究证实 CFR 具有额外的预后指导意义。

但这一参数至今仍缺乏明确的诊断界值。原因有多方面,其中很重要的一点是 CFR 的变异性较大,受到患者心率、血压、心肌收缩力等许多因素影响,不同设备测量 CFR 值也存在差异。为克服 CFR 的变异性,近年来有学者提出冠脉血流流通能力(coronary flow capacity, CFC)这一概念,是一种以 CFR 和冠脉绝对血流量为横纵坐标的二维地图样风险分层工具,但客观上使得心肌缺血的诊断变得更加复杂,临床指导意义有限。

(二) 血流储备分数(FFR)

传统意义上的"有创"FFR 需要借由压力导丝来完成测算,FFR= 充血状态下狭窄远端压力 / 充血状态下狭窄近端压力,而借由流体力学模拟软件使用冠脉影像计算所得的"无创"FFR 的基本表达公式并无不同,只不过压力值是通过精准识别边界条件、合理化建模计算而来。这一比值实际上是"管腔存在狭窄时冠脉最大血流量",占"无狭窄理论状态下最大血流量"的百分比的变换形式,是特异性反映管腔局部狭窄对血流量影响的参数。FFR 变异性较小,可重复性高,在目前国内外血运重建指南中均获得了 I A 推荐级,其诊断界值经过多项大型研究论证,目前确定为 0.80。

FFR 测量的操作比较简单,除偶尔出现校零不准、鞭梢效应、信号漂移等一些硬件问题外,临床可行性极好,被奉为心肌缺血诊断的"金标准",不过,FFR 也有一些缺陷需要警惕,下面进行部分简述。

1. FFR 的理论基础 FFR 的一个重要理论基础,是假设上游狭窄"不会"影响充血状态下远端微循环状态。然而关于上游心外膜动脉狭窄是否导致下游微循环发生结构性重塑这一问题,至今没有定论。但比较明确的是,伴发 CMD 将使微循环阻力升高,跨病变压降缩小,FFR 的值偏高,可能导致漏诊。主要发生在以下两种情况:

(1) 合并原发性微循环障碍:冠心病危险因素也会影响冠脉微循环,导致功能障碍。受限于当前微循环检查手段,冠心病合并原发性 CMD 的患者患病率目前并无定论。有小样本观察性研究显示冠心病患者近 50% 合并微循环障碍,然而鉴于当前微循环评估手段仍不完善(见后文),这类结果需要谨慎对待。

(2) 合并继发性微循环障碍:多发但极易被忽略的是急性冠脉综合征(acute coronary syndrome, ACS)患者合并的 CMD。实际上,从冠脉造影中直接观察到的无复流现象只是其中一种情况,相关研究显示 ACS 合并 CMD 患者的造影可能并不呈现帧数的增加,CMD 在 ACS 患者中的总并发率可能高达 50%,使 FFR 呈假性升高,而这正是 FFR 无法用来指导急性心肌梗死患者罪犯血管 PCI 治疗的原因之一。

2. 冠状静脉静水压 FFR 的计算公式中为了临床可行性和计算便利性,将冠状静脉的静水压(hydrostatic pressure)简化为 0,这一简化对于多数患者并无影响。但是在某些充血性心衰的患者中,这一简化会导致计算误差。

3. 充血诱发药物 目前常用的充血状态诱发药物是腺苷。这是一种血管平滑肌特异性扩张药物,作用效果强,持续时间短。不良反应常见为呼吸急促、面部潮红、心动过速等,罕见为传导阻滞等。临床上为了减少不良反应的发生,有时采用冠脉内给药,然而这种方式会造成血管扩张不充分，导致 FFR 值偏高，继而漏诊。

（三）以瞬时无波比率（iFR）为代表的非充血压力比值（NHPR）参数

早在 2010 年就有学者指出静息状态下狭窄远端压力（Pd）/ 主动脉压力（Pa）的比值与 FFR 具有强相关性。后于 2012 年 Sen 等提出 iFR 这一参数的概念，即通过压力多普勒导丝获取的双信号图形可以计算出冠脉血管阻力稳定在最小值的无波间期，iFR= 这一间期内的 Pd/Pa 值。经 DEFINE-FLAIR 和 iFR-SWEDEHEART 两项大型、多中心、随机对照研究证实，iFR 指导 PCI 的效果不亚于 FFR。目前这一参数在欧洲指南中获得了与 FFR 同等级的推荐。iFR 作为 FFR 的替代参数，其最大优势在于免于扩血管药物的使用。此外，有研究称 iFR 在判断串联病变的血流动力学意义方面优于 FFR。这一多普勒压力导丝获取的流速、压力信息，还可以用来实现微循环状态的评估，诸如测量充血微循环指数，通过压力流速环线图求解微循环瞬时充血舒张速度压力斜率（instantaneous hyperemic diastolic velocity-pressure slope，IHDVPS）、零流量压力（zero-flow pressure，Pzf）以及生成波强度分析（wave intensity analysis，WIA）曲线判断灌注效率，具有很好的数据挖掘潜力。遗憾的是这种特制导丝目前退出了中国市场。

不过值得欣慰的是，许多其他思路的 NHPR 经过试验，也得出了令人满意的诊断准确性和指导 PCI 的效果。这其中，静息全周期比率（resting full-cycle ratio，RFR）以及舒张期压力比值（diastolic pressure ratio，dPR）已经显示出与 iFR 具有极强的相关性，并已证实其指导 PCI 的短期效果不亚于 iFR。然而，这些参数的计算需要额外的软件辅助运算，笔者未能在文献中查询到运算速度等关键信息。

（四）微循环功能状态评估参数

目前的影像技术尚无法实现人类在体心脏微循环的成像。因此，心脏微循环功能只能单纯依赖各类检查手段获取的生理参数进行评估。

1. **有创手段** 特制有创设备可以获得微循环评估参数。目前主要依靠两种搭载不同传感器的特殊导丝来实现。

(1) 温度压力导丝：导丝搭载一个压力感受器和两个固定距离的温度感受器，可以求导出充血状态下通过指引导管弹丸式推注的 3ml 室温盐水的平均传导时间（mean transmission time，T_{mn}），T_{mn} 与血流量呈反比，因此依据欧姆定律，阻力（R）= 压力（P）/ 流量（F），衍生出微循环阻力指数（index of microcirculatory resistance，IMR）=P × T_{mn}。IMR 的主要问题在于变异性较高，原因包括，用以求解 T_{mn} 的温度曲线可能会受到手动推注的影响等。但临床上难以识别，因此一般要求实际测量过程需重复 3 次以上，取平均值。此外，IMR 实际上会受到微循环上游心外膜大血管狭窄的影响，导致测量值偏高，在无法测量侧支楔压的临床实践中，需要对 IMR 直接测量值使用公式校正。尽管如此，IMR 的操作相对简单，临床可行性较好，相关研究较多，尤其在 ACS 后合并 CMD 的判断这一领域，目前认为 IMR>40U 是预后不良的独立危险因素。但是，IMR 对于非 ACS 情景下 CMD 的诊断，目前仍无明确界值，多数研究采取的是入组人群数据的上下四分位数，因此严格来讲，尚且不能使用 IMR 在稳定性胸痛患者中严格诊断 CMD，同时，对于使用这个标准来定义 CMD 的研究结果也要谨慎接受。

(2) 多普勒压力导丝（目前国内无法获取）：导丝头端多普勒传感器可以直接测算冠脉血流的矢量速度用以反映流量。测算所得阻力指数名为充血微循环阻力（hyperemic microvascular resistance，HMR），即 HMR= 远端压力（P）/ 平均峰值速度（average peak velocity，

APV)。尽管 HMR 同样受到上游心外膜大血管狭窄的影响，但一些研究显示 HMR 对 CMD 的诊断性能上可能优于 IMR，并且如上文所述，使用获得的速度压力信息还可以计算其他参数辅助判断微循环功能状态。多普勒传感器最大的问题在于速度信息的采集受到导丝头端位置的影响，并且存在低估湍流速度的可能性。

2. **无创手段** 无创影像可以在排除心外膜大动脉严重狭窄后，使用相应灌注成像获取的 CFR 评估冠脉微循环。值得注意的是，除了上文提到的 CFR 缺乏有效诊断界值这一问题以外，无创影像获取 CFR 的过程也会带有不同程度的误差。简单来讲，尽管不同的无创影像技术都使用对比剂稀释原理，根据各自不同的对比剂代谢动力学曲线，计算相应的单位质量心肌血流量(myocardial blood flow，MBF)，再根据充血状态 MBF/ 静息状态 MBF 计算 CFR；但是其物理模型不尽相同，求解精度也不可同日而语。PET 的对比剂研究证据较多，相应计算模型的精度较好，但是 PET 的检查费用昂贵，辐射量大，影像的空间分辨率欠理想，因此目前影像学家一直在尝试使用 MRI 和 CTP 等手段进行替代。但是，心脏 MRI 灌注成像需要使用含钆对比剂，肾毒性较大，代谢动力曲线表现欠佳。而 CTP 这一技术对于硬件要求极高，所需要的双源 CT 或者 256 排 CT 造价高昂。相比之下，MCE 硬件门槛相对较低，但如同其他超声技术一样，超声技师的探头操作水平可能对准确性产生影响。

三、临床现状和前景展望

冠脉生理学评估目前仍没有受到足够重视。

在心外膜大血管狭窄评估方面，以 FFR 为例，尽管已经被列入各个学会的 I 类推荐，但实际使用率并不高。以 FFR_{CT}、QFR、FFRangio 为代表的无创 FFR 可能成为未来临床上血运重建决策的得力工具，但目前来看，这些软件使用的物理模型还远远不够完美，尚无法准确模拟血管血流交互作用以及微循环阻力变化情况，计算速度也有待提升。

在冠脉微循环评估方面，当前临床上对于 CMD 的诊断仍以排除性诊断为主，因此效率不高。实际上对于稳定性胸痛患者的 CMD 诊断，功能逐渐多样化的心脏 CT 检查技术，有着巨大潜力。如，CTA+CTP 两项技术的组合，不但可以用来验证心外膜大冠脉狭窄的诊断准确性，也可以用来排查 CTA 正常的患者是否呈现灌注缺损或者微循环参数异常。但目前国内具备基本硬件条件的中心屈指可数，绝大多数医院只能获取冠脉 CTA，但由于缺乏必要的动态流速或流量信息，暂时无法使用血流动力学软件计算相关微循环指标。而对于不稳定性胸痛患者，由于其首诊使用的冠脉影像极有可能是冠脉造影而非心脏 CT，因此充分利用冠脉造影的数据，对现有微循环参数进行仿生计算，可以大幅减少 CMD 的漏诊。目前有研究进行了初步尝试，但其物理模型缺陷较大。

最后，我们也要清醒地认识到，尽管冠脉生理学具有重要意义，与其他能够以术中病理作为诊断金标准的专科相比，心血管领域现阶段任何形式的参数都无法精准反映心肌需氧量和实际供氧量之间的差异。即使是当前获得了ⅠA 类推荐的 FFR，更多是靠着指导 PCI 的效果间接佐证的，其生理意义的理论解读并不优于其他比值变换形式的参数，而 iFR 的成功，也间接验证了这一逻辑。正如冠脉生理学家 Gould 所说，临床使用的生理学评估模型为了实用性，都是满布瑕疵的。因此，在重视冠脉生理评估的同时，也应该对这些参数的缺陷有足够认识，持续探索新参数并优化现有参数，才能更好地造福患者。

（董士铭　梁春）

参考文献

[1] TOPOL E J, NISSEN S E. Our preoccupation with coronary luminology: The dissociation between clinical and angiographic findings in ischemic heart disease[J]. Circulation, 1995, 92(8): 2333-2342.

[2] HALON D A. Can angiography predict physiology? [J]. Int J Cardiol, 2018, 270: 74-75.

[3] NEUMANN F J, SOUSA-UVA M, AHLSSON A, et al. 2018 ESC/EACTS Guidelines on myocardial revascularization[J]. Eur Heart J, 2019, 40(2): 87-165.

[4] MEJÍA-RENTERÍA H, LEE J M, LAURI F, et al. Influence of microcirculatory dysfunction on angiography-based functional assessment of coronary stenoses[J]. JACC Cardiovasc Interv, 2018, 11(8): 741-753.

[5] DE HOEF T P, VAN LAVIEREN M A, DAMMAN P, et al. Physiological basis and long-term clinical outcome of discordance between fractional flow reserve and coronary flow velocity reserve in coronary stenoses of intermediate severity[J]. Circ Cardiovasc Interv, 2014, 7(3): 301-311.

[6] GOULD K L, JOHNSON N P. Coronary physiology beyond coronary flow reserve in microvascular angina: JACC state-of-the-art review[J]. J Am Coll Cardiol, 2018, 72(21): 2642-2662.

[7] MIN J K, TAYLOR C A, ACHENBACH S, et al. Noninvasive fractional flow reserve derived from coronary CT angiography: clinical data and scientific principles[J]. JACC Cardiovasc Imaging, 2015, 8(10): 1209-1222.

[8] CORCORAN D, YOUNG R, ADLAM D, et al. Coronary microvascular dysfunction in patients with stable coronary artery disease: The CE-MARC 2 coronary physiology sub-study[J]. Int J Cardiol, 2018, 266: 7-14.

[9] NICCOLI G, SCALONE G, LERMAN A, et al. Coronary microvascular obstruction in acute myocardial infarction[J]. Eur Heart J, 2016, 37(13): 1024-1033.

[10] PERERA D, BIGGART S, POSTEMA P, et al. Right atrial pressure: Can it be ignored when calculating fractional flow reserve and collateral flow index? [J]. J Am Coll Cardiol, 2004, 44(10): 2089-2091.

[11] MURTAGH B, HIGANO S T, LENNON R J, et al. Role of incremental doses of intracoronary adenosine for fractional flow reserve assessment[J]. Am Heart J, 2003, 146(1): 99-105.

[12] SEN S, ESCANED J, MALIK I S, et al. Development and validation of a new adenosine-independent index of stenosis severity from coronary wave-intensity analysis: Results of the ADVISE (ADenosine Vasodilator Independent Stenosis Evaluation) study[J]. J Am Coll Cardiol, 2012, 59(15): 1392-1402.

[13] DAVIES J E, SEN S, DEHBI H M, et al. Use of the instantaneous wave-free ratio or fractional flow reserve in PCI[J]. N Engl J Med, 2017, 376(19): 1824-1834.

[14] GOTBERG M, CHRISTIANSEN E H, GUDMUNDSDOTTIR I J, et al. Instantaneous wave-free ratio versus fractional flow reserve to guide PCI[J]. N Engl J Med, 2017, 376(19): 1813-1823.

[15] NIJJER S, SEN S, PETRACO R, et al. The Instantaneous wave-Free Ratio (iFR) pullback: a novel innovation using baseline physiology to optimise coronary angioplasty in tandem lesions[J]. Cardiovasc Revasc Med, 2015, 16(3): 167-171.

[16] LEE J M, CHOI K H, PARK J, et al. Physiological and clinical assessment of resting physiological indexes[J]. Circulation, 2019, 139(7): 889-900.

[17] YONG A, LAYLAND J, FEARON W F, et al. Calculation of the index of microcirculatory resistance without coronary wedge pressure measurement in the presence of epicardial stenosis[J]. JACC Cardiovasc Interv, 2013, 6(1): 53-58.

[18] TEUNISSEN P F, DE WAARD G A, HOLLANDER M R, et al. Doppler-derived intracoronary physiology indices predict the occurrence of microvascular injury and microvascular perfusion deficits after angiographically successful primary percutaneous coronary intervention[J]. Circ Cardiovasc Interv, 2015, 8(3): e001786.

[19] DEWEY M, SIEBES M, KACHELRIES M, et al. Clinical quantitative cardiac imaging for the assessment of myocardial ischaemia[J]. Nat Rev Cardiol, 2020, 17(7): 427-450.

[20] JOHNSON N P, KIRKEEIDE R L, GOULD K L, et al. History and development of coronary flow reserve and fractional flow reserve for clinical applications[J]. Interv Cardiol Clin, 2015, 4(4): 397-410.

冠状动脉介入影像功能学技术：从 QFR 到 UFR、OFR

血流储备分数（fractional flow reserve，FFR）是评估冠状动脉供血的功能学“金标准”。FFR 是测量充血状态流经心肌的最大血流量与心外膜冠脉健康时可能流经心肌的最大血流量之比，近似等于冠状动脉狭窄远端压（Pd）除以主动脉压（Pa）。目前，在稳定性冠心病中应用 FFR 作为检查手段的证据等级是最高，《2011 美国心脏病学会基金会 / 美国心脏协会 / 美国心血管造影和介入联合会经皮冠状动脉介入治疗指南》对 FFR 作Ⅱa 类推荐，证据等级为 A，《2014 欧洲心脏病学会欧洲心胸外科协会心肌血运重建指南》和《中国经皮冠状动脉介入治疗指南(2016)》FFR 推荐Ⅰ类(A 级)。研究显示，经皮冠状动脉介入治疗（percutaneous coronary intervention，PCI）中应用 FFR 可以改善患者预后，且减少支架植入的数量，降低治疗费用。但是 FFR 在大多数地区仍使用不足。近年发展的多种利用介入影像计算冠脉功能学参数的方法，可能推动介入功能学技术的应用。

一、基于冠脉造影的生理学评估

冠脉介入造影成像空间分辨率比无创影像检查显著提高，但基于冠脉造影预测具有血流动力学意义的冠脉狭窄的准确度有限，患者的 FFR 与定量冠脉造影（QCA）诊断不一致。近年来基于冠脉造影三维重建与血流动力学分析的 FFR 计算方法被提出并获得广泛的临床验证，显著提升了冠脉造影的诊断性能。血管重叠、短缩或造影剂充盈不佳等冠脉造影影像缺陷限制基于冠脉造影计算 FFR 的可行性与准确度，使用标准冠脉造影采集方法能够提高计算成功率。

1. **基于旋转冠脉造影的 vFFR（virtual FFR）** Morris 等利用旋转冠脉造影影像三维重建冠脉血管并结合瞬态三维 CFD 方法计算 FFR（virtual FFR，vFFR）。利用两个投照体位互相垂直的造影图像可重建三维冠脉模型。利用瞬态三维 CFD 方法求解冠脉血流动力学方程，获得三维血管压力与血流分布，从而求得靶血管的 FFR 值。由于 vFFR 基于临床上普及度较低的旋转血管造影影像，限制了其在临床上的推广。对患者微循环进行准确建模也具有较大难度，目前以大量患者微循环阻力与顺应性数据的平均值作为参数计算，对于特殊患者群体如微循环障碍患者可能不再适用。

2. **FFR_{QCA}** 2014 年涂圣贤等利用三维定量冠脉造影（quantitative coronary angiography，QCA）对两个投照角度 >25° 的造影进行三维重建，并结合心肌梗死溶栓（Thrombolysis In Myocardial Infarction，TIMI）数帧法获得平均血流速度计算 FFR 数值（FFR_{QCA}）。但是，由于 FFR_{QCA} 计算需要采用药物诱导最大充血状态下采集的冠状动脉造影，加上 CFD 仿真方法需要采用复杂的有限元分析，且需要重建出所有分支血管，临床应用的便利性仍显不足。

3. **FFRangio** 以色列 Cathwork 公司研发血流动力学方程代替 CFD 方法计算 FFR 的方法（FFRangio）。利用三个或以上冠脉造影影像重建三维冠脉树，估算正常冠脉的基线血流量。根据血管的直径和长度估算出血流的阻力,将各段阻力以电阻表示并连接成电路系统,通过求解电路系统可求得狭窄血管中最大冠脉血流量,将其与假设正常血管段中最大血流量相比即得 FFRangio 值。FAST-FFR 研究表明,以压力导丝测量的 FFR 为金标准,导管室中 FFRangio 的诊断表现达到预设标准,且优于传统三维 QCA。

4. vFFR(vessel FFR)　Masdjedi 等基于两幅投照角度大于 30°的造影重建三维 QCA 和流体力学方程计算 FFR(vessel FFR,vFFR)。根据既往临床经验数据确定患者最大充血血流量,从静息主动脉压和三维 QCA 重建出的血管几何结构获得充血血流,作为后续计算的边界条件。病变处压力下降的计算基于压降与血流关系的经验公式,基于病变处的压降可求得血管 FFR。然而,尚无研究验证 vFFR 在导管室中的可行性与诊断表现。

5. QFR　2016 年涂圣贤等提出基于冠脉造影快速计算 FFR 的新方法——定量血流分数(QFR),并集成到上海博动医学影像科技公司的 AngioPlus 系统与荷兰 Medis 公司的 QAngio XA 3D 软件中。该方法基于两个投照角度 >25°的常规冠脉造影数据,无需重建分支血管,无需采用复杂的 CFD 仿真,可计算出重建血管每个位置的 FFR 数值。该方法结合血管腔的形态变化与下游供应心肌所需要的血流量计算出冠脉病变血管段的压力下降,进而得到血管远端压力和近端压力的比值,即 QFR(图 1,彩图见二维码 13)。病变弥漫和斑块偏心等因素均会增加血管内压降,使得 QFR 降低。根据充血血流速度的获取条件不同,计算 QFR 的模型分为三种:①固定血流模型(fixed-flow QFR,fQFR),以既往临床患者数据所得平均血流速度(0.35m/s)作为血流边界条件计算 QFR;②造影剂血流模型(contrast-flow QFR,cQFR),通过从常规冠脉造影影像中利用 TIMI 数帧法计算造影剂充盈速度,再通过数学模型转化为充血血流速度计算 QFR;③诱导充血血流模型(adenosine-flow QFR,aQFR),通过测量药物诱导充血状态冠脉造影所示血流速度计算 QFR。FAVOR Pilot 研究表明,相比于 fQFR,cQFR 和 aQFR 与 FFR 的一致性更高,但 cQFR 与 aQFR 诊断表现差异没有统计学意义,考虑到 cQFR 计算不需要药物诱导最大充血,使用更简便,推荐 cQFR 用于临床。

二维码13

前瞻性研究表明在导管室中测量 QFR 高度可行,平均总分析时间(包括手动操作)小于 5 分钟,显著小于 FFR 的测量时间。另外,遵循相同的标准操作流程进行 QFR 分析,两个核心实验室之间 QFR 分析的差异为(0.004 ± 0.030),表明遵守同样的标准操作流程进行 QFR 分析具有很好的可重复性。

QFR 是目前基于造影的 FFR 技术中临床验证最为充分的。以 FFR 为金标准,QFR 在诊断有血流动力学意义的狭窄与 FFR 诊断的一致性在 83%~94%(表 1)。FAVOR Ⅱ China 研究表明,导管室中 QFR 的诊断精度达到 92.7%,显著优于传统二维 QCA。在微循环障碍患者(IMR>23U)和陈旧性心肌梗死供血血管,QFR 和 FFR 的一致性有所降低。对前瞻性 QFR 研究的综合分析表明,糖尿病和严重病变(低 FFR 数值,高直径狭窄率)是 QFR 和 FFR 差异增大(±0.10)的独立预测因素。

对 SYNTAX Ⅱ研究的回顾性分析表明,基于 QFR 的功能学 SYNTAX 评分比传统的解剖学 SYNTAX 评分能更好地预测以患者为导向的复合终点(patient-oriented composite endpoint,POCE)[AUC 0.68(0.50~0.87)比 0.56(0.37~0.75),P=0.002],而基于瞬时无波比值(instantaneous wave-free ratio,iFR)融合 FFR 获得的 SYNTAX 评分则不优于解剖学 SYNTAX 评分[AUC 0.62(0.42~0.82)vs. 0.56(0.37~0.75),P=0.16]。

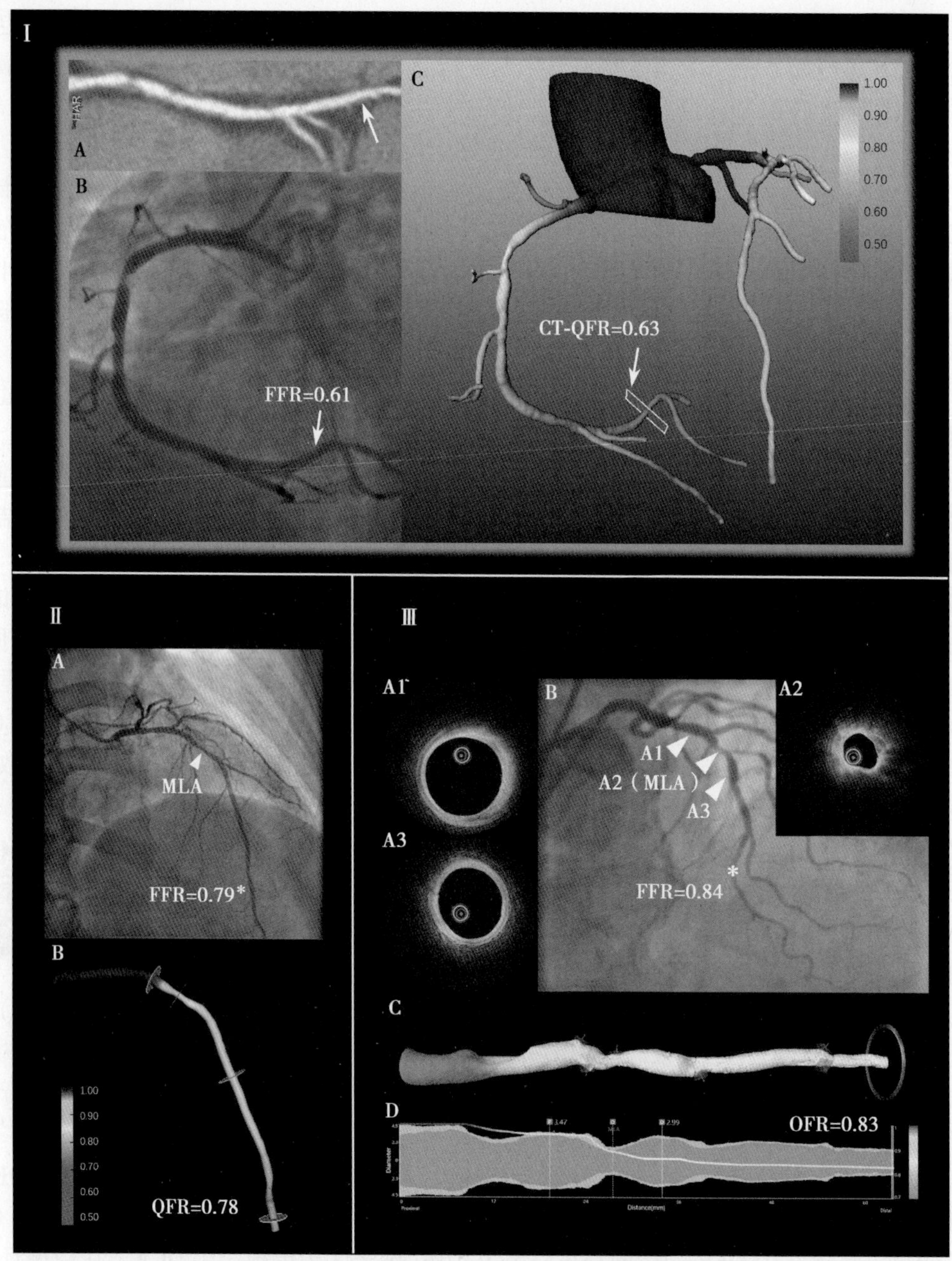

图 1　基于冠脉 CTA、冠脉造影和 OCT 影像计算 FFR 的示例

Ⅰ. 基于冠脉 CTA 影像进行 FFR 计算：A.CTA 影像显示一例右冠状动脉近端存在病变；B. 冠脉造影显示该右冠状动脉近端存在病变，远端 FFR 测量值为 0.61（箭头位置）；C. 基于冠脉 CT 造影影像进行冠脉树三维重建与 CT-QFR 分析，计算得到右冠状动脉与 FFR 测量位置相同处 CT-QFR 值为 0.63。

Ⅱ. 结合三维定量冠脉造影和 TIMI 数帧进行 FFR 计算：A. 冠脉造影显示前降支中段存在病变，远端 FFR 测量值为 0.79（星号位置）；B. 三维冠脉血管重建与伪彩表示的血流动力学计算压力结果，血管远端 cQFR 值为 0.78（白色圆盘表示）。

Ⅲ. 从 OCT 影像计算一例前降支血管的 OFR 值：A1~A3. 一例前降支病变段三处管腔 OCT 影像（白色箭头位置）；B. 冠脉造影显示前降支近中段存在病变，OCT 测量的最小管腔面积（MLA）位于 A2 处（中间白色箭头位置），远端 FFR 测量值为 0.84（星号位置）；C. 算法自动重建前降支血管并自动检测边支开口管腔轮廓；D. 重建前降支的管腔纵切面长短轴视图与沿血管中心线的虚拟 FFR 值回撤曲线，在此例中，血管远端 OFR 计算值为 0.83。

FFR：血流储备分数；MLA：最小管腔面积；OCT：光学相干断层成像。

表 1　基于冠脉造影计算 FFR 方法临床验证

研究		方法	设计	在线 / 离线	患者 / 血管	FFR	FFR≤0.80/%	平均偏差 ± 标准偏差	观察者内差异	观察者间差异	灵敏度 /%	特异度 /%	准确度 /%	AUC	参考解剖参数 DS%
Morris 等		vFFR	前瞻性单中心	离线	19（22）‡	0.85（range：0.35~1.04）	36	0.01±0.10‡	—	—	86	100	97	—	—
Tu 等		FFR_{QCA}	回顾性多中心	离线	68（77）	0.82 ± 0.11	30	0.00±0.06	0.00±0.03	0.01±0.03	78	93	88	0.93	Accuracy 68%
FAVOR Pilot		QFR	前瞻性多中心	离线	73（84）	0.84 ± 0.08	32	0.00±0.06	—	—	74	91	86	0.92	AUC 0.72
FAVOR Ⅱ 中国		QFR	前瞻性多中心	在线	304（328）	0.82 ± 0.12	34	0.01±0.06	—	0.00±0.03	95	92	93	0.96	Accuracy 60%
FAVOR Ⅱ 欧洲 / 日本		QFR	前瞻性多中心	在线	272（317）	0.83 ± 0.09	33	0.01±0.06	—	0.01±0.06	87	87	87	0.92	Accuracy 66%
WIFI Ⅱ		QFR	前瞻性多中心	离线	172（240）	0.84（0.77~0.89）	36	0.01±0.08	0.00±0.06	—	77	86	83	0.86	AUC 0.61
Smit 等		QFR	回顾性单中心	离线	290（334）	0.85 ± 0.08	—	0.01±0.05	—	—	90	71	86	—	—
Smit 等	糖尿病患者	QFR	回顾性单中心	离线	66（82）	0.85 ± 0.07	29	0.01±0.05	—	—	95	75	88	0.91	AUC 0.76
	非糖尿病患者	QFR			193（238）	0.85 ± 0.08	28	0.01±0.05	—	—	88	69	82	0.93	AUC 0.77
Emori 等	Prior MI（-）	QFR	回顾性单中心	离线	75（75）	0.76 ± 0.13	56	0.00±0.04	—	—	95	88	92	0.97	—
	Prior MI（+）				75（75）	0.79 ± 0.11	48	0.02±0.06	—	—	92	82	87	0.93	—

续表

研究	方法	设计	在线 / 离线	患者 / 血管	FFR	FFR≤0.80/%	平均偏差 ± 标准偏差	观察者内差异	观察者间差异	灵敏度 /%	特异度 /%	准确度 /%	AUC	参考解剖参数 DS%
Mejía-Rentería 等	QFR	回顾性 多中心	离线	248（300）	0.80 ± 0.11	45	0.01±0.07	—	—	89	87	88	0.93	Accuracy 69%
Yazaki 等	QFR	回顾性 单中心	离线	142（151）	0.84 ± 0.08	31	0.01±0.05	—	—	89	89	89	0.93	Accuracy 64%
Lauri 等	QFR	多中心 回顾性	离线	82（91）	0.82 ± 0.09		—	—	—	86	80	84	0.91	AUC 0.73
Sejr-Hansen 等	QFR	多中心 前瞻性	离线	–（103）	0.81（0.71~0.88）		0.02±0.10	—	—	83	84	84	0.89	—
Fearon 等	FFRangio	前瞻性 多中心	在线	352（376）	0.81 ± 0.13	43	—	—	—	94	91	92	—	—
Pellicano 等	FFRangio	前瞻性 多中心	在线	184（203）	—	—	0.01±0.05	—	0.00±0.04	88	95	93	0.98	AUC 0.59
Masdjedi 等	vessel FFR	回顾性 单中心	离线	100（100）	0.82 ± 0.08	—	0.01 ± 0.04	—	0.00±0.02	—	—	—	0.93	AUC 0.66

注：DS%：直径狭窄率；FFR：血流储备分数；MLA：最小管腔面积。

二、基于冠脉腔内影像的生理学评估

1. 基于 OCT 的生理学评估 光学相干断层成像(optical coherence tomography,OCT)利用近红外光导致不同组织反射干涉成像的技术,通过计算机运算出易于识别的图像。2013 年的欧洲心脏病学学会(ESC)指南中,OCT 对于评估病变特征及优化支架置入过程均为Ⅱb 类推荐(证据水平为 B)。在 2014 年的 ESC/ 欧洲心胸外科协会(EACTS)指南中,OCT 对优化经皮冠状动脉介入治疗(percutaneous coronary intervention,PCI)的推荐等级提升到与 IVUS 等同的Ⅱa 类。

2010 年,新一代的 OCT 系统采用频域成像技术,成像速度比以往提高 10 倍,具有更高的横向分辨率和图像质量。具有高分别率的 OCT 应用中存在的主要问题是:当斑块负荷过大时,OCT 的穿透力有限,影响其评估病变的严重情况,导致不能很好地测定斑块负荷,同时难于识别血管外膜的情况。在 OCT 成像过程中,血管腔直径过大的血管较难于排空,所以 OCT 对冠脉开口病变的评价能力有限,且 OCT 缺乏功能学评估的功能。在出现显著栓塞或严重狭窄病变时,血液很难完全冲洗干净,管腔自动分割也会受到限制。

最近几年,OCT 最新一代 ILUMEIN 和 ILUMEIN OPTIS 系统成像速度更快,并整合血流储备分数(FFR)功能,同时具备形态学和功能学评估功能,扩展了 OCT 的应用指征。韩国的 Ha 等基于 OCT 图像重建三维冠脉主支并运用 CFD 方法计算 FFR(FFROCT)。该方法将一组患者(n=37)的造影影像中获取的血流速度均值作为靶血管的入口边界条件,将冠脉压力均值作为出口边界条件,运用稳态 CFD 求解血流方程。研究表明 FFROCT 的平均分析总时间小于 10 分钟。对 92 名前降支中度狭窄患者的回顾性分析表明,以 FFR 为金标准,FFROCT 诊断缺血性病变的准确度为 88%,灵敏度为 68.7%,特异度为 95.6%,诊断表现(AUC=0.93)与最小管腔面积(AUC=0.93)相比并无提高(表 2)。同批患者的重复性分析表明,同一用户不同时间分析 FFROCT 的差异为(0.01 ± 0.05),不同用户分析差异为(0.01 ± 0.01)。FFROCT 在非前降支的诊断表现尚不清楚,算法中的通用边界条件可能不适用于特殊人群。另外,该算法未重建边支对主支血流的影响,忽略主支到边支的血液分流可能显著降低 FFR 计算值。

Lee 等通过将 OCT 影像提供的管腔三维形态学信息与表征冠脉微循环状态的简化模型耦合计算 FFR(OCT-FFR)。根据每搏输出量和心率等生理学信息估计静息冠脉血流量,根据各主支(LAD、RCA、LCX)与分支血管的中心线总长度分配血流,与由简化模型代表的下游冠脉微循环相耦合,通过 CFD 仿真可得到三维靶血管区域任意位置的 FFR。OCT-FFR 的平均计算时间(不包括手动调整)约为 29 分钟。基于 13 名患者 17 条血管的小样本研究表明,以 FFR 为“金标准”,OCT-FFR 诊断有血流动力学意义的冠脉病变的准确度为 94%,且与 FFR 的相关性和一致性较好(表 2)。

2017 年,日本的 Seike 等结合 OCT 影像所得血管解剖结构与患者特异的狭窄血流分数(stenosis flow reserve,SFR),运用流体动力学原理计算 FFR,整个操作过程不超过 10 分钟。该方法基于对病变处压降与血流呈二次关系的假设,认为压降包含血流流经狭窄段的粘性阻力与流出狭窄段的分离损失,而这两者的系数可通过血管解剖信息与血液流变特性计算得到。通过患者的 SFR 值求得充血血流速度,即可计算病变处压降。该研究表明此方法计算出的 FFR 数值与压力导丝测量的 FFR 数值的相关性(r=0.89)高于 QCA 测量的直径狭窄率(r=−0.65)或 OCT 测量的最小管腔面积(r=0.68)。

2019 年，余炜与涂圣贤等进一步延伸 QFR 算法，将其应用于冠脉 OCT 影像并快速计算出每个位置的 FFR 数值（optical flow ratio，OFR）。该算法首先自动识别每帧 OCT 回撤影像中的血管轮廓并重建三维血管结构；接着自动检测主支血管上的边支开口，并测量开口横截面积。基于分叉分形定律和边支开口面积，重建出理想冠脉参考管腔，并结合冠脉发生病变前心外膜血管段的最大充血血流速度恒定的假设，获得冠脉充血体积流量，并以此作为入口边界条件，运用 QFR 算法可血流动力学方程计算 OCT 成像血管段任一位置的 FFR。对 OFR 的首个国际多中心临床研究回顾性分析了 118 名患者的 125 条血管。结果表明，以 FFR 为“金标准”，OFR 诊断有血流动力学意义的狭窄准确度、灵敏度、特异度分别为 90%、87% 和 92%（表 2）。OFR 的诊断表现（AUC=0.93）显著高于 OCT 测量的最小管腔面积（AUC=0.80）。该研究同时表明 OFR 的重复性很高：同一用户不同时间分析差异为（0.00 ± 0.02），不同用户分析差异为（0.00 ± 0.03）。OFR 平均分析总时间仅为（55 ± 23）秒。近期一项针对 OFR 的临床研究回顾性分析了 181 名患者的 212 条血管，结果表明 OFR 的诊断准确性优于 QFR，可能是由于 OCT 影像相较于冠脉造影提供了更为精细的三维血管重建，且 OFR 算法考虑了边支的分流作用。一项针对 OFR 的前瞻性临床研究分析了 60 名患者的 76 条血管，结果表明 OFR 与 FFR 具有良好的一致性，以 FFR 为“金标准”，OFR 诊断有血流动力学意义的狭窄准确度、灵敏度、特异度分别为 93%、92% 和 93%。该研究同时表明 OFR 具有较好的观察者间（相关性 0.97）及观察者内（相关性 0.95）可重复性。

2. 基于 IVUS 的生理学评估 血管内超声（intravascular ultrasound，IVUS）的成像导管送入血管腔内，导管发射超声波，组织的超声折射到传感器产生电脉冲，超声波转换成图像，在计算机的帮助下呈现血管横截面图像。主流的 IVUS 换能器包括电子相控阵型和机械旋转型。目前 IVUS 探头频率为 25~60MHz，分辨率为 100~200μm。IVUS 的新型后处理技术包括虚拟组织学 IVUS 成像（virtual histology-IVUS，VH-IVUS）、整合背向散射的血管内超声（integrated backscatter-IVUS，IB-IVUS）以及 iMAP-IVUS，根据不同斑块回声频率的不同，采用功率频谱技术模拟斑块的成分。

在计算机辅助下 IVUS 能够测定管腔直径以及判断血管病变的严重程度及斑块性质，IVUS 作为冠脉介入手术的辅助工具，为介入治疗提供病变的情况和指导介入治疗策略、评估介入治疗术后的效果。

由于分辨率的限制，传统 IVUS 难以分辨薄纤维帽和脂质池核心、微小血栓、微小夹层及微小溃疡等结构，同时 IVUS 不能直接进行功能学评估。新型 IVUS 导管在更小直径的基础上，分辨率也有一定程度的提高；且可与其他影像学及功能学检查手段相结合，如近红外光谱、光学相干断层显像及 FFR 测定等，以提供更完整的腔内影像及功能学信息。

2018 年，Seike 等将基于 OCT 影像的血流动力学方法用于 IVUS 影像计算 FFR。所有的假设条件与血流动力学方程都不变，除了由 IVUS 所得形态学参数估计粘性摩擦导致的病变处压力下降。该方法计算的 FFR 与压力导丝测量的 FFR 的相关性（r=0.78）也高于 IVUS 测量的最小管腔面积（r=0.43）。尚无研究验证该方法在核心实验室或导管室中的诊断表现。

同年，Bezerra 等基于 IVUS 影像进行血管重建并结合稳态 CFD 方法计算 FFR（$IVUS_{FR}$）。通过从两幅投照角度相互垂直的冠脉造影图像中重建出 IVUS 探头回撤轨迹，并将 IVUS 图像中分割出的主支血管管腔轮廓一一排列在垂直于重建轨迹的平面上，可三维重建出靶血管。结合患者心排血量、心率、年龄和体重等信息估算静息冠脉血流量，再依据异速生长定律估算分配到靶血管入口的血流量和靶血管下游血管阻力，作为出口边界条件。通过稳态

CFD 计算仿真，可计算冠脉病变处压力下降与 FFR 值。$IVUS_{FR}$ 的平均计算时间约为 72 分钟。小型前瞻性临床研究表明以 FFR 为“金标准”，$IVUS_{FR}$ 诊断有血流动力学意义的狭窄准确度、灵敏度和特异度分别为91%、89% 和92%。但该研究样本量较小（24个患者33条血管），FFR 阳性患者构成比较低。另外，分析耗时较长，不能用于实时评估（表 3）。

近期，余炜与涂圣贤等进一步将 QFR 算法应用于冠脉 IVUS 影像，提出快速计算血管每个位置 FFR 数值的算法（ultrasonic flow ratio，UFR）。该算法首先利用深度学习模型自动识别每帧 IVUS 回撤影像中的冠脉管腔和外弹力膜轮廓，并重建三维血管及外弹力膜结构；接着自动检测主支血管上的边支开口，并测量开口横截面积，基于分叉分型定律重建出理想冠脉参考管腔；而后结合冠脉发生病变前心外膜血管段的最大充血血流速度恒定的假设，获得冠脉充血体积流量；最终以此作为入口边界条件，运用血流动力学方程计算 IVUS 成像血管段任一位置的 FFR 值。2020 年 PCR e-Course 会议上公布的 UFR 首个临床研究分析了 94 名患者的 167 幅 IVUS 回撤图像。结果表明，以 FFR 为“金标准”，UFR 诊断有血流动力学意义狭窄的准确度、灵敏度、特异度分别为 92%、91% 和 96%。UFR 的诊断表现（AUC=0.97）显著高于 IVUS 测量的最小管腔面积（AUC=0.89）。该研究同时表明 UFR 的重复性很高：同一用户不同时间分析差异为（0.00 ± 0.03），不同用户分析差异为（0.01 ± 0.03）。UFR 平均分析总时间仅为 102（IQR：87，122）秒。

3. OFR 和 UFR 在介入治疗中的价值 UFR 和 OFR 是基于 IVUS 和 OCT 的基础上演变过来新系统，其通过超声学和近红外光学成像技术为介入手术呈现血管腔内的形态结构，术者根据腔内影像选择相应的介入治疗手段。根据 UFR 和 OFR 的平均管腔直径，参考管腔直径，最小管腔直径和长度测量功能，术者选择合适的 PCI 术式和支架参数，优化支架植入术，为患者提供更为优质的临床治疗方式。支架植入术后，使用 UFR 和 OFR 不仅能评估冠脉支架贴壁情况，还能分析冠脉的功能学。

在急性冠脉综合特征下，OFR 凭借其近红外光学成像的优势，辨识血栓情况，术者根据血栓的情况采取支架植入、血栓抽吸或者溶栓治疗。术后术者结合冠脉生理功能学，评估手术策略对患者冠脉获益情况。

单纯的冠脉造影和功能学难于识别分叉病变严重情况，使用 UFR 和 OFR 评估斑块和冠脉的功能学的情况，确定分叉处是否采取支架植入术，球囊成型术还是药物治疗。同时 UFR 和 OFR 指导术者选择支架植入术式和支架参数，OFR 可以对边支开口进行重建，评估支架术后边支的情况。

4. OFR 和 UFR 的局限性 UFR 和 OFR 基于 IVUS 和 OCT 的影像三维重建计算冠脉生理功能，所以在做 IVUS 和 OCT 时应该严格遵守腔内影像操作要求，避免因为操作失误导致血管边界轮廓的识别误差，最终导致冠脉功能学计算错误。

IVUS 和 OCT 的回撤距离有限，不能很好把整个病变血管涵盖在内，所以通过 IVUS 和 OCT 计算冠脉的 UFR 和 OFR 值时，术者应该把关键的病变血管充分包含在腔内影像中，使得 UFR 和 OFR 有充分的数据计算冠脉的功能学。

由于采用压力导丝进行 FFR 测量本身也受微循环阻力影响，在微循环功能障碍或靶血管供血区域出现过心肌梗死的人群，使用人群平均化冠脉血流速度的计算结果与压力导丝测得的 FFR 可能有较大偏差，此时 FFR 和计算生理学结果孰优孰劣有待研究。微循环障碍患者 CFR 和 FFR 往往不匹配，以 FFR 指导血运重建可能会导致不正确的治疗方案。另一方面，为闭塞血管下游心肌代偿性供血的血管若有狭窄，更易测得阳性 FFR。此类患者开通

表 2　基于 OCT 计算 FFR 方法临床验证

基于 OCT 的计算 FFR 研究	方法	设计	在线 / 离线	患者 / 血管	FFR	FFR ≤0.80/%	平均偏差 ± 标准偏差	观察者内差异	观察者间差异	灵敏度 /%	特异度 /%	准确度 /%	AUC	参考解剖参数
Yu 等	OFR	回顾性多中心	离线	118(125)	0.80 ± 0.09	50	0.01 ± 0.07	0.00 ± 0.02	0.00 ± 0.03	87	92	90	0.93	AUC 0.80
Huang 等	OFR	回顾性单中心	离线	193(230)	0.82 ± 0.10	40	0.00 ± 0.05	—	—	86	95	92	0.97	0.82
Gutiérrez-Chico 等	OFR	前瞻性单中心	离线	60(76)	0.83 ± 0.09	44	0.00 ± 0.05	—	—	92	93	93	0.95	AUC 0.64
Ha 等	FFR_{OCT}	回顾性单中心	离线	92(92)	0.86 (0.79~0.89)	26	0.03 ± 0.08	0.01 ± 0.05	0.01 ± 0.01	69	96	88	0.93	AUC 0.93
Lee 等	OCT-FFR	回顾性单中心	离线	13(17)	—	24	0.00 ± 0.04	—	—	—	—	94	—	—
Seike 等	—	回顾性单中心	离线	31(31)	0.70 ± 0.14	70	0.01 ± 0.06	—	—	—	—	—	—	—

注：DS%：直径狭窄率；FFR：血流储备分数；IVUS：血管内超声成像；MLA：最小管腔面积；OCT：光学相干断层成像。‡ 术前 vFFR 与 FFR 的比较结果。

表 3　基于 IVUS 计算 FFR 方法临床验证

基于 IVUS 的计算 FFR 研究	方法	设计	在线 / 离线	患者 / 血管	FFR	FFR ≤0.80/%	平均偏差 ± 标准偏差	观察者内差异	观察者间差异	灵敏度 / %	特异度 / %	准确度 / %	AUC	参考解剖参数
Seike 等	IVUS-FFR	回顾性单中心	离线	48(50)	0.69 ± 0.08	98	0.01 ± 0.06	—	—	—	—	—	—	—
Bezerra 等	$IVUS_{FR}$	前瞻性单中心	离线	24(33)	0.89(0.80~0.95)	27	0.01 ± 0.07	—	—	89	92	91	—	Accuracy 82%

注：DS%：直径狭窄率；FFR：血流储备分数；IVUS：血管内超声成像；MLA：最小管腔面积；OCT：光学相干断层成像。‡ 术前 vFFR 与 FFR 的比较结果。

闭塞血管后，供血血管的 FFR 可能恢复正常范围。同理，若中度狭窄病变的血管供血心肌区域较大，且该区域对充血诱导过度响应，测得 FFR 值可能较低。这种情况使用固定血流模型和患者特异血流模型计算 FFR 会得到不同结果。目前此类患者的最佳治疗策略正在研究中(临床试验号：NCT02328820)。

（杨峻青　黄育铭　丁代欣　涂圣贤）

参考文献

[1] LEVINE G N, BATES E R, BLANKENSHIP J C, et al. 2011 ACCF/AHA/SCAI guideline for percutaneous coronary intervention; a report of the American College of Cardiology Foundation/American Heart Association task force on practice guidelines and the society for cardiovascular angiography and interventions [J].Circulation, 2011, 124(23): e574-e651.

[2] Authors/Task Force members, WINDECKER S, KOLH P, et al.2014 ESC/EACTS guidelines on myocardial revascularization: the task force on myocardial revascularization of the European Society of Cardiology(ESC)and the European Association for Cardio-Thoracic Surgery(EACTS)developed with the special contribution of the European Association of Percutaneous Cardiovascular Interventions(EAPCI) [J].Eur Heart J, 2014, 35(37): 2541-2619.

[3] 中华医学会心血管病学分会介入心脏病学组，中国医师协会心血管内科医师分会血栓防治专业委员会，中华心血管病杂志编辑委员会. 中国经皮冠状动脉介入治疗指南(2016) [J]. 中华心血管病杂志, 2016, 44(5): 382-400.

[4] MORRIS P D, RYAN D, MORTON A C, et al. Virtual fractional flow reserve from coronary angiography: modeling the significance of coronary lesions: results from the VIRTU-1 (VIRTUal Fractional Flow Reserve From Coronary Angiography) study [J]. JACC Cardiovasc Interv, 2013, 6(2): 149-157.

[5] TU S, BARBATO E, KöSZEGI Z, et al. Fractional flow reserve calculation from 3-dimensional quantitative coronary angiography and TIMI frame count: a fast computer model to quantify the functional significance of moderately obstructed coronary arteries [J]. JACC Cardiovasc Interv, 2014, 7(7): 768-777.

[6] PELLICANO M, LAVI I, DE B B, et al. Validation study of image-based fractional flow reserve during coronary angiography [J]. Circ Cardiovasc Interv, 2017, 10(9): e005259.

[7] FEARON W F, ACHENBACH S, ENGSTROM T, et al. Accuracy of fractional flow reserve derived from coronary angiography [J]. Circulation, 2019, 139(4): 477-484.

[8] MASDJEDI K, VAN ZANDVOORT L J C, BALBII M M, et al. Validation of 3-dimensional quantitative coronary angiography based software to calculate fractional flow reserve: Fast assessment of stenosis severity (FAST)-study [J]. Euro Intervention, 2019, 16(7): 591-599.

[9] TU S, WESTRA J, YANG J, et al. Diagnostic accuracy of fast computational approaches to derive fractional flow reserve from diagnostic coronary angiography: the international multicenter FAVOR Pilot study [J]. JACC Cardiovasc Interv, 2016, 9(19): 2024-2035.

[10] XU B, TU S, QIAO S, et al. Diagnostic accuracy of angiography-based quantitative flow ratio measurements for online assessment of coronary stenosis [J]. J Am Coll Cardiol, 2017, 70(25): 3077-3087.

[11] WESTRA J, ANDERSEN B K, CAMPO G, et al. Diagnostic performance of in-procedure angiography-derived quantitative flow reserve compared to pressure-derived fractional flow reserve: The FAVOR Ⅱ Europe-Japan Study [J]. J Am Heart Assoc, 2018, 7(14): e009603.

[12] SMIT J, KONING G, VAN ROSENDAEL A, et al. Referral of patients for fractional flow reserve using coronary contrast-flow quantitative flow ratio [J]. J Am Coll Cardiol, 2018, 71(11): 1577-1577.

[13] SMIT J M, EL MAHDIUI M, VAN ROSENDAEL A R, et al. Comparison of diagnostic performance of quantitative flow ratio in patients with versus without diabetes mellitus [J]. Am J Cardiol, 2019, 123(10): 1722-1728.

[14] WESTRA J, TU S, WINTHER S, et al. Evaluation of coronary artery stenosis by quantitative flow ratio during invasive coronary angiography: the WIFI Ⅱ study (Wire-Free Functional Imaging Ⅱ) [J]. Circ Cardiovasc Imaging, 2018, 11(3): e007107.

[15] YAZAKI K, OTSUKA M, KATAOKA S, et al. Applicability of 3-dimensional quantitative coronary angiography-derived

computed fractional flow reserve for intermediate coronary stenosis[J]. Circulation J, 2017, 81(7): 988-992.

[16] MEJíA-RENTERíA H, LEE J M, LAURI F, et al. Influence of microcirculatory dysfunction on angiography-based functional assessment of coronary stenoses[J]. JACC Cardiovasc Interv, 2018, 11(8): 741-753.

[17] EMORI H, KUBO T, KAMEYAMA T, et al. Diagnostic accuracy of quantitative flow ratio for assessing myocardial ischemia in prior myocardial infarction[J]. Circulation J, 2018, 82(3): 807-814.

[18] WESTRA J, TU S, CAMPO G, et al. Diagnostic performance of quantitative flow ratio in prospectively enrolled patients: An individual patient-data meta-analysis[J]. Catheter Cardiovasc Interv, 2019, 94(5): 693-701.

[19] MCDANIEL M C, ESHTEHARDI P, SAWAYA F J, et al. Contemporary clinical applications of coronary intravascular ultrasound[J]. JACC Cardiovasc Interve, 2011, 4(11): 1155-1167.

[20] GARCÍA-GARCÍA H M, MINTZ G S, LERMAN A, et al. Tissue characterisation using intravascular radiofrequency data analysis: recommendations for acquisition, analysis, interpretation and reporting [J]. Eurointervention, 2009, 5(2): 177-189.

[21] KAWASAKI M, TAKATSU H, NODA T, et al. Noninvasive quantitative tissue characterization and two-dimensional color-coded map of human atherosclerotic lesions using ultrasound integrated backscatter: comparison between histology and integrated backscatter images [J]. J Am Coll Cardiol, 2001, 38(2): 486-492.

[22] SHIN E S, GARCIA-GARCIA H M, LIGTHART J M R, et al. In vivo findings of tissue characteristics using iMap IVUS and Virtual Histology IVUS [J]. EuroIntervention, 2011, 6(8): 1017.

[23] 血管内超声在冠状动脉疾病中应用的中国专家共识专家组. 血管内超声在冠状动脉疾病中应用的中国专家共识(2018)[J]. 中华心血管病杂志, 2018, 46(5): 344-351.

[24] SEIKE F, UETANI T, NISHIMURA K, et al. Intravascular ultrasound-derived virtual fractional flow reserve for the assessment of myocardial ischemia[J]. Circulation J, 2018, 82(3): 815-823.

[25] BEZERRA C G, HIDEO-KAJITA A, BULANT C A, et al. Coronary fractional flow reserve derived from intravascular ultrasound imaging: Validation of a new computational method of fusion between anatomy and physiology [J]. Catheter Cardiovasc Interv, 2019, 93(2): 266-274.

[26] MONTALESCOT, G, SECHTEM U, ACHENBACH S, et al. 2013 ESC guidelines on the management of stable coronary artery disease: the Task Force on the management of stable coronary artery disease of the European Society of Cardiology[J]. Eur Heart J, 2013, 34(38): 2949-3003.

[27] WINDECKER S, KOLH P, ALFONSO F, et al. 2014 ESC/EACTS Guidelines on myocardial revascularization: the task force on myocardial revascularization of the European Society of Cardiology (ESC) and the European Association for Cardio-Thoracic Surgery (EACTS)Developed with the special contribution of the European Association of Percutaneous Cardiovascular Interventions (EAPCI) [J]. Eur Heart J, 2014, 35(37): 2541-2619.

[28] HA J, KIM J S, LIM J, et al. Assessing computational fractional flow reserve from optical coherence tomography in patients with intermediate coronary stenosis in the left anterior descending artery[J]. Circ Cardiovasc Interv, 2016, 9(8): e003613.

[29] LI Y, GUTIé RREZCHICO J L, HOLM N R, et al. Impact of side branch modeling on computation of endothelial shear stress in coronary artery disease: coronary tree reconstruction by fusion of 3D angiography and OCT[J]. J Am Coll Cardiol, 2015, 66(2): 125-135.

[30] LEE K E, LEE S H, SHIN E-S, et al. A vessel length-based method to compute coronary fractional flow reserve from optical coherence tomography images[J]. Biomed Eng Online, 2017, 16(1): 83.

[31] SEIKE F, UETANI T, NISHIMURA K, et al. Intracoronary optical coherence tomography-derived virtual fractional flow reserve for the assessment of coronary artery disease[J]. Am J Cardiol, 2017, 120(10): 1772-1779.

[32] YU W, HUANG J, JIA D, et al. Diagnostic accuracy of intracoronary optical coherence tomography-derived fractional flow reserve for assessment of coronary stenosis severity[J]. EuroIntervention, 2019, 15(2): 189-197.

[33] HOWARD J P, MURTHY V L. A song of pressure and flow, or there and back again[J]. JACC Cardiovasc Interv, 2018, 11(8): 754-756.

[34] WESTRA J, TU S. Overview of Quantitative Flow Ratio and Optical Flow Ratio [J]. US Cardiology Review, 2020, 14: e09.

[35] LAURI F M, MACAYA F, MEJIA-RENTERIA H, et al. Angiography-derived functional assessment of non-culprit coronary stenoses in primary percutaneous coronary intervention [J]. EuroIntervention, 2020, 15(18): E1594.

[36] SEJR-HANSEN M, WESTRA J, THIM T, et al. Quantitative flow ratio for immediate assessment of nonculprit lesions in

patients with ST-segment elevation myocardial infarction-An iSTEMI substudy [J]. Catheter Cardiovasc Interv, 2019, 94(5): 686-692.

[37] HUANG J, EMORI H, DING D, et al. Comparison of diagnostic performance of intracoronary optical coherence tomography-based and angiography-based fractional flow reserve for evaluation of coronary stenosis [J]. EuroIntervention, 2020, 16(7): 568-576.

[38] GUTIÉRREZ-CHICO J L, CHEN Y, YU W, et al. Diagnostic accuracy and reproducibility of optical flow ratio for functional evaluation of coronary stenosis in a prospective series [J]. Cardiol J, 2020, 27(4): 350-361.

急性心肌梗死非罪犯血管处理时机

急性ST段抬高型心肌梗死(ST-segment elevation myocardial infarction,STEMI)第一时间开通罪犯血管完成血运重建是治疗患者,改善预后的重要手段,但对于非罪犯血管的处理时机目前仍有争议。目前,超过半数以上的急性ST段抬高型心肌梗死合并多支血管病变(multivessel disease,MVD),其远期的预后较差。2007年发布的CADILLAC研究中,共入组2 082名12个小时内仍有持续胸痛症状的急性心肌梗死患者,其中单支血管病变为1 066例(51.2%),双支血管病变为692例(33.2%),三支血管病变为324例(15.6%)。在成功完成罪犯血管血运重建后,经过1年的随访,其全因死亡率分别为3.2%、4.4%和7.8%(P=0.003),而复合主要心血管不良事件分别为14.8%、19.5%和23.6%(P=0.000 6)。STEMI合并MVD的患者的长期预后较单支病变患者更差,而对于这样的高危人群,如何选择合适的血运重建策略改善长期预后,仍是悬而未决的问题。

目前STEMI合并MVD的血运重建策略包括以下:部分血运重建(culprit-only revascularization,COR)和完全血运重建(complete revascularization,CR)。COR指首次急诊行PCI时仅处理罪犯血管,后续有缺血症状或非侵入性检查发现有进一步治疗指征时再予干预非罪犯血管;而CR指急诊行罪犯血管血运重建后,继而行完全血运重建。根据完全血运重建的时机选择,可分为:①即刻完全血运重建(immediate complete revascularization,ICR),即急诊手术行罪犯血管血运重建后同期行非罪犯血管的靶病变血运重建;②择期完全血运重建(staged complete revascularization,SCR)。

一、STEMI合并MVD血运重建指南的演变

2011年美国心脏病学会基金会(American College of Cardiology Foundation,ACCF)/美国心脏病协会(American Heart Association,AHA)与美国心脏造影与介入协会(Society for Cardiac Angiography and Interventions,SCAI)指南以及2013年的ACCF/AHC指南均不推荐对STEMI患者血流动力学稳定的非罪犯血管行血运重建。2012年ACC甚至给出了冠脉血运重建质量评定标准,认为同期行非罪犯血管血运重建是不合适的。导致这些指南的意见形成是基于既往一些安全性考量,包括同期手术可增加术中并发症、造影剂肾病、以及支架内血栓形成的风险。然而,随着支架工艺的改进和抗血小板药物疗效的增强,STEMI患者同期完成非罪犯血管的血运重建变得愈加安全,从而可降低死亡率、再发心肌梗死和再次血运重建发生率、缩短住院时限、降低医疗资源消耗和成本。2014年的欧洲心脏病学会(European Society of Cardiology,ESC)/欧洲心胸外科协会(European Association for Cardio-Thoracic Surgery,EACTS)关于心肌血运重建指南和2015年美国心脏病学会/美国心脏病协会/美国心脏造影与介入协会联合对STEMI患者行PCI指南进行更新,对于血流动力学稳定的STEMI患者,部分血流动力学稳定的多支病变患者,可在处理罪犯血管的同时对非罪犯血管的靶病变进行干预,应该将完全血运重建(无论是ICR,还是SCR)纳入考虑范围(Ⅱb类推荐,B级证据);既往的一系列随机对照(randomized controlled trials,RCT)的结论也均

提示完全血运重建的结局优于仅处理罪犯血管。因此,2017 年欧洲心脏病学会急性 ST 段抬高型心肌梗死管理指南和 2018 年欧洲心脏病学会 / 欧洲心胸外科协会心肌血运重指南相继推荐对 STEMI 合并多支病变的患者常规于院内行血运重建。

二、COR *vs.* CR

既往一些中小样本量的多中心随机 RCT 研究比较了急诊 / 早期完全血运重建和部分血运重建的优劣。PREAMI(Preventive Angioplasty in Acute Myocardial Infarction)研究入组了 465 例行急诊 PCI 的 STEMI 患者,其随机分为 CR 组(n=234)和 COR 组(n=231)。其首要终点包括心源性死亡、非致命再次心肌梗死或反复心绞痛。在中位随访时间到 23 个月时,两组的终点因为出现显著性差异而被数据安全委员会提前终止。CR 组首要终点事件发生 21 例(9%),COR 组首要终点事件发生 53 例(23%),两组具有统计学差异(HR=0.35,95%CI 0.21~0.58,P<0.001)。CvLPRIT(Complete Versus Culprit-Lesion Only Primary PCI)研究入选了 296 例 STEMI 合并多支血管病变的患者,其来自英国的 7 家大型心脏中心。受试者随机分为院内完全血运重建 CR 组(n=150)和部分血运重建 COR 组(n=146)。院内完全血运重建组包括急诊同期血运重建组(n=97)和院内分次血运重建(n=42)。其首要研究终点为 12 个月的全因死亡、反复心肌梗死、心衰和缺血驱动的血运重建。其 CR 组首要研究终点的发生率为 10%,低于 COR 组的 21.2%,其差异有统计学意义(HR=0.45,95%CI 0.24~0.84,P=0.009)。然而,两组在全因死亡、反复心肌梗死、心衰以及缺血驱动的血运重建的事件率没有统计学差异。两组在出血、造影剂肾病以及中风的安全终点上没有统计学差异。另外,急诊同期血运重建组较院内分次血运重建在 1 年 MACE 有降低的趋势,但差异没有统计学意义。在 DANAMI 3-PRIMULTI 研究中入选了 627 例急性心肌梗死合并多支血管病变的患者,被随机分为 COR 组和 FFR 引导的 CR 组。其中 CR 组在术后 2 天内由 FFR 引导血运重建,择期 PCI 的时间节点选在院内。其首要研究终点为全因死亡、反复心肌梗死、和缺血驱动的血运重建。经过中位时间为 27 个月的随访,其 CR 组的首要终点发生率为 13%,其低于 COR 组的发生率,差异有统计学意义(HR=0.56,95%CI 0.38~0.83,P=0.004)。两组的首要终点具有统计学差异主要是由再次血运重建事件率不同引起的(COR 组 17% *vs.* CR 组 5%,P<0.000 1),其两组的全因死亡和心肌梗死的发生率没有统计学差异。另外,在 FFR 引导的 CR 组,有 97 例 STEMI 合并多支病变患者的非罪犯血管,在造影引导下提示狭窄严重,而经 FFR 引导提示大于 0.8,遂未行 PCI 术。Compare-Acute 研究同样以 FFR 评估非罪犯血管,其造影后狭窄程度大于 50% 的靶病变予行 FFR 检测。共有 882 例 STEMI 合并 MVD 的患者入组研究,被 1∶2 分配至急诊 FFR 引导的 CR 组(295 例)和 COR(590 例)组。其首要研究终点为 12 个月的全因死亡、非致命性心肌梗死、靶血管血运重建和卒中。经过 1 年的随访,CR 组和 COR 组 1 年的首要终点发生率为 8% *vs.* 21%(HR=0.35,95%CI 0.22~0.55,P<0.001)。两组的首要终点具有统计学差异主要是由血运重建事件率不同引起的(COR 组 6.1% *vs.* CR 组 17.5%,P<0.000 1),其两组的全因死亡和心肌梗死的发生率没有统计学差异。从以上研究发布的结果来看,完全血运重建组仅仅降低了远期血运重建的事件率,而并未降低任何临床硬终点。严格意义上说,完全血运重建降低远期血运重建从理论上看其实是显而易见的。除了被提前终止的 PRAMI,这些研究都未能证实实验组可以降低死亡率。另外,Gershlick 等学者在 2019 年报道了 CvLPRIT 研究的长期随访结果,经过中位时间为 5.6 年的长期随访,CR 组和 COR 组首要终点发生率为 24.0% *vs.*37.7%(HR=0.57,95%CI 0.37~0.87,

P=0.007 9)，但是两组长期随访的全因死亡、再发心肌梗死、心衰以及缺血驱动的血运重建仍没有统计学差异。因此，还需要更大型的临床随机对照研究去验证 CR 可能降低再次心梗和全因死亡。

同样是 2019 年发布的 COMPLETE 研究是一项多中心、随机对照研究，受试者为来自 14 个心脏中心超过 4 000 例的 STEMI 合并 MVD 患者。所有患者术后 72 小时内随机分配至完全血运重建组和部分血运重建组（只处理罪犯血管），其中 2 016 例入选完全血运重建组（所有入选该组的患者在完成罪犯血管血运重建后，对非罪犯血管靶变进行评估，对于目测狭窄程度 >70% 及狭窄程度为 50%~60% 行 FFR 评估 ≤0.8 的靶病变拟行 PCI 治疗）。首要终点为心源性死亡和新发心肌梗死。经过中位随访时间为 36 个月的随访周期，其复合终点在完全血运重建组明显下降（7.8% *vs.* 10.5%，HR=0.74，95%CI 0.60~0.91，P=0.004）。其中完全血运重建组的新发心肌梗死事件率较部分血运重建组明显下降（5.4% *vs.* 7.9%，HR=0.68，95%CI 0.53~0.86，P=0.004），而两组的心源性死亡无明显差异。

三、ICR *vs.* SCR

急诊 PCI 同期行非罪犯血管血运重建有以下优势：首先急性期优化心肌供血可挽救梗死临界区域的冬眠心肌，改善左室射血分数，虽然其最终获益仍有待争议。其次，同期处理非罪犯血管可降低反复穿刺血管引起的复合风险，包括栓塞、血肿、痉挛等。再次，ICR 可减少住院时长，降低医疗花费总体成本。最后，ICR 可降低未来急性冠脉综合征和心脏血运重建的发生率，从而改善预后。同时，急诊 PCI 同期行非罪犯血管血运重建还可能有以下风险：第一，急诊手术时间延长，从而增加射线暴露时间。第二，更高剂量造影剂的使用增加了造影剂肾病的风险，而且急性期容量增加了院内的患病率和死亡率。第三，在心肌梗死急性期，循环系统分泌的儿茶酚胺具有强烈的缩血管作用，导致高估临界靶病变的狭窄程度。第四，对非罪犯血管病变行血运重建有损伤远端存活心肌的风险（远端栓塞、无复流、边支闭塞以及侧支循环丢失），从而导致血流动力学不稳定。最后，在心肌急性期这样的高凝和促炎状态行非罪犯血管 PCI，可能增加急性和亚急性支架内血栓的风险。

Luigi Politi 等学者前瞻性地入选了 214 例 STEMI 合并多支血管病变的患者，在完成造影前即将入选患者随机分为 COR 组（仅处理罪犯血管 n=84）、SCR 组（择期完全血运重建 n=65）和 ICR 组（即刻血运重建 n=65），观察其首要终点的事件率。其首要终点包括心源性或非心源性死亡、院内死亡、再次心肌梗死以及因急性冠脉综合和再次血运重建导致的再次住院。经过中位时间 2.5 年的随访，COR 组发生了 42 例（50.0%）首要终点，而 SCR 组发生了 13 例（20.0%），ICR 组发生了 15 例（23.0%），P<0.001。COR 组的院内死亡、再次血运重建以及因急性冠脉综合和再次血运重建导致的再次住院发生率均较高。然而，再次心肌梗死事件率在三组之间没有统计学差异。单纯比较 SCR 和 ICR 两组的终点事件率，无论是总体 MACE，还是心源性或非心源性死亡、院内死亡、再次血运重建以及因急性冠脉综合和再次血运重建导致的再次住院发生率均没有统计学差异。Roman S. Tarasov 等学者发布于 2014 年的随机对照研究前瞻性地入组了 89 例 STEMI 合并 MVD 患者［SYNTAX 评分为(18.6 ± 7.9)分］。所有受试者随机分配至 ICR 即刻血运重建组（在开通罪犯血管后即刻对非罪犯血管靶病变行血运重建）和 SCR 择期血运重建组［急性期仅处理罪犯血管，择期干预非罪犯血管的靶病变，其干预平均时间为(8.5 ± 4.2)天］。其首要研究终点为心血管主要不良事件，包括心源性死亡或非心源性死亡、再次心肌梗死以及冠脉再次血运重建。所有患者经过 6 个

月的随访，没有失访患者，ICR 组发生了 3 例心肌梗死、2 例靶血管血运重建、3 例支架内血栓，SCR 组发生了 1 例非心源性死亡（结肠癌）。但两组的心血管不良事件率没有统计学差异。CvLPRIT（Complete Versus Culprit-Lesion Only Primary PCI）研究入选了 296 例 STEMI 合并多支血管病变的患者，其中共有 150 例为院内完全血运重建组，其包括急诊同期血运重建组（*n*=97）和院内分次血运重建（*n*=42）。经过 12 个月的随访，两组的 MACE（包括全因死亡、反复心肌梗死、心衰和缺血驱动的血运重建）发生率没有统计学差异。但是剔除了 TLR 后，急诊同期血运重建组的 MACE（包括全因死亡、反复心肌梗死、心衰）较院内分次血运重建组有下降的趋势（3.1% *vs.* 11.9%，*P*=0.06）。而 Eric R. Bates 纳入 7 项观察性队列研究的荟萃分析发现，与择期完全血运重建相比，ICR 将显著增加远期死亡率，无论是使用传统的统计学方法（OR=3.89，95%CI 2.65~5.70），还是使用贝叶斯模型校正（OR=3.59，95%CI 2.04~5.56），均有统计学差异。但是，既往这些观察性研究由于非严格随机设计的临床研究，术者在急诊完全血运重建的策略制定上存在选择偏移。而既往的 RCT 研究 SCR 组和 ICR 组的远期主要终点没有显著性差异，但这些 RCT 研究的样本量小和总体事件率低，还需要更大样本量严格设计的多中心随机对照试验，经过长期的随访，以探索择期完全血运重建和即刻完全血运重建的优劣。

四、早期 SCR *vs.* 中晚期 SCR

其实早期 SCR 没有真正明确的定义，只是根据既往一些回顾性研究的时间分组，相对于时间段较长的对照组，提出的一个比较宽泛的概念。常规为院内时间 SCR，某些研究的 SCR 的时间也有从 1 周内延续到 1 个月内。

来自韩国的 Min Chul Kim 等学者对 2 003 例 STEMI 合并多支血管病变患者的研究发现，经过长期的随访，院内择期 PCI 的 3 年的全因死亡率为 3.9%，低于同期处理罪犯血管和只处理罪犯血管的患者。而后两者 3 年全因死亡率没有明显统计学差异，分别为 8.8% 和 8.2%。但是该研究并未详细描述院内择期 PCI 的时间点。Lee 等学者共分析了 753 例 STMIE 合并多支血管病变的回顾性数据，中位随访 3.4 年，证实 1 周内择期处理非罪犯血管其全因死亡率为 15.8%，1 周后择期处理非罪犯血管的全因死亡率为 22.1%。来自日本的 Motoki Fukutomi 等学者对 210 例 STEMI 合并多支血管病变的回顾性研究发现，经过中位时间为 1 200 天的随访，2 周内择期处理非罪犯血管相较于只处理罪犯血管相有更低的全因死亡率（4% *vs.* 29.6%），相较于 2 周后择期处理非罪犯血管其主要心血管不良事件（major adverse cardiac events，MACE）事件率更低（1.3% *vs.* 18.9%）。Marino 等学者报道了 1 313 例急性心肌梗死合并多支病变的回顾性研究，其中 300 例完全血运重建的患者中，1 个月内择期手术的比 1 个月后行择期手术有更低的全因死亡率和 MACE 事件率。Zhao 等学者回顾性地分析了 2005 年 1 月至 2015 年 1 月 428 例急性 ST 段抬高型心肌梗死合并多支血管病变的患者。在完成首次罪犯血管血运重建后，按择期 PCI 的时间分为 3 组，分别为 1 周内 PCI 组、1~2 周 PCI 组以及 2~12 周 PCI。经过平均 4 年的随访，其主要心血管不良事件共发生了 119 例（24.5%），在三组的分布分别为 23%、33% 以及 40%（*P*=0.001）。其中，全因死亡为 22 例，但研究者并未给出各个择期 PCI 时间组全因死亡的事件分布。

既往多数的回顾性研究，对于 STEMI 合并 MVD 患者择期 PCI 的时机倾向于院内或近期完成会有更优的远期预后。然而 Lee 等学者报道了 258 例前壁心梗合并多支血管病变的患者，中远期的行完全血运重建较短期内行完全血运重建有更优的远期临床终点。其主要临床终点为因心绞痛或心衰再次入院，次要临床终点为主要心脑血管不良事件，包括靶血管血运重建、靶血管心肌梗死、卒中、心源性死亡以及全因死亡。在完成首次罪犯血管 PCI 后，其中有 37 例患者于 3 周内完成非罪犯血管血运重建，50 例患者于 3 周至 1 年内完成非罪犯血管血运重建。其结果表明，3 周内 PCI 发生急性肾损伤的几率远高于 3 周至 1 年内的择期 PCI 患者（18.9% *vs.* 0，*P*=0.005）。无论是经过 1 年 还是 3 年的随访，3 周至 1 年期间行完全血运重建有更低的主要心脑血管不良事件（major adverse cardiac cerebral events，MACCE）（50.0% *vs.* 22.2%，*P*=0.028；66.7% *vs.* 30.8%，*P*=0.023），更低的再次心肌梗死（15% *vs.* 0%，*P*=0.065；25% *vs.* 0%，*P*=0.018），更低的心源性死亡（20.0% *vs.* 2.3%，*P*=0.043；31.3% *vs.* 2.8%，*P*=0.020），以及全因死亡（20.0% *vs.* 2.3%，*P*=0.047；31.3% *vs.* 2.8%，*P*=0.005）。该研究表明，3 周内 PCI 组在 30 天和 1 年随访期间因心绞痛和心力衰竭再次入院的发生率并没有下降，而 3 周至 1 年内 PCI 组在 1 年和 3 年随访期间有着更少的主要不良心脑血管事件、再发心肌梗死、心源性死亡和全因死亡。

短期内行完全血运重建的潜在获益为降低再次心肌梗死和反复心绞痛的发生。而潜在风险包括可能延长患者的住院时间，增加短期内的造影剂用量（从而增加造影剂肾病的风险），急性期血流动力学的不稳定以及非罪犯血管 PCI 导致的严重并发症。另外，干预非罪犯血管也有可能损伤那些刚刚经历急性心肌梗死事件打击后正在恢复的存活心肌。因此，在完成首次罪犯血管血运重建血流动力学稳定的患者，大多数介入心血管病学家都推荐择期 PCI 的时间节点选在 15 天以后。由于急性冠脉综合征的特殊性，系统性炎症因子激活，多发炎症性病变促进不稳定动脉粥样硬化斑块的产生，内皮细胞介导抗凝促凝机制和血管舒张调节机制紊乱。因此，在行非罪犯血管靶病血运重建之前，给予充分药物治疗，包括他汀类药物的抗炎作用、抗血小板药物的使用，也许能降低远期不良事件，改善预后。

COMPLETE 研究前瞻性地纳入了 4 041 例 STMEI 合并 MVD 的患者，其中 2 016 例完成完全血运重建。其完全血运重建时机不同，其 3 年随访的全因死亡和 MACE 发生率也不同。院内完全血运重建较非完全血运重建组降低了 23% 的心源性死亡和靶血管心梗的发生率，而出院后完全血运重建较非完全血运重建组降低了 31% 的心源性死亡和靶血管心梗的发生率。其出院后择期完全血运重建较院内 PCI 的事件率更低的趋势。同时，45 天内择期 PCI 较非完全血运组降低了 39% 的心源性死亡 / 靶血管心梗 / 缺血驱动的靶病变血运重建率，45 天后择期 PCI 较非完全血运组降低了 52% 的心源性死亡 / 靶血管心梗 / 缺血驱动的靶病变血运重建率。其 45 天后择期 PCI 的 MACE 事件率同样有更低的趋势。该数据来源于前瞻性的随机对照研究的数据库，较之前的小样本量的回顾性研究，该数据来源或许更加真实可靠，但 David A. Wood 等学者的该项研究仍有以下不足：①没有直接随机比较择期 PCI 的时间点，而是比较两种处理的方式。所以不能直观地得出结论究竟是选择哪一个时间点行完全血运重建可有效较低全因死亡和 MACE 发生率。②由于没有随机分组，择期手术的时间点选择由术者决定，从而存在选择偏移，人为规避了事件的风险。③回顾 COMPLETE 研究基线数据，可以发现两组患者平均年龄小于 65 岁，同时 SYNTAX 分值相对较低，这增加了冠脉血运重建的成功率，因此高龄患者以及复杂的非罪犯病变是否适合完全血运重建仍需进一步评价。此外，COMPLETE 研究未入组心源性休克患者，因此 COMPLETE 研究结果并不能推广至高龄、复杂的非罪犯病变以及心源性休克（导致其事件率少，包括全因死亡和心源性死亡）。同时，我们期待更长时间的随访，以评估全因死亡率下降的趋势是否会显著。

（陈翔　王焱）

参考文献

[1] PARK D W, CLARE R M, SCHULTE P J, et al. Extent, Location, and clinical significance of non-infarct-related coronary artery disease among patients with ST-elevation myocardial Infarction [J]. JAMA, 2014, 312(19): 2019-2027.

[2] SORAJJA P, GERSH B J, COX D A, et al. Impact of multivessel disease on reperfusion success and clinical outcomes in patients undergoing primary percutaneous coronary intervention for acute myocardial infarction [J]. Eur Heart J, 2007, 28: 1709-1716.

[3] LEVINE G N, BATES E R, BLANKENSHIP J C, et al. 2011 ACCF/AHA/SCAI Guideline for percutaneous coronary intervention. A report of the american college of cardiology foundation/american heart association task force on practice guidelines and the society for cardiovascular angiography and interventions [J]. J Am Coll Cardiol, 2011, 58(24): e44-e122.

[4] O' GARA P T, KUSHNER F G, ASCHEIM D D, et al. 2013 ACCF/AHA guideline for the management of ST-elevation myocardial infarction: executive summary: a report of the American College of Cardiology Foundation/American Heart Association Task Force on Practice Guidelines [J]. J Am Coll Cardiol, 2013, 61(4): 485-510.

[5] PATEL M R, DEHMER G J, HIRSHFELD J W, et al. ACCF/SCAI/STS/AATS/AHA/ASNC/HFSA/SCCT 2012 Appropriate use criteria for coronary revascularization focused update: a report of the American College of Cardiology Foundation Appropriate Use Criteria Task Force, Society for Cardiovascular Angiography and Interventions, Society of Thoracic Surgeons, American Association for Thoracic Surgery, American Heart Association, American Society of Nuclear Cardiology, and the Society of Cardiovascular Computed Tomography [J]. J Am Coll Cardiol, 2012, 59(9): 857-881.

[6] WINDECKER S, KOLH P, ALFONSO F, et al. 2014 ESC/EACTS Guidelines on myocardial revascularization: The Task Force on Myocardial Revascularization of the European Society of Cardiology (ESC) and the European Association for Cardio-Thoracic Surgery (EACTS)Developed with the special contribution of the European Association of Percutaneous Cardiovascular Interventions (EAPCI) [J]. Eur Heart J, 2014, 35(37): 2541-2619.

[7] WALD D S, MORRIS J K, WALD N J, et al. Randomized trial of preventive angioplasty in myocardial infarction [J]. N Engl J Med, 2013, 369: 1115-1123.

[8] GERSHLICK A H, KHAN J N, KElly D J, et al. Randomized trial of complete versus lesion-only revascularization in patients undergoing primary percutaneous coronary intervention for STEMI and multivessel disease: the CvLPRIT trial [J]. J Am Coll Cardiol, 2015, 65: 963-972.

[9] ENGSTRØM T, KELBÆK H, HELQVIST S, et al. Complete revascularisation versus treatment of the culprit lesion only in patients with ST-segment elevation myocardial infarction and multivessel disease (DANAMI-3-PRIMULTI): an open-label, randomised controlled trial [J]. Lancet, 2015, 386(9994): 665-671.

[10] SMITS P C, ABDEL-WAHAB M, NEUMANN F J, et al. Fractional flow reserve-guided multivessel angioplasty in myocardial infarction [J]. N Engl J Med, 2017, 376: 1234-1244.

[11] IBANEZ B, JAMES S, AGEWALL S, et al. 2017 ESC Guidelines for the management of acute myocardial infarction in patients presenting with ST-segment elevation: The Task Force for the management of acute myocardial infarction in patients presenting with ST-segment elevation of the European Society of Cardiology (ESC) [J]. Eur Heart J, 2018, 39(2): 119-177.

[12] NEUMANN F J, SOUSA-UVA M, AHLSSON A, et al. 2018 ESC/EACTS Guidelines on myocardial revascularization [J]. Eur Heart J, 2019, 40: 87-165.

[13] GERSHLICK A H, BANNING A S, PARKER E, et al. Long-Term Follow-Up of Complete Versus Lesion-Only Revascularization in STEMI and Multivessel Disease: The CvLPRIT Trial [J]. J Am Coll Cardiol, 2019, 74: 3083-3094.

[14] MEHTA S R, WOOD D A, STOREY R F, et al. Complete revascularization with multivessel PCI for myocardial Infarction[J]. N Engl J Med, 2019, 381(15): 1411-1421.

[15] BATES E R, TAMIS-HOLLAND J E, BITTL J A, et al. PCI strategies in patients with ST-Segment elevation myocardial infarction and multivessel coronary artery disease [J]. J Am Coll Cardiol, 2016, 68(10): 1066-1081.

[16] MARENZI G, ASSANELLI E, CAMPODONICO J, et al. Contrast volume during primary percutaneous coronary intervention and subsequent contrast-induced nephropathy and mortality [J]. Ann Intern Med, 2009, 150: 170-177.

[17] HANRATTY C G, KOYAMA Y, RASMUSSEN H H, et al. Exaggeration of nonculprit stenosis severity during acute myocardial infarction: implications for immediate multivessel revascularization [J]. J Am Coll Cardiol, 2002, 40(5): 911-916.

[18] KIM M C, BAE S, AHN Y, et al. Benefit of a staged in-hospital revascularization strategy in hemodynamically stable patients with ST-segment elevation myocardial infarction and multivessel disease: Analyses by risk stratification [J]. Catheter Cardiovasc Interv, 2020.

[19] LEE J H, HAN J H, PARK J H, et al. Invasive aspergillosis of the abdominal aorta with multiple peripheral embolic lesions[J]. Korean Circ J, 2017, 47: 422-428.

[20] FUKUTOMI M, TORIUMI S, OGOYAMA Y, et al. Outcome of staged percutaneous coronary intervention within two weeks from admission in patients with ST-segment elevation myocardial infarction with multivessel disease [J]. Catheter Cardiovasc Interv, 2018, 93: 226-227.

[21] MARINO M, CRIMI G, LEONARDI S, et al. Comparison of outcomes of staged complete revascularization versus culprit lesion-only revascularization for ST-elevation myocardial infarction and multivessel coronary artery disease [J]. Am J Cardiol, 2017, 119(4): 508-514.

[22] ZHAO X D, ZHAO G Q, WANG X, et al. Optimal timing of staged percutaneous coronary intervention in ST-segment elevation myocardial infarction patients with multivessel disease [J]. J Geriatr Cardiol, 2018, 15: 356-362.

[23] LEE W C, WU B J, FANG C Y, et al. Timing of staged percutaneous coronary intervention for a non-culprit lesion in patients with anterior wall ST segment elevation myocardial infarction with multiple vessel disease [J]. Int Heart J, 2016, 57: 417-423.

[24] DANGAS G D, GEORGE J C, WEINTRAUB W, et al. Timing of staged percutaneous coronary intervention in multivessel coronary artery disease [J]. JACC Cardiovasc Interv, 2010, 3(10): 1096-1099.

[25] BUFFON A, BIASUCCI L M, LIUZZO G, et al. Widespread coronary inflammation in unstable angina [J]. N Engl J Med, 2002, 347: 5-12.

[26] MEHTA S R, WOOD D A, MEEKS B, et al. Design and rationale of the COMPLETE trial: A randomized, comparative effectiveness study of complete versus culprit-only percutaneous coronary intervention to treat multivessel coronary artery disease in patients presenting with ST-segment elevation myocardial infarction [J]. Am Heart J, 2019, 215: 1-10.

[27] WOOD D A, CAIRNS J A, WANG J, et al. Timing of staged nonculprit artery revascularization in patients with ST-Segment elevation myocardial infarction: COMPLETE Trial [J]. J Am Coll Cardiol, 2019, 74(22): 2713-2723.

左主干病变血运重建策略及研究进展

一、概　　述

冠状动脉左主干(LMCA)病变通常由动脉粥样硬化引起,发病率相对较低,约占所有冠状动脉血管造影的4%,孤立性LMCA病变仅在这些病例中占5%~10%。LMCA提供左心室平均75%的血供,LMCA重度狭窄可累及大面积心肌,药物治疗预后差。血运重建可明显改善LMCA的预后,包括冠状动脉旁路移植术(CABG)和经皮冠状动脉介入治疗(PCI)。其中,CABG被认为是LMCA病变血运重建的首选治疗方案。近20年来,由于PCI技术的不断进步,随机对照临床试验逐渐支持在某些LMCA患者亚群中替代冠状动脉支架的使用。但是,当选择PCI作为LMCA血运重建的方式时,严格的技术对于获得最佳和持久的结果是至关重要的。血管造影和血管生理学及腔内影像学检查术前仔细评价病变,心脏团队权衡血运重建方案的获益和风险,选择合适的PCI手术策略。本文重点从最近公布的临床试验的长期随访更新数据来评价血运重建策略选择,以及阐述PCI技术的新进展。

二、LMCA病变的评价

传统上,血管造影狭窄直径超过50%被认为是LMCA显著狭窄。然而,血管造影术在评估病变形态和LMCA的真正管腔大小方面有局限性。因此,应直接测量血流储备分数(FFR)来评价中间LMCA狭窄,FFR低于0.80的狭窄被认为是显著的LMCA狭窄。CABG传统上被认为是治疗LMCA疾病的金标准。随着技术的发展,一些随机对照试验表明,与CABG相比,PCI对特定组患者可能取得较好的疗效。因此,LMCA病变真正意义的准确评估对治疗策略的选择和手术细节的规划特别重要,特别是当血管造影显示中度程度狭窄或狭窄程度不明确的情况下。首先要考虑的是确定病变的程度,特别是是否累及分叉,PCI近期和长期的成功率都与这个关键变量有关。有四种主要工具可以实现这一目的,包括选择性冠状动脉造影(CAG)、血管内超声(IVUS)、光学相干断层成像(OCT)以及血流储备分数(FFR,iFR)。

CAG仍是LMCA疾病的一线评估工具,多体位充分暴露左主干(LM)口部、体部和分叉病变,但是因为LM长度短,病变弥漫缺乏正常参考段,偏心病变,血管负性重构,导管深插漏诊口部病变,以及血管重叠或短缩会影响LMCA的评价。当动脉粥样硬化斑块负荷非常高且所有分支都受影响时,CAG本身可能就足以对手术进行抉择(分叉与非分叉PCI,单支架与双支架技术)。在这种情况下,可以采用FFR和血管内成像来更好地描述PCI的细节。然而,在大多数情况下,LMCA的真实解剖结构和斑块分布不能完全从CAG中获得,需要额外的诊断工具来评估。

IVUS可更好地明确LMCA解剖结构和动脉粥样硬化分布,更好地定义斑块负荷程度和钙化成分,测量病变血管直径和病变长度选择合适尺寸的支架,优化支架植入。《2018 ESC/EACTS心肌血运重建指南》中指出,对于稳定型心绞痛患者,LMCA病变需要进行IVUS(Ⅱa

推荐)。IVUS 可以帮助确定分叉处动脉粥样硬化的真实分布,更清楚地揭示血管造影未发现的左前降支(LAD)或左回旋支(LCX)开口病变。9.7%~47% 的 LMCA 分叉病变选择单支架植入的患者需要植入第二枚挽救性支架,相对于术前选择双支架术患者或成功单支架植入患者,回旋支开口再次靶病变血管重建率明显升高。Oviedo 等证实 LMCA 斑块延伸至近侧 LAD、LCX 或两者分别为 90%、66.4% 和 62%。IVUS 影像标准在指导选择单支架或双支架策略时比血管造影标准更准确,这在 LCMA 累及双分叉时,FFR 测定棘手时也特别有意义。IVUS 在预处理前可充分评估钙化病变的弧度、长度及分布的情况,可选择合适的预处理方案,包括选择旋磨。通过促进非病变参考血管的识别,IVUS 可以优化支架在直径和长度方面的选择,从而最大限度地降低支架过大或过小的风险,以及不完全覆盖疾病、地理遗漏或落入病变区段的可能性。最后,PCI 术后 IVUS 检查优化手术结果,有利于发现支架膨胀不良和贴壁不良。较大的最小支架面积(minimal lumen arae,MSA)与支架内再狭窄负相关,Kang 等提出了防止支架内再狭窄的 MSA 的截止值:在左主干、交汇区、前降支开口和回旋支开口分别为 $8mm^2$、$7mm^2$、$6mm^2$ 和 $5mm^2$。在早期,IVUS 用来评估中度狭窄程度的 LMCA,根据界定值 $6mm^2$ 来决定选择血运重建还是延迟手术,并在更大的临床 LITRO 试验证实显示延迟 PCI 患者和 PCI 患者 2 年死亡率相近。后来根据 FFR 相关性研究提出更小的界值,$4.8mm^2$ 和 $4.5mm^2$,但研究人群局限于亚洲人。因为 LM 血管尺寸的差异,与 FFR 下相比,界定一个准确度高的界值具有很大的挑战性。目前 FFR 可以更好地评估狭窄的生理功能意义,决定何时治疗,而 IVUS 更多用来评估病变的解剖信息,指导如何治疗。FFR 评价 LMCA 明确病变水平的缺血在技术上更有挑战性。需要考虑三个技术方面:压力导丝应在主动脉内或离开冠状动脉口的指引导管内平衡压力,特别是在可能发生口部 LMCA 疾病的情况下。在 FFR 测量期间,指引导管必须适当地离开冠状动脉口,以避免主动脉压力衰减,导致 FFR 假阴性。首选静脉滴注腺苷,因为它可以保证压力导丝回撤时稳定地血管充血。

FFR 可评估造影中等狭窄程度的 LMCA,FFR≥0.8 推迟血运重建组与 FFR<0.8 行 CABG 组 5 年预后无显著差异,研究发现 23% 的直径狭窄 <50% 的 LM 患者,FFR 测定有血流动力学意义。当临时支架植入术治疗 LMCA 分叉病变时,分支口(通常为 LCX)继发于斑块或嵴移位出现挤压现象并不少见。侧支的 FFR 可以帮助操作者决定是否应该进行对吻扩张或转换为双支架技术。LMCA 病变累及分叉时,如果只累及一个分支,压力导丝从无病变或轻度病变分支回撤测定 FFR,FFR<0.80 将证实 LMCA 病变有缺血意义。如果 LAD 和 LCX 都被累及,先治疗病变最严重的分支,然后从刚治疗的分支回撤压力导丝进行 FFR 研究,以揭示残余 LMCA 疾病的缺血负荷。孤立的 LMCA 狭窄非常罕见,而且大多数狭窄与 LAD 和 / 或 LCX 相关,两者都倾向于增加 LMCA 狭窄的 FFR。因此,建议在冠状动脉远端狭窄矫正后,重新评估中间 LMCA 狭窄的功能意义。

瞬时无波比值(instantaneous wave-free ratio,iFR)能提供和 FFR 类似的冠状动脉内压力测量方法。当心脏舒张期的某段时间(称之为无波形期),冠状动脉内微血管阻力相对是稳定且是低的,和腺苷等血管扩张药物所造成的冠状动脉充血期间达到的平均阻力相类似。iFR 是指在无新产生波活动的“无波形期”舒张期,瞬时相位远端冠状动脉压与主动脉压的平均比值。无波周期从舒张期的 25% 开始计算(由压力波形的双旋切迹确定),到舒张期结束前。iFR 测定不需要血管扩张剂,操作简单。最大的两项随机试验 iFR SWEDEHEART(2 042 名患者)和 DEFINE-FLAIR(2 492 名患者)比较 iFR 和 FFR,得出了同样的结论:iFR 指导的 PCI 并不逊色于 FFR 指导的 PCI,12 个月后主要不良心血管事件(MACE)的发生率相当。

在 iFR SWEDEHEART 和 DEFINE-FLAIR 之后，ESC 指南被修订，并给出了在 iFR 和 FFR 中指导 PCI 的Ⅰ级（证据级别 A）建议。与 FFR 相比，iFR 的优点包括手术时间更短、患者的不适程度更小、容易回拉，尤其是 iFR 可以单独评估串珠样病变内各病变狭窄的严重程度，而 FFR 不能。近期发表的 DEFINE-LM 注册研究也证实 iFR 评价对 LM 病变的血运重建策略选择同样有指导意义。该多中心观察性研究纳入 314 例造影发现狭窄 40%~70% 的 LM 病变患者，163 例（51.9%）iFR>0.89 的患者，采取药物治疗，血运重建被推迟，151 例（48.1%）iFR≤0.89 的患者选择血运重建术。在 30 个月的中位随访中，MACE 发生在延迟治疗组 15 例（9.2%）和血管再通组 22 例（14.6%）（HR=1.45，95%CI 0.75~2.81，P=0.26），表明两组之间没有显著差异。延迟血运重建组和血运重建组的次要终点事件分析：全因死亡率分别为 3.7% 和 4.6%，心因性死亡率分别为 1.2% 和 2.0%，非致死性心肌梗死发生率为 2.5% 和 5.3%，目标靶病变血运重建率分别为 4.3% 和 3%（P>0.05）。因此，以 iFR 为基础延迟 LM 狭窄病变血管重建是安全的，其远期效果与根据 iFR 值进行 LM 狭窄病变血管重建的患者相似。

OCT 由于其高空间分辨率，可以准确评估斑块纤维帽的厚度和斑块的成分以及斑块的其他细节如斑块破裂、斑块血栓和纤维帽破裂等信息。但是因为 OCT 识别钙化和脂质困难，同时穿透深度浅，这限制了 OCT 评估斑块负荷的能力。而且 OCT 评估 LM 口部病变有难度。OCT 可优化 PCI 治疗，可更好地识别支架小梁内皮化不全和内膜增生，也能比 IVUS 更好地评估支架贴壁不良和边缘层。尽管 OCT 的使用很有吸引力，但是目前还没有关于 OCT 在 LMCA 手术干预前后腔内尺寸的界定值，也没有大型随机试验表明 OCT 指导的 PCI 治疗会改善疗效。

三、LMCA 病变的药物治疗和血运重建（CABG 或 PCI）的比较

早期观察研究表明，经药物治疗的 LMCA 狭窄患者的长期预后较差，3 年生存率为 50%，其预后和病变严重程度相关，狭窄 50%~70% 的病变的预后要优于狭窄率≥70% 的 LMCA 患者，其 3 年存活率分别为 66% 和 41%。大多数关于 LMCA 的内科药物治疗的自然研究都是在 30 多年前完成的小规模样本临床试验，这些临床对照试验显示 CABG 可改善狭窄率≥50% 的 LMCA 患者的生存率。在 CASS 研究中，有 1 492 例 LMCA 患者，手术组 3 年生存率为 91%，药物组为 69%。对 7 项随机试验荟萃分析，CABG 相对于药物治疗明显降低 5 年内死亡率，分别为 10.2% 和 15.8%，在 LMCA 疾病患者降低 5 年死亡率相对风险最大。

Bitt 等对稳定型心绞痛患者的治疗策略进行贝叶斯网络荟萃分析研究，其中 12 个研究（4 个随机临床试验和 8 个观察性研究）比较 PCI 和 CABG 的疗效（n=4 574），7 个研究（2 个随机临床试验和 5 个观察性研究）比较药物治疗和 CABG 的疗效（n=3 224）。他们发现，对于无保护冠状动脉左主干（ULMCA）狭窄患者，药物治疗与使用 PCI 相比具有更高的 1 年死亡率。《2018 ESC/EACTS 心肌血运重建指南》中指出，对于稳定型心绞痛患者，LMCA 病变狭窄程度 >50% 时需要进行血运重建。但是这些研究大多开展较早，当前冠心病的药物治疗策略和血运重建治疗策略都取得了很大进步，对于稳定性冠心病患者的治疗结果有可能发生改变。

ISCHEMIA 研究对 5 179 例稳定性冠心病患者比较了当前的药物治疗策略和初始侵入性治疗策略，平均随访 3.2 年，血运重建治疗没有进一步降低心血管缺血事件或全因死亡率，但是该研究排除了 LMCA 病变的患者。明显的左冠状动脉狭窄是手术血运重建公认的指

征。但是对于中等程度狭窄的 LM 病变的治疗策略，冠状动脉的生理学评价很有意义。对 142 例造影判断狭窄程度不明确或中度 LMCA 狭窄患者(30%~60%)进行 FFR 测定，基于 FFR 的临床决策如下：如果 FFR<0.75，建议 CABG；如果 FFR>0.80，建议内科药物治疗；如果 FFR 在 0.75~0.80，建议根据临床资料进行个体化决策。根据 FFR 结果，60 例(42%)患者进行了冠状动脉重建术，82 例(58%)患者接受了药物治疗。在(14 ± 11)个月随访中，心血管不良事件发生率分别是 7% 和 13%(P=0.27)，心脏死亡或心肌梗死的发生率分别是 7% 和 6%(P=0.7)。FFR 的测量有助于指导是否对中度 LM 狭窄患者进行血管重建。对 213 例左主冠状动脉狭窄程度不明确的患者进行了 FFR 测量和定量冠状动脉造影。FFR≥0.8 时，患者给予药物治疗；FFR<0.8 时，患者行 CABG 术。5 年生存率估计分别为 89.8% 和 85.4%(P=0.48)。5 年无事件生存率估计分别为 74.2% 和 82.8%(P=0.50)。研究发现 23% 的直径狭窄 <50% 的 LM 患者，FFR 测定有血流动力学意义。因此，对于左主冠状动脉狭窄不明确的患者，仅靠血管造影术不能作出是否需要进行血运重建的决定，而且常常低估了狭窄的功能意义。

四、CABG 和 PCI 的比较

药物洗脱支架(DES)取得了良好的临床效果后，PCI 逐渐成为 LMCA 疾病中较 CABG 有吸引力的替代选择。四项大型研究初步支持 PCI 作为特定临床情况下 LMCA 疾病的治疗选择(表 1)。

SYNTAX 研究是第一个比较应用 DES 进行 PCI 和 CABG 治疗冠状动脉三支病变和 / 或 ULMCA 的前瞻性、多中心、随机对照临床研究。其中 LMCA 亚组中共计纳入 705 例患者，357 例行 PCI，348 例行 CABG。5 年随访结果显示，主要不良心脑血管事件(MACCE)的发生率在 PCI 组和 CABG 组中分别为 36.9% 和 31.0%(HR=1.23，95%CI 0.95~1.59，P=0.12)，无显著性差异。PCI 和 CABG 患者的死亡率分别为 12.8% 和 14.6%(HR=0.88，95%CI 0.58~1.32，P=0.53)。CABG 组卒中发生率显著升高(PCI 组 1.5% *vs.* CABG4.3%，HR=0.33，95%CI 0.12~0.92，P=0.03)。PCI 组再次血运重建率显著升高(PCI 组 26.7% *vs.* CABG 组 15.5%，HR=1.82，95%CI 1.28~2.57，P<0.01)。低 / 中 SYNTAX 评分的两组患者 MACCE 相当，而高 SYNTAX 评分(≥33 分)的 PCI 患者 MACCE 显著增加。进一步随访 10 年的 LMCA 亚组分析显示：PCI 组术后 10 年全因死亡 93 例(26%)，经 CABG 术后 10 年全因死亡 98 例(28%)(HR=0.90，95%CI 0.68~1.20)。10 年的全因死亡率和 SYNTAX 评分不相关。在 SYNTAX 试验中接受 PCI 的 LMCA 病变患者中，有 56% 的患者 LMCA 远端病变。目前的证据表明 PCI 不仅可处理相对简单的 LMCA，也可以处理复杂的 LMCA。但是 SYNTAX 研究不是专门的 LMCA 研究，主要是多支冠状动脉病变患者。只有 13% 的患者患有孤立性 LMCA。SYNTAX 研究整体上是一个阴性研究，LMCA 的数据只能被看作是阴性研究的亚组分析结果。该试验仅通过血管造影术评估冠状动脉疾病。而现在研究认识到在 LMCA 疾病中，通常需要进一步的 IVUS 和/或冠状动脉生理功能评估。该研究应用的是第一代药物支架，而新一代的支架已经出现，且并被证明优于第一代支架。

PRECOMBAT 研究是第一个仅纳入 LMCA 病变的随机对照研究，共纳入了 600 例患者，PCI 组和 CABG 组各 300 例，2020 年也发布了 10 年的随访数据。该数据显示，PCI 组和 CABG 组 MACCE 发生率分别为 29.8% 和 24.7%(HR=1.25，95%CI 0.93~1.69)。死亡、心肌梗死或卒中的 10 年总发病率(18.2% *vs.* 17.5%，HR=1.00，95%CI 0.70~1.44)和全因死亡率(14.5% *vs.* 13.8%，HR=1.13，95%CI 0.75~1.70)差异无统计学意义。PCI 术后缺血驱动的靶血管重建

比 CABG 术后更常见(16.1% *vs.* 8.0%,HR=1.98,95%CI 1.21~3.21)。该研究 PCI 组和 CABG 组的 10 年全因死亡率相当,而且与 SYNTAX 评分不相关,这与 SYNTAX 的 10 年随访数据相一致。全因死亡率是临床评估中最可靠和无偏倚的指标,且不太可能受确知偏倚的影响。由于患者数量有限,事件发生率低,本试验可能没有足够的统计能力来检测临床终点的显著差异。因此需要更大规模的随机对照试验。

在 SYNTAX 和 PRECOMBAT 试验中,PCI 使用的是第一代 DES。LMCA 病变判断仅通过造影,而没有结合 FFR 的生理学评价。近年来辅助药物治疗、介入技术和支架设计的发展降低了死亡率。同时外科手术技术也在不断发展。因此需要大规模的临床试验进一步研究。NOBLE 和 EXCEL 的研究是两个专门的 LMCA 临床试验,将患者随机分为"最先进的"PCI 和 CABG。

NOBLE 是一项比较 PCI 和 CABG 处理 LMCA 病变的前瞻性、随机、开放标签、非劣效性试验。根据血管造影狭窄≥50% 或 FFR≤0.80 定义 LMS 疾病。值得注意的是,虽然 SYNTAX 评分≤32 不是预先指定的纳入标准,但除了 LMS 病变外,不允许有超过 3 个非复杂的冠状动脉病变。每组 592 例患者纳入本分析。在平均 4.9 年的随访中,达到了预先确定的事件数,足以评估主要终点。CABG 处理 LMCA 优于 PCI,估计 5 年 MACCE 发生率分别为 19% 和 28%(HR=1.58,95%CI 1.24~2.01,*P*=0.000 2);PCI 和 CABG 术后全因死亡率相当,均为 9%(HR=1.08,95%CI 0.74~1.59,*P*=0.68);PCI 组非操作相关心肌梗死的发生率高于 CABG 术后,分别为 8% 和 3%(HR=2.99,95%CI 1.66~5.39,*P*=0.000 2);PCI 术后再次血运重建率也高于 CABG 术后,分别为 17% 和 10%(HR=1.73,95%CI 1.25~2.40,*P*=0.000 9)。SYNTAX 评分 <23 的患者 PCI 组 MACCE 发生率几乎是 CABG 组的 2 倍(26.8% *vs.* 13.8%,HR=2.05,*P*=0.000 1)。NOBLE 研究的局限性:首先,约 10% 的 PCI 患者植入第一代 DES,支架内血栓的发生率偏高,约 3%;其次,NOBLE 研究主要终点事件把操作相关心肌梗死排除在外,而 CABG 组的操作相关心肌梗死明显要多一些;最后,PCI 组在 1~5 年随访期间不明原因地出现高卒中率。

EXCEL 是比较 PCI 和 CABG 的最大的随机临床试验。在将近 3 年的时间里(2010 年 9 月至 2014 年 3 月),将 1 905 例 LMCA 患者随机分为 CABG 和 PCI 两组。与 NOBLE 一样,LMCA 疾病的定义是根据血管造影狭窄≥70%,血管造影狭窄在 50%~70% 且有创或无创检查生理学评价有功能意义。仅在 EXCEL 中把(NOBLE 中没有)中低等 SYNTAX 评分(≤32 分)作为纳入标准。主要终点事件是死亡、心肌梗死和卒中,次级终点事件为死亡、心肌梗死、卒中和缺血驱动的血运重建。93.2% 的 PCI 组和 90.1% 的 CABG 组患者完成 5 年随访。PCI 组 5 年的主要终点事件发生率不低于 CABG 组,分别为 22.0% 和 19.2%,(差异为 2.8%,95%CI 0.9~6.5,*P*=0.13)。次级终点事件在 PCI 组高于 CABG 组,分别为 31.3% 和 24.9%(差异为 6.5%,95%CI 2.4~10.6,*P*=0.002),而 3 年的随访数据显示次级终点事件 PCI 组和 CABG 组没有显著性差异(23.1% *vs.* 19.1%,HR=1.18,95%CI 0.97~1.45,*P*=0.10)显示 PCI 术后发生"追赶"现象。PCI 组全因死亡率比 CABG 组高,为 13.0% 和 9.9%(差异为 3.1%,OR 1.38,95%CI 1.03~1.85)。PCI 组和 CABG 组在心血管死亡发生率、心肌梗死和卒中各组分也都没有显著差异,但是 PCI 术后缺血驱动的再次血运重建率比 CABG 术后更常见(16.9% *vs.* 10.0%,OR=1.84,95%CI 1.39~2.44),而 PCI 组脑血管事件(卒中和短暂性脑缺血发作)发生率比 CABG 组少。

1. EXCEL 研究的争议 自 2019 年 EXCEL 5 年的结果被展示和发布以来,在学术界就引起很大的争议。LMCA 冠心病患者在接受 PCI 或手术治疗时,5 年的死亡、卒中或心肌梗死风险没有显著差异。然而,PCI 术后全因死亡风险高达 38%,差异有统计学意义(13.0% *vs.* 9.9%,OR=1.38,95%CI 1.03~1.85)。研究人员认为主要是肿瘤、感染等非心源性原因,可能是偶然。EXCEL 中使用的心肌梗死标准:肌酸激酶同工酶(CK-MB)>10 倍正常上限或 >5 倍的正常上限伴有心肌梗死造影、心电图或影像学证据。因为 CABG 比 PCI 会造成更多的心肌酶释放,所以这个标准会低估 PCI 相关心肌梗死而高估 CABG 相关心肌梗死。EXECL 最初使用非劣效性设计分析,而报道了 5 年主要结果采用的非优势设计。近日 *JAMA Internal Medicine* 发布了综合 4 个随机对照试验(RCT)的贝叶斯分析。Brophy 首先对 EXCEL 数据单独进行贝叶斯分析,然后综合目前上述 4 个 LMCA 的 RCT 数据进行贝叶斯分析,对 PCI 和 CABG 的治疗效果进行评价。当 EXCEL 数据采用最初声明的非劣效性设计进行分析时,5 年主要终点事件差异(2.8%,95%CI -0.9%~6.5%)超过预先定义的 4.2% 非劣效性边界,因此,不能拒绝 PCI 低效的零假设。与 CABG 相比,贝叶斯分析还表明 PCI 术后 5 年主要终点事件增加的概率为 95%,而每 100 例 PCI 患者增加 1 个额外事件的概率为 87%。接受 PCI 治疗后,EXCEL 总死亡率增加的概率为 99%,每 100 例 PCI 手术多死亡至少 1 例的概率为 94%。结合其他 3 个 RCT 贝叶斯分析,主要终点事件差异为 2.6%(95%CI -0.33%~5.6%),PCI 组主要终点事件多发生的概率为 96%,每 100 例 PCI 手术主要终点事件至少多发生 1 例的概率为 86%。PCI 术后死亡增加的估计概率降低到 85%,死亡的差异只有 0.9%,每 100 例接受 PCI 治疗的患者至少增加 1 人死亡的概率为 47%。对于次级复合终点(包括重复血管重建),估计 PCI 每治疗 100 例患者至少增加 4 个事件的概率为 98%,至少增加 5 个事件的概率为 90%。贝叶斯分析明确指出,无论是单独的 EXCEL 分析还是现有证据的总体分析,对于 LMCA 疾病的患者,PCI 在包括死亡率在内的所有事件的长期结果上均较 CABG 差。但是 SYNTAX、NOBLE、PRECOMBAT 和 EXCEL 包含终点定义不同,Brophy 在研究中将 MACE 和 MACCE 终点合并在一起,可能会带来偏倚。

《2018 ESC/EACTS 心肌血运重建指南》已认可 PCI 为 SYNTAX 评分≤22 分的 LMCA 病变患者的Ⅰa 级指征(证据 a 级)。欧洲心胸外科协会(EACTS)因为下面的原因最近撤销了他们对 LMCA 疾病的支持:EXCEL 随访 5 年显示 PCI 全因死亡增加 35%,到目前为止研究者还没有发表使用通用心肌梗死定义的试验结果数据和研究者忽视数据安全和监控委员会的警告。在美国 PCI 指南指出,对于 SYNTAX 评分较低的 LMCA 患者,PCI 指征为Ⅱa 级,对于 SYNTAX 评分中等的患者,PCI 指征为Ⅱb 级。

SYNTAX 和 PRECOMBAT 随访 10 年的数据显示 PCI 和 CABG 的全因死亡率相当,NOBLE 研究 5 年随访数据也显示同样的结论。这 4 个研究的最新数据荟萃分析显示 PCI 和 CABG 的全因死亡风险相似,两组的心血管死亡、心肌梗死及卒中各终点风险也相似,PCI 的重复血运重建率明显高于 CABG。该荟萃分析的研究者 Bangalore 评论贝叶斯分析结果实际上支持他们目前的发现。当将 EXCEL 与其他研究放在一起时,CABG 1% 生存率获益的后期概率仅为 47%,这意味着 PCI 和 CABG 在生存率上没有区别,也就是说两种治疗方法在大约 5 年内的存活率似乎是相同的。另一个近期的荟萃分析也同样显示 PCI 联合 DES 和 CABG 组处理 LMCA 的长期死亡率相似。

2. 荟萃分析和注册研究 2020 年发表于 *European Heart Journal* 快速通道的一篇荟萃分析第一次纳入了 EXCEL、NOBLE 和 SYNTAX 最新发布的长期随访数据,还包括 PRECOMBAT 的 5 年随访数据和一个德国的研究,对各个长期随访临床终点事件进行分析。

4 612 例患者被随机化，加权平均随访时间 67.1 个月。PCI 组和 CABG 组在全因死亡风险方面无显著差异（RR=1.03，95%CI 0.81~1.32，P=0.779）。然而，这个结果中有中度的异质性，由于 EXCEL 的结果驱动（I^2=42.9%）。当排 EXCEL 试验时，异质性消失（I^2=0%）。心源性死亡（RR=1.03，95%CI 0.79~1.34，P=0.817）无显著差异，即使包含 EXCEL 结果也不存在异质性。PCI 组和 CABG 组在心肌梗死总体风险方面无显著差异（RR=1.22，95%CI 0.96~1.56，P=0.110），但是 CABG 组有较高的早期操作相关心肌梗死，而 PCI 组有较多的后期心肌梗死。与 CABG 相比，PCI 术后 1 年的卒中风险降低了 62%（RR=0.38，95%CI 0.19~0.77，P=0.008），但长期随访在卒中风险方面无显著差异（RR=0.74，95%CI 0.35~1.50，P=0.4），各研究长期分析之间存在明显的异质性（I^2=59.9%）。这种异质性主要因为在 1~5 年的时间里 NOBLE 研究 PCI 组卒中的发生率更高。排除 NOBLE 研究，PCI 组比 CABG 组卒中的长期风险降低了 42%（RR=0.58，95%CI 0.39~0.86，P=0.008），研究间也无异质性（I^2=0%）。PCI 组非计划血运重建风险增加（RR=1.73，95%CI 1.49~2.02，P<0.001）。该研究显示 PCI 联合 DES 和 CABG 组处理 LMCA 的长期死亡率相似。在心脏死亡、卒中或心肌梗死方面也没有显著差异。PCI 组未计划的血运重建手术比 CABG 组多。另一个荟萃分析，纳入的 SYNTAX、PREECOMBAT、NOBLE 和 EXCEL 的最新长期随访数据进行荟萃分析，包括总共 4 394 例 LMCA 病变患者。该研究显示 PCI 组和 CABG 组的全因死亡风险相似（HR=1.11，95%CI 0.91~1.35，P=0.30；I^2=30%），两组的心血管死亡（HR=1.13，95%CI 0.88~1.44，P=0.34；I^2=0%）、心肌梗死（HR=1.48，95%CI 0.88~2.48，P=0.14；I^2=71%）和卒中（HR=0.81，95%CI 0.42~1.53，P=0.53；I^2=60%）风险也相似。然而，PCI 组的重复血运重建率明显高于 CABG 组（HR=1.8，95%CI 1.52~2.13，P<0.01；I^2=0%）。研究数据在心肌梗死或卒中方面存在明显异质性。其结论为：PCI 联合 DES 与 CABG 在包括全因死亡或心血管死亡在内的主要心血管事件风险相似。

MAINCOM-PARE 注册研究利用 10 年随访数据，评估了 10 年临床终点事件的发生率和多变量相关性。这对于此类 LMCA 高危患者的风险分层具有临床价值。该研究登记了 2 240 例 LMCA 患者，其中 1 102 例行 PCI，1 138 例行 CABG。主要终点事件为全因死亡、q 波心肌梗死或卒中。次要结果是全因死亡率和靶血管血运重建（TVR）。两组的主要终点事件或全因死亡率没有显著性差异，PCI 组再次血运重建率高。主要终点事件、全因死亡率和 TVR 的 10 年发生率分别为 24.7%、22.2% 和 13.6%。年龄 >65 岁、糖尿病、既往心力衰竭、脑血管疾病、外周动脉疾病、慢性肾衰竭、心房颤动、射血分数 <40% 和远端 LMCA 分叉病变是总体人群主要终点事件预后不良的独立相关因素。这些临床描述符可以帮助临床医生识别高危 LMCA 血运重建患者。注册研究包括了临床情况下遇到的多样性患者，而不像 RCT 纳入的特定人群，在日常医学实践中，确定风险因素、预测因子，利用“真实世界”数据进行风险分层可能具有临床意义，有助于在日常临床实践中根据重要的临床和解剖特征作出最佳决策和预测未来风险。

五、心脏团队的作用

当手术者面对严重的 LMCA 疾病时，首先要明确哪些患者应该接受 PCI 或 CABG，以及干预的最佳时机。血运重建的策略要考虑临床表现、合并症和病变解剖的复杂性。临床表现是首要考虑的因素。稳定型心绞痛和急性冠脉综合征（ACS）是不同的，例如急性 LMCA 闭塞死亡率极高，需要立即血运重建，这种情况下 PCI 绝对是首选的手术方案，心脏团队的心外科可准备挽救性 CABG 作为保障。当 LMCA 疾病在非紧急情况下被诊断时，应该采用完全不同的方法。一般来说，当稳定型心绞痛或 ACS 患者没有任何持续的症状和/或严重缺血的心电图表现时，最好的策略是与心脏团队的同事讨论决定手术方案。根据当前的循证依据，结合患者的合并症和冠状动脉解剖以及患者的个人考虑选择手术方案。当前 PCI 或 CABG 的全因死亡率或心血管死亡率相当，CABG 早期操作相关心肌梗死发生率高一些，PCI 后期非操作相关心肌梗死多一些，总体心肌梗死发生率相当，PCI 再次血运重建比 CABG 高。在 MACE 总体风险相当的情况下，心脏团队和患者及家属沟通，说明两种血运重建方案的利弊，签署知情同意。CABG 创伤大，输血更多，住院时间长，早期卒中风险较高。PCI 再次血运重建的机会更高一些。尽管约 1/4 的再次血运重建需要 CABG，但是，NOBLE 和 EXCEL 研究显示最初行 PCI 的 LMCA 患者 5 年内需要 CABG 再次血运重建约 4%。风险评分可帮助心脏团队进行选择血运重建方案和风险分层。如 SYNTAX Ⅱ评分、EuroScore Ⅱ评分和 STS 评分。

六、无保护左主干 PCI（uLMS-PCI）技术新进展

对于 LM 远段分叉病变，大多数建议选择必要时分支支架植入术。但是，对于回旋支闭塞风险高的 LMCA，计划双支架策略也是合理的选择。基于 DKCRUSH-Ⅲ研究，2018 年版欧洲指南对于 LMCA 真性分叉病变（Medina 1，1，1 或 0，1，1）的 PCI 治疗，双支架术式推荐使用 DK-CRUSH 技术（Ⅱb）。近日 DEFINITION Ⅱ国际多中心随机对照研究显示对于该研究定义的复杂真性分叉病变，DKCRUSH 或 CULLOTE 双支架术临床结果要优于必要时边支支架术。共 653 例（约 29% LMCA）复杂分叉病变的患者被随机分配到双支架组或必要时边支支架组（临时组）。主要终点为 1 年随访时靶病变失败（TLF）的复合指标，包括心脏死亡、靶血管心肌梗死（TVMI）和靶病变血运重建（TLR）。随访 1 年，37 例（11.4%）发生 TLF，20 例（6.1%）发生 TLF。双支架组（77.8% DKCRUSH 靶病变失败率）低于临时组（*P*=0.019），主要因为 TVMI 和 TLR 减少，两组心脏死亡的发生率相当，分别为 2.1% 和 2.5%（*P*=0.772）。

七、冠状动脉生理学和腔内影像学评价指导 uLMS-PCI

由于 LM 的血管造影评估固有的局限性，对 LMCA 进行冠状动脉生理学评价可帮助决策何时进行血运重建干预：何时做？而腔内影像学提供腔内影像信息来制定手术策略：怎么做？FFR 和 iFR 都是有效的 LMCA 的生理学评价方法。目前对 LMCA 的生理学评价的临床研究一般定义造影直径 30%~70% 的狭窄为中度程度的狭窄。NOBLE 研究定义明显 LMCA 为造影直径狭窄 >50% 或 FFR<0.8；EXCEL 研究定义明显 LMCA 为造影直径狭窄 >70% 或狭窄程度 50%~70% 伴无创或有创生理学评价有意义。因此，对于造影直径 30%~70% 的狭窄者可给予冠状动脉生理学评价决定血运重建或推迟手术。IVUS 指导 PCI 手术可改善临床结局，尤其是指导高危复杂的手术。最近一项英国心血管介入学会（BCIS）PCI 数据库研究报告指出，uLMS-PCI 手术应用 IVUS 指导从 2007 年的 30.2% 增加到 2014 年的 50.2%，IVUS 指导 PCI 冠状动脉并发症发生率较低，院内 MACE 发生率较低，改善了 30 天和 12 个月的生存率。术者 uLMS-PCI 例数越多，死亡率降低的幅度越大。NOBLE 的亚组分析显示，72% 的 uLMS-PCI 手术应用 IVUS，研究显示术后 IVUS 评价指导充分支架膨胀不降低 MACE 发生率，但是降低靶病变血运重建率（12.2% *vs.* 0%，*P*=0.002）。

术前 IVUS 评估可明确血管面积，个体化优化 MSA，尤其是在小 LMCAs 中。9.7%~47%

必要时支架植入术患者需分支挽救性植入支架，与双支架术或成功的单支架术相比，回旋支口再次血管重建率高。因此，IVUS 术前评估病变的严重程度和斑块的分布可更好地选择单支架或双支架术。

八、术者经验对 LMCA 病变 PCI 治疗预后的影响

术者的手术经验和手术量可能会影响预后。既往的注册研究得出不一致的结论，这可能是因为很多手术不具有技术挑战性。然而，在更复杂的 PCI 手术中，手术经验可能是影响临床预后的特别重要的一个因素，尤其是对 uLMS-PCI。中国医学科学院阜外医院一项研究将 uLMS-PCI 的手术量与预后进行了关联。定义有经验的术者为连续 3 年且平均每年至少完成 15 例 LMCA 病变的 PCI 治疗。对 1 948 例 LMCA-PCI 患者随访 3 年，有经验术者组的 30 天和 3 年的心因性死亡率优于经验较少的术者组。一项来自英国心血管介入学会国家数据库的 6 724uLMS 病变患者的生存分析表明，术者 uLMS 年手术量是决定 uLMS-PCI 预后的重要因素。该研究把术者的年手术量四分位数分组，对 12 个月的死亡率进行概率对数回归分析。Q1 组，347 位术者平均每年做 2 次手术（四分位数范围 1~3）；Q2 组，134 名术者平均每年做 5 次手术（四分位数范围 4~6）；Q3 组，59 名术者平均每年做 10 次手术（四分位范围 8~12）；Q4 组，29 名术者平均每年做 21 次手术（四分位范围 17~29）。与 Q1 组相比，Q4 组院内 MACCE 明显减少，院内死亡率和 1 年死亡率也明显降低。术者年手术量与 12 个月生存率之间明显相关（$P<0.001$）。改善 uLMS-PCI 生存率最小手术量阈值为≥16 例 / 年。研究发现 Q4 组有更少的围术期并发症和心肌梗死，旋磨、准分子激光和 IVUS 应用的比例高，可能和手术预后好有关系。该研究提示鼓励在有足够年手术量的医学中心细分 uLMS-PCI 术者，由有经验的术者进行 uLMS-PCI，鼓励医疗网络内或医疗区域内转诊，努力改善患者的预后。

（于厚志　苑海涛）

参 考 文 献

[1] GIANNOGLOU G D, ANTONIADIS A P, CHATZIZISIS Y S, et al. Prevalence of narrowing >or=50% of the left main coronary artery among 17 300 patients having coronary angiography [J]. Am J Cardiol, 2006, 98(9): 1202-1205.

[2] CONLEY M J, ELY R L, KISSLO J, et al. The Prognostic Spectrum of Left Main Stenosis [J]. Circulation, 1978, 57(5): 947-952.

[3] BITTL J A, HE Y, JACOBS A K, et al. Bayesian methods affirm the use of percutaneous coronary intervention to improve survival in patients with unprotected left main coronary artery disease [J]. Circulation, 2013, 127(22): 2177-2185.

[4] NEUMANN F J, SOUSA-UVA M, AHLSSON A, et al. 2018 ESC/EACTS Guidelines on myocardial revascularization [J]. Eur Heart J, 2019, 40(2): 87-165.

[5] TIROCH K, MEHILLI J, BYRNE R A, et al. Impact of coronary anatomy and stenting technique on long-term outcome after drug-eluting stent implantation for unprotected left main coronary artery disease [J]. JACC Cardiovasc Interv, 2014, 7(1): 29-36.

[6] BING R, YONG A S, LOWE H C. Percutaneous transcatheter assessment of the left main coronary artery: Current status and future directions [J]. JACC Cardiovasc Interv, 2015, 8(12): 1529-1539.

[7] KAWAMOTO H, CHIEFFO A, D'ASCENZO F, et al. Provisional versus elective two-stent strategy for unprotected true left main bifurcation lesions: Insights from a FAILS-2 sub-study [J]. Int J Cardiol, 2018, 250: 80-85.

[8] OVIEDO C, MAEHARA A, MINTZ G S, et al. Intravascular ultrasound classification of plaque distribution in left main coronary artery bifurcations [J]. Circ Cardiovasc Interv, 2010, 3(2): 105-112.

[9] KANG S J,AHN J M,SONG H,et al. Comprehensive intravascular ultrasound assessment of stent area and its impact on restenosis and adverse cardiac events in 403 patients with unprotected left main disease [J]. Circ Cardiovasc Interv,2011,4 (6):562-569.

[10] DE LA TORRE HERNANDEZ J M,HERNÁNDEZ HERNANDEZ F,ALFONSO F,et al. Prospective application of pre-defined intravascular ultrasound criteria for assessment of intermediate left main coronary artery lesions [J]. J Am Coll Cardiol,2011,58(4):351-358.

[11] HAMILOS M,MULLER O,CUISSET T,et al. Long-term clinical outcome after fractional flow reserve-guided treatment in patients with angiographically equivocal left main coronary artery stenosis [J]. Circulation,2009,120(15):1505-1512.

[12] KANG S J,AHN J M,KIM W J,et al. Functional and morphological assessment of side branch after left main coronary artery bifurcation stenting with cross-over technique [J]. Catheter Cardiovasc Interv,2014,83(4):545-552.

[13] SEN S,ESCANED J,MALIK I S,et al. Development and validation of a new adenosine-independent index of stenosis severity from coronary wave-intensity analysis:results of the ADVISE (ADenosine Vasodilator Independent Stenosis Evaluation) study [J]. J Am Coll Cardiol,2012,59(15):1392-1402.

[14] GÖTBERG M,CHRISTIANSEN E H,GUDMUNDSDOTTIR I J,et al. Instantaneous wave-free ratio versus fractional flow reserve to guide PCI [J]. N Engl J Med,2017,376(19):1813-1823.

[15] DAVIES J E,SEN S,DEHBI H M,et al. Use of the instantaneous wave-free ratio or fractional flow reserve in PCI [J]. N Engl J Med,2017,376(19):1824-1834.

[16] KOGAME N,ONO M,KAWASHIMA H,et al. The impact of coronary physiology on contemporary clinical decision making [J]. JACC Cardiovasc Interv,2020,13(14):1617-1638.

[17] WARISAWA T,COOK C M,RAJKUMAR C,et al. Safety of revascularization deferral of left main stenosis based on instantaneous wave-free ratio evaluation [J]. JACC Cardiovasc Interv,2020,13(14):1655-1664.

[18] FUJINO Y,BEZERRA H G,ATTIZZANI G F,et al. Frequency-domain optical coherence tomography assessment of unprotected left main coronary artery disease-a comparison with intravascular ultrasound [J]. Catheter Cardiovasc Interv, 2013,82(3):E173-E183.

[19] CHAITMAN B R,FISHER L D,BOURASSA M G,et al. Effect of coronary bypass surgery on survival patterns in subsets of patients with left main coronary artery disease [J]. Am J Cardiol,1981,48(4):765-777.

[20] YUSUF S,ZUCKER D,PASSAMANI E,et al. Effect of coronary artery bypass graft surgery on survival:overview of 10-year results from randomised trials by the Coronary Artery Bypass Graft Surgery Trialists Collaboration [J]. Lancet,1994,344 (8922):563-570.

[21] MARON D J,HOCHMAN J S,REYNOLDS H R,et al. Initial invasive or conservative strategy for stable coronary disease[J]. N Engl J Med,2020,382(15):1395-1407.

[22] COURTIS J,RODÉS-CABAU J,LAROSE E,et al. Usefulness of coronary fractional flow reserve measurements in guiding clinical decisions in intermediate or equivocal left main coronary stenoses [J]. Am J Cardiol,2009,103(7):943-949.

[23] MORICE M C,SERRUYS P W,KAPPETEIN A P,et al. Five-year outcomes in patients with left main disease treated with either percutaneous coronary intervention or coronary artery bypass grafting in the synergy between percutaneous coronary intervention with taxus and cardiac surgery trial [J]. Circulation,2014,129(23):2388-2394.

[24] THUIJS D J,KAPPETEIN A P,SERRUYS P W,et al. Percutaneous coronary intervention versus coronary artery bypass grafting in patients with three-vessel or left main coronary artery disease:10-year follow-up of the multicentre randomised controlled SYNTAX trial [J]. Lancet,2019,394(10206):1325-1334.

[25] PARK D W,AHN J M,PARK H,et al. Ten-year outcomes after drug-eluting stents versus coronary artery bypass grafting for left main coronary disease:extended follow-up of the PRECOMBAT trial [J]. Circulation,2020,141(18):1437-1446.

[26] HOLM N R,MÄKIKALLIO T,LINDSAY M M,et al. Percutaneous coronary angioplasty versus coronary artery bypass grafting in the treatment of unprotected left main stenosis:updated 5-year outcomes from the randomised,non-inferiority NOBLE trial [J]. Lancet,2020,395(10219):191-199.

[27] STONE G W,KAPPETEIN A P,SABIK J F,et al. Five-year outcomes after PCI or CABG for left main coronary disease [J]. N Engl J Med,2019,381(19):1820-1830.

[28] KAUL S. Should percutaneous coronary intervention be considered for left main coronary artery disease? :Insights from a Bayesian reanalysis of the EXCEL trial [J]. JAMA Intern Med,2020. [Online ahead of print]

[29] BROPHY J M. Bayesian interpretation of the EXCEL trial and other randomized clinical trials of left main coronary artery revascularization [J]. JAMA Intern Med,2020,180(7):1-7.

[30] KUNO T,UEYAMA H,RAO S V,et al. Percutaneous coronary intervention or coronary artery bypass graft surgery for left main coronary artery disease:A meta-analysis of randomized trials [J]. Am Heart J,2020,227:9-10.

[31] AHMAD Y,HOWARD J P,ARNOLD A D,et al. Mortality after drug-eluting stents vs. coronary artery bypass grafting for left main coronary artery disease:a meta-analysis of randomized controlled trials [J]. Eur Heart J,2020:ehaa135.[Online ahead of print]

[32] KIM T O,AHN J M,KANG D Y,et al. Rates and independent correlates of 10-year major adverse events and mortality in patients undergoing left main coronary arterial revascularization [J]. Am J Cardiol,2020,125(8):1148-1153.

[33] BANNING A P,LASSEN J F,BURZOTTA F,et al. Percutaneous coronary intervention for obstructive bifurcation lesions: the 14th consensus document from the European Bifurcation Club [J]. EuroIntervention,2019,15(1):90-98.

[34] ZHANG J J,YE F,XU K,et al. Multicentre,randomized comparison of two-stent and provisional stenting techniques in patients with complex coronary bifurcation lesions:the DEFINITION Ⅱ trial [J]. Eur Heart J,2020,41(27):2523-2536.

[35] MAEHARA A,MINTZ G S,STONE G W. IVUS guidance during left main PCI:Not if,but when and how [J]. EuroIntervention,2020,16(3):189-191.

[36] KINNAIRD T,JOHNSON T,ANDERSON R,et al. Intravascular imaging and 12-month mortality after unprotected left main stem PCI:An analysis from the British Cardiovascular Intervention Society database [J]. JACC Cardiovasc Interv,2020,13(3):346-357.

[37] LADWINIEC A,WALSH S J,HOLM N R,et al. Intravascular ultrasound to guide left main stem intervention:a NOBLE trial substudy [J]. EuroIntervention,2020,16(3):201-209.

[38] XU B,REDFORS B,YANG Y,et al. Impact of operator experience and volume on outcomes after left main coronary artery percutaneous coronary intervention [J]. JACC Cardiovasc Interv,2016,9(20):2086-2093.

[39] KINNAIRD T,GALLAGHER S,ANDERSON R,et al. Are higher operator volumes for unprotected left main stem percutaneous coronary intervention associated with improved patient outcomes?[J]. Circ Cardiovasc Interv,2020,13(6):e008782.

慢性完全闭塞病变介入治疗之我见

慢性完全闭塞(CTO)病变PCI术者应努力成为技术全面的Hybrid术者。Hybrid Video注册研究显示,技术全面的Hybrid术者CTO病变PCI总体成功率可达95%,完成手术花费时间更短,术中对比剂用量也更少。另有研究显示,即便对于复杂的CTO病变,技术全面的Hybrid术者仍能保持很高的成功率。

一、如何成为优秀的Hybrid术者

首先要熟练掌握各种CTO病变PCI技术,正向导丝升级、逆向导丝升级、正向夹层再入真腔(ADR)和逆向夹层再入真腔(RDR)等十八般武艺样样精通,并能与时俱进,不断学习。有研究证实,与采用旧的夹层再入真腔(DR)技术(如STAR、LAST、CART技术等)的CTO病变患者相比,采用新的DR技术(包括Reverse CART和基于CrossBoss/Stinggray的ADR技术等)的CTO病变患者预后更好。另一方面,要能够对各种技术灵活使用、适时转换。近年来,国际和国内先后发布了多个CTO病变介入治疗流程和专家共识,Hybrid术者应牢记这些原则和技术精髓,并灵活使用,根据实际情况适时进行策略和技术转换。

二、正向导丝升级技术理念更新和要点

正向导丝升级技术是指逐渐增加导丝硬度以通过CTO病变的导丝操作技术。虽然目前已有包括ADR和逆向技术在内的多种新技术,但正向导丝升级技术仍是目前应用最广泛的导丝通过技术。尸检病理学研究证实,40%~78%冠状动脉造影显示为完全闭塞的CTO病变实际存在微孔道和疏松组织,锥形头端的聚合物涂层导丝在通过这类病变时具有显著优势。在使用锥形头端聚合物涂层导丝去寻找微孔道时,推荐在导丝头端塑一小弯并经由微导管辅助,操作以轻柔旋转为主,尽量不给予太多前推的力量,让导丝自动寻找微孔道和通过疏松组织。由于这类锥形头端软导丝触觉反馈较差,因此操作过程中要持续透视关注导丝头端形状变化。如导丝头端明显弯曲变形,应略回退导丝再耐心旋转以寻找正确前进方向。如反复尝试不成功,应迅速进行导丝升级。

近年来,导丝升级逐渐被导丝更替这一概念所替代,其涵义包括升级和降级两个方面。导丝能否通过坚硬的近段纤维帽或斑块主要取决于导丝硬度与斑块硬度的对比。如斑块硬度超过导丝头端硬度,则导丝容易进入较软的内膜下层。当硬导丝已通过坚硬的斑块且微导管已成功跟进后,推荐进行导丝降级,避免使用过硬导丝操作增加血管穿孔风险。

三、如何实施平行导丝技术

在CTO病变PCI术中,无论术者技术如何高超、操作如何小心,都无法完全避免导丝进入内膜下的情况。平行导丝技术(parallel-wire technique)要点是以进入内膜下的第一根导丝为路标,操控头端更硬、塑形角度更大的第二根导丝通过闭塞段进入远端血管真腔,有助于减少术中对比剂和射线剂量。使用平行导丝的前提是术者对CTO病变闭塞段走行路径

清楚。

实施平行导丝技术很重要的一点是应早启动，避免单根导丝反复操作引起大的夹层和血肿形成，降低后续平行导丝技术和ADR技术的成功率。推荐在平行导丝技术中使用双腔微导管辅助，优势在于：①增强第二根导丝穿透力；②便于调整第二根导丝前进方向；③缩短第二根导丝在CTO病变内的行走距离，提高效率；④拉直近端迂曲血管；⑤便于第二根导丝重新塑形、交换。

四、如何提高ADR技术成功率

首先，要选好适应证。闭塞段远端血管管腔较大且管壁无明显动脉粥样硬化斑块或钙化、远端纤维帽附近无较大边支血管的CTO病变是实施ADR技术的良好适应证。如闭塞段远端存在较大边支，也可分别采用ADR技术将两根导丝送入两个分支内，即所谓的“double stingray technique”，但植入支架前须行球囊对吻扩张并送入IVUS确认两根导丝在分叉嵴近端处于同一腔隙，避免支架植入后重要分支血管丢失。

理论上，ADR技术中实施导丝再入真腔最理想的部位是紧邻远端纤维帽的血管真腔处，此时导丝在内膜下走行距离最短，分支丢失风险最小，内膜下支架植入也最短，患者预后最好。但实际操作中常选择近端无较大分支发出、管腔较粗大且平直的血管段作为导丝再入真腔区域，如RCA第二转折后平直血管段。如导丝拟再入真腔血管段存在明显成角，需加大导丝头端塑形角度，或在导丝第一个弯曲近端再塑形第二个弯曲提高导丝穿刺进入真腔的成功率，但导丝头端塑形角度过大可能会导致导丝从Stingray球囊侧孔穿出困难。如导丝拟再入真腔血管段管壁存在严重钙化阻碍导丝穿出，可采用锥形头端、穿透力较强的硬导丝如Conquest Pro 12或Conquest Pro 8-20穿刺钙化的血管壁，或采用Bob-sled技术在远端无钙化或钙化程度较轻位置再入真腔。CT有助于识别冠状动脉钙化斑块，可用于指导选择理想的导丝再入真腔部位。

新近提出Contemporary ADR概念，其核心思想是避免较大的假腔和血肿形成，提高导丝再入真腔成功率。技术要点包括：①使用不带侧孔的指引导管。②推荐使用Trapliner延长导管辅助。由于其推送杆上附带一球囊，方便采用球囊捕获技术交换其他器械。③尽量避免在超过远端纤维帽的内膜下行球囊扩张。④减少器械交换。⑤尽量缩短器械交换等待时间，如交换前需准备好Stingray球囊备用。⑥严禁正向注射对比剂，建议初学者取下三环注射器以防误推注对比剂。⑦弯曲导丝技术（Knuckle wire technique）首选锥形尖端聚合物涂层软导丝如Fielder XT等。因其头端形成的弯曲小，避免造成内膜下较大假腔。⑧在到达闭塞段远端纤维帽前需停止推送弯曲导丝，在硬导丝支撑下前送Corsair微导管或使用CrossBoss导管（“finish with the Boss”）。⑨推荐常规使用内膜下经导管回吸（subintimal transcatheter withdrawal，STRAW）技术缩小血肿，但如假腔过大STRAW技术不能保证一定成功。

Stingray球囊被推送至再入真腔区域后，如能在对侧冠状动脉造影指导下直接采用Gaia或Conquest Pro等较硬导丝穿刺进入远端血管真腔（即“穿刺-进入”技术）最为理想；但如采用“穿刺-进入”技术再入真腔不成功，可改用“穿刺-交换”技术或双盲“穿刺-交换”技术。有学者提出“Multi stick and swap技术”，即采用硬导丝反复多次（3~5次）穿刺再交换聚合物涂层导丝，且在最后一次回撤穿刺导丝时伴随旋转操作以形成更大的孔洞，提高后续聚合物涂层导丝再入真腔成功率。

Stingray 球囊准备是 ADR 操作中重要的环节，步骤如下：①在 Stingray 球囊尾端连接全新、完全干燥的三通阀；②用全新、完全干燥的 20cc 螺口注射器，负压回吸 2~3 次并关闭三通阀，以保持 Stingray 球囊内负压真空状态；③取下 20cc 螺口注射器，换成 3cc 充满纯对比剂的螺口注射器（如无螺口注射器，可连接短延长管后再连接充满纯对比剂的普通注射器）；④用对比剂冲洗三通阀，确保没有气泡（可轻轻敲打三通阀，便于彻底排气）；⑤打开三通阀使 Stingray 球囊与注射器相通，注射器活塞将前移 2~3mm。活塞停止移动时，提示 Stingray 球囊已准备完毕。将整个系统管路气体完全排空是 Stingray 球囊准备的核心，而 Stingray 系统内残留气体是导致实施 ADR 时 Stingray 球囊无法充分显影的常见原因。

五、如何用好弯曲导丝技术

当闭塞血管段长度较长、走行路径不清楚、严重迂曲或存在严重钙化时推荐采用弯曲导丝技术。首选聚合物涂层导丝（常采用 Fielder XT、Pilot 50 或 Pilot 200 等）塑形为“伞柄”状，在闭塞段内膜下推送时其头端会自动形成一个紧密的环形弯曲，经内膜下通过病变。采用弯曲导丝技术可使导丝快速通过闭塞段，且血管穿孔、边支闭塞风险较低。与 Pilot 150 或 Pilot 200 导丝相比，Fielder XT 导丝头端形成的环形弯曲更小，制造的内膜下假腔更小，但由于头端柔软，通过能力差，有时需要换用更硬的导丝如 Pilot150 或 Pilot200 导丝等再次尝试。操作时应以适当力量向前推送导丝，不宜旋转，同时配合前送微导管以增强对导丝的支撑。导丝在推送过程中应尽量保持小弯，如弯曲过大需将导丝回撤至微导管后重新送入或尽量前送微导管使其头端靠近导丝弯曲处。导丝推送过程中需配合多体位透视，避免弯曲导丝进入小的血管分支，增加血管穿孔风险。通常，正向行弯曲导丝技术应配合 ADR 技术，而逆向行弯曲导丝技术时需配合反向 CART 或主动迎客技术（延长导管辅助的反向 CART 技术）。特别需要强调的是，只有在确认导丝位于内膜下时方可采用该技术，如怀疑导丝位于血管外，切勿盲目采用该技术，以免引起灾难性的血管穿孔，此时可回退导丝于靶血管更近端位置启动弯曲导丝技术。

使用弯曲导丝技术在闭塞段前进受阻时，可采用 power knuckle 技术即送入第二根导丝，然后沿该导丝送入外径与血管管腔直径为 1∶1 的球囊扩张将微导管锚定于血管壁上，为导丝前送提供更强支撑力。也有学者提出可采用 knuckle 微导管技术，即沿弯曲导丝送入 Corsair Pro、Turnpike LP 等头端柔软且呈锥形的微导管至弯曲导丝前端，使微导管头端弯曲前行。

六、Carlino 技术要点

Carlino 技术，又称对比剂辅助的 STAR 技术，由意大利心血管介入专家 Mauro Carlino 教授于 2007 年首次提出，是指经微导管或 OTW 球囊在闭塞段内注射对比剂寻找或制造通道以利于导丝通过的技术。Carlino 教授新近对该技术进行了改良，强调：①对比剂用量要少（仅 0.5~1ml）；②推注要轻柔；③尽量斑块内注射，避免于内膜下注射。切勿用力推注大量对比剂，否则可能造成严重血管穿孔。

七、逆向技术中侧支血管的选择和操作注意事项

通常情况下，间隔支侧支因安全性好、即使出现穿孔也不易引起心脏压塞，通常是实施逆向技术的首选侧支。有文献报道，经间隔支侧支行导丝冲浪技术侧支通过成功率可达

81%。但需注意LAD中段发出的间隔支侧支通常与后降支相连续，而LAD近端发出的间隔支侧支有时与左室后侧支相连续，LAD远端的间隔支侧支可与右室支相连续，此处的侧支破裂可以引起急性心脏压塞。

Vieussens侧支是从RCA圆锥支至LAD的侧支。右冠状动脉造影时，如果导管插入过深或圆锥支独立由主动脉发出，常规造影时易遗漏，因此，术前常规冠状动脉造影未发现CTO病变存在明显侧支循环时，应留意Vieussens侧支存在的可能，此时应稍回撤RCA造影导管，重新造影使Vieussens侧支充分显影。某些病例中冠状动脉造影显示仅存在心外膜侧支，但阻闭这些心外膜侧支后再次造影可使贯通的间隔支侧支显现。经微导管超选造影或导丝冲浪技术有时也有利于显现这些不可见的侧支。

心外膜侧支因其走行通常较迂曲且发生穿孔时易导致急性心脏压塞，仅作为CTO病变逆向PCI的最后选择。导丝通过心外膜侧支时，推荐使用Sion Black、Suoh 03、Sion或Fielder XT-R导丝，一定要遵循"导丝先行，微导管跟进"的原则，切勿让微导管走行于导丝前面。特别需要注意的是，既往曾行CABG患者发生心外膜侧支穿孔时可引起局部血肿压迫心腔（"干性压塞"），且这种心脏压塞无法通过常规心包穿刺解除。心外膜侧支走行过度迂曲时，可导致导丝通过困难甚至无法通过，此时宜轻柔旋转（不要推送）导丝使其在心脏舒张期侧支成角变小时滑过迂曲段。如果心外膜侧支是唯一的侧支血供来源，PCI术中阻断侧支血流可引起急性心肌缺血甚至心肌梗死。

采用同侧侧支时，逆向导丝常需通过较大转角，易发生导丝扭结和后续器械推送困难，侧支血管破裂较高（RCA从锐缘支到锐缘支的同侧心外膜侧支血管具有很高穿孔风险，不宜用于逆向PCI）。通过同向侧支行逆向PCI时推荐使用"乒乓"指引导管技术。

八、逆向导丝通过侧支但微导管不能通过时怎么办

导丝通过侧支但微导管不能通过是逆向PCI失败的常见原因之一。此时可考虑采用如下方法：①增加逆向指引导管支撑力，如增加主动支撑力（推送左侧指引导管或顺时针旋转右侧指引导管）、采用边支锚定技术或延长导管（Guideliner和Guidezilla）技术。②换用外径较小的微导管如Caravel等。③长时间操作会导致微导管通过能力下降，此时可尝试换用新的微导管。短微导管比长微导管扭矩传递性更好。Corsair微导管同时还可起到通道扩张器作用。④采用小球囊（直径1.0~1.5mm）低压力（2~4atm）扩张也是辅助微导管通过间隔支侧支的一种可行方法，但使用心外膜侧支时切勿进行球囊扩张，避免引起侧支血管破裂。⑤如逆向导丝能够通过闭塞段进入正向指引导管，也可考虑在正向指引导管转折处采用正向微导管穿逆向导丝技术，即沿逆向导丝送入正向微导管通过闭塞段至闭塞段远端血管真腔，然后撤出逆向导丝和微导管，经正向微导管送入工作导丝，完成后续操作。

九、反向CART技术操作要点

推荐首选当代反向CART（Contemporary Reverse CART）技术，即当正向逆向导丝接近时尽早正向送入较小外径（通常为2.0~2.5mm）球囊扩张，以正向球囊为靶标，操控逆向导丝（通常选用复合核芯设计、具有良好操控性的Gaia系列导丝）向球囊方向穿刺，进入正向球囊扩张形成的假腔，实现较小直径正向球囊扩张即可完成逆向导丝高效通过的目标。当代反向CART技术的关键是避免反复尝试逆向导丝通过或对吻导丝技术，以免形成较大假腔和血肿。

主动沿正向导丝或球囊尽量前送延长导管(Guidezilla 或 GuideLiner)至紧邻正向 - 逆向通道贯通处作为逆向导丝前行的靶标，进而操控逆向导丝进入延长导管内，即延长导管辅助的反向 CART 技术(又称主动迎客技术，Active Greeting Technique，AGT)中。由于延长导管管径较大，逆向导丝容易进入。使用该技术时需注意延长导管前进时一定要沿着球囊杆送入，尤其在 RCA 第二三段转折处时要注意避免延长导管前行过程中造成血管损伤。

如常规反向 CART 技术不能成功，可沿正向导丝送入 IVUS 导管实施 IVUS 指导的反向 CART 技术。IVUS 指导的目的在于判断正逆向导丝所在位置。如 IVUS 显示正向导丝和逆向导丝位于同一血管解剖结构内(如均位于内膜层或内膜下层)或正向导丝位于内膜层而逆向导丝位于内膜下层时，可基于 IVUS 测得的血管直径沿正向导丝送入足够直径的球囊扩张，多数情况下能够造成足够程度的撕裂使正向 - 逆向通道贯通，便于逆向导丝通过。如逆向导丝位于内膜层而正向导丝位于内膜下层，逆向导丝再入近端血管真腔常会比较困难，此时即便正向送入较大直径球囊扩张，通常也只能将内膜层斑块推向一侧，不能造成足够的撕裂使正向 - 逆向通道贯通，在此位置行反向 CART 技术成功率低。需在 IVUS 指导下正向送入较大直径的球囊或切割球囊扩张，并逆向送入硬导丝(如 Conquest Pro 12)穿刺进入正向球囊扩张形成的内膜下空间，或重新进行弯曲导丝操作，改变正向和逆向导丝所在的解剖层面。

十、无残端 CTO 病变处理对策和要点

对于无残端 CTO 病变，如近端纤维帽处存在较大分支，可采用边支内 IVUS 辅助确定近端纤维帽位置，并指导正向导丝穿刺纤维帽进入闭塞段内。在穿刺近端纤维帽时，首先要确保指引导管具有足够的支撑力。指引导管支撑力不足会增加硬导丝引起血管夹层、血肿和边支闭塞风险。推荐在双腔微导管辅助推送锥形头端硬导丝穿刺坚硬纤维帽。如尝试过程中导丝无法进入近端纤维帽反而频繁滑入邻近分支，可在边支内送入 1∶1 直径球囊低压力扩张(即 deflecting balloon 技术)，或采用 Venture 微导管辅助导丝送入。

如正向导丝穿刺失败，可考虑采用逆向导丝通过技术，此时需用 IVUS 指导逆向导丝的穿出，确保逆向导丝在分叉嵴部位穿出，否则如逆向导丝经内膜下于分叉嵴部近端穿出，支架植入后容易造成边支血管闭塞。如果导丝从分叉嵴部位穿出困难，可在 IVUS 指导下送入普通球囊或切割球囊行 Extended Reverse CART 技术。

对于与主动脉壁平齐无残端的开口 CTO 病变，正向指引导管难以获得有效支撑，甚至无法到位，常需操控逆向导丝通过 CTO 病变进入主动脉。此时技术要点为：①选择硬导丝，如 Gaia 系列(Gaia2 或 Gaia3)、Conquest Pro 12、Aasto 20、Hornet 14 和 Pilot 200 等，在逆向微导管辅助下逆向穿过 CTO 病变进入升主动脉。②采用逆向 Carlino 技术，通过逆向微导管注射少量对比剂制造微夹层，有助于逆向导丝通过 CTO 病变。③采用 e-CART(Electro Cautery-Assisted Re-enTry)技术，即逆向导丝尾端连接单极电刀，利用电灼能量穿透坚硬纤维帽技术。但须注意，使用 e-CART 技术时，导丝可能进入肺动脉或其他主动脉邻近结构，有造成血管穿孔风险，需慎用。硬导丝穿出后注意不要直接用圈套器拉至正向指引导管内，否则一旦导丝打折将很难松解，导致逆向回撤困难。如盲目尝试将逆向导丝在正向指引导管内拉出，硬导丝尾端可能嵌顿在位于迂曲侧支的微导管内。因此，在硬导丝穿出后推荐用圈套器固定逆向导丝再沿逆向导丝将逆向微导管拉至升主动脉，换 RG3 导丝后完成体外化。

当然也可以正向送入 Judkins 指引导管至升主动脉，在右前斜位操控逆向导丝进入正向指引导管内。

十一、导丝通过而球囊不能通过的解决办法

CTO 病变介入治疗中，导丝通过病变而球囊不能通过是导致 CTO 病变介入治疗失败的重要原因之一，其发生率为 6%~9%。目前已有多种方法可用于解决此类困难，包括小球囊挤撬技术、球囊爆破松解纤维帽技术、球囊爆破松解纤维帽技术、边支球囊锚定技术、延长导管技术、多导丝斑块挤压技术、双球囊 - 导丝交错切割技术（See-saw balloon-wire cutting technique）等。

1. **小球囊挤撬技术** 首选小直径长球囊（直径为 1.0~1.5mm，长度 20~30mm），沿导丝尽量推送球囊至近端纤维帽内不能前进为止，在保持推送力情况下，球囊高压力扩张挤撬 CTO 病变近端纤维帽。如经反复扩张、挤撬后小球囊仍不能通过病变，可更换新的小球囊或更换直径较大球囊（2.5~3.0mm）再次尝试，尽可能挤撬 CTO 病变近端纤维帽，使纤维帽构型发生改变，利于后续球囊或微导管进入 CTO 病变。

2. **球囊爆破松解纤维帽（intentional balloon rupture 或 balloon assisted microdissection）技术** 将球囊尽力前送抵住病变扩张至球囊破裂，球囊爆破产生的冲击力可松解坚硬的纤维帽，便于后续球囊通过。推荐应用小直径（1.5mm）短球囊，以免造成靶血管近端血管严重夹层或穿孔。尽量避免使用 1.25mm 及以下直径的小球囊，有文献报道其爆破后可能与导丝缠绕导致回撤困难有关。球囊宜充分排气，避免球囊爆破时引起气栓。在球囊加压过程中术者应密切关注压力泵压力变化，如压力骤降，提示球囊破裂，宜迅速回抽球囊负压，避免对比剂射流对血管的过度损伤。

3. **边支球囊锚定技术** 边支球囊锚定技术和下述延长导管技术均为通过增强指引导管支撑力来增强球囊通过能力。沿工作导丝将小球囊（直径 1.5~2.0mm，根据边支血管直径选择合适球囊直径）送入靶病变近端分支血管内 6~8atm 扩张，从而固定指引导管并增强其同轴支撑力，利于球囊或微导管通过 CTO 病变。RCA 多选择圆锥支或锐缘支作为锚定血管，LAD 多选择间隔支进行边支锚定。

4. **延长导管技术** 将 Guideliner 或 Guidezilla 延长导管的导管段送入靶血管内，能显著增加指引导管支撑力和球囊或微导管推送力。一项随机研究结果证实，与伴行导丝和球囊锚定技术相比，5 进 6 子母导管技术能更有效提高经桡动脉复杂病变 PCI 成功率。

5. **多导丝斑块挤压技术** 球囊无法通过 CTO 病变时，送入另一根或多根导丝与原导丝平行通过 CTO 病变，通过导丝对斑块的挤压来扩大通道，便于球囊通过。也可在第二根导丝通过后尽量前送小球囊抵住病变并充盈，再将压在球囊下导丝快速回撤，起到切割挤压斑块作用，即导丝切割技术。

6. **双球囊 - 导丝交错切割技术（See-saw balloon-wire cutting technique）** 适用于导丝通过而球囊不能通过的 CTO 病变。即微导管辅助下两根导丝通过 CTO 病变至远端血管真腔，分别沿两根导丝送入两个小球囊，尽量推送其中一个球囊至不能前行时，高压力扩张球囊压迫伴行导丝。在近端纤维帽部位产生聚力切割作用，然后稍回撤该球囊，再尽可能推送另一球囊至不能前进时，高压力扩张压迫伴行导丝，在近端纤维帽的不同部位产生聚力切割作用。两球囊交替前行、扩张，压迫伴行导丝在闭塞病变内发挥聚力切割作用。由于每次球囊扩张时，导丝位于不同方向，有助于松解坚硬的闭塞病变。两套球囊 - 导丝系统位于同

一靶血管内，互为球囊前行提供更强的被动支撑力，同时便于指引导管深插增加主动支撑力。该技术可在6F指引导管内完成操作。推荐微导管辅助第二根导丝(首选头端较硬的亲水涂层导丝)通过CTO病变，并尽量使两根导丝走行于同一通道。如第二根导丝进入内膜下，不能送入远端血管真腔，可沿该导丝送入球囊在CTO病变节段内扩张，通过挤压、修饰斑块，促使另一球囊沿第一根导丝通过闭塞病变；亦可用该球囊锚定第一根导丝，辅助另一球囊通过病变。一项纳入80例球囊不能通过CTO病变的回顾性研究证实，与Tornus导管相比，双球囊-导丝交错切割技术器械通过成功率更高，手术耗时更短。

十二、内膜下斑块修饰(SPM)技术

如导丝送至闭塞段远端但不能进入远端血管真腔，且导丝位于血管结构内时，或虽然导丝通过闭塞病变进入远端血管真腔，但IVUS提示导丝长段位于内膜下时，可考虑在病变段仅行球囊扩张而不予支架置入，即内膜下斑块修饰(SPM)。研究显示，SPM能够改善CTO病变患者临床症状，且可提高后续择期PCI开通的成功率。2.0版的Hybrid流程指出，如果手术时间超过3小时，对比剂剂量超过3.7×eGFR，射线剂量超过5Gy，且手术没有明显进展时，可考虑在终止操作前行SPM；通常推荐2~4个月后再次行介入诊疗。

十三、CTO病变逆向PCI术中侧支穿孔的处理

侧支血管破裂或穿孔是CTO病变逆向PCI术中较为常见的并发症。间隔支穿孔一般呈自限性，不经特殊处理一般也很少引起严重后果，但应避免进一步球囊扩张或送入其他器械导致穿孔扩大。心外膜侧支一旦破裂可导致危及生命的心脏压塞。侧支血管破损后，可尝试经微导管负压吸引使血管回缩封闭破口，无效时可考虑应用弹簧圈、明胶海绵颗粒、自体脂肪等栓塞材料行栓塞治疗。实际工作中存在弹簧圈费用高且多数介入中心没有配备，血凝块制备耗时、困难，明胶海绵可导致冠状动脉肉芽肿反应等缺点，而且这些栓塞物质常需要通过微导管用注射器加压推注至穿孔部位，有导致穿孔扩大风险，且操作复杂。为解决上述问题，笔者发明了经微导管缝线栓堵技术，该技术操作步骤简述如下：沿导丝将Finecross微导管送至穿孔部位近端，撤出指引导丝；将微导管尾端竖起，注满肝素盐水，准备长约8~10mm的3-0(USP编号)可吸收线段，将线段垂直放入微导管尾端；用导引针将线段轻柔推送至微导管内腔，然后送入工作导丝缓慢推送线段，当导丝头端接近微导管头端时，透视下确定微导管位置仍恰当，继续缓慢推送导丝直至导丝不透光头端到达微导管头端，线段即被推出微导管，完成封堵操作。为确保封堵成功，必要时可稍回撤Finecross微导管重复上述操作，直至穿孔成功堵闭。该技术具有取材方便、制备简单、操作简便和费用低廉等优点。使用该技术时应注意：①在使用Finecross微导管时，应该选择USP编号3-0缝线。②推荐缝线段长度8~10mm，宜采用锋利剪刀或刀片制备，以保持缝线头端整齐便于推送。③微导管到位后要确保指引导管稳定，需旋紧Y阀，避免微导管移位。④推荐选择头端为3cm不透光的0.014英寸普通工作导丝如Runthrough NS导丝推送缝线。⑤导丝接近微导管头端时，应在透视下继续缓慢推送导丝，当导丝不透光头端到达微导管头端时有落空感，提示线段成功被推送至穿孔部位。⑥如CTO病变已开通，应正向、逆向分别送入Finecross微导管推送可吸收线段进行封堵。

CTO病变PCI要兼顾安全、成功、质量和高效。首先要保障患者手术安全，在提高开通成功率同时要重视质量，避免引起重要边支丢失和大的夹层血肿形成。当闭塞病变虽然开

通，但导丝长段位于内膜下、支架植入后存在较高边支丢失风险时，应考虑行 SPM。Hybrid 术者应在保障安全和高质量开通的前提下，努力提高手术效率。

（李悦　孙党辉）

参 考 文 献

[1] DANIELS D V, BANERJEE S, ALASWAD K, et al. Safety and efficacy of the hybrid approach in coronary chronic total occlusion percutaneous coronary intervention: The Hybrid Video Registry [J]. Catheter Cardiovasc Interv, 2018, 91(2): 175-179.

[2] BASIR MB, KARATASAKIS A, ALQARQAZ M, et al. Further validation of the hybrid algorithm for CTO PCI; difficult lesions, same success [J]. Cardiovasc Revasc Med, 2017, 18(5): 328-331.

[3] AZZALINI L, DAUTOV R, BRILAKIS E S, et al. Impact of crossing strategy on midterm outcomes following percutaneous revascularisation of coronary chronic total occlusions [J]. EuroIntervention, 2017, 13(8): 978-985.

[4] TAJTI P, KARMPALIOTIS D, ALASWAD K, et al. The Hybrid Approach to Chronic Total Occlusion Percutaneous Coronary Intervention: Update From the PROGRESS CTO Registry [J]. JACC Cardiovasc Interv, 2018, 11(14): 1325-1335.

[5] KATSURAGAWA M, FUJIWARA H, MIYAMAE M, et al. Histologic studies in percutaneous transluminal coronary angioplasty for chronic total occlusion: comparison of tapering and abrupt types of occlusion and short and long occluded segments [J]. J Am Coll Cardiol, 1993, 21(3): 604-611.

[6] SRIVATSA S S, EDWARDS W D, BOOS C M, et al. Histologic correlates of angiographic chronic total coronary artery occlusions: influence of occlusion duration on neovascular channel patterns and intimal plaque composition [J]. J Am Coll Cardiol, 1997, 29(5): 955-963.

[7] 中国冠状动脉慢性闭塞病变介入治疗俱乐部．中国冠状动脉慢性完全闭塞病变介入治疗推荐路径[J]. 中国介入心脏病学杂志．2018. 26(3): 121-128.

[8] TAJTI P, DOSHI D, KARMPALIOTIS D, et al. The "double stingray technique" for recanalizing chronic total occlusions with bifurcation at the distal cap [J]. Catheter Cardiovasc Interv, 2018, 91(6): 1079-1083.

[9] WU E B, BRILAKIS E S, LO S, et al. Advances in CrossBoss/Stingray use in antegrade dissection reentry from the Asia Pacific Chronic Total Occlusion Clu [J]. Catheter Cardiovasc Interv, 2019.

[10] CARLINO M, DEMIR O M, COLOMBO A, et al. Microcatheter knuckle technique: A novel technique for negotiating the subintimal space during chronic total occlusion recanalization [J]. Catheter Cardiovasc Interv, 2018, 92(7): 1256-1260.

[11] AZZALINI L, URETSKY B, BRILAKIS E S, et al. Contrast modulation in chronic total occlusion percutaneous coronary intervention [J]. Catheter Cardiovasc Interv, 2019, 93(1): E24-E29.

[12] DAUTOV R, URENA M, NGUYEN C M, et al. Safety and effectiveness of the surfing technique to cross septal collateral channels during retrograde chronic total occlusion percutaneous coronary intervention [J]. EuroIntervention, 2017, 12(15): e1859-e1867.

[13] MOZID A M, DAVIES J R, SPRATT J C. The utility of a guideliner catheter in retrograde percutaneous coronary intervention of a chronic total occlusion with reverse cart-the "capture" technique [J]. Catheter Cardiovasc Interv, 2014, 83(6): 929-932.

[14] GALASSI A R, SUMITSUJI S, BOUKHRIS M, et al. Utility of Intravascular Ultrasound in Percutaneous Revascularization of Chronic Total Occlusions: An Overview [J]. JACC Cardiovasc Interv, 2016, 9(19): 1979-1991.

[15] NAKABAYASHI K, OKADA H, OKA T. The use of a cutting balloon in contemporary reverse controlled antegrade and retrograde subintimal tracking (reverse CART) technique [J]. Cardiovasc Interv Ther, 2017, 32(3): 263-268.

[16] BRILAKIS E S, LOMBARDI W B, BANERJEE S. Use of the Stingray guidewire and the Venture catheter for crossing flush coronary chronic total occlusions due to in-stent restenosis [J]. Catheter Cardiovasc Interv, 2010, 76(3): 391-394.

[17] NICHOLSON W, HARVEY J, DHAWAN R. E-CART (ElectroCautery-Assisted Re-enTry) of an Aorto-Ostial Right Coronary Artery Chronic Total Occlusion: First-in-Man [J]. JACC Cardiovasc Interv. 2016. 9(22): 2356-2358.

[18] VO M N, CHRISTOPOULOS G, KARMPALIOTIS D, et al. Balloon-assisted microdissection "BAM" technique for balloon-uncrossable chronic total occlusions [J]. J Invasive Cardiol, 2016, 28(4): E37-E41.

[19] XUE J, LI J, WANG H, et al. "Seesaw balloon-wire cutting" technique is superior to Tornus catheter in balloon uncrossable chronic total occlusions [J]. Int J Cardiol, 2017, 228: 523-527.

[20] WILSON W M, WALSH S J, YAN A T, et al. Hybrid approach improves success of chronic total occlusion angioplasty [J]. Heart, 2016, 102 (18): 1486-1493.

[21] XENOGIANNIS I, CHOI J W, ALASWAD K, et al. Outcomes of subintimal plaque modification in chronic total occlusion percutaneous coronary intervention [J]. Catheter Cardiovasc Interv, 2019. [published online ahead of print]

[22] HALL A B, BRILAKIS E S. Hybrid 2.0: Subintimal plaque modification for facilitation of future success in chronic total occlusion percutaneous coronary intervention [J]. Catheter Cardiovasc Interv, 2019, 93 (2): 199-201.

[23] SHENG L, GONG Y T, SUN D H, et al. Successful occluding by absorbable sutures for epicardial collateral branch perforation [J]. J Geriatr Cardiol, 2018, 15 (10): 653-656.

冠状动脉旋磨术应用的适应证、禁忌证与并发症的防治

一、概　　述

据《中国心血管病报告 2018》报道，我国目前冠心病患者数量达到 1 100 万，其发病率位居心血管疾病的第二位，而随着人口老龄化的进展，冠状动脉钙化（coronary artery calcification，CAC）的发生率也呈增加趋势。CAC 是冠状动脉粥样斑块发展到一定阶段而使钙盐在冠状动脉壁沉积形成的，与骨形成相似，是动脉粥样硬化的表现形式之一。流行病学资料显示，CAC 的高发人群为高龄、糖尿病、甲状旁腺功能亢进、脂质代谢异常、高钙血症、慢性肾病以及肾透析的患者；冠状动脉狭窄的程度越高，其伴有钙化的概率通常也越大。CAC 程度高的患者与 CAC 程度低的相比，其所有的冠心病事件、非致死心肌梗死以及冠心病猝死事件的发生率明显增高。

随着介入治疗技术的不断发展，经皮冠状动脉介入治疗（percutaneous coronary intervention，PCI）已成为冠心病患者治疗的重要手段。在接受择期 PCI 的患者中，约 30.8% 为中重度 CAC 患者，而在接受急诊 PCI 的患者中，约 31.9% 有 CAC 病变。SYNTAX 研究显示在左主干或三支病变的患者当中，CAC 病变的比例高达 50.6%~54.2%。由于中重度 CAC 导致管腔不规则狭窄或闭塞以及顺应性差，介入器械难以或不能通过病变，即使能通过病变也无法得到充分扩张，药物支架植入后即刻成功率低，并发症发生率高，远期心血病事件发生率也较高。急性冠脉综合征患者的 CAC 病变在接受 PCI 术后 1 年的靶血管血运重建率和支架内血栓发生率显著高于非 CAC 病变患者。此外，接受冠状动脉旁路移植术（coronary artery bypass grafting，CABG）治疗的重度 CAC 患者术后 1 年病死率也明显增加。

自 1987 年冠状动脉旋磨术（coronary rotational atherectomy，CRA）由 David C. Auth 发明，1993 年获得美国食品药品监督管理局（FDA）批准被用来治疗冠状动脉粥样硬化性病变，随着这项新技术的不断发展，在用于治疗严重的 CAC 病变取得了显著的成效。CRA 采用橄榄形带有钻石颗粒的旋磨头，以高速旋转并根据“差异切割”原理，选择性将冠状动脉斑块磨成细小碎屑，达到对纤维性或钙化性斑块去除的作用，从而使冠状动脉病变能够充分预处理、支架能够成功释放以及高压球囊后续能够充分后扩张。Abdel-Wahab 等研究发现接受 CRA 治疗的复杂 CAC 病变患者随访 15 个月后，主要不良心血管事件（major advert cardiovascular events，MACEs）的发生率为 14.4%，且只有左心室射血分数降低为 MACEs 的预测因素，此研究显示 CRA 治疗重度 CAC 病变是有效和安全的。此外，Cockburn 等的一项注册性研究纳入 221 669 例行 PCI 患者分析发现，接受 CRA 治疗的患者有更高的病死率，但这些接受 CRA 患者的特点为外周血管疾病、高血压、糖尿病更多，且年龄较大，表明患者预后情况并不是受到旋磨的影响，而是患者高危因素所致，间接体现了 CRA 的安全性。前瞻性随机对照的 ROTAXUS 临床试验发现 CRA 组的即刻管腔获得率明显增加，但术后 9 个月

的冠状动脉造影随访显示，CRA 组晚期管腔丢失更高，两组再狭窄率、靶病变血运重建率、明确的支架内血栓和 MACEs 发生率无明显差异。因此，如果 CAC 病变能够用球囊进行充分扩张，CRA 并不是常规推荐。指南也建议，当 CAC 病变在药物洗脱支架植入前如果球囊导管不能通过或球囊不能充分扩张预处理时，CRA 是一种合理的介入治疗策略。

二、CRA 的适应证

CRA 的主要适应证是严重钙化的原发的冠状动脉狭窄，这些狭窄不能通过球囊血管成形术进行充分扩张，经过 CRA 对病变的预处理从而实现药物洗脱支架的完全膨胀与贴壁；其次的适应证是导丝通过病变而相应的器械无法通过的病变，常见于慢性完全闭塞性病变在导丝通过病变后球囊无法通过病变时。严重 CAC 病变的检测传统上依赖于 X 射线透视，但事实证明，与血管腔内影像结果相比，X 射线透视在 CAC 病变检测方面的敏感性较低。严重的 CAC 在透视下被描述为在冠状动脉注射对比剂之前没有心脏运动的射影阴影，涉及动脉壁两侧的高密度影像。轻度钙化：在心脏透视或注射对比剂造影前能模糊看到冠状动脉血管影和走行一致的高密度阴影，但不能清晰地看到血管轮廓，注射对比剂后血管钙化模糊影消失；中度钙化：在心脏透视或注射对比剂造影前能基本看到冠状动脉血管影和走行一致的高密度阴影，且能基本看清冠状动脉血管的轮廓，对比剂能完全覆盖血管阴影；重度钙化：在心脏透视或注射对比剂造影前能清楚看到冠状动脉血管影和走行一致的高密度阴影，冠状动脉血管轮廓清晰可见，造影时对比剂能部分覆盖血管阴影；极重度钙化：心脏透视或注射对比剂造影前冠状动脉血管影、轮廓和走行完全清晰可见，是否注射对比剂与血管阴影密度变化不大。在血管内超声（intravascular ultrasound，IVUS）检查中，严重钙化以高亮的回声密度显示以及导致深层结构的衰减（声影），被定义为一个大的浅表钙弧，涉及≥3 个象限。在光学相干断层成像（optical coherence tomography，OCT）上，冠状动脉钙化区域边界清楚，信号差，冠状动脉钙化的 OCT 测量可预测支架扩张不足：钙化长度 >5mm、钙化弧 >180° 以及钙化最大厚度 >0.5mm。CRA 可作为严重 CRC 病变的主要治疗策略，也可作为冠状动脉成形术后扩张病变失败后的补救措施。虽然计划内（planed）CRA 与计划外（unplaned）CRA 的长期随访结果无明显差异，但计划内 CRA 能明显降低手术时间和透视时间、减少对比剂用量以及降低 CRA 相关的并发症和住院 MACEs。因此，如果在严重 CAC 病变中有较强的术前使用 CRA 的指征，那么术者应该积极采用计划内的 CRA 策略（亦称为主动 CRA 策略）。

在一些特殊的病变也需要考虑使用CRA，CRA是治疗既往CABG患者保护性左主干（left main，LM）病变的一种较好的辅助手段，因为在这类患者群体中，纤维钙化疾病的患病率很高。对于钙化分叉病变的患者，CRA 可作为分叉处的斑块使用，因为分叉处的斑块容易发生斑块移位、急性侧支闭合和支架置入困难。在钙化局限于主支的分叉病变中，在主支行 CRA 就足够了。对于分支直径大于 2.5mm 的严重钙化、球囊不能扩张或不能通过的病变，应考虑分支的 CRA，必须小心确保目标血管中只存在 CRA 导丝，以避免 CRA 旋磨头切割其他导丝。对于钙化无保护左主干病变（calcified unprotected left main lesion，CULML）且不适合行 CABG 的患者，CRA 提供了一种有效的治疗选择。研究发现 40 例 CULML 患者接受了 CRA 治疗，结果发现 1 例手术死亡，12 例在 2 年随访中死亡。在 ROTATE 注册中，尽管 CULML 组（n=86）与非 CULML 组（n=962）CRA 住院 MACE 发生率（5.8% *vs*. 8.0%，P=0.47）没有差异，但 CULML 组 1 年 MACE 发生率较高（26.4% *vs*. 14.9%，P=0.002），主要受靶血管血运重建率增高的影响（20.3% *vs*. 12.7%，P=0.05）。CULML 组明确 / 很可能的支架血栓形成也较高（3.9%

vs. 0.8%，P=0.03)。因此，尽管可行，但 CULML 的 CRA 似乎与更差的结果相关，这样的结论应谨慎解释：①ROTATE 仅是注册研究，设计的首要临床研究终点非 CULML 病变，CULML 病例的分析仅为亚组分析，其结论的可靠程度降低；②两组病例的临床基线水平和病变基线水平是否相近；③处理病变所用的 CRA 旋磨头大小和参考血管直径比例是否大于 0.5，两组病例处理时是否使用腔内影像学指导，两组病例中最终影像学结果满意的比例是否相当。以上种种理由说明对于 CULML 病例中 CRA 的有效性和安全性下结论似乎过早，需要更大样本、更完善设计的临床研究去证实，但由于此类病例数并不多见，在实际工作中尚未有相应的临床研究实施。

在慢性完全闭塞病变（chronic total occlusion，CTO）中，导丝经微导管交换成功后预扩球囊不能成功输送，CRA 可用于在旋磨导丝上对病变进行修饰。在 CTO 中，也有病例描述了旋转导丝的不透射线部分进入内膜下间隙或近端帽，CRA 可用于消除难治性近端帽。由于 CRA 的冠状动脉穿孔的风险增加，这种技术不被常规推荐。长度≥25mm 的弥漫 CAC 病变，由于弥漫病变旋磨下来的碎屑较多，易导致慢血流 / 无复流现象，一般不建议采用 CRA。但对于有经验的术者可尝试分段实施 CRA，可以先在近段旋磨，形成一个新的旋磨平台，然后低速推进旋磨头至新的平台，再依次旋磨中、远段病变，以减少碎屑的堆积。对于 60°以上和 90°以下的成角病变有经验的术者可以行 CRA，建议先选用直径 1.25mm 的旋磨头，在成角的近端先磨出一个新的平台，然后旋磨成角拐弯处，避免旋磨头顶在拐弯成角处，需要轻柔接触病变而非用力推动旋磨头，最后旋磨拐弯处的病变远端。药物洗脱支架置入之后如果其未能充分膨胀贴壁，可以考虑采用 CRA 对支架进行旋磨，由于风险较高（比如旋磨头嵌顿），旋磨时需要有经验的术者谨慎操作，反复多次旋磨，依次旋磨直至最终通过未膨胀的支架。

三、CRA 的禁忌证

CRA 不推荐常规用于退化的移植大隐静脉病变或血栓病变。CRA 的其他相对禁忌证包括缺乏就地搭桥手术、严重的三支血管病变或重度无保护的左主干病变，有明显的血管内膜撕裂的病变，严重的左心室功能不全（左心室射血分数 <30%），病变角度 >45°，病变长度 >25mm，尽管在所有这些情况下已经成功地使用了 CRA。

虽然移植静脉狭窄是 CRA 的绝对禁忌证，但主动脉或冠状动脉旁路移植术后的开口狭窄可能是一个例外。文献报道，在急性冠脉综合征（包括 ST 段抬高心肌梗死）患者中，CRA 涉及不同程度血栓负荷的血管。例如，在意大利的一个注册研究，1 308 例患者中有 37% 因急性冠状动脉综合征而接受 CRA 治疗。在这些适应证中，CRA 的使用往往是被迫于 PCI 的失败。在冠状动脉夹层的情况下使用 CRA 也是迫于 PCI 失败。在有相关禁忌证的情况下，通常在患者不同意心脏搭桥手术或手术风险太高的情况下进行 CRA 手术。在选择有严重左心室功能不全的高危患者中，机械循环支持是一个可行的选择。PROTECT Ⅱ研究评估了主动脉内球囊反搏和 Impella 心脏泵的使用。在决定在这些适应证中使用 CRA 之前，应考虑严重并发症的高风险，并应获得患者的同意。此外，这些患者接受 CRA 应该由当地的心脏小组来评估风险后进行。

四、CRA 的并发症及防治策略

（一）与 CRA 在冠状动脉内操作相关的并发症

1. 慢血流 / 无复流现象 冠状动脉慢血流 / 无复流现象是一个常见的并发症，可能是 CRA 最令人恐惧的不良事件，包括 CRA、球囊扩张或支架置入后心肌再灌注失败。在药物洗脱支架时代 CRA 的最新研究中，慢血流 / 无复流现象的发生率已从高达 15% 下降到 0~2.6%，其定义为冠状动脉血液流量急剧减少或对比剂清除率受损。冠状动脉慢血流 / 无复流现象在常规 PCI 中较为常见，可能与以下因素有关：①炎症导致外源性凝血通路激活；②血管自动调节功能障碍；③远端栓塞引起的微血管循环阻塞；④缺血再灌注损伤及其血管调节通路的改变；⑤血栓性病变；⑥CRA 处理远端有一严重狭窄病变（阻挡 CRA 产生的碎屑）。这些效应可导致冠状动脉微血管损伤和心肌细胞死亡，表现为通过心外膜动脉的对比剂显影减慢或无显影。

高达 6.7% 的 CRA 患者未能实现完全的心肌再灌注，表现为抬高的 ST 段不能回落或较差的心肌呈色等级。在使用 CRA 下，冠状动脉慢血流 / 无复流现象可能与不合理的 CRA 技术或旋磨头大小选择不当有关。通常降低冠状动脉慢血流 / 无复流发生率的方法为使用较小的旋磨头，并以较低的速度推进旋磨头并缩短行程。这种类型的 CRA 方案可能特别适用于高钙化病变的高风险 PCI，其中无回流现象的血流动力学耐受性较差。此外，为了防止血栓形成、血管痉挛和无复流现象，可通过 Rotablator advancer 的侧端口高压滴注含有 500ml 肝素化（5 000U）生理盐水、2mg 维拉帕米和 2mg 硝酸甘油的旋磨冲洗鸡尾酒。

预防措施：CRA 前充分肝素化[有活化凝血时间（ACT）测量指导最佳，要求 CRA 前 ACT>300 秒]，如使用比伐路定作为 PCI 术中的抗凝药物，也建议以 ACT 值指导，但确定的指标没有报道；CRA 操作从直径较小的旋磨头开始，逐渐增加；腔内影像指导（最好为 OCT，明确 CRA 处理部位没有血栓）；如 CRA 处理的远端有一严重狭窄，最好先予以轻度扩张，减轻狭窄后再行 CRA。

处理措施：一旦已经发生了慢血流 / 无血流，找寻原因，并停止 CRA 进一步操作，待恢复血流后再操作 CRA。处理方式与常规 PCI 手术过程一样，操作者应首先确保通过心外膜冠状动脉的狭窄恢复。如果血流动力学稳定，应开始向冠状动脉注射各种血管扩张药物。为了治疗这种现象，血管扩张剂如腺苷、硝普钠、尼卡地平、尼可地尔和维拉帕米可被应用，且通过 OTW 球囊或微导管给药。如果第一次注射不能恢复血流，可以重复注射以上药物，直到达到最大剂量（腺苷：200mg；尼卡地平：400mg；硝普钠：300mg）。如果血流动力学不稳定，可以在冠状动脉内注射肾上腺素，冠状动脉慢血流 / 无复流药物治疗的替代策略是主动脉内球囊反搏或心脏泵装置的机械支持。正如 Alqarqaz 等发现，在以上这种情况下，心脏泵装置的作用机制可能是由于其改善有效冠状动脉灌注压、平均舒张压的增加以及伴随左心室舒张压的降低。在 PROTECT Ⅱ研究中，与主动脉内球囊反搏相比，Impella 2.5 在高危 PCI 中表现出更好的血流动力学支持。设备的选择是根据具体情况和设备的可用性进行的。有时，也可以将主动脉内球囊反搏与心脏泵装置相结合，以优化血流动力学支持。

2. 冠状动脉夹层与穿孔 在药物洗脱支架时代，冠状动脉夹层合并 CRA 的发生率在 1.7% 到 5.9% 之间。CRA 导致冠状动脉夹层的可能原因有选择的旋磨头直径过大、推进速度过快以及旋磨导丝偏倚（成角扭曲部位易发生导丝偏倚现象）等。一旦发现严重的夹层，就应停止 CRA，否则将引起更严重的冠状动脉夹层，甚至导致血管壁破裂。此时重点应将工作导丝放在血管真腔中，并通过球囊血管成形术和支架置入术完成 PCI。如果冠状动脉前向血流恢复，手术也可以停止，PCI 手术在 3~4 周冠状动脉夹层愈合后重新开始。CRA 术中冠状动脉穿孔的发生率估计为 0.5%，与院内主要不良事件增加 13 倍和 30 天死亡率增加 5 倍有关。事实上，来自英国心血管介入协会（BCIS）数据库的一份报告确定在既往 CABG

病史的患者中 CRA 是自身冠状动脉 PCI 期间冠状动脉穿孔的独立预测因子[调整后的 OR 为 2.25(95%CI 1.29~3.93)]。CRA 期间穿孔的病变特异性预测因子包括极度弯曲、过度成角、弥漫长病变和右冠状动脉或左回旋动脉钙化病变的旋磨。

为防止冠状动脉穿孔,应将旋磨导丝放置在冠状动脉的远端,避免导丝放入小分支,这可能增加导丝断裂或血管穿孔的风险。为了避免旋磨导丝进入远端小分支中或在其中打圈,一种实用的方法是使旋磨导丝头端平稳塑形,并在整个过程中注意其位置,因为在旋磨头的交换过程中,其可能会移位。旋磨造成的血管损伤可能与操作人员有关(主要归因于不适当的技术,如旋磨头尺寸过大,或"推"旋磨头而不是轻轻地接触),或血管依赖性(例如,血管极度扭曲或血管较小)。在 CRA 过程中穿孔的一个重要原因是不小心将旋磨导丝不当地移到一个小分支或远端血管中,导致旋磨导丝头端引起的穿孔。这些穿孔中有许多是小的和自限性的,可以通过在损伤部位(或穿孔部位)近端用延长扩张球囊闭塞来处理。然而,尽管采取了这些措施,当外渗持续存在时,首先停止抗凝,然后通过输送皮下脂肪,或使用凝血酶、阻塞性弹簧圈或微粒球,可以实现对穿孔部位的最终封堵。这些材料可通过微导管选择性地注入远端穿孔血管处,可能导致局部心肌损伤或梗死并伴有相关心肌标志物的增加。心脏压塞时也可能需要紧急心包穿刺术。如果这些干预皆不成功,可以通过在起始处血管向另一血管放置带膜支架来封闭此血管。如果上述措施不成功,可考虑进行心脏外科手术。

3. 旋磨头的嵌顿 旋磨头的嵌顿是指冠状动脉病变内无法旋转或取回旋磨头,这是一个在 CRA 术中相对少见但严重的并发症,通常由于操作不规范导致:①经验不足以及操作手法不正确;②一次旋磨过长的时间;③旋磨头在 CAC 病变中间停顿;④用力过猛地推送旋磨头;⑤过低旋磨头转速;⑥在冠状动脉已发生明显夹层的病变中进行 CRA;⑦旋磨头离 CAC 病变太近,推送旋磨头的力度未完全释放,启动旋磨时,旋磨头会突然弹进 CAC 病变内从而出现嵌顿;⑧过度成角病变等。这种并发症可以通过认真执行旋磨方案来预防(即啄动、消融持续时间短、短节段旋磨、避免过度成角)。在旋磨推进过程中,操作员不应施加过大的前进力,并应避免显著降低转速(>5 000 转 /min)。

当出现旋磨头嵌顿时,以下策略可能有助于退出旋磨头:使用或不使用所有冠状动脉介入系统将旋磨头向后退出。在某些情况下,无论是否使用减速旋转,都可以通过手动牵引成功地取出卡住的旋磨头。但是,在执行此操作时,操作人员必须小心谨慎,因为可能发生冠状动脉穿孔,旋磨头轴可能发生断裂,以及不受控制的导管深插导致冠状动脉近端损伤。也可以通过深部插管,随后将所有介入装置拔出,可以有效地将力量集中在旋磨头上并保护冠状动脉。操作人员可以将第二根导丝放在被截留的旋磨头旁边,并扩张球囊导管,以便在旋磨头和血管壁之间形成间隙,这个动作可能有助于去除旋磨头。需要亲水涂层导丝和更硬的导丝,如 Conquest 导丝通过相邻的硬斑块。旋磨驱动轴套装置为 4.3Fr,这可能会导致不能将球囊导管(直径大多为 3Fr)引入导管(如果是 6Fr 或 7Fr 导管)。当导丝或球囊没有空间穿过 6Fr 或 7Fr 导管时,有两种球囊扩张选项可用于取出嵌顿的旋磨头:双导管技术和单导管技术。双导管技术包括通过另一个血管通路引入另一个导管用于第二个导丝和球囊推进。单导管技术包括切断远端的 RA 系统,取下驱动套,只在导管腔中留下环绕旋磨导丝的细长传动轴,进一步的装置可以通过同一个导管沿着旋磨残余物前进(球囊导管甚至可以插入 6Fr 导管)。在移除驱动轴套后,可考虑采用的另一种技术是将子导管(4Fr 或 5Fr 导套)穿过细长驱动轴直至旋磨头。然后,在同时牵引旋磨头轴和反向牵引子导管的情况下,子导管尖端可能会改变旋磨头的轴或角度，充当旋磨头与周围斑块之间的楔子，这样可以产生更大、更直接的拉力来回收旋磨头。如前所述，切断CRA系统后，圈套可在靠近嵌顿的旋磨头的轴上推进，同时收回圈套和导管，可成功地将旋磨头取出。

如果上述手段未能成功去除嵌顿的旋磨头，最后的办法是心脏外科手术。然而，手术去除嵌顿的旋磨头的侵入性要大，而且通常不能立即实施，因此，应首先考虑所有以上所提及的介入技术。

4. **冠状动脉痉挛** 冠状动脉痉挛多因CRA刺激所导致，常见于远端的冠状动脉。冠状动脉痉挛一旦发生，应注射硝酸甘油于冠状动脉内。必要时可经冠状动脉给药（如维拉帕米或地尔硫䓬），但需要同时密切注意CRA患者的血压及心率，避免低血压及心动过缓的发生。预防措施包括：①CRA前/中冠状动脉内给予硝酸甘油；②根据临床情况在加压冠状动脉冲洗液的生理盐水中加入维拉帕米和/或硝酸甘油；③CRA时从尺寸较小（1.25mm）的旋磨头开始；④单次旋磨时间不宜过长（一般<20秒）。如果在CRA中出现冠状动脉痉挛，应停止CRA，同时充分在冠状动脉中应用维拉帕米和/或硝酸甘油，待冠状动脉痉挛恢复稳定后，继续后续CRA操作。

5. **心动过缓以及心源性休克** 右冠状动脉钙化或占优势的左回旋支病变在CRA期间的另一个可能的并发症是发生晚期房室传导阻滞。在这种情况下，建议在血管旋磨前放置一个临时起搏器来“保护”。然而，值得注意的是，一些心脏起搏器取出后临床上表现为小而未被发现的右心室穿孔引起的心脏压塞。一种有效的替代方法是用腺苷拮抗剂氨茶碱预处理，它可以预防腺苷介导的缓慢性心律失常。在一项小规模的回顾性研究中，在所有病例中，在右冠状动脉CRA前给予氨茶碱（250~300mg静脉滴注10分钟以上），可预防缓慢性心律失常或房室传导阻滞。预防性使用阿托品也能达到预防心动过缓的效果。

6. **旋磨导丝的断裂** 导致旋磨导丝断裂的原因可能是在CRA时旋磨头磨到其导丝头端显影段的缠绕线圈造成的；也可能是对大于90°的冠状动脉成角病变进行CRA时，旋磨头在成角处磨到拐弯后的旋磨导丝引起的。此外，旋磨导丝送至远端小血管或分支小血管内也易引起旋磨导丝断裂。断裂的旋磨导丝常常不能从患者体内取出，但可尝试抓捕器、球囊扩张等方法回拉断裂的旋磨导丝，或者支架扩张贴壁等方法直接处理。

（二）与CRA在冠状动脉以外操作相关的并发症

1. **指引导管的损伤** 当CRA在处理冠状动脉开口（左主干开口或右冠状动脉开口）病变时，由于指引导管与冠状动脉不同轴，导致CRA在旋磨开口病变时同时旋磨指引导管开口部位，导致指引导管损伤。

预防措施：使用超支撑旋磨专用导丝，选用同轴性好的指引导管。

2. **撤出旋磨导丝损伤血管内膜甚至穿孔** 对于极度成角扭曲（尤其是多个扭曲病变或径路），很难避免旋磨导丝的偏倚，也无法避免旋磨导致的夹层（有时只有腔内影像学检查方可发现，而普通造影无法查出），当回撤旋磨导丝时（此导丝是不锈钢材质，表面无亲水涂层，与普通PCI的工作导丝不一样）易对偏倚一侧的冠状动脉有切割作用。2019年TCT曾报道1例患者于旋磨之后造影显示结果良好，直接撤出旋磨导丝后发生了严重的多处冠状动脉穿孔。

预防措施：建议常规使用微导管交换技术将微导管沿旋磨导丝推送至头端3cm以内（旋磨导丝头端3cm为0.014in普通PCI工作导丝设计），撤出旋磨导丝后交换成普通PCI工作导丝。

五、总结与展望

回顾文献历史，从引入 CRA 技术到临床实践并证实其有效性，加速了 PCI 治疗钙化的复杂冠状动脉粥样硬化病变的步伐。CRA 使用经验的增长、对钙化斑块修饰理念的更好理解以及有经验的导管介入术实验室的使用，使 CRA 并发症的发生率降到最低。CRA 新的培训体系包括选择参考咨询中心，并在实施的早期阶段对这一困难的程序进行监督，这将改善 CRA 的临床预后，特别是能够降低并发症的发生率。另外，需要进一步的研究来评估联合使用不同的斑块修饰技术（包括 CRA、高压球囊、切割球囊和棘突球囊）对改善复杂 CAC 病变患者早期和长期预后的效果。目前对于 CAC 病变的评估，IVUS 以及 OCT 检查都具有较好的敏感性和特异性，尤其是 OCT，是目前检测冠状动脉钙化的"金标准"，有条件的医院在使用 CRA 前后，尽量使用 OCT 评价 CAC 病变的严重程度、病变的预处理效果、支架的植入效果以及球囊的后扩张情况，降低 CRA 的并发症以及更好地改善复杂 CAC 病变患者的药物洗脱支架植入的即刻效果和远期临床预后。

（吴向起　叶飞）

参考文献

[1] AKKUS N I, ABDULBAKI A, JIMENEZ E, et al. Atherectomy devices: Technology update [J]. Med Devices (Auckl), 2014, 8: 1-10.

[2] SHAVADIA J S, VO M N, BAINEY K R. Challenges with severe coronary artery calcification in percutaneous coronary intervention: A narrative review of therapeutic options [J]. Can J Cardiol, 2018, 34 (12): 1564-1572.

[3] KOGANTI S, KOTECHA T, RAKHIT R D. Choice of intracoronary imaging: When to use intravascular ultrasound or optical coherence tomography [J]. Interv Cardiol, 2016, 11 (1): 11-16.

[4] FIORILLI P N, ANWARUDDIN S. How do we treat complex calcified coronary artery disease? [J]. Curr Treat Options Cardiovasc Med, 2016, 18 (12): 72.

[5] TOMEY M I, SHARMA S K. Interventional options for coronary artery calcification [J]. Curr Cardiol Rep, 2016, 18 (2): 12.

[6] SAKAKURA K, YAMAMOTO K, TANIGUCHI Y, et al. Intravascular ultrasound enhances the safety of rotational atherectomy [J]. Cardiovasc Revasc Med, 2018, 19 (3 Pt A): 286-291.

[7] SHARMA S K, TOMEY M I, TEIRSTEIN P S, et al. North American expert review of rotational atherectomy [J]. Circ Cardiovasc Interv, 2019, 12 (5): e007448.

[8] LEE M S, GORDIN J S, STONE G W, et al. Orbital and rotational atherectomy during percutaneous coronary intervention for coronary artery calcification [J]. Catheter Cardiovasc Interv, 2018, 92 (1): 61-67.

[9] TIAN W, LHERMUSIER T, MINHA S, et al. Rational use of rotational atherectomy in calcified lesions in the drug-eluting stent era: Review of the evidence and current practice [J]. Cardiovasc Revasc Med, 2015, 16 (2): 78-83.

[10] GUPTA T, WEINREICH M, GREENBERG M, et al. Rotational atherectomy: A contemporary appraisal [J]. Interv Cardiol, 2019, 14 (3): 182-189.

[11] DOBRZYCKI S, RECZUCH K, LEGUTKO J, et al. Rotational atherectomy in everyday clinical practice. Association of Cardiovascular Interventions of the Polish Society of Cardiology (Asocjacja Interwencji Sercowo-Naczyniowych Polskiego Towarzystwa Kardiologicznego-AISN PTK): Expert opinion [J]. Kardiol Pol, 2018, 76 (11): 1576-1584.

[12] KHAN A A, PANCHAL H B, ZAIDI S I, et al. Safety and efficacy of radial versus femoral access for rotational Atherectomy: A systematic review and meta-analysis [J]. Cardiovasc Revasc Med, 2019, 20 (3): 241-247.

[13] IANNOPOLLO G, GALLO F, MANGIERI A, et al. Tips and tricks for rotational atherectomy [J]. J Invasive Cardiol, 2019, 31 (12): E376-E383.

[14] FARAG M, COSTOPOULOS C, GOROG D A, et al. Treatment of calcified coronary artery lesions [J]. Expert Rev Cardiovasc Ther, 2016, 14 (6): 683-690.

[15] KIM T H,KATSETOS M,DAHAL K,et al. Use of rotational atherectomy for reducing significant dissection in treating de novo femoropopliteal steno-occlusive disease after balloon angioplasty [J]. J Geriatr Cardiol,2018,15(4):254-260.

[16] 柴萌,张海涛,杜俣,等.冠状动脉复杂钙化病变治疗的循证医学进展[J].中国实用内科杂志,2019,39(1):81-85.

[17] 王伟民,霍勇,葛均波.冠状动脉钙化病变诊治中国专家共识[J].中国介入心脏病学杂志,2014,22(2):69-73.

[18] 周玉杰,吴思婧,柴萌.冠状动脉钙化病变治疗的挑战与展望[J].中华心血管病杂志,2017,45(4):266-269.

[19] 胡盛寿,高润霖,刘力生,等.《中国心血管病报告 2018》概要[J].中国循环杂志,2019,34(3):209-220.

[20] 葛均波,王伟民,霍勇.冠状动脉内旋磨术中国专家共识[J].中国介入心脏病学杂志,2017,25(2):61-66.

冠状动脉分叉病变介入治疗策略和进展

冠状动脉分叉病变作为复杂病变的亚组占日常经皮冠脉介入(percutaneous coronary intervention,PCI)总量的 15%~20%。药物洗脱支架(drug-eluting stent,DES)植入目前已成为分叉病变 PCI 的常规治疗手段,这源自与裸金属支架相比,DES 优越的造影和临床结果。技术的改良包括应用高压后扩张、对吻扩张及腔内影像学指导等。而基于分叉病变的解剖学复杂程度,选择个体化的治疗策略以及技术的优化是确保分叉病变介入治疗成功的关键。

一、分叉病变的基本概念

(一) 分叉血管的解剖学和功能学

冠状动脉树是模拟分叉几何学的实例,Murray 法则定义了近端主支血管(proximal main vessel,PM)和 2 个远端分支,即远端主支(distal main vessel,DM)和分支(side branch,SB)的直径关系:PM 直径^3=DM 直径^3+SB 直径^3。Murray 定律是个立方方程,日常应用有困难。基于分叉部位的定量冠脉造影分析,Finet 发现主干血管直径与两根分支血管直径之和的比例总是为 2/3,即:PM 直径 =(DM 直径 +SB 直径) × 0.678,这是一个重要的数学关系式,它为介入术中选择器械提供了可靠的依据,无论是双支架还是对吻球囊扩张都必须按照这一公式来选择器械和扩张压力。

分叉血管是动脉粥样硬化的好发部位,独特的局部流体力学和随之而来的内皮剪切力异常使得它容易形成斑块。分叉嵴附近的血流是层流,导致局部血管壁剪切力升高,而这可以保护动脉壁免受血浆脂质和炎症细胞的浸润。而沿着主支和分支血管的侧壁,可以观察到局部低内皮剪切力的血流类型,这就导致了大多数病例中分叉嵴没有动脉硬化斑块,而嵴对侧的血管壁易于沉积动脉硬化斑块。

(二) 分叉病变的分型和评估

对于分叉病变的分型,通常要考虑 SB 的直径及其供血范围。以往有多个分叉病变分型系统试图统一分型和指导治疗策略的选择。然而,现有的分型系统都有缺陷,要么忽视了最为关键的解剖学要素,而这对精确描述分叉病变是必不可少的(分支开口病变的严重程度和长度,分支的直径及其供血范围,以及成角、扭曲、钙化与否),要么是涵盖了比较全面的要素,却难以使用。Medina 分型最简单常用,它将分叉病变分成三段:PM、DM 及 SB,再根据是否有≥50% 的狭窄给每一节段赋予一个二元值(1 或 0);根据 DM 和 SB 间的角度(<70°或≥70°)将病变分为"Y 型"或"T 型"。当主干和分支都存在有≥50% 的狭窄时,就被定义为"真性分叉病变"(Medina 分型:1,1,1;0,1,1;1,0,1)。尽管 Medina 分型并没有解决以往分型系统的缺陷,没有考虑分叉的角度、钙化、病变长度、病变功能学意义,但是它易于使用且容易记忆,并可以给读者就分叉部位病变分布情况一个即刻的感性认识。

左主干分叉病变是较特殊的分叉病变类型,占日常冠脉手术的 5%~7%,其中超过 80% 会累及左主干末端分叉。左主干分叉是最大的冠状动脉分叉,超过 75% 的左主干分叉病变,左主干直径大于 4.0mm,平均直径在 4.75mm 左右,所以当左主干参考血管直径与前降支参考血管直径类似时，需要考虑弥漫性的左主干病变。积极的术前血管内超声(intracoronary ultrasound，IVUS)和光学相干成像(optical coherence tomography，OCT)评估，对于认识和理解左主干病变非常重要。针对左主干这个特殊的分叉病变类型，近期有学者提出 ABC 新分型代替 Medina 分型，其命名规则如下：①血管直径≥3.5mm 为大写英文字母，<3.5mm 为小写英文字母。②A/a：左主干；B/b：前降支；C/c：回旋支；D/d：中间支。③如果管腔狭窄 <70%，字母可以空缺。相比于传统的 Medina 分型，该分型可以更清楚地展现左主干病变的特征，有进一步推广的价值。

分叉病变介入治疗的临床经验告诉我们没有两个分叉病变是完全相同的，不存在一种治疗策略可以应用于所有的分叉病变。个体化的治疗策略以及对技术的优化是确保分叉病变介入治疗成功的关键。对于大部分简单的分叉病变采用单支架术是合理的，但对于复杂分叉病变强行采用单支架术式会增加分支丢失的风险，因此建立复杂分叉病变的标准具有重要的临床意义。鉴于此，陈绍良等开展了 DEFINITION 研究，从 1 550 例真性分叉病变(Medina1，1，1 或 0，1，1，分支血管直径≥2.5mm)中建立复杂分叉病变的标准。复杂分叉病变标准：1 个主要标准 +2 个次要标准 = 复杂分叉病变。主要标准(左主干分叉)：SB 开口狭窄≥70%，伴 SB 病变长度≥10mm；主要标准(非左主干分叉)：SB 开口狭窄≥90%，伴 SB 病变长度≥10mm。次要标准 1：中重度钙化病变；次要标准 2：合并有多个病变；次要标准 3：远端分叉角度 <45 度或 >70 度；次要标准 4：主干参考血管直径 <2.5mm；次要标准 5：血栓性病变；次要标准 6：主干病变长度≥ 25mm。他们还通过 3 660 例真性分叉病变(30.3% 为复杂分叉病变)来验证该标准，研究结果发现：与简单分叉病变相比，复杂分叉病变介入术后 1 年的心源性死亡、心肌梗死(myocardial infarction，MI)、靶病变血运重建(target lesion revascularization，TLR)显著升高；对于简单分叉病变，常规采用双支架技术并不能获益；但对于复杂分叉病变而言，与双支架术相比，采用单支架术显著增加院内心梗率(5.0% *vs.* 8.4%，*P*=0.026)和 1 年的心源性死亡率(2.8% *vs.* 5.3%，*P*=0.035)。

二、左主干病变的血运重建策略

近期左主干病变的血运重建策略是讨论的热点。传统认为冠状动脉搭桥术(coronary artery bypass grafting，CABG)是左主干病变主要的治疗方式，随着 DES、新药物、新技术的出现，左主干病变已经不是 PCI 的禁区。SYNTAX 研究应用第一代 DES，提出：对于低危(SYNTAX 积分 0~22 分)或者中危(23~32 分)的左主干病变患者，PCI 和 CABG 的 5 年主要不良心脑血管事件率无显著差异，但是接受 PCI 治疗的患者有更高的 TLR 风险。一项中国的多中心研究显示，对于左主干病变患者，用整合了临床和冠状动脉解剖学因素的 NERS Ⅱ评分预测主要不良心血管事件(major adverse cardiovascular event，MACE)发生率，优于 SYNTAX 评分，NERS Ⅱ评分 >19 分是 MACE 独立预测因素。

EXCEL 研究将 1 905 名 SYNTAX 积分≤32 分的左主干病变患者，随机分为应用依维莫司洗脱支架的 PCI 组(948 名)和 CABG 组(957 名)，在 PCI 组 IVUS 使用比例为 77.2%。5 年随访发现，两组全因死亡、心肌梗死和中风的复合终点没有统计学差异(22.0% *vs.* 19.2%，*P*=0.13)。在术后 30 天随访时，PCI 组事件率更低(4.9% *vs.* 8.0%)，术后 30 天到 1 年时，两组没有统计学差异(4.1% *vs.* 3.8%)，但是术后 1 年到 5 年时，PCI 组的事件率更高(15.1% *vs.* 9.7%)。随机到 CABG 组的患者有更高的脑血管事件(5.2% *vs.* 3.3%)，随机到 PCI 组的患者有更高的全因死亡(13.0% *vs.* 9.9%)和缺血驱动的血运重建风险(16.9% *vs.* 10.0%)。

Milestone 分析发现 PCI 组患者的获益持续到术后 3 年，3 年后 PCI 组 的晚期不良事件减少了相关的获益，以至于到 5 年时两组没有统计学差异。研究意外地发现，PCI 组全因死亡增加，在两组心源性死亡没有差异的背景下，PCI 组增加了败血症和肿瘤导致的非心源性死亡风险，这是在医学上无法解释的事情。另外，NOBLE 研究 5 年随访结果、SYNTAX 研究 10 年随访结果、PRECOMBAT 研究 10 年随访结果均未发现 PCI 和 CABG 两组全因死亡率的差异。总体来说，对于 SYNTAX 积分≤32 分的左主干病变患者，PCI 是合理的、可接受的血运重建方式之一。

三、分叉病变支架术式的争论

以往一直存在关于使用 DES 的分叉病变介入治疗，是采用主干植入支架，必要时分支支架术（provisional stenting），还是常规双支架术。已有数个较大样本量的随机研究试图解答这个问题，其中 NORDIC、BBK、CACTUS 及 BBC-ONE 四个研究为早期经典的具有代表性的研究。

NORDIC 研究中，413 例分叉病变患者随机分为 Provisional stenting 组或双支架术组，其中约 60% 为真性分叉病变。Provisional 组 4.3% 的患者分支植入支架。随访 6 个月发现两组 MACE 没有统计学差异(2.9% *vs.* 3.4%)。BBK 研究评价了 202 例患者随机应用 Provisional 术和常规 T 支架术的疗效，其中 68% 为真性分叉病变。Provisional 组 18.8% 的患者分支植入支架。术后 9 个月随访造影后发现两组直径狭窄程度分别为 23% 和 27.7%（*P*=0.15)，分支再狭窄率分别是 9.4% 和 12.5%（*P*=0.32）。CACTUS 研究共入选 350 例分叉病变患者，其中 94% 为真性分叉病变，随机为 Provisional 组或 Crush 组，Provisional 组中 31% 的患者分支植入支架，随访 6 个月后发现两组间的 MACE 没有差异（15% *vs.* 15.8%）。BBC-ONE 研究入选了 500 例分叉病变患者，其中 82% 为真性分叉，随机分为 Provisional 组或双支架术（Crush 或 Culotte）组。Provisional 组中有 3% 的患者分支最终植入支架。9 个月临床随访，两组间的 MACE 发生率差异显著(8.0% *vs.* 15.2%，*P*=0.009)，该差异主要是因为双支架组围手术期（<30 天）心肌梗死发生率较高（11.2% *vs.* 3.6%，*P*=0.001）。

通过上述研究，早期观点认为 Provisional 术式处理分叉病变在安全性、有效性和费用方面均优于双支架术式。主要注意的是，上述四个经典研究纳入的并非全部真性分叉病变患者，更不是 DEFINITION 定义的复杂分叉，Provisional 组中患者 Crossover 到双支架组的比例也很高，另外由于入选简单的分叉病变，且部分研究排除了完全闭塞病变及 MI 患者，导致事件率很低，研究的统计学把握度较低。因此，针对真性分叉病变，后续又有一些重要的研究试图比较单支架和双支架的优劣。

DKCRUSH-Ⅱ研究入选的是 Medina 1，1，1 和 0，1，1 真性分叉病变患者，共入选 370 名患者，随机至 Provisional 组和 DK Crush 组，研究结果表明术后 12 个月的 MACE 及支架内血栓发生率在 Provisional 组和 DK Crush 组之间没用统计学差异，但在降低 TLR、靶血管血运重建（target vessel revascularization，TVR）方面，DK Crush 组优于 Provisional 组。5 年随访表明，尽管两组 MACE 无统计学差异，但 DK Crush 显著降低 TLR（8.6% vs. 16.2%，*P*=0.03）。在 DEFINITION 定义的复杂分叉亚组中，DK Crush 组 MACE 和 TLR 事件率均明显下降，在简单分叉亚组中，两组 MACE 及 TLR 无统计学差异。上述结果表明，DK Crush 在复杂分叉病变中获益明显。

EBC-TWO 研究入选 200 例有症状的、分支直径≥2.5mm、分支病变长度≥5mm 的真性分叉病变患者，其中包括 6% 的 Medina 1,0,1 患者，随机为 Provisional 组和 Culotte 组，Provisional 组 16% 的患者分支植入支架。研究主要终点是死亡、MI 和 TVR，随访 12 个月发现两组主要终点事件率无统计学差异（7.7% *vs.* 10.3%）。Nordic-Baltic Bifurcation Ⅳ研究入选 450 例分支直径≥2.75mm 的真性分叉病变患者（包括 Medina 1,0,1），随机分为 Provisional 组和双支架组，Provisional 组中 3.7% 分支植入支架，双支架组中 65.6% 是 Culotte，21.5% 是 mini crush。随访 6 个月发现，Provisional 组 MACE（5.5%）和 TLR（4.1%）事件率均高于双支架组（MACE 2.2%，TLR 1.8%），但没有统计学差异。两年随访后，两组 MACE 仍没有统计学差异（12.9% *vs.* 8.4%，*P*=0.12）。

这三个入选真性分叉病变的研究结果存在异质性，可能与研究设计及入选人群不同有关。DKCRUSH-Ⅱ 研究入选的患者临床特征更复杂，分支病变长度（15mm）也明显大于另外两个研究（10mm 和 7mm），而且双支架术式也不同（DK Crush *vs.* Culotte），DKCRUSH-Ⅲ研究及其 3 年临床随访结果已经证实在左主干分叉病变中 DK Crush 治疗效果显著优于 Culotte 术式，最近的网络荟萃分析也发现 DK Crush 与其它双支架术式相比手术并发症更少、远期事件率更低。DKCRUSH-Ⅴ 研究旨在比较两种术式在左主干分叉病变中的治疗效果。该研究入选了 482 例无保护左主干分叉病变（Medina 分型：1,1,1 与 0,1,1）患者，随机分为 DK Crush 组与 Provisional 组。研究主要终点是术后 1 年靶血管失败率（target lesion failure，TLF），包括心源性死亡、靶血管心肌梗死（target vessel MI，TVMI）及 TLR。1 年随访发现：DK Crush 组 TLF 为 5.0%，显著低于 Provisional 组的 10.7%（*P*=0.02），尤其对于复杂左主干分叉病变，DK 组获益更为明显。与 1 年结果类似，3 年随访发现相比于 Provisional 术式，DK Crush 可以显著降低 TLR（5.0% *vs.* 10.3%，*P*=0.03）、TVMI（1.7% *vs.* 5.8%，*P*=0.02）和支架内血栓（0.4% *vs.* 4.1%，*P*=0.01）。

中国医学科学院阜外医院徐波教授牵头的 CIT-RESOLVE 研究入选了 335 名分支闭塞风险高的分叉病变（V-RESOLVE 评分≥12 分），1∶1 随机分为主动边支保护组和传统策略组。对于分支直径≥2.5mm 的病变，主动边支保护组采用双支架术式，传统策略组采取主支植入支架，根据边支是否受累决定是否双支架；而分支直径 <2.5mm 的病变，主动组采取球囊拘禁保护技术，传统策略组采取导丝拘禁保护技术。研究结果表明：主动分支保护组分支闭塞（7.7% *vs.* 18.0%，*P*=0.01）及分支 TIMI 血流分级降低（5.4% *vs.* 13.8%，*P*=0.01）发生率显著低于传统策略组。

为了验证 DEFINITION 复杂分叉病变分型的准确性，陈绍良教授牵头组织了 DEFINITION Ⅱ研究，该研究共纳入 660 例 DEFINITION 标准定义的复杂分叉病变患者，1∶1 随机接受双支架术式或 Provisional 术式。主要终点是术后 12 个月 TLF。入选的患者左主干末端分叉占 29%，分支病变的长度约 20mm，双支架术中 DK Crush 使用比例占 77.8%，Provisional 组中使用双支架术式的比例有 22.5%。在术后 12 个月，双支架组 TLF 为 6.1%，明显低于 Provisional 组的 11.4%（*P*=0.02），该复合终点的差异主要由于双支架组降低了 12 个月的 TVMI（3.0% *vs.* 7.1%，*P*=0.03）和 TLR（2.4% *vs.* 5.5%，*P*=0.049）所致。DEFINITION Ⅱ研究证实了 DEFINITION 标准的精准性及可靠性，对于 DEFINITION 标准定义的复杂分叉病变，在降低 TLF 方面，双支架术式（主要是 DK Crush 技术）明显优于 Provisional 术式，这个结果将结束 20 年来业内对于分叉病变术式选择的争议，具有里程碑意义。

最近的欧洲血运重建指南推荐对于左主干分叉病变，DK Crush 优于 Provisional T 术式（Ⅱb）。最新的网络荟萃分析也证实：相比于其他分叉术式，DK Crush 有更低的再次血运重建率和主要不良心血管事件；对于分支病变长度≥10mm 的患者，双支架术式明显优于 Provisional 术式。总体来说，Provisional 术仍是简单分叉病变介入治疗的首选术式，对于 DEFINITION 定义的复杂分叉病变，有理由采用双支架技术，而 DK crush 是循证医学证据最充分的双支架术式。

四、分叉病变支架术式的优化

（一）Provisional 策略

Provisional stenting 是治疗多数分叉病变的策略。绝大多数分叉病变病例能够使用 6F 指引导管经桡动脉途径完成，在 Provisional 策略中，需要注意以下问题。

1. **最佳血管造影视角** 鉴于分叉病变是一种三维结构，在试图获得三个分叉段的清晰图像时，造影时不可避免有缩短可能，因此多个投造角度进行造影是很必要的，必要时需要使用腔内影像学辅助评估。

2. **导丝通过病变** 最难到位的分支先下导丝，第二根导丝插入时为避免导丝缠绕，尽量减少旋转操作。常规分支植入导丝有利于打开分叉角度，这根导丝能够减少主支植入支架时分支闭塞的风险，一旦闭塞可以作为分支标记。当植入支架直径大于远端主支直径时，锐角被认为是嵴移位导致分支闭塞的预测因素。再次下导丝进入分支，建议从主支支架的远端网眼进入，分支中拘禁导丝，无论亲水与否，只要跨越的支架不压在导丝不透光段，都是安全的。

3. **预扩** 目前分支预扩一直存在争议，常规分支预扩张并不推荐，除非分支开口狭窄严重，或极度钙化的分支或分支导丝难以到位，这时小球囊预扩张可能是必须的。分支预扩张的弊端包括夹层增加分支支架植入难度，以及扩张后的分支开口没有主支支架覆盖导致的分支再狭窄可能。

4. **主支支架** 推荐新一代的 DES 治疗分叉病变，支架直径必须根据主支远端直径来选择。根据近端主支直径选择支架，不仅增加远端夹层风险，同时增加嵴移位风险，引起分支闭塞。相反，按主支远端选择支架直径会引起主支近端支架贴壁不良，增加导丝交换难度和支架内血栓的风险，但这可以通过近端优化技术（proximal optimizing technique，POT）解决。

5. **近端优化技术** POT 技术重建分叉处原有的生理解剖形态，确保近段主干支架贴壁良好，有利于交换导丝，避免再次下导丝进入分支时，导丝从主干支架下通过。POT 需要一个短的适当大小的球囊扩张完成。因此，在选择主支支架时需要考虑主支近段预留 6~10mm 的支架长度，球囊与主支近段的直径比应为 1∶1，仔细定位是 POT 的关键，如果球囊超过嵴部，会增加边支闭塞的风险，如果球囊太靠近端，没法将支架结构推向边支开口，而且会造成近段血管损伤。

6. **分支的处理** 小分支（<2mm）、TIMI 血流 3 级、无心绞痛症状或无心电图缺血改变，则不需要干预分支。当前向血流受限（TIMI 血流 <3 级）、SB 开口严重狭窄或 FFR<0.80，则推荐扩张分支开口。目前认为，分叉病变单支架术后常规对吻扩张（kissing balloon inflation，KBI）无明确临床获益，然而，KBI 和预防不良事件的有效性取决于如何进行 KBI，目前推荐“改良的 KBI”方法：分支球囊先以 12atm 扩张，然后回到 4atm，最后 SB 和 MB 球囊压力再同时升到 12atm。临床实践中也有单纯分支扩张即 POT-Side-POT 的方法，但主流还是推荐 POT-Kiss-POT。

7. 分支支架植入 Provisional 策略中可能有 10% 的病例分支需要转化到植入支架，尤其当分支血流受限或出现严重夹层（B 型以上）时。可以采用 T、TAP 或 Culotte 技术，通常，T 型分叉选择 T 支架术，Y 型分叉选择 TAP 或 Culotte。为了确保分支开口支架能够充分膨胀，高压扩张分支和主支是必不可少的，最好是先扩张分支内的球囊，接着扩张主支内的球囊。随后，低压力 KBI 重新定位嵴，最终再次 POT 可以纠正近端主支的支架变形。

（二）双支架术式

最新 EBC 专家共识推荐当分支直径大于 2.75mm、分支病变长度大于 5mm 或预计导丝难以进入分支时，应该使用双支架术。但这个推荐没有循证医学支持，2.75mm 和 5mm 的数值认定也只是依据专家经验。自 DEFINITION Ⅱ研究公布后，DEFINITION 标准定义的复杂分叉病变，首选双支架术。随着临床经验和数据的积累，T/TAP、Culotte 和 DK Crush 成为双支架术的主流。

1. T/TAP 这项技术的弊端是分支支架钢梁突入主支后，在嵴水平形成的单层钢梁的"新嵴"。分支发出的角度和导丝穿越钢梁网眼的位置是新嵴长度的决定因素。事实上，当分支以"T"形发出时，分支支架无需突入或轻微突入主支，就能确保完全覆盖分支开口。另一方面，锐角分叉（Y 型）会导致分支嵴更长，呈椭圆形。这种几何构型意味着分支支架要突入分支更多，方能完全覆盖分支开口，但同时会形成更长的新嵴。因此，双支架术中，尽量减少分支支架突入主支的长度和最终 KBI 同等重要。

2. Culotte 有两种不同的 Culotte 技术，第一种是 Provisional 策略的一部分，有时也称为 Reverse culotte；第二种技术通过主支近端 - 分支植入支架来避免分支丢失。由于通常主支和分支直径差别大，第二种技术要求分支植入支架后，在主支近端先行 POT，避免交换导丝时导丝走行在支架下，因此，需要使用优秀扩张能力的支架。

3. DK Crush Crush 技术由 Colombo 最新报道，陈绍良及其团队进行了改良，发展为 DK Crush 技术。这种改良通过两次 KBI 操作，降低了经典 Crush 技术不能完成最终 KBI 的风险。其包括如下步骤：①分支支架植入（突入主支 1~2mm）；②主支球囊挤压；③近端网眼穿越进入分支；④首次 KBI；⑤主支植入支架；⑥导丝从近端网眼再次穿越进入分支；⑦最终 KBI；⑧POT。DK Crush 和经典 Crush 的主要区别是球囊挤压分支支架后第一次 KBI，使得分支开口仅有一层钢梁，变形最小，有利于分支支架植入后第二次 KBI。与单支架策略导丝从远端穿越不同，DK Crush 应该通过近端网眼进入分支。DKCRUSH 系列研究显示，较之与经典 Crush、Provisional 和 Culotte 相比，DK Crush 在最终 KBI 成功率、对吻质量和再次血运重建率上占优势，且 DK Crush 的运用不受分叉角度的影响。

（三）药物涂层球囊（Drug-coating balloon，DCB）

一般来说 DCB 处理分叉病变的方式包括：①用 DCB 处理主支和分支，然后主支植入裸支架；②用 DCB 处理分支，然后主支植入 DES；③主支植入 DES，然后 DCB 处理分支；④用 DCB 处理主支和分支。当前研究方向集中于 DES 用于主支，而 DCB 应用于分支。主支由于血管直径较大，血管弹性纤维丰富，在球囊扩张后易出现弹性回缩，一般会选择使用支架，而分支一般使用 DCB 进行治疗。BIOLUX-Ⅰ研究入选 35 例分叉病变患者，先对主支进行预扩张，分支给予 DCB 扩张，随后主支植入 XIENCE 支架。9 个月随访显示良好临床结果，分支晚期管腔丢失仅为 0.1mm，证明了此策略的安全性及有效性。DEBSIDE 研究入选 52 名分叉病变患者，主支植入 DES 后分支予以 DCB 扩张，术后 6 个月复查造影提示晚期管腔丢失为（-0.04 ± 0.34）mm。BEYOND 研究是一项前瞻性、多中心、随机对照研究，入选 222 例分叉病变患者，在主支植入 DES 并完成对吻扩张后，随机分为 DCB 扩张分支或者普通球囊扩张分支。结果显示：DCB 治疗显著减小 9 个月靶病变血管管腔直径狭窄程度[(28.7 ± 18.7)% *vs.* (40.0 ± 19.0)%，*P*<0.000 1]和晚期管腔丢失[(-0.06 ± 0.32)mm *vs.* (0.18 ± 0.34)mm，*P*<0.000 1]。两组临床事件发生率无显著差异。从目前的研究来看，在分叉病变的治疗中应用 DCB 处理分支血管能获得更好的治疗效果，但现在主要的证据来源于替代终点，仍需临床硬终点的研究来进一步明确 DCB 处理分支的获益。

五、腔内影像学在分叉病变中的运用

在分叉病变处理上 IVUS 和 OCT 均能提供重要的信息，来帮助决策和优化植入，而造影常常在分支开口、病变覆盖、导丝位置、支架膨胀等判断方面有不足。IVUS 在评估斑块负荷、管腔直径上占优，且不需要冲洗血管，额外的造影剂量不多。OCT 在观察管腔表面、钙化、预扩张效果、支架定位、导丝位置和边支开口（无论是从主支还是边支回撤）比 IVUS 有更好的影像。在植入支架前，腔内影像学能够帮助测量血管直径，决定植入支架的直径、长度以及 POT 球囊的大小和长度，识别需要旋磨的钙化病变。支架植入后，影像学可以排除支架边缘残余狭窄、夹层，评估支架膨胀和贴壁，确认分支导丝通过的位置，尤其双支架技术，防止导丝从支架外侧进入分支。由于血管造影对左主干评估的局限性，所以对于左主干病变 IVUS 和 OCT 指导是必须的。

一项纳入 1 465 名真性分叉病变的前瞻性、多中心、注册研究中，有 310 名患者使用 IVUS 指导 PCI，倾向积分配对校正后发现，IVUS 指导组术后 1 年和 7 年的 MACE 分别为 10% 和 15.2%，显著低于造影组的 15% 和 22.4%，更重要的是，IVUS 指导组可以降低术后 7 年的心源性死亡风险（6.5% *vs.* 1.3%，*P*=0.002）。ULTIMATE 研究入选 1 448 例接受 DES 植入的 all-comer 患者，1 ∶ 1 随机分为造影指导组和 IVUS 指导组，术后 1 年 IVUS 指导组靶血管失败率为 2.9%，显著低于造影组的 4.2%（*P*=0.02），亚组分析提示分叉病变亚组 IVUS 指导有更大获益的趋势。纳入 ULTIMATE 等随机对照研究的最新荟萃分析提示，相比于传统的造影指导，IVUS 指导药物洗脱支架植入可以显著降低心源性死亡（0.6% *vs.* 1.2%，*P*=0.03）、TLR（3.1% *vs.* 5.2%，*P*=0.001）和支架内血栓（0.5% *vs.* 1.1%，*P*=0.02）风险。DKCRUSH-Ⅷ研究（NCT03770650），计划入选 556 例 DEFINITION 标准定义的复杂分叉病变患者，随机分组为 IVUS 指导或者造影指导 DK Crush 技术，主要终点是 1 年的靶血管失败率，该研究正在入选患者阶段，将会给 IVUS 指导复杂病变的 PCI 提供新的证据。OCTOBER 研究(NCT03171311)是一项前瞻性、多中心、随机对照研究，计划入选 1 200 例分支直径≥2.5mm 的真性分叉病变患者，随机分为 OCT 指导组和造影指导组（必要时可用 IVUS），主要终点是术后 2 年的 MACE。随着这些新研究的公布，腔内影像学在分叉病变介入治疗中的循证医学地位将更加牢固，也将推动 IVUS 和 OCT 在日常临床实践中的应用。

六、总　结

现有的循证医学结果表明：在决定分叉病变的介入策略前，需要对分叉病变进行危险分层，基于 DEFINITIONA 标准，筛选出简单或复杂分叉病变。对于简单分叉病变，首选 Provisional 策略；对于复杂分叉病变，应该优选双支架术式，而 DK Crush 在降低分支再狭窄、TLR 以及 TVMI 方面优于经典 Crush 和 Culotte。DCB 的应用将会有助于优化分叉病变介入治疗的疗效。使用腔内影像学指导分叉病变介入，通过优化支架植入，来获得更好的远期预后。

（高晓飞 张俊杰）

参考文献

[1] LUDWIG J, MOHAMED M, MAMAS M A. Left main bifurcation lesions: Medina reclassification revisited-as easy as ABC [J]. Catheter Cardiovasc Interv, 2020.

[2] CHEN S L, SHEIBAN I, XU B, et al. Impact of the complexity of bifurcation lesions treated with drug-eluting stents: the DEFINITION study (Definitions and impact of complEx biFurcation lesIons on clinical outcomes after percutaNeous coronary InterventTIOn using drug-eluting steNts) [J]. JACC Cardiovasc Interv, 2014, 7(11): 1266-1276.

[3] MORICE M C, SERRUYS P W, KAPPETEIN A P, et al. Five-year outcomes in patients with left main disease treated with either percutaneous coronary intervention or coronary artery bypass grafting in the synergy between percutaneous coronary intervention with taxus and cardiac surgery trial [J]. Circulation, 2014, 129(23): 2388-2394.

[4] CHEN S L, HAN Y L, ZHANG Y J, et al. The anatomic- and clinical-based NERS (new risk stratification) score Ⅱ to predict clinical outcomes after stenting unprotected left main coronary artery disease: results from a multicenter, prospective, registry study [J]. JACC Cardiovasc Interv, 2013, 6(12): 1233-1241.

[5] STONE G W, KAPPETEIN A P, SABIK J F, et al. Five-Year Outcomes after PCI or CABG for Left Main Coronary Disease[J]. N Engl J Med, 2019, 381(19): 1820-1830.

[6] HOLM N R, MAKIKALLIO T, LINDSAY M M, et al. Percutaneous coronary angioplasty versus coronary artery bypass grafting in the treatment of unprotected left main stenosis: updated 5-year outcomes from the randomised, non-inferiority NOBLE trial [J]. Lancet, 2020, 395(10219): 191-199.

[7] THUIJS D, KAPPETEIN A P, SERRUYS P W, et al. Percutaneous coronary intervention versus coronary artery bypass grafting in patients with three-vessel or left main coronary artery disease: 10-year follow-up of the multicentre randomised controlled SYNTAX trial [J]. Lancet, 2019, 394(10206): 1325-1334.

[8] PARK D W, AHN J M, PARK H, et al. Ten-Year Outcomes After Drug-Eluting Stents Versus Coronary Artery Bypass Grafting for Left Main Coronary Disease: Extended Follow-Up of the PRECOMBAT Trial [J]. Circulation, 2020, 141(18): 1437-1446.

[9] STEIGEN T K, MAENG M, WISETH R, et al. Randomized study on simple versus complex stenting of coronary artery bifurcation lesions: the Nordic bifurcation study [J]. Circulation, 2006, 114(18): 1955-1961.

[10] FERENC M, GICK M, KIENZLE R P, et al. Randomized trial on routine vs. provisional T-stenting in the treatment of de novo coronary bifurcation lesions [J]. Eur Heart J, 2008, 29(23): 2859-2867.

[11] COLOMBO A, BRAMUCCI E, SACCA S, et al. Randomized study of the crush technique versus provisional side-branch stenting in true coronary bifurcations: the CACTUS (Coronary Bifurcations: Application of the Crushing Technique Using Sirolimus-Eluting Stents) Study [J]. Circulation, 2009, 119(1): 71-78.

[12] HILDICK-SMITH D, DE BELDER A J, COOTER N, et al. Randomized trial of simple versus complex drug-eluting stenting for bifurcation lesions: the British Bifurcation Coronary Study: old, new, and evolving strategies [J]. Circulation, 2010, 121(10): 1235-1243.

[13] CHEN S L, SANTOSO T, ZHANG J J, et al. A randomized clinical study comparing double kissing crush with provisional stenting for treatment of coronary bifurcation lesions: results from the DKCRUSH-Ⅱ (Double Kissing Crush versus Provisional Stenting Technique for Treatment of Coronary Bifurcation Lesions) trial [J]. J Am Coll Cardiol, 2011, 57(8): 914-920.

[14] CHEN S L, SANTOSO T, ZHANG J J, et al. Clinical Outcome of Double Kissing Crush Versus Provisional Stenting of Coronary Artery Bifurcation Lesions: The 5-Year Follow-Up Results From a Randomized and Multicenter DKCRUSH-Ⅱ Study (Randomized Study on Double Kissing Crush Technique Versus Provisional Stenting Technique for Coronary Artery Bifurcation Lesions) [J]. Circ Cardiovasc Interv, 2017, 10(2): e004497.

[15] HILDICK-SMITH D, BEHAN M W, LASSEN J F, et al. The EBC TWO Study (European Bifurcation Coronary TWO): A Randomized Comparison of Provisional T-Stenting Versus a Systematic 2 Stent Culotte Strategy in Large Caliber True Bifurcations [J]. Circ Cardiovasc Interv, 2016, 9(9): e003643.

[16] KUMSARS I,HOLM NR,NIEMELA M,et al. Randomised comparison of provisional side branch stenting versus a two-stent strategy for treatment of true coronary bifurcation lesions involving a large side branch:the Nordic-Baltic Bifurcation Study Ⅳ[J]. Open Heart,2020,7(1):e000947.

[17] CHEN S L,XU B,HAN Y L,et al. Comparison of double kissing crush versus Culotte stenting for unprotected distal left main bifurcation lesions:results from a multicenter,randomized,prospective DKCRUSH-Ⅲ study [J]. J Am Coll Cardiol, 2013,61(14):1482-1488.

[18] CHEN S L,XU B,HAN Y L,et al. Clinical Outcome After DK Crush Versus Culotte Stenting of Distal Left Main Bifurcation Lesions:The 3-Year Follow-Up Results of the DKCRUSH-Ⅲ Study [J]. JACC Cardiovasc Interv,2015,8(10):1335-1342.

[19] CHIABRANDO J G,LOMBARDI M,VESCOVO G M,et al. Stenting techniques for coronary bifurcation lesions:Evidence from a network meta-analysis of randomized clinical trials [J]. Catheter Cardiovasc Interv,2020.

[20] CHEN X,LI X,ZHANG J J,et al. 3-Year Outcomes of the DKCRUSH-Ⅴ Trial Comparing DK Crush With Provisional Stenting for Left Main Bifurcation Lesions [J]. JACC Cardiovasc Interv,2019,12(19):1927-1937.

[21] DOU K,ZHANG D,PAN H,et al. Active SB-P Versus Conventional Approach to the Protection of High-Risk Side Branches: The CIT-RESOLVE Trial [J]. JACC Cardiovasc Interv,2020,13(9):1112-1122.

[22] ZHANG J J,YE F,XU K,et al. Multicentre,randomized comparison of two-stent and provisional stenting techniques in patients with complex coronary bifurcation lesions:the DEFINITION Ⅱ trial [J]. Eur Heart J,2020,41(27):2523-2536.

[23] NEUMANN F J,SOUSA-UVA M,AHLSSON A,et al. 2018 ESC/EACTS Guidelines on myocardial revascularization [J]. Eur Heart J,2019,40(2):87-165.

[24] DI GIOIA G,SONCK J,FERENC M,et al. Clinical Outcomes Following Coronary Bifurcation PCI Techniques:A Systematic Review and Network Meta-Analysis Comprising 5 711 Patients [J]. JACC Cardiovasc Interv,2020,13(12):1432-1444.

[25] WORTHLEY S,HENDRIKS R,WORTHLEY M,et al. Paclitaxel-eluting balloon and everolimus-eluting stent for provisional stenting of coronary bifurcations:12-month results of the multicenter BIOLUX-Ⅰ study [J]. Cardiovasc Revasc Med,2015, 16(7):413-417.

[26] BERLAND J,LEFEVRE T,BRENOT P,et al. DANUBIO- a new drug-eluting balloon for the treatment of side branches in bifurcation lesions:six-month angiographic follow-up results of the DEBSIDE trial [J]. EuroIntervention,2015,11(8):868-876.

[27] JING Q M,ZHAO X,HAN Y L,et al. A drug-eluting Balloon for the trEatment of coronarY bifurcatiON lesions in the side branch:a prospective multicenter ranDomized (BEYOND) clinical trial in China [J]. Chin Med J (Engl),2020,133(8): 899-908.

[28] CHEN L,XU T,XUE X J,et al. Intravascular ultrasound-guided drug-eluting stent implantation is associated with improved clinical outcomes in patients with unstable angina and complex coronary artery true bifurcation lesions [J]. Int J Cardiovasc Imaging,2018,34(11):1685-1696.

[29] ZHANG J,GAO X,KAN J,et al. Intravascular Ultrasound Versus Angiography-Guided Drug-Eluting Stent Implantation:The ULTIMATE Trial [J]. J Am Coll Cardiol,2018,72(24):3126-3137.

[30] GAO X F,WANG Z M,WANG F,et al. Intravascular ultrasound guidance reduces cardiac death and coronary revascularization in patients undergoing drug-eluting stent implantation:results from a meta-analysis of 9 randomized trials and 4724 patients [J]. Int J Cardiovasc Imaging,2019,35(2):239-247.

循环支持在高危PCI患者的应用

随着我国进入老龄化社会，冠心病及其常见合并症如慢性肾脏病、慢性阻塞性肺疾病、糖尿病、外周血管疾病等慢性疾病患病率呈明显上升趋势，使得冠心病变得更加复杂、高危。与此同时，随着治疗理念不断更新、介入器械以及技术的提高，心血管医生能够挑战高危、复杂的冠心病患者（complex higher-risk indicated patients，CHIP）的介入治疗，这类人群也因此受到广泛关注。

CHIP主要指复杂、高危、有血运重建指征且无法耐受外科治疗的冠心病患者。从概念上主要囊括该类患者3个特征：①复杂体现在两方面，其一，冠状动脉病变复杂如慢性完全闭塞病变（CTO）、左主干病变、多支病变、弥漫性病变、严重钙化病变、分叉病变、扭曲病变等；其二，合并因素及疾病复杂，如高龄、糖尿病、肾功能不全、外周动脉疾病、脑卒中、慢性阻塞性肺疾病、急性心肌梗死等。②高危体现在血流动力学不稳定，心脏大，射血分数低于30%。③有血运重建指征，但由于存在高危因素或者严重合并症而不能耐受外科手术，介入治疗可能是唯一干预手段。

在经皮冠状动脉介入治疗（percutaneous coronary intervention，PCI）中，反复推注对比剂，导引导丝通过病变时，推送预扩张球囊，球囊扩张，选用斑块旋磨技术时，支架推送和扩张期间，以及支架植入后等整个PCI过程中，均可能发生斑块破裂、斑块移位、急性血栓形成、血栓脱落、冠状动脉夹层、分支闭塞、器械推送困难以及慢血流、无复流的发生，一般患者可以短暂耐受，PCI完成后，患者症状可以迅速改善，但对于CHIP患者，即使短暂的血流阻断所致的心肌缺血或者推注对比剂增加的心脏负荷，均可引发其循环崩溃，甚至猝死。对于这些患者，预防性置入循环辅助装置可部分改善心脏功能，增加心肌供血，提高对心肌缺血的耐受性，可保证在循环崩溃的情况下，维持有效的循环，保证手术顺利进行，促进术后恢复。目前小样本的临床试验及观察性试验发现高危PCI患者术前预防性使用循环装置，可减少围术期并发症及死亡风险。目前体外循环支持的CHIP介入治疗缺乏大规模、多中心的临床试验，这些患者的治疗往往是经验性的，但是往往高风险人群治疗伴随着高获益。2015年美国SCAI/AATS/ACC/STS发布的MCS专家共识指出：对于多支、左主干尤其是不能进行手术或射血分数严重降低与心脏充盈压升高的患者，在PCI过程中应考虑植入经皮机械循环辅助装置（mechanical circulatory support，MCS）。《中国经皮冠状动脉介入治疗指南（2016）》建议：对于左心辅助装置，可降低高危复杂患者PCI死亡率，有条件时可选用。

目前常用的循环支持有主动脉内球囊反搏（inta-aortic balloon counterpulsation，IABP）、体外膜肺氧合（extracorporeal membrane oxygenation，ECMO）及左心室辅助装置（left ventricular assistant device，LVAD）等，其中以IABP最为常用。

一、主动脉内球囊反搏（IABP）

IABP是最早以氧供氧耗理论为基础的循环辅助方式，1968年首次用于临床。IABP早期主要用于心脏围术期血流动力学不稳定、心源性休克或心力衰竭的循环支持，通常需要动脉切开置入。20 世纪 80 年代，经皮穿刺的出现使创伤减小，目前已经广泛应用于高危的 PCI 患者的循环支持。

（一）IABP 组成、原理以及操作方法

IABP 由气囊和驱动控制系统两部分组成。目前使用的是双气囊导管，除与气囊相连的管腔外，还有一个中心腔，后者可通过压力传感器检测主动脉内的压力。20 世纪 90 年代出现了无鞘气囊导管，使 IABP 可以用于股动脉较细者。

气囊导管的气囊由高分子材料聚氨酯制成，呈长纺锤状，其顶端有米粒状大小的不透 X 线的标志点。不同规格气囊导管的长度、口径、气囊长度及容积各不相同，国内成人常用直径 8.0~9.5F、气囊容积为 30ml 或 40ml 的气囊导管。

控制系统由电源、驱动系统（氦气）、监测系统、调节系统和触发系统等组成，其触发模式包括心电触发、压力触发、起搏信号触发和内触发。主动脉内气囊通过与心动周期同步地充放气，达到辅助循环的作用。在舒张早期主动脉瓣关闭后瞬间立即充盈气囊，大部分血流逆行向上升高主动脉根部压力，增加大脑的以及冠状动脉的血流灌注。小部分血流被挤向下肢以及肾脏，轻度增加外周灌注。在等容收缩期主动脉瓣开放前瞬间快速排空气囊，产生空穴效应，降低心脏后负荷、左心室舒张末期容积及室壁张力，减少心肌做功以及心肌氧耗，增加心输出量 10%~20%。IABP 操作简便，绝大多数经股动脉置入。在无菌操作下，穿刺股动脉，送入导丝于股总动脉，将扩张管 / 鞘管组件插入股动脉，然后拔出扩张管。将气囊导管中心腔穿过导丝，经鞘管缓慢送至左锁骨下动脉开口以下 1~2cm 的主动脉内（气管隆嵴水平），撤出导丝。固定鞘管和气囊导管，经三通连接将导管体外端连接反搏仪，调整各种参数后开始反博。采用无鞘反搏气囊导管时，先用血管扩张器扩张血管，再用止血钳扩张皮下组织，经导管直接送入气囊导管。

（二）IABP 的适应证和禁忌证

普遍接受的适应证包括：①急性心肌梗死并发心源性休克；②难治性不稳定型心绞痛；③血流动力学不稳定的高危 PCI 患者（左主干、严重多支病变或重度左心功能不全）；④PCI 失败需要过渡到外科手术。

IABP 禁忌证包括：①主动脉夹层瘤；②重度主动脉关闭不全；③主动脉窦瘤破裂；④严重周围血管病变；⑤凝血功能障碍；⑥其他，如严重贫血、脑出血急性期等。

（三）IABP 并发症和局限性

常见的并发症包括主动脉或股动脉夹层、动脉穿孔、穿刺点出血、气囊破裂、斑块脱落栓塞、血栓形成、溶血、血小板减少以及感染等，其中最常见的并发症为下肢缺血。

IABP 的最大局限性是不能主动地辅助心脏，心输出量的增加依赖于心脏自身的收缩以及稳定的节律，且支持程度有限，对严重左心功能不全或持续快速心律失常的患者疗效欠佳。IABP 也不适用于股动脉较细或动脉粥样硬化严重的女性或老年患者。此外，IABP 不能解决冠状动脉狭窄远端的血流，放置时间过长会引起肢体缺血等并发症。

（四）IABP 在高危 PCI 中的应用

临床中大家已接受了心源性休克患者 IABP 的使用，且此观点也被多数指南采取，2012 年前，美国和欧洲指南中 IABP 用于心源性休克为Ⅰ级推荐，2012 年欧洲心脏病学会（ESC）指南对 ST 段抬高心肌梗死（ST segment elevation myocardial infarction，STEMI）合并心源性休克使用 IABP 推荐级别降为Ⅱb，2013 年美国心脏病学会（ACC）指南对 STEMI 合并心源性休克保守治疗无效者使用 IABP 推荐级别为Ⅱa。然而，新近的随机对照研究和荟萃分析对

其在急性心肌梗死和心源性休克中的应用价值提出质疑，如 IABP-SHOCK Ⅱ研究随机选择 600 例 STEMI 合并心源性休克患者，结果显示在早期血运重建和强化药物治疗基础上，IABP 循环支持不能进一步改善患者 30 天内的全因死亡率(39.7% *vs*. 41.3%，P=0.69)。随访 12 个月，IABP 也未能显示任何获益。因此 2016 中国 PCI 指南对于 STEMI 合并心源性休克者不做常规推荐 IABP(Ⅲ，B)。但对药物治疗后血流动力学仍不能稳定者(Ⅱa，B)或合并机械并发症血流动力学不稳定者可置入 IABP(Ⅱa，C)。2017 年欧洲心脏病学会(ESC)发布的《急性 ST 段抬高心肌梗死管理指南》(以下简称"2017 ESC STEMI 指南")合并心源性休克的患者，IABP 的推荐级别为Ⅱa/C，推荐用于机械性并发症所致的心源性休克。同年，美国心脏协会(AHA)建议在伴有急性二尖瓣反流或室间隔缺损的心源性休克患者中应用 IABP。

对于高危冠心病患者，在一项复杂高危冠心病 PCI 前预防性植入 IABP 与常规治疗的随机对照研究 BCIS-1，提示 PCI 术前置入 IABP 不能减少 28 天死亡、心肌梗死、卒中或再次血运重建复合终点(15.2% *vs*. 16%)，6 个月病死率差异也无统计学意义(P>0.05)。荟萃分析示预防性 IABP 用于高危 PCI 术并不能显著降低高危 PCI 患者的短期死亡率和主要不良心血管事件(MACE)，但能降低远期死亡率。一些研究在预防性应用 IABP 的结论也有争论，表明仍值得进一步深入研究。目前临床证据还不足以证明对血流动力学稳定的 STEMI 患者预防性应用 IABP 的价值。因此，目前针对高危 STEMI 患者，ACC/AHA 和 ESC 均不推荐 IABP 治疗。由于 IABP 仅能轻度增加心输出量和冠状动脉血流，且其作用需要依赖于尚存的左心室功能和心脏自身节律，因此当血流动力学完全崩溃时并不能提供完全的循环支持。因此，虽然指南推荐有所下降，但根据目前临床资料，针对 CHIP 患者，IABP 可能使其受益，其改善血流动力学的效果已被多数医生认可，临床上 IABP 也已被广泛应用于 CHIP 患者，但是国内使用 IABP 多用于已经发生心功能不全，或者心源性休克的患者抢救，多为补救性抢救，这可能是造成死亡率增加的主要原因。对于高危冠心病患者，心肌处于慢性或者急性严重缺血缺氧状态，一旦发生心脏泵功能衰竭，迅速造成脑灌注、肺灌注、肾脏灌注的急性减少，造成心血管链崩溃，此时再补救性植入 IABP 泵，效果较差。近期研究表明，在高危患者术前早期将 IABP 预防性置入能够降低病死率。在术前预防性置入 IABP，可以对患者提前实施舒张期充气，预防性控制心功能指标，从而显著降低冠状动脉疾病患者在临床治疗中各项并发症发生率。研究表明，预防性植入 IABP 泵后术中各种并发症，包括恶性心律失常、心源性休克、猝死明显降低，在 IABP 泵的保驾下，在减少术中各种并发症的情况下，更多的精力用于 PCI 治疗，可以明显提高手术的成功率。

二、体外膜肺氧合(ECMO)

ECMO 问世于 20 世纪 70 年代，主要用于心肺衰竭的循环和呼吸辅助治疗。

(一) ECMO 系统原理及特点

ECMO 原理是将体内的静脉血引出体外，经过特殊材质人工心肺旁路氧合后注入患者动脉或静脉系统，起到部分心肺替代作用，维持人体脏器组织氧合血供。最新的 ECMO 是一种短期呼吸替代兼有循环辅助功能的装置，可使患者得到完全的心脏支持长达几日至数周，是目前危重症和急救领域用于心肺衰竭，且传统治疗无效时的一种心肺辅助手段，其以不依赖心脏功能和节律，即使在心脏停跳时也能提供完全循环支持为最大特点。

(二) ECMO 的适应证、禁忌证及可能并发症

ECMO 适应证对于任何需要暂时性心肺支持的极高危急性冠脉综合征合并心源性休克

患者，均是 ECMO 可能的使用对象，尤其是在应用药物或 IABP 无效且血流动力学不稳定的 PCI 患者。

ECMO 禁忌证：①不能全身抗凝及存在无法控制的出血；②存在中、重度慢性肺部疾病；③恶性肿瘤存活周期短的患者；④多器官功能衰竭的患者；⑤中枢神经系统损伤的患者。

ECMO 可能出现的并发症：下肢缺血、筋膜切开术或筋膜室综合征、下肢截肢、脑卒中、神经并发症、急性肾损伤、肾替代治疗、出血、心脏术后由于出血或心脏压塞性紧急开胸手术、感染。

（三）ECMO 建立时机

ECMO 建立时机是决定 ECMO 成败的关键因素。延误 ECMO 的建立与支持可能错过重要脏器抢救的黄金时机，虽然心肺功能得到恢复，但由于大脑、肝、肾等器官不能恢复而导致死亡。弥散性血管内凝血（DIC）和多脏器衰竭通常是导致 ECMO 被迫终止的严重并发症，此类并发症的发生与 ECMO 建立时机延迟有一定关系。因此，在重要器官出现损害前及时开始 ECMO 辅助已成为共识，这也是我们建议在 PCI 术前即建立 ECMO 辅助并覆盖整个手术过程，而不是待 PCI 术中出现问题再使用 ECMO 抢救的原因。因此，面对危重冠心病患者，需内外科医生一起，充分了解患者病情，评估 PCI 和冠状动脉旁路移植术（coronary artery bypass grafting，CABG）的风险与预后。对那些单独行 PCI 术风险极大（冠状动脉严重钙化、迂曲；仅存在单支生命依赖的血管；狭窄严重，通过导丝难度大），但基础情况又不能耐受 CABG 手术创伤的患者，ECMO 辅助下行 PCI 术不失为一种有效的治疗方法。而对于 PCI 术中出现严重并发症，需使用 ECMO 抢救的患者，同样需评估心肺功能可恢复情况，同时需评估其他系统特别是神经系统的损伤与可恢复情况，避免为冠状动脉血供未恢复或脑死亡患者进行无意义的 ECMO 辅助治疗。

（四）ECMO 的模式选择

ECMO 的工作模式主要分为两种方式：V-V 转流与 V-A 转流。V-V 转流是经静脉将静脉血引出经氧合器氧合并排出二氧化碳后泵入另一静脉，通常选择股静脉引出，颈内静脉泵入，也可根据患者情况选择双侧股静脉，V-V 转流适合单纯肺功能受损，无心脏停搏危险的病例；V-A 转流经静脉将静脉血引出经氧合器氧合并排出二氧化碳后泵入动脉。成人通常选择股动静脉，V-A 转流适合心力衰竭、高危 PCI 患者、严重肺衰竭并有心脏停跳可能的病例。要参照病因、病情，灵活选择 ECMO 方式。总体来说，V-V 转流方法为肺替代的方式，V-A 转流方法为心肺联合替代的方式。

（五）ECMO 参数设定

设定参数一般按常规设置，即在管道预充及插管完毕后（肝素 100U/kg 体重），检查核对管道，打开静脉管道钳，启动 ECMO 泵，旋转流量开关，Medtronic 泵调至转速在 1 500 转 /min 以上，Jostra 泵调至转速在 2 500 转 /min 以上［泵的流量应保持在 60~120ml/（kg·min）］，打开动脉管道钳，ECMO 运转，观察血流方向和流量读数，打开气体流量仪，观察动静脉血颜色及动静脉氧饱和度读数，观察静脉引流情况，注意患者血流动力学变化。在静动脉体外膜肺氧合（VA-ECMO）辅助过程中初始流量一般较高，达到全流量成人 2.2~2.6L/（m^2·min），目的是尽快偿还氧债，改善微循环，增加组织器官的供氧，使心肺得到休息，表现为脉搏和静脉氧饱和度升高，末梢循环改善；气体参数设定方面，当 ECMO 开始运转后先将膜肺氧浓度调至 70%~80%，气流量与血流量比为 0.5∶1~0.8∶1，必要时使用纯氧和高气流量，观察 ECMO 动静脉氧饱和度，动脉氧饱和度应达到 98% 以上，静脉氧饱和度达到 65% 以上，如果静脉氧饱和度较低，要考虑辅助流量是否充分、体温是否过高、下半身高氧等因素，增加流量，适当降温，调高氧浓度。

（六）ECMO 运转中指标监测

氧合的监测：开始时应严密监测氧合器的氧合性能。先启动驱动泵，后开通气体，而停机时则步骤相反，应先关闭气、后停机，始终保持转流过程中膜肺的血相压力大于气相压力。要严密观察混合静脉血氧饱和度（S_VO_2）和动、静脉管道内血液的颜色，判断氧合器的工作情况，膜肺的氧浓度可通过血气检查结果调整，一般维持氧分压在 130~180mmHg，若低于此标准，通过适当提高 ECMO 氧浓度即可解决。

流量的监测：ECMO 开始阶段，在允许的情况下尽可能维持高流量辅助，使机体尽快改善缺氧状况。此后根据心率、血压、中心静脉压等调整到适当的流量，并根据血气结果调整酸碱和电解质平衡。VA 模式 ECMO 流量可达心输出量的 80% 以上。若流量降低，通过查看静脉段插管深度及调节离心泵转速即可解决。

血流动力学监测：ECMO 初期血压可偏低，血液稀释、平流灌注、炎症介质释放等均可导致血压低。ECMO 中平均动脉压不宜太高，维持在 50~60mmHg 即可。若低于此标准，可适当使用正性肌力药物和血管活性药物。若维持在此阶段，则不应过快地减低正性肌力药物和血管活性药物的用量，在血流动力学参数趋于正常后，方可逐步减低药物用量。静脉管路的负压监测反映引流是否通畅，要注意及时监测。

温度监测：ECMO 辅助期间温度过高，机体氧耗增加，不利于内环境紊乱的纠正；温度太低，又容易发生凝血机制和血流动力学的紊乱，应根据患者具体病情维持合适的温度，一般保持体温在 35~37℃即可。ECMO 支持早期温度可稍低，以利于偿还氧债，缩短纠正内环境紊乱的时间。为防止 ECMO 期间体温下降，可备用变温毯，也可利用膜式氧合器中的血液变温装置保持体温。

血气及电解质监测：维持酸碱平衡的正常，保持水、电解质的平衡，维持内环境的稳定是 ECMO 管理的关键工作。维持正常的酸碱平衡和血气有利于保持机体内环境的相对稳定，提供良好的组织氧供。ECMO 期间要注意监测水、电解质，尽量保持其在正常范围。

凝血监测：ECMO 期间抗凝不足，ECMO 系统有血栓形成的风险；而抗凝过度又常引起致命的出血并发症，因此维持机体合适的抗凝状态尤为重要。ECMO 期间需全身肝素化，ECMO 过程中一般维持激活全血凝固时间（activated clotting time of whole blood，ACT）在 180~220 秒，但 ACT 仪的稳定性和患者对抗凝的个体差异常使不同患者 ACT 安全范围变化较大，需定时监测 ACT。目前，国际公认 ACT 在 180~220 秒是一个合理的标准。如抗凝不足时，肝素追加量应视 ACT 监测结果而定。ECMO 期间血小板消耗较为严重，辅助时间过长时，注意补充新鲜血浆、凝血因子及血小板，血小板应维持在 $>5\times10^9/L$，纤维蛋白原水平应维持在 100mg/dl 以上。

（七）撤机时机及标准

在 ECMO 辅助下，冠状动脉血管开通后，患者有以下表现：①心电图无明显动态演变；②动脉和混合静脉氧饱和度恢复正常；③血流动力学参数恢复正常；④气道峰压下降，肺顺应性改善；⑤血气和水电解质正常；⑥机械通气达到吸入氧浓度（FiO_2）<50%，吸气峰压（PIP）<30cmH_2O，呼气末正压（PEEP）<8cmH_2O；⑦循环流量降至患者正常血流量的 10%~25%，仍能维持血流动力学稳定或正常代谢时，考虑试行停止 ECMO。

（八）ECMO 并发症的预防及处理

1. 出血与栓塞 抗凝过度与强度不足易引起出血及血栓。多见于插管位置、手术切口及消化道、颅内等重要部位。减少出血的关键是维持合适的抗凝强度,并密切控制血压。一般在插管之前就进行全身抗凝,采用 50~100U/kg 普通肝素,并根据临床实际进行调整。当患者存在出血风险或者已经有临床出血症状时,最好维持较低范围的 ACT。反之,当管路中出现血凝块或者有血栓形成时,保持较高 ACT 更为合适。当输注普通肝素速率为 20~50U/(kg·h)时,ACT 维持在 180~220 秒,该抗凝强度为最佳。

2. **感染** 发生感染的原因可能与深部动静脉置管、手术创伤、机械辅助治疗时间长、管理操作不到位等因素有关。最常见的感染部位是呼吸道及肺部,其次是泌尿道和血流感染。肾脏损伤 ECMO 治疗期间,肾脏是常见的受累器官。急性肾损伤可能是继发多器官功能衰竭的表现,因介入手术特殊性,大剂量对比剂极有可能加重患者肾脏损伤,一旦发生肾损伤,应早期应用肾脏透析及连续性肾脏替代治疗。

3. **神经系统并发症** 神经系统并发症主要受年龄、插管、血管活性药物的使用、凝血功能障碍等因素影响,抗凝药物使用不当导致的出血事件和血栓形成、脑血管自我调节功能紊乱(高血压和低血压事件)、缺血缺氧继发性脑损伤均是引起 VA-ECMO 发生神经系统并发症的原因。适当提高患者的血压,增加脑部灌注,减少缺血缺氧,连续性地监测血糖均可有效减少神经系统并发症的发生。

(九) ECMO 在高危 PCI 中的应用

目前 ECMO 应用于 CHIP 介入治疗缺乏有力的临床证据,现有临床的证据来源于证据等级不高的病例报道和有限的单中心、观察或队列研究。早在 1989 年 Taub 等人首先尝试 ECMO 应用于高危患者 PCI,7 例患者接受了 ECMO 辅助均完成经皮冠状动脉腔内血管成形术(PTCA),其中有 1 例死于术后肺部感染,1 例术后因下肢缺血移除 ECMO 后心力衰竭死亡,1 例死于术后多脏器功能障碍。国外多个回顾性研究显示 ECMO 较 IABP 更能降低复杂冠心病合并心源性休克患者 PCI 术后短期及远期死亡率。国内在这一领域进行有益探索,大部分系观察性研究及病案报道,均显示 ECMO 支持下复杂冠心病患者 PCI 术后存活率高,安全性好。李发鹏等回顾 20 例高危 PCI 患者术中使用 VA-ECMO 辅助的临床资料,认为左主干病变合并右冠状动脉全闭塞或次全闭塞的急性冠脉综合征患者无论是否出现心源性休克等并发症,均应优先考虑 ECMO 辅助。吴颖等回顾分析急性心肌梗死伴有心脏骤停患者应用 ECMO 辅助急诊 PCI 术临床疗效,发现前降支、多支血管病变、更长的心肺复苏时间和发生心脏骤停至 ECMO 植入时间可能加重患者死亡的风险,提示心肌梗死患者心脏骤停尽早植入 ECMO。小样本研究结果提示在高危冠心病的 PCI 术时行 ECMO 支持能够临床获益。最近临床研究认为,急性心肌梗死(acute myocardial infarction,AMI)导致心源性休克患者、无保护的左主干患者在 ECMO 支持下行 PCI 术,能够改善生存率。一项多中心随机对照试验对比了 Impella 和 IABP 在 AMI 合并心源性休克患者中的 30 天内死亡率,发现两组治疗的死亡率相近。《2015 SCAI/ACC/HFSA/STS 高危冠心病 PCI 术使用心脏辅助装置的建议》指出:ECMO 在患者合并有低氧血症或右心衰竭时可使用。《中国经皮冠状动脉介入治疗指南(2016)》的建议:ECMO 等左心室辅助装置,可降低危重患者的 PCI 病死率,有条件时可选用。2017 ESC STEMI 指南中对 ECMO 的推荐级别为Ⅱb/C,用于 AMI 合并心源性休克的短期循环支持。

ECMO 和 IABP 从理论上具有技术互补优势,两者联合使用具有以下优点:将非搏动性血流转变为符合生理的搏动性血流,改善器官灌注;改善血流动力学状况,减少活性药物使用及 ECMO 辅助时间减少并发症;为顿抑、水肿心肌细胞争取更多恢复时间。多项研究进行相关探索，发现 ECMO 联合 IABP 有助于完成高危冠心病的 PCI 血运重建，较单用 IABP 或者 ECMO 更能降低短期全因死亡以及院内病死率；最新一篇关于经皮机械循环辅助装置在 AMI 合并心源性休克患者中作用的荟萃分析，纳入的研究均为观察性研究，结果显示对比单用 ECMO 或 IABP，ECMO 联合 IABP 应用均可显著降低此类 PCI 患者在院的全因死亡率。

三、左心室辅助装置（LVAD）

LVAD 是指用机械的方法直接将心房或心室中的血液经辅助泵转流到动脉系统的循环辅助方法，主要用于 AMI 或心脏手术后泵衰竭以及等待心脏移植的终末期心力衰竭患者的循环支持，多数需要开胸后心室或心房切开插管。与传统 LAVD 相比，经皮 LVAD 避免了外科开胸手术的风险，费用低而操作简单，近年来发展迅速。经皮 LVAD 提供的血液没有传统 LVAD 高，只适用于短期循环支持，或者作为长期 LVAD 的过渡措施。在置入经皮 LVAD 时，应行主动脉、髂动脉、股动脉的血管造影检查，确定没有明显血管病变，保证插管能够顺利进行。

经皮 LVAD 常用循环通路包括左心房 - 股动脉通路和左心室心尖 - 升主动脉通路。

（一）左心房 - 股动脉通路的经皮 LVAD（TandemHerat）

1. TandemHerat 组成、原理及操作方法 TandemHerat 是美国食品药品监督管理局（FDA）获准用于临床的左心房 - 股动脉通路的经皮 LVAD，又称经皮跨房间隔左心室辅助装置（PTVA），由动脉灌注导管（15~17F）、穿房间隔引流管（21F）、离心泵和体外控制系统组成。TandemHerat 能在 30~40 分钟内建立，不依赖于左心室残余功能，流量可达 4L/min。可提供 2 周的短期循环支持。TandemHerat 将房间隔套管经股静脉送至右心房，在透视或超声引导下经卵圆孔穿刺房间隔进入左心房；动脉灌注导管经股动脉送至主动脉分叉处；将房间隔套管和动脉灌注导管与体外离心泵相连；通过离心泵将左心房氧合血泵入动脉系统，产生连续非搏动性血流，从而降低左心室负荷。

2. TandemHerat 的适应证及禁忌证 TandemHerat 用于以下患者优于 IABP：①合并心房颤动或其他心律失常；②射血分数小于 20%；③左主干病变；④应用旋磨或旋切等装置，可能延长 PCI 时间；⑤PCI 时间大于 60 分钟，且需要循环支持。

TandemHerat 依赖于充足的肺静脉血流，不适合肺水肿和严重右心衰竭的患者。其他禁忌证包括：凝血功能障碍、败血症、严重周围血管病变、6 个月以内卒中史、中度以上主动脉反流及室间隔破裂等。

3. TandemHerat 的并发症及局限性 由于动脉灌注导管较粗，穿刺止血比较困难，血管并发症较多。大血管穿孔、心内结构损伤（主动脉根部、冠状窦、右房后壁）、引流管打结、持续存在的卵圆孔未闭、低体温以及引流管脱落引起右向左分流是 TandemHerat 的特有并发症。由于泵腔内常有纤维蛋白沉积和血栓形成，需要系统抗凝治疗，置入时需 ACT>400 秒，治疗期间维持在 180~200 秒。另外。存在发生败血症、心脏压塞、严重出血、肢体缺血和 DIC 等的风险。

4. TandemHeart 在高危 PCI 中的应用 Burkoff 等研究证实，与 IABP 相比，TandemHeart 显著增加心源性休克患者的心脏指数和平均动脉压，且明显降低肺动脉楔压，能提供更佳的血流动力学支持。Vranckx 等人选 23 例使用 TandemHeart 作为循环支持的急诊或择期高危 PCI 患者。循环支持建立所需时间平均为 35 分钟，维持时间平均为（31 ± 49.8）小时。在 TandemHeart 循环支持下，心输出量可达 4L/min，左心室充盈压和肺动脉楔压明显降低，而平均动脉压显著增加。5 例患者在 TandemHean 置入后死亡，其中 4 例入院时为不可逆心源性休克，2 例患者出现严重低体温，1 例患者发生远端肢体缺血，轻到中度穿刺部位出血发生率为 27%。结果表明，TandemHeart 作为高危 PCI 患者的循环支持安全有效，并发症发生率较低，尤其适合 PCI 时间较长的冠状动脉复杂病变。Rajdev 等在 20 例高危 PCI 患者中预防性应用 TandemHeart，并联合应用 Perclose 血管缝合器以减少血管并发症发生。结果表明，TandemHeart 能提供稳定的血流动力学支持，但对长期预后无明显影响；联合应用 Perclose 血管缝合器可减少血管并发症发生。

尽管 TandemHeart 能为高危 PCI 患者提供更稳定的血流动力学支持，使患者耐受更长的手术时间，但对患者预后无明显改善，且血管并发症发生率较高。此外，TandemHeart 费用昂贵，操作较为复杂，需要有经验的医生进行操作。

（二）左心室心尖 - 升主动脉通路的经皮 LVAD（Impella LP）

1. Impella LP 2.5 的组成、原理及操作方法 Hemopump 是第一代经左心室心尖 - 升主动脉通路的经皮 LVAD，曾用于 PTCA 时代的循环支持，由于血管损伤、栓塞及溶血等并发症发生率高，已逐渐被淘汰。目前其第二代产品 Impella LP 2.5 和 Impella LP 5.0 正在进行临床测试阶段。Impella LP 2.5 是当前最小的轴流泵，用于左心辅助的 Impella 全部重量仅为 8g。通常将直径为 4mm（相当于 12F）的 Impella LP 2.5 固定在 9F 猪尾导管末端，经股动脉置入左心室，泵前部导管口位于左心室，导管出口位于升主动脉内，泵体位于主动脉瓣膜平面。根据阿基米德螺旋原理，轴流泵逆压力阶差从左心室抽吸血液直接泵入主动脉，提供最大 2.5L/min 的流量，减轻左心室负荷。Impella LP 2.5 不依赖心脏自身节律产生非搏动连续性血流，具有体积小、无需氧合血液、支持时间较长（最长 5 天）以及肝素用量小等优点，患者可轻松地在医院内或医院间转送。Impella LP 2.5 治疗期间需维持 ACT>160 秒。

更大流量的 Impella LP 5.0 能提供 5L/min 的流量，也可经股动脉送入左心室，但需要切开股动脉置入。与 TandemHeart 相比，Impella LP 5.0 不需要穿刺房间隔，血液亦不流经体外，操作简便，创伤小且并发症少，特别适用于需要临时循环支持的 PCI 患者。

2. Impella LP 2.5 的适应证及禁忌证 Impella LP 2.5 在 PCI 中应用的适应证与 TandemHean 相同。Impella LP 2.5 的禁忌证包括周围血管病变、金属主动脉瓣及主动脉瓣严重钙化等。

3. Impella LP 2.5 的并发症及局限性 Impella LP 2.5 并发症包括肢体缺血、出血、溶血、DIC 及感染等。Impella LP 2.5 的主要局限是由于血流的作用力，泵体有被推入左心室或主动脉内的倾向，因此如何将其维持在跨主动脉瓣的位置上是一个棘手问题。Impella LP 2.5 提供的流量有限，对伴有严重心源性休克患者效果不好。

4. Impella LP 2.5 在高危 PCI 中的应用 Impella Recover LP 2.5 系统临床主要用于为急性心肌梗死、心源性休克或低心排血量情况。Impella 在高危冠心病 PCI 患者中应用也进行了前瞻可行性研究（PROTECT Ⅰ），2006 年 7 月在 7 个心脏中心共入选了 20 例非急诊的高危 PCI 患者。入选患者的平均左心室射血分数（LVEF）为（26 ± 6）%，其中 14 例为无保护左主干病变。研究结果显示，Impella 在所有患者中均植入成功，平均提供循环支持时间（1.7 ± 0.6）小时，患者的 30 天 MACE 发生率 20%，未出现主动脉瓣损伤、心脏穿孔和下肢缺血病例。欧洲注册登记研究纳入了欧洲 9 个心脏中心共 144 例患者，这些患者在 2004—2007 年接受高危冠心病 PCI 术中预防性使用了 Impella 2.5 提供循环支持。所有患者冠状动脉病变 Euro SCORE 积分平均为（8.2 ± 3.4），有 54% 的患者 LVEF<30%。研究结果显示 30

天内死亡率、心肌梗死率和血管并发症发生率分别为 5.5%、0 和 4%。PROTECT Ⅱ研究是一项前瞻性、多中心、随机对照试验，在非急诊高危冠心病 PCI 患者中对比研究 Impella 和 IABP 的安全性和有效性，共入选 452 例患者，入选标准：①LVEF≤35% 的持续开放桥血管病变或无保护左主干病变行介入治疗的患者；②LVEF≤30% 的三支血管病变患者。研究一级终点为 30 天包括死亡、心肌梗死、卒中及再次血运重建在内的复合事件发生率。结果发现，相比 IABP，Impella 减少了 33% 的心脏及血管病的风险和 30 天内肾功能不全。ISAR-SHOCK 研究在 STEMI 合并心源性休克的患者中随机比较 IABP 和 Impella 2.5 支持的作用，发现置入 20 分钟后，患者心脏指数和乳酸水平的改善在 Impella 2.5 组均明显好于 IABP 组。上述研究证实，Impella 可在 CHIP 患者 PCI 中提供安全、有效的血流动力学支持，同时 Impella 对循环血流动力学改善作用优于 IABP。因此目前美国 FDA 已批准 Impella Recover LP 2.5 系统用于择期高危冠心病 PCI 中血流动力学支持。2017 ESC STEMI 指南指出对于顽固性休克者可以考虑使用机械辅助装置（Ⅱb，C）。

四、总　结

机械循环辅助装置（MCS）在高危 PCI 患者的介入治疗中具有不可忽视的作用，我们建议预防性使用，而不是补救性使用。临床医生要很好地了解各种 MCS 的构造、工作原理和效应，结合实际情况，选择适宜的 MCS 类型，最大限度发挥 MCS 的循环支持功能。IABP 置入简单，临床应用经验丰富，尽管其降低远期死亡率优势较小，但血流动力学作用肯定，因此，在急诊尤其是急性心肌梗死合并泵衰竭的患者，IABP 是最初的理想选择。若 IABP 辅助效果不理想时，特别是伴有严重氧合障碍的患者，可单独或联合使用 ECMO。IABP 和 ECMO 联合应用在血流动力学和器官血供方面呈现互补，可取得较好的效果。TandemHeart 操作复杂且昂贵，并发症多，尚需进一步研究；而 Impella 优势明显，但也需大规模的临床研究加以证实。对 CHIP 患者应进行全面评估，心血管内 / 外科医生共同商定，做好一般危险因素的控制，如感染、心力衰竭、肾衰竭、血糖、血压等，并做好并发症的预防；要强调风险与获益的评估，充分术前准备，术中仔细操作，术后细致观察，最大程度降低手术风险，减少 CHIP 患者近期及远期的死亡率。

（李国庆　郭自同）

参 考 文 献

[1] AKHONDI A B, LEE M S. The use of percutaneous left ventricular assist device in high-risk percutaneous coronary intervention and cardiogenic shock [J]. Rev Cardiovasc Med, 2013, 14(2-4): e144.

[2] RIHAL C S, NAIDU S S, GIVERTZ M M, et al. 2015 SCAI/ACC/HFSA/STS Clinical Expert Consensus Statement on the Use of Percutaneous Mechanical Circulatory Support Devices in Cardiovascular Care: Endorsed by the American Heart Assocation, the Cardiological Society of India, and Sociedad Latino Americana de Cardiologia Intervencion; Affirmation of Value by the Canadian Association of Interventional Cardiology-Association Canadienne de Cardiologie d' intervention [J]. J Am Coll Cardiol, 2015, 65(19): 7-26.

[3] THIELE H, ZEYMER U, NEUMANN F J, et al. Intraaortic balloon support for myocardial infarction with cardiogenic shock [J]. N Engl J Med, 2012, 367(14): 1287-1296.

[4] THIELE H, ZEYMER U, NEUMANN F J, et al. Intra-aortic balloon counterpulsation in acute myocardial infarction complicated by cardiogenic shock (IABP-SHOCK Ⅱ): final 12 month results of a randomised, open-label trial [J]. Lancet, 2013, 382(9905): 1638-1645.

[5] 中华医学会心血管病学分会介入心脏病学组，中国医师协会心血管内科医师分会血栓防治专业委员会，中华心血管病杂志编辑委员会．中国经皮冠状动脉介入治疗指南(2016)[J]. 中华心血管病杂志，2016，44(5)：382-400.

[6] IBANEZ B, JAMES S, AGEWALL S, et al. 2017 ESC Guidelines for the managementof acute myocardial infarction in patients presenting with ST-segment elevation: The Task Force for the management of acute myocardial infarction in patients presenting with ST-segment elevation of the European Society of Cardiology (ESC) [J]. Eur Heart J, 2018, 39(2): 119-177.

[7] VAN S D, KATZ J N, ALBERT N M, et al. Contemporary management of cardiogenic shock: A scientific statement from the American Heart Association [J]. Circulation, 2017, 5(4): 25-27.

[8] PERERAA D, BOOTH J, THOMAS M, et al. The Balloon pump-assisted Coronary Intervention Study (BCIS-1): Rationale and design [J]. Am Heart J, 2009, 158(6): 910.

[9] CASSESE S, DE W A, NDREPEPA G, et al. Intra-aortic balloon counterpulsation in patients with acute myocardial infarction without cardiogenic shock. A meta-analysis of randomized trials [J]. Am Heart J, 2012, 164(1): 58-65.

[10] 吕晓，牛兆倬，生伟，等．预防性应用主动脉球囊反搏在高危左主干病变冠状动脉移植手术中的作用[J]. 心肺血管病杂志，2018，37(1)：42-44.

[11] ROMEO F, ACCONCIA M C, SERGI D, et al. Lack of intra-aortic balloon pumpeffectiveness in high-risk percutaneous coronary interventions without cardiogenic shock: a comprehensive meta-analysis of randomised trialsand observational studies [J]. Int J Cardiol, 2013, 167(5): 1783-1793.

[12] TSAO N W, SHIH C M, YEH J S, et al. Extracorporeal membrane oxygenation-assistedprimarypercutaneous coronary intervention may improvesurvival of patients with acute myocardial infarction complicated byprofound cardiogenic shock [J]. J Crit Care, 2012, 27(5): 530.e1-530.e11.

[13] 郭自同，沈鑫，穆叶赛，等．高危冠心病患者在介入治疗时预防性置入主动脉球囊反搏的疗效观察[J]. 中国介入心脏病学杂志，2017，25(5)：266-270.

[14] KHORSANDI M, DAVIDSON M, BOUAMRA O, et al. Extracorporeal membrane oxygenation in pediatric cardiac surgery: A retrospective review of trends and outcomes in Scotland [J]. Ann Pediatr Cardiol, 2018, 11(1): 3-11.

[15] 姚婧鑫，龙村．体外膜氧合在高风险冠心病患者经皮冠状动脉介入治疗中的应用[J]. 中国循环杂志，2016，31(7)：725-727.

[16] FLETCHER-SANDERSJÖÖ A, THELIN E P, BARTEK H Jr, et al. Management of intracranial hemorrhage in adult patients on extracorporeal membrane oxygenation (ECMO): An observational cohort study [J]. PLoS One, 2017, 12(12): e0190365.

[17] FLETCHER-SANDERSJÖÖ A, THELIN E P, BARTEK J Jr, et al. Incidence, outcome, and predictors of intracranial hemorrhage in adult patients on extracorporeal membrane oxygenation: A systematic and narrative review [J]. Front Neurol, 2018, 9(5): 548-552.

[18] CARLES B R, JOAN S T, EDUARDO M. Then role of echo-cardiography in neonates and pediatric patients on extracorporeal membrane oxygenation [J]. Front Pediatr, 2018, 6(1): 297-301.

[19] SMITH M, VUKOMANOVIC A, BRODIE D, et al. Duration of veno-arterial extracorporeal life support (VA ECMO) and outcome: an analysis of the Extracorporeal Life Support Organization (ELSO) registry [J]. Crit Care, 2017, 21(1): 45-50.

[20] IJSSELSTIJN H, HUNFELD M, SCHILLER R M, et al. Improving long-term outcomes after extracorporeal membrane oxygenation: From observational follow-up programs toward risk stratification [J]. Front Pediatr, 2018, 6(3): 177-183.

[21] 崔勇丽，刘晋萍，龙村．体外膜肺氧合支持治疗中的凝血与抗凝[J]. 中国体外循环杂志，2010，8(7)：54-57.

[22] AUBRON C, CHENG A C, PILCHER D, et al. Factors associated with outcomes of patients on extracorporeal membrane oxygenation support: a 5-year cohort study [J]. Crit Care, 2013, 17(2): R73-R78.

[23] PASSMORE M R, FUNG Y L, SIMONOVA G, et al. Evidence of altered haemostasis in an ovine model of venovenous extracorporeal membrane oxygenation support [J]. Crit Care, 2017, 21(1): 191-199.

[24] TAUB J O, L'HOMMEDIEU B D, RAITHEL S C, et al. Extracorporeal membrane oxygenation for percutaneous coronary angioplasty in high risk patients [J]. ASAIO Trans, 1989, 35(3): 664-666.

[25] 李发鹏，张健，王宝珠，等．体外膜肺氧合在高危经皮冠状动脉经皮介入治疗患者中的应用[J]. 新疆医科大学学报，2019，42(5)：562-567.

[26] BELTRAMI C, BESNIER M, SHANTIKUMAR S, et al. Human pericardial fluid contains exosomes enriched with cardiovascular-expressed microRNAs and promotes therapeutic angiogenesis [J]. Mol Ther, 2017, 25(3): 679-693.

[27] SAHOO S, MATHIYALAGAN P, HAJJAR R J. Pericardial fluid exosomes: A new material to treat cardiovascular disease [J].

Mol Ther, 2017, 25 (3): 568-569.

[28] NGUYEN B K, MALTAIS S, PERRAULT L P, et al. Improved function andmyocardial repair of infarcted heart by intracoronary injection of mesenchymal stem cell-derived growth factors [J]. J Cardiovasc Transl Res, 2010, 3 (5): 547-558.

[29] KHAN M, NICKOLOFF E, ABRAMOVA T, et al. Embryonic stem cell-derived exosomes promote endogenous repair mechanisms andenhance cardiac function following myocardial infarction [J]. Circ Res, 2015, 117 (1): 52-64.

[30] IBANEZ B, JAMES S, AGEWALL S, et al. 2017 ESC Guidelines for the managementof acute myocardial infarction in patients presenting with ST-segmentelevation: The Task Force for the management of acute myocardialinfarction in patients presenting with ST-segment elevation of the EuropeanSociety of Cardiology (ESC) [J]. Eur Heart J, 2018, 39 (2): 119-177.

[31] 郭自同, 余小林, 石文剑, 等. 体外膜肺氧合辅助下高危冠心病介入治疗的疗效观察[J]. 内科急危重症杂志, 2019, 25 (6): 454-457.

[32] VRANCKX P, SCHULTZ C J, VALGIMIGLI M, et al. Assisted circulation using the TandemHeart during very high-risk PCI of the unprotected left maincoronary artery in patients declined for CABG [J]. Catheter Cardiovasc Interv, 2010, 74 (2): 302-310.

[33] DIXON S R, HENRIQUES J P, MAURI L, et al. A prospective feasibility trialinvestigating the use of the Impella 2.5 system in patients undergoing high-risk percutaneous coronary intervention (the PROTECT Ⅰ trial): Initial U.S. experience [J]. JACC Cardiovasc Interv, 2009, 2 (2): 91-96.

[34] SJAUW K D, KONORZA T, ERBEL R, et al. Supported high-risk percutaneous coronary intervention with the Impella 2.5 device the Europella registry [J]. J Am Coll Cardiol, 2009, 54 (25): 2430-2434.

[35] DANGAS G D, KINI A S, SHARMA S K, et al. Impact of hemodynamic supportwith Impella 2.5 versus intra-aortic balloon pump on prognosticallyimportant clinical outcomes in patients undergoing high-riskpercutaneous coronary intervention (from the PROTECT Ⅱ randomizedtrial) [J]. Am J Cardiol, 2014, 113 (2): 222-228.

[36] HARMON L, BOCCALANDRO F. Cardiogenic shock secondary to severeacute ischemic mitral regurgitation managed with an Impella 2.5 percutaneous left ventricular assist device [J]. Catheter Cardiovasc Interv, 2012, 79 (7): 1129-1134.

急性心肌梗死合并室间隔破裂的处理策略：介入封堵

室间隔破裂（ventricular septal rupture，VSR）也叫室间隔穿孔，系心脏破裂的一种，是急性心肌梗死（acute myocardial infarction，AMI）严重并发症，预后差。既往外科手术是唯一有效处理方式，随着先天性室间隔缺损（ventricular septal defect，VSD）封堵器材的问世和介入操作技术的成熟，VSR 封堵术逐渐成为外科手术替代方案，但介入治疗时机和治疗效果仍有待探讨。

一、流 行 病 学

在溶栓和经皮冠状动脉介入治疗（percutaneous coronary intervention，PCI）等再灌注治疗技术问世之前，VSR 发病率占心肌梗死患者的 1%~3%。再灌注治疗问世之后，VSR 发生率降至 0.17%~0.31%，尤其是各地胸痛中心设立之后，大大缩短了 AMI 从发病到急诊 PCI 时间，VSR 发生率呈进一步降低趋势。

未行再灌注治疗者 VSR 基本上发生于 AMI 后 1 个月之内，绝大多数发生于 1 周之内，其中又以 AMI 后 24 小时和 3~5 天为高发时间段，而接受再灌注治疗者 VSR 几乎均发生于 AMI 后 24 小时之内。高血压，女性，年龄≥65 岁，既往无心绞痛病史而以 AMI 为首发症状，病变血管完全闭塞，广泛前壁和右心室心肌梗死，无吸烟史，Killip 分级≥3 级，不合并室壁瘤和再灌注时间延迟等均可为 VSR 危险因素，但不同报道存在差异，以既往无心绞痛而突发 AMI 为最大危险因素。

二、病理改变与分型

AMI 后梗死心肌脆性增加，顺应性差，在左心室高压冲击下即可发生破裂，中性粒细胞进入坏死组织释放细胞溶解酶，对心肌破裂也具有促进作用。通常 AMI 后 7 天金属蛋白酶活动和组织降解达到高峰，于第 2~4 天开始出现胶原沉积，第 28 天坏死心肌细胞完全被胶原组织替代。约 2/3 VSR 发生于前室间隔，1/3 发生于后室间隔。病变血管可为前降支、回旋支和右冠状动脉，前降支病变引起前室间隔穿孔，而回旋支和右冠状动脉病变通常引起后室间隔穿孔。破裂孔大小从数毫米到数十毫米不等。

根据其病理特点，VSR 可分为三型：Ⅰ型，裂隙状破裂，破裂处心肌无变薄，该型破裂多发于 AMI 后 24 小时之内，常为下壁小面积心肌梗死所致；Ⅱ型，侵蚀性破裂，常发生于心肌梗死 24 小时之后，系梗死心肌受到中性粒细胞侵润所致，存在凝固性坏死，破裂口通常较大；Ⅲ型，室壁瘤破裂，系室壁瘤逐渐变薄继而破裂所致，VSR 距离 AMI 时间较长。根据破裂孔形态，VSR 可分为简单型和复杂型：简单型即心室两侧破裂口大小与位置均基本相同，呈对称性分布；复杂型破裂口形状十分不规则，破裂孔在心室壁内走行迂曲，在心室两侧呈非对称性分布。后室间隔破裂多为复杂型，并易合并二尖瓣乳头肌梗死。

三、预　后

AMI 合并 VSR 对心脏功能和全身器官的影响来自心肌坏死和血流动力学崩塌两方面。一方面,大面积心肌坏死导致左心室收缩功能降低,致使体循环供血不足和肺循环淤血;另一方面,VSR 可出现左向右分流,左心系统前向血流进一步减少,从而引起心源性休克。VSR 预后十分凶险,80% 以上 VSR 可发生心源性休克,保守治疗 24 小时死亡率达 25%,1 周死亡率 50%,1 个月死亡率高达 80% 以上,1 年存活率仅 5%~7%,死亡原因主要为充血性心力衰竭(29%)和心源性休克(21%),或二者同时并存(43%)。心源性休克患者 48 小时病死率高达 67%,30 天病死率可达 100%。

四、室间隔破裂封堵术

1. **适应证与禁忌证** 由于没有大规模临床研究和指南规定,VSR 介入封堵适应证和禁忌证目前并不十分明确,归纳如下。

(1) 手术适应证

1) 经严格术前评估,VSR 适于介入封堵,包括破口边缘条件良好,根据破口大小可获取相应规格封堵器,置入封堵器后不损伤周围结构等,通常认为破口直径≤15mm 行封堵术较为适宜。

2) 冠状动脉造影显示病变血管适于 PCI 治疗。

3) 因合并其他病变而存在外科手术禁忌证,或者无法耐受外科手术。

4) 外科术后残余漏。

(2) 禁忌证

1) 存在心导管术禁忌证,如严重感染、导管操作径路血栓等。

2) 破口边缘条件差,封堵器无法固定。

3) 破口靠近某些重要组织结构,封堵术后封堵器将损伤这些组织结构而引起严重不良后果。

4) 存在其他必须外科手术的心脏大血管病变。

5) 巨大室壁瘤,预计封堵术后心功能和血流动力学难以改善,但需要指出的是,几乎所有 VSR 均存在室壁瘤,目前并无证据显示合并多大室壁瘤 VSR 封堵术对心功能改善无益,也无指南对室壁瘤手术指征做出明确规定。

2. **术前检查** 除心导管术所需常规实验室检查之外,超声心动图对制定术前治疗方案具有重要指导作用,它不仅能够检查心功能,同时也可观测室壁瘤大小,缺损形态、位置和大小,以及缺损边缘条件。通常心尖四腔心切面可见室间隔中下段及心尖部室壁变薄,运动幅度明显减低,并可见回声缺失,多普勒超声可见经过该缺损存在左心室至右心室血流(图 1,彩图见二维码 14)。此外,三维超声更可全面显示 VSR 解剖形态和大小。超声心动图评估仍难以确定者,如病情允许,也可行心脏 CT 造影或磁共振检查。

3. **操作过程** VSR 封堵过程与先天性 VSD 基本相似,差异之处如下。

(1) 建立操作通路:常规操作径路为右股动脉和右股静脉。动脉径路也可采用桡动脉,但交换导丝建立动静脉环路时不如股动脉 - 股静脉环路操作方便。静脉操作径路也可采用颈内静脉和左股静脉。对于缺损位于心尖部者,颈内静脉径路更便于将输送鞘送至左心室

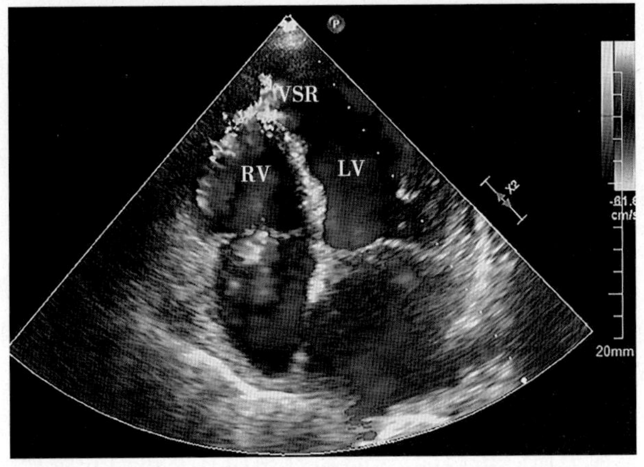

图 1　室间隔破裂超声心动图表现
心尖四腔切面可见室间隔靠近心尖部回声脱落，彩色多普勒可见血流自左心室（LV）通过室间隔破裂（VSR）口进入右心室（RV）。

和封堵器释放，但该操作不符合导管室操作习惯。如右侧腹股沟区存在操作禁忌证，也可选择左侧股静脉，但 VSR 多数靠近心尖部（图 2），而下腔静脉又与左髂总静脉角度较大，导致输送鞘多处弯曲，操作难度加大，并发症也明显增加。

(2) 封堵器释放：由于 VSR 多数靠近心尖，而且缺损较大，撤出输送鞘内鞘后，外鞘非常容易退至右心室，因此不建议撤除交换导丝，而是采用带导丝方式释放封堵器更为稳妥可靠（图 3），而且操控导丝也可协助输送鞘定位。

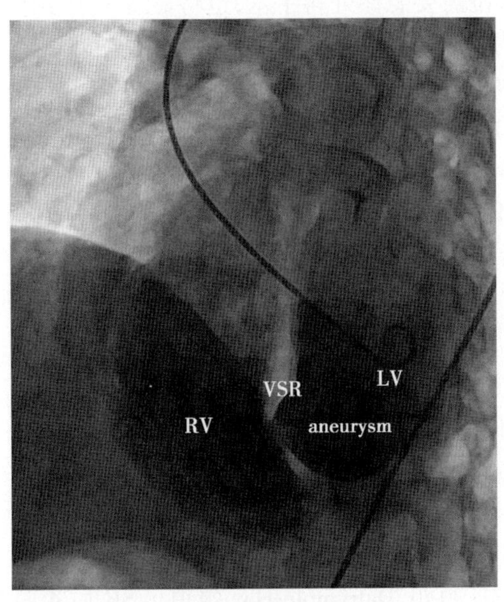

图 2　室间隔破裂左心室造影
通常采用左前斜 45°+ 头 20° 造影，造影可见左心室（LV）显影后对比剂经间隔破裂（VSR）处进入右心室（RV），并可见室间隔室壁瘤形成。

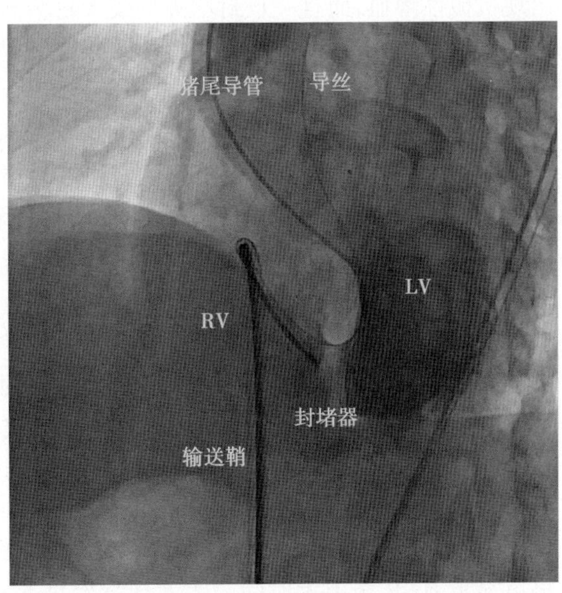

图 3　室间隔破裂封堵术后左心室造影
左心室（LV）造影可见封堵器将破裂口完全关闭，左心室显影后右心室（RV）无显影，说明无残余分流，破裂口靠近心尖，输送鞘从右心室进入左心室角度非常大，因此需采取带导丝方式释放封堵器。

(3) 抗血小板治疗：原则上 VSR 封堵术后应按 AMI 或 PCI 术后要求强化抗血小板治疗，但这可能会与 VSR 封堵术冲突。虽然先天性 VSD 封堵术后同样需抗血小板治疗，但 VSR 封堵术后残余分流发生率高，过于强烈的抗血小板治疗可能会加重残余分流并引起严重不良后果，因此如病情允许，封堵术后早期应适当采取较为温和的抗血小板治疗，确认无明显残余分流后再按 AMI 或 PCI 术后要求加强抗血小板治疗。

4. 常见并发症 VSR 封堵术并发症与先天性 VSD 封堵术相似，但 VSR 形态更不规则，尤其是复杂型 VSR，而且具有随时间延长而扩大趋势，因而更容易出现并发症。由于心肌广泛坏死，心功能严重受损，一旦出现并发症，对血流动力学影响更大，后果也更为严重。最常见并发症为残余分流，VSR 封堵术后即刻残余分流发生率可达 50%，这与 VSR 形态不规则和多发缺损有关。残余分流的另一种表现形式为机械性溶血，系残余分流导致红细胞撞击封堵器金属丝引起，表现为血红蛋白尿，大量血红蛋白甚至可引起肾功能不全。VSR 通常距离主动脉瓣和二尖瓣较远，封堵器损伤上述瓣膜可能性小，但后室间隔破裂者右心室侧常存在三尖瓣腱索，置入封堵器后可引起三尖瓣腱索断裂。其他并发症包括出血、感染、心律失常、封堵器移位或脱落、心脏骤停和心脏压塞等。出现并发症后应根据实际情况给予相应处理，轻者可观察或药物治疗，重者需急诊外科手术。

五、PCI 与封堵术优先处理原则

随着胸痛中心的全面推广，越来越多 AMI 患者因急诊 PCI 获得及时救治，但仍有不少患者错过急诊 PCI 时机，对于 AMI 后新发 VSR 如何选择干预方案，目前并无定论。先行 PCI 可以挽救濒死心肌，防止心肌坏死进一步扩大，可能有助于防止破裂口增大，但术后均需强化抗血小板治疗，一旦 VSR 封堵术后出现残余分流，则可能残余分流持续不消失，甚至出现机械性溶血，而且一旦封堵失败或者封堵器移位需要急诊外科手术，也将显著增加手术风险。先行 VSR 封堵术有助于迅速改善血流动力学，出现并发症或者封堵术失败，外科急诊手术风险较小，因此多数采用先 VSR 封堵、后 PCI 这种方案，但缺点是等待时间长。作者认为，具体操作顺序取决于各自操作的获益 / 风险比以及对后续操作的影响。如果仍然存在缺血心肌，而且破口和室壁瘤不大，预计可行封堵术，则急诊 PCI 有助于挽救濒死心肌；如果已错过急诊 PCI 时机，即使开通闭塞血管也无助于改善心肌灌注，则宜优先考虑 VSR 封堵术；如患者心功能稳定，可耐受手术，且封堵术后无残余分流，也可同时行 PCI 手术。

六、室间隔破裂介入治疗时机

无论是外科修复还是介入封堵，VSR 手术时机一直存在巨大争议。AMI 出现 VSR 后病情急剧恶化，病死率主要集中在发病后 1 个月之内，理论上要求尽早采取措施稳定血流动力学，同时实施再灌注治疗，因此外科手术无疑是最佳选择，它不仅可行 VSR 修复术，同时还可行冠状动脉旁路移植术（coronary artery bypass grafting，CABG）。美国心脏协会指南认为，对于 VSR，无论患者处于何种临床状态，均需立即进行急诊手术以挽救患者生命。然而诸多报道显示，VSR 至手术时间与手术死亡率显著相关，例如，Dalrymple-Hay 报道，VSR 后 4 周内手术死亡率为 31%，而 4 周后死亡率为 0%；Cerin 则显示，AMI 后 1 周外科手术死亡率高达 75%，而 3 周后手术死亡率仅 16%；Coskun 报道，VSR 后 3 天内手术死亡率高达 100%，而 36 天后再手术死亡率为 0%。Arnaoutakis 对 2 876 例 VSR 患者进行手术效果分析发现，AMI 后 7 天内手术死亡率为 54.1%，而超过 1 周再手术死亡率仅 18.4%，而且发病至手术时间越长,手术死亡率越低。

介入封堵不需体外循环,不需要行心室切开术,对心脏创伤较小,但不同干预时机同样对手术成功率存在显著影响。据 Thiele 报道,发病后 4~16 天介入封堵死亡率为 38%,而大于 21 天死亡率仅 10%,对于心源性休克患者,发病后 1~3 天即行介入治疗死亡率高达 88%。国内 VSR 封堵术多中心研究显示,VSR 后 3 周内行介入封堵住院期间死亡率达 50%,而 3 周后介入操作成功率高达 91%,住院期间死亡率仅 12%。

Omar 等曾对 26 篇有关 VSR 报道进行评判性分析(critical assessment),共纳入 737 例患者,将所有患者分为早期(AMI≤2 周)干预和晚期(AMI>2 周)干预,结果显示,无论外科手术还是介入封堵,干预时机均为影响手术成功率的主要因素,早期外科手术 30 天病死率为(56 ± 23)%,而晚期手术为(41 ± 30)%,早期介入封堵 30 天病死率为(54 ± 32.7)%,而晚期封堵仅(16 ± 26)%。

出现这种结果主要与心肌坏死和血流动力学不稳定有关。梗死早期心肌十分脆弱,外科手术缝合困难,介入操作同样也存在输送鞘撕裂破裂口和封堵器难以固定等不利因素,一旦手术失败,原本崩塌的血流动力学进一步急剧恶化,往往造成致命性后果,因此大部分人认为,根据 AMI 心肌病理变化过程,无论外科手术还是介入封堵,在梗死心肌形成较为坚固的瘢痕组织后,也即发病 3~4 周之后进行,更有利于降低手术死亡率。

七、术前过渡期处理

早期高病死率和早期干预高死亡率使决策者陷于两难境地,如何使患者成功度过发病后 3 周的危险期,为进一步手术干预做准备,成为 VSR 治疗关键。研究显示,各种辅助装置正成为救治此类患者的有利工具,如主动脉内球囊反搏(intra-aortic balloon counterpulsation,IABP)、体外膜肺氧合(extracorporeal membrane oxygenation,ECMO)和左心室辅助装置(left ventricular assistant device,LVAD)等。IABP 作为一种相对简便的机械辅助装置,可提高体循环血压和心输出量,增加冠状动脉、脑和肾等重要脏器血液灌注,同时降低心脏负荷,减少心肌耗氧。应用 IABP 可迅速改善血流动力学,并减少血管活性药物应用,现已成为血流动力学不稳定者术前过渡期的一种常规处理手段。ECMO 在 VSR 患者中使用率也呈上升趋势,其 V-A 转流模式既可用于体外呼吸支持,也可用于心脏支持,是救治心肺衰竭的重要辅助设备,早期使用 ECMO 可使顽固性心源性休克患者血流动力学迅速恢复稳定。循环辅助装置 Impella 可降低后负荷,减少左心室做功,促进心脏功能恢复,增加心输出量,维持冠状动脉和周围脏器灌注,同时减少左向右分流,而对肺循环影响很小。对于病情严重者,上述辅助装置甚至可以联合使用,使患者度过危险期,并改善病情,获得手术机会。

AMI 合并 VSR 治疗流程参见图 4。

八、长期效果

在外科手术方面,不同报道围术期病死率不同,GUSTO-Ⅰ临床调查显示,VSR 外科手术 30 天内病死率为 47%,而 Omar 等的统计结果为(61 ± 22.5)%。长期效果同样差别较大,Skillington 报道 VSR 外科修复术后 1 年、5 年和 10 年存活率分别为 76%、71.1% 和 40%,Takahashi 报道 1 年、5 年和 10 年存活率分别为 91%、75% 和 31%,而 Fukushima 报道 5 年、10 年和 15 年存活率分别可达 88%、73% 和 51%。在介入封堵方面,Schlotter 等曾对 13 篇报道共 273 例 VSR 封堵术进行系统回顾分析显示,即使术前心源性休克比例达 48%,介入

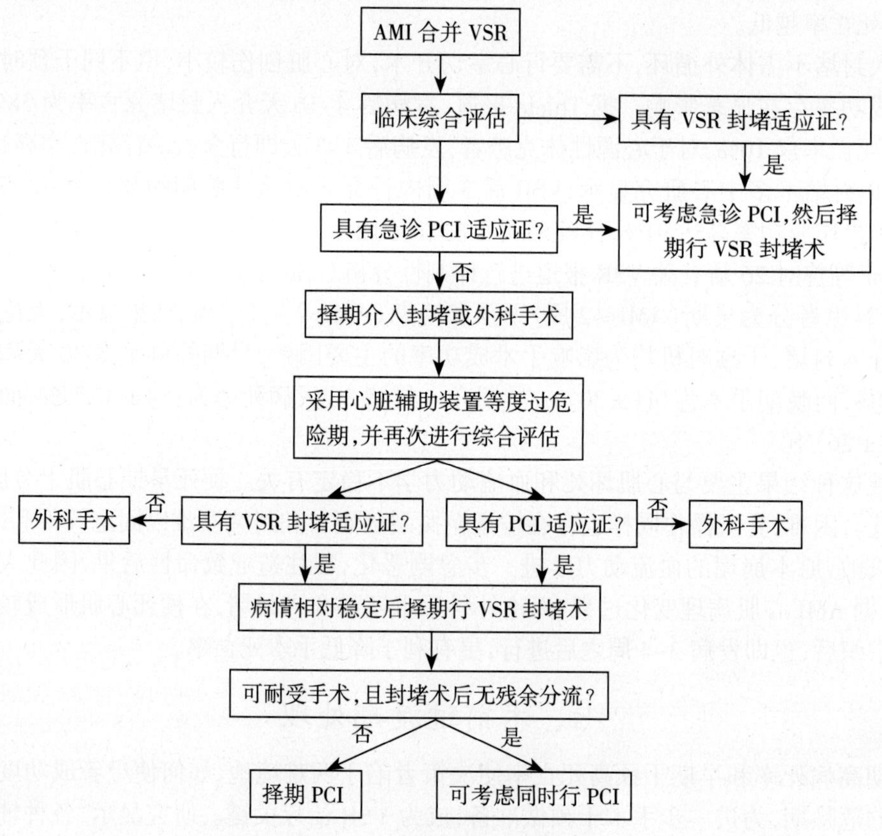

图 4 室间隔破裂治疗流程

AMI:急性心肌梗死;PCI:经皮冠状动脉介入治疗;VSR:室间隔破裂。

封堵操作成功率仍可达 89%,住院病死率为 32%;Omar 等的评判性分析显示,VSR 封堵术后 30 天内病死率为(16±26)%,均优于外科手术。有关 VSR 封堵术长期效果的报道很少,较大样本量报道仅 2 篇,其一为作者对成功实施 VSR 封堵术的 28 例患者平均随访 3.5 年,存活率 88%;其二为本中心主导的国内多中心研究,对 35 例患者行 PCI 和 VSR 封堵术,30 例成功出院,3 年存活率达 100%,5 年存活率为 93.3%,也均优于外科手术。

上述研究表明,无论围术期病死率还是长期预后,VSR 介入封堵均优于外科手术,影响介入封堵成功率的主要因素为发病至手术时间,采用各种心脏辅助装置使患者度过危险期,于发病 3 周后进行介入封堵不失为一种有效处理策略。

(张端珍)

参考文献

[1] MOREYRA A E, HUANG M S, WILSON A C, et al. MIDAS Study Group (MIDAS 13). Trends in incidence and mortality rates of ventricular septal rupture during acute myocardial infarction[J]. Am J Cardiol, 2010, 106(8): 1095-1100.

[2] LÓPEZ-SENDÓN J, GURFINKEL E P, LOPEZ DE SA E, et al. Global Registry of Acute Coronary Events (GRACE) Investigators. Factors related to heart rupture in acute coronary syndromes in the Global Registry of Acute Coronary Events[J]. Eur Heart J, 2010, 31(12): 1449-1456.

[3] 倪宇晴,唐建军,台适,等. 急性心肌梗死合并室间隔穿孔早期死亡相关因素分析[J]. 中华心血管病杂志,2018,46

(12):981-986.

[4] BECKER A E, VAN MANTGEM J P. Cardiac tamponade. A study of 50 hearts[J]. Eur J Cardiol, 1975, 3(4): 349-358.

[5] BIRNBAUM Y, FISHBEIN M C, BLANCHE C, et al. Ventricular septal rupture after acute myocardial infarction[J]. N Engl J Med, 2002, 347(18): 1426-1432.

[6] GRAY R J, SETHNA D, MATLOFF J M. The role of cardiac surgery in acute myocardial infarction. Ⅱ. Without mechanical complications[J]. Am Heart J, 1983, 106(4 Pt 1): 728-735.

[7] 李汉美，项理，许建屏，等. 急性心肌梗死后合并室间隔穿孔外科修复105例：阜外医院16年随访结果[J]. 中国胸心血管外科临床杂志，2019，26(5)：451-456.

[8] ZHU X Y, QIN Y W, HAN Y L, et al. Long-term efficacy of transcatheter closure of ventricular septal defect in combination with percutaneous coronary intervention in patients with ventricular septal defect complicating acute myocardial infarction: a multicentre study[J]. EuroIntervention, 2013, 8(11): 1270-1276.

[9] 张端珍，朱鲜阳，韩雅玲，等. 经导管室间隔穿孔封堵术的临床效果[J]. 中国介入心脏病学杂志，2015，23(10)：541-544.

[10] SCHLOTTER F, DE WAHA S, EITEL I, et al. Interventional post-myocardial infarction ventricular septal defect closure: a systematic review of current evidence[J]. EuroIntervention, 2016, 12(1): 94-102.

[11] O'GARA P T, KUSHNER F G, ASCHEIM D D, et al. 2013 ACCF/AHA guideline for the management of ST-elevation myocardial infarction: a report of the American College of Cardiology Foundation/American Heart Association Task Force on Practice Guidelines[J]. J Am Coll Cardiol, 2013, 61(4): e78-e140.

[12] PAPALEXOPOULOU N, YOUNG C P, ATTIA R Q. What is the best timing of surgery in patients with post-infarct ventricular septal rupture?[J]. Interact Cardiovasc Thorac Surg, 2013, 16(2): 193-196.

[13] THIELE H, KAULFERSCH C, DAEHNERT I, et al. Immediate primary transcatheter closure of postinfarction ventricular septal defects[J]. Eur Heart J, 2009, 30(1): 81-88.

[14] OMAR S, MORGAN G L, PANCHAL H B, et al. Management of post-myocardial infarction ventricular septal defects: A critical assessment [J]. J Interv Cardiol, 2018, 31(6): 939-948.

[15] PAHUJA M, SCHRAGE B, WESTERMANN D, et al. Hemodynamic effects of mechanical circulatory support devices in ventricular septal defect[J]. Circ Heart Fail, 2019, 12(7): e005981.

[16] CRENSHAW B S, GRANGER C B, BIRNBAUM Y, et al. Risk factors, angiographic patterns, and outcomes in patients with ventricular septal defect complicating acute myocardial infarction. GUSTO-Ⅰ (Global Utilization of Streptokinase and TPA for Occluded Coronary Arteries) Trial Investigators[J]. Circulation, 2000, 101(1): 27-32.

[17] SKILLINGTON P D, DAVIES R H, LUFF A J, et al. Surgical treatment for infarct-related ventricular septal defects. Improved early results combined with analysis of late functional status[J]. J Thorac Cardiovasc Surg, 1990, 99(5): 798-808.

[18] TAKAHASHI H, ARIF R, ALMASHHOOR A, et al. Long-term results after surgical treatment of postinfarction ventricular septal rupture[J]. Eur J Cardiothorac Surg, 2015, 47(4): 720-724.

[19] FUKUSHIMA S, TESAR P J, JALALI H, et al. Determinants of in-hospital and long-term surgical outcomes after repair of postinfarction ventricular septal rupture[J]. J Thorac Cardiovasc Surg, 2010, 140(1): 59-65.

急性心肌梗死合并室间隔破裂的处理策略:外科治疗

急性心肌梗死合并室间隔破裂(ventricular septal rupture,VSR)在经皮冠状动脉介入治疗(percutaneous coronary intervention,PCI)时代逐渐减少,但却有很高的病死率。世界首例急性心肌梗死合并VSR修补手术是Cooley在1957年完成的,患者是位49岁前壁心肌梗死后9周的患者。当前,虽然外科技术有了很大进步,外科治疗VSR患者仍然有高达20%~50%的死亡率,是外科医生临床上巨大的挑战之一。

一、VSR外科治疗的时机

心力衰竭的发生是影响急性心肌梗死后VSR预后的重要因素。心力衰竭严重时会导致心源性休克及多器官功能衰竭。心力衰竭的程度取决于心肌梗死范围的大小及左向右分流的程度。

手术时机不同,术后死亡率有巨大差别。根据美国胸外科医师协会(Society of Thoracic Surgeon,STS)数据库,VSR发生后7天内手术的患者死亡率为54.1%,VSR发生7天后手术的死亡率为18.4%,而发病24小时内接受急诊手术的患者死亡率大于60%。

手术时机推迟带来的更好的预后与梗死范围的明确和心肌组织更强韧有关。VSR初期周围组织糟脆(图1,彩图见二维码15),心肌梗死范围不明确,随着时间延长,破裂四周逐渐纤维化(图2,彩图见二维码16),这能使外科修复更为有效。但是,不同时期手术的结果与

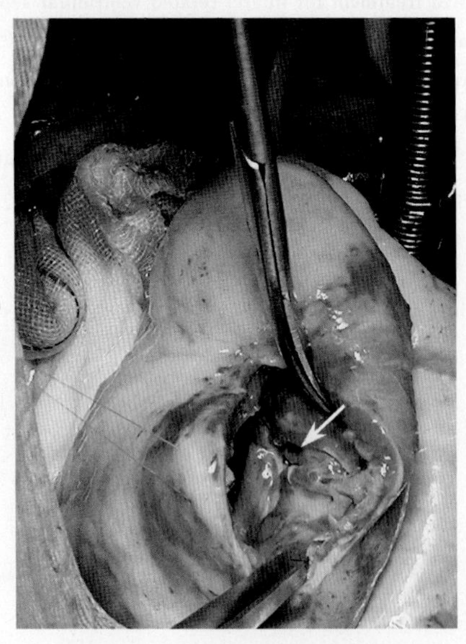

图1　2周的室间隔破裂

箭头所指处为缺损,边缘水肿明显。

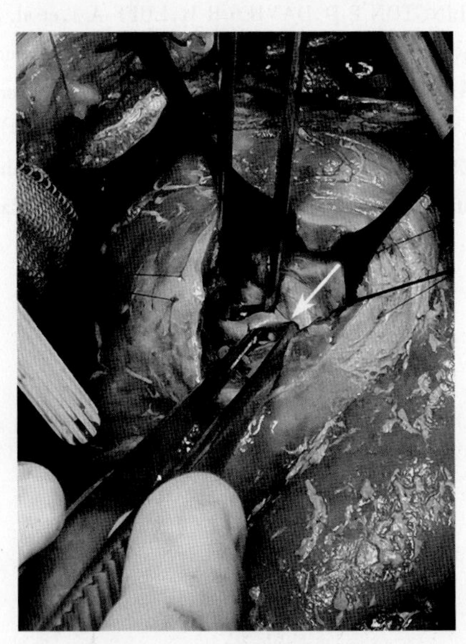

图2　4周的室间隔破裂

箭头所指处为缺损,边缘可见纤维化。

病例选择的偏差有关。VSR 发病早期手术的病例往往存在显著的血流动力学不稳定甚至循环衰竭，被迫接受手术。而 VSR 发病晚期施行手术的患者通常临床状况相对稳定。STS 数据库中，2 876 个病例中只有 886 例(30.8%)的患者是发病 7 天后接受手术的，这提示只有被选择的少数患者接受了手术，文献中没有记载被拒绝手术患者的例数。

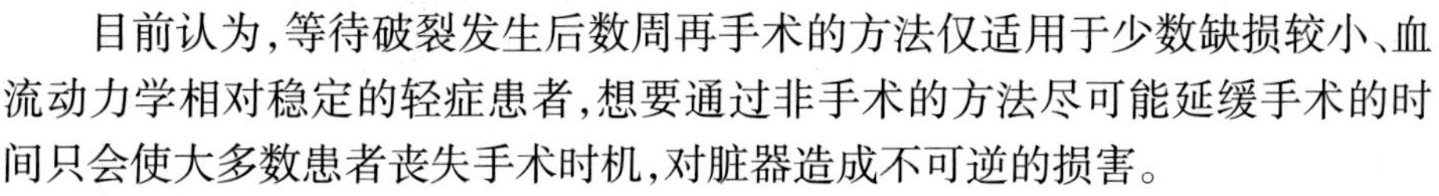

目前认为，等待破裂发生后数周再手术的方法仅适用于少数缺损较小、血流动力学相对稳定的轻症患者，想要通过非手术的方法尽可能延缓手术的时间只会使大多数患者丧失手术时机，对脏器造成不可逆的损害。

国内陈彧等研究也发现，血流动力学的不稳定似乎并不会因为等待时间的延长而有所改善，提示 VSR 后，其血流动力学的恶化是进行性且持续性的，一旦发生血流动力学不可逆的恶化，将极大影响患者的预后，因而，密切关注患者各项生命体征及循环状态，做到每日甚至每时评估，在其血流动力学恶化前手术，可能比关注穿孔后距离手术的时间更为重要。

二、VSR 外科治疗的术前治疗

术前治疗的宗旨是保持血流动力学状态稳定，保证脏器灌注，为进一步手术治疗争取时间，在 VSR 早期，有效的循环辅助不仅可以改善患者的循环情况，也有助于延长手术等待时间。主动脉内球囊反搏(intra-aortic balloon counterpulsation，IABP)是一项简单、成熟的循环辅助手段，同时可以减轻左室后负荷，增加心排血量。此外，还可以降低心肌耗氧量、改善心脏及外周脏器灌注。

药物治疗的重点是应用血管活性药物和利尿剂。

是否需要在术前完善冠状动脉造影明确相关的冠状动脉病变，以便决定是否在术中同期行冠状动脉旁路移植术是存在争议的一个问题。一般认为，急性心肌梗死 VSR 的患者梗死区域心肌已经完全缺血坏死，血运重建获益并不明确。认为术前行冠状动脉造影检查增加了患者在诊断阶段的潜在风险。

国内经验建议术前进行冠状动脉造影，明确冠状动脉病变。国内最大一组外科治疗病例是中国医学科学院阜外医院报告的，回顾总结了 105 例 VSR 接受手术的患者，所有患者均在术前或术中行冠状动脉造影术以明确冠状动脉病情。80 例患者在使用血管活性药物的情况下行冠状动脉造影术，37 例循环不稳定的患者选择在 IABP 支持下行冠状动脉造影术，并在冠状动脉造影术后继续 IABP 支持。另外有 3 例循环不稳定的患者选择在杂交手术室同期行造影 + 手术治疗。患者随访，未发现与心血管相关死亡，认为可能与积极的冠状动脉造影术、冠状动脉旁路移植术有关。

三、VSR 的手术方式

Cooley 等完成第一例心肌梗死后 VSR 修补手术时是经右室流出道切口进行的，这一入路通常用来修补先天性室间隔缺损，这样的入路对 VSR 手术有很多不足：对心尖部破裂暴露不充分，会损伤正常的右室心肌，影响右心功能，不能同时处理梗死部位的左室室壁。目前已不采用这一手术入路。Javid 等报告了经左室切口手术，其切口通过心肌梗死区域，这种入路可以同时将梗死心肌切除、室壁瘤切除和 VSR 修补完成。因此当前手术均采用左室入路。

急性心肌梗死合并 VSR 根据部位不同有三种缺损：心尖部、前部和下后部间隔缺损。

手术方式有两种:梗死区域切除或梗死区域旷置。

1. 梗死区域切除法(Dagget 法)修补 VSR 心尖部和前部 VSR 可归为一类,Dagget 等于 1970 年报道了心尖部 VSR 的修补方法,6 例(16.7%)术后发生残余漏,其中 5 例因室间隔再破裂或心力衰竭死亡。对于这类缺损,一般在心肌梗死区域中心切开左室,首先清除坏死心肌组织至健康心肌,此时切口断面分别为左室、右室及室间隔,用毛毡片加固将这三层组织缝合在一起修复破裂穿孔,缝合完毕外部再以连续缝合加固,确保不出血。

2. 梗死区域旷置法(David 法)修补 VSR 后部 VSR 是由于后降支支配区域透壁心肌梗死所致,手术具有较大难度,用 Dagget 方法修补此类缺损较为困难,常因梗死心肌组织脆弱,缝合张力过大,导致缺损处撕裂或梗死部位室壁破裂导致手术失败。目前多采用 David 等报道的梗死区域旷置法修补此类缺损。患者总病死率为 13.3%(6/45),6 年随访生存率为 66.0% ± 7.0%,仅 1 例合并轻微残余漏,结果令人满意。目前,David 法已成为治疗 VSR 的通用手术方法。

David 法是应用心内补片将梗死区旷置,同时保持心室的几何结构,这一方法并不直接缝合 VSR 缺损,只是将缺损从左室高压腔隔离出来。David 的方法具体如下:对于前间隔和心尖部破裂的患者采用前降支旁 1~2cm 的左室切口,边缘缝合牵引线暴露 VSR 部位,将戊二醛处理过的牛心包片剪成比梗死区域大 1~2cm 的椭圆形补片,通常要 4cm × 6cm 大小,将补片缝合于梗死区域周围正常的心内膜组织上,从梗死区域最低点室间隔的正常心内膜开始,以 3-0 的滑线连续缝合,用加垫片的间断褥式缝合加固,从室间隔转到左室游离壁缝合 1 周,进针深入肌肉 5~7mm,针距 4~5mm,这种缝合方法可以将缝合处心肌撕裂的风险降到最低点。当补片完全固定于心内膜上时,左室心腔就与梗死破裂区域分隔开来,再用 2-0 或 3-0 滑线闭合左室切口,尽量不做梗死心肌切除。

对于后间隔 VSR 的患者,选择后降支旁 1~2cm 的左室后壁切口,要注意避免损伤后乳头肌,切口边缘置牵引线显露左室,有时破裂会累及后乳头肌,将牛心包补片剪成三角形,大小约为 4cm × 7cm,三角形补片的底边缝合于二尖瓣纤维环上,用 3-0 的滑线从后乳头肌水平开始连续缝合,到中部转向室间隔,缝合于正常心内膜上,缝合于室间隔的部分应加用垫片,当补片完全固定于二尖瓣环、室间隔及左室后壁后,以牛心包或毛毡条双层缝合闭合心室切口,尽量保留梗死的右室室壁不做处理,如果后乳头肌断裂可以考虑行二尖瓣置换术。

3. Dagget 法与 David 法的比较 Dagget 法的优点是操作相对简单、缝合较少,故主动脉阻断时间较短。David 法处理 VSR 有以下优点:①避免了切除过多梗死心肌,切除心肌过多不仅会导致术后低心排血量,还可能出现术后间隔再次破裂;②保持了相对正常的左室几何形态,有利于保存左室功能;③避免了让脆弱的心肌组织承受过大的张力,减少了术后出血的发生。

Runar 等回顾性总结了 110 例接受手术的 VSR 患者,其中 42 例为 Dagget 法,68 例为 David 法,术后 30 天死亡率 David 法组为 16.7%,而 Dagget 法组为 48.5%,5 年和 10 年生存率 David 法组为 69% 和 48%,而 Dagget 法分别为 38% 和 27%。证实无论短期和长期结果,David 法均优于 Dagget 法。

4. 其他方法 其他成功的 VSR 手术方法都是基于对上述两种方法的改良,为了避免缝线切割心肌造成残余分流,Usui 等、陈彧等、Takahiro 等均采用双层补片修补。我们采用陈彧的方法,对 David 法进行了改良,第一层修补材料采用牛心包补片,第二层采用自体心包片修补,取得了良好效果(图 3,彩图见二维码 17;图 4,彩图见二维码 18)。

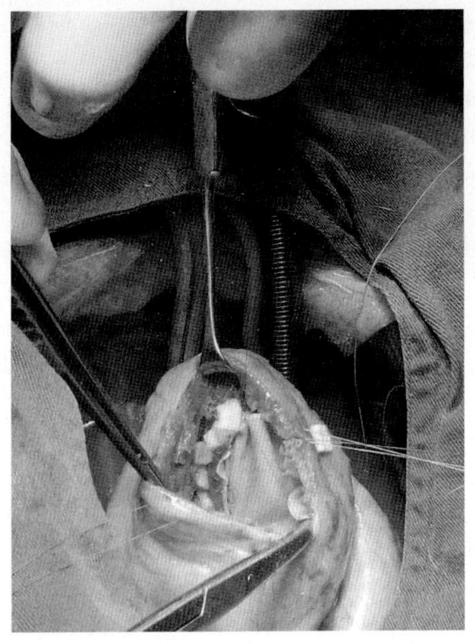

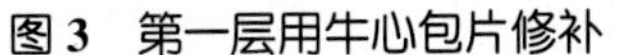

图 3 第一层用牛心包片修补

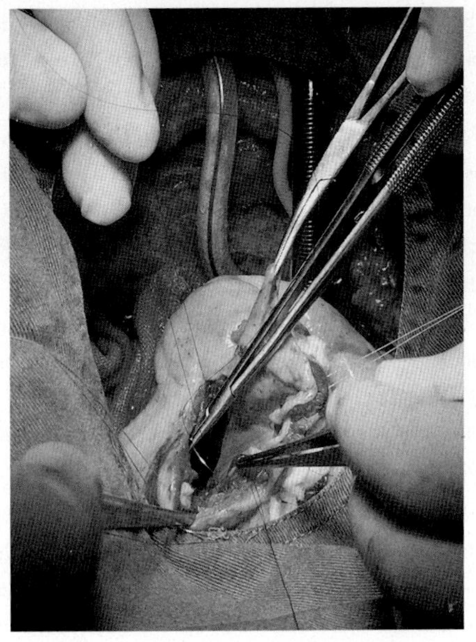

图 4 第二层用自体心包片修补

四、VSR 外科治疗的术后处理及预后

外科术后最常见的两个问题是:低心排血量无法脱离体外循环和出血。大多数患者在术前已经置入了 IABP,如果没有,则应在手术室内置入,IABP 的主要作用是改善心脏功能,它可以减少心脏的前、后负荷,有效提高心输出量,减轻肺水肿;增加左室前向血流和冠状动脉血流灌注,置入 IABP 后再应用血管扩张剂和正性肌力药物,可以使血流动力学进一步改善。

为了防止停机后出现凝血功能障碍,在体外循环开始时可以给予抗纤溶制剂氨基已酸,术中持续泵点。生物蛋白胶可以有效改善术后缝线针眼渗血。

术后早期应用利尿剂及呼气末正压通气可以减少因体外循环引起的肺间质水肿。对于术后急性肾功能损伤的患者应及时采用 CRRT(连续性肾脏替代治疗)。

五、外科治疗 VSR 的预后

VSR 手术 30 天死亡率仍高达 20%~50%,对造成术后早期死亡危险因素的分析认为,术前血流动力学不稳定是导致死亡的重要原因,这类患者多并发心源性休克、应用正性肌力药物或置入了 IABP,需要急诊手术。其他可能增加手术死亡率的因素有术前肾衰竭、左主干病变、合并二尖瓣关闭不全。手术本身的风险极高,患者出院后的生存情况还是让人满意的,影响患者远期生存的主要危险因素为右心衰竭、左室射血分数下降。

(刘超 张会军)

参 考 文 献

[1] COOLEY D A, BELMONTE B A, ZEIS L B, et al. Surgical repair of ruptured interventricular septum following acute myocardial infarction [J]. Surgery, 1957, 41(6): 930-937.

[2] JEPPSSON A, LIDEN H, JOHNSSON P, et al. Surgical repair of post infarction ventricular septal defects: a national experience [J]. Eur J Cardiothorac Surg, 2005, 27(2): 216-221.

[3] PAPALEXOPOULOU N, YOUNG C P, ATTIA R Q. What is the best timing of surgery in patients with post-infarct ventricular septal rupture? [J]. Interactive Cardiovasc Thoracic Surg, 2013, 16(2): 193-196.

[4] MALHOTRA A, PATEL K, SHARMA P, et al. Techniques, timing & prognosis of post infarct ventricular septal repair: A re-look at old dogmas [J]. Braz J Cardiovasc Surg, 2017, 32(3): 147-155.

[5] 高卿，陈彧，刘刚，等．心肌梗死后室间隔穿孔：非选择性病例的外科临床结果[J]. 北京大学学报：医学版，2019，51(6)：1103-1107.

[6] COX F F, PLOKKER H W, MORSHUIS W J, et al. Importance of coronary revascularization for late survival after postinfarction ventricular septal rupture. A reason to perform coronary angiography prior to surgery [J]. Eur Heart J, 1996, 17(12): 1841-1845.

[7] 李汉美，项理，许建屏，等．急性心肌梗死后合并室间隔穿孔外科修复 105 例：阜外医院 6 年随访结果[J]. 中国胸心血管外科临床杂志，2019，26(5)：451-456.

[8] JAVID H, HUNTER J A, NAIAFI H, et al. Left ventricular approach for the repair of ventricular septal perforation and infarctectomy [J]. J Thorac Cardiovasc Surg, 1972, 63(1): 14-24.

[9] DAGGETT W M, BURWELL L R, LAWSON D W, et al. Resection of acute ventricular aneurysm and ruptured interventricular septum after myocardial infarction [J]. N Engl J Med, 1970, 283(27): 1507-1508.

[10] DAVID T E, DALE L, SUN Z. Postinfarction ventricular septal rupture: repair by endocardial patch with infarct exclusion [J]. J Thorac Cardiovasc Surg, 1995, 110(5): 1315-1322.

[11] PEROTTA S, LENTINI S. In patients undergoing surgical repair of post-infarction ventricular septal defect, does Concomitant revascularization improve prognosis? [J]. Interac Cardiovasc Thorac Surg, 2009, 9(5): 879-887.

[12] RUNAR L, MICHEL A. Surgery of postinfarction ventricular septal rupture: the effect of David infarct exclusion versus Daggett direct septal closure on early and late outcome [J]. J Thorac Cardiovasc Surg, 2014, 148(6): 2736-2742.

[13] USUI A, MURASE M, MAEDA M, et al. Sandwich repair with two sheets of equine pericardial patch for acuteposterior post-infarction ventricular septal defect [J]. Eur J Cardiothorac Surg, 1993, 7(1): 47-49.

[14] KATSUMATA T, DAIMON M, KONISHI O, er al. A modified multi-patch technique for double-layered repair of ischemic posterior ventricular septal rupture [J]. Surg Case Rep, 2018, 4(1): 27-32.

[15] KHAN M Y, WAQAR T, QAISRANI P G, et al. Surgical Repair of post-infarction ventricular septal rupture: Determinants of operative mortality and survival outcome analysis [J]. Pak J Med Sci, 2018, 34(1): 20-26.

[16] PANG P Y, SIN Y K, LIM C H, et al. Outcome and survival analysis of surgical repair of postinfarction ventricular septal rupture [J]. J Cardiothorac Surg, 2013, 8: 44.

[17] PANG P Y, SIN Y K, LIM C H, et al. Outcome and survival analysis of surgical repair of post-infarction ventricular septal rupture [J]. J Cardiothorac Surg, 2013, 8: 44-52.

杂交策略开通右冠状动脉慢性完全闭塞病变1例

一、病史摘要

患者男性，56 岁，因“间断活动后胸闷 20 余年，加重 3 个月”入院。

（一）现病史

患者 20 余年前无明显诱因开始出现活动后胸闷、气短，不伴夜间阵发性呼吸困难、双下肢水肿，就诊于中国医学科学院阜外医院，诊断为“梗阻性肥厚型心肌病、二尖瓣关闭不全”，行经主动脉根部室间隔心肌切除术（经典 Morrow 手术），术后病情好转出院。2 年前患者“上呼吸道感染”后再次出现发作性心悸，伴活动后胸闷、气短，不伴胸痛、黑矇等，就诊于我院，心电图提示心房扑动，2018 年 12 月 2 日行心脏电生理检查 + 房扑射频消融术，术后规律口服酒石酸美托洛尔等药物。2019 年 9 月患者再次出现活动后胸闷、气短，伴尿量减少（200~300ml/d）、双下肢水肿，就诊于当地医院。查脑钠肽（BNP）938pg/ml；超声心动图检查：左室射血分数（LVEF）51%，左房增大（前后径 52mm），左室舒张末期内径（LVEDD）3mm，室间隔中间段及心尖段增厚（13mm），二尖瓣少 - 中量反流；冠状动脉造影提示：右冠状动脉（RCA）自开口处闭塞，尝试介入治疗未成功，调整冠心病二级预防药物及抗心力衰竭治疗后患者症状缓解。患者住院期间间断出现心悸表现，动态心电图提示阵发性心房颤动，2019 年 10 月 22 日于我院行心房颤动射频消融术，术后恢复可。近 3 个月来患者开始出现活动后胸闷，偶伴胸痛、肩背部不适，上 3 层楼或快步行走即可出现。本次为处理冠状动脉病变收入我科。

（二）既往史

高血压病史 2 年余，血压最高 180/110mmHg，平素血压控制可。高脂血症病史多年。否认糖尿病病史。吸烟 30 年，每日 20~40 支。

（三）体格检查

体温 36℃，脉搏 56 次 /min，血压 120/60mmHg，神清语利，查体合作，心前区可见陈旧性手术瘢痕，心律齐，各瓣膜听诊区未闻及病理性杂音。肺脏及腹部查体未见明显异常，双下肢不肿。

（四）辅助检查

血常规、肝功能、甲状腺功能未见异常；血肌酐 88.5μmol/L，估算的肾小球滤过率（eGFR，CKD-EPI 公式）85ml/min；低密度脂蛋白胆固醇（LDL-C）1.70mmol/L，糖化血红蛋白（HbA1C）5.3%。心肌肌钙蛋白 I（cTnI）阴性，BNP 370pg/ml。

CYP2C19 基因型检测：*CYP2C19**2 为 AG，*CYP2C19**3 为 GG，CYP2C19 酶为中间代谢型。血栓弹力图：AA 途径，MA 12.4mm，抑制率 89.9%，ADP 途径，MA 43.2mm，抑制率 7.7%。

入室心电图：窦性心律，心率 56 次 /min，完全性左束支传导阻滞（图 1）。超声心动图：

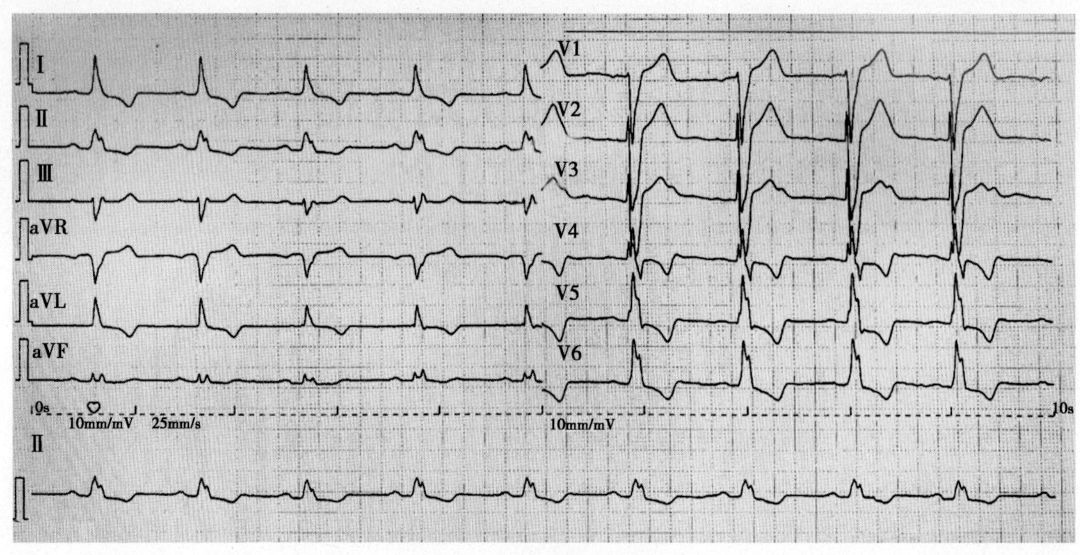

图 1 入室心电图表现

LVEF 58%，左室流出道疏通术后，左房增大（45mm），LVEDD 51mm，室间隔增厚（15mm），轻-中度主动脉瓣反流，轻度二尖瓣反流，左室舒张功能减低。

（五）初步诊断

1. 不稳定型心绞痛。
2. 高血压病 3 级（极高危）。
3. 高脂血症。
4. 慢性心力衰竭，心功能Ⅱ级（NYHA 分级）。
5. 阵发性心房颤动（术后）。
6. 阵发性心房扑动（术后）。
7. 完全性左束支传导阻滞。
8. 梗阻性肥厚型心肌病（术后）。

二、诊治思路

（一）病例特点

1. 中年男性，慢性病程，急性加重。

2. 临床主要表现为反复发作的慢性心力衰竭急性加重，病史 20 余年，先后行梗阻性肥厚型心肌病外科治疗以及阵发性心房扑动、阵发性心房颤动的消融治疗，2019 年 9 月再次出现心力衰竭加重表现，冠状动脉造影提示 RCA 慢性完全闭塞病变（chronic total occlusion，CTO），尝试介入治疗未成功，近 3 个月开始出现典型劳力性心绞痛表现。

3. 既往高血压、高脂血症、大量吸烟史等多种冠心病危险因素。

4. 查体生命体征平稳，神清语利，查体合作，心前区可见陈旧性手术瘢痕，心、肺、腹查体未见明显异常，双下肢不肿。

5. 入院后查 cTnI 阴性，BNP 370pg/ml，心电图见完全性左束支传导阻滞，未见病理性 Q 波。

综合以上特点，患者慢性心力衰竭病史多年，病因主要包括梗阻性肥厚型心肌病、阵发性心房扑动、阵发性心房颤动以及冠心病，前三者均已行外科或内科射频介入治疗。冠心病方面，患者 RCA 自开口处闭塞，供血范围广，心电图未见下壁病理性 Q 波，超声心动图未见下后壁等处心肌变薄或室壁瘤形成等表现，且患者近 3 个月开始出现典型劳力性心绞痛表现，考虑患者存在再次介入治疗指征，血运重建能够取得临床获益。

（二）诊治经过

1. **冠状动脉造影** 术前准备完善后，经右侧股动脉行冠状动脉造影，左前降支（LAD）中段 30% 弥漫性狭窄，左回旋支（LCX）近段 30% 弥漫性狭窄，LCX 远段弥漫性病变，70%~90% 狭窄，RCA 自开口处完全闭塞，远段可见 LAD- 间隔支侧支循环（图 2）。

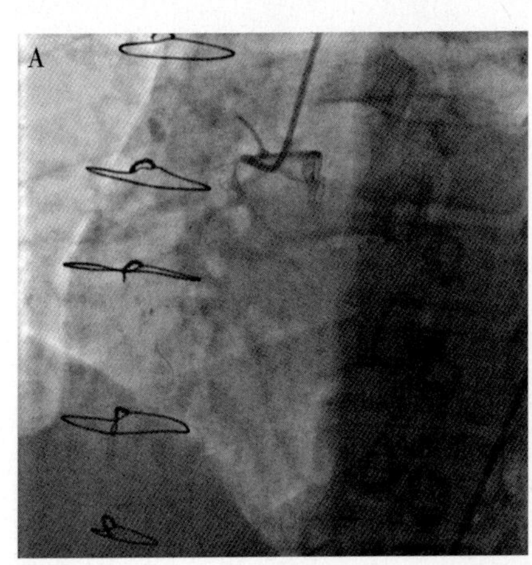

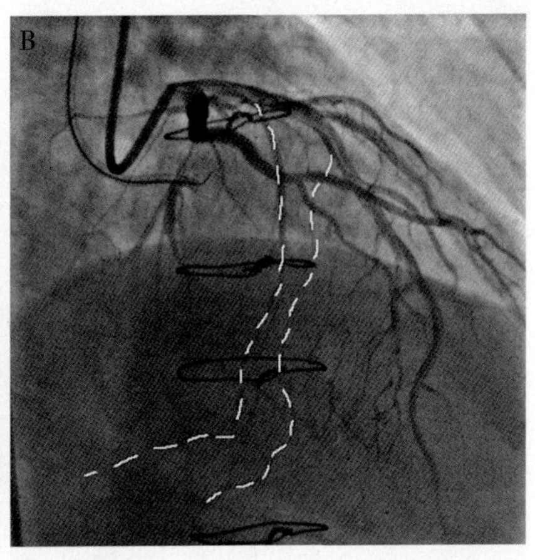

图 2 冠状动脉造影结果

A. 可见右冠状动脉（RCA）自开口处完全闭塞；B. 可见左前降支（LAD）- 间隔支侧支循环（图中虚线所示）。

2. **介入治疗** 补充肝素至 100U/kg 体重，经左桡动脉（右桡动脉闭塞）及右股动脉行（双侧）造影，右侧股动脉送入 7F EBU 3.5 指引导管至左冠状动脉开口，左侧桡动脉送入 7F AL 0.75 指引导管至 RCA 开口，行多角度冠状动脉造影，进一步评估 RCA CTO 病变性质。

针对 RCA CTO 病变，J-CTO 评分为 4 分（钝头样闭塞残端、成角 >45°、闭塞段长度 >20mm、既往尝试开通失败），PROGRESS CTO 评分为 2 分（近端纤维帽模糊不清、中重度迂曲）。根据病变特点分析，结合《中国冠状动脉慢性完全闭塞病变介入治疗推荐路径》，考虑正向导引钢丝技术成功率极低，且造影提示间隔支 - 后降支逆向循环丰富（但由于室间隔收缩剧烈，未见明确 CC 2 级侧支），因此首选逆向策略，如失败，可改用正向 CTO 技术，同时因 RCA 闭塞段以远血管无严重弥漫性病变且着陆区未累及较大分支血管，可考虑行正向夹层再进入（antegrade dissection re-entry，ADR）技术。

手术过程如下，采用逆向策略：①逆向首选 Sion 导丝，在 150cm Corsair 微导管支撑下，通过冲浪（surfing）技术通过第 2 间隔支侧支循环，到达后降支，但 150cm Corsair 微导管无法通过侧支血管；②尝试使用 Sapphire 1.0mm × 10mm 球囊低压力（4atm）全程扩张该间隔支侧支以及换用 Instantpass 1.7F 150cm 微导管，均不能使微导管通过第 2 间隔支的侧支血管；③更换第 1 间隔支侧支循环，通过冲浪技术，Sion 导丝顺利通过间隔支 - 后侧支进入 RCA 远段，微导管仍然无法通过侧支循环（图 3），但 Sion 导丝可进入 RCA 中段，作为标记。手术策略调整为正向 CTO 技术：①正向首选 Gaia First 导丝，在 135cm Corsair 微导管支撑下尝试突破

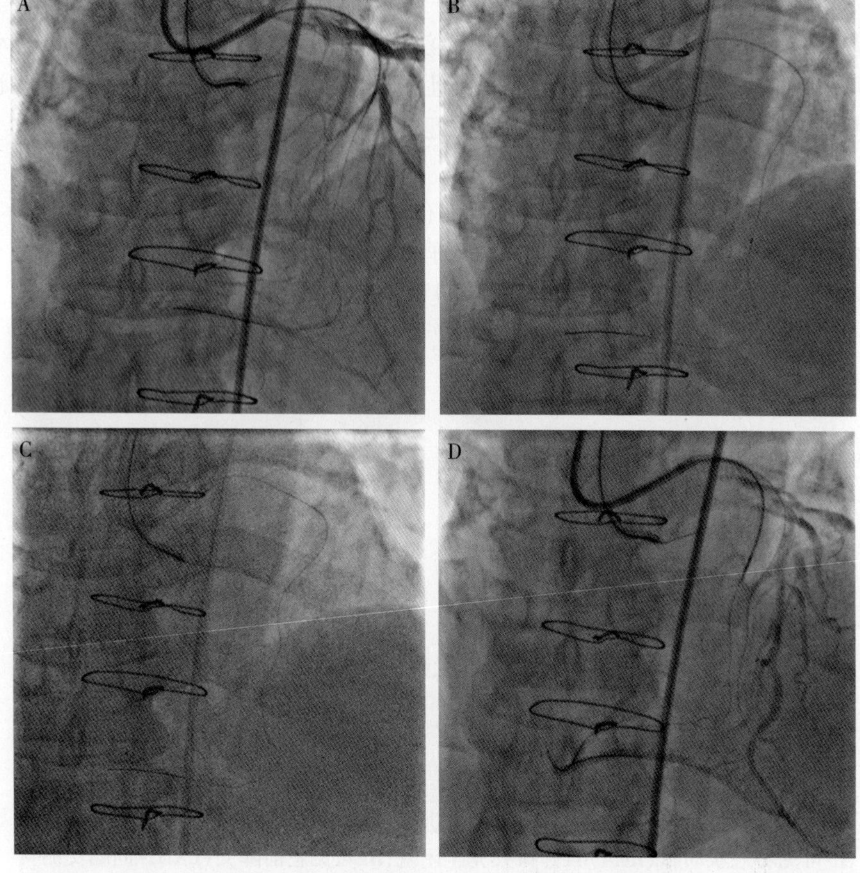

图 3 尝试经间隔支侧支循环行逆向介入治疗

A. Sion 导丝通过第 2 间隔支侧支循环，但 150cm Corsair 微导管无法通过侧支循环；B. Sapphire 1.0mm × 10mm 球囊低压力（4atm）全程扩张第 2 间隔支侧支；C. Instantpass 1.7F 150cm 微导管也无法通过第 2 间隔支侧支循环；D. Sion 导丝通过第 1 间隔支侧支循环，但 150cm Corsair 微导管仍无法通过。

近端纤维帽未成功；②改为 Pilot 200 导丝顺利突破，但行程不清，不能判断是否位于血管结构内；③更换为 Fielder XT 导丝 Knuckle 技术顺利通过 RCA 第 1 转折；④先后换用 Pilot 200 以及 Gaia Third 导丝均不能突破远段纤维帽；⑤再次更换为 Fielder XT 导丝，采用 Knuckle 技术推进至接近 RCA 第二转折处，多体位投照及对侧造影均证实导丝位于血管结构内、贴近血管真腔且已通过闭塞段，位于远段登陆区（图 4）；⑥退出 Fielder XT 导丝，沿 135cm Corsair 微导管送入 Miracle 12 导丝，退出微导管，深插 Guidezilla 延长导管以控制血肿；⑦沿 Miracle 12 导丝送入 Stingray LP 球囊，进行血肿抽吸后，多体位投照精确定位穿刺真腔的位置，使用 Conquest Pro 导丝穿刺，不成功，采用 Bob-sled 策略，前移 Stingray LP 球囊，再次使用 Conquest Pro 导丝穿刺，多体位对侧造影提示导丝进入远端真腔（图 5）；⑧退出 Stingray LP 球囊，更换为 135cm Corsair 微导管，退出 Conquest Pro 导丝，将 Runsthrough NS 导丝送至后降支，血管内超声（intravascular ultrasound，IVUS）证实真假腔分界点位于 RCA 远段分叉以近（图 6），RCA 远段至开口串联置入 3 枚药物洗脱支架，造影可见血管管壁血肿（图 7）。

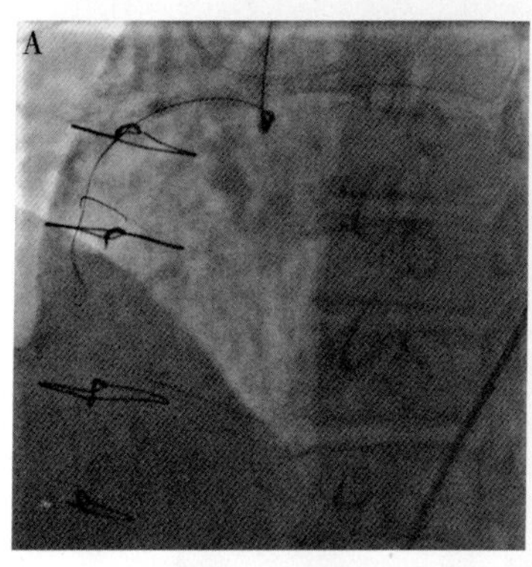
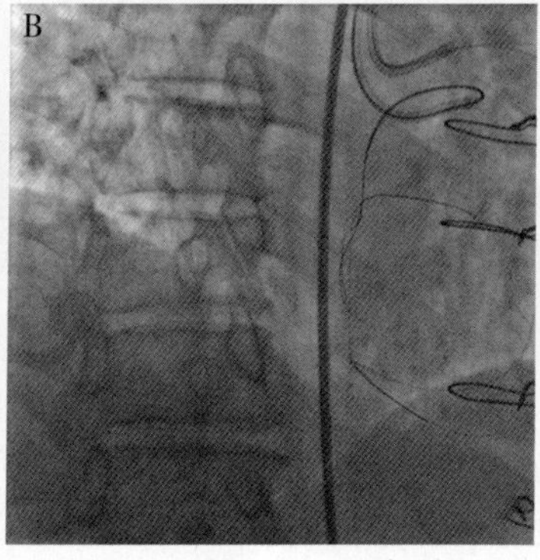
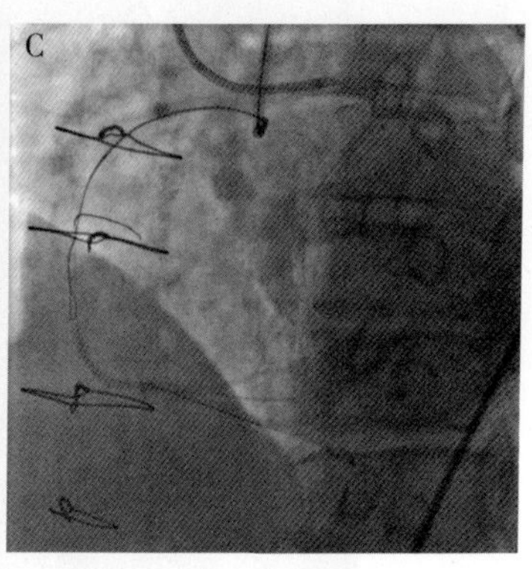

图 4　Fielder XT 导丝采用 Knuckle 技术推进至远端登陆区

多体位投照及对侧造影均证实 Fielder XT 导丝位于血管结构内、贴近血管真腔且已到达远端登陆区。

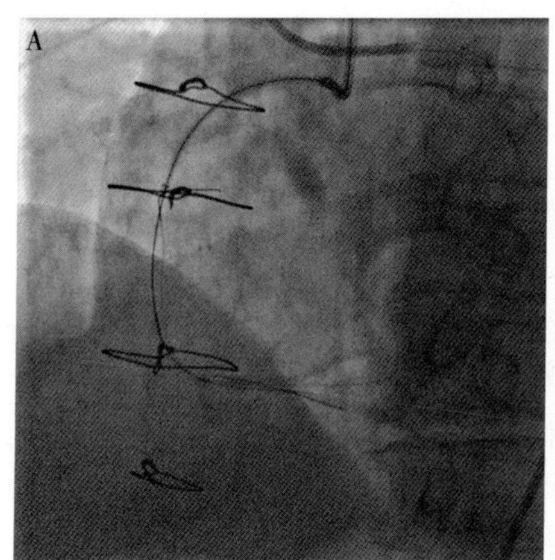
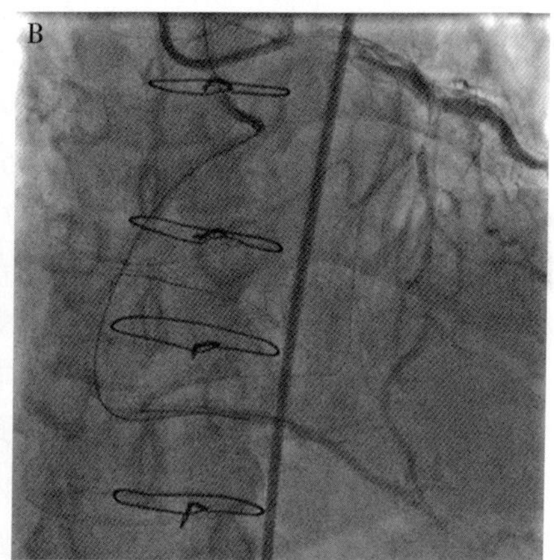

图 5　正向夹层再进入（ADR）技术导丝进入远端真腔

采用 Bob-sled 策略，前移 Stingray LP 球囊，再次使用 Conquest Pro 导丝穿刺，多体位对侧造影提示导丝进入远端真腔。

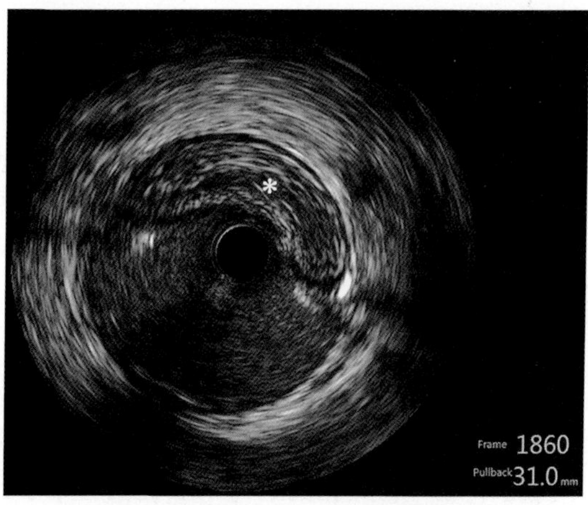

图 6　血管内超声（IVUS）可见真假腔分界点

* 为右冠状动脉远段血管真腔。

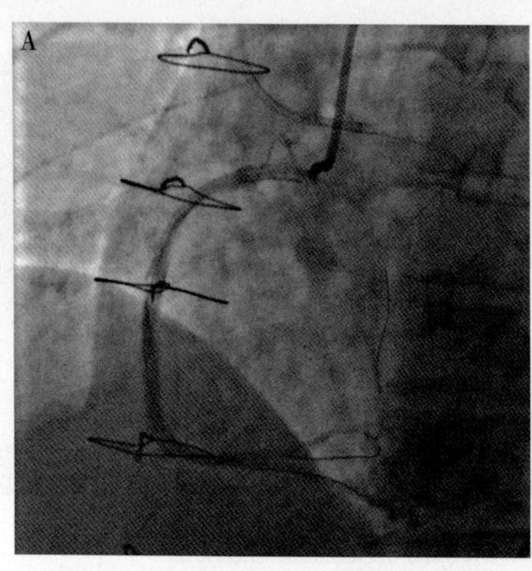

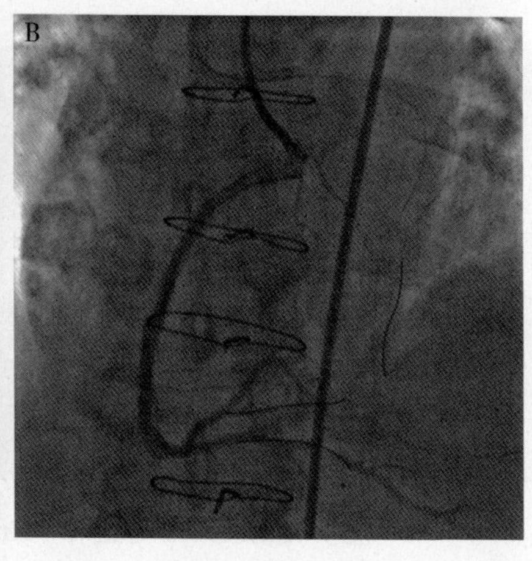

图 7 右冠状动脉远段至开口串联置入 3 枚药物洗脱支架

3. **药物治疗** 结合患者 *CYP2C19**2 基因型和血栓弹力图结果，考虑患者存在氯吡格雷低反应性，停用氯吡格雷，换为替格瑞洛（90mg，每日 2 次）抗血小板治疗。同时继续阿司匹林（0.1g，每日 1 次）、琥珀酸美托洛尔（23.75mg，每日 1 次）、沙库巴曲缬沙坦片（50mg，每 12 小时 1 次）以及瑞舒伐他汀（20mg，每日 1 次）等冠心病二级预防和抗心力衰竭治疗。

4. **知识拓展** CTO 经皮冠状动脉介入治疗（PCI）被称为“待以攻克的堡垒”，特点在于手术成功率低、并发症率高、手术时间长、射线剂量大等。但随着逆向介入技术的成熟、ADR 技术的广泛使用，以及器械的更新和发展，CTO 成功率不断提高。其中，逆向技术的机制在于，多数 CTO 病变存在正向或逆向的侧支循环，利用导丝通过侧支循环逆向穿过 CTO 病变，并进入正向指引导管进而完成体外化，该技术可明显提高手术成功率。初始的逆向介入技术由于器械的限制（主要是球囊的大小），主要使用桥血管或心外膜侧支，随着器械的进步，2007 年间隔支首次被引入逆向介入技术，由于其安全性最佳，逐渐成为术者的首选。在正常冠状动脉之间存在着无数的直径为 20~350μm 的侧支血管，而在冠心病患者中，这些侧支的数量以及直径（可达到 1mm）均会显著增加，高达 80% 的患者具有连续的间隔支侧支连接。以间隔支为通道的逆向 CTO 介入中，导丝以及微导管通过侧支是技术成功的决定性因素。

（三）选择合适的间隔支

侧支的解剖形态决定着导丝能否顺利通过。既往研究表明，导丝能否通过侧支主要取决于血管的大小、迂曲成功、侧支迂曲处是否存在分支、侧支出口的位置等，但尚缺乏定量的评估标准。新近日本专家 Wataru Nagamatsu 开发的 J-Channel 评分（表 1）对侧支的选择有一定的指导意义。该评分主要包括 4 个变量，即侧支血管的大小、是否存在反折弯、是否存在连续弯以及是否存在螺丝锥样弯曲，其中，螺丝锥样弯曲与导丝能否通过间隔支侧支关系不大（但影响心外膜侧支的通过），而侧支血管的大小是主要影响因素。在较小的间隔支侧支血管中，XTR 导丝的使用频率明显增加，同时伴有导丝穿孔发生率的升高，但需要治疗干预的严重间隔支穿孔则极为罕见，相对于心外膜侧支，安全性更好。由于 Suoh-03 导丝尚未在国内上市，Sion 导丝应作为间隔支侧支通过的首选导丝，对于严重成角者可尝试 Sion Black、连续迂曲者可尝试 XTR，而对于侧支迂曲处存在分支的情况，也可尝试使用 XTR 或 Sion Black 导丝。除了基于形态学进行间隔支选择的理论之外，还有部分学者推荐以“试错”

为基础的冲浪技术，研究表明，冲浪技术安全、成功率高，并且不依赖于侧支血管的 CC 分级，在冲浪技术中，Sion 导丝最为常用（穿孔少、用时短），本文病例中即采用了相关技术。

表 1 J-Channel 评分

评分因子	图示	评分系统（间隔支）	
A 侧支血管大小 大血管（CC 2 级） 小血管（CC 0/1 级）	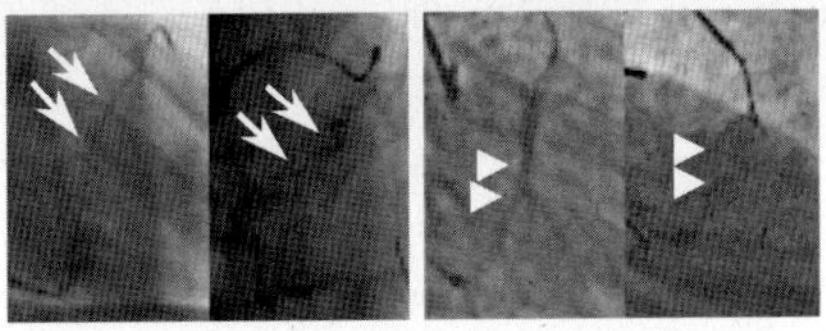 Large Small	小的侧支血管 反折弯 连续弯 螺丝锥样弯曲	+2 分 +1 分 +1 分 +0 分
B 反折弯	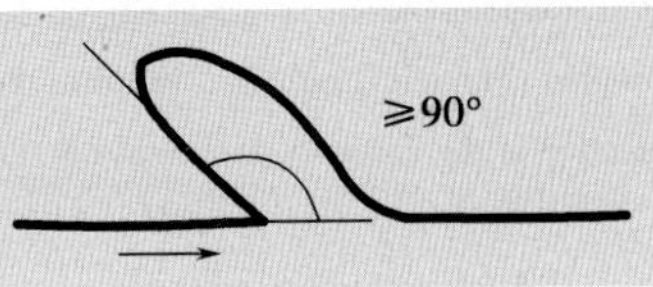 ≥90°	0 分	简单（成功率约 90%）
C 连续弯（≥3）	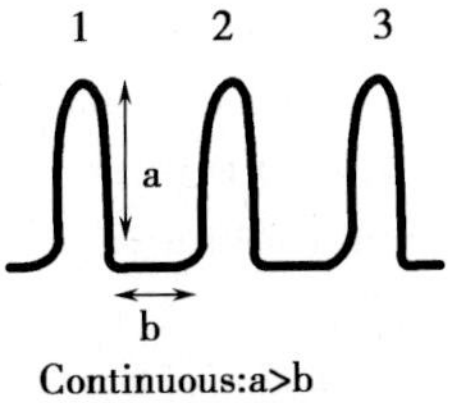 1 2 3 a b Continuous:a>b	1~2 分	中等难度（成功率约 50%）
D 螺丝锥样弯曲（连续弯≥3 且 A/D≤2）	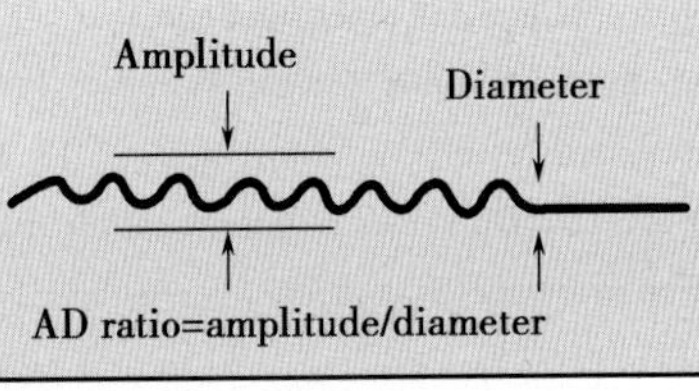 Amplitude Diameter AD ratio=amplitude/diameter	≥3 分	困难（成功率约 20%）

（四）导丝通过，而微导管无法跟进的解决方案

逆向介入技术的成功既依赖于导丝通过侧支，同时也需要微导管的跟进。对于间隔支侧支，微导管跟进的困难多发生于室间隔的下部或第 1 间隔支通向左室后侧支的侧支循环，后者多走行严重迂曲且常走行于心外膜。这与本病例中两条侧支的情况相一致。此外，本例中患者合并有肥厚型心肌病，该病患者的间隔支内中膜均显著增厚，并伴有血管管腔的缩小，同时室间隔中也常存有瘢痕纤维组织，也增加了微导管通过的难度。

当微导管无法跟进间隔支侧支时，可以考虑以下策略：①增加指引导管的支撑力，可尝试使用延伸导管、球囊锚定等方式；②使用小球囊对阻塞位置进行低压力扩张，多用 1.0~1.25mm 球囊，2~4atm；③换用较短的微导管（如 135cm Corsair）通过室间隔，再换为更长的微导管（如 150cm Corsair），因为较短微导管能够提供更加强大的扭力，从而扩张间隔支侧支；④使用外径较小的微导管；⑤换用其他导丝通过侧支，增加导丝的支撑力；⑥正向球囊锚定逆向导丝，为微导管提供更好的轨道；⑦换用其他的侧支，如仍不能成功则要调整介入策略，如正向技术。本病例中尝试使用了小球囊低压力扩张、换用 1.7F 微导管以及尝试其他侧支，微导管均无法通过，遂调整介入策略为 ADR 技术，最终成功开通 CTO 病变。

（赵昔良　叶益聪　曾勇）

参 考 文 献

[1] 中国冠状动脉慢性闭塞病变介入治疗俱乐部 . 中国冠状动脉慢性完全闭塞病变介入治疗推荐路径 [J]. 中国介入心脏病学杂志，2018，3(26)：121-128.

[2] TANG Y D，WANG W，YANG M，et al. Randomized comparisons of double-dose clopidogrel or adjunctive cilostazol versus standard dual antiplatelet in patients with high posttreatment platelet reactivity：Results of the CREATIVE trial [J]. Circulation，2018，137(21)：2231-2245.

[3] JOYAL D，THOMPSON C A，GRANTHAM J A，et al. The retrograde technique for recanalization of chronic total occlusions：a step-by-step approach [J]. JACC Cardiovasc Interv，2012，5(1)：1-11.

[4] SURMELY J F，KATOH O，TSUCHIKANE E，et al. Coronary septal collaterals as an access for the retrograde approach in the percutaneous treatment of coronary chronic total occlusions [J]. Catheter Cardiovasc Interv，2007，69(6)：826-832.

[5] YAMANE M，MUTO M，MATSUBARA T，et al. Contemporary retrograde approach for the recanalisation of coronary chronic total occlusion：on behalf of the Japanese Retrograde Summit Group [J]. EuroIntervention，2013，9(1)：102-109.

[6] LEVIN D C. Pathways and functional significance of the coronary collateral circulation [J]. Circulation，1974，50(4)：831-837.

[7] WERNER G S，FERRARI M，HEINKE S，et al. Angiographic assessment of collateral connections in comparison with invasively determined collateral function in chronic coronary occlusions [J]. Circulation，2003，107(15)：1972-1977.

[8] SUZUKI Y，MUTO M，YAMANE M，et al. Independent predictors of retrograde failure in CTO-PCI after successful collateral channel crossing [J]. Catheter Cardiovasc Interv，2017，90(1)：E11-E18.

[9] MCENTEGART M B，BADAR A A，AHMAD F A，et al. The collateral circulation of coronary chronic total occlusions [J]. EuroIntervention，2016，11(14)：e1596-e1603.

[10] HUANG Z，MA D，ZHANG B，et al. Epicardial collateral channel for retrograded recanalization of chronic total occlusion percutaneous coronary intervention：Predictors of failure and procedural outcome [J]. J Interv Cardiol，2018，31(1)：23-30.

[11] HUANG C C，LEE C K，MENG S W，et al. Collateral Channel Size and Tortuosity Predict Retrograde Percutaneous Coronary Intervention Success for Chronic Total Occlusion [J]. Circ Cardiovasc Interv，2018，11(1)：e005124.

[12] BENINCASA S，AZZALINI L，CARLINO M，et al. Outcomes of the retrograde approach through epicardial versus non-epicardial collaterals in chronic total occlusion percutaneous coronary intervention [J]. Cardiovasc Revasc Med，2017，18(6)：393-398.

[13] DAUTOV R，URENA M，NGUYEN CM，et al. Safety and effectiveness of the surfing technique to cross septal collateral channels during retrograde chronic total occlusion percutaneous coronary intervention [J]. EuroIntervention，2017，12(15)：e1859-e1867.

[14] RILEY R F，WALSH S J，KIRTANE A J，et al. Algorithmic solutions to common problems encountered during chronic total occlusion angioplasty：The algorithms within the algorithm [J]. Catheter Cardiovasc Interv，2019，93(2)：286-297.

[15] MARON M S，OLIVOTTO I，MARON B J，et al. The case for myocardial ischemia in hypertrophic cardiomyopathy [J]. J Am Coll Cardiol，2009，54(9)：866-875.

NSTEMI 并 LAD CTO 及左主干分叉病变 1 例

一、病史摘要

（一）现病史

患者男性，40 岁，因"胸痛 5 小时余"入院。患者于 5 小时前无明显诱因下出现胸前区闷痛不适，伴出汗，无心悸、气促、腹痛等其他伴随症状。持续约半小时自行缓解，后来门诊查心电图示缺血型 ST-T 改变，心肌肌钙蛋白 T（cTNT）升高，予"阿司匹林 300mg+ 替格瑞洛 180mg+ 瑞舒伐他汀 20mg"口服后收住入院。

患者有高血压 10 余年，最高 180/90mmHg，未正规治疗与监测。否认糖尿病病史，否认烟、酒等不良嗜好，父母健在，否认类似疾病史及其他家族遗传性疾病史。

（二）体格检查

体温 36.5℃，脉搏 78 次 /min，呼吸 19 次 /min，血压 160/80mmHg。神志清，精神可，浅表淋巴结未及肿大，颈静脉无怒张，双肺未及明显啰音，心率 78 次 /min，心律齐，未及病理性杂音，腹平软，无压痛及反跳痛，双肾区无叩痛，双下肢无水肿，四肢肌力和肌张力正常，病理征阴性。

（三）辅助检查

急诊实验室检查：白细胞 11.5×10^9/L，中性粒细胞 7.74×10^9/L，超敏 C 反应蛋白（hsCRP）12.5mg/L；D- 二聚体正常；cTNT 0.190ng/ml，氨基末端脑钠肽前体（NT-proBNP）297pg/ml；肌酐 83μmol/L，钾 3.55mmol/L，葡萄糖 7.93mmol/L，肌酸激酶（CK）240U/L，肌酸激酶同工酶（CK-MB）20.6U/L。

特殊检查：胸部 CT 见冠状动脉壁钙化，未见主动脉夹层征象。

超声心动图：静息状态下未见明显室壁节段性运动异常，左室射血分数（LVEF）75%。

全身血管 B 超：未见动脉夹层、深静脉血栓及其他异常。

心电图：窦性心律，V_1~V_4 R 波递增不良，ST 段改变（Ⅰ、Ⅱ、aVF 导联 V_3~V_6 压低，aVR 略有抬高），T 波改变（V_3~V_6 双向），见图 1。

（四）入院诊断

1. 急性非 ST 段抬高心肌梗死（NSTEMI），冠状动脉性心脏病、Killip Ⅰ级。
2. 高血压病 2 级（高危）。

二、诊治经过及诊治思维

（一）病史特点

中年男性患者，有 10 余年未控制的高血压；突发胸部闷痛持续半小时伴大汗并自行缓解；体格检查除血压高外无阳性体征；肌钙蛋白升高，CT 见冠状动脉壁钙化，未见主动脉

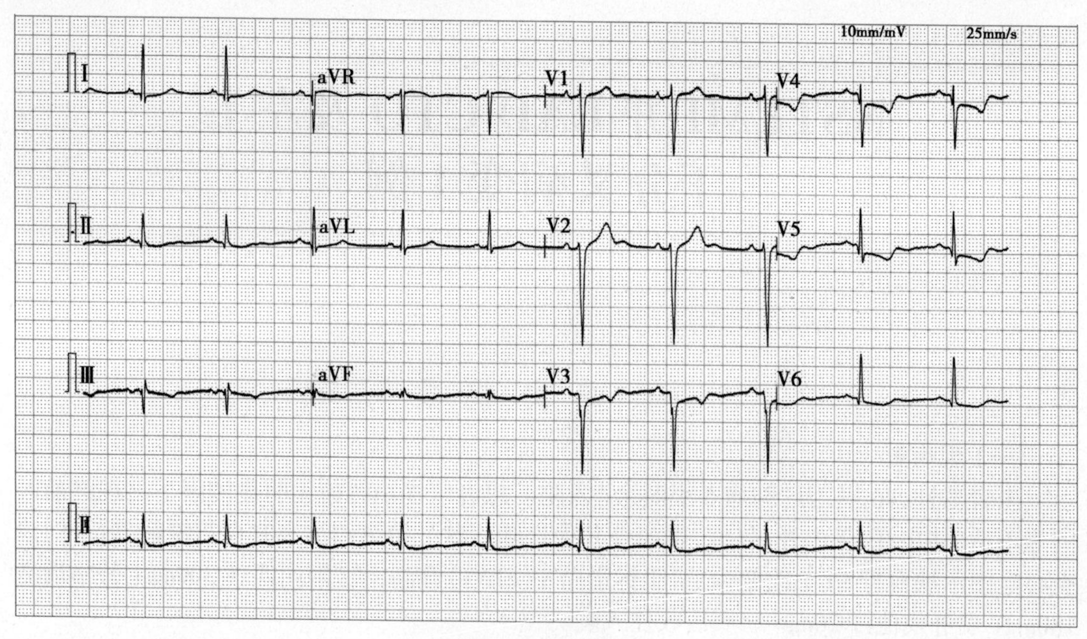

图 1　心电图表现

夹层及肺部感染征象，超声心动图未见主动脉夹层及节段性室壁运动异常，射血分数（EF）75%，血管 B 超未见动脉夹层和深静脉血栓情况。心电图见前壁 R 波递增不良及广泛导联缺血型 ST-T 改变。

综上，首先考虑 NSTEMI，基本排除主动脉夹层、肺动脉栓塞等，GRACE 评分 93 分，低危，择期冠状动脉造影，必要时经皮冠状动脉介入治疗（PCI）。

（二）冠状动脉造影

经右桡动脉造影，见左主干末端 50% 狭窄，前降支开口 60% 狭窄，前降支于发出第一对角支和第一间隔支后完全闭塞，旋支全程弥漫性病变，开口和远段 80% 狭窄，钝缘支弥漫性 50%~70% 狭窄，可见侧支血管使第二对角支显影，未见前降支远段显影；右冠状动脉后三叉前 95% 狭窄伴少量血栓影，后降支（PDA）中段 50%~80% 弥漫性狭窄，左室后支（PLA）中段 50% 狭窄，延迟显影未见前降支显影（图 2）。

（三）血运重建策略分析

1. **罪犯血管判断**　从心电图前壁 R 波递增不良及广泛导联缺血型 ST-T 改变看，似乎前降支为罪犯血管；然而造影示严重三支病变伴左主干病变，弥漫性病变多，第二对角支的侧支血供相对丰富，考虑前降支为慢性完全闭塞病变（CTO），伴有血栓的右冠状动脉远段为此次发病的罪犯血管。

2. **血运重建策略选择**　根据计算结果，Syntax 评分 31 分，建议搭桥。与患者及家属沟通并详细告知外科搭桥方案与 PCI 方案及相关的患者获益情况后，患者及家属坚决拒绝搭桥，选择 PCI 术。由于超声心动图示左室收缩功能正常且未见显著节段性运动异常，提示患者闭塞前降支供应区域的心肌是存活的，患者才 40 岁，无论按年龄还是按各指南，均要求对其三支病变进行完全血运重建；根据相关指南和共识，选择分期完成完全血运重建方案，本次仅处理罪犯血管。

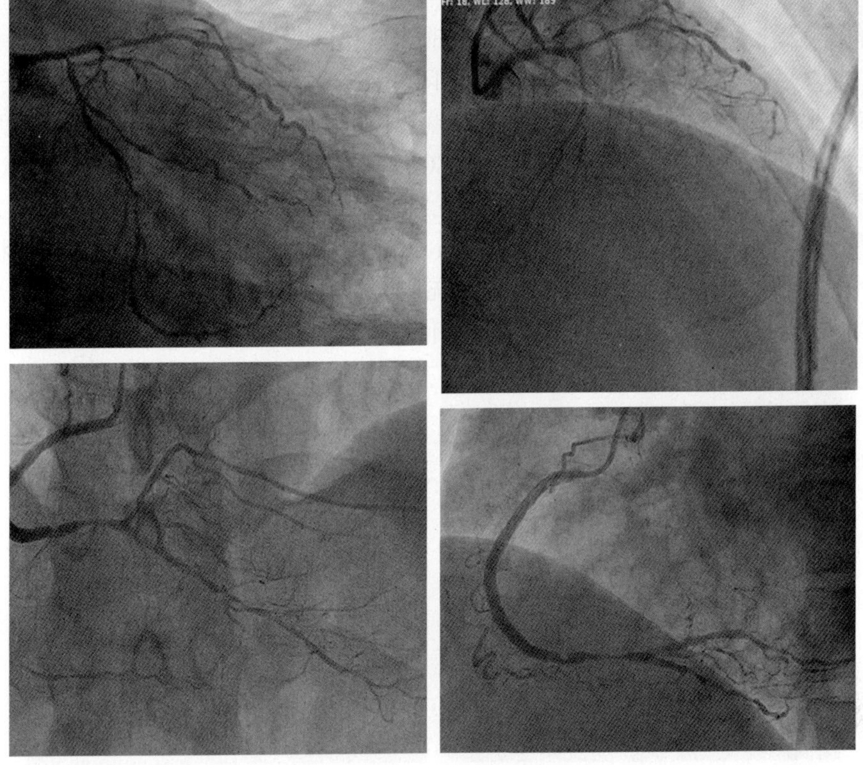

图 2 冠状动脉造影结果

（四）右冠状动脉远段 PCI 术

采用 6F JR4 指引导管，Runthrough NS 导丝至 PLA，送入 2.0mm × 15mm 球囊预扩张右冠状动脉远段病变后植入 Abbott 3.0mm × 23mm 支架，3.0mm × 12mm 高压球囊后扩张，退出球囊，造影示支架贴壁良好，无残余狭窄，未见明显支架边缘夹层，血流 TIMI 3 级（图 3）。撤出导丝导管，结束手术。

术后继续予常规急性冠脉综合征（ACS）药物方案及降压治疗，观察 2 天病情稳定即予出院。嘱 1 个月后来处理左冠状动脉。

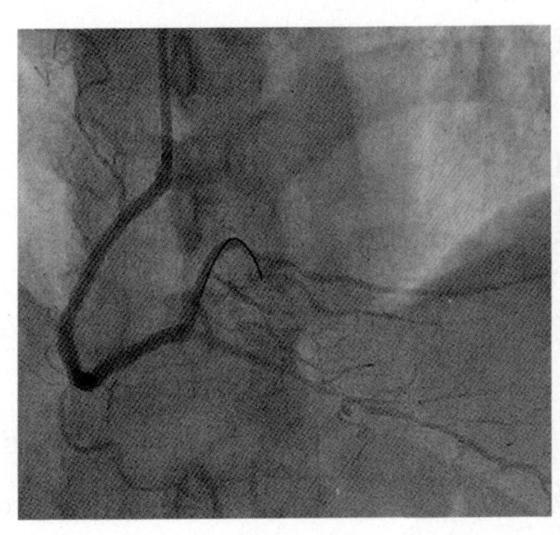

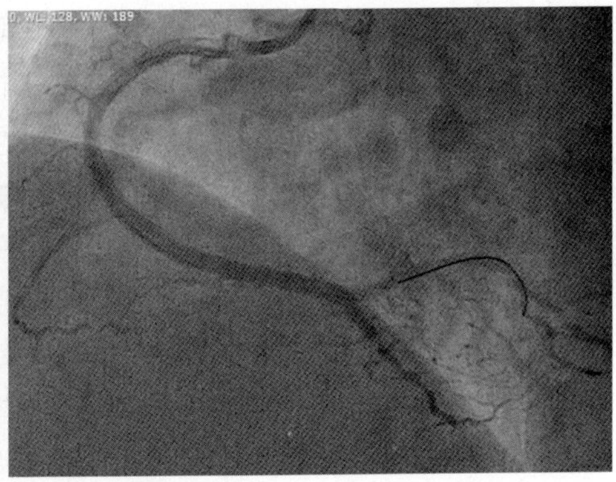

图 3 右冠状动脉远段支架后

（五）左冠状动脉 PCI 术

1. **策略选择** 由于患者左主干末端，前降支开口和旋支开口为 Medina 1,1,1 分叉病变，旋支为弥漫性病变，前降支近端又是完全闭塞且远段不见显影，很可能从左主干到前降支也是弥漫性病变；而前降支断端为钝头，闭塞段内部有无钙化，闭塞段长度、走行及远段情况均不明朗，根据分叉病变相关共识和 CTOCC 流程，决定先造影看有无到前降支远段的侧支循环，然后根据需要行 CT 冠状动脉造影，先尝试开通前降支，再行左主干分叉 PCI。

2. **再次冠状动脉造影** 使用 6F JL4.0，JR4.0 造影管经左桡动脉造影，见左冠状动脉病变与 1 个月前相仿，未见前降支远段显影；右冠状动脉支架内血流通畅，PDA 和 PLA 狭窄依旧，延迟显影可见 PDA 发出众多 CC 1 级侧支使间隔支显影但未能使前降支显影（图 4）。

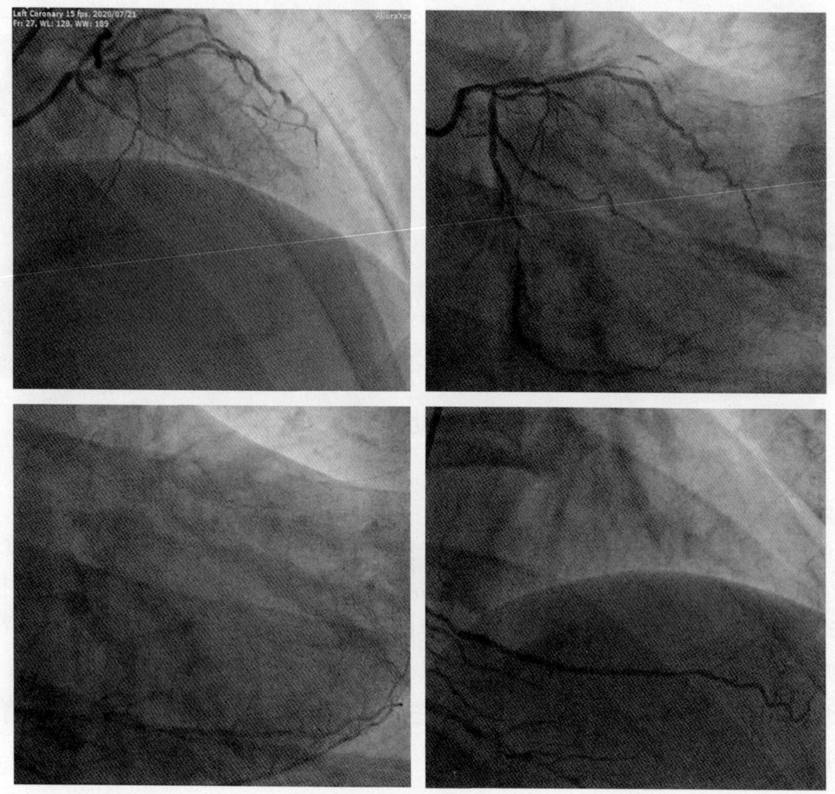

图 4 再次造影

3. **冠状动脉 CT 血管成像（CCTA）** 依计划予 CCTA 检查。CCTA 示前降支断端与间隔支关系更密切，闭塞段不到 20mm，闭塞段内有两个点状钙化，一个位于入口处，一个位于中间，闭塞段内远端为软斑块，出口处为前降支与第三对角支分叉，此处血管腔呈倒锥形且出口方向与前降支远段有很大的转角；第二对角支从闭塞段内发出，开口及近段闭塞（图 5，彩图见二维码 19）。

4. **再次 PCI**

（1）手术难度和风险分析：该病变 J-CTO 评分 3 分且闭塞远端血管不可见，Euro-Score Ⅱ 0.5%，手术难度大，手术风险相对较低。

（2）手术策略规划：先尝试逆向导丝通过技术，如不能通过则在远端做个 Marker；然后以

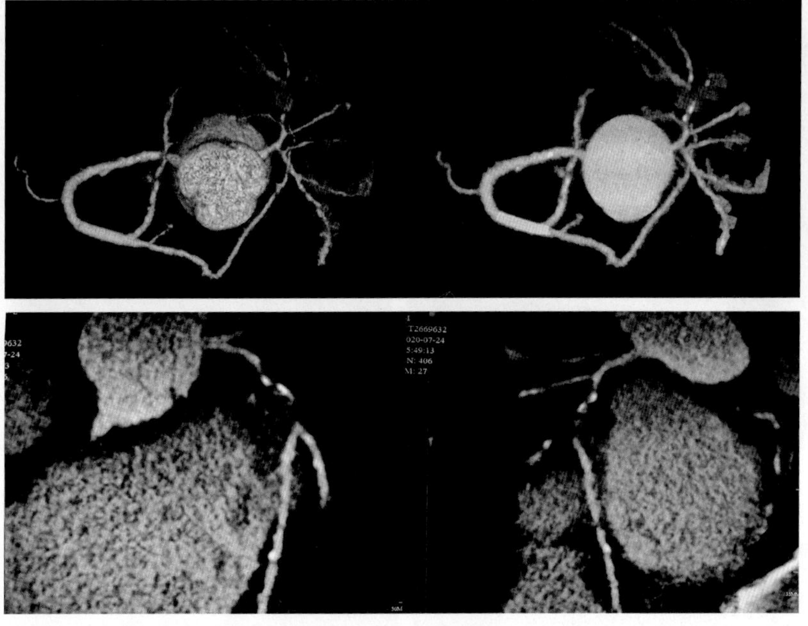

图 5 冠状动脉 CT 血管成像(CCTA)

正向导丝通过技术为主,在血管内超声(IVUS)指导下找到并进入近端纤维帽,导丝前进时尽量避开口部和体部的钙化;进入纤维帽后适时选用导丝升降级技术,必要时双导丝技术;因为闭塞远端不可见,正向夹层再进入(ADR)技术不可行。如导丝不能通过,则转外科冠状动脉旁路移植术(CABG)。

(3) 手术经过:采用左桡动脉和右股动脉路径,左桡动脉 6F EBU 3.5 指引导管到左冠状动脉,右股动脉 7F AL 0.75 指引导管到右冠状动脉。左冠状动脉进 Runthrough 导丝入第一对角支固定,右冠状动脉进 Sion 导丝固定。多体位双侧造影,仍未见前降支远端显影,造影时见监护导联的 ST 段显著缺血型压低达 0.5mV 以上。将 Sion 导丝进入后降支后见同样的 ST 段压低,同时患者出现胸痛症状。予直径 1.5mm 球囊扩张后降支弥漫病变并经 Finecross 微导管局部应用硝酸甘油 200μg 后胸痛症状缓解。多次尝试多支后降支分支均不能进入间隔支,尝试时间稍长患者即出现胸痛,导丝退出后降支胸痛即缓解,故转为正向进攻。首先将 Sion 导丝进入第一间隔支,行 IVUS 检查(图 6),结合透视影像,见前降支入口位于第一间隔支发出小分支的近端约 2mm 位置,入口处的钙化在脊侧,提示导丝应朝对角支方向进入以避开钙化;另外 IVUS 发现前降支开口重度狭窄,最小管腔面积仅 $2.23mm^2$,斑块负荷 81%;左主干全程斑块,最小管腔面积 $3.70mm^2$,斑块负荷 77%。由于左主干和前降支开口均有严重狭窄,无法同时容纳 IVUS 导管和 Finecross 进行实时指导穿刺,故退出 IVUS,送入 Finecross 微导管,经微导管送入 Gaia 2 导丝在前述 IVUS 探头所示闭塞段开口位置偏向对角支方向扎入纤维帽,进入约 5mm 后导丝前进困难,估计碰到了第二个钙化的位置,推入微导管少许,更换为 Miracle 6 导丝,小心调整避开钙化后再调整导丝角度,顺利扎出远端纤维帽进入远端血管腔。因 IVUS 无法通过闭塞段,故将 Finecross 送过闭塞段到远端管腔,Tip Injection 示微导管在血管真腔,遂送入工作导丝到前降支远端,1.5mm 球囊扩张闭塞段,注入硝酸甘油 200μg 后造影见前降支贯通,血流 TIMI Ⅲ级。此时手术已 4 个小时,造影剂已使用 250ml,射线量已达 7 000mGy 余,且支架涉及左主干分叉,较为复杂,故仅做 Investment(图 7),

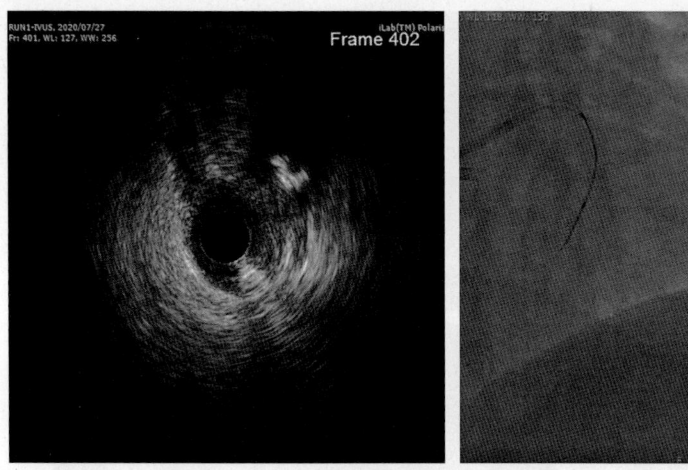

图 6 IVUS 找闭塞段入口

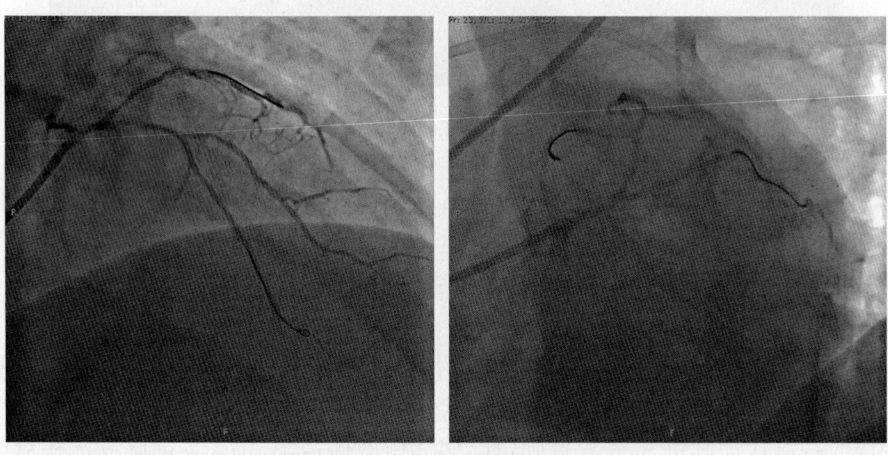

图 7 Investment

1 周后再植入支架。

5. **前降支及左主干支架植入** 左侧桡动脉入路，6F EBU 3.5 指引导管，Runthrough 导丝至前降支远端，Sion 导丝至第三对角支远端，沿 Runthrough 导丝送入 IVUS 导管至前降支远段检查，见前降支原闭塞处全程真腔（视频 1，图 8），2.0mm 球囊由远及近预扩张前降支原闭塞处，1.5mm 球囊扩张第三对支开口，植入 2.5mm × 18mm 支架至前降支中远段，转送 Sion 导丝至回旋支，2.0mm 球囊预扩张回旋支开口，植入 3.0mm × 23mm 支架至左主干 - 前降支病变处，与前一支架重叠约 2mm，支架近端出左主干口 1~2mm，rewire 回旋支，2.0mm 球囊经支架网孔扩张旋支开口，3.0mm 高压球囊由远及近后扩张左主干 - 前降支支架，IVUS 检查示左主干 - 前降支支架膨胀、贴壁良好，最小支架内面积 4.42mm^2。造影显示支架贴壁良好，无残余狭窄，血流 TIMI 3 级（图 9）。

三、专 家 点 评

该病例很复杂，有急性心肌梗死、慢性完全闭塞、左主干分叉及前降支对角支分叉病变。针对这么复杂的病例，术者综合 Syntax 等评分系统对手术风险、手术难度、血运重建

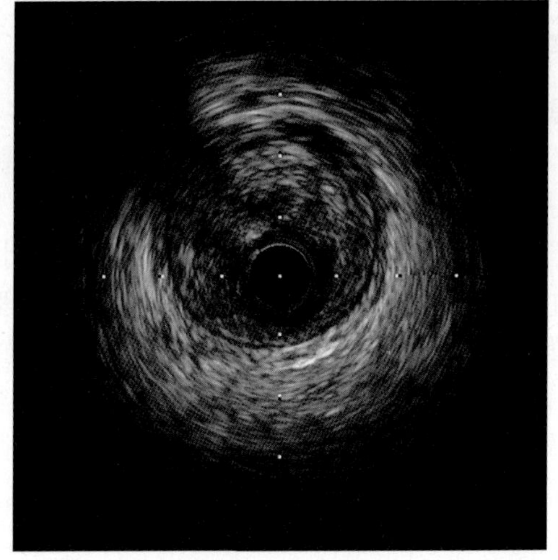

图 8 IVUS 真腔

视频 1 IVUS 真腔

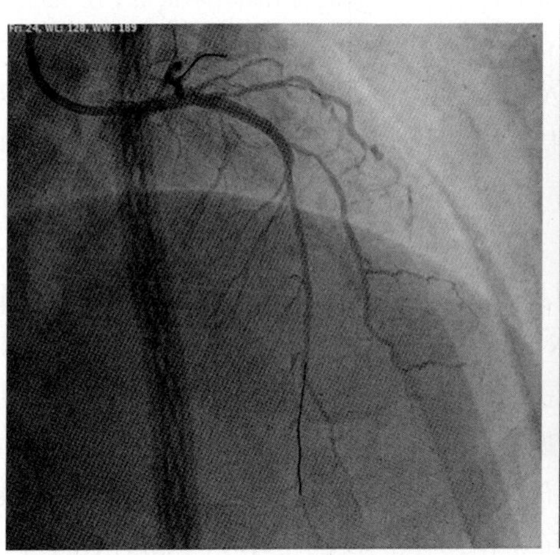

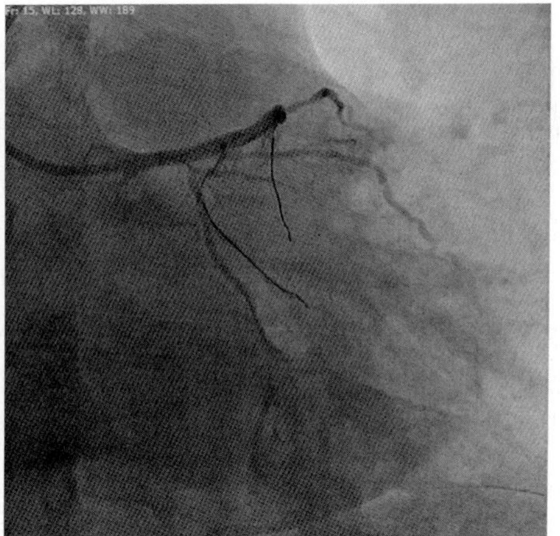

图 9 支架后

策略等进行了充分的评估，最后结合患者本人意愿，采取分期 PCI 策略；处理前降支 CTO 病变时，针对闭塞远端血管无法清晰显示的难点，全面做好术前准备、手术方案和手术策略转换规划，做到心中有数；在 CTO 手术时间已较长，射线量和对比剂剂量已经较大的情况下能够及时停止以避免不良事件发生；在处理左主干分叉和前降支对角支三个分叉病变时采用 Provisional 支架技术，最大限度减少了支架金属梁的覆盖，最大程度获得了主支血管的最小管腔面积，同时又保护了三个重要分支的血流，大大简化了手术过程，缩短了手术时间，减少了对比剂用量和射线量；多次使用 IVUS 来指导和优化 PCI，将进一步改善患者的预后。缺陷在于对优势右冠状动脉的后降支弥漫狭窄的预估不足，术中在进导丝后出现明显缺血的情况下尝试时间过长，增加了对比剂用量、射线量和手术时间。另外，如能应用血流储备分数（FFR）检查三个重要分支支架后血流受影响的程度，将使治疗更加精准。

四、知识拓展

1. 关于合并多支病变的 ACS 患者血运重建的时机选择 近年来，合并多支血管病变的 ACS 患者在迅速增多。对于非 ST 段抬高急性冠状动脉综合征（NSTE-ACS）患者，国内外相关指南均是首先对患者进行危险分层，根据患者有否极高危、高危、中危因素如血流动力学不稳定、肌钙蛋白升高、Grace 评分、动态 ST-T 改变等，建议于 2 小时内、24 小时内或 72 小时内对罪犯血管进行 PCI 治疗；而对于多支血管病变中非罪犯血管的同期处理，有的指南为Ⅱb 类推荐，有的是建议基于临床情况、合并疾病和病变严重程度等来选择血运重建方案。也就是说，先把紧急的情况处理掉，其他的可以先缓缓。鉴于目前最新的 ST 段抬高心肌梗死（STEMI）指南已经将心源性休克患者同期处理非罪犯血管列为Ⅲ类推荐，所以不建议同期处理 NSTE-ACS 患者的非罪犯血管。

2. 关于 CTO CTO 是冠状动脉介入治疗中最后的堡垒，近年来各种技术和器械发展迅猛，相关指南和共识路径等也经过了多次更新优化，凝聚了全世界众多专家的理论、经验和很多中心的循证医学证据，其使 CTO 介入治疗的成功率节节攀升。然而部分术者在学习和实践过程中，过于重视各种技术，没有做好影像学评估、策略规划和术前准备，仓促上阵的情况常见。目前指南和共识的各种推荐都是建立在闭塞远端血管可显影的基础上，对于闭塞远端血管无法显影的 CTO 如何去做，没有提及。本例是在尽量做足前期准备工作，对血管闭塞段走行及斑块性质等情况心中有数的前提下，及时转换策略，采用合适的技术成功开通血管。由于造影时闭塞段不显影，很难准确评估闭塞段的情况，术前予冠状动脉 CT 造影并仔细反复阅读，有利于提高手术成功率。

3. 关于分叉病变 对于 Medina 1,1,1 型真分叉病变，尤其左主干分叉病变血运重建策略的选择，从 EXCEL、NOBLE、SYNTAX、MAIN-COMPARE、PRECOMBAT 等研究的长期随访结果来看，CABG 和 PCI 孰优孰劣有争议，但是专家们在一个方面已经达成了共识，那就是强调结合患者的临床情况和意愿。由于思想观念的影响，国内大多数患者及家属倾向于选择PCI。从临床观察来看，PCI 不劣于 CABG，且创伤小，CABG 的静脉桥血管远期闭塞率较高。也有部分患者因 PCI 或 CABG 失败而在两者间互相转换。我国每年 PCI 和 CABG 手术量都不小，期待有我们自己的研究结果。

分叉病变的术式选择方面，秉承“简单，快速，安全”的理念，主支单支架，边支 Provisional 术式是首选，先保证主支支架结果的最优化，再根据分支血流受限的程度而不是造影形态学上的变化来决定分支是否植入支架。主支支架过程中，我们可以采取边支预扩张 / 切割 / 旋磨、拘禁导丝 / 球囊、球囊对吻，然后近端 Pot、边支药物球囊等技术，保证主支支架结果最优化的同时使边支的血流不受影响。经过上述处理，绝大部分分叉病变不需要双支架。

（聂文成 朱建华）

参考文献

[1] KIMURA K, KIMURA T, ISHIHARA M, et al. JCS 2018 guideline on diagnosis and treatment of acute coronary syndrome[J]. Circ J, 2019, 83(5): 1085-1196.

[2] 中华医学会心血管病学分会，中华心血管病杂志编辑委员会 . 非 ST 段抬高型急性冠状动脉综合征诊断和治疗指南

(2016)［J］. 中华心血管病杂志，2017，45(5)：359-375.

［3］BRILAKIS E S，MASHAYEKHI K，TSUCHIKANE E，et al. Guiding principles for chronic total occlusion percutaneous coronary intervention［J］. Circulation，2019，140(5)：420-433.

［4］中国冠状动脉慢性闭塞病变介入治疗俱乐部 . 中国冠状动脉慢性完全闭塞病变介入治疗推荐路径［J］. 中国介入心脏病学杂志，2018，26(3)：121-128.

［5］LASSEN J F，HOLM N R，BANNING A，et al. Percutaneous coronary intervention for coronary bifurcation disease：11th consensus document from the European Bifurcation Club［J］. EuroIntervention，2016，12(1)：38-46.

看病例学习 PCI 术中难治性血栓处理技术

高血栓负荷是无复流发生的强预测因子。NHLBI Dynamic 研究显示，PCI 术中存在可视性血栓患者住院期间主要心脏不良事件发生风险增加 2 倍。然而，新近基于 TASTE、TOTAL 等研究结果，美国及中国冠心病介入治疗相关指南均不推荐对急性 ST 段抬高型心肌梗死(STEMI)患者进行常规血栓抽吸。究其原因，首先，根据既往文献及本课题组前期研究结果，多数 STEMI 患者罪犯病变为严重狭窄病变，因此无需常规血栓抽吸；其次，现有血栓抽吸导管抽栓效率欠佳。TOTAL 研究中 OCT 亚组分析结果显示，手动抽栓导管抽栓后并没有显著减少罪犯病变血栓负荷。因此，冠状动脉内血栓的处理应本着“多取出，少植入”原则，关键是如何有效去除血栓，尤其对于常规血栓抽吸导管吸栓失败的病例，掌握有效的去除方法至关重要。

一、经典病例

病例 1:50 岁男患，以“阵发性胸闷、胸痛 1 年，加重 1 周”入院。既往否认高血压、糖尿病和烟酒史。Holter 提示频发室早；入院心电图示窦性心律，Ⅱ、Ⅲ、avF 导联 ST 段下移，T 波倒置；心脏彩超示左室舒张功能减低。冠状动脉造影显示：LCX 远段最重狭窄达 90%(图 1A)。于 LCX 成功植入支架(图 1B)。PCI 术后第 3 日行室早射频消融术，电生理标测提示室早起源于主动脉根部，为确认左冠开口位置行冠脉造影过程中，患者突然出现胸痛伴大

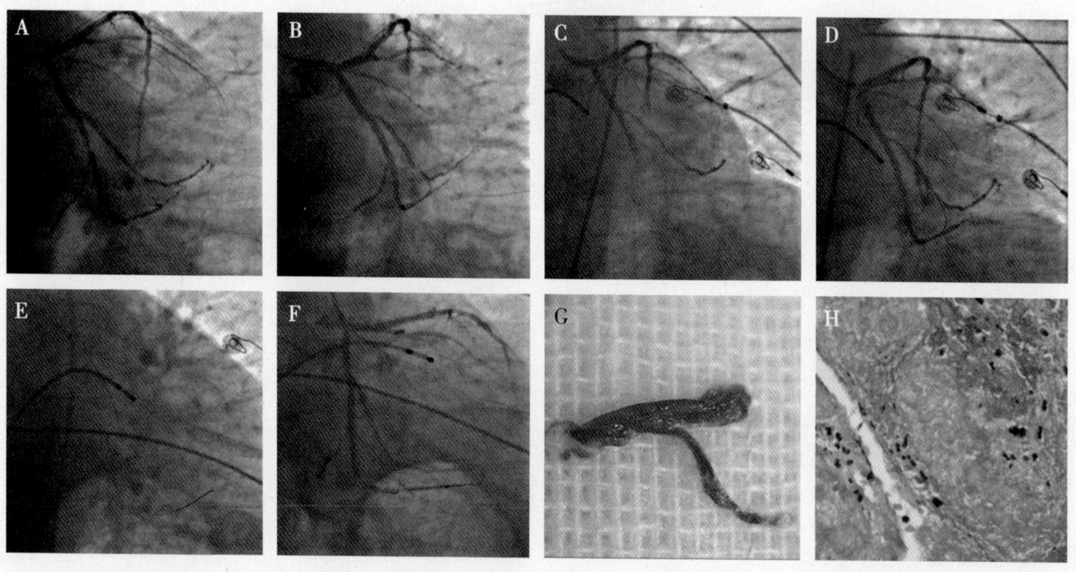

图 1　患者阵发性胸闷、胸痛 1 年，加重 1 周

A. LCX 远段狭窄达 90%；B. LCX 植入支架；C. LCX 中段支架内可见血栓影；D. Diver 抽栓导管反复抽吸后，仍见血栓负荷，血流 TIMI 1 级；E. Export 抽栓导管血栓抽吸；F. 血栓消失，血流 TIMI 3 级；G. 抽出血栓性物质；H. 病理检测结果为白色血栓并少量混合性血栓。

汗，心电监护示Ⅱ导联 ST 段抬高，造影示 LCX 中段可见血栓影（图 1C），前向血流 TIMI 0 级。送入 Diver 血栓抽吸导管反复抽吸血栓无效，用球囊扩张后再用 Diver 血栓抽吸导管抽吸，造影示血流 TIMI 1 级，仍见大量血栓负荷（图 1D）。更换 Export 血栓抽吸导管抽栓（图 1E）后，造影见血栓消失，血流 TIMI 3 级（图 1F）。抽出团块状血栓物质（图 1G），经病理证实为白色血栓及少量混合性血栓（图 1H，彩图见二维码 20）。

病例 2:42 岁男患，以“持续胸痛 2 小时”入院。既往吸烟史 15 年。心电图示 V_1~V_5 导联 ST 段抬高；心脏彩超示节段性前壁运动异常。冠状动脉造影示 LAD 近段闭塞呈截断状，前向血流 TIMI 0 级（图 2A）。于 LAD 送入 Export 血栓抽吸导管反复抽吸（图 2B），抽吸后仍可见巨大血栓影（图 2C），采用球囊扩张后，再次采用 Export 血栓抽吸导管抽吸，造影仍见 LAD 近段明显血栓影。采用 Heartrail Ⅱ 5F 子导管深入 LAD 行血栓内抽吸（图 2D），抽出大块血栓，造影见血栓消失，前向血流 TIMI 3 级，LAD 近端狭窄程度约 40%，未行支架植入（图 2E）。

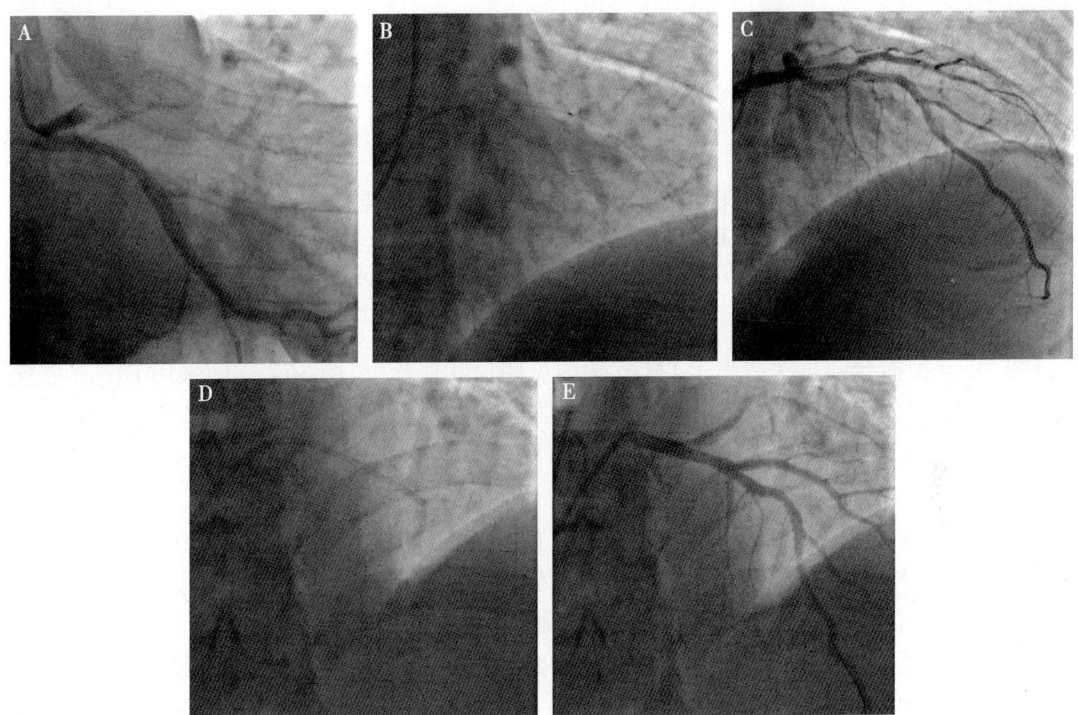

图 2　患者持续胸痛 2 小时

A. LAD 近段闭塞呈截断状；B. Export 抽栓导管反复抽吸；C. 仍可见巨大血栓影；D. 子导管抽栓；E. LAD 未行支架植入。

病例 3:58 岁男患，以“劳累时心前区疼痛 1 个月”入院。既往高血压病史 10 年。心电图示窦性心律，V4~V6 导联 ST 段压低 >0.05mV；心脏彩超示左室舒张功能减低，余房室结构及功能未见异常。冠状动脉造影示 LM 远段至 LAD 开口 90% 狭窄，LAD 近中段弥漫病变，最重狭窄 80% 伴局部扩张，LCX 远段轻度狭窄（图 3A）。沿指引导管送导引导丝至 LAD 和 LCX 远端，分别于 LAD 近中段和 LM-LAD 植入两枚支架并行球囊后扩张，前向血流 TIMI 3

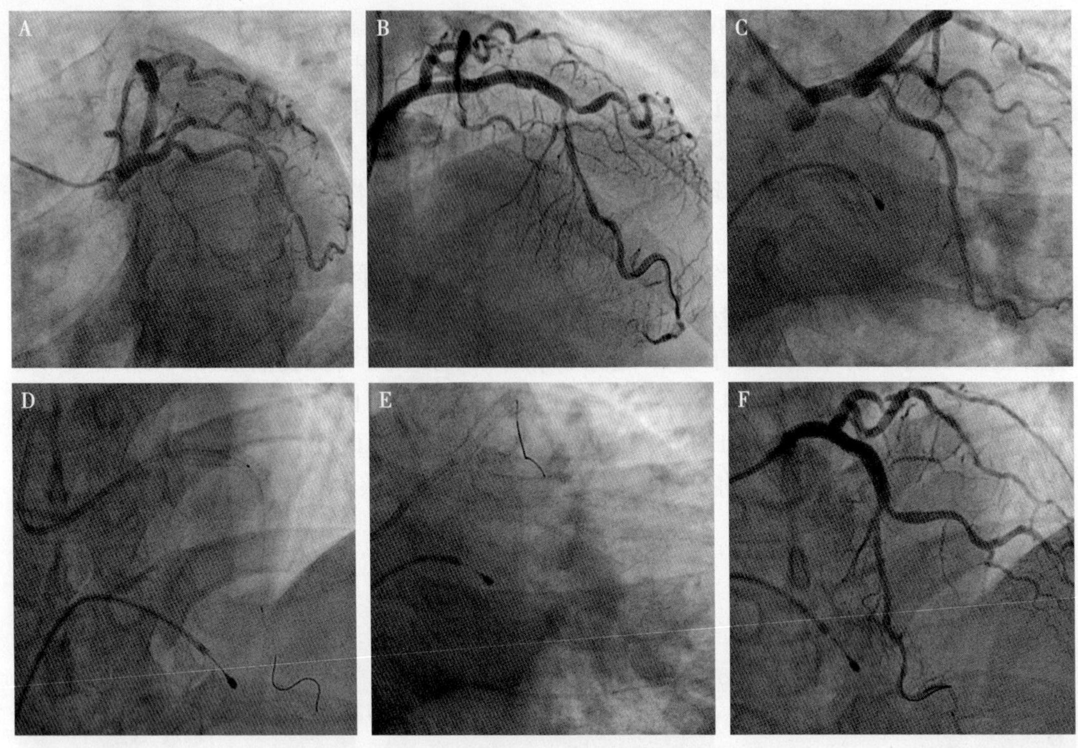

图 3 患者劳累时心前区疼痛 1 个月

A. LM 远段至 LAD 开口 90% 狭窄；B. LAD 近端和 LM 植入两枚支架；C. LM 支架内可见血栓；D. Export 抽栓导管反复抽吸，LM 内仍见血栓影；E. 子导管深入 LM 行血栓抽吸；F. 再次造影未见血栓。

级(图 3B)。拟撤台前再次造影示 LM 支架内见团块状血栓影(图 3C)，立即采用 Export 血栓抽吸导管吸栓(图 3D)，血栓未消失，患者血压、心率下降，立即植入临时起搏器。再送入 Heartrail Ⅱ 5F 子导管深入 LM 行血栓抽吸(图 3E)，再次造影见血栓消失，血流 TIMI 3 级(图 3F)。

病例 4：45 岁男患，入院前半个月前因“急性下壁心肌梗死”于当地行急诊 PCI，常规血栓抽吸导管抽栓失败，转至我院。既往高血压病史 8 年，糖尿病史 5 年。心电图示窦性心律，Ⅱ、Ⅲ、aVF 导联病理性 Q 波；心脏彩超示节段性下壁运动异常。冠状动脉造影示 RCA 中段闭塞，可见大量半机化血栓，前向血流 TIMI 0 级(图 4A)。送入 Export 血栓抽吸导管反复抽吸(图 4B)，造影仍见大量血栓，前向血流 TIMI 0 级。Heartrail Ⅱ 5F 子导管直接送至 RCA 远端困难，沿导引导丝先送球囊至 RCA 远端锚定后，沿球囊导管送入 Heartrail Ⅱ 5F 子导管至 RCA 远端(图 4C)，撤出球囊和导丝后行血栓抽吸。再次造影示 RCA 血栓明显减少，于 RCA 病变处植入两枚支架，术后造影血流 TIMI 3 级(图 4D)。

病例 5：49 岁男患，以“阵发性胸闷胸痛 10 日，加重 3 日”入院。心电图示窦性心律，Ⅱ、Ⅲ、aVF 导联病理性 Q 波，T 波倒置；心脏彩超示节段性下壁运动异常。冠状动脉造影示 RCA 近段闭塞，前向血流 TIMI 0 级(图 5A)。导丝送入 RCA 远端后，造影见大量血栓。送入 Thrombuster Ⅱ 血栓抽吸导管反复抽吸后，造影仍见大量血栓，使用 Angiojet 血栓去除装置反复吸栓(图 5B)，血栓未见明显减少(图 5C)。Heartrail Ⅱ 5F 子导管送入 RCA 行血栓抽吸(图 5D)，造影示血栓消失，RCA 远端 90% 狭窄，植入两枚支架，前向血流 TIMI 3 级(图 5E)。

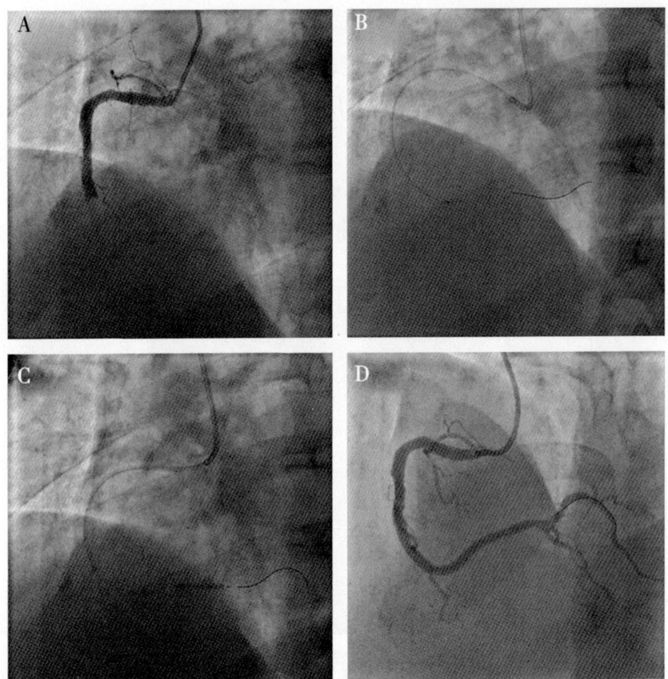

图 4 患者入院前半个月前因“急性下壁心肌梗死”于当地行急诊 PCI，常规血栓抽吸导管抽栓失败

A. RCA 中段闭塞，可见大量血栓；B. Export 导管反复抽吸后仍见大量血栓；C. 远端球囊锚定下子导管抽栓；D. RCA 植入支架后。

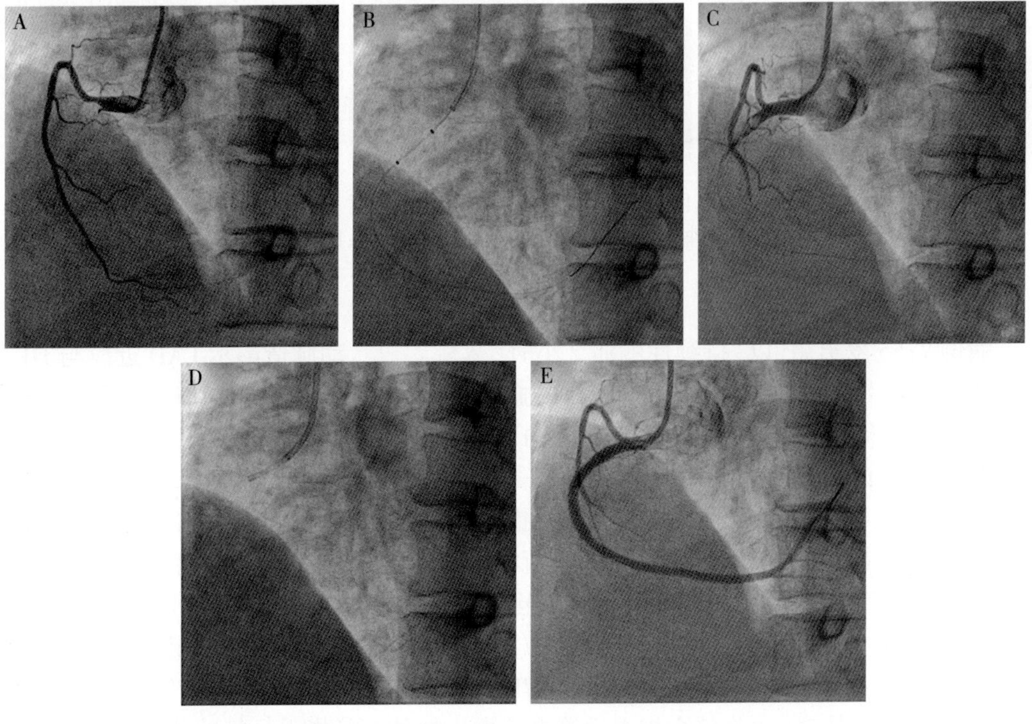

图 5 患者阵发性胸闷胸痛 10 日，加重 3 日

A. RCA 近段闭塞；B. Angiojet 血栓去除装置反复抽吸；C. 血栓未见明显减少；D. 子导管抽栓；E. RCA 植入支架后。

病例 6:38 岁男患,以“1 周前突发胸痛 3 小时”入院,曾于当地医院行静脉溶栓。心电图示窦性心律,Ⅱ、Ⅲ、aVF 导联病理性 Q 波;心脏彩超示节段性下壁运动异常。冠状动脉造影示 RCA 中段大量血栓负荷,前向血流 TIMI 1 级(图 6A)。送入 7F StemiCath 抽栓导管抽栓后,造影仍见大量血栓(图 6B)。Heartrail Ⅱ 5F 子导管在远端球囊锚定技术辅助下送入 RCA 行血栓抽吸(图 6C),造影示 RCA 中段仍见少许残留血栓(图 6D)。送入滤网捞栓(图 6E)后,再次造影见 RCA 中段血栓负荷明显减少,前向血流 TIMI 3 级,未植入支架(图 6F)。

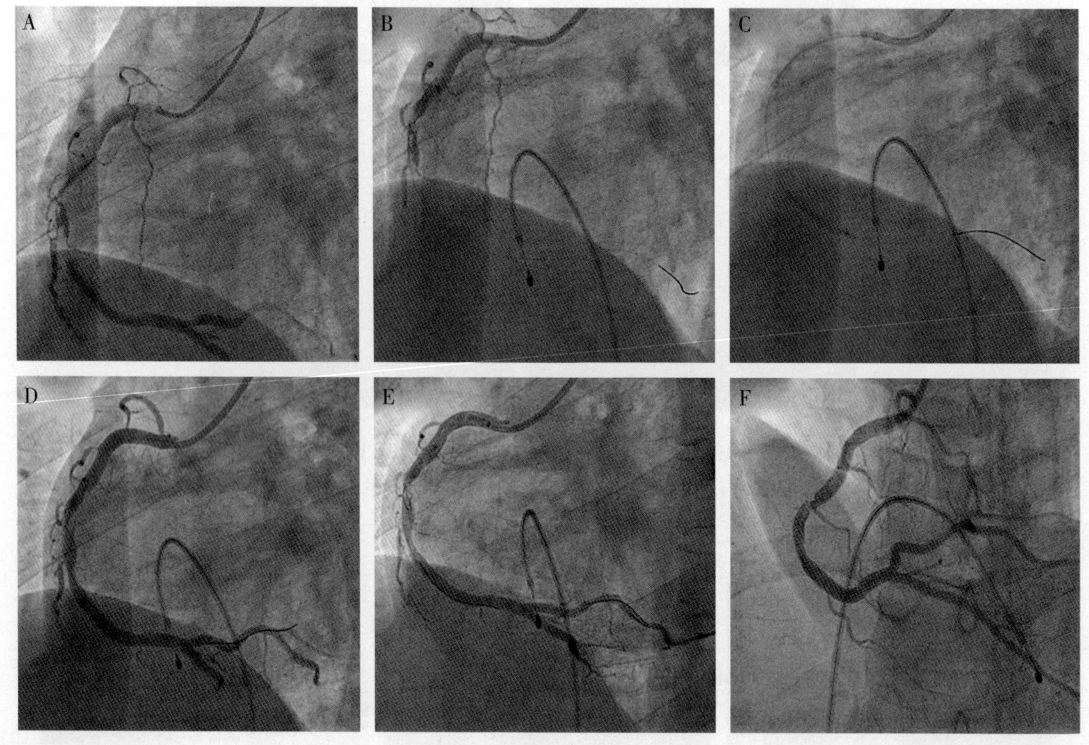

图 6 患者 1 周前突发胸痛 3 小时

A. RCA 中段大量血栓;B. StemiCath 抽栓后血栓未减少;C. 子导管抽栓;D. RCA 中段血栓负荷;E. 滤网捞栓;F. RCA 少许血栓未植入支架。

病例 7:55 岁男患,以“持续性胸痛 2 小时”入院。冠状动脉造影示 LAD 近段与 D1 分叉处重度狭窄(Medina 1,1,0)(图 7A),前向血流 TIMI 3 级。沿指引导管送三根导引导丝至 LAD、LCX 及 D1 远端,于 LAD 近段植入 1 枚支架,再次造影示支架远端可疑血栓影(图 7B),IVUS 检测证实 LM 至 LAD 支架近端大量血栓(图 7C),再次造影示 LM 至 LAD 近端血栓影,前向血流 TIMI 2 级(图 7D)。充分回吸指引导管后,反复送入 Thrombuster Ⅱ 血栓抽吸导管抽吸,未抽出明显血栓性物质。造影示冠状动脉内血栓负荷进一步加重,LAD 前向血流 TIMI 1 级(图 7E)。送入 Guidezilla 延长导管至 LAD 近端行血栓抽吸(图 7F),造影示 LAD 近端血栓完全消失,中远端血流仍为 TIMI0 级(图 7G)。反复将 Thrombuster Ⅱ 血栓抽吸导管送入 LAD 远端行血栓抽吸(图 7H),失败后采用血栓抽吸导管辅助导丝铰链技术(图 7I),再将整个指引导管系统撤出体外。经指引导管冲洗出大量血栓(图 7J)。送入新的指引导管再次造影示 LAD 前向血流恢复为 TIMI 3 级,未见血栓(图 7K 和图 7L,彩图见二维码 21)。

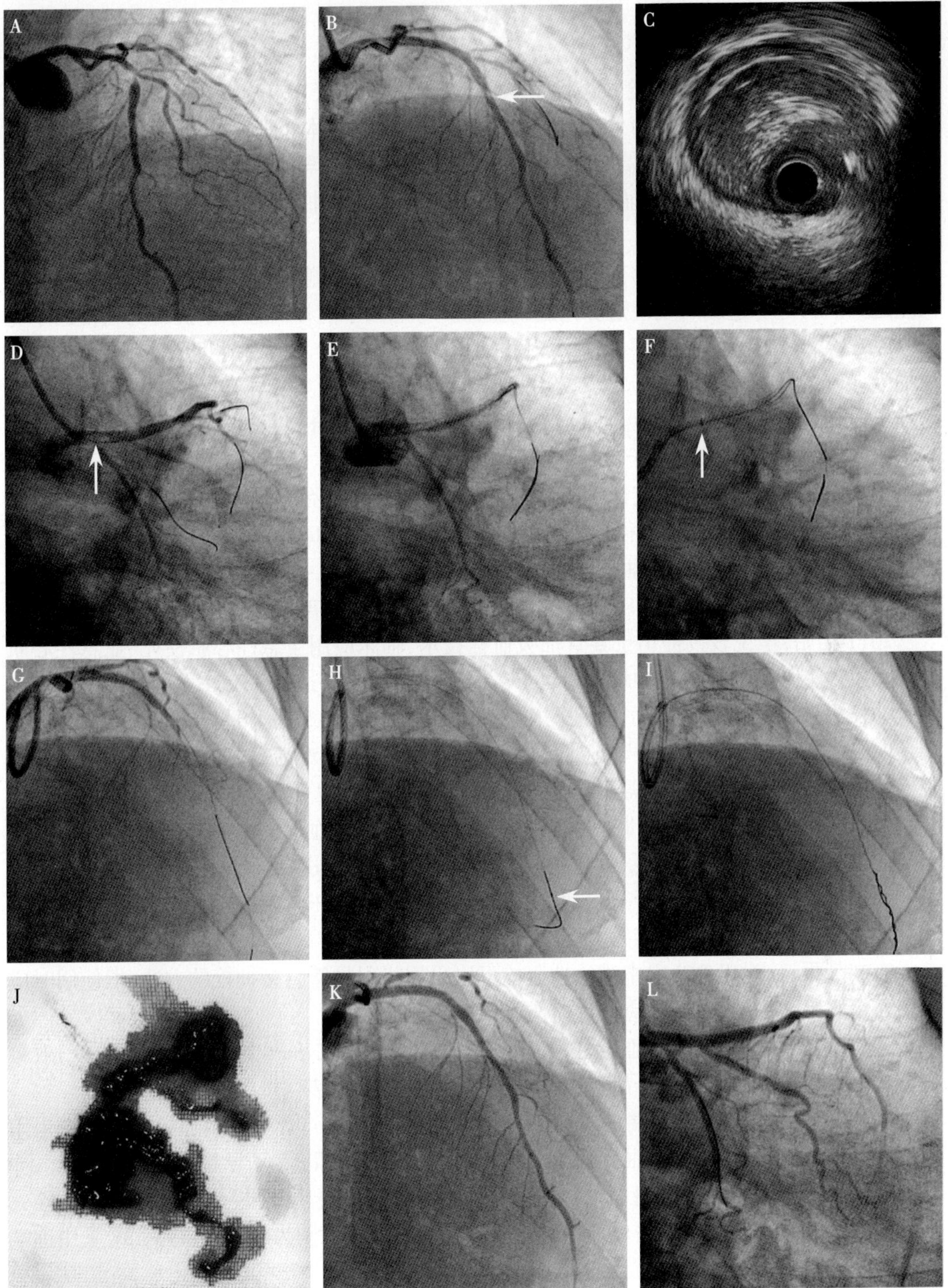

图 7　患者持续性胸痛 2 小时

A. LAD 近端分叉病变伴严重狭窄；B. 支架远端疑似血栓影（箭头）；C. IVUS 示 LAD 支架近端至 LM 内可见血栓；D. 造影示 LM 至 LAD 近端可见严重血栓负荷（箭头）；E. 造影示 LAD 内血栓进一步加重；F. 使用 Guidezilla 延长导管对 LM 及 LAD 近端血栓进行抽吸（箭头）；G. LAD 中段闭塞；H.Thrombuster 抽栓导管行血栓抽吸（箭头）；I. 血栓抽吸导管辅助导丝铰链技术；J. 指引导管内冲洗出大量血栓；K、L. 最终造影结果。

二、知识拓展

1. 圆形内腔抽栓导管抽栓效果优于半月形内腔抽栓导管(病例 1)

除掌握抽栓导管使用技巧外,抽栓导管选择也很重要。体外研究显示,血栓抽吸导管内腔面积越大,抽吸盐水效率越高;但对于半固体状血栓,抽吸导管内腔形态是决定血栓抽吸效率的更重要因素,圆形内腔血栓抽吸导管(如 Export)血栓抽吸效率显著优于半月形内腔血栓抽吸导管(如 Diver)。

病例 1 为支架植入术后第三天,射频消融过程中电极标测到室早位于主动脉根部,在确认左冠开口行冠脉造影时发现冠脉内出现血栓。考虑由于射频消融术中抗凝药物使用不充分,导致造影导管内血栓形成引起急性冠状动脉内血栓栓塞。先采用半月形内腔的 Diver 血栓抽吸导管进行抽栓,但效果欠佳。换用圆形内腔 Export 血栓抽吸导管后,成功将血栓去除。对抽出血栓性物质进行病理检测,证实为白色血栓及少量混合型血栓。

2. 子导管抽栓技术应用于难治性血栓处理(病例 2~6)

根据泊肃叶(Poiseuille)定律,导管内的血流量与管腔半径四次方成正比,如同样是圆形内腔的血栓抽吸导管,管腔直径越大,血栓抽吸效率越高。Heartrail Ⅱ 5F 子导管内腔直径为 0.059inch,Export(6F)血栓抽吸导管内腔直径为 0.043inch,因此理论上圆形内腔的 5F 子导管血栓抽吸效率是 Export(6F)血栓抽吸导管吸栓效率 3.5 倍。

2011 年始,李悦教授提出子导管抽吸血栓技术,临床应用于急性心肌梗死、亚急性心肌梗死及急性支架内血栓形成中均取得良好效果。该方法主要适用于 PCI 术中常规血栓抽吸导管抽栓失败的高血栓负荷病变,且靶血管直径粗大(大于 2.5mm)、罪犯病变近端血管无严重迂曲、成角及狭窄者。5F 子导管抽吸技术处理冠状动脉内难治性血栓,不仅安全有效,而且操作简便、迅速,花费低,但需注意该技术为非常规处理方法,要慎重选择适应证。

操作时需注意:①子导管推送过程中,不宜暴力推送;②血栓病变近端有狭窄病变时,可于病变狭窄处用预扩张球囊低压力扩张,有助于子导管的输送;③子导管吸栓回撤过程中,需注意保持指引导管不要离开冠状动脉开口,同时要保持负压状态,避免大块血栓脱落至主动脉或其他冠状动脉引起栓塞并发症。

有文献报道,对于 PCI 术中难治性血栓可以采用指引导管直接抽栓的方法,但使用时应避免血栓脱落至主动脉内,且应避免损伤冠状动脉等。

病例 2 为 LAD 急性富含血栓性病变,先采用圆形内腔 Export 血栓抽吸导管抽栓,效果欠佳。换用 Heartrail Ⅱ 5F 子导管成功抽出血栓,且未植入支架。

病例 3 为 LM 至 LAD 近端植入支架后发现血栓,考虑为造影导管内血栓栓塞。先采用圆形内腔 Export 抽栓导管,但抽栓效果欠佳。换用 Heartrail Ⅱ 5F 子导管成功抽出血栓。

病例 4 为亚急性心肌梗死,RCA 中段闭塞,为半机化血栓。常规血栓抽吸导管抽栓失败后,Heartrail Ⅱ 5F 子导管送至 RCA 远端,抽吸成功。该病例为 RCA 远端病变,采用远端球囊锚定技术辅助后,子导管成功送入。

病例 5 为亚急性心肌梗死,RCA 近段闭塞,为半机化血栓。常规 Thrombuster 血栓抽吸导管抽栓失败后,采用 Angiojet 机械性血栓去除装置抽栓,效果欠佳,换用 Heartrail Ⅱ 5F 子导管成功抽出血栓。Angiojet 机械性血栓去除装置是运用流体力学中的伯努利原理,将盐水泵入血栓抽吸导管,使盐水从导管尖端向后高速喷射产生负压区,造成真空效应(伯努利效应),从而将周围血栓经流入孔吸入抽吸导管内,被高速喷射水流击碎并排出体外。Angiojet

机械性血栓去除装置主要适用于急性松软血栓的去除，对半机化血栓去除效果欠佳。该患者在常规血栓抽吸导管及机械性血栓去除装置抽栓失败后，采用 Heartrail Ⅱ 5F 子导管取得了良好效果。

病例 6 为亚急性心肌梗死，RCA 近中段大量血栓，为半机化血栓。先使用 7F StemiCath 导管抽栓，但效果不佳，换用 Heartrail Ⅱ 5F 子导管仍然不能将血栓完全去除，最后送入滤网成功捞出血栓。有时子导管抽栓联合滤网捞栓可改善血栓去除效果。

3. 血栓抽吸导管辅助导丝铰链技术应用于难治性血栓处理（病例 7，图 8，彩图见二维码 22）

2018 年李悦教授首创使用该技术处理 PCI 术中冠脉内难治性血栓。具体步骤为先前送第一根导丝通过血栓至血管远端，再沿第一根导丝送入血栓抽吸导管，并将第二根导丝头端进行特殊 3D 塑形（图 9，彩图见二维码 23），然后经血栓抽吸导管的抽吸腔送至血栓远端。两根头端特殊塑形导丝（建议使用 sion 导丝）送至血栓远端后，回撤血栓抽吸导管至指引导管内，顺时针或逆时针方向持续旋转第二根导丝至两根导丝紧密铰链在一起。回撤被铰链在一起的两根导丝，此时大量血栓被铰链结构捕获，并随导丝一起带回指引导管内。将导丝、抽吸导管及整个指引导管系统撤出体外，送入新的指引导管，再次造影确认血栓清除

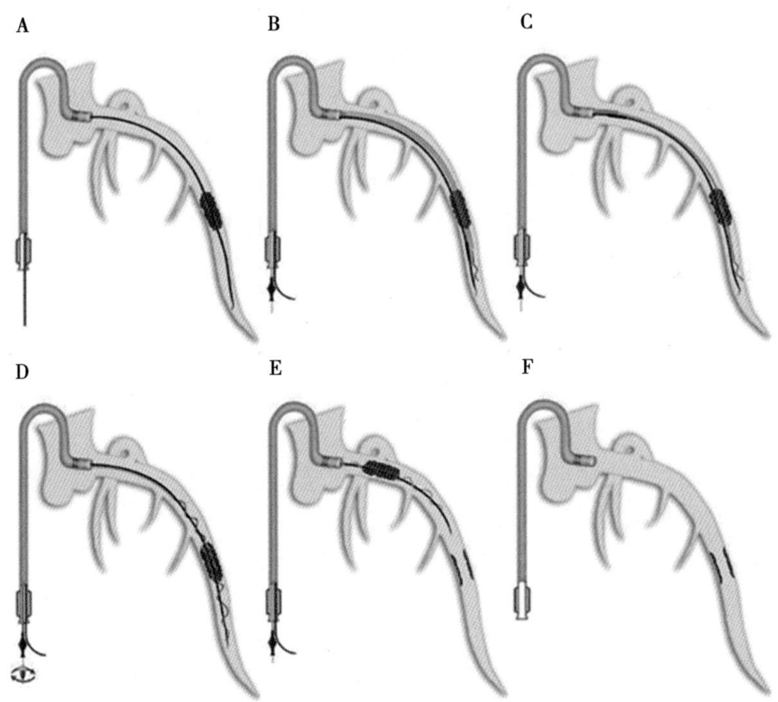

图 8 "血栓抽吸导管辅助导丝铰链技术"操作示意图

A. 前送第一根导线（黑色）通过血栓；B. 沿第一根导丝前送血栓抽吸导管至血栓远端，将第二根导丝（蓝色）头端塑形为" 3D"头端并经抽吸腔前送至血栓远端；C. 回撤血栓抽吸导管至指引导管内；D. 顺时针或逆时针方向连续旋转第二根导丝；E. 将导丝与血栓回撤至指引导管内，并随指引导管撤出体外；F. 换用新的指引导管再次造影，确认血栓残余情况。

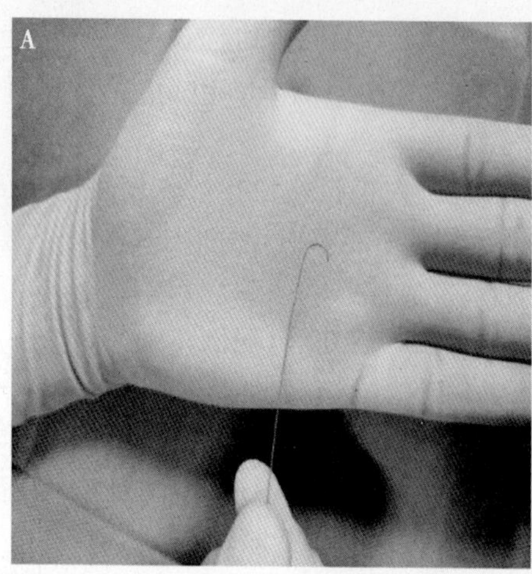

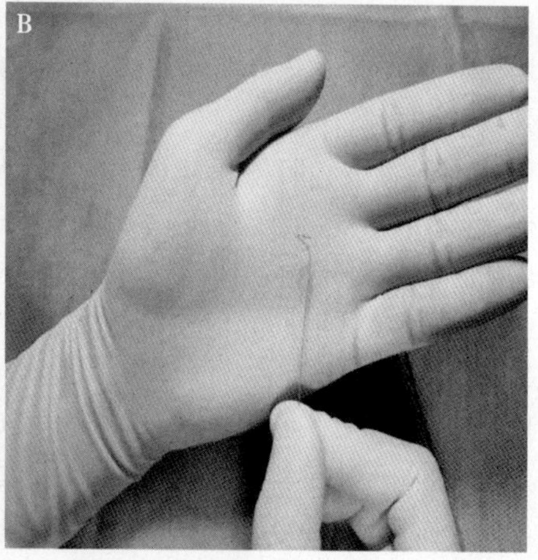

图9 第二根导丝"3D"头端塑形示意图

第一个U形头端(A)和在垂直于第一个U型头端(B)的部位塑第二个U形弯。

效果。

该技术主要适用于常规血栓抽吸导管抽吸无效的冠状动脉血栓栓塞、半机化血栓以及冠状动脉远端或分支内的富血栓病变。该方法经济、简便、安全、有效,无需额外增加使用器械。操作时需注意:在导丝输送时,应小心轻柔,避免导丝损伤冠状动脉内膜或将血栓推向冠状动脉远端;在导丝及血栓抽吸导管回撤时,应保持指引导管位于冠状动脉开口,并适当深插指引导管,避免血栓脱落进入左主干或主动脉内;尽量避免在严重狭窄、钙化以及成角病变处使用此技术。

病例7常规血栓抽吸导管对指引导管内血栓所致的冠状动脉血栓栓塞去除效果欠佳。该病例先后采用Thrombuster Ⅱ血栓抽吸导管及Guidezilla延长导管均不能有效去除血栓栓塞,最后采用血栓抽吸导管辅助导丝铰链技术成功去除血栓。

对于PCI术中难治性血栓的处理,除了上述方法还可通过微导管或ClearWay球囊进行冠状动脉内溶栓治疗。ClearWay球囊由微孔性PTFE材质构成,可使局部药物浓度最大化,并获得更长的局部药物停留时间。也可采用1ml注射器针头刺破球囊,局部给药,增加了靶血管局部药物浓度及药效,且成本较低。

总之,难治性血栓的处理仍是冠脉介入治疗领域一个难题,一旦发生,术者可灵活运用上述各种方法快速妥善应对。

(盛力　王定宇)

参考文献

[1] FAJAR J K, HERIANSYAH T, ROHMAN M S. The predictors of no reflow phenomenon after percutaneous coronary intervention in patients with ST elevation myocardial infarction: A meta-analysis [J]. Indian Heart J, 2018, 70 Suppl 3(Suppl 3): S406-S418.

[2] WILENSKY R L, SELZER F, JOHNSTON J, et al. Relation of percutaneous coronary intervention of complex lesions to clinical outcomes (from the NHLBI Dynamic Registry) [J]. Am J Cardiol, 2002, 90(3): 216-221.

[3] SHENG L, LI S, LI J Q, et al. Presence of Severe Stenosis in Most Culprit Lesions of Patients with ST-segment Elevation

Myocardial Infarction [J].Chin Med J (Engl), 2016, 129 (17): 2074-2078.

[4] BHINDI R, KAJANDER O A, JOLLY S S, et al. Culprit lesion thrombus burden after manual thrombectomy or percutaneous coronary intervention-alone in ST-segment elevation myocardial infarction: the optical coherence tomography sub-study of the TOTAL (ThrOmbecTomy versus PCI ALone) trial [J]. Eur Heart J, 2015, 36 (29): 1892-1900.

[5] HARA H, NAKAMURA M, KOMATSU H, et al. Comparison of the in vitro performance of 6 and 7 French aspiration catheters [J]. EuroIntervention, 2007, 2 (4): 487-492.

[6] SARDELLA G, MANCONE M, NGUYEN B L, et al. The effect of thrombectomy on myocardial blush in primary angioplasty: the Randomized Evaluation of Thrombus Aspiration by two thrombectomy devices in acute Myocardial Infarction (RETAMI) trial [J]. Catheter Cardiovasc Interve, 2008, 71 (1): 84-91.

[7] SHENG L, LI J Q, SUN D H, et al. Removal of refractory thrombus by 5F child catheter in patients with subacute myocardial infarction [J]. Geriatr Cardiol, 2019, 16 (2): 168-172.

[8] MORETTI A, SANZ SANCHEZ J, PETRIELLO G, et al. Ultra-Deep Guide Catheter Intubation for Direct Thromboaspiration in Acute Myocardial Infarction [J].Cardiovasc Revasc Med, 2019, 20 (11S): 49-50.

[9] ZOU Y L, LI J Q, GONG Y T, et al. A novel treatment of refractory coronary embolism: thrombus aspiration catheter-assisted twisting wire technique [J]. J Geriatr Cardiol, 2020, 17 (2): 110-115.

新型“头端自膨式可伸缩延伸导管”抓取冠脉脱载支架的应用1例

一、支架脱载的概念

冠脉支架脱载是指在冠脉介入治疗过程中，由于各种原因如试图通过扭曲、钙化病变或者后撤支架时支架和指引导管不同轴而引起支架变形，在后撤过程中导致支架从输送球囊上部分或完全剥离的并发症。虽然不常发生，但是一旦发生则具有潜在灾难性后果。

目前，随着支架工艺的改进，冠脉支架脱载的发生率已经不足1%。在支架脱载患者中，相关并发症的发生率约为20%；在发生并发症的患者中，死亡、心肌梗死、冠状动脉旁路移植术的发生率分别高达19%、18%和57%。支架脱载患者的总死亡和主要不良心血管事件发生率分别高达4%和20%。

二、支架脱载的分类

欧洲学者将根据支架是否完全脱离输送球囊以及脱载支架和导引导丝的关系将支架脱载分为4种情形：①支架部分脱载，即支架部分位于输送球囊上，没有完全从输送球囊上脱开；②支架完全脱载伴导引导丝在原位；③支架完全脱载伴导引导丝脱出支架外；④支架完全脱载于主动脉或外周动脉。支架发生完全脱载前总是先发生支架变形而导致部分脱载，然后再发生完全脱载，因此，安全、有效、快捷地处理部分脱载支架是预防“次生”并发症的关键。也有人根据脱载的支架是否阻断血流分为阻塞性脱载和非阻塞性脱载。阻塞性脱载如果有可能引起血流动力学障碍，需要迅速处理。非阻塞性脱载有充足的时间思考、制定策略和方法。聂少平等根据脱载支架是否位于冠脉内，以及和导丝的关系，将脱载支架分为6种情形。

三、支架脱载的危险因素

支架脱载的解剖危险因素包括：①冠脉中度或者严重弯曲、严重成角、中度或者严重钙化；②当回旋支与左主干成角超过90°时，尤其是回旋支近中段存在严重迂曲钙化病变且使用长支架时，推送支架也容易遇到阻力。操作相关因素包括病变预处理不充分，支架试图穿过坚硬的冠脉病变；或者冠脉近段已经植入支架，再送支架试图穿过近段支架，分支开口支架突出过多，主支支架前送困难，指引导管支撑力不够；以上情况均导致前送支架困难，需要对病变再次处理或者采用其他策略，此时需要撤出支架到体外，回撤支架时如果指引导管与支架不同轴，很容易引起支架近段变形而无法进入指引导管，此时用力回撤支架可导致支架在指引导管头端被“剥离”，引起支架部分脱载，此时如果强力回拉，有可能会造成支架完全脱载。

四、支架脱载的结果和处理方法

冠脉支架脱载后有多种结果和多种处理方法。目前处理支架脱载通常有 3 种结果：取出体外、冠脉或外周血管内就地释放或挤压到血管壁、脱落到外周血管旷置。最理想的结果是取出体外。目前取出体外的方法有 6 种，包括小球囊技术、导丝缠绕技术、延长导管回收技术、三联体技术、圈套器技术和钳夹器技术。其中前 3 种技术都要求支架近端无变形。后 3 种技术在将脱载的支架拉到动脉鞘管时，经常会遇到阻力，不能直接取出体外。①小球囊技术，适合支架完全脱载，导丝保留在支架内或者导丝脱出支架后，再送新导丝通过支架腔，此时沿导丝送入小球囊，球囊在支架远端扩张后回拉，理论上可行，但成功率低，有时会造成支架更严重的变形。②导丝缠绕技术，在支架壁外送入导丝，体外旋转两根导丝使其缠绕，对术者要求高，有成功的先例。③延长导管回收技术。这 3 种技术都要求脱载支架近端不能变形，因此限制了在临床中的应用。④三联体技术，既往三联体是由于脱载支架近端部分变形，支架无法回收到指引导管，只能部分变形的钢梁进入指引导管，再送入球囊锚定部分进入指引导管的钢梁，将支架、指引导管、球囊形成三联体。仅锚定部分钢梁，可能不能牢固地形成三联体，同时由于有部分变形的支架近端钢梁在指引导管外，因此，在三联体到达动脉鞘管时，往往有阻力，不能确保拉回到动脉鞘管内，此时尚需要采取其他措施，比如外科切开皮肤、更换大的鞘管、扩大皮肤伤口用止血钳钳夹、顺向穿刺肱动脉等方法取出，又造成新的损伤。⑤圈套器技术，沿原导丝送入圈套器，或者穿刺另一入路，送入圈套脱载支架拉回到指引导管内。⑥钳夹器技术，需要在合适的部位使用该技术，需要特定的钳夹器。其他尚有指引导管抽吸法，将指引导管深插抽吸脱载的支架，深插指引导管到冠脉内部，可能会损伤血管壁。

如果取出失败，则采取以下 2 种方法：①将脱载支架就地释放。沿原导丝送入适当球囊，从小直径到大直径，将支架就地释放，必要时后扩张，这种方法虽然便捷，实际上是在原来不需要支架的部位释放了支架，增加了患者支架植入的数目，还需要通过这个支架在远端目标部位植入新的支架，支架在通过支架时可能会带来新的问题，如支架剐蹭、通过困难等。②将脱载支架挤压至血管壁。在支架壁外送入导丝及球囊，将原脱载的支架挤压在血管壁上，增加了植入支架的数目，并且在血管壁上有三层支架钢梁。

五、支架脱载后使用头端自膨式可伸缩延伸导管抓取法

如图 1A 所示，完全脱载的支架通常先发生部分脱载，此时切忌再盲目用力牵拉，试图回撤进指引导管。有时，旋转支架，调整指引导管，稍稍用力牵拉，在支架近端变形不严重的情形下，也可成功回撤进指引导管。但是，总归会冒支架完全脱载的风险，特别是经验不丰富的术者，发现支架不能回收进指引导管，精神高度紧张，暴力牵拉，造成支架完全脱载，或者将支架和指引导管整体退至桡动脉鞘管处，造成支架完全脱载在桡动脉内，外科切开或者使用止血钳夹取，或者释放在桡动脉。

造成支架不能回撤进指引导管的主要机制是支架钢梁出现“毛刺”，或者支架近端变形，呈“尾部开花”状，如图 1A 所示。此时，一旦发现支架回撤至指引导管有阻力时，可将支架尾部剪掉，沿支架杆和导丝送入头端自膨式可伸缩延伸导管；如果导丝脱出支架外，可单纯沿支架杆送入头端自膨式可伸缩延伸导管，该导管头端呈网状，自膨状态直径 5mm，远大于变形的支架尾端或支架“毛刺”部位的直径，可以包裹变形的支架尾端或“毛刺”，如图 1B 所示。包裹后可将该导管和支架一体后撤，由于导管头端呈网状，在指引导管管腔的束缚下，和支架

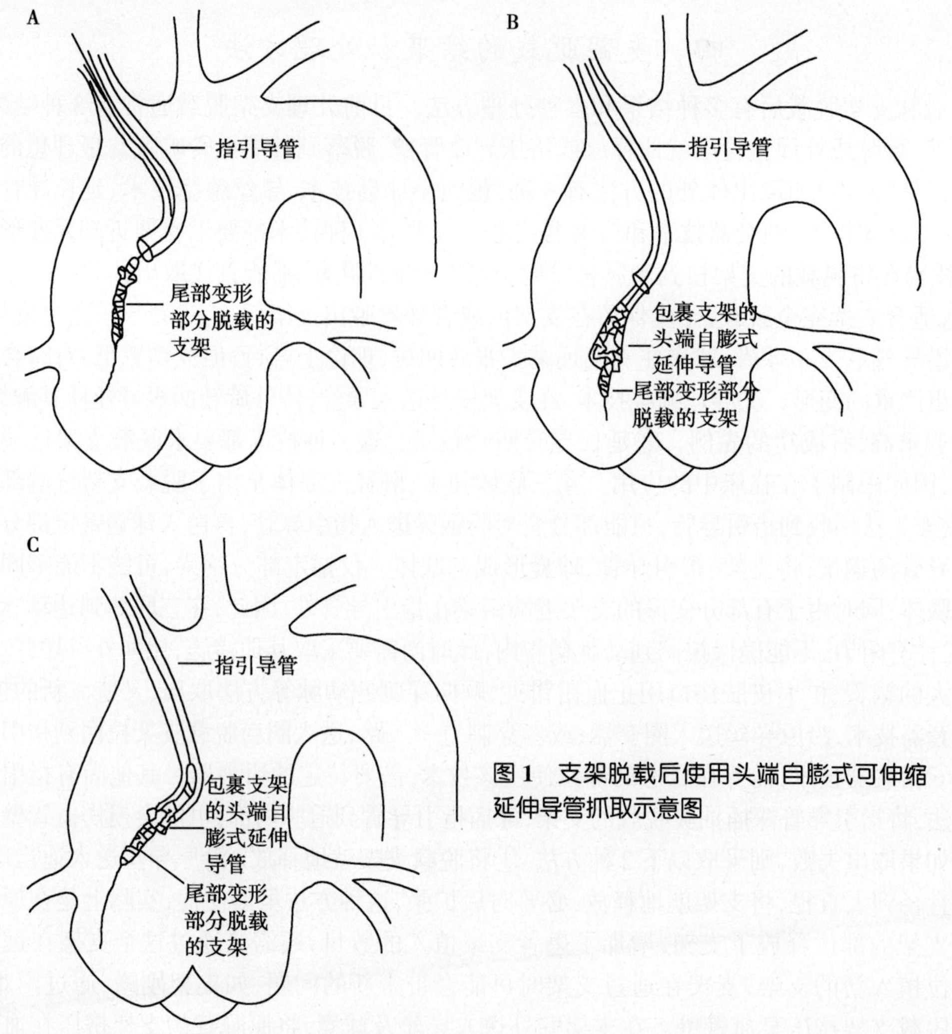

图1 支架脱载后使用头端自膨式可伸缩延伸导管抓取示意图

钢梁紧密结合在一起，回撤至指引导管时不会造成支架完全脱载，回撤过程中，金属网可将变形的钢梁压平如图1C所示，保证支架顺利回撤进指引导管内，进一步成功取出体外。

六、病例分析

（一）病史基本资料

患者女性，68岁，以"间断活动后胸闷8年余，再发加重2周"入院。8年前在回旋支植入支架1枚，2周前胸闷发作频繁，外院造影，右冠状动脉（RCA）近段次全闭塞，后降支（PDA）90%狭窄，左主干（LM）开口60%狭窄，左前降支（LAD）近段90%狭窄，LAD中段80%狭窄，左回旋支（LCX）远段可见支架影，LCX近段80%狭窄（图2）。造影3天后外院经皮冠状动脉介入治疗（PCI）处理RCA近段次全闭塞，由于器械不能通过，手术未成功。

实验室检查：氨基末端脑钠肽前体（NT-proBNP）93pg/ml，心肌肌钙蛋白T（cTnT）<0.01ng/ml，肌酐（Cr）72μmol/L，估算的肾小球滤过率（eGFR）74.367ml/（min·1.73m^2）。

危险因素：高血压10年，长兄冠心病植入支架1枚。

心脏彩超：左室舒张末期内径（LVED）43mm，左室射血分数（LVEF）61%。

心电图：V_1~V_4导联ST-T改变（图3）。

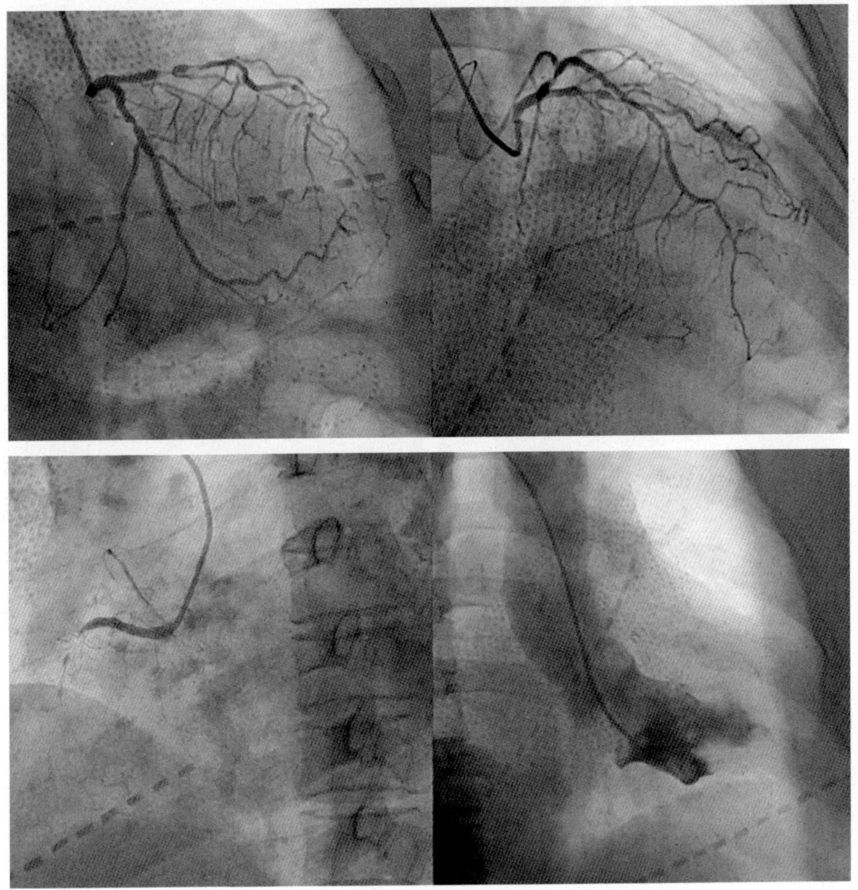

图 2　冠脉造影

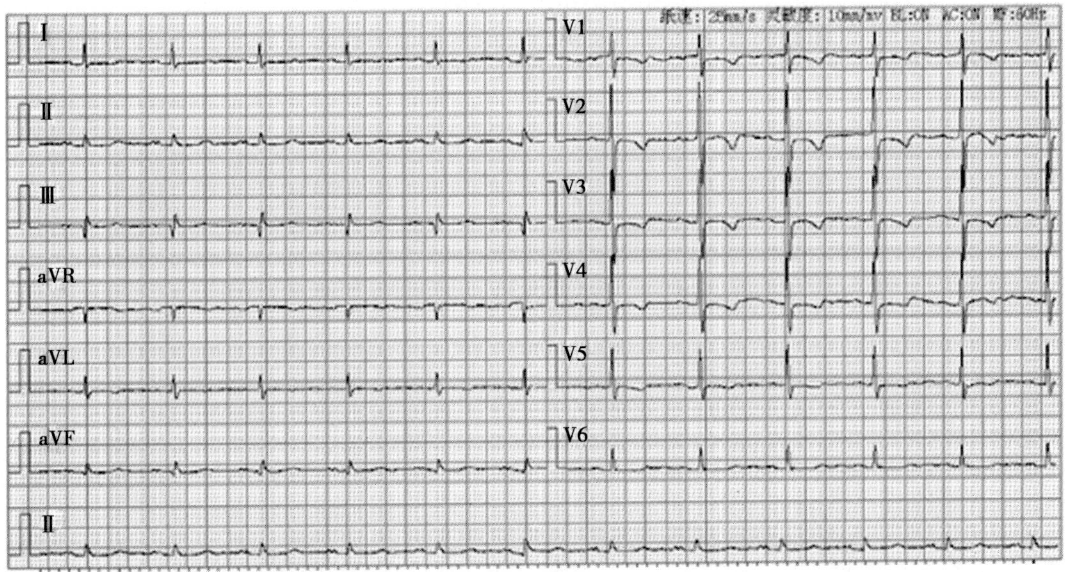

图 3　心电图表现

药物治疗：阿司匹林，替格瑞洛，阿托伐他汀。

（二）第一次介入治疗

外院首先使用 JR3.5 指引导管处理 RCA 近段病变，1.5mm × 15mm 球囊不能通过病变，更换 SAL1.0 指引导管后仍然不能通过，结束手术（图 4）。

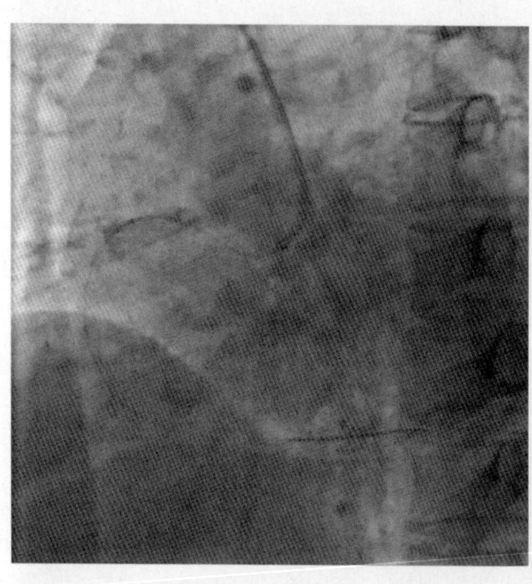
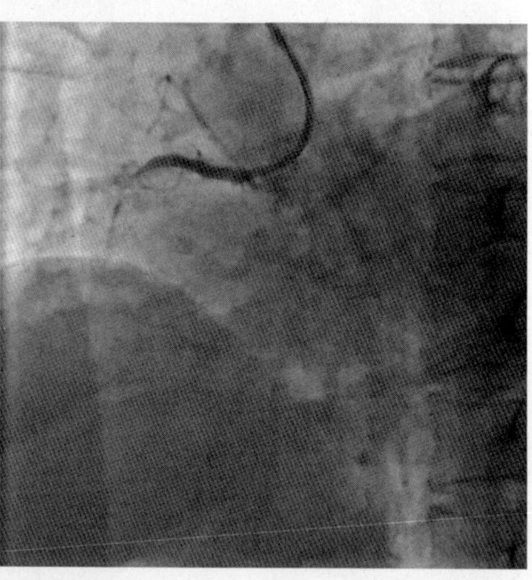

图 4 影像学检查

（三）第二次介入治疗（距外院第一次手术 7 天）

1. **策略制定** 选用强支撑力的指引导管 6F AL 1.0，由于第一次导丝已经成功通过病变，到达次全闭塞段远端，本次拟增加指引导管支撑力，计划必要时使用 Guidezilla 进一步增加指引导管支撑力（图 5）。

2. **送入支架** 由于指引导管头端较长，支架送入后回撤指引导管时，指引导管脱出冠脉（图 6），回撤支架时发现支架不能回撤进指引导管内。可见支架近端变形，此时如果用力回收，很可能会造成支架完全脱载，给后续治疗造成更大的困难。有些术者会选择用力回收，反复尝试，有时也可能回收成功。有些术者会选择将指引导管和支架一体拉至桡动脉鞘管处，不能退出体外，术者用止血钳取出，或者选择外科切开取出。

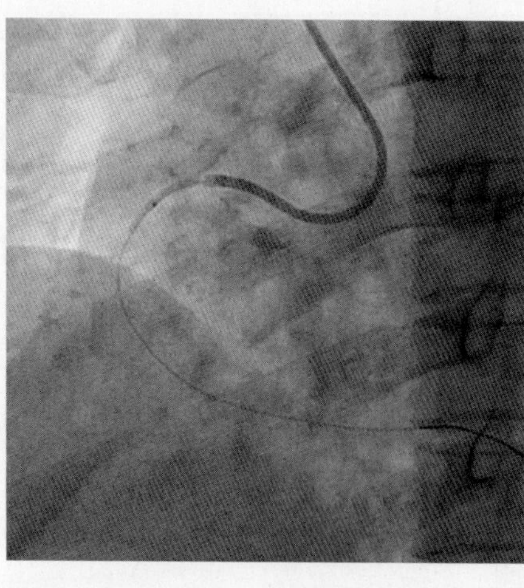
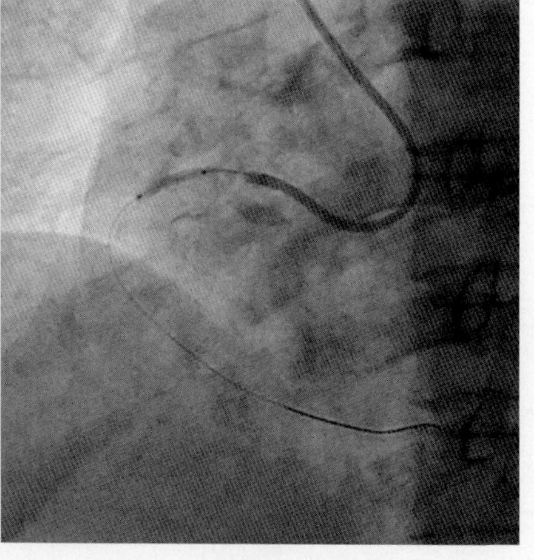

图 5 使用 1.5mm × 15mm 球囊成功通过病变，依次使用 2.0mm × 15mm 球囊、2.75mm × 13mm NSE 球囊预处理病变

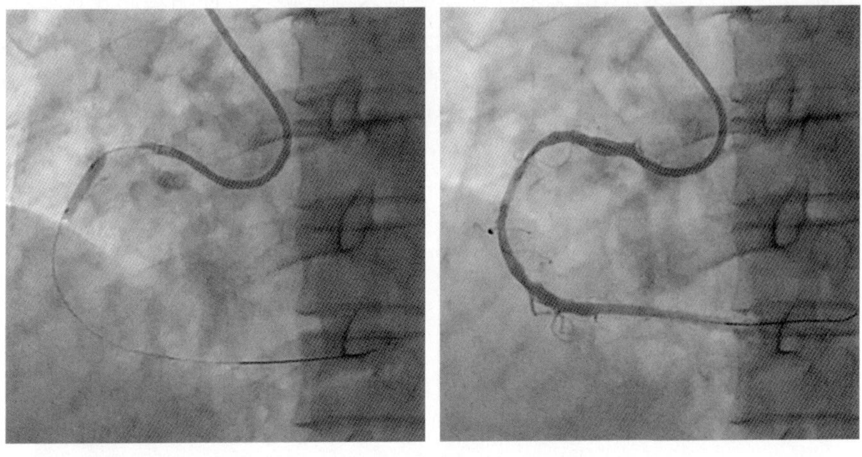

图 5（续）

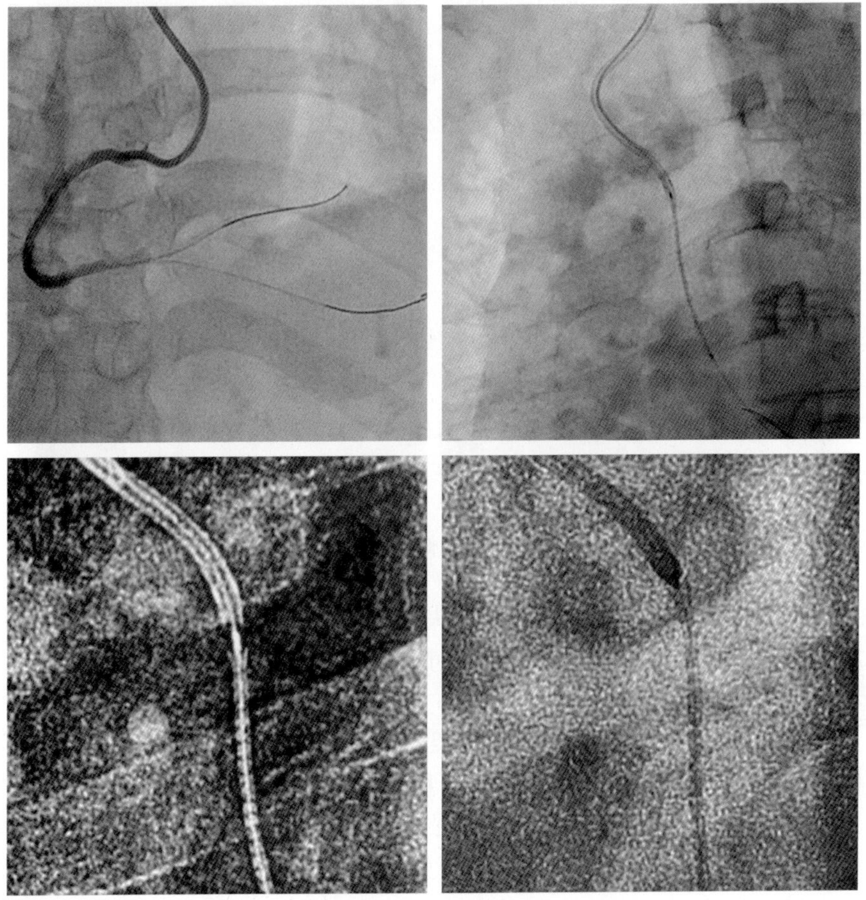

图 6　支架脱出冠脉，不能回撤至指引导管

3. 取出部分脱载的支架 剪断支架杆体外部分的尾端，将支架杆和导丝一起插入头端自膨式可伸缩延伸导管的头部，沿支架杆和导丝将头端自膨式可伸缩延伸导管送入指引导管内，伸出指引导管后，延伸导管头部自膨开，张开的网状头端直径远大于变形的支架尾端，可完全包裹变形的支架尾部(图 7)，将部分脱载的支架和包裹支架尾端的头端自膨式可伸缩延伸导管一体回撤，由于延伸导管的网状头端紧紧包裹变形的支架尾端钢梁，所以不可能形成完全脱载，可顺利将部分脱载的支架回收至指引导管内，并退出体外。整个过程耗时 5 分钟。

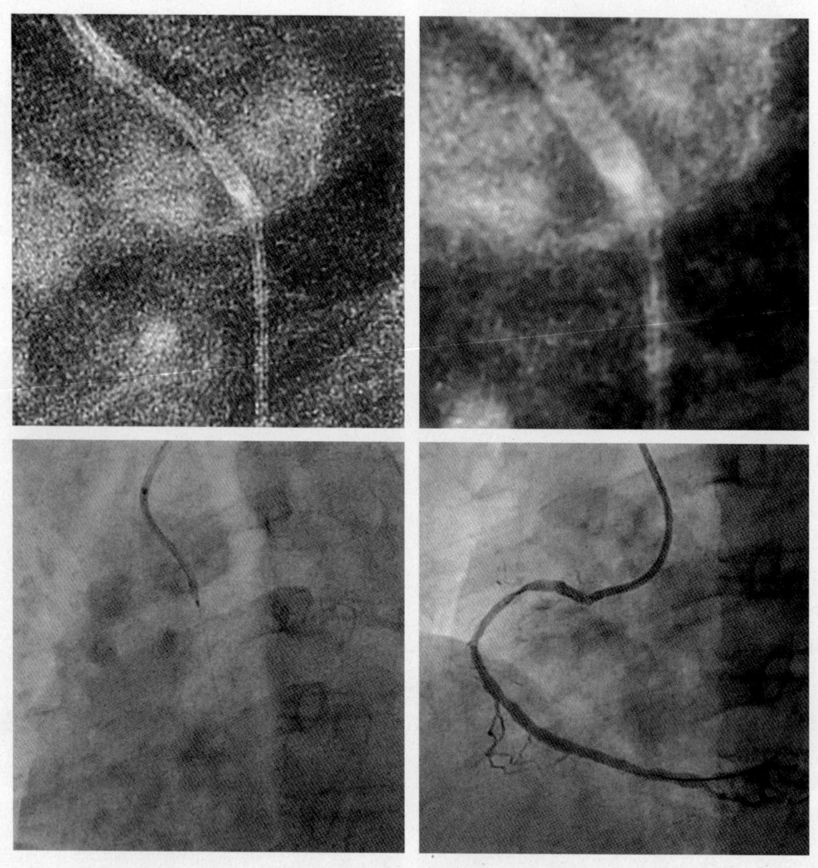

图 7 头端自膨式可伸缩延伸导管取出部分脱载的支架

4. 取出体外的支架 可见头端自膨式可伸缩延伸导管的网状头部包裹支架尾端，分开后可见支架尾端严重变形(图 8，彩图见二维码 24)，称之为支架尾部“开花”。

5. 由于取出部分脱载支架耗时仅 5 分钟，接着进行后续的手术过程。PDA 使用 1.5mm × 15mm 球囊扩张，RCA 近段植入 3.5mm × 38mm 支架，LAD 中段使用 0.5mm × 15mm 球囊扩张，LAD 近段预处理后植入 2.5mm × 38mm 支架，LCX 近段预处理后植入 2.75mm × 14mm 支架，LM 开口切割球囊预处理后植入 3.5mm × 9mm 支架。最终结果见图 9。

二维码25

6. 体外模拟取出过程

(1) 剪断支架杆尾端，将导丝和支架杆一体插入头端自膨式可伸缩延伸导管的网状头部(图 10，彩图见二维码 25)。

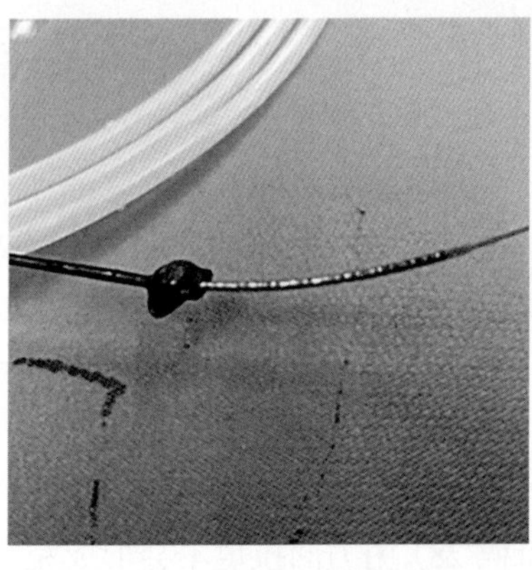

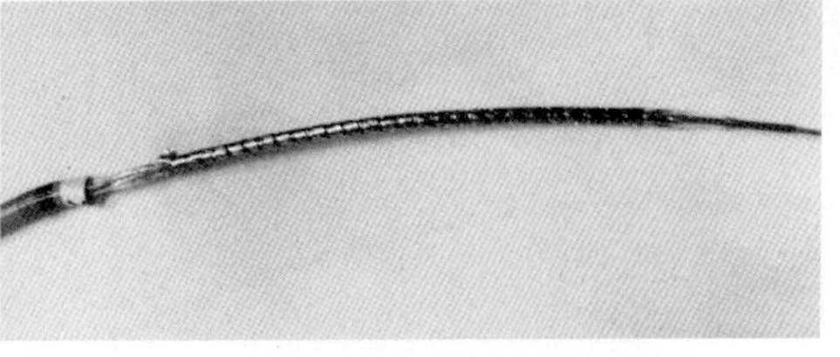

图 8 可见严重尾部变形的支架

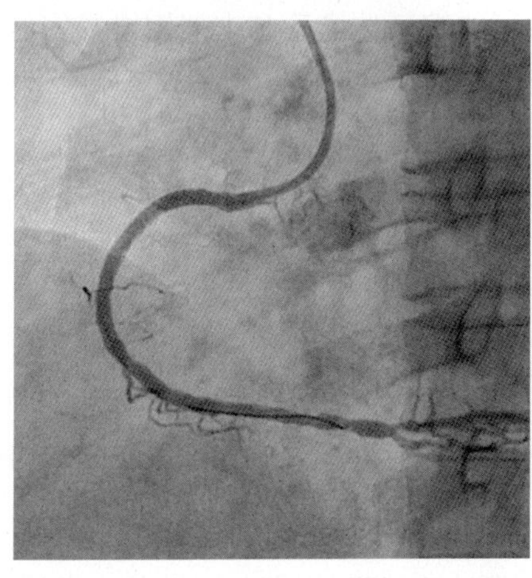

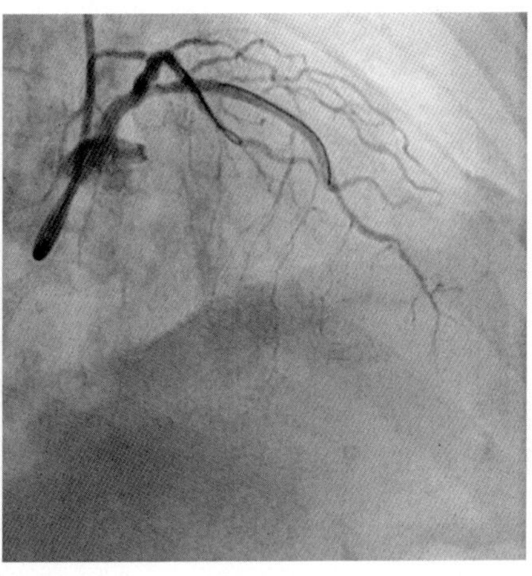

图 9 最终结果

(2) 头端自膨式可伸缩延伸导管伸出指引导管后，网状头部自膨开呈自然状态(图 11，彩图见二维码 26)。

(3) 张开的网状头端直径远大于开花变形的支架尾端，可轻松包裹住开花变形的支架尾端(图 12，彩图见二维码 27)。

(4) 网状头部包裹支架后，一体回撤支架杆和延伸导管，由于受

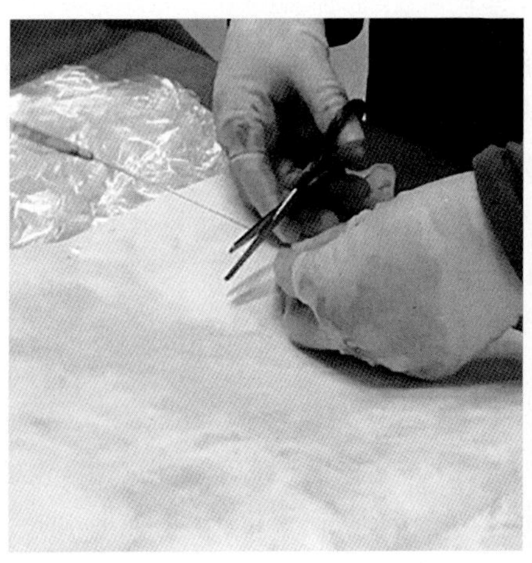

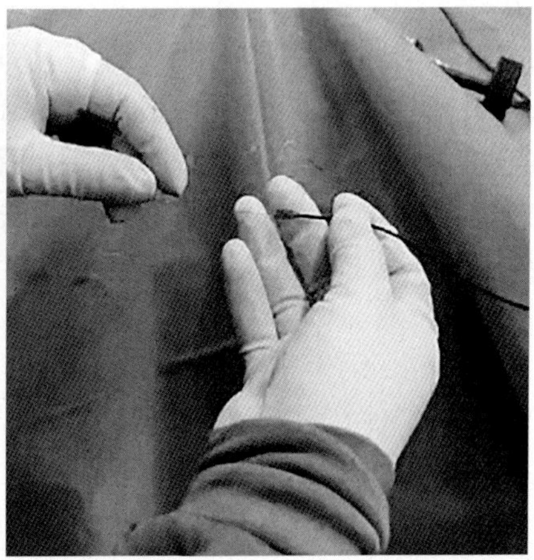

图 10 剪断支架杆尾部

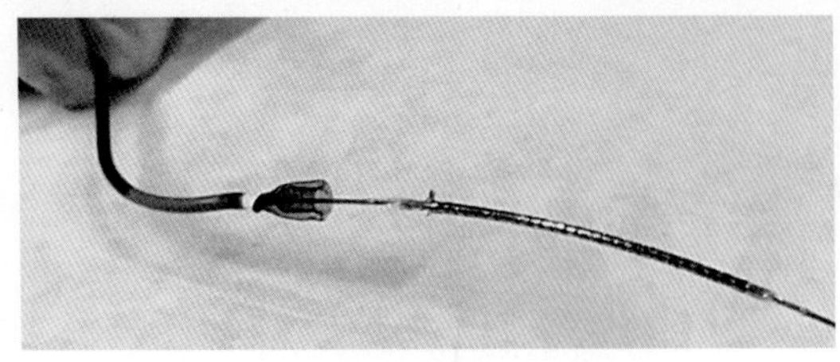

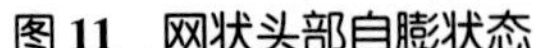
图 11 网状头部自膨状态

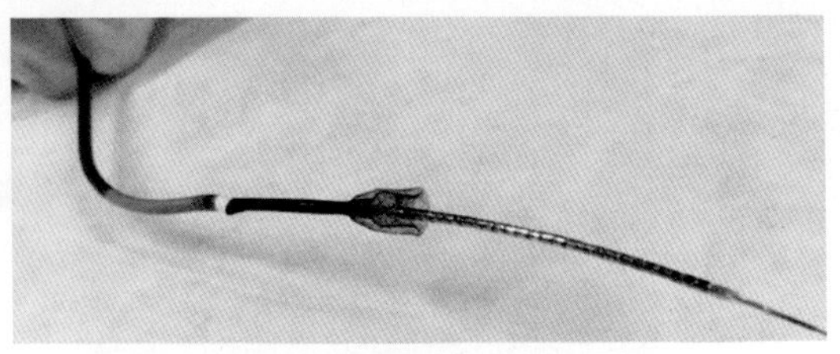

图 12 网状头端包裹变形的支架尾部

指引导管的束缚作用，网状头端和变形的支架尾端钢梁紧紧地结合在一起（图 13，彩图见二维码 28），用力回拉也不会形成完全脱载。

(5) 头端自膨式可伸缩延伸导管和支架钢梁紧密结合，一体回收至指引导管，然后退出体外（图 14，彩图见二维码 29）。

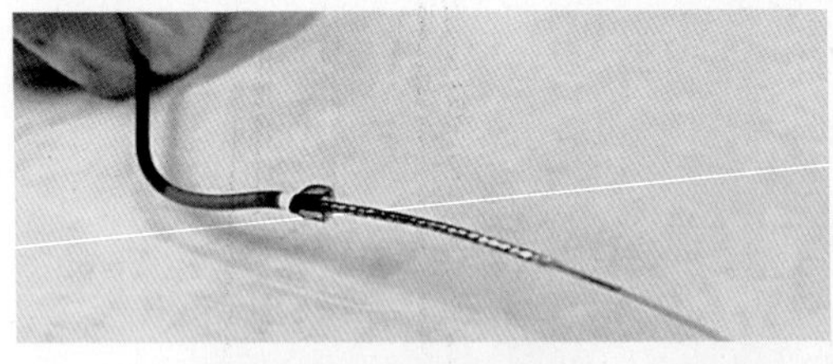

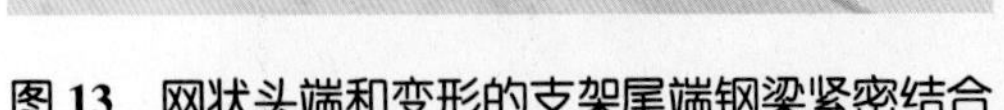
图 13 网状头端和变形的支架尾端钢梁紧密结合

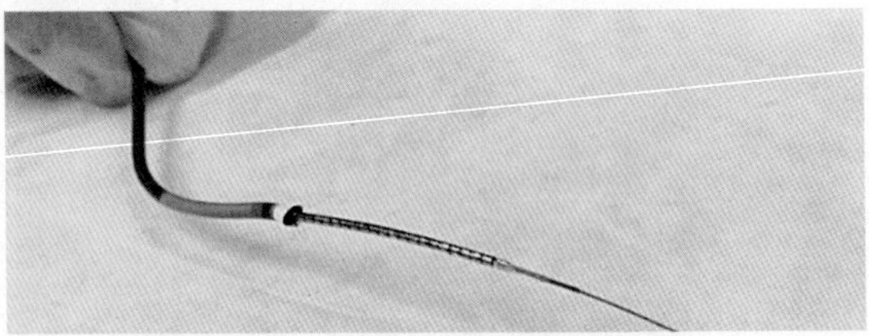

图 14 成功将尾部变形的支架回撤至 6F 指引导管内

（四）讨论的问题

1. 预防支架脱载 支架脱载经常发生在高阻力病变不能通过支架时，由于回撤时支架和指引导管不同轴，造成支架尾端开花变形，发生部分脱载，此时不宜再用力回撤，否则可能会造成完全脱载，给后续治疗带来更大的困难。

2. 脱载支架的取出 尽管支架脱载重在预防，但是临床上由于病变的复杂性，以及术者经验的不足，支架脱载时有发生。一旦发生部分脱载，使用头端自膨式可伸缩延伸导管，很容易快捷取出，不需要退出导丝，不需要退出指引导管，可有效避免冠脉发生急性闭塞，或者导丝再次通过病变困难。

（五）小结

本例右冠状动脉近段次全闭塞，由于局部纤维化较重，器械不能通过，转入我院，采用强支撑长头指引导管，支架定位时指引导管脱出冠脉，回撤支架造成支架尾端变形，部分脱载，不能回收进指引导管内，采用新型的头端自膨式可伸缩延伸导管，仅耗时 5 分钟，即成功取出部分脱载的支架，与传统的取脱载支架方法相比，简化了术式，缩短了手术时间，减少了术者的心理负担，避免了桡动脉切开，降低了医疗纠纷的风险。

（韩战营）

参 考 文 献

[1] MALIK S A, BRILAKIS E S, POMPILI V, et al. Lost and found: Coronary stent retrieval and review of literature [J]. Catheter Cardiovasc Interv, 2018, 92(1): 50-53.

[2] ALOMAR M E, MICHAEL T T, PATEL V G, et al. Stent loss and retrieval during percutaneous coronary interventions: a

systematic review and meta-analysis [J]. J Invasive Cardiol, 2013, 25(12): 637-641.

[3] WOODHOUSE J B, UBEROI R. Techniques for intravascular foreign body retrieval [J]. Cardiovasc Intervent Radiol, 2013, 36(4): 888-897.

[4] PATRICK C, ERIC E, MICHAEL H, et al. Complications: coronary stent loss [EB/OL]. [2018-09-13](2020-08-01). https://www.pcronline.com/Cases-resources-images/Complications/Implant-loss/Stent-loss.

[5] 中国医师协会心血管内科医师分会指南与共识工作委员会，中青年冠脉专家沙龙．冠状动脉支架脱载的处理和预防专家共识[J]. 中华心血管病杂志（网络版），2019，2(1): e1-e9.

心脏病学实践 2020

主　　编　丛洪良　袁祖贻

主　　审　陈义汉　张　健

学术秘书　李曦铭　郭　宁

人民卫生出版社

·北　京·

图书在版编目（CIP）数据

心脏病学实践 . 2020：全 6 册 / 丛洪良，袁祖贻主编 . —北京：人民卫生出版社，2020.11（2020.12 重印）

ISBN 978-7-117-30664-5

Ⅰ. ①心… Ⅱ. ①丛… ②袁… Ⅲ. ①心脏病学 Ⅳ. ①R541

中国版本图书馆 CIP 数据核字（2020）第 196492 号

心脏病学实践 2020（全 6 册）

Xinzangbingxue Shijian 2020（Quan 6 Ce）

主　　编：丛洪良　袁祖贻

出版发行：人民卫生出版社（中继线 010-59780011）

地　　址：北京市朝阳区潘家园南里 19 号

邮　　编：100021

E - mail：pmph @ pmph.com

购书热线：010-59787592　010-59787584　010-65264830

印　　刷：廊坊一二〇六印刷厂

经　　销：新华书店

开　　本：787 × 1092　1/16　　**总印张**：72

总 字 数：1797 千字

版　　次：2020 年 11 月第 1 版

印　　次：2020 年 12 月第 2 次印刷

标准书号：ISBN 978-7-117-30664-5

定价（全 6 册）：239.00 元

打击盗版举报电话：010-59787491　E-mail：WQ @ pmph.com

质量问题联系电话：010-59787234　E-mail：zhiliang @ pmph.com

第三分册

心 律 失 常

分册主编　董建增　樊晓寒　桑才华

编者名单

（按文中出现顺序排序）

董建增　首都医科大学附属北京安贞医院
马长生　首都医科大学附属北京安贞医院
郭雪原　首都医科大学附属北京安贞医院
郭金锐　云南省阜外心血管病医院
丁立刚　中国医学科学院阜外医院
姚　焰　中国医学科学院阜外医院
李毅刚　上海交通大学医学院附属新华医院
龚畅祺　上海交通大学医学院附属新华医院
刘少稳　上海市第一人民医院
陈　欣　广东省人民医院
吴书林　广东省人民医院
张劲林　武汉亚洲心脏病医院
黄尾平　武汉亚洲心脏病医院
蒋汝红　浙江大学医学院附属邵逸夫医院
蒋晨阳　浙江大学医学院附属邵逸夫医院
王彬浩　宁波市第一医院
储慧民　宁波市第一医院
桑才华　首都医科大学附属北京安贞医院
赖一炜　首都医科大学附属北京安贞医院
陈明龙　南京医科大学第一附属医院
刘方舟　广东省人民医院
薛玉梅　广东省人民医院
林明杰　北京大学第一医院
吕品超　北京大学第一医院
吴　林　北京大学第一医院
吴雪迎　首都医科大学附属北京安贞医院
李梦梦　首都医科大学附属北京安贞医院
龙德勇　首都医科大学附属北京安贞医院
于海波　中国人民解放军北部战区总医院
王祖禄　中国人民解放军北部战区总医院
吴圣杰　温州医科大学附属第一医院
郑茹洁　温州医科大学附属第一医院
黄伟剑　温州医科大学附属第一医院
朱浩杰　中国医学科学院阜外医院

樊晓寒 中国医学科学院阜外医院
李小荣 上海市东方医院
杨 兵 上海市东方医院
李学斌 北京大学人民医院
吴寸草 北京大学人民医院
申 阳 南昌大学第二附属医院
付灵华 南昌大学第二附属医院
洪 葵 南昌大学第二附属医院
杨新春 首都医科大学附属北京朝阳医院
白 融 首都医科大学附属北京安贞医院
李林凌 首都医科大学附属北京安贞医院
刘克森 首都医科大学附属北京安贞医院
吴 愧 首都医科大学附属北京安贞医院
李玉昆 首都医科大学附属北京安贞医院
赵晓燕 郑州大学第一附属医院
戴东普 郑州大学第一附属医院
付 华 四川大学华西医院
徐 征 吉林大学白求恩第一医院
李 航 吉林大学白求恩第一医院
马大实 吉林大学白求恩第一医院
佟 倩 吉林大学白求恩第一医院

目 录

心 律 失 常

近年心律失常领域取得了许多重要进展,既有宏观上通过临床试验对重要问题进行的解答,也有精细至个体、基因层面上进行诊断和干预的尝试,同时亦有消融、起搏、植入型心律转复除颤器(ICD)等治疗方式上新器械、新技术的突破。本文在心律学研究热点和最新进展中提取七个方向进行全景式扫描,以飨读者。

一、房颤卒中预防的综合管理

血栓栓塞是心房颤动(简称房颤)的重要并发症,抗凝是房颤治疗的关键环节。近年来,随着大量新型口服抗凝药(NOACs)临床证据的积累,房颤抗凝治疗开始进入了后华法林时代,NOACs 的广泛使用在很大程度上扭转了房颤所致卒中的升高趋势。多项临床研究显示 NOACs 在预防缺血性脑卒中的效果上不劣于甚至优于华法林,并且能显著地降低大出血风险。因此,NOACs 的适应证较之前有扩大趋势,多项注册研究证实 NOACs 合并既往脑出血病史、活动性肝病、慢性肾脏病、活动性肿瘤患者中优于华法林治疗,且部分研究初步探索了 NOACs 在预防卒中方面的额外获益,如 NOACs 应用与骨折风险以及痴呆风险的降低相关。正在进行中的 INVICTUS 研究将进一步挑战既往 NOACs 的使用禁忌,即其在风湿性瓣膜病患者中的应用,期待未来其结果的公布。虽然目前市面上 NOACs 种类繁多,但不同种类 NOACs 在有效性及安全性上直接进行比较的随机对照临床试验结果依然缺乏,相关证据多来源于队列研究,未来需要进一步研究进行证明。就我国的具体情况而言,目前我国房颤患者血栓栓塞风险评估率以及抗凝药物使用比例较前几年有了明显改善,但整体比例依然偏低,将来有很大的提升空间。

除了口服抗凝药的卒中预防,近年来经皮左心耳封堵术也获得了蓬勃发展。随着手术量的增加和技术的日益成熟,手术逐渐规范化,并发症持续降低,成功率和安全性逐渐提高。令人瞩目的是,全球首个左心耳封堵和 NOACs 随机对照研究 PRAGUE-17 结果显示,左心耳封堵在预防心脑血管事件方面相比 NOACs 达到了非劣效性,这也显示左心耳封堵在房颤非药物治疗上的巨大潜力。目前国际上多项新型封堵器相关的临床研究也正在如火如荼地开展。然而,左心耳封堵目前仍存在一些问题和挑战,比如左心耳封堵术的患者选择及获益评估、手术规范性的优化和围术期风险的防控、封堵术后最佳抗栓策略等。

此外,房颤患者的综合管理近年来也得到日益重视,在 ALL-IN 研究中,接受综合管理的房颤患者相比只接受常规治疗的患者,由非心血管死亡介导的全因死亡风险大幅下降。从医院角度,房颤专科门诊的开展能显著提高房颤的诊疗质量。从个人角度,患者生活方式以及危险因素的控制水平也会大幅影响房颤预后,比如 RE-LY 试验中发现接受抗凝治疗的房颤患者血压过高与患者栓塞风险的显著增加相关,血压过低则与出血风险的升高相关,而血压无论过高还是过低都与更高的全因死亡风险相关。提示房颤患者的血压管理仍有待进一步研究与探索。

二、房颤导管消融新策略与新技术

房颤导管消融新技术、新器械近年来进展颇多,为提高手术效率和安全性以及降低手术门槛作出了一定贡献,现阶段房颤导管消融术已较为成熟。短时程、高功率消融虽并非是一项全新理念,但相关研究的发表使该技术在2019年重回视野。根据体外及模拟实验数据显示,短时程高功率消融所产生的病灶相比传统消融可产生更为浅而宽大的病灶,损伤主要通过阻抗热介导产生,而造成周边组织或深部组织损伤的传导热效应相对较少。现阶段的多项临床研究也初步证实了该策略在真实消融术中的有效性与安全性,QDOT-FAST研究进一步发现,采用90W消融4秒的短时间高功率消融技术,即刻肺静脉隔离率及短期随访成功率均满意,且无心脏压塞、肺静脉狭窄、左心房食管瘘等严重并发症发生。但需注意的是:首先,上述结果均来源于病例对照或队列研究,缺乏严格的随机对照研究证据;其次,多项研究中所用功率(40~90W)及设备(是否使用压力导管、是否使用消融指数指导)不一,目前尚无明确的短时程高功率定义;最后,理论上来讲该策略可能更加适用于肺静脉前庭等心房肌肉较薄的组织,而对于二尖瓣峡部等复杂结构是否适用仍无明确定论。

左心房解剖学的复杂性为射频消融能量的有效透壁造成一定限制,该现象尤其见于二尖瓣峡部的线性消融。相关研究者立足于新的消融途经和方式对该部位进行了探索与优化。Marshall静脉为胚胎期左主静脉退化后残留的细小静脉,其开口位于冠状窦近Vieussens瓣处,沿左房后侧壁走行,并与心肌纤维、自主神经纤维伴行构成Marshall韧带。Marshall静脉无水乙醇注射(ethanol infusion into the vein of Marshall,EI-VOM)最早于2009年由Valderrábano等首次应用于房颤患者。EI-VOM不仅可以直接对其邻近心肌(主要包括二尖瓣峡部和部分肺静脉前庭)产生化学消融作用,同时还能够对伴行的心脏自主神经、Marshall韧带内的非肺静脉房颤触发灶进行干预,从而有望提高手术成功率并预防远期的房颤、房扑复发。于今年美国心脏病学会年会上最新发布的随机对照试验VENUS研究表明,EI-VOM联合肺静脉隔离与单纯肺静脉隔离相比可显著改善持续性房颤患者的无房颤生存率,而该团队正在实施的另一项MARS研究将进一步阐述EI-VOM联合肺静脉隔离及基质改良对持续房颤患者的治疗作用。

传统消融能量如射频及冷冻均是通过温度效应产生消融病灶,无可避免会对消融靶点周围的组织造成一定影响。脉冲电场消融则通过高压电场释放的瞬时能量脉冲,对心肌组织造成选择性(对食管、神经、肺静脉等不敏感)的非热能式损伤,实现心肌组织的凋亡,局部无凝固性坏死。首项临床试验对81例阵发性房颤患者实施脉冲电场消融,结果显示,肺静脉隔离率达100%,无卒中、膈神经损伤、肺静脉狭窄、左房食管瘘,随访至12个月窦性心律维持率达87.4%。

房颤导管消融的发展从未停息,在新技术、新器械、新策略的推动下,安全且有效地施行房颤导管消融术是我们共同的目标。

三、标准化的室速、室上速导管消融治疗

室上性心动过速(简称室上速)是临床常见的心律失常类型。2019年欧洲心脏病学会(ESC)发布了最新《室上速管理指南》,是继2003年ESC《室上速管理指南》以及2015年美国心脏病学会(ACC)/美国心脏协会(AHA)/心律协会(HRS)《成人室上速管理指南》后的

重要更新。新指南立足最新的循证医学证据,对室上速的药物治疗提出了新观点与新推荐,并进一步细化了室上速在孕产妇、胎儿以及合并先天性心脏病患者等不同亚组人群中的治疗。难能可贵的是,指南也对室上速患者的驾驶行为以及竞技运动进行了约束和推荐,反映了目前心律失常领域更加全面、综合的治疗理念。

历经数十年的发展,室上速导管消融经历了从二维到三维时代的转变,作为治疗室上速的根治性治疗手段,其价值与地位不断提升,新指南也对各类型心律失常提出了具体而详尽的推荐。去年,我国在室上速的导管消融治疗方面进展颇丰,如我国陈明龙团队系统性总结了右侧旁道的室侧瓣下消融方法,吴书林团队通过对比起搏前后 QRS 波形态,评估希氏束旁心律失常的消融风险,首都医科大学附属北京安贞医院电生理中心团队也相继提出了右侧游离壁心房多插入点旁路、主动脉 - 二尖瓣结合部相关左侧旁路以及大动脉转位"心室侧"成功消融房性心动过速(简称房速)等多种复杂室上速的电生理特性。但需注意的是,我们不应满足在疑难复杂病例中一味追求"登峰造极",而忽略室上速本身复杂的病理生理特性,目前在一些具体问题上(如房室结折返性心动过速的确切折返环路)仍无明确答案,仍需进一步研究探讨。

与此同时,2019 年美国心律失常学会联合各大学会颁布了新版室性心律失常导管消融专家共识,共识中对该类疾病的适应证、消融策略方法等进行了详细的描述与论证。但正如其名,该文件并非管理指南,而属于专家共识范畴。这反映出室性心律失常的管理,尤其是导管消融方面仍缺乏高质量的临床研究,而多局限在反映专家个人经验的病例系列中。纵观共识,唯一与导管消融直接相关的 A 级证据推荐为:对植入 ICD 后首次发作单形性室性心动过速(简称室速)的缺血性心肌病患者,可考虑行导管消融治疗,以降低室速复发或 ICD 治疗的风险(Ⅱb 类推荐)。尽管如此,共识的发布也是对电生理医师提出的要求与期望,未来我们需要更加标准、严格的室速导管消融评价方法与体系,这应体现在从患者的临床评估、围术期管理、术后随访等方方面面,而这也是未来室性心律失常临床管理与科学研究的重点之一。

四、心律失常与心力衰竭的"新视角"

目前心动过速心肌病的概念已被广泛接受,即各种持续性或反复发作的快速心律失常(房颤、房速、室性期前收缩、室速等)引发的心脏结构或功能可逆性改变的一类心肌病。对于此类患者,及时有效的室率控制和导管消融,可使心脏结构与功能部分或完全恢复正常。这类由快速性心律失常引起的心力衰竭(简称心衰)临床中常见且相对容易诊断,但部分心律失常相关心衰并无快速心室反应,可在"正常"窦律下发展而来。

左束支传导阻滞(LBBB)患者室间隔与左室游离壁激动不同步,使室间隔收缩早于左室游离壁收缩而不参与心室射血的做功过程。随着疾病的进展,室间隔出现失用性萎缩,逐渐变薄,整个左心室收缩时会挤压室间隔而表现出矛盾运动,收缩期间隔厚度反而变小。长此以往,患者可表现为明显的左心室激动延迟和不协调、左心室重构、心功能恶化。心脏磁共振成像(CMR)可有效识别这一特殊的病理生理状态,表现为室间隔变薄,收缩功能丧失,从间隔到侧壁收缩性逐渐接近正常,而继发于扩张型心肌病的 LBBB 患者则表现为左心室多个节段的均匀变薄,收缩功能下降。对 LBBB 导致的扩张型心肌病患者,利用心脏再同步化治疗(CRT)可最大程度改善患者的心室收缩失同步的状态,有助于改善预后。

与之类似,越来越多的研究者发现房室旁道本身也会改变心室正常的收缩顺序,增加远期心衰的风险。我们发现约30%的右侧显性旁路患者合并有左心室的收缩功能障碍,尤以右侧间隔旁道为著,而左侧旁道由于大部分激动通过正常房室结和左右束支,其左心室功能相对正常。导管消融可纠正窦性心律下左右心室收缩不同步的现象,因此对于此类患者的心功能保护具有重要作用。

五、生理性起搏与无导线起搏展望

近些年,起搏器植入需求逐年增加。对于传统心室单腔起搏器,其争议长期存在:①传统心室单腔起搏与心房收缩失同步,可造成血流动力学异常,进而诱发心衰和房颤;②目前尚无明确证据表明右室间隔部、流出道及左室间隔部起搏可改善左室收缩功能较好患者的预后,故而心室起搏具体位置一直以来是各国医务工作者研究的焦点。

Deshmukh等率先于2000年报道永久希氏束起搏治疗房室传导阻滞,推开了希氏束起搏的大门。现在希氏束起搏基本上已被各国医生所接受和掌握,最新报道显示希氏束起搏成功率已逾九成,其手术时间及手术放射时间已与传统右室单腔起搏相近。现在希氏束起搏主要应用范围也越发广泛,心室起搏加房室结消融目前主要用于药物控制不良的房颤患者,但右室起搏可导致血流动力学异常,所以近些年有学者提出用希氏束起搏结合房室结消融治疗代替传统房室结消融加右室单腔起搏;对于高度房室传导阻滞的患者,希氏束起搏成功率85%左右,大于传统右室单腔起搏;对于无反应(占30%~40%)及CRT治疗失败(占5%~9%)的患者,希氏束起搏可明显缩窄QRS波宽度,也可使心功能得以改善,并且有研究显示希氏束起搏对CRT手术失败者有较高成功率。

近些年随希氏束起搏逐渐推广,其不足之处也逐渐得到重视:希氏束起搏的起搏阈值较高,有些患者随着随访年限延长,其希氏束起搏阈值增加,这导致希氏束起搏的电池寿命较CRT短;希氏束宽约2mm,不易寻找及到达;植入电极时易损坏希氏束;在希氏束起搏治疗LBBB的心衰患者时,只有一半患者QRS波会缩窄。针对以上问题,El-Sherif率先提出左束支区域起搏概念。并在近两年成为研究之热点,我国在该领域积累了丰富经验,全国各地多个中心均已开展该项技术,并贡献了许多重要证据与方法。左束支区域起搏优点主要有可使QRS波明显缩窄,相较希氏束起搏更低和更稳定的起搏阈值,更加远离易损部位,更易寻找起搏位点。但左束支区域起搏作为近些年新兴技术,其短期、长期安全性、有效性尚待研究,且主要并发症尚不明确,左束支区域起搏植入标准及具体植入部位均有争议。

对于传统单腔双腔起搏器,导线及静脉通路与起搏器植入成功率以及安全性密切相关,随着高度微型化集成电路等的飞速发展,无导线起搏器应运而生。其主要分为单组件无导线起搏器和多组件无导线起搏器,单组件无导线起搏器主要用于替代传统心室单腔起搏器,多组件无导线起搏器主要分为心内膜植入电极部分及皮下可传输能量的电池盒(主要传输方式包括超声波、放射线及磁场)。无导线起搏器应用前景广泛,在理想情况下可避免如导线脱位、导线断裂、血栓形成、心脏穿孔、三尖瓣反流、导线相关感染、导线拔除等困扰。目前更有相关学者将无导线心内膜起搏作为CRT治疗的一部分,用于无法植入传统心外膜电极或对传统CRT无反应的患者,但其临床治疗的安全性和有效性也需要进一步的长期随访评价。

六、遗传性心律失常的风险评估与对策

遗传性心律失常疾病是一类具有家族倾向性、以室速、室颤以及猝死等为主要表现的遗传性心脏疾病，广义的遗传性心律失常疾病包括原发性遗传性心律失常如长 QT 综合征（LQTS）、Brugada 综合征、儿茶酚胺敏感性室性心动过速（CPVT）、短 QT 综合征（SQTS）等；继发性遗传性心律失常如致心律失常性右心室心肌病（ARVC）、肥厚型心肌病、扩张型心肌病等以及特殊性遗传性心律失常疾病。

近年来，随着基因诊断的发展，遗传性心律失常在诊断和风险评估方面有了很大进展，因遗传病领域的一个特点即很少有随机或盲法研究，因此目前针对遗传性心律失常疾病的诊疗推荐仍然大多为专家共识水平。2019 年美国心律学会（HRS）发布了首个致心律失常性心肌病（ACM）评估，风险分层和管理的专家共识。总体来说，推荐对患者进行所有与疾病相关的基因和变异的基因检测以及完整三代家族史的遗传咨询。对患者的一级亲属，从 10~12 岁开始每 1~3 年进行一次心电图、心脏成像和动态心电图等临床评估，此外共识还对致心律失常性右 / 左心室心肌病、淀粉样变性和左心室致密化不全等疾病进行了诊疗推荐。2019 年我国学者结合 ACM 患者临床、病理、遗传和影像学，对 ACM 心肌组织、纤维和脂肪组织分布走向和比例特征进行分析，进一步提出了 ACM 四类亚型。该分型的提出既巩固了现有对 ACM 的认知，又为该疾病自然史描述及精准治疗提供了依据。

在治疗方面，药物治疗是遗传性心律失常患者的长期治疗策略，对患者疾病类型进行精准分型，有助于指导抗心律失常药物及其他药物的选择。而 ICD 被推荐用于部分遗传性心律失常相关猝死的一级或二级预防。另外，导管消融对部分遗传性心律失常，尤其是在减少 Brugada 综合征患者室速复发和 ICD 放电可能具有一定作用。除此以外，建立在遗传诊断和遗传咨询基础上面的遗传阻断具有重要临床价值，它从根本上阻断疾病在家系中的传递、避免患儿的出生。目前，我国对这类患者还没有完善的管理制体系。未来，希望能开设针对遗传性心律失常疾病的专病门诊，由心内科、遗传学 / 生殖医学和产科专家对这类患者及家庭进行多学科评估和治疗。

七、心脏性猝死

心脏性猝死（SCD）是指因心脏性原因导致的，在急性症状出现后 1 小时内发生的自然死亡。SCD 具有发病急、不可预知和死亡率高等特点，占总死亡率的 10%~20%。我国 SCD 的发生率为 41.84/10 万，猝死总人数约为 54.4 万 / 年。因此，SCD 防治工作尤为重要。

各种疾病均可导致 SCD，常见病因包括冠心病、心力衰竭、心肌疾病、其他结构性心脏病、遗传性心律失常综合征和药物等外界因素，其中急性冠脉综合征和缺血性心肌病所致的 SCD 约占 SCD 总数的 80%。心律失常性猝死是临床上最常见的 SCD，主要包括快速性室性心律失常（室速和室颤）、缓慢性心律失常或心脏停搏和无脉电活动，其中室颤最常见。

ICD 可有效终止恶性心律失常，是预防 SCD 最重要的治疗手段。《2017 AHA/ACC/HRS 室性心律失常患者管理和猝死预防指南》是继 2015 年《ESC 室性心律失常患者管理和猝死预防指南》的重要更新。指南基于最新的循证医学证据，根据不同病因对不同患者的 ICD 植入做出了具体推荐，并进一步肯定了新的除颤设备，如全皮下植入型心律转复除颤器（S-ICD）、可穿戴式心律转复除颤器（WCD）在部分人群中的应用价值。另一方面，指南从成本效益角度考虑 ICD 治疗的价值，反映了目前心律失常领域更加全面、综合的治疗理念。

随着现代医疗水平的不断进步,SCD 的防治工作已有了长足发展。人类遗传学的最新进展已明确 49 种可导致 SCD 的致病性基因变异。Khera 等从这 49 种基因中鉴别出了 14 种与 SCD 相关的致病性和可能致病性基因变异,在无症状的成年人中,携带率约为 1%,长期的随访结果显示携带者心血管死亡风险是对照组的 3.24 倍。考虑到基因相关的心脏病(如心肌病、离子通道疾病)是 SCD 的常见死亡原因,《2019 欧洲建议:将基因检测纳入心脏性猝死的多学科管理》提出由多学科心血管团队对 SCD 患者进行家庭筛查。如 SCD 患者基因检测提示存在影响功能的突变(致病或可能致病突变),则亲属也应该进行基因检测明确猝死风险。随着遗传性心脏病基因的确定,世界上很多国家已经组织了心脏遗传会诊,但目前我国仍然缺乏相关的管理体系。其次,现代观点认为单纯使用左心室射血分数评估心律失常的危险分层并不充分,推荐临床医生结合多参数(如心电图、超声心动图、影像学等)评估心律失常风险分层,尤其是 CMR(主要是晚期钆增强)能够可视化心肌内的致心律失常性基质(心肌瘢痕和纤维化),有助于鉴别 SCD 高危患者,改善 ICD 的治疗决策。与此同时,ICD 新设备的研发和改进(S-ICD 和 WCD),使其应用价值不断增加,适用人群更加宽泛。观察性研究提示与经静脉 ICD 相比,S-ICD 的并发症少,疗效确切。然而目前仍然缺乏随机对照试验数据评估 S-ICD 的安全性及有效性,正在进行的几项随机试验(如 PRAETORIAN-DFT、ATLAS S-ICD 和 UNTOUCHED)结果将有助于我们更加确切地了解 S-ICD 的疗效。WCD 主要推荐用于 ICD 移除后 ICD 再次植入的等待期或猝死高危但无 ICD 植入适应证的患者,近期的一项随机化研究显示对于近期心肌梗死患者,WCD 虽无 SCD 死亡率获益,但总体死亡率有所下降。

心律学的进展让人欣喜,但仍有大量的临床问题等待解答,也有众多的心律失常患者等待救治。期待更多有志之士为心律学的进步作出贡献,前路漫漫,我国心律失常的诊疗任重而道远,每一位电生理医师应不择地而息。

(董建增)

参考文献

[1] JANUARY C T, WANN L S, CALKINS H, et al. 2019 AHA/ACC/HRS Focused Update of the 2014 AHA/ACC/HRS Guideline for the Management of Patients With Atrial Fibrillation: A Report of the American College of Cardiology/American Heart Association Task Force on Clinical Practice Guidelines and the Heart Rhythm Society in Collaboration With the Society of Thoracic Surgeons[J]. Circulation, 2019, 140(2): e125-e151.

[2] OSMANCIK P, HERMAN D, NEUZIL P, et al. Left atrial appendage closure versus direct oral anticoagulants in high-risk patients with atrial fibrillation[J]. J Am CollCardiol, 2020, 75(25): 3122-3135.

[3] LÜSCHER T F. Optimizing management of atrial fibrillation: integrated care, blood pressure control, ablation, and left atrial appendix occlusion[J]. Eur Heart J, 2020, 41(30): 2821-2825.

[4] CHUNG M K, ECKHARDT L L, CHEN L Y, et al. Lifestyle and risk factor modification for reduction of atrial fibrillation: A scientific statement from the American Heart Association[J]. Circulation, 2020, 141(16): e750-e772.

[5] BOURIER F, DUCHATEAU J, VLACHOS K, et al. High-power short-duration versus standard radiofrequency ablation: Insights on lesion metrics[J]. J Cardiovasc Electrophysiol, 2018, 29(11): 1570-1575.

[6] REDDY V Y, GRIMALDI M, DE POTTER T, et al. Pulmonary vein isolation with very high power, short duration, temperature-controlled lesions: The QDOT-FAST trial[J]. JACC Clin Electrophysiol, 2019, 5(7): 778-786.

[7] VALDERRÁBANO M, CHEN H R, SIDHU J, et al. Retrograde ethanol infusion in the vein of Marshall: regional left atrial ablation, vagal denervation and feasibility in humans[J]. Circ Arrhythm Electrophysiol, 2009, 2(1): 50-56.

[8] VALDERRÁBANO M, LIU X, SASARIDIS C, et al. Ethanol infusion in the vein of Marshall: Adjunctive effects during

ablation of atrial fibrillation[J]. Heart Rhythm,2009,6(11):1552-1558.

[9] BÁEZ-ESCUDERO J L,KEIDA T,DAVE A S,et al. Ethanol infusion in the vein of Marshall leads to parasympathetic denervation of the human left atrium:Implications for atrial fibrillation[J]. J Am Coll Cardiol,2014,63(18):1892-1901.

[10] HWANG C,WU T J,DOSHI R N,et al. Vein of marshallcannulation for the analysis of electrical activity in patients with focal atrial fibrillation[J]. Circulation,2000,101(13):1503-1505.

[11] VALDERRÁBANO M,PETERSON L E,BUNGE R,et al. Vein of Marshall ethanol infusion for persistent atrial fibrillation: VENUS and MARS clinical trial design[J]. Am Heart J,2019,215:52-61.

[12] BRADLEY C J,HAINES D E. Pulsed field ablation for pulmonary vein isolation in the treatment of atrial fibrillation[J]. J Cardiovasc Electrophysiol,2020.

[13] REDDY V Y,NEUZIL P,KORUTH J S,et al. Pulsed field ablation for pulmonary vein isolation in atrial fibrillation[J]. J Am Coll Cardiol,2019,74(3):315-326.

[14] CHANG S S,HE Y,WANG H,et al. The temporal relation between cardiomyopathy and LBBB and response to cardiac resynchronization therapy:Case series and literature review[J]. CVIA,2020,4(3):163-172.

[15] WANG H,HE Y,DU X,et al. Differentiation between left bundle branch block (LBBB) preceded dilated cardiomyopathy and dilated cardiomyopathy preceded LBBB by cardiac magnetic resonance imaging[J]. Pacing Clin Electrophysiol,2020.

[16] DAI C C,GUO B J,LI W X,et al. Dyssynchronous ventricular contraction in Wolff-Parkinson-White syndrome:a risk factor for the development of dilated cardiomyopathy[J]. Eur J Pediatr,2013,172(11):1491-1500.

[17] ZHANG W,HUANG J,QI Y,et al. Cardiac resynchronization therapy by left bundle branch area pacing in patients with heart failure and left bundle branch block[J]. Heart Rhythm,2019,16(12):1783-1790.

[18] UPADHYAY G A,VIJAYARAMAN P,NAYAK H M,et al. His corrective pacing or biventricular pacing for cardiac resynchronization in heart failure[J]. J Am Coll Cardiol,2019,74(1):157-159.

[19] CHEW D S,KURIACHAN V. Leadless cardiac pacemakers:present and the future[J]. Curr Opin Cardiol,2018,33(1):7-13.

[20] SLOTWINER D J,RAITT M H,DEL-CARPIO MUNOZ F,et al. Impact of physiologic pacing versus right ventricular pacing among patients with left ventricular ejection fraction greater than 35%:A systematic review for the 2018 ACC/AHA/HRS Guideline on the Evaluation and Management of Patients With Bradycardia and Cardiac Conduction Delay:A report of the American College of Cardiology/American Heart Association Task Force on Clinical Practice Guidelines and the Heart Rhythm Society[J]. Circulation,2019,140(8):e483-e503.

[21] SHARMA P S,VIJAYARAMAN P,ELLENBOGEN K A. Permanent His bundle pacing:shaping the future of physiological ventricular pacing[J]. Nat Rev Cardiol,2020,17(1):22-36.

[22] VIJAYARAMAN P,CHUNG M K,DANDAMUDI G,et al. His bundle pacing[J]. J Am Coll Cardiol,2018,72(8):927-947.

[23] TOWBIN J A,MCKENNA W J,ABRAMS D J,et al. 2019 HRS expert consensus statement on evaluation,risk stratification, and management of arrhythmogenic cardiomyopathy:Executive summary[J]. Heart Rhythm,2019,16(11):e373-e407.

[24] CHEN L,SONG J,CHEN X,et al. A novel genotype-based clinicopathology classification of arrhythmogenic cardiomyopathy provides novel insights into disease progression[J]. Eur Heart J,2019,40(21):1690-1703.

[25] AL-KHATIB S M,STEVENSON W G,ACKERMAN M J,et al. 2017 AHA/ACC/HRS Guideline for Management of Patients With Ventricular Arrhythmias and the Prevention of Sudden Cardiac Death:A Report of the American College of Cardiology/American Heart Association Task Force on Clinical Practice Guidelines and the Heart Rhythm Society[J]. J Am CollCardiol,2018,72(14):e91-e220.

[26] KHERA A V,MASON-SUARES H,BROCKMAN D,et al. Rare genetic variants associated with sudden cardiac death in adults[J]. J Am Coll Cardiol,2019,74(21):2623-2634.

[27] FELLMANN F,VAN EL C G,CHARRON P,et al. European recommendations integrating genetic testing into multidisciplinary management of sudden cardiac death[J]. Eur J Hum Genet,2019,27(12):1763-1773.

[28] KAMP N J,AL-KHATIB S M. The subcutaneous implantable cardioverter-defibrillator in review [J]. Am Heart J,2019, 217:131-139.

[29] VAN DIJK V F,BOERSMA L V. The subcutaneous implantable cardioverter defibrillator in 2019 and beyond[J]. Trends Cardiovasc Med,2020,30(6):378-384.

[30] OLGIN J E,PLETCHER M J,VITTINGHOFF E,et al. Wearable cardioverter-defibrillator after myocardial infarction[J]. N Engl J Med,2018,379(13):1205-1215.

[31] CANNATÀ A, DE ANGELIS G, BOSCUTTI A, et al. Arrhythmic risk stratification in non-ischaemic dilated cardiomyopathy beyond ejection fraction[J]. Heart, 2020, 106(9): 656-664.

[32] GRÄNI C, BENZ D C, GUPTA S, et al. Sudden cardiac death in ischemic heart disease: From imaging arrhythmogenic substrate to guiding therapies[J]. JACC Cardiovasc Imaging, 2019.

心房颤动导管消融：安全倍增 培训效率倍增

我国心房颤动（简称房颤）导管消融始于 1998 年，近 10 年呈现出快速增长的态势。粗略的数据显示，2019 年我国共完成超过 72 000 例房颤导管消融术。房颤导管消融数量快速增长的同时，如何保证手术质量和安全性，如何提高房颤导管消融术者的培训效率，已经成为越来越重要的话题。

多数研究证据支持导管消融能够改善房颤患者预后。AATAC-AF 研究入选了 203 例合并心力衰竭（简称心衰）［左心室射血分数（LVEF）<40%］的持续性房颤患者，所有患者均植入 ICD（植入型心律转复除颤器）或 CRT-D（心脏再同步化治疗除颤器），随机分入胺碘酮组或导管消融组。随访 2 年结果显示，导管消融组窦性心律维持率明显高于胺碘酮组（70% *vs.* 34%，$P<0.001$）。同时，接受导管消融治疗的患者再住院以及死亡的相对风险分别下降了 45% 及 56%。然而，AATAC-AF 研究设计的主要终点是无房颤复发，并不能得出消融改善预后的确切结论。随后，CASTLE-AF 研究发表在 2018 年的《新英格兰医学杂志》。研究纳入 363 例 LVEF≤35%，NYHA 分级≥Ⅱ级，因一级预防或二级预防植入有监测功能的 ICD/CRT-D 的心衰合并房颤患者，被随机分为导管消融组（179 例）及标准治疗组（184 例）。与传统治疗相比，接受导管消融治疗的心衰合并房颤患者主要终点事件风险降低 38%，全因死亡风险降低 47%，心衰再住院风险降低 44%。2018 年公布的 CABANA 研究结果显示，导管消融未降低包括全因死亡、致残性卒中、严重出血或心搏骤停构成的复合终点事件。然而，CABANA 研究所入选患者虽然均为大于 65 岁或小于 65 岁但合并一项卒中危险因素的患者，与上述两项研究相比入选人群相对“低危”，导管消融的获益可能并未充分体现。此外，由于研究病例入选缓慢，历时 8 年余才发布研究结果，这在一定程度上反映了房颤治疗方案选择的特殊性。由于研究病例入选困难、预期事件发生率较低，2013 年研究组将研究主要终点变更为全因死亡、致残性卒中、严重出血或心搏骤停构成的复合终点，并相应减少了研究入选样本量。研究结果中，两组患者组间交叉率较高，也在相当大的程度上影响了试验结果。事实上，在符合方案分析中，对于既往有心衰病史和基础心功能较差（NYHA 分级Ⅱ级以上）的患者中，导管消融减少终点事件发生率。这些研究结果显示，高危和复杂患者接受导管消融维持窦性心律的获益可能更加明显，未来这些患者导管消融适应证将进一步扩大，从而对于消融治疗的安全性也提出了更高的要求。

随着技术水平的提高和导管设备的快速改进，房颤导管消融的安全性在不断提高。2009 年全球调查入选了 1995—2006 年间 162 家中心 32 569 例房颤导管消融，围术期死亡 32 例（0.1%），主要死亡原因为心脏压塞、脑卒中、左房 - 食管瘘等。最近发布的欧洲房颤导管消融注册数据（2012—2015 年），入选了 27 个国家 104 家中心的 3 593 例患者的院内死亡仅有 1 例（0.028%）。日本房颤导管消融全国注册（J-CARAF）数据包含 2011—2012 年间 3 373 例房颤导管消融患者，没有院内死亡事件发生。美国 2000—2010 年房颤导管消融住院数据分析显示，93 801 例导管消融患者中死亡率为 0.46%，死亡率与医院年度手术例数、术者经验水平相关。首都医科大学附属北京安贞医院房颤中心在 2001 年 5 月至 2017 年 5 月，完成了 9 677 例（11 805 例次）房颤导管消融，仅 1 例患者于 2012 年发生院内死亡，死亡原因为术后 2 天大面积脑梗死，另有 9 例急性心脏压塞急诊外科开胸处理（4 例在导管室）痊愈出院。然而，近期发表的美国 2010—2015 年有关房颤消融术后再住院相关的统计数据显示，总计 60 203 例次经行房颤消融住院患者，30 天内总死亡率在近 6 年时间内呈上升趋势，其中围术期并发症、中心年手术量少以及合并心衰是术后早期死亡的独立危险因素。以上数据表明，与各种临床技术操作的规律一样，房颤导管消融的安全性高度依赖医疗单位和术者的经验水平。而我国房颤导管消融技术快速普及的现状，急迫需要完整规范的培训体系和保障系统，来支持导管消融事业的良性发展。

进一步提高房颤导管消融的安全性，是事业发展的核心问题和关键所在。中国生物医学工程学会心律分会首次提出了“房颤导管消融安全倍增计划”，并将“心随律动，安全倍增”作为 2017 年中国心律学年会的大会主题。该项计划的目标是用 5 年时间，将我国房颤导管消融的严重并发症，包括死亡、需要穿刺引流或外科处理的心脏压塞、脑卒中、左房 - 食管瘘及需要外科处理的其他并发症减少一半以上。

实现“安全倍增”目标是一项系统性的工程。第一，理念先行，采取一切可能的措施强化教育，将安全的理念融入到导管消融临床处理与技术操作的每一个环节。第二，建立完备与详尽的技术操作规范，促进高水准技术操作快速普及。第三，建立新型高效的互联网培训支持平台，实现：①内容丰富的培训教程，包括指南与技术操作的详解、上千个教学病例；②大型中心的每日实况手术演示观摩和大型中心与普通中心之间 24 小时实时双向手术视频指导和会诊；③建立包括心内科、心外科、麻醉科、体外循环等专业医师在内的并发症救治团队，建立流动开胸工作站，保证 1 小时内能够完成急诊开胸抢救；④建立房颤导管消融安全性质量评估体系，鼓励尽量多的医院和医师参加，每个月测评各中心和术者安全等级及其与全国同行的比较并及时反馈。

安全倍增需要与心血管医疗质量提升相结合。通过建立标准化数据收集平台，完成医疗质量的监测和反馈。各参与单位和个人主动上报与平台对电子病历系统自动获取相结合的途径，将房颤导管消融诊疗数据通过标准数据模型转换后上传到工作平台。对各参与单位的数据定期进行分析总结，并反馈给该单位以利于其改进。分析的数据包括住院期间和出院时药物应用的合理性，手术适应证、手术过程和手术并发症，院内心血管事件发生情况等。定期对医师个人和参与单位的专科能力进行评价，并及时反馈参与中心和医师个人的排名。根据实施情况，逐步实现向社会公布参与医师的能力认证情况，供公众、用人单位和医疗付费方等各相关方面参考。

在新的时代提高房颤导管消融培训效率，需要充分发挥互联网的优势。建立多层次和多渠道的培训网络，开展包括线上线下相结合的培训课程、查房会诊、手术观摩和模拟实践等形式灵活多样的教育项目，提供更多的学习机会和便利的学习条件。通过“互联网 +”平台进行新模式探索，使接受培训的医师能够通过网络随时、随地实现心血管病相关内容学习，与专家直接在线交流答疑解惑，取得良好的培训效果。通过提供内容极为丰富的房颤导管消融全操作过程病例资料和录像，配以手术解说、专家点评，并对每个病例的要点与难点进行模拟考试，最大限度地提高培训效率与质量。

2018 年 1 月，在国家卫生健康委员会能力建设和继续教育中心发起的心血管病学能力提升工程框架下，启动了房颤综合管理专项能力培训项目（简称房颤专项）。房颤专项是安全倍增和培训效率倍增的延伸。房颤专项旨在提高我国房颤的整体诊疗水平，力争在三个方面实现突破：一是房颤患者血压、血脂、心衰和康复的综合管理；二是大幅度提高抗凝治疗率；三是使导管消融并发症减少 50% 以上。通过开展房颤相关技术培训和适宜技术推广，加强实时远程会诊和临床指导等网络服务，提升各级医疗机构心血管专科医师的房颤诊疗能力。房颤专项的探索和实施，将为心血管病领域的继续医学教育培训及医疗质量提高带来新的模式。

2019 年 11 月 22 日，国家卫生健康委员会能力建设和继续教育中心、国家心血管疾病临床医学研究中心和中华医学会心血管病学分会联合启动了“全国心血管疾病管理能力评估与提升工程（Cardiovascular Disease Quality Initiative，CDQI）”，以实现心血管疾病管理能力全面提升的总体目标。CDQI 是面向全国、立足未来的项目，将建立覆盖全国各级医疗机构包括房颤、胸痛、心衰、瓣膜病、肺血管病、复杂高危冠状动脉介入治疗（CHIP）、心血管与代谢疾病、心脏康复、心血管护理等专病中心。通过综合运用移动终端、云存储、5G 网络、大数据和人工智能等现代化信息技术手段，建立界面友好、功能完善、融合共享的心血管专病能力评估与提升体系；充分借鉴国内外心血管医疗质量提升项目的经验，通过确定目标、评估数据、分析结果、制定方案、实施方案、质量控制等系列步骤，以“评估、反馈、改进、再评估”的循环模式不断提高心血管疾病的核心诊疗能力和整体水平。开发一系列能力评估与提升工具，客观高效地进行医疗质量评估，根据医疗服务质量，动态进行专病中心的级别评定，参与中心将被评定为建设单位、示范中心、卓越中心三个不同级别，每年评定、更新一次。

未来，房颤导管消融安全倍增和培训效率倍增将在 CDQI 项目的框架和模式下有效持续运行。CDQI 项目以“创新、务实、共赢”为理念，基于指南、共识制定心血管疾病救治标准化流程，建立全新的心血管疾病救治能力评估模型及覆盖全国的心血管疾病急救网络和转诊、会诊体系，结合能力评估结果和临床需求，为心血管学科建设和专科医师成长量身打造实用、易用的教育培训支持平台。平台将在全国范围内提供专家在线技术帮扶服务，所有在线服务专家均经过临床管理能力和技术操作水平统一认证，并为医师提供不断提升能力和技术进步的机会，帮助每一位医师、每一个参与中心达到更高的临床服务水平。这些举措将极大提高“双倍增”计划实施的效率和水平。

总之，“房颤导管消融安全倍增和培训效率倍增”项目将通过一系列措施，建立规范安全的导管消融操作流程，形成快速一体化的并发症诊治体系，合理利用新技术新手段，并建立系统的手术安全性的考核与评价体系。同时，建立规范一体化的术者培训体系，充分利用互联网资源平台，缩短学习曲线、降低技术门槛、提高培训效率，实现房颤导管消融技术水平的均衡快速化发展。

（马长生　郭雪原）

全三维心律失常标测与消融

自20世纪90年代开始，三维标测技术的出现使电生理介入影像技术由传统的“二维时代”跨入“三维时代”，不仅提高了疑难复杂心律失常的手术安全性和有效性，还极大地减少了射线的暴露量。随着经验的积累和生物医学工程领域的进步，“全三维标测和消融”的基础条件已经具备，我们于2011年3月，在NavX/Ensite V3在中国上市之际最先实现极低乃至零射线的全三维电生理模式(total 3D EP mode)，并开始在业内传导、推广“全三维标测和消融”的理念，因其可极大地减少医患双方射线暴露剂量、大大缩短相关操作的学习曲线、提高消融成功率及安全性等突出的优点，受到业界的广泛欢迎，并迅速得以推广普及，越来越多的同行加入到此队伍中，涌现了一系列具有原创性的新策略和新方法。另一方面，目前该领域可谓百花齐放、百家争鸣，有必要对此进行相关临床研究，以期制定规范和推广应用。

一、为什么要实时“全三维模式”标测和消融心律失常？

与传统的二维电生理模式相比，“全三维电生理模式”具有诸多优势，具体包括以下几方面。

(一) 减少射线暴露剂量

传统的电生理模式几乎所有导管操作过程均依赖射线透视完成。放射损伤是一个长期被忽视的事实，包括确定效应(白细胞数量减少、白内障、放射性皮炎、脊柱和关节疾病等)和随机效应(肿瘤、生育缺陷和胎儿致畸等)。越来越多的资料表明，介入心脏病医生存在白内障、免疫功能障碍以及肿瘤(尤其是左侧头颈部)高发。

三维电解剖标测系统能在不需要射线透视的情况下直观显示心脏的三维空间立体结构、准确指引导管到位，显著降低医患双方放射线暴露。此外，对儿童、孕妇等特殊患者，利用三维技术减少甚至完全避免射线暴露，这十分重要。

(二) 缩短术者的培养周期

传统的电生理模式是在二维透视影像和心电信息指导下的操作。透视影像只提供心脏二维投影，即使经验丰富的电生理医生对心脏解剖仍然存在不同程度的理解欠缺，更遑论初学或欠熟练的术者了。初学者必须花费大量的时间和精力尝试在脑中虚拟三维图像并在手-眼-脑之间构建二维与三维之间的关联，这必然导致电生理专科医生培养周期长且水平参差不齐，也使其成为现代临床医学门槛最高的学科。

三维电解剖标测系统可建立心脏三维结构模型，同时以两个不同体位非常直观地显示导管与心腔内结构之间的立体关系。可以显著缩短学习曲线。本团队培养的年轻医生在接受1年的培训后均可独立完成各种常见心律失常的导管消融手术。

(三) 提高手术安全性

“全三维模式”即使在相对复杂的房颤、室速导管消融过程中也不增加手术风险。在室上速等手术过程中还能提高手术安全性。因为在消放电融之前，可以利用三维电解剖标测系统标记心脏重要结构的位置(例如希氏束、冠状动脉开口等)，在放电消融过程中可以实时观察消融导管头端与这些心脏重要结构之间的空间位置关系，避免损伤这些重要结构提高手术安全性。

（四）快速诊断心律失常的机制

利用传统的激动顺序标测、拖带标测等技术判断心律失常的机制存在较多的局限性，不仅费时费力，对一些复杂心律失常甚至无能为力。三维激动顺序标测操作简单且结果的呈现直观。除激动顺序标测之外，三维标测技术可以通过电压标测等技术进行心律失常的基质标测。充分利用三维标测技术，能提高对心律失常机制的辨识能力并显著缩短鉴别的时间。

（五）提高手术成功率及手术效率

三维电解剖标测系统可以直观显示心脏的三维空间立体结构、从两个不同体位实时显示导管在心腔内的位置，降低对于术者操作技能的要求。成功消融的要点是在“真正的靶点”处放电，而在偏离“真正的靶点”数个毫米处放电则不能成功消融或者即刻成功但远期会复发。在标测和消融过程中导管所到过的部位可以在三维模型上进行标记，这非常有助于快速地标测到有效的靶点。例如可以在试放电且无效的点做标记，而后在其周围仔细标测、尝试消融，有利于提高成功率。另外，对试消融有效的点可以精准地在其周围加强消融而消融范围真正覆盖了“真正的靶点”，提高远期成功率。

二、现有三维电解剖标测系统

目前应用最多的三位标测系统分别是 Carto 和 Ensite 系统。此外还有 Rhythmia 系统、KODEX-EPD 系统以及国产的 Columbus 和 3Ding 系统。这些系统的技术大同小异，多是基于电场和 / 或磁场进行空间的定位。还有一些三维导航设备如三维超声、心腔内超声、MediGuide 导航系统、三维旋转血管造影等，其中 Kodex 的成像原理不同，可以依靠电磁波反射在腔内成像，理论上具有部分类似心内超声的功效，值得期待。

三、“全三维模式”不等于“零射线模式”

必须强调“全三维模式”应该是使用三维电解剖标测系统，在保证安全和疗效的前提下尽量减少射线使用，而不是绝对不能使用射线。如果盲目追求“无射线”一定是以并发症为代价。目前实现零射线下操作最大的隐忧是导管通过血管时，可能因为血管畸形或变异、机械损伤导致血管破裂等严重并发症，比如下腔静脉迂曲甚至闭塞、所用导管较硬、毫无“手感”的初学者等情况仅依靠三维系统操作势必会增加并发症风险。此外，房间隔穿刺和心腔内操作时对影像也有较高要求，现有的主流三维标测系统尚未按照此要求进行改进。国内有医生探索使用三维标测系统进行零射线房间隔穿刺，是值得鼓励的探索，但需要进一步完善并解决经济性问题。

全三维模式除了尽可能减少透视时间、造影外，还包括优化 C 型臂 X 线机参数设置，包括使用电生理专用透视模式、适当缩小光圈等，在相同的透视时间里减少射线剂量。与此同时，还要注意增加防护。我们经过多年的试验探索，在临床中不断优化了射线减低技术，探索出了一套显著降低术中射线剂量的工作模式。

四、全三维电生理模式相关基本操作

（一）右腿单侧股静脉入路及简化电生理检查模式

主要包括 3 种模式：①通常仅穿刺右侧股静脉（年龄小于 14 岁者穿刺双侧股静脉）；

②经股静脉放置冠状静脉窦电极；③常规仅放置右心室和冠状静脉窦标测电极。

传统的电生理模式常常经颈内静脉或锁骨下静脉途径放置冠状静脉窦电极，而我们提倡经下腔静脉放置冠状静脉窦电极可以显著减少术者射线暴露剂量，同时规避了穿刺颈内静脉或锁骨下静脉相关的并发症。

简化电生理检查模式通常仅放置冠状静脉窦和右心室标测电极，省去高位右心房及希氏束电极，必要时可将右心室电极机动使用，放置在希氏束或高位右心房处，可减少电极数量及操作、降低手术费用。在以治疗疾病为目的的手术过程中这种模式是行之有效的，当然对于具有科研目的的手术过程另当别论。

对于操作熟练的术者也可在三维电解剖标测系统指导下放置标测电极，减少射线使用。即在三维电解剖标测系统导航下将导管放置到右心房（依据导管记录的电位，如仅有 A 波应在右心房内，A 波和 V 波均有则在瓣环附近），轻轻在右心房内移动导管、简单建立右心房模型，然后结合三维解剖关系及局部电位放置导管至右心室或者冠状静脉窦内。

（二）优化的房间隔穿刺过程有助于减少术中射线暴露

房间隔穿刺是电生理手术的基本操作。国外常采用食管超声或腔内超声指导穿刺，虽可不使用射线，但会显著增加操作复杂性或手术费用。我们提出的“改良房间隔穿刺技术”具有易于掌握、操作简单等优点，初学者即可在短时间内熟练掌握。虽然是在透视下进行的，但由于操作简单、穿刺成功率高，故操作过程中透视时间短、射线暴露剂量极低。

全三维（total 3 dimension，T3D）指导下的房间隔穿刺技术是国内喻荣辉教授等新近提出的一个重要概念。主要过程是在三维标测系统指导下构建右心房三维模型并标记卵圆窝电位，将导丝或穿刺针标记为一个二极电极，并将其实时位置显示在三维视窗中，房间隔穿刺点选择卵圆窝中心电位最小处，一次性穿刺成功率达 91%。

五、不同种类的心律失常如何实施全三维模式消融？

（一）阵发性室上性心动过速

阵发性室上性心动过速机制明确、成功率高。但时至今日，采用二维模式治疗阵发性室上性心动过速时仍常常出现“疑难复杂病例”或失败病例，而采用三维电生理模式治疗，即使低年资术者也“很少遇到疑难复杂病例”，可见三维电生理模式在阵发性室上性心动过速的导管消融过程中具有重要价值。这里主要讨论房室结内折返性心动过速和房室折返性心动过速。

1. **房室结内折返性心动过速** 消融的要点和难点主要是避免发生房室传导阻滞。我们的操作流程首先是完成基础操作，包括心动过速诊断和鉴别诊断，经股静脉途径置入消融导管，进行三维电解剖标测系统的常规初始设置，如完成“呼吸门控”等操作。之后操作消融导管标测希氏束位置，在记录到希氏束电位处添加“导管阴影”做标记，而后在三维电解剖标测系统同时显示左前斜和右前斜两个体的指导位下标测和消融慢径。这样可以实时观察融导管头端与希氏束的空间距离。

2. **房室旁路参与的阵发性室上性心动过速** 要点在于正确识别靶点局部的电位成分，尤其是显性房室旁路，准确判断局部是否有 A 波是消融成功的关键，即正确判断导管是否在瓣环上。利用三维电解剖标测系统先分别在旁路两侧 A 波与 V 波不融合的位置标测瓣环电位并做标记，而后逐渐向靠近旁路的位置标测，因为这些点应该在同一圆周上，所以当导管在旁路处时依靠此办法也能确保导管在瓣环上。

对于右侧房室旁路，我们的操作流程同前双径路消融一样，先标记希氏束。依靠希氏束和冠状静脉窦电极两个标识，进行粗略瓣环标测，之后按前述的策略由旁路两侧逐渐向旁路处精细标测。左侧旁路我们常规采用穿刺房间隔途径标测和消融。二尖瓣环心房侧内膜面光滑易于导管移动，故经房间隔途径标测操作简单。对于左后间隔房室旁路经房间隔途径导管易于到位。此外，对于后间隔旁路穿刺房间可到左房侧标测，导管亦可容易地回退到右房侧标测，在回撤至右房过程中做好标识，即房间隔穿刺点，有利于再次回到左房侧。

（二）室性期前收缩 / 室性心动过速

对于特发性室性心律失常，首先依据体表心电图形态推测大致起源部位，然后在三维标测系统指导下建立局部解剖模型同时行激动标测，指导消融。对于器质性室性心动过速一定需要三维电解剖标测系统才能确保手术成功率。还可以术前完成心脏 CT 检查，术中采用 CT 影像与三维标测系统进行图像融合，更有利于精细显示心室内结构指导消融。对于乳头肌等特殊结构可应用腔内超声指导消融。

（三）房性心动过速 / 心房扑动

对于局灶性房性心动过速可以使用环状电极或其他多电极导管建立心房解剖模型同时行激动标测，指导消融。心房扑动又称大折返性房性心动过速，可以使用环状电极其他多电极导管建立心房解剖模型同时行高密度标测，直观显示心动过速的激动顺序，找出折返环关键峡部，指导消融。

（四）心房颤动

我们在整合目前已有技术的基础上，提出了 FASS 消融术式（Fast Anatomical mapping contact force Sensing high output Stimulation），显著提高了心房颤动消融的成功率和安全性，也降低了操作技术难度。FASS 术式主要包括以下几点：①采用多电极导管行精准心房建模（FAM）；②使用带有组织压力监测功能的消融导管进行消融；③以在消融灶上高强度（5V）刺激不能夺获作为消融终点。在消融策略方面坚持个体化的线性消融原则。我们的使用经验表明 FASS 术式有如下优点：①明显降低了操作难度。绝大多数年轻受训者很快可以完成最少透视甚至无透视下进行左房内膜形态的构建，结合我们发明的冠状静脉窦（CS）电极辅助定位下的房间隔穿刺术，可以实现极低射线下完成整个左房建模操作。②显著提高了消融的精确性和安全性。由于须对左房进行精准建模，无须对左房进行造影即可准确判断左房解剖结构和肺静脉开口，消融时亦基本上无须透视，实现了“无碘”和“零射线”消融心房颤动。③明显提高了成功率。

六、全三维电生理模式尚需进一步完善的方面

除了以上病种，特殊人群，尤其是孕妇，对零射线或极低射线消融有较高的期望。即使采用现有主流三维标测系统，绝大多数情况下也可以实现此目标。例如即使是左侧房室旁路，也可以使用体表电极导航送入 CS、His 和 RVA 电极，再经股动脉逆行途径送入消融导管，结合三维影像显示的导管位置和大头记录到的电位信息，亦可成功地完成消融。类似的情况还有绝大多数特发性室性心律失常。

“工欲善其事，必先利其器”，由于现有三维电解剖标测系统存在不完善之处，“全三维电生理模式”亦存在一些不完美的方面。

1. 三维定位精度容易受影响 基于磁场的定位容易受到金属的干扰，电场定位容易受到阻抗的影响（患者术中出汗，容易影响阻抗）。对于 EnsiteNavx，腔内参考电极移位，导致模

型移位。

2. **难以完全真实地展现真实解剖的细节** 目前三维标测技术对于局部解剖的展示精度仍有不足，尤其是具有特殊解剖的结构，比如峡部的凹槽等，Kodex 和结合了心内超声的系统可能有一定优势。

3. **解剖结构变异的特殊患者** 比如血管迂曲、心脏结构变异等，存在导管打结、穿出血管 / 心脏外等风险。X 线下透视可及时识别心脏压塞等并发症，而三维标测不能。

4. **三维标测并非总能正确地识别心动过速的机制** 标测过程中的很多因素比如导管贴靠、技师的参数设置、对标测结果的不正确解读均有可能导致错误的判断。因此，在标测和消融过程中，要时刻保持清醒的头脑。

七、结 语

三维标测技术的应用是心脏电生理领域一个划时代的进步，经过 20 余年的技术更新和临床实践，已日臻成熟，在日常工作中发挥了不可或缺的作用。尽管三维标测技术相对于传统技术具有很大的优越性，但尚不能完全取代传统的技术。我们并不建议盲目追求“全三维标测和消融”，除非对于有特殊需求的患者（如孕妇等）。最终能否实现完全的零射线全三维电生理模式，根本上取决于生物医学工程的进步。现阶段我们应该追求的合理目标是“极低剂量放射辅助下的三维标测”。熟知传统标测和三维标测的适应条件和优劣，根据实际需求进行合理的搭配使用，以期达到最大程度地保障手术的安全性和有效性。此外，我们应当避免陷入“唯技术论”的思维禁锢，任何先进的技术都只是服务于术者的工具而已，术者需要严谨地进行每一台手术。

（郭金锐 丁立刚 姚焰）

参 考 文 献

[1] 郭金锐，郑黎晖，姚焰，等．全三维电生理模式 5 093 例经验总结[J]. 中华心律失常学杂志，2016，20(3)：187-193.

[2] ROGUIN A，GOLDSTEIN J，BAR O. Brain tumours among interventional cardiologists：a cause for alarm？ Report of four new cases from two cities and a review of the literature [J]. EuroIntervention，2012，7(9)：1081-1086.

[3] PROLIC KALINSEK T，JAN M，RUPAR K，et al. Zero-fluoroscopy catheter ablation of concealed left accessory pathway in a pregnant woman [J]. Europace，2017，19：1384.

[4] SOMMER P，BERTAGNOLLI L，KIRCHER S，et al. Safety profile of near-zero fluoroscopy atrial fibrillation ablation with non-fluoroscopic catheter visualization：Experience from 1 000 consecutive procedures [J]. Europace，2018，20(12)：1952-1958.

[5] SANTORO A，DI CLEMENTE F，BAIOCCHI C，et al. From near-zero to zero fluoroscopy catheter ablation procedures [J]. J Cardiovasc Electrophysiol，2019，30(11)：2397-2404.

[6] 侯炳波，姚焰，张奎俊，等．减少术中 X 线曝光剂量治疗阵发性室上性心动过速[J]. 中华心律失常学杂志，2014，18(5)：353-356.

[7] HOU B B，YAO Y，WU L M，et al. Optimized fluoroscopy setting and appropriate project position can reduce X-ray radiation doses rates during electrophysiology procedures [J]. Chin Med J (Engl)，2015，128(9)：1151-1153.

[8] 孙巍，郑黎晖，姚焰，等．组合铅屏在电生理介入诊疗中对术者的防护价值[J]. 中华心律失常学杂志，2016，20(3)：202-206.

[9] CHEN W，YAO Y，ZHANG S，et al. Comparison of operator radiation exposure during coronary sinus catheter placement via the femoral or jugular vein approach [J]. Europace，2011，13(4)：539-542.

[10] TROISI F，QUADRINI F，DI MONACO A，et al. Electroanatomic guidance versus conventional fluoroscopy during transseptal puncture for atrial fibrillation ablation [J]. J Cardiovasc Electrophysiol，2020.

[11] YAO Y, DING L, CHEN W, et al. The training and learning process of transseptal puncture using a modified technique [J]. Europace, 2013, 15(12): 1784-1790.

[12] YU R, LIU N, LU J, et al. 3-dimensional transseptal puncture based on electrographic characteristics of fossa ovalis: A fluoroscopy-free and echocardiography-free method [J]. JACC Cardiovasc Interv, 2020, 13(10): 1223-1232.

[13] YAO Y, ZHENG L, ZHANG S, et al. Stepwise linear approach to catheter ablation of atrial fibrillation [J]. Heart Rhythm, 2007, 4(12): 1497-1504.

[14] 侯炳波,乔宇,丁立刚,等. 心房颤动射频消融术中零射线左心房建模的初步研究[J]. 中华心律失常学杂志,2017,21(4):309-310.

[15] DU Z, HU F, WU L, et al. Single transseptal puncture technique and contact force catheter: A simplified ablation strategy for paroxysmal atrial fibrillation [J]. Exp Ther Med, 2020, 20(3): 2611-2616.

心房颤动患者的“一站式”导管消融+左心耳封堵治疗

一、心房颤动导管消融+左心耳封堵“一站式”介入治疗应用进展

心房颤动(简称房颤)作为一种慢性心血管疾病,其危害主要在于四个方面:卒中、心力衰竭、生活质量下降及死亡率增加。房颤时心脏重构,产生心悸、胸闷等症状,严重时导致心力衰竭;另外,房颤易于形成左心房血栓,导致全身血栓栓塞事件,尤其以脑梗死最为显著,且 90% 发生在左心耳。所以,从房颤综合治疗的角度看,改善症状和卒中预防是两个并行的治疗策略,二者不可或缺。

根据目前主要的房颤管理指南,对于栓塞风险较高的患者(CHA_2DS_2-VASc 评分≥2 分),即使通过导管消融成功恢复窦性心律,鉴于其仍会有复发风险,且对于长程持续房颤导管消融治疗后 5 年以上的窦性心律维持率不足 50%,即使房颤不复发,对于 CHA_2DS_2-VASc 评分高的患者其栓塞风险依然高,故仍建议长期口服抗凝治疗(OAT),何况有很多归入不复发的患者实际上为隐匿性房颤,短程心电监测未能记录。对于部分不适合长期 OAT(如 HAS-BLED 评分≥3 分),或存在抗凝禁忌(合并消化道出血、脑出血等情况),或依从性较差者,房颤导管消融后的抗凝管理则成为重要的课题。因此,房颤导管消融+左心耳封堵联合手术是对房颤本身治疗和卒中预防的联合干预——即“一站式”手术应运而生的。

2012 年首次由 Swaans 等提出,在通过导管消融使患者恢复窦性心律并改善患者症状和生活质量的同时,通过左心耳封堵术,代替终身口服抗凝药来预防血栓栓塞事件的发生。关于“一站式”手术的适应证,Swaans 等首次将抗心律失常药物治疗无效且 $CHADS_2$ 评分 >1 分或对维生素 A 拮抗剂(VKA)有禁忌的非瓣膜性房颤患者纳入“一站式”治疗范畴。在此后的大多数研究中,“一站式”治疗的适应证主要包括:①房颤类型属于阵发性、持续性或永久性;② $CHADS_2$ 评分 >1 分或 CHA_2DS_2-VASc 评分 >2 分;③存在抗凝药物治疗无效和禁忌证,治疗后出血、脑血管意外等。与此同时,对于以下患者也可倾向于选择“一站式”治疗:①同时有经皮冠脉介入术(PCI)史,需要抗凝联合抗血小板;②高龄(>80 岁);③认知能力差,无法规律服药;④经常运动或容易摔倒;⑤合并肿瘤;⑥出血倾向或大出血史;⑦合并中度及以上肾功能不全。因此,对于特定患者,如果同时具有高危卒中风险,又具备消融指征的症状性房颤,那么理论上采用导管消融联合左心耳封堵“一站式”治疗可以比单消融或单封堵获益更多。

近年来,不断有观察性研究证实了导管消融联合左心耳封堵“一站式”手术的可行性与安全性(表 1)。最近的一项多中心注册研究报道了 EWOLUTION 和 WASP 研究中行“一站式”治疗患者的 2 年随访结果。该研究纳入 11 个中心的 142 例患者,平均 CHA_2DS_2-VASc 评分为(3.4 ± 1.4)分,平均 HAS-BLED 评分为(1.5 ± 0.9)分。研究显示,“一站式”治疗成功率高

达 99.3%，30 天内的围术期不良事件仅为 2.1%，包括心包积液 2 例和出血事件 4 例，无手术相关的器械栓塞、卒中和死亡事件发生。2 年随访结果显示，有 92% 的患者停用了抗凝药物，卒中 / 短暂性脑缺血发作 / 栓塞复合事件的年发生率为 1.09%，围术期外出血事件的年发生率为 1.09%，较评分估计的预期风险分别下降了 84% 和 70%。

目前，我国也有多家中心开展了房颤导管消融联合左心耳封堵“一站式”介入治疗。近期，笔者所在心律失常诊治中心总结了“一站式”治疗可行性与安全性的结果（*Chinese Medical Journal*，2020）。该研究共入组 178 例患者，平均 CHA_2DS_2-VASc 评分为（3.3 ± 1.5）分，平均 HAS-BLED 评分为（1.6 ± 1.0）分。研究显示，“一站式”治疗成功率高达 98.9%，围术期不良事件发生率为 2.8%，包括急性脑卒中 1 例和心包积液 4 例。1 年随访中，72.2% 的患者维持窦性心律，无卒中事件或系统性栓塞事件发生，证实了“一站式”治疗在中国人群中安全、有效。目前导管消融联合左心耳封堵“一站式”治疗主要相关研究见表 1。

表 1　导管消融联合左心耳封堵“一站式”治疗主要相关研究

研究（年份）	国家	样本数	性别 / 例（男 / 女）	年龄 / 岁	CHA_2DS_2-VASc 评分	HAS-BLED 评分	消融方式	封堵器	随访时间 / 月
Swaans（2012）	荷兰	30	21/9	63 ± 9	3（3，5）	2（1，5）	射频	Watchman	12
Fassini（2016）	意大利	35	28/7	74 ± 2	3.0	3.0	冷冻	Watchman/ACP	24 ± 12
Wintgens（2018）	荷兰	349	202/147	63 ± 8	3.0（2.0，4.0）	3.0（2.0，3.0）	射频	Watchman	35（24~44）
Phillips（2020）	澳大利亚	142	77/65	64 ± 7	3.4 ± 1.4	1.5 ± 0.9	射频	Watchman	24 ± 3
Chen（2020）	中国	178	94/84	69 ± 8	3.3 ± 1.5	1.6 ± 1.0	射频	Watchman	12

总体而言，对于房颤射频消融和左心耳封堵操作都较为成熟的中心，行“一站式”手术在技术上是可行的，安全性也能得到较好的保证。因此，2019 年欧洲心律学会（EHRA）联合欧洲经皮心血管介入学会（EAPCI）发布的左心耳封堵专家共识将导管消融联合左心耳封堵“一站式”治疗作为一种具有潜在应用价值的特殊亚组。

二、心房颤动“一站式”介入治疗操作流程

不同临床中心根据实际经验的不同，“一站式”治疗可选择“先消融后封堵”或“先封堵后消融”两种治疗策略。本节以“先消融后封堵”策略展开介绍。

（一）心房颤动导管消融术

1. **导管途径**　穿刺右侧股静脉，分别经 6F 短鞘放置一根置入冠状窦的导管，以及 8F 长鞘管两根以置入标测电极（如 Lasso、Pentaray 等）和消融导管。

2. **房间隔穿刺**　为方便后续行左心耳封堵术，建议根据左心耳的开口、形态、轴向等确定房间隔穿刺点。为了消融和封堵术均方便，一般采用偏向后侧和下侧处进行房间隔穿刺。对于左心耳形态特殊的患者可根据需要调整穿刺位置，但一般而言，过于靠前穿刺可造成标测、消融导管及封堵器置入左心耳困难。穿刺后可给予全身肝素（80~100U/kg）以确保消融及左心耳封堵操作期间活化凝血时间（ACT）保持在 250~350 秒（肝素化）。首剂后每小时可追加约 1 000U 肝素。

3. **导管消融**　常规以环肺静脉隔离为基础，根据不同经验与患者情况予以联合线性消融及碎裂电位消融等。消融终点为双侧肺静脉的电隔离及附加消融环双向阻滞。

(二) 左心耳封堵术

1. Watchman 封堵器标准化操作

(1) 准备三联三通板,连接加压肝素化盐水、血压监测、连接套件、对比剂管以及左心耳封堵相关套件。再次测定 ACT,可给予补充全身肝素以确保左心耳封堵期间 ACT 保持在 250~350 秒。

(2) 先经口腔置入经食管超声心动图(TEE)探头于能清晰观察左心耳的位置,经验成熟的术者也可通过透视定位左心耳。沿长鞘送入 0.035 英寸加硬导丝头端送到左上肺静脉,后交换 Watchman 导引系统内的 Schwartz 鞘管(加硬 J 弯),并送入 6F 猪尾导管至左心耳。

(3) 左心耳造影,采取肝位[右前斜位(RAO)30°+ 足位(CAU)20°],经猪尾导管注入对比剂以测量最大开口直径及深度,观察各心耳叶的位置关系,确定导引鞘的头端位置,测量开口直径(相当于 TEE 120°开口直径,常见左心耳开口直径在 13~31mm),配合 TEE 多角度测量直径选择型号。

(4) 通过导丝送入左心房底部;内鞘送入与外鞘锁定;取出并确认 Watchman 专属推送系统的完整性,于盐水中充分冲洗并排空气泡;封堵器不透射线标记环可指引鞘管到达左心耳合适位置和深度;根据所选封堵器的大小,调整鞘管,使标记环与左心耳开口对齐;撤出猪尾;器械到位后,回撤导引鞘,与输送系统咬合,回撤后使器械退出鞘管外,直至器械完全展开,从而完成释放。

(5) Watchman 封堵器 PASS 原则必须同时满足:Position(位置),器械放置于左心耳口部或稍远的位置;Anchor(锚定),固定锚已经嵌入左心耳壁,器械稳定;Size(压缩),器械相对原始尺寸压缩 10%~25%;Seal(封闭),器械封堵良好,残余分流不超过 5mm。

2. 其他主流封堵器的释放标准及评价原则

(1) AMPLATZER Cardiac Plug(ACP)封堵器的 SMART 原则:Stable(稳定性),固定盘需更多地(超过固定叶的 2/3)远离回旋支,深入心耳内部,同时固定盘的长轴需要垂直于锚定区的轴向,确保连接杆的稳定;Mitral valve/LSPV(二尖瓣 / 左上肺静脉),TEE 下,封堵器外盘各个角度均不得影响到二尖瓣环以及左上肺静脉;Availability(有效性),需在 DSA(数字减影血管造影)及 TEE 下综合评估封堵器残余分流情况;Ratio(压缩比),固定盘需有适当的压缩率,"轮胎状"为合适的压缩状态;Tractive(牵引力),封堵盘需要凹面向左心房,保证来自固定叶的牵引力能给封堵盘更好的封堵力。

(2) LAmbre 封堵器的 COST 原则:Circumflex artery(回旋支),封堵器固定盘确保在回旋支口部远端打开;Open(展开),固定盘充分展开,使盘脚的末端与连接在密封盘和固定盘之间的显影标志在一条线上;Sealing(封闭),封堵器外盘达到最佳密封效果,残余分流不超过 3mm;Tug test(牵拉试验),在释放前需要牵拉封堵器固定盘,确保封堵器的稳定性。

三、心房颤动"一站式"介入治疗学术争议

虽然目前"一站式"治疗已在全球诸多中心开展,但仍有一系列问题值得探讨。

(一) 哪些患者会从"一站式"治疗中获益?

显然,对于同时符合消融指征和左心耳封堵指征的部分患者,"一站式"治疗是合理的。"一站式"的治疗手段涵盖了房颤综合治疗的两个方面,其意义依旧大于简单的两个技术相叠加,拓宽了具有高危卒中及出血风险的房颤患者导管消融治疗的适应证。《中国左心耳封堵预防房颤卒中专家共识(2019)》就建议:对于具有高危卒中风险(CHA_2DS_2-VASc 评分≥2

分),不能耐受或不依从长期抗凝治疗的非瓣膜性房颤患者,如果存在症状,同时具备导管消融和左心耳封堵适应证,有条件的中心可以施行“一站式”杂交手术。此外,荟萃分析研究报道“一站式”治疗在成熟的中心成功率可以达到98%,而相应的手术风险极低。对于那些具有高危卒中风险、拟行房颤消融的患者,本身已接受了导管消融,如果附加封堵的风险小于长期抗凝的风险,那么在消融的同时附加左心耳封堵用以替代长期抗凝似乎也是合理的。Phillips 等的研究结果也初步证实了这一观点,高危卒中风险的房颤患者“一站式”术后 2 年的卒中风险和出血风险都有显著降低。当然,这一适应证的推广仍需更多的证据来支持,尤其是左心耳封堵作为一级预防的证据支持。此外,BELIEF 研究证实,左心耳触发灶在长程持续性房颤中的价值,左心耳电隔离可能会被越来越多地应用到持续性房颤消融中,那么这其中的部分患者,尤其是左心耳功能受损的患者也可能从附加的左心耳封堵中获益。

在经济层面上,“一站式”治疗可减少多次血管及房间隔穿刺损伤,减少住院费用及耗材费用,同时患者服药监测等时间成本大幅降低。然而也有学者担忧,如不严格对患者进行筛选,有可能造成对医疗资源的过度消耗。因此,在进行“一站式”治疗患者选择时,还需考虑患者的意愿、经济状况、心房纤维化程度、左心耳形态及排空速率等多方面因素进行综合决策。

(二)先做消融还是先做封堵?

“一站式”治疗可选择“先消融后封堵”和“先封堵后消融”两种手术方案,目前尚无研究直接对比两种方案来证实孰优孰劣,但是无论哪一种方案,争论之一就是嵴部的操作。有学者认为,“先消融后封堵”时嵴部水肿可能会影响封堵器大小判断;后期水肿消退有可能导致封堵器松动、产生残余漏;预防性地选择较大尺寸封堵器,也许有助于克服这类问题。而关于“先封堵后消融”术式,早前由 Phillips 等报道了植入 Watchman 左心耳封堵器患者进行左房消融的可行性和有效性。研究入选 10 例已植入 Watchman 封堵器的患者,因药物难以控制的房颤或房性心动过速要求进行射频消融治疗。10 例患者均成功穿刺间隔,并构建左房模型进行复杂心房碎裂电位(CFAE)或激动标测,消融策略包括肺静脉电隔离,左心房 CFAE 消融及房性心动过速消融,Watchman 封堵器的位置和形状通过放射影像及腔内超声心动图确认。10 例患者均成功完成消融治疗,未发生并发症。Heeger 等曾报道 1 例既往植入 ACP 封堵器的患者,封堵器的存在并未影响后续射频消融的导管操作。然而,该术式也存在诸多潜在问题:消融导致的新发水肿也许会挤压封堵器导致变形;消融能量可能意外损伤封堵器;消融过程中对射线需求度或许更高。此外,如选用该术式,报道和实践多建议选用以 Watchman 为代表的“塞式”封堵器,避免嵴部消融时因“盘式”封堵器(如 ACP、LAmbre 等)的阻碍而难以贴靠,但仍有待各款封堵器之间的头对头研究来进一步佐证。

笔者所在中心从 2017 年至今已完成 634 例“一站式”杂交手术,其中 624 例采用了先消融后封堵术式。从我们的经验来看,先消融后封堵是安全、可行的。有效性方面,先消融策略也避免了左肺静脉隔离后左心耳起搏验证左上肺远场电位的潜在困难。此外,由左心耳触发灶所致持续性房颤近年来不断受到关注,在左心耳作为靶点消融的基础上行左心耳封堵也成为未来实践的方向。

(三)左心耳封堵与冷冻球囊技术的结合

目前大部分“一站式”治疗相关研究中的导管消融术式均为射频消融,而冷冻球囊消融的实践相对少。意大利学者 Fassini 等发表的研究共入选 35 例药物难治性、非瓣膜性房颤患者,包括 28 例阵发性(80%)及 7 例短程持续性(<12 个月)房颤患者,平均 CHA_2DS_2-VASc

评分为 3 分,HAS-BLED 评分为 3 分。其中,10 例接受一代冷冻球囊消融,25 例接受二代冷冻球囊消融。当冷冻消融完成后,随即进行左心耳封堵术,其中植入 ACP 封堵器 25 例,另外 10 例使用 Watchman 封堵器。结果显示,共 30 例(86%)患者封堵成功,1 年随访时发现 3 例存在 <5mm 的残余分流。经过平均(24 ± 12)个月随访,10 例(29%)患者房颤复发,其中有 5 例接受了二次消融,总消融成功率高达 84%。随访期间未发现器械相关的并发症或血栓栓塞事件。

我国李晓枫等的一项单中心回顾性研究也证实,对于具有高危卒中和出血风险的非瓣膜性房颤患者,第二代冷冻球囊消融联合左心耳封堵是安全、有效的。该研究入选了 28 例具有高危卒中和出血风险的非瓣膜性房颤患者,所有患者均在第二代冷冻球囊消融后完全达到肺静脉隔离,围术期并发症发生率为 10.7%。术后平均随访 10(4.25,12.75)个月,窦性心律维持率 85.7%,左心耳完全封堵率 57.1%。随访过程中无血栓栓塞、脑卒中、出血和死亡事件的发生。

上述国内外小规模单中心研究证实,冷冻球囊消融联合不同装置行左心耳封堵,对于卒中高危或存在抗凝禁忌的非瓣膜性房颤患者是安全、有效的。然而,目前冷冻球囊消融仍存在适应证偏窄的问题,难以像常规射频消融导管一样完成逐点成线的线性消融和碎裂电位消融,所以不适宜行心房基质改良,对持续性房颤及部分阵发性房颤患者,单独使用冷冻球囊消融的疗效仍有限,其与左心耳封堵联合的安全性与有效性仍有待更多大型研究的支持和器械的改进。

(四)术后的抗栓治疗策略

“一站式”术后的抗栓治疗策略也是值得商榷的问题。房颤导管消融术后,常规需要抗凝 2~3 个月,其后根据 CHA_2DS_2-VASc 评分来决定是否继续抗凝;而左心耳封堵术后的主流则是在 45 天 OAT 后改为双联抗血小板治疗(DAPT)3~6 个月,其后过渡至单抗血小板,而封堵器表面会在日后逐渐内皮化。

然而,对于“一站式”杂交手术则尚缺乏统一的术后抗栓治疗标准。多数研究中采用的方案为术后 2 个月 OAT,此时若器械封堵情况满意,则改用 DAPT 至术后 6 个月,此后长期服用阿司匹林;另有研究制定了术后 2 个月 OAT+ 阿司匹林联合方案。此外,除了原本射频消融术后相关的血栓风险以外,封堵器相关的血栓事件风险是否会因消融而提高同样值得关注。Carlson 等报道了 1 例“一站式”治疗患者,在术后停用抗凝药物 45 天后发生了器械栓塞与卒中事件。而 Fauchier 等通过回顾性分析 5 年内接受封堵治疗的患者,发现左心耳封堵术后的器械相关性血栓事件的年发生率高达 7.2%。这值得我们关注,其原因可能与术后抗栓治疗不够充分有关。不同封堵器发生率差别也很大。因此,我们对于“一站式”术后的抗栓治疗仍需审慎。是否需要适当延长抗凝治疗时长,以及制定更完善的抗栓治疗强度与时程仍待进一步探讨。

(五)消融与封堵的长期相互影响

左心耳封堵封闭左心耳后,是否会影响导管消融的远期成功率?此外,“一站式”术后房颤复发的患者如再次行消融手术,从目前有限的研究结果来看,是安全、可行的,那么导管消融是否会影响左心耳封堵的结局呢?依照 Phillips 等的注册研究与同期 EWOLUTION 和 WASP 研究的数据对比来看,并无明显差异。笔者所在中心为此进行了一项病例队列研究,比较了“一站式”治疗与单消融及单封堵治疗在安全性与疗效上的差异。结果显示,“一站式”组与单消融组的 2 年房颤复发率以及“一站式”组与单封堵组术后 45 天时的左心耳完全封堵率之间均无显著差异。在安全性上，"一站式"治疗较单消融或单封堵而言，均未额外增加围术期并发症的风险，且术后2年内的缺血性卒中及出血事件发生率低，与单消融或单封堵相当。我们的研究结果进一步佐证了"一站式"治疗的安全性及有效性。

在左心房重构方面，研究表明，左心房容积在成功完成导管消融后显著减小，阐明了消融后的节律控制对左心房结构逆重构的积极作用；另外，左心耳封堵后左心房容积显著增大，术后左心房顺应性的减退可能是导致左心房扩大的潜在原因。二者出现截然不同的结果，那么施行"一站式"治疗对左心房结构的叠加效应又会如何？笔者所在中心的研究结果显示，"一站式"术后左心房容积减小仅发生在窦性心律维持组，而在房颤复发组并无显著变化，"一站式"术后维持窦性心律的患者，其左心房可发生结构逆重构。由此可以看出，节律控制在改善左心房结构上具有尤为突出的地位，减少了封堵左心耳加剧左心房重构所带来的负面效应。同样，我们需高质量的与单消融和单封堵的对照研究来进一步佐证。

四、小　　结

本文从房颤导管消融联合左心耳封堵"一站式"治疗的诞生与发展、研究进展、手术流程及存在的问题进行了介绍及讨论。对于"一站式"杂交手术，目前虽有较多研究证实了其安全性与有效性，但其长期安全性与有效性仍需更多的多中心随机对照研究来进一步证实。对于这一新的联合治疗方式，术前合理选择最佳适应房颤人群，使患者最大获益是根本出发点。在开展"一站式"治疗前，足够丰富的房颤消融和左心耳封堵经验是前提，恰当的消融方式与封堵器选择、新型介入技术的合理运用、合理的操作顺序及优化的手术流程，以最大限度减少可能的并发症风险。术后应严密长期随访，器械相关血栓与栓塞事件、房颤节律控制与负荷变化、左心房与左心耳重构、内分泌功能改变等问题值得更多关注。

（李毅刚　龚畅祺）

参 考 文 献

[1] KIRCHHOF P, BENUSSI S, KOTECHA D, et al. 2016 ESC Guidelines for the management of atrial fibrillation developed in collaboration with EACTS [J]. Eur Heart J, 2016, 37(38): 2893-2962.

[2] SWAANS M J, POST M C, RENSING B J, et al. Ablation for atrial fibrillation in combination with left atrial appendage closure: first results of a feasibility study [J]. J Am Heart Assoc, 2012, 1(5): e002212.

[3] FASSINI G, CONTI S, MOLTRASIO M, et al. Concomitant cryoballoon ablation and percutaneous closure of left atrial appendage in patients with atrial fibrillation [J]. Europace, 2016, 18(11): 1705-1710.

[4] WINTGENS L, ROMANOV A, PHILLIPS K, et al. Combined atrial fibrillation ablation and left atrial appendage closure: long-term follow-up from a large multicentre registry [J]. Europace, 2018, 20(11): 1783-1789.

[5] PHILLIPS K P, ROMANOV A, ARTEMENKO S, et al. Combining left atrial appendage closure and catheter ablation for atrial fibrillation: 2-year outcomes from a multinational registry [J]. Europace, 2020, 22(2): 225-231.

[6] CHEN M, WANG Z Q, SUN J, et al. One-stop strategy for treatment of atrial fibrillation: feasibility and safety of combining catheter ablation and left atrial appendage closure in a single procedure [J]. Chin Med J (Engl), 2020, 133(12): 1422-1428.

[7] GLIKSON M, WOLFF R, HINDRICKS G, et al. EHRA/EAPCI expert consensus statement on catheter-based left atrial appendage occlusion - an update [J]. Europace, 2019: euz258.

[8] 中华医学会心血管病学分会，中华心血管病杂志编辑委员会. 中国左心耳封堵预防心房颤动卒中专家共识(2019) [J]. 中华心血管病杂志，2019，47(12): 937-955.

[9] JIANG Y, LI F, LI D, et al. Efficacy and safety of catheter ablation combined with left atrial appendage occlusion for nonvalvular atrial fibrillation: A systematic review and meta-analysis [J]. Pacing Clin Electrophysiol, 2020, 43(1): 123-132.

[10] DI BIASE L, BURKHARDT J D, MOHANTY P, et al. Left atrial appendage isolation in patients with longstanding persistent AF undergoing catheter ablation: BELIEF trial [J]. J Am Coll Cardiol, 2016, 68 (18): 1929-1940.

[11] PHILLIPS K P, WALKER D T, HUMPHRIES J A. Combined catheter ablation for atrial fibrillation and Watchman (R) left atrial appendage occlusion procedures: Five-year experience [J]. J Arrhythmia, 2016, 32 (2): 119-126.

[12] HEEGER C H, RILLIG A, LIN T, et al. Feasibility and clinical efficacy of left atrial ablation for the treatment of atrial tachyarrhythmias in patients with left atrial appendage closure devices [J]. Heart Rhythm, 2015, 12 (7): 1524-1531.

[13] FENG X F, ZHANG P P, SUN J, et al. Feasibility and safety of left atrial appendage closure using the LAmbre device in patients with nonvalvular atrial fibrillation with or without prior catheter ablation [J]. Int Heart J, 2019, 60 (1): 63-70.

[14] 李晓枫，夏雨，刘俊，等．冷冻球囊消融联合左心耳封堵术治疗心房颤动的临床研究[J]. 中华心律失常学杂志，2019, 23 (3): 221-225.

[15] REDDY V Y, SIEVERT H, HALPERIN J, et al. Percutaneous left atrial appendage closure vs warfarin for atrial fibrillation: a randomized clinical trial [J]. JAMA, 2014, 312 (19): 1988-1998.

[16] CARLSON S K, DOSHI R N. Termination of anticoagulation therapy at 45 days after concomitant atrial fibrillation catheter ablation and left atrial appendage occlusion resulting in device-related thrombosis and stroke [J]. Heart Rhythm Case Rep, 2017, 3 (1): 18-21.

[17] FAUCHIER L, CINAUD A, BRIGADEAU F, et al. Device-related thrombosis after percutaneous left atrial appendage occlusion for atrial fibrillation [J]. J Am Coll Cardiol, 2018, 71 (14): 1528-1536.

[18] WINTGENS L I, KLAVER M N, SWAANS M J, et al. Left atrial catheter ablation in patients with previously implanted left atrial appendage closure devices [J]. Europace, 2019, 21 (3): 428-433.

[19] MO B F, SUN J, ZHANG P P, et al. Combined therapy of catheter ablation and left atrial appendage closure for patients with atrial fibrillation: A case-control study [J]. J Interv Cardiol, 2020, 2020: 8615410.

[20] JEEVANANTHAM V, NTIM W, NAVANEETHAN S D, et al. Meta-analysis of the effect of radiofrequency catheter ablation on left atrial size, volumes and function in patients with atrial fibrillation [J]. Am J Cardiol, 2010, 105 (9): 1317-1326.

[21] LUANI B, GROSCHECK T, GENZ C, et al. Left atrial enlargement and clinical considerations in patients with or without a residual interatrial shunt after closure of the left atrial appendage with the WATCHMAN™-device [J]. BMC Cardiovasc Disord, 2017, 17 (1): 294.

[22] LI Y G, GONG C Q, ZHAO M Z, et al. Determinants of postoperative left atrial structural reverse remodeling in patients undergoing combined catheter ablation of atrial fibrillation and left atrial appendage closure procedure [J]. J Cardiovasc Electrophysiol, 2019, 30 (10): 1868-1876.

心房颤动导管消融是否改善患者的预后？

心房颤动（atrial fibrillation，简称房颤）系临床上最常见的持续性心律失常，随着人口老龄化、心血管疾病发病率的增加以及多种心脏病患者预后的改善，房颤的发病率也在不断攀升。房颤不但患病率高，且严重危害人类健康，轻者影响生活质量，重者可致残、致死，已成为21世纪的流行病。房颤主要的并发症是血栓栓塞和心力衰竭（简称心衰），这两个并发症也是房颤致残和致死的主要原因，在血栓栓塞事件中最常见表现为卒中。导管消融是治疗房颤的有效方法，关于导管消融是否可以改善房颤患者的预后这一问题，我们分别讨论导管消融是否可以减少房颤患者血栓栓塞事件，以及导管消融是否可以改善房颤患者的心功能。如果导管消融可以明显减少房颤患者的血栓栓塞事件并改善心功能，则导管消融也可改善房颤患者的预后。

一、导管消融是否可以减少房颤患者血栓栓塞事件，并改善房颤患者的预后？

首先我们看一下一些国家和地区评估导管消融与药物相比治疗房颤有效性和安全性的注册研究，这些研究均通过倾向性评分配对纠正研究人群间的偏差。丹麦国家注册研究提示，房颤患者导管消融术后随访3.4年，在3个月的手术空白期后，消融组血栓栓塞事件的发生率显著低于药物治疗组，在纠正口服抗凝药物应用比率、年龄和性别等影响因素后仍是如此（风险比0.53，95%CI 0.43~0.65，P<0.01）。瑞典、以色列和中国台湾等国家和地区的注册研究也提示，导管消融可以降低房颤患者卒中的发生率。瑞典的注册研究还发现，与整体房颤患者群相比（风险比0.69，95%CI 0.51~0.93，P=0.013），中高危血栓栓塞风险房颤患者（CHA_2DS_2-VASc积分≥2分）导管消融术后卒中的风险下降更明显（风险比0.39，95%CI 0.19~0.78，P<0.001）。该注册研究还发现导管消融与药物治疗相比可以降低总死亡率（风险比0.50，95%CI 0.37~0.62，P<0.001）。以色列的注册研究也注意到导管消融与药物治疗相比不但可降低卒中的发生率（风险比0.62，95%CI 0.47~0.82，P=0.001），也减少总死亡率（风险比0.57，95%CI 0.47~0.66，P<0.001），即使应用CHA_2DS_2-VASc积分对患者进行危险分层后仍是如此。

应用美国MarketScan数据库2010—2014年的房颤患者资料，Mansour等对14 728例行导管消融患者按1∶2与药物治疗房颤患者进行倾向性评分匹配分析发现，导管消融与药物治疗相比可以明显降低房颤患者血栓栓塞事件[包括缺血性卒中、短暂性脑缺血发作（TIA）和体循环栓塞]41%（P<0.001）。该组患者的平均年龄为（64±10）岁，男性患者占58%，平均CHA_2DS_2-VASc积分为（3.2±1.3）分，且两组间房颤患者的基线资料无显著性差异。Srivatsa等分析了美国加州住院非瓣膜病房颤患者资料发现，导管消融与药物治疗相比可以明显降低术后30天至5年缺血性卒中（风险比0.68，95%CI 0.47~0.97，P=0.035）和出血性卒中的发生率（风险比0.36，95%CI 0.20~0.64，P=0.001）以及死亡率（风险比0.57，95%CI 0.43~0.74，P<0.000 1）；如果包括围术期30天的事件，导管消融与药物治疗相比仍明显降低出血性卒中

的发生率和死亡率。在英国与澳大利亚完成的国际多中心注册研究,共入选 1 273 例行导管消融的房颤患者,其中 56% 为阵发性房颤,随访 3.1 年,发现在第一次房颤导消融术后,无论手术是否成功,患者在随访期间的卒中和死亡年发生率均为 0.5%,明显低于欧洲心脏病调查(Euro Heart Survey)中药物治疗房颤患者的卒中和死亡年发生率(分别为 2.8% 和 5.3%,P<0.000 1),且与无房颤人群相似。应用 $CHADS_2$ 和 CHA_2DS_2-VASc 积分对患者进行危险分层后,仍可以看到在不同的血栓栓塞危险分层患者中,导管消融均可降低房颤患者卒中和/或 TIA 的发生率;多因素分析发现术后房颤不复发是最重要的无卒中存活预测因子(风险比 0.30,95%CI 0.16~0.55,P<0.001)。这些注册研究提示导管消融与药物治疗相比可以降低房颤患者血栓栓塞事件,并同时改善房颤患者的预后。

在一个观察性研究中,Bunch 等对 4 212 例导管消融房颤患者按 1∶4 根据年龄和性别配对药物治疗的房颤患者 16 484 例,随访 3 年发现,消融组的卒中发生率和死亡率与药物治疗相比明显降低(P<0.000 1),且与无房颤人群相似。对于曾经有卒中史的高危血栓栓塞风险房颤患者,观察性研究也发现未行导管消融者在 5 年随访中卒中的发生率和死亡率明显高于导管消融组(风险比分别为 2.26 和 2.43,P 均小于 0.000 1),提示即使对于卒中后的房颤患者,导管消融也可以降低卒中的发生率和死亡率。在另一个倾向性评分配对研究中,Jarman 等发现,术后随访 5 年,消融组房颤患者的卒中或 TIA 发生率明显低于药物治疗组[(0.64 ± 0.11)% *vs.* (1.84 ± 0.23)%,P<0.000 1]和电复律治疗组[(0.82 ± 0.15)% *vs.* (1.37 ± 0.18)%,P=0.022 2],三组房颤患者的基线临床特征包括 CHA_2DS_2-VASc 评分没有区别,且消融或电复律干预前 4 年,不同组间房颤患者的卒中或 TIA 发生率也没有差异。

房颤是一种老年病,导管消融是否可以使高龄房颤患者获益是值得评估的重要临床问题,已有的研究提示导管消融治疗高龄房颤患者的有效性和安全性与对照组相似。Nademanee 等发现,年龄≥75 岁的房颤患者行导管消融治疗的有效性优于药物(83% *vs.* 22%,P<0.001),消融术后无房颤复发和术后有房颤复发,以及单纯药物治疗组房颤患者在 1 年和 5 年随访期间的存活率分别是 98% 和 87%、86% 和 52%,以及 97% 和 42%(P<0.000 1),消融术后无房颤复发是存活率的独立影响因素(风险比 0.36,95%CI 0.02~0.63,P=0.000 5)。该研究发现,术后无房颤复发的患者停用了抗凝药物,5 年随访期间卒中和出血的风险是 3%,而对照组是 16%(P<0.001),提示导管消融也可以减少老年房颤患者的卒中风险,同时改善患者的预后。其他研究也发现,消融术后房颤不复发是随访期间缺血性卒中发生率降低的最重要影响因素(风险比 0.15,95%CI 0.03~0.67,P=0.013),而 CHA_2DS_2-VASc 评分的升高在校正后与随访期间缺血性卒中的发生率无显著性相关(风险比 1.42,95%CI 0.92~2.18,P=0.109)。

虽然目前指南建议导管消融术后房颤患者的长期抗凝治疗应根据患者血栓栓塞危险分层,而不是决定于术后房颤是否复发,但目前仍无前瞻性随机对照研究证明导管消融术后的中高危血栓栓塞风险房颤患者可以从术后长期口服抗凝药物治疗中获益。很多观察性研究对消融术后继续应用与停用口服抗凝药物的疗效和安全性进行了对比,这些研究的荟萃分析发现房颤消融术后停用口服抗凝药物血栓栓塞风险无显著性增加,但与继续应用抗凝药物相比出血的风险显著降低,提示导管消融术后房颤患者继续长期应用口服抗凝药物的临床净获益不明显。另外两个荟萃分析提示,对于导管消融术后血栓栓塞中高危的房颤患者长期应用口服抗凝药物的临床净获益也不明显。也有荟萃研究发现,虽然消融术后继续应用口服抗凝药物可以增加房颤患者的出血风险,且在某些情况下出血可能是致命的,但长期口服抗凝药物治疗可减少致残性卒中的发生率。在另一个入组设计不同的荟萃分析中，Toso 等人选了房颤患者样本量大于 500 的导管消融或接受华法林和非维生素 K 拮抗剂口服抗凝药物（NOAC）治疗的 27 个临床研究，共包括 50 973 例房颤消融患者，281 595 例接受华法林和 54 811 例接受 NOAC 抗凝治疗的房颤患者，平均随访 2.4 年，比较发现导管消融组（0.63%/ 年）与华法林（2.09%/ 年）和 NOAC 抗凝治疗组相比（1.14%/ 年）的卒中发生率最低（P<0.001）；根据 $CHADS_2$ 评分把患者分为 0、1、2 和≥3 分四组后，消融组的卒中发生率仍然最低（P<0.001）。另外，该研究发现导管消融组的大出血和各种原因出血发生率显著低于华法林和 NOAC 抗凝治疗组（P<0.001），部分原因是由于消融组中约 50% 房颤患者在随访期间停用了口服抗凝药物，并且该研究发现导管消融组的总死亡率（0.94%）明显低于华法林（2.98%，P=0.015）和 NOAC 抗凝治疗组（3.1%，P=0.000 8）。

电生理学界期盼已久的评估房颤导管消融与药物治疗有效性的前瞻性多中心随机对照 CABANA 研究于 2019 年发表，该研究在随机后有较多的患者发生了交叉，即 301 例（27.5%）随机到药物治疗组的患者接受了导管消融，而随机到消融组的患者也有 102 例（9.2%）最后未行消融手术。尽管这么高比例的患者在随机后发生交叉会稀释研究结果，CABANA 研究仍然发现导管消融治疗房颤的有效性优于药物（风险比 0.52，95%CI 0.45~0.60，P<0.001）；根据随机分组的意向性分析发现两组间的主要复合终点（总死亡率、致残性卒中、大出血和心搏骤停）无显著性差异，但实际接受导管消融治疗患者的主要复合终点显著少于药物治疗组（风险比 0.67，95%CI 0.50~0.89，P=0.006），且接受消融治疗房颤患者的总死亡率也较对照组显著下降（风险比 0.60，95%CI 0.42~0.86，P=0.005）。

综上所述，不同国家和地区的注册研究、观察性研究及荟萃分析均提示，导管消融可以显著降低房颤患者卒中的发生率，并同时改善房颤患者的预后，且术后房颤不复发是影响患者血栓栓塞发生率和预后的重要因素。就这一问题，仍在进行中的评估中高危血栓栓塞房颤患者导管消融术后长期口服抗凝药物治疗策略的前瞻性随机对照研究（OCEAN）可能会为我们提供更令人信服的证据。

二、导管消融是否可以改善房颤合并心衰患者的心功能，从而改善患者的预后？

近年来导管消融在治疗房颤合并心衰患者中取得明显疗效，多个观察性研究发现房颤合并心衰导管消融的成功率与无心衰房颤患者相近，术后维持窦性心律组左室功能、运动耐量及生活质量明显改善，而围术期并发症的发生率与无心衰者相比无明显差异。已发表的前瞻性随机对照 PABA-CHF 研究，比较了合并心衰的房颤患者行导管消融与房室结消融加双心室起搏的疗效，结果显示导管消融组在左室射血分数（LVEF）、6 分钟步行距离和生活质量评分等方面均明显优于房室结消融加双室起搏组。在前瞻性多中心随机对照 CAMERA-MRI 研究中，入选持续性房颤伴 LVEF<45% 的心衰患者，随机分为导管消融组（n=33）和心室率药物优化控制组（n=33），所有患者在分组前和术后 6 个月或随访 6 个月时均行心脏磁共振延迟钆增强检查，导管消融术后患者 LVEF 的绝对值改善优于药物治疗组[（18 ± 13）% *vs.*（4.4 ± 13）%，P<0.000 1]，心功能正常化（LVEF≥50%）的百分比也高于药物治疗组（58% *vs.* 9%，P=0.000 2）。该研究还发现，房颤导管消融患者在增强磁共振检查中未发现心肌纤维化者 LVEF 的绝对值改善更明显（10.7%，P=0.006 9），心功能正常化的百分比也更高（73% *vs.* 29%，P=0.009 3）。

前瞻性多中心随机对照 CASTLE-AF 研究，入选心衰（LVEF<35%，NYHA≥Ⅱ级）植入植入型心律转复除颤器（ICD）或心脏再同步化治疗除颤器（CRT-D）的房颤患者，随机分为导管消融组（*n*=189）与药物优化治疗组（*n*=174），平均随访 37.8 个月，导管消融组的主要终点（全因死亡率和心衰恶化导致的再住院率）与药物治疗组相比明显改善（风险比 0.62，95%CI 0.43~0.87，*P*=0.007），导管消融并可降低心衰合并房颤患者的总死亡率（风险比 0.53，95%CI 0.32~0.86，*P*=0.01）、心衰恶化再住院率（风险比 0.56，95%CI 0.37~0.83，*P*=0.004）和心血管病死亡率（风险比 0.49，95%CI 0.29~0.84，*P*=0.009）。该研究入选的心衰合并房颤患者的 LVEF 均小于 35%，亚组分析发现在 LVEF≥25% 的患者中，导管消融患者与对照组相比预后改善明显（风险比 0.48，95%CI 0.31~0.74），而 LVEF<25% 的房颤患者导管消融不改善预后（风险比 1.36，95%CI 0.69~2.65，$P_{交互}$<0.01），提示导管消融不能改善严重心衰（LVEF<25%）合并房颤患者的预后。结合前面 CAMERA-MRI 研究的结果，房颤合并心衰患者行导管消融的手术时机不应太晚，严重心衰患者如果已有广泛不可逆的心肌纤维化，则手术疗效欠佳，预后改善有效。前瞻性多中心随机对照 AATAC 研究入选心衰（LVEF<40%，NYHA Ⅱ或Ⅲ级）植入 ICD 或 CRT-D 的持续性房颤患者，随机分为导管消融（*n*=102）与药物治疗组（胺碘酮，*n*=101），随访至少 2 年，发现导管消融与对照组相比可以显著降低心衰合并房颤患者的再住院率（风险比 0.55，95%CI 0.39~0.76，*P*<0.001）和总死亡率（风险比 0.44，95%CI 0.20~0.96，*P*=0.037）。CABANA 研究的亚组分析也发现，导管消融可以显著降低房颤伴左心室收缩功能不全心衰患者的主要复合终点，也降低房颤伴心衰患者的死亡率。

我们对比较导管消融与药物以及节律控制与心率控制治疗心衰合并房颤有效性的 11 个随机对照研究进行荟萃分析发现，导管消融与药物治疗相比可以显著降低心衰合并房颤患者的总死亡率（风险比 0.51，95%CI 0.36~0.74，*P*=0.000 3）和再住院率（风险比 0.44，95%CI 0.26~0.76，*P*=0.003），两组间的卒中发生率相似（风险比 0.59，95%CI 0.23~1.51，*P*=0.27）。荟萃分析发现，导管消融与药物治疗相比可以显著降低房颤或房性心动过速的复发率（风险比 0.04，95%CI 0.01~0.14，*P*<0.000 01），也同时改善患者的临床症状（明尼苏达心衰生活问卷评分，风险比 -9.1，95%CI -15.7~-2.5，*P*=0.000 4）和 LVEF（风险比 6.8%，95%CI 3.0~10.6，*P*=0.007）。但药物节律控制（抗心律失常药物）与心率控制相比不能降低心衰合并房颤患者的总死亡率（风险比 0.96，95%CI 0.80~1.51，*P*=0.65）以及卒中和血栓栓塞事件的发生率（风险比 0.91，95%CI 0.49~1.68，*P*=0.76），且可以增加心衰合并房颤患者的再住院率（风险比 1.25，95%CI 1.05~1.49，*P*=0.01）。

三、讨　　论

房颤可增加非瓣膜病患者的血栓栓塞事件，导管消融如果可以有效去除房颤，则理论上可以降低患者的血栓栓塞事件，并同时改善房颤患者的预后。导管消融治疗房颤的有效性优于药物，其主要不足是术后有较高的房颤复发率。对某一特定患者来说，因对房颤的具体发生机制认识和了解不足，如未识别潜在的肺静脉外异位兴奋灶，以及消融未能造成持久的透壁损伤，存在肺静脉外异位兴奋灶或左心房与肺静脉间电传导恢复是术后 1 年内房颤复发的主要原因。消融经验、消融技术和器械的进步，如大环肺静脉电隔离、肺静脉外异位兴奋灶的评估和消融以及三维标测和消融指数指导下的压力导管临床应用等，明显降低了导管消融术后房颤的复发率。目前在有经验的电生理中心导管消融治疗阵发性房颤的 1 年成功率可达 90%，导管消融治疗持续性房颤的有效性也在不断提高，1 年成功率可达 80%。消融术后晚期房颤复发（>1 年）的主要原因是新的房颤触发、驱动和维持机制的出现，可出现于术后数年或更久，与房颤基质的进展有关。对患者生活方式的干预和伴随疾病的积极综合治疗可以延缓患者本身疾病以及房颤基质的进展，降低导管消融术后房颤的复发率。生活方式的干预方法包括戒烟、限酒和合理的体重控制，以及治疗睡眠呼吸暂停综合征、合理控制高血压、糖尿病和冠心病等，其中多个研究证实积极的体重控制（体重下降 10%，体重指数 <$27kg/m^2$）可以有效降低导管消融术后房颤的复发率。

心衰合并房颤是临床治疗的难点，这类患者药物和心脏植入器械治疗的有效性不如非房颤合并心衰患者。房颤时房室收缩不同步致使心房辅助泵的功能消失（对心功能影响 25%）、RR 间期的绝对不等（对心功能影响 15.4%~20%）以及心动过速性心肌病等都是恶化和加重心衰的重要因素，而纠正房颤则是去除这些因素的最有效方法。房颤不终止或未能被去除，则心衰加重和恶化的一个重要因素持续存在，房颤伴心衰患者的治疗仍然存在不可逾越的难点。2020 年欧洲心脏病学会（ESC）房颤诊断和管理指南建议，对房颤伴左心室收缩功能下降的心衰患者，如果有心动过速性心肌病的可能，则应积极行房颤导管消融（Ⅰ,B）；在有选择的其他房颤伴左心室收缩功能下降的心衰患者中，已有的证据提示房颤导管消融可以改善患者的生存率，降低心衰住院率（Ⅱa,B）。

随着导管消融技术和经验的进步、患者综合管理水平的提高以及合并疾病的积极有效治疗，均可进一步降低导管消融术后房颤的早期和晚期复发率，必将伴随着患者血栓栓塞事件的进一步减少和心功能的持续改善，理论上可以进一步改善房颤导管消融患者的预后。近来的研究提示，房颤患者血栓栓塞和心衰等并发症的发生率与房颤的负荷相关，持续性房颤的血栓栓塞事件和心衰发生率显著高于阵发性房颤。因此，导管消融在部分患者可以成功去除房颤，在另一些患者可以把持续性房颤转为阵发性房颤或显著降低房颤的负荷，均可延缓房颤患者疾病的进展，降低患者血栓栓塞事件的发生率，改善心功能，也改善房颤患者的预后。刚发表的前瞻性多中心随机对照 EAST-AFNET 研究，把早期诊断的房颤（<1 年，中位数 36 天）随机分为节律控制组（包括抗心律失常药物治疗或导管消融）（n=1 395）和传统以改善患者症状为主的心率控制组（n=1 394）。在 2 年随访节点，早期节律控制组 19.4% 的患者行房颤导管消融。随访期间因早期节律控制组的主要复合终点（心血管死亡、卒中、心衰恶化或急性冠脉综合征相关的住院）显著低于传统心率控制组（风险比 0.79，95%CI 0.66~0.94，P=0.005），该研究被提前终止。虽然早期节律控制组中与包括药物和导管消融相关的不良反应高于对照组（4.9% *vs.* 1.4%，P<0.001），但两组间的主要安全性终点无显著性差异(16.6% *vs.* 16.0%)。早期节律控制可以降低包括卒中、心衰和心血管死亡的主要复合终点，也提示及早降低房颤负荷可以延缓患者疾病的进展，改善房颤患者的预后。

（刘少稳）

参 考 文 献

[1] JANUARY C T, WANN L S, CALKINS H, et al. 2019 AHA/ACC/HRS focused update of the 2014 AHA/ACC/HRS guideline for the management of patients with atrial fibrillation [J]. Circulation, 2019, 140(2): e125-e151.

[2] HINDRICKS G, POTPARA T, DAGRES N, et al. 2020 ESC Guidelines for the diagnosis and management of atrial fibrillation developed in collaboration with the European Association of Cardio-Thoracic Surgery (EACTS)[J]. Eur Heart J, 2020: ehaa612.

[3] CALKINS H, HINDRICKS G, CAPPATO R, et al.2017 HRS/EHRA/ECAS/APHRS/SOLAECE expert consensus statement on

catheter and surgical ablation of atrial fibrillation [J]. Europace, 2018, 20(1): e1-e160.

[4] KARASOY D, GISLASON G H, HANSEN J, et al. Oral anticoagulation therapy after radiofrequency ablation of atrial fibrillation and the risk of thromboembolism and serious bleeding: Long-term follow-up in nationwide cohort of Denmark [J]. Eur Heart J, 2015, 36(5): 307-14a.

[5] FRIBERG L, TABRIZI F, ENGLUND A. Catheter ablation for atrial fibrillation is associated with lower incidence of stroke and death: data from Swedish health registries [J]. Eur Heart J, 2016, 37(31): 2478-2487.

[6] SALIBA W, SCHLIAMSER J E, LAVI I, et al. Catheter ablation of atrial fibrillation is associated with reduced risk of stroke and mortality: A propensity score-matched analysis [J]. Heart Rhythm, 2017, 14(5): 635-642.

[7] CHANG C H, LIN J W, CHIU F C, et al. Effect of radiofrequency catheter ablation for atrial fibrillation on morbidity and mortality: a nationwide cohort study and propensity score analysis [J]. Circ Arrhythm Electrophysiol, 2014, 7(1): 76-82.

[8] MANSOUR M, HEIST E K, AGARWAL R, et al. Stroke and cardiovascular events after ablation or antiarrhythmic drugs for treatment of patients with atrial fibrillation [J]. Am J Cardiol, 2018, 121(10): 1192-1199.

[9] SRIVATSA U N, DANIELSEN B, AMSTERDAM E A, et al. CAABL-AF (California Study of Ablation for Atrial Fibrillation): Mortality and stroke, 2005 to 2013 [J]. Circ Arrhythm Electrophysiol, 2018, 11(6): e005739.

[10] HUNTER R J, MCCREADY J, DIAB I, et al. Maintenance of sinus rhythm with an ablation strategy in patients with atrial fibrillation is associated with a lower risk of stroke and death [J]. Heart, 2012, 98(1): 48-53.

[11] BUNCH T J, CRANDALL B G, WEISS J P, et al. Patients treated with catheter ablation for atrial fibrillation have long-term rates of death, stroke, and dementia similar to patients without atrial fibrillation[J]. J Cardiovasc Electrophysiol, 2011, 22(8): 839-845.

[12] BUNCH T J, MAY H T, BAIR T L, et al. Five-year impact of catheter ablation for atrial fibrillation in patients with a prior history of stroke [J]. J Cardiovasc Electrophysiol, 2018, 29(2): 221-226.

[13] JARMAN J W, HUNTER T D, HUSSAIN W, et al. Stroke rates before and after ablation of atrial fibrillation and in propensity-matched controls in the UK [J]. Pragmat Obs Res, 2017, 8: 107-118.

[14] NADEMANEE K, AMNUEYPOL M, LEE F, et al. Benefits and risks of catheter ablation in elderly patients with atrial fibrillation [J]. Heart Rhythm, 2015, 12(1): 44-51.

[15] ZHOU G, CAI L, WU X, et al. Clinical efficacy and safety of radiofrequency catheter ablation for atrial fibrillation in patients aged ≥ 80 years [J]. Pacing Clin Electrophysiol, 2020.

[16] KIM D H, LEE D L, AHN J, et al. Ischemic stroke risk during long-term follow up in patients with successful catheter ablation for atrial fibrillation in Korea [J]. PLoS One, 2018, 13(7): e0201061.

[17] SANTARPIA G, ROSA S D, SABATINO J, et al. Should we maintain anticoagulation after successful radiofrequency catheter ablation of atrial fibrillation? The need for a randomized study [J]. Front Cardiovasc Med, 2017, 4: 85.

[18] PROIETTI R, ALTURKI A, BIASE L D, et al. Anticoagulation after catheter ablation of atrial fibrillation: An unnecessary evil? A systematic review and meta-analysis [J]. J Cardiovasc Electrophysiol, 2019, 30(4): 468-478.

[19] DENG L, XIAO Y, HONG H. Withdrawal of oral anticoagulants 3 months after successful radiofrequency catheter ablation in patients with atrial fibrillation: A meta-analysis [J]. Pacing Clin Electrophysiol, 2018, 41(11): 1391-1400.

[20] ROMERO J, AVENDANO R, DIAZ J C, et al. Is it safe to stop oral anticoagulation after catheter ablation for atrial fibrillation? [J]. Expert Rev Cardiovasc Ther, 2019, 17(1): 31-41.

[21] TOSO E, PEYRACCHIA M, MATTA M, et al. Incidence of thromboembolic events following atrial fibrillation catheter ablation and rate control strategies according to the kind of oral anticoagulation: A systematic review and meta-analysis [J]. Int J Cardiol, 2018, 270: 172-179.

[22] PACKER D L, MARK D B, ROBB R A, et al. Effect of catheter ablation vs antiarrhythmic drug therapy on mortality, stroke, bleeding, and cardiac arrest among patients with atrial fibrillation: The CABANA randomized clinical trial [J]. JAMA, 2019, 321(13): 1261-1274.

[23] VERMA A, HA A C, KIRCHHOF P, et al. The Optimal Anti-Coagulation for Enhanced-Risk Patients Post-Catheter Ablation for Atrial Fibrillation (OCEAN) trial [J]. Am Heart J, 2018, 197: 124-132.

[24] KHAN M N, JAÏS P, CUMMINGS J, et al. Pulmonary-vein isolation for atrial fibrillation in patients with heart failure [J]. N Engl J Med, 2008, 359(17): 1778-1785.

[25] PRABHU S, TAYLOR A J, COSTELLO B T, et al. Catheter ablation versus medical rate control in atrial fibrillation and

systolic dysfunction:The CAMERA-MRI study [J]. J Am Coll Cardiol,2017,70(16):1949-1961.

[26] MARROUCHE N F,BRACHMANN J,ANDRESEN D,et al. Catheter ablation for atrial fibrillation with heart failure [J]. N Engl J Med,2018,378(5):417-427.

[27] BIASE L D,MOHANTY P,MOHANTY S,et al. Ablation versus amiodarone for treatment of persistent atrial fibrillation in patients with congestive heart failure and an implanted device:Results from the AATAC multicenter randomized trial [J]. Circulation,2016,133(17):1637-1644.

[28] CHEN S,PÜRERFELLNER H,MEYER C,et al. Rhythm control for patients with atrial fibrillation complicated with heart failure in the contemporary era of catheter ablation:a stratified pooled analysis of randomized data [J]. Eur Heart J,2020, 41(30):2863-2873.

[29] STABILE G,LEPILLIER A,DE RUVO E,et al. Reproducibility of pulmonary vein isolation guided by the ablation index: 1-year outcome of the AIR registry [J]. J Cardiovasc Electrophysiol,2020,31(7):1694-1701.

[30] CLARK D M,PLUMB V J,EPSTEIN A E,et al. Hemodynamic effects of an irregular sequence of ventricular cycle lengths during atrial fibrillation [J]. J Am Coll Cardiol,1997,30(4):1039-1045.

[31] DEEDWANIA P C,LARDIZABAL J A. Atrial fibrillation in heart failure:a comprehensive review [J]. Am J Med,2010, 123(3):198-204.

[32] CHEN L Y,CHUNG M K,ALLEN L A,et al. Atrial fibrillation burden:Moving beyond atrial fibrillation as a binary entity:A scientific statement from the American Heart Association [J]. Circulation,2018,137(20):e623-e644.

[33] KIRCHHOF P,CAMM A J,GOETTE A,et al. Early rhythm-control therapy in patients with atrial fibrillation [J]. N Engl J Med,2020.

移动监测技术在心律失常患者中的作用

随着移动互联网技术的日益发展，各类传感器、芯片、无线通信等技术的日益成熟，以及人们对健康的需求不断增强，移动监测技术的问世及发展满足了这一需求，并在医疗健康领域显现出强大的应用潜力。

目前，我国大多数医院已建立起以管理为主的医院信息系统(hospital information system，HIS)，当前医院信息化的发展重点是建设以患者为中心的临床信息系统(clinical information system，CIS)。该系统主要包括医生工作站系统、护理信息系统、检验信息系统(laboratory information system，LIS)、放射信息系统(radiology information system，RIS)、手术麻醉信息系统、重症监护信息系统、医学图像管理系统(picture archiving and communications systems，PACS)等子系统，这些子系统以患者电子病历(electronic medical record，EMR)为核心整合在一起。随着技术的普及和无线网络的覆盖，移动医疗技术开始在医院出现，如移动查房系统、移动护理系统、患者腕带识别系统等。

一、移动医疗技术

国际医疗卫生会员组织对移动医疗的定义为mHealth(mobile health)，即通过使用移动通信等技术(如个人数字助手、智能电话和无线通信)来提供医疗服务和信息。在移动互联网领域，则是以基于Android、iOS、Windows phone等移动终端系统的医疗类应用为主，移动通信技术内容主要包括监控、个人紧急援助服务、远程医疗、可穿戴便携式移动医疗设备、移动医疗信息、无线射频识别系统跟踪和健康健身软件等。

根据移动医疗技术面向的应用领域，可以分为：面向医生群体用于医患沟通的工具；面向医疗机构的远程医疗、移动救护、卫生防疫、组织协调管理等；面向科研机构的移动调查、健康普查等。根据移动医疗技术在就诊前后的使用可以分为：院前应用、院中应用以及院后应用。院前应用主要指对身体状况的监测，包括心律、血压、体脂、营养状况等长期监测；院中应用包括门诊信息化和住院部信息化，例如移动式信息传递系统、移动式会诊系统、移动医生工作站等。根据监测的内容主要可分为：营养监测、运动监测、血糖监测、血压监测、呼吸睡眠监测、心率变异监测等。移动监测技术属于移动医疗技术的一种。

二、移动监测技术与心律失常

心血管疾病是中老年人常见的一类疾病，研究发现，心血管疾病导致的死亡占全世界所有死亡人数的29.1%，并且其中大部分死亡事件(心脏性猝死)院外发生。移动监测技术对患者心律失常事件的及时发现和冠心病患者的ST段改变的早期识别，对患者干预和治疗会提供很大帮助，能够明显改善其预后，降低其死亡率和致残率。在心律失常患者中，传统的检查方式包括心电图、动态心电图等，这一类检查较为经济方便；但由于检查方式存在一定的局限性，部分类型的心律失常具有一定的隐秘性，传统检查检测时程有限且受患者即时状态的限制，部分心律失常未能在检查的过程中检出而有所遗漏。移动监测技术具备了以下特点：便携可移动、长时程、全信息，可以较完整地记录患者的脉搏频率和心电信息等的变化，并及时/实时记录和传输信息，为医生提供有效的诊断依据且能及时预警。该技术可以早期识别无症状患者多种类型的心律失常，包括房性心律失常、室性心律失常、缓慢性心律失常等，同时也可用于已确诊患者的长期监测和有效管理。移动监测技术对心律失常的早期检测和长期管理，为医生诊治提供及时丰富的临床信息，较早且有效地进行针对性预防和治疗，能够较大程度地改善患者的预后，减少因疾病所导致的致死或致残事件。

（一）移动监测技术组成

完整心律失常的移动监测系统通常由心电信息采集终端、远程心电信息计算机服务器、远程心电分析中心三部分组成。常见的心电采集终端设备有心电图机、动态心电图仪（Holter）、便携式心电采集仪。远程心电计算机服务器需要完成远程心电数据的接收、转发，心电数据处理，心电数据存储及信息交换，因此需要服务器具备工作稳定性高、通信负载能力强、信息处理能力大和存储容量可扩展等特点。采集信息由远程心电分析中心进行处理，该部分工作常由各心电分析工作站、监护工作站等软硬件组成。常见的远程心电监测系统包括穿戴式心电监测设备和植入式远程心电监测设备。

（二）房性心律失常

房性心律失常主要包括房性期前收缩（又称房性早搏）、房性心动过速、心房扑动和心房颤动。其中，心房颤动患者较正常人群容易发生脑卒中，有部分阵发性心房颤动的患者因症状隐匿而未能及时识别及治疗，导致病情的延误。根据流行病学调查提示，在美国约有70万心房颤动患者未能及时诊断。随着移动互联网技术的发展，通过移动监测技术对正常人群进行长时程、全方位、较准确的心律监测，一方面是经济、可行的；另一方面也提高了对该类型患者的诊断率，为患者提供及时的治疗，从而降低与疾病相关的致死及致残率；同时，这一技术也为已确诊患者长期有效的管理提供了极大的帮助。

目前，移动监测技术通过可穿戴设备检测心房颤动的方式主要有3种：①通过光电容积描记技术（photoplethysmography，PPG）感知局部肤色及吸光度改变提示脉搏的变化；②通过简易的心电图装置记录心电图并传送至移动设备及网络；③通过微型机电系统（microelectromechanical systems，MEMS）感知心脏跳动所引起的胸廓振动从而记录心律变化。移动监测技术可以较准确记录到心房颤动的发作时间及心电信息，对于后续的干预提供临床依据，同时，其长时程的特点可以有效提高无症状性房颤的检出率，协助房颤患者的长期管理。另外，一些可穿戴设备还可以通过监测脉搏频率变化从而对人群进行初筛。

已经有多个相关研究通过不同的感知设备及应用程序（APP）对人群进行心房颤动的筛查。2017年美国斯坦福大学和苹果公司合作进行Apple Heart Study，对超过40万的人群进行筛查，通过脉搏频率变化进行初筛，之后使用心电图穿戴设备进行检测验证。该研究在419 297名受试者中，有2 161名（0.52%）检测到不规律脉搏，有84%检测到不规律脉搏的受试者在随后完成心电监测中记录到心房颤动的发生，这一研究提示可穿戴设备通过不规律脉搏检测心房颤动的可行性。2019年中国人民解放军总医院和华为公司通过华为手表对187 912名受试者进行监测（Huawei Heart Study），其中424名（0.23%）考虑为可疑心房颤动，并通过心电监测设备对患者进行确诊，在262名接受心电监测的患者中，有227名（87.0%）诊断为心房颤动，这一筛查方法对于心房颤动的阳性预测价值为91.6%，有助于心房颤动的早期诊断并及时进行治疗。苹果公司和华为公司通过PPG感应脉搏变化来初步识别心房颤动，为长时程、简易、全面监测和识别正常人群的房颤的发生提供了简便可行的方法，提高了无症状性房颤的诊断率。这一系列研究提供了可移动设备对心房颤动的长期监测和管理，大大改善了这一类患者的早期诊断和长期管理，且在一定程度上改善患者的预后。植入式远程心电监测设备由于存在一定的侵入性，相比于可穿戴设备的适应范围相对小，但其具有更长时程监测的优势，因而可以发现极少发作的心房颤动以及更好地对心房颤动的负荷进行定量。既往研究结果表明，LINQ、BioMonitor 等植入监测设备，通过配套的远程传输系统，从而实现远程监控患者的心电事件。

其他类型房性心动过速如房性早搏、房性心动过速以及室上性心动过速，由于其症状可能与心房颤动相同，但其临床意义及结局远小于心房颤动；因此，移动监测技术对于这一类心律失常类型与心房颤动之间的正确识别显得尤为重要。在 Spear 研究中，儿科心电生理专家通过远程心电监测设备记录并分析了 20 名心悸病史儿童 240 次的心电记录，并对其中的 231 份记录进行了正确的诊断，其中 57% 的儿童诊断室上性心动过速，11% 的儿童诊断为心房颤动，6% 诊断为房性早搏，3% 诊断为房性心动过速，23% 诊断为室性心动过速，有 98% 的父母认为这一种检测方式更为简便舒适。对于心房颤动患者的筛查，PPG 的使用较为广泛。但这一技术主要为检测脉搏频率的改变，因而对于其他房性心律失常及室性期前收缩（又称室性早搏）的识别可能比心电监测技术迟钝。McManus 等通过改良 APP 的计算方法，改善了监测设备对于心房颤动及逸搏心律的识别，在 PULSESMART 研究中，这一改良方法使心房颤动诊断的敏感性为 97%，特异性为 93.5%，准确率为 95.1%；房性早搏的敏感性为 66.7%%，特异性为 98%，准确率为 95.5%；室性早搏的敏感性为 73.3%，特异性为 90.13%，准确率为 82.52%。随着计算机算法的不断改良和加强，移动监测技术对于不同心律失常的识别能力可逐步提高。

（三）室性心律失常

室性早搏是临床常见的心律失常，其临床症状差异性较大，部分患者临床症状轻微，而部分患者的室性早搏与严重的心血管疾病相关。因此，对于室性早搏的及时发现及识别对部分患者的获益极大。既往的移动监测技术通过可穿戴设备进行远程心电图记录并分析，从而识别室性早搏。随着移动监测技术的发展与成熟，PPG 由于具有方便性、舒适性和适应性等特点，在心律失常监测中（尤其是在心房颤动中）的应用较为广泛，由于该技术只要监测脉搏改变，因而对于室性早搏的识别具有一定的限制性。随着计算机技术的发展，Cuesta 等通过改良计算机算法，单纯通过 RR 间期的改变来识别室性早搏，从而使仅记录脉搏变化或 RR 间期变化识别室性早搏成为可能，这一算法的准确性可达 90.13%，特异性为 82.52%。

其他类型的室性心律失常，如室性心动过速、尖端扭转型室性心动过速（TdP）、心室颤动等均可能造成严重后果甚至死亡，尤其在合并器质性心脏病的患者。除部分无器质性心脏病及血流动力学稳定的室性心动过速可以优先考虑进行导管消融及药物治疗外，大部分室性心动过速、TdP 和心室颤动患者均需优先考虑植入 ICD 预防猝死事件。对于进行导管消融治疗或者药物治疗的患者中，移动监测技术可进行长期监测和管理，及时发现心律失常的发作和治疗的效果。而对于植入 ICD 的患者，设备本身具有识别恶性心律失常的发生并进行治疗，但其仅带有储存功能而未能够将数据传递至云端，因此不属于移动监测技术的范畴。但近年来，各起搏器公司均推出各自的远程随访系统，该系统可通过简易小探头读取起搏器的数据，然后通过蓝牙连接手机端，后将起搏器数据上传到网络上，供医生远程查看。这一辅助系统使传统的随访方式升级为远程监测的方式。远程监测方式相比于传统的定期随访的方式更具经济效益并且在相关研究中显著减少了 ICD 患者再次住院率。远程随访系统可以为偏远地区或者交通不便的患者带来经济方便的程控服务。在2020年新型冠状病毒流行期间，这一种移动监测技术也能很好地替代传统的到医院进行随诊的方式，起到无可比拟的方便性和舒适性，在一定程度上减少了患者的焦虑和人群感染的风险。

（四）缓慢性心律失常、晕厥及其他临床应用

缓慢性心律失常主要包括病态窦房结综合征和高度房室传导阻滞，可穿戴式移动监测技术可以通过对脉搏频率的变化初步监测患者的平均心率及心率变异性等指标，再通过长程的心电监测识别并分析患者的心律失常类型。与传统的心电图及24小时动态心电图相比，移动监测技术具有长时程和及时反馈的特点，可以发现患者间歇性的心动过缓并及时采取相应的措施进行处理。除此之外，对于部分患者未能明确心动过缓，可以考虑通过可植入设备进行更为详细的监测以明确诊断。另外，对于已进行起搏器植入术的缓慢性心律失常患者，可以通过远程随访系统将患者情况进行及时反馈，从而对新发的心律失常如心房颤动、室性早搏等进行识别及治疗。

部分不明原因晕厥的患者，由于传统的检查手段未能检出原因或者合并其他晕厥因素未能明确是否心源性引起时，可以考虑植入式移动监测设备。通过这一技术，一方面，可准确识别患者晕厥的原因及减少不必要的心脏植入装置；另一方面，由于移动监测技术的改进，一旦有相应的心律失常事件，包括心动过缓和恶性室性心律失常，均可以较早地进行预警从而减少生命的损伤。

临床上，有一些药物的使用可以导致心律失常的发生，部分药物特别是抗心律失常药物及精神类药物等均可导致QT间期延长，从而使患者发生心律失常事件的概率增加，移动监测技术可以长时间监测患者用药过程中心电信息的变化并实现早期预警。Garabelli等通过远程心电监测和12导联心电图对比对服用索他洛尔和多非利特的人群进行研究，发现移动监测技术可以准确识别QTc间期的改变，尤其当QTc大于500ms时，该技术的敏感度可以达到97%。因此，对于一些使用潜在致心律失常性药物的人群，移动监测技术可以提供对于QTc的监测以及新发房性心律失常、新发室性心律失常等的监测，从而达到早期预警的效果。

三、未来展望

目前，随着人们对于精准医学的追求及相应科学技术的发展，移动监测技术已被广泛应用于日常生活及临床。移动监测技术填补了传统检查技术的局限性，提高了心律失常的诊断率，使部分隐匿性心律失常尤其是恶性心律失常的患者得到及时有效的诊治；同时，也实现了对部分心律失常患者的密切随访，及时报告病情变化和预警。但由于采集的信息较为多样且复杂，目前对于诊断的识别及算法仍有待进一步提高。随着计算机技术的不断成熟和持续积累，计算机对信息的识别和诊断将不断提高。同时，作为移动医疗技术之一，移动监测技术可以较好地监测到患者的心律失常事件，但干预能力相对缺乏，对部分患者仅能起到监测作用。随着医疗、信息技术的发展，部分实验研究已经开始尝试远程遥控方式通过植入式监测设备对动物进行电刺激。将来我们有希望进一步通过远程遥控的形式对心律失常患者进行干预，如远程进行植入设备的调控、远程进行电刺激、远程进行电复律等。

（陈欣　吴书林）

参考文献

[1] 张虎军,李运明,谭映军,等.移动医疗技术现状及未来发展趋势研究[J].医疗卫生装备,2015,36(7):102-105.

[2] LOPEZ A D,MATHERS C D,EZZATI M,et al. Global and regional burden of disease and risk factors,2001:systematic analysis of population health data [J]. Lancet,2006,367(9524):1747-1757.

[3] 王红宇.远程心电监测:自动诊断如何质控[J].临床心电学杂志,2016,25(5):329-330.

[4] WOLF P A,ABBOTT R D,KANNEL W B. Atrial fibrillation as an independent risk factor for stroke:the Framingham study[J]. Stroke,1991,22(8):983-988.

[5] SANNA T,DIENER H C,PASSMAN R S,et al. Cryptogenic stroke and underlyingatrial fibrillation [J]. N Engl J Med, 2014,370(26):2478-2486.

[6] TURAKHIA M P,SHAFRIN J,BOGNAR K,et al. Estimated prevalence of undiagnosedatrial fibrillation in the United States [J]. PLoS One,2018,13(4):e0195088.

[7] LI K,WHITE F A,TIPOE T,et al. The current state of mobile phone apps for monitoring heart rate,heart rate variability,and atrial fibrillation:Narrative review [J]. JMIR Mhealth Uhealth,2019,7(2):e11606.

[8] LAHDENOJA O,HURNANEN T,IFTIKHAR Z,et al. Atrial fibrillation detection via accelerometerand gyroscope of a smartphone [J]. IEEE J Biomed Health Inform,2018,22(1):108-118.

[9] PEREZ M V,MAHAFFEY K W,HEDLIN H,et al. Large-scale assessment of a smartwatch to identify atrial fibrillation [J]. N Engl J Med,2019,381(20):1909-1917.

[10] GUO Y,WANG H,ZHANG H,et al. Mobile photoplethysmographic technology to detect atrial fibrillation [J]. J Am Coll Cardiol,2019,74(19):2365-2375.

[11] PÜRERFELLNER H,SANDERS P,POKUSHALOV E,et al. Miniaturized Reveal LINQ insertable cardiac monitoring system:First-in-human experience [J]. Heart Rhythm,2015,12(6):1113-1119.

[12] PIORKOWSKI C,BUSCH M,NÖLKER G,et al. Clinical evaluation of a small implantable cardiac monitor with a long sensing vector [J]. Pacing Clin Electrophysiol,2019,42(7):1038-1046.

[13] NGUYEN H H,VAN HARE G F,RUDOKAS M,et al. SPEAR trial:Smartphone pediatric electrocardiogram trial [J]. PLoS One,2015,10(8):e136256.

[14] MCMANUS D D,CHONG J W,SONI A,et al. PULSE-SMART:Pulse-based arrhythmia discrimination using a novel smartphone application [J]. J Cardiovasc Electr,2016,27(1):51-57.

[15] CUESTA P,LADO M J,VILA X A,et al. Detection of premature ventricular contractions using the RR-interval signal:A simple algorithm for mobile devices [J]. Technol Health Care,2014,22(4):651-656.

[16] TAJSTRA M,SOKAL A,GADULA-GACEK E,et al. Remote Supervision to Decrease Hospitalization Rate(RESULT) study in patients with implanted cardioverter-defibrillator [J]. Europace,2020,22(5):769-776.

[17] SEQUEIRA S,JARVIS C I,BENCHOUCHE A,et al. Cost-effectiveness of remote monitoring of implantable cardioverter-defibrillators in France:a meta-analysis and an integrated economic model derived from randomized controlled trials [J]. Europace,2020,22(7):1071-1082.

[18] PASSMAN R S,ROGERS J D,SARKAR S,et al. Development and validation of a dual sensing scheme to improve accuracy of bradycardia and pause detection in an insertable cardiac monitor [J]. Heart Rhythm,2017,14(7):1016-1023.

[19] GARABELLI P,STAVRAKIS S,ALBERT M,et al. Comparison of QT interval readings in normal sinus rhythm between a smartphone heart monitor and a 12-lead ECG for healthy volunteers and inpatients receiving sotalol or dofetilide [J]. J Cardiovasc Electr,2016,27(7):827-832.

[20] ZHOU Z,GOU K,LUO Z,et al. Feasibility and efficacy of a remote real-time wireless ECG monitoring and stimulation system for management of ventricular arrhythmia in rabbits with myocardial infarction [J]. Exp Ther Med,2014,8(1):201-206.

持续性心房颤动的不同消融术式及评价

环肺静脉电隔离(circumferential pulmonary vein isolation,CPVI)是心房颤动(简称房颤)导管消融的基石。也是目前阵发性房颤导管消融相对统一的主流术式。但持续性房颤(persistent atrial fibrillation,PsAF)由于常常需要 CPVI 以外的附加心房消融,目前术式呈现多样化趋势,主要有递进式消融、心房线性消融、复杂心房碎裂电位(complex fractionated atrial electrograms,CFAEs)消融、基于心房低电压区域的基质改良消融、心房转子消融等。本文将对 PsAF 的上述消融策略进行简要阐述及评价。

一、递进式消融

2005 年,法国波尔多中心首先报道了 PsAF 递进式消融术式,主要是依次进行 CPVI、CFAEs 标测消融、左房线性消融等,追求术中经消融将房颤转为窦性心律的终点。Haissaguerre 等对 60 例 PsAF 患者进行递进式消融,术中房颤终止率为 87%,二次消融成功率高达 95%。然而该中心对递进式消融患者 5 年长期随访结果表明,单次手术成功率仅 16.8%,多次手术[平均(2.1 ± 1.0)次]成功率为 62.9%。多项对照研究表明,递进式消融术中终止房颤的患者较不能终止者长期随访有相对高的窦性心律维持率。但由于递进式消融术式的手术时间长,消融损伤范围大,术后患者心房功能出现不同程度的受损;且因为广泛消融造成的缓慢传导和不全线性阻滞使得术后医源性房性心律失常的发生率明显增加。多数患者需要接受多次手术,且术中房性心动过速(简称房速)的种类多种多样,左房存在大片低电压区,使得标测和消融难度增加。一个关键的问题是:对于每一个具体患者,通过广泛消融终止房颤是否是其维持窦性心律必须付出的消融代价?因此目前对递进式消融术式利弊的整体评价还存在较大争议。

二、固定“2C3L”消融术式(线性消融)

固定“2C3L”消融术式主要为 CPVI+ 左房线性消融(左房顶部线、二尖瓣峡部线)+ 三尖瓣峡部线。“2C3L”消融术式类似于外科迷宫术,消融损伤导致心房分割成独立的区域以致其心肌质量不足于维持房颤的发作,从而降低房颤复发率。其消融理念基于:①CPVI 是房颤消融的基石;②术后复发房速主要为大折返机制,因此严格追求术中线性消融的双向阻滞能降低术后医源性心房扑动(简称房扑)的复发率;③设计的有限范围线性消融对左房正常激动顺序及心房功能的影响降至最低。国内 PsAF “2C3L”消融术式的代表是首都医科大学附属北京安贞医院电生理团队,其发表的研究中对 146 例房颤患者随机分为“2C3L”组及递进式组,结果表明,对于 PsAF 采用“2C3L”与“递进式”术式在单次消融后,其 1 年及中远期的成功率相似,多次消融(平均 1.4 次)后随访(21+7)个月时,“2C3L”组与“递进式”组其窦性心律维持率分别为 84.9% 和 80.8%;但“2C3L”组较之“递进式”组,其手术操作时间、X 线透视时间及消融时间均显著缩短;因此简单的固定化的线性消融如果可以取得和复杂的递进式消融相似的成功率,无疑是具有吸引力和优势的。

然而，“2C3L”术式也存在争议，主要在于：①线性消融不全阻滞时反可促发医源性大折返房速的产生。欣慰的是近年来随着消融技术及消融工具的不断发展，目前左房顶部线及三尖瓣峡部线的即刻阻滞率可超过 90%，难度最大的二尖瓣峡部线性消融在有经验的中心有经验的术者即刻阻滞率可接近 90%；二尖瓣峡部线难以阻断的最常见原因是经冠状静脉窦肌袖和 Marshall 韧带介导的心外膜桥接，因此，冠状静脉窦内标测消融及近年来兴起的 Marshall 韧带无水酒精消融可以进一步提高二尖瓣峡部线的阻断率。②该术式缺乏个体化原则，对一部分长程持续房颤维持基质改良显得不够充分，因此，部分患者复发心律失常仍为 PsAF，这和递进式消融复发心律失常多为房扑、房速有明显不同。笔者认为可把长程持续房颤的消融看成是一个分期手术，第一次“2C3L”消融术式可筛选出一大部分左房基质好，线性消融足以维持长期窦性心律的患者，而对于少数房颤维持基质复杂，线性消融后仍为房颤的患者在二次术中可结合其他术式对心房基质进行进一步改良以提高成功率。最近，STAR-AF Ⅱ试验结果表明，对于 PsAF 患者，在 CPVI 基础上进行额外的线性消融并不能改善房颤的预后及成功率，但笔者认为，该研究中线性消融阻滞率偏低（70%），其结果正说明了严格执行线性消融双向阻滞的电生理评价，并不断追求及提高线性消融的阻滞率是该术式的核心和关键。

三、心房碎裂电位消融

2004 年 Nademanee 等首次提出复杂心房碎裂电位（CFAEs）消融术式治疗房颤，在其研究中 64 例 PsAF，消融终止 51 例（80%），随访 1 年，56 例维持窦性心律，消融成功率为 87.5%（30% 患者再次消融）。然而目前尚未有其他电生理中心能成功复制出 Nademanee 中心的结果，现在多数中心还是将碎裂电位消融作为组合术式之一。RASTA 研究表明，对 PsAF 患者 CPVI 之外的大面积的基质改良，左房 CFAEs 的消融并未改善房颤单次消融的成功率。STAR-AF Ⅱ研究显示，与 CPVI 相比，额外的 CFAEs 消融对成功率无影响。荟萃分析也显示 CPVI 联合 CFAEs 消融不增加 PsAF 消融成功率。广泛 CFAEs 消融付出的必然代价是术后房速、房扑的复发率增高和心房功能的毁损。因此，如何科学和精准化地进行 CFAEs 消融是值得探讨的。早期的研究术者主要通过简单的视觉方法来确定 CFAEs，其存在较多的主观性及盲目性，而最近的研究使用自动化软件来提高 CAFEs 确定的客观性及可重复性，但遗憾的是，研究结果提示 CFAEs 的鉴定方法对消融结果并没有显著的影响。

总之，CFAEs 消融临床应用广泛，但其确切的病理生理机制尚不清楚。房颤时标测到的 CFAEs 部位很有可能出现在健康的心房组织区域。因此，CFAEs 消融在 PsAF 中的正当性及重要性仍受到很多学者的质疑和争议。

四、基于低电压区域的心房基质改良消融

心房纤维化在房颤患者的病理生理过程中发挥重要作用。延迟增强 MRI 等成像技术可以检测到心房纤维化的程度。电生理学上，心房纤维化可产生振幅较低的心电图、碎裂电位及局部传导的不均匀，这些特征可导致传导阻滞、心房内折返和房颤。这些异常的电生理特性可以在窦性心律下通过设定的电压标准来识别。因此，心房低电压区域的标测和消融是目前房颤基质改良领域的研究热点之一。国内房颤基质改良策略以江苏省人民医院电生理团队为代表，他们的消融策略是对 PsAF 在 CPVI 及三尖瓣峡部消融的基础上，通过电复律恢复窦性心律，在左房进行高密度双极电压标测出低电压区和移行区。对所有低电压区

电位进行消融并使双极电位小于 0.1mv。若窦性心律标测到移行区异常电位，则消融使异常电位消失或电静止。该团队发表的研究表明转复成窦性心律的患者中，70% 标测到低电压区及移行区异常电位并对其进行了基质改良消融，对 30%(24/79) 未标测到低电压区以及异常电位的患者未行进一步消融，平均随访 30 个月，研究组窦性心律维持率分别为 69.8%。单次手术后仅 3.5% 患者发生手术相关房速。该消融术式提出了一种更全面的基质改良方法，不仅针对重度纤维化区域，而且针对中度纤维化区域，其消融高度针对心房个体化基质。对健康心房肌的损伤大大减少。

该团队应用同样方法进行了一项多中心随机临床试验(STRATE-SR)，入选 229 例有症状的 PsAF 患者按 1∶1 随机分为 STRATE-SR 组(n=114)和递进式消融组(n=115)。研究组中 62 例(54.3%)左房标测未发现低电压区及移行区，未行基质改良消融。47 例(41.2%)窦性心律下进行了基质改良消融。而对照组 94% 的病例接受了 CPVI 以外的左房消融。研究显示，单次消融 18 个月后，研究组及递进式组的成功率分别为 74.0% 和 71.5%，虽然无统计学差异，但似乎 STRATE-SR 组窦性心律维持的趋势更大。同时与递进式消融组比较，STRATE-SR 组手术时间、X 线透视时间及放电消融时间均明显缩短。说明在窦性心律下有针对性地对心房病变区域的改良至少不劣于激进地追求消融终止房颤的递进式消融。

该术式的主要问题在于：①研究显示低电压区及异常电位主要位于左房前壁及顶部，因此在左房前壁及顶部进行基质改良消融时，可能不自觉地进行了左房前壁及间隔部的部分线性消融，术后产生大折返房速及左心耳电激动延迟的概率增高，而后者是否增加消融术后血栓栓塞风险还有待研究。②心房不同区域其低电压的临界参考值不同，如果以固定临界参考值为标准，则可能影响对左房瘢痕的区分。标测电极的极间距及标测密度的不同可影响对左房低电压区的定义。窦性心律及房颤节律下标测心房低电压区基质哪个更能代表房颤的基质也存在争议。③关于心房低电压区和 PsAF 的关键维持机制之间的电生理联系，目前证据还不够充分。

五、心房转子的消融

局灶驱动学说认为房颤是由相对稳定的局灶高频电活动驱动。精密的标测发现局灶高频电活动的本质是相对规则而快速的微折返，被称为“转子”。目前用于房颤转子标测的系统主要有两种：第一种是 Narayan 等应用的新型“全景”电生理标测系统。该系统使用 1 或 2 根 64 极篮状标测电极导管，对自发或诱发的房颤进行多点同步标测，同时获取房颤时某侧心房激动的接触式单极标测信号，系统自带的软件可以自动分析处理记录到的电位，从而获得房颤转子或者异位兴奋灶的位置信息。第二种是法国波尔多中心采用的无创心电图成像技术(ECGI)。ECGI 系统由一个嵌有 252 个电极的背心和相应的分析系统组成。术前，患者在穿戴此电极背心的状态下接受 CT 检查。该系统能将体表记录的高密度单极电图信号通过相应处理计算出心房激动规律，并将其呈现于重建后的心房三维 CT 影像上，后者可用于术中指导房颤消融。

2012 年 Narayan 等报道了使用新型电标测系统标测转子指导房颤消融的临床试验(CONFIRM 研究)研究结果。研究采用随机分组方法，将 92 例 PsAF 分为转子消融后隔离双侧肺静脉的 FIRM 组和仅隔离双侧肺静脉的对照组，结果显示，97% 的病例可标测到稳定的局部转子；术中房颤终止的比例在 FIRM 组和对照组分别为 86% 及 20%；术后随访 273 天，研究组及对照组窦性心律维持比分别为 82.4% 及 44.9%，研究提示转子可能在房颤的触发及维持过程中发挥了重要作用，而转子消融可以终止房颤或延长房颤周长，提高导管消融成功率。Haissaguerre 等采用无创电生理成像技术实现了对转子的标测及消融，在术中以转子为靶点进行消融，其结果显示术后随访 1 年，87.4% 患者维持窦性心律。

有趣的是，Narayan 等关于肺静脉在房颤转子消融作用的多中心研究证实，对于部分房颤患者，无须隔离肺静脉，仅消融心房内的转子亦可获得较高的随访成功率，而部分 PsAF 患者即便肺静脉被隔离了，也有较高的复发率，这取决于房颤转子是否正好位于肺静脉及肺静脉前庭内。无疑，上述研究从某种意义上已经开始挑战 CPVI 是房颤消融的基石这一共识。尽管 CONFIRM 研究提示转子的存在及其重要性，但仍然存在许多疑问。Narayan 等在大多数房颤均可标测到转子，但这一结果在其他研究中心并未得到重复。尤其是房颤主导转子的数量、稳定性、空间分布等方面的研究结果大相径庭。Narayan 等的研究显示：①驱动房颤的主导转子在空间上非常稳定，且数量有限，平均仅 2 个，但时空上共存；②房颤转子的枢轴区域的腔内心电图可以呈现多种特征，但却非推测的 CFAEs 或者低电压区。而 Haïssaguerre 等的研究却显示：①转子在空间上并不稳定，能够在数十或 100 毫秒左右的时间游走过整个心房；②转子数量巨大，且与房颤持续时间密切相关；③转子分布区域更常记录到 CFAEs。临床上其他中心也未重复出 Narayan 团队对转子消融的有效性。笔者认为，转子现象在房颤维持机制中应该具备一定重要性，但目前还缺乏公认的令人信服的标测方法，其消融终点也存在一定争议。因此，在可预见的未来，转子标测和消融恐难担当起明显提高持续房颤消融成功率的重任。

综上所述，虽然现在 PsAF 消融术式可谓是“百花齐放、百家争鸣”的局面，但每种消融术式皆有其不足或者短板，提高 PsAF 经导管消融的长期成功率依然任重而道远，并极大程度依赖房颤机制研究的进一步深化。目前选择哪种消融术式需要结合每个中心自身的实际情况。但总体原则应该兼顾：①长期随访效果；②减少手术并发症；③降低重复手术次数；④减少盲目的非必要的心房消融损伤。

（张劲林　黄尾平）

参考文献

[1] HAISSAGUERRE M, HOCINI M, SANDERS P, et al. Catheter ablation of long-lasting persistent atrial fibrillation: Clinical outcome and mechanism of subsequent arrhythmias [J]. J Cardiovasc Electrophysiol, 2005, 16(11): 1125-1137.

[2] SCHERR D, KHAIRY P, MIYAZAKI S, et al. Five-year outcome of catheter ablation of persistent atrial fibrillation using termination of atrial fibrillation as a procedural endpoint [J]. Circ Arrhythm Electrophysiol, 2015, 8(1): 18-24.

[3] TAKAHASHI Y, O'NEILL M D, HOCINI M, et al. Effects of stepwise ablation of chronic atrial fibrillation on atrial electrical andmechanical properties [J]. J Am Coll Cardiol, 2007, 49(12): 1306-1314.

[4] DONG J Z, SANG C H, YU R H, et al. Prospective randomized comparison between a fixed '2C3L' approach vs.stepwise approach for catheter ablation of persistent atrial fibrillation [J]. Europace, 2015, 17(12): 1798-1806.

[5] VALDERRÁBANO M, LIU X, SASARIDIS C, et al. Ethanol infusion in the vein of Marshall: Adjunctive effects during ablation of atrial fibrillation [J]. Heart Rhythm, 2009, 6(11): 1552-1558.

[6] KOCHHÄUSER S, JIANG C Y, BETTS T R, et al. Impact of acute atrial fibrillation termination and prolongation of atrial fibrillation cycle length on the outcome of ablation of persistent atrial fibrillation: A substudy of the STAR AF Ⅱ trial [J]. Heart Rhythm, 2017, 14(4): 476-483.

[7] NADEMANEE K, MCKENZIE J, KOSAR E, et al. A new approach for catheter ablation of atrial fibrillation: mapping of the eleetrophysiologic substrate [J]. J Am Coll Cardiol, 2004, 43(11): 2044-2049.

[8] DIXIT S, MARCHLINSKI F E, LIN D, et al. Randomized ablation strategies for the treatment of persistent atrial fibrillation:

RASTA study [J]. Circ Arrhythm Electrophysiol, 2012, 5(2): 287-294.

[9] YANG G, YANG B, WEI Y Q, et al. Catheter ablation of nonparoxysmal atrial fibrillationusing electrophysiologically guided substrate modification during sinus rhythm after pulmonary vein isolation [J]. Circ Arrhythm Electrophysiol, 2016, 9(2): e003382.

[10] YANG B, JIANG C Y, LIN Y Z, et al. STABLE-SR (Electrophysiological Substrate Ablation in the Left Atrium During Sinus Rhythm) for the treatment of nonparoxysmal atrial fibrillation: A prospective, multicenter randomized clinical trial [J]. Circ Arrhythm Electrophysiol, 2017, 10(11): e005405.

[11] NARAYAN S M, KRUMMEN D E, SHIVKUMAR K, et al. Treatment of atrial fibrillation by the ablation of localized sources: CONFIRM (Conventional Ablation for Atrial Fibrillation With or Without Focal Impulse and Rotor Modulation) trial [J]. J Am Coll Cardiol, 2012, 60(7): 628-636.

[12] HAISSAGUERRE M, HOCINI M, DENIS A, et al. Driver domainsin persistent atrial fibrillation [J]. Circulation, 2014, 130(7): 530-538.

心房食管瘘的预防、识别与处理原则

心房颤动（简称房颤）是临床上最常见的快速性心律失常之一，经导管消融是目前广泛开展的有效治疗手段。在导管消融有效性越来越被认可的同时，减少并发症不容忽视。心房食管瘘是一种罕见但致命的房颤导管消融并发症，尽管报道发生率较低（<0.1%~0.25%），但其致死率极高（50%~80%），是房颤导消融最为凶险的并发症。基于心房食管瘘的高致死性，如何预防其发生显得尤为重要。本文结合文献复习和本中心经验，重点对房颤消融围术期如何减少食管损伤、早期识别和处理作一梳理，供读者参考。

一、心房食管瘘的发病机制

心房食管瘘的发病机制尚不十分清楚。目前认为左心房后壁消融过程中直接对心房外毗邻食管的热（冷）损伤是始发因素，该损伤随后可能会导致食管局部炎症、糜烂、溃疡，溃疡向深部发展，进而和左心房后壁形成瘘管，另外，消融导致的食管滋养血管损伤进而导致食管坏死也参与其中。食管损伤的其他机制可能包括病理性胃酸反流加重黏膜损伤，以及食管周围神经损伤导致胃动力减退增加胃酸反流等（图1，彩图见二维码30）。

二、心房食管瘘高危人群的识别

目前已报道的文献尚未观察到能够明确预测心房食管瘘发生的常见临床特征，如年龄、性别、房颤类型、房颤持续时间、冠心病、高血压、糖尿病、CHA_2DS_2-VASc 评分、HAS-BLED 评分等均不能预测心房食管瘘，这可能与心房食管瘘的发生率较低、“医源性”等特点相关。

Yamasaki 等报道体重指数（BMI）较低的患者可能会增加食管损伤的风险，这类患者在食管和左心房之间的心包脂肪组织偏少，而后者可能是保护性的。消融术前的 CT 或 MRI 扫描，可提供左心房和食管的解剖关系信息。左心房 - 食管距离短小可能是食管损伤的预测指标，磁共振研究显示，左心房至椎体的距离 <4.5mm 与食管运动减少（<10mm）相关。

此外，存在胃酸反流性疾病可能使由消融引起的食管损伤恶化，而房颤患者中普遍存在胃食管反流。

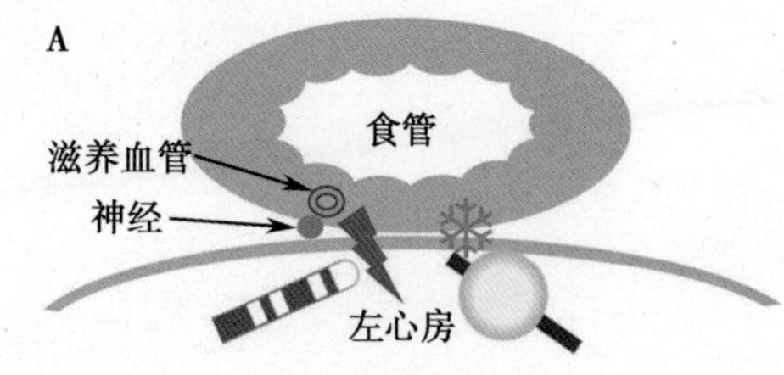

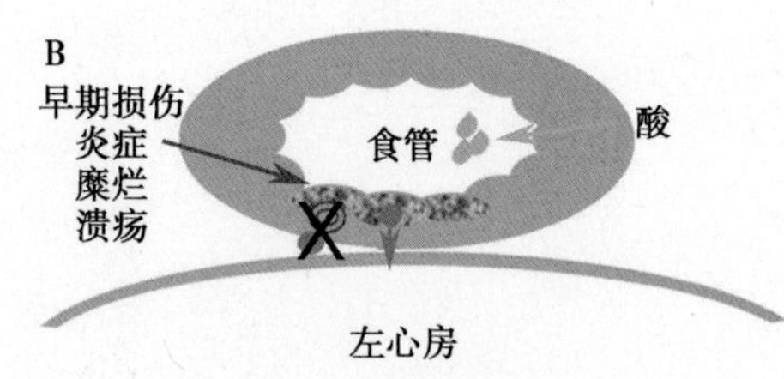

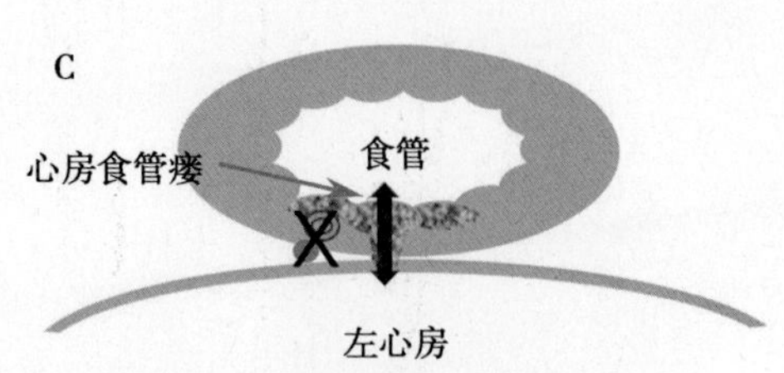

图1 心房食管瘘发生机制

A. 消融过程中食管热（冷）损伤；B. 食管内膜面早期损伤及进展；C. 心房食管瘘形成。

三、术中如何减少消融食管损伤？

降低心房食管瘘的发生率，临床上主要采取如何避免或减少消融导致的严重食管损伤的发生。研究表明，房颤消融后食管黏膜损伤的发生率相对高，通过内镜检查评估时食管损伤的发生率高达20%~40%，显著高于心房食管瘘的发生率。减轻消融术中食管损伤的策略主要有以下几个：①食管温度监测；②食管冷却系统；③食管偏离装置；④减少消融能量对食管的损伤等。鉴于国内大部分中心的房颤导管消融是在镇静麻醉下进行的，因此食管内器械的放置存在应用局限性。

（一）食管温度监测

食管温度监测是评估消融期间热效应的最常用策略之一，在射频消融和冷冻消融术中可以实时监测食管内腔温度的上升和下降。然而，尽管这种策略已被广泛采用并得到一些指南的推荐，但其在预防食管损伤和心房食管瘘方面的有效性仍有一定争议，甚至部分研究提示，食管温度探头的放置可能增加食管损伤的发生。食管温度监测的局限性包括：单电极传感器存在感应电极和消融靶点间空间不确定性，从而提供误导信息、金属传感电极甚至可能产生射频能量或导热效应致食管损伤。近来开发的红外热成像技术温度监测，可实时提供瞬时食管表面温度，克服传感器相对位置的缺点，其峰值温度可能更助于预测食管损伤的发生。

（二）食管冷却装置

食管冷却装置通过在消融过程中主动冷却食管来减少食管热损伤，包括直接注入冰水，冷却球囊，冷却水循环系统和食管热量导出装置等。大多数此类技术已经证明能有效地降低食管内温度，但对于食管损伤发生率的降低并不十分理想。食管冷却装置的局限性，包括后续抽吸液体可能导致风险，装置放置增加了机械食管损伤风险，增加手术成本和复杂性等。

（三）食管偏离装置

另一种主动保护策略是将食管从需要消融的左心房后壁区域移开。标准内镜或经食管超声心动图探头是现成的有效选择，不过需要在消融过程中内镜医师或超声心动图医师在场。柔性PVC胸导管结合预成形的金属导丝可用于食管移位，但可能存在与装置有关的创伤。近来报道的可充气气囊（DV8气囊）等更轻柔的牵开器，具有更高安全性和可操作性，将需要进一步评估。除食管内装置外，穿刺心包放置球囊来增加食管与左心房后壁之间的距离，可减弱心内膜射频消融过程中食管温度的升高，但受限于心包穿刺的风险。

（四）消融过程中的食管可视化

消融过程中实时显示食管的位置，有助于在消融左心房后壁时调整消融能量的传递。我们的经验是，可以让患者术中吞咽对比剂的方法在X线透视下显示食管的位置，根据食管边界调整消融路径或改变消融能量，有助于降低发生食管损伤的可能性，这种策略经济实惠，较适用于国内的非全身麻醉房颤消融手术。另外，随着心腔内超声的逐步开展，腔内超声定位食管位置也是较好的选择（图2，彩图见二维码31）。

（五）消融能量与食管损伤

二维码31

1. 射频消融导管 房颤射频消融目前普遍采用的是冷盐水灌注消融导管，特别是带压力感知的消融导管目前越来越被推荐使用。压力感知导管能够测量导管尖端的接触力大小和方向，实时客观提供导管组织间的接触力。压力

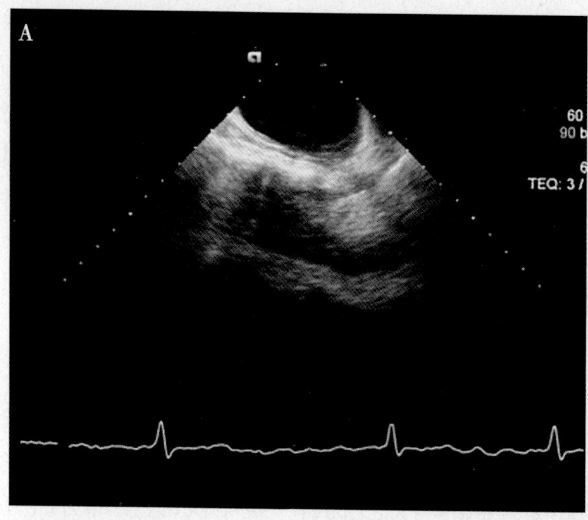

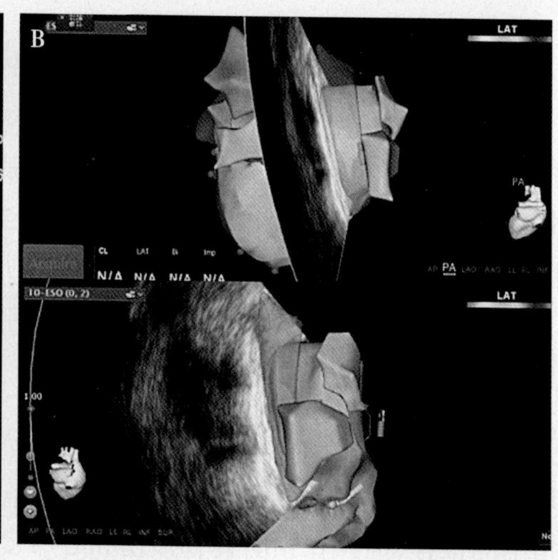

图 2 腔内超声技术实时显示食管位置

A. 腔内超声图像；B. 腔内超声结合三维建模，显示食管（粉红色）与左心房（灰色）的空间位置相对关系。

感知导管有助于提高手术效果，但该技术对心房食管瘘风险的影响尚有争议。2010—2016年的相关数据库报告发现，与使用压力导管的患者相比，使用压力感知导管的患者心房食管瘘形成的发生率要高得多，可能与最初应用期间术者对合适压力的认识差异以及心房食管瘘报告率等因素相关。最近在我国开展的 RESCUE-AF 研究中显示，在左心房消融时接触压力限制在 <20g，似乎可以最大限度降低食管损伤的风险，同时保持疗效。

2. **高功率短时程（high power short duration，HPSD）消融** 房颤射频消融传统功率设置多为后壁消融时≤30W。近年来，人们探索了使用较高功率（通常定义为≥40~50W）短时间的消融策略。HPSD 消融的病灶直径更大，深度更小，可最小化传导热效果而更依赖于局部阻抗热，目前认为可以减少对相邻心外膜结构的附带组织损伤。Baher 等通过心脏磁共振增强比较接受 HPSD（50W，5 秒）与接受传统功率（≤35W，10~30 秒）消融的患者的食管损伤情况，发现两组食管损伤的发生率和严重程度相似，其中中度至重度损伤两组中各有 14% 的患者，而 HPSD 组中的手术时间明显缩短。应用 HPSD 消融技术时，建议避免在同一区域短时间内反复消融，因为可能存在热损伤的叠加效应。

3. **导管稳定性** 射频能量输送过程中的导管稳定性会影响病变的大小。一项超过 7 000 例手术的调查发现，在后壁消融过程中使用逐点消融策略被认为是心房食管瘘形成的危险因素。这也解释了有报道发现磁导航技术消融房颤较手动消融房颤，导致更高食管损伤发生率（包括穿孔）。就保护食管而言，“拖拽式”消融和“逐点”消融相比，似乎更能降低食管损伤的发生率。在目前房颤消融趋向于逐点量化消融，在后壁消融时的合适量化指标，还需进一步的研究。

4. **冷冻球囊消融** 近年来，因为学习曲线较短，冷冻球囊消融治疗房颤已成为射频消融的重要替代方法，目前认为两者在阵发性房颤消融中的有效性和安全性类似。与射频消融相比，冷冻球囊是一种相对“温和”的消融能量，具有较低的食管损伤发生率。相较于一代冷冻球囊，二代冷冻球囊的食管损伤发生率有所增加（心房食管瘘的报道发生率 <0.01%）。二代球囊食管损伤发生率增加可能与其肺静脉前庭损伤范围扩大、与食管间距更短有关。Chen 等报道在冷冻球囊消融过程中，通过旋转球囊导管增加球囊与食管的距离，可能有助

于减少食管损伤。

5. **其他消融能量** 新的消融导管也在不断探索开发中，其中大部分还是通过热损失心肌组织形成病灶，包括球形或环形的射频导管、超声球囊导管、激光球囊导管等，相关研究普遍观察到食管腔内温度的提高以及食管损伤的发生。

最近，脉冲场消融（pulsed field ablation，PFA）是一种被广泛关注的新型房颤消融方法。在首次人体试验中，PFA 能够做到快速、持续隔离肺静脉，且不损伤食管。PFA 对于心肌组织损伤的高度选择性，可能使其在消融安全性方面脱颖而出。

由于心房食管瘘的总体发病率仍然较低，新技术的真正风险仍有待确定，有待在大规模临床试验中得到验证。

（六）全身麻醉与清醒镇静

房颤消融采用的麻醉方式主要取决于各中心术者的习惯以及麻醉科的支持。国内各中心的导管消融量大，多采用清醒镇静的方式。有限的研究表明，房颤消融采用全身麻醉，食管损伤的风险可能增加。机制可能包括全身麻醉时食管运动性降低，患者没有吞咽动作，以及全身麻醉增加了导管的稳定性等。

四、消融术后管理

房颤消融术后管理预防心房食管瘘发生，主要包括避免可能存在的食管损伤进展，早期识别和及时处理食管损伤，特别是严重的食管损伤。

术后建议宣教患者食管损伤的典型前哨症状，包括消融后 2 个月内出现的发热、胸痛、吞咽痛、呕血、黑便和神经系统事件，若有可疑临床表现，及时就医。

术后饮食方面，很少有数据表明术后饮食与心房食管瘘发生之间有潜在关系。但从食管保护角度，若存在食管损伤，通常会建议使用低酸度的流质或半流质饮食。由于无症状食管损伤的发生率较高，我们的经验是常规建议患者术后 6 周预防性非固体饮食，减少可能的食管损伤加重。

胃食管反流被认为是食管溃疡发展为心房食管瘘的可能危险因素，胃食管反流在房颤人群中较为常见，另一方面，消融过程中食管周围迷走神经损伤也可能导致酸反流或恶化。因此，尽管缺乏充分的论证，房颤消融术后短期预防性使用质子泵抑制剂目前被认为是合理的，而且短期服用一般不会有大的危害。

五、心房食管瘘的识别

对于消融术后 2 个月（报道多为 1~6 周）内，出现食管损伤可能相关症状的患者，如全身感染、胸痛、吞咽痛、消化道出血、卒中事件等，我们需要高度警惕，尽早明确是否存在严重食管损伤或心房食管瘘。常规的非特异性检查包括血常规、红细胞沉降率、C 反应蛋白等。

由于心房食管瘘的高致死性，早期识别食管损伤更具临床意义。对于术中提示食管损伤风险较大的患者，或者术后早期有相关症状的患者，可以采用食管内镜检查，评估食管损伤（图 3，彩图见二维码 32）。即使在无症状的患者中，也可经常发现食管病变。损伤类型方面，与红斑 / 糜烂相比，食管溃疡更可能发展为穿孔或瘘管形成。对于疑似有食管瘘形成的患者，建议在内镜检查时避免食管内气体灌注，减少可能因气压增大造成的空气栓子通过瘘管的风险。另外，磁共振延迟强化检查也有助于对早期食管热损伤的检测。

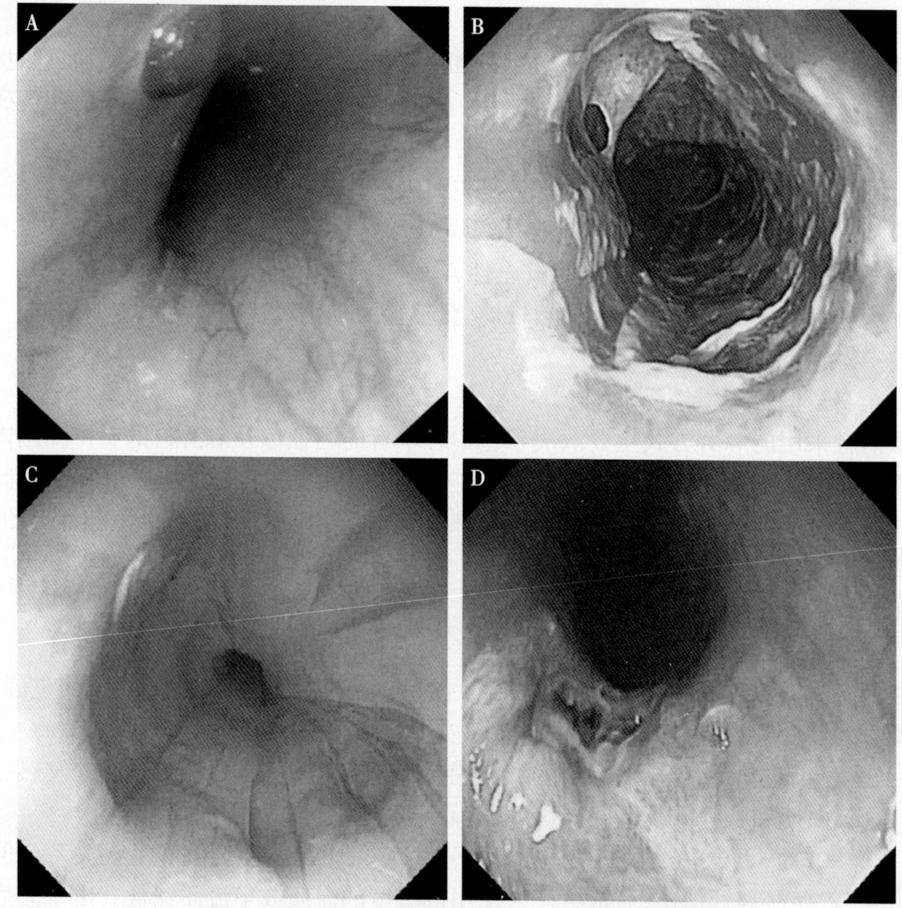

图 3　房颤消融术后食管内镜检查发现食管损伤情况

A. 食管黏膜血肿；B. 食管黏膜剥脱性改变；C. 食管内膜糜烂；D. 食管溃疡。

对于高度怀疑心房食管瘘的患者，建议尽快完成经胸超声心动图、胸部 CT 扫描等检查，评估有无心包积液 / 积气、纵隔积液 / 积气等。对于有神经系统症状的患者，多发性缺血灶，特别是气栓有助于明确诊断。

六、心房食管瘘的处理

对于发现食管严重损伤的患者，建议采取禁食、抑酸、营养支持（静脉或空肠营养管）、抗生素覆盖等措施，让食管充分休息及自我修复，在食管内镜复查好转后方可出院。

一旦心房食管瘘诊断成立，不治疗的死亡率为 100%，建议尽早手术治疗。延迟治疗可能面临严重的感染、失血、神经系统损害等多重并发症，预后极差。心房食管瘘的手术治疗包括经内镜置入食管支架和外科修补。一项包含 29 例心房食管瘘病例的回顾性研究显示，59% 接受外科修补的患者存活，而食管支架置入患者无一存活，提示外科修补可能是唯一有效的救治手段。

七、小　　结

随着导管消融在房颤中的广泛应用，我们对心房食管瘘与消融之间关系的了解也不断增加。对患者术前或围术期中左心房和食管之间解剖关系的评估有助于识别高危患者。对于全身麻醉手术，食管温度监测、食管偏移装置、食管冷却装置可能有助于提高警示以及可减轻食管热损伤。对于镇静手术，实时食管可视化以指导消融策略的修改可能是可行的策略。左心房后壁能量设置，如合适的压力、高功率短时间等策略，可能有助于减少对邻近组织的损伤；冷冻球囊被认为具有较低的食管损伤发生率，但需要更多的临床经验。尽管缺乏证据，但围术期策略（例如非固体饮食、预防性使用质子泵抑制剂）是合理的。

早期识别食管严重损伤，是防止心房食管瘘形成的关键。术后食管内镜评估、术后预警症状的识别、高危患者的早期干预至关重要。对于发生心房食管瘘的患者，尽早行外科修补可能是唯一有希望的治疗手段。

（蒋汝红　蒋晨阳）

参考文献

[1] BARBHAIYA C R, KUMAR S, JOHN R M, et al. Global survey of esophageal and gastric injury in atrial fibrillation ablation: Incidence, time to presentation, and outcomes [J]. J Am Coll Cardiol, 2015, 65(13): 1377-1378.

[2] CUMMINGS J E, SCHWEIKERT R A, SALIBA W I, et al. Assessment of temperature, proximity, and course of the esophagus during radiofrequency ablation within the left atrium [J]. Circulation, 2005, 112(4): 459-464.

[3] YAMASAKI H, TADA H, SEKIGUCHI Y, et al. Prevalence and characteristics of asymptomatic excessive transmural injury after radiofrequency catheter ablation of atrial fibrillation [J]. Heart Rhythm, 2011, 8(6): 826-832.

[4] YAMASHITA K, QUANG C, SCHROEDER J D, et al. Distance between the left atrium and the vertebral body is predictive of esophageal movement in serial MR imaging [J]. J Interv Card Electrophysiol, 2018, 52(2): 149-156.

[5] SINGH S M, D'AVILA A, DOSHI S K, et al. Esophageal injury and temperature monitoring during atrial fibrillation ablation [J]. Circ Arrhythm Electrophysiol, 2008, 1(3): 162-168.

[6] MULLER P, DIETRICH J W, HALBFASS P, et al. Higher incidence of esophageal lesions after ablation of atrial fibrillation related to the use of esophageal temperature probes [J]. Heart Rhythm, 2015, 12(7): 1464-1469.

[7] DALY M G, MELTON I, ROPER G, et al. High-resolution infrared thermography of esophageal temperature during radiofrequency ablation of atrial fibrillation [J]. Circ Arrhythm Electrophysiol, 2018, 11(2): e005667.

[8] LEUNG L W, GALLAGHER M M, SANTANGELI P, et al. Esophageal cooling for protection during left atrial ablation: A systematic review and meta-analysis [J]. J Interv Card Electrophysiol, 2019. [Online ahead of print.]

[9] PALANISWAMY C, KORUTH J S, MITTNACHT A J, et al. The extent of mechanical esophageal deviation to avoid esophageal heating during catheter ablation of atrial fibrillation [J]. JACC Clin Electrophysiol, 2017, 3(10): 1146-1154.

[10] BHARDWAJ R, NANIWADEKAR A, WHANG W, et al. Esophageal deviation during atrial fibrillation ablation: Clinical experience with a dedicated esophageal balloon retractor [J]. JACC Clin Electrophysiol, 2018, 4(8): 1020-1030.

[11] YE Y, CHEN S Q, LU Y F, et al. PV isolation guided by esophageal visualization with a tailored ablation strategy for the avoidance of esophageal thermal injury: A randomized trial [J]. J Interv Card Electrophysiol, 2020, 58(2): 219-227.

[12] BLACK-MAIER E, POKORNEY S D, BARNETT A S, et al. Risk of atrioesophageal fistula formation with contact force-sensing catheters [J]. Heart Rhythm, 2017, 14(9): 1328-1333.

[13] ZHANG X, KUANG X, GAO X, et al. RESCUE-AF in patients undergoing atrial fibrillation ablation: The RESCUE-AF trial [J]. Circ Arrhythm Electrophysiol, 2019, 12(5): e007044.

[14] BOURIER F, DUCHATEAU J, VLACHOS K, et al. High-power short-duration versus standard radiofrequency ablation: Insights on lesion metrics [J]. J Cardiovasc Electrophysiol, 2018, 29(11): 1570-1575.

[15] BAHER A, KHEIRKHAHAN M, RECHENMACHER S J, et al. High-power radiofrequency catheter ablation of atrial fibrillation: Using late gadolinium enhancement magnetic resonance imaging as a novel index of esophageal injury [J]. JACC Clin Electrophysiol, 2018, 4(12): 1583-1594.

[16] BARBHAIYA C R, KOGAN E V, JANKELSON L, et al. Esophageal temperature dynamics during high-power short-duration posterior wall ablation [J]. Heart Rhythm, 2020, 17(5 Pt A): 721-727.

[17] NAIR K K,SHURRAB M,SKANES A,et al. The prevalence and risk factors for atrioesophageal fistula after percutaneous radiofrequency catheter ablation for atrial fibrillation:The Canadian experience [J]. J Interv Card Electrophysiol,2014,39(2):139-144.

[18] TILZ R R,CHUN K R,METZNER A,et al. Unexpected high incidence of esophageal injury following pulmonary vein isolation using robotic navigation [J]. J Cardiovasc Electrophysiol,2010,21(8):853-858.

[19] JOHN R M,KAPUR S,ELLENBOGEN K A,et al. Atrioesophageal fistula formation with cryoballoon ablation is most commonly related to the left inferior pulmonary vein [J]. Heart Rhythm,2017,14(2):184-189.

[20] CHEN H,LIU Q,SHEHATA M,et al. The influence of cryoballoon manipulation on luminal esophageal temperature during ablation for atrial fibrillation [J]. Pacing Clin Electrophysiol,2019,42(9):1169-1174.

[21] REDDY V Y,NEUZIL P,KORUTH J S,et al. Pulsed field ablation for pulmonary vein isolation in atrial fibrillation [J]. J Am Coll Cardiol,2019,74(3):315-326.

[22] DI BIASE L,SAENZ L C,BURKHARDT D J,et al. Esophageal capsule endoscopy after radiofrequency catheter ablation for atrial fibrillation:Documented higher risk of luminal esophageal damage with general anesthesia as compared with conscious sedation [J]. Circ Arrhythm Electrophysiol,2009,2(2):108-112.

[23] SINGH S M,D'AVILA A,SINGH S K,et al. Clinical outcomes after repair of left atrial esophageal fistulas occurring after atrial fibrillation ablation procedures [J]. Heart Rhythm,2013,10(11):1591-1597.

肺静脉狭窄的诊断及治疗进展

心房颤动(简称房颤)是目前临床上最常见的心律失常疾病之一,导管消融是其重要的治疗手段。环肺静脉电隔离是房颤消融的基石,而与肺静脉隔离相关的肺静脉狭窄(pulmonary vein stenosis,PVS)是房颤消融术后较为棘手的并发症之一。在消融手术开展初期,消融在肺静脉内进行,导致术后PVS的发生率较高。随着消融术式的改进和技术的革新,房颤消融术相关的PVS发生率逐渐下降。PVS临床表现缺乏特异性,容易出现误诊,临床上需予以重视。

一、肺静脉的解剖特点

大多数人群的肺静脉为左、右各2根,与左心房相连。左上肺静脉与水平呈30°夹角向上左肺上叶,左下肺静脉与水平呈30°夹角向下进入左肺下叶。右上肺静脉与水平呈50°夹角向上进入右肺上叶和中叶,右下肺静脉与水平呈20°夹角向下进入右肺下叶。但肺静脉存在一定变异率,以右肺静脉变异率更高,约1/3行导管消融的房颤患者存在右中肺静脉,17%的患者存在左侧肺静脉共干。研究显示,40%的上下肺静脉开口距离小于3mm,肺静脉开口直径在8~21mm,平均(12.5 ± 3.0)mm。肺静脉开口外包绕着肺静脉肌袖,即房颤触发灶的重要来源,而位于上肺静脉的肌袖较下肺静脉更为丰富。

二、PVS的定义、病理生理学及流行病学特点

PVS定义为肺静脉内径较消融前减小20%以上,根据肺静脉内经缩小程度,PVS分为三个等级,即轻度狭窄(内径缩小20%~49%)、中度狭窄(内径缩小50%~69%)和重度狭窄(内径缩小≥70%)。一般而言,房颤射频消融术所致的PVS多为不恰当消融部位、消融方式和射频能量所致血管内膜发生病理生理结构改变,显微镜下观察呈消融部位血管和邻近血管进行性不可逆炎症反应和胶原纤维沉着,继发内膜纤维化和肌性增生伴血管收缩,严重者可致肺静脉主干局部重度狭窄或完全闭塞,继而出现远端肺小静脉内膜显著增殖甚至管腔闭塞;后期相应节段肺动脉出现供血障碍,部分患者肺小动脉壁中层肥厚,内膜偏心性增生,伴血栓形成,有类似肺动脉高压样肺小动脉组织改变。PVS是术中多因素共同作用的结果,越靠近肺静脉口、长时间以及高能量的消融,PVS发生率越高。此外,肺静脉开口直径小于10mm,存在中间静脉,以及肺静脉过早分叉等解剖变异的患者更易发生PVS。

PVS的发生率与消融术式、消融能量类型、中心经验等相关,且由于部分患者症状不典型,存在一定漏诊率,不同报道发生率存在较大差异,1999—2004年,不同报道发生率波动于0~44%。早期在二维指导下的肺静脉隔离时期,消融位置在肺静脉开口内,术后PVS发生率高达40%。随着消融策略的改良和技术的发展,PVS整体发生率逐渐下降。目前报道的PVS发生率在1%~3%。一项全球多中心调查研究显示房颤术后PVS发生率在1.3%左右。Teunissen等对976例行射频消融术的房颤患者进行肺静脉影像学随访,发现306例(31.6%)出现轻度PVS,42例(4.3%)出现中度PVS,7例(0.9%)出现重度PVS,提示PVS发生率较高,

但重度 PVS 发生率小于 1%，仅有 1 例患者出现 PVS 相关临床症状。

房颤射频消融术后 PVS 报道中以射频消融为主，而随着冷冻消融技术的推广，近年有冷冻消融相关 PVS 的报道。一代冷冻球囊消融术后 PVS 发生率约为 3.1%，而二代球囊消融术后 PVS 则较低，单中心研究显示二代球囊消融后 PVS 发生率小于 0.5%。但冷冻球囊消融引起 PVS 的相关研究样本量较低，随访时间较短，对于 PVS 发生率可能存在低估。

三、PVS 的误诊误治

Kawahara 等报道了 1 例房颤射频消融术后 PVS 的病例，该患者在消融术后 5 个月出现胸痛和低热症状，初次就诊经胸片和胸部 CT 检查后诊断肺炎和胸腔积液，先后给予阿奇霉素和加雷沙星抗感染，肺部影像学表现进行性加重，并出现咯血症状，随后他们对该患者进行了气管镜及组织活检，并给予泼尼松治疗 2 周，患者病情进一步恶化。最后进行了增强 CT 检查，发现左上肺和左下肺静脉严重狭窄，随后行心包补片肺静脉成形术，术后患者恢复良好。

Fender 等报道了 1 例房颤射频消融术后 PVS 的诊治经历。该患者在术后 5 个月时出现右肩及背部疼痛，随后逐渐出现夜间盗汗、发热、干咳和乏力等症状，胸片提示右上肺实变，当时诊断为社区获得性肺炎，给予口服头孢菌素类药物 1 周后开始出现痰中带血，并逐渐加重至每日需输血 1~2 单位，肺动脉计算机体层血管造影（computed tomography angiography，CTA）未见肺栓塞，但提示右上肺实变伴小叶间隔增厚，考虑非典型肺炎，予左氧氟沙星抗感染 2 周，咯血等症状进一步加重。当地医师考虑真菌感染或者肿瘤可能，进行了气管镜以及 CT 引导肺穿刺检查，但无特殊发现。再次回顾之前肺动脉 CTA 的影像资料后发现右上肺静脉严重狭窄，植入支架后，患者上述症状明显改善。

Zhang 等报道了 3 例房颤射频消融术后出现咯血的病例。病例 1 在反复咯血 2 年后被诊断为肺栓塞，予抗凝治疗，但症状无改善，复查 CT 提示两肺多发阴影，考虑曲霉病，予抗真菌治疗后仍有咯血。随后进行了支气管动脉造影 + 动脉栓塞、CT 引导下肺组织活检、肺动脉 CTA 以及甲泼尼龙等检查及治疗，均无改善，最后在了解到患者有房颤消融术后，行肺静脉造影明确右上和左上肺静脉闭塞。病例 2 在间歇性咯血 2 年后，行相关检查无结核感染依据，但予经验性抗结核治疗 9 个月后无明显好转，行气管镜检查仍未发现病原体，予经验性抗真菌治疗（伊曲康唑）20 天，仍有反复咯血，最后三维重建胸部增强 CT 提示右上肺静脉完全闭塞。病例 3 因呼吸困难、乏力、咯血以及阵发性胸痛就诊，给予抗感染治疗后症状缓解，但症状容易反复，最后经增强 CT 确诊为左下和左上肺静脉闭塞。

上述病例报道提示，房颤消融术后 PVS 较易出现误诊漏诊情况。美国梅奥诊所的 Fender 和 Widmer 教授回顾分析了 2000—2014 年在该诊所确诊的 124 例房颤消融术后发生严重 PVS 的患者，其中男性占 77%，2 例接受冷冻球囊消融，其余均为射频消融。从手术结束至开始出现症状的平均时间为 4 个月，而从开始出现症状到确诊 PVS 的平均时间为 3 个月，初次就诊误诊率达 35%。由于 PVS 患者早期表现为呼吸系统症状，而部分心血管内科医师对患者消融病史及消融所致 PVS 这一并发症缺乏足够重视，国内 PVS 患者早期多在呼吸科就诊，极易误诊为肺炎、肺结核、肺部肿瘤等疾病。因不同科室诊断途径不同，患者蒙受多种非必要检查，甚至开胸探查等。而治疗上也采用无依据性试验性抗结核，抗感染，放化疗，肺叶切除，以及支气管动脉栓塞止血等错误方案。

四、PVS 的临床表现及诊断要点

PVS 症状的严重程度主要与累及肺静脉数量及狭窄程度相关。症状常在消融后数周甚至数月后才出现，多表现为活动或劳累后呼吸困难(69%~83%)、静息时呼吸困难(30%~67%)、反复咳嗽(39%~45%)、乏力或运动耐量下降(45%)、咯血(13%~27%)、劳力性胸痛(40%)以及胸膜痛(23%~26%)。此外，部分患者因其余肺静脉可进行代偿可能无明显症状，甚至包括单一肺静脉完全闭塞或多根肺静脉狭窄的患者。Packer 等观察了 23 例消融术后 PVS 患者，发现在术后(103 ± 100)天出现症状，其中 19 例有劳力性呼吸困难。

PVS 具有进展性特点，研究显示，中度 PVS 继续随访 6 个月后 9% 可进展为重度 PVS，部分无症状的 PVS 患者 1~3 个月后可进展为有临床症状，所以 PVS 早期诊断具有重要价值。房颤消融术后应进行长期规范随访，如怀疑 PVS 者，尽早完善检查明确诊断，以便早期干预，改善预后。肺血管 CTA、磁共振血管成像(magnetic resonance angiography，MRA)、经食管超声心动图、导管造影以及肺通气 / 灌注扫描对 PVS 具有诊断价值，常用的方法为 CTA 或 MRA，可通过三维重建清楚显示狭窄的部位及程度。经食管超声心动图可评估肺静脉血流特点，根据血流动力学变化诊断 PVS，对于诊断中重度 PVS 具有较高的敏感性(84%)和特异性(98%)，但诊断轻度 PVS 敏感性较低。此外，经食管超声心动图无法观察肺静脉从心房向外延伸的部分，也无法准确评估狭窄程度。肺通气 / 灌注扫描可记录 PVS 血流分布特点，但只有狭窄大于 60% 才表现为灌注下降，导致诊断的敏感性偏低。

五、PVS 的治疗

PVS 处理的基本原则包括：①药物治疗，对重度 PVS 基本无效，利尿剂治疗仅能部分缓解肺水肿症状。②介入治疗，如仅累及单根肺静脉，狭窄程度 50%~75%，无症状者可每 3~6 个月影像学定期随访；单根肺静脉狭窄程度 >75%，伴有明显症状，或无症状但同侧两根肺静脉均出现狭窄，需及时干预；对重度 PVS 患者早期介入治疗，可避免不可逆性肺动脉高压，晚期开通一方面不利于缺血肺灌注恢复，另一方面病变血管极易发展成慢性肺静脉闭塞，不利于血管再通，增加再狭窄发生率。③手术治疗，包括肺叶切除和静脉修补等，但创伤大、手术风险高，适应证为有明确相关症状、肺静脉呈慢性闭塞或多支严重病变。

(一) 介入治疗

对于严重 PVS 患者，早期干预可以改善临床症状及长期预后。目前的主要治疗策略为血管球囊成形术及支架植入术，该治疗的即刻效果良好，但再狭窄率偏高。Fender 等对 124 例房颤消融后重度肺静脉狭窄的患者进行治疗并随访，涉及 219 根肺静脉，其中 92 根接受球囊扩张治疗，86 根植入支架，41 根未干预。随访 3 年后发现，球囊扩张后再狭窄率为 49%，支架植入后再狭窄率为 25%。肺静脉狭窄球囊扩张后再狭窄率明显高于支架植入后，但仍有部分中心未将支架植入作为 PVS 一线治疗，他们认为，如果球囊扩张后狭窄程度明显减轻、血流显著改善，则暂不需植入支架，但需要定期肺静脉 CTA 随访，如果出现再狭窄，则需要植入支架。

目前报道显示，PVS 介入治疗的再狭窄率高达 47%~72%，且该类手术具有肺出血、肺静脉撕裂、支架内血栓形成等风险。再狭窄主要包括支架内再狭窄和支架外再狭窄。支架内再狭窄主要因为内膜增生及纤维化，支架外再狭窄则表明支架植入可能不能完全阻止狭窄的进展。肺静脉再狭窄的风险因素包括靶血管直径、从消融手术到 PVS 介入治疗的时间间隔、支架直径小于 9mm 等。Cory 等提出,多次干预与患者的生存率和静脉通畅率改善相关,随着干预次数的增加,患者的 1 年生存率显著提高,提示在临床上要对该类患者定期检查、密切随访、及时干预。

(二)外科手术治疗

由于介入治疗再狭窄率较高,对于年轻患者可能需要再次干预的可能性较大,因为有学者建议尝试外科手术治疗。外科手术治疗包括内膜剥脱术、补片吻合术以及原位心包无缝合术。原位心包无缝合术,即肺静脉切开边缘无缝线,肺静脉切口不缝在左心房切口,而是将肺静脉切口及心房切口周围的原位心包缝在心房壁上,形成囊袋,包住心房切口及肺静脉切口,使肺静脉回流血液经心房切口流入左心房,可避免外科损伤、缝线及血流刺激肺静脉而减少再狭窄率。Tarui 等对 1 例 37 岁患者行房颤消融术后出现重度 PVS,累及右侧 3 根肺静脉和左下肺静脉,考虑到患者年龄、狭窄程度、症状等,他们对患者进行了外科原位心包无缝合术,术后 6 个月复查 CTA 提示肺静脉情况良好。

此外,若单根肺静脉完全闭塞,导致对应肺叶反复发作炎症、实变,有个案报道通过肺叶切除进行治疗,也可达到较为理想的效果。外科手术治疗房颤消融后 PVS 目前仅有个案报道,其有效性有待验证。

六、PVS 的预防

预防 PVS 最直接有效的方法是确保消融能量远离肺静脉开口,目前较为常用的是三维标测系统指导下的肺静脉口外的大环消融,可进一步减少 PVS 的发生。此外,可使用心腔内超声监视或者消融过程中多次透视观察导管的位置,避免消融距离肺静脉口过近。研究显示,心腔内超声监视可大幅降低 PVS 的发生率。冷冻球囊消融造成的损伤所致炎症反应更小,单中心小样本研究提示 PVS 发生率较射频消融更低,提示冷冻消融可能减少 PVS 的发生。但由于相关研究样本量较小,且随访时间不长,上述结论仍有待大规模长期随访结果去证实。脉冲电场消融是近期研究热点,通过调整脉冲波长,选择性消融心房肌细胞,对毗邻组织不造成损伤,前期研究显示脉冲电场消融不会引起 PVS。但脉冲电场消融属于新技术,尚未在临床广泛应用,其预防 PVS 的有效性有待进一步验证。

七、小　　结

尽管房颤射频消融术后重度 PVS 的发生率较低,但症状不具有特异性,常出现误诊漏诊现象。房颤的发病率逐年升高,而消融治疗是其有效治疗措施,导管消融的手术量逐年上升。这类患者术后应规范随访,必要时及早评估肺静脉情况,做到 PVS 的早发现、早诊断、早治疗。

(王彬浩　储慧民)

参考文献

[1] MANSOUR M, REFAAT M, HEIST E K, et al. Three-dimensional anatomy of the left atrium by magnetic resonance angiography: Implications for catheter ablation for atrial fibrillation [J]. J Cardiovasc Electrophysiol, 2006, 17(7): 719-723.

[2] HO S Y, CABRERA J A, TRAN V H, et al. Architecture of the pulmonary veins: Relevance to radiofrequency ablation [J]. Heart, 2001, 86(3): 265-270.

[3] PURERFELLNER H, AICHINGER J, MARTINEK M, et al. Incidence, management, and outcome in significant pulmonary

vein stenosis complicating ablation for atrial fibrillation [J]. Am J Cardiol, 2004, 93(11): 1428-1431, A10.

[4] DE GREEF Y, TAVERNIER R, RAEYMAECKERS S, et al. Prevalence, characteristics, and predictors of pulmonary vein narrowing after isolation using the pulmonary vein ablation catheter [J]. Circ Arrhythm Electrophysiol, 2012, 5(1): 52-60.

[5] LATSON L A, PRIETO L R. Congenital and acquired pulmonary vein stenosis [J]. Circulation, 2007, 115(1): 103-108.

[6] MANSOUR M, HOLMVANG G, SOSNOVIK D, et al. Assessment of pulmonary vein anatomic variability by magnetic resonance imaging: Implications for catheter ablation techniques for atrial fibrillation [J]. J Cardiovasc Electrophysiol, 2004, 15(4): 387-393.

[7] ROSTAMIAN A, NARAYAN S M, THOMSON L, et al. The incidence, diagnosis, and management of pulmonary vein stenosis as a complication of atrial fibrillation ablation [J]. J Interv Card Electrophysiol, 2014, 40(1): 63-74.

[8] CAPPATO R, CALKINS H, CHEN S A, et al. Worldwide survey on the methods, efficacy, and safety of catheter ablation for human atrial fibrillation [J]. Circulation, 2005, 111(9): 1100-1105.

[9] TEUNISSEN C, VELTHUIS B K, HASSINK R J, et al. Incidence of pulmonary vein stenosis after radiofrequency catheter ablation of atrial fibrillation [J]. JACC Clin Electrophysiol, 2017, 3(6): 589-598.

[10] PACKER D L, KOWAL R C, WHEELAN K R, et al. Cryoballoon ablation of pulmonary veins for paroxysmal atrial fibrillation: first results of the North American Arctic Front (STOP AF) pivotal trial [J]. J Am Coll Cardiol, 2013, 61(16): 1713-1723.

[11] TOKUTAKE K, TOKUDA M, OGAWA T, et al. Pulmonary vein stenosis after second-generation cryoballoon ablation for atrial fibrillation [J]. HeartRhythm Case Rep, 2017, 3(1): 36-39.

[12] KAWAHARA T, OCHI N, KATO K, et al. Wandering consolidation [J]. Thorax, 2019, 74(8): 821-822.

[13] FENDER E A, WIDMER R J, PACKER D L, et al. A history lesson: Pulmonary vein stenosis [J]. Am J Med, 2017, 130(8): 922-924.

[14] ZHANG G, YU H, CHEN L, et al. Pulmonary veins stenosis after catheter ablation of atrial fibrillation as the cause of haemoptysis: Three cases and a literature review [J]. Clin Respir J, 2018, 12(1): 3-9.

[15] FENDER E A, WIDMER R J, HODGE D O, et al. Severe pulmonary vein stenosis resulting from ablation for atrial fibrillation: Presentation, management, and clinical outcomes [J]. Circulation, 2016, 134(23): 1812-1821.

[16] PACKER D L, KEELAN P, MUNGER T M, et al. Clinical presentation, investigation, and management of pulmonary vein stenosis complicating ablation for atrial fibrillation [J]. Circulation, 2005, 111(5): 546-554.

[17] SCHNEIDER C, ERNST S, MALISIUS R, et al. Transesophageal echocardiography: Afollow-up tool after catheter ablation of atrial fibrillation and interventional therapy of pulmonary vein stenosis and occlusion [J]. J Interv Card Electrophysiol, 2007, 18(2): 195-205.

[18] NANTHAKUMAR K, MOUNTZ J M, PLUMB V J, et al. Functional assessment of pulmonary vein stenosis using radionuclide ventilation/perfusion imaging [J]. Chest, 2004, 126(2): 645-651.

[19] HOLMES JR D R, MONAHAN K H, PACKER D. Pulmonary vein stenosis complicating ablation for atrial fibrillation: Clinical spectrum and interventional considerations [J]. JACC Cardiovasc Interv, 2009, 2(4): 267-276.

[20] PRIETO L R, SCHOENHAGEN P, ARRUDA M J, et al. Comparison of stent versus balloon angioplasty for pulmonary vein stenosis complicating pulmonary vein isolation [J]. J Cardiovasc Electrophysiol, 2008, 19(7): 673-678.

[21] CORY M J, OOI Y K, KELLEMAN M S, et al. Reintervention is associated with improved survival in pediatric patients with pulmonary vein stenosis [J]. JACC Cardiovasc Interv, 2017, 10(17): 1788-1798.

[22] PATEL N S, PETTERSSON G, TUZCU E M, et al. Successful surgical repair of iatrogenic pulmonary vein stenosis [J]. J Cardiovasc Electrophysiol, 2012, 23(6): 656-658.

[23] TARUI T, WATANABE G, KIUCHI R, et al. Surgical repair for the treatment of pulmonary vein stenosis after radiofrequency ablation [J]. Ann Thorac Surg, 2017, 104(3): e253-e254.

[24] BRADLEY C J, HAINES D E. Pulsed field ablation for pulmonary vein isolation in the treatment of atrial fibrillation [J]. J Cardiovasc Electrophysiol, 2020.

Marshall 韧带无水乙醇化学消融在心房颤动导管消融中的应用

目前以肺静脉隔离为基础，联合左房线性消融的策略已广泛应用于持续性心房颤动（简称房颤）的消融实践中。然而，二尖瓣峡部线性阻滞实现困难，传导恢复率高，或存在非肺静脉起源的房颤触发灶等原因，房颤患者导管消融术后长期窦性心律维持率仍不理想，未阻滞的消融线还可能增加折返性房性心动过速（简称房速）的风险。近年来，解剖学、病理生理学研究已充分揭示了 Marshall 韧带与房颤的密切关系。本章节将就 Marshall 韧带无水乙醇化学消融在房颤导管消融中的应用作一简要介绍。

一、Marshall 韧带的起源与解剖

胚胎第 7 周后，左主静脉逐渐退化，在大多数人当中演变成为 Marshall 静脉（veinof Marshall，VOM），仅约 0.3% 的左主静脉未完全退化而表现为永存左上腔静脉。VOM 与肌纤维束（Marshall bundle，MB）及自主神经纤维伴行，共同构成 Marshall 韧带（ligament of Marshall，LOM）。LOM 起始于冠状静脉窦近 Vieussens 瓣处，沿左房后侧壁走行，向上斜行插入左心耳后上方与左上肺静脉口外侧或左房游离壁。LOM 与左心房之间往往存在多个插入点，可分散于左侧嵴、肺静脉内及左房游离壁。

LOM 中还含有丰富的自主神经纤维。支配心脏最重要的一支交感神经 VLCN 自左侧交感干颈中节至上胸神经节发出，向下延伸至心房和心室途中经过 LOM 远段（即靠近左上肺静脉）。而 LOM 内的迷走神经则来源于左侧迷走神经向心脏发出的一个主要分支，该迷走神经分支沿途发出小分支，进入邻近组织、双侧肺静脉、心内膜脂肪垫，并可经冠状窦插入右心房，最终加入各个心脏自主神经节。因此，LOM 区域的自主神经在心脏的内在和外在自主神经系统之间起重要协调作用。同时，LOM 周围的自主神经具有明显的空间分布特点，LOM 远端（即靠近左上肺静脉处）以交感神经分布为主，近端（靠近冠状窦处）以迷走神经分布为主。LOM 从远端至近端，迷走神经逐渐增多，交感神经逐渐减少。

二、Marshall 韧带的致心律失常机制

1. Marshall 韧带内存在房颤触发灶 早在 20 世纪末就有学者在犬的离体心脏研究中发现，注射异丙肾上腺素后可诱发起源于 LOM 的局灶性心律失常，且该局灶性心律失常能够进一步演变为房颤。随后，Hwang 等首次在房颤导管消融术中在 VOM 内置入微电极，发现部分患者在 LOM 和肺静脉内可同时监测到双电位。其中双电位的第一个成分为窦性心律下局部组织激动产生，而第二个成分则由 LOM 局灶产生。同时该研究观察到，在房颤发作之前，可记录到来源于 LOM 局灶的自律性电活动，LOM 局灶快速激动首先以 2∶1 规律下传心房，后进一步演变成为不规则的房颤。LOM 消融可成功终止该房颤发作。近年一项纳入 2 168 例患者的观察性研究也表明，15% 的非肺静脉房颤触发灶起源于冠状窦 / 二尖瓣

环/LOM 区域,仅次于界嵴/欧氏嵴区域。

2. Marshall 韧带自主神经与房颤诱发 自主神经对心房肌电生理特性的调节与心室肌不同,无论是交感神经还是副交感神经兴奋,均可以使心房肌有效不应期缩短,从而有利于房颤的诱发与维持。既往研究表明,在房颤发作前,可同时记录到交感神经和迷走神经活性的增高。LOM 是外周自主神经与心脏自主神经节之间的"交通枢纽",刺激 LOM 的任何部位均可诱发房颤,诱发阈值由近端向远端逐渐递增,且艾司洛尔或阿托品均可提高房颤诱发阈值,说明了 LOM 自主神经在房颤发病机制中的重要作用。动物实验中发现,LOM 刺激可诱发迷走反射及房颤,且该效应在 VOM 无水乙醇注射后减弱。同时,经心内膜面消融 LOM 全长可延长心房肌有效不应期并预防迷走神经刺激对房颤的诱发。LOM 区域交感神经纤维主要分布在 LOM 远端近左下肺静脉处,在该部位进行选择性交感纤维消融可以抑制交感神经刺激引起的左房不应期缩短和不应期离散度增加,同时预防交感神经引起的房颤发作。

3. Marshall 韧带介导的心外膜传导 LOM 中的肌纤维可跨越二尖瓣峡部连接左房与冠状窦,或连接肺静脉与冠状窦。这些心外膜连接对房颤导管消融术中即刻和术后长期成功率均存在重要影响。在术中,这些心外膜传导为肺静脉隔离和二尖瓣峡部阻滞增加了难度,往往需要反复在心内膜面或冠状窦内进行消融才能实现阻滞。更为重要的是,LOM 可表现为缓慢传导,评估二尖瓣峡部阻滞时,在阻滞线游离壁侧(如左心耳)起搏时冠状窦电位依然为由近及远激动,冠状窦起搏时表现也与二尖瓣峡部阻滞时表现一致,因而误判为二尖瓣峡部阻滞。然而在 LOM 插入点部位(如左侧嵴)起搏可以发现冠状窦电极激动顺序发生改变。此外,并非所有的 LOM 在电生理检查中都表现出传导特性,但可能在应用腺苷后可以恢复传导,此类心外膜传导在房颤导管消融过程中极易被忽视,为肺静脉隔离或二尖瓣峡部线性阻滞的传导恢复以及远期心动过速复发留下隐患。

房颤患者中,LOM 心外膜传导可以介导折返性心动过速,尤其常见于导管消融术后的患者。其中以围绕二尖瓣环的大折返最为常见。LOM 介导的大折返性心动过速可以为顺时针激动,而使得心动过速下冠状窦电极靠近 LOM-CS 连接处的激动最早(图 1,彩图见二维码 33)。也可以表现为逆时针折返,使得激动标测下 LOM-LA 连接处激动最早呈"假局灶"的表现(图 2,彩图见二维码 34)。此外,LOM 介导的折返性心动过速的电生理检查诊断标准还包括:心内膜面标测到的心动过速周长小于实际心动过速周长的 90%,拖带标测下左肺静脉与左心耳之间的嵴部、LOM-CS 连接处及其近端冠状窦、二尖瓣环 6~11 点位置及左房前壁 PPI-TCL<20 毫秒,而冠状窦 VOM 开口远端、左房后壁、二尖瓣峡部消融线 PPI-TCL<20 毫秒。同时,LOM 的分支之间也可以形成局部折返环而介导心动过速。

三、Marshall 静脉无水乙醇消融在房颤治疗中的应用

早在 21 世纪初,我国就有学者报道,在行二尖瓣峡部心内膜消融时,LOM 电位消失组消融后房颤诱发率显著低于 LOM 电位未消失组。近年一些病例报道发现,对于多次消融无效的房颤患者,在心内膜消融的基础上同时经心外膜消融左肺静脉与左心耳之间的嵴部(LOM 插入点)或经冠状窦选择性消融 VOM 开口部位可获得较为理想的窦性心律维持率。显而易见的是,心外消融具有较高的心脏及血管损伤的风险,只适用于少数人群。而单纯经

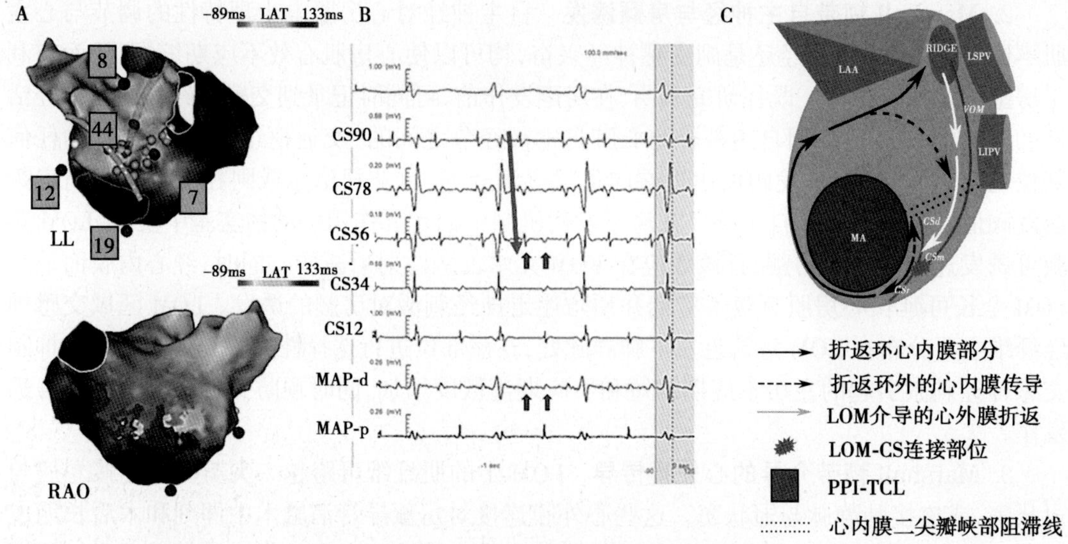

图 1 LOM 介导的顺钟向折返性心动过速

A. 激动标测提示二尖瓣相关折返性心动过速，拖带标测提示嵴部、冠状窦口、二尖瓣环 6~10 点位置 PPI-TCL<20 毫秒，但冠状窦远端拖带 PPI-TCL>20 毫秒。B. 冠状窦电极激动于 CS90 最早，并由近及远传导（红色箭头），与心内膜激动标测结果不一致。原二尖瓣峡部消融线对应的 CS56 位置呈双电位（蓝色箭头），提示原二尖瓣峡部线阻滞。C. 心动过速折返环示意图。

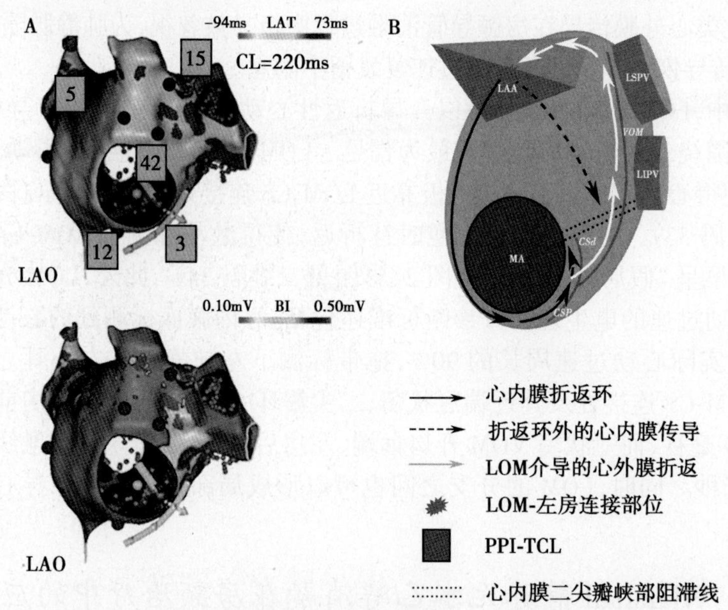

图 2 LOM 介导的逆钟向折返性心动过速

A. 激动标测示左心耳根部存在最早激动部位，但心内膜标测到的心动过速周长（167 毫秒）小于实际周长（220 毫秒）的 90%，且拖带标测提示二尖瓣环 4~7 点位置、嵴部及左心耳根部 PPI-TCL<20 毫秒；B. 心动过速折返环示意图。

心内膜消融 LOM，由于心外膜脂肪垫、嵴部心肌厚度、LOM 插入点多且分散等因素，有时难以获得可靠的消融效果。因此，经 Marshall 静脉注射无水乙醇（ethanol infusion into the vein of Marshall，EI-VOM）的消融策略应运而生。

EI-VOM 最早于 2009 年由 Valderabanol 等首次应用于房颤患者。随着操作技术的成熟，目前经股静脉途径即刻实现 EI-VOM，其具体操作过程如图 3 所示。其优势除了其操作简便之外，更在于其可以产生多种效应。EI-VOM 不仅可以直接阻断 LOM 介导的心外膜传导并消融 LOM 内存在的房颤触发灶，还能够降低心脏交感和副交感神经张力以延长心房肌有效不应期并进一步预防房颤的复发。更为重要的是，EI-VOM 对 VOM 引流区域的心房肌具有化学消融的作用。通过术中电压标测我们可以发现，EI-VOM 损伤范围可累及左房后侧壁及部分肺静脉前庭，这也成为了 EI-VOM 应用于肺静脉隔离和二尖瓣峡部消融的解剖基础。

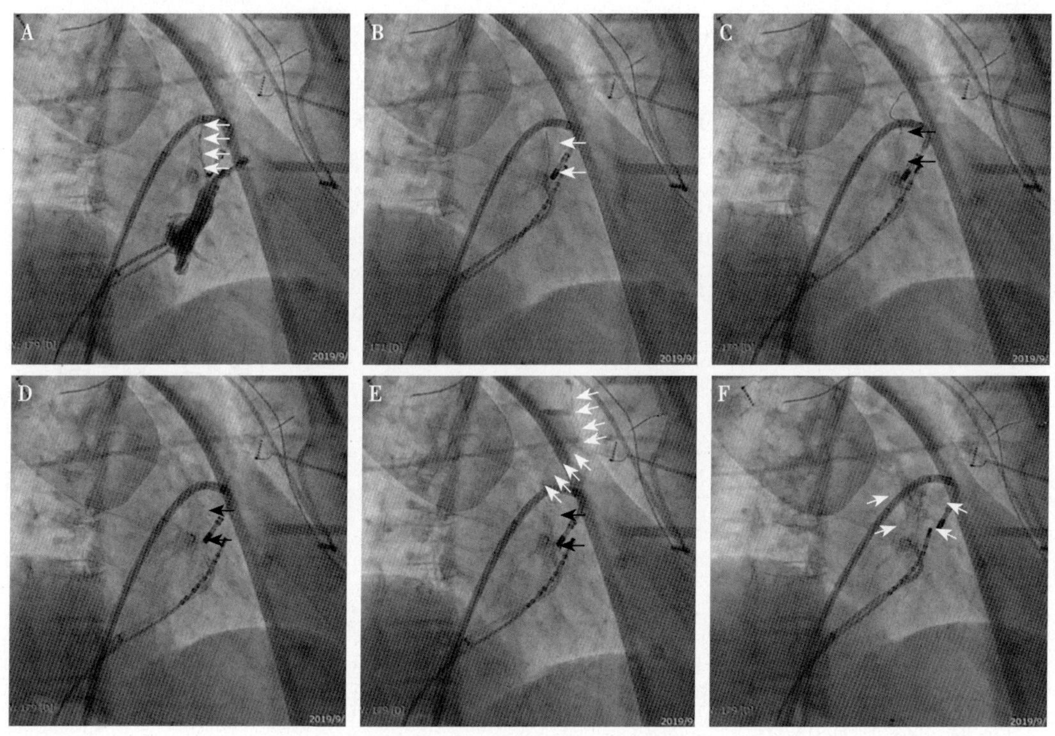

图 3　VOM 无水乙醇化学消融步骤

A. 选择性造影可见 VOM 显影（白色箭头）；B. 导引导丝进入 VOM（白色箭头）；C. 经导引导丝将 8mm × 2mm OTW 球囊送入 VOM（黑色箭头为球囊标记）；D. 以 6~8 个大气压扩张 OTW 球囊后，撤出导丝；E. 经 OTW 球囊注射对比剂可见 VOM 远端显影（白色箭头）；F. 经球囊注射无水乙醇。

在临床研究中，我们已经发现 EI-VOM 有助于实现二尖瓣峡部阻滞，减少射频消融时间，甚至部分患者可以在 EI-VOM 之后直接达到二尖瓣峡部双向阻滞，对持续性房颤、二尖瓣峡部依赖性心房扑动（简称房扑）的治疗具有重要价值。一项观察性研究表明，对于非阵发性房颤的患者，在肺静脉隔离与基质改良的基础上进一步行 EI-VOM 的患者远期复发风险比单纯射频消融的患者更低。同时，有法国学者提出了一种先进行 EI-VOM，随后进行补充消融的策略。该策略可以有效缩短射频时间，避免过多的消融，并有利于保持心房的生理功能。最新发布一项随机对照试验 VENUS 研究表明，对持续性房颤的患者，在肺静脉隔离之前进行 EI-VOM 与单纯肺静脉隔离相比可有效提高窦性心律维持率，而由该团队开展的另一项对比 EI-VOM 联合肺静脉隔离加基质改良与单纯肺静脉隔离加基质改良的随机对照试验正在进行中。

此外，由于线性消融的广泛应用，房颤消融术后复发的大折返性心动过速，尤其是环二尖瓣折返性房速，为临床实践中的重要问题。对于 LOM 介导的心外膜折返，尽管大多数可以经嵴部和冠状窦内消融终止，但远期复发率可高达 46.4%。同时，18.4% 的患者难以通过导管消融终止。通过 EI-VOM 直接损伤 LOM 可直接终止约 50% 的此类心动过速，并且远期复发率较低。此外，研究表明，二尖瓣峡部消融后，90% 以上的传导恢复均位于二尖瓣峡部的中段和上段，恰好与 VOM 的走行范围一致。因此，即便对于典型的二尖瓣房扑，EI-VOM 也可有效消除大部分传导恢复，仅需要针对瓣环侧传导进行针对性补充消融即可终止。

四、小　　结

LOM 与房颤的诱发与维持密切相关。EI-VOM 可以消除其内的房颤触发灶、降低心脏自主神经张力、阻断心外膜传导，并对二尖瓣峡部、肺静脉前庭等部位的心房肌进行化学消融，可显著减少房颤导管消融的术后复发，并对术后复发的环二尖瓣折返性房速具有良好的治疗效果。然而，我们还需要更多高质量的随机对照试验进一步为 EI-VOM 的有效性和安全性提供更加强有力的临床证据。

(桑才华　赖一炜)

参考文献

[1] ANDERSON R H, BECKER A E. Cardiac anatomy: An integrated text and colour atlas [M]. London: Gower Medical Publishing, 1980.

[2] MAKINO M, INOUE S, MATSUYAMA T A, et al. Diverse myocardial extension and autonomic innervation on ligament of Marshall in humans [J]. J Cardiovasc Electrophysiol, 2006, 17(6): 594-599.

[3] KIM D T, LAI A C, HWANG C, et al. The ligament of Marshall: a structural analysis in human hearts with implications for atrial arrhythmias [J]. J Am Coll Cardiol, 2000, 36(4): 1324-1327.

[4] RANDALL W C, SZENTIVANYI M, PACE J B, et al. Patterns of sympathetic nerve projections onto the canine heart [J]. Circ Res, 1968, 22(3): 315-323.

[5] ARMOUR J A, HAGEMAN G R, RANDALL W C. Arrhythmias induced by local cardiac nerve stimulation [J]. Am J Physiol, 1972, 223(5): 1068-1075.

[6] JANES R D, BRANDYS J C, HOPKINS D A, et al. Anatomy of human extrinsic cardiac nerves and ganglia [J]. Am J Cardiol, 1986, 57(4): 299-309.

[7] ULPHANI J S, ARORA R, CAIN J H, et al. The ligament of Marshall as a parasympathetic conduit [J]. Am J Physiol Heart Circ Physiol, 2007, 293(3): H1629-H1635.

[8] HWANG C, KARAGUEUZIAN H S, CHEN P S. Idiopathic paroxysmal atrial fibrillation induced by a focal discharge mechanism in the left superior pulmonary vein: Possible roles of the ligament of Marshall [J]. J Cardiovasc Electrophysiol, 1999, 10(5): 636-648.

[9] HWANG C, WU T J, DOSHI R N, et al. Vein of marshall cannulation for the analysis of electrical activity in patients with focal atrial fibrillation [J]. Circulation, 2000, 101(13): 1503-1505.

[10] SANTANGELI P, ZADO E S, HUTCHINSON M D, et al. Prevalence and distribution of focal triggers in persistent and long-standing persistent atrial fibrillation [J]. Heart Rhythm, 2016, 13(2): 374-382.

[11] SHEN M J, ZIPES D P. Role of the autonomic nervous system in modulating cardiac arrhythmias[J]. Circ Res, 2014, 114(6): 1004-1021.

[12] TAN A Y, ZHOU S, OGAWA M, et al. Neural mechanisms of paroxysmal atrial fibrillation and paroxysmal atrial tachycardia in ambulatory canines [J]. Circulation, 2008, 118(9): 916-925.

[13] LIN J, SCHERLAG B J, LU Z, et al. Inducibility of atrial and ventricular arrhythmias along the ligament of marshall: Role of autonomic factors [J]. J Cardiovasc Electrophysiol, 2008, 19(9): 955-962.

[14] BÁEZ-ESCUDERO J L, KEIDA T, DAVE A S, et al. Ethanol infusion in the vein of Marshall leads to parasympathetic denervation of the human left atrium: implications for atrial fibrillation [J]. J Am Coll Cardiol, 2014, 63(18): 1892-1901.

[15] LIU X, YAN Q, LI H, et al. Ablation of ligament of Marshall attenuates atrial vulnerability to fibrillation induced by inferior left atrial fat pad stimulation in dogs [J]. J Cardiovasc Electrophysiol, 2010, 21(9): 1024-1030.

[16] YU X, HE W, QIN Z, et al. Selective ablation of the ligament of Marshall attenuates atrial electrical remodeling in a short-term rapid atrial pacing canine model [J]. J Cardiovasc Electrophysiol, 2018, 29(9): 1299-1307.

[17] BARKAGAN M, SHAPIRA-DANIELS A, LESHEM E, et al. Pseudoblock of the posterior mitral line with epicardial bridging connections is a frequent cause of complex perimitral tachycardias [J]. Circ Arrhythm Electrophysiol, 2019, 12(1): e006933.

[18] JIANG C X, DONG J Z, LONG D Y, et al. Ridge-related reentry despite apparent bidirectional mitral isthmus block [J]. Heart Rhythm, 2016, 13(9): 1845-1851.

[19] TAN A Y, CHOU C C, ZHOU S, et al. Electrical connections between left superior pulmonary vein, left atrium, and ligament of Marshall: Implications for mechanisms of atrial fibrillation [J]. Am J Physiol Heart Circ Physiol, 2006, 290(1): H312-H322.

[20] TUAN T C, CHANG S L, LIN Y J, et al. A novel finding—isolated Marshall's ligament rhythm after catheter ablation and reconnection of the Marshall's ligament with the left atrium after an adenosine bolus in one patient with atrial fibrillation[J]. J Cardiovasc Electrophysiol, 2007, 18(11): 1220-1221.

[21] VLACHOS K, DENIS A, TAKIGAWA M, et al. The role of Marshall bundle epicardial connections in atrial tachycardias after atrial fibrillation ablation [J]. Heart Rhythm, 2019, 16(9): 1341-1347.

[22] HAYASHI T, FUKAMIZU S, MITSUHASHI T, et al. Peri-mitral atrial tachycardia using the marshall bundle epicardial connections [J]. JACC Clin Electrophysiol, 2016, 2(1): 27-35.

[23] 董建增，曹林生，刘小青，等．干预犬左心房峡部对心房颤动诱发率的影响及其机制研究[J]. 中国心脏起搏与心电生理杂志，2003，17(5): 64-68.

[24] YU L, LIU Q, JIANG R H, et al. Adjunctive percutaneous ablation targeting epicardial arrhythmogenic structures in patients of atrial fibrillation with recurrence after multiple procedures [J]. J Cardiovasc Electrophysiol, 2020, 31(2): 401-409.

[25] LEE J H, NAM G B, KIM M, et al. Radiofrequency catheter ablation targeting the vein of Marshall in difficult mitral isthmus ablation or pulmonary vein isolation [J]. J Cardiovasc Electrophysiol, 2017, 28(4): 386-393.

[26] VALDERRÁBANO M, CHEN H R, SIDHU J, et al. Retrograde ethanol infusion in the vein of Marshall: Regional left atrial ablation, vagal denervation and feasibility in humans [J]. Circ Arrhythm Electrophysiol, 2009, 2(1): 50-56.

[27] KITAMURA T, VLACHOS K, DENIS A, et al. Ethanol infusion for Marshall bundle epicardial connections in Marshall bundle-related atrial tachycardias following atrial fibrillation ablation: The accessibility and success rate of ethanol infusion by using a femoral approach [J]. J Cardiovasc Electrophysiol, 2019, 30(9): 1443-1451.

[28] VALDERRÁBANO M, LIU X, SASARIDIS C, et al. Ethanol infusion in the vein of Marshall: Adjunctive effects during ablation of atrial fibrillation [J]. Heart Rhythm, 2009, 6(11): 1552-1558.

[29] BÁEZ-ESCUDERO J L, MORALES P F, DAVE A S, et al. Ethanol infusion in the vein of Marshall facilitates mitral isthmus ablation [J]. Heart Rhythm, 2012, 9(8): 1207-1215.

[30] TAKIGAWA M, VLACHOS K, MARTIN C A, et al. Acute and mid-term outcome of ethanol infusion of vein of Marshall for the treatment of perimitralflutter [J]. Europace, 2020, 22(8): 1252-1260.

[31] LIU C M, LO L W, LIN Y J, et al. Long-term efficacy and safety of adjunctive ethanol infusion into the vein of Marshall during catheter ablation for nonparoxysmal atrial fibrillation [J]. J Cardiovasc Electrophysiol, 2019, 30(8): 1215-1228.

[32] PAMBRUN T, DENIS A, DUCHATEAU J, et al. MARSHALL bundles elimination, Pulmonary veins isolation and Lines completion for ANatomical ablation of persistent atrial fibrillation: MARSHALL-PLAN case series [J]. J Cardiovasc

Electrophysiol, 2019, 30(1): 7-15.

[33] VALDERRÁBANO M, PETERSON L E, BUNGE R, et al. Vein of Marshall ethanol infusion for persistent atrial fibrillation: VENUS and MARS clinical trial design [J]. Am Heart J, 2019, 215: 52-61.

[34] ROSTOCK T, O' NEILL M D, SANDERS P, et al. Characterization of conduction recovery across left atrial linear lesions in patients with paroxysmal and persistent atrial fibrillation [J]. J Cardiovasc Electrophysiol, 2006, 17(10): 1106-1111.

《2019 HRS/EHRA/APHRS/LAHRS 室性心律失常导管消融专家共识》解读

近年来，随着新技术不断开发及临床医师对于心脏电生理机制的认识进一步深入，室性心律失常的治疗得以飞速发展。导管消融作为一种重要的治疗手段，在临床中的应用越来越广泛。但由于室性心律失常的复杂性，对其射频消融适应证的把握、术前评估、术中标测消融以及术后管理仍然存在一些争议。2019 年，美国心律学会（HRS）联合欧洲心律学会（EHRA）、亚太心律学会（APHRS）以及拉丁美洲心律学会（LAHRS）共同发布了专家共识，旨在对室性心律失常的导管消融治疗提供相关建议。笔者有幸作为亚太写作组组长参与了该专家共识编写，并于 2019 年美国心律学会年会上参与了该共识的发布，在此很荣幸与各位同道分享个人体会。

一、室性心律失常的诊断评估

（一）静息 12 导联心电图

1. **心动过速发作时 12 导联心电图**　任何一名有持续性宽 QRS 心动过速发作的患者在尝试终止心动过速之前都应记录一份 12 导联心电图以鉴别诊断室上性心动过速与室性心动过速（简称室速）。支持室速的诊断标准在此不作赘述，需要特别指出的是，对于特发性室性心律失常（如右或左室流出道、主动脉窦内以及乳头肌室性心律失常），典型的心电图形态可以直接诊断。

2. **窦性心律下 12 导联心电图**　窦性心律下 12 导联有助于发现潜在的心脏病，并判断瘢痕位置和相关室性心律失常的起源（如下壁或前壁的 Q 波）。一些遗传性心律失常也可以从窦性心律下心电图找到蛛丝马迹，例如致心律失常性右室心肌病（右侧心前导联出现 epislon 波或倒置 T 波）、长 QT 综合征、Brugada 综合征(右侧心前导联出现马鞍形 ST 段抬高)、Chagas 病（右束支阻滞和 / 或左前分支阻滞）。另外，QRS 时程和传导系统异常也能为器质性心脏病患者提供额外的预后信息。

（二）器质性疾病评估

1. **超声心动图**　对患有室性心律失常或高心源性猝死风险的患者，需要评估其心肌功能、瓣膜功能及结构，并进行成人遗传性心脏病的筛查。超声心动图是最易得且最常用的影像学检查。另外对于频发室性期前收缩的患者，超声心动图可能对于评估左室射血分数优于心脏磁共振。

2. **负荷试验 / 冠状动脉血管成像**　暂时性心肌缺血多引起多形性室速，陈旧性心肌梗死患者的单形性室速多是由于瘢痕相关的折返而不是急性心肌缺血所引起。对于怀疑心肌缺血的患者，应在消融前尽可能进行负荷试验和 / 或冠状动脉造影以及后续的血运重建，以避免在室速诱导、标测和消融期间出现显著的心肌缺血。

3. **高级心脏影像技术**　高级心脏成像技术，如心脏 CT、心脏磁共振和正电子发射体层成像(PET),可用于评估器质性心脏病以及左右心室功能。同时,心脏磁共振 - 钆延迟增强是评估瘢痕位置和范围的金标准,可以帮助制定消融策略。另外,心脏磁共振和 PET 还可用于检测心肌炎症和浸润性疾病。

(三)频发室性期前收缩的危险分层

1. **心脏磁共振** 心脏磁共振可以帮助对频发室性期前收缩的患者进行危险分层,钆延迟增强往往伴随着更差的预后。另外,对于室性期前收缩相关的左室射血分数受损,存在钆延迟增强的患者即使在室性期前收缩消融术后左室射血分数也一般无法恢复正常。

2. **程序电刺激** 程序电刺激可以帮助识别消融手术治疗频发室性期前收缩患者中出现心脏不良事件的高风险患者,即使他们没有室速的病史。

(四)随访评估

动态心电图及超声心动图:频发期前收缩在易感人群中与心肌病的发生相关,但是目前这种情况的预测因素仍未明确。因此,在可以更准确地预测室性期前收缩相关的心肌病发生之前,我们推荐室性期前收缩高负荷(大约 10% 或更高)患者定期评估左室射血分数、左室舒张末期大小,以及对室性期前收缩负荷的定量评估,以便在症状出现之前尽早发现左室功能恶化。

二、导管消融适应证

1. **特发性流出道室性心律失常** 对于有症状的右室流出道室性心律失常以及单形性室速患者,鉴于导管消融治疗的高成功率以及较低的并发症发生率,导管消融手术均为I类推荐。有症状的内膜起源的左室流出道室性心律失常,在抗心律失常药物无效、无法耐受的情况下,射频消融手术可能有效。但手术的复杂程度以及发生并发症的可能性均高于右室流出道心律失常。起源于流出道心外膜或左室 Summit 的症状性室性心律失常,在抗心律失常药物无效、无法耐受的情况下,射频消融手术可能有效。但是由于心外膜脂肪垫以及毗邻冠状动脉,即使剑突下心外膜路径失败率也很高。

2. **特发性非流出道室性心律失常** 对于症状性右室非流出道、左室非流出道的室性心律失常,在抗心律失常药物无效、无法耐受或患者强烈要求的情况下,导管消融均为I类推荐。而对于起源于冠状静脉系统、希氏束旁、左室后上膨出部位的室性心律失常,鉴于其较高的手术失败率以及风险,导管消融为Ⅱa 类推荐。

3. **频发室性期前收缩伴 / 不伴左室功能障碍** 怀疑因单形性室性期前收缩引起的心肌病,在抗心律失常药物无效、无法耐受或患者不愿意接受长期治疗情况下,导管消融为I类推荐。室性期前收缩引起心肌病的危险因素不仅包括室性期前收缩负荷以及室性期前收缩病程,还有心外膜起源、较宽的 QRS 间期、无症状性室性期前收缩、插入性室性期前收缩以及男性。另外,疑似因频发室性期前收缩引起心肌病的结构性心脏病患者、类似形态室性期前收缩触发室颤的患者、频发单形性室性期前收缩导致心脏再同步化治疗起搏百分比下降致心脏再同步化治疗无反应的患者,如药物治疗无效,导管消融均可能有效(Ⅱa 类推荐)。

4. **合并缺血性心脏病的室性心律失常** 对于胺碘酮治疗后仍反复发作单形性室速的缺血性心肌病患者,相较于强化抗心律失常药物治疗,指南更推荐导管消融(I类推荐)。对于抗心律失常药物治疗后仍反复发作单形性室速或室颤的缺血性心肌病患者,导管消融为I类推荐。而未经抗心律失常药物治疗的该类患者,指南也作出了Ⅱa 级别的推荐。在植入植入型心律转复除颤器(ICD)的缺血性心肌病患者,首次发作单形性室速后也可以考虑导管消融（Ⅱb 类推荐）。另外，既往心肌梗死且反复发作持续性室速，既往心内膜消融失败，考虑心外膜起源可能的，可以考虑行心外膜消融（Ⅱb 类推荐）。

5. **合并非缺血性心脏病的室性心律失常** 对于反复发作持续性单形性室速以及电风暴的非缺血性心肌病患者，抗心律失常药物无效、禁用或无法耐受时，导管消融可作为Ⅰ类推荐。在心内膜路径失败后，或怀疑存在心外膜基质的首次消融，可选择心外膜路径（Ⅱa 类推荐）。导管消融在心脏结节病的患者中推荐等级略低（Ⅱa 类推荐）。对于存在核纤层蛋白 A/C（*LMNA*）突变的患者，导管消融可作为姑息治疗短期控制心律失常（Ⅱb 类推荐）。

6. **希浦系统相关室性心律失常** 对于束支折返性室速、局灶分支性室速、心肌梗死后折返性浦肯野纤维介导的室速，导管消融均作为Ⅰ类推荐。特发性左侧分支折返性心动过速的成年或者体重较大（>15kg）的儿童患者，如果抗心律失常药物无效或无法耐受，导管消融是有效的（Ⅰ类推荐）。

7. **合并先天性心脏病的室性心律失常** 先天性心脏病患者伴有持续性室性心律失常，应当评估潜在的残余解剖或冠状动脉异常。对于伴有持续性室速同时出现血流动力学异常的患者，在稳定血流动力学治疗的同时应该考虑消融。法洛四联症矫正术后的患者反复发作持续性单形性室速或 ICD 恰当治疗，导管消融可作为Ⅰ类推荐。伴有持续性室速接受外科修补的患者，同期进行术前或术中电解剖标测指导下的外科消融可能是有效的（Ⅱa 类推荐）。

8. **遗传性室性心律失常综合征** 对于反复发作持续性室速或恰当 ICD 治疗的致心律失常性右室心肌病患者，抗心律失常药物无效或无法耐受，在经验丰富的中心行导管消融是Ⅰ类推荐。经心内膜消融失败的患者，推荐再次行心外膜消融（Ⅰ类推荐）。对于那些反复发作室速或 ICD 频繁恰当治疗且拒绝行药物治疗的致心律失常性右室心肌病患者，至经验丰富的中心行导管消融也是合理的（Ⅱa 类推荐），并可以考虑心内 / 外膜联合消融。Brugada 综合征患者反复发作持续性室速或恰当 ICD 治疗，导管消融可作为Ⅱa 类推荐。

9. **合并肥厚型心肌病的室性心律失常** 反复发生单形性室速的肥厚型心肌病患者，抗心律失常药物治疗无效或无法耐受，导管消融可能有效（Ⅱa 类推荐）。心外膜消融、冠状动脉内酒精注射消融、外科心外膜冷冻消融可能有助于提高手术成功率。

三、术 前 准 备

此次 2019 年室性心律失常导管消融治疗指南在术前准备方面除了规范诸如风险评估、12 导联心电图、手术人员、硬件设备、患者安全等方面的内容，还特别强调了术前心脏影像学检查对导管消融手术的重要意义。左室功能下降的患者，在行左室导管操作前应行相关检查（包括经胸超声心动图、心脏磁共振、心腔内超声等）排查左室血栓（Ⅰ类推荐）。心脏磁共振可以帮助定位心律失常基质并提高手术成功率，从而被指南设为Ⅱa 类推荐。其他影像学检查，如 CT 和核素显像，在与术中电解剖电压标测数据结合后可以识别延迟增强、室壁增厚、低灌注或者低代谢区域，但是无法提供心肌瘢痕的精确信息。这些手段也能为无法行心脏磁共振检查的患者消融术前提供更多的信息，被指南定为Ⅱa 类推荐。在非缺血性心肌病患者，ICD 植入前行心脏磁共振检查可以明确潜在的致心律失常基质，特别是在那些可能复发室速的患者（Ⅱa 类推荐）。对于缺血性心肌病患者，ICD 植入术前的心脏磁共振以Ⅱb 等级推荐，主要是考虑到心脏磁共振较高的成本。

四、术中标测与消融

室性心律失常大体上分为局灶性与折返性，不同类型室性心律失常的标测与消融具有较大差异，消融是否能够成功取决于其机制及解剖部位。

1. **特发性流出道室性心律失常** 流出道室性心律失常是最为常见的特发性室性心律失常，其分布通常位于右室流出道、肺动脉瓣、主动脉窦、左室外膜及内膜。在对流出道心律失常进行标测时，采用激动标测，并可结合起搏标测获得靶点位置进行消融。对于主动脉窦起源的室性心律失常，在消融前应当进行冠状动脉口部的造影，以明确靶点与冠状动脉之间的关系，避免损伤冠状动脉。在流出道室性心律失常中，标测及消融的难度主要取决于解剖。例如左室顶部的室性期前收缩即具有挑战性，需要右室流出道、左室流出道、主动脉窦、冠状静脉系统甚至是心外膜的标测与消融。另外，室间隔深部起源的室性心律失常亦可导致消融困难。

2. **特发性非流出道室性心律失常** 特发性非流出道室性心律失常常见的部位为流入道、乳头肌及调节束等。其中，乳头肌起源的心律失常较常见于左室乳头肌，后组乳头肌较前组乳头肌更为常见，且多分布于乳头肌顶端。乳头肌起源的室性心律失常的标测有一定的困难，其起搏标测价值有限，主要依靠于激动标测。由于乳头肌为心室腔内的活动组织，因此通常较难贴靠，这也增加了其消融的难度，心腔内超声及冷冻消融可能在该方面具有优越性。

3. **束支折返性室速** 束支折返性室速通常见于传导系统病变的患者，正确的诊断是消融成功的关键。此类患者往往在窦性心律下即有 HV 间期的延长，心动过速的诱发往往依赖于 HV 间期的延长（心房诱发）或 VH 间期的延长（心室诱发）。心动过速下的 HV 间期往往较窦性心律下更长。其通常需要消融一次束支以获得成功，但分支折返性性室速折返环位于左前分支与左后分支，无法通过消融一侧束支获得成功。

4. **分支型室速** 分支型室速通常为浦肯野纤维参与的折返性室速，左后分支起源的室速，术中应当标测室速时的 P1 电位，作为消融靶点。如无法标测室速时 P1 电位，则可进行解剖消融。对于左前分支起源的室速，应当标测室速时的 P1 电位作为靶点。局灶性的分支型室速相对少见（多见于缺血性心肌病患者），消融应当以室速时的最早浦肯野电位为靶点。

5. **心肌梗死后室速** 心肌梗死后室速患者部分情况下可诱发多种室速，但应当首先标测临床室速。如能够诱发血流动力学稳定的室速，则可以通过激动标测及拖带标测寻找关键狭部以进行消融。对于血流动力学不稳定的室速，则可有多种方法，如兴趣电位、起搏标测匹配、缓慢传导区等。影像可能有助于寻找心律失常的基质，通过消融消除所有可诱发的室速可以降低术后复发率。尽管心外膜消融少见，但心外膜基质可能是室速复发的主要原因之一。

6. **扩张型心肌病** 扩张型心肌病室速标测及消融策略与心肌梗死后室速类似，但该类室速心肌内基质及心外膜基质更为常见。对于左室游离壁外膜存在瘢痕的患者，心外膜消融更为有效。但如果患者为包含室间隔的室壁内折返，则心外膜消融无效。术前对患者进行心脏磁共振检查可能有助于术中标测及消融，而在没有心脏磁共振的情况下，单极电压标测有助于定位深层的瘢痕。

7. **肥厚型心肌病** 肥厚型心肌病患者室速通常为多形性，单形性室速较为少见。室速的基质通常包含间隔，但亦可延伸至心外膜，部分患者需内外膜联合消融。

8. **Brugada 综合征** Brugada 综合征患者出现单形性室速较为少见，但可见束支折返性室速。患者在植入 ICD 后除颤治疗的最重要原因之一为室性期前收缩触发的室颤或多形性室速。其心律失常的基质常位于右室心外膜,用 Na^+ 通道阻滞剂有助于显示基质,消融靶点为碎裂、延长的电位。

9. **致心律失常性右室心肌病的标测与消融** 致心律失常性右室心肌病室速患者的基质通常位于心外膜,晚期可累及心内膜,最常见的累及部位为近三尖瓣环的流入道部位及右室流出道,且左室累及并不罕见。内外膜联合消融可增加急性期成功率并降低复发率。传统的标测及消融技术均可运用于该类患者,包括室速下的拖带标测及激动标测,以及基于基质的消融。

10. **先天性心脏病术后患者** 先天性心脏病术后出现室速的患者常见于室间隔缺损、法洛四联症、完全性大动脉转位修补术后,还包括 Ebstein 畸形。室速的狭部通常较为固定,位于解剖屏障与补片或切口之间,窦性心律下即可识别并进行消融。对于血流动力学稳定的室速患者,也可通过拖带确认折返环。

11. **多形性室速或室颤** 能够诱发室颤的室性期前收缩通常起源于浦肯野纤维,对于单源性室性期前收缩的患者更适合进行射频消融。对于心肌梗死治疗后的室性期前收缩触发室颤的患者需在瘢痕内或瘢痕边缘的广泛浦肯野纤维消融。

12. **消融终点** 结构性心脏病患者消融术后程序刺激室速不诱发可以降低后续随访过程中室速的复发率。但程序刺激有其局限性,因此也有报道其他终点:晚电位或异常电位的去除,去通道化,基质均化,核心区隔离,影像指导下消融,固定解剖基质的消融等。

五、术后管理

1. **经心外膜途径消融术后管理** 对于经心外膜途径进行消融的患者如出现出血或心脏压塞,应当留置心包引流管(Ⅰ类推荐)。而对于无出血或心脏压塞的患者,需移除心外膜鞘以减轻患者疼痛(Ⅱa 类推荐)。在心外膜途径标测或消融后,心包内注射皮质类固醇可能有助于缓解疼痛(Ⅱa 类推荐)。对于晚期出血或心脏压塞的高危患者,应当留置心包引流管(Ⅱb 类推荐)。

2. **术后抗凝/抗血小板管理** 对于小范围心内膜消融的,可予一种抗血小板药物短期治疗(Ⅱa 类推荐)。而对于广泛心内膜消融的,可予一种抗凝药物短期治疗(Ⅱb 类推荐)。在消融结束并移除鞘管后,可考虑予鱼精蛋白以拮抗肝素(Ⅱa 类推荐)。心内膜室速消融后可考虑肝素桥接,但可增加围术期出血风险(Ⅱb 类推荐)。

六、总结

对于室性心律失常射频消融治疗,仍有很多未知数等待心脏电生理医师去探索。我们在临床实践中,通过进行充分的诊断评估,准确把握适应证,掌握标测与消融技巧并优化围术期的管理,可以有效地提高手术成功率并降低并发症。

(陈明龙)

参考文献

[1] CRONIN E M, BOGUN F M, MAURY P, et al. 2019 HRS/EHRA/APHRS/LAHRS expert consensus statement on catheter ablation of ventricular arrhythmias [J]. J Arrhythm, 2019, 35(3): 323-484.

[2] DHAR R, ALSHEIKH-ALI A A, ESTES NA 3rd, et al. Association of prolonged QRS duration with ventricular tachyarrhythmias and sudden cardiac death in the Multicenter Automatic Defibrillator Implantation Trial Ⅱ (MADIT-Ⅱ) [J]. Heart Rhythm, 2008, 5 (6): 807-813.

[3] ZIMETBAUM P J, BUXTON A E, BATSFORD W, et al. Electrocardiographic predictors of arrhythmic death and total mortality in the multicenter unsustained tachycardia trial [J]. Circulation, 2004, 110 (7): 766-769.

[4] PIERS S R, TAO Q, VAN HULS VAN TAXIS C F, et al. Contrast-enhanced MRI-derived scar patterns and associated ventricular tachycardias in nonischemic cardiomyopathy: implications for the ablation strategy [J]. Circ Arrhythm Electrophysiol, 2013, 6 (5): 875-883.

[5] BIRNIE D H, SAUER W H, BOGUN F, et al. HRS expert consensus statement on the diagnosis and management of arrhythmias associated with cardiac sarcoidosis [J]. Heart Rhythm, 2014, 11 (7): 1305-1323.

[6] EL KADRI M, YOKOKAWA M, LABOUNTY T, et al. Effect of ablation of frequent premature ventricular complexes on left ventricular function in patients with nonischemic cardiomyopathy [J]. Heart Rhythm, 2015, 12 (4): 706-713.

[7] BAMAN T S, LANGE D C, ILG K J, et al. Relationship between burden of premature ventricular complexes and left ventricular function [J]. Heart Rhythm, 2010, 7 (7): 865-869.

[8] LATCHAMSETTY R, YOKOKAWA M, MORADY F, et al. Multicenter outcomes for catheter ablation of idiopathic premature ventricular complexes [J]. JACC Clin Electrophysiol, 2015, 1 (3): 116-123.

[9] COGGINS D L, LEE R J, SWEENEY J, et al. Radiofrequency catheter ablation as a cure for idiopathic tachycardia of both left and right ventricular origin [J]. J Am CollCardiol, 1994, 23 (6): 1333-1341.

[10] DUKKIPATI S R, D'AVILA A, SOEJIMA K, et al. Long-term outcomes of combined epicardial and endocardial ablation of monomorphic ventricular tachycardia related to hypertrophic cardiomyopathy [J]. Circ Arrhythm Electrophysiol, 2011, 4(2): 185-194.

[11] CHEN H, SHI L, YANG B, et al. Electrophysiological characteristics of bundle branch reentry ventricular tachycardia in patients without structural heart disease [J]. Circ Arrhythm Electrophysiol, 2018, 11 (7): e006049.

室性期前收缩导管射频消融适应证的争议

室性期前收缩（又称室性早搏）是指房室交界区以下心室肌或希氏束浦肯野纤维来源的异位兴奋灶提前除极而产生的心室期间收缩。无论是否合并结构性心脏病的患者，室性早搏均是临床中最为常见的心律失常，临床症状变异性大。传统观点认为室性早搏是一种“良性”疾病，不需要特殊治疗，但近年来研究发现不是所有的室性早搏都是良性疾病，部分室性早搏患者可出现心律失常性心肌病，甚至出现心力衰竭。对于室性早搏适应证的选择既存在共识又存在争议，目前主要有两种主流观点：一种强调以早搏的绝对 / 相对负荷作为主要分层指标，另一种则强调以临床症状以及基础心脏条件作为主要分层指标。

一、室性早搏的风险评估与危险分层

任何功能性以及器质性的病因或诱因均可在临床中引发室性早搏。室性早搏的机制主要为自律性异常、触发活动和折返。各种原因导致心室肌自律性增高，早期或晚期后除极引起的触发活动，甚至心室肌局部的微折返。谈及室性早搏的消融适应证，就不得不谈及室性早搏的风险评估以及危险分层。长程的动态心电图、超声心动图甚至是运动平板试验、心脏磁共振等检查，均是临床中常用的风险评估手段。

早期的 Lown 分级是临床中最常用的危险分层方案，但该分层标准本身存在一些缺陷：将“R on T”归于最严重状况，而对于已经出现的非持续性室性心动过速（NSVT）重视不够。而且忽略了患者心脏以及全身的基线临床情况，仅强调了室性早搏频发及复杂程度。有可能造成临床实践中对早搏风险性的低估，因此对于室性早搏的危险分层方案仍在不断争议与探索中。

二、以早搏的绝对 / 相对负荷作为主要分层指标

最经典的室性早搏的危险分层方案仍是强调以早搏的绝对 / 相对负荷作为主要分层指标。室性早搏的临床表现变异性大，主观性描述性强，可重复性差。大多数患者可无明显症状，但部分人偶发室性早搏也可引发严重的症状，包括心悸、胸闷、心跳停搏感等。甚至部分室性早搏可导致心输出量下降及重要脏器血流灌注不足。更甚，由于部分室性早搏经常缺乏明显临床症状，临床中很难明确室性早搏和左心功能障碍发生的先后顺序。因此，部分学者认为基于症状分层的不足之处明显，不如绝对量与相对量的分层方案可行、易用、重复性强。

1. 室性早搏的绝对 / 相对负荷　有研究将不同负荷的特发性室性早搏分为 <10% 的低负荷组、10%~20% 的中负荷组以及 >20% 组的高负荷组。研究提示特发性室性早搏负荷与左心室射血分数（LVEF）呈负相关，与左心室舒张末内径（LVEDD）、左心室收缩末内径（LVESD）大小以及血清 NT-proBNP 水平呈正相关。进一步亚组分析发现，室性早搏从低负荷组到中负荷组各项指标变化不显著，而室性早搏从中负荷组到高负荷组的各项指标，尤其是 NT-proBNP 值明显升高。这表明，随着室性早搏负荷量的增加，左心室功能会逐步降低，

而这种变化主要见于高负荷室性早搏的情况下。

而另一项来自德国的研究也提示，对于高负荷量的室性早搏即便不合并 LVEF 降低，进行导管消融治疗后，即便导管消融手术前后 LVEF、左右心室径线没有明显改变，但径向、周向和线性收缩力仍可得到明显改善。因此，临床上对于频发室性早搏的患者，应及时进行干预，降低室性早搏负荷，达到改善心功能以及长期预后的目的。

普遍认为，室性早搏负荷越高，发展为室性早搏性心肌病（PVCiCMP）的风险越大，至于导致心肌病所需的室性早搏负荷具体量化指标目前没有统一的意见，而且此类负荷量切点的研究亦颇多。有研究表明，认为最低 4% 的室性早搏负荷即可引起 PVCiCMP 的发生。亦有研究发现，室性早搏负荷≥13% 的患者接受了成功的导管消融后可以显著逆转 PVCiCMP。术后残余室性早搏绝对量负荷与 LVEF 改善呈负相关，室性早搏绝对负荷量 24 小时≤5 000 个预测 LVEF 改善的灵敏度为 95%，特异度 63%。一项来自欧美的多中心数据提示室性早搏负荷量 >24% 与 PVCiCMP 独立相关。虽然，选择性偏差和入院病例的基线水平差异，导致了目前室性早搏负荷的临界值的高变异性现状。但从整体上来看，相对高负荷量的室性早搏是导管射频消融的适应证则不断地被明确和被公认。

2. **电生理参数校正后的室性早搏绝对 / 相对负荷** 临床合并高负荷量室性早搏的患者很多，但值得注意的是，真正引发绝 PVCiCMP 的患者却有限。一方面可能是引起 PVCiCMP 的室性早搏负荷量切点尚不明确；另一方面是不同起源部位的室性早搏对心功能的打击程度亦有区别；再一方面，不同的室性早搏发作形式以及联律模式对心功能的影响亦有显著不同。

研究提示，右束支传导阻滞（RBBB）型的室性早搏较左束支传导阻滞（LBBB）型的室性早搏可明显降低即时的心输出量，而且随访过程中 RBBB 型的室性早搏进行性下降的现象亦较 LBBB 型的室性早搏明显。意大利的单中心报道也指出，对于 RBBB 型的室性早搏引发 PVCiCMP 的负荷量切点值为 10%，明显低于 LBBB 型室性早搏的 16%。

既往有研究认为起源于心外膜、游离壁的室性早搏，QRS 波宽度作为可逆性 PVCiCMP 的预测因素。QRS 波时限 >150 毫秒预测 PVCiCMP 的灵敏度为 80%，特异度为 52%。QRS 波时限 >150 毫秒的 PVCiCMP 患者射频消融术后心功能缓解幅度更大，导管消融术后的获益亦更大。

来自中国台湾的一项大型社区健康筛查研究数据提示，二 / 三联律室性早搏较其他联律形式的室性早搏的即时心输出量明显增加。间位性室性早搏的即时心输出量明显较插入性室性早搏下降。如果抗心律失常药物无效或者改变室性早搏联律效果不佳或者改变间位性联律模式不佳的高负荷量室性早搏，可以积极行射频消融进行干预。

3. **混合源性室性早搏** 临床实践中，可能大量地频发室性早搏的患者系混合源性高负荷量室性早搏，如单一频发伴或不伴偶发触发，多源频发伴或不伴偶发触发以及多源偶发等形式。

药物或者导管消融可能可以明显抑制或消除“优势”室性早搏，使心功能改善。而临床中的“非优势”室性早搏会演进成“优势室性早搏”，进而诱发 PVCiCMP 的再次发生，因此混合源性的高负荷量室性早搏术前应进行多次的负荷评估。而此类患者消融术后，即使无心悸症状也应该予以密切观测，重复检查 24 小时动态心电图，评估其原“非优势”室性早搏负荷。但该领域的评估以及检测方案，尚无共识性的认识与方案。

三、以临床症状及基础心脏条件作为主要分层指标

2019 年发布的《2019 HRS/EHRA/APHRS/LAHRS 室性心律失常导管消融专家共识》指出对室性心律失常应进行合理的危险分层，而且需要结合患者的临床“背景”。目前通常分为三大类。

1. **良性室性早搏** 主要指无器质性心脏病的功能性室性早搏。既无症状又无预后意义的良性室性早搏 /NSVT。患者首先需要的是适当的安慰与合理的耐心解释。向患者说明预后良好，解除其心理紧张各种担忧。如确有与心律失常直接相关的症状，也应在对患者做好解释工作的基础上。首选抗心律失常药物或射频消融。疗效的判断标准不是以早搏是否消失以及负荷减少了多少来衡量，而应以症状减轻或消失为判断标准。所以，此类早搏的导管消融适应证的选择中基于患者症状的评估远远重要于室性早搏的绝对量。

2. **有器质性心脏病的室性早搏** 此类患者不可用I类抗心律失常药物，而应针对基础心脏病进行治疗。对急性左心衰竭以及急性心肌梗死的患者早期可出现各种心律失常，应尽快控制心力衰竭或尽快实施血运重建，注意查找和纠正药源性以及内环境源性的诱因。缺血再灌注期间出现的室性早搏和加速性室性自主心律大多为一过性，一般不必使用抗心律失常药物，预防性导管消融治疗并无获益证据。而陈旧性心肌梗死以及慢性心力衰竭的患者，在室性早搏无明显证据影响到心功能或触发持续性室性心动过速 / 心室颤动时，是无明确证据行导管消融干预的。

3. **恶性室性早搏** 这些患者可以合并器质性心脏病亦可不合并，此类室性早搏通常有较为明确的电生理特征。比如，基线状态下难以纠正的长 QT 间期合并的室性早搏，短联律间期（<350 毫秒）的室性早搏，特发性心室颤动或离子通道病背景下的触发性室性早搏等。该类疾病在积极处理原发心脏情况后，如仍存在高危室性早搏，可以考虑积极射频消融来预防恶性室性心律失常的发生。

四、特殊原因的室性早搏消融适应证

目前许多研究提示导管消融可有效地治疗室性早搏，成功率高达 74%~100%。然而，临床实践中仍有大量特殊情况、特殊原因存在，主要以社会活动需求、职业需求与妊娠需求最为常见。

社会活动需求可能是临床最为常见的特殊原因的消融需求，患者一般静息下可无或低负荷室性早搏，但当一经进行体力活动后进行性演进成高负荷室性早搏，恢复至静息状态后亦可转复回无或低负荷室性早搏状态。传统观点认为，教育患者生活习惯重塑可有效避免症状再发，但同时也极度影响患者社会交际需求。而且有研究亦指出，589 例患者在运动后发生频发室性早搏者（>7 个室性早搏 /min），在随访 5.3 年中结果发现死亡率增加 50%。此类患者行增强磁共振成像也许能提供额外的诊断和预后信息，这部分患者可以基于社会需求以及对长期预后的角度，行导管消融手术根治室性早搏。

而其他无症状患者，如果出于职业、妊娠等特殊原因而要求手术，需充分与患方沟通利弊后，亦可尝试导管消融治疗。

五、总　　结

影响室性早搏消融适应证的因素繁多。早搏的绝对 / 相对负荷和患者临床症状以及基

础心脏条件是临床决策中重要的参考指标。两方面的观点既是出发点不同、存在争议,但最终亦殊途同归、达成共识,均是旨在最佳地维护患者的远期心脏预后。如何综合把握这两方面的分层指标,仍需要大量的临床经验探索。目前关于室性早搏消融适应证方面的相关研究,主要都是观察性研究,缺少导管消融与抗心律失常药物在此类人群的头对头比较,或设计良好的随机对照试验来更有说服力地了解导管消融对 PVCiCMP 的治疗价值。死亡终点确定也仍是需要进一步的长期随访研究,是否通过导管消融或药物治疗改善生存率也尚未可知。

(刘方舟 薛玉梅)

参考文献

[1] KENNEDY H L,WHITLOCK J A,SPRAGUE M K,et al. Long-term follow-up of asymptomatic healthy subjects with frequent and complex ventricular ectopy [J]. N Engl J,1986,315(4):260-262.

[2] CAMM A J,EVANS K E,WARD D E,et al. The rhythm of the heart in active elderly subjects [J]. Am Heart J,1980,99(5):598.

[3] PEDERSENC T,KAY G N,KALMAN J,et al. EHRA/HRS/APHRS expert consensuson ventricular arrhythmias [J]. Europace,2014,16(9):1257-1283.

[4] BAMAN T S,ILG K J,GUPTA S K,et al. Mapping and ablation of epicardial idiopathic ventricular arrhythmias from within the coronary venous system [J]. Circ Arrhythm Electrophysiol,2010,3(3):274-279.

[5] YAMADA T,DOPPALAPUDI H,MCELDERRY H T,et al. Electrocardiographic and electrophysiological characteristics in idiopathic ventricular arrhythmias originating from the papillary muscles in the left ventricle:relevance for catheter ablation [J]. Circ Arrhythm Electrophysiol,2010,3(4):324-331.

[6] JOUVEN X,ZUREIK M,DESNOS M,et al. Long-term outcome in asymptomatic men with exercise-induced premature ventricular depolarizations [J]. N Engl J Med,2000,343(12):826-833.

[7] JOUVEN X P,EMPANA J P,DUCIMETIÈRE P,et al. Ventricular ectopy after exercise as a predictor of death [J]. N Engl J Med,2003,348(23):2357-2359.

[8] YOKOKAWA M,KIM H M,GOOD E,et al. Relation of symptoms and symptom duration to premature ventricular complex-induced cardiomyopathy [J]. Heart Rhythm,2012,9(1):92-95.

[9] TAKEMOTO M,YOSHIMURA H,OHBA Y,et al. Radiofrequency catheter ablation of premature ventricular complexes from right ventricular outflow tract improves left ventricular dilation and clinical status in patients without structural heart disease [J]. J Am Coll Cardiol,2005,45(8):1259-1265.

[10] MOUNTANTONAKIS S E,FRANKEL D S,GERSTENFELD E P,et al. Reversal of outflow tract ventricular premature depolarization induced cardiomyopathy with ablation:Effect of residual arrhythmia burden and preexisting cardiomyopathy on outcome [J]. Heart Rhythm,2011,8(10):1608-1614.

[11] HASDEMIR C. PVC-induced cardiomyopathy:The cut-off value for the premature ventricular contraction burden [J]. Europace,2013,15(7):1063.

[12] BAMAN T S,LANGE D C,ILG K J,et al. Relationship between burden of premature ventricular complexes and left ventricular function [J]. Heart Rhythm,2010,7(7):865-869.

[13] CRONIN E M,BOGUN F M,MAURY P,et al. 2019 HRS/EHRA/APHRS/LAHRS expert consensus statement on catheter ablation of ventricular arrhythmias [J]. Europace,2019,21(8):1143-1144.

电风暴应对方案

一、概　　述

室性心动过速（ventricular tachycardia，VT，简称室速）是临床常见的心律失常，包括单形性室速和多形性室速。单形性室速指室速发作时在每个固定导联 QRS 波形态和频率相对固定，包括单形非持续室速（持续时间在 30 秒以内且不伴血流动力学异常）和单形持续性室速（发作持续时间超过 30 秒或不足 30 秒但出现循环血流动力学不稳定）；多形性室速指室速发作时 QRS 波群形态在各导联发生变化，RR 间期可能不等。

心律失常电风暴简称电风暴（electrical storm，ES），指单形持续性或多形性室速或心室颤动（ventricular fibrillation，VF，简称室颤）在 24 小时内发作 2~3 次或以上，甚至呈持续性发作的临床状态，或植入型心律转复除颤器（implantable cardioverter-defibrillators，ICD）在 24 小时内进行 2~3 次或以上的适当放电或抗心动过速起搏（anti-tachycardia pacing，ATP）治疗。ES 发作时常伴有血流动力学异常，是临床危重心律失常，在缺血性或非缺血性心脏病合并心力衰竭（简称心衰）而植入 ICD 进行一级预防的患中发生率为 4%~7%，主要发生于植入后 2 年内；植入 ICD 进行二级预防患者发生率为 10%~40%，主要发生于植入后 9 个月。ES 主要发生在患有严重的结构性心脏病或遗传性离子通道病（如长 QT 综合征和 Brugada 综合征等）的患者，高发因素包括左室射血分数（left ventricular ejection fraction，LVEF）降低、既往心搏骤停或恶性心律失常发作史、服用ⅠA 类抗心律失常药物等。ES 显著增高患者的死亡率、心脏移植及发生失代偿性心衰的风险。处理方式主要包括血流动力学支持、抗心律失常药物治疗、镇静、及时识别和处理潜在的诱因和病因、ICD 再程控，上述治疗不佳时可采取导管消融和神经节消融治疗等。

二、临床特点与诊断

ES 发病机制主要有三个要素：心脏器质性疾病形成心律失常发生的基质、触发因素和交感神经激活。结构和电活动异常均与心律失常基质有关，结构异常包括缺血性心脏病和非缺血性心肌病（肥厚型心肌病、扩张型心肌病、瓣膜病、先天性心脏病、心脏肿瘤、Fabry 病、致心律失常性右室心肌病、心肌炎或结节病等）等；电活动异常指原发或继发原因导致的心脏电不稳定性，包括 Brugada 综合征、长 QT 综合征及儿茶酚胺敏感性 VT 等，存在早期复极心电图的冠心病心肌梗死患者更易发作 ES。ES 患者同时存在一种或多种原发或继发触发因素者为 10%~25%，主要包括室性期前收缩（又称室性早搏）、孤立性 VT/VF、急性心衰、急性心肌梗死、心绞痛、电解质异常、QT 间期延长、急性感染、甲状腺功能亢进、中毒等，因此，纠正触发因素是治疗与预防 ES 再发作的关键。在心脏器质性疾病或触发因素等引起交感神经过度激活的情况下，过量儿茶酚胺释放，使大量 Na^+、Ca^{2+} 内流，K^+ 外流，引起电活动异常与各种恶性心律失常有关。恶性心律失常反复发作、频繁的电击治疗进一步加重心肌缺血，以及反复使用肾上腺素等血管活性药物等导致中枢性交感兴奋，使 ES 反复持久，呈恶性循环，因此，曾有人将ES称为交感风暴。但需要注意的是，很多种ES发生于没有交感兴奋甚至在迷走神经张力增高的情况下，如长QT综合征3型、Brugada综合征和早期复极合并心律失常ES与交感神经兴奋的关系不密切。

ES发作的临床表现与发作时心室率快慢和患者对心律失常的耐受情况等相关，可表现为心悸、胸痛、低血压，晕厥、心脏性猝死等也较为常见。发作前常有预警性心电图表现，包括窦性心动过速，出现单形、多形或多源性室性早搏，呈单发、连发、频发，室性早搏联律间期多不固定。心电图上可有"巨R型"或严重ST段抬高，T波电交替或T波异常宽大畸形或呈尼加拉瀑布样改变等。

发作时根据心电图改变可分为单形性VT、多形性VT和VF，VT频率一般极快，多在250~350次/min，节律不规则，易恶化为VF。单形性VT是最常见类型，90%的单形性VT由缺血性心脏病、肥厚型心肌病、扩张型心肌病、先天性心脏病、瓣膜病等结构性心脏病引起，少见为特发性VT；多形性VT和VF多发生在急性心肌梗死、原发性离子通道病或特发性VF。器质性心脏病患者合并ES时，LVEF降低，特别是≤35%是预后不良的独立危险因素；肥厚型心肌病的猝死风险评估需要结合室间隔厚度、运动后血压反应等多种因素，具体指标参见本书有关内容。

无论基础心脏病类型，ES发作本身显著增高患者病死率，48小时内死亡率达到14%，与未发作VT/VF者相比，ICD植入后3个月内，ES患者死亡风险增高5.4~17.8倍；ES患者死亡风险比单次VT/VF发作者增加2.4倍。ES患者死亡的高危因素还包括重度心衰、曾有VT/VF或ES发作时。ES与心衰之间可能存在相互影响的恶性循环，ES发作使LVEF降低速度增快，特别是心脏本身存在更为广泛的瘢痕病变患者。第一次发作ES后，1年内再发ES的危险性是50%~81%。

三、临床应对

处理原则：ES是临床危重症，一旦出现，致死率极高，需要多学科联合治疗，目的是终止和预防发作，降低死亡率，改善预后。应对方案包括急性期处理和亚急性期处理，其处理流程见图1。

（一）ES急性期处理

多数患者合并结构性心脏病，易导致血流动力学不稳定，症状明显，临床预后差。处理策略应该根据患者血流动力学状况进行紧急处理，血流动力学不稳定者，应立即启动高级生命支持，优先选择电复律治疗，电复律不能纠正或者纠正后复发，需用抗心律失常药物及器械支持等非药物治疗手段；对于血流动力学相对稳定者，根据临床表现、心律失常的性质，选用适当药物及非药物的治疗策略。高危患者包括血流动力学不稳定、LVEF<30%、中重度肾衰竭和重度慢性阻塞性肺疾病的患者，应早期转入重症监护室（ICU或CCU）治疗。

1. **基础疾病和诱因处理** ES患者的基础疾病状况与患者的预后密切相关，急性心肌梗死患者尽早行血运重建、心衰患者改善心功能；条件允许的情况下，应该积极寻找触发因素，积极纠正低血钾、低血镁、药物过量(尤其抗心律失常药及其他影响离子通道药物的服药史)、发热等可逆因素；对于植入ICD患者，因VF检测频率过低、检测时间过短或缺乏抗心动过速起搏（ATP）治疗等引起ICD过度放电，在植入ICD患者ES发生中达到10%~20%，因此应对ICD的除颤和超速起搏治疗的阈值、干预波形等参数进行再程控处理。

2. **抗心律失常药物治疗** 主要包括β受体阻滞剂及其他抗心律失常药物，以静脉途

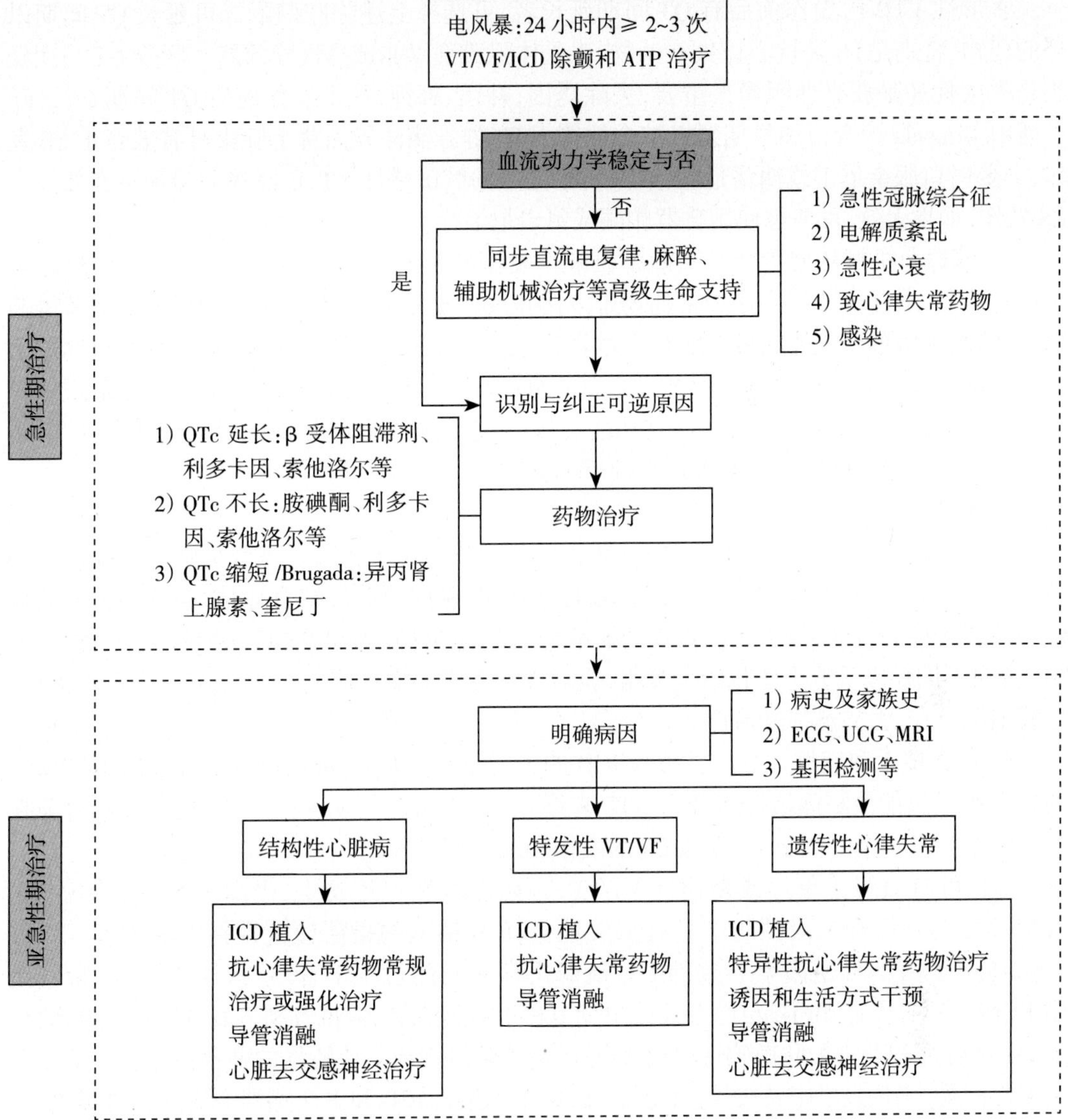

图 1　电风暴急性期和亚急性期处理流程

VT:室性心动过速;VF:心 VF 动;ICD:植入型心律转复除颤器;ATP:抗心动过速起搏;ECG:心电图;UCG:超声心动图;MRI:磁共振。

径给药为主。根据心律失常类型选择药物治疗,对多形性 VT,根据发作前后 QT 间期是否延长选择药物治疗方案。在器质性心脏病患者,特别是合并心衰和长 QT 综合征、儿茶酚胺敏感性室速等患者,交感神经激活与 ES 的发生和维持存在密切的关系,β 受体阻滞剂是一线治疗药物,能够有效抑制 ES 发作,改善患者的预后,推荐用药为美托洛尔、普萘洛尔、艾司洛尔,相比美托洛尔,非选择性 β 受体阻滞剂普萘洛尔、艾司洛尔可能更好地预防 ES 复发。胺碘酮是治疗 ES 的有效药物,可直接抑制 VT/VF 的发作、降低 ICD 放电频率、提高院内生存率。可用于血流动力学稳定或血流动力学不稳定,转复困难的患者。对于部分难治性 ES,可给予利多卡因、普鲁卡因胺等药物。对缺血相关 ES,利多卡因有效率高。多非利特、阿奇利特、雷诺嗪等药物也能起到一定效果,但需积累更多循证医学证据。

多形性 VT/VF,发作前后有 QT 间期延长者,可选择上述除胺碘酮等可延长 QT 间期以外的药物,特别是ⅠB 类抗心律失常药物,β 受体阻滞剂以非选择性疗效好。区分 QT 间期延长是先天性还是获得性因素很重要,去除诱因,补镁、补钾;如果发作前后 QT 间期不长,ES 可能由 Brugada 综合征和早期复极综合征等引起,静脉滴注异丙肾上腺素可有效终止 ES 发作,必要时口服奎尼丁或西洛他唑治疗;对于儿茶酚胺敏感性 VT,β 受体阻滞剂可有效终止 ES 发作,如果无效,可考虑使用普罗帕酮或氟卡尼治疗。

3. **镇静和机械辅助治疗** 镇静不仅减少发作的痛苦,也可抑制交感神经活动,推荐用于高危患者、电复律或抗心律失常药物难以终止或反复复发者,包括静脉给予苯二氮䓬类药物、丙泊酚和胸椎硬膜外麻醉。血流动力学不稳定的患者,应用主动脉内球囊反搏动(IABP)、左心室辅助装置(LVAD)、体外膜肺氧合(ECMO)等侵入性机械辅助装置能够协助危重患者心脏功能的恢复,治疗和预防多器官功能衰竭,为心脏移植和导管消融治疗创造条件,但是长时间使用机械辅助装置的患者常常预后不良。

(二)亚急性期处理

对于经过急性期治疗后的患者,预防再发作并改善患者预后。继续加强对基础疾病和诱因治疗,需要进行心电图、心脏彩超、心脏磁共振、基因检测等综合评估,明确相关的结构性与非结构性心脏病,对于无结构性心脏病患者,应明确是遗传性心律失常还是特发性 VT/VF,针对不同病因采取个体化治疗策略,应对方案主要包括ICD植入、抗心律失常药物治疗、导管消融治疗、去交感神经治疗等。

1. **ICD 植入和程控** 对于已植入 ICD 的患者,通过增加监测时间和心律失常的阈值或通过程控尽可能使除颤治疗转变为 ATP 来终止 VT 或可能诱发 VF 的 VT,这些措施可能在不增加晕厥发生率的情况下,降低 ES 的发作和死亡率。

ICD 可有效终止单形或多形性 VT/VF,预防心脏性猝死发生,提高患者生存率,在心脏性猝死的一级和二级预防中具有重要地位,ICD 植入的指征应依据指南的推荐。二级预防适用于由不可逆因素导致的 ES,预期生存时间超过 1 年者;结构性心脏病,特别是 LVEF≤35% 的患者,Brugada综合征或早期复极综合征患者,应推荐植入ICD,均为Ⅰ类指征;长 QT 综合征和儿茶酚胺敏感性 VT,优化 β 受体阻滞剂或其他特异的药物治疗后无效或药物不能耐受,仍反复发作持续性 VT 或晕厥,可考虑植入 ICD 和去交感神经治疗,为Ⅰ类推荐。

2. **抗心律失常药物治疗** 植入 ICD 能够有效终止 ES,改善 ES 预后,但不能预防心律失常复发,多次反复放电对患者生活造成严重影响。抗心律失常药物治疗是预防和终止 ES 发作的重要治疗手段,药物治疗能降低复发率 66%,但不降低总病死率。因为患者多合并器质性心脏病,应该针对基础心脏病的情况,权衡药物的受益和毒副作用,选择适当的抗心律失常药物。

β 受体阻滞剂最常用,可减少 VT/VF 的发作;非选择性 β 受体阻滞剂卡维地洛相比美托洛尔可进一步降低 ICD 的放电频率。胺碘酮是终止和预防 VT/VF 及预防 ES 再发的有效药物,但是长期应用心外不良反应明显,不论作为一级或二级预防,均未能降低死亡率。在 SCD-HeFT 随机对照研究中,针对 LVEF≤35% 的患者随访 11 年,胺碘酮与安慰剂组相比死亡风险差异不显著(风险比 0.96,95%CI 0.85~1.09,*P*=0.543);胺碘酮联合 β 受体阻滞剂与单用 β 受体阻滞剂相比,显著降低 ICD 植入后致死性 VT/VF 的发作频率,但是死亡率接近。因此,长期口服胺碘酮仅作为导管消融或其他治疗过渡期的选择。索他洛尔有降低致死性 VT/VF 发生风险的趋势,同时不增加 ICD 的除颤阈值,但与胺碘酮相比没有其他治疗优势,因此是胺碘酮治疗无效或不耐受时的替代药物。I类抗心律失常药物中，美西律、利多卡因、普鲁卡因可作为β受体阻滞剂或胺碘酮治疗无效及作为胺碘酮起效前的过渡期药物使用，但是需要警惕药物联用时的适应证和负性肌力作用，可使心功能不全加重，反而促进ES的发生。

3. **导管消融治疗** 随着心电标测和导管消融技术的进步，导管消融越来越成为ES二级预防的重要手段。导管消融是缺血性心脏病患者反复发作VT经抗心律失常药物治疗无效或不耐受后的选择，推荐级别为I级。ES的常见类型为单形性VT，与陈旧性心肌梗死后的瘢痕形成相关，发生机制为围绕瘢痕区的折返环形成，因此，针对折返环的缓慢传导区进行消融能够有效终止折返，消融后持续性VT不能诱发，从而起到预防持续性VT复发的效果。导管消融治疗在预防ES发作、降低全因死亡率等主要终点方面不劣于甚至优于强化的抗心律失常药物治疗。VANISH研究纳入植入ICD后经过药物治疗仍然发作持续性VT的缺血性心肌病患者，平均随访27.9个月发现，与强化药物治疗相比，导管消融显著降低主要终点事件（全因死亡、ES发作、ICD除颤治疗）的发生风险（风险比0.72，95%CI 0.53~0.98，P=0.04），其中ES复发风险降低34%，死亡率无显著差别；对471例分别接受导管消融、经冠脉乙醇消融、外科消融的患者的分析，平均经过1.3次消融，72%患者达到消融终点，即不能诱发持续性VT/VF，91%无临床发作VT/VF，围术期并发症为2%，围术期死亡率<1%；对缺血性心肌病患者的瘢痕进行预防性消融可减少ICD植入或延长需要ICD植入的时间，需要进一步研究的支持；瘢痕相关VT也发生在其他类型结构性心脏病，如扩张型心肌病、致心律失常性右室心肌病、结节病、心脏外科术后等，也可能经消融治疗获益。特发性VT，当反复发作且药物治疗无效时，导管消融为I类适应证。导管消融的时机目前还无定论，意大利的研究对ES发作1周内的患者进行消融治疗，无围术期死亡事件发生，随访2年94%的患者未再发作ES，66%~79%的患者未发作VT。因此，对符合条件的患者尽早在有手术经验的中心进行早期消融，可能有更大的受益。

导管消融治疗ES的临床获益还需要进一步明确，消融手术本身具有极大的复杂性和难度，术中可能出现血流动力学不稳定，指南建议消融治疗应该在具有丰富消融经验的中心进行，针对患者的血流动力学情况、基础疾病等状况制定个体化的消融和生命支持策略。

4. **去交感神经治疗** 通过去交感神经治疗降低心脏交感神经活性，抑制交感神经过度激活，可治疗室性心律失常，治疗ES可能有效。对长QT综合征1型和儿茶酚胺敏感性VT，心脏去交感神经治疗可作为药物治疗无效或不耐受患者的首要选择，为I类推荐；缺血性心肌病引起的ES，抗心律失常药物治疗和导管消融无效或不能耐受的ES，应选择心脏去交感神经治疗，可预防复发并提高生存率，需要增大病例数的研究。治疗方法包括：胸段硬膜外麻醉、星状神经节阻滞、心脏去交感神经、肾去交感神经。各方法的具体操作方法、作用机制、有效性和不良反应等可参照已发表的相关综述。

5. **遗传性心律失常治疗** 遗传性心律失常相关ES与结构性心脏病或特发性VT/VF引起的ES在治疗上有不同的地方，在亚急性期，应注意针对基因突变、心脏结构是否存在异常等进行系统的评估，排除继发因素，需要明确诊断和对因治疗。长QT综合征患者应该结合QT间期的长短（≥500毫秒为危险，≥550毫秒为高危；≥600毫秒为极高危）和具体的长QT综合征类型进行用药，所有患者都应停用和避免使用进一步延长QT间期的药物（如胺碘酮等Ⅲ类和I类抗心律失常药物和非心脏药物），β受体阻滞剂，特别是非选择性β阻滞剂如普萘洛尔和纳多洛尔对长QT综合征1型效果最好，2型次之，3型较差，根据静息心率调整到最大可耐受剂量，选择性 β 受体阻滞剂（如美多洛尔和比索洛尔）对所有类型长 QT 综合征疗效都较差；长 QT 综合征 3 和其他一些类型应用Ⅰb 类抗心律失常药物利多卡因和美心律可能缩短 QT 间期并减少发作；对药物治疗后仍有 ES 反复发作者，应考虑植入 ICD 和心脏去交感神经治疗。Brugada 综合征患者除植入 ICD 预防猝死外，可口服奎尼丁或西洛他唑预防 ES 发作，对于 ES 反复发作或 ICD 反复放电的患者，可考虑消融右室流出道低电压区或缓慢传导区，有可能减少 ES 发作；早期复极综合征相关 ES 患者极易复发 ES 或心脏性猝死（40%），需要 ICD 植入后口服奎尼丁或导管消融治疗；儿茶酚胺敏感性 VT 可采用 β 受体阻滞剂或氟卡尼治疗。

ES 是心血管临床面临的急危重症疾病，具有极高的致死率和复发率。临床上应对 ES 进行多学科联合治疗，形成院内和院间协作体系，提高应对 ES 的能力，进而改善患者的预后，提高生存率。ES 急性期应注重血流动力学状况的维持，及时处理基础疾病和纠正相关诱因；亚急性期应该针对疾病类型和自身条件合理选择 ICD 植入、抗心律失常药物治疗、导管消融治疗和去交感神经治疗等措施，防止患者 ES 复发。

（林明杰　吕品超　吴林）

参考文献

[1] AL-KHATIB S M, STEVENSON W G, ACKERMAN M J, et al. 2017 AHA/ACC/HRS guideline for management of patients with ventricular arrhythmias and the prevention of sudden cardiac death: A Report of the American College of Cardiology/American Heart Association Task Force on Clinical Practice Guidelines and the Heart Rhythm Society [J]. J Am Coll Cardiol, 2018, 72(14): e91-e220.

[2] 曹克将，陈柯萍，陈明龙，等 . 2020 室性心律失常中国专家共识（2016 共识升级版）[J]. 中国心脏起搏与心电生理杂志，2020, 34(3): 189-253.

[3] KONTOGIANNIS C, TAMPAKIS K, GEORGIOPOULOS G, et al. Electrical storm: Current evidence, clinical implications, and future perspectives [J]. Curr Cardiol Rep, 2019, 21(9): 96.

[4] GERAGHTY L, SANTANGELI P, TEDROW U B, et al. Contemporary management of electrical storm [J]. Heart Lung Circ, 2019, 28(1): 123-133.

[5] VERGARA P, TUNG R, VASEGHI M, et al. Successful ventricular tachycardia ablation in patients with electrical storm reduces recurrences and improves survival [J]. Heart Rhythm, 2018, 15(1): 48-55.

[6] FAN J, YAO F J, CHENG Y J, et al. Early repolarization pattern associated with coronary artery disease and increased the risk of cardiac death in acute myocardium infarction [J]. Ann Noninvasive Electrocardiol, 2020: e12768.

[7] COZMA D, TINT D, SZEGEDI N, et al. Update in electrical storm therapy [J]. Am J Ther, 2019, 26(2): e257-e267.

[8] DYER S, MOGNI B, GOTTLIEB M. Electrical storm: A focused review for the emergency physician [J]. Am J Emerg Med, 2020, 38(7)1481-1487.

[9] EXNER D V, PINSKI S L, WYSE D G, et al. Electrical storm presages nonsudden death: the antiarrhythmics versus implantable defibrillators (AVID) trial [J]. Circulation, 2001, 103(16): 2066-2071.

[10] SESSELBERG H W, MOSS A J, MCNITT S, et al. Ventricular arrhythmia storms in postinfarction patients with implantable defibrillators for primary prevention indications: A MADIT-Ⅱ substudy [J]. Heart Rhythm, 2007, 4(11): 1395-1402.

[11] HENDRIKS A A, SZILI-TOROK T. Editor's Choice-The treatment of electrical storm: An educational review [J]. Eur Heart J Acute Cardiovasc Care, 2018, 7(5): 478-483.

[12] CHATZIDOU S, KONTOGIANNIS C, TSILIMIGRAS D I, et al. Propranolol versus metoprolol for treatment of electrical storm in patients with implantable cardioverter-defibrillator [J]. J Am Coll Cardiol, 2018, 71(17): 1897-1906.

[13] ALTURKI A, PROIETTI R, RUSSO V, et al. Anti-arrhythmic drug therapy in implantable cardioverter-defibrillator recipients [J]. Pharmacol Res, 2019, 143: 133-142.

[14] LEI M, WU L, TERRAR D A, et al. Modernized classification of cardiac antiarrhythmic drugs[J]. Circulation, 2018, 138(17):

1879-1896.

[15] RIVARD L, ANDRADE J. Innovative approaches to arrhythmic storm: The growing role of interventional procedures [J]. Can J Cardiol, 2017, 33(1): 44-50.

[16] POOLE J E, OLSHANSKY B, MARK D B, et al. Long-term outcomes of implantable cardioverter-defibrillator therapy in the SCD-HeFT [J]. J Am Coll Cardiol, 2020, 76(4): 405-415.

[17] ZABEL M, WILLEMS R, LUBINSKI A, et al. Clinical effectiveness of primary prevention implantable cardioverter-defibrillators: Results of the EU-CERT-ICD controlled multicentre cohort study [J]. Eur Heart J, 2020: ehaa226.

[18] KHEIRI B, BARBARAWI M, ZAYED Y, et al. Antiarrhythmic drugs or catheter ablation in the management of ventricular tachyarrhythmias in patients with implantable cardioverter-defibrillators: A systematic review and meta-analysis of randomized controlled trials [J]. Circ Arrhythm Electrophysiol, 2019, 12(11): e007600.

[19] KIUCHI M G, NOLDE J M, VILLACORTA H, et al. New approaches in the management of sudden cardiac death in patients with heart failure-targeting the sympathetic nervous system [J]. Int J Mol Sci, 2019, 20(10): 2430.

器质性室性心动过速的消融评价

器质性室性心动过速(简称室速)是指在合并有器质性心脏病变基础上发生的室速,因器质性室速的导管消融治疗的成功率低、复发率高,可谓是心律失常领域的“最后壁垒”。尽管近年来相关研究不断深入,新技术和新器材不断涌现,在一定程度上拓宽了器质性室速导管消融的应用范围,也使导管消融的安全性与治愈率显著提高,但与心房颤动、室上性心动过速等常见其他类型心律失常导管消融相比,室速导管消融尚缺乏均质化、标准化的操作规范和流程,不同术者对室速机制的理解和消融策略存在差异。在《心脏病学实践2019》中,我们主要对器质性室速的机制以及相关消融策略进行了介绍,在本文中我们想进一步对器质性室速消融方面存在的一些困惑和感悟与大家进行简要分享。

一、器质性室速的机制与基质的再思考

器质性室速的主要机制为环绕致心律失常区域的折返。以陈旧性心肌梗死后缺血性心肌病来说,致心律失常区域为致密纤维化区域周边的边缘区(border zone),纤维化区域多无存活心肌存在,丧失介导激动传导的功能,因此表现为局部传导阻滞,标测时无电位,起搏失夺获状态。而周边区域内由于同时存在受损心肌和瘢痕,激动传导失去同向、同步性,介导了折返的产生。一个“理想化”的折返环路模型包括了入口、关键峡部、出口、外环、内环、盲端及旁观者部位。

目前室速的标测及消融策略主要分为以下两方面:①在窦性心律下标测心室异常电位,识别室速基质;②在室速发作时进行拖带/激动标测,或窦性心律下行起搏标测,判断室速折返的各部位成分。基于心脏基质的标测及消融策略,包括晚电位消融、瘢痕去通道化、心室局部异常电位(local abnormal ventricular activities,LAVAs)消融、核心区隔离和均质化消融等,在此不对具体方法进行赘述。这类方式对于术中难以诱发以及发作时血流动力学不稳定的患者具有重要意义。

而问题在于,目前绝大多数基质标测是基于单导管逐点标测结果制定的(头端电极4mm、极间距1mm,滤波10~400Hz),如2000年Marchlinski教授所述经典的低电压区定义:心内膜面正常双极电压大于1.5mV,瘢痕电压小于0.5mV,瘢痕移行区电压为0.5~1.5mV。心外膜面,双极电压小于1.0mV定义为低电压区。但上述标准存在以下局限性:①电位幅度与电极分布(电极大小、极间距等)、导管贴靠方向及压力等相关,而基于目前常用的高密度标测导管的基质标测标准尚未统一;②异常电位的定义在不同研究中有所区别,缺乏一致性的客观指标;③不同病因的致心律失常基质成分不同,基质评价标准也应有所差异;④基质标测多是在窦性心律下进行的,激动方向单一,但在心室不同部位起搏时再次标测时基质分布会发生改变。

二、激动标测的优势与陷阱

激动标测是器质性室速导管消融最常用的技术。尽管有研究显示,诱发+标测策略与

单纯基质消融策略相比，并不能提高急性期及远期成功率，且术中对室速进行诱发及标测会延长手术时间，增加射线暴露，并可能需要紧急电复律。但该技术可直接展现激动的传导路径以及缓慢传导部位，随着算法的优化以及标测精度的提高，激动顺序更加直观可辨，一定程度上降低了误诊概率和辨识门槛。

不得不说的是，尽管目前我们所用的电解剖标测系统为三维软件，但所标测的心动过速顺序及周长只在同一平面，即只单纯包含了心内膜面或心外膜面，因此时有令人困惑的标测结果，如标测周长不足或无明确最早激动部位。这是由于折返激动除在单一平面内进行传播外，同时也存在纵向的延伸传导。对于我们来说，需要通过两个平面内的激动特点进行推导。根据解剖峡部在心肌内部的分布，激动标测结果可分为以下 4 种情况（图 1，彩图见二维码 35）。

二维码35

1. 解剖峡部位于心内膜面，心内膜面相比心外膜面可标测到最早激动，可标测周长占心动过速周长 90% 以上，且在内膜面可记录到缓慢传导部分（心动过速周长的 25%~75%）。此时心外膜面激动弥散且落后于心内膜，属被动激动。

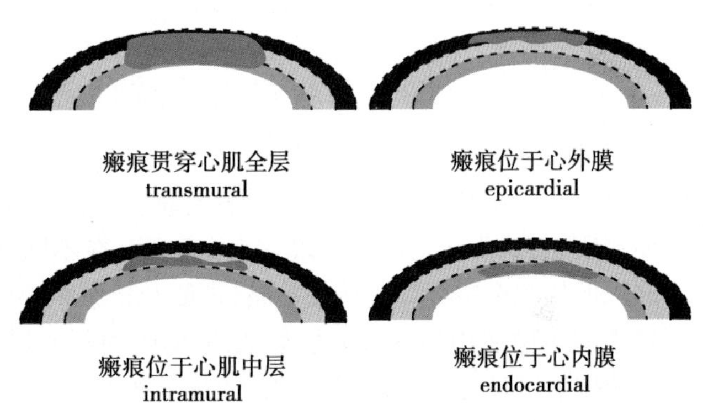

图 1　器质性室速的瘢痕分布

2. 解剖峡部位于心外膜面，心外膜面相比心内膜面可标测到最早激动，可标测周长占心动过速周长 90% 以上，且在外膜面可记录到缓慢传导部分，心内膜激动弥散且落后于心外膜，属被动激动。

3. 解剖峡部位于心肌中层（intramural），心内膜和心外膜均仅可标测到心动过速的部分周长且无明确最早激动，依据峡部整体更靠近心内膜或心外膜，对应内膜 / 外膜面的激动较对应面提前且可标测周长更长。心内膜或心外膜面均无缓慢传导通道，可表现为激动不连续，甚至均为局灶激动，但拖带标测提示为折返机制。

4. 解剖峡部跨越心肌全层（transmural），与前三种折返基质明显不同的是，心内膜和心外膜面均可标测到心动过速的缓慢传导部分。

由此可以看出，这种在单一腔面内激动传导不连续，顺序矛盾的现象是由于解剖峡部并不在所标测的平面内，标测平面属于全部或部分被动激动。如解剖峡部部分走行于该平面内，则可表现为该部分缓慢传导，但不满足心动过速周长的 25%~75%。如展开来讲，此类现象除可在器质性室速中出现，也可在复杂心房扑动中见到，如心外膜介导的二尖瓣心房扑动，双心房折返以及双肺静脉缝隙（gap）介导的 8 字折返等。此外，第 4 种折返形式与第 3 种折返形式有所不同的是，前者折返环路与心内膜、心外膜平面相垂直，导致激动同时穿过心内膜与心外膜，解剖峡部涉及心肌全层；而后者真正折返环路则局限在心肌内部的一定空间内，心内膜与心外膜不直接参与折返的形成（图 2，彩图见二维码 36）。因此，在理解折返性心动过速时，应具备真正的三维视角。

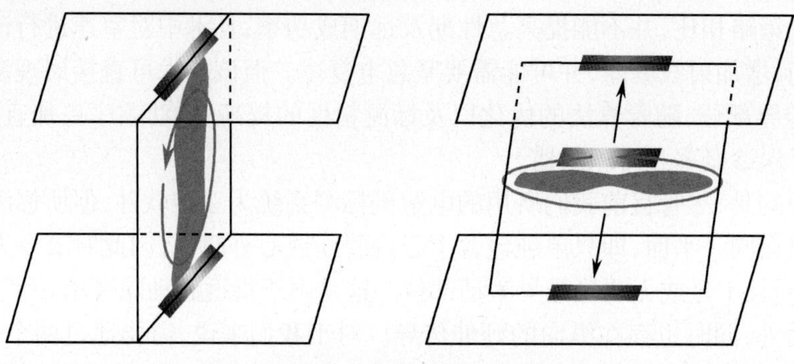

图 2 激动在不同平面的折返与延伸

灰色部分为瘢痕，橘色环形箭头为波阵面的传导方向，上层平面为心外膜，下层平面为心内膜，彩色代表该平面内的可标测周长。

三、重新审视器质性室速导管消融指标

1. **消融终点** 对于单纯行基质改良消融的患者来说，消除既定所有异常电位（晚电位、LAVAs）以及消融特定基质部分（瘢痕去通道化、核心区隔离等），可作为消融的“客观”终点。但如前所述，这类异常电位并非完全“客观”，在不同评价标准和方法下，消融结果可能有所不同。但如完全摒弃室速诱发策略，可能会遗漏重要的临床室速。事实上，在器质性心脏病患者中的非瘢痕相关室速也很常见，近期两项研究均显示，器质性室速患者经上台诱发后，在传统瘢痕区域之外局灶室性期前收缩 / 室速或浦肯野相关室速可高达 5.4%~16%，在未经处理的情况下，可能是消融术后复发的重要因素。

消除所有可诱发心动过速，直至术后诱发阴性是惯用的消融终点，但定义仍未统一，各中心、各研究间存在差异。如经反复多部位、多种程序刺激未诱发任何室性心律失常；未诱发临床室速，但可见非临床室速（如形态、周长与自发室速不一致也可判断成功）；消融后临床室速不易或难以诱发。尽管术后诱发阴性与导管消融成功率相关，但有研究提示术后即刻诱发可能并不可靠，术后数日 18% 的患者可能仍可诱发临床室速，非临床室速诱发率为 37%。这可能与围术期抗心律失常药物应用、消融损伤局部水肿、麻醉药物作用等因素有关。但如果仅凭该现象决定即刻再次消融似乎亦欠妥当，对于该情况需如何处理值得进一步探讨。在条件允许的情况下，笔者更倾向于在临床室速发作条件下确定并消融解剖峡部的基础上，进一步行窦性心律下基质改良消融，以达到充分干预的目的。

2. **瘢痕的影像学评估** 心脏磁共振成像以及 SPECT（单光子发射计算机体层摄影）是诊断和评估器质性心脏病的重要工具，通过分析心肌瘢痕的分布、深度、走行等参数，指导制定消融策略。然而，目前对瘢痕的定量评估能力仍有不足，所用算法或软件仍处于实验室阶段，离临床大范围开展仍有一定距离。同时，受制于图像配准技术的局限性，尽管术前我们可以对室壁进行分析，但目前图像融合技术尚不足将瘢痕区域准确地与三维电解剖图像相匹配，目前图像融合技术可能更适合用于复杂先天性心脏病合并心律失常导管消融的导航与重建。另外有相关学者提出，在心腔内超声重建过程中也可在直视下看到心肌内高回声的瘢痕分布，但分辨率有限，无法准确进行评估。

此外，我们在临床实践中也发现，在心脏磁共振延迟强化显影的基质部分与心内标测所得低电压区分布有所不同，这一现象在非缺血性心肌病中更为常见。有研究提示，通过对双极或单级电压界值进行调整后，延迟成像区域与内膜低电压区域一致性有所提高，但相关度

仍不足够。上述现象说明，心脏致心律失常机制的电学特性与组织学特性有所区别，亦有可能部分器质性心肌病患者心电生理学异常先于结构异常出现，未来可能需要结合每名患者的瘢痕区面积对低电压区的界值进行个体化的界定。

3. **室速复发，疾病进展还是消融失败？** 目前器质性室速，尤其是非缺血性心肌病合并室速的导管消融治疗的远期效果仍不理想，其中重要问题在于消融术后室速复发，是由于疾病进展还是由于初次消融不彻底。由于导管消融在治疗缺血性心肌病室速中成功率较高，我们可能直观地认为这类患者致心律失常的基质可能长期保持稳定。但近期研究证明，对ST段抬高心肌梗死患者进行4年的磁共振随访后发现，尽管瘢痕质量、边缘区质量与边缘区通道个数在急性期（7天）、亚急性期（6个月）以及稳定期（4年）呈下降趋势，但瘢痕内部异质性却增加，边缘区占瘢痕内部容积增加，且过半患者边缘区通道分布出现显著变化。尽管上述变化与临时心律失常事件间的关系仍不明确，但心室重构本身在致心律失常基质中的作用不容忽视。

对于非缺血性心肌病患者来说，这一现象更加复杂。目前关于致心律失常型右室心肌病复发室速研究较多，但不同研究间存在明显异质性。部分研究显示，尽管多数患者存在瘢痕区以及右室射血分数的降低，但二次手术消融部位大多位于前次消融部位或接近原部位，更有研究报道复发心动过速患者中瘢痕区面积无明显扩大，但该结果并不能简单地归结于初次消融不充分，尽管在临床中进行可能存在一定困难，但正确的评估需要将未复发心动过速的人群同步纳入分析中。

器质性室速的导管消融是临床的重要问题。但由于该疾病的绝对发病率较低，治疗难度较大，难以开展大规模的前瞻性临床试验，因此缺乏高质量的循证医学证据，相关研究多来自各中心间的病例汇总。回顾2019年颁布的美国心律学会（HRS）联合欧洲心律学会（EHRS）、亚太心律学会（APHRS）及拉丁美洲心律学会（LAHRS）等各大学会发布的室速导管消融的专家共识，共计100条推荐条目中，64%来自B级证据，A级证据仅有3条，其中2条推荐条目均与下肢血管穿刺相关。可以说，在室速导管消融的任何一个环节中都需要更加高水平的研究及证据。“道虽迩，不行不至；事虽小，不为不成”，我们应竭诚为该领域中总结中国经验，奉献中国研究，为建立均质化、标准化的器质性室速治疗体系及规范而不断努力。

（吴雪迎　李梦梦　龙德勇）

参考文献

[1] CRONIN E M, BOGUN F M, MAURY P, et al.2019 HRS/EHRA/APHRS/LAHRS expert consensus statement on catheter ablation of ventricular arrhythmias: Executive summary [J]. Arrhythm, 2020, 36(1): 1-58.

[2] JOSEPHSON M E, ANTER E. Substrate mapping for ventricular tachycardia: assumptions and misconceptions [J].JACC Clin Electrophysiol, 2015, 1(5): 341-352.

[3] KUCK K H, TILZ R R, DENEKE T, et al. Impact of substrate modification by catheter ablation on implantable cardioverter-defibrillator interventions in patients with unstable ventricular arrhythmias and coronary artery disease: Results from the multicenter randomized controlled SMS (Substrate Modification Study) [J].Circ Arrhythm Electrophysiol, 2017, 10(3): e004422.

[4] BRICEÑO D F, ROMERO J, GIANNI C, et al. Substrate ablation of ventricular tachycardia: Late potentials, scar dechanneling, local abnormal ventricular activities, core isolation, and homogenization [J].Card Electrophysiol Clin, 2017, 9(1): 81-91.

[5] KUMAR S, BALDINGER S H, ROMERO J, et al. Substrate-based ablation versus ablation guided by activation and

entrainment mapping for ventricular tachycardia: A systematic review and meta-analysis [J].J Cardiovasc Electrophysiol, 2016, 27(12): 1437-1447.

[6] MARTIN C A, MARTIN R, MAURY P, et al. Effect of activation wavefront on electrogram characteristics during ventricular tachycardia ablation [J].Circ Arrhythm Electrophysiol, 2019, 12(6): e007293.

[7] HUTCHINSON M D, GERSTENFELD E P, DESJARDINS B, et al. Endocardial unipolar voltage mapping to detect epicardial ventricular tachycardia substrate in patients with nonischemic left ventricular cardiomyopathy [J].Circ Arrhythm Electrophysiol, 2011, 4(1): 49-55.

[8] NEIRA V, SANTANGELI P, FUTYMA P, et al. Ablation strategies for intramural ventricular arrhythmias [J].Heart Rhythm, 2020, 17(7): 1176-1184.

[9] DE BAKKER J M, WITTKAMPF F H. The pathophysiologic basis of fractionated and complex electrograms and the impact of recording techniques on their detection and interpretation [J].Circ Arrhythm Electrophysiol, 2010, 3(2): 204-213.

[10] TSCHABRUNN C M, ROUJOL S, DORMAN N C, et al. High-resolution mapping of ventricular scar: Comparison between single and multielectrode catheters [J].Circ Arrhythm Electrophysiol, 2016, 9(6): 10.

[11] TUNG R, RAIMAN M, LIAO H, et al. Simultaneous endocardial and epicardial delineation of 3D reentrant ventricular tachycardia [J]. J Am Coll Cardiol, 2020, 75(8): 884-897.

[12] SHIRAI Y, LIANG J J, HIRAO K, et al. Non-scar-related and purkinje-related ventricular tachycardia in patients with structural heart disease: prevalence, mapping features, and clinical outcomes [J].JACC Clin Electrophysiol, 2020, 6(2): 231-240.

[13] ANDERSON R D, LEE G, TRIVIC I, et al. Focal ventricular tachycardias in structural heart disease: Prevalence, characteristics, and clinical outcomes after catheter ablation [J].JACC Clin Electrophysiol, 2020, 6(1): 56-69.

[14] KUDENCHUK P J, KRON J, WALANCE C G, et al. Day-to-day reproducibility of antiarrhythmic drug trials using programmed extrastimulus techniques for ventricular tachyarrhythmias associated with coronary artery disease [J].Am J Cardiol, 1990, 66(7): 725-730.

[15] DE RIVA M, PIERS S R, KAPEL G F, et al. Reassessing noninducibility as ablation endpoint of post-infarction ventricular tachycardia: The impact of left ventricular function [J].Circ Arrhythm Electrophysiol, 2015, 8(4): 853-862.

[16] WATANABE M, DE RIVA M, PIERS S R, et al. Fast nonclinical ventricular tachycardia inducible after ablation in patients with structural heart disease: Definition and clinical implications [J].Heart Rhythm, 2018, 15(5): 668-676.

[17] FRANKEL D S, MOUNTANTONAKIS S E, ZADO E S, et al. Noninvasive programmed ventricular stimulation early after ventricular tachycardia ablation to predict risk of late recurrence [J].J Am Coll Cardiol, 2012, 59(17): 1529-1535.

[18] ESSEBAG V, JOZA J, NERY P B, et al. Prognostic value of noninducibility on outcomes of ventricular tachycardia ablation: A VANISH substudy [J].JACC Clin Electrophysiol, 2018, 4(7): 911-919.

[19] MAHIDA S, SACHER F, DUBOIS R, et al. Cardiac imaging in patients with ventricular tachycardia [J].Circulation, 2017, 136(25): 2491-2507.

[20] BETENSKY B P, DONG W, D'SOUZA B A, et al. Cardiac magnetic resonance imaging and electroanatomic voltage discordance in non-ischemic left ventricle ventricular tachycardia and premature ventricular depolarizations [J].J Interv Card Electrophysiol, 2017, 49(1): 11-19.

[21] ILES L M, ELLIMS A H, LLEWELLYN H, et al. Histological validation of cardiac magnetic resonance analysis of regional and diffuse interstitial myocardial fibrosis [J].Eur Heart J Cardiovasc Imaging, 2015, 16(1): 14-22.

[22] TORRI F, CZIMBALMOS C, BERTAGNOLLI L, et al. Agreement between gadolinium-enhanced cardiac magnetic resonance and electro-anatomical maps in patients with non-ischaemic dilated cardiomyopathy and ventricular arrhythmias [J]. Europace, 2019, 21(9): 1392-1399.

[23] BERTE B, SACHER F, VENLET J, et al. VT recurrence after ablation: Incomplete ablation or disease progression? A Multicentric European Study [J]. J Cardiovasc Electrophysiol, 2016, 27(1): 80-87.

[24] LIN C Y, CHUNG F P, KUO L, et al. Characteristics of recurrent ventricular tachyarrhythmia after catheter ablation in patients with arrhythmogenic right ventricular cardiomyopathy [J]. J Cardiovasc Electrophysiol, 2019, 30(4): 582-592.

[25] BRICEÑO D F, LIANG J J, SHIRAI Y, et al. Characterization of structural changes in arrhythmogenic right ventricular cardiomyopathy with recurrent ventricular tachycardia after ablation: Insights from repeat electroanatomic voltage mapping [J]. Circ Arrhythm Electrophysiol, 2020, 13(1): e007611.

无导线起搏的进展

一、简　　介

起搏器 Elmquist 和 Senning 在斯德哥尔摩 Karolinska 医院首次植入心外膜起搏系统至今已有 60 余年。自那以后，起搏器技术取得重大进展，发明出具备许多功能的单腔、双腔或三腔经静脉起搏系统。近年来，起搏器治疗的应用明显扩大，每年全世界有超过 100 万例起搏器植入术。这些高性能起搏器的应用增多无疑有助于改善缓慢性心律失常患者的预后和生活质量。此外，起搏领域的最新技术进展，即电池寿命及微型化、装置软件及程控、导线性能、远程监控系统及植入技术相关进展，已将心脏起搏转变为一项非常可靠且安全的治疗措施。

尽管取得了如此进步，起搏器治疗仍有严重的围术期和/或术后并发症，因为经静脉导线仍是起搏链上最薄弱的一环。植入过程偶尔导致急性或术后早期并发症，例如气胸、导线脱落、心脏穿孔或心脏压塞。此外还可能出现导线相关慢性并发症，例如上腔静脉分支的静脉血栓及阻塞、严重三尖瓣反流，以及起搏器植入术后的感染，其发生率为 1%~2%，常需要行技术要求严格的导线拔除操作。总体而言，心脏起搏治疗的围术期和术后早期并发症发生率估计约为 10%。此外，据报道，长期随访中发现绝缘层故障导致的慢性导线磨损、导线断裂等事件的发生率为 15%，而且与并发症发生率增加相关。另一方面，还可能出现起搏器囊袋相关并发症，例如血肿、皮肤破溃或危及生命的囊袋感染，届时需要去除整个起搏器系统，包括导线。

二、无导线起搏器的发展史

无导线起搏系统最初是在 20 世纪 70 年代构想、设计出并以汞电池供电胶囊的形式在狗体内植入，但直到电池能量、心内膜固定、通信能力和递送系统的技术改良之后，首例人体无导线起搏系统才得以实现。

迄今为止，已为单腔（VVI）起搏器植入患者开发了两种无导线起搏器：Nanostim 无导线心脏起搏器（leadless cardiac pacing，LCP）和 Micra 经导管起搏系统（transcatheter pacing system，TPS）。Micra 和 Nanostim 都是创新技术，旨在解决传统经静脉起搏系统已知的缺点和潜在并发症。两者最初的版本都是右心室、单腔、独立、微型起搏器，约比传统经静脉起搏装置缩小 90%。Micra 长 25.9mm，体积 $1cm^3$，重 1.75g；Nanostim 长 41.4mm，体积 $1cm^3$，重 2.0g。Nanostim LCP（图 1，彩图见二维码 37）和 Micra TPS（图 2，彩图见二维码 38）之间的差别包括以下几个方面。

(1) Nanostim LCP 使用热传感器，Micra TPS 使用三轴加速度计作为频率应答方法。

(2) 对于通信技术，Nanostim LCP 使用心电图电极来限制电池电量消耗，而 Micra TPS 使用传统的射频电流。

(3) Nanostim LCP 具有一氟化碳锂电池，而 Micra TPS 使用银钒一氟化碳锂电池。

(4) 两种起搏器以不同的方式固定在右心室心肌中。Nanostim 使用旋入式的螺旋，而

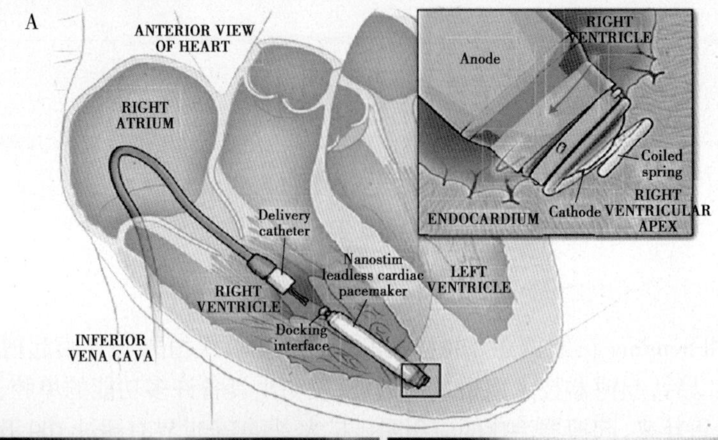

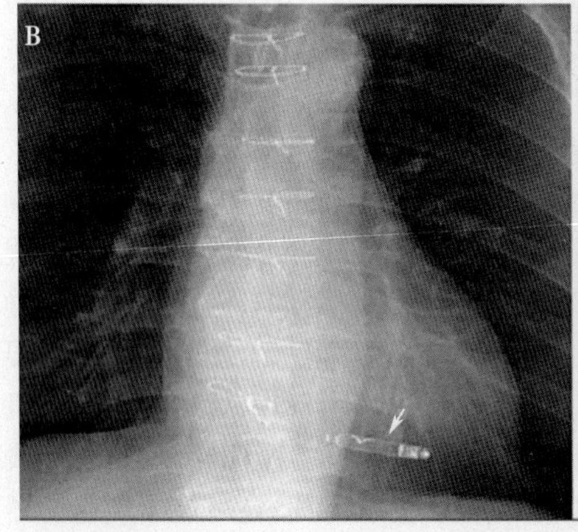

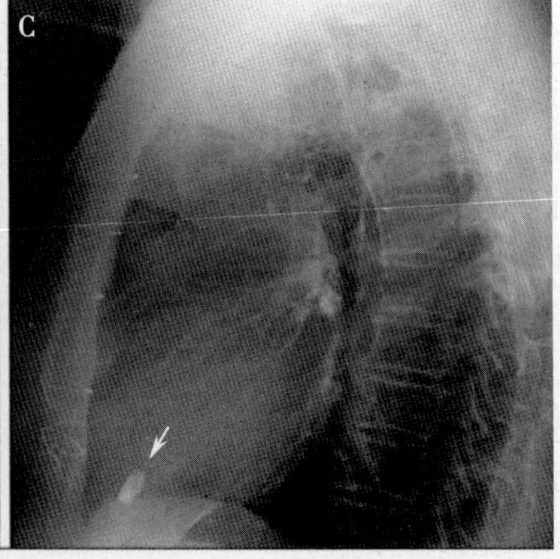

图1 无导线心脏起搏器(LCP)

A.Nanostim 无导线心脏起搏器植入于右心室心尖部示意图；B. 胸部 X 线片后前位显示无导线心脏起搏器的位置(箭头)；C. 侧位显示器械所在位置(箭头)。

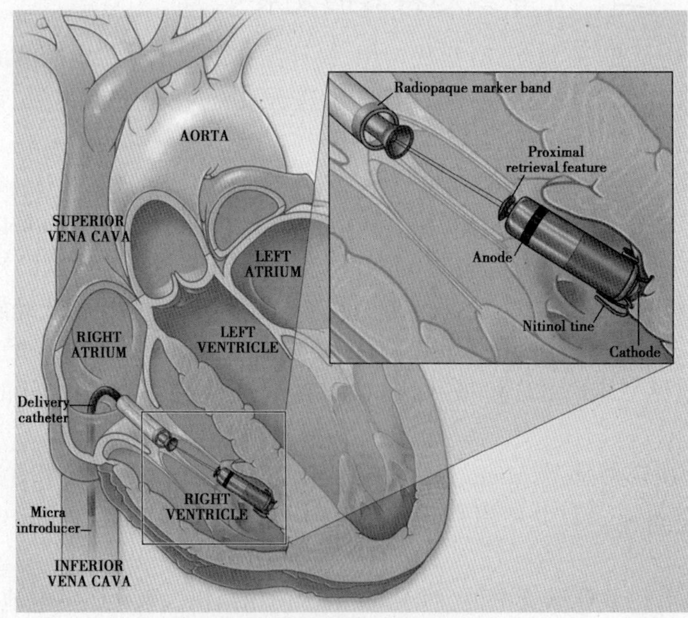

图2 位于右心室的 Micra 起搏系统

Micra 采用 4 个镍钛诺勾齿。两者都无须制作皮下囊袋和放置在血管内的电极。此外，两者都设计为永久植入装置，但必要时可取出。随着时间的推移，装置在右心室内会包裹化，只占据不足 1% 的右心室容量，理论上必要时至少可以植入 3 个装置，而且已有患者顺利植入了 2 个装置。Micra 在 2016 年 4 月获得美国食品药品监督管理局（FDA）批准，而 Nanostim 由于两次召回（一次是由于自发性脱位，另一次是由于电池提前耗竭）目前尚不可用于临床，仍在进一步研发中。

三、无导线起搏器的植入方法

下文将以 Micra TPS 为例，阐述无导线起搏器的植入方法。Micra TPS 由导引鞘、递送系统和 Micra 起搏胶囊组成。Micra 导引鞘是一个外径为 27F 的大口径鞘管，预期推送到右心房中部。递送系统是一个可调弯导管，设计用于引导起搏器到达右心室心尖或间隔。通过拉动调弯按钮调弯导管，帮助术者通过三尖瓣。Micra 实物是一个类似“胶囊”的装置。Micra TPS 具有独特的固定机制，由 4 个镍钛勾齿组成，可将装置固定到心肌上。手术期间将 Micra “拴”在递送系统上，然后在最终植入位置定位后切断。该手术主要包括 6 个步骤：①静脉入路和定位导引鞘；②将递送系统引导至右心室；③安装装置；④测试装置，如牵拉固定试验、电学测试；⑤取下拴绳；⑥取出导引鞘并止血。

（一）静脉穿刺和定位导引鞘

Micra 的导引鞘系统是一个内径 23F、外径 27F 的鞘管，带有亲水涂层，在插入前需要通过肝素盐水激活。超声可以帮助建立初始通路，完成后，在右侧股静脉内置入一个 6~10F 的穿刺鞘管。在最近的一项研究中，超声引导下的方法建立血管通路与接受导管电极术治疗心律失常患者 30 天内发生血管并发症的风险显著降低相关。在获得静脉造影图像后，将超硬导丝引导进入上腔静脉（SVC），沿该导丝置入导引鞘。用 35~50ml 生理盐水冲洗 Micra 导引鞘系统，湿润表面以激活亲水涂层，使导引鞘更易滑动。在 X 线透视引导下，将导引鞘系统通过股静脉推入右心房。导引鞘头端的不透射线标记带应定位于右心房中部；因此，扩张器必须推进到 SVC，同时始终使用导丝引导，并跟随 X 线透视的持续指引（图 3）。然后将导引鞘的冲洗孔与流速恒定（2~5ml/min 或 100~300ml/h）的肝素点滴管连接，以防止 Micra 导引鞘内形成血栓。此外，考虑在放置导引鞘后静脉输注低剂量肝素（2 000~5 000U），以帮助防止装置和递送工具上形成血凝块。

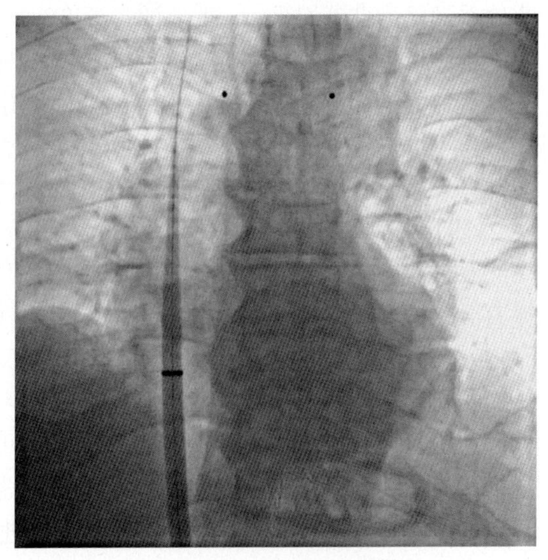

图 3　Micra 递送过程

经超硬导丝引导，Micra 导引鞘管置于右心房中部，扩张管和超硬导丝置于上腔静脉。

（二）将 Micra 递送系统引导至右心室

通过冲洗以准备 Micra 递送系统，将递送系统一边插入导引鞘，一边继续慢慢冲洗。通过导引鞘推进 Micra 递送系统，直至递送工具上的黑色外鞘管到达导引鞘上的止血阀。在 X 线透视下将递送工具推过该位置，使器械杯末端的不透射线标记带与导引鞘末端的标记带对齐。将导引鞘系统拉回至下腔静脉(IVC),同时将递送系统保持在右心房内。使用手柄上的调弯按钮使递送系统弯曲,以便穿过三尖瓣进入右心室;可能需要逆时针旋转系统,以使其向前朝向三尖瓣。在大多数情况下,通过瓣膜相对容易;但有时可能需要额外操作,因为递送系统可能会卡在瓣膜或房间隔上。穿过三尖瓣后,应施加轻微的顺时针扭矩,使递送系统指向间隔。应在右前斜位(RAO)和左前斜位(LAO)下通过对比剂确认Micra递送系统指向间隔(图4,图5)。

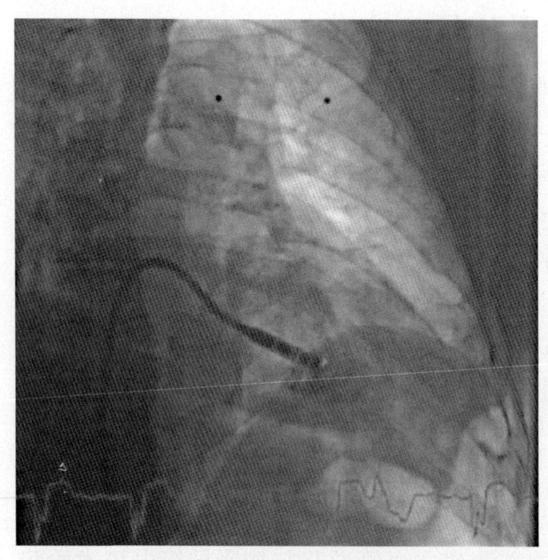

图4 Micra位置的确定

右前斜体位下,Micra在右室间隔部的造影影像。

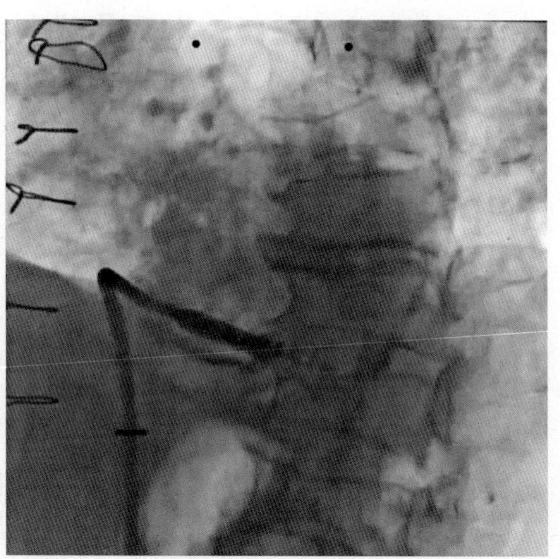

图5 Micra位置的确定

左前斜体位下,Micra在右室间隔部的造影影像。

(三)释放Micra

缓慢向前推送递送系统,对递送系统施加向前的压力,直到恰好在器械杯近端的系统弯曲处看到凹形曲线(图6)。重要的是要有足够的头端压力,以确保镍钛齿的稳定连接和良好的电学测量值。一旦达到足够的头端压力,先快速释放一半Micra,然后稍缓慢释放另一半。一旦释放一半,可通过将递送系统从导引鞘中轻轻回撤,来减轻递送系统上的前向压力,从而防止Micra完全暴露时器械杯与Micra发生大幅度物理接触导致Micra移位(图7)。此时大部分患者可观察到室性期前收缩的出现。

(四)测试Micra

释放完成后,可进行固定测试(牵拉测试)或电学检测。牵拉固定测试是X线下先拉拴绳直到感觉到心脏跳动,向后用一定程度拉住栓绳并持续2~3个心动周期。然后逐帧审阅影像,若观察到打开的镍钛齿少于2个,则可以在更大张力和/或另一个透视角度下重复进行牵拉固定试验。一旦确认镍钛齿打开至少2个且固定良好,应测量电学参数。研究结果标明,如果植入时的起搏阈值≤0.24毫秒是可以接受的,因为大部分患者在中期的阈值都会降低或者处于可接受范围;如果植入时的起搏器>2V/0.24ms,则在后期的阈值存在增高的风险。如果是固定不牢固或者阈值较高,可以进行重新定位并再次释放。

(五)取出拴绳

确认固定良好及测试获得良好的电学参数后,可以剪断张力较高的拴绳端,并缓慢回拉拴绳。一旦完全取出拴绳,即可将递送系统从导引鞘中取出,将Micra留在最终位置上。此

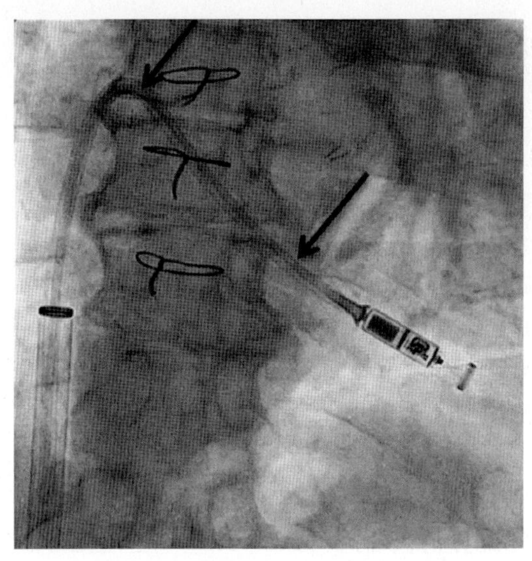

图6 Micra 释放前递送系统的调整

缓慢向前推送递送系统,对递送系统施加向前的压力,直至在器械杯近端的系统弯曲处看到凹形曲线。

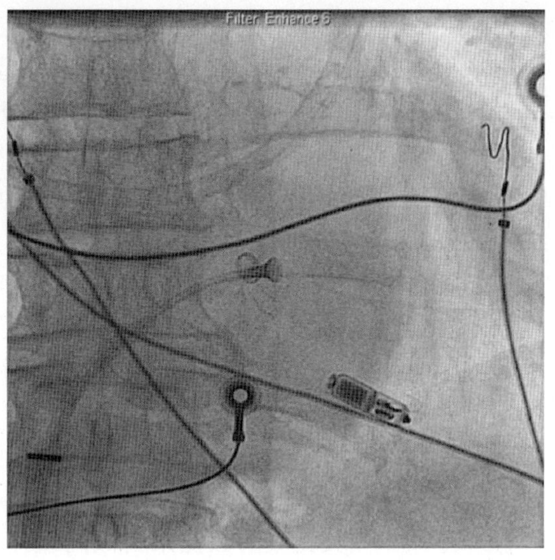

图7 Micra 的释放

回撤递送系统至距离 Micra 起搏器 1~2 个装置长度。

时建议进行 X 线透视复查和最后一次电学检测。

(六)取出导引鞘并止血

取出导引鞘后,可采用多种方式缝合皮肤:施加压力,8 字缝合,单或双荷包缝合。如果成功止血,4 小时后可让患者离床活动。研究表明,Micra 可安全植入在不间断抗凝治疗的患者体内。

四、无导线起搏器系统的安全性和疗效

评估 Nanostim LCP 在人体中可行性的第一项研究是 LEADLESS 试验。这是一项在欧洲进行的前瞻性单组多中心试验,纳入了 33 例患者。主要安全性终点定义为植入后 90 天未发生与器械或植入物相关的严重并发症。成功植入率为 97%(32/33),达到主要安全性终点且无并发症率为 94%(31/33)。2 例患者出现严重并发症:①右心尖穿孔导致心脏压塞;②误将无导线起搏器通过未闭合的卵圆孔植入在左心尖。对该队列的 12 个月随访未发现与器械相关的并发症,电学测试参数尚可(即起搏阈值、感知幅度和阻抗)。随后,在一项针对 527 例患者的前瞻性非随机试验(LEADLESS Ⅱ试验)中测试了 Nanostim LCP 的临床安全性和疗效。在达到 6 个月随访期的前 300 例患者中评估了安全性和疗效终点。在 93%(280/300)的患者中达到了无并发症安全性终点,在 90%(270/300)的患者中达到了疗效终点(即起搏阈值、感知幅度和阻抗)。LEADLESS 观察性研究是一项前瞻性、多中心、非随机试验,该试验报告了 Nanostim LCP 在真实世界中的应用现状。但由于发现 Nanostim LCP 电池过早耗竭,制造商发布了医疗器械忠告性通告,目前已全球停止植入,该产品仍在进一步研发中。

第一个用于评估 Micra TPS 安全性和疗效的人体研究是 Micra 研究性器械豁免(IDE)研究,主要安全性终点和疗效终点分别定义为无严重不良器械事件和稳定电压值。在这项前瞻性单组多中心研究中观察到了安全性和疗效终点,植入后 6 个月,无严重不良事件率为

96%，有98.3%的患者报告了较低且稳定的起搏阈值。严重不良事件包括心脏压塞/心包积液（1.6%）、腹股沟穿刺部位的事件（0.7%）和起搏阈值升高（0.3%）。随之，纳入795例患者的Micra批准后注册研究（PAR）报告了Micra TPS在真实世界中应用的结果。30天无严重并发症率为98.5%。正如预期，Micra PAR研究中与器械相关的并发症发生率低于Micra IDE研究。465例患者中12个月无并发症发生率为97.3%。最常报道的并发症是起搏问题(0.7%)、血管并发症（0.6%）和心包积液/穿孔（0.4%），观察到心包积液发生率降低>50%。研究充分证实了Micra TPS在12个月时的疗效，且起搏阈值较低并稳定。未发现Micra TPS早期电池故障病例报告。在所有上述Micra TPS研究中，植入成功率均超过99%。

临床研究中应该将患者的生活质量表现视为重要的临床终点。无导线起搏在此方面有明显的优势，植入Micra TPS后随访3个月和12个月时显示出与健康相关的生活质量明显改善。目前没有与Nanostim LCP和生活质量相关的数据。

迄今为止，尚无随机对照研究来比较无导线起搏器治疗与传统经静脉起搏器治疗的安全性和疗效。相关比较的数据来自倾向性评分匹配分析，该分析将3个经验丰富的无导线植入中心的患者数据，与来自多中心、前瞻性经静脉起搏器植入的患者数据进行了比较。在无导线起搏器组中，70%（155/220）患者植入了Nanostim LCP，30%（65/220）患者植入了Micra TPS；在经静脉起搏器组中，所有220例患者均植入了传统的VVI起搏器。在随访第800天时，无导线起搏器组的并发症发生率为10.9%，而经静脉起搏器组的并发症发生率为4.7%。但如果排除Nanostim LCP的过早电池故障，则无导线起搏器组的并发症发生率降至0.9%，明显低于经静脉起搏器植入的并发症发生率。

在解释有关新型器械治疗安全性的数据时，术者学习曲线是一项重要的相关因素。在一个大型Nanostim LCP队列（n=1 439）中，将有经验术者组（>10个植入物）的植入成功率和安全性与低经验术者组进行了比较。在有经验术者组，并发症发生率为4.5%，而另一组为7.4%，这突出了学习曲线的重要意义。但在726例Micra TPS植入中，严重并发症发生率或心包积液发生率与病例数无关且真实世界使用Micra TPS时，穿孔率从1.6%降至0.4%。

五、无导线起搏器的取出

两种无导线起搏器系统均设计了在必要时可进行回收，近期发表的文献支持即刻和中期回收。Nanostim LCP具有专用的回收导管，可与单环或三环圈套器配合使用，并具有旋入式固定机制，有助于无创取出。LCP的最大回收量共计16例患者[（77±13）岁，75%为男性]，因以下原因需要取出器械：起搏阈值升高（8例患者）、心力衰竭恶化（5例患者）、无法起搏（1例患者）、升级为除颤器（1例患者）或择期取出（1例患者）。94%（15/16）患者成功进行了经导管方式的回收，未发生与回收相关的严重器械不良反应、未发生心包积液。从植入到回收的平均时长为240天（1~1 188天）。

尽管本次回收中仅少量随访的患者从植入到回收的平均时长不到1年，但有临床前证据表明器械的回收可能更长期。在一项绵羊研究中，植入器械平均（2.3±0.1）年的8只绵羊的LCP回收成功率为100%。这些动物的病理学检查显示LCP主体上无可见组织，近端周围有少量纤维组织，尸检时无心包穿孔或粘连证据，在右心室心尖部对植入的LCP局部心内膜反应似乎有限，但在植入部位观察到一些局部心内膜出血。在该绵羊模型中观察到的纤维组织形成率和器械包裹形成程度，可能与人体植入物相关，也可能不相关。尽管在人类病例中回收的LCP上观察到极少纤维组织，但有报告称LCP在植入后19个月有纤维器械包囊形成。纤维囊形成的进程和速度，与患者自身的特异性密切相关。

对于 Micra TPS 系统，13 例患者因为阈值升高、起搏器综合征、需要双心室起搏或器械感染（1 例患者）需要取出系统。在 10 例尝试使用鹅颈圈套器回收器械的患者中，8 例成功取出，且无并发症（取出图示如图 8）。其余 2 例，加上未尝试回收器械的其他 3 例患者，将其器械关闭且留在原位。已观察到 TPS 可被完全包裹，这可能使器械远期的再取回复杂化。考虑到因器械长期包囊导致回收的不确定性，最佳的废弃或更换的策略尚在探讨中。可选择放弃右心室中已关闭的 Micra TPS 无导线起搏器，这些无导线器械的体积较小（0.8~1.0mm），不到正常尺寸右心室体积的 2%，并且不太可能导致血流动力学受损。

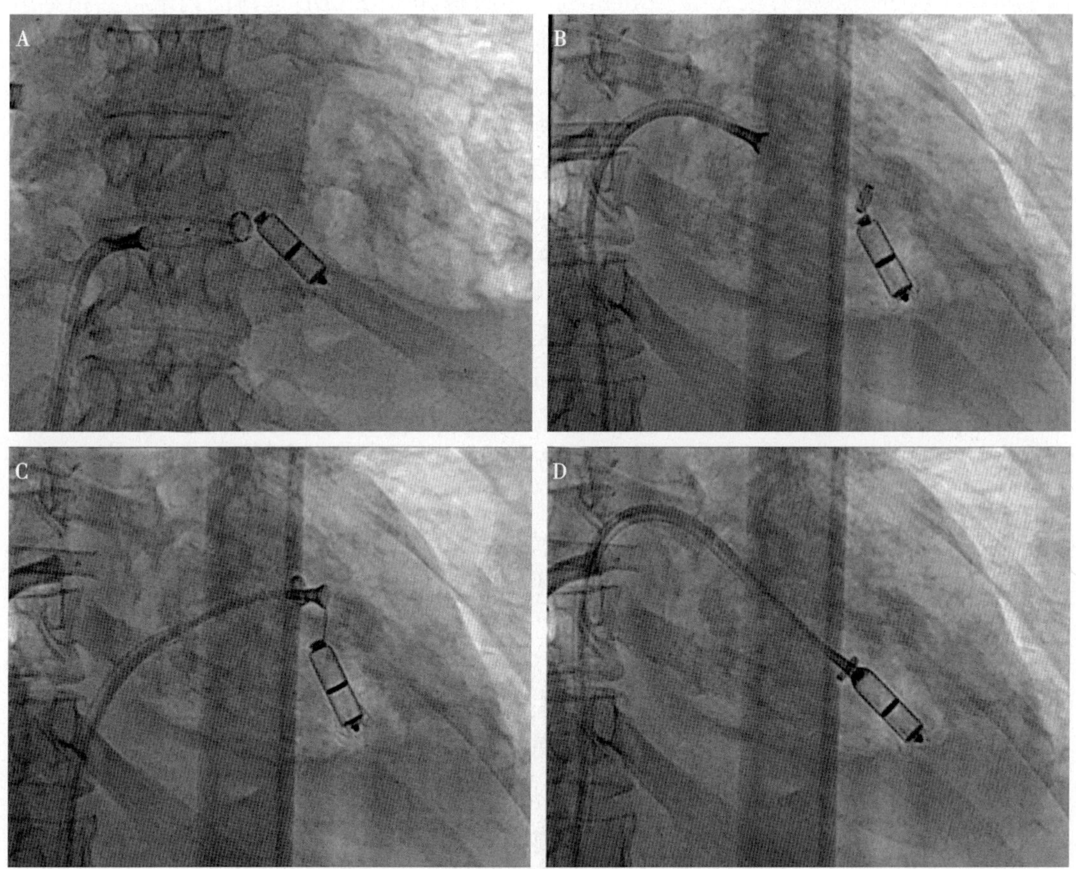

图 8　Micra 无导线起搏系统的回收

A.Micra 递送系统器械杯靠近 Micra 尾端；B. 圈套器捕获 Micra 尾端的回收部件；C. 将回收锥释放；D. 回拉圈套器，使 Micra 尾端和回收锥同轴。

临床前研究表明，在猪和人尸体模型中植入多个（最多 3 个）TPS 具有可行性。在 14 只小型猪植入 3 个 Micra 后，超声心动图评估左心室射血分数无显著变化，三尖瓣反流无变化。(215 ± 7) 天后的平均器械包囊形成长度为 (14.3 ± 7.8)mm，略大于 TPS 长度的一半。大量临床研究未发现对右心室功能造成有害影响，但在人体解剖结构中并行放置 Micra，它们之间的机械或电学相互作用尚不可知。

六、无导线起搏的未来发展

Micra 在患者选择上最大的局限性之一是目前只有 VVI(R)装置。然而,随着 Micra 程控算法和电池容量的改进,现在已经可以测试基于心内加速度计数据的 VDD 起搏伴心房跟踪系统。MASS 和 MASS2 研究中为 Micra 开发的算法使用了来自内部装置加速度计的数据,后者可以识别心动周期的 4 个阶段:等容收缩和二尖瓣 / 三尖瓣关闭(A1)、主动脉瓣 / 肺动脉瓣关闭(A2)、心室被动充盈(A3)和心房收缩(A4)。A3 和 A4 期伴有二尖瓣血流的 E 波和 A 波,用于开发该算法以识别心房收缩,并设定 VDD 起搏的时间周期。MARVEL 研究发现,Micra 装置的 VDD 程控可行且成功,能够将高度房室传导阻滞患者的房室同步性从 37.5% 提升至 80%。Micra 的心房跟踪和有效 VDD 起搏的到来将会拓宽患者适应证,纳入窦房结功能正常的房室传导阻滞患者,目前已经获得了美国 FDA 和欧盟 CE 批准。

正如无导线起搏器为心动过缓的器械治疗增加了新进展一样,皮下植入型心律转复除颤器(S-ICD)也为抗室性心律失常治疗提供了新的装置选择。然而,现有的 S-ICD 只用于无起搏指征的患者,且不能提供抗心动过速起搏(ATP)。目前正在研究结合 S-ICD 和无导线起搏器结合的模块化心律管理系统,初步结果喜人(图 9,彩图见二维码 39)。该系统正在开发中,会让 S-ICD 以专有方式从电击线圈发出低幅 25kHz 信号至外壳,而无导线起搏器能够感知该信号。第一代装置只能实现从 S-ICD 到无导线起搏器的单向通信。无导线起搏器的空间方向可能会导致其难以感知该通信信号,不过大多数情况下,装置植入的位置和角度都不妨碍其感知信号,另外心肺的活动将会改善感知,足以保证通信畅通。S-ICD 放电前和放电时,无导线起搏器能够提供 ATP 治疗,这将成为无导线起搏器的又一功能和优点。此模块化系统的人体试验预计将在今年启动。

近期文献报道了完全无导线的双心室起搏系统。研究人员对 1 例永久性心房颤动伴既往起搏器感染的患者在右心室植入了 Micra,并使用 WISECRT 系统实施左心室心内膜起搏。

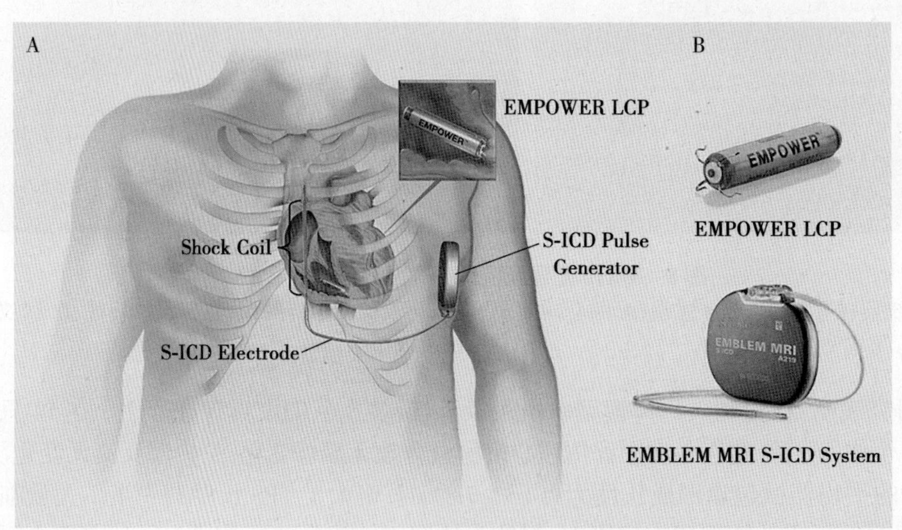

图 9 模块化心律管理系统(mCRM)

A. mCRM的构成;B. EMPOWER无导线起搏和EMBLEMMRI S-ICD的装置展示(非正常比例)。

将来可能会为此专门开发无导线双心室起搏系统。

（于海波　王祖禄）

参考文献

[1] MOND H G, PROCLEMER A. The 11th world survey of cardiac pacing and implantable cardioverter-defibrillators: calendar year 2009—a world society of arrhythmia's project [J]. Pacing Clin Electrophysiol, 2011, 34(8): 1013-1027.

[2] RAATIKAINEN M J, ARNAR D O, ZEPPENFELD K, et al. Statistics on the use of cardiac electronic devices and electrophysiological procedures in the European Society of Cardiology countries: 2014 report from the European Heart Rhythm Association [J]. Europace, 2015, 17(Suppl 1): i1-i75.

[3] KIRKFELDT R E, JOHANSEN J B, NOHR E A, et al. Complications after cardiac implantable electronic device implantations: An analysis of a complete, nationwide cohort in Denmark [J]. Eur Heart J, 2014, 35(18): 1186-1194.

[4] FANOURGIAKIS J, SIMANTIRAKIS E, MANIADAKIS N, et al. Complications related to cardiac rhythm management device therapy and their financial implication: A prospective single-center twoyear survey [J]. Hellenic J Cardiol, 2016, 57(1): 33-38.

[5] TSIACHRIS D, TOUSOULIS D. Conventional pacing system: It cannot be done better, it can only change [J]. Hellenic J Cardiol, 2016, 57(2): 107-108.

[6] VAN REES J B, DE BIE M K, THIJSSEN J, et al. Implantation-related complications of implantable cardioverter-defibrillators and cardiac resynchronization therapy devices: A systematic review of randomized clinical trials [J]. J Am Coll Cardiol, 2011, 58(10): 995-1000.

[7] KLUG D, BALDE M, PAVIN D, et al. Risk factors related to infections of implanted pacemakers and cardioverter-defibrillators: results of a large prospective study [J]. Circulation, 2007, 116(12): 1349-1355.

[8] UDO E O, ZUITHOFF N P, VAN HEMEL N M, et al. Incidence and predictors of short-and longterm complications in pacemaker therapy: The FOLLOWPACE study [J]. Heart Rhythm, 2012, 9(5): 728-735.

[9] KLEEMANN T, BECKER T, DOENGES K, et al. Annual rate of transvenous defibrillation lead defects in implantable cardioverter-defibrillators over a period of >10 years [J]. Circulation, 2007, 115(19): 2474-2480.

[10] SPICKLER J W, RASOR N S, KEZDI P, et al. Totally self-contained intracardiac pacemaker [J]. J Electrocardiol, 1970, 3(3/4): 325-331.

[11] REDDY V Y, EXNER D V, CANTILLON D J, et al. Percutaneous implantation of an entirely intracardiac leadless pacemaker [J]. N Engl J Med, 2015, 373(12): 1125-1135.

[12] REYNOLDS D, DURAY G Z, OMAR R, et al. A leadless intracardiac transcatheter pacing system [J]. N Eng J Med, 2016, 374(6): 533-541.

[13] GRUBMAN E, RITTER P, ELLIS C R, et al. To retrieve, or not to retrieve: system revisions with the Micra transcatheter pacemaker [J]. Heart Rhythm, 2017, 14(12): 1801-1806.

[14] OMDAHL P, EGGEN M D, BONNER M D, et al. Right ventricular anatomy can accommodate multiple Micra transcatheter pacemakers [J]. Pacing Clin Electrophysiol, 2016, 39(4): 393-397.

[15] LAKKIREDDY D, KNOPS R, ATWATER B, et al. A worldwide experience of the management of battery failures and chronic device retrieval of the Nanostim leadless pacemaker [J]. Heart Rhythm, 2017, 14(12): 1756-1763.

[16] EL-CHAMI M F, ROBERTS P R, KYPTA A, et al. How to implant a leadless pacemaker with a tine-based fixation [J]. J Cardiovasc Electrophysiol, 2016, 27(12): 1495-1501.

[17] REDDY V Y, KNOPS R E, SPERZEL J, et al. Permanent leadless cardiac pacing: Results of the LEADLESS trial [J]. Circulation, 2014, 129(14): 1466-1471.

[18] SPERZEL J, DEFAYE P, DELNOY P P, et al. Primary safety results from the LEADLESS observational study [J]. Europace, 2018, 20(9): 1491-1497.

[19] ROBERTS P R, CLEMENTY N, AL SAMADI F, et al. A leadless pacemaker in the real-world setting: the Micra transcatheter pacing system post-approval registry [J]. Heart Rhythm, 2017, 14(9): 1375-1379.

[20] TJONG F V, BEURSKENS N E, DE GROOT J R, et al. Health-related quality of life impact of a transcatheter pacing system

[J]. J Cardiovasc Electrophysiol, 2018, 29(12): 1697-1704.

[21] EL-CHAMI M, KOWAL R C, SOEJIMA K, et al. Impact of operator experience and training strategy on procedural outcomes with leadless pacing: insights from the Micra transcatheter pacing study [J]. Pacing Clin Electrophysiol, 2017, 40(7): 834-842.

[22] REDDY V Y, MILLER M A, KNOPS R E, et al. Retrieval of the leadless cardiac pacemaker: A multicenter experience [J]. Circ Arrhythm Electrophysiol, 2016, 9(12): e004626.

[23] KORUTH J S, RIPPY M K, KHAIRKHAHAN A, et al. Percutaneous retrieval of implanted leadless pacemakers: feasibility at 2.5 years post-implantation in an in vivo ovine model [J]. JACC Clin Electrophysiol, 2015, 1(6): 563-570.

[24] BONNER M D, NEAFUS N, BYRD C L, et al. Extraction of the Micra transcatheter pacemaker system [J]. Heart Rhythm, 2014, 11: S342.

[25] KYPTA A, BLESSBERGER H, LICHTENAUER M, et al. Complete encapsulation of a leadless cardiac pacemaker [J]. Clin Res Cardiol, 2016, 105(1): 94.

[26] KYPTA A, BLESSBERGER H, KAMMLER J, et al. First autopsy description of changes 1 year after implantation of a leadless cardiac pacemaker: unexpected ingrowth and severe chronic inflammation [J]. Can J Cardiol, 2016, 32(12): 1578. e1-1578.e2.

[27] TAMBORINI G, MARSAN N A, GRIPARI P, et al. Reference values for right ventricular volumes and ejection fraction with real-time three-dimensional echocardiography: Evaluation in a large series of normal subjects [J]. J Am Soc Echocardiogr, 2010, 23(2): 109-115.

[28] CHEN K, ZHENG X, DAI Y, et al. Multiple leadless pacemakers implanted in the right ventricle of swine [J]. Europace, 2016, 18(11): 1748-1752.

[29] CHINITZ L, RITTER P, KHELAE S K, et al. Accelerometer-based atrioventricular synchronous pacing with a ventricular leadless pacemaker: Results from the Micra atrioventricular feasibility studies [J]. Heart Rhythm, 2018, 15(9): 1363-1371.

[30] TJONG F V, KOOP B E. The modular cardiac rhythm management system: The EMPOWER leadless pacemaker and the EMBLEM subcutaneous ICD [J]. Herzschrittmacherther Elektrophysiol, 2018, 29(4): 355-361.

[31] MONTEMERLO E, POZZI M, SANTINI F, et al. First in man fully leadless transvenous CRT-P with a transseptal implant of WISE-CRT® system and Micra® PM [J]. Pacing Clin Electrophysiol, 2019, 42(11): 1489-1492.

希浦系统起搏的应用价值与局限性

缓慢性心律失常起搏适应证的常规起搏部位是右室心尖或右室间隔，其操作简单、安全，且经过了长期验证。但右室起搏导致了左室及双室的不同步，增加了心力衰竭(简称心衰)及心房颤动(简称房颤)的风险。对于典型左束支传导阻滞(left bundle branch block，LBBB)，QRS 宽度大于 150 毫秒的患者，双室起搏能改善心脏电与机械的相对同步性，进而改善临床症状和预后；但对于心室同步正常或不同步程度较轻的患者，双室起搏对电及机械同步性改善不明显，甚至可能造成不同步。双室起搏并无统一的植入标准，尽管有推荐的靶血管及起搏 QRS 宽度，但双室起搏的 QRS 宽度是左、右室心肌起搏融合的结果，并不能真正反映心室同步性。在植入双室起搏患者中，有各种原因造成的约 1/3 患者无反应及不到 30% 的超反应率。即便运用左室多位点起搏、SyncAV 技术及其他算法上进行更新与优化，尽可能保证房室、室内及室间的同步性，但上述的起搏方式并不是通过夺获传导束进行起搏，均达不到真正的生理性起搏。

希浦系统起搏通过夺获希浦传导系统，产生最生理性的心室激动顺序。20 世纪 60—70 年代，人们在动物研究和电生理检查上初步尝试了希氏束起搏(His bundle pacing，HBP)并成功夺获希氏束。2000 年 Deshmukh 等运用普通主动螺旋电极在塑性钢丝帮助下首次在人上实现了永久性 HBP。2004 年鞘导入的主动电极(model 3830)用于临床后，明显提高了永久性 HBP 的成功率，降低阈值，推动了生理性起搏的进展，之后大量的研究证实了 HBP 的可行性与有效性。2018 年初，为规范 HBP 的临床运用，便于推广和进一步研究，国际希氏束工作组发表了永久性 HBP 的专家共识，归纳完善了 HBP 的定义、操作及后续的随访。尽管 HBP 是公认的最生理的起搏方式，但其起搏阈值高，感知低，操作难度相对大，即便经过植入方法的改良，其长期稳定性与安全性的顾虑仍限制了其发展，尤其对于希氏束以下或更远端病变的患者。由我国黄伟剑教授原创的另一生理性起搏——经静脉、经间隔、间隔内的夺获左侧传导系统的左束支起搏(left bundle branch pacing，LBBP)，往往可跨越病变，是对 HBP 不足的补充及拓展。不同于希氏束的细小，人体左束支宽大、网状交互，位于左室内膜面下，这些特征使得左束支更容易被夺获，获得稳定可靠的起搏阈值，同时左室同步性佳，并且左室间隔周边丰富的心肌组织保证良好的感知，局部心肌的夺获可作为自身安全备份起搏。2019 年，*Heart Rhythm* 杂志发表了 LBBP 的新手操作建议，首次系统性地提出了左束支夺获的判断标准、电极植入的操作方法及程控的注意事项。后续相关的研究证实了 LBBP 具有较高的成功率，符合定义标准的 LBBP 植入率为 89.0%~96.5%，其可行性、安全性及电与机械同步性也得以进一步的证实。

一、希浦系统起搏临床应用

1. 希浦系统起搏同步化特征 希浦系统起搏能维持或恢复心脏同步性，对于窄 QRS，HBP 可维持室内及双室间电同步，而 LBBP 则能维持左室内同步；对于绝大多数典型 LBBB，HBP 可纠正传导阻滞，从而恢复室内及双室间的电同步，LBBP 则过病变直接纠正 LBBB，恢复左室的同步性，并且调整房室间期，与自身正常下传的右室激动融合，消除起搏导致的右束支传导阻滞（right bundle branch block，RBBB），达到右室及室间电同步。多数情况下希浦系统起搏仅需单点起搏达到维持或恢复心室同步，如无法取得充分的心室同步化时，则可与其他起搏点起搏（如左室外膜等）进行融合，实现希浦系统优化的心脏再同步治疗。伦理上讲希浦系统起搏时，双腔起搏器可替代三腔起搏器实现心室同步化治疗，具有更佳的经济效益。根据对 26 个希氏束临床研究的荟萃分析显示，HBP 并发症发生率是可接受的，且随着设备的改进和经验的累积，HBP 成功率不断提高。与 HBP 相比，LBBP 具有更高的植入成功率，起搏参数更佳，需要特别指出的是，定位在左室间隔 - 左束支区域的电极，即便无法夺获左束支，但仍可夺获局部心肌，进行左室间隔起搏，而左室间隔起搏的心室同步性优于右室起搏，甚至不劣于双室起搏。现简要陈述希浦系统对于慢心室率或需再同步患者的应用（图 1）。

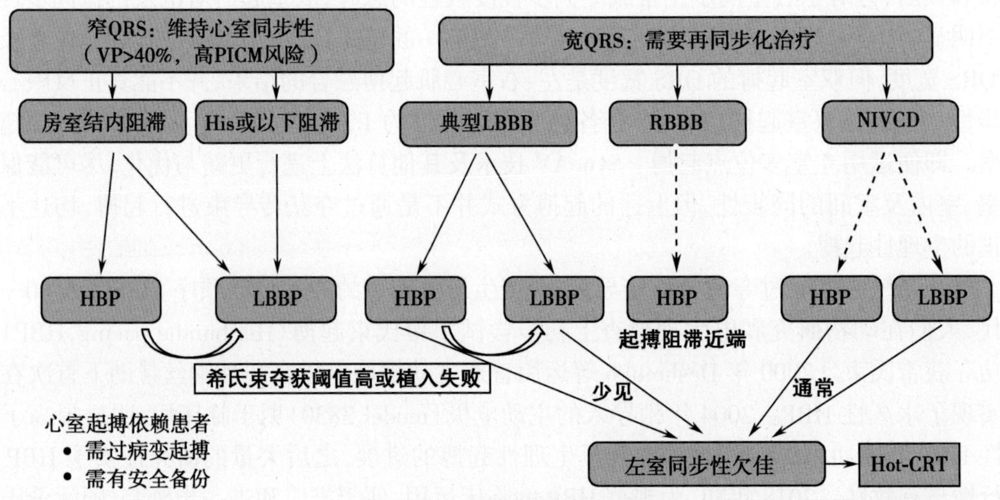

图 1 希浦系统起搏植入策略

HBP：希氏束起搏；LBBP：左束支起搏；LBBB：左束支传导阻滞；RBBB：右束支传导阻滞；NIVCD：非特异性室内传导阻滞；虚线箭头表示疗效不佳，还需进一步验证。

2. **心动过缓** 《2018 ACC/AHA/HRS 指南：心动过缓和心脏传导延迟患者的评估和管理》推荐 HBP 用于起搏比例高于 40%，左室射血分数（left ventricular ejection faction，LVEF）介于 35%~50% 的患者，效果优于传统右室起搏（Ⅱa，B-R 证据）。虽然指南推荐 LVEF 降低的患者植入 HBP，但已有证据证实，无论 LVEF 的高低，相比常规右室起搏，HBP 均使患者在保障起搏的基础上，改善或维持左室功能。Vijayaraman 等比较了两个中心 4 年期间所有植入 HBP（*n*=304）与右室起搏（*n*=443）的数据，结果提示 HBP 组一级终点事件（死亡，心衰再住院及升级至双室起搏）低于右室起搏组（25% *vs.* 32%，*P*=0.02），而在起搏比大于 20% 或基线 LVEF<50% 的患者中，两组一级终点差异更加显著。随访发现，4.2% 的 HBP 患者因术后急性期夺获高阈值（*n*=6）或传导束进展影响慢性阈值（*n*=8）而需电极重置；而右室起搏组仅 0.5%（*n*=2）患者需电极重置。而另有研究报道，左室电极因故障每年重置率约 6.9%。更早期一项纳入 100 例高度房室传导阻滞患者的研究发现希氏束以上阻滞的患者，HBP 植入成功率为 93%（43/46），而阻滞位点在近希氏束或希氏束以下时，成功率仅为 76%（41/54）。

相比 HBP，LBBP 定位更远，往往能跨越阻滞位点，具有更高的植入成功率及稳定满意的起搏参数。近期一项研究连续入组单中心 2018 年 8 月至 2019 年 3 月期间所有 117 例窄

QRS 波且尝试 LBBP 的患者，98.3% 可记录到左束支电位，其中 92.2% 可实现左束支夺获阈值 <1.5V/0.5ms。所有植入 LBBP 患者（病态窦房结综合征 41 例，房室传导阻滞 74 例）平均夺获阈值为（0.67 ± 0.25）V/0.5ms，心室感知为（11.31 ± 5.43）mV，半年及 1 年的随访参数稳定。进一步分析了记录到左束支损伤电流患者左束支夺获阈值更低，这也反映了左束支损伤电流对左束支低输出夺获具有判断意义。另一项研究提示，左束支区域起搏可在 90.9%（30/33）房室传导阻滞患者成功植入，传导束平均夺获阈值为（0.76 ± 0.26）V/0.4ms，感知为 14.4mV，3 个月随访提示参数稳定，同时 LVEF 维持不变［（62.0 ± 6.2）% *vs.*（61.7 ± 6.5）%，*P*=NS）］。但发表文章多为短期随访结果，对于 LBBP 远期安全性和临床获益仍有待进一步研究。LBBP 呈 RBBB 形态，在房室传导阻滞患者中，因无法通过调整合适的房室间期消除起搏 RBBB 形态，故需进一步评估 RBBB 对心功能的影响。

3. **房颤行房室结消融** 在窦性心律下，传统双室起搏可通过自身下传的激动进行融合，实现更好的再同步化效果。而在房颤行房室结消融患者中，因无自身传导，双室起搏无法与自身进行融合，其效果劣于窦性心律（图 2A，彩图见二维码 40）。故在这部分人群，往往存在高起搏比与自身融合需求的矛盾。同时，传统双室起搏往往无法使窄 QRS 患者获益，甚至会进一步导致电与机械不同步，影响心功能，这也使得率性心律的控制与导致不同步性又存在矛盾。而通过激动传导束的希浦系统起搏，不需与自身进行融合即可实现最佳的心室同步性（图 2B、C，彩图见二维码 40）。

二维码40

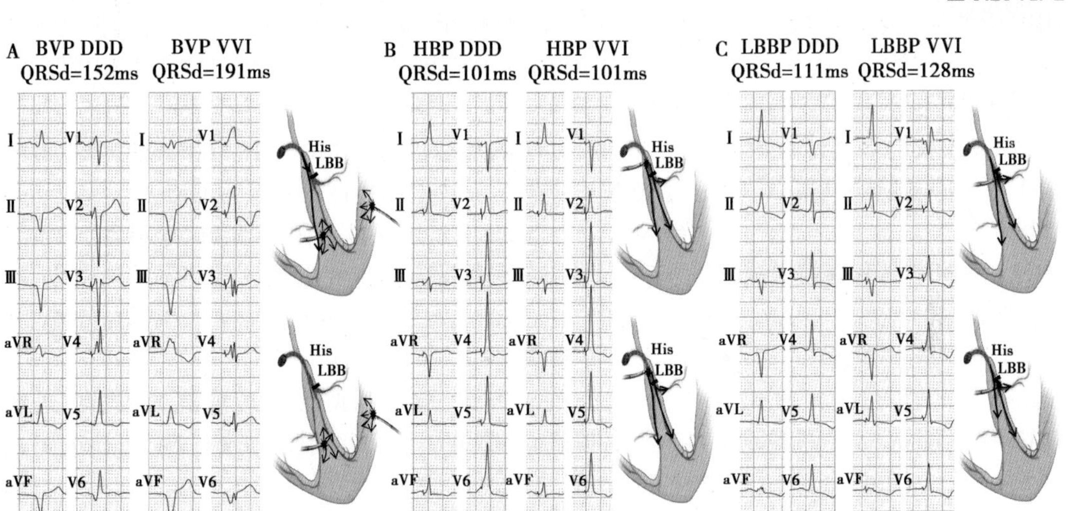

图 2 不同起搏方式在有无融合自身激动下的心室同步性

A. 双室起搏在未与自身下传激动融合下（VVI 模式），同步性劣于最佳 AV 间期融合时（DDD 模式）；B. 希氏束起搏无论有无融合，心室同步性均最佳；C. 左束支起搏与自身融合下，达到室间及室内的同步性，未与自身融合时，保证左室同步性。

2019 年欧洲心脏病学会（ESC）发布的《室上性心动过速管理指南》指出对于心室率难以控制的心动过速心肌病，可选择 HBP 起搏联合房室结消融（Ⅰc 类）。证据来源于一项纳入 52 例房颤伴心衰的窄 QRS 患者，其房室结消融联合 HBP 成功率为 80.8%（42/52），经 20 个月的平均随访后，无论在 LVEF 保留还是降低的人群，心脏彩超指标、NYHA 分级，心胸比及利尿剂的使用率均得以明显改善。这一结果，也与之前发表的 HBP 用于房颤行房室结消融患者预后不谋而合。

HBP 房颤合并心衰治疗方面首次报道了 LBBP 用于房颤行房室结消融的案例，因 LBBP 位点距离房室结更远，可提供足够的消融靶点空间，使得成功率更高。近期一项研究纳入 86 例房颤合并心衰患者接受房室结消融联合希浦系统起搏（n=55）和仅植入型心律转复除颤器（ICD）植入（n=31）的人群，分析房室结消融对心功能改善及 ICD 误放电情况的影响。房室结消融联合希氏束或 LBBP 患者组成功率为 94.5%（52/55），高于前期仅可植入 HBP 的 80.8% 成功率。在随访时间 30.5 个月，未接受房室结消融的患者 ICD 误放电 11 次，其中 10 次为快房颤导致；而接受房室结消融的患者（n=52），均无 ICD 误放电。在 LVEF<40% 的人群中，消融组 LVEF 的改善程度明显高于非消融组（16.5% *vs.* 5.0%）。上述提示房室结消融除控制心室律，带来心功能的改善外，还能避免房颤快心室率造成的 ICD 误放电。

4. **起搏介导心肌病** 右室起搏出现类 LBBB 图形，左室、右室和室间电与机械同步性均丧失，既往的研究表明 5%~20% 患者可发生起搏介导心肌病（pacing induced cardiomyopathy，PICM）。非生理性的双室起搏，心室同步化不足，对 PICM 疗效目前还存在争议。单培仁等首次报道了 HBP 用于 1 例房颤合并心衰行房室结消融联合双室起搏后无反应患者，升级 HBP 后患者起搏 QRS 从 BVP 的 146 毫秒降至 103 毫秒，LVEF 及左室大小均明显改善。后续一项研究回顾入选了 16 例因 PICM（n=11）或 BVP（n=5）无反应成功升级 HBP 的患者，1 年随访时，PICM 患者平均 LVEF 从 36.1% 增加至 53.6%，BVP 无反应患者平均 LVEF 从 34.6% 升至 51.1%，同时 NYHA 也得到明显改善。Vijayaraman 等同样在 PICM 中验证了 HBP 所带来的电与机械同步性获益。目前 LBBP 用于 PICM 的研究甚少。在先前报道的个案中，一例Ⅱ度房室传导阻滞患者（自身 RBBB，QRS 160 毫秒）行右室起搏（类 LBBB 形态，QRS 160 毫秒）5 年后，LEVF 值从 57% 下降至 34%。因阻滞位点位于希氏束以下，HBP 阈值相对高，故我们将其升级为 LBBP。LBBP 的 QRS 形态仍为 RBBB，QRS 160 毫秒，但患者随访 1 年时心功能明显得以改善。这也进一步提示反映电同步性的主要为 QRS 形态，而不是 QRS 的宽度。最新一项多中心合作研究，入选 20 例希氏束以下阻滞的 PICM 患者，初步结果显示 LBBP 具有高植入成功率（95%），相比右室起搏电同步性更佳［（122.5 ± 15.7）毫秒 *vs.*（172.7 ± 23.0）毫秒，P<0.001］，10.4 个月的平均随访提示患者 LVEF 及心脏大小明显改善。

5. **心脏再同步化治疗** Sharma 等报道在具有心脏再同步化治疗（cadiac resynchronization，CRT）适应证患者（左室电极植入失败，双室起搏无反应或高 PI 风险）进行 HBP，平均随访 14 个月发现 LVEF 明显提高、心脏缩小，NYHA 显著改善。随后，研究者们证实在典型 LBBB 患者中，HBP 纠正 LBBB 急性血流动力学效果优于传统双室起搏。目前一项随访时间最长的单中心观察性研究，入选严格符合 Strauss 标准的 74 例 LBBB 患者，发现：①绝大部分 LBBB 能被 HBP 纠正（97.3%，72/74），但 18 例患者因无法纠正 LBBB，或高阈值纠正（>3.0V/1.0ms）或电极固定不佳等原因未行 HBP 植入；②在植入永久 HBP 的 56 例患者中，平均 37 个月的随访结果显示患者心功能及临床预后改善明显，LVEF 1 年的超反应率有 88.9%；③此项研究中，仅 16%（12/74）患者希氏束夺获阈值与纠正阈值相等，提示此部分人群阻滞位点位于近端希氏束，而绝大部分典型 LBBB 患者的阻滞点位于远端希氏束或左束支位置。最新的 His-Sync 研究关于 HBP 与双室起搏在具有 CRT 适应证的人群中对比显示，HBP 具有更佳的电学同步性，随访 6 个月时 LVEF 绝对值改善程度优于双室起搏（+7.2% *vs.* +5.2%，P=0.17），但两者未见统计学差异。而这一结果可能归于入选人群中较高的非特异性室内传导阻滞患者比例及较高比例的组间交叉。关于 HBP 纠正 LBBB 的机制包括纵向分离学说、电压理论、虚拟电极理论、解剖早分叉等机制，目前尚无统一定论。需要较高的输出电压以纠正阻滞也限制了 HBP 在 LBBB 中的广泛应用。

对于单用 HBP 不能使 QRS 变窄的患者，有学者提出 HBP 优化的心脏再同步治疗(HOT-CRT)的方法，即利用 HBP 纠正部分程度，联合左室起搏，以达到优于传统双室起搏及单点 HBP 再同步疗效。HBP 也有用于心衰合并 RBBB，但整体心功能的改善程度不佳，且目前此类研究甚少，其确切机制及疗效有待进一步研究证实。

首例报道的 LBBP，是用于因 HBP 无法获得满意起搏参数的 LBBB 患者，随访 1 年时，LVEF 从 32% 增到 62%，而左束支阈值保持在 0.5V/0.5ms。一项国内多中心、前瞻、观察性研究，经平均 18 个月的随访，证实了 LBBP 在 LBBB 合并心衰患者中的可行性与安全性。植入 LBBP 患者，平均纠正阈值为(0.5 ± 0.15)V/0.5ms，感知为(11.1 ± 4.9)mV，在 1 年时起搏参数保持稳定；LVEF 从 33% 增加到 1 年的 55%，NYHA 从 2.8 降至 1.6，术后未观察到电极脱位、失夺获、阈值增高及心衰再住院、死亡等不良事件。LBBP 的长期安全性与有效性也在一小样本研究中初步得到证实。后续一项比较 LBBP、HBP、BVP 的非随机观察性研究证实在严格符合 Strauss 标准的 LBBB 中，LBBP 临床预后与 HBP 相似，1 年 LVEF 正常化(≥50%)比例优于传统的双室起搏(70.0% *vs.*7 4.4% *vs.* 44.9%)。后续一项研究中也证实 LBBP 在同步性改善上优于 BVP。

6. **经导管主动脉瓣置换术相关传导阻滞** 随着经导管主动脉瓣置换术(transcatheter aortic valve replacement，TAVR)的开展，手术相关的主要并发症——传导束损伤也日渐得到重视。有研究报道，手术相关的高度房室传导阻滞为 6%~23%，束支传导阻滞达 16%~32%，其中需要行起搏治疗的为 2%~51%。HBP 可用于 TAVR 相关的房室传导阻滞及束支传导阻滞。Pooter 入选了 16 例 TAVR 相关的 LBBB，发现 81% 的患者可夺获希氏束，而仅 61% 的患者可纠正 LBBB，并植入永久 HBP，平均阈值为(1.9 ± 1.1)V/1.0ms。Vijayaraman 在连续入选 20 例 TAVR 术后需起搏或再同步化治疗的患者，HBP 的成功率为 63%(20/46)，而 LBBP 具有更高的成功率 93%(28/28)，且阈值、感知均优于 HBP，在基础 LVEF<50% 的患者中，LVEF 由(35 ± 10)% 改善至(42 ± 9)%。

二、希浦系统起搏的局限性

1. 因希氏束的解剖特点，HBP 存在一些不足：①希氏束细长，周边缺少心肌组织，电极固定较为困难，后期存在一定的脱位风险；②心室感知不佳，容易心房过感知；③近端 HBP 不适合希氏束及希氏束以下病变，植入成功率低，且容易受到疾病进展的影响。

2. LBBP 电极跨越三尖瓣，可能导致导管相关的三尖瓣反流，对于原有三尖瓣病变的患者，需进一步评估；同时如存在间隔瘢痕、间隔肥厚等，对操作上也存在一定的影响。

3. 对于非特异性室内传导阻滞，起搏希氏束或左束支近端无法纠正远端弥漫性的阻滞，尽管部分可通过联合其他位点起搏实现相对优化的同步性，但仍需进一步的研究证实其疗效。

4. 目前没有专门为希浦系统起搏设计的脉冲发生器，也缺乏循证医学证据证明不同装置间的优劣。装置的选择应综合考虑患者基础疾病、电学同步性、心功能状况，术中起搏参数及起搏 QRS 形态与宽度，是否有 ICD 适应证等。希浦系统起搏电极相关远期并发症，如电极脱位穿孔、远期电极拔除，也需要远期研究和观察。

5. 尽管目前研究有证实希浦系统起搏的可行性与有效性，但大多数为小样本、非随机、短随访时间、缺少大样本的随机对照研究。

三、希浦系统起搏注意事项及展望

1. **希氏束远端起搏** 将起搏部位向远端移动，于远端希氏束区域起搏夺获希氏束，阈值低，感知良好。低输出时仅夺获左束支 QRS 起搏形态呈 RBBB，而高输出时同时夺获左右束支 QRS 起搏形态恢复相对正常。由于远端 HBP 位点跨越病变，LBBB 能够被低而稳定的阈值纠正，其长期安全性和稳定性较近端 HBP 优越。但目前远端 HBP 仍处于起步阶段，仅小部分病例报道，其安全性和有效性仍待进一步评估，操作流程及判断标准仍待完善。

2. **起搏过病变的判断** 起搏位点跨越传导束的阻滞部位可获得低而稳定的远期阈值，从而保证起搏的安全性。以下征象助于判断过病变：①在房室传导阻滞中，腔内图中记录到 V 波前的传导束电位，与 V 波之间有正常间期并 1∶1 传导，是跨越阻滞部位的直接证据（图 3A）；②以高于传导束阈值 0.3~0.5V/0.5ms 的输出，逐渐增加起搏频率达到 140 次 / 分，仍保持传导束夺获并 1∶1 下传至心室；③左束支阻滞时，夺获传导束时即可完全纠正左束支阻滞，或呈 RBBB 起搏图形，但可被输出增高而纠正（图 3B）。

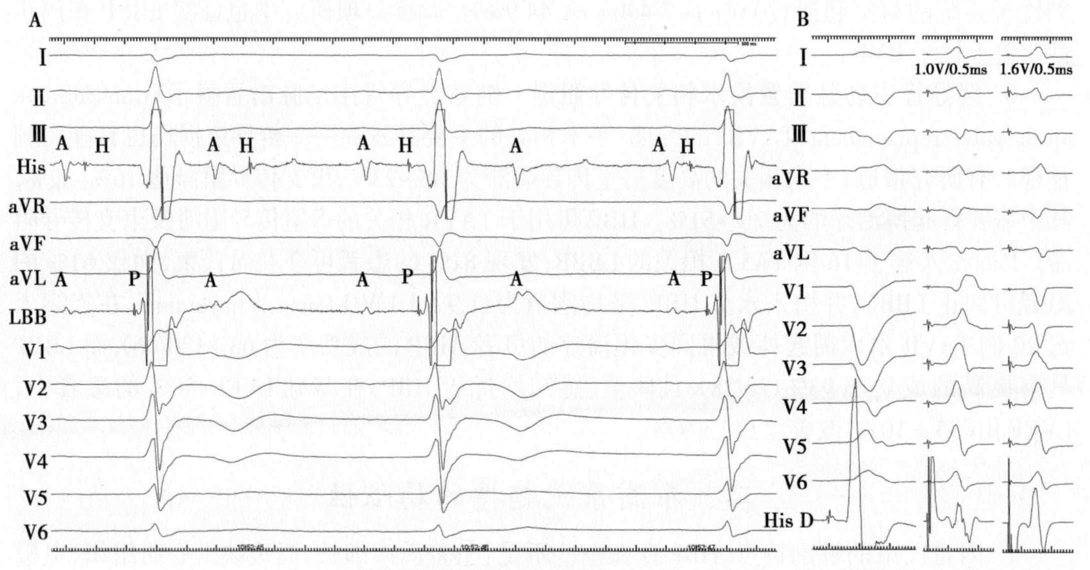

图 3 电极过病变判断

A. 希氏(His)束电位与心室 V 波之间无固定关系，提示 H 以下脱落，希氏束电极未过病变；LBB 电位后均有 V 波，PV 间期固定，提示左束支电极过病变；B. 希氏束远端起搏 1.0V/0.5ms 夺获左束支，1.6V/0.5ms 纠正左束支传导阻滞，提示过病变。

3. **减少射线** 结合三维立体成像输送导线，根据解剖特点进行个体化起搏植入，缩短透视时间，减少射线暴露以及对组织的损伤，定位更加精准。对于存在先天性解剖异常或变异的患者，有助于降低植入的难度，便于操作。对于房颤需要房室结消融患者，有助于引导消融位点远离 HBP 位点。期待三维影像结合希浦系统起搏进一步优化简化操作，达到精准起搏。

4. **植入工具及器械改进** 根据先前的研究，相应传送鞘管及导线的改进等有助于希浦系统起搏的成功植入。递送工具不断的改进和更新，除了目前最常用的 C315 His 固定双弯立体结构鞘管，C304 可调弯鞘管，更适用于解剖异常或者有难度的病例，如右房右室扩大，希氏束位置较低，以及国外上市的 C304 His 可调弯双弯立体结构，更便于希浦系统起搏的操作。而导线通过改进头端螺旋长度、多点阴极起搏等方法，将更便于导线的操作和拔除。尤其对于心腔扩大及远端传导系统疾病的患者，传统导线和鞘管操作存在不足与缺陷，器械的改进增加了希浦系统起搏的成功率。此外，研发希浦系统起搏专用的脉冲发生器，以及更新更多专用算法进一步优化希浦系统起搏，提高安全性和稳定性。

5. **需更多的大样本、随机对照试验** 需要进一步明确希浦系统起搏远期的安全性与可行性。

希浦系统起搏作为最生理的起搏方式，无论对于窄 QRS 或宽 QRS，能维持或恢复心脏的电与机械同步性。目前的研究显示了其临床前景，但仍需大样本、多中心的随机对照试验对希浦系统起搏的长期安全性与有效性进行验证。同时，简化希浦系统的操作，改进与完善植入工具与器械，能进一步提高成功率，更利于希浦系统起搏的推广与应用。

（吴圣杰 郑茹洁 黄伟剑）

参考文献

[1] DESHMUKH P, CASAVANT D A, ROMANYSHYN M, et al. Permanent, direct His-bundle pacing: A novel approach to cardiac pacing in patients with normal His-Purkinje activation [J]. Circulation, 2000, 101(8): 869-877.

[2] ZANON F, BARACCA E, AGGIO S, et al. A feasible approach for direct his-bundle pacing using a new steerable catheter to facilitate precise lead placement [J]. J Cardiovasc Electrophysiol, 2006, 17(1): 29-33.

[3] VIJAYARAMAN P, DANDAMUDI G, ZANON F, et al. Permanent His bundle pacing: Recommendations from a Multicenter His Bundle Pacing Collaborative Working Group for standardization of definitions, implant measurements, and follow-up [J]. Heart Rhythm, 2018, 15(3): 460-468.

[4] SU L, WU S, WANG S, et al. Pacing parameters and success rates of permanent His-bundle pacing in patients with narrow QRS: A single-centre experience [J]. Europace, 2019, 21(5): 763-770.

[5] VIJAYARAMAN P, ELLENBOGEN K A. Approach to permanent His bundle pacing in challenging implants [J]. Heart Rhythm, 2018, 15(9): 1428-1431.

[6] HUANG W, SU L, WU S, et al. A novel pacing strategy with low and stable output: Pacing the left bundle branch immediately beyond the conduction block [J]. Can J Cardiol, 2017, 33(12): 1736.e1-1736.e3.

[7] HUANG W, CHEN X, SU L, et al. A beginner's guide to permanent left bundle branch pacing [J]. Heart Rhythm, 2019, 16(12): 1791-1796.

[8] WU S, SU L, VIJAYARAMAN P, et al. Left bundle branch pacing for cardiac resynchronization therapy: Non-randomized on treatment comparison with His Bundle Pacing and Biventricular Pacing [J]. Can J Cardiol, 2020.

[9] SU L, XU T, CAI M, et al. Electrophysiological characteristics and clinical values of left bundle branch current of injury in left bundle branch pacing [J]. J Cardiovasc Electrophysiol, 2020, 31(4): 834-842.

[10] HUANG W, WU S, VIJAYARAMAN P, et al. Cardiac resynchronization therapy in patients with nonischemic cardiomyopathy using left bundle branch pacing [J]. JACC Clin Electrophysiol, 2020, 6(7): 849-858.

[11] VIJAYARAMAN P, SUBZPOSH F A, NAPERKOWSKI A, et al. Prospective evaluation of feasibility and electrophysiologic and echocardiographic characteristics of left bundle branch area pacing [J]. Heart Rhythm, 2019, 16(12): 1774-1782.

[12] CHEN K, LI Y, DAI Y, et al. Comparison of electrocardiogram characteristics and pacing parameters between left bundle branch pacing and right ventricular pacing in patients receiving pacemaker therapy [J]. Europace, 2019, 21(4): 673-680.

[13] HOU X, QIAN Z, WANG Y, et al. Feasibility and cardiac synchrony of permanent left bundle branch pacing through the interventricular septum [J]. Europace, 2019, 21(11): 1694-1702.

[14] GUO J, LI L, MENG F, et al. Short-term and intermediate-term performance and safety of left bundle branch pacing [J]. J Cardiovasc Electrophysiol, 2020, 31(6): 1472-1481.

[15] ZHANG W, HUANG J, QI Y, et al. Cardiac resynchronization therapy by left bundle branch area pacing in patients with heart failure and left bundle branch block [J]. Heart Rhythm, 2019, 16(12): 1783-1790.

[16] ZANON F, ELLENBOGEN K A, DANDAMUDI G, et al. Permanent His-Bundle Pacing: A systematic literature review and meta-analysis [J]. Europace, 2018, 20(11): 1819-1826.

[17] SALDEN F, LUERMANS J, WESTRA S W, et al. Short-term hemodynamic and electrophysiological effects of cardiac resynchronization by left ventricular septal pacing [J]. J Am Coll Cardiol, 2020, 75(4): 347-359.

[18] KUSUMOTO F M, SCHOENFELD M H, BARRETT C, et al. 2018 ACC/AHA/HRS guideline on the evaluation and management of patients with bradycardia and cardiac conduction delay: A Report of the American College of Cardiology/American Heart Association Task Force on Clinical Practice Guidelines and the Heart Rhythm Society [J]. Circulation, 2019, 140(8): e382-e482.

[19] ABDELRAHMAN M, SUBZPOSH F A, BEER D, et al. Clinical outcomes of his bundle pacing compared to right ventricular pacing [J]. J Am Coll Cardiol, 2018, 71(20): 2319-2330.

[20] GAMBLE J H, HERRING N, GINKS M, et al. Procedural success of left ventricular lead placement for cardiac resynchronization therapy: A meta-analysis [J]. JACC Clin Electrophysiol, 2016, 2(1): 69-77.

[21] VIJAYARAMAN P, NAPERKOWSKI A, ELLENBOGEN K A, et al. Electrophysiologic insights into site of atrioventricular block [J]. JACC Clin Electrophysiol, 2015, 1(6): 571-581.

[22] SU L, XU T, CAI M, et al. Electrophysiological characteristics and clinical values of left bundle branch current of injury in left bundle branch pacing [J]. J Cardiovasc Electrophysiol, 2020.

[23] LI X, LI H, MA W, et al. Permanent left bundle branch area pacing for atrioventricular block: Feasibility, safety, and acute effect [J]. Heart Rhythm, 2019, 16(12): 1766-1773.

[24] BRUGADA J, KATRITSIS D G, ARBELO E, et al. 2019 ESC Guidelines for the management of patients with supraventricular tachycardia The Task Force for the management of patients with supraventricular tachycardia of the European Society of Cardiology (ESC)[J]. Eur Heart J, 2020, 41(5): 655-720.

[25] HUANG W, SU L, WU S, et al. Benefits of permanent His bundle pacing combined with atrioventricular node ablation in atrial fibrillation patients with heart failure with both preserved and reduced left ventricular ejection fraction [J]. J Am Heart Assoc, 2017, 6(4): e005309.

[26] VIJAYARAMAN P, SUBZPOSH F A, NAPERKOWSKI A. Atrioventricular node ablation and His bundle pacing [J]. Europace, 2017, 19(suppl_4): iv10-iv16.

[27] HUANG W, SU L, WU S. Pacing treatment of atrial fibrillation patients with heart failure: His bundle pacing combined with atrioventricular node ablation [J]. Card Electrophysiol Clin, 2018, 10(3): 519-535.

[28] WANG S, WU S, XU L, et al. Feasibility and efficacy of His bundle pacing or left bundle pacing combined with atrioventricular node ablation in patients with persistent atrial fibrillation and implantable cardioverter-defibrillator therapy [J]. J Am Heart Assoc, 2019, 8(24): e014253.

[29] SHAN P, SU L, CHEN X, et al. Direct His-bundle pacing improved left ventricular function and remodelling in a biventricular pacing nonresponder [J]. Can J Cardiol, 2016, 32(12): 1577.e1-1577.e4.

[30] SHAN P, SU L, ZHOU X, et al. Beneficial effects of upgrading to His bundle pacing in chronically paced patients with left ventricular ejection fraction <50 [J]. Heart Rhythm, 2018, 15(3): 405-412.

[31] VIJAYARAMAN P, HERWEG B, DANDAMUDI G, et al. Outcomes of His-bundle pacing upgrade after long-term right ventricular pacing and/or pacing-induced cardiomyopathy: Insights into disease progression[J]. Heart Rhythm, 2019, 16(10): 1554-1561.

[32] WU S, SU L, WANG S, et al. Peri-left bundle branch pacing in a patient with right ventricular pacing-induced cardiomyopathy and atrioventricular infra-Hisian block [J]. Europace, 2019, 21(7): 1038.

[33] SHARMA P S, DANDAMUDI G, HERWEG B, et al. Permanent His-bundle pacing as an alternative to biventricular pacing for cardiac resynchronization therapy: A multicenter experience [J]. Heart Rhythm, 2018, 15(3): 413-420.

[34] ARNOLD A D, SHUN-SHIN M J, KEENE D, et al. His resynchronization versus biventricular pacing in patients with heart failure and left bundle branch block [J]. J Am Coll Cardiol, 2018, 72(24): 3112-3122.

[35] HUANG W, SU L, WU S, et al. Long-term outcomes of His bundle pacing in patients with heart failure with left bundle branch block [J]. Heart, 2019, 105(2): 137-143.

[36] UPADHYAY G A, VIJAYARAMAN P, NAYAK H M, et al. On-treatment comparison between corrective His bundle pacing and biventricular pacing for cardiac resynchronization: A secondary analysis of the His-SYNC Pilot Trial [J]. Heart

Rhythm, 2019, 16(12): 1797-1807.

[37] 吴圣杰,苏蓝,项文豪,等. 永久左束支起搏心脏再同步治疗在左束支阻滞患者远期疗效的初步研究[J]. 中华心律失常学杂志, 2019, 23(5): 399-404.

[38] LI X, QIU C, XIE R, et al. Left bundle branch area pacing delivery of cardiac resynchronization therapy and comparison with biventricular pacing [J]. ESC Heart Fail, 2020, 7(4): 1711-1722.

[39] DE POOTER J, GAUTHEY A, CALLE S, et al. Feasibility of His-bundle pacing in patients with conduction disorders following transcatheter aortic valve replacement [J]. J Cardiovasc Electrophysiol, 2020, 31(4): 813-821.

[40] VIJAYARAMAN P, CANO O, KORUTH J S, et al. His-purkinje conduction system pacing following transcatheter aortic valve replacement: Feasibility and safety [J]. JACC Clin Electrophysiol, 2020, 6(6): 649-657.

S-ICD 与经静脉 ICD：孰优孰劣？

心源性猝死（SCD）一直是全球范围内心血管疾病死亡的首要病因，药物治疗效果欠佳，而植入型心律转复除颤器（ICD）的出现大大降低了 SCD 高风险人群的猝死率，是 SCD 一级预防和二级预防的重要治疗策略。传统的经静脉植入 ICD（TV-ICD）需经静脉系统植入心内膜电极，有效性和安全性已得到多项临床研究证实，但同时也常常出现感染、气胸、静脉血栓等短期或长期并发症；此外，部分患者因先天性心脏病变、无合适静脉通路等原因无法经静脉植入 ICD。而全皮下植入型心律转复除颤器（S-ICD）的问世则填补了 TV-ICD 的缺陷和不足。本文拟简要介绍 S-ICD 的组成特点、适应证人群、安全性和有效性等方面，比较分析 S-ICD 与 TV-ICD 的异同。

一、S-ICD 特点和安全性有效性分析

S-ICD 主要由脉冲发生器和皮下电极导线构成。脉冲发生器由金属外壳包裹，多位于左侧第 5~6 肋水平、腋前线与腋中线之间的皮下组织，体积与重量均超过 TV-ICD；皮下电极导线长 45cm，有近端和远端两个电极，近端电极位于剑突，远端电极位于胸骨柄，两电极之间有一直径 3mm、长 8cm 的除颤线圈，电极导线通常平行固定于胸骨左侧 1~2cm 的位置。近远端电极及脉冲发生器可两两组合形成 3 个感知向量，S-ICD 可自动选择最佳感知向量，用于分析心脏节律。与 TV-ICD 分析腔内心电图不同，S-ICD 因位于皮下组织，获得的皮下心电信号类似体表心电图，有利于通过形态学匹配来识别分析心脏节律。S-ICD 电极导线植入多以体表解剖学标志为参照点，并不需要 X 线照射和血管穿刺，大大避免了静脉血管、心脏损伤的风险。目前 S-ICD 植入多采用双切口技术：左侧腋前线切口用于制作皮下囊袋并放入脉冲发生器；剑突旁切口用于将电极导线置入胸骨左缘，头端电极多位于胸骨柄水平，远端电极多位于剑突水平。使用导线工具经皮下隧道置入电极导线到位并固定后，导线远端与脉冲发生器联接。术中人工诱发心室颤动，并以 65J 能量测试除颤阈值。

作为一项新技术，S-ICD 除颤治疗的有效性和安全性备受关注。IDE 和 EFFORTLESS 的联合研究纳入 882 例患者，随访 651 天，共 59 例患者发生了室性心动过速 / 心室颤动事件，S-ICD 单次除颤转复成功率为 90.1%，多次除颤成功率为 98.2%；而传统 TV-ICD 单次除颤成功率为 83%~90%，多次除颤成功率为 97.3%~99.6%，两种术式的转复成功率相当。

同时，S-ICD 虽不需要经静脉植入导线，但仍面临不适当放电、感染、导线移位、电极故障等并发症风险。较早的 IDE 研究报道不适当放电率为 13.1%；EFFORTLESS 研究报道的不适当放电率为 8.1%，与 TV-ICD 的不适当放电率(4%~18%)无显著差异。两项研究均发现，心脏电信号过感知(尤其是 T 波过感知)是造成 S-ICD 不适当放电的主要原因，因此建议 S-ICD 术前常规完善心电图筛查试验以减少不适当放电发生率。S-ICD 需将脉冲发生器和电极导线放置于皮下组织，因此植入后仍会面临感染的风险。EFFORTLESS 研究报道 18 例（3.8%）患者出现器械相关感染，其中 10 例（2.1%）需要拔除设备。IDE 研究中 18 例（5.6%）患者出现可疑或确诊感染，其中 4 例需要移除装置，其余则为浅表感染。研究同时发现，随着术者

手术经验的逐渐积累，S-ICD 感染发生率呈下降趋势，与传统 TV-ICD 相似。EFFORTLESS 及 IDE 的联合研究报道感染导致器械移除占 1.7%，浅表感染占 0.3%。此外，所有器械相关感染均有扩散的可能性，传统 TV-ICD 植入后出现心内膜炎或菌血症的发生率为 22%~54%，而 IDE、EEFFORTLESS 等临床研究均未报道此类严重感染。

植入部位的血肿及装置外露是 S-ICD 植入后较为少见的并发症。Kobe 等报道在 68 例植入 S-ICD 的患者中仅 1 例患者出现了植入部位的皮下血肿。EFFORTLESS 研究纳入中仅 1 例（0.2%）患者出现植入部位血肿，而传统 TV-ICD 植入部位血肿发生率约 0.86%，显著高于 S-ICD。Jarman 等为 16 例患者植入 S-ICD，其中 3 例（18.8%）患者出现装置外露，远高于 TV-ICD，考虑可能与第一代 S-ICD 装置体积较大有关，而目前的第二代 S-ICD 体积及质量均有明显缩小，装置外露发生率也降低至 1.7% 左右。

S-ICD 的皮下导线可出现电极移位，不仅需要 2 次手术调整位置，也会因为肌电位干扰或 R 波感知不良导致不适当放电。为避免导线移位，生产厂家在剑突处增加了缝合装置，以更好地固定电极，避免移位。EFFORTLESS 研究显示，在应用此种缝合装置后，导线移位的发生率仅为 0.85%。此外，相比于 TV-ICD，S-ICD 电极不需要植入心腔，植入后位于皮下，不需要与周围环境接触，远期的电极故障发生率也相对更低。目前随访时间最长的 European Regulatory 研究，随访 5.8 年未出现电极故障。而有研究证实，TV-ICD 植入电极 10 年的失效率高达 20%。

基于以上研究结果，2015 年欧洲心脏病学会（ESC）室性心律失常和 SCD 指南推荐 S-ICD 应用于有 ICD 植入适应证但不需要起搏或 CRT 治疗的患者（Ⅱa 推荐）。2017 年美国心脏协会（AHA）/ 美国心脏病学会（ACC）/ 美国心律学会（HRS）公布的室性心律失常和 SCD 指南则进一步推荐 S-ICD 应用于高危感染患者或无合适静脉通路、无心动过缓、无双心室起搏和 / 或抗心动过速起搏（ATP）需求的患者（Ⅰ类推荐）。此类患者多较年轻，因肥厚型心肌病、长 Q-T 间期综合征、Brugada 综合征等遗传性心肌病和心律失常而接受 ICD 植入，发作心律失常多为室性心动过速和心室颤动等恶性心律失常，ATP 常无效，这正是 S-ICD 的应用范畴。

二、S-ICD 与 TV-ICD 安全性及有效性的对比研究结果

除 IDE、EFFORTLESS、European Regulatory 等较早的注册研究外，多项荟萃分析及新公布的 PRAETORIAN 研究、UNTOUCHED 研究也进一步深入探讨比较了 S-ICD 及 TV-ICD 的安全性及有效性，提供了较多高质量的循证证据。

一项纳入了 7 820 例患者的荟萃分析发现，S-ICD 组患者死亡率与 TV-ICD 组相比无显著差异（4.4% *vs.* 5.9%），两组患者的感染发生率及不适当放电率也均无显著差异。但 S-ICD 组导线或电极并发症显著低于 TV-ICD 组（OR=0.13，95%CI 0.05~0.29），同时 S-ICD 组恰当放电率也低于 TV-ICD（OR=0.63，95%CI 0.47~0.84），研究者推测可能与 TV-ICD 组 ATP 导致的心律失常或因为静脉导线放置在心脏内导致的炎性反应相关。另外一项纳入 16 篇研究（13 篇为 TV-ICD，3 篇为 S-ICD）、共 6470 例患者的荟萃分析显示，植入 ICD 后每年适当放电率为 5.8%，较为稳定，而每年不适当放电率为 6.4%，且近些年来有不断降低的趋势，最低仅为 1.9%。

2020 年美国心律学大会新公布的 PRAETORIAN 研究是迄今为止首个头对头比较 S-ICD 与 TV-ICD 主要不良事件的非劣效随机对照研究，该研究历时 9 年，从欧美 6 个国家、39 个中心共纳入 849 例有 ICD 植入适应证、无起搏适应证的患者，随机分至 S-ICD 组（426 例）和

TV-ICD组(423例)，研究主要终点为不适当放电和ICD系统相关的并发症的复合终点，次要终点包括全因死亡率、主要不良心血管事件(MACE)、器械相关并发症、导线相关并发症等。该研究入组患者年龄中位数为63岁，合并缺血性心肌病比例较高(S-ICD组67.8%、TV-ICD组70.4%)，基线LVEF中位值为30%，多为ICD二级预防治疗(S-ICD组80%、TV-ICD组84%)。中位随访48个月结果显示，S-ICD组主要终点发生率为15.7%，TV-ICD组主要终点发生率为15.1%，两者无显著差异(HR=.99，95%CI 0.71~1.39，$P_{非劣效}$=0.01)。不适当放电方面，S-ICD组1年不适当放电率为4.8%，TV-ICD组为4.1%，两者无显著差异；而2年时不适当放电率开始分离，两组4年不适当放电率分别为9.7%和7.3%，原因考虑为早期植入的一代S-ICD产品1010引起的不适当放电较多，且S-ICD组中约78%患者无法使用或未启用SMART PASS™导致较多不适当放电。此外，研究发现S-ICD组不适当放电多为心源性过感知，而TV-ICD组多由于心房颤动或室上性心动过速导致。死亡率方面，S-ICD组及TV-ICD组死亡率均较低(分别为16.4%、13.1%)，但需注意由于入组人群病情较重，该研究心脏性猝死的发生率高于既往S-ICD的临床研究(4.2%)。由于S-ICD不需要经静脉植入导线，因此导线相关并发症显著少于TV-ICD组(1.4% *vs.* 6.6%，*P*=0.001)，且S-ICD组中仅4例出现感染后拔除装置，TV-ICD组中8例出现感染后拔除装置，S-ICD组感染后系统拔除的比例更低(0.9% *vs.* 1.9%)。RAETORIAN研究结果证明，在没有起搏需求的SCD一级预防和二级预防人群中，S-ICD的安全性与经静脉ICD相当，可作为该类人群的首选治疗策略。

UNTOUCHED研究是一项单臂、非随机、前瞻性观察研究，入选因LVEF<35%、具备ICD一级预防指征，而无起搏指征的1 116例患者植入S-ICD，其中1 112例(99.6%)患者成功植入。与早期的S-ICD研究相比，该研究的人群年龄更大，合并症更多，纽约心功能(NYHA)分级更高。该研究1年S-ICD不适当放电率为3.1%，且当植入具有SMART PASS™滤波器后，1年不适当放电率进一步下降至2.4%，低于既往大部分TV-ICD以及PRAETORIAN研究中的不适当放电率(4.1%~6.4%)。

以上研究结果都提示S-ICD并发症发生率与TV-ICD相当，但S-ICD可显著减少导线相关的并发症，因此尤其适用于感染风险较高的人群(如糖尿病或慢性肾病患者)。

三、S-ICD植入后出现心动过缓的发生率和治疗策略

S-ICD不具备起搏及ATP功能，但部分患者S-ICD术后可能出现心动过缓需要进行起搏治疗。IDE研究纳入了330例无起搏指征的植入S-ICD患者，术后平均随访180天未出现因心动过缓需要起搏治疗的患者。EFFORTLESS研究入选985例患者植入S-ICD，平均随访3.1年，出现1例(0.1%)患者需要起搏治疗，5例患者需要ATP治疗，还有4例患者需要双室起搏治疗。European Regulatory研究随访5.8年显示，1.8%(1/55)患者因出现心动过缓需要移除S-ICD，3.6%(2/55)患者因进展为心力衰竭而移除S-ICD，改用心脏再同步化治疗除颤器(CRT-D)治疗。UNTOUCHED研究中共1 112例(99.6%)患者成功植入S-ICD，随访18个月暂未发现因心动过缓需要安装起搏器的患者。PRAETORIAN研究随访4年结果显示，S-ICD组的426例患者中仅有5例(1.2%)患者出现起搏适应证。因此，综合分析S-ICD相关临床研究结果后可以发现，植入SICD后发生需要起搏的心动过缓的事件比例较低，为0.1%~1.2%。尽管如此，当为患者植入S-ICD时，仍需充分评估患者未来出现心动过缓、需起搏治疗的可能性。

近年来，无导线起搏器逐渐开始应用于临床，有研究者考虑联合使用S-ICD和无导线

起搏器，提供起搏和除颤的双重保护。2015 年 Mondesert 首次报道了 1 例患者 S-ICD 术后 17 个月出现完全房室传导阻滞。该患者慢性肾衰竭，长期血液透析，无合适血管通路，因此植入了无导线起搏器。随后相继报道了多例 S-ICD 与无线起搏器联合应用的报道。Ljungstrom 等报道了 1 例接受了主动脉瓣、二尖瓣机械瓣置换术及三尖瓣生物瓣置换术的风湿性心脏病合并心房颤动的女性患者，因室性心动过速、心室颤动、晕厥且心脏停搏接受了 S-ICD 和无导线起搏器的联合治疗。术后随访 18 个月中发生了 9 次正确有效的除颤治疗，无导线起搏信号未造成 S-ICD 对起搏伪象和 T 波的误感知，且除颤治疗对无导线起搏器的功能无影响。这些病例报道表明，S-ICD 治疗与无导线起搏器联合，可以相互补充起搏和除颤功能，同时避免导线相关并发症，对于部分患者可能是一种安全有效的治疗策略。

然而，S-ICD 与无导线起搏器的联合治疗仍有缺陷，如不能在发现室性心动过速时启动 ATP 治疗；且该治疗策略目前多见于病例报道，缺乏大规模、随访时间长的临床研究证实 S-ICD 与无导线起搏器联合治疗的长期有效性及安全性。如能整合 S-ICD 与无导线起搏功能，既发挥无导线起搏的抗心动过缓起搏和 ATP 功能，又发挥 S-ICD 的除颤功能，那么这种 S-ICD 与无导线起搏整合模块化心律管理治疗，将是未来的发展方向。

四、如何选择 S-ICD 或 TV-ICD？

传统 TV-ICD 可应用于具有起搏适应证、需 ATP 治疗、CRT 适应证患者，但感染并发症较多、电极拔除风险较大；而 S-ICD，适用于感染风险高、无合适静脉通路且不需要起搏治疗的患者。2020 年新公布的 UNTOUCHED 研究及 PRAETORIAN 研究结果提示，S-ICD 术后随访出现心动过缓的患者较少，因此大多数具有 ICD 一级预防指征、无起搏治疗指征的患者均可考虑接受 S-ICD 植入。临床实践中，需充分评估患者的基础病、合并症、血管情况、感染风险、潜在需起搏治疗风险等，结合患者的实际情况个体化选择合适的 ICD 治疗方式，给患者带来更多临床获益。

（朱浩杰　樊晓寒）

参考文献

[1] BUGA L，TAGELDIEN A，CLELAND J G. An entirely subcutaneous implantable cardioverter-defibrillator [J]. N Engl J Med，2010，363（16）：1577； author reply 1577-1578.

[2] BURKE M C，GOLD M R，KNIGHT B P，et al. Safety and efficacy of the totally subcutaneous implantable defibrillator：2-year results from a pooled analysis of the IDE Study and EFFORTLESS Registry [J]. J Am Coll Cardiol，2015，65（16）：1605-1615.

[3] AYDIN A，HARTEL F，SCHLÜTER M，et al. Shock efficacy of subcutaneous implantable cardioverter-defibrillator for prevention of sudden cardiac death：Initial multicenter experience [J]. Circ Arrhythm Electrophysiol，2012，5（5）：913-919.

[4] WEISS R，KNIGHT B P，GOLD M R，et al. Safety and efficacy of a totally subcutaneous implantable-cardioverter defibrillator [J]. Circulation，2013，128（9）：944-953.

[5] LAMBIASE P D，BARR C，THEUNS D A，et al. Worldwide experience with a totally subcutaneous implantable defibrillator：early results from the EFFORTLESS S-ICD Registry [J]. Eur Heart J，2014，35（25）：1657-1665.

[6] ATHAN E，CHU V H，TATTEVIN P，et al. Clinical characteristics and outcome of infective endocarditis involving implantable cardiac devices [J]. JAMA，2012，307（16）：1727-1735.

[7] KÖBE J，REINKE F，MEYER C，et al. Implantation and follow-up of totally subcutaneous versus conventional implantable cardioverter-defibrillators：Amulticenter case-control study [J]. Heart Rhythm，2013，10（1）：29-36.

[8] OLDE NORDKAMP L R，DABIRI ABKENARI L，BOERSMA L V，et al. The entirely subcutaneous implantable cardioverter-

defibrillator: initial clinical experience in a large Dutch cohort [J]. J Am Coll Cardiol, 2012, 60(19): 1933-1939.

[9] JARMAN J W, LASCELLES K, WONG T, et al. Clinical experience of entirely subcutaneous implantable cardioverter-defibrillators in children and adults: cause for caution [J]. Eur Heart J, 2012, 33(11): 1351-1359.

[10] THEUNS D A, CROZIER I G, BARR C S, et al. Longevity of the subcutaneous implantable defibrillator: Long-term follow-up of the European Regulatory Trial Cohort [J]. Circ Arrhythm Electrophysiol, 2015, 8(5): 1159-1163.

[11] KLEEMANN T, BECKER T, DOENGES K, et al. Annual rate of transvenous defibrillation lead defects in implantable cardioverter-defibrillators over a period of >10 years [J]. Circulation, 2007, 115(19): 2474-2480.

[12] PRIORI S G, BLOMSTRÖM-LUNDQVIST C, MAZZANTI A, et al. 2015 ESC Guidelines for the management of patients with ventricular arrhythmias and the prevention of sudden cardiac death: The Task Force for the Management of Patients with Ventricular Arrhythmias and the Prevention of Sudden Cardiac Death of the European Society of Cardiology (ESC). Endorsed by: Association for European Paediatric and Congenital Cardiology (AEPC) [J]. Eur Heart J, 2015, 36(41): 2793-2867.

[13] AL-KHATIB S M, STEVENSON W G, ACKERMAN M J, et al. 2017 AHA/ACC/HRS guideline for management of patients with ventricular arrhythmias and the prevention of sudden cardiac death: Executive summary: A Report of the American College of Cardiology/American Heart Association Task Force on Clinical Practice Guidelines and the Heart Rhythm Society [J]. Heart Rhythm, 2018, 15(10): e190-e252.

[14] POOLE J E, GOLD M R. Who should receive the subcutaneous implanted defibrillator ? : The subcutaneous implantable cardioverter defibrillator (ICD) should be considered in all ICD patients who do not require pacing [J]. Circ Arrhythm Electrophysiol, 2013, 6(6): 1236-1244; discussion 1244-1235.

[15] FRANCIA P, ADDUCI C, PALANO F, et al. Eligibility for the subcutaneous implantable cardioverter-defibrillator in patients with hypertrophic cardiomyopathy [J]. J Cardiovasc Electrophysiol, 2015, 26(8): 893-899.

[16] LEÓN SALAS B, TRUJILLO-MARTÍN M M, GARCÍA GARCÍA J, et al. Subcutaneous implantable cardioverter-defibrillator in primary and secondary prevention of sudden cardiac death: A meta-analysis [J]. Pacing Clin Electrophysiol, 2019, 42(9): 1253-1268.

[17] AURICCHIO A, HUDNALL J H, SCHLOSS E J, et al. Inappropriate shocks in single-chamber and subcutaneous implantable cardioverter-defibrillators: a systematic review and meta-analysis [J]. Europace, 2017, 19(12): 1973-1980.

[18] KNOPS R E, OLDE NORDKAMP L R, DELNOY P H, et al. Subcutaneous or transvenous defibrillator therapy [J]. N Engl J Med, 2020, 383(6): 526-536.

[19] GOLD M R, KNOPS R, BURKE M C, et al. The Design of the Understanding Outcomes with the S-ICD in Primary Prevention Patients with Low EF Study (UNTOUCHED) [J]. Pacing Clin Electrophysiol, 2017, 40(1): 1-8.

[20] MONDÉSERT B, DUBUC M, KHAIRY P, et al. Combination of a leadless pacemaker and subcutaneous defibrillator: First in-human report [J]. Heart Rhythm Case Rep, 2015, 1(6): 469-471.

[21] LJUNGSTRÖM E, BRANDT J, MÖRTSELL D, et al. Combination of a leadless pacemaker and subcutaneous defibrillator with nine effective shock treatments during follow-up of 18 months [J]. J Electrocardiol, 2019, 56: 1-3.

[22] NG J B, CHUA K, TEO W S. Simultaneous leadless pacemaker and subcutaneous implantable cardioverter-defibrillator implantation-When vascular options have run out [J]. J Arrhythm, 2019, 35(1): 136-138.

心房颤动卒中预防——重在管理

心房颤动（简称房颤）是临床上常见的心律失常，房颤导致的脑卒中及体循环栓塞事件，常可危及生命并严重影响患者的生存质量，给患者家庭及社会带来严重的负担。预防房颤相关的脑卒中，必须重视房颤的规范化诊治，加强房颤患者的综合管理。

一、房颤的主要危害：卒中

全球范围内房颤的发病率及患病率居高不下，2010 年全球估测有房颤患者 3 350 万例，其中男性 2 090 万例，女性 1 260 万例，发展中国家的房颤新发病率及患病率高于发达国家。2014 年《中国心血管病报告》指出，中国 30~85 岁人群房颤患病率为 0.77%，据此估算中国的房颤患病人数高达 800 万 ~1000 万人，其中 80 岁以上人群患病率达 7.5% 以上。作为全球最大的发展中国家，随着我国人口老龄化，心血管疾病及其危险因素均明显增多，这都导致我国房颤患病率进一步增高。

（一）患者关注的是症状，应强调把卒中管理放在首位

房颤患者主要表现为心悸，程度轻重不一，也有患者表现为胸闷、头晕、黑矇、运动耐量下降等不适，部分患者可有入睡困难和心理困扰症状。但需要警惕的是，有些房颤患者可没有任何不适症状，往往在医院常规体检或者因其他疾病行心电图检查时才偶然发现自己罹患房颤，甚至部分患者起病即表现为脑卒中，因此房颤也常被称为“沉默的杀手”或“隐藏的杀手”。

房颤不仅降低患者生活质量，也容易导致各种严重并发症。房颤并发左心房附壁血栓易引起体循环动脉栓塞，包括脑栓塞、外周动脉栓塞、内脏动脉栓塞等，其中脑栓塞致残和致死的重要原因。临床上 15%~20% 的脑卒中是房颤引起的，与非房颤患者相比，房颤患者缺血性脑卒中的风险增加了 4~5 倍，严重致残率增高 74%，30 天内死亡率增高 119% 和 1 年内复发率增高 61%。房颤所致的脑梗死面积往往较大，致死率、致残率和复发率均更高，花费更大，给患者本人及其家庭都会带来更大的精神、心理和经济负担，也会增加整个社会的医疗费用和健康负担。

（二）房颤导致血栓形成和卒中的可能机制

1. **左心耳的解剖特征**　左心耳位于左心房前外侧壁的囊袋样凸起的盲端结构，内有丰富的梳状肌及肌小梁，易使血流产生漩涡和流速减慢，是促使血栓形成的解剖基础。房颤时心房尤其是左心耳丧失了收缩功能，血液处于相对瘀滞或湍流状态，很容易淤积形成血栓。

2. **心房组织学改变**　房颤持续发作可导致心房纤维化增加，心房肌细胞外胶原蛋白的合成与降解失去平衡，导致细胞外基质增多，从而可能导致“心房心肌病”，这种心房肌纤维化有可能会导致血栓形成。

3. **内皮功能改变**　内皮细胞能够合成一氧化氮（NO），表达血栓调节蛋白、纤维蛋白溶酶原、组织因子途径抑制剂等，具有增强抗凝血酶活性、抑制血小板聚集、调节凝血纤溶活性的功能。房颤患者内皮功能损伤及其相关的血栓调节蛋白因子改变可导致血栓的形成。

4. 血液成分的改变 房颤时患者凝血系统激活、血小板活化、纤溶系统活性降低等机制也加剧了凝血状态改变，导致左房血栓形成。

房颤增加缺血性脑卒中及体循环动脉栓塞风险的年发生率分别为 1.92% 和 0.24%。左房血栓脱落后就会沿着主动脉随血液到达全身各个地方去，由于颈内动脉正对着升主动脉的解剖特征，颈内及其下游的颅内动脉成为心源性血栓最容易到达的部位，且常表现为多发性脑梗死。

二、房颤患者卒中危险评估

根据 Framingham 研究资料，非瓣膜病房颤引起的卒中发生率是对照组的 5.6 倍，风湿性心脏瓣膜病合并房颤的卒中发生率是对照组的 17.6 倍。瓣膜性房颤包括中度以上二尖瓣狭窄及机械瓣置换术后的房颤患者，应选用华法林进行抗凝，而对其他非瓣膜病房颤患者则根据卒中危险分层进行抗凝。

国内外的学者在 20 世纪末已经认识到预防房颤引起的脑栓塞（缺血性脑卒中）是房颤治疗策略中最重要的环节，但当时并没有提出具体如何个体化评估卒中的风险。经过十余年的临床研究与探索实践，目前国内外房颤指南均推荐 CHA_2DS_2-VASc 评分用于房颤患者卒中风险评估（表 1）。CHA_2DS_2-VASc 评分细化了卒中危险因素，该评分越高，血栓栓塞事件发生率越高，评分为 9 分的时候，校正的年卒中率 15.2%。指南推荐，CHA_2DS_2-VASc 评分≥2 分的男性或≥3 分的女性房颤患者应长期接受抗凝治疗（Ⅰ类，证据级别 A），对于依从性比较好的 CHA_2DS_2-VASc 评分为 1 分的男性和 2 分的女性房颤患者也应接受抗凝治疗。CHA_2DS_2-VASc 评分为 0 分属于低危患者，建议不需要抗凝和抗血小板治疗，减少不必要的治疗导致的出血风险。

表 1 非瓣膜病性房颤脑卒中危险 CHA_2DS_2-VASc 积分

危险因素	积分 / 分
充血性心力衰竭 / 左心室功能障碍[a]（C）	1
高血压（H）	1
年龄≥75 岁（A）	2
糖尿病（D）	1
脑卒中 /TIA/ 血栓栓塞病史（S）	2
血管疾病[b]（V）	1
年龄 65~74 岁（A）	1
性别（女性）[c]（Sc）	1
总积分	9

注：TIA：短暂性脑缺血发作；[a] 左心室功能障碍指左心室射血分数≤40%；[b] 血管疾病包括既往心肌梗死、外周动脉疾病和主动脉斑块；[c] 如无其他危险因素积分，单独女性性别不得分。

三、卒中预防的基石：口服抗凝药治疗

抗凝治疗是中高危房颤患者预防卒中的基石，规范地口服抗凝药物可以降低房颤患者 64% 的卒中风险和 26% 的死亡风险，是减少房颤患者缺血性卒中的重要手段。目前我国房

颤抗凝现状极不乐观，全球抗凝治疗注册研究（GARFIELD）纳入了中国 17 个省自治区直辖市的 29 家中心共 805 例患者，研究显示仅有 28.7% 的中国亚组患者接受了抗凝治疗。中国脑卒中项目筛查（2013—2014 年）研究显示，发生卒中后的房颤患者（二级预防），抗凝治疗比例仅 2.2%。CAFR 研究中的 380 例发生过缺血性卒中的患者在卒中发生 12 个月时随访，抗凝率仅为 27.71%，32.89% 的卒中后房颤患者接受抗血小板治疗，40% 的卒中后房颤患者未接受任何抗凝或抗血小板治疗；且卒中后房颤患者抗凝率随时间延长而逐渐降低。

为更好地指导临床做好房颤患者脑卒中防治，我国先后出台了华法林、新型口服抗凝药物使用专家共识，房颤患者卒中预防规范等。临床常见的口服抗凝药有两大类，第一类是传统抗凝药物维生素 K 拮抗剂（VKA），即华法林；第二大类是非维生素 K 拮抗剂口服抗凝药物，也常被称作新型口服抗凝药（NOAC）或直接口服抗凝药（DOAC）。目前 DOAC 主要有凝血酶抑制剂达比加群酯、Xa 因子抑制剂利伐沙班、阿哌沙班和艾多沙班。

华法林通过抑制维生素 K 依赖的凝血因子的活化而发挥抗凝作用，可明确降低房颤患者卒中风险和全因死亡风险，是目前中重度二尖瓣狭窄或机械瓣置换术后合并房颤患者唯一安全、有效的抗凝药。但华法林也具有诸多局限性，如需要定期检测凝血及国际标准化比值（INR），存在个体差异性大、起效慢、有效治疗窗窄、抗凝作用易受多种食物和药物的影响从而容易导致 INR 不稳定等。

DOAC 服药方便，不需要常规监测凝血功能，治疗窗较宽，起效和失效均较迅速，与药物食物相互作用发生率较低，可以以固定剂量口服给药。RE-LY、ROCKET AF、ARISTOTLE 等多项大型临床研究均表明，与华法林相比，DOAC 在疗效性、安全性、依从性方面具有显著优势，DOAC 可以使全身血栓栓塞的风险降低 19%，使颅内出血风险降低 50%，全因死亡率降低 10%。2016 年欧洲心脏病学会（ESC）房颤指南和 2018 年中国房颤专家共识均建议，非瓣膜性房颤（NVAF）应优先推荐 DOAC。英国的一项研究纳入 375 310 例房颤相关脑卒中患者的研究显示，随着 DOAC 的推广使用，CHA_2DS_2-VASc>2 分的患者抗凝率从 48.0% 增加至 78.6%，而抗血小板率从 42.9% 降至 16.1%，房颤相关的脑卒中也在 2011 年开始出现拐点，逐步呈下降趋势。

值得注意的是，临床使用 DOAC 时需要根据患者的情况进行个体化的应用。①根据肌酐清除率（CrCl）选择 DOAC 药物和剂型：当 CrCl<15ml/min 时，所有 DOAC 类药物均不适用；当 15ml/min≤CrCl<30ml/min 时，可以谨慎使用利伐沙班 15mg，而达比加群酯和利伐沙班 20mg 均不再适用；当 30ml/min≤CrCl<50ml/min 时，可以使用利伐沙班 15mg，达比加群酯两种剂型可以谨慎使用；当 CrCl≥50ml/min 时，所有 DOAC 类药物均可使用。②高龄患者抗凝选择：老年人有其独特的特点，身体衰弱，合并症众多，缺血性和出血性脑卒中风险均大，因此应个体化选择抗凝药物。≥75 岁高龄患者优选 DOAC，使用时注意密切监测肾功能；老年痴呆不应该为抗凝的禁忌证。③肥胖或低体重抗凝：如果患者体重指数（BMI）≥40kg/m^2 或体重 >120kg，可考虑使用 VKA。④育龄期女性均应慎用 DOAC，孕期禁用 DOAC。⑤运动员患者建议晚上服用抗凝药，避免白天服用使抗凝药处于高血浆浓度状态，造成出血性损伤。

四、出血危险评估与处理

（一）出血危险评估

只要患者口服抗凝药物，就可能面临出血风险，因此对所有口服抗凝药物的房颤患者，应根据当前国际公认的 HAS-BLED 评分进行出血风险评估（表 2）。HAS-BLED 评分≤2 分提示出血风险较低，评分≥3 分时提示出血风险增高。HAS-BLED≥3 分较 0 分患者的出血风险比值比为 8.56，但 HAS-BLED 评分高并不意味着不能用或不用抗凝药，而是应定期评估和随访此类患者，并积极纠正出血危险因素，如高血压、VKA 治疗时 INR 不稳定、过量饮酒、肝肾功能不全和合并使用抗血小板药物等。如患者确实出血高危、不愿抗凝、抗凝期间仍有卒中、抗凝后有出血的，则可以考虑非药物干预左心耳。

表 2 HAS-BLED 评分

临床特点	计分 / 分
高血压（H）	1
肝肾功能异常（各 1 分）（A）	1 或 2
脑卒中（S）	1
出血（B）	1
INR 值易波动（L）	1
老年（如年龄 >65 岁）（E）	1
药物或嗜酒（各 1 分）（D）	1 或 2
最高值	9

注：高血压定义为收缩压 >160mmHg（1mmHg=0.133kPa）；肝功能异常定义为慢性肝病（如肝纤维化）或胆红素 >2 倍正常上限，谷丙转氨酶 >3 倍正常上限；肾功能异常定义为慢性透析或肾移植或血清肌酐≥200μmol/L；出血指既往出血史和 / 或出血倾向；国际标准化比值（INR）易波动指 INR 不稳定，在治疗窗内的时间 <60%；药物指合并应用抗血小板药物或非甾体抗炎药。

（二）出血处理

2020 年 7 月，美国心脏病学会（ACC）发布了《2020 ACC 口服抗凝药患者出血管理的决策路径》，对口服抗凝药物治疗期间出血的患者进行管理指导。发生出血时，首先应评估出血严重程度和血流动力学情况，确定是否为大出血。满足下列因素之一时，定义为大出血：①关键部位出血，如颅内出血、眼内出血、心脏压塞、气道出血、腹腔内、腹膜后、关节内和肌肉内出血等。②血流动力学不稳定。心率增加、收缩压 <90mmHg、收缩压下降 >40mmHg 均可表明血流动力学不稳定。另外，器官灌注指标[包括尿量 <0.5ml/(kg·h)]也可用于评估血流动力学不稳定性。③明显出血伴血红蛋白减低≥20g/L 或需要输入≥2 个单位的红细胞。一旦出现大出血，临床医生的首要目标是恢复和保持患者血流动力学稳定。具体措施如下：①停用抗凝药物和抗血小板药物。②维持气道和大静脉通路畅通。③局部止血，如加压、填塞。④补充容量，推荐静脉注射等渗晶体如 0.9% 氯化钠溶液或乳酸林格液。⑤适时输注血液制品，有症状的活动性出血患者，应输注红细胞并维持血红蛋白≥70g/L。对于有潜在冠状动脉疾病的患者，特别是急性冠状动脉综合征的患者，建议目标血红蛋白≥80g/L。输注血小板以维持血小板数≥50×10^9/L 以及输注冷沉淀以维持纤维蛋白原 >1g/L。⑥使用口服抗凝药（OAC）逆转剂。对于大出血患者，应考虑使用 OAC 逆转剂，同时不能延误复苏和局部止血措施。⑦纠正体温过低和酸中毒，因为它们可能使凝血功能恶化。应避免使用大量生理盐水导致高氯血症和高氯血症酸中毒。应注意监测钙离子水平，如有异常，应给予补钙。⑧血液科会诊联合诊治。对于肝病患者，凝血酶原时间（PT）、INR 和活化部分凝血活酶时间（APTT）可能不是止血功能的可靠指标，此时可请血液科会诊，行特殊检查，以评估止血功能。

五、房颤相关卒中的非药物干预

非瓣膜性房颤90%以上的血栓都是在左心耳形成的。虽然OAC可以降低房颤相关的脑卒中,但依然有20%左右的患者会停用OAC,因此,非药物手段干预左心耳可能成为房颤患者预防心源性卒中的有效替代方案。而从安全性考虑,OAC可以导致全身处于抗凝、易出血状态,而左心耳干预只针对形成血栓的心房局部干预,不会影响到全身其他器官,因此,出血风险会大幅度下降。

(一)左心耳封堵

经皮左心耳封堵(LAAC)自2001年就开始用于临床,已有近20年的历史。经皮左心耳封堵预防非瓣膜性房颤卒中的疗效和安全性已被多个随机对照和注册研究所证实,对于有着抗凝禁忌的房颤患者,LAAC可作为抗凝治疗的有效替代方案。临床研究证实,随着术者经验的增加,WATCHMAN左心耳封堵器植入的成功率可以达到98.5%,术后45天封堵器周围漏<5mm的比例超过98%,12个月后停用华法林比例超过99%,且明显降低房颤相关的卒中。因LAAC创伤较小、操作简单、耗时较少,自2014年3月国家食品药品监督管理总局批准Watchman左心耳封堵装置用于临床以来,已经在我国得到了快速的发展,WATCHMAN左心耳封堵器在全国超过200家医院开展,其植入例数已>10 000例。

2019年ACC/AHA/HRS在其更新版房颤管理指南推荐,LAAC用于具有高卒中风险、不能耐受长期抗凝治疗的NVAF患者卒中的预防(Ⅱb类推荐)。

《中国左心耳封堵预防心房颤动卒中专家共识(2019)》建议,对不同的临床情形,包括卒中风险评分、抗凝药物长期坚持的可能性与可行性、出血风险评估以及患者的意愿等具体分析,对LAAC的适应证建议见表3。

表3 LAAC预防NVAF血栓事件的建议

建议	推荐级别
具有较高卒中风险(CHA_2DS_2-VASc评分:男性≥2分,女性≥3分),对长期服用抗凝药有禁忌证,但能耐受短期(2~4周)单药抗凝或双联抗血小板药物治疗者 具有较高卒中风险,口服抗凝药期间曾发生致命性或无法/难以止血的出血事件者(如脑出血/脊髓出血,严重胃肠道/呼吸道/泌尿道出血等)	适合
具有较高卒中风险,长期口服抗凝治疗存在较高的出血风险(HAS-BLED出血评分≥3分) 具有较高卒中风险,且服用抗凝药期间曾发生缺血性卒中或其他系统性血栓栓塞事件 具有较高卒中风险,且存在不能依从/不耐受长期口服抗凝治疗的临床情况(如独居、痴呆、残疾等),但能耐受短期(2~4周)单药抗凝或双联抗血小板药物治疗者 无论卒中风险评分高低,既往TEE或CCTA检查曾探测到明确的左心耳内血栓形成,但经抗凝治疗后溶解者 具有较高卒中风险,且HAS-BLED出血评分<3分,不存在长期抗凝治疗禁忌者,如果抗凝治疗依从性差或不愿长期坚持者,可根据患者意愿考虑LAAC 左心耳曾进行电隔离消融治疗者,可在导管消融同期或分期行LAAC	不确定
具有较低的卒中风险(CHA_2DS_2-VASc评分≤1分),且既往TEE或CCTA检查未曾探测到明确的左心耳内血栓形成 虽有较高卒中风险,但HAS-BLED出血评分<3分,且没有抗凝禁忌,患者也愿意接受并坚持长期口服抗凝药者 在NVAF基础上发生严重致残性缺血性卒中,虽经积极康复治疗仍残存严重肢体活动障碍、失语、长期卧床等情形或预期寿命<1年,预估临床获益价值不大者,不建议行LAAC	不适合

注:LAAC:左心耳封堵;NVAF:非瓣膜性心房颤动;TEE:经食管超声心动图;CCTA:心脏CT成像。

(二)外科左心耳干预

在其他心脏外科手术时同时行左心耳干预,或是采用创伤小的手术单独进行可以避免心耳内血栓进入体循环,明显减少栓塞性脑卒中。1949 年 Madden 等首次报道了 2 例外科行左心耳干预的瓣膜性房颤患者,术中均成功切除心耳,此后的数十年,外科干预左心耳主要在二尖瓣瓣膜手术中联合完成。但是通过心外膜结扎缝合、心内膜直接缝合以及切除心耳后从心外缝合的方法成功率在 40%~70%,不能实现完全地切除或封闭左心耳,存在手术残根的风险,因而术后仍遗留左心耳残根内形成血栓继而导致脑卒中风险。

近年来,器械的创新与进步也使外科干预左心耳开始采用辅助器械及植入方法闭合左心耳,应用比较多的有心耳夹 AtriClip、Endoloop、LigaSure、组织切割缝合器(Stapler)等。2011 年 Ailawadi 等首次报道了 AtriClip 装置的多中心研究结果,研究共纳入 71 例患者,术后 3 个月采用经食管超声心电图或 CT 评价左心耳隔离效果,结果发现 98.4% 的患者可完成左心耳完全隔离,心耳隔离效果较既往研究明显提高。2018 年 Caliskan 等报道了一组采用 AtriClip 装置隔离心耳且平均随访达 3 年的开胸手术患者,所有患者随访中均无装置相关并发症发生,且影像学随访提示左心耳均实现完全隔离,缺血性卒中年发生率为 0.5%,较预测值下降 87.5%。该研究证实了采用 AtriClip 装置隔离心耳可取得良好的长期收益,有效减少了缺血性卒中的发生。

但是需要注意的是,由于缺乏大型随机对照试验,目前欧美指南建议在进行其他心脏手术时,对于房颤且需要预防脑卒中的患者,推荐同时结扎或切除左心耳;在进行经胸房颤手术时,对于需要预防脑卒中的患者,同样推荐同时结扎或切除左心耳(Ⅱb 类推荐)。

六、新政策与新理念

(一)分级诊疗

分级诊疗是我国的基本医疗卫生制度,所谓分级诊疗就是按照疾病轻、重、缓、急及治疗的难易程度,由不同级别和服务能力的医疗机构承担不同疾病的治疗,并按病情变化情况进行及时便捷的双向转诊,从而建立科学有序的诊疗秩序,确保患者得到适宜治疗。简而言之,就是建立"基层首诊、双向转诊、急慢分治、上下联动""小病进社区、大病进医院"的新型就医诊疗模式。

针对我国当前房颤规范化治疗率低,区域协同诊疗体系尚未建立的现状,2019 年国家卫生健康委、国家中医药局联合发布了《关于印发心房颤动分级诊疗技术方案的通知》,以及《心房颤动分级诊疗重点任务及服务流程图》和《心房颤动分级诊疗服务技术方案》(国卫办医函〔2019〕710 号)指导全国各地做好房颤相关分级诊疗工作。

文件明确指出,根据房颤患病率、发病率、就诊率和分级诊疗技术方案,确定适合分级诊疗服务模式的患者。有条件的基层医疗卫生机构负责房颤防治宣教、初步识别、接续治疗、康复和随访,鼓励其参与房颤专病中心建设,与二级以上医院建立远程心电网络,进行房颤初步识别。除急诊患者外,二级医院主要为病情稳定者提供治疗、康复、随访等全程管理服务,与三级医院和基层医疗卫生机构联动,形成房颤疾病诊治网络体系。三级医院主要为有严重基础疾病及严重并发症、手术适应证的房颤患者提供诊疗服务;对下级医疗机构进行技术指导、业务培训和质控管理,鼓励建立房颤专病区域数据库,加强区域内房颤单病种管理工作。这种科学的房颤分级诊疗模式,将为房颤患者提供规范、有效的全程管理,对保障患者健康权益具有重要意义。

（二）中国房颤中心、中国心源性卒中防治建设基地和国家标准化房颤中心的建设

为进一步规范我国目前房颤的诊疗流程，以及最大程度降低房颤卒中的发生及致死致残风险，2016 年中国心血管健康联盟、中华医学会心电生理和起搏分会、中华医学会心血管病学分会、中国医师协会心血管内科医师分会、中国医师协会心律学专业委员会联合作出在中国建立若干个房颤中心的决定。通过房颤中心的建设，各级医院可以加强医护人员对房颤危害的认识与最新的规范化诊治的学习，推广 DOAC 的应用、房颤导管消融和左心耳干预技术，提高患者对房颤的基本认知和自我管理水平，打造一支专业敬业、训练有素的医护团队，从而真正实现房颤全过程（从筛查、诊断、治疗到出院后的康复治疗、随访）规范化管理。

心源性卒中防治基地项目由国家卫生健康委员会医政医管局和国家脑卒中防治工程专家委员会办公室领导组织实施的。房颤引起的心源性卒中是缺血性脑卒中的重要原因，而房颤患病率高、患者认识不足、有效治疗率低是目前重要问题，建立心源性卒中防治基地，可联合包括心血管内科、神经内科在内的多学科进一步有效提高心源性卒中及房颤的诊断率、治疗率，改善患者长期治疗的依从性，减少心源性卒中的发生率，推动中国心源性卒中防治水平的提升。

全国心血管疾病管理能力评估与建设工程（Cardiovascular Disease Quality Initiative，CDQI）由国家卫生健康委能力建设和继续教育中心、国家心血管疾病临床医学研究中心和中华医学会心血管病学分会联合推动建设，于 2020 年 6 月正式启动，其目的在于贯彻国务院《“健康中国 2030”规划纲要》精神，实现全国心血管疾病诊疗质量均质化，缩小临床实践与指南差距，多维度提升医生临床及科研能力。CDQI 致力于打造聚焦专病、基于数据、应用工具、着眼能力、面向全国的国家标准化心血管专病中心建设项目。其中，国家标准化房颤中心是 CDQI 首批建设的国家标准化心血管专病中心，国家标准化房颤中心依据国际和国内最新指南，通过多维度指标的管理，对全国各层级医疗机构的房颤中心诊治能力进行评估，指导各中心对房颤患者及时、规范治疗，在提高整体诊治能力的同时实现医疗过程科学规范，应用医疗物联网、移动互联网、大数据分析、人工智能等技术实现对医疗机构房颤诊治过程中关键医疗数据的实行自动化采集和实时性评估。同时，国家标准化房颤中心将充分整合各区域内医疗资源，以地区内卓越中心测试辐射各级示范中心及建设中心，通过展开线上、线下教学培训及科研协作，实现房颤疾病诊疗及科研能力的多维度提升。

（三）房颤综合管理

房颤综合管理的概念首先由 2016 年 ESC 房颤指南提出，强调患者参与、多学科团队、多种信息技术及多种治疗方案选择。2020 年美国心脏协会（AHA）关于房颤生活方式和危险因素调控科学声明指出，房颤综合管理需要在全科医师、内分泌医师、运动生理专家、营养专家、电生理专家、护士、药师等医护人员的指导下，针对患者自身的高血压、肥胖、糖尿病、睡眠呼吸暂停、酗酒、吸烟等多种危险因素制定个体化、综合的诊疗方案。针对这些危险因素的积极干预可减少新发房颤风险、显著降低房颤复发风险，降低全因死亡和心血管死亡风险。

（四）房颤管理 ABC 方案

房颤管理 ABC 方案（简称“ABC 方案”）是国际著名专家 Lip 教授提出的一种简单易记、实用方便的房颤综合管理方案，主要致力于提高患者、公众、临床医生和护理人员的认识及综合管理决策能力。ABC 方案具体为：A（Avoid stroke），即避免卒中；B（Better symptom management），即更好的症状控制；C（Cardiovascular and comorbidity risk reduction），即减少心血管和合并症风险（图 1）。“ABC 方案”将房颤的一级和二级预防简易化、流程化，可以让更

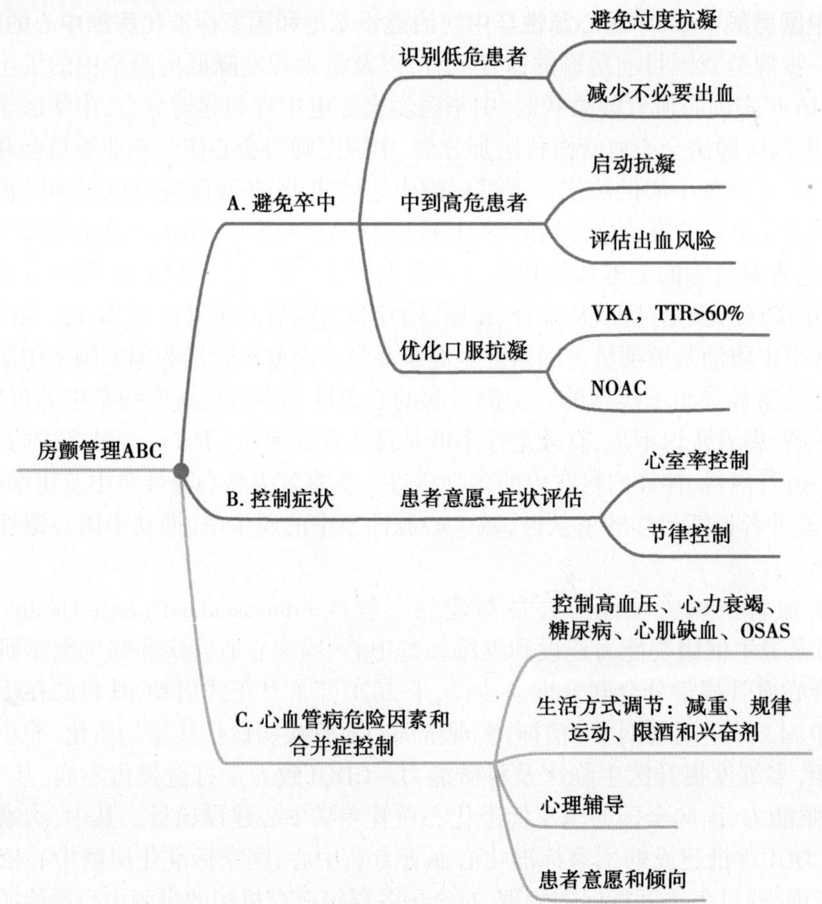

图1 心房颤动综合管理 ABC 方案

VKA：维生素K拮抗剂；TTR：治疗窗内时间；NOAC：新型口服抗凝药；OSAS：阻塞型睡眠呼吸暂停低通气综合征。

多的基层医生全面把握房颤患者综合管理的关键因素，是一种值得广泛推广的房颤综合管理方案。

七、小 结

随着人口老龄化，房颤的患病人数越来越多，我们需要调动各级医疗机构医护人员的积极性，多学科合作，优化、细化房颤管理方案，全面评估房颤患者的脑卒中风险和出血风险，选择最佳治疗手段，建立起全流程、终身的房颤管理策略，以大幅度减少房颤的发病率和致死率、致残率，改善患者预后。

（李小荣 杨兵）

参 考 文 献

[1] 俞娅娅，李小荣，余金波，等．心房颤动综合管理 ABC 方案[J]. 中国心脏起搏与心电生理杂志，2020，34(1)：7-10.

[2] 黄从新，张澍，黄德嘉，等．心房颤动：目前的认识和治疗的建议 -2018[J]. 中国心脏起搏与心电生理杂志，2018，32(4)：315-368.

[3] 中华医学会心血管病学分会,中华心血管病杂志编辑委员会. 中国左心耳封堵预防心房颤动卒中专家共识(2019)[J]. 中华心血管病杂志,2019,47(12):937-955.

[4] 中华医学会,中华医学会杂志社,中华医学会全科医学分会,等. 心房颤动基层诊疗指南(2019年)[J]. 中华全科医师杂志,2020,19(6):465-473.

[5] 中国医师协会心律学专业委员会心房颤动防治专家工作委,中华医学会心电生理和起搏分会. 心房颤动:目前的认识和治疗建议-2015[J]. 中华心律失常学杂志,2015,19(5):321-384.

[6] LEVY S,BREITHARDT G,CAMPBELL R W,et al. Atrial fibrillation:Current knowledge and recommendations for management. Working Group on Arrhythmias of the European Society of Cardiology[J]. Eur Heart J,1998,19(9):1294-1320.

[7] 陈新,张澍,胡大一,等. 心房颤动:目前认识和治疗建议[J]. 中华心律失常学杂志,2001,5(2):69-94.

[8] KIRCHHOF P,BENUSSI S,KOTECHA D,et al. 2016 ESC Guidelines for the management of atrial fibrillation developed in collaboration with EACTS[J]. Eur Heart J,2016,37(38):2893-2962.

[9] 张澍,杨艳敏,黄从新,等. 中国心房颤动患者卒中预防规范(2017)[J]. 中华心律失常学杂志,2018,22(1):17-30.

[10] 中华医学会心血管病学分会,中国老年学学会心脑血管病专业委员会. 华法林抗凝治疗的中国专家共识[J]. 中华内科杂志,2013,52(1):76-82.

[11] 中华心血管病杂志血栓循证工作组. 非瓣膜病心房颤动患者应用新型口服抗凝药物中国专家建议[J]. 中华心血管病杂志,2014,42(5):362-369.

[12] RUFF C T,GIUGLIANO R P,BRAUNWALD E,et al. Comparison of the efficacy and safety of new oral anticoagulants with warfarin in patients with atrial fibrillation:a meta-analysis of randomised trials[J]. Lancet,2014,383(9921):955-962.

[13] STEFFEL J,VERHAMME P,POTPARA T S,et al. The 2018 European Heart Rhythm Association Practical Guide on the use of non-vitamin K antagonist oral anticoagulants in patients with atrial fibrillation[J]. Eur Heart J,2018,39(16):1330-1393.

[14] 黄从新,张澍,黄德嘉,等. 左心耳干预预防心房颤动患者血栓栓塞事件:目前的认识和建议-2019[J]. 中国心脏起搏与心电生理杂志,2019,33(05):385-401.

[15] TOMASELLI G F,MAHAFFEY K W,CUKER A,et al. 2020 ACC expert consensus decision pathway on management of bleeding in patients on oral anticoagulants:A Report of the American College of Cardiology Solution Set Oversight Committee[J]. J Am Coll Cardiol,2020,76(5):594-622.

[16] JANUARY C T,WANN L S,CALKINS H,et al. 2019 AHA/ACC/HRS focused update of the 2014 AHA/ACC/HRS Guideline for the management of patients with atrial fibrillation:A Report of the American College of Cardiology/American Heart Association Task Force on Clinical Practice Guidelines and the Heart Rhythm Society in Collaboration With the Society of Thoracic Surgeons[J]. Circulation,2019,140(2):e125-e151.

[17] CHUNG M K,ECKHARDT L L,CHEN L Y,et al. Lifestyle and risk factor modification for reduction of atrial fibrillation:A scientific statement from the American Heart Association[J]. Circulation,2020,141(16):e750-e772.

心脏性猝死与心律失常：风险与干预

心脏性猝死（sudden cardiac death，SCD）是指因心脏性原因导致的，在急性症状出现后1小时内发生的自然死亡，其特点是自然的、骤然发生的、快速和不能预期的。SCD是威胁人类健康的重大问题，美国每年发生SCD约35万例。我国形势同样严峻，中国医学科学院阜外医院在2005年7月—2006年6月对678 718人随访1年，共2 983例死亡，其中SCD 284例（9.5%），SCD发生率为41.8/10万，男性高于女性（44.6/10万 *vs.* 39.0/10万），大多数死亡发生在65岁以上。由此估计中国每年发生SCD 54.4万，因此SCD的防治任重而道远，如何评估猝死风险及预防恶性事件发生是临床上亟须解决的难题。

一、病因和机制

（一）病因

各种心脏疾病都可能导致SCD，其中最常见的病因为：冠状动脉异常，约占SCD病因的80%，包括冠状动脉粥样硬化引起的急性冠脉综合征（acute coronary syndrome，ACS）和缺血性心肌病，以及非冠状动脉粥样硬化引起的冠状动脉异常；心力衰竭；心肌疾病和其他结构性心脏病；遗传性心律失常综合征；药物、电解质、酸碱平衡紊乱等外界因素。SCD的病因在年轻患者和老年患者不同，年轻患者更倾向于离子通道病、心肌病、心肌炎或药物滥用，而老年患者则以冠心病、心肌疾病和心力衰竭为主。

（二）机制

SCD的机制包括心律失常性和循环衰竭性，其中心律失常性最常见。其他较少见的机制包括心脏破裂、急性心脏压塞、血流的急性机械性阻塞（例如大的肺动脉栓塞）以及大血管的急性事件（例如大动脉穿孔或破裂）。导致SCD的心律失常主要包括快速性室性心律失常（室性心动过速和心室颤动）、缓慢性心律失常或心脏停搏和无脉电活动。心电数据证实80%以上的SCD是由恶性室性心律失常所致，基础心脏疾病或心电异常在急性诱因的作用下出现持续性室性心动过速（简称室速）甚至进展到心室颤动（简称室颤），导致SCD发生。因此对室性心律失常的有效防治可以减少SCD的发生。

二、风险评估

SCD的风险评估非常重要但却十分复杂，最近数十年心律失常研究最热门的领域之一即是建立SCD可靠性预测指标。心搏骤停幸存者、心肌梗死伴有室性心律失常者、左室射血分数（LVEF）<35%的心力衰竭患者等，其猝死发生概率高于普通人群，但由于这部分高危患者所占人群比例少，故高危猝死风险人群中发生猝死的总例数仍少于普通人群。更大的挑战在于如何识别隐藏在普通人群中、相对风险较低但猝死总数很高的亚群。

（一）缺血性心脏病

约40%的冠心病患者首发症状为SCD。缺血性心脏病患者发生SCD的两个主要机制为与急性心肌缺血相关的室性心律失常，以及与陈旧心肌梗死的瘢痕相关的室性心律失常。

尽管通过较好的血运重建、戒烟、他汀类药物治疗将明显降低缺血性心脏病患者猝死风险，但ACS及急性心肌梗死后期室性心律失常仍然是猝死的主要原因。猝死多发生在ACS入院前，说明对患者的危险分层至关重要。

目前应用最广泛，也是唯一公认能反映心肌梗死和左室功能障碍患者猝死风险增加的指标是LVEF，LVEF低于35%会导致SCD的风险增高。该指标结合纽约心功能分级(NYHA)，用于评价SCD一级预防中植入型心律转复除颤器(implantable cardioverter defibrillator，ICD)的适应证。但仅用LVEF来评估风险仍存在一些不足：首先，LVEF降低的患者仅极少数出现SCD，临床中观察到的室速或室颤的ICD放电率低于ICD植入的临床试验；其次，大部分缺血性心脏病SCD发生于LVEF正常或轻度降低的患者。因此，近年来一直在寻找其他的预测指标来评估心肌缺血患者的猝死风险，如MUSTT试验提示存在冠脉病变和LVEF下降的患者，如电生理检查不能诱发出室速则发生SCD的风险明显降低；另外一些预测指标包括晚电位、心率变异性、压力反射敏感性、QT间期离散度、微伏T波交替和心率震荡、碎裂QRS波等。尽管这些预测因素的早期研究结果较为理想，但至今并没有广泛应用于临床。

随着医学影像技术的进展，影像学检查在结构性心脏病猝死风险分层的作用也得到提升。心脏磁共振钆延迟强化(late gadolinium enhancement cardiac magnetic resonance，LGE-CMR)目前被认为是检测心肌纤维化的“金标准”，部分研究认为通过LGE-CMR测量心肌梗死周围区的纤维化程度与SCD的风险密切相关。但此方法仍受到技术、费用等的限制，且需更多的临床试验证实。

（二）非缺血性心脏病

非缺血性心肌病包括一大类临床疾病，包括扩张型心肌病(dilated cardiomyopathy，DCM)、心脏瓣膜病、慢性酒精和药物滥用、病毒感染、Chagas病等。在非缺血性心脏病中，LVEF仍然是应用最广泛的SCD风险预测因子。一项包括7个大型一级和二级预防研究的荟萃分析显示，在LVEF降低的非缺血性心脏病患者中植入ICD明显降低了死亡率。但DANISH研究证实非缺血性症状性心脏病患者预防性植入ICD较常规治疗组虽降低SCD风险，但并未降低全因死亡率，提示需对非缺血性心脏病需进行更精确的风险评估。一项荟萃分析评估了用于DCM的SCD风险预测指标，包括自主神经功能参数(压力反射敏感性、心率震荡、心率变异性)、心功能参数(左室舒张期末内径、LVEF)、心律失常相关参数(电生理检查、非持续性室速)、除极参数(QRS波间期/左束支传导阻滞、碎裂QRS波、信号平均心电图)、复极参数(T波电交替和QRS-T波夹角)等，提示自主神经功能参数与SCD风险无明显相关，而碎裂QRS波与猝死风险明显相关。另有研究提示，LGE-CMR在DCM患者也存在预测价值。

（三）肥厚型心肌病

虽然肥厚型心肌病(hypertrophic cardiomyopathy，HCM)是一些患者发生SCD的病因，尤其是年轻人群，但SCD在HCM中发生率相对较低。左室结构的改变、心肌排列紊乱和纤维化是发生心律失常的基础。

HCM的危险因素包括：①存在一级亲属发生HCM相关SCD的家族史；②不能用其他原因解释的晕厥病史；③发生非持续性室速；④运动后的血压异常反应；⑤室间隔明显增厚(超过3.0cm)。

欧洲心脏病学会(ESC)关于HCM的指南建议应用一种猝死风险评分系统来评估患者的5年风险率。该系统模型应用的预测变量均与多因素分析证实的猝死风险增加相关

(http://doc2do.com/hcm/webHCM.html)。上述算法适合应用于16岁以上的患者，不适用于运动员或代谢综合征或浸润性疾病（例如Anderson-Fabry病）和系统性疾病（例如Noonan综合征）患者。根据该模型推测出的风险，决定患者下一步是否需植入ICD进行一级预防。

介入性电生理检查及程序刺激对HCM的危险分层无效，不建议常规用于晕厥或疑似心律失常症状的患者。

（四）遗传性心律失常

1. 致心律失常性右室心肌病（ARVC） 既往存在心搏骤停或持续性室速病史是ARVC患者最显著的危险因素，再次发生猝死的风险较高（每年10%）。其他的主要预测因素包括不明原因晕厥或非持续性室速病史、严重心室功能不全。还有一些研究提示猝死家族史，广泛的右室疾病，QRS波时限显著增宽，LGE-CMR阳性（包括左室受累），左室功能障碍和电生理检查时诱发室速，也可能是猝死和主要心律失常事件的危险因素。

2. Brugada综合征 Brugada综合征患者SCD的预测因素包括：①自发Ⅰ型Brugada综合征心电图；②晕厥病史；③窦房结功能不良；④男性；⑤电生理检查中诱发出室性心律失常；⑥既往心搏骤停或记录到自发性持续性室速。

3. 长QT综合征（LQTS） 风险分层应考虑临床、心电图和遗传学等参数。即使在接受β受体阻滞剂治疗，心搏骤停的幸存者有较高的复发风险（5年复发率为14%）。既往发生晕厥事件与心搏骤停的风险增加相关。其他的高危因素包括：LQTS女性患者产后9个月（特别是LQT2基因型）、校正的QT间期（QTc）>500ms的LQT2的女性、QTc>500毫秒的伴有心电不稳定的患者和高风险的基因型患者（两突变携带者，包括JLN综合征和Timothy综合征）。

对于LQTS患者行侵袭性心脏电生理检查（EPS）进行程序性心室刺激来评价预后的方法尚无数据支持。

4. 短QT综合征（SQTS） SQTS在所有年龄组中均表现高致死性，包括新生儿。40岁前出现第一次心搏骤停的概率>40%。研究表明，只有心搏骤停史是再发恶性心律失常和SCD的独立危险因素，复发率约每年10%。目前仍缺乏其他预测心搏骤停的独立危险因素（包括晕厥在内），虽然在有明确家族SCD病史的SQTS患者和QTc明显缩短的部分患者中考虑植入ICD，但目前并没有足够的临床研究来支持。

5. 早复极改变 早复极改变作为SCD的预测因素具有很多不确定性，欧美指南中并没有对该病提出风险评估的建议。如若有明确的SCD和/或室速/室颤的既往史和家族史等，提示患者恶性心律失常事件和猝死的风险增加。

（五）可疑或有记录的室性心律失常患者的筛查

室速相关的最重要的三种临床表现为心悸、晕厥前兆和晕厥，对于有此症状的患者需要全面的病史采集和相关检查来排除。检查包括12导联心电图、动态心电图、心脏超声、运动试验等无创性检查，以及EPS这一有创性检查。需要特别强调的是，对于心律失常导致的晕厥患者，如无创检查不能明确诊断时，需对其进行EPS测试。统计数据表明，慢性束支传导阻滞合并射血分数下降（<45%）的晕厥患者，EPS诱发室速的成功率可高达42%。

（六）猝死患者的家族成员

对于心律失常致猝死患者的家族成员，遗传性致心律失常疾病的概率高达50%，尤其是离子通道病、心肌病及家族性高胆固醇血症。若干研究已证明存在猝死的遗传易感性，父母一方有猝死病史的个体发生猝死的相对风险（RR）为1.46~1.89，而父母双方均有猝死病史的个体发生猝死的相对风险则增加至9.44（P=0.01）。因此，应当将类似事件的潜在风险告知猝死患者的一级亲属,并对其进行相关检查,包括病史采集和体检、心电图、心脏二维超声或磁共振、基因检测等。由于遗传性心律失常的外显率与年龄相关,且有不完全表达的特征,家族中的年轻人应定期随访。如果仍无症状或没有新的家族事件出现,在成年时期可减少随访次数。当某一患者有遗传性心律失常病潜在的可能时,应对其进行 DNA 取样,并进行分子检测;如若诊断确立,其所有家族成员均应进行基因筛查。

(七)无已知心脏疾病的患者

近 50% 的心搏骤停患者无已知的心脏疾病,但大多数患者存在隐匿性缺血性心脏病。因此,在一般人群中预防 SCD 最有效的方式是评估个体患缺血性心脏病的风险并控制相关危险因素如血清总胆固醇、血糖、血压、吸烟和体重指数等。约 40% SCD 的减少直接受益于冠心病和其他心脏疾病的减少。

对于遗传性心律失常的筛查,心电图和心脏二维超声检查在临床实践中起重要作用,有助于早期发现患者的 SCD 风险。目前,意大利和日本已建立心电图检查系统,这有助于发现无症状的遗传性心律失常患者;欧美专家支持对运动员进行赛前检查,国际奥委会也已通过此决策。

三、预防与治疗

(一)抗心律失常药物治疗

在预防 SCD 的药物中,除 β 受体阻滞剂外,其他抗心律失常药物尚无可以改善预后的证据,但可以控制心律失常的发作,并改善症状。需要注意的是,应用时需同时警惕药物的致心律失常作用。

1. **β 受体阻滞剂** 对于合并或不合并心力衰竭患者,β 受体阻滞剂在治疗室性心律失常、降低 SCD 发生率方面效果较显著。β 受体阻滞剂以其安全性及有效性,被视为首选的抗心律失常药物。常用药物有美托洛尔或美托洛尔缓释片、比索洛尔、卡维地洛等。此外,特殊类型的 β 受体阻滞剂(纳多洛尔、普萘洛尔)可作为 LQTS、儿茶酚胺敏感性多形性室速(CPVT)等遗传性心律失常综合征患者的一线用药。药物不良反应包括心动过缓、低血压、房室传导阻滞、头晕、乏力等。

2. **胺碘酮** 胺碘酮为广谱抗心律失常药物,能够抑制去极化钠电流及复极化钾电流,通过影响自律性及折返,来阻碍或终止室性心律失常。不同于钠通道阻滞剂,胺碘酮并不增加心力衰竭患者的死亡率。因此胺碘酮可用于导致 SCD 的恶性心律失常及血流动力学稳定的室速,此外可以作为 ICD 的辅助用药,减少电除颤次数。然而,长期静脉应用胺碘酮会并发复杂的药物间反应及大量心脏外器官的副作用,包括对甲状腺、皮肤、肺及肝脏等器官的损害,需要常规检测肺、肝、甲状腺等脏器的功能。

3. **索他洛尔** 索他洛尔是一种兼有Ⅱ类和Ⅲ类抗心律失常作用的药物,能够有效抑制室性心律失常。一项关于 146 例植入 ICD 的持续性室性心律失常患者的研究表明,索他洛尔能够显著降低持续性室性心律失常患者的复发率,但并不提高生存率。另一项研究使用索他洛尔治疗合并左室功能不全的心肌梗死后患者,死亡率显著升高,可能与其致心律失常作用相关。因此,不应对未植入 ICD 的患者使用索他洛尔。

4. **Ⅰ类抗心律失常药物** Ⅰ类抗心律失常药物预防室速和 SCD 疗效有限,但在某些特殊情况下可以应用,如美西律可用于先天性 LQTS、奎尼丁用于 Brugada 综合征、氟卡尼用于 CPVT 等。

5. **Ⅳ类抗心律失常药物** 非二氢吡啶类钙离子通道阻滞剂对于大多数室性心律失常效果不佳。但对于心脏结构正常者,维拉帕米可抑制流出道起源的心律失常。可用于左室特发性室速。药物不良反应包括低血压、房室传导阻滞、心动过缓、心力衰竭加重等。

6. **药物联合治疗** 在抗心律失常药物的单药治疗以及非药物治疗措施如导管消融或ICD等不能明显抑制心律失常发作的情况下,可考虑药物联合治疗。例如已植入ICD并伴有频发室速的患者,可联合使用钠通道阻滞剂和钾通道阻滞剂(如美西律联合索他洛尔,胺碘酮联合普罗帕酮)、β受体阻滞剂联合胺碘酮可降低ICD电风暴。值得注意的是许多患者因药物联合应用致副作用增加,最终需终止治疗。因此,药物联合应用时需要严密的心电图及心脏功能监测。

7. **心力衰竭药物治疗** 对于心力衰竭患者而言,优化的药物治疗对于降低SCD的风险十分重要,应在病情允许的条件下将药物加至靶剂量。对于LVEF≤40%的心功能减低患者,应用β受体阻滞剂、血管紧张素转换酶抑制剂(ACEI)或血管紧张素受体拮抗剂(ARB)或血管紧张素受体脑啡肽酶抑制剂(ARNI)、醛固酮受体拮抗剂,可降低SCD和全因死亡率。

(二)器械治疗

1. **植入型心律转复除颤器(ICD)治疗** ICD是预防室性心律失常猝死最有效的治疗措施之一,AVID、CIDS和CASH三项SCD二级预防临床研究的荟萃分析显示,ICD治疗可降低50%的心律失常性死亡风险及28%的全因死亡风险。MADIT、MUSTT、MADIT-Ⅱ和SCD-HeFT等SCD一级预防临床试验也证实,ICD可明显降低死亡率。但ICD治疗并非十全十美,存在以下问题:反复发作的室性心律失常致ICD频繁放电明显降低患者生活质量;多次更换ICD装置可能导致感染;过度感知可能造成不适当放电。另外,ICD价格昂贵,目前在我国尚有很多患者难以承受。

2. **全皮下ICD(S-ICD)** S-ICD系统包括电极导线、皮下隧道针、脉冲发生器和程控系统等。皮下除颤电极导线为多股电缆核心设计,绝缘层为聚氨酯;感知方式为双极,单除颤线圈,其导线具有优异的抗张强度和抗磨损能力。相关数据表明,S-ICD能够有效预防SCD。最近报道的真实世界注册研究也显示,472例患者平均随访18个月,其中85例患者发生了317阵室性心律失常,53%的室速或室颤被成功终止,仅有1例患者由于频发室颤及心动过缓而死亡。S-ICD不适用于需起搏治疗的患者、需要进行心脏再同步治疗(CRT)者以及不适用于需抗心动过速起搏(ATP)终止快速性心律失常的患者。

3. **可穿戴心律转复除颤器(WCD)** WCD是一种放置在可穿戴背心中的体外除颤器(包括导线和导电垫),相关研究证实,WCD能够成功感知并终止室速或室颤。目前大样本随机对照临床研究虽不多,但相关的临床研究已经表明,WCD可成功应用于有潜在致命性室性心律失常风险的患者。对部分心肌梗死后40天内的患者,如血运重建不完全、原有LVEF降低、ACS发病48小时后发生心律失常、有多形性室速或室颤发生,可考虑暂时性使用WCD。

4. **心脏再同步治疗(CRT)** CRT已被充分证明可明显改善心力衰竭伴心脏运动不同步患者的心功能、降低其SCD发生率和全因死亡率。对具有适应证的心力衰竭患者,应考虑植入CRT以改善心功能,降低死亡率。

(三)导管消融

1. **瘢痕相关性室速** 许多临床研究已经证实,导管消融已成为瘢痕相关性心脏病室速或室颤患者的重要治疗选择。两项前瞻性、随机与多中心临床研究数据显示,导管消融能够显著减少缺血性心脏病患者的室速发作和ICD电击治疗；对于无休止室速及电风暴患者，导管消融能减少或终止持续性室速的反复发作。现阶段尚缺少相关前瞻性的随机对照研究来证实导管消融能够降低死亡率。

2. **无结构性心脏病室速** 无结构性心脏病患者发作的室速又称为特发性室速，通常起源于右室或左室流出道，触发活动是最可能的病理生理机制，因而在消融过程中，标测到最早的触发靶点能够获得很高的成功率，此类人群SCD的发生率极低。与结构性心脏病室速患者相比，导管消融特发性室速成功率高，相关并发症低。2015年ESC室性心律失常治疗和SCD的预防指南将导管消融作为ⅠB类推荐。

（四）外科治疗

对于经验丰富的心脏电生理专家行导管消融失败后抗心律失常药物难治性室速患者，推荐由经验丰富的中心在术前和术中的电生理标测指导下行外科消融；对于导管消融失败后出现室速或室颤的患者，可考虑在心脏手术的同时行外科消融。

（五）普及SCD防治意识

在现有的医疗水平和社会资源基础上，我们应着眼于向全社会普及SCD的相关知识，增加公众对SCD的认知，推广心肺复苏（CPR）技术培训，配备急救除颤器等设备。同时，强调改善生活方式，治疗基础心脏疾病，强化SCD一级和二级预防理念，促进ICD在恰当人群中的应用，以期降低SCD的发生率和死亡率。

（李学斌　吴寸草）

参考文献

[1] 曹克将，陈柯萍，陈明龙，等．2020室性心律失常中国专家共识（2016共识升级版）[J]．中国心脏起搏与心电生理杂志，2020，34(3)：189-253.

[2] PRIORI S G，BLOMSTROM-LUNDQVIST C，MAZZANTI A，et al. 2015 ESC Guidelines for the management of patients with ventricular arrhythmias and the prevention of sudden cardiac death：The Task Force for the Management of Patients with Ventricular Arrhythmias and the Prevention of Sudden Cardiac Death of the European Society of Cardiology (ESC). Endorsed by：Association for European Paediatric and Congenital Cardiology (AEPC)[J]. Eur Heart J，2015，36(41)：2793-2867.

[3] AL-KHATIB S M，YANCY C W，SOLIS P，et al. 2016 AHA/ACC clinical performance and quality measures for prevention of sudden cardiac death：A Report of the American College of Cardiology/American Heart Association Task Force on Performance Measures[J]. J Ame Coll Cardiol，2017，69(6)：712-744.

[4] HUA W，ZHANG L F，WU Y F，et al. Incidence of sudden cardiac death in China：Analysis of 4 regional populations[J]. J Am Coll Cardiol，2009，54(12)：1110-1118.

[5] 胡盛寿，高润霖，刘力生，等．《中国心血管病报告2018》概要[J]．中国循环杂志，2019，34(3)：209-220.

[6] HUIKURI H V，CASTELLANOS A，MYERBURG R J. Sudden death due to cardiac arrhythmias[J]. N Engl J Med，2001，345(20)：1473-1482.

[7] TANG P T，SHENASA M，BOYLE N G. Ventricular arrhythmias and sudden cardiac death[J]. Card Electrophysiol Clin，2017，9(4)：693-708.

[8] MORIN D P，HOMOUD M K，ESTES N A M，3RD. Prediction and prevention of sudden cardiac death[J]. Card Electrophysiol Clin，2017，9(4)：631-638.

[9] SABBAG A，SULEIMAN M，LAISH-FARKASH A，et al. Contemporary rates of appropriate shock therapy in patients who receive implantable device therapy in a real-world setting：From the Israeli ICD Registry[J]. Heart Rhythm，2015，12(12)：2426-2433.

[10] BUXTON A E，LEE K L，DICARLO L，et al. Electrophysiologic testing to identify patients with coronary artery disease who are at risk for sudden death. Multicenter Unsustained Tachycardia Trial Investigators[J]. N Engl J Med，2000，342(26)：

1937-1945.

[11] DESAI A S, FANG J C, MAISEL W H, et al. Implantable defibrillators for the prevention of mortality in patients with nonischemic cardiomyopathy: a meta-analysis of randomized controlled trials [J]. JAMA, 2004, 292 (23): 2874-2879.

[12] KOBER L, THUNE J J, NIELSEN J C, et al. Defibrillator implantation in patients with nonischemic systolic heart failure [J]. N Engl J Med, 2016, 375 (13): 1221-1230.

[13] DAS M K, MASKOUN W, SHEN C, et al. Fragmented QRS on twelve-lead electrocardiogram predicts arrhythmic events in patients with ischemic and nonischemic cardiomyopathy [J]. Heart Rhythm, 2010, 7 (1): 74-80.

[14] FRIEDLANDER Y, SISCOVICK D S, WEINMANN S, et al. Family history as a risk factor for primary cardiac arrest [J]. Circulation, 1998, 97 (2): 155-160.

[15] JOUVEN X, DESNOS M, GUEROT C, et al. Predicting sudden death in the population: The Paris Prospective Study Ⅰ [J]. Circulation, 1999, 99 (15): 1978-1983.

[16] TOWBIN J A, MCKENNA W J, ABRAMS D J, et al. 2019 HRS expert consensus statement on evaluation, risk stratification, and management of arrhythmogenic cardiomyopathy [J]. Heart Rhythm, 2019, 16 (11): e301-e372.

[17] MYERBURG R J, KESSLER K M, CASTELLANOS A. Sudden cardiac death. Structure, function, and time-dependence of risk [J]. Circulation, 1992, 85 (1 Suppl): I2-10.

[18] KUHLKAMP V, MEWIS C, MERMI J, et al. Suppression of sustained ventricular tachyarrhythmias: a comparison of d, l-sotalol with no antiarrhythmic drug treatment [J]. J Am Coll Cardiol, 1999, 33 (1): 46-52.

[19] CONNOLLY S J, HALLSTROM A P, CAPPATO R, et al. Meta-analysis of the implantable cardioverter defibrillator secondary prevention trials. AVID, CASH and CIDS studies. Antiarrhythmics vs Implantable Defibrillator study. Cardiac Arrest Study Hamburg . Canadian Implantable Defibrillator Study [J]. Eur Heart J, 2000, 21 (24): 2071-2078.

致心律失常性心肌病的精准分类

一、致心律失常性心肌病定义的演变

早在 1977 年 Fontaine 教授通过对 13 例右室来源室性心动过速的研究，提出了致心律失常性右室心肌病（arrhythmogenic right ventricular cardiomyopathy，ARVC）这一概念。1982 年有研究通过对 24 例 ARVC 患者进行平均 7 年的随访，首次全面报道了该疾病以右室受累为主要临床、心电图特征，室性心律失常图形、影像学特点，其中 12 例后经心脏手术、1 例尸检发现 ARVC 患者右心室、右室心尖和三尖瓣附近的下外侧壁的心肌逐渐被脂肪及纤维组织替代。随后通过对多个家系的研究发现 ARVC 由基因突变引起，ARVC 被公认为遗传性心肌病。1994 年国际专家工作组首次提出 ARVC 的诊断标准，该诊断标准主要适用于典型的症状及心脏性猝死（sudden cardiac death，SCD）患者的诊断。

随着心脏磁共振的广泛使用及相关技术的不断提升，目前越来越多地发现 ARVC 早期也可累及左室，甚至有单纯以左室为表现的为致心律失常性左室心肌病（arrhythmogenic left ventricular cardiomyopathy，ALVC）。基于认识的演变，2011 年美国心律学会（Heart Rhythm Society，HRS）/ 欧洲心律协会（European Heart Rhythm Association，EHRA）首次提出致心律失常性心肌病（arrhythmogenic cardiomyopathy，ACM）这一更广泛概念，定义 ACM 为发生在 35 岁以下的一种进行性可导致室性心律失常与心脏性猝死的遗传性心肌疾病。从心脏形态改变上来说类似扩张型心肌病（dilated cardiomyopathy，DCM），但临床表现以心律失常为主而不是心力衰竭。ACM 概念的提出进一步将心肌病与遗传性心律失常联系起来。

在 2019 年第 40 届 HRS 年会上，HRS 颁布了《致心律失常性心肌病的评估、风险分层和管理的专家共识》发布以来，ACM 的定义被进一步拓展，ACM 作为一种表型来看待，即不能用缺血性、高血压性或瓣膜性心脏病解释的一种导致心律失常的心肌异常。心律失常表现包含心房颤动、心肌传导异常、室性（右室和 / 或左室）心律失常。按照病因分类，ACM 囊括了不同病因导致的 ACM 类型，如系统性疾病（心脏结节病、心肌淀粉样变）、孤立性心肌异常（心肌炎）、感染性疾病（Chagas 病）、遗传性疾病（ARVC、ALVC）、离子通道病、左室致密化不全等疾病（图 1）。

二、致心律失常性心肌病诊断思路

对于存在心房颤动、传导疾病、左室或右室相关的心律失常的心功能不全患者，在排除缺血性心肌病、高血压性心脏病、瓣膜性心脏病及扩张型心肌病的患者，需要考虑诊断 ACM。ACM 的显著特征是心律失常。对于所有遗传性心血管疾病，其表型发展的机制依赖于最终共同的蛋白质路径。这些“最终共同路径”可以通过蛋白 - 蛋白结合作为重叠路径而相互作用，可表现为复杂的表型。依据此理论，ACM 的表型可以与其他心肌病有重叠。如由心肌肌小节结构基因突变导致的 DCM 以心力衰竭为主要表现，而离子通道基因突变导致的 DCM 在疾病晚期可伴有显著的心律失常。这种“最终共同路径”导致的 ACM 表型重叠

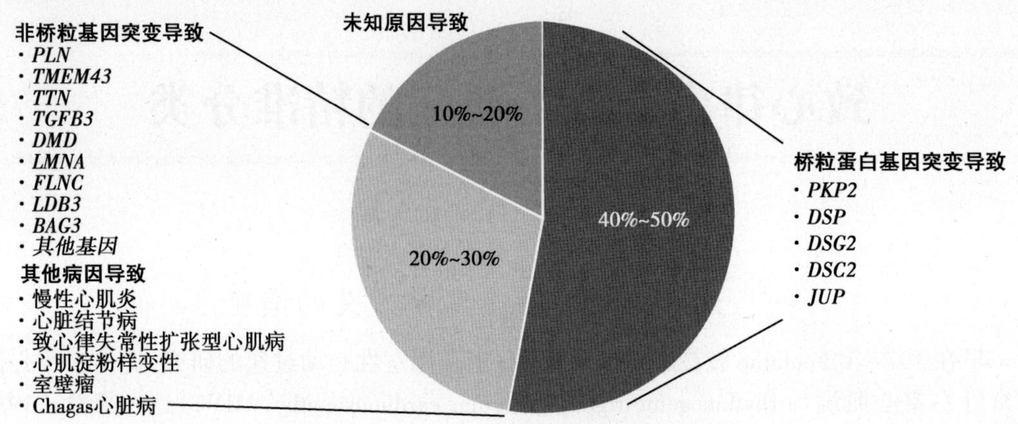

图 1 致心律失常性心肌病的病因分类

也可见于肥厚型心肌病(hypertrophic cardiomyopathy,HCM)、限制型心肌病或左室心肌致密化不全(left ventricular noncompaction,LVNC)。

包括病史、家族史、体格检查、常规心电图、动态心电图、超声心动图、胸部 CT 等在内的一般评估,在 ACM 的初步诊断与分型中发挥重要作用。ARVC 患者心电图可出现特征性的 epsilon 波、淀粉样变性,特征性心电图有肢体导联低电压、R 波递增不良;心脏结节病患者常合并肺门淋巴结肿大。心脏磁共振在诊断 ARVC、心脏结节病、淀粉样变性、心肌致密化不全具有非常重要的价值,在危险分层具有一定价值。PET-CT 在淀粉样变性、心脏结节病的诊断与危险分层中的价值日益凸显。心肌活检是 ACM 诊断和分析的"金标准",尤其是在淀粉样变性及心脏结节病的诊断中。

基因检测在 ACM 的诊断和分型中也有重要作用。基因检测阳性结果能够从遗传学上确认临床诊断,并提供疾病基因特异性的风险分层和制定治疗方案,能够在适当的家族成员和亲属中进行特异性变异级联基因检测,包括产前诊断和胚胎移植前诊断的可能。

三、致心律失常性右室心肌病(ARVC)

ARVC 是 ACM 的主要亚型,是一种以右室心肌逐渐被脂肪及纤维组织替代为特征的遗传性心肌病,是青年及运动员猝死的重要原因。ARVC 早期主要累及右室,早期主要位于"发育不良三角"——右室流出道、右室心尖和三尖瓣附近的下外侧壁,晚期则累及左室。ARVC 患者的心肌纤维、脂肪替代始于心外膜下层或中层,逐渐累及心内膜。

ARVC 患者心肌组织中桥粒结构及功能受损,导致缝隙连接重构,进而引起细胞间缝隙连接被破坏,细胞解耦连甚至心肌细胞死亡。运动造成的右室室壁压力增高可能进一步加重心肌的解耦连。桥粒蛋白的损失通过减少缝隙连接蛋白 43 的表达以及降低钠电流是引起 ARVC 患者早期发生室性心律失常的主要机制。桥粒斑珠蛋白核移位,抑制 Wnt/β-catenin 信号通路,心肌被脂肪纤维取代,瘢痕形成的折返是 ARVC 患者发生室性心律失常的主要原因。尽管右室流出道、右室心尖和和三尖瓣附近的下外侧壁都是 ARVC 主要的损伤区域,但目前研究发现,大多数折返位于右室流出道和三尖瓣环,右室心尖很少参与折返环路。新近有研究显示,自律性增强也是 ARVC 致心律失常的重要原因。

ARVC 临床表现通常在患者 20~40 岁时出现,主要表现为心悸与晕厥,大多数晕厥与室性心律失常相关,预后不良。ARVC 在心电图表现为完全性或不完全性右束支传导阻滞,

V_1~V_3 导联 T 波倒置，V_1~V_3 导联 S 波上升时限≥55 毫秒或有 epsilon 波，其典型室性心律失常为左束支传导阻滞图形，Ⅱ、Ⅲ、aVF 导联呈 QS、rS、RS 波。

目前 ACM 的诊断主要依据是 2010 年国际专家组改良的诊断标准（表 1），主要适用于成年 ARVC 患者的诊断，对年龄 <14 岁，左室受累的患者缺乏诊断依据。随着对 ACM 的致病基因、表型的认识加深，心脏磁共振技术的发展，对 2010 年国际专家组改良的诊断标准的争议也日益加深。因而以 Corrado 教授为首的专家组近日投稿 *European Heart Journal*，提议修正目前的诊断标准。

表 1　2010 年改良的 ARVC 诊断标准

项目	主要标准	次要标准
由于超声、磁共振成像或右室造影确定整体或局部功能障碍或结构改变		
二维超声	右室局部无运动、运动障碍或室壁瘤伴以下表现之一：①胸骨旁长轴右室流出道直径≥32mm（体表面积校正≥19mm/m²）；②胸骨旁短轴右室流出道直径≥36mm（体表面积校正≥21mm/m²）；③面积改变分数≤33%	右室局部无运动或运动障碍伴以下表现之一：①胸骨旁长轴右室流出道直径≥29mm 到 <32mm（体表面积校正≥16 到 <19mm/m²）；②胸骨旁短轴右室流出道直径≥32mm 到 <36mm（体表面积校正≥18 到 <21mm/m²）；③面积改变分数 >33% 到≤40%
磁共振成像	右室局部无运动、运动障碍或右室收缩不同步及以下情况之一：①右室舒张末容积 / 体表面积比≥110ml/m²（男　性），≥100ml/m²（女性）；②右室射血分数≤40%	右室局部无运动、运动障碍或右室收缩不同步及以下情况之一：①右室舒张末容积 / 体表面积比≥100 到 <110ml/m²（男性），≥90 到 <100ml/m²（女性）；②右室射血分数 >40% 到≤45%
右室造影	右室局部无运动、运动障碍或室壁瘤	
室壁组织特征		
右室游离壁心肌被纤维组织替代的样本≥1，伴或不伴心内膜活检心肌组织被脂肪替代	形态学分析示残余心肌细胞 <60%（或估测 <50%）	形态学分析示残余心肌细胞 60%~75%（或估测 50%~ 65%）
心电图复极异常	右胸导联（V_1、V_2 及 V_3）T 波倒置或 >14 岁的患者中（不伴完全性右束支传导阻滞 QRS≥120 毫秒）	1. 在 >14 岁不伴完全性右束支传导阻滞的患者中 V_1、V_2 导联或者 V_4、V_5 或 V_6 导联 T 波倒置 2. 在 >14 岁存在完全性右束支传导阻滞的患者中 V_1、V_2、V_3 及 V_4 导联 T 波倒置
心电图除极 / 传导异常	右胸导联（V_1~V_3）epsilon 波（QRS 波群终末到 T 波起始诱发出的低电位信号）	1. 如果在标准心电图上 QRS 间期 <110 毫秒，信号平均心电图上晚电位至少满足下列三个参数之一：①QRS 滤过时程≥114 毫秒；②QRS 波群终末 <40μV，低振幅信号时限≥38 毫秒；③终末 40 毫秒的电压均方根≤20μV 2. QRS 波终末激动时间≥55 毫秒，从 S 波的最低点测量到 QRS 波终末，在无完全性右束支传导阻滞时 V_1、V_2 或 V_3 导联包括 R' 波

续表

项目	主要标准	次要标准
心律失常	非持续性或持续性室性心动过速，呈左束支传导阻滞形态，伴电轴极度左偏	1. 右室流出道形态的非持续性或持续性室性心动过速，呈左束支传导阻滞形态，伴电轴右偏或电轴无明显 2. 每 24 小时室性期前收缩 >500 个
家族史	1. 满足本诊断标准的 ARVC 一级亲属 2. 一级亲属尸检或手术中病理确诊是 ARVC 3. 在被评估的患者中识别出与 ARVC 有关或可能有关的致病性突变	1. 一级亲属的 ARVC 家族史不能确定是否满足本诊断标准 2. 一级亲属有可疑 ARVC 导致的早发猝死（<35 岁） 3. 在二级亲属中有病理确诊或目前国际标准确诊的 ARVC 患者

注：明确诊断：符合 2 个主要标准或 1 个主要标准和 2 个次要标准，或 4 条次要标准；临界诊断：符合 1 个主要标准和 1 个次要标准或 3 个次要标准；疑诊：符合不同种类中 1 个主要标准或 2 个次要标准。

ARVC 以常染色体显性遗传为主，也可见到纯合子基因突变或复合杂合子基因突变致病。以编码桥粒蛋白的基因（*PKP2*、*DSP*、*DSG2*、*DSC2*、*JUP*）为主，其中 *PKP2* 基因最为常见（10%~45%），其次是 *DSP* 基因（10%~15%）、*DSG2* 基因（7%~10%）、*DSC2* 基因（2%）。不同基因突变之间的表型存在一定差异。桥粒基因突变患者，最常见于 20~50 岁达到诊断标准，心脏磁共振成像中识别的延迟钆增强最常见于左室心肌。核纤层蛋白（*LMNA*）因突变患者常合并心房颤动和心脏传导疾病。跨膜蛋白 43（*TMEM43*）突变者临床表型的特征是胸导联 R 波进展不良和部分个体左室扩大。受磷蛋白突变者经常有低电压心电图。*DSP* 基因突变患者易出现心肌损伤、左室纤维化及室性心律失常。

桥粒和闰盘的功能障碍是 ARVC 中最终共同路径。桥粒蛋白基因突变引起的机械张力重构及电重构、Wnt/β-catenin 信号通路的抑制、Hippo 信号通路的增强、钙掌控的异常、miR-184 的下调都参与了 ACM 心肌重构及电重构的过程。近期更有发现 ACM 患者存在血清抗心脏自身抗体、抗闰盘自身抗体，提示自身免疫也参与了 ACM 的进展。

运动加重 ARVC 的心肌重构，也直接增加 ARVC 的室性心律失常发生。目前不建议 ARVC 患者参加竞技运动，即使对于 ARVC 基因检测阳性但表型阴性的患者也应限制参与这类运动。

植入型心律转复除颤器（implantable cardioverter defibrillator，ICD）是目前 ARVC 患者预防 SCD 最有效的治疗方式。对于 ARVC 患者如果有 SCD 风险增加的附加因素，如猝死生还史、持续性室性心动过速、明显的心功能不良伴右室射血分数（right ventricular ejection fraction，RVEF）或左室射血分数（left ventricular ejection fraction，LVEF）<35%、预期生存期超过 1 年，建议植入 ICD。对于 ARVC 患者如果晕厥可能由室性心律失常引起且预期生存期超过 1 年，ICD 植入可能获益。

所有的 ARVC 患者均推荐接受 β 受体阻滞剂治疗，该药可以降低 ARVC 因窦性心动过速、室上性心动过速或心房颤动 / 心房扑动伴快心室率所致的 ICD 不适当放电。ICD 放电频繁时应用胺碘酮或索他洛尔控制室性心律失常或减少 ICD 放电。对植入 ICD 且心脏功能正常的 ARVC 患者，氟卡尼联合 β 受体阻滞剂可用于治疗其他治疗方法难以控制的室性心律失常。

ARVC 患者的心肌纤维脂肪替代始于心外膜及心中层，晚期累及心内膜。对于 ICD 术后反复持续性室性心动过速发作的患者，对 ARVC 患者进行心内膜及心外膜联合射频消融，在减少室性心律失常负荷和ICD放电方面卓有成效，并且成功率高、复发率降低，因而也被最新指南所推荐。目前心内膜及心外膜联合的射频消融被认为是姑息性治疗，而不是对基础致心律失常基质的根治，目前尚无足够证据显示射频消融能降低ARVC猝死及死亡率，因而不能视射频消融为ICD的替代治疗。

四、致心律失常性左室心肌病(ALVC)

尽管认为ARVC早期主要的病理损伤发生于右室，但新近研究显示单纯累及右室仅占13%，双室受累者占70%，另外单纯左室受累者占17%。目前将ACM患者单纯累及左室，称之为ALVC。已知与ALVC相关的致病基因有*DSP*、*FLNC*、*PLN*基因。目前尚无ALVC特异性的诊断标准。ALVC患者的特征性心电图为肢体导联QRS低电压、下侧壁导联T波倒置，室性心律失常呈右束支传导阻滞图形。ALVC患者在病理上呈左室心肌纤维、脂肪替代。影像学则表现为轻度左室功能障碍、左室动脉瘤、无或轻度左室扩张，多个左室节段外膜下/中层(非缺血性)分布延迟钆增强。

五、心脏淀粉样变性

心脏淀粉样变性是一种异质性疾病，由于错误折叠的淀粉样蛋白沉积于心肌间质引起，以心力衰竭、心律失常为主要临床表现。淀粉样蛋白沉积于心脏时，浸润细胞、破坏心肌细胞的排列并导致心肌纤维化，引起限制型心肌病。血管淀粉样蛋白浸润导致血管活性受损，引发相对的心肌缺血和电传导异常，引起窦房结功能障碍、房室传导阻滞等缓慢性心律失常。

目前与心脏相关的淀粉样变类型主要有4种，分别是免疫球蛋白轻链(amyloid light-chain，AL)型、野生型转甲状腺素蛋白淀粉样变(wild-type transthyretin amyloidosis，ATTRwt)，突变型转甲状腺素蛋白淀粉样变(mutant transthyretin amyloidosis，ATTRm)和心房钠尿肽沉积导致心房淀粉样变性。4种淀粉样变的临床表现、预后及治疗策略有所不同(表2)，其中以AL型淀粉样变性最为常见。AL型淀粉样变继发于原发性血液恶病质，浆细胞持续产生过多的单克隆轻链，是最常见的心脏淀粉样变性类型。转甲状腺素蛋白(TTR)主要在肝脏中合成，能够运输甲状腺素和视黄醇结合蛋白-视黄醇复合物。错误折叠的甲状腺素运载蛋白组成的淀粉样蛋白原纤维在心脏内积聚形成转甲状腺素蛋白淀粉样变心肌病。

表2 心脏淀粉样变主要类型的临床特征

类型	前体蛋白	发病年龄/岁	主要受累器官	平均生存期	特异性治疗
AL型	轻链	>50	除中枢神经系统外各个系统，50%累及心脏	无心脏受累者，24个月 心脏受累者，<9个月	浆细胞的靶向化疗
家族性(ATTR)	突变型转甲状腺素蛋白	20~70	外周神经、自主神经、心脏	7~10年	肝脏移植 氯苯唑酸等药物
年龄相关性(ATTR)	野生型转甲状腺素蛋白	>70	心脏	5~7年	氯苯唑酸等药物
孤立心房淀粉样变	心房钠尿肽	未知	心房	对生存期无影响	不需特异性治疗

注：AL：免疫球蛋白轻链；ATTR：转甲状腺素蛋白淀粉样变。

心脏淀粉样变性主要以限制型心肌病为主要表型，往往伴颈静脉怒张、外周水肿、胸腹水及心包积液。与心脏淀粉样变性相关的心律失常有室性心律失常、病态窦房结综合征及传导阻滞。心脏淀粉样变性在心电图上表现为肢体导联低电压、R 波递增不良。超声心动图上体现为限制型心肌病特征，心肌回声呈沙粒状闪光，尤以室间隔和左室后壁为著。心脏磁共振和放射性核素显像在心脏淀粉样变的诊断、预后评估和疗效监测发挥着重要作用。广泛的心内膜下强化是心脏淀粉样变患者心脏磁共振的典型特征。淀粉样变性的心脏外表现包括巨舌征、眼眶周围紫癜、直立性低血压、周围 / 自主神经病变、腕管综合征等。血清轻链比例对 AL 型淀粉样变有重要价值。

目前针对心脏淀粉样变的治疗包括心力衰竭及淀粉样蛋白的特异性治疗。利尿是心脏淀粉样变的主要治疗手段。心脏淀粉样变患者因低血压，往往不耐受血管紧张素转化酶抑制剂（ACEI）或血管紧张素受体阻滞剂（ARB）类药物。心脏淀粉样变往往合并传导阻滞，有重度结下传导异常的明显心脏受累也可能经常被看似正常的 QRS 波群所掩盖，因此心脏淀粉样变应慎用 β 受体阻滞剂。心脏淀粉样变性 SCD 大多与传导阻滞相关。ICD 在淀粉样变性一级预防 SCD 的有效性尚待研究证实。心脏淀粉样变易合并传导阻滞，符合指征时，可行起搏器植入治疗。

针对 AL 型淀粉样变性的化疗和干细胞移植已转变了对轻链淀粉样变性的照料并使其存活率得到很大改善。ATTR 型淀粉样变患者肝脏移植可以延缓疾病进展。近来抑制 TTR 的肝脏合成、稳定循环中的 TTR 和降解并重吸收淀粉样纤维的药物研发取得了突破性的进展，对 ATTR 型淀粉样变的治疗带来了希望。氯苯唑酸（tafamidis）能够以高亲和力、高选择性地与甲状腺素运载蛋白结合，防止四聚体解离和淀粉样蛋白生成，在 2018 年公布的一项针对 ATTR 型淀粉样变患者的随机对照研究中，与安慰剂相比，氯苯唑酸显著降低全因死亡率和心血管相关住院率，并且显著提高生活质量。

六、左室心肌致密化不全（LVNC）

心肌致密化不全是以左室肌小梁过度形成和异常为特征的心肌病，是由于心脏发育停止和心脏发育最后阶段未能完全形成致密心肌而造成的。LVNC 患者左室心肌呈海绵状，伴异常肌小梁形成，通常在左室心尖部、中侧壁及下部最明显，右室也可以受累，导致右室致密化不全或双室致密化不全。LVNC 的临床表现有左心衰、心脏扩大，血栓栓塞事件。心律失常也是 LVNC 患者常见的并发症，心电图异可见于 80%~90% 的 LVNC 患者，常见的心律失常包括病态窦房结综合征，传导阻滞、心房颤动、室性心动过速，其中以室性心动过速和心房颤动最为常见，室性心动过速的发生率接近 40%，而 55% 以上 LVNC 患者的死亡是由 SCD 导致的。

目前认为与致密化不全心肌病相关的突变基因有 15 个，包括有编码桥粒、细胞骨架、肌小结、离子通道蛋白的基因，其中以肌小结突变最为常见。*HCN4* 基因突变可以导致 LVNC 合并病态窦房结综合征。LVNC 也可以发生于肥厚型心肌病、扩张型心肌病、先天性心脏病等患者中。被破坏的线粒体功能及代谢异常也有致病作用，Barth 综合征是由线粒体膜蛋白 *TAZ* 基因突变引起的一种罕见的 X 染色体遗传性疾病，临床表现为婴幼儿男性的中性粒细胞减少、骨骼肌病、生长延缓、扩张型心肌病、心肌致密化不全。

超声心动图是 LVNC 主要的筛查和诊断手段，但心脏磁共振目前被认为是心肌致密化不全诊断的“金标准”。目前超声心动图和心脏磁共振的典型诊断标准主要依靠非致密化心肌与致密化心肌的最大比值，心脏彩超的诊断标准为非致密层与致密层比值 >2，心脏磁共振的诊断标准为非致密层与致密层比值 >2.3。而对于疑似心肌致密化不全合并室性心律失常患者，心脏磁共振有利于确诊和危险分层。

LVNC 患者与心律失常相关，无论伴或不伴收缩或舒张功能障碍都应当避免耐力锻炼和竞技性运动。心肌致密化不全患者植入 ICD 预防 SCD 应当遵循一级预防和二级预防的总体指南。对于合并左室功能不全、心房颤动或既往血栓栓塞病史的患者，推荐抗凝治疗预防血栓栓塞事件。

七、心脏结节病

结节病是一种原因不明的、以非干酪样坏死性上皮样细胞肉芽肿为病理特征的多系统疾病。心脏结节病常表现为心力衰竭、房室传导阻滞和室性心律失常，传导阻滞一般早于室性心律失常发生。非干酪样肉芽肿早期累及心脏基底部，引起局灶性炎症区而导致传导阻滞，晚期形成心肌纤维化。心脏结节病的确诊主要依靠心肌活检。心脏磁共振和 PET-CT 在心脏结节病的诊断和危险分层中发挥重要作用。肺门淋巴结肿大、皮炎、高钙血症是结节病患者常见的心脏外表现。

目前推荐 LVEF≤35%、既往心搏骤停或持续性室性心动过速的心脏结节病患者接受 ICD 植入治疗。LVEF>35% 的心脏结节病患者，如有不明原因性晕厥、心脏磁共振或 PET-CT 显示心脏瘢痕形成或电生理诱发出室性失常也可以植入 ICD。对于二度Ⅱ型及高度房室传导阻滞的患者推荐起搏器植入治疗。激素对于缓解心室重构、传导阻滞及室性心律失常可能有一定的作用，但是尚需随机对照试验的验证。

八、基因检测在致心律失常性心肌病诊疗中的作用

对于符合 ARVC 临床诊断标准的患者推荐进行基因检测，以发现致病性或可疑致病性突变。一旦在 ARVC 患者中检测出致病性或可疑致病性突变，可在患者家系成员中进行级联的突变验证，用于识别出携带有先证者相同基因突变但还未出现临床表现的潜在患者。对并未完全符合临床诊断标准的 ARVC 患者，可以考虑进行基因检测以达到诊断的目的，但必须由具有医学遗传学或分子遗传学专业背景的专家对结果进行合理且慎重的解释。对于左室或双室受累的 ACM，为了与其他临床表型相似的心肌病（如 DCM）相鉴别，可进行 ARVC 相关的致病基因检测（如 *DSP* 等桥粒蛋白基因），若发现致病性 / 可疑致病性突变，可支持 ACM 的诊断。阳性的基因检测结果也有助于疾病的危险分层，尤其是桥粒蛋白基因，携带有复合杂合或双基因杂合突变的患者，往往具有更加严重的心律失常表型且表现出基因的剂量效应。

基因检测方法可优先选用高通量基因测序（NGS），推荐检测范围包含以下 15 个具有足够遗传学证据的核心基因：*BAG3*、*DES*、*DSC2*、*DSG2*、*DSP*、*FLNC*、*JUP*、*LDB3*、*LMNA*、*NKX2-5*、*PKP2*、*PLN*、*RBM20*、*SCN5A*、*TMEM43*。对基因检测结果的判读需要依据美国医学遗传学与基因组学学会（ACMG）遗传变异分类标准与指南进行。

（申阳　付灵华　洪葵）

参 考 文 献

[1] TOWBIN J A，MCKENNA W J，ABRAMS D J，et al. 2019 HRS expert consensus statement on evaluation，risk stratification，

and management of arrhythmogenic cardiomyopathy [J]. Heart Rhythm, 2019, 16 (11): e301-e372.

[2] CORRADO D, VAN TINTELEN P J, MCKENNA W J, et al. Arrhythmogenic right ventricular cardiomyopathy: Evaluation of the current diagnostic criteria and differential diagnosis [J]. Eur Heart J, 2020, 41 (14): 1414-1429.

[3] SMITH E D, LAKDAWALA N K, PAPOUTSIDAKIS N, et al. Desmoplakin cardiomyopathy, a fibrotic and inflammatory form of cardiomyopathy distinct from typical dilated or arrhythmogenic right ventricular cardiomyopathy [J]. Circulation, 2020, 141 (23): 1872-1884.

[4] JAMES C A, SYRRIS P, VAN TINTELEN J P, et al. The role of genetics in cardiovascular disease: Arrhythmogenic cardiomyopathy [J]. Eur Heart J, 2020, 41 (14): 1393-1400.

[5] CAFORIO A L, RE F, AVELLA A, et al. Evidence from family studies for autoimmunity in arrhythmogenic right ventricular cardiomyopathy: Associations of circulating anti-heart and anti-intercalated disk autoantibodies with disease severity and family history [J]. Circulation, 2020, 141 (15): 1238-1248.

[6] CRONIN E M, BOGUN F M, MAURY P, et al. 2019 HRS/EHRA/APHRS/LAHRS expert consensus statement on catheter ablation of ventricular arrhythmias [J]. Heart Rhythm, 2020, 17 (1): e2-e154.

[7] 中华医学会心电生理和起搏分会, 中国医师协会心律学专业委员会 . 2020 室性心律失常中国专家共识(2016 共识升级版)[J]. 中华心律失常学杂志, 2020, 24 (3): 188-258.

[8] MILES C, FINOCCHIARO G, PAPADAKIS M, et al. Sudden death and left ventricular involvement in arrhythmogenic cardiomyopathy [J]. Circulation, 2019, 139 (15): 1786-1797.

[9] AL-KHATIB S M, STEVENSON W G, ACKERMAN M J, et al. 2017 AHA/ACC/HRS guideline for management of patients with ventricular arrhythmias and the prevention of sudden cardiac death: A Report of the American College of Cardiology/American Heart Association Task Force on Clinical Practice Guidelines and the Heart Rhythm Society [J]. Circulation, 2018, 138 (13): e272-e391.

[10] MAURER M S, SCHWARTZ J H, GUNDAPANENI B, et al. Tafamidis treatment for patients with transthyretin amyloid cardiomyopathy [J]. N Engl J Med, 2018, 379 (11): 1007-1016.

[11] OKADA D R, SMITH J, DERAKHSHAN A, et al. Ventricular arrhythmias in cardiac sarcoidosis [J]. Circulation, 2018, 138 (12): 1253-1264.

[12] RICHARDS S, AZIZ N, BALE S, et al. Standards and guidelines for the interpretation of sequence variants: A joint consensus recommendation of the American College of Medical Genetics and Genomics and the Association for Molecular Pathology [J]. Genet Med, 2015, 17 (5): 405-423.

如何看待抗心律失常药物治疗?

在当今介入治疗心律失常技术飞快发展,心血管疾病其他领域新药不断应用于临床而抗心律失常药物的开发徘徊不前,尤其是CAST试验发现有些抗心律失常药物在治疗心律失常过程中还增加患者的死亡率,怎样看待抗心律失常药物治疗则成为我们所面临的一个问题,本文针对此问题进行简单的阐述。

一、心律失常及抗心律失常药物的目前现状

心律失常是临床上最常见的疾病之一,心律失常不仅发生于有器质性心脏病的患者,也可以发生于心脏结构和功能正常的人群。根据流行病学资料,我国每年约有54万人发生心脏猝死,而心房颤动(简称房颤)和期前收缩的患病人数远多于此。虽然近些年来心律失常的介入治疗,包括导管消融、起搏器、植入型心律转复除颤器(ICD)和心脏再同步化治疗发展迅速,但是抗心律失常药物仍然是心律失常治疗的基础和重要治疗手段。在快速性心律失常和伴发危重基础疾病的心律失常的急性控制上,抗心律失常药物仍然是不可替代的治疗手段;在心律失常介入治疗围术期及以后的辅助治疗上,抗心律失常药物也发挥着一定的治疗作用;对大多数有症状、病程进展缓慢的不适于介入治疗的心律失常,抗心律失常药物则是不可缺少的。

由于抗心律失常药物存在不同程度的不良反应、致心律失常作用以及脏器的毒副作用,尤其是对心肌收缩力、心脏传导性有明显的抑制作用,使得抗心律失常药物治疗尚未被证明能降低全因死亡率,有时甚至增加了患者的死亡率。同时,抗心律失常药物另一特点是治疗窗很窄,并存在药物之间的相互作用,与其他心脏病学领域的治疗相比,抗心律失常药物治疗更多依赖于临床实践经验总结,而不是依赖于循证医学证据,所以在实际临床工作中,常会出现治疗不足或过度治疗的错误。

但是在终止危及生命的快速性心律失常,防止和治疗电风暴,预防或纠正因心动过速、节律不规则或收缩不同步引起的心功能不全,预防良性可耐受的心律失常转变为恶性心律失常上,抗心律失常药物有着重要的作用和地位。

二、抗心律失常药物近些年在分类和新药研发上的一些变化

自20世纪70年代起,临床上使用Vaughan Williams分类法,根据抗心律失常药物不同的电生理作用分为四类。Ⅰ类钠通道阻滞剂,包括Ⅰa、Ⅰb和Ⅰc三个亚类;Ⅱ类β受体阻滞剂;Ⅲ类钾通道阻滞剂;Ⅳ类钙通道阻滞剂。其他包括腺苷、洋地黄等药物。但由于一种抗心律失常药物作用可能不是单一的,不同分类的药物可能有重叠的抗心律失常作用,为此在20世纪90年代曾制定了Siciliangambit(西西里)分类,即根据药物的靶点,即通道、受体和离子泵进行分类。虽然该分类有助于理解抗心律失常药物作用机制,但由于心律失常产生机制的复杂性,难以在临床实际中应用,并且由于复杂,难以记忆。所以临床上仍习惯使

用 Vaughan Williams 分类。2018 年,有学者在 *Circulation* 杂志上提出新的分类方法,保留了 Vaughan Williams 分类的基本框架,扩展并覆盖了临床上所有具有抗心律失常作用的药物,根据药物作用靶点分为八大类。该分类保留了传统的Ⅰ~Ⅳ类药物,在Ⅰ类钠通道阻滞剂中增加了Ⅰd 类;Ⅱ类分为自主神经抑制或激动剂,包括 β 受体阻滞剂(Ⅱa)、激动剂(Ⅱb),M2 受体抑制剂(Ⅱc)、激动剂(Ⅱd)以及腺苷 A1 受体抑制剂(Ⅱe)。Ⅳ类钙调节剂,包括细胞膜 L 型钙通道和肌质网钙释放通道抑制剂。在此基础上,增加了 0 类窦房结 HCN(超极化激活环核苷酸门控)通道抑制剂,还有处于研发中的化合物Ⅴ、Ⅵ类以及改变心律失常上游机制的Ⅶ类药物。此分类方法将研发化合物以及改变心律失常上游机制的药物纳入分类,具有一定前瞻性,但显得太复杂,离临床实际应用有一定距离,其临床意义有待于以后评估。

虽然当今快速心律失常可经导管消融获得根治,缓慢性心律失常可植入心脏起搏装置改善症状,但药物治疗仍然是抗心律失常治疗的基石。直接引起症状和影响预后的心律失常是抗心律失常药物干预的明确指征,针对不同患者,需要权衡利弊,明确心律失常的治疗终点所在,制定最适宜的治疗方案,其基本原则应考虑:

对预后良好的心律失常,大多是不需要治疗的心律失常,应尽量去除引起心律失常的诱因,缓解症状为目的,而不是完全抑制心律失常。对恶性和潜在恶性心律失常应在优先选择适宜的非药物治疗基础上,决定如何应用抗心律失常药物。对于急性发作的心律失常,尤其是可能影响血流动力学时,主要考虑药物的有效性,有时需要与非药物治疗联合使用。对于慢性心律失常长期治疗或以改善症状为目的时,主要考虑药物的安全性。治疗心律失常过程中,一定要同时注意去除诱因和治疗基础心脏病变。抗心律失常药物治疗首选单一用药,对单一药物无效或单一药物剂量过大、出现难以耐受不良反应,或合并多种类型心律失常时,需要联合应用抗心律失常药物,应选择作用机制不同的抗心律失常药物联合应用。每种药物用量应为单一药物最小有效剂量,以减少不良反应。注意关注不同药物对心脏传导组织、心肌的抑制作用,还要关注对 QT 间期延长的作用,以及不同药物对药物代谢和血液中药物浓度产生的相互影响。

新药开发:近些年临床上已经逐渐使用伊伐布雷定、伊布利特、决奈达隆在心力衰竭和心房颤动治疗方面,发挥一定的作用。更新的Ⅲ类抗心律失常药物维纳卡兰、尼非卡兰在心房颤动和室性心动过速有着更有效的治疗前景。

(1) 尼非卡兰(nifekalant):是快速延迟整流性钾通道(I_{Kr})抑制剂,能够延长心房、心室动作电位时程,增加有效不应期,心电图上表现为 QT 间期延长,发挥其抗心律失常作用,尤其对各种折返型心律失常效果明显。该药的特点是,终止室性心动过速起效快,对心肌收缩力没有明显的抑制作用,对于血流动力学障碍的室性心动过速、心室颤动,尼非卡兰可有效改善电复律效果,复律的成功率与胺碘酮相当,高于利多卡因,复律时间快于胺碘酮;尼非卡兰预防室性心动过速、心室颤动复发的效果与胺碘酮相当。尼非卡兰可能会导致各心室壁细胞复极程度不一致,在 QT 间期延长的基础上造成跨室壁复极离散度增加,诱发尖端扭转型室性心动过速(TdP),这是尼非卡兰最主要的不良反应。

(2) 维纳卡兰(venakalant):是选择阻滞心房的钾通道(I_{Kur}),还能抑制 I_{to}、I_{Na} 电流,延长心房肌有效不应期,降低心房传导速度,延长心房肌动作电位时程。具有较好的心房颤动、心房扑动转复作用,起效较快,90 分钟心房颤动转复率超过 50%,对 QT 间期影响很小,使用该药安全性较高,仅在严重的心功能不全患者,可引起低血压和室性心律失常。

(3) 老药新用:近年来对遗传性恶性心律失常药物治疗方面,常用的抗心律失常药物往往无效，并发现以往的一些老药对预防心律失常的发作有一定效果。奎尼丁对预防 Brugada 综合征、短 QT 综合征的室性心动过速、心室颤动发作有一定疗效；美心律对预防长 QT 综合征 3 型的室性心动过速、心室颤动的发作有一定作用；还有西洛他唑预防 Brugada 综合征恶性心律失常的个案报道。这些还需要更多的临床经验积累和验证。

三、对于具体的心律失常处理，心房颤动和室性心律失常治疗仍然是抗心律失常治疗的重点

（一）心房颤动

1. 心房颤动的药物治疗原则　心房颤动对机体的主要危害来自快速而不规则的心脏搏动影响心功能，以及由于心房丧失收缩功能，不能充分排空血液和血流速度缓慢造成的血栓栓塞风险。因此，对心房颤动的治疗，除了针对病因和诱因治疗外，主要包括 3 个方面：心室率控制、节律控制及防治血栓栓塞。

(1) 心室率控制：心房颤动快速心室率影响心脏舒张充盈，引起心悸、气短、肺淤血及外周水肿等心功能不全症状。因此使用药物减慢心房颤动发作时的心室率是最基础的改善症状的治疗。

(2) 节律控制：使用药物、电复律或射频消融手术转复心房颤动为窦性心律，并尽可能达到维持窦性心律的策略。由于能够恢复生理性房室顺序，心房有效收缩，理论上能够更好地改善患者预后。另外，由于现有抗心律失常药物的不良反应抵消了维持窦性心律的益处，对于整体心房颤动人群来说，节律控制策略并不优于心室率控制策略。心室率控制策略一般适合老年、心房颤动持续时间长、合并器质性心脏病、心脏明显扩大的患者。节律控制策略适合相对年轻、近期发生、心房颤动症状较重而不伴有明显器质性心脏病、心房扩大不明显的患者。

(3) 防治血栓栓塞：无论心房颤动类型如何，都应根据血栓栓塞风险评估结果决定是否抗栓或选择适当的抗栓策略。高危患者应选择维生素 K 拮抗剂或新型口服抗凝药物（NOAC）抗凝治疗。对有明确抗凝禁忌的患者，可考虑左心耳封堵（Ⅱb，C）；对中危患者，建议使用抗凝药物治疗（Ⅱa，B）；对低危患者，不予抗栓治疗。

2. 心房颤动的药物选择和合理使用　心房颤动的药物治疗包括：①控制心室率；②转复心房颤动并维持窦性心律；③预防血栓栓塞；④心房颤动的上游治疗。

(1) 控制心室率治疗：控制心室率治疗是心房颤动最基本的治疗，一是因为心房颤动的心室率得到控制，症状和心功能得以稳定；二是容易实现，达到目标；三是对预后的影响与节律控制相似，且安全性较高。心率控制的起始心率目标为休息时 <110 次 /min（宽松控制心室率）。常用控制心室率的药物包括 β 受体阻滞剂（主要有美托洛尔、比索洛尔、卡维地洛等，禁用于支气管哮喘和严重慢性阻塞性肺疾病患者）、非二氢吡啶类钙拮抗剂（维拉帕米、地尔硫䓬，禁用于心功能不全患者）、洋地黄类药物（地高辛等，禁用于低钾患者）。伴有交感兴奋时（围术期、感染、发热、缺氧等）优先选择 β 受体阻滞剂和非二氢吡啶类钙拮抗剂，存在心功能不全时优先选择洋地黄类，胺碘酮心脏外副作用多且严重，包括影响甲状腺功能、肝功能异常、肺间质纤维化等，控制心室率仅用于其他药物治疗效果不佳或有禁忌证时。对于血流动力学不稳定、严重心力衰竭低 LVEF（左室射血分数）或其他药物无效的患者，可考虑使用胺碘酮急性期控制心室率。

(2) 控制节律治疗：多种抗心律失常药物已证实可通过调节多种离子通道转复心房颤动，国内常用药物有普罗帕酮、胺碘酮、伊布利特等。普罗帕酮起效快（一次顿服

450~600mg),静脉转复起效更快,但合并器质性心脏病和心力衰竭时则为禁忌;胺碘酮可用于合并器质性心脏病和心力衰竭时心房颤动的复律,胺碘酮的即刻转律作用较弱,疗效与体内胺碘酮累积量相关,常需要使用负荷剂量加维持量的方法。伊布利特静脉应用转复率高,起效快,多在导管消融心房颤动围术期使用,但可能导致QT间期延长和间断扭转型室性心动过速,转复时应注意监护,用药后心电监护时间不应小于5小时,并应配备心肺复苏设备,LVEF很低者应避免使用,且用药前应检测血钾和血镁的浓度。索他洛尔不建议用于药物复律。

复律后维持窦性心律的药物有普罗帕酮、胺碘酮、索他洛尔和决奈达隆等。普罗帕酮起效快,心脏外副作用小,但不用于缺血性心脏病、心功能不良和明显左心室肥厚的患者;胺碘酮维持窦性心律的疗效在目前常用的药物中最好,但因为心脏外不良反应发生率高且较严重,故通常为二线用药,但对于伴有左心室肥大、心力衰竭、冠心病的患者为首选药物。索他洛尔预防心房颤动复发的疗效与普罗帕酮相似,右旋索他洛尔可以增加心力衰竭患者的病死率,仅有消旋索他洛尔,可应用于合并冠心病患者的心律失常,禁用于合并哮喘、心力衰竭、肾功能不良或QT间期延长的患者。决奈达隆的心脏外不良反应少于胺碘酮,但由于其增加心力衰竭和持续性心房颤动患者病死率而被禁用于心力衰竭和心房颤动发作期的患者。

(3)心房颤动的急性期处理:需要紧急处理的心房颤动往往是新近发生的心房颤动,往往伴有快速心室率,部分慢性心房颤动伴有快速心室率也需紧急处理,尤其在合并心力衰竭时。

1)减慢房室结传导药物是频率控制的基石,可以限制快速的心房激动经房室结传导至心室,从而控制快速心室率,主要药物包括β受体阻滞剂、非二氢吡啶类钙通道阻滞剂(CCB)和洋地黄。

2)在控制心室率方面,AFFIRM研究证明,β受体阻滞剂优于CCB,静脉应用的β受体阻滞剂包括艾司洛尔和美托洛尔,艾司洛尔半衰期短,容易控制,但需持续静脉注射;美托洛尔半衰期长,作用时间长,临床上可以分次静脉注射。临床常用的口服制剂包括美托洛尔、比索洛尔和卡维地洛,β受体阻滞剂可用于慢性心功能不全患者心室率的控制,但在有急性心功能不全患者禁用。静脉使用洋地黄类药物对心力衰竭合并心房颤动的心室率控制比较合适,它既有减慢心房颤动心室率的作用,又有改善心功能不全的作用。由于非二氢吡啶类CCB对心肌有负性肌力作用,应禁用于心力衰竭患者。

3)直流电转复是转复窦性心律最有效的方法,主要用于血流动力学不稳定、心房颤动合并预激综合征快心室率或药物转复不成功的患者。对阵发性心房颤动急性发作或首次心房颤动发作转复时机,目前认为如持续时间≥24小时就应该启动低分子肝素或NOAC抗凝,并可以考虑转复窦性心律。如果持续时间大于48小时,则必须有效抗凝3周或经食管超声除外血栓后方可进行复律。

(二)室性心动过速

急性的室性心律失常的药物治疗包括静脉应用β受体阻滞剂、胺碘酮、利多卡因、尼非卡兰等抗心律失常药物。

1. 多形性室性心动过速 持续性多形性室性心动过速可蜕变为心室扑动或心室颤动。不同类型多形性室性心动过速的抢救治疗方法有着明显不同。临床上一般根据QT间期的变化分为QT间期延长的多形性室性心动过速(称为尖端扭转型室性心动过速)、QT间期正常的多形性室性心动过速，以及短 QT 间期多形性室性心动过速。不同类型多形性室性心动过速的抢救及治疗措施完全不同。

(1) 不伴 QT 间期延长的多形性室性心动过速：一般都有诱因，如缺血、缺氧，没有间歇依赖现象。①积极纠正病因和诱因，如急性冠脉综合征患者纠正缺血。②纠正病因和诱因的同时，若室性心动过速发作频繁，可首选应用胺碘酮、β 受体阻滞剂；如上述药物无效或不适用，考虑应用利多卡因或尼非卡兰。③偶尔出现的短阵多形性室性心动过速没有严重血流动力学障碍，可观察或口服 β 受体阻滞剂治疗。

(2) 伴 QT 间期延长的多形性室性心动过速：获得性 QT 间期延长的尖端扭转型室性心动过速：尖端扭转型室性心动过速常反复发作，临床上常表现为晕厥，亦可发展为心室颤动致死。其发生可与心肌缺血相关，亦可因使用了延长 QT 间期药物（如胺碘酮）和 / 或电解质紊乱（如低钾血症、低镁血症）等所致，应注意除外先天性长 QT 综合征患者。此类心律失常处理原则如下：①首先需停用一切可引起 QT 间期延长的药物，如胺碘酮等。②静脉补充钾、镁离子。低钾血症可降低细胞膜对钾的通透性，使复极延迟，因此应根据缺钾程度行补钾治疗，通常行氯化钾静脉滴注，使血钾浓度保持在 4.5~5.0mmol/L；而镁离子可激活细胞膜上腺苷三磷酸（ATP）酶而使复极均匀化，镁离子还可改善心肌代谢，故此类患者即使血镁浓度正常，亦可给予 1~2g 硫酸镁稀释于 5% 葡萄糖溶液后缓慢静脉注射，继以 2g/（100~250）ml 液体静脉滴注（静脉滴注速度为 1~8mg/min）。③尖端扭转型室性心动过速发作时可试行应用Ⅰb 类抗心律失常药物（如利多卡因、苯妥英钠等），但禁用Ⅰa、Ⅰc 和Ⅲ类抗心律失常药物；若尖端扭转型室性心动过速持续发作，有心室颤动倾向者，可行低能量电复律。④提升心率，缩短 QT 间期。急性心肌梗死（AMI）患者合并尖端扭转型室性心动过速一般均为获得性尖端扭转型室性心动过速，属于长间歇依赖性尖端扭转型室性心动过速，因此可通过提高患者心率，缩短其 QT 间期，以控制尖端扭转型室性心动过速发作，如可选用异丙肾上腺素，以 1~4μg/min 的速度静脉滴注，并随时调节剂量，以使心室率维持在 90~110 次 /min，亦可选用阿托品静脉注射提高心率。对顽固发作并伴有严重心动过缓、严重传导阻滞或有药物应用禁忌者，可行临时起搏治疗（起搏频率应超过 90 次 /min）。⑤部分获得性 QT 间期延长合并尖端扭转型室性心动过速的患者可能存在潜在遗传基因异常，上述治疗措施无效时，在临时起搏基础上可考虑 β 受体阻滞剂和利多卡因治疗。

先天性 QT 间期延长伴尖端扭转型室性心动过速：①通过询问家族史和既往发作史，除外获得性 QT 间期延长的因素，应考虑先天性 QT 间期延长综合征。②减少或避免诱发因素，如减少或避免剧烈体力活动、声响刺激、精神刺激或情绪激动等。避免应用延长 QT 间期的药物，纠正电解质紊乱。③先天性 QT 间期延长所致的尖端扭转型室性心动过速有自限性，一般可自行终止。对不能自行终止者，应给予电复律治疗。④β 受体阻滞剂可作为首选药物，急性期即可开始应用。可使用非选择性 β 受体阻滞剂普萘洛尔，也可选其他药物。通常所需剂量较大，应用至患者可耐受的最大剂量（静息心率维持在 50~60 次 /min）。⑤利多卡因及口服美西律对先天性 OT 间期延长综合征 3 型可能有效。⑥急性期处理后，应评价是否有 ICD 指征。

短 QT 间期的多形性室性心动过速：急性发作时可行电复律，奎尼丁可有减少及预防发作的作用。长期治疗应考虑 ICD 治疗。对于不能行 ICD 治疗或 ICD 放电频繁的患者，可应用奎尼丁治疗。

某些特殊类型的多形性室性心动过速：①伴短联律间期的多形性室性心动过速，血流动力学稳定者,首选静脉应用维拉帕米终止发作。应用维拉帕米无效者,可静脉应用胺碘酮。血流动力学不稳定或蜕变为心室颤动者,即刻电复律。口服维拉帕米或普罗帕酮、β 受体阻滞剂预防复发。建议植入 ICD。②Brugada 综合征,发生多形性室性心动过速伴血流动力学障碍时,首选同步直流电复律。异丙肾上腺素可选用。奎尼丁可用于减少室性心动过速发作。植入 ICD 是预防心脏性猝死的唯一有效方法。③儿茶酚胺敏感性多形性室性心动过速(CPVT),发作伴血流动力学障碍时,首选同步直流电复律。血流动力学稳定者,首选 β 受体阻滞剂,大剂量 β 受体阻滞剂应保持在最高耐受情况下,并应不断加量,直至运动试验不能诱导心律失常,且必须定期检查及测试。在 β 受体阻滞剂治疗基础上可辅助应用左心交感神经切除术。虽然 β 受体阻滞剂有效,但这些患者仍应植入 ICD 进行二级预防。

2. 急性心肌梗死合并室性心动过速的治疗 室性心律失常是 AMI 患者最常见的心律失常。对于 AMI 合并室性心动过速的患者,要根据室性心动过速对血流动力学的影响给予相应处理:①导致血流动力学紊乱(低血压、肺水肿或引起心绞痛等)的室性心动过速,应立即给予电复律。其中对多形性室性心动过速给予非同步电复律,而对单形性室性心动过速则应给予同步电复律。②若患者血流动力学稳定,则可先行药物治疗,药物治疗效果差或不宜用药者可电复律。值得注意的是,对于反复发作的多形性室性心动过速,若患者有窦性心动过缓(心率 <60 次 /min)和 / 或存在心率依赖性的长 QT 间期,可给予较高频率的临时起搏,减少室性心动过速发作。另外,心肌梗死早期,若无明显的心功能不全,给予静脉注射 β 受体阻滞剂并继以口服维持,可降低室性心律失常(包括心室颤动)的发生率。

(1) 持续性单形性室性心动过速的急性处理:如有血流动力学紊乱,应立即给予同步电复律,能量选择 100~200J;若转复失败,可给予快速静脉注射胺碘酮 300mg(或 5mg/kg),然后再次行同步电复律;如仍无效,可于 10~15 分钟后重复追加胺碘酮 150mg(或 2.5mg/kg),可重复应用 6~8 次。转复成功后,继续给予静脉滴注胺碘酮维持,开始 6 小时先以 1mg/min 的速度给药,随后的 18 小时内给药速度应减半,按 0.5mg/min 的速度给药。如血流动力学稳定,可先给予静脉注射利多卡因或胺碘酮等药物转复。①利多卡因:先静脉注射 1.0~1.5mg/kg,如无效,可于 5~10 分钟后在前一次基础上增加 0.5~0.75mg/kg,直至最大剂量为 3mg/kg;室性心动过速控制后改为 1~3mg/min 静脉滴注(利多卡因 100mg 加入 5% 葡萄糖溶液 100ml 中以 1~3ml/min 速度滴注);患者病情稳定后,可改为口服美西律 150~200mg,每 6~8 小时 1 次。②胺碘酮:先静脉负荷,24 小时内用量一般为 1.2g,最高不应超过 2.0~2.2g。静脉应用胺碘酮不宜超过 3~4 日,后应改为口服,口服负荷剂量为 600~800mg/d,7 日后可酌情改为维持剂量 200~400mg/d。

(2) 室性心动过速 / 心室颤动风暴:①纠正诱因、加强病因治疗。②室性心动过速风暴发作时,若血流动力学不稳定,尽快电复律。③抗心律失常药物联合治疗,如胺碘酮联合利多卡因。在心律失常控制后,首先减少利多卡因,胺碘酮可逐渐过渡到口服治疗。④艾司洛尔为超短效 β 受体阻滞剂,自身无直接终止室性心动过速的作用,但对 AMI 时由于交感神经兴奋使得室性心动过速反复发作,即交感风暴,具有较好的终止和预防室性心动过速发作作用,是治疗交感风暴中最重要的药物之一,同时具有较好的降低心肌氧耗量、缓解心肌缺血作用。艾司洛尔静脉注射后消除半衰期仅 9 分钟,先给予负荷剂量 0.5mg/kg,3~5 分钟静脉注射,然后以 0.05~0.3mg/(kg·min)速度维持静脉滴注,经负荷剂量后,5 分钟可达稳态血药浓度。另外,中、短效的美托洛尔静脉制剂也很有效,使用该类药物时注意监测心功能变化。⑤应给予镇静、抗焦虑等药物,必要时行冬眠疗法。⑥上述药物无效时,可试用尼非卡兰。

⑦必要时予以循环辅助支持，如主动脉内球囊反搏、体外膜肺氧合循环辅助支持。⑧若患者已植入 ICD，应调整 ICD 的参数，以便能更好地识别和终止心律失常发作。必要时评价射频消融的可能性。⑨对持续性单形性室性心动过速，频率 <180 次 /min 且血流动力学相对稳定者，可植入心室临时起搏电极，发作时进行快速刺激，终止室性心动过速。

（杨新春）

遗传性心律失常的风险评估

遗传性心律失常是一种具有明显家族聚集性的遗传性疾病，患者往往心脏结构正常，常在儿童、青壮年发病，多数首发症状即为晕厥、心搏骤停或猝死，约占心脏性猝死（SCD）的10%。因此，对患者进行风险评估对患者疾病的预防、治疗和预后都极为重要。遗传性心律失常多由心肌离子通道异常引起，包括长QT综合征（LQTS）、Brugada综合征（BrS）、儿茶酚胺敏感性多形性室性心动过速（CPVT）、早期复极综合征（ERS）、短QT综合征（SQTS）、婴儿猝死综合征（SIDS）、病态窦房结综合征（SSS）等。本文就几种常见的遗传性心律失常疾病的风险评估进行介绍。

一、长QT综合征

长QT综合征（LQTS）是最常见的遗传性心律失常综合征，其患病率约为1/2 000。LQTS有17种基因突变类型，最常见的为LQT1、LQT2和LQT3，分别由*KCNQ1*、*KCNH2*和*SCN5A*基因突变所导致，约占LQTS患者的75%。5%的患者与其他基因突变有关，大约有20%的患者不清楚与何种基因有关。LQTS在心电图上主要表现为QT间期延长、T波异常，出现尖端扭转型室性心动过速及心室颤动（简称室颤）。QT间期延长是LQTS的标志性改变，但部分存在LQTS基因突变的患者其QT间期可在正常范围。不同亚型患者的心电图特征有差异，LQT1表现为T波早期出现，T波宽大，时限延长伴基底部增宽；LQT2表现为T波振幅低，伴或不伴有双峰；LQT3表现为ST段平直延长，T波延迟出现（T波时限和振幅正常，或T波狭窄高耸）和心动过缓。

LQTS的诊断主要依据校正的QT间期（QTc），并排除继发性QTc延长。诊断标准为：①多次12导联心电图示QTc≥480毫秒或LQTS危险评分>3分诊断为LQTS；②存在已确认的致病性LQTS基因突变诊断为LQTS（不论QT间期长短）；③不明原因晕厥的患者，多次12导联心电图示QTc≥460毫秒，排除继发性QT间期延长，可考虑诊断为LQTS。

未治疗的无症状LQTS患者心脏事件和SCD的发生率很高（分别为36%和13%），死亡率也高达71%。而对LQTS患者进行风险分层并给予适当治疗可显著降低死亡率。因此，对LQTS患者进行风险评估，并根据风险分层给予个体化治疗，对LQTS患者的管理非常重要。LQTS患者的风险评估主要根据QT间期、基因型、心脏事件史、年龄、性别等指标。

1. **QT间期** QT间期延长程度是LQTS患者心搏骤停和SCD最重要的危险因素。随着QT间期的延长，LQTS患者发生致命性心律失常事件的风险逐渐增加，但需要注意的是，QTc正常的患者也可能发生心脏事件。QTc>500毫秒为高危患者，QTc>600毫秒为极高危患者。与QTc<500毫秒的患者相比，QTc在500~549毫秒的患者心搏骤停或SCD风险增加3.3倍，QTc≥550毫秒时风险增加6.3倍。根据QT间期的LQTS危险程度与年龄、性别相关，在下面的部分会详细介绍。

2. **基因型** 研究表明，某些特定的基因型与心律失常风险有关。Jervell-Lange-Nielsen综合征和极其罕见的Timothy综合征（LQT8）恶性程度高，早期就表现为严重心律失常事件，且对治疗反应很差。基因突变的位置、类型和突变所致功能障碍的程度与不同的心脏事件风险有关,LQT1 的胞质环突变、有负显性离子流效应的 LQT1 突变、LQT2 孔区突变与高心脏事件风险有关。与单基因位点突变的 LQTS 患者相比,多基因位点突变的 LQTS 患者发生致命性的心脏事件的风险更高。

3. **心脏事件史** 心搏骤停幸存者复发的风险很高,晕厥事件的发生与心搏骤停的风险增加有关。7 岁前发生晕厥或心搏骤停的患者,即使接受了 β 受体阻滞剂治疗,心律失常复发的概率仍较高。出生后第 1 年出现晕厥或心搏骤停的患者发生致命性心脏事件的风险很高,且传统治疗方法无法有效预防心脏事件的发生。药物治疗期间发生心律失常事件的患者有较高的风险。

4. **年龄和性别** 在儿童时期,男性患者(特别是 LQT1)发生心搏骤停、SCD 的风险比女性患者高得多。青春期,男女之间发生致命性事件的风险相等。20 岁以后,女性(特别是 LQT2)患者则有更高的心搏骤停和 SCD 风险。LQT3 患者心脏事件的性别差异不明显。具体如表 1。

表 1 长 QT 综合征(LQTS)患者的危险分层

分层(发生风险 *)	临床危险因素	复合危险因素	遗传危险因素
极高危(≥80%)	QTc≥600 毫秒 18 岁前心脏事件≥10 次		Timothy 综合征(LQT8) Jervell-Lange-Nielsen 综合征 AR-LQT1
高危(≥50%)	QTc≥550 毫秒 QTc≥500 毫秒的 LQT1、LQT2、男性 LQT3 18 岁前心脏事件 2~10 次 首次发生心脏事件年龄 <7 岁 β 受体阻滞剂治疗期间发生心脏事件	LQT1 男性 0~14 岁 LQT2 女性 15~40 岁	复合或双基因杂合子 某些 LQT1 突变(胞质环突变、*A341V* 突变) 某些 LQT2 突变(孔区突变) *CALM1* 或 *CALM2* 突变
中危(30%~49%)	500 毫秒≤QTc≤549 毫秒 18 岁前心脏事件 <2 次		LQT1、LQT2(女性)、LQT3(除外 QTc≥500 毫秒男性)
低危(<30%)	QTc<500 毫秒无症状 18 岁前无心脏事件	LQT1 女性 0~14 岁 LQT2 男性 0~40 岁	其他 LQTS 次要基因型

*40 岁前发生 1 次或多次 LQTS 相关心脏事件的风险。

二、Brugada 综合征

Brugada 综合征(BrS)主要特征为心脏结构和功能正常,心电图表现为 J 点及 ST 段抬高(尤其是右胸导联 V_1~V_3),有室颤导致的心搏骤停病史。BrS 发病率为 5/10 000,以 30~40 岁的青年男性为主,男女比例为 8∶1~10∶1。BrS 有明显的种族差异,包括日本人在内的东亚人的患病率(0.7%~1.0%)要比白种人(0.012%~0.260%)高得多。最新研究表明,BrS 可能不是单基因遗传病,而可能是一种寡基因疾病。目前已经发现与 BrS 相关的致病基因超过 20 种,其中,*SCN5A* 是首个发现且目前唯一明确的 BrS 致病基因,ClinVar(https://www.ncbi.nlm.nih.gov/clinvar)报道了 300 多种突变或罕见变异位点,占 BrS 患者的 18%~28%。

BrS 的诊断主要依赖心电图和临床病史,目前 BrS 的诊断建议参考 BrS 诊断国际专家共识上海标准（表 2）。

表 2　Brugada 综合征（BrS）诊断国际专家共识上海标准

诊断标准	分值 / 分
Ⅰ. 心电改变（标准 12 导联 / 动态）	
A. 标准位置或导联上移后记录到自发性 1 型 Brugada 心电图改变	3.5
B. 标准位置或导联上移后记录到发热诱导的 1 型 Brugada 心电图改变	3
C. 2 型或 3 型 Brugada 心电图经药物激发后演变为 1 型	2
* 本范围内的指标按评分最高的一项计算，三项指标中必须具备一项	
Ⅱ. 病史 *	
A. 不能用原因解释的心搏骤停或已记录到的 VF/ 多形性 VT	3
B. 夜间濒死样呼吸	2
C. 疑似心律失常性晕厥	2
D. 机制或原因未明的晕厥	1
E. <30 岁发生的病因不明的心房扑动 / 心房颤动	0.5
* 本范围内的指标按评分最高的一项计算	
Ⅲ. 家族史 *	
A. 一级或二级亲属中有确诊的 BrS	2
B. 一级或二级亲属中有疑诊为 SCD 者（发热、夜间发生或应用激发 BrS 的药物）	1
C. <45 岁的一级或二级亲属发生不明原因的 SCD，且尸检阴性	0.5
* 本范围内的指标按评分最高的一项计算	
Ⅳ. 基因检测结果	
BrS 可能易感致病基因的突变	0.5

注：总分≥3.5 分，极可能 / 确诊为 BrS；总分为 2~3 分，可能为 BrS；总分 <2 分，无诊断意义。VF：心室颤动；VT：室性心动过速；SCD：心脏性猝死。

无症状 BrS 新确诊的患者占大多数（约 63%），且症状发生率较低（0.5%/ 年），一旦发生，多数首发症状即为心搏骤停或 SCD。因此，对无症状患者进行危险分层极为重要。BrS 患者的风险评估主要根据年龄、性别、基因型、心电图中自发或诱发的 Brugada 模式、心电图传导和复极参数以及电生理检测程序刺激室颤诱发率等指标。

1. **年龄和性别**　BrS 患者发生心搏骤停的平均年龄为 39~48 岁，绝大多数发生于 20~65 岁。无症状老年患者发生心脏事件的风险相对低。BrS 儿童患者罕见，但也有猝死报道，一旦发生则再发风险较高。男性在 BrS 发生心搏骤停的患者中占 64%~94%，出现自发性Ⅰ型 BrS 样心电图及电生理检查中诱发室颤的比例也较高。但是由于大多数无症状患者也是男性，因此性别不能成为独立预测因素。

2. **基因型**　研究显示，*SCN5A* 阳性的 BrS 患者比 *SCN5A* 阴性的 BrS 患者心律失常事件发生风险更高，同时在 *SCN5A* 阳性患者中，只有孔道区变异与恶性心律失常事件相关。目前尚无明确证据表明 *SCN5A* 变异与 BrS 的临床预后有关，因此，在 BrS 患者中进行 *SCN5A* 基因检测存在争议，基因检测不能作为危险分层的依据。2019 年中华医学会心血管病学分会发表的《单基因遗传性心血管疾病基因诊断指南》中也指出基因检查可协助诊断临床可疑病例，本身不能诊断 BrS，且不影响 BrS 的治疗。

3. **心电图** 自发性 1 型 Brugada 心电图改变的患者较药物诱导心电图改变的患者心律失常事件发生风险更高，在多因素分析显示自发性 1 型 Brugada 心电图改变是心律失常事件的独立预测因素。但由于仅有小部分患者存在持续的 1 型 Brugada 心电图改变，考虑到 Brugada 心电图动态性改变和心律失常风险的相关性，心电图指标的时间变异性可为风险分层提供额外价值。因此，可采用 24 小时动态心电图监测评估 1 型 Brugada 心电图改变，使用单次心电图结果进行危险分层时应小心谨慎。高位右胸导联（第 2、3 肋间）记录可提高发现 1 型 Brugada 心电图改变的灵敏度，但不降低预测室颤的价值。

室性心律失常在钠通道阻滞剂激发试验中较为罕见，其诱发率具有剂量依赖性。有明显传导疾病的患者使用钠通道阻滞剂时应格外小心。

BrS 的心电图危险分层指标如表 3。QRS 碎裂波、1 型 Brugada 心电图伴下侧壁导联早期复极心电图改变、显著的 J 波或 ST 段动态抬高可提示心律失常事件风险增加。有限的证据表明，心室晚电位、自发或药物激发试验中出现微小的 T 波电交替、QRS 波增宽、aVR 导联 R 波、Ⅰ导联 S 波、运动试验恢复期 1 型 Brugada 心电图 ST 段抬高幅值增大与心律失常事件风险增加有关，当几个危险因素同时出现时，心律失常事件发生风险增加。

表 3 Brugada 综合征的心电图危险分层指标

除极	复极	除极 - 复极
QRS 间期延长	QT 和 QTc 间期延长	iCEB（QRS/QT），iCEBc
QRS 离散度增加	QT 和 QTc 离散	
QRS 碎裂波	Tpeak-Tend，Tpeak-Tend/QT 比值，Tpeak-Tend 离散	
Epsilon 波	JTpeak，JTpeak 离散	
RBBB	早期复极表现（≥2 个下侧壁导联）	
一度房室传导阻滞		
RVOT 延迟表现 aVR 导联 R 波 Ⅰ导联 S 波 $S_{Ⅱ}>S_{Ⅲ}$		
Tzou 阳性标准 V1：R 波 >0.15mV V_6：S 波 >0.15mV V_6：S 波：R 波 >0.2		

另外，Tpeak-Tend，即 T 波峰值和结束之间的间隔，它随心率而改变，并表现出显著的个体差异，将其除以 QT 间期可产生相对恒定值（0.17~0.23），被认为是预测心律失常的较好指标。Tpeak-Tend、Tpeak-Tend/QT 比值均与心律失常事件风险增加有关。QRS 碎裂波提示传导离散度增加，而宽 QRS 提示传导速度减慢，两者均可导致折返性心律失常，使心律失常事件风险增加。根据临床前研究的结果，传导异常也需纳入危险分层，以提高其风险预测的准确性，QT/QRS 得到的心脏电生理平衡（iCEB）指数可为心律失常风险分层提供更多的信息。

此外,异常动作电位恢复似乎与心律失常有关,鉴于最近临床队列中提出了恢复指数这一概念,这些指标是否会有助于 BrS 患者的风险分层仍有待证明。

4. **电生理检查** 程序心室刺激诱导室颤发生率在有心搏骤停病史的患者中最高,晕厥者其次,无症状患者最低。但室颤诱发率与 BrS 心律失常事件风险的相关性存在较大争议,是否可以指导临床决策也存在争议。关于 BrS 患者电生理检查与预后影响的 PRELUDE 前瞻性研究结果显示,诱发的持续性室颤不能提示患者的高风险,但心室的有效不应期过短(<200 毫秒)提示心律失常事件风险增高。

电解剖图也对帮助心律失常事件危险分层至关重要。右心室流出道(RVOT)的心内膜单极电压映射可以检测到可能反映 BrS 心外膜结构病变的低电压区域。具有广泛心内膜单极电压异常的 BrS 患者在程序化心室刺激过程中更容易诱发室颤,而电解剖图正常的受试者不可诱发。磁信号的检测常用于显示结构特性,但最近研究表明,心磁图描记术可以为心律失常风险预测提供更多的价值。

三、儿茶酚胺敏感性多形性室性心动过速

儿茶酚胺敏感性多形性室性心动过速(CPVT)是一种发病率低(1/10 000),但恶性程度极高(猝死率约 30%)的遗传性心律失常综合征。CPVT 发病隐匿,具有明显的肾上腺素依赖性,常在运动或情绪激动时出现晕厥,该病多见于青少年(10~20 岁),性别差异不明显。目前已知与 CPVT 相关的基因均与心肌细胞 Ca^{2+} 调控有关,包括 *RyR2*、*CASQ2* 及 *TRDN*,CPVT 患者中 50% 存在 *RyR2* 基因变异,1%~2% 出现 *CASQ2* 变异。

CPVT 患者静息时心电图正常,发病时出现双向或多形性室性心动过速(简称室速)。诊断标准为:①年龄 <40 岁,心脏结构和静息心电图无异常,不能用其他原因解释的由运动、情绪激动或儿茶酚胺诱发的双向或多形性室速,诊断为 CPVT;②*RyR2* 或 *CASQ2* 基因的致病性突变携带者,可诊断为 CPVT。

RyR2 基因突变的携带者出现症状明显较小,*CASQ2* 突变患者病情较重,与高致死率有关并且对 β 受体阻滞剂治疗效果欠佳;在 C 端发生 *RYR2* 基因突变的患者亲属相比 N 端 *RYR2* 突变患者亲属,非持续性室速发生率高。既往有心脏停搏复苏史,在运动负荷试验中出现复杂心律失常,幼年时期被诊断为 CPVT,缺乏 β 受体阻滞剂的有效干预治疗以及在接受 β 受体阻滞剂治疗后仍然出现持续性室速或血流动力学不稳定的患者风险高且常提示预后不良。CPVT 患者的风险评估主要根据运动负荷试验和基因型。

1. **运动负荷试验** 运动负荷试验是目前针对 CPVT 的主要诊断评估方式,阳性率达 65%~83%。主要表现为随运动强度增加,室性心律失常更加频繁地被记录,甚至可能演变成持续性室速。当患者不能耐受运动,无法进行运动负荷试验,注射肾上腺素可以作为备选方案。

平板运动试验的评价指标包括:①阈值心率,在平板运动试验过程中最早出现室性期前收缩时的窦性心率;②其他心率指标,如基础窦性心率、出现频发室性期前收缩平均心率、出现双向性室速的平均心率、最快心率;③运动负荷指标,如最大运动负荷(METS);④室性心律失常严重程度评分,包括无室性心律失常或单发室性期前收缩(1 分),室性期前收缩二联律和 / 或大于 10 次 /min 的频发室性期前收缩(2 分),成对室性期前收缩(3 分),非持续性室速(4 分),持续性室速和 / 或室颤(5 分)。

运动负荷试验时发生室性心律失常的阈值心率一般在 110~130 次 /min。试验过程中随

着运动强度的增加，患者所诱发的室性心律失常的严重程度也随之递增。从开始的孤立性室性期前收缩，逐步变为非持续性室速，直至演变成持续性室速甚至室颤，出现特征性的呈右束支传导阻滞图形的双向性室速。此时如停止运动，室速或室颤就会过渡为室性期前收缩，并逐渐恢复为窦性心律。

2. **基因型** 目前对于已经死亡的 CPVT 患者，基因筛查是唯一的方法。基因检测策略的阳性率为 49%~60%。对于患者家属行遗传学检测可以指导临床治疗和长期监护。当家庭成员中检测到携带 CPVT 的相关突变基因时，及时给予患者家庭中的一级亲属行基因检测、相应的诊断实验和临床评估，并且一旦诊断明确就需要进行治疗。需要注意的是，基因筛查阳性的家庭成员即使运动试验阴性，也应接受 β 受体阻滞剂治疗。

四、早期复极综合征（ERS）

早期复极综合征（ERS）是指在下壁和 / 或侧壁导联记录到早期复极心电图，伴有 SCD 幸存史或记录到室速 / 室颤。早期复极（ER）是一种较为常见的特发性心电图改变，表现为：①QRS 终末的切迹（J 波）或主波 R 波下降支的顿挫，伴或不伴 ST 段抬高；②除 V_1~V_3 导联改变之外，12 导联心电图上≥2 个相邻导联出现 QRS 终末切迹或 J 波的顶点（Jp）振幅≥0.1mV；③QRS 时限（在没有切迹或顿挫的导联进行测量）<120 毫秒。ER 波的检出率为 1%~13%，但自发性室颤患者中检出率为 15%~70%，男女比例为 7∶3，多见于青壮年。

ERS 的诊断标准为：①ER 波伴不能解释的室颤或多形性室速，可诊断为 ERS；②心源性猝死者伴尸检阴性、无既往药物服用史、生前有 ER 波，在排除其他病因后可诊断为 ERS。

ER 在一般人群中常见，但具有潜在致命心律失常和 SCD 的发生率非常低。广泛导联有早期复极波，J 波幅度≥0.2mm，形态有顿挫或切迹，J 波振幅有动态变化，J 波后 ST 段呈水平或下斜型等提示高危风险。ERS 患者的风险评估主要根据临床病史、基因型和心电图指标。

1. **临床病史** Haissaguerre 等通过对 206 例特发性室颤的心搏骤停复苏患者的分析发现，39% 的 ERS 患者先前有过晕厥病史。Bartczak 等的研究发现，在晕厥患者中，因怀疑反射性晕厥而接受倾斜测试的晕厥患者，有 31% 的病例心电图呈早期复极模式（ERP）表现。不明原因的晕厥病史是 ERS 患者猝死的潜在的重要危险因素。因此，对于 ERP 患者应注意晕厥或室性心律失常病史。

研究发现，不明原因猝死或家庭成员发生过恶性心律失常的家系里，ERP 是唯一的异常表现。一项涉及 144 个家系的 363 名亲属的研究当中，与对照组相比，ERS 在突发性心律失常死亡病例的亲属中更为普遍（23%∶11%）。家族史可以预测心律失常的风险，虽然无猝死家族史的家庭成员中也存在，需要进一步的研究来确定家族史对猝死风险的影响，但是关注有猝死家族史的无症状亲属心电图有无 ER 图形仍然是十分必要的。

2. **基因型** 已确定的与 ERP 和 ERS 都相关的基因变异有 7 个。虽然，确定了这些变异与疾病的因果关系及较为合理的致病机制，但在 ERS 的众多致病基因中，目前仅对一小部分变异进行了功能表达的研究，由于缺乏对基因变异的功能学或生物学验证，是基因检测解读中最严重的不足之处。因此，有关基因对 ERS 的风险评估仍需更进一步的研究。

3. **心电图** 大样本的队列研究发现，J 点抬高≥0.1mV 的占 5.8%，而 J 点抬高≥0.2mV 的仅占 0.3%。下壁导联 J 点抬高≥0.1mV 与心血管性死亡和心律失常性死亡（相对危险度分别为 1.28 和 1.43）相关，而 J 点抬高≥0.2mV 的则显著增加上述风险。特发性室颤患者中有J点抬高的相比具有确定猝死危险因素的，J点抬高累及的导联更广泛，而且J波振幅也较高。另外，如果ERP患者同时有Brugada样心电图改变（V_1~V_3出现J波）或短QT间期者恶性程度更高。应用Haissaguerre等制定的ERP诊断标准进行的大多数研究表明，ER图形的分布，尤其是在下壁导联时，可预测心源性和心律失常性死亡。但值得注意的是，侧壁导联ER与心律失常性死亡相关联的证据尚不充分。下壁或侧壁导联记录到的伴有水平或下斜型ST段抬高伴随J波幅度≥0.2mV的患者，致死性心律失常的发生风险高于低振幅J波(尤其是J波之后ST段呈快速上升型)。且水平型ST段变异与猝死的风险增加有关。QRS终末切迹/顿挫在特发性室颤患者中比较普遍，ERS和室颤患者QRS切迹常见于侧壁导联（V_4、V_5)，但因这些研究的样本量偏小，如果将这种心电图模式作为危险标志，未免证据不足。

五、总结和展望

遗传性心律失常的评估主要依赖于患者的临床表现，辅助检查（心电图等）和基因检测。LQTS患者根据不同QTc间期长度（≥500毫秒）结合患者特征和基因型，BrS患者根据自发的ST段抬高（高位右胸导联），CPVT患者根据运动中出现的双向或多形性室速以及基因型，ERS根据临床病史和心电图改变进行风险评估。遗传性心律失常的风险评估对疾病的预防、治疗和预后有重要意义，建议尽可能结合患者提供的全部临床信息综合评估后作出治疗决策，帮助更多的患者规避风险，从中获益。

（白融　李林凌　刘克森　吴愧　李玉昆）

参考文献

[1] SCHWARTZ P J, STRAMBA-BADIALE M, CROTTI L, et al. Prevalence of the congenital long-QT syndrome [J]. Circulation, 2009, 120 (18): 1761-1767.

[2] SCHWARTZ P J, ACKERMAN M J, GEORGE A L, et al. Impact of genetics on the clinical management of channelopathies [J]. J Am Coll Cardiol, 2013, 62 (3): 169-180.

[3] PRIORI S G, WILDE A A, HORIE M, et al. HRS/EHRA/APHRS expert consensus statement on the diagnosis and management of patients with inherited primary arrhythmia syndromes: document endorsed by HRS, EHRA, and APHRS in May 2013 and by ACCF, AHA, PACES, and AEPC in June 2013 [J]. Heart Rhythm, 2013, 10 (12): 1932-1963.

[4] WALLACE E, HOWARD L, LIU M, et al. Long QT syndrome: Genetics and future perspective [J]. Pediatr Cardiol, 2019, 40 (7): 1419-1430.

[5] PRIORI S G, BLOMSTRÖM-LUNDQVIST C, MAZZANTI A, et al. 2015 ESC Guidelines for the management of patients with ventricular arrhythmias and the prevention of sudden cardiac death: The Task Force for the Management of Patients with Ventricular Arrhythmias and the Prevention of Sudden Cardiac Death of the European Society of Cardiology (ESC). Endorsed by: Association for European Paediatric and Congenital Cardiology (AEPC) [J]. Eur Heart J, 2015, 36 (41): 2793-2867.

[6] ROHATGI R K, SUGRUE A, BOS J M, et al. Contemporary outcomes in patients with long QT syndrome [J]. J Am Coll Cardiol, 2017, 70 (4): 453-462.

[7] SAUER A J, MOSS A J, MCNITT S, et al. Long QT syndrome in adults [J]. J Am Coll Cardiol, 2007, 49 (3): 329-337.

[8] MULLALLY J, GOLDENBERG I, MOSS A J, et al. Risk of life-threatening cardiac events among patients with long QT syndrome and multiple mutations [J]. Heart Rhythm, 2013, 10 (3): 378-382.

[9] SINGH M, MORIN D P, LINK M S. Sudden cardiac death in Long QT syndrome (LQTS), Brugada syndrome, and catecholaminergic polymorphic ventricular tachycardia (CPVT) [J]. Prog Cardiovasc Dis, 2019, 62 (3): 227-234.

[10] GIUDICESSI J R, ACKERMAN M J. Genotype- and phenotype-guided management of congenital long QT syndrome [J]. Curr Probl Cardiol, 2013, 38 (10): 417-455.

[11] STEINBERG C. Diagnosis and clinical management of long-QT syndrome [J]. Curr Opin Cardiol, 2018, 33 (1): 31-41.

[12] MONASKY M M, MICAGLIO E, CICONTE G, et al. Brugada syndrome: Oligogenic or Mendelian disease? [J] Int J Mol Sci, 2020, 21(5): 1687.

[13] ANTZELEVITCH C, YAN G X, ACKERMAN M J, et al. J-Wave syndromes expert consensus conference report: Emerging concepts and gaps in knowledge [J]. Europace, 2017, 19(4): 665-694.

[14] LI K H, LEE S, YIN C, et al. Brugada syndrome: A comprehensive review of pathophysiological mechanisms and risk stratification strategies [J]. Int J Cardiol Heart Vasc, 2020, 26: 100468.

[15] AIBA T. Recent understanding of clinical sequencing and gene-based risk stratification in inherited primary arrhythmia syndrome [J]. J Cardiol, 2019, 73(5): 335-342.

[16] HAÏSSAGUERRE M, DERVAL N, SACHER F, et al. Sudden cardiac arrest associated with early repolarization [J]. N Engl J Med, 2008, 358(19): 2016-2023.

[17] BARTCZAK A, LELONEK M. Early repolarization variant in syncopal patients referred to tilt testing [J]. Pacing Clin Electrophysiol, 2013, 36(4): 456-461.

[18] NUNN L M, BHAR-AMATO J, LOWE M D, et al. Prevalence of J-point elevation in sudden arrhythmic death syndrome families [J]. J Am Coll Cardiol, 2011, 58(3): 286-290.

[19] MAHIDA S, SACHER F, BERTE B, et al. Evaluation of patients with early repolarization syndrome [J]. J Atr Fibrillation, 2014, 7(3): 1083.

[20] ANTZELEVITCH C, YAN G X, ACKERMAN M J, et al. J-Wave syndromes expert consensus conference report: Emerging concepts and gaps in knowledge [J]. Europace, 2017, 19(4): 665-694.

[21] SCHWARTZ P J, ACKERMAN M J, GEORGE A, et al. Impact of genetics on theclinical management of channelopathies[J]. J Am Coll Cardiol, 2013, 62(3): 169-180.

[22] TIKKANEN J T, ANTTONEN O, JUNTTILA M J, et al. Long-term outcome associated with early repolarization on electrocardiography [J]. N Engl J Med, 2009, 361(26): 2529-2537.

[23] DERVAL N, SHAH A, JAIS P. Definition of early repolarization: A tug of war [J]. Circulation, 2011, 124(20): 2185-2186.

[24] ROLLIN A, MAURY P, BONGARD V, et al. Prevalence, prognosis, and identification of the malignant form of early repolarization pattern in a population-based study [J]. Am J Cardiol, 2012, 110(9): 1302-1308.

遗传性心血管病患者与妊娠

一、遗传性心肌病与妊娠

（一）肥厚型心肌病与妊娠

1. **概要** 肥厚型心肌病（HCM）是一种以心肌肥厚为特征的心肌疾病，主要表现为左心室壁增厚。HCM临床症状和体征差异较大，主要与左心室流出道梗阻（LVOTO）、心功能受损、快速或缓慢性心律失常等有关，主要症状有劳力性呼吸困难、胸痛但多数冠脉造影正常、心悸、晕厥或先兆晕厥、心脏性猝死（SCD）、HCM扩张期心力衰竭等。

HCM是最为常见的单基因遗传性心血管疾病，主要为常染色体显性遗传，偶见常染色体隐性遗传。根据研究数据，中国HCM患病率为80/10万，粗略估算中国成人HCM患者超过100万人。

2. **临床诊疗现状** 左心室心肌任何节段或多个节段室壁厚度≥15mm，并排除引起心脏负荷增加和心肌肥厚的其他疾病，如高血压、瓣膜病、糖原贮积症、系统淀粉样变性等，即可诊断HCM。除此之外，心电图、运动负荷检查、冠脉造影等辅助检查手段也十分常用。

HCM的治疗包括治疗LVOTO和治疗合并症两个方面，对于猝死高危患者应考虑植入植入型心律转复除颤器（ICD），终末期患者可以考虑心脏移植。对于患有HCM妊娠妇女，建议采用与非妊娠期妇女一样的风险分层方法，当出现流出道梗阻或心律失常时应考虑使用β受体阻滞剂，当存在心房颤动时应考虑复律治疗和抗凝治疗。

3. **基因诊断** 基因突变是绝大部分HCM患者发病的最根本原因。现已报道近30个基因与HCM发病有关，其中10个为明确致病基因（*MYH7*、*MYBPC3*、*TNNT2*、*TNNI3*、*TPM1*、*MYL2*、*MYL3*、*ACTC1*、*PLN*、*FLNC*），分别编码粗肌丝、细肌丝和Z盘结构蛋白等。

基因检测应包括10个HCM致病基因和5个拟表型疾病致病基因（*GLA*、*LAMP2*、*PRKAG2*、*TTR*、*GAA*）；对于有特殊临床表现及心肌肥厚相关综合征线索的患者，应同时考虑筛查相关综合征的致病基因。除了对先证者的基因检测以外，建议同时对一级亲属做检测（必要时检测二级亲属），以明确家系中致病基因的存在状况。然而HCM致病基因的外显率（即携带致病基因患者最终发生HCM的比率）为40%~100%，发病年龄异质性也较大，对基因诊断结果解释应谨慎。

4. **孕前咨询和生育指导** HCM的育龄期女性患者需考虑妊娠期和围生期的心脏并发症，包括心律失常、心力衰竭、SCD等。孕前需咨询医师，进行妊娠期风险评估，可参见世界卫生组织（WHO）心血管疾病女性妊娠风险分级（2018年版指南）。

虽然大多数HCM患者属于该危险分级中的Ⅱ级或Ⅲ级，可以顺利完成妊娠和分娩，并且梗阻性或者非梗阻性患者没有区别，但是有证据表明，HCM患者妊娠早产的风险增加。少数患者属于Ⅳ级（高危），对于以下高危患者，不建议妊娠：孕前已有症状、孕前已有严重心功能不全、孕前已有严重LVOTO等。临床上可通过超声心动图评估心室功能、是否存在二尖瓣关闭不全和LVOTO，对于无症状的女性，给予运动试验评估心功能。

在妊娠前，医师应与患者及其家属讨论在妊娠期的治疗方案及随访计划。对于高危患者，应给予适当治疗，以改善临床症状。治疗方法主要包括：①药物治疗，如β受体阻滞剂、钙离子阻滞剂（地尔硫䓬）、丙吡胺；②心律失常的治疗，心房颤动是HCM患者最常见的心律失常类型，射频消融转复窦性心律是最理想的选择，不能复律者应给予心室率控制和抗凝治疗；③严重LVOTO者的治疗，可以考虑射频消融治疗、酒精化学消融或外科室间隔肥厚心肌切除术以降低左室流出道压差、减轻梗阻。部分高危患者经合理治疗后可以妊娠。

此外，医师还应通过家族史、动态心电图、超声心动图、心脏MRI、运动试验等在孕前对患者的SCD风险进行综合评估。存在如下情况的患者考虑为高危：年轻患者；SCD家族史；最大左心室壁厚度≥30mm；非持续性室性心动过速（NSVT）；室间隔肥厚；晕厥史；LVOTO；心脏MRI提示心肌纤维化；基因检测发现两种及两种以上基因突变。SCD高危患者植入ICD后可以妊娠。

基因检测在疾病早期诊断、治疗及预后方面的作用日益显著。胚胎植入前遗传学检测（PGT）可筛选出不携带致病基因的正常胚胎植入女性的子宫，从源头上阻断致病基因。已经妊娠者可于妊娠早期取绒毛或羊水进行产前基因诊断，帮助HCM患者孕育出健康的下一代。

5. 妊娠和围生期的管理 孕前已服用β受体阻滞剂（首选美托洛尔）者在妊娠期应继续服用，但需定期监测胎儿发育情况，分娩后立即监测新生儿情况。维拉帕米和地尔硫䓬属于美国食品药品监督管理局（FDA）分类中的C类药物，尽管存在一定的潜在风险，但在慎重权衡利弊后可以使用。丙吡胺可能导致子宫收缩，胺碘酮对胎儿可产生甲状腺毒性、生长迟缓和神经损伤等不良作用，妊娠期应尽量避免使用。

HCM患者在妊娠期发生不可耐受的心房颤动时行电复律是安全可行的，但要在具备紧急剖宫产手术条件的医院内进行。合并持续性心房颤动的患者进行抗凝治疗时，妊娠头3个月推荐使用低分子肝素，4~9个月推荐维生素K拮抗剂，36周后建议改用低分子肝素。不建议妊娠期使用新型口服抗凝剂（例如达比加群、利伐沙班）。当合并心律失常时，有指征的患者妊娠期可在超声引导下行起搏器或ICD植入。

分娩方式的制订需要产科、心脏科等多学科共同讨论，多数患者可以经阴道分娩，但存在严重LVOTO、早产征兆、严重心力衰竭的患者应考虑行剖宫产。分娩过程中，应对患者进行连续、动态、严密的血压、心率、心律监测。建议分娩时采用局部麻醉，因为并发症风险更小。

6. HCM子代遗传阻断成功案例 25岁的芳芳（化名）患有梗阻性肥厚型心肌病，左心室流出道的梗阻严重，压差超过了90mmHg，是常规诊断梗阻标准的3倍。她的家系如图1。

芳芳渴望生育健康的子代，她面临着诸多困难，包括：①准确确定致病基因；②PGT；③妊娠期和分娩过程中的风险。

郑州大学第一附属医院心内科、生殖医学、产前诊断、产科的专家组成了综合团队，制订了周密的计划和各种预案。基因测序明确了其患病原因是*MYH7*基因的一个致病突变。接下来芳芳在郑州大学第一附属医院生殖与遗传专科医院接受了PGT试管婴儿治疗，并选择了不携带致病基因的1枚囊胚植入，并顺利妊娠。在多学科专家团队的保驾下，芳芳在郑州大学第一附属医院顺利产下一个女婴，母女平安。

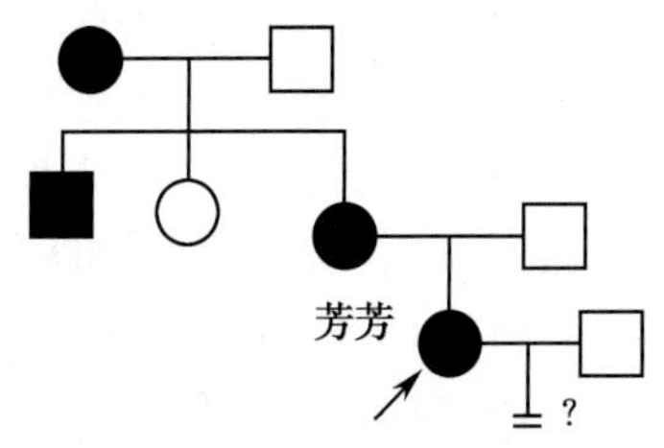

图1 芳芳家系图

（二）扩张型心肌病与妊娠

1. **概要** 扩张型心肌病（DCM）是一类以左心室或双心室扩张、收缩功能不全为主要特征的心肌疾病。早期可仅表现为心脏扩大及收缩功能降低，后期往往出现慢性心力衰竭，是导致心力衰竭的重要原因之一。病程中常伴发心律失常、血栓栓塞，甚至SCD等并发症，预后不佳。

2. **临床诊疗现状** DCM的临床诊断标准为具有心室扩大和心肌收缩功能降低的客观证据并除外高血压、心脏瓣膜病、先天性心脏病或缺血性心脏病。DCM的防治宗旨是阻止基础病因导致心肌损害，有效控制心力衰竭和心律失常，预防猝死和栓塞，提高患者的生活质量及生存率。DCM的早期诊断和治疗可明显改善患者预后。

3. **基因诊断** 迄今报道的DCM相关致病基因超过60个，DCM致病基因主要编码细胞结构及功能相关蛋白。前者绝大多数为肌节蛋白相关编码基因，也包括心肌细胞Z带、细胞核、细胞骨架及连接相关蛋白的编码基因；后者见于转录因子以及离子通道等细胞功能相关蛋白编码基因。遗传方式以常染色体显性遗传多见，也有常染色体隐性遗传、X连锁遗传等，后者多见于儿童。约40%的家族性DCM可筛查到明确的致病基因突变，*TTN*基因截短突变占比最高。

检测基因，应包括14个明确致病基因（*MYH7*、*MYBPC3*、*TNNT2*、*DSP*、*TTN*、*LMNA*、*MYH6*、*MYPN*、*RBM20*、*SCNSA*、*ANKRD1*、*RAF1*、*DES*、*DMD*）。疑诊或确诊家族性DCM的儿童患者应尤其关注最常见的致病基因*RAF1*。

4. **孕前咨询和生育指导** 某些既往患有DCM的妇女对妊娠的耐受性很差，可能会导致左心室功能严重恶化。孕产妇死亡的预测因素是NYHA Ⅲ/Ⅳ级和左心室射血分数（LVEF）<40%。高度不利的危险因素包括LVEF<20%、二尖瓣反流、右心室衰竭、心房颤动和/或低血压。所有计划妊娠的DCM患者都需要适当的咨询和联合多学科管理，因为存在着不可逆的心室功能恶化、孕产妇死亡和胎儿丢失的高风险。建议所有的DCM患者就再次妊娠时疾病的复发风险进行妊娠前咨询，LVEF恢复参考范围以前应避免妊娠。

传统的妊娠期产前诊断虽可避免带有遗传缺陷的患儿出生，但需要终止妊娠，给妊娠妇女及其家庭带来很大的痛苦和精神负担。已知携带有DCM致病基因突变的患者，可以考虑行PGT选择性生育健康子女，同时避免了流产或引产带来的伤害。

5. **妊娠和围生期的管理** 妊娠妇女由于其生理特点，常出现胸闷、呼吸困难、疲劳和水肿症状，应当小心区分哪些是心力衰竭症状，哪些是继发于妊娠的症状。

妊娠期间检测生物标志物，例如脑钠肽（BNP）/N末端脑钠肽前体（NT-proBNP）的升高，支持心力衰竭的诊断。超声心动图能够显示心脏当前的结构和功能状态。由于磁共振检查使用的钆对比剂可以穿过胎盘，因此在妊娠期间（特别是前3个月）应避免晚期钆增强磁共振扫描。

孕前管理包括对现有的治疗心力衰竭的药物进行修改，以避免对胎儿的伤害。禁忌使用血管紧张素转换酶抑制剂（ACEI）、血管紧张素受体阻滞剂（ARB）、血管紧张素受体脑啡肽酶抑制剂（ARNIs）、盐皮质激素受体拮抗剂（MRA）和伊伐布雷定，并应在受孕前停用，并密切临床和超声心动图监测。但是，应继续使用β受体阻滞剂，并切换为选择性β_1受体阻滞剂。如果LVEF下降，则应进行进一步讨论，重新考虑妊娠的安全性。如果在妊娠早期无意中服用了禁忌药物，应停止使用，并通过产妇超声心动图和胎儿超声进行密切监测。DCM妊娠妇女的评估和治疗取决于临床情况。但是，所有这些都需要心脏和产科联合管理，动态超声心动图检查、血清 BNP/NT-proBNP 水平检测和胎儿超声检查都很必要。

由于血流动力学负荷增加和停止使用心力衰竭药物，女性 DCM 患者的不良心脏事件更有可能在妊娠末期出现，在心功能分级（NYHA 分级）较高的患者和中度至重度左心室功能不全患者中尤其如此。不良事件包括心力衰竭和 / 或室性心动过速、猝死、流产、心房颤动、短暂性脑缺血发作和死亡。曾有过心脏事件是随后发生主要事件的最重要风险预测因素。既往没有心脏事件史、心功能良好的 DCM 妇女极有可能在妊娠期间没有不良事件。

如果患者的血流动力学不稳定，则必须通过剖宫产术紧急分娩。在血流动力学稳定的患者中首选阴道分娩。NYHA 分级在Ⅲ ~ Ⅳ级的患者不建议进行母乳喂养，因为它具有很高的代谢需求。DCM 患者抗凝的标准适应证适用于妊娠期间和之后。抗凝剂的选择取决于妊娠阶段和患者的耐受。

（三）致心律失常性右心室心肌病与妊娠

1. 概要 致心律失常性右心室心肌病（ARVC）是以右心室为主的心肌细胞凋亡或坏死，并被脂肪和纤维结缔组织替代为病理特征的遗传相关性心肌病，也可同时或单独累及左心室，患者病情轻重与心肌组织缺如的多少以及受累部位有关。以右心衰竭、右心室起源的室性心动过速及猝死为共同表现，但各症状之间轻重不同。西方人群中估计患病率为 0.02%~0.05%，男女比为 3 ∶ 1，是 35 岁以下人群 SCD 的重要原因。

ARVC 通常为常染色体显性遗传，但也有些特殊类型表现为常染色体隐性遗传，如 Naxos 病和 Carvajal 综合征。ARVC 具有不完全外显和表型多样性等特征，约 60% 的患者可检测出致病基因突变。

2. 临床诊疗现状 检出致病基因突变是 ARVC 的主要诊断标准之一。携带基因突变患者比未携带者预后差；携带≥2 个基因突变的患者易发生室性心动过速 / 心室颤动，且左心室功能障碍、心力衰竭和心脏移植比例较高。携带 *TMEM43* 基因 p.S358L 突变的成年男性和 30 岁以上女性作为一级预防行 ICD 植入能够提高生存率。

3. 基因诊断 ARVC 的致病基因突变主要发生在编码桥粒蛋白的基因上，因此被普遍认为是桥粒疾病；但编码非桥粒蛋白的基因突变也会导致 ARVC 表型，这些蛋白通常与桥粒蛋白在功能和结构上有一定联系。目前报道与 ARVC 相关的基因突变超过 1 400 个，其中 400 余个为致病基因突变。我国人群各致病基因比例与国外相似，占比最多的为 *PKP2* 基因（42%），其次为 *DSG2*（11%）、*DSP*（6%）和 *DSC2*（3%）。检测基因至少应包括 6 个 ARVC（*PKP2*、*DSP*、*DSG2*、*DSC2*、*JUP*、*TMEM43*）致病基因。

4. 孕前咨询和生育指导 ARVC 女性大多数妊娠耐受性良好。单纯右心室病变患者，即使曾有持续性室性心律失常病史，预后也通常较好。但是，控制妊娠期心律失常的 β 受体阻滞剂应用与新生儿低出生体重相关，且既往存在明显的双心室疾病的患者很可能在妊娠期间发生心力衰竭。

5. 妊娠和围生期管理 控制妊娠期心律失常除 β 受体阻滞剂外，最常见的药物是氟卡尼。大多数 ARVC 女性患者经阴道分娩没有任何并发症。

二、遗传性心脏离子通道病与妊娠

（一）长 QT 综合征与妊娠

1. 概要 长 QT 综合征（LQTS）是一种由于编码心脏离子通道的基因突变导致的一组综合征，是最常见的一种遗传性心律失常。典型心电图表现为 QT 间期延长和 T 波异常，但也有 10%~40% 的患者在休息期间的 QT 间期正常。心律失常发作时，心电图多表现为尖端扭转型室性心动过速（TdP），可出现晕厥、抽搐及 SCD。根据国内外文献的报道，人群发病率大约为 1/2 000。

2. **临床诊疗现状** 患者的管理包括生活方式的指导、药物治疗、ICD 和左侧交感神经去除术（LSCD）。LQT1 型患者，在无人监护的情况下应避免剧烈运动，例如游泳；LQT2 型患者，应避免突然的声音刺激（如电话铃声、闹钟等）；所有的 LQTS 患者都应避免使用延长 QT 间期时程的药物。β 受体阻滞剂是所有无禁忌证 LQTS 患者的一线治疗药物，绝大多数患者建议首选普萘洛尔。发生过心搏骤停或 β 受体阻滞剂剂量已达到最大，仍有相关症状的患者，可以考虑植入 ICD。不推荐 ICD 作为无症状患者的一线治疗。ICD 植入后如果仍有室性心动过速发作导致的 ICD 放电，可以考虑 LSCD 治疗。

3. **基因诊断** 自从 1995 年 Mark keating 团队发现导致 LQTS 发生的 3 个基因（*KCNQ1*、*KCNH2*、*SCN5A*）以来，迄今为止，有 17 个基因被发现可以导致 LQTS，这些发现使得基因检测成为怀疑有 LQTS 患者的常规评估成为可能，其中 *KCNQ1*、*KCNH2* 和 *SCN5A* 基因突变被认为具有明确证据作为典型 LQTS 的遗传病因。这 3 种基因突变分别导致 LQT1、LQT2、LQT3 基因型患者，占基因诊断 LQTS 患者的 92% 以上。专家推荐在临床高度怀疑 LQTS 的患者，无症状特发性 QT 间期延长者，以及先证者的一级亲属进行特定基因的检测。

4. **孕前咨询和生育指导** 有遗传家族史的女性，在妊娠前，建议到遗传性心血管病门诊进行遗传咨询。首先进行基因检测，对于特定的基因变异如 JLN 综合征和罕见的 Timothy 综合征（LQT8），幼年即可出现严重的心律失常。如果静息心电图提示 QTc>600 毫秒，则为极高危患者；QTc>500 毫秒，携带两个明确致病突变为高危患者。这些患者在妊娠时不仅自身心律失常出现的风险提高，也会造成胎儿致死或流产的比例增高，这种极高危或高危患者，应在心内科、产科等多学科团队充分评估以及患者本人意愿综合考虑下决定是否妊娠。对于基因检测确诊的无症状患者，恶性心律失常的发生率较低，且妊娠时心血管事件的发生率与非妊娠期相比无显著差异。检测到明确致病基因突变的 LQTS 患者，可以在多学科协作的基础上，以 PGT 方法进行遗传阻断，帮助这些家庭生育健康的后代。

5. **妊娠期和围生期管理** 对于合并妊娠的女性患者，Rashba 等在一项回顾性分析中认为 β 受体阻滞剂可能导致新生儿心动过缓、呼吸抑制、低血糖等，但发生率极低，若新生儿肝肾功能正常，乳汁中的 β 受体阻滞剂的浓度不会对其造成明显的影响，因此，权衡 β 受体阻滞剂的益处和新生儿食用母乳的风险，强烈建议患者在妊娠期及哺乳期坚持服用 β 受体阻滞剂。Ishibashi 等在一项回顾性研究中，发现在 LQTS 合并妊娠的患者，用 β 受体阻滞剂和未用 β 受体阻滞剂的人群胎儿生长率和先天畸形的婴儿比例没有明显差异。但早产和低出生体重儿在那些服用 β 受体阻滞剂的患者中更为常见。文献表明，妊娠期间，LQTS 患者的心血管事件发生率与孕前相比是降低的，然而在产后，心血管事件的发生率与孕前相比是升高的，特别是 LQTS2 型患者，这可能与产后激素水平的骤然下降，以及照顾婴儿打乱了睡眠节奏、心输出量的骤然降低有关。β 受体阻滞剂可以有效降低产后发生心血管事件的危险。分娩 40 周以后，心血管事件的发生风险回归到产前水平。Cuneo 等提出，母亲携带 LQTS 的致病基因，比父亲携带致病基因造成的胎儿致死或流产的比例高，因此，母亲携带致病基因的家庭在妊娠时要格外注意胎儿健康的监测。

（二）儿茶酚胺敏感性多形性室性心动过速与妊娠

1. **概要** 儿茶酚胺敏感性多形性室性心动过速（CPVT）是一种心脏结构正常、静息心电图正常、以情绪紧张或肾上腺素诱导而出现的，以双向多形室性心动过速为特征的遗传性心律失常。常表现为晕厥、心搏骤停和 SCD。也有过窦性心动过缓、明显的 u 波和“临界 QT 间期”的报道。

2. 临床诊疗现状 CPVT 患者往往在 10~20 岁首次发病，有些患者的首发表现也可以是 SCD，首次发病的时间与预后有很大关系，年龄越小，预后越差。临床诊断主要依据运动激发试验、Holter 或植入式 Holter 以及儿茶酚胺试验。患者运动过程中出现室性期前收缩，随着心率的增加，进而出现多型性室性心动过速、阵发性室性心动过速（pVT）、双向性室性心动过速（bVT）等复杂的心电图表现。β 受体阻滞剂是 CPVT 的一线治疗药物，对于药物难治性患者，LSCD 可作为选择，尽量不植入 ICD。

3. 基因诊断 目前发现 CPVT 相关的致病基因有 2 个，分别为常染色体显性遗传的 *RYR2* 基因（CPVT1 型）和常染色体隐性遗传的 *CASQ2* 基因（CPVT2 型），前者大约占到 CPVT 患者的 65%，后者占 2%~5%，临床诊断为 CPVT 的患者大约 65% 基因筛查为阳性。基因检测（*RYR2* 和 *CASQ2*）推荐用于病史、家族史、运动或儿茶酚胺诱发试验的心电图表现阳性患者及其一级亲属。由于 CPVT 的发病年龄小，因此推荐新生儿进行基因检测，以便于对基因检测阳性的个体尽早行 β 受体阻滞剂治疗。

4. 孕前咨询和生育指导 临床诊断的 CPVT 患者，如果既往发生过心搏骤停或者有过恶性心律失常事件，或发病年龄小，提示再发心律失常事件的风险高，妊娠、分娩或分娩期间的压力可能会产生肾上腺素亢进状态，增加室性心律失常甚至 SCD 的风险。对于这类患者，妊娠期间如果发生心律失常事件，不仅对母体有很大伤害，心律失常事件造成的血流动力学变化也对胎儿的健康有很大影响，而且妊娠期间的药物使用以及 ICD 的放电对于胎儿健康也有危害，可能导致流产、胎儿畸形等情况。因此，这类患者在进行产前遗传咨询时，要结合产科、心内科等多学科团队，平衡心脏事件的风险与治疗的风险，结合患者本人的意愿进行综合考虑。对于基因诊断的临床症状为阴性或者仅有家族史的患者，则提示较低风险。Ahmed 等认为青年患者妊娠出现恶性心律失常的风险比成年人更高。

5. 妊娠和围生期管理 妊娠合并 CPVT 的患者风险评级为中等风险或高风险，CPVT 患者合并妊娠会使患者本人的心律失常发生风险升高。但也有文献表明，合并妊娠的患者在妊娠期间及产后 9 个月的这段时间里心律失常发作的频率与非妊娠期相比，没有明显升高。Romagano 和 Beery 分别报道了 1 名 *RYR2* 基因突变的女性患者，二人均成功诞下了 1 名男婴。对于合并妊娠的女性患者，文献表明，妊娠期间服用 β 受体阻滞剂并没有使胎儿的流产率以及畸形率上升，但有造成新生儿低体重的风险，权衡利弊后，指南还是推荐在妊娠期及哺乳期使用 β 受体阻滞剂，具体剂量要根据患者临床症状进行调整。ICD 植入对于胎儿的安全性尚无定论，Ahmed 等报道了 1 例 17 岁的青年女性，妊娠期间频繁发作室性心律失常，在服用 β 受体阻滞剂的基础上行 ICD 植入，在多学科协作诊疗下最终成功分娩。Boule 等在一项纳入 12 例患者的回顾性研究中，发现 1 例患者在 ICD 放电后 7 天出现流产，尽管他不认为流产是由于 ICD 放电所致，但两者之间也许有关系。多学科协作制订诊疗计划及产前、产时和产后护理是成功妊娠的关键。

三、马方综合征

1. 概述 马方综合征（MFS）是一种遗传性结缔组织疾病，为常染色体显性遗传，由编码纤维蛋白的 *FBN1* 基因突变引起。MFS 患病率为 0.065‰~0.2‰。

MFS 主要累及眼、骨骼和心血管系统等。患者心血管系统临床表现主要是主动脉根部及升主动脉瘤样扩张、剥离，形成夹层动脉瘤，其他表现包括二尖瓣脱垂、肺动脉扩张、左心室扩张。

2. **临床诊疗** β 受体阻滞剂是 MFS 患者主要的药物治疗手段，已被证明可以减缓主动脉根部的生长，降低主动脉夹层的风险。妊娠患者选择性 β_1 受体阻滞剂一般首选美托洛尔。

3. **基因诊断** MFS 主要为常染色体显性遗传，编码原纤维蛋白 1（FBN1）的 *FBNl* 基因为其主要致病基因。目前报道的 *FBNl* 基因相关突变超过 1 800 个，符合临床诊断标准的 MFS 患者检出 *FBNl* 基因突变的比例为 70%~93%。

4. **孕前咨询和生育指导** 父母患 MFS 遗传风险可达 50%。MFS 作为首批应用 PGT 进行遗传阻断的疾病，已有多个阻断成功的病例报道。对于自然妊娠者，产前诊断可通过使用绒毛取样或羊水取样进行 DNA 测序分析，判断胚胎是否携带有与患病父 / 母相同的 MFS 的致病突变，如果胚胎基因测序呈阳性结果，则考虑终止妊娠。然而，由于多达 25% 的患者表现出新发突变，筛查仍然可能遗漏相当大比例的病例。与经典综合征相比，新生儿 MFS 是一种罕见、严重的综合征。

所有已知患有主动脉疾病的妇女如果希望妊娠，都需要及时的孕前咨询。通过计算机断层扫描（CT）或磁共振成像（MRI）进行完整的主动脉成像是必需的。主动脉夹层是女性妊娠期间最具危险性的疾病，也是孕前咨询的核心。由于高动力循环状态和激素水平对血管系统的影响，夹层最常发生在妊娠晚期。与没有患 MFS 的妇女相比，患有 MFS 的妇女妊娠期间，主动脉扩张更快，妊娠合并主动脉夹层为高风险。主动脉直径是主动脉夹层风险的主要决定因素，但即使主动脉根部直径 <40mm 的女性也有 1% 的夹层风险。虽然数据有限，但主动脉根部直径 >45mm 的 MFS 患者应避免妊娠。当主动脉直径为 40~45mm 时，还应考虑其他因素，如夹层家族史和主动脉扩张的速率。同时，MFS 患者的产科并发症也增加，比如胎膜早破。

5. **妊娠期和围生期管理** MFS 患者应该在整个妊娠期和产后 6 个月内每月进行超声心动图监测。妊娠应由心脏病专家和产科专家共同管理，对于可能发生的并发症保持警惕。妊娠期间建议严格控制血压，必要时应实行保证胎儿安全的降压治疗。

对于妊娠期间有急性主动脉并发症的患者，处理包括适当的药物治疗、外科手术或导管介入治疗。

妊娠期间发生的 A 型主动脉夹层是一种外科急症。富有经验的心胸外科、心内科、产科和心脏麻醉医师必须迅速采取行动，在专门的心胸中心行剖宫产娩出胎儿，并直接进行夹层修复。虽然产妇结局良好，但胎儿死亡率为 20%~30%。

对于无并发症的 B 型主动脉夹层，推荐保守治疗。治疗目的首先是降低心室收缩力，使血压控制在平均动脉压 60~75mmHg 或患者可以承受的最低血压。β 受体阻滞剂是急慢性主动脉夹层患者的一线治疗药物，急性夹层患者首选快速起效、可滴定的静脉制剂。还应给予硝普钠静脉滴注，对血压进行精密调控。如果存在 β 受体阻滞剂禁忌证，可用钙通道阻滞剂，通常使用的钙通道阻滞剂是维拉帕米和地尔硫䓬，因为它们同时具备血管扩张作用和负性变力作用。

MFS 患者的围生期管理侧重于减少应激反应和分娩时血流动力学改变对心血管系统的潜在影响。

对于升主动脉直径 <40mm 的患者，推荐阴道分娩。升主动脉直径 >45mm 的患者应考虑剖宫产。对于有主动脉夹层病史的患者，推荐剖宫产。对于主动脉直径为 40~45mm 的患者，应考虑硬膜外麻醉下阴道分娩和加速分娩第二阶段，也可以根据个人情况选择剖宫产。

（赵晓燕　戴东普）

参考文献

[1] MARON M S, OLIVOTTO I, ZENOVICH A G, et al. Hypertrophic cardiomyopathy is predominantly a disease of left ventricular outflow tract obstruction [J]. Circulation, 2006, 114(21): 2232-2239.

[2] 邹玉宝，惠汝太，宋雷.《中国成人肥厚型心肌病诊断与治疗指南》解读[J]. 上海大学学报（自然科学版），2018, 24(1): 1-8.

[3] ELLIOTT P M, ANASTASAKIS A, BORGER M A, et al. 2014 ESC Guidelines on diagnosis and management of hypertrophic cardiomyopathy: The Task Force for the Diagnosis and Management of Hypertrophic Cardiomyopathy of the European Society of Cardiology (ESC) [J]. Eur Heart J, 2014, 35(39): 2733-2779.

[4] ZOU Y, SONG L, WANG Z, et al. Prevalence of idiopathic hypertrophic cardiomyopathy in China: A population-based echocardiographic analysis of 8080 adults [J]. Am J Med, 2004, 116(1): 14-18.

[5] 宋雷，邹玉宝，汪道文，等. 中国成人肥厚型心肌病诊断与治疗指南[J]. 中华心血管病杂志，2017, 45(12): 1015-1032.

[6] 张豪锋，张军.《2018 ESC 妊娠期心血管疾病管理指南》解读[J]. 中国全科医学，2018, 21(36): 4415-4423.

[7] VAN TINTELEN J P, PIEPER P G, VAN SPAENDONCK-ZWARTS K Y, et al. Pregnancy, cardiomyopathies, and genetics[J]. Cardiovasc Res, 2014, 101(4): 571-578.

[8] REGITZ-ZAGROSEK V, ROOS-HESSELINK J W, BAUERSACHS J, et al. 2018 ESC Guidelines for the management of cardiovascular diseases during pregnancy [J]. Eur Heart J, 2018, 39(34): 3165-3241.

[9] 廖玉华，袁璟，汪朝晖. 中国扩张型心肌病诊断和治疗指南[J]. 临床心血管病杂志，2018, 34(5): 421-434.

[10] HODES A R, C TICHNELL, TE RIELE A S, et al. Pregnancy course and outcomes in women with arrhythmogenic right ventricular cardiomyopathy [J]. Heart, 2016, 102(4): 303-312.

[11] 中华心血管病杂志编辑委员会心律失常循证工作组. 遗传性原发性心律失常综合征诊断与治疗中国专家共识[J]. 中华心血管病杂志，2015, 43(1): 5-21.

[12] CURRAN M E, SPLAWSKI I, TIMOTHY K W, et al. A molecular basis for cardiac arrhythmia: HERG mutations cause long QT syndrome [J]. Cell, 1995, 80(5): 795-803.

[13] ISHIBASHI K, AIBA T, KAMIYA C, et al. Arrhythmia risk and beta-blocker therapy in pregnant women with long QT syndrome [J]. Heart, 2017, 103(17): 1374-1379.

[14] CUNEO B F, KAIZER A M, CLUR S A, et al. Mothers with long QT syndrome are at increased risk for fetal death: Findings from a multicenter international study [J]. Am J Obstet Gynecol, 2020, 222(3): 263 e1-263 e11.

[15] AHMED A J. Phillips Teenage pregnancy with catecholaminergic polymorphic ventricular tachycardia and documented ICD discharges [J]. Clin Case Rep, 2016, 4(4): 361-365.

[16] CHEUNG C C, LIEVE K V, ROSTON T M, et al. Pregnancy in catecholaminergic polymorphic ventricular tachycardia [J]. JACC Clin Electrophysiol, 2019, 5(3): 387-394.

[17] ROMAGANO M P, QUIÑONES J N, AHNERT A, et al. Catecholaminergic polymorphic ventricular tachycardia in pregnancy [J]. Obstet Gynecol, 2016, 127(4): 735-739.

[18] BEERY T A, SHAH M J, BENSON D W. Genetic characterization of familial CPVT AFTER 30 years [J]. Biol Res Nurs, 2009, 11(1): 66-72.

[19] BOULE S, OVART L, MARQUIE C, et al. Pregnancy in women with an implantable cardioverter-defibrillator: Is it safe? [J]. Europace, 2014, 16(11): 1587-1594.

[20] 宋雷，惠汝太. 单基因遗传性心血管疾病基因诊断指南[J]. 中华心血管病杂志，2019, 47(3): 175-196.

[21] HOUSTON L, TUULI M, MACONES G. Marfan syndrome and aortic dissection in pregnancy [J]. Obstet Gynecol, 2011, 117(4): 956-960.

[22] REGITZ-ZAGROSEK V, ROOS-HESSELINK J W, BAUERSACHS J. 2018 ESC Guidelines for the management of cardiovascular diseases during pregnancy [J]. Eur Heart J, 2018, 39(34): 3165-3241.

[23] CHANG C Y, YANG J M, LAM C W. Successful management of aortic dissection in a patient with Marfan syndrome during pregnancy [J]. Am J Obstet Gynecol, 2013, 208(2): e3-e6.

[24] DONNELLY R T, PINTO N M, KOCOLAS I. The immediate and long-term impact of pregnancy on aortic growth rate and mortality in women with Marfan syndrome [J]. J Am Coll Cardiol, 2012, 60(3): 224-229.

2020年NHLB心房颤动合并心力衰竭的处理白皮书点评

心力衰竭(简称心衰)和心房颤动(简称房颤)都是常见的疾病,由于人口老龄化、心血管代谢异常和其他日益普遍的危险因素的影响,这两种疾病都会造成严重的健康负担。心衰预后差,其5年死亡率约为50%,是老年人入院的最常见原因。同时,房颤作为最常见的持续性心律失常,其死亡和卒中的风险分别高出2倍和5倍。

这两种疾病情况密切相关,每种状态都会增加患病率和发病率,并恶化另一种疾病的预后。至少1/3的心衰患者存在房颤,而心衰使房颤的患病率增加了10倍。它们的共存常常给诊断和治疗带来挑战。据此,美国心肺和血液研究所(NHLB)与2020年5月线上发布了有关"心房颤患者合并心衰处理"的专家组共识(以下简称"共识")。专家组成员讨论了与心衰和房颤联合治疗相关的主要挑战性问题,同时概述现有证据,确定未满足的需求以及需要解决的相关知识缺口。

基于大量流行病学证据,"共识"开篇即提出,"房颤导致心衰恶化,反之亦然":房颤在24%~44%的急性心衰患者、1/3的慢性心衰患者和半数以上(57%)新发心衰患者中普遍存在。与无心衰患者相比,心衰患者的房颤发生率高出近10倍。房颤是心衰患者住院的先决因素,占心衰入院人数的19%。另一方面,心衰在阵发性、持续性和永久性房颤患者中分别占33%、44%和56%以及1/3以上(37%)的新发房颤患者和高达50%的住院房颤患者。射血分数保留的心衰(HFpEF)或射血分数降低的心衰(HFrEF)的存在增加了房颤患者的死亡风险,而房颤也增加了HFpEF或HFrEF患者的死亡率。

"共识"提到的第二个重要内容是从病理生理学角度尝试阐明"左心房心肌病是否与房颤和心衰相关"这个问题。

一、病理生理学:左心房心肌病是否与房颤和心衰相关?

有证据表明,房颤和心衰可能通过多种机制相互促进,从而形成相互依赖的恶性循环,其中一种情况会导致另一种情况恶化。

过去几年,术语"左心房心肌病"或"左心房疾病"被用来描述心房结构、功能和电活动异常在房颤发生之前的状态,并可能进一步将房颤与心衰联系起来(图1)。心衰可能通过增加充盈压力、舒张功能障碍、二尖瓣反流和神经激素激活而导致房颤,从而增加心房舒张,诱发心房纤维化和重塑。房颤又因心率过快和不规则,使血流动力学和心输出量减少,心动过速引起的心肌病和神经激素激活而易导致心衰。

如何通过现有的诊断手段识别其存在,仍然是一个挑战。敏感的诊断方法如心房变形成像、磁共振成像和生物标志物可能有助于这方面的研究。

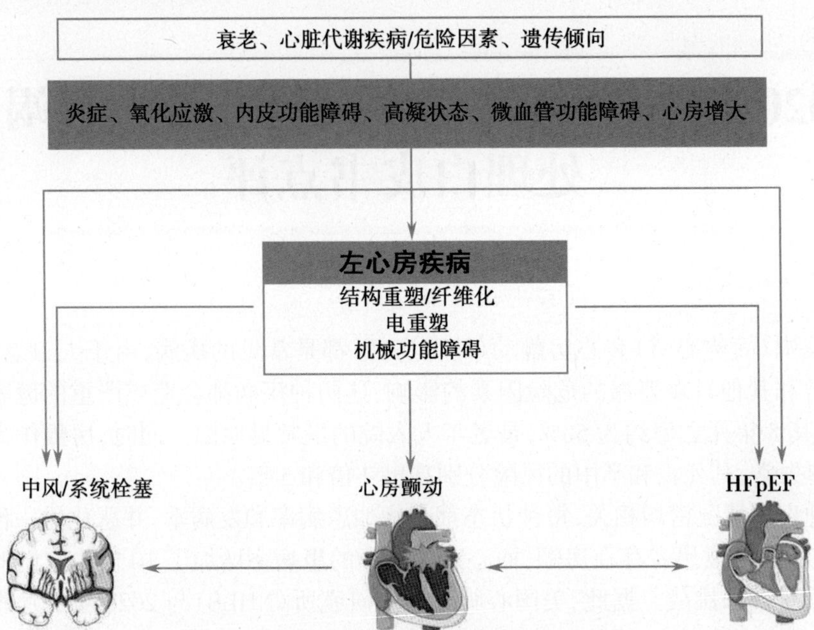

图1 心房型心肌病或心房疾病概念示意图

SE:全身性栓塞;HFpEF:射血分数保留的心力衰竭。

二、诊断:房颤患者合并心衰以及心衰患者合并房颤

“共识”专家组认为,房颤的存在可能阻碍心衰的诊断,特别是当左心室射血分数(LVEF)保持不变时,因为这两种情况具有许多共同的诊断特征,包括症状、超声心动图异常(即心房扩大)和利钠肽水平升高。事实上,在最近的心衰试验中,诊断房颤时应用的利钠肽诊断值比没有房颤时的高;例如,在PARAGON-心衰中,诊断房颤患者是否存在HFpEF的N末端脑钠肽前体(NT-proBNP)值为900pg/ml而无房颤者为300pg/ml。另一方面,因为无症状或亚临床房颤的发作特征,房颤也可能在心衰中被低估。

有鉴于此,“共识”认为:心衰患者应定期检查房颤。分析植入设备患者记录的心律失常事件,以及可穿戴传感器、智能手表和智能手机应用等新技术,可能对房颤诊断有很大帮助。

有关“心律失常”的处理,是“共识”重点。那么,在导管消融时代,室率控制和节律控制策略有何选择?

三、心律失常的处理:导管消融时代的室率和节律控制策略

第一个挑战是,最佳室率控制目标的确定。由于推荐的目标是任意定义的,并且在不同的学术机构之间存在差异(表1),因此没有一个普遍接受的房颤合并心衰患者的目标心率。同时,与窦性心律的心衰患者相比,心衰合并房颤患者心率的预后重要性受到了荟萃分析证据的质疑,表明心率不影响预后,β受体阻滞剂降低心率对这些患者的生存无益处。据此,“共识”建议,在有更确凿的证据之前,将心率控制在低于100~110次/min的范围内似乎是合理的。同时,“共识”建议参考最新EHRA指南:对LVEF≥40%的患者使用硫氮䓬酮/维拉帕米、β受体阻滞剂和地高辛;对于LVEF<40%的患者,使用β受体阻滞剂和地高辛,

如果需要,可两种药物组合,同时采取预防措施以避免心动过缓。

表 1 不同的学术机构对心房颤动伴和不伴心力衰竭患者的推荐目标心率

单位:次 /min

	ESC-EHRA	ESC-HFA	ACC/AHA	CCS	NHFA/CSANZ
AF	<110	—	<80(Ⅱa)	<100	<110
AF&HF	<110	60~100(静息) <110(运动)	<110(Ⅱb,stable,pEF)	<110~115	60~100

注:AF:atrial fibrillation,心房颤动;HF:heart failure,心力衰竭;ESC:European Society of Cardiology,欧洲心脏病学会;EHRA:European Heart Rhythm Association,欧洲心律学会;ACC:American College of Cardiology,美国心脏病学会;AHA:American Heart Association,美国心脏协会;CCS:Canadian Cardiovascular Society,加拿大心血管病学会;NHFA:National Heart Foundation of Australia,澳大利亚国家心脏基金会;CSANZ:Cardiac Society of Australia and New Zealand,澳大利亚和新西兰心脏学会;pEF:preserved left ventricular ejection fraction,保留的左室射血分数。

在节律控制方面,鉴于抗心律失常药物的“失败”,“共识”没有提及药物治疗方案。在复习众多小样本的随机对照研究以及荟萃分析后,“共识”认为,选择适当的房颤患者可以从导管消融术中获益,而最大的获益者(超级应答者)是那些因心律失常导致的心肌病患者。那么,哪些因素可能会影响心衰患者对房颤导管消融的潜在反应?有研究表明这些影响因素包括非缺血性病因,LVEF≥35% 和左房纤维化程度 <10%,以及虽然没有证据支持,但已经提出的其他因素包括年轻、近期房颤发作、没有明显的左心房扩张或左心室纤维化以及没有合并症。许多正在进行的研究有望为这个问题提供一些新的线索。

一般来说,心律控制策略对可逆性继发性房颤患者、突发且症状明显的或那些尽管优化了心率控制和心衰治疗仍有症状的患者更为可取。

抗凝治疗是房颤患者的根本措施,在合并心衰的房颤患者更是重中之重。在复习大量研究文献基础上,“共识”专家团队在合并心衰的房颤患者的抗凝策略方面也给予了关注。

四、合并心衰的房颤患者的抗凝治疗:现状及改进空间

事实上,大量证据表明心衰会显著增加房颤患者卒中和全身性栓塞的风险。但纵观全球数据,合并心衰的房颤患者,尤其是阵发性房颤患者,常常被视为低卒中风险,同时因担忧出血风险而致使抗凝不足。而在 PARADIGM- 心衰和 ATMOSPHERE 试验的二次分析中,与持续性房颤相比,阵发性房颤心衰住院和卒中的风险更大。因此,“共识”再次强调合并心衰的房颤患者抗凝治疗的重要性,并指出,从现有的试验数据,与无心衰相比,合并心衰的房颤患者抗凝和出血风险似乎相似。

作为房颤卒中预测评分体系,仍然推荐 CHA_2DS_2-VASc 评分系统。但“共识”同时指出,CHA_2DS_2-VASc 评分系统预测心衰患者的血栓栓塞风险可能并不准确。有研究表明,在心衰合并房颤患者中,平均卒中得分与 LVEF 同步增加:HFrEF 患者 4.1 分,HFpEF(LVEF 50%~60%)患者 4.5 分,HFpEF(LVEF>60%)患者 4.7 分,而卒中年发生率随着 LVEF 的增加而降低,在 HFrEF 患者中显著升高。因此,尽管 CHA_2DS_2-VASc 评分最高,但 LVEF 最高的心衰患者卒中的真实发病率最低。然而,NCDR PINNACLE- 房颤注册中心最近的证据表明,HFpEF 作为房颤患者的一个卒中风险可能被低估,导致抗凝率较低。

在抗凝药物选择中,“共识”强调,新型口服抗凝药物(NOACs)的疗效和安全性与华法

林相比，在有和无心衰的患者中是一致的。“共识”专家同时指出，在接受维生素K拮抗剂（VKA）治疗的房颤患者中，心衰的存在与治疗窗内时间（TTR）缩短有关。低TTR可能导致这些患者更高的血栓栓塞或出血风险。因此，有理由认为NOAC是心衰合并房颤患者较理想的抗凝药物。

“共识”也对房颤合并心衰患者可能的一些常见伴发病进行了回顾与分析。慢性肾脏疾病是心衰常见合并症，而肾功能恶化常伴随心衰失代偿。同样，房颤与肾脏疾病之间也存在双向关系。心衰患者肾功能可能频繁波动，因此应根据肌酐清除率调整剂量。对于合并存在冠心病/急性冠脉综合征以及结构性心脏病的患者，“共识”组建议按相应的指南与共识予以抗凝治疗。癌症常常共存于心衰和房颤患者中，癌症与心衰和房颤有着共同的危险因素，而心衰和房颤可能是癌症治疗的结果，包括经典的化疗、靶向治疗、放疗和手术。针对这些患者，“共识”专家组建议：抗凝治疗应遵循与非癌症患者相同的原则。然而，在作出治疗决定时，还应考虑癌症的预后和预期寿命，以及癌症本身可能与血栓前状态或出血强度增加相关的可能。关于这类患者抗凝方案的选择，“共识”推荐NOACs。一方面是因为众多研究表明NOAC在预防癌症患者卒中和系统性栓塞方面与华法林同样有效和安全；另一方面，癌症本身以及由此产生的复方用药和反复住院都与接受VKA治疗的房颤患者的TTR降低有关。

五、房颤时心衰的处理意见

房颤患者的心衰管理一般应遵循适用于一般心衰人群的相应指南建议。然而，在房颤的存在下，某些疾病治疗的疗效可能会改变。如有荟萃分析表明β受体阻滞剂可能不会对伴有房颤的HFrEF患者的预后产生影响。

在器械植入方面，目前没有足够的证据证明心脏再同步化治疗（CRT）对有房颤和其他适应证的HFrEF患者的疗效（尽管有最佳的药物治疗，但仍有持续症状，LVEF≤35%，QRS持续时间≥130毫秒）。“共识”同意ESC指南建议，即在有房颤的HFrEF患者中使用CRT（Ⅱb推荐），前提是确保高的双心室起搏率以及有望转复窦性心律。相比之下，对于需要心室起搏的高度房室传导阻滞的HFrEF患者，或者尽管药物控制心室率，但仍需进行房室结消融以获得持续高心室率（>110次/min）的患者，CRT似乎比传统的右心室起搏更为可取。

该“共识”是目前第一部涉及“房颤合并心衰处理意见”的专家组共识，尽管缺乏足够级别的研究证据来支撑房颤合并心衰患者的全流程合理管理，在现实与理论之间仍然存在一定的差距，但在“共识”结论部分，专家组仍然努力提供了一个清晰的管理方案流程图（图2）。而且特别强调：①对于诊断为两种情况之一的患者，应仔细、定期地调查另一种情况是否可能共存；②心衰合并房颤患者使用NOACs进行抗凝治疗（除非有禁忌证，如肌酐清除率<15ml/min）；③根据指南建议对心衰治疗进行优化。

在心衰和房颤之间的几个相关问题仍有待解决（表2）。

表2 心衰患者房颤管理中的未决问题

项目	具体内容
流行病学	房颤患者HFpEF的真实患病率/发生率 HFpEF患者房颤的真实患病率/发病率

续表

项目	具体内容
诊断方面	房颤患者 HFpEF 诊断标准 心衰患者房颤的正确诊断 心房疾病 / 心肌病的定义和诊断标准 植入装置的心衰患者房颤的诊断标准
室率控制	最佳心率目标 心率降低对预后的影响 β 受体阻滞剂治疗对预后的影响
节律控制	导管消融术的最佳适应人群 最佳消融术式(单纯 PVI *vs.* 更广泛的干预) 介入治疗的合适时机 替代方法的影响,如希氏束起搏 + 消融 AVN
抗凝治疗	癌症或 CKD 等共病患者的最佳抗凝策略 左心房疾病 / 心肌病的抗凝治疗 无房颤合并心衰患者的抗凝治疗 房颤和心衰患者 NOAC 的正确剂量

注:HFpEF:射血分数保留的心衰;NOAC:新型口服抗凝药物。

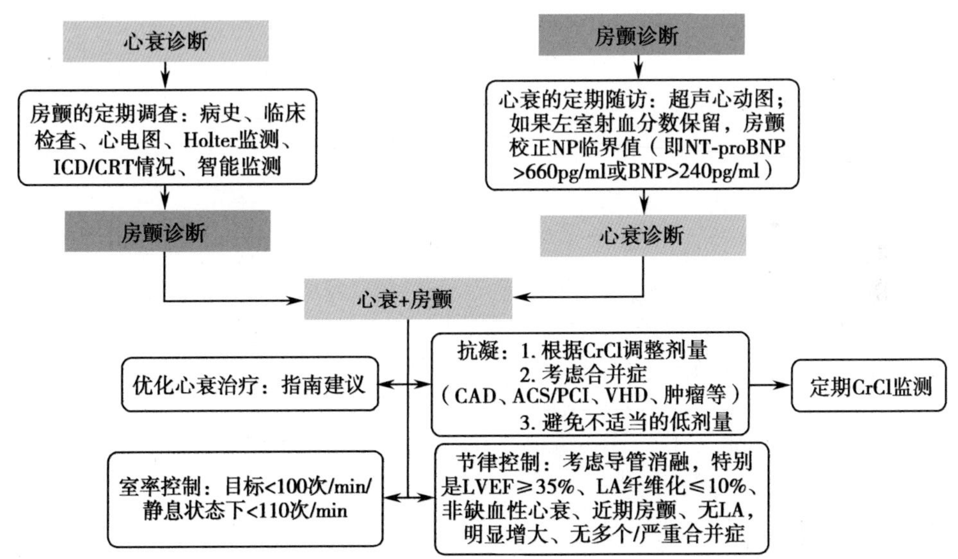

图 2　心衰和房颤患者的管理方案流程图

HF:心力衰竭;AF:心房颤动;ECG:心电图;ICD:植入型心率转复除颤器;CRT:心脏再同步化治疗;LVEF:左室射血分数;NT-proBNP:N 末端脑钠肽前体;BNP:脑钠肽;CrCl:肌酐清除率;CAD:冠心病;ACS:急性冠脉综合征;PCI:经皮冠脉介入治疗;VHD:瓣膜性心脏病;LA:左心房。

在流行病学方面,考虑到房颤与心衰这两种情况下常见的症状、超声心动图异常和心房利钠肽浓度,HFpEF 常常在房颤患者中诊断不足。使用房颤特异性利钠肽切断值(cut-offs)诊断心衰可能有助于这方面的研究。同样,因为临床上无症状性房颤发作很频繁,房颤也可能在心衰患者中被低估。研究 HFrEF 患者的 ICD 和心脏再同步装置的记录,有助于确定在这些患者中房颤的真实患病率和发病率。

心房疾病或心房肌病是一个独立的概念，很好地联系了心衰和房颤的病理生理学，为预防提供了一个机会；然而，它的定义和诊断仍然不清楚。先进的成像方法，如斑点追踪法的心房变形、心脏磁共振的心房组织特征以及针对神经内分泌和炎症激活或纤维化相关的局部和全身异常的生物标志物等，为更好地理解和识别提供了可能。

(付华)

心肌梗死后顽固性室性心动过速：消融+ICD植入+外科治疗1例

一、初次就诊

患者女性，63岁，因"胸痛3小时"于2017年12月11日急诊入院，其疼痛性质符合心肌梗死特点。

既往高血压病史10年，血压最高达180/70mmHg，规律口服降压药物，血压控制良好，否认糖尿病病史。

入院时心电图（图1）：V_2~V_5导联ST段抬高且T波宽大深倒置。肌钙蛋白峰值达11.4ng/ml。心脏超声（图2，彩图见二维码41）：左心室舒张期末径47mm，射血分数52%，左心室室壁下段至心尖部略向外扩张，搏动幅度明显减弱，且心尖部血流缓慢。3.0T磁共振头部平扫及弥散检查未见大面脑出血或脑梗死。肾上腺多排CT平扫未见异常。

冠状动脉造影结果显示各冠状动脉血管未见狭窄（视频1~5）。

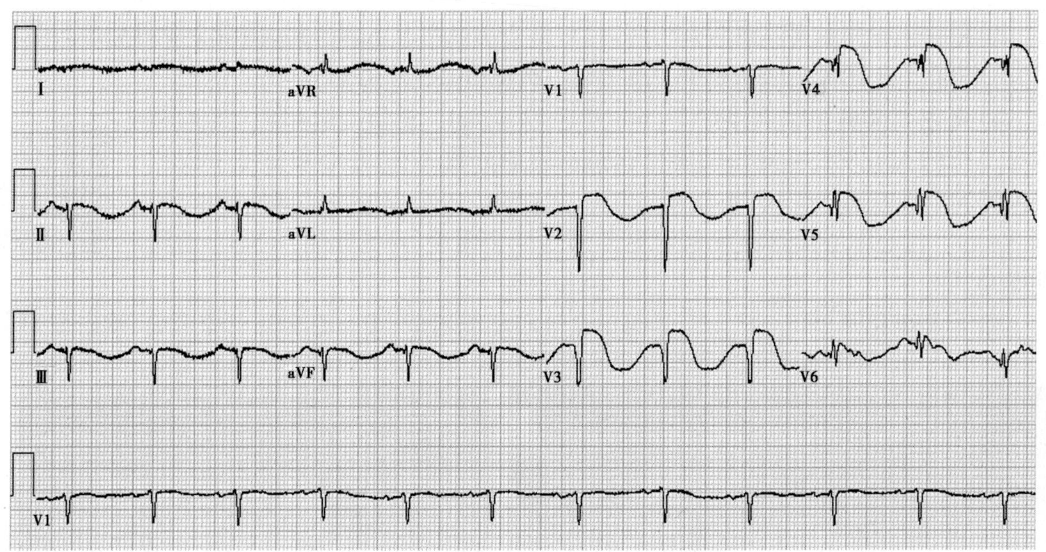

图1　患者首次入院时心电图表现（2017年12月11日）

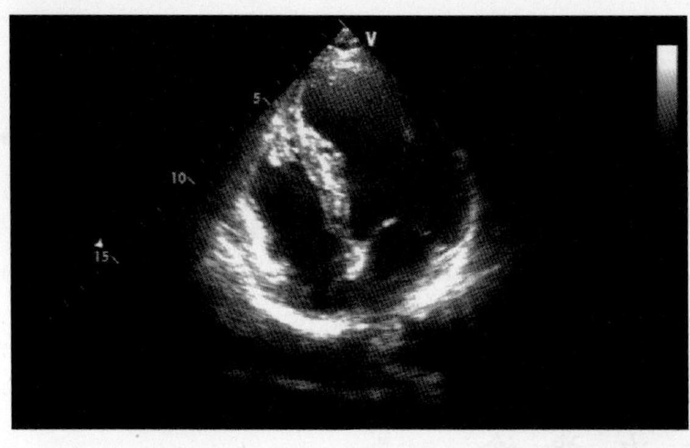
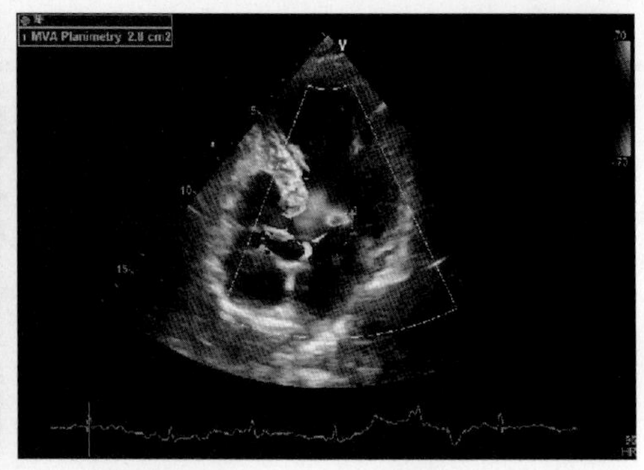

图 2　患者心脏超声表现（2017 年 12 月 13 日）

视频 1　冠状动脉造影一

视频 2　冠状动脉造影二

视频 3　冠状动脉造影三

视频 4　冠状动脉造影四

视频 5　冠状动脉造影五

临床诊断：冠状动脉性心脏病、非阻塞性心肌梗死、Killip 分级Ⅰ级。

经治疗后患者病情逐渐好转，无胸痛、呼吸困难等症状。医嘱为口服 β 受体阻滞剂、血管紧张素转化酶抑制剂，并口服利伐沙班预防心腔内血栓形成。办理出院。

二、心衰发作

患者出院后并未规律遵医嘱用药，且对其心功能情况认识不足，出院 2 个月后旅游劳累诱发心功能不全症状，于 2018 年 1 月 7 日再次就诊于我中心。

急查 N 末端脑钠肽前体（NT-proBNP）7 420pg/ml。复查心脏超声（图 3，彩图见二维码 42）：左心室舒张期末径 60mm，射血分数 38%，左心室室壁下段至心尖部局限性略向外扩张，以心尖部为主，无搏动。左心室心尖部向外膨出，范围 30mm。左心室心尖部梗死区可见实质性回声附着，厚 5.7mm，不随心动周期摆动。

二维码 42

给予常规利尿、强心、扩血管等纠正急性心功能不全，结合心尖部血栓形成，重新加用利

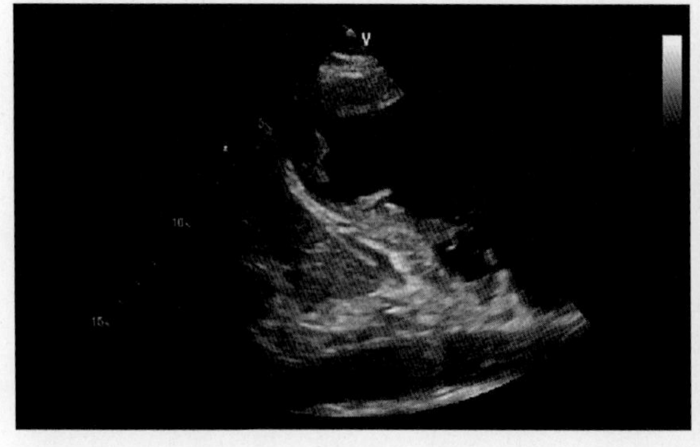
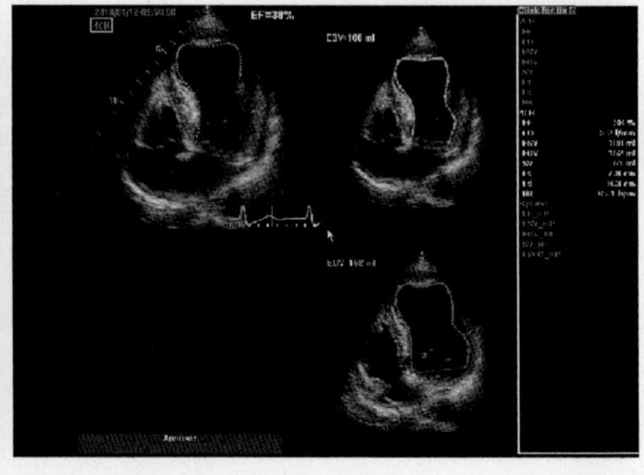

图 3　患者复查心脏超声表现（2018 年 1 月 12 日）

伐沙班，并着重调整抗心脏重构药物剂量后，患者再次好转出院。

三、病 情 加 重

2018 年 2 月 4 日患者因“心动过速”再次就诊于我中心，心电图提示室性心动过速（简称室速）（图 4），初始时患者血流动力学状态尚稳定，先后给予利多卡因、胺碘酮静脉应用尝试复律均未成功，尝试交感风暴处置方案，给予患者静脉应用镇静药物及艾司洛尔，患者心率有所下降（图 5），但仍未复律。

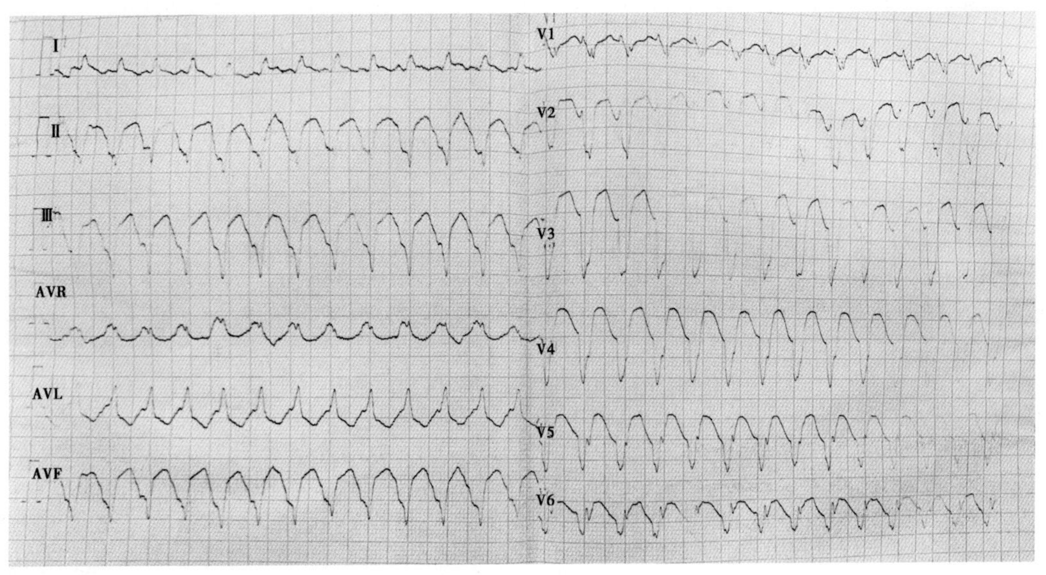

图 4　患者再次入院时心电图表现（2018 年 2 月 4 日）

肢导联Ⅱ、Ⅲ、aVF 主波方向均向下提示室速起源于心尖部，胸导联 V_1~V_6 主波均向下提示室速起源于左心室游离壁，故考虑室速起源于左心室心尖部游离壁。

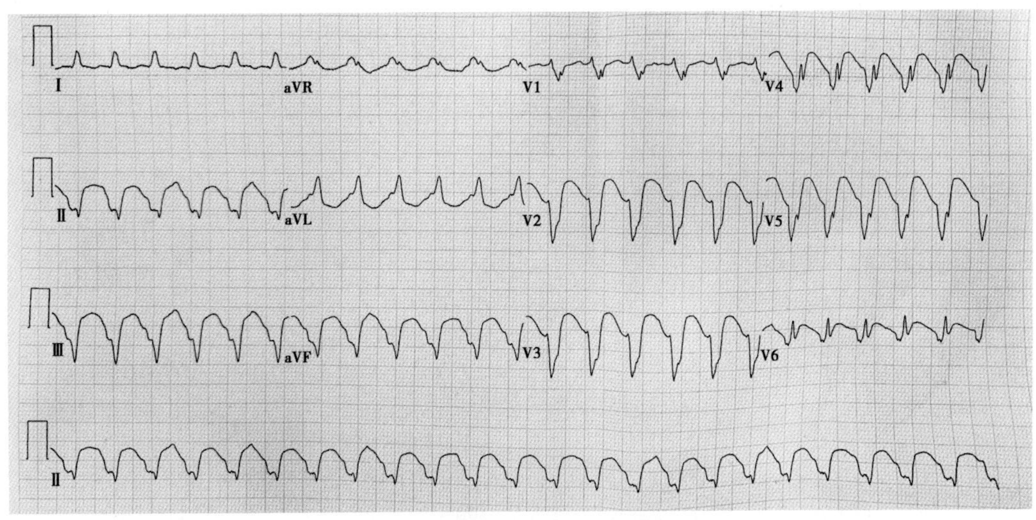

图 5　给予治疗后心电图表现

随时间推移，患者出现血压逐渐降低，呼吸困难加重，向患者家属交待电复律风险，并特别强调心腔内血栓脱落栓塞重要脏器风险后给予 100J 同步电复律，复律后患者一度稳定。但在给予 β 受体阻滞剂、胺碘酮并充分维持钾离子较高水平情况下，2 天后患者再次出现室速，再次给予 100J 同步电复律予以转复。

复查心脏超声（图 6）：左心室舒张期末径 61mm，射血分数 41%，左心室室壁下段至心尖部变薄，局限性略向外扩张，周长 16.7cm，左心室心尖部向外膨出，范围 31mm。左心室心尖部梗死区可见实质性回声附着，大小约 34mm × 14mm，不随心动周期摆动。

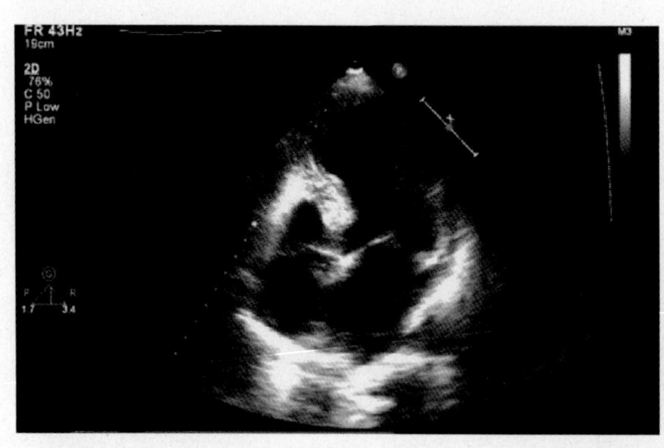

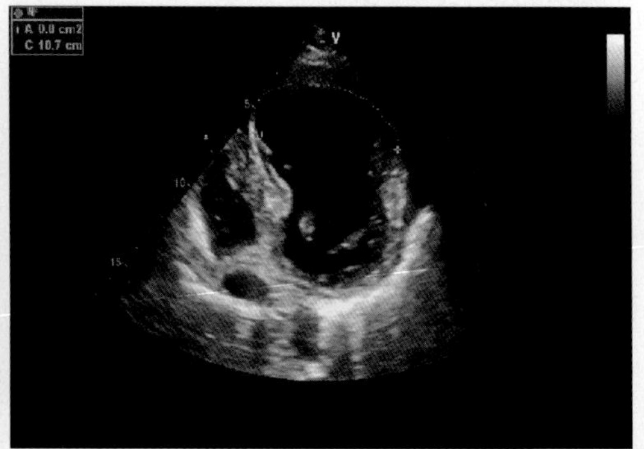

图 6　给予电复律后复查心脏超声表现

3.0T 心肌磁共振检查提示陈旧性心肌梗死（主要累及间隔前壁、游离壁中远段、心尖区）、左心室中远段室壁瘤及心尖部血栓形成（视频 6）。

2018 年 2 月 7 日，患者行电生理检查 + 射频消融术，因患者心腔内存在附壁血栓，为了避免体循环栓塞，故未行心内膜标测，同时患者发作时 QRS 波群达 180 毫秒，不能除外心外膜起源，决定行心包穿刺于心外膜行射频消融术。成功穿刺心包后利用 SmartTouch 蓝把消融导管于左心室外膜侧行基质标测，在左心室前侧壁标测到低电压区及碎裂电位，遂于左心室前侧壁行逐点消融，消融后再次心室刺激并未诱发室速，结束手术。

视频 6　3.0T 心肌磁共振检查

2018 年 2 月 21 日患者再次出现室速（图 7），尝试药物复律依旧未成功，再次给予 100J

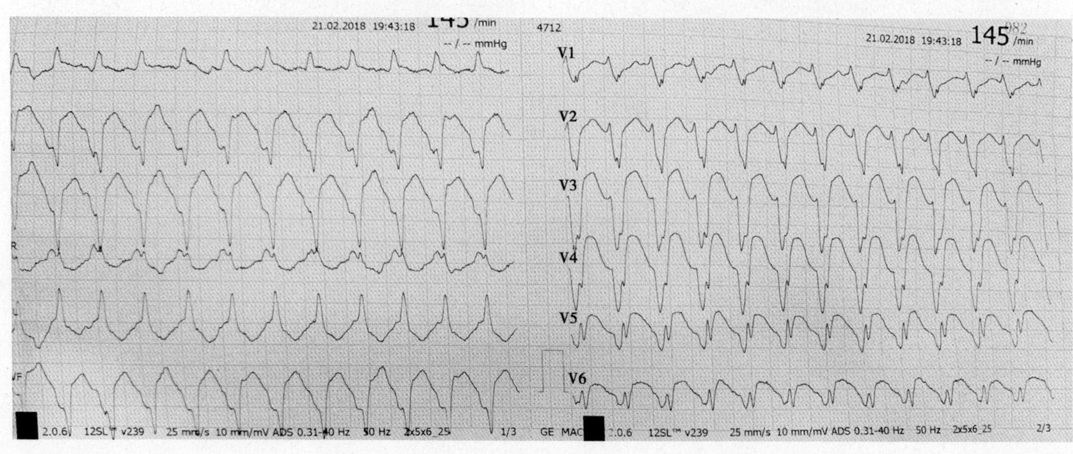

图 7　患者心电图表现（2018 年 2 月 21 日）

同步电复律。

2018 年 2 月 24 日为预防心脏性猝死行双腔永久性植入型心率转复除颤器(ICD)植入术，术后患者仍频发室速，部分可被抗心动过速起搏(antitachycardia pacing，ATP)终止(图 8，彩图见二维码 43；图 9，彩图见二维码 44)，部分仍需要 ICD 放电终止。

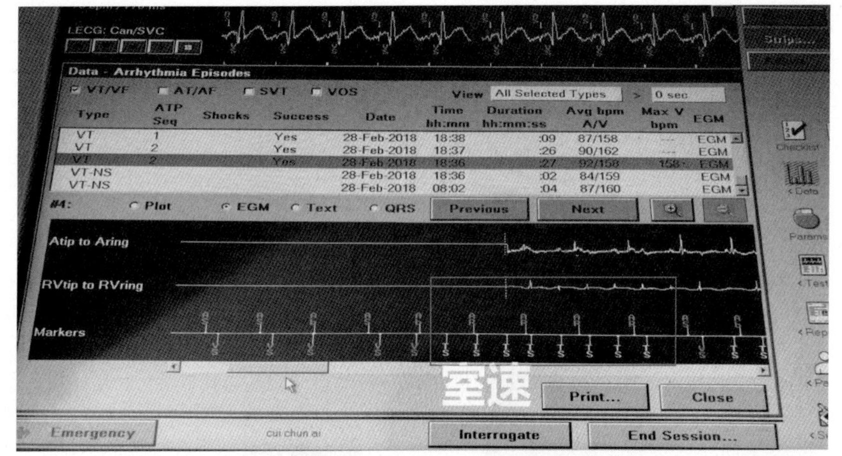

图 8　术后患者仍频发室速

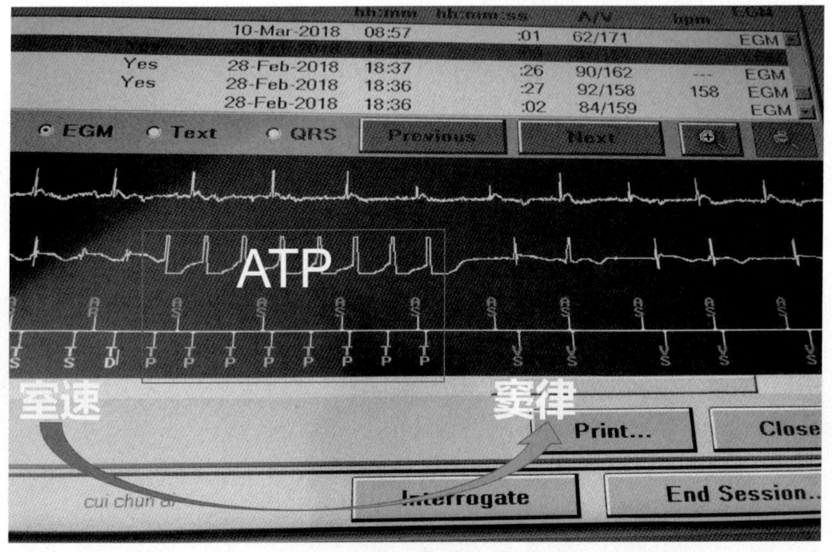

图 9　室速被抗心动过速起搏终止

上述住院期间患者多次复查心脏超声均提示左心室舒张期末径增大(50~60mm)，射血分数降低(33%~43%)。

四、外 科 手 术

2018 年 3 月 6 日患者转入我院心脏外科拟行手术治疗，患者心肌梗死后心脏重构，反复发作恶性心律失常，射频消融未完全成功，植入 ICD 后 ATP 无法完全终止室速，且 ICD 仍有放电，同时室壁瘤直径大于 3cm，有附壁血栓，为室壁瘤切除术的手术适应证。

遂采用 Dor 法行室壁瘤切除 + 左心室重建术，切开室壁瘤后于瘤腔内清理出大量红色新鲜血栓组织（图 10，彩图见二维码 45）。于室壁瘤组织与正常组织交界处行射频消融控制恶性心律失常的发生，荷包缝合环缩室壁瘤瘤颈，并应用涤纶补片封闭室壁瘤口，同时维持左心室正常的几何结构。将室壁瘤瘤壁切除约 2cm，残余瘤壁作为缝合缘闭合左心室切口，手术经过顺利。

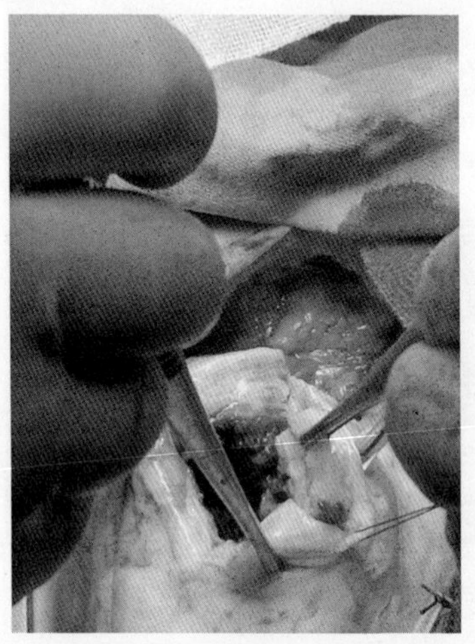

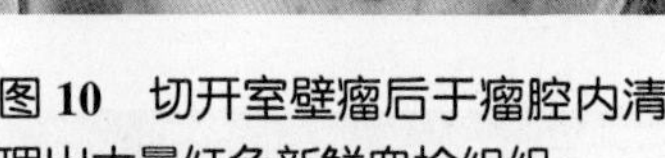

图 10　切开室壁瘤后于瘤腔内清理出大量红色新鲜血栓组织

患者手术痊愈后出院，出院后规律应用抗血小板、抗心脏重构药物，随访近 2 年，未再发心律失常、心功能不全等情况。

随访心脏超声均提示左心室舒张期末径增大（47~53mm），射血分数降低（49%~55%）（图 11，彩图见二维码 46）。

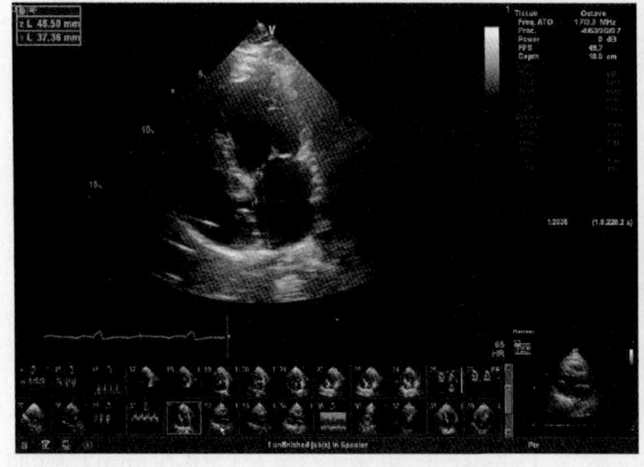

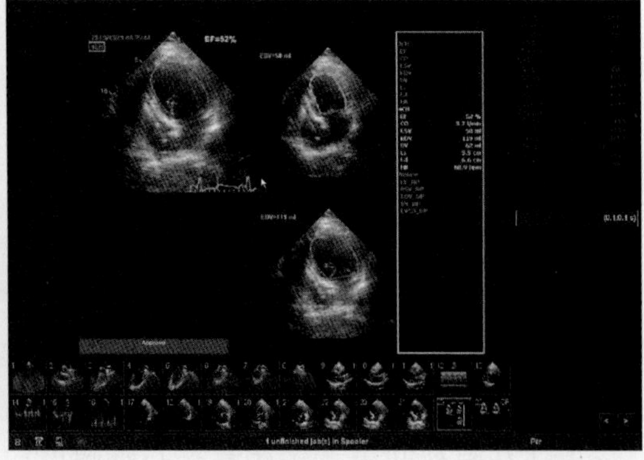

图 11　患者术后 1 年心脏超声表现（2019 年 3 月 29 日）

此病例患者病情蹊跷复杂，心肌梗死诊断明确但却并无明确冠状动脉堵塞，甚至并无任何狭窄，后出现室壁瘤并心尖部血栓形成，权衡考虑分类于冠状动脉非阻塞性心肌梗死。2016 年，欧洲心脏病学会（ESC）发布了第一个关于冠状动脉非阻塞性心肌梗死（MINOCA）

的国际立场文件。2019 年 3 月 27 日，美国心脏协会（AHA）发布了《2019 AHA 科学声明：冠状动脉非阻塞型心肌梗死患者的当前诊断和管理》。声明结合新近发布的《第四版心肌梗死通用定义》，对 MINOCA 的定义进行了更新，对诊断、评估和管理进行了详细阐述，提供了临床应用框架。提出了其诊断标准：①符合《第四版心肌梗死通用定义》急性心肌梗死（AMI）的诊断标准；②冠状动脉造影显示任何主要的心外膜血管无≥50% 的冠状动脉狭窄，包括正常冠状动脉（无血管造影狭窄）、轻度管腔不规则（血管造影狭窄 <30%）、中度冠状动脉粥样硬化病变（狭窄 >30% 但 <50%））；③无其他引起该临床表现的替代诊断，包括但不限于肺栓塞、心肌炎、脓毒症等。对于疑似 AMI 患者，基于心脏生物标志物和确凿的临床证据基础上，在排除斑块破裂或栓塞引起的冠状动脉阻塞性疾病、肺栓塞等引起肌钙蛋白升高的非心脏疾病、心肌炎等引起心肌细胞损伤的非缺血性疾病之后，可以考虑 MINOCA 的诊断。

MINOCA 是一组由多种潜在病因导致的异质性疾病，其病因是多因素、多关联的。随着未来更多的研究与长期的临床观察，其发病机制也将不断得到修正和校正完善，根据病因，采用个体化治疗方案。优化个性化的精准治疗方案，完善并制定指南管理方案，提高诊断的特异性与准确性，达到最优的临床转归。

本病例中患者在心肌梗死后出现心脏重构、心功能减退、室壁瘤形成，在给予抗心脏重构药物治疗的基础上，患者仍频繁发作恶性心律失常，多次接受电复律，尽管已行射频消融术，但仍有室速发生，转而植入 ICD 预防心脏性猝死。

2016 年，ESC 心力衰竭治疗指南明确提出了心力衰竭患者对于猝死二级预防和一级预防 ICD 植入适应证，其中对于二级预防：从室性心律失常所致血流动力学不稳定中恢复并且良好心功能状态下预期生存时间 >1 年的患者，推荐使用 ICD 减少心脏性猝死风险和全因死亡率（Ⅰ，A）。

该患者完全符合二级预防适应证，属于室性心律失常所致，且预期生存时间 >1 年，故植入 ICD 预防患者心脏性猝死风险，多次程控随访发现，患者仍有室速发作，部分可被 ATP 终止。

征求心脏外科意见，心脏外科认为尽管存在左心室室壁瘤并不是外科手术的指征，但出现由巨大的室壁瘤导致的心力衰竭、反复发作的心绞痛、室壁附壁血栓或者出现危及生命的快速性心律失常，可考虑行室壁瘤切除手术。该患者室壁瘤直径大于 3cm，心腔附壁血栓，反复发作恶性心律失常，射频消融后仍有室速发作，植入 ICD 后 ICD 频繁放电，故转入心脏外科行室壁瘤切除术 + 左心室成形术，并于室壁瘤组织与正常组织交界处行射频消融。术后随访患者心脏大小及射血分数接近正常，未再有恶性心律失常发作。

历经心外膜射频消融、ICD 植入、外科室壁瘤切除 + 左心室成形术以及直视下再次行射频消融术，至此，患者心脏重构以及恶性心律失常问题得到最终解决。

（徐征　李航　马大实　佟倩）

参考文献

[1] TAMIS-HOLLAND J E，JNEID H，REYNOLDS H R，et al. Contemporary diagnosis and management of patients with myocardial infarction in the absence of obstructive coronary artery disease：A Scientific Statement From the American Heart Association [J]. Circulation，2019，139（18）：e891-e908.

[2] THYGESEN K，ALPERT J S，JAFFE A S，et al. Fourth universal definition of myocardial infarction（2018）[J]. Kardiol Pol，2018，76（10）：1383-1415.

[3] PONIKOWSKI P, VOORS A A, ANKER S D, et al. 2016 ESC Guidelines for the diagnosis and treatment of acute and chronic heart failure: The Task Force for the diagnosis and treatment of acute and chronic heart failure of the European Society of Cardiology (ESC) developed with the special contribution of the Heart Failure Association (HFA) of the ESC[J]. Eur Heart J, 2016, 37 (27): 2129-2200.

[4] RUZZA A, CZER L S, ARABIA F, et al. Left ventricular reconstruction for postinfarction left ventricular aneurysm: Review of surgical techniques [J]. Tex Heart Inst J, 2017, 44 (5): 326-335.

[5] CSAPO K, VOITH L, SZUK T, et al. Postinfarction left ventricular pseudoaneurysm [J]. Clin Cardiol, 1997, 20 (10): 898-903.

心脏病学实践
2020

主　　编　丛洪良　袁祖贻
主　　审　陈义汉　张　健
学术秘书　李曦铭　郭　宁

人民卫生出版社
·北　京·

图书在版编目（CIP）数据

心脏病学实践．2020：全 6 册 / 丛洪良，袁祖贻主编．—北京：人民卫生出版社，2020.11（2020.12 重印）

ISBN 978-7-117-30664-5

Ⅰ. ①心… Ⅱ. ①丛… ②袁… Ⅲ. ①心脏病学 Ⅳ. ①R541

中国版本图书馆 CIP 数据核字（2020）第 196492 号

心脏病学实践 2020（全 6 册）

Xinzangbingxue Shijian 2020（Quan 6 Ce）

主　　编：丛洪良　袁祖贻
出版发行：人民卫生出版社（中继线 010-59780011）
地　　址：北京市朝阳区潘家园南里 19 号
邮　　编：100021
E - mail：pmph @ pmph.com
购书热线：010-59787592　010-59787584　010-65264830
印　　刷：廊坊一二〇六印刷厂
经　　销：新华书店
开　　本：787 × 1092　1/16　　总印张：72
总 字 数：1797 千字
版　　次：2020 年 11 月第 1 版
印　　次：2020 年 12 月第 2 次印刷
标准书号：ISBN 978-7-117-30664-5
定价（全 6 册）：239.00 元
打击盗版举报电话：010-59787491　E-mail：WQ @ pmph.com
质量问题联系电话：010-59787234　E-mail：zhiliang @ pmph.com

第四分册

心肌病与心力衰竭

分册主编　张　健　孙艺红　白　玲

编者名单

（按文中出现顺序排序）

张　健　中国医学科学院阜外医院
孙艺红　中日友好医院
白　玲　西安交通大学第一附属医院
马爱群　西安交通大学第一附属医院
卢　群　西安交通大学第一附属医院
吴泽佳　广东省人民医院
黎励文　广东省人民医院
朱若愚　浙江大学医学院附属第一医院
谢旭东　浙江大学医学院附属第一医院
郭晓纲　浙江大学医学院附属第一医院
田　庄　北京协和医院
佟　倩　吉林大学白求恩第一医院
李　程　吉林大学白求恩第一医院
黄　燕　中国医学科学院阜外医院
张宇辉　中国医学科学院阜外医院
陈运龙　中国人民解放军陆军军医大学第二附属医院（新桥医院）
王　江　中国人民解放军陆军军医大学第二附属医院（新桥医院）
刘小燕　中国人民解放军陆军军医大学第二附属医院（新桥医院）
张　瑶　哈尔滨医科大学附属第二医院
沈运丽　上海市东方医院
曾庆春　南方医科大学南方医院
许顶立　南方医科大学南方医院
金　玮　上海交通大学医学院附属瑞金医院
邱泽平　上海交通大学医学院附属瑞金医院
曹鹏宇　吉林大学白求恩第一医院
王　欣　首都医科大学附属北京朝阳医院
陈牧雷　首都医科大学附属北京朝阳医院
何　源　江苏省人民医院
徐东杰　江苏省人民医院
徐　验　中国医学科学院阜外医院深圳医院
李　超　中国医学科学院阜外医院深圳医院
林嘉仪　厦门大学附属心血管病医院
张　庆　四川大学华西医院

张　航　南京市第一医院
陈绍良　南京市第一医院
霍建华　西安交通大学第一附属医院
程　敏　华中科技大学同济医学院附属协和医院
袁　璟　华中科技大学同济医学院附属协和医院
谢　欣　上海市东方医院
杨　兵　上海市东方医院

目 录

心力衰竭治疗药物进展和思考 2020

随着对心力衰竭机制认识的加深，抗心力衰竭新药有了长足的发展。仅过去的一年，发表了多个新药临床研究，给心力衰竭的治疗带来了很大的活力，也带来了很多思考。心力衰竭（心衰）药物治疗领域中，包括血管紧张素受体 - 脑啡肽酶抑制剂（angiotensin-receptor neprilysin inhibitor，ARNI）如沙库巴曲 / 缬沙坦、钠 - 葡萄糖共转运蛋白 2（sodium glucose cotransporter 2，SGLT2）抑制剂如达格列净、口服可溶性鸟苷酸环化酶（soluble guanlylyl cyclase，sGC）激动剂（stimulator）如 vericiguat（维利西呱），以及首个具有正性肌力 - 松弛双重作用的新药如 istaroxime 的最新临床试验结果。此外，还有口服心肌肌球蛋白激动剂如 omecamtiv mecarbil 及重组人松弛素（serelaxin）等给我们在适应证和剂量选择、治疗时机把握、如何联合应用等方面都提出了很多问题。以下就这些问题做一个介绍。

一、ARNI——沙库巴曲缬沙坦

1. **射血分数降低的心力衰竭（heart failure with reduced ejection fraction，HFrEF）** 2019 年公布了两项针对住院心衰患早期者应用沙库巴曲缬沙坦的研究。PIONEER-HF 研究纳入 881 例左心室射血分数（left ventricular ejection fraction，LVEF）≤40%、因心衰恶化住院患者，与依那普利比较，出院前（无洗脱期）给予沙库巴曲缬沙坦可以降低主要疗效终点——血浆 N 末端 B 型利钠肽前体（N terminal pro-B type natriuretic peptide，NT-proBNP）浓度，高敏肌钙蛋白和可溶性 ST2 水平也明显降低，均在随机后 4 周内出现，初始治疗的 8 周内不良事件较少。TRANSITION 研究入选了 1 002 例出院前或出院后初始服用沙库巴曲缬沙坦的患者，结果显示严重不良事件的发生率很低。这两项研究结果表明，急性 HFrEF 患者血流动力学稳定后尽早起始 ARNI 治疗，耐受性和安全性良好。但是，由于这两项研究的样本量较小、观察时间较短，主要疗效终点是替代指标而非临床结局，故能否真正作为 HFrEF 的一线治疗药物仍有待于更多的临床试验验证。

2. **射血分数保留的心力衰竭（heart failure with preserved ejection fraction，HFpEF）** PARAGON-HF 研究入选了 4 822 例 LVEF≥45% 的 HFpEF 患者，比较沙库巴曲缬沙坦和单用缬沙坦对于 HFpEF 患者预后的影响，中位随访 35 个月，结果显示，沙库巴曲缬沙坦不能显著降低主要复合终点——因心衰总住院及心血管原因死亡。

二、SGLT2 抑制剂

既往公布的恩格列净（empagliflozin）在 2 型糖尿病患者的临床研究（EMPA-REG OUTCOME 研究）结果显示，2 型糖尿病患者使用恩格列净可以使心血管原因死亡风险降低 38%，全因死亡风险降低 32%，心衰住院风险降低 35%。卡格列净（canagliflozin）在 2 型糖尿病患者的临床研究（CANVAS Program 研究）也显示，2 型糖尿病患者使用卡格列净可以使心血管原因死亡风险降低 13%,全因死亡风险降低 13%,心衰住院风险降低 33%。

最新公布的 DAPA-HF 研究是第一个在 HFrEF 患者中评估 SGLT2 抑制剂——达格列净(dapagliflozin)对预后的影响,入选了 4 744 例 LVEF≤40% 的伴或不伴有 2 型糖尿病的心衰患者,中位随访 18 个月,结果显示,达格列净治疗可以使患者心血管原因死亡或因心衰住院的复合终点风险降低 26%,心衰恶化住院风险降低 30%,心血管原因死亡风险降低 18%,全因死亡风险降低 17%。这种治疗获益与心衰患者是否合并 2 型糖尿病以及基线糖化血红蛋白(HbA1c)水平无关。新近发表的综述显示,SGLT2 抑制剂除了通过渗透性利钠利尿作用使循环容量下降,减轻心脏前负荷而缓解心衰症状,还可以通过多种机制(图 1)发挥心和肾保护作用。

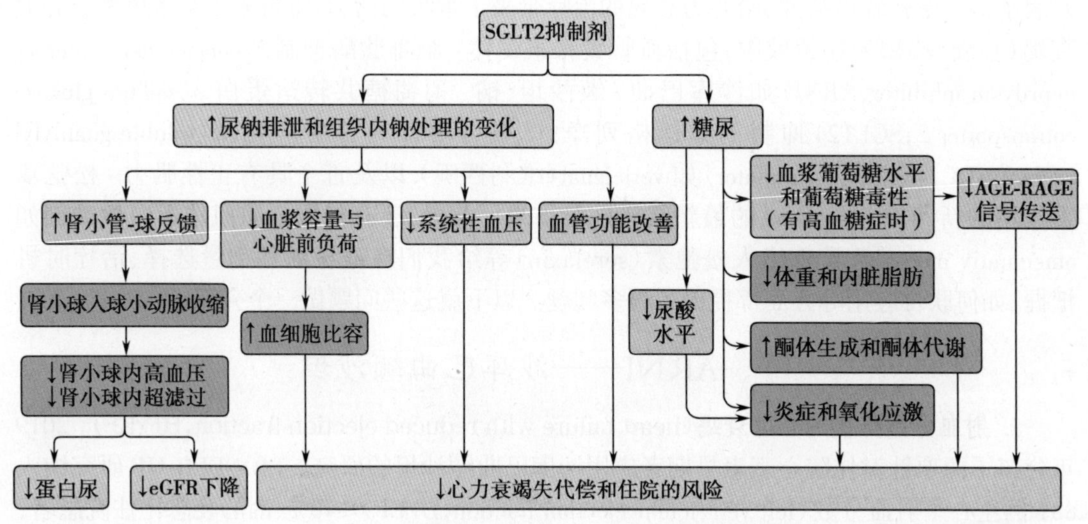

图 1 钠 - 葡萄糖共转运蛋白 2 抑制剂的有益作用

DAPA-HF 研究证实了达格列净在 HFrEF 患者中的确切效果,那么 SGLT-2 抑制剂能否同样降低 HFpEF 患者的心血管原因死亡风险和心衰住院风险,期待后续开展的相关临床试验结果。

三、口服 sGC 激动剂——vericiguat(维利西呱)

维利西呱是一种新型的口服 sGC 激动剂(stimulator),具有双重作用,一方面,通过稳定 sGC 的活性构象,增强其对低水平一氧化氮(nitric oxide,NO)的敏感性,与 NO 具有协同作用;另一方面,sGC 激动剂也可以直接激活 sGC 的天然(还原)状态(含 Fe^{2+}),不依赖 NO。sGC 活性增强从而催化三磷酸鸟苷酸(guanosine triphosphate,GTP)转化为环一磷酸鸟苷(cyclic guanosine monophosphatec,cGMP),后者在心血管系统调控中发挥多种重要作用,如:促进血管平滑肌松弛、抑制白细胞募集及血小板功能,发挥抗炎、抗增殖、抗纤维化等。与硝基类血管扩张药不同的是,维利西呱长期服用不会产生耐药性。

最新公布了一项专门针对慢性心衰恶化患者应用维利西呱的临床研究——VICTORIA 研究,共纳入了 5 050 名 LVEF<45%,近期有心衰恶化表现(最近 3~6 个月内有因心衰住院或接受过静脉利尿剂治疗病史)的心衰患者。与既往的临床试验相比,NT-proBNP 水平偏高,患者年龄偏大、病情更重是入选患者较为突出的基线特征。中位随访 10.8 个月后发现,与

安慰剂比较，维利西呱（最大剂量 10mg/d）可以显著降低近期出现心衰恶化事件的心衰高危人群心血管原因死亡或首次因心衰住院的主要复合终点风险 10%。但两组之间在心血管原因死亡或全因死亡方面没有显著差异。与安慰剂比较，维利西呱组更容易出现症状性低血压和晕厥，但两组发生率差异无统计学意义。

目前，在 HFpEF 患者中评价维利西呱的临床研究尚未公布结果。维利西呱对哪种类型的心衰患者疗效更好，仍需更多的临床研究加以验证。此外，维利西呱与沙库巴曲缬沙坦是否具有协同作用，或者是否会增加低血压和晕厥等不良事件的发生率，都是今后临床研究中需要评估的问题。

四、istaroxime

istaroxime 具有双重作用：一方面抑制心肌细胞膜上的钠 - 钾 -ATP 酶（Na^+-K^+-ATPase），在收缩期增加细胞内钙离子水平，增强心肌收缩力；另一方面激活心肌肌浆网上的钙泵，即肌浆网钙 ATP 酶（sarcoplasmic reticulum Ca^{2+}-ATPase，SERCA），在舒张期加快细胞浆钙离子的重摄取，促进心肌舒张，是首个具有正性肌力 - 松弛药物，可同时改善心肌收缩和舒张松弛功能。

新近公布的关于 istaroxime 在住院急性心衰患者中的Ⅱ期临床研究结果显示，在急性心衰住院患者（LVEF≤40% 且 E/e’ 比值 >10）中，与安慰剂比较，24 小时持续静脉滴注 0.5μg/（kg·min）或 1.0μg/（kg·min）的 istaroxime 可以显著改善心脏的舒张功能（降低从基线至 24 小时的 E/e’ 比值）和收缩功能（提高每搏量指数），而且主要心脏不良事件发生情况与安慰剂组没有显著差异。

五、omecamtiv mecarbil

omecamtiv mecarbil（OM）是一种新型小分子化合物，是心肌肌球蛋白激动剂，可以选择性直接激活心肌肌球蛋白重链的酶结合域来提高心肌收缩力，不影响心肌细胞内钙水平或心肌耗氧量，可以延长左心室收缩射血时间，降低左心室充盈压、左心房压和总外周血管阻力。

在急性心衰住院患者中开展的Ⅱb 期临床研究（ATOMIC-AHF 研究）结果显示，与安慰剂比较，持续 48 小时静脉滴注 OM（包含 3 种递增剂量）患者耐受性良好，可以剂量依赖的提高左心室收缩射血时间（sytolic ejection time，SET），降低收缩末期内径，在高剂量组有改善呼吸困难可能。在慢性心衰患者中开展的另一项Ⅱb 期临床研究（COSMIC-HF 研究）结果显示，与安慰剂比较，在药代动力学获得的血药浓度指导小调整口服 OM 剂量，可以提高左心室 SET，降低左心室内径。

目前，已经启动了两项 OM 治疗慢性心衰的Ⅲ临床试验，分别是 GALACTIC-HF 研究和 METEORIC-HF 研究，期待研究结果的公布。

六、重组人松弛素——serelaxin

重组人松弛素 -2（serelaxin）是一种具有多种生物学和血流动力学效应的血管活性肽激素，模拟人体妊娠时产生的松弛素（relaxin）的生理学效应，具有改善急性心衰患者症状和预后，以及肾功能的潜在作用。

但是，目前 Serelaxin 在急性心衰患者中的临床研究结果不一致。早期在急性心衰患者中开展的Ⅲ期临床研究（RELAX-AHF 研究）结果显示，在急性心衰患者就诊 16 小时之内，在常规治疗基础上持续静脉滴注 30μg/（kg·d）的 serelaxin 共计 48 小时，可以改善患者的呼吸困难。然而，在新近公布的另一项Ⅲ期临床研究（RELAX-AHF-2 研究）结果显示，在急性心衰患者住院 16 小时之内给予 30μg/（kg·d）的 serelaxin 持续静脉滴注 48 小时，与安慰剂比较，并不能改善 5 天时心衰恶化的发生情况，也不能降低 180 天时心血管原因死亡的发生率。而最新一项荟萃分析纳入了 serelaxin 已经开展的 2 项Ⅱ期临床试验（Pre-RELAX-AHF 研究和 RELAX-AHF-Japan 研究）和 4 项Ⅲ临床试验（RELAX-AHF 研究、RELAX-AHF-EU 研究、RELAX-AHF-ASIA 研究及 RELAX-AHF-2 研究），结果显示，在急性心衰患者住院 16 小时之内给予 30μg/（kg·d）的 serelaxin 持续静脉滴注 48 小时可以显著降低患者 5 天时心衰恶化的风险，改善肾功能指标，但是对于住院时间、心血管原因死亡、心衰或肾衰导致的再住院风险方面没有显著差异。静脉滴注 serelaxin 是安全的，可以显著降低全因病死率。

总之，近年来心衰药物治疗领域已经取得了许多进展，正在改变我们的临床实践。还有一些新药正在开展临床研究，期待其临床研究结果的公布，有助于进一步改进心衰的药物治疗，改善心衰患者的预后。

（张健　孙艺红）

参考文献

[1] VELAZQUEZ E J，MORROW D A，DEVORE A D，et al. PIONEER-HF Investigators. Angiotensin- Neprilysin Inhibition in Acute Decompensated Heart Failure[J]. N Engl J Med，2019，380(6)：539- 548.

[2] WACHTER R，SENNI M，BELOHLAVEK J，et al. Initiation of sacubitril/valsartan in haemodynamically stabilised heart failure patients in hospital or early after discharge：primary results of the randomised TRANSITION study[J]. Eur J Heart Fail，2019，21(8)：998-1007.

[3] SOLOMON S D，MCMURRAY J J V，ANAND I S，et al. Angiotensin-neprilysin inhibition in heart failure with preserved ejection fraction[J]. N Engl J Med，2019，381(17)：1609-1620.

[4] ZINMAN B，WANNER C，LACHIN J M，et al. Empagliflozin，cardiovascular outcomes，and mortality in type 2 diabetes[J]. N Engl J Med，2015，373(22)：2117-2128.

[5] NEAL B，PERKOVIC V，MAHAFFEY K W，et al. Canagliflozin and cardiovaascular and renal events in type 2 diabets[J]. N Engl J Med，2017，377(7)：644-657.

[6] MCMURRAY J J V，SOLOMON S D，INZUCCHI S E，et al. Dapagliflozin in patients with heart failure and reduced ejection fraction[J]. N Engl J Med，2019，381(21)：1995-2008.

[7] PETRIE M，VERMA S，DOCHERTY K F，et al. Effect of dapagliflozin on worsening heart failure and cardiovascular death in patients with heart failure with and without diabetes[J]. JAMA，2020，323(14)：1353-1368.

[8] ZELNIKER T A，BRAUNWALD E. Mechanisms of cardiorenal effects of sodium-glucose cotransporter-2 inhibitors：JACC state-of-the-art review[J]. J Am Coll Cardiol，2020，75(4)：422-434.

[9] STASCH J P，PACHER P，EVGENOV O V. Soluble guanylate cyclase as an emerging theraputic target in cardiopulmonary disease[J]. Circulation，2011，123(20)：2263-2273.

[10] ARMSTRONG P W，PIESKE B，ANSTROM K J，et al. Vericiguat in patients with heart failure and reduced ejection fraction[J]. N Engl J Med，2020，382(20)：1883-1893.

[11] KHAN H，METRA M，BLAIR J E，et al. Istaroxime，a first in class new chemical entity exhibiting SERCA-2 activation and Na-K-ATPase inhibition：a new promising treatment for acute heart failure syndromes？[J]. Heart Fail Rev，2009，14(4)：277-287.

[12] CARUBELLI V，ZHANG Y，METRA M，et al. Istaroxime ADHF Trial Group. Treatment with 24 hour istaroxime infusion in patients hospitalized for acute heart failure：a randomised，placebo-controlled trial[J]. Eur J Heart Fail，2020.

[13] LIU L C, DORHOUT B, VAN DER MEER P, et al. Omecamtiv mecarbil: a new cardiac myosin activator for the treatment of heart failure[J]. Expert Opin Investig Drugs, 2016, 25(1): 117-127.

[14] TEERLINK J R, FELKER G M, MCMURRAY J J V, et al. Acute treatment with omecamtiv mecarbil to increase contractility in acute heart failure: the ATOMIC-AHF study[J]. J Am Coll Cardiol, 2016, 67(12): 1444-1455.

[15] TEERLINK J R, FELKER G M, MCMURRAY J J V, et al. Chronic oral study of myosin activation to increase contractility in heart failure (COSMIC-HF): a phase 2, pharmacokinetic, randomised, placebo-controlled trial[J]. Lancet, 2016, 388 (10062): 2895-2903.

[16] TEERLINK J R, DIAZ R, FELKER G M, et al. Omecamtiv Mecarbil in chronic heart failure with reduced ejection fraction: rationale and design of GALACTIC-HF[J]. JACC Heart Fail, 2020, 8(4): 329-340.

[17] TIETJENS J, TEERLINK J R. Serelaxin and acute heart failure[J]. Heart, 2016, 102(2): 95-99.

[18] TEERLINK J R, COTTER G, DAVISON B A, et al. Serelaxin, recombinant human relaxin-2, for treatment of acute heart failure (RELAX-AHF): a randomised, placebo-controlled trial[J]. Lancet, 2013, 381(9860): 29-39.

[19] METRA M, TEELINK J R, COTTER G, et al. Effects of serelaxin in patients with acute heart failure[J]. N Engl J Med, 2019, 381(8): 716-726.

[20] TEERLINK J R, DAVISON B A, COTTER G, et al. Effects of serelaxin in patients admitted for acute heart failure: a meta-analysis[J]. Eur J Heart Fail, 2020, 22(2): 315-329.

精准医学在心力衰竭诊治中的应用

一、精准医学的概述

随着我国居民生物生活模式的改变,心血管领域的慢性病发病率逐年升高,心血管疾病造成的死亡占了慢性病的 51%。2019 年中国医学科学院阜外医院高润霖院士发表的最新调查结果显示,我国≥35 岁居民中,心衰患病率为 1.3%,全国大约有 1 370 万心衰患者。心衰的患病率较 15 年前的调查结果增加了 44%。尽管医疗技术的不断进步,使得心力衰竭的诊断、治疗都有所提高,但是相应的医疗负担也在不断扩大。为了提供更好的治疗方案,近年来“精准医疗”概念被提出并被引入心力衰竭的诊治中。

精准医学的概念最早在 2011 年被提出,精准医疗的本质是指对疾病进行大样本的人群研究,或对特定疾病类型通过基因组、蛋白组及代谢组等具体研究技术进行与疾病相关的生物分子标记物的筛选、定量、验证及应用,最终达到寻找疾病的发病原因、机制及治疗靶点的目标。这些标记物往往提示人群特异性的病因及治疗靶点。以期实现精准的临床诊断、精确到个体的预防及治疗计划。近年来,随着精准医学概念被广泛深入接受,精准医学已不再仅仅局限于基因水平组而成为一个宽泛的概念,对特定病变的个性化医疗,即基于多种临床信息,如病因、危险因素、并发症、风险评估、依从性等而制定的个体化诊疗方案也被认为是精准医学的范畴。也包括未来对不同的种族人群、不同性别、不同年龄阶段的病患进行个体治疗,这些均可以称为精准医学。精准医学落地后即为个体化医疗,也可以说精准医疗是实现个体化医疗的基础。

精准医学以个体化医疗为基础,对大样本人群与特定疾病类型进行筛选和验证,精确寻找疾病的发生机制和治疗靶点,这是一种医疗服务定制化的模式,使医疗决策、实践和产品适合于特定疾病的患者。心力衰竭的危险因素众多,发病机制复杂,即有单基因遗传背景的心肌病,更多的为多基因背景下和环境因素共同致病。每个心力衰竭患者暴露的危险因素和遗传背景各不相同,同种方法不可能适合所有患者,因此心力衰竭迫切需要个体精准诊治。

二、精准医学在单基因遗传性心肌疾病诊治的应用

精准医学对于单基因遗传性心肌疾病而言,可以确定致病基因。单基因疾病如果能够明确致病基因,可以进行有效精准医疗,从根本上阻断疾病的发生或发展,如进行产前诊断、生育阻断、遗传风险评估及优生咨询等。既往因技术条件限制而不能明确原因的原发性心肌病患者中,通过新型的下一代测序技术(next-generation sequen-cing,NGS),约 50% 的患者可检测到心脏相关遗传基因异常,而家族遗传性心肌病几乎全部为基因缺陷造成。NGS 应用于原发性心肌病基因检测的第一种模式是将可能引起心肌病的所有已知候选基因设计 panel,靶向捕获所有外显子,同时扩增后测序,从而一次性将所有已知致病基因或可能致病基因进行筛查,且可同时进行 10 例以上生物学样本检测。这样既避免了

靶基因的遗漏检测，又显著降低了检测成本。NGS 应用于心肌病基因检测的第二种模式是对含未知基因的大家系进行全外显子和 / 或全基因组测序。全外显子 / 全基因组测序的结果与已知正常人群的基因数据库对比后会得到大量的单核苷酸多态性（single nucleotide polymorphisms，SNPs）。

目前已经明确与心肌病相关的缺陷基因有 50 余个，如 *TNNT2*、*LMNA*、*BPC3* 等。但每个候选基因发生突变的频率较低，即原发性心肌病并没有高人群频率突变的热点基因；同时基因型与表型的关联也非常复杂，一个基因改变可引起多种表型，如 *LMNA* 基因突变至少引起 13 种不同的心肌病表现；相同的临床表型也可由不同的基因突变引起，所以表型间的相互重叠和变异使得传统基因诊断复杂化。

现在已经明确与心力衰竭相关的单基因遗传性疾病有肥厚型心肌病（hypertrophic cardiomyopathy，HCM）、致心律失常性右室心肌病（arrhythmogenic right ventricular cardiomyopathy，ARVC）、扩张型心肌病（dilated cardiomyopathy，DCM）、左心室致密化不全、限制性心肌病、代谢性心肌病等。

HCM 是最为常见的单基因遗传性心肌疾病，主要为常染色体显性遗传，偶见常染色体隐性遗传。现已报道有 30 余个基因与 HCM 发病有关，其中 10 个明确致病基因分别编码粗肌丝、细肌丝和 Z 盘结构蛋白等（表 1）。大约 60% 的家族性和 30% 的散发性 HCM 患者可检测到明确的致病基因突变，主要以编码肌小节蛋白的基因为主。

表 1　肥厚型心肌相关致病基因

基因名称	基因 ID	遗传模式	占比
MYH7	4 625	AD	15%~30%
MYBPC3	4 607	AD，极少 AR	15%~30%
TNNT2	7 139	AD	1%~5%
TNNI3	7 137	AD	1%~5%
TPM1	7 168	AD	1%~5%
MYL2	4 633	AD	<1%
MYL3	4 634	AD，极少 AR	<1%
ACTC1	70	AD	<1%
PLN	5 350	AD.AR	<1%
FLNC	2 318	AD	<1%
GLA	2 717	XD.XR	<1%
LAMP2	3 920	XD	<1%
PRKAG2	51 422	AD	<1%
TTR	7 276	AD	<1%
GAA	2 548	AR	<1%

注：AD 为常染色体显性遗传，AR 为常染色体隐性遗传，XD 为伴 X 染色体显性遗传，XR 为伴 X 染色体隐性遗传。

ARVC 通常也为常染色体显性遗传性心肌病，也会有一些特殊类型表现为常染色体隐性遗传。ARVC 具有不完全外显和表型多样性的特征，目前报道的致病基因见表 2，约 60% 的患者可检测出致病突变的基因。ARVC 的致病基因突变主要发生在编码桥粒蛋白的基因上，因此也有人认为是桥粒疾病；但是编码非桥粒蛋白的基因突变也会导致 ARVC 表型，这些蛋白通常与桥粒蛋白在功能和结构上有一定的相关性。目前报道与 ARVC 相关的基因突变超过 1 400 个，我国致病基因占比最多的为 *PKP2* 基因(42%)。

表 2　致心律失常性右心室心肌病相关致病因

基因名称	基因 ID	遗传模式	占比
PKP2	5 318	AD	20%~45%
DSP	1 832	AD，极少 AR	1%~3%
DSG2	1 829	AD	4%~15%
DSC2	1 824	AD	1%~7%
JUP	3 728	AR，极少 AD	1%
TMEM43	79 188	AD	<1%

注：AD 为常染色体显性遗传，AR 为常染色体隐性遗传。

DCM 是引起我国心力衰竭患者发病的第三大病因，40%~60% 的 DCM 患者具有遗传性，也称为家族性扩张型心肌病(familia dilated cardiomyopathy，FDCM)。FDCM 的主要遗传方式是常染色体显性遗传，常染色体隐性遗传、X 染色体连锁遗传和线粒体遗传也可见，但较为少见。目前发现约有 60 个基因与 FDCM 有关，这些基因主要是编码心肌细胞肌小节、细胞骨架、肌膜和细胞核中的多种蛋白质。研究发现，FDCM 具有高度的遗传异质性，即同一家族的不同基因突变可以导致相同的临床表型，相同基因突变也可能导致不同的临床表型。

三、精准医学对多基因遗传背景下心力衰竭诊治的应用

精准医学在多基因遗传背景心力衰竭的应用主要是探索患者的背景，相较单基因疾病而言，多基因复杂疾病的病因学研究更为困难，因冠心病、高血压、代谢紊乱所致的心力衰竭大部分均为遗传因素与环境因素相互作用的复杂结局。20 世纪 40 年代著名的 Framingham Heart Study 启动，提供了大量心血管流行病学和危险因素的信息，20 世纪 90 年代研究人员才发现基因在心血管疾病中的作用，并回头对 Framingham 队列人群进行了 SNPs 分析，共发现约 550 万个 SNPs 可能与心血管疾病相关。该研究被视为心血管领域最早的复杂疾病精准医学研究。随着全基因组关联分析(genome wide association study，GWAS)技术成熟，此项技术已成为研究复杂遗传背景疾病的重要手段。与单基因病的致病突变相比，GWAS 研究发现的遗传标志物对疾病发生的贡献都较小，是随着时间的推移在与环境的相互作用中逐渐显现出来的。因此，对于多遗传背景的心力衰竭患者，如携带这类遗传标记，给予生活方式指导可能延缓心衰危险因素的发生和发展、遏制心衰的进程。

(一) 精准医学对心力衰竭生物标志物识别应用的探索

心力衰竭患者危险因素的评估可以利用大规模心力衰竭相关基因多态性数据，建立心

力衰竭患者的遗传风险评分(genetic riskscore,GRS)数学模型,利用遗传风险评估模型结合传统心血管风险评分对心力衰竭综合风险进行评估,类似的遗传风险评分在高血压、冠心病风险评估领域已经初步显示出了良好的预测效果。

有人观察到将心力衰竭患者通过检测 β_1 肾上腺素能受体自身抗体,分为自身抗体阳性组和阴性两组患者,在应用 ACEI、利尿剂及地高辛治疗的基础上,加用美托洛尔治疗,1 年后左室舒张末内径(LVEDD)、左室收缩末内径(LVESD)、左室射血分数(LVEF)等左心室结构和功能的指标所有患者均有显著改善,但 β_1 肾上腺素能受体阳性的患者改善程度优于阴性患者,而副作用和耐受性也优于阴性组。无独有偶,对心力衰竭患者同样检测了 AT-1 受体自身抗体,自身抗体阳性患者同样在应用 β 受体阻滞剂、利尿剂及地高辛治疗的基础上,加用 ACEI 治疗后,LVEDD、LVESD、LVEF 的改善情况和副作用的耐受性均明显优于 AT-1 受体自身抗体阴性组。β_1 肾上腺素能受体自身抗体和 AT-1 受体的自身抗体可作心力衰竭患者临床用药指导的生物标志物监测指标之一。

(二) 精准医学对心力衰竭药物治疗组学应用的探索

心力衰竭的药物治疗仍是治疗的基石,针对不同基因背景的个体化药物是精准医学在心力衰竭药物治疗领域的新突破。因为不同基因型对药代动力学的影响,是决定心力衰竭患者药物疗效的最终因素。循证医学观念在心力衰竭领域的贯彻,基于大规模随机对照实验(randomized controlled trial,RCT),也是现行临床指南的主要依据。但 CRT 通常有严格的纳入标准和退出标准,真实世界中仅少部分满足条件的心衰患者能被纳入研究,人种、疾病不同、表型人群代表性不足,而基于上述临床研究的指南对患者的病理生理过程、临床表现和治疗反应也缺少个体化的关注和强调。

心力衰竭发病机制涉及多种神经内分泌激素,其中交感 - 肾上腺素能系统、肾素 - 血管紧张素 - 醛固酮系统在心力衰竭的发生发展过程中发挥了重要的作用。由于个体遗传背景的差异,目前研究显示,能够改善心衰患者预后的 β 受体阻滞剂、ACEI/ARB 药物的疗效包括副作用与自身的遗传背景密切相关。

1. β 受体阻滞剂 决定 β 受体阻滞剂对心衰患者疗效个体差异的遗传指标现有的为 β 肾上腺受体基因多态性、G 蛋白耦联受体激酶(G protein-coupled receptor kinases,GRKs)基因多态性和 *CYP2D6* 基因多态性。

β_1 肾上腺素受体 *Gly389Arg* 和 *Ser49Gly* 的基因态多态性可影响心力衰竭患者的疾病进展。研究纳入 201 位心衰患者,筛选出携带 *Arg389* 纯合子基因的患者和携带 *Gly389* 纯合子基因的患者,对比观察比索洛尔干预前后血浆肾素活性、心率、心肌收缩力的变化。结果显示,*Arg389* 与 *Gly389* 的患者有更强的交感神经活性以及血浆肾素活性,对 β 受体阻滞剂也更为敏感,患者的心率、心肌收缩力降低也更明显。同样也有研究者观察到 β 肾上腺素受体的 *Ser49Gly* 基因型与 DCM 患者 β 受体阻滞剂有效剂量的关系,*Gly49* 基因型的 DCM 患者采用低剂量的 β 受体阻滞剂治疗 5 年死亡率优于采用高剂量的 β 受体拮抗剂组。提示临床上对 *Gly49* 基因型扩张型心肌病患者可减少 β 受体阻滞剂的给药量。此外,β_1 肾上腺素受体 *Gly389Arg* 基因多态性,会使腺苷酸环化酶活性增强、心肌变力效应加强及对 β 受体阻滞剂敏感性增高,对这类基因型的心衰患者可考虑减少 β 受体阻滞剂的用药量。

β_2 肾上腺素受体 *le164/Thr164* 基因型与心力衰竭患者的生存率相关,远低于 *Thr164/Thr164* 基因型患者,而 β_2 肾上腺素受体基因多态性 *Gly16/Arg16*、*Glu27/GIn27* 与心力衰竭患者生存率之间无显著相关性。也有研究显示，*Arg16Arg* 基因型患者在 45 个月内死亡 / 心脏移植概率较高（存活率 46%），比 *Gly16Gly* 基因型患者死亡 / 心脏移植率高（存活率 64%），提示 *Arg16Gly* 基因型患者可能对终末期心衰患者预后有重要影响。影响 β 受体阻滞剂的药物代谢酶主要是 *CYP2D6*，*CYP2D6* 基因的改变可导致其编码的酶对美托洛尔的代谢作用的变化，间接影响美托洛尔的血药浓度以及不良反应发生风险。基因检测为美托洛尔弱代谢型和中间代谢型的心衰患者可减少美托洛尔的剂量，而美托洛尔超快代谢型心衰患者根据其临床表型可逐渐增加美托洛尔的剂量。

2. **血管紧张素转化酶抑制剂** 作为 ACEI 主要作用靶点的血管紧张素转化酶（ACE），根据 16 内含子一段长 287bp 的 Alu 序列的插入（insertion，I）和缺失（deletion，D）多态性，分为纯合型（DD 型）、杂合子（ID 型）和插入型（Ⅱ型）3 种基因型。ACE 基因多态性与血清 ACE 水平之间的关系为：DD 型 >ID>Ⅱ型。ACE DI 基因心功能改善最好，而 DD 基因型心功能改善最差，且患者心衰发作早，且生存率低。尽管携带 ACE DD 该纯合子基因型的患者不良事件风险增高，但使用相似剂量 ACEI 治疗时，DD 型患者对药物更为敏感，因而可从 ACEI 治疗中获得更大远期效果。

四、精准医学在心力衰竭诊治应用的展望

精准医学具有广阔的前景。精准医学是 21 世纪的发展前沿，也是未来社会的制高点。完成一项精准医学研究需要收集大量病患的个体资料，相关的基因、临床、环境背景数据，其后还有大量的分析工作。

精准医疗的重点在于精准，除单基因遗传病所致的心肌病，大部分心力衰竭患者遗传背景复杂，是遗传因素和环境因素共同诱发结果。因此，要想实现准确诊断和个体化治疗，确立因人而异、因病施治的目标。另外，也需经基因组学、代谢组学、蛋白组学等多技术方法与临床表征、疾病转归相结合，应用多生物组学对心力衰竭的变异基因、表达蛋白进行筛选，全面阐述心力衰竭的发病机制及药物的作用靶点。最终根据心力衰竭的分子物质基础对疾病进行重新“分类”，并结合传统的风险因子评估，在不同层面上“对症用药”，找到最适合的药物或治疗手段。才能提高心力衰竭诊治的准确性。毋庸置疑，精准医学计划的提出将带来一场医学界变革，随着代谢组学技术的不断发展，相应分析软件及生物信息学技术的不断发展、成熟，心力衰竭的生物标志物群的发现和应用将成为现实，心力衰竭的诊断、预防和治疗将会取得突破性进展。

（白玲　马爱群　卢群）

参考文献

[1] TEEKAKIRIKUL P，KELLY M A，REHM H L，et al. Inherited Cardiomyopathies：molecular geneties and clinical genetic testing in the postgenomic era［J］. J Mol Diagn，2013，15：158-170.

[2] ZOU Y，SONG L，WANG Z，et al. Prevalence of idiopathic hypertrophic cardiomyopathy in China：a population-based echocardiographic analysis of 8080 adults［J］.Am J Med，2004，116（1）：14-18.

[3] 中华医学会心血管病学分会精准心血管病学学组，中国医疗保健国际交流促进会精准心血管病分会，中华心血管病杂志编辑委员会．单基因遗传性心血管疾病基因诊断指南［J］. 中华心血管病杂志，2019，47（3）：175-196.

[4] JAHNS R，BOIVIN V，KRAPF T，et al. Modulation no betal-adrenoceptor activity by domain-specific antibodies and heart failure-associated auto-antibodies［J］. J Am Coll Cardiol，2000，36（4）：128-1288.

[5] 宋雷,惠汝肽. 心血管疾病与精准医学[M]. 北京:人民卫生出版社,2020.

[6] BAO J R, WANG J Z, YAO Y, et al. Screening of pathogenic genes in Chinese patients with arrhythmogenic right ventricular cardiomyopathy [J]. Chin Med J (Engl), 2013, 126(22):4238-4241.

[7] MCPHERSON R, PERTSEMLIDIS A, KAVASLAR N, et al. A common allele on chromosome 9 associated with coronary heart disease [J]. Science, 2007, 316:1488-1491.

心力衰竭药物治疗的新时代

心力衰竭（心衰）是各种心脏疾病的严重表现或晚期阶段，死亡率和再住院率居高不下。据估计，在全球目前大约有 6 400 万心力衰竭患者，预计这个数字在未来肯定会增加，特别是在发展中国家。在中国，心衰患病人群有 1 370 万人。尽管治疗取得了进步，心衰患者住院和过早死亡的风险仍然明显增加。此外，心衰患者的生活质量是慢性病中最低的之一。因此，迫切需要为目前患有心衰的患者找到管理心衰的新方法，并应对预期的全球流行率的增加。

基于“神经激素假说”的心衰药物治疗，心衰病程进展仍在继续，针对心脏本身异常的治疗方法得到了越来越多关注。现已证实，心衰的病理生理学涉及心脏组织重塑、炎症和纤维化、内皮功能障碍、代谢紊乱、肌节恶化和心肌细胞死亡之间复杂的相互作用。对心脏结构和功能紊乱的更好理解，为不断增长的心力衰竭人群开辟了通往新治疗靶点的途径。本文将介绍用于治疗急性心衰和慢性心衰的药物新进展。

一、急性心力衰竭

（一）左西孟旦

1. 左西孟旦作用机制 与传统的正性肌力药物通过增加心肌细胞内的钙离子浓度而增强心肌收缩力不同，左西孟坦主要通过以下机制发挥：

（1）治疗剂量不增加细胞内钙浓度和心肌耗氧量，增加心肌收缩蛋白对 Ca^{2+} 的敏感性，使 Ca^{2+} 诱导的心肌收缩所必需的心肌纤维蛋白的空间构型得以稳定，从而使心肌收缩力增加。左西孟旦的另一个特点是当心肌细胞内 Ca^{2+} 浓度高时与肌钙蛋白的亲和力高，而当心肌细胞内 Ca^{2+} 浓度低时与肌钙蛋白的亲和力低；因此左西孟旦可增加心肌收缩力而不影响心肌舒张功能，反而使舒张功能得以改善。

（2）当左西孟旦在浓度较高时还能抑制心脏的磷酸二酯酶的活性，发挥磷酸二酯酶抑制剂一样的作用，心肌收缩力增强。

（3）左西孟旦扩张冠状血管、肺血管、脑血管等许多组织血管，主要使外周静脉扩张。目前认为可能的主要机制是激活了血管平滑肌的 K^+ 通道开放，对于小阻力血管，主要是 ATP 敏感的 K^+ 通道。

（4）左西孟旦还发挥拮抗神经内分泌、抗感染、抗氧化、抗凋亡、抗心肌顿抑作用。特别提示，左西孟旦可减轻心力衰竭患者体内的炎症免疫异常，并改善急性失代偿时机体的心功能及血流动力学。

2. 左西孟旦的临床应用 急性心衰患者使用左西孟旦，可明显增加心排出量和每搏量，降低肺动脉楔压、全身血管阻力和肺血管阻力，从而显著改善心衰患者的左室射血分数（LVEF）。其正性肌力作用独立于 β 肾上腺素能刺激，可用于正接受 β 受体阻滞剂治疗的患者。左西孟旦还具有改善冠状动脉血流量，抵抗心肌缺血损伤，预防心肌细胞重构的作用。

2018 年《中国心力衰竭诊断和治疗指南》推荐左西孟旦用于急性心衰的治疗。该药在缓解临床症状、改善预后等方面不劣于多巴酚丁胺，且使患者的 BNP 水平明显下降，冠心病患者应用不增加病死率。

推荐用法：首剂 12μg/kg 静脉注射（>10 分钟），继以 0.1μg/（kg·min）静脉滴注，可酌情减半或加倍。对于收缩压 <100mmHg 的患者，不需负荷剂量，可直接用维持剂量，防止发生低血压。应用时需监测血压和心电图，避免血压过低和心律失常的发生；其半衰期为 1~1.5 小时，代谢产物 OR-1896 也有生物活性，且 OR-1896 的半衰期为 75~80 小时。输注左西孟旦 24 小时，停止用药后其心血管效应仍可持续长达 7~9 天。

（二）托伐普坦

1. 托伐普坦的药理学特性 托伐普坦是一种非肽类选择性血管加压素 V_2 受体（AVP V_2R）拮抗剂，与位于肾脏集合管血管面的 AVP V_2R 结合，使水通道蛋白 2（AQP-2）从集合管顶端膜脱落，阻断肾脏对水的重吸收，增加尿液中游离水排泄，减少水潴留，降低容量负荷；抑制 cAMP 生成和积聚，升高血浆中钠离子浓度；增加游离水的排出，逐渐减少血管内容量和压力，提高血浆胶体渗透压并降低毛细血管内静水压，促使组织间液持续向血管内转移，消除组织器官水肿。不同于呋塞米等袢利尿剂，托伐普坦对血压无明显影响，对血浆肾素 - 血管紧张素 - 醛固酮系统（RAAS）和交感神经系统无明显激活，对肾功能影响小。托伐普坦利尿作用不依赖于血钠和白蛋白水平，对于老年、低血压、低蛋白血症、肾功能损害等高危人群依然适用。此外，还可与袢利尿剂合用，有协同利尿效果。

2. 托伐普坦在心衰患者中的应用 急性心衰和慢性心衰急性恶化的治疗目标：尽快恢复血流动力学的稳定并减轻器官充血。急性心衰患者约 70% 存在充血症状，因此利尿治疗是关键。《中国心力衰竭诊断和治疗指南 2018》和 2019 年《心力衰竭合理用药指南》（第 2 版）推荐，托伐普坦对顽固性水肿或低钠血症者疗效更显著，推荐用于常规利尿剂治疗效果不佳、有低钠血症或有肾功能损害倾向患者（Ⅱa，B）。托伐普坦增加心衰患者尿量，减轻心衰患者体质量，可快速有效地改善心衰患者的呼吸困难、水肿，升高血钠水平。

（三）重组人脑钠肽

脑利钠肽为人体分泌的一种内源性多肽，发生心力衰竭后，人体应激大量产生的一种代偿机制。人脑利钠肽与特异的利钠肽受体相结合，引起细胞内环单磷酸鸟苷（cGMP）的浓度升高和平滑肌的舒张。作为第二信使，cGMP 能扩张动脉和静脉，迅速降低全身动脉压、右房压和肺毛细管楔压，从而降低心脏的前后负荷，并迅速减轻心力衰竭患者的呼吸困难程度和全身症状。脑利钠肽是 RAAS 天然阻滞剂，拮抗心肌细胞、心纤维原细胞和血管平滑肌细胞内的内皮素、去甲肾上腺素和醛固酮等过度激活产生的心脏毒性；减少肾素和醛固酮的分泌，亦拮抗血管加压素及交感神经水钠潴留、升高血压作用。它参与血压、血容量以及水盐平衡调节，增加血管通透性，降低体循环血管阻力及血浆容量，从而降低心脏前、后负荷，并增加心排出量。脑利钠肽无正性肌力和正性频率作用，不增加心肌耗氧，也不致心律失常。人工合成的基因重组人 B 型利钠肽（rhBNP），与心室肌分泌的天然利钠肽具有相同的 32 个氨基酸序列。rhBNP 是美国 FDA 近 30 年来首个批准的治疗急性心衰的药物。

2002 年 *JAMA* 发表了一项 rhBNP 与硝酸甘油治疗急性心衰有效性和安全性的临床试验，显示 rhBNP 缓解呼吸困难疗效与硝酸甘油相当，但起效速度更快；rhBNP 降低 PCWP 起效快，疗效明显。

PRECEDENT 试验显示，rhBNP 治疗急性心衰，严重室性心律失常的发生率显著低于多巴酚丁胺，rhBNP 较多巴酚丁胺更安全，尤其适用于伴心动过速、严重的房性或室性心律失常病史的患者。ASCEND-HF 试验显示，脑利钠肽可一定程度缓解患者呼吸困难，对患者肾功能无影响；对 30 天全因死亡率无影响；急性心衰患者应用脑利钠肽进行治疗是十分安全的，不会加重肾功能损害，也不会增加病死率。

该药已经获得了 ESC 和 ACC/AHA 及中国治疗指南推荐。使用方法：1.5~2.0μg/kg 静脉缓慢推注，继而以 0.1μg/(kg·min) 静脉滴注，也可以不用负荷量而直接持续静脉滴入，疗程一般 3 天。治疗过程中需要注意患者的血压状况，注意患者的电解质情况。

（四）istaroxime

1. 药理作用 istaroxime 是一种新型正性肌力药物，具有抑制 Na^+/K^+-ATP 酶和激动肌浆网钙泵双重作用机制。istaroxime 通过抑制酶的活性，刺激 Ca^{2+} 经 Na^+/Ca^{2+} 交换进入心肌细胞，发挥收缩作用；同时 istaroxime 还可提高肌浆网 Ca^{2+}ATP 酶的活性，加速舒张细胞内游离 Ca^{2+} 的清除而发挥舒张作用。

2. istaroxime 相关研究 HORIZON-HF 的研究入选 120 例急性心衰患者，接受标准抗心衰治疗。在病情基本稳定的情况下随机给予 6 小时的安慰剂和 istaroxime，结果显示，最大剂量组不仅能降低 PCWP，还能降低左心室舒张末期容积，且不降低血压；同时，增强心肌收缩，增强泵血功能，而无心率增快。与地高辛对比研究：第一，istaroxime 可以使心肌收缩强度增加 60% 而不出现后收缩，而地高辛使心肌收缩强度增加到不超过 20% 时就出现了后收缩；第二，istaroxime 和地高辛治疗指数（LD50/ED80）比为 20∶3，显示了 istaroxime 较高的安全性，这种较低的毒性可能归因于 istaroxime 抑制了引起延迟后去极化的 Ca^{2+} 内向电流；第三，istaroxime 减慢心率的作用很弱，如其同时使收缩压短暂性升高一样，对压力感受器影响甚微，这点和地高辛不同，后者由于迷走神经的激活可能导致心动过缓；第四，istaroxime 有比地高辛更快的起效和失效速度，并具有更高的致心律失常剂量和致收缩剂量的比值，更快的药物代谢速度和更宽的安全使用范围。

（五）乌拉立肽（利尿素）

利尿素是存在于血浆及尿液中的内源性利钠肽家族成员之一，该家族包括 ANP、BNP、CNP、DNP、血管扩张因子及利尿素。ANP、BNP 与利尿素能够通过心房利钠肽受体（natriuretic peptide receptor，NPR）发挥生理及药理作用，激活鸟苷酸环化酶，增加 cGMP 水平，触发 RAAS 抑制、血管舒张、纤维化及变松效应（lusitropy）。ANP、BNP 及 CNP 能够与心房利钠肽受体 3（NPR-C）结合，实现对血浆中利尿素水平的控制。心脏、肾脏、血管平滑肌细胞及其他器官均有表达 NPR-A 受体，肾脏远端小管能够合成利尿素，以应对血清钠浓度升高。利尿素在内髓集合管与 NPR-A 受体结合并发挥生理作用。利尿素与水钠重吸收抑制、尿液及钠排泄增加、肾小球前血管舒张、肾小球后血管舒张及肾小球滤过率维持有关。

临床研究证据显示，利尿素能够作用于肾脏、心脏与血管。因为利尿素与奈西立肽的受体作用途径相同，所以利尿素可能无法带来更好的临床预后，然而，更早针对有害病理机制进行治疗可能转化为良好的长期预后。

（六）cenderitide（蛇毒肽）

cenderitide 通过新方法对人类成熟 CNP 与曼巴蛇利钠肽进行融合而合成。由于 CNP 具有高度的心房利钠肽受体 2（NPR-B）亲和力，且曼巴蛇利钠肽能与 NPR-A 结合，因此这种重组药物可充分放大利钠肽的治疗效果。临床前及首批人类研究都提示 cenderitide 能够改善心衰患者的血流动力学参数及肾功能。

二、慢性心力衰竭

(一) 沙库巴曲缬沙坦

1. **药理作用** 脑啡肽酶属于一种中性肽链内切酶(NEP),可催化降解包括 ANP、BNP、CNP、缓激肽、血管紧张素Ⅰ和血管紧张素Ⅱ、内皮素 -1 在内的多种肽类。NEP 抑制剂可通过阻断 NEP 清除利钠肽,增加内源性利钠肽,发挥其利尿、降压、降低 RAAS 活性、降低交感神经系统兴奋性的作用。脑啡肽血管紧张素受体拮抗剂沙库巴曲缬沙坦,具有 ARB 和 NEP 抑制的双重作用,可以同时抑制血管紧张素的不利作用,发挥利钠肽的有利作用(图 1)。

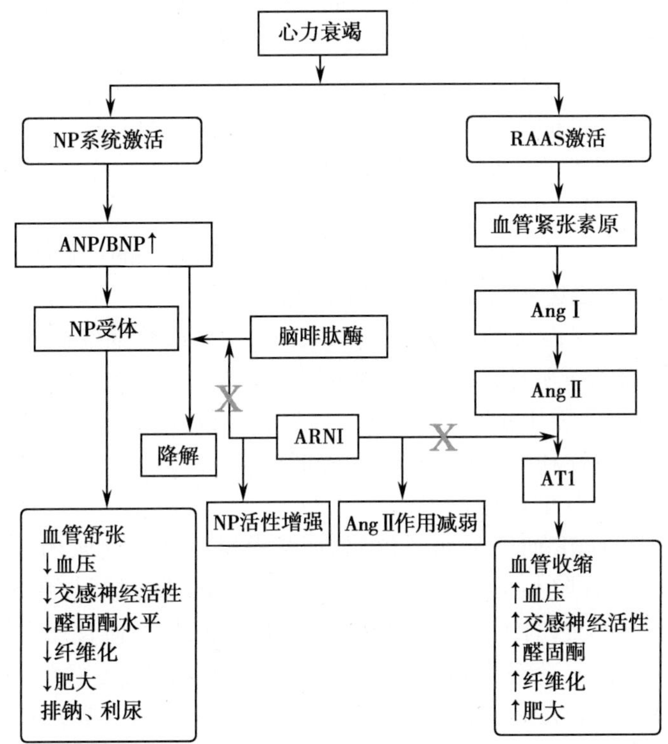

图 1 沙库巴曲缬沙坦的作用机制

RAAS:肾素 - 血管紧张素 - 醛固酮系统;ANP:心房钠尿肽;BNP:B 型利钠肽;ARNI:血管紧张素受体脑啡肽抑制剂;NP:利钠肽;AT:血管紧张素受体;Ang:血管紧张素。

2. **相关研究** PARADIGM-HF 研究聚焦于 LVEF<40% HFrEF 的患者,发现对比传统“金三角”药物 ACEI,沙库巴曲缬沙坦是目前唯一能带来显著生存获益的阳性药物,一举奠定了沙库巴曲缬沙坦在心衰治疗中的基石地位。随后的 PARAGON-HF 研究再次尝试突破,关注了射血分数保留的心衰(HFpEF)患者。结果发现,与缬沙坦组相比,沙库巴曲缬沙坦能降低左室射血分数(LVEF)≥45% 的心衰患者主要终点事件风险 13%,以微小的差距未达到统计学意义。但亚组分析中显示,在女性和 LVEF 异常(45%~57%)人群中,沙库巴曲缬沙坦组的主要终点事件发生率显著下降。ACC.20/WCC 发布了假定安慰剂对照研究,在汇总 PARADIGM-HF 和 PARAGON-HF 研究所有受试对象数据的基础上,纳入了经典的 CHARM-Alternative 研究和 CHARM-Preserved 研究(比较坎地沙坦较安慰剂分别在 HFrEF 及 HFpEF

心衰患者中的疗效)。研究结果揭示了在全射血分数谱的心衰患者中,沙库巴曲缬沙坦较安慰剂能带来显著的预后终点获益,在 LVEF<60% 的患者中尤其明显,而这与 PARAGON-HF 研究预设的 EF<57% 亚组分析结果一致,再次证实了改善全射血分数谱心衰患者预后的潜在获益。

PIONEER-HF 和 TRANSITION 的研究结果证实,对于新诊断心衰患者,起始沙库巴曲缬沙坦治疗可带来更多获益。与传统的 ACEI/ARB 相比,住院期间起始沙库巴曲缬沙坦治疗可显著降低 NT-proBNP 水平。基于此,欧洲心衰专家已迅速作出应对并拟定共识:对于因新诊断心衰或失代偿性心衰住院的患者,可以考虑起始使用沙库巴曲缬沙坦(而非 ACEI 或 ARB),以降低心血管不良事件的短期风险。而从 ESC 公布的诸多研究结果看来,维持 NT-proBNP 低水平,对于改善左室重构至关重要,NT-proBNP 水平的波动,显然不利于左室功能的改善。

PROVE-HF 研究结果证实了沙库巴曲缬沙坦在 NT-proBNP 维持低水平的同时,可逆转心脏重构,6 个月显著改善心脏重构关键指标,持续 12 个月治疗获益更多。同时发布的 EVALUATE-HF 研究证实,与依那普利相比,沙库巴曲缬沙坦可以改善左心室的结构和功能。这两项研究验证了沙库巴曲缬沙坦从作用机制到临床效果的一致性。

(二) 钠葡萄糖协同装运蛋白 2 抑制剂(SGLT2i)

钠葡萄糖协同装运蛋白 2(SGLT2)负责从尿液中重新吸收葡萄糖,SGLT2i 主要通过抑制肾小管的 SGLT2,降低肾脏葡萄糖阈值,促进尿糖排泄,从而降低血糖。近年来,大型临床研究发现,SGLT2i 降低主要不良心血管事件、肾脏事件和心衰住院的风险。其机制可能是 SGLT2i 通过利钠及渗透性利尿,减轻体质量,降低血压、血尿酸水平,调节脂代谢,改善能量代谢、血管内皮及抗炎抗纤维化等。

EMPA-REG OUTCOME 研究显示,恩格列净显著降低 2 型糖尿病合并高心血管风险患者心血管死亡、心衰住院和全因死亡发生率。CANVAS 研究显示,在 2 型糖尿病合并高心血管风险患者中,与安慰剂组比较,卡格列净组主要结局(心血管死亡、非致命性心肌梗死或非致命性脑卒中的复合终点)发生率较低。卡格列净组心血管事件风险低于安慰剂组。DECLARE-TIMI 58 研究显示,在 ASCVD 或 ASCVD 风险的 2 型糖尿病患者中,达格列净没有增高或降低主要不良心血管事件(心血管死亡、心肌梗死或缺血性脑卒中的复合终点)发生率,却降低心血管死亡或心衰住院发生率,主要表现在心衰住院率较低。一项针对 SGLT2i 在 2 型糖尿病患者中随机、安慰剂对照的心血管试验系统回顾和荟萃分析显示,SGLT2i 对动脉粥样硬化性主要不良心血管事件有中等益处,这些事件似乎仅限于确诊的 ASCVD 患者。然而,无论是否存在 ASCVD 或心衰史,SGLT2i 在减少因心衰住院和肾脏疾病进展方面具有强大的益处。DAPA-HF 研究结果显示,无论是否有糖尿病,在心衰标准治疗基础上,与安慰剂比较,达格列净显著降低射血分数下降的心衰(HFrEF)患者心血管死亡和心衰恶化风险,显著降低心衰患者全因死亡风险。EMPEROR-Reduced Ⅲ期试验达到了主要终点,对于伴或不伴糖尿病的 HFrEF 患者,在标准治疗的基础上加用恩格列净 10mg 与安慰剂相比,可以显著降低心血管死亡或心衰住院风险。

(三) 伊伐布雷定

伊伐布雷定是一种选择性的心脏窦房结特异性 If 电流阻滞剂,减慢窦性心律。SHIFT 试验纳入超过 6 500 例 NYHA Ⅱ~Ⅳ级、LVEF≤35%,窦性心律,静息心率≥70 次 /min 的心衰患者,随机分为治疗组和安慰剂组。结果显示,治疗组(伊伐布雷定治疗平均时间为 23 个月)

心血管死亡或心衰恶化住院的风险显著降低了18%。

（四）vericiguat

vericiguat是一种半衰期较长的可溶性鸟苷酸环化酶(sCG)激动剂，临床前和临床研究表明，基于其直接血管舒张特性，以及靶向心肌的顺应性、舒张功能、内皮功能以改善血管调节等特性，且安全性及耐受性良好，非常适合作为HF药物治疗新靶点。

VICTORIA试验旨在评估在标准治疗背景下vericiguat是否可延长近期病情恶化的HFrEF患者出现心血管死亡和首次心力衰竭住院复合终点事件的时间。结果显示：中位随访10.8个月显示，与安慰剂组相比，vericiguat组的心血管死亡或首次心衰住院主要终点相对减少了10%。

（五）finerenone

finerenone是新一代非甾体盐皮质激素受体拮抗剂，作为全新MR拮抗剂，结构上有别于第一代和第二代MR拮抗剂(甾体结构)，被称为第三代MR拮抗剂。此外，第一代和第二代MR拮抗剂在临床应用上暴露出了许多安全性问题，如高钾血症、异常发育等，但finerenone由于其结构差异化和受体高选择性，或可对其在临床安全性上有所突破。

2015 ESC年会上公布了Ⅱb期ARTS-HF研究结果，试验共纳入1 055例患者(平均71岁)，90天时两组患者主要终点(NT-proBNP降低30%以上)发生率相似。与依普利酮组相比，finerenone各剂量组(除最低剂量)患者的次要终点(全因死亡、心血管相关入院或因慢性心衰恶化紧急就诊)发生率均较低。但研究者认为该试验不足以评估这类终点，需要更大样本量的研究进一步探索。

2020年6月启动FINEARTS-HF研究，这是一项多中心、随机、双盲、安慰剂对照Ⅲ期研究，将在超过5 500例左心室射血分数≥40%的有症状心衰患者(NYHA Ⅱ~Ⅳ级)中使用finerenone与安慰剂。研究的主要目的是证明finerenone在降低心血管(CV)死亡和总体(首次和复发)心衰(HF)事件(定义为HF或紧急HF就诊)的复合终点发生率方面优于安慰剂。

（六）肌球蛋白激活剂

1. omecamtiv mecarbil　低分子药物omecamtiv mecarbil是首个直接心肌肌球蛋白激活剂(肌球蛋白激活剂作用机制见图1)。通过与心肌肌球蛋白ATP酶催化区结合，omecamtiv mecarbil可快速将肌球蛋白引导至心肌收缩所必需的可强力结合肌动蛋白的状态，增加心肌收缩力，且不影响心肌细胞胞内钙浓度或心肌耗氧量。首个人类研究显示，omecamtiv mecarbil能够增加健康志愿者收缩射血时间(剂量依赖性)；后续研究发现，该药可增加HFrEF患者的左室射血时间及每搏输出量。治疗量omecamtiv mecarbil在高危缺血性心肌病及心绞痛患者中耐受性良好，且没有在平板测试中引发心肌缺血。

COSMIC-HF研究显示：Omecamtiv mecarbil治疗可改善患者的收缩期射血时间、心脏搏出量及LVEF，减小心室大小和容积，同时可降低心率及NT-proBNP。其安全性和耐受性与安慰剂相当。研究人员表示，心脏结构和功能的改善，最终有可能改善患者的临床预后。

GALACTIC-HF试验是一项3期临床试验，评估了在常规治疗基础上加用Omecamtiv mecarbil在HFrEF患者中的临床效果，主要终点为心衰事件(心衰住院和其他心衰紧急治疗)和心血管死亡的复合终点。该研究于2016年末开始入组患者，计划在全球超过35个国家纳入约8 000例NYHA Ⅱ~Ⅳ级的心衰患者，其主要结果预计将于2020年第四季度公布。

2. danicamtiv　danicamtiv是另一种新型口服的选择性心肌肌球蛋白激活剂。该药新型作用机制可使其与现有指南推荐的改善HFrEF患者发病率和死亡率的治疗方法相结合，这些方法均没有 danicamtiv 的作用：通过增强肌原纤维蛋白三磷腺苷（adenosine triphosphate，ATP）的活性，激活心肌肌球蛋白，从而增强心肌收缩力，且对钙稳态不产生任何影响。

Ⅱa 期试验证实 danicamtiv 对 HFrEF 患者的左室收缩功能或存在有益影响，且可显著改善左房的容积和功能。更重要的是，这些改善并未导致舒张期僵硬度的显著增加。

三、总　　结

近年来涌现许多针对心衰的新药，这些药物从不同的机制出发，为治疗心衰提供了更多的选择。患者急性心衰发作时，在传统药物效果不佳时，可以应用左西孟旦、新活素、托伐普坦。与传统的心衰“金三角”相比，4 种药物联合治疗（沙库巴曲缬沙坦、SGLT2i、β 受体阻滞剂、醛固酮受体拮抗剂）有望成为主流，从而进一步提高心衰患者的生存率。我们也期待正在研发的药物能带来心衰治疗的新希望。

（吴泽佳　黎励文）

参考文献

[1] 杜贺，史承勇，陈少萍．左西孟旦的研究新进展[J]. 中国循环杂志，2014：555-557.

[2] 中华医学会心血管病学分会心力衰竭学组，中国医师协会心力衰竭专业委员会，中华心血管病杂志编辑委员会．中国心力衰竭诊断和治疗指南 2018 [J]. 中华心血管病杂志，2018，46：760-789.

[3] 阴大伟，崔华．托伐普坦在充血性心力衰竭容量管理中的应用[J]. 临床药物治疗杂志，2019，17：19-23，51.

[4] 国家卫生计生委合理用药专家委员会，中国药师协会．心力衰竭合理用药指南（第 2 版）[J]. 中国医学前沿杂志（电子版），2019，11：1-78.

[5] 陈华，王晓惠，金伟华．新活素[J]. 中国新药杂志，2006：393-394.

[6] 甘天翊，张健．心力衰竭新药临床应用现状[J]. 中国实用内科杂志，2014，34：648-651.

[7] CARUBELLI V，ZHANG Y，METRA M，et al. Treatment with 24 hour istaroxime infusion in patients hospitalised for acute heart failure：a randomised，placebo-controlled trial [J]. Eur J Heart Fail，2020.

[8] LEE C Y W，CHEN H H，LISY O，et al. Pharmacodynamics of a novel designer natriuretic peptide，CD-NP，in a first-in-human clinical trial in healthy subjects [J]. J Clin Pharmacol，2009，49：668-673.

[9] MCMURRAY J J V，PACKER M，DESAI A S，et al. Angiotensin-Neprilysin Inhibition versus Enalapril in Heart Failure [J]. N Engl J Med，2014，371：993-1004.

[10] SOLOMON S D，MCMURRAY J J V，ANAND I S，et al. Angiotensin-Neprilysin Inhibition in Heart Failure with Preserved Ejection Fraction [J]. N Engl J Med，2019，381：1609-1620.

[11] ZINMAN B，WANNER C，LACHIN J M，et al. Empagliflozin，Cardiovascular Outcomes，and Mortality in Type 2 Diabetes[J]. N Engl J Med，2015，373：2117-2128.

[12] NEAL B，PERKOVIC V，MAHAFFEY K W，et al. Canagliflozin and Cardiovascular and Renal Events in Type 2 Diabetes[J]. N Engl J Med，2017，377：644-657.

[13] WIVIOTT S D，RAZ I，BONACA M P，et al. Dapagliflozin and Cardiovascular Outcomes in Type 2 Diabetes [J]. N Engl J Med，2018，380：347-357.

[14] ZELNIKER T A，WIVIOTT S D，RAZ I，et al. SGLT2 inhibitors for primary and secondary prevention of cardiovascular and renal outcomes in type 2 diabetes：a systematic review and meta-analysis of cardiovascular outcome trials [J]. Lancet，2019，393：31-39.

[15] MCMURRAY J J V，SOLOMON S D，INZUCCHI S E，et al. Dapagliflozin in Patients with Heart Failure and Reduced Ejection Fraction [J]. N Engl J Med，2019，381：1995-2008.

[16] SWEDBERG K，KOMAJDA M，BOHM M，et al. Ivabradine and outcomes in chronic heart failure (SHIFT)：a randomised placebo-controlled study [J].Lancet，2010，376：875-885.

[17] ARMSTRONG P W, PIESKE B, ANSTROM K J, et al. Vericiguat in Patients with Heart Failure and Reduced Ejection Fraction [J]. N Engl J Med, 2020, 382: 1883-1893.

[18] FILIPPATOS G, ANKER S D, BÖHM M, et al. A randomized controlled study of finerenone vs. eplerenone in patients with worsening chronic heart failure and diabetes mellitus and/or chronic kidney disease [J]. Eur Heart J, 2016, 37(27): 2105-2114.

[19] TEERLINK J R, FELKER G M, MCMURRAY J J V, et al. Chronic Oral Study of Myosin Activation to Increase Contractility in Heart Failure (COSMIC-HF): a phase 2, pharmacokinetic, randomised, placebo-controlled trial [J]. Lancet, 2016, 388: 2895.

[20] VOORS A A, TAMBY J F, CLELAND J G, et al. Effects of danicamtiv, a novel cardiac myosin activator, in heart failure with reduced ejection fraction: experimental data and clinical results from a phase 2a trial [J]. Eur J Heart Fail, 2020.

肥厚型梗阻性心肌病的非药物治疗评价

一、背景介绍

肥厚型心肌病(hypertrophic cardiomyopathy,HCM)是一种以疲劳、呼吸困难、胸痛、心悸、晕厥前兆或晕厥为典型症状、左心室肥厚(left ventricular hypertrophy,LVH)为突出特征的遗传性心脏肌肉疾病。它是遗传性心脏病中最为常见的一种类型,普通成年人群的患病率接近1/200(0.5%)甚至更高。最主要的病因是编码心肌收缩器的几个肌节基因中的某个基因发生突变。

HCM的症状(包括心力衰竭和胸痛的症状)是舒张功能障碍、左心室流出道梗阻(left ventricular outflow tract obstruction,LVOTO)、二尖瓣关闭不全以及微血管功能障碍所致"小血管"缺血等共同作用的结果。大多数患者没有或仅有轻微的症状,仅在家族筛查、常规体检发现杂音或者心电图异常时确诊。患者室上性和室性心律失常的发病率升高,心脏性猝死(sudden cardiac death,SCD)风险也增加,但绝大多数仍有正常的寿命,在非转诊人群中年死亡率为1%。组织病理检查显示,HCM患者的心肌细胞肥厚、排列紊乱,肌细胞间不同程度的间质纤维化。此外,壁内冠状动脉结构异常,血管腔横截面积减小以及扩张能力下降,导致应激时心肌血流增加迟钝。随着时间推移,反复的小血管性缺血发作导致心肌细胞死亡,最终以纤维化替代修复。

HCM的治疗目标包括缓解临床症状,改善心脏功能,延缓疾病进展,减少死亡。静息状态或激发试验时左心室流出道的瞬时峰值压差(left ventricular outflow tract gradient,LVOTG)≥30mmHg定义为LVOTO,据此分为肥厚型梗阻性心肌病(hypertrophic obstructive cardiomyopathy,HOCM)与肥厚型非梗阻性心肌病。对于有症状的肥厚型梗阻性心肌病患者,2014年欧洲心脏学会公布的HCM诊断和管理指南(2014 ESC Guidelines on diagnosis and management of hypertrophic cardiomyopathy)中提出针对HOCM的治疗策略是扩大LVOT以降低压差并减轻梗阻。治疗方法包括药物治疗与非药物治疗。药物治疗有β受体阻滞剂、钙离子拮抗剂和抗心律失常等药物。非药物治疗主要包括室间隔切除术和室间隔酒精消融术。对于有症状无梗阻患者,治疗重点是管理心力衰竭、心律失常和心绞痛;而药物治疗无效的进展性左心室收缩或舒张功能障碍患者可考虑心脏移植。

二、肥厚心肌的非药物治疗策略

室间隔上段、主动脉瓣下区心内膜的异常肥厚形成的机械性梗阻,以及二尖瓣前叶收缩期前移(systolic anterior motion,SAM)接近室间隔产生的动力性梗阻,共同导致了LVOTO的出现。静息时显著LVOTO是预后不良的独立预测因素。非药物治疗的主要目的是扩大LVOT,减轻梗阻。室间隔切除术和室间隔酒精(乙醇)消融术(alcohol septal ablation,ASA)是经典的室间隔消减治疗方法:

（一）室间隔切除术

目前外科手术存在两种术式：①经典 Morrow 手术：开胸、经主动脉切口、室间隔肥厚心肌切除术，是治疗肥厚型梗阻性心肌病经典手术方法；②扩大（改良）Morrow 手术：在前者的基础上，经改良扩大了室间隔切除范围，远端超越二尖瓣叶室间隔接触部位，达到乳头肌基底部甚至心尖部。室间隔切除术指征为：①临床标准：存在严重的呼吸困难或胸痛症状（纽约心功能分级Ⅲ~Ⅳ级）和／或晕厥等症状反复，药物治疗效果不佳或不能耐受药物的；②血流动力学标准：静息状态或激发试验 LVOTG≥50mmHg；③解剖标准：室间隔厚度适合手术。无症状肥厚型梗阻性心肌病患者均不建议室间隔消减手术。

国内外研究显示，肥厚型梗阻性心肌病患者外科室间隔切除术可使几乎所有患者的 LVOTG 消失、心力衰竭症状改善，可减少 ICD 放电，改善左房容积和肺高压，且长期生存率非常好，在经验丰富的中心中长期生存率极佳。基于此，我国指南建议：有室间隔消减治疗指征，能接受心脏外科手术的成人患者首选外科室间隔切除术。有室间隔消减治疗指征，合并需要外科手术疾病的患者（如二尖瓣病变需要二尖瓣修复或置换、冠脉严重病变需冠脉旁路移植术），推荐外科室间隔切除术。

外科手术的并发症包括：①过多切除心肌可引起室间隔缺损（风险为 2%），术中超声有助于避免这一并发症；②传导阻滞，约 5% 的患者术后发生需永久起搏器的完全性心脏传导阻滞，而大量患者术后出现左束支阻滞。

与室间隔消融术相比，行外科手术切除的优势包括：

1. LVOT 梗阻解剖学缓解的成功率更高（90%~95%，ASA 为 80%~90%）。在 65 岁及以下的患者中，症状缓解情况更好。在室间隔显著肥大患者中，成功缓解 LVOT 梗阻和症状的可能性更大。

2. 术后 LVOT 梗阻合并的二尖瓣关闭不全即刻缓解且效果持续，而 ASA 后最长会延迟 3 个月缓解。

3. 需植入起搏器的情况发生率更低（心间膈肌切开术约为 3%，ASA 约为 10%）。

4. 已证实具有长期（>20 年）疗效；室间隔消融术尚无相关数据。

5. 无冠状动脉夹层的风险，发生远离间隔的心肌损伤的风险极低。

6. 能够治疗同时存在的其他问题，如心室中段梗阻、冠状动脉心肌桥、需要行冠状动脉旁路移植术（coronary artery bypass graft，CABG）的冠心病、右室流出道梗阻以及先天性二尖瓣疾病（需要行修复术或置换术）。

7. 可降低心脏性猝死风险。

（二）室间隔消融术

ASA 是起源于 20 世纪 90 年代的心导管术。手术通过导管注入化学制剂（无水乙醇），闭塞冠状动脉的第一或第二间隔支，使其支配的肥厚室间隔心肌缺血、坏死、收缩能力下降，可减轻心脏后负荷，增加心排血量，是肥厚型心肌病的主要治疗方法之一。手术在室间隔基底段制造可控的局部心肌梗死，这会逐渐导致此处的心肌发生梗死后重构，减轻二尖瓣前向运动所致梗阻和扩大左心室流出道。

室间隔酒精消融术主要面向基础情况差、外科手术风险高、不能接受心脏外科手术的患者：如果存在静息 LVOTG≥50mmHg 或激发 LVOTG≥70mmHg，超声心动图检查符合肥厚型梗阻性心肌病诊断标准，梗阻位于室间隔基底段，并且冠脉造影检查间隔支动脉有消融可行性，可以考虑开展 ASA 治疗。术前采用心肌造影超声心动图（myocardial contrast echocardiography, MCE)检查确定拟消融间隔支动脉支配肥厚梗阻的心肌是提高手术成功率的重要辅助技术。

ASA 可以减轻 LVOTO、改善症状、提高运动耐力，还可能改善长期生存率。术后 LVOTG 下降≥50% 或 LVOTG<30mmHg 是即表示手术成功。消融后 LVOT 压差平均可降低约 70%。并发症主要包括：①房室传导阻滞（发生率为 7%~20%）；②右束支传导阻滞（第一间隔支动脉供血）；③冠脉损伤与非靶消融部位心肌梗死；④心肌瘢痕诱导的室性心律失常；⑤心包积液等。

与外科手术相比，ASA 具有：①可避免胸骨切开、体外循环及其相应风险。这对老年患者、存在使手术风险显著升高的共存疾病的患者或对心脏外科手术感到恐惧的患者特别重要。②住院时间和康复时间更短。③室间隔缺损的风险更低。④能够治疗需要经皮介入术的冠状动脉粥样硬化性心脏病。⑤花费更少等多个优势。

近年来利用射频消融技术治疗 HOCM 作为一种替代治疗方法正在兴起，如经导管途径对 HCM 的室间隔两侧进行消融的射频消融术（radiofrequency catheter ablation, RFcA）。我国西京医院刘丽文团队于 2016 年开创了在超声引导下经皮心肌内室间隔射频消融术（percutaneous intramyocardial septal radiofrequency ablation, PIMSRA），又称为 Liwen 术式，为 HOCM 微创下进行室间隔减容提供了一种新的治疗方法。其适应证类似 ASA，主要适用于静息或激发状态下 LVOTG≥50mmHg 的 HOCM 确诊患者，药物治疗后仍有明显症状，且没有需要心脏外科处理的合并情况。据该中心的研究报道，该治疗方法能明显降低 LVOTG，减轻 LVOTO 和临床症状。术后 6 个月随访，15 例 HOCM 患者 LVOTG 从术前（88±66）mmHg 下降到（11±6）mmHg，LVOT 直径从术前（3.6±2.2）mm 扩大到（15±14）mm。并发症主要是术中出现室性早搏，1 例患者出现冠状静脉损伤需要外科开胸处理，未见传导阻滞、室间隔穿孔等并发症。我中心也对 HOCM 患者进行了 PIMSRA 治疗，手术效果显著。

（三）起搏治疗

起搏器治疗肥厚型梗阻性心肌病改变了心脏除极顺序，使室间隔基底段除极延迟，同时左心室整体收缩性降低，从而使 SAM 征象减弱，LVOTO 减轻，达到改善症状和心功能以及提高运动耐量的目的。按起搏方式不同可分为：

1. 双腔（右房和右室）起搏 在 20 世纪 90 年代初期，双腔起搏被用作室间隔切除术的替代疗法，以通过降低 LVOT 压差改善症状。与早期观察性研究和小型随机试验得到的起搏治疗可带来症状性和功能性获益的结论不同，来自单中心和多中心随机试验（尤其是 M-PATHY 研究）的数据证实，LVOT 压差平均仅降低 50%，且运动能力未改善。大多数已发表的研究提供的数据都不充分或存在较高的偏倚风险，在最终确定起搏治疗是否有益之前，需要更多高质量数据。

基于大量随机试验的数据，我们并不将起搏作为 HCM 患者的初始治疗，存在显著的静息或诱发 LVOTO、药物治疗无效且不适合或不愿意接受当前有创室间隔厚度减少术的症状性 HCM 患者可考虑永久性起搏。国外认为“已因非 HCM 指征植入双腔起搏器的 HCM 患者”可进行“双腔房室起搏（来自右室心尖部）试验性治疗，以缓解 LVOT 梗阻所致症状”。

2. 双室起搏 小型研究提示，可能应用心脏再同步化治疗伴双室起搏对存在 LVOTO 或完全性左束支传导阻滞的 HCM 患者进行治疗，但在推广应用之前同样尚需更多临床数据的支持。

起搏治疗仍是一项有争议的选择，其降低 LVOTG 效果不如 ASA。表 1 对肥厚型梗阻性心肌病侵入性非药物治疗进行了比较。

表 1　肥厚型梗阻性心肌病侵入性非药物治疗的比较

	室间隔切除术	室间隔酒精消融术	经皮心肌内室间隔射频消融术	起搏治疗
出现时间	20 世纪 60 年代	20 世纪 90 年代	2016 年	20 世纪 90 年代
治疗效果	降低 LVOTG、改善症状、延长寿命的疗效明确	在降低 LVOTG、改善症状及预后方面与外科室间隔切除术相当	显著降低 LVOTG、改善症状，对长期预后的影响尚缺乏数据	疗效不明确，需要更多临床证据
适用人群	符合手术指征并且能耐受心脏外科手术患者的首选治疗方式	不能手术或不愿手术患者的一种替代治疗方式	LVOTG≥50mmHg 的 HOCM 确诊患者，药物治疗后仍有明显症状，且没有需要心脏外科处理的合并情况	不能行外科室间隔切除术和室间隔酒精消融术的患者，尤其是合并其他起搏器适应证时

（四）合并心血管事件的非药物治疗策略

1. 心房颤动（atrial fibrillation，AF；以下简称房颤）是 HCM 患者最常见的心律失常，患病率和年发生率在 22% 和 3% 左右，而房颤患者中卒中和周围栓塞的患病率和年发生率接近 27% 和 4%。对于窦性心律、左心房内径≥45mm 的患者，考虑每隔半年或 1 年行动态心电图检查检测有无房颤。房颤的 3 个主要治疗目标是：缓解症状、预防心动过速型心肌病和降低脑卒中风险。

部分情况需要紧急处理：房颤会诱发或加重心力衰竭，对于血流动力学不稳定的患者，可给予紧急直流电复律，并在直流电转复后应用药物维持窦性心律。

一般情况下，导管消融术（catheter ablation，CA）（包括根治性消融或房室结消融后植入起搏器）和抗心律失常药物治疗是减少或消除房颤发作的 2 种主要治疗策略。CA 是各种快速性心律失常的重要疗法，根据房颤的发生需要心房内或心房附近的触发灶，且大多数情况下主要触发灶是肺静脉的这一特点，当前消融技术着重于对所有肺静脉进行完全电隔离，方法为大范围环肺静脉隔离（pulmonary vein isolation，PVI），围绕所有 4 个肺静脉口建立融合的消融灶。

手术早期成功的标志定义为传入阻滞或在消融线近端起搏时无法电夺获位于消融区域远端的肺静脉心肌组织。70%~75% 的患者术后可保持 1 年无症状，大约 50% 的患者 1 年时可检测到房颤。持续性房颤的消融成功率较低。主要并发症风险约为 4%，血管入路并发症最常见。其他不太常见的重要并发症包括脑卒中、心脏穿孔，以及肺静脉、食管或膈神经损伤。

当药物无法充分控制症状或无法耐受时，CA 是房颤患者合理的治疗选择。所有接受 CA 的患者必须在术后接受至少 2~3 个月的口服抗凝治疗。

2. 心力衰竭是 HCM 患者胸闷、气短等呼吸困难症状的最常见原因，主要由左心室舒张功能异常引起，表现为左心室射血分数（left ventricular ejection fraction，LVEF）保留（LVEF≥50%）的心力衰竭（heart failure with preserved ejection fraction，HFpEF），部分表现为

LVEF 降低(LVEF<40%)的心力衰竭(heart failure with reduced ejection fraction,HFrEF)。目前主要可用的非药物治疗措施如下:

(1) 心脏再同步化治疗(cardiac resynchronization therapy,CRT):药物治疗难以控制的症状性 HFrEF(NYHA 心功能Ⅱ~Ⅳ级)伴有左束支传导阻滞且 QRS 间期 >130 毫秒的患者,可考虑应用 CRT。对已进展至严重左心室收缩功能障碍(LVEF≤35%)患者,应该按照相关指南决定是否行 CRT。

(2) 心脏移植:药物治疗难以控制的中重度症状性心力衰竭(NYHA 心功能分级Ⅲ~Ⅳ级)应该考虑原位心脏移植。心脏移植术偶尔需应用于伴有无休止性、危及生命的、且不能用药物治疗或者导管消融治疗控制的室性心律失常患者。ICD 治疗一般禁用于不可控制的无休止性(室性心动过速 / 心室颤动,ventricular tachycardia/ventricular fibrillation,VT/VF)患者,如果适合,对这类患者应转为进行机械支持治疗或者心脏移植。

(3) 左心室辅助装置:HCM 终末期心力衰竭患者由于左心室腔缩小及左心室舒张受限,左心室辅助装置的植入较为困难,临床使用较少。有研究显示,连续轴流左心室辅助装置可能使 HCM 终末期心力衰竭患者获益,可以考虑用于药物和器械治疗无效、适合心脏移植患者移植前的过渡治疗,以改善症状、减少等待移植期间由于心力衰竭恶化导致的住院和提前死亡。

3. 心脏性猝死(sudden cardiac death,SCD)是 HCM 患者的首位死因,也是 HCM 最严重的并发症,除药物治疗外还应当采取以下措施:

(1) 限制运动:鉴于 HCM 患者在运动时可能有 SCD 风险,所以限制活动是患者管理的一项重要内容。临床拟诊或确诊 HCM 的运动员,不能参加大多数竞技运动,低强度项目可能除外。HCM 患者不应参与大多数高强度非竞技运动,包括篮球、冰球、速跑及网球单打;但适度参与一些中等强度和很多低强度休闲活动一般是安全的,包括骑自行车、网球双打、泳道游泳、高尔夫和滑冰。

(2) 埋藏式心脏转复除颤器(implanted cardiac defibrillator,ICD):对于 SCD 后存活或室性心律失常及 SCD 风险高的 HCM 患者,ICD 是现有的最佳治疗。

植入 ICD 后的并发症包括:约 25% 的患者会经历不适当的 ICD 放电,6%~13% 的患者会出现导线并发症(断裂、脱位和过度感知),4%~5% 的患者会发生 ICD 相关感染,2%~3% 的患者会发生出血或血栓形成等事件。

部分 HCM 患者可能还适宜接受皮下埋藏式心脏转复除颤器(subcutaneous implantable cardioverter defibrillator,S-ICD),而非使用经静脉导线的标准 ICD。S-ICD 可以避免长期放置导线引起的血管内并发症,这对于往往数十年都面临 SCD 风险而需要 ICD 一级预防的 HCM 年轻患者格外重要。但目前尚未研究过 S-ICD 在 HCM 患者中终止危及生命的 VT/VF 的远期效果。

(朱若愚 谢旭东 郭晓纲)

参考文献

[1] SEMSARIAN C,INGLES J,MARON M S,et al. New perspectives on the prevalence of hypertrophic cardiomyopathy [J]. J Am Coll Cardiol,2015,65(12):1249-1254.

[2] SPIRITO P,SEIDMAN C E,MCKENNA W J,et al. The management of hypertrophic cardiomyopathy [J]. N Engl J Med,

1997,336(11):775-785.

[3] SHIRANI J,PICK R,ROBERTS W C,et al. Morphology and significance of the left ventricular collagen network in young patients with hypertrophic cardiomyopathy and sudden cardiac death [J]. J Am Coll Cardiol,2000,35(1):36-44.

[4] ELLIOTT P M,ANASTASAKIS A,BORGER M A,et al. 2014 ESC Guidelines on diagnosis and management of hypertrophic cardiomyopathy:the Task Force for the Diagnosis and Management of Hypertrophic Cardiomyopathy of the European Society of Cardiology(ESC)[J]. Eur Heart J,2014,35(39):2733-2779.

[5] 中国医师协会心力衰竭专业委员会,中华心力衰竭和心肌病杂志编辑委员会.中国肥厚型心肌病管理指南2017[J].中华心力衰竭和心肌病杂志,2017,1(2):65.

[6] MARON M S,OLIVOTTO I,BETOCCHI S,et al. Effect of left ventricular outflow tract obstruction on clinical outcome in hypertrophic cardiomyopathy [J].N Engl J Med,2003,348(4):295-303.

[7] OMMEN S R,MARON B J,OLIVOTTO I,et al. Long-term effects of surgical septal myectomy on survival in patients with obstructive hypertrophic cardiomyopathy [J]. Digest World Core Med J,2005,46(3):470-476.

[8] WANG S,CUI H,YU Q,et al. Excision of anomalous muscle bundles as an important addition to extended septal myectomy for treatment of left ventricular outflow tract obstruction [J]. J Thorac cardiovasc Surg,2016,152(2):461-468.

[9] SIGWART U. Non-surgical myocardial reduction for hypertrophic obstructive cardiomyopathy [J]. Lancet,1995,346(8969):1624.

[10] FABER L,SEGGEWISS H,GLEICHMANN U. Percutaneous transluminal septal myocardial ablation in hypertrophic obstructive cardiomyopathy:results with respect to intraprocedural myocardial contrast echocardiography [J]. Circulation,1998,98(22):2415-2421.

[11] LIEBREGTS M,VRIESENDORP P A,MAHMOODI B K,et al. A systematic review and meta-analysis of long-term outcomes after septal reduction therapy in patients with hypertrophic cardiomyopathy [J]. JACC Heart fail,2015,3(11):896-905.

[12] MARON B J,MARON M S,WIGLE E D,et al. The 50-year history,controversy,and clinical implications of left ventricular outflow tract obstruction in hypertrophic cardiomyopathy from idiopathic hypertrophic subaortic stenosis to hypertrophic cardiomyopathy:from idiopathic hypertrophic subaortic stenosis to hypertrophic cardiomyopathy [J]. J Am Coll Cardiol,2009,54(3):191-200.

[13] CROSSEN K,JONES M,ERIKSON C. Radiofrequency septal reduction in symptomatic hypertrophic obstructive cardiomyopathy [J]. Heart rhythm,2016,13(9):1885-1890.

[14] LIU L,LI J,ZUO L,et al. Percutaneous intramyocardial septal radiofrequency ablation for hypertrophic obstructive cardiomyopathy [J]. J Am Coll Cardiol,2018,72(16):1898-1909.

[15] 刘丽文,左蕾,周梦垚,等.经胸超声心动图引导下经皮心肌内室间隔射频消融术治疗梗阻性肥厚型心肌病的安全性和有效性[J].中华心血管病杂志,2019,47(4):284-290.

[16] MARON B J,NISHIMURA R A,MCKENNA W J,et al. Assessment of permanent dual-chamber pacing as a treatment for drug-refractory symptomatic patients with obstructive hypertrophic cardiomyopathy. A randomized,double-blind,crossover study(M-PATHY)[J]. Circulation,1999,99(22):2927-2933.

[17] NISHIMURA R A,TRUSTY J M,HAYES D L,et al. Dual-chamber pacing for hypertrophic cardiomyopathy:a randomized,double-blind,crossover trial [J]. J Am Coll Cardiol,1997,29(2):435-441.

[18] QINTAR M,MORAD A,ALHAWASLI H,et al. Pacing for drug-refractory or drug-intolerant hypertrophic cardiomyopathy[J]. Cochrane database Sys Rev,2012(5):Cd008523.

[19] GERSH B J,MARON B J,BONOW R O,et al. 2011 ACCF/AHA guideline for the diagnosis and treatment of hypertrophic cardiomyopathy:executive summary:a report of the American College of Cardiology Foundation/American Heart Association Task Force on Practice Guidelines [J]. Circulation,2011,124(24):2761-2796.

[20] GUTTMANN O P,RAHMAN M S,O'MAHONY C,et al. Atrial fibrillation and thromboembolism in patients with

hypertrophic cardiomyopathy: systematic review [J]. Heart, 2014, 100(6): 465-472.

[21] PELLICCIA A, FAGARD R, BJ RNSTAD H H, et al. Recommendations for competitive sports participation in athletes with cardiovascular disease: a consensus document from the Study Group of Sports Cardiology of the Working Group of Cardiac Rehabilitation and Exercise Physiology and the Working Group of Myo [J]. Acc Current J Rev, 2005, 14(11): 6.

[22] WEINSTOCK J, BADER Y H, MARON M S, et al. Subcutaneous implantable cardioverter defibrillator in patients with hypertrophic cardiomyopathy: An initial experience [J]. J Am Heart Assoc, 2016, 5(2): e002488.

一例心肌淀粉样病变的诊治思路

患者老年女性，气短水肿起病，之后发现双侧胸腔积液。在当地就诊一直纠结于是心力衰竭（简称心衰）所致还是结核性胸膜炎所致。不考虑心衰的主要原因是患者超声心动图显示左室射血分数70%，但是患者多次查血利钠肽升高，而且超声心动图还显示有左室肥厚和心房增大，并非完全正常。如何判断患者是否为心衰，如何解读超声心动图上看似无明显异常的一些结果呢？

一、病史摘要

患者女性，71岁，主诉活动后气短及下肢水肿半年。

（一）现病史

半年前开始出现活动后胸闷、气短，持续时间10分钟，休息后缓解。伴双下肢水肿，否认胸痛、心悸、咳嗽、泡沫痰。就诊于当地医院，超声心动图示：左房大，右房饱满，左室壁厚10~11mm，左室EF 70%，左室舒张功能减低（二尖瓣E/A<0.7）。Pro-BNP 407.6pg/ml。肺部CT：双肺间质性改变，双肺陈旧灶，右肺中叶少许慢性炎症，双肺胸腔积液。给予利尿治疗后以上症状好转后。3个月前患者胸闷、气短加重，夜间不能平卧，伴双下肢水肿及腹胀、食欲缺乏，同时出现咳嗽及少量白色泡沫痰，再次就诊Echo及胸部CT大致同前；抽取胸腔积液：有核细胞计数970×10^6/L，单个核细胞为主，比重1.028，TP 25.8g/L，LDH 129U/L，ADA 5U/L，未见肿瘤细胞。予利尿、抗炎对症治疗，症状好转。临床怀疑结核性或者肿瘤性胸腔积液可能，进行结核相关检测及PET-CT均为阴性。颈动脉彩超示：多发斑块。患者多次查血常规正常；Cr 41μmol/L，NT-proBNP 4 632pg/ml，BNP 774pg/ml；cTnI 1.6ng/ml。为进一步明确胸腔积液病因，来我院就诊。

（二）既往史

高血压10余年，服用依那普利和美托洛尔，近期因血压90/60mmHg停用上述药物，之后血压在正常范围。个人史、家族史无特殊。

（三）体格检查

体温36.5℃，脉搏79次/min，血压94/65mmHg（坐位），SpO_2 99%。全身皮肤黏膜未见黄染、出血点、破溃。全身浅表淋巴结未触及肿大。眼睑无水肿、下垂，舌体无胖大，舌周可见齿痕。颈静脉无怒张，双侧颈部未闻及血管性杂音。胸廓正常，双肺呼吸运动对称，左侧第8肋、右侧第4~5肋以下呼吸音减低。左下肺可闻及湿啰音，心前区无隆起及凹陷，心界正常，心率79次/min，心律齐，各瓣膜听诊区未闻及病理性杂音。周围血管征（–）。腹软，无压痛、反跳痛，肝脾肋下、剑下未及，移动性浊音（–）。双下肢中度可凹性水肿。

（四）辅助检查

入室血常规正常，ALT和AST正常，Tbil 31.9μmol/L，Dbil 17.8μmol/L，Na^+ 130mmol/L，Cr（E）49μmol/L，K^+ 3.9mmol/L。甲状腺功能正常，HbA1c 7.1%。CK、CK-MB mass、Myo（–）。cTnI 3.938μg/L（参考值：0~0.056μg/L），NT-proBNP 1 437pg/ml（参考值：0~450pg/ml）。

心电图:窦性心律,广泛导联低电压(图 1)。

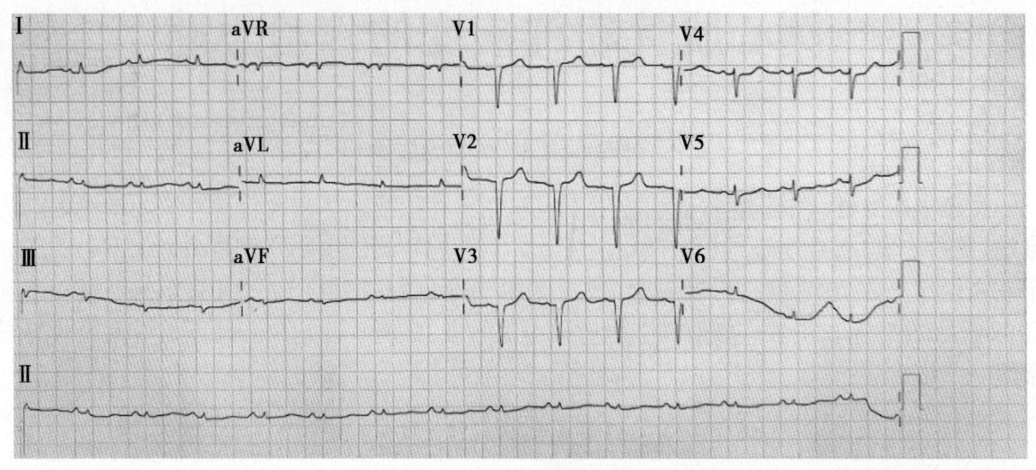

图 1 心电图

超声心动图:左室壁均匀肥厚(12mm),左室射血分数 66%,双房增大,二尖瓣 E/A>2,二尖瓣 E/e' 为 24,室间隔 e'3cm/s,三尖瓣反流速度 3.0m/s。少量心包积液(图 2)。

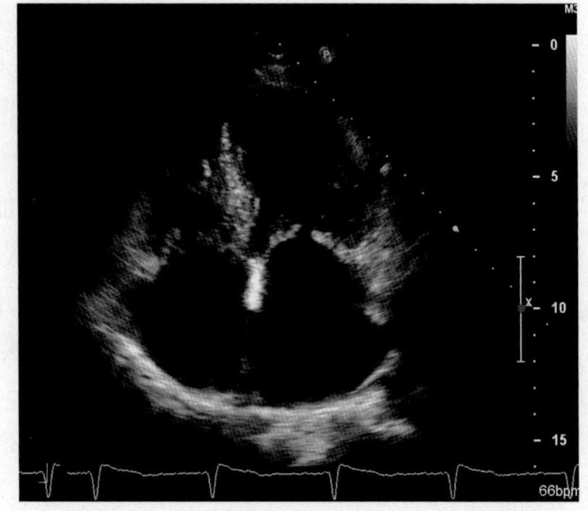

图 2 超声心动图

(五) 入院诊断

1. 射血分数保留的心力衰竭。
2. NYHA 心功能Ⅲ级。
3. 原发性高血压。

二、诊治经过与诊治思维

(一) 病例特点

患者起病有气短、下肢肿以及胸腔积液,查体提示有肺内湿啰音以及双下肢水肿,心电图为广泛导联低电压,NT-proBNP>125pg/ml。超声心动图显示有左室肥厚、心房增大以及左室舒张功能异常。

(二) 临床诊治思路

患者的症状、体征、利钠肽以及超声心动图结果符合 2018 年中国心力衰竭诊断和治疗指南中的射血分数保留的心力衰竭(heart failure with preserved ejection fraction,HFpEF)的诊断:症状和体征,左室射血分数≥50%,利钠肽升高并合并至少 1 条:①左室肥厚和 / 或左房增大;②心脏舒张功能异常。

心衰的病因是什么?患者既往有高血压,超声心动图提示左室均匀肥厚,因此需要考虑是否高血压所致。但是患者的心电图并未有左室高电压或者肥厚的表现,不符合高血压导致的心脏损害。肥厚型心肌病可能导致 HFpEF,但超声心动图主要表现为室间隔非对称性肥厚,即室间隔与左室后壁厚度比值通常≥1.3。该患者心肌肥厚属均匀肥厚,且心电图无相应左室肥厚的表现。超声心动图提示双房增大,以及二尖瓣 E/E' 升高,符合限制性舒张功能异常，心电图显示低电压，此时要考虑是否有浸润性心肌病的可能。浸润性心肌病可以由淀粉样变、结节病、血红蛋白沉积等导致，其中最常见的是淀粉样变。

于是进一步完善检查：M 蛋白 6.8%，2.60g/L，血清免疫固定电泳均（-），尿免疫固定电泳 F-λ（+），血清游离轻链 κ 为 9.2mg/L，λ 为 208.8mg/L，κ/λ 为 0.044（参考值：0.26~1.65）。骨髓涂片示浆细胞比例稍高，占 2.5%，形态正常。骨髓活检示骨髓组织中造血组织与脂肪组织比例大致正常，粒、红系比例大致正常，巨核细胞易见，刚果红染色阴性。

心脏磁共振检查：室间隔、左室和右室游离壁心肌增厚，左、右房壁增厚，左室心内膜下环形首过灌注减低。左房、右房、房间隔、二尖瓣、三尖瓣、左右室心肌弥蔓延迟强化，心内膜下为著（图 3）。

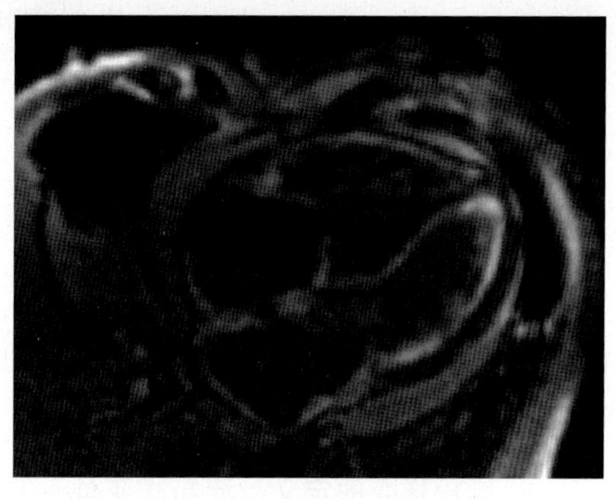

图 3 心脏磁共振检查

根据上述检查结果，患者外周有免疫轻链蛋白，心脏磁共振提示有左室肥厚伴延迟钆增强（心内膜下显著），高度提示有轻链型心肌淀粉样变可能。心内膜心肌活检结果：心肌间质比例增高，部分血管周及心内膜下可见均匀红染样物沉积，刚果红染色阳性，符合淀粉样变。质谱分析显示为 λ 轻链。

（三）最终诊断

1. 系统性淀粉样变（轻链型）。
2. 心肌淀粉样变。
3. NHYA 心功能 Ⅲ级。
4. 原发性高血压。

三、知 识 拓 展

（一）射血分数保留的心力衰竭

根据 2016 年 ESC 心力衰竭指南推荐，HFpEF 的诊断包括以下几个方面：①有心力衰竭的症状和 / 或体征。②LVEF≥50%。③BNP>35pg/ml 和 / 或 NT-proBNP>125pg/ml。④至少符合以下 1 条附加标准：a. 有相关结构性心脏病存在的证据（如左心室肥厚、左心房扩大）；b. 舒张功能不全。⑤在不确定的情况下，还应该进行负荷试验或测量左室充盈压是否升高。

（二）超声心动图对左室舒张功能评估

舒张功能障碍指左心室舒张期松弛、充盈或扩张功能异常，无论 LVEF 是否正常和患者有无症状，是发生 HFpEF 的危险因素。超声心动图是评估左心室舒张功能的主要方法。2D 和彩色多普勒需要注意以下问题：①测量左室的 LVEF，识别提示有导致舒张功能不全的疾病表现，例如：左室肥厚和左房增大，提示有高血压病；双房增大，二尖瓣血流频谱异常提示有心房纤颤；节段性室壁运动异常提示有缺血性心脏病。②是否存在二尖瓣和主动脉瓣的结构和功能异常。③需要估计肺动脉压力（收缩压、舒张压和均值），以确定是否存在肺高压。

如果患者临床考虑有心力衰竭，而左室射血分数 >50%，需要测量以下与舒张功能相关的指标：①二尖瓣 E/e' 值（二尖瓣血流频谱 E 峰与组织多普勒瓣环平均 e' 比值）大于 14。

②组织多普勒室间隔 e' 速度小于 7cm/s 或侧壁 e' 速度小于 10cm/s。③TR 速度大于 2.8m/s；该标准不应该用于严重肺部疾病患者。④左房最大容积指数大于 34ml/m^2(注意运动员、轻度以上二尖瓣狭窄或关闭不全的患者以及心房颤动患者不适用该标准)。

以上 4 条中，如果 2 条以上符合，则视为存在舒张功能不全；如果正好 2 条，则诊断不确定，如果就 1 条或者没有，则视为舒张功能正常。

舒张功能不全可被分级为轻（Ⅰ级）至重（Ⅲ级）度（表 1）。

表 1 舒张功能不全分级

	Ⅰ级	Ⅱ级	Ⅲ级
二尖瓣 E/A	≤0.8	0.8~2	≥2
二尖瓣平均 E/e'	<10	10~14	≥14
三尖瓣反流 /(m·s^{-1})	<2.8	>2.8	>2.8
左房最大容积指数(ml·m^{-2})	<34	>34	>34

（三）心肌淀粉样变

1. 淀粉样变的定义 淀粉样变是一组由遗传、变性和感染等不同因素引起的，因蛋白质分子折叠异常所致的淀粉样物质的沉积综合征，错误折叠的蛋白质聚集成低聚物沉积在组织细胞外、往往导致组织损伤和器官功能障碍。能够导致沉积的前体蛋白有 30 余种，其中容易累及心脏的是轻链蛋白和转甲状腺素蛋白。轻链型淀粉样变(AL 型)：是由恶变前或恶性浆细胞分泌的单克隆免疫球蛋白所致。其中 80% 左右为原发性淀粉样变所致，10%~15% 为多发性骨髓瘤所致，诊断要满足以下 5 条标准：①具有受累器官的典型临床表现和体征；②血、尿中存在单克隆免疫球蛋白；③组织活检可见无定形粉染物质沉积，且刚果红染色阳性(偏振光下可见苹果绿双折光)；④沉积物经免疫组化、免疫荧光、免疫电镜或质谱蛋白质组学证实为免疫球蛋白轻链沉积；⑤多发性骨髓瘤或其他淋巴浆细胞增殖性疾病需要满足相应的诊断条件，否则就要考虑原发性淀粉样变。

2. 何时考虑有心肌淀粉样变的可能 淀粉样变通常是系统性疾病，多个组织器官均可受累，因此是个善于模仿的疾病，正因为如此，才容易导致诊断的延迟，出现以下"reg flag"表现时，临床心内科医师要警惕淀粉样变累及心肌的可能：①不明原因的左室肥厚(没有高血压或者肥厚程度与高血压临床情况不符，没有主动脉瓣狭窄，均匀肥厚伴舒张功能重度减低)；②疑诊肥厚型心肌病但在 60 岁后才起病或者同时有浸润的表现如心包积液、房室传导阻滞、房间隔以及房室瓣的增厚；③左心室肥厚伴心电图低电压或者不匹配；④进行性难治性心衰或不明原因多浆膜腔积液；⑤既往高血压者血压正常化或进行性血压降低；⑥左室肥厚伴肌钙蛋白持续升高。

除了心脏方面的"reg flag"外，由于轻链型淀粉样变是系统性疾病，因此还会有一些其他系统的表现需要引起注意：心衰表现 + 左室肥厚同时合并周围神经病变，合并出血(特别是眶周出血)，合并中等量以上尿蛋白等。

3. 诊断 超声心动图表现有：左室腔大小正常，左室收缩功能早期往往正常，晚期则降低。心室壁增厚，心肌呈强反射的粗颗粒状，室间隔、左右室壁、房间隔、乳头肌和心脏瓣膜都可增厚，也常见心房扩大，以及小到中等量心包积液。舒张功能往往有严重受损。结合心电图 R 波(无高电压甚至低电压),会提高诊断心肌淀粉样变的敏感性和特异性。

此外,心脏磁共振对于淀粉样变诊断也有重要提示作用,包括出现晚期钆增强(LGE),经典表现是内膜下 LGE,但也可以表现为心肌内片状或者弥漫室壁内的 LGE;不遵循任何特定的冠状动脉分布。也可见于右心室和心房壁新的技术,如 T_1 Mapping 可以显示细胞外容量的明显增加,结合左室壁肥厚,高度提示心肌淀粉样变。

AL 型淀粉样变最终诊断需要依靠组织活检,典型病理改变为刚果红染色阳性,且在偏光显微镜下产生苹果绿色双折射现象。检测到淀粉样物质后,下一步需要使用免疫组化染色或者蛋白质谱分析以确定淀粉样原纤维的蛋白质成分。

4. AL 型心肌淀粉样变的预后 心肌肌钙蛋白、心肌细胞坏死标记物和 B 型钠尿肽(BNP)作为心肌功能障碍的敏感标记物,在原发性淀粉样中具有预后意义。梅奥 2012 年分期包括 3 个危险因素:肌钙蛋白 T(I)≥0.025(0.08)μg/L,NT-proBNP≥1 800ng/L,血清游离轻链差值(dFLC)≥180mg/L。按照危险因素数目将患者分成:1 期,无危险因素;2 期,1 个危险因素;3 期,2 个危险因素;4 期,3 个危险因素。生存期分别为 94.1 个月、40.3 个月、14 个月以及 5.8 个月。

AL 型淀粉样变治疗强调以血液学缓解为基础,继而实现脏器功能缓解。治疗需以快速抑制单克隆浆细胞从而减少其产生的蛋白前体为目标,达到完全缓解(CR)或较好的部分缓解(VGPR)。研究显示,获得血液学 CR 以及 VGPR 的患者能实现更好的脏器功能缓解,获得 80%~90% 的 3 年总体生存率。

四、总　结

系统性淀粉样变,特别是轻链型,容易累及心脏,导致心衰。超声心动图是初步诊断该种疾病的主要手段,特别要注意一些看似“没有大问题”的表现,如左室肥厚、双房增大,此时要注意评估左心室的舒张功能。结合心电图、利钠肽水平明确患者是否存在心衰,特别是 HFpEF,且考虑为浸润性心肌病的可能(与心电图的不匹配、房间隔和房室瓣的增厚等)。意识到疾病的可能,才能诊断疾病。淀粉样变的预后与诊断的早晚密切相关。

(田庄)

参考文献

[1] 中华医学会心血管病学分会心力衰竭学组,中国医师协会心力衰竭专业委员会中华心血管病杂志编辑委员会. 中国心力衰竭诊断和治疗指南 2018 [J]. 中华心血管病杂志,2018,46(10):760-789.

[2] NAGUEH S F,SMISETH O A,APPLETON C P,et al. Recommendations for the Evaluation of Left Ventricular Diastolic Function by Echocardiography:An Update from the American Society of Echocardiography and the European Association of Cardiovascular Imaging [J]. J Am Soc Echocardiogr,2016,29(4):277-314.

[3] 中国抗癌协会血液肿瘤专业委员会,中华医学会血液学分会白血病淋巴瘤学组. 原发性轻链型淀粉样变的诊断和治疗中国专家共识 2016 [J]. 中华血液学杂志,2016,37(9):742-746.

[4] LEE G Y,KIM K,CHOI J O,et al. Cardiac amyloidosis without increased left ventricular wall thickness [J]. Mayo Clin Proc,2014,89(6):781-789.

[5] BANYPERSAD S M,FONTANA M,MAESTRINI V,et al. T1 mapping and survival in systemic light-chain amyloidosis [J]. Eur Heart J,2015,36(4):244-251.

[6] PRETORIUS C J,UNGERER J P J,WILGEN U,et al. Screening Panels for Detection of Monoclonal Gammopathies:Confidence Intervals [J]. Clin Chem,2010,56(4):677-679.

[7] VRANA J A, THEIS J D, DASARI S, et al. Clinical diagnosis and typing of systemic amyloidosis in subcutaneous fat aspirates by mass spectrometry-based proteomics [J]. Haematologica, 2014, 99 (7): 1239-1247.

[8] DISPENZIERI A, GERTZ M A, KYLE R A, et al.Serum cardiac troponins and N-terminal pro-brain natriuretic peptide: A staging system for primary systemic amyloidosis [J].J Clin Oncol, 2004, 22 (18): 3751-3757.

生物标志物在心力衰竭的预防、评估和管理中的作用

目前,心力衰竭(HF)的发病率和病死率高,成为了一个世界性的健康问题。心力衰竭的临床表现缺乏明显特异性,因而给其早期诊断及治疗造成一定困难。生物标志物反映了HF病理生理进程的不同方面,有助于HF的诊断、治疗及预后。近年来,有助于诊断和治疗HF患者的潜在生物标志物的数量几乎呈指数级增长。目前,这些生物标记物或多或少可以用于日常临床实践,它们反映了HF中存在的不同病理生理过程。本篇结合国内外相关研究、指南和专家共识对生物标志物在心力衰竭的预防、评估和管理作一系统描述。

一、心力衰竭的病理生理过程

心力衰竭是一种以心脏结构和功能异常为特征的复杂疾病,是大多数心血管疾病,如心肌梗死、高血压、主动脉瓣狭窄、瓣膜闭锁和心律失常的终末期综合征。根据左室射血分数区分出两种不同形式的心力衰竭:①左室射血分数降低的心力衰竭(HFrEF);②保留左室射血分数的心力衰竭(HFpEF)。许多因素,如长期高血压、冠状动脉疾病、心肌梗死、持续室性或房性心律失常、感染、糖尿病、某些化疗、全身炎症、衰老等可相互作用触发心力衰竭的发病。这些疾病会增加心脏压力,为了应对这种压力并维持心脏功能,心脏发生了形态学、结构和功能的改变,这个过程被称为心脏重构。由成纤维细胞和肌成纤维细胞、心肌细胞生长(肥厚)产生过量的细胞外基质(纤维化)和免疫细胞浸润、炎症反应增加是心脏重构的主要过程。最初,这些过程是有益的,可以被认为是代偿机制,但随着持续的心脏应激,重构机制最终会变成病理过程,降低心功能。持续的心脏纤维化导致心肌壁僵硬进而影响心脏舒张和收缩,这可能限制氧和营养物质的扩散,干扰心脏电生理过程,诱发心律失常。病理性心肌细胞肥大导致Ca^{2+}存储和释放异常,兴奋-收缩耦联机制改变,肌节功能障碍,氧化应激增加,代谢和能量重塑,最终影响心脏功能。

二、生物标志物的定义

1998年美国国立卫生研究院将生物标记物定义为一种可被客观地测量和评估的、为正常生理过程、病理过程或治疗干预提供反应的指标。世界卫生组织提出的定义是指任何可以影响或预测疾病的结果或发生率、可在体内测量的物质、结构、过程或其产物。生物标志物可以发挥多种作用,它们可以作为诊断工具来识别异常患者,或作为疾病程度分期的工具,或作为疾病预后的指标,或用于预测和监测对治疗的反应。Morrow和de Lemo设定了生物标志物在临床应用中必须满足的标准。理想的生物标志物应该可以作为诊断工具来识别异常患者,或作为疾病程度分期的工具,或作为疾病预后的指标,或用于预测和监测对干预的反应。具体来说,一个有用的生物标记物应该允许重复和准确的测量,具有快速的周转时间和合理的成本,应该提供从仔细的临床评估中无法获得的信息,它的性能应该优于其他可

用的测试,应该帮助决策和加强临床护理。

三、生物标志物在心力衰竭中的分类

理想的HF生物标志物应该反映某个特定的病因所导致的心血管反应,提供心脏受累的早期信息,从而有助于HF临床前阶段的疾病筛查,帮助HF诊断,确定HF的严重程度,评估未来事件的风险,指导治疗。依据HF的病理生理机制,生物标志物可以分为以下几类(表1):

表1 基于HF病理生理学的生物标记物分类

病理生理机制	生物标记物
神经内分泌激素	去甲肾上腺素、肾素、血管紧张素Ⅱ、醛固酮、血管加压素、C末端前加压素、内皮素-1、MR-proADM和肾上腺髓质素等
心肌应力	利钠肽(ANP、BNP、NT-proBNP、MR-proBNP)、生长分化因子-15、sST2等
细胞外基质重构	MMP、TIMP1、胶原酶前肽、N末端Ⅲ型胶原肽、半乳糖凝集素-3、sST2等
心肌损伤	cTnT、cTnI等
氧化应激	髓过氧化物酶(MPO)、氧化性低密度脂蛋白、MR-proADM等
炎症反应	CRP、TNF-α、白细胞介素、肿瘤坏死因子样细胞凋亡弱诱导剂、脂蛋白相关磷脂酶-2、FAS等

(一)神经内分泌激素

全身神经内分泌激素的激活是参与HF进展的基本机制。当心血管稳态被打乱时,神经内分泌激素系统被激活,如肾素-血管紧张素-醛固酮系统和交感神经系统,这些神经激素的产生和释放与动脉充盈不足有关,它可能代表了生存条件对机体有威胁的反应,如脱水或失血等。虽然神经激素介导的血管收缩以及钠水潴留在短期内发挥了积极的作用,但是其持续的激活会导致心脏负荷增加,引起心脏重构,最终导致HF。

一般来说,血液神经激素水平可以反映疾病的严重程度,即使是无症状的左心室功能障碍患者也有神经激素水平升高。当心衰症状出现时,它们会根据严重程度升高。虽然血液中神经激素水平与心衰患者的临床病程之间的密切联系已被证实,但检测神经激素需要复杂的化验和检测过程使临床应用不切实际。

(二)细胞外基质重构

心脏重构是指由心肌损伤或心肌壁应力增加引起的心脏大小、形状和功能的一系列渐进变化。心肌重构是HF发生和发展的主要因素。它包括心肌细胞和细胞外基质(ECM)成分的改变。后者由错综复杂的胶原纤维组成,胶原纤维在维持心脏结构和功能的完整性方面起着至关重要的作用。ECM重构后可以在血液中检测到相关分子,包括胶原代谢产物、促进纤维化的因子和基质重塑酶等。

(三)炎症和氧化应激调节因子

组织损伤会引发炎症反应,促炎因子及其受体、细胞黏附分子和趋化因子都参与其中,以帮助修复组织损伤。这种反应涉及Toll样受体,它可识别由细胞损伤或死亡、氧化产物或受损的ECM释放的内源性宿主物质。这些受体的激活导致炎症反应发生。当炎症反应持续时,对心脏结构和功能产生不利影响。在炎症过程中,大量释放进入血液的炎症调节因子可以作为有效的生物标记物评估 HF 风险，揭示 HF 病理生理过程。

（四）心肌损伤和应力分子

在 HF 患者中，心肌氧供可能因心排出量降低或舒张压降低导致冠状动脉灌注减少而受到影响。当心室壁应力升高、神经激素介导的心率加快和收缩力增强而使需氧量增加时，氧供应往往会相对不足。这种供需失衡造成心肌缺血进而心肌细胞受损，特别是在脆弱的心内膜下区域。损伤后的心肌细胞会释放出肌丝蛋白如肌钙蛋白 T（cTnT）和肌钙蛋白 I（cTnI）。此外，当心脏容量负荷或者压力负荷增加的时候，心脏舒张末期压力也会升高，从而促使心肌细胞分泌 B 型钠利尿肽（BNP）、N 末端 B 型钠利尿肽（NT-proBNP）释放入血。血液中上述细胞损伤、应力分子的增加与 HF 的发生、发展均具有明显的相关性。

（五）其他生物标志物

MicroRNAs 是一种短的非编码 RNA 序列，通过靶向 mRNA 序列的 3’ 非翻译区，在转录后水平上调控基因表达。它们在循环中稳定，并已被探索为冠心病、心肌梗死、高血压、糖尿病、病毒性心肌炎和 HF 的潜在生物标记物。

四、生物标志预防 HF

2017 年 AHA/ACC/HFSA 心衰管理指南更新推荐：对存在心衰风险的患者，推荐基于利钠肽进行筛查，然后开展包括心血管专科医师优化指南指导药物治疗（GDMT）在内的团队管理，从而预防左室收缩或舒张功能不全或新发心衰（Ⅱa，B-R）。

五、生物标志物与 HF 风险评估

（一）BNP 和 NT-proBNP

BNP 对肾脏、血管和心脏的影响表现为，可以引起排钠、利尿和周围血管舒张，抑制交感神经系统和肾素 - 血管紧张素 - 醛固酮系统。利钠肽已经在许多大型、高质量的前瞻性队列研究中证明了预测新发 HFrEF 的价值。2018 年 ECS 指南推荐 BNP≥100pg/ml 和 NT-proBNP≥800pg/ml 作为诊断 HF 的标准。Framingham 心脏研究（FHS）显示，BNP 和尿白蛋白 / 肌酐比率作为预测新发心衰的关键生物标志物。在初始 NT-proBNP 和 cTnT 水平较低的老年患者中，随着时间的推移，如果 NT-proBNP 水平升高 >25%，cTnT 水平升高 >50%，则其发生收缩功能障碍、心力衰竭事件和心血管死亡的风险更大。而且心血管健康研究（CHS）显示，体育运动可降低 NT-proBNP 及高敏肌钙蛋白增加的可能性，这与新发心衰风险降低有关。

（二）肌钙蛋白

肌钙蛋白浓度升高与已存在的心衰危险因素有关，包括糖尿病、左室肥大、慢性肾脏疾病和利钠肽水平升高，但与心肌梗死和冠状动脉钙化无关。有趣的是，与缺血性事件相比，肌钙蛋白浓度的升高通常与未来发生 HF 的风险有更强的关系。连续检测肌钙蛋白水平可以提高风险分类。

（三）肾功能不全的标志物

通过测量肌酐或血清胱抑素 -C 可以识别肾功能障碍，肌酐或血清胱抑素 -C 是新发 HF 的有效预测因子。Gottdiener 等和 Lam 等报道，较高浓度的肌酐与 HF 风险增加相关。在 FHS 研究中，尿白蛋白与肌酐的比值作为心衰的独立预测因子出现，而在 PREVEND 研究中，尿白蛋白排泄伴随 NT-proBNP、TnT 也被证实。肾脏标志物一直以来都被认为是预测新发

HF 的关键分子，但是进一步研究最有效预测新发心衰的肾脏标志物很有必要。

（四）其他生物标志物

新发 HF 风险模型中的新型的炎性标志物 galectin-3、sST2 和 GDF-15 也有一定的预后价值。一些其他生物标志物与新发心衰有关。测量多种新型标志物（sST2、galectin-3、GDF-15 和肾功能标志物）可能有助于危险分层。ARIC 研究证实，血浆铜蓝蛋白浓度升高与新发心衰有关，而且炎性标志物被证实可用于预测新发心衰。

六、生物标志物与 HF 诊断

2017 年 AHA/ACC/HFSA 心衰管理指南更新推荐，呼吸困难患者测定 BNP 水平以诊断或排除心衰（Ⅰ,A）。需要注意的是，BNP 敏感性高于特异性，因此用于心衰的排除诊断价值更大。

（一）急性失代偿性心衰

在发生呼吸困难的急诊患者中，BNP 可以准确诊断心衰，临界值 100pg/ml 的敏感性为 90%，特异性为 76%。除外临界值是 >400pg/ml。当 NT-proBNP 临界值为 900pg/L，NT-proBNP 的敏感性和特异性与 BNP 相同，但为了提高阳性预测值，<50 岁者的阳性临界预测值为 450pg/ml，50~75 岁者为 900pg/ml，>75 岁者为 1 800pg/ml。若患者存在年龄、肥胖、心脏、肺及肾脏疾病等混杂因素时，结果需谨慎解读（表 2）。

表 2　影响利钠肽水平的混杂因素

利钠肽水平比预期增高	利钠肽水平比预期下降
年龄增加	肥胖
急性冠脉综合征	急性肺水肿
肾功能不全	心包炎 / 心脏压塞
右室功能不全	基因多态性
房颤	终末期心肌病
肺动脉高压	
肺栓塞	
贫血 / 高输出状态	
败血症	
二尖瓣反流	

（二）HFpEF

1. 利钠肽　HFpEF 患者的利钠肽水平升高，但低于 HFrEF 患者的浓度。诊断 HFpEF 时，BNP 和 NT-proBNP 的临界值分别为≥100pg/ml 和≥800pg/ml。但是，左室舒张压和影响舒张压的独立因素会影响 HFrEF 患者的 BNP 水平。

2. 舒张功能障碍标志物　大多数 HFpEF 患者有舒张功能障碍，当心肌充盈压异常时，心脏应激释放标志物，如胰岛素样生长因子结合蛋白 -7，它的浓度与舒张功能障碍指标相关，如升高的 E/E'、E/A 比值、左房容积指数和右心室收缩压。未来进一步证实后，这可能提供一个确诊 HFpEF 患者和舒张功能障碍的方法。

3. **胶原稳态和基质标志物** 心肌纤维胶原主要由胶原Ⅰ和胶原Ⅲ构成；纤维胶原的稳态平衡包括前胶原合成，合成后的前胶原加工，以及翻译后胶原交联和胶原降解这几个过程。反映胶原稳态中每一个步骤的生物标记已被鉴定；然而，胶原的合成和降解以及降解的决定因素迄今为止在 HFpEF 中得到了很好的研究。

4. **MicroRNA** Micro RNA 29a、1、21 和 133a 的变化与 HFpEF 患者的心肌纤维化有关，但并未用作 HFpEF 患者诊断或预后的标志物。

5. **多生物标志物面板** 数据显示，多种心衰标志物联合检测显著提高预测的准确性。HFpEF 患者的多生物标志物显示，胶原稳态向促纤维化状态转变的存在提供了良好的诊断鉴别，但预后较差。

七、生物标志物与 HF 管理及预后

2017 年 AHA/ACC/HFSA 心衰管理指南建议将生物标志物检测纳入心衰的治疗(表 3)。指南更新也考虑了更多新的生物标记物，如肌钙蛋白、可溶性 ST2 和半乳糖蛋白 -3，在 HF 的临床实践管理中的作用。此外，2017 年 AHA/ACC/HFSA 心衰管理指南在预后判断及危险分层方面主要有 4 条推荐意见：①推荐 BNP 或 NT-proBNP 作为慢性心衰预后或疾病严重性评估的指标(Ⅰ,A)；②推荐测定住院时的基线 BNP 和 / 或心脏肌钙蛋白水平，这对评估急性失代偿性心衰患者预后有益(Ⅰ,A)；③推荐测定出院前的 BNP 水平，这可能对评估心衰患者出院后的预后有益(Ⅱa,B-NR)；④其他临床相关指标，如心肌损伤或纤维化生物标志物，可以考虑用于慢性心衰患者辅助危险分层(Ⅱa,B-NR)。

表 3 2017 ACC/AHA/HFSA 临床实践指南建议在 HF 的管理中使用生物标志物

生物标志物	推荐使用	推荐分级	证据等级
BNP/NT-proBNP	诊断	Ⅰ	A
	住院预后	Ⅰ	A
	预防	Ⅱa	B
	出院预后	Ⅱa	B
	指导治疗(CHF)	Ⅱb	B
cTnT/cTnI	住院预后	Ⅰ	A
sST2，galectin-3	预后(CHF)	Ⅱb	B

(一) 慢性心衰

根据纽约心脏协会(NYHA)的评估，BNP 或 NT-proBNP 水平升高与心衰疾病严重程度平行，充盈压力升高或血流动力学恶化，提示慢性心衰的临床预后不佳，死亡风险升高。进一步的数据表明，BNP 每增高 100pg/ml 与死亡相对风险增高 35%。在缬沙坦心衰试验(Val-HeFT 试验)入选 4 053 例没有明显心肌缺血或梗死证据的稳定的慢性心衰患者中，检测的 cTnI 水平可预测患者 2 年内死亡风险和首次心衰住院情况。与钠尿肽等其他生物标志物相比，sST2 的优势在于其浓度不受年龄、肾功能或体重指数的影响。研究表明，血清 ST2 基线水平没有提高区分患者是否预后不良的能力，但它的确增加了预测 1 年预后的敏感性。此外，sST2 水平从基线到 12 个月的增长与后来预后不良增加的风险相关，提示重复测量 sST2 对监测患者有利。此外，慢性未住院心衰患者中，galectin-3 浓度升高与患者死亡率

有一定的关系。

(二) 急性心衰

1. **利钠肽** 入院时或出院时测定 BNP 和 NT-proBNP 可以帮助判断患者后期事件的风险水平。在一项对 325 名呼吸困难的急症患者的研究中,基线 BNP 水平 >480pg/ml 的患者在 6 个月内发生 HF 事件的概率为 51%,而 BNP<230pg/ml 的患者发生 HF 的概率为 2.5%。入院时患者 BNP 升高也与发病率增加有关,BNP≥840ng/ml 的患者更有可能需要机械通气、入住重症监护病房和更长的住院时间。此外,NT-proBNP 的基线值可强有力地预测预后。在一项 PRIDE 研究中,Januzzi 等发现 NT-proBNP 初始浓度 >986pg/ml 是急性心衰患者 1 年死亡率的最强预测因子。HF 患者住院期间 BNP 和 NT-proBNP 的水平随着治疗而改善。研究发现,出院前的 BNP 值是比住院期间的基线值或百分比变化更强有力预测预后的标志物。出院前的 NT-proBNP 值也比入院时的 NTproBNP 水平与预后的相关性更强。

2. **肌钙蛋白** 测定肌钙蛋白浓度可以在其他临床标志物和体格检查结果基础上增加更多的预后信息,因此应该作为早期风险评估的一部分,包含在急性心衰的初步评估之内。心肌 cTnI 和 cTnT 浓度升高均与不良预后相关,并与血流动力学受损、左室收缩功能逐渐衰退和生存率降低相关。急性心衰患者肌钙蛋白浓度升高也与发病率增加相关,且肌钙蛋白水平检测异常的患者需要更长的住院时间和更多的医疗资源。同样地,肌钙蛋白水平阴性可以帮助鉴别低风险患者。在连续测量方面,住院期间的任何时候肌钙蛋白升高都会显著增加死亡风险。

3. sST2 sST2 水平与 NYHA 分级、左室射血分数,肌酐清除率,BNP、NT-proBNP 和 CRP 有关。然而,与利钠肽不同的是,sST2 与年龄、心衰的早期诊断、体重指数、缺血性心衰类型或房颤无关。sST2 相对独立于普通并发症的特点代表了 sST2 比常用钠尿肽在预测方面的潜在优势。伴随 sST2 浓度升高的急性心衰患者死亡风险增加。sST2 浓度可预测在发病后几个月到 1 年内的死亡率。Januzz 等在对 593 名急诊呼吸困难患者的研究中发现,尽管 sST2 在预测呼吸困难的诊断方面不如 NT-proBNP 有效,但与其他原因引起的呼吸困难相比,在 HF 患者中 sST2 浓度升高,且 sST2 浓度升高与 1 年死亡率增加有关。

4. **其他生物标志物** 出院时高水平 galectin-3 也能预测后期事件,且荟萃分析显示,galectin-3 能独立预测早期心衰再住院率,可用于选择非传统危险因素的高危患者。此外,CRP 和其他炎性标志物、内皮素、MR-proADM 和肽素也与急性心衰之后的临床预后独立相关。有研究证实,多种心衰标志物联合检测可以改善危险分层。

(三) HFpEF

一些大型的、回顾性的、基于社区的研究报道了 HFpEF 和 HFrEF 患者的结果相似。但在一项覆盖 40 000 多例患者的荟萃分析显示,尽管 HFpEF 患者发病率和死亡率高,但 HFpEF 患者的死亡率比 HFrEF 患者死亡率约低 1/3。因此,能够预测这些患者的预后是很重要的,一些生物标记物已经在 HFpEF 患者中检测了这种相关性,并被发现对预测 HFpEF 的预后是有用的。

1. **利钠肽** 研究表明,利钠肽与 HFrEF 患者的死亡率和发病率独立相关,但对 HFpEF 患者的预后价值的研究相对少。纳入 3 480 例 HFpEF 患者的 I-Preserve 研究(厄贝沙坦用于 HFpEF)的回顾性分析是最大规模的研究,其结果显示,NT-proBNP 水平在 HFpEF 中升高,但升高程度较 HFrEF 低。然而 NT-proBNP 提供的预后信息在两种类型 HF 中相似。NT-proBNP 的升高与心血管死亡或心衰住院的风险增加相关,下降与风险降低的趋势相关,这表明 NT-proBNP 可能是监测 HF 患者预后的有用标志物。

2. **炎症和免疫信号的标志物** 生物标志物如 galectin-3 和 sST2 可能反映免疫激活和后期心肌重构，包括纤维化的程度。sST2 在 HFpEF 中升高，与舒张功能障碍、心肌僵硬、纤维化和代偿失调相关。在 HFpEF 患者中，sST2 分值 >32ng/ml 预测预后不良。

八、结 语

生物标志物在 HF 的预防、评估和管理方面正在开辟新的领域，更重要的是，它们可能作为监测 HF 治疗效果的工具。关于在 HF 环境下的新生物标记的文献显示了有希望的结果。然而，目前这些生物标志物可能会补充目前基于指南的患者管理模型。仔细注意混杂因素，为每个生物标志物确定最合适的临界点是至关重要的。更大样本量的进一步研究可能会探索使用多生物标志物的方法来提高模型的诊断和预后准确性。随着研究的深入，新的、更有效的生物标志物必将被发现，并在 HF 的预防、评估和管理中发挥重要作用。

（佟倩 李程）

参 考 文 献

[1] PONIKOWSKI P, VOORS A A, ANKER S D, et al. 2016 ESC Guidelines for the diagnosis and treatment of acute and chronic heart failure: The Task Force for the diagnosis and treatment of acute and chronic heart failure of the European Society of Cardiology (ESC)Developed with the special contribution of the Heart Failure Association (HFA) of the ESC [J]. Eur Heart J, 2016, 37 (27): 2129-2200.

[2] PIEK A, DE BOER R A, SILLJE H H. The fibrosis-cell death axis in heart failure [J]. Heart Fail Rev, 2016, 21 (2): 199-211.

[3] BERNARDO B C, WEEKS K L, PRETORIUS L, et al. Molecular distinction between physiological and pathological cardiac hypertrophy: experimental findings and therapeutic strategies [J]. Pharmacol Ther, 2010, 128 (1): 191-227.

[4] PIEK A, DU W, DE BOER R A, et al. Novel heart failure biomarkers: why do we fail to exploit their potential? [J]. Crit Rev Clin Lab Sci, 2018, 55 (4): 246-263.

[5] MAILLET M, VAN BERLO J H, MOLKENTIN J D. Molecular basis of physiological heart growth: fundamental concepts and new players [J]. Nat Rev Mol Cell Biol, 2013, 14 (1): 38-48.

[6] Biomarkers Definitions Working Group. Biomarkers and surrogate endpoints: preferred definitions and conceptual framework [J]. Clin Pharmacol Ther, 2001, 69 (3): 89-95.

[7] MORROW D A, DE LEMOS J A. Benchmarks for the assessment of novel cardiovascular biomarkers [J]. Circulation, 2007, 115 (8): 949-952.

[8] SCHRIER R W, ABRAHAM W T. Hormones and hemodynamics in heart failure [J]. N Engl J Med, 1999, 341 (8): 577-585.

[9] COHN J N, LEVINE T B, OLIVARI M T, et al. Plasma norepinephrine as a guide to prognosis in patients with chronic congestive heart failure [J]. N Engl J Med, 1984, 311 (13): 819-823.

[10] SPINALE F G, ZILE M R. Integrating the myocardial matrix into heart failure recognition and management [J]. Circ Res, 2013, 113 (6): 725-738.

[11] SENTHONG V, KIRSOP J L, TANG W H. Clinical Phenotyping of Heart Failure with Biomarkers: Current and Future Perspectives [J]. Curr Heart Fail Rep, 2017, 14 (2): 106-116.

[12] RICHARDS A M. N-Terminal B-type Natriuretic Peptide in Heart Failure [J]. Heart Fail Clin, 2018, 14 (1): 27-39.

[13] MAISEL A S, DURAN J M, WETTERSTEN N. Natriuretic Peptides in Heart Failure: Atrial and B-type Natriuretic Peptides [J]. Heart Fail Clin, 2018, 14 (1): 13-25.

[14] TIJSEN A J, PINTO Y M, CREEMERS E E. Circulating microRNAs as diagnostic biomarkers for cardiovascular diseases[J]. Am J Physiol Heart Circ Physiol, 2012, 303 (9): H1085-H1095.

[15] DE LEMOS J A, MCGUIRE D K, DRAZNER M H. B-type natriuretic peptide in cardiovascular disease [J]. Lancet, 2003,

362(9380):316-322.

[16] VELAGALETI R S, GONA P, LARSON M G, et al. Multimarker approach for the prediction of heart failure incidence in the community [J]. Circulation, 2010, 122(17): 1700-1706.

[17] GLICK D, DEFILIPPI C R, CHRISTENSON R, et al. Long-term trajectory of two unique cardiac biomarkers and subsequent left ventricular structural pathology and risk of incident heart failure in community-dwelling older adults at low baseline risk [J]. JACC Heart Fail, 2013, 1(4): 353-360.

[18] DEFILIPPI C R, DE LEMOS J A, TKACZUK A T, et al. Physical activity, change in biomarkers of myocardial stress and injury, and subsequent heart failure risk in older adults [J]. J Am Coll Cardiol, 2012, 60(24): 2539-2547.

[19] DEFILIPPI C R, DE LEMOS J A, CHRISTENSON R H, et al. Association of serial measures of cardiac troponin T using a sensitive assay with incident heart failure and cardiovascular mortality in older adults [J]. JAMA, 2010, 304(22): 2494-2502.

[20] WALLACE T W, ABDULLAH S M, DRAZNER M H, et al. Prevalence and determinants of troponin T elevation in the general population [J]. Circulation, 2006, 113(16): 1958-1965.

[21] DANIELS L B, LAUGHLIN G A, CLOPTON P, et al. Minimally elevated cardiac troponin T and elevated N-terminal pro-B-type natriuretic peptide predict mortality in older adults: results from the Rancho Bernardo Study [J]. J Am Coll Cardiol, 2008, 52(6): 450-459.

[22] GOTTDIENER J S, ARNOLD A M, AURIGEMMA G P, et al. Predictors of congestive heart failure in the elderly: the Cardiovascular Health Study [J]. J Am Coll Cardiol, 2000, 35(6): 1628-1637.

[23] LAM C S, LYASS A, KRAIGHER-KRAINER E, et al. Cardiac dysfunction and noncardiac dysfunction as precursors of heart failure with reduced and preserved ejection fraction in the community [J]. Circulation, 2011, 124(1): 24-30.

[24] DADU R T, DODGE R, NAMBI V, et al. Ceruloplasmin and heart failure in the Atherosclerosis Risk in Communities study [J]. Circ Heart Fail, 2013, 6(5): 936-943.

[25] MCMURRAY J J, ADAMOPOULOS S, ANKER S D, et al. ESC Guidelines for the diagnosis and treatment of acute and chronic heart failure 2012: The Task Force for the Diagnosis and Treatment of Acute and Chronic Heart Failure 2012 of the European Society of Cardiology. Developed in collaboration with the Heart Failure Association (HFA) of the ESC [J]. Eur Heart J, 2012, 33(14): 1787-1847.

[26] DOUST J A, PIETRZAK E, DOBSON A, et al. How well does B-type natriuretic peptide predict death and cardiac events in patients with heart failure: systematic review [J]. BMJ, 2005, 330(7492): 625.

[27] LATINI R, MASSON S, ANAND I S, et al. Prognostic value of very low plasma concentrations of troponin T in patients with stable chronic heart failure [J]. Circulation, 2007, 116(11): 1242-1249.

[28] ANAND I S, RECTOR T S, KUSKOWSKI M, et al. Prognostic value of soluble ST2 in the Valsartan Heart Failure Trial [J]. Circ Heart Fail, 2014, 7(3): 418-426.

[29] HARRISON A, MORRISON L K, KRISHNASWAMY P, et al. B-type natriuretic peptide predicts future cardiac events in patients presenting to the emergency department with dyspnea [J]. Ann Emerg Med, 2002, 39(2): 131-138.

[30] MAISEL A, MUELLER C, ADAMS K Jr, et al. State of the art: using natriuretic peptide levels in clinical practice [J]. Eur J Heart Fail, 2008, 10(9): 824-839.

[31] JANUZZI J L Jr, SAKHUJA R, O'DONOGHUE M, et al. Utility of amino-terminal pro-brain natriuretic peptide testing for prediction of 1-year mortality in patients with dyspnea treated in the emergency department [J]. Arch Intern Med, 2006, 166(3): 315-320.

[32] JANUZZI J L Jr, PEACOCK W F, MAISEL A S, et al. Measurement of the interleukin family member ST2 in patients with acute dyspnea: results from the PRIDE (Pro-Brain Natriuretic Peptide Investigation of Dyspnea in the Emergency Department) study [J]. J Am Coll Cardiol, 2007, 50(7): 607-613.

[33] SHAH R V, CHEN-TOURNOUX A A, PICARD M H, et al. Galectin-3, cardiac structure and function, and long-term mortality in patients with acutely decompensated heart failure [J]. Eur J Heart Fail, 2010, 12(8): 826-832.

[34] MEIJERS W C, JANUZZI J L, DEFILIPPI C, et al. Elevated plasma galectin-3 is associated with near-term rehospitalization in heart failure: a pooled analysis of 3 clinical trials [J]. Am Heart J, 2014, 167(6): 853-860, e854.

[35] CLELAND J G, TAYLOR J, TENDERA M. Prognosis in heart failure with a normal ejection fraction [J]. N Engl J Med, 2007, 357(8): 829-830.

[36] ANAND I S, RECTOR T S, CLELAND J G, et al. Prognostic value of baseline plasma amino-terminal pro-brain natriuretic peptide and its interactions with irbesartan treatment effects in patients with heart failure and preserved ejection fraction: findings from the I-PRESERVE trial [J]. Circ Heart Fail, 2011, 4(5): 569-577.

[37] JHUND P S, ANAND I S, KOMAJDA M, et al. Changes in N-terminal pro-B-type natriuretic peptide levels and outcomes in heart failure with preserved ejection fraction: an analysis of the I-Preserve study [J]. Eur J Heart Fail, 2015, 17(8): 809-817.

[38] ZILE M R, BAICU C F, IKONOMIDIS J S, et al. Myocardial stiffness in patients with heart failure and a preserved ejection fraction: contributions of collagen and titin [J]. Circulation, 2015, 131(14): 1247-1259.

寻找心脏移植前可逆的因素

心脏移植目前是公认的最有效的治疗终末期心力衰竭（心衰）的方法，然而在临床实践中发现，部分心衰患者虽然左室射血分数降低，但通过药物治疗、器械辅助治疗甚至未经治疗，心脏结构和左室射血分数（LVEF）可以改善到正常或者接近正常水平，典型的例子是应激性心肌病，急性应激导致严重的左心室功能障碍，一旦损伤因素消失，左心室结构和功能可以恢复正常。在心脏移植前寻找出促进心功能恢复的因素，可以使我们更有效地治疗心衰，避免不必要的移植。

心衰的发生发展受到血流动力学、神经内分泌激活等多种因素的影响，与左心室重构有关，表现为左心室扩大，室壁变薄，心室腔形态改变，并伴随着 LVEF 的逐渐下降。而心衰恢复是一个心脏逆重构的过程，心脏恢复正常的形态结构和功能，既可能为自发发生，也可能是药物或器械辅助治疗的结果。

射血分数恢复的心衰（HFrecEF）患者的生物学特征有很大异质性，不同病因、不同临床和理化特征的患者，恢复的可能性不尽相同。心动过速性心肌病、围生期心肌病、酒精性心肌病、应激性心肌病等心功能恢复较常见，女性、非缺血性病因、年轻和心衰病程较短的患者，发生左室逆重构以及射血分数恢复的可能性更高。不同的治疗方法，不同的生活方式管理，心功能恢复的可能性也不一样。而在心功能恢复后如何长期管理才能维持稳定，避免复发，还需要我们去探寻最佳的治疗方案。

一、流 行 病 学

不同研究的入选人群不同，随访时间不同，心功能恢复的判定标准不同，心功能恢复的比率也不相同，为 9%~68%。

Punnoose 等随访了 358 例心衰患者，其中 56 例为射血分数保留的心衰（HFpEF），181 例为射血分数降低的心衰（HFrEF），121 例（68%）为 HFrecEF（既往 LVEF<40%，复查时≥40%）。HFrecEF 组心衰病因多为缺血性、瓣膜性、限制性、毒素相关、病毒性、家族性和心动过速性的心肌病。HFrecEF 组较 HFpEF 组更年轻，高血压、糖尿病、心房颤动（房颤）等共病的发生率更低，心脏更大，较 HFrEF 组更年轻，合并冠心病更少，症状更轻。HFrecEF 组患者的 NYHA 心功能分级较 HFrEF 或 HFpEF 更轻，73% 为Ⅰ~Ⅱ级。HFrecEF 组患者心功能改善后平均 LVEF 为（49±7）%，较基线提高了（23±10）%。IMPROVE-HF 研究入选了 3 994 例心衰患者，随访 24 个月，其中近 1/3（28.6%）的患者 LVEF 提高了 10% 以上（从 24.5% 增至 46.2%），多变量分析显示，女性、无心肌梗死病史、非缺血性病因及未使用地高辛与 LVEF 改善 >10% 相关。Basuray 等对 1 821 例心衰患者进行了近 9 年的随访发现，176 例（10%）LVEF<50% 患者的 LVEF 上升到 >50%，在 29 个月中平均提高了 28%。心功能恢复组患者的生物标志物指标持续异常但低于 HFrEF 或 HFpEF，无事件生存率较高，而全因死亡率、心脏移植或机械循环支持率较低。西班牙的一项前瞻性研究对 1 057 名患者随访了 1 年，基线 LVEF<45% 的患者有 1/4 心功能好转，LVEF 平均增加了 21%。Merlo 等随访了 408 例扩

张型心肌病(DCM)患者,38 例(9%)LVEF 恢复到 >50%,且左室舒张末期内径(LVEDD)恢复正常,但后续随访这组患者 40% 再次出现 LVEF 下降,5% 的患者在(15±4.7)年内进行心脏移植或死亡。

二、病因学特点

某些病因导致的心衰有恢复倾向,围生期心肌病、急性心肌梗死、暴发性心肌炎、应激性心肌病、心动过速性心肌病等心功能恢复的可能性较普通心肌病更高。

1. **围生期心肌病(PPCM)** 与其他原因导致的心衰相比,PPCM 患者的心功能恢复率更高。最近公布的 IPAC 研究入选了 100 例围生期心肌病患者,基线 LVEF 为(35±10)%,6 个月时为(51±11)%,12 个月时为(53±10)%,72% 的患者在 12 个月内 LVEF 上升到≥50%。初始 LVEF<30%、LVEDD≥6.0cm、黑种人、产后 6 周发病的患者预后不良。所有基线 LVEF<30% 且 LVEDD≥6.0cm 的患者在产后 1 年心功能均未恢复,而 91% 的基线 LVEF≥30% 且 LVEDD<6.0cm 的患者心功能得到恢复。

2. **急性心肌梗死** 急性心肌梗死后的心肌顿抑可导致左心室功能障碍和心衰,梗死后的数天至数周内,左心室收缩功能可能会有显著改善。血运重建治疗可以恢复冬眠心肌的功能,引起有益的心脏逆重构,左心室功能恢复的可能性更大。

3. **暴发性心肌炎** 暴发性心肌炎急性期会出现严重的心功能损害,但若患者能够存活下来,LVEF 通常会改善或者恢复,并且长期预后良好。

4. **应激性心肌病** 应激性心肌病的特征是一过性左心室功能不全,大多预后良好,95% 的患者在数天或数周内心功能恢复正常,且长期生存率很高。但心功能恢复的患者依然存在复发风险,年复发率为 1.5%,6 年累积复发率为 5%。

5. **心动过速性心肌病** 持续性或反复发作的快速性心律失常或频发室早可导致心功能不全和心脏扩大。药物或导管消融控制心动过速后,心功能可不同程度逆转,甚至完全恢复正常。但心功能恢复后仍有较高复发及猝死风险,仍需长期随访。

6. **其他** 如酒精性心肌病、化疗药(如蒽环类药物)导致的心脏毒性反应、急性淋巴细胞性心肌炎、甲状腺功能亢进相关的心肌病等原因导致的心衰预后相对好,在致病因素控制后,心脏结构和功能恢复的可能性更高。

三、临床和理化特征

HFrecEF 患者的临床和理化特征更优于 HFrEF 患者。女性、非缺血性原因导致的心衰、年轻、心衰发病时间短、初始评估时心脏重构程度轻、心肌纤维化轻、高血压、糖尿病和房颤等共病的患病率低的患者左心室功能恢复的可能性更大,无事件生存期更长,这些也是 CRT 超反应的相关因素。

Punnoose 等研究发现,HFrecEF 患者比其他心衰患者更年轻、更少合并冠状动脉疾病、收缩压更高、左心室容积更小,而心房纤维化、高血压和糖尿病的发病率相似。心功能恢复后的患者左心室容积仍然较大,提示虽然 LVEF 改善了,但仍存在一定程度的心室重构。约半数心功能恢复患者的 B 型利钠肽(BNP)和肌钙蛋白(cTn)水平仍然增高,但增高程度低于 HFrEF 患者,这也提示了虽然心功能已恢复,但仍然存在持续的神经内分泌激活和心肌损伤。HFrecEF 患者的运动能力较健康对照组下降,心肺运动试验中峰值耗氧量为 17~18ml/(kg·min),占预测值的 53%。HFrecEF 患者的生活质量优于 HFrEF 患者,但即使经过优化的药物治疗，HFrecEF 患者中仍有 25%~75% 有心衰症状。HFrecEF 患者较 HFpEF 或 HFrEF 患者症状更轻，NYHA 心功能分级更低，住院次数更少。HFrecEF 患者的 BNP、肌钙蛋白 I、可溶性 FMS 样酪氨酸激酶 1（sFlt-1）和尿酸水平高于正常，但明显低于 HFrEF 和 HFpEF 患者。HFrecEF 患者的超声心动图特征包括左室收缩末期和舒张末期容积减少，功能性二尖瓣反流改善，无右室功能障碍，但虽然 LVEF 改善，整体纵向应变和舒张功能极少恢复正常。心脏磁共振钆延迟强化也是左室功能恢复的一项有力预测指标，延迟强化程度越重，患者对神经内分泌拮抗剂治疗的反应越差，心功能恢复的可能性越小。

遗传因素也与心功能能否恢复有关，血管紧张素转换酶（ACE）或 β_1 肾上腺素能受体基因的激活突变与治疗心衰的药物反应不佳有关。在接受指南推荐的治疗后，肌联蛋白 A（titin-A）基因截段突变的患者较原发性扩张型心肌病和 *LMNA* 突变的患者更容易发生 LVEF 升高（>10%）。存在 *DSP*、*SCN5A*、*LMNA* 和 *FLNC* 基因致病性突变的心衰患者，尽管使用了标准化的药物治疗并且 LVEF 已得到改善，仍存在较高的恶性心律失常风险。

四、治疗方法的影响

肾素 - 血管紧张素 - 醛固酮抑制剂、β 受体阻滞剂、心脏再同步化治疗（CRT）和心室辅助装置（VADs）都有可能使心功能恢复，并且无论是药物或器械治疗，似乎都表现出剂量 - 反应关系，神经内分泌抑制剂使用剂量越高、有效的双心室起搏比例越大，心功能恢复的机会就越大，故给予最优化的治疗是实现心功能恢复的关键因素。但并不是所有使用上述治疗的患者心功能都能恢复，恢复的心功能也并不一定能够持久保持。

1. **药物** IMPROVE-HF 研究中，近 1/3 的心衰患者心功能能够恢复（25%~46%），β 受体阻滞剂是与之最相关的治疗药物。在 MERIT-HF 研究中，美托洛尔治疗 6 个月后 LVEF 显著提高 28%。一些研究证明，ACEI、ARB 对 LVEF 和左室大小有早期和持续的影响。在 ACEI/ARB 和 β 受体阻滞剂基础上联合醛固酮受体拮抗剂，可显著改善左心室容积和左心室功能。在大鼠心肌梗死模型中，沙库巴曲 / 缬沙坦治疗 4 周可以显著改善 LVEF 并降低 LVEDD。

2. **心脏再同步化治疗（CRT）** CRT 可以改善心脏收缩功能。在接受了最大耐受剂量的神经内分泌抑制剂后依然 LVEF 持续≤35% 的患者，植入 CRT 后收缩功能通常会得到改善。在多个 CRT 的大型研究中（MIRACLE-ICD、CARE-HF、REVERSE 和 MADIT-CRT），CRT 能使 LVEF 平均升高 2%~11%。狗模型显示，CRT 能够在细胞水平上诱导心脏逆重构，通过改善钙，钠和钾离子通道功能，降低心律失常的风险，诱导线粒体基因表达，从而提高心肌底物利用率，减少心肌细胞凋亡。左心室射血分数的改善和心脏结构的恢复会带来积极效应，如心室收缩和舒张功能好转，二尖瓣反流减少，交感神经活性降低及室壁张力下降，这些因素也会进一步改善心功能。

3. **心室辅助装置（VADs）** 血流动力学超负荷是导致心脏重构和影响心功能的主要原因之一，VADs 能够显著降低心脏负荷，诱导心脏逆重构，在心功能恢复中起到重要作用。并且在 VADs 支持后血流动力学稳定，患者能够耐受更大剂量的改善预后的药物，更有利于心功能恢复。

4. **血运重建** 大量的临床试验证明，慢性心衰患者进行血运重建治疗会发生心脏逆重构。心肌梗死患者在接受血运重建治疗数天或数周内心脏收缩功能可显著改善，冬眠心肌功能恢复。慢性缺血性心脏病患者发生急性心肌缺血后，药物和介入血运重建治疗均能改善心肌重构，并且术前评估存活心肌越多，血运重建后心功能恢复的可能性越大。

5. **生活方式** 戒酒可提高心功能恢复的可能性。48% 的酒精性心肌病患者在戒酒后心功能可以改善，LVEF 从基线的平均 28.5% 增加到 54.3%，平均增加 25.8%。慢性稳定性心衰患者进行长期的中等强度的运动康复可以改善心功能。

6. **其他治疗** 研究表明，二尖瓣钳夹（mitral clipping）、静脉补铁、肾移植等治疗，都可能改善左心室功能。

五、心功能恢复患者的预后

LVEF 改善到接近正常甚至正常水平的心衰患者是一组特殊的人群，尽管 LVEF 改善了，但心脏并未完全恢复正常，仍残留了衰竭心脏的许多分子特征，在正常情况下可以维持心脏功能，但缺乏收缩储备能力，容易在血流动力学异常、神经内分泌激活或应激反应等情况中再次发生心功能障碍。HFrecEF 患者可能仍然存在心衰症状，仍然有心衰复发和不良心血管事件的风险。但一些特殊病因导致的心衰，如围生期心肌病、应激性心肌病、恢复期的暴发性心肌炎、心动过速性心肌病等预后相对好。

HFrecEF 比 HFrEF 预后好，但 HFrecEF 患者仍有再次发展为 HFrEF 的风险。几个中等规模的研究显示，HFrEF 的事件发生率最高，HFrecEF 最低，HFmEF 介于 HFrEF 和 HFpEF 之间。HFrecEF 患者 5 年生存率为 80%~90%，而 HFrEF 为 65%~75%。Nadruz 等研究显示，LVEF 正常的患者预后最好，LVEF 部分改善（从 <35% 到 41%~49%）的患者的生存率优于 LVEF 维持在 41%~49% 的患者。然而，心肌恢复的患者中仍有相当数量因心衰而住院，50% 的患者在 6 年内发生住院事件，但与 HFrEF 患者相比，HFrecEF 患者的住院时间更短。即使基线 LVEF、NYHA 分级和 β 受体阻滞剂使用情况不同，LVEF 改善本身就能增加生存率，但与健康对照组相比总体生存率仍然较低。Park 等回顾了 85 例 LVEF 恢复到 >45% 的患者，LVEF 较入组前增加≥10%，在 LVEF 恢复后基线药物治疗不变，平均（50±33）个月中有 33 例再次出现左心室收缩功能障碍复发。高龄、糖尿病和基线左室舒张末期内径增大是收缩功能障碍复发的独立预测因子。Mann 等研究显示，即使左心室功能恢复正常 8 年后，仍有 30% 的患者左心室收缩功能恶化，5% 的患者死亡或接受心脏移植。HFrecEF 患者的左室重构越严重，心功能恢复可能性越低，左心室越大，未来心功能恶化的风险越高。左心室变形力学也可用于识别有复发危险的 HFrecEF 患者，纵向应变异常预示着未来 LVEF 下降的风险更高。左束支传导阻滞也是 HFrEF 复发的独立危险因素。对 PPCM 患者，既往研究显示反复妊娠与左心室功能障碍复发相关。Amos 等随访了 22 例 LVEF 改善（>50%）的 PPCM 患者，11 例停用 β 受体阻滞剂或 ACEI，5 例同时停用上述两种药物，平均随访 29 个月，这 16 例患者（在随访期间未妊娠）均未出现左室功能障碍复发。

六、心功能恢复后的管理

目前尚无针对患者心功能恢复后下一步管理的高质量的临床研究，但根据目前有限的研究观察到 HFrecEF 患者可能仍存在神经内分泌激活，仍有 HF 复发和不良心血管事件的风险，故认为继续使用神经内分泌拮抗剂可能对 HFrecEF 患者有益。

部分小型前瞻性研究的数据支持 HFrecEF 患者应继续接受 β 受体阻滞剂治疗。一项早期的研究观察了 15 例 HFrecEF 患者，使用 β 受体阻滞剂 6~50 个月治疗后，LVEF 上升至平均 46%，之后停用 β 受体阻滞剂，13 例随访者中，有 11 例 LVEF 再次下降（平均为 35%），

40% 的患者心衰症状复发。Waagstein 等对 26 例患者的研究证实,在接受 16 个月的 β 受体阻滞剂治疗后,左心室射血分数从 25% 提高到 41%。停药 1 年内 LVEF 下降至 32%,纽约心功能分级也随之下降。恢复使用 β 受体阻滞剂能够使部分患者临床情况和超声心动图指标恢复到停药前的基线水平。

关于 HFrecEF 患者停用 ACEI 或 ARB 的研究很少。早期的研究表明,使用 ACEI 治疗慢性心衰可以预防左心室进行性扩张和重构,而停药可导致临床状态恶化。在 SOLVD 研究中,心衰患者使用 ACEI 3 年后停用,停药 2~3 周即发现逆重构减少。韩国的一项回顾性研究观察了 42 名 LVEF 恢复(LVEF≥40%,绝对值增加≥10%)的非缺血性心肌病患者,平均随访 41 个月,19% 的患者 LVEF 降至 40% 以下,而停用包括 ACEI 在内的治疗心衰的药物是心衰复发的唯一危险因素。Hopper 等观察了一组慢性稳定性 HF 和 HFrecEF 的混合人群,证实停用 ACEI 或 β 受体阻滞剂存在风险。

这些回顾性研究还不足以证明停药和心衰复发存在因果关系,心衰复发的原因可能混淆有多种因素,例如因为血压或肾功能不好而不耐受心衰药物的患者容易中断治疗,而这类患者本身也是预后不良的高风险人群,容易出现病情恶化。对心功能恢复的患者,似乎应该持续给予改善心衰预后的药物以避免心功能再次下降,但还需要高质量的循证医学证据支持。但如果选择在心功能恢复后停止标准化的药物治疗,则需定期复查左心室功能,以确保心功能稳定。

HFrecEF 患者发生危及生命的室性心律失常的风险较低,但并未完全消除,植入 ICD 的患者在 LVEF 恢复后继续维持 ICD 治疗是否获益尚不明确。有限的证据表明,对于 LVEF≥50% 的患者,CRT-D 电池耗尽的情况下,若未发现心律失常,可降级为 CRT-P。

某些特殊病因的心肌病,如围生期心肌病、暴发性心肌炎或应激性心肌病中恢复的患者长期预后良好,可能意味着心脏真正的恢复正常,可能能够耐受停药。对这类患者对可以尝试逐渐减停药物,方法是一次逐步减少 1 种药物,每一种药物间隔 6 个月,同时连续监测超声心动图。但需要更多的研究来了解射血分数改善的机制,以指导临床治疗。

总之,临床上越来越多的患者心脏功能恢复,这些患者的预后优于 HFrEF 和 HFpEF 患者,但目前对这类患者了解依然较少,未来需要我们更深入研究寻找出规律,以便更精准地筛选出适合心脏移植的患者。心功能恢复的患者依然存在心衰复发和不良心血管事件的风险,仍需定期随访心脏功能。另外,并非所有心功能恢复的患者都能从相同的治疗策略中获益,只有不断观察与探索、个体化治疗,才能给予患者最佳的管理方案。临床医师也需要更多的循证医学证据来指导在心脏功能改善后的治疗策略,在获得足够证据之前,应继续使用原来的药物或器械治疗。若有理由在心功能恢复后停药,应定期检查超声心动图,以确保心功能稳定。

(黄燕　张宇辉)

参考文献

[1] PUNNOOSE L R, GIVERTZ M M, LEWIS E F, et al. Heart failure with recovered ejection fraction: a distinct clinical entity[J]. J Card Fail, 2011, 17(7): 527-532.

[2] WILCOX J E, FONAROW G C, YANCY C W, et al. Factors associated with improvement in ejection fraction in clinical practice among patients with heart failure: findings from IMPROVE HF[J]. Am Heart J, 2012, 163: 49-56.

[3] BASURAY A, FRENCH B, KY B, et al. Heart failure with recovered ejection fraction: clinical description, biomarkers, and

outcomes [J]. Circulation, 2014, 129: 2380-2387.

[4] LUPON J, DIEZ-LOPEZ C, DE ANTONIO M, et al. Recovered heart failure with reduced ejection fraction and outcomes: a prospective study [J]. Eur J Heart Fail, 2017, 19: 1615-1623.

[5] MERLO M, STOLFO D, ANZINI M, et al. Persistent recovery of normal left ventricular function and dimension in idiopathic dilated cardiomyopathy during long-term follow-up: does real healing exist? [J]. J Am Heart Assoc, 2015, 4: e001504.

[6] DAVIS M B, ARANY Z, MCNAMARA D M, et al. Peripartum cardiomyopathy: JACC state-of-the-art review [J]. J Am Coll Cardiol, 2020, 75: 207-221.

[7] MCNAMARA D M, ELKAYAM U, ALHARETHI R, et al. Clinical outcomes for peripartum cardiomyopathy in North America: results of the IPAC study (Investigations of Pregnancy- Associated Cardiomyopathy)[J]. J Am Coll Cardiol, 2015, 66(8): 905-914.

[8] BOYD B, SOLH T. Takotsubo cardiomyopathy: Review of broken heart syndrome [J]. JAAPA, 2020, 33: 24-29.

[9] SINGH K, CARSON K, USMANI Z, et al. Systematic review and meta-analysis of incidence and correlates of recurrence of Takotsubo cardiomyopathy [J]. Int J Cardiol, 2014, 174(3): 696-701.

[10] BASURAY A, FRENCH B, KY B, et al. Heart failure with recovered ejection fraction: clinical description, biomarkers, and outcomes [J]. Circulation, 2014, 129: 2380-2387.

[11] NADRUZ W, WEST E, SANTOS M, et al. Heart failure and midrange ejection fraction: implications of recovered ejection fraction for exercise tolerance and outcomes [J]. Circ Heart Fail, 2016, 9(4): e002826.

[12] JANSWEIJER J A, NIEUWHOF K, RUSSO F, et al. Truncating titin mutations are associated with a mild and treatable form of dilated cardiomyopathy [J]. Eur J Heart Fail, 2017, 19: 512-521.

[13] GIGLI M, MERLO M, GRAW S L, et al. Genetic risk of arrhythmic phenotypes in patients with dilated cardiomyopathy [J]. J Am Coll Cardiol, 2019, 74: 1480-1490.

[14] HELLAWELL J L, MARGULIES K B. Myocardial reverse remodeling [J]. Cardiovasc Ther, 2012, 30: 172-181.

[15] LA VECCHIA L L, BEDOGNI F, BOZZOLA L, et al. Prediction of recovery after abstinence in alcoholic cardiomyopathy: role of hemodynamic and morphometric parameters [J]. Clin Cardiol, 1996, 19: 45-50.

[16] PARK J S, KIM J W, SEO K W, et al. Recurrence of left ventricular dysfunction in patients with restored idiopathic dilated cardiomyopathy [J]. Clin Cardiol, 2014, 37(4): 222-226.

[17] MANN D L, BARGER P M, BURKHOFF D. Myocardial recovery and the failing heart: myth, magic, or molecular target? [J]. J Am Coll Cardiol, 2012, 60: 2465-2472.

[18] AMOS A M, JABER W A, RUSSELL S D. Improved outcomes in peripartum cardiomyopathy with contemporary [J]. Am Heart J, 2006, 152: 509-513.

[19] SWEDBERG K, HJALMARSON A, WAAGSTEIN F, et al. Adverse effects of beta-blockade withdrawal in patients with congestive cardiomyopathy [J]. Br Heart J, 1980, 44: 134-142.

[20] WAAGSTEIN F, CAIDAHL K, WALLENTIN I, et al. Long-term beta-blockade in dilated cardiomyopathy: effects of short- and long-term metoprolol treatment followed by withdrawal and readministration of metoprolol [J]. Circulation, 1989, 80: 551-563.

[21] HOPPER I, SAMUEL R, HAYWARD C, et al. Can medications be safely withdrawn in patients with stable chronic heart failure? Systematic review and meta-analysis [J]. J Card Fail, 2014, 20(7): 522-532.

2020 年 HFA/ESC《贯穿心力衰竭过程中的肾功能评估的立场声明》解读

2020 年 1 月，欧洲心力衰竭协会（HFA）联合欧洲心脏病学会（ESC）共同发布了《贯穿心力衰竭过程中的肾功能评估的立场声明》，旨在提高临床医师对不同程度心力衰竭（简称心衰）时肾功能的评估，加强心衰的综合化管理。

心脏和肾脏互相影响，肾脏对钠、水的调节影响到心脏的前负荷；而有效的肾脏灌注取决于足够的心输出量和适当的循环压力。心衰时心脏和肾脏不仅并存相同的危险因素，且心衰常常引起和加重肾功能恶化（worsening of renal function，WRF）；反之，肾功能障碍进一步加重心衰，如此形成恶性循环。在急、慢性心衰的治疗过程中，对肾功能的评估非常重要。目前临床常用血肌酐水平和估算的肾小球滤过率（estimated glomerular filtration rate，eGFR）来评估肾功能。心衰尤其是急性心衰时，常出现血肌酐升高即 WRF。大多数指南推荐的心衰治疗药物会影响到肾脏血流动力学，从而引起肾功能改变和假性 WRF，可能导致心衰治疗药物的不恰当终止。

一、肾功能评估

慢性肾病（chronic kidney disease，CKD）是指肾小球滤过率（GFR）<60ml/（min·1.73m^2）或存在蛋白尿，发病率约 4.5%，但在心衰患者的发病率明显升高（表 1）。eGFR 降低与心衰预后不良有关，荟萃分析显示合并 CKD 的心衰患者全因死亡风险增加 1 倍，且 eGFR 降低比左室射血分数降低能更好地预测不良结局。心衰伴肾功能变化时，常使用“WRF”和 / 或“急性肾损伤（acute kidney injury，AKI）”两个术语。值得注意的是，急性心衰发生 WRF 经过利尿后，心功能改善，而肾功能并没有进一步恶化，称为“假性 WRF”。应用神经激素拮抗剂治疗早期亦可能发生 WRF。对上述 WRF 的误解常导致错误地停用利尿剂或神经激素拮抗剂治疗。

心衰的诊疗全程应贯穿肾功能评估，这不仅有助于对心衰患者进行危险分层，而且能更科学地指导应用改善心衰预后的循证医学药物，并帮助识别是否存在系统性疾病或独立存在的肾脏疾病。肾功能的评估依赖多项实验室指标和影像学技术。

（一）生物标志物

1. 评估肾小球功能的生物标志物 血肌酐和尿素是目前心衰指南中推荐级别最高的肾脏生物标志物（I，C），GFR 反映肾脏储备能力，对心衰预后有独立预测价值。

测量 GFR 的“金标准”是测量外源性标记物，因检测方法繁琐而无法常规使用。内源性过滤标记物（肌酐或胱抑素 C）是对“金标准”测得的 GFR 的相对准确的估计。其中血肌酐最常用，但它也可由肾小管分泌，所以通过它来判断肾小球滤过不够完美。胱抑素 C 是由有核细胞产生的小分子，被肾小管完全重吸收，并在此过程中分解，因此重吸收不影响其血浆水平，尿胱抑素 C 增加提示肾小管损伤。研究发现，心衰患者基于胱抑素 C 的 GFR 估计比血肌酐更精确。

表 1　心力衰竭时肾功能变化的定义

肾功能恶化(WRF)			尿量	急性肾损伤(AKI)		
				血肌酐		
GFR	胱抑素 c(Cyc)	肌酐(Cr)		KDIGO	AKIN	RIFLE
降低≥20%	升高 >0.3mg/dl	升高≥0.3mg/dl	第一级 <0.5ml/(kg·h) 持续 6~12 小时	达到 1.5~1.9 倍正常值超过 7 天或升高≥0.3mg/dl 超过 48 小时	达到 1.5~1.9 倍正常值或升高≥0.3mg/dl 超过 48 小时	7 天内≥1.5 倍正常值并持续 24 小时
降低≥25%		升高≥0.3mg/dl 和升高 >25%	第二级 <0.5ml/(kg·h) 超过 12 小时	达到 2.0~2.9 倍正常值	>2.0~3.0 倍正常值	≥2.0 倍正常值
每年下降 >5ml/(min·1.73 m^2)		升高 0.5mg/dl	第三级 <0.3ml/(kg·h) 超过 24 小时或 >12 小时无尿	≥3.0 倍正常值或升高≥4.0mg/dl 或 RRT	≥3.0 倍正常值或升高≥4.0mg/dl(绝对值增加 >0.5mg/dl)或 RRT	≥3.0 倍正常值或升高≥4.0mg/dl(绝对值增加 >0.5mg/dl)或 RRT
		1.5 倍正常值				
		升高 >25% 和 2.0mg/dl 以上				

注:AKI:急性肾损伤;AKIN:急性肾损伤网络;GFR:肾小球滤过率;KDIGO:肾脏疾病:改善全球转归;RIFLE:风险,损伤,衰竭,丧失,终末期肾病;RRT:肾脏替代治疗;SCR,血清肌酐;UO:尿量;WRF:肾功能恶化。

在慢性心衰中 CKD-EPI 公式预测 GFR 的准确性最好，常用于药物剂量调整。但所有 GFR 估计方程都是在肾功能稳定的患者中验证的，急性心衰患者经常发生肾功能急性变化，难以追踪到真实的 GFR。将代谢指标(如高钾血症、酸中毒等)、利尿效应和尿钠排泄结合起来，有助于更全面地了解肾脏功能。

2. **评估肾小管功能的生物标志物** 健康的肾脏每天可过滤 180L 含有 1.5kg 氯化钠的超滤液，由于肾小管强大的重吸收功能，仅有不到 1% 的氯化钠和小部分的其他溶质被排泄到尿液中，因此肾小管功能的轻微变化会对机体容量负荷和电解质稳态产生重大影响。肾小管是肾脏能量需求最大的部位，对缺氧非常敏感，心衰时心排血量下降，常引起肾小管缺血缺氧。肾小管各个部位的功能不同，计算和判断肾小管功能非常困难，目前尚无评价肾小管功能的共识。

目前研究最多的血浆肾小管损伤标记物是中性粒细胞明胶酶相关脂蛋白(neutrophil gelatinase-associated lipocalin，NGAL)。NGAL 经肾小球自由滤过，其血浆水平在一定程度上反映了 GFR。虽然血浆 NGAL 还与炎症和感染有关，但尿 NGAL 主要来源于肾小管产生和分泌。关于尿液和血浆 NGAL 关系的数据很少，但在 AKINESIS 研究中，在预测急性心衰患者急性肾损伤和住院结果不良方面，血浆 NGAL 并不优于血肌酐。目前的共识认为除了 GFR 和 NT-proBNP，没有其他的生物标志物能更好地指导心衰的临床实践。

3. **尿生物标志物、尿量和尿液的组成** 尿生物标志物的变化早于血清标志物(如肌酐)，且尿液检查比较便捷，主要包括反映肾小球功能的标记物(如尿肌酐)、肾小球完整性和足细胞功能标志物(如尿蛋白)和肾小管功能损伤的标志物(如尿道损伤标志物、尿沉渣分析、尿电解质)等。蛋白尿在心衰患者中很常见，尿蛋白阳性表明肾小球完整性受损。尿道损伤标志物、尿沉渣和尿电解质升高预测心衰不良预后或对利尿剂的反应不佳。

(二) 肾脏影像学评估

在急、慢性心衰时，中心静脉压升高比心排血量减少对 GFR 的影响更大。肾静脉压升高可引起肾血流量降低，进而降低 GFR。肾脏超声可以评估肾静脉血流模式，可使用频率 2.5~5MHz 的探头进行床旁测量，肾静脉血流模式可能有助于指导容量负荷治疗，但这仍需进一步研究。

(三) 心衰患者基线肾功能评估建议

心衰指南建议对每位心衰患者进行常规肾功能(肌酐、尿素和 eGFR)检查(Ⅰ,C)，但统计数据显示仅 13%~29% 的接受醛固酮受体拮抗剂治疗的心衰患者接受了规范的肾功能和电解质检查。基于肌酐的 GFR 估算具有局限性，心肾工作组建议首选 CKD-EPI 公式进行 GFR 估算。CKD 和蛋白尿在心衰患者中很常见，可使用晨尿样本对蛋白尿进行基线评估，但要注意某些心肌病可伴有明显的非白蛋白蛋白尿(如心肌淀粉样变、Anderson-Fabry 病、线粒体 DNA 突变等)。对于系统性疾病可能累及心脏和肾脏时(如结节病、系统性红斑狼疮、全身性硬化症等)应考虑做尿沉渣分析。

二、急性心衰的肾功能评估

急性心衰时肾功能的恶化和 / 或改善时常发生，30%~50% 的住院心衰患者住院期间会发生肾功能变化，与预后密切相关。

(一) 急性心衰时肾功能变化的病理生理学及预后意义

在急性心衰患者中，WRF 提示血流动力学紊乱和预后不良，基线 GFR 值是急性心衰时发生 WRF 最重要的预测指标之一。急性心衰导致 WRF 的机制是多方面的，首先是心排血量下降引起肾灌注压降低，但肾小球可通过改变入球和出球小动脉的张力，在肾脏血供轻中度降低的情况下仍能维持 GFR，因此心排血量下降并不是 WRF 的主要机制。最新数据表明，急性心衰时中心静脉压升高对肾脏血流的影响更大，此外腹腔内压力升高、动脉收缩压降低、非血流动力学因素（如 RAAS 和交感神经系统激活、炎症、内皮功能障碍和氧化应激等）都是急性心衰导致 WRF 的机制。

急性心衰患者发生 WRF 的原因是多方面的。例如住院期间启动或上调 RAAS 抑制剂和利尿，但通常预后较好。急性心衰合并其他疾病（如急性感染、败血症、失血等），使用碘造影剂、某些抗生素或非甾体消炎药等肾毒性药物也可导致 WRF。

在评估急性心衰肾功能变化时，还应纳入利尿剂反应，患者尿量、钠和水的净下降量和体重变化等均可用于评估利尿剂反应。临床上应关注急性心衰患者使用利尿剂后最初几小时的尿钠浓度，如使用利尿剂后 2 小时尿钠浓度 <50~70mEq/L，或前 6 小时每小时尿量 <100~150mL，可确定患者利尿反应不良。

良好的利尿剂反应与更好的预后相关。在纠正容量超负荷的同时，时常出现 WRF，但预后很好。急性心衰期间对肾脏的评估不能仅依赖肾功能变化，还要综合利尿反应、症状缓解程度、水潴留的消除、药物方案等。值得注意的是当肌酐出现显著变化时，应思考 WRF 的真正原因，是否伴发高钾、酸中毒等，这有助于识别真正因为肾损伤导致的 WRF 患者。

ROSE-HF 研究发现经过积极的利尿治疗后，约 21% 的急性心衰患者出现 WRF，发生过 WRF 且在利尿治疗中肾损伤标志物略有增加的患者实际上预后最好。仍需进行更多的前瞻性研究以确定区分假性 WRF 和真正的 WRF 的方法，为指导治疗提供依据。

（二）急性心衰患者 WRF 的治疗意义

建议在急性心衰治疗期间对肾功能进行反复评估。血肌酐升高常常使医生担心 WRF 而减轻消肿治疗，但这是错误的，不应因为血肌酐升高而停止对患者容量超负荷的控制，如果患者容量负荷控制不佳，预后很差。但这也不意味着所有的患者都需要达到 WRF 才被视为水潴留消除，需要注意肌酐的改善可能会使医生误以为容量负荷已经控制。同样，当患者血肌酐出现轻微升高就限制对神经激素拮抗剂进行剂量滴定，这种做法也是错误的。

对于利尿剂反应良好的患者，应尽力完全消除水钠潴留，因为出院时残留的水钠潴留是再入院的主要指标之一。应尽早通过尿钠浓度和尿量评估利尿剂剂量是否合适及利尿剂反应是否良好，必要时需增加利尿剂剂量以彻底消除容量超负荷。尽管 RAAS 抑制剂有降低血压和 WRF 风险，所有 HFrEF 患者应继续使用或重新启动 RAAS 抑制剂治疗。PIONEER-HF 研究表明，沙库巴曲缬沙坦在急性心衰治疗期间可以安全地启动，降低 NT-proBNP 水平并减少心衰的再入院率。

发生 WRF 后，如果利尿反应差和 / 或肾功能损害进行性加重，应进一步寻找原因。首先，应排除潜在的可纠正原因（如尿路梗阻或腹水引起的腹内压升高等），评估总体肾脏储备功能（如肾脏大小、蛋白尿程度、尿沉渣分析），并对可能导致原发性肾损伤的病因进行检查，尤其是可能影响治疗决策的潜在病因（例如狼疮）。其次，需要评估血流动力学状态。对血流动力学稳定的患者，出现 WRF 和利尿剂反应不良提示利尿剂耐药。在 CARRESS-HF 研究中采用阶梯利尿剂的治疗方案，能改善急性心衰伴 WRF 患者的利尿效应。2016 年欧洲心脏病学会（ESC）心衰指南建议在血流动力学稳定（收缩压 > 90mmHg）的急性心衰患者使用血管扩张剂(Ⅱ,a)。但在ROSE-HF研究中,低剂量多巴胺或奈西立肽联合大剂量袢利尿剂并不能起到更好的消肿和减少WRF作用。近来更多的研究表明血管扩张剂并不能改善心衰患者预后。对于难治性容量超负荷和AKI的患者,应考虑超滤治疗(Ⅱ,a)。对利尿剂反应不良且伴有血流动力学障碍的急性心衰患者,指南建议先优化血流动力学状态,在重症监护病房进行有创血流动力学监测(Ⅰ,C)。这部分患者应考虑使用正性肌力药、升压药或临时机械支持(Ⅱ,b)。急性心衰伴WRF的临床处理流程见图1。

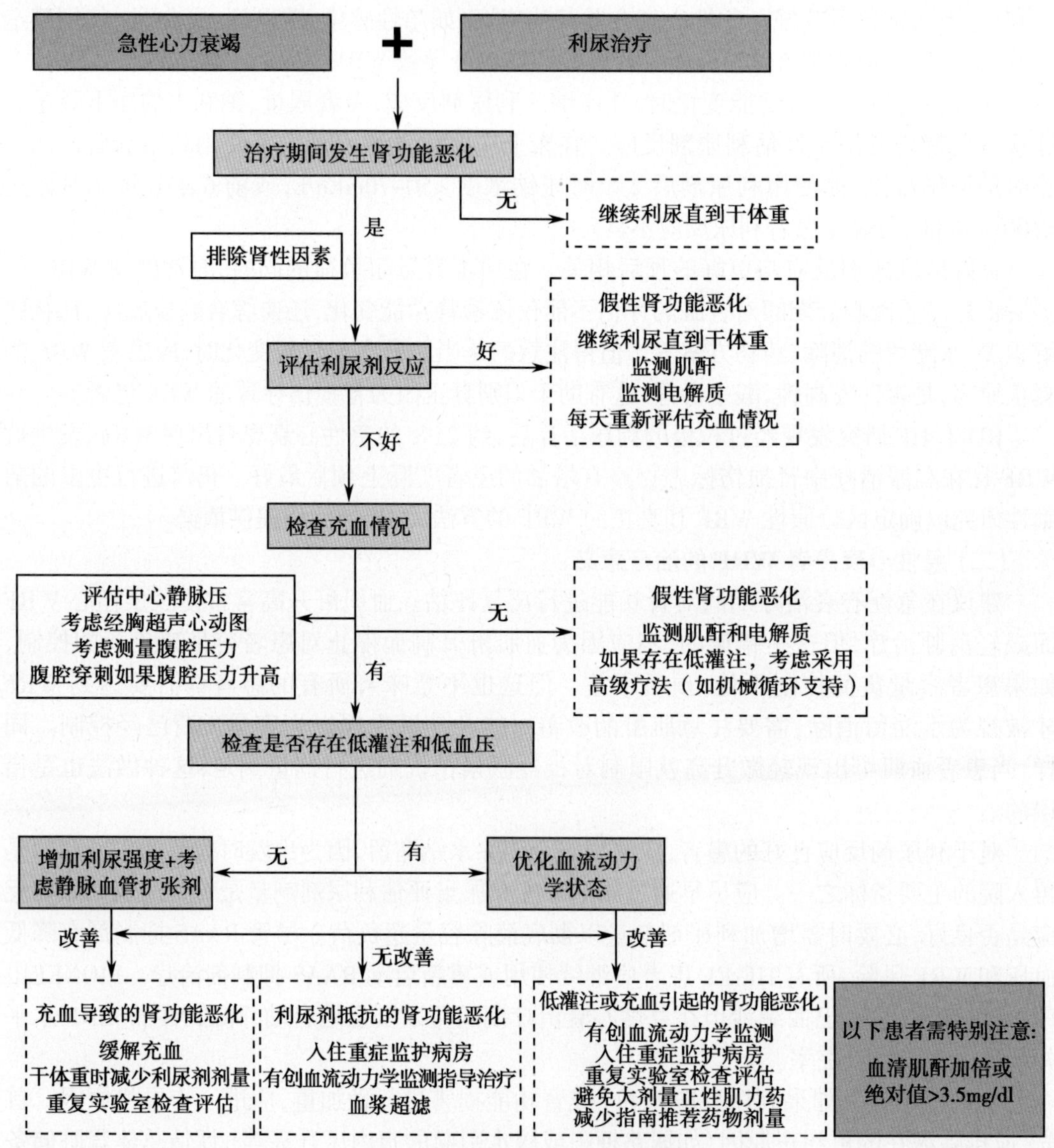

图1 急性心衰WRF的处理流程

三、慢性心衰的肾功能评估

（一）健康人群和心衰患者肾功能的变化

随着年龄增长，肾脏总的 GFR 逐年下降，健康人群 eGFR 平均每年下降 0.6~1ml/(min·1.73m^2)。高血压、糖尿病、肥胖、蛋白尿、使用利尿剂等可引起 GFR 下降速度更快。心衰是 GFR 下降的独立危险因素，研究发现心衰患者发展为 CKD 的风险比健康人群高 2.12 倍。慢性心衰患者尽管单个肾小球滤过率代偿性增加，但功能性肾小球数量随病程逐渐减少，导致 GFR 下降。GISSI-HF 研究报告心衰患者的 GFR 下降速度为每年 2.57ml/(min·1.73m^2)。GFR 下降越快，心衰患者发生不良事件的风险就越高。

（二）指南指导下的药物治疗对肾功能的影响

RAAS 抑制剂和钠 - 葡萄糖共转运蛋白 2(sodium glucose co-transporter 2，SGLT2) 抑制剂等指南推荐的心衰药物能延缓 GFR 的下降速度。WRF 是心衰患者 RAAS 抑制剂剂量不足或停药的最常见原因。心衰合并 CKD 患者，即使出现轻度 eGFR 降低，正确理解指南推荐药物的治疗优势至关重要。

1. 肾素 - 血管紧张素 - 醛固酮和脑啡肽酶抑制剂 合并 CKD 的心衰患者和应用 ACEI 后出现 eGFR 下降的心衰患者，应用 ACEI 仍然是有益的。CONSENSUS 研究中，11% 的依那普利治疗组患者早期血肌酐增加了 1 倍，多数患者继续使用依那普利后血肌酐恢复到基线值的 30% 以内。关于 ARB 的数据较少，但倾向调整分析表明，尽管合并 CKD，ARB 对预后仍然是有益的。尽管 ACEI/ARB 可能引起 eGFR 下降，但改善心衰患者预后的效应持续存在，尤其在合并 CKD 和糖尿病的心衰患者中有明显的肾脏保护作用。低钠血症患者在 ACEI/ARB 启动后更容易发生 WRF，但这类患者往往病情更重，发生 WRF 并不代表 ACEI/ARB 的获益降低。

沙库巴曲缬沙坦可延缓 GFR 的下降速度，且患者利尿剂用量更小，高钾血症的发生率也较低；合并晚期 CKD 的心衰患者使用沙库巴曲缬沙坦仍可降低死亡率。沙库巴曲缬沙坦起始治疗时，可能会出现尿白蛋白 / 肌酐比率增加，但这种现象是可逆的。

醛固酮受体拮抗剂增加高钾血症风险，因此在启动治疗后，对钾的评估是必要的。EMPHASIS-HF 研究表明，eGFR<60ml/(min·1.73m^2) 时，使用醛固酮受体拮抗剂并不会影响对心衰住院和心血管死亡率的获益。与 ACEI/ARB 相似，EMPHASIS-HF 研究表明，醛固酮受体拮抗剂起始治疗可能导致 GFR 下降［调整后的平均差异为 –1.40ml/(min·1.73m^2)］，且给药过程中一直存在。值得注意的是，有关醛固酮受体拮抗剂的试验通常排除了较晚期的 CKD 患者［即 <30ml/(min·1.73m^2)］。合并 CKD 的心衰患者应用醛固酮受体拮抗剂时，应调整口服补钾策略和 RAAS 抑制剂的剂量以降低高钾血症发生率。正在进行的 DIAMOND 研究将评估 Patiromer（不被人体吸收的口服钾黏合剂）是否降低心衰伴高钾血症患者心血管死亡和住院风险。

2. β 受体阻滞剂 β 受体阻滞剂降低 HFrEF 患者的死亡率，不会引起 eGFR 的下降。MERIT-HF 研究表明，GFR 最低的患者使用美托洛尔降低心血管事件风险的作用最好，CKD 患者使用 β 受体阻滞剂能绝对的获益。

3. 其他心衰治疗 SHIFT 研究证实，伊伐布雷定可降低心衰患者住院和心血管死亡，且不会导致 eGFR 下降。多数针对心脏再同步化治疗（CRT）的研究会排除 CKD 4 期和 CKD 5 期的患者，一项研究对近 11 000 例 CKD 3~5 期患者进行倾向匹配分析显示 CRTD 比 ICD 治

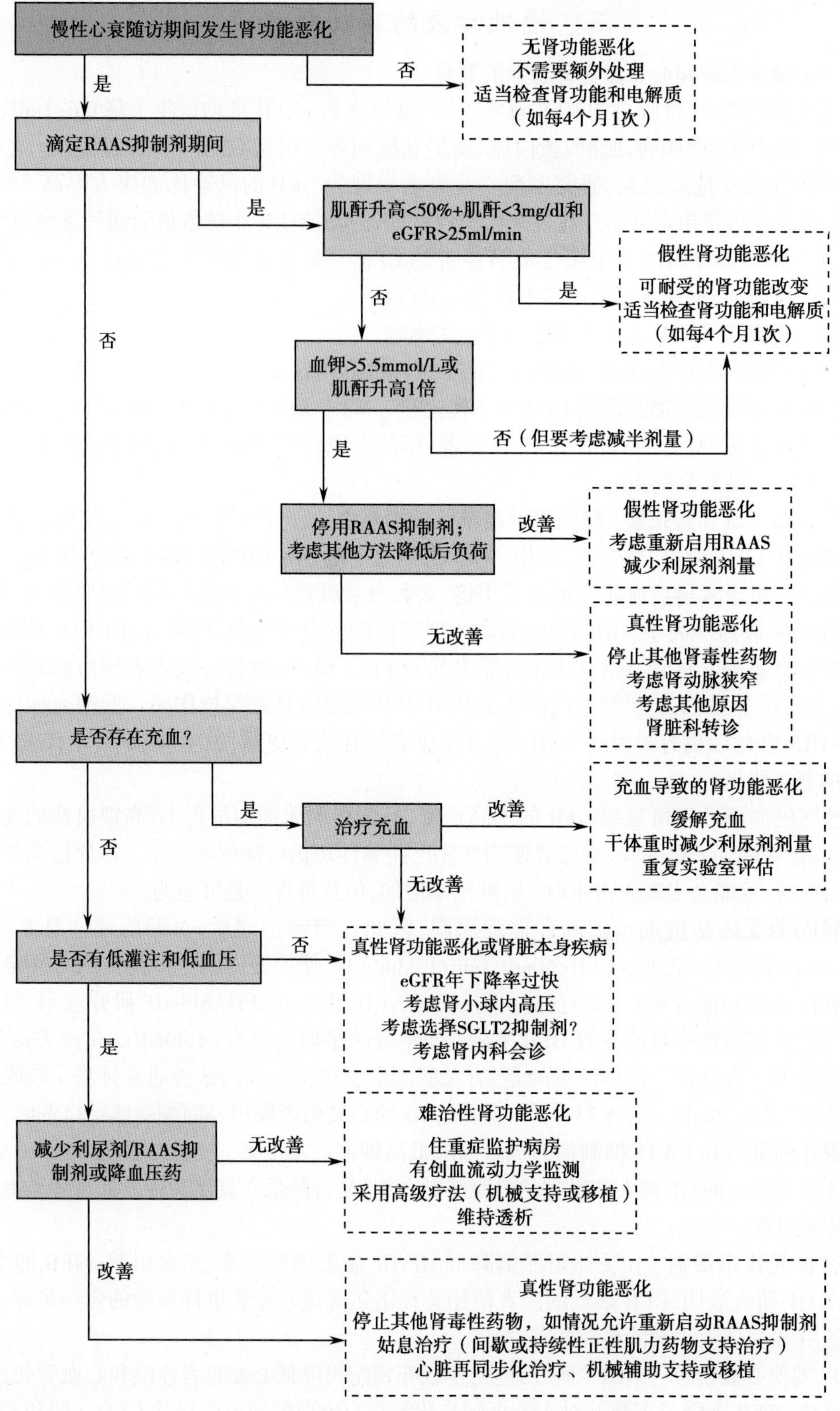

图 2 急性心衰 WRF 的处理流程

疗预后更好，CRT 甚至能够改善 eGFR。

4. **对肾功能有负面影响的治疗** 非甾体抗炎药（NSAIDs）增加肾血管阻力，降低肾血流和 GFR，应慎用或避免使用。HFrEF 患者不建议在 ACEI 基础上联用 ARB 或直接肾素抑制剂，这样会增加 WRF 和高钾血症的风险。不建议使用噻唑烷二酮类药物治疗心衰合并糖尿病，可能加重钠水潴留。某些药物由于钠含量高而有害，心衰指南建议避免（>6g/d）的高盐饮食。

5. **慢性心衰中 WRF 的治疗意义** 心衰患者需定期随访和监测生化指标，以确保药物的安全性和最佳剂量，及时发现并发症和疾病进展。ESC 心衰指南建议，使用稳定剂量的 RAAS 抑制剂的心衰患者至少每 4 个月检测 1 次血肌酐、尿素、eGFR、血钠、血钾；对于 CKD 分期更高的患者，KDIGO 指南建议每 3 个月检测 1 次；在滴定 RAAS 抑制剂期间，指南建议醛固酮受体拮抗剂滴定后 5~7 天和 ACEI 或 ARB 滴定后 2 周内检测血肌酐和血钾。但如此频繁的实验室随访在临床实践中很难执行，目前尚无证据支持使用新的血浆和尿液生物标志物来更好地指导心衰的治疗。慢性心衰伴 WRF 的临床处理流程见图 2。

四、小　结

肾功能受损是心衰预后的强预测指标。科学认识心衰时肾功能的变化，有助于正确评估疾病风险，并采取更进一步治疗。肾功能评估不仅仅是 GFR，对肾小管处理水、钠的能力进行评价，有助于判断利尿剂效应。尽管神经体液拮抗剂可能导致肾小球滤过率的适度恶化，但它们的使用可以改善患者的长期预后。事实上，对肾功能的错误解读可能是导致急性心衰患者不能达到有效缓解、指南推荐药物剂量不达标的重要原因。

（陈运龙　王江　刘小燕）

《2019 应用正性肌力药治疗急性和晚期心力衰竭专家共识》解读

随着人们对心力衰竭(HF)认识的不断深入,心衰的治疗理念也从过去的“强心、利尿、扩血管”逐渐演变为“调节过度激活的神经、内分泌机制”,从改善短期血流动力学转变为长期的修复性策略,从而提高生活质量,改善预后。但这并不意味着“强心药”即正性肌力药物就要退出历史舞台,其在心衰治疗领域仍占不可替代的地位,尤其在改善低血压低灌注的急性 HF(AHF)和晚期 HF(AdvHF)患者症状方面疗效显著。但一系列临床研究表明,部分正性肌力药物不能给 HF 患者带来生存获益,反而增加 HF 的短期和长期死亡风险,这不仅与正性肌力药物的不良反应有关,还与药物的不合理应用密切相关。来自 21 个国家的专家在小组会议上提出的《2019 应用正性肌力药治疗急性和晚期心力衰竭专家共识》于 2019 年 9 月 6 日发表于 *International Journal of Cardiology*,着重阐述了在 AHF 和 AdvHF 治疗中,如何更合理地应用正性肌力药物,下面就这一共识进行解读。

一、正性肌力药物分类及作用机制

正性肌力药物主要分四大类:①β 肾上腺素能激动剂,包括多巴胺、多巴酚丁胺、肾上腺素和去甲肾上腺素等;②磷酸二酯酶Ⅲ抑制剂,包括米力农、依诺昔酮等;③钙离子增敏剂,包括左西孟旦等;④洋地黄类。《2019 应用正性肌力药治疗急性和晚期心力衰竭专家共识》主要介绍了前三类药物。

1. β 肾上腺素能激动剂 通过刺激心肌细胞的 β_1 肾上腺素能受体,使细胞内腺苷酸环化酶(AC)活化,环状单磷酸腺苷(cAMP)合成增加,肌浆网释放 Ca^{2+} 增加,从而增强肌动蛋白 - 肌球蛋白的相互作用,最终使心肌收缩力增强,但同时也增加心肌耗氧量。由于对 β_1 受体亲和力和对其他受体的作用不同,使得它们有不同的药理学特性。

多巴胺以低剂量用药时,主要作用于多巴胺受体,具有选择性扩张肾动脉和内脏血管的作用;以中剂量给药时,可激动 β_1 受体,发挥正性肌力作用,增加心排出量;以高剂量给药时,可激动 α 受体,具有收缩血管作用。

多巴酚丁胺主要作用于 β_1 受体,而对 β_2 和 α 受体的作用极小。多巴酚丁胺以低剂量给药时,发挥正性肌力作用和轻度血管扩张作用,增加每搏输出量和心排血量,轻度降低全身血管阻力和肺毛细血管楔压,改善外周灌注,缓解心衰症状;以高剂量给药时,发挥正性肌力、变时作用和轻度的血管收缩作用。

去甲肾上腺素作用于 α_1 受体,可使血管收缩,升压作用明显,对心率影响较小,可以与经典的正性肌力药联用以治疗心源性休克(CS),恢复血压,还可与多巴酚丁胺或血管扩张剂联用,避免低血压。

肾上腺素对 α_1 受体和 β_1 受体均有很强的激动作用,可显著升高血压、增快心率。以低剂量使用时,会引起血管扩张;以高剂量使用时,可发挥正性肌力和收缩血管的作用。

它主要用于心搏骤停。但在治疗 CS 时，肾上腺素可能会导致乳酸性酸中毒，增加患者死亡率。

2. **磷酸二酯酶（PDE）Ⅲ抑制剂** 通过抑制与肌浆网相关的 PDE Ⅲ的分解，使心肌细胞内 cAMP 增加，细胞内 Ca^{2+} 浓度增加，心肌收缩力增强。另外，其还通过影响血管平滑肌细胞，使外周血管和肺血管扩张，周身血管和肺血管阻力下降。其药理学特性增加了终末器官在血管阻力增加时的耐受性。

PDE 抑制剂的作用位点在 β_1 受体的下游，不受 β 受体阻滞剂的限制，对于长期应用 β 受体阻滞剂的慢性 HF 急性失代偿患者是一种合适的选择。

3. **钙离子增敏剂** 不增加细胞内 Ca^{2+} 浓度，通过与心肌肌钙蛋白 C（TnC）结合，增加 TnC 与 Ca^{2+} 复合物的构象稳定性，促进横桥与细肌丝的结合，增强心肌收缩力而不增加心肌耗氧量，不影响心脏舒张功能；同时激活血管平滑肌细胞中三磷腺苷（ATP）敏感的 K^+（K_{ATP}）通道，扩张组织血管；更高剂量时，可作为磷酸二酯酶抑制剂发挥作用。研究发现，左西孟旦可保护心肌、肾、肝和神经细胞免受缺血 / 再灌注损伤，还有抗炎和抗氧化作用，这些特性似乎主要与线粒体中 K_{ATP} 通道激活有关。还有研究发现，左西孟旦可阻止心肌细胞凋亡和重构。与其他正性肌力药物相比，左西孟旦在停药后数天仍可持续发挥作用，这与其活性代谢产物 OR-1896 半衰期较长有关。严重肾功能不全可使 OR-1896 半衰期延长至 1.5 倍，由此进一步延长了左西孟旦的作用时间。

二、正性肌力药物药理特性比较

不同正性肌力药物作用机制不同，产生的生物学效应也不相同，甚至同一药物不同剂量也会产生不同的生物学效应。表 1 对不同正性肌力药物的药理特性进行了比较。正性肌力性药物，除了增加心肌收缩力，还具有血管活性作用，可引起血管收缩（如去甲肾上腺素、肾上腺素和大剂量多巴胺）或血管扩张（如 PDE 抑制剂、左西孟旦和小剂量多巴酚丁胺）。在临床选择药物时，医师应充分考虑药物的不同特点做到有的放矢。

另外，正性肌力药物也是一把“双刃剑”，正性肌力药物时所带来的不良事件风险更不容忽视。多巴胺可诱发快速性心律失常，尤其是在高剂量应用时。多巴酚丁胺除了可诱发快速性心律失常外，在低剂量时还可因扩张血管作用引起低血压。去甲肾上腺素可引起心肌供氧需求不平衡、增加全身血管阻力，间接诱发心律失常。肾上腺素的不良反应包括快速性心律失常、心肌缺血以及全身性或肺动脉高压。米力农可能会导致快速性心律失常和低血压，肾功能受损或恶化的患者应谨慎使用。左西孟旦可能引起心律失常（房颤最常见）和低血压，与其他正性肌力药相比，不会使心肌细胞钙超载，所以致心律失常作用不明显，若不使用负荷剂量，这两种不良反应是可以避免或者减少发生的。我国 2019 年《心力衰竭合理用药指南》也建议，对于收缩压 <100mmHg 的患者，左西孟旦不需负荷剂量，可直接用维持剂量静脉滴注，防止发生低血压。

总之，应用正性肌力药物过程中，应密切监测血压、心率、心律、血流动力学及临床状态变化，病情稳定后应尽快停用。

三、正性肌力药物在急性心衰（AHF）中的应用

AHF 表现为 HF 症状和体征迅速发生或急性加重，有明显的血流动力学紊乱，常危及生命，需立即给予医疗干预。流行病学研究表明，低心排出量和外周脏器灌注不足的患者

表1　不同正性肌力药物特性比较

	肾上腺素能受体激动剂				钙增敏剂	PDE Ⅲ拮抗剂
	多巴胺	多巴酚丁胺	去甲肾上腺素	肾上腺素	左西孟旦	米力农
作用机制	D>β； HD，α	$\beta_1>\beta_2>\alpha$	$\alpha>\beta_1>\beta_2$	$\beta_1=\beta_2>\alpha$	钙增敏作用；HD，抑制PDE Ⅲ	抑制PDE Ⅲ
正性肌力	↑↑	↑↑	与正性肌力药联合应用	↑↑	↑	↑
扩张动脉	↑↑（肾脏，LD）	↑	0	↑	↑↑	↑↑↑
收缩血管	↑↑（HD）	↑（HD）	↑↑	↑（HD）	0	0
扩张肺血管		↑或0	↓或0（高PVR）	↓或0（高PVR）	↑↑	↑↑
半衰期	2分钟	2.4分钟	3分钟	2分钟	1小时，3小时（活性代谢物，80小时）	2小时，5小时
静脉输注剂量/（$\mu g \cdot kg^{-1} \cdot min^{-1}$）	<3（LD）：扩张肾动脉 3~5：正性肌力 >5（HD）：收缩血管	1~20 <5（LD）：正性肌力，轻度扩张血管 >10（HD）：正性肌力，变时性，轻度收缩血管	0.02~10	0.05~0.5 <0.01（LD）：扩张血管 0.05~0.5（HD）：正性肌力，收缩血管	0.05~0.2	0.375~0.75
负荷剂量	无	无	无	1mg/3~5min（心肺复苏）	6~12μg/kg持续10分钟以上（仅在血容量正常状态下可用）	25~75μg/kg持续10~20分钟以上
不良反应	低血压（LD） 快速性心律失常（HD）	低血压（LD） 快速性心律失常；心肌缺血	快速性心律失常；高血压；头疼	快速性心律失常；心肌缺血；乳酸性酸中毒；肢端发冷；肺水肿；脑出血	负荷剂量时，快速性心律失常（房颤多见）；低血压；头疼；低钾血症	快速性心律失常；低血压；头疼；肾功能受损或恶化者慎用

注：D，多巴胺受体；LD，低剂量；HD，高剂量；PDE，磷酸二酯酶；PVR，肺血管阻力。

在 AHF 中不到 10%，但这类患者预后最差，死亡率最高。因此，在治疗 AHF 时，稳定血流动力学状态、纠正低氧、维护脏器灌注和功能至关重要。与之相似，《2018 中国心力衰竭诊断和治疗指南》和《2016 ESC 急性和慢性心力衰竭诊疗指南》也建议：对低血压即收缩压 <90mmHg 和 / 或组织器官低灌注的患者应用正性肌力药物以增加心排出量，缓解组织低灌注，维持重要脏器的功能（Ⅱb，C）。但该药应短期低剂量静脉应用。

（一）判断 AHF 患者组织器官灌注不足是 AHF 诊疗的关键

在诊治 AHF 时，可通过患者临床表现和实验室检查判断外周组织器官低灌注，包括持续性低血压、四肢湿冷、皮肤花斑、意识状态改变、少尿、心脏指数减低、血清乳酸升高、血清转氨酶升高、血氧饱和度降低等。此外，即使在无低血压的情况下，AHF 交感神经过度激活也会引起严重的周围血管收缩以致外周组织灌注不足。同时，还应判断血管内容量。以下征象有助于排除低血容量：中心静脉压正常或升高，无下腔静脉扩张，快速补液试验阴性或被动抬腿试验阴性。

（二）正确选择和应用正性肌力药物

应及时进行 AHF 的可治疗的病因的诊断和处理，如急性冠状动脉综合征（ACS）、肺栓塞、心肌梗死机械并发症、心律失常或瓣膜疾病。在病因治疗中，正性肌力药物可作为联合治疗或桥接治疗。此外，还应该寻找正性肌力药物的替代治疗，如机械循环支持包括临时性心室辅助装置或体外膜肺氧合（ECMO），特别是对正性肌力药物反应不佳的患者。

当确定患者为正性肌力药物适应证时，应根据患者病史、用药情况、血流动力学状况和合并症选择适当的正性肌力药物。

1. 根据患者病史选择正性肌力药物 OPTIME-CHF 研究评估了米力农在不同病因失代偿 HF 中的疗效。研究纳入了 949 名失代偿射血分数减低 HF（HFrEF）患者，随机分为米力农组和安慰剂组，接受 48~72 小时静脉用药，主要终点为 60 天内因心血管原因住院的天数。事后分析发现，调整基线差异后，在缺血性 HF 患者中，与安慰剂组比，米力农组在主要终点、死亡或再住院复合事件方面结局更差；而在非缺血性 HF 患者中，米力农组在主要终点、死亡或再住院复合事件方面结局优于安慰剂组。潜在机制可能是米力农增加缺血性 HF 心肌收缩力和心脏功能的同时，也促进了冬眠心肌细胞凋亡和加速 HF 进展。因此，米力农不适用于缺血性心脏病的治疗。而关于左西孟旦，不同的荟萃分析均显示可改善 HF 患者生存状况。目前，已经完成的左西孟旦相关研究包括急性失代偿性 HF、AdvHF、右 HF、CS、败血性休克以及心脏或非心脏手术。一项荟萃分析对来自 15 个不同的国际研究小组的 25 项荟萃分析的数据进行了重新分析，评估了左西孟旦对不同 HF 患者死亡风险的影响，研究共纳入 6 000 多名患者。结果显示，左西孟旦显著降低 HF 患者死亡风险。因此，有学者认为应用正性肌力药物治疗缺血性 HF 患者时，优选左西孟旦或多巴酚丁胺。

另外，对于右心衰竭和 / 或肺动脉高压患者，优选米力农和左西孟旦，因其具有扩张肺血管作用。

2. 根据用药情况选择正性肌力药物 左西孟旦和米力农的作用不依赖 β 受体，因此两者对应用 β 受体阻滞剂的患者有更好作用效果；同样，对 β_1 受体下调的 HF 患者也是如此。类似地，《2016 ESC 急性和慢性心力衰竭诊疗指南》也建议（Ⅱb，C）：如果认为 β 受体阻滞剂导致低血压和灌注不足，可静脉注射左西孟旦或 PDE Ⅲ抑制剂逆转 β 受体阻滞剂的作用。

3. 根据血流动力学状况选择正性肌力药物 对于血流动力学紊乱的持续性低血压患者，除了扩张血容量以外，还可应用去甲肾上腺素维持血压稳定，可与有血管扩张作用的正性肌力药（如多巴酚丁胺或左西孟旦）联用，以增强心脏收缩力，维持血压稳定的同时保证组织灌注，随着心功能改善可停用升压药。《2016 ESC 急性和慢性心力衰竭诊疗指南》（Ⅱb，B）也建议：CS 患者在应用其他正性肌力药物基础上，仍可考虑使用升压药以升高血压和增加重要器官灌注，首选去甲肾上腺素。

4. 根据合并症选择正性肌力药物　对于原发性肾功能不全的患者，应考虑使用米力农和左西孟旦；对于 AHF 相关的心肾综合征患者，左西孟旦可能是更好的选择。一项小型单中心双盲随机对照研究评估了左西孟旦对急性失代偿性 HF 合并中度肾功能不全患者肾功能的影响。研究纳入了 21 名 HF 患者，射血分数（EF）<40%、肺毛细血管楔压（PCWP）>20mmHg、肾小球滤过率（GFR）为 30~60ml/（min·1.73m^2），在 HF 标准化治疗基础上，以 2∶1 方案随机分为左西孟旦组［给予负荷剂量 6μg/kg 持续 10 分钟，然后以 0.1μg/（kg·min）剂量持续静脉输注 24 小时］和安慰剂组。结果表明，左西孟旦可改善肾小球滤过率，增加肾血流量和肾动脉内径。潜在机制可能是左西孟旦具有选择性肾动脉和静脉血管舒张作用，从而保护肾脏。在其他基础研究和临床研究中，左西孟旦也显示出肾脏保护作用。

SURVIVE 研究是一项国际多中心随机双盲研究，比较了左西孟旦和多巴酚丁胺对重症 ADHF 预后的影响。研究共纳入 1 134 名需要正性肌力药物治疗的重症急性失代偿 HF（EF<30%，收缩压≥85mmHg）患者，其中 46% 存在 AHF 相关的肝功能异常。结果表明，与多巴酚丁胺比，左西孟旦可降低早期血浆 B 型利钠肽（BNP）水平，事后分析表明早期 BNP 降低可以预测短期和长期的死亡风险。因此，对于 AHF 相关肝功能异常的患者，左西孟旦似乎优于多巴酚丁胺。

我国 2019 年《心力衰竭合理用药指南》指出，左西孟旦在严重肾功能不全或中度肝功能不全受试者中的药代动力学分布无改变，但其代谢产物的消除时间延长。

（三）正性肌力药物在心源性休克（CS）中的应用

CS 是 AHF 最严重的表现形式，特征是严重循环衰竭，伴有低血压和器官灌注不足。CS 最常见的病因是急性冠脉综合征，其他原因包括慢性心力衰竭（CHF）、瓣膜疾病、心肌炎、Tako-Tsubo 综合征。其预后不良，短期死亡率约 40%。除了针对病因治疗外，还可应用正性肌力药物和血管收缩药物以增加心肌收缩力，同时维持血压保证组织灌注，纠正血流动力学紊乱。

SOAP-Ⅱ研究比较了多巴胺和去甲肾上腺素作为血管收缩剂对休克患者预后的影响。结果显示：在 CS 亚组中，去甲肾上腺素组 28 天病死率和心律失常发生率均明显低于多巴胺组。Optima CC 研究比较了在继发于急性心肌梗死的 CS 患者应用肾上腺素和去甲肾上腺素的有效性和耐受性。结果显示：肾上腺素与去甲肾上腺素维持动脉压和心脏指数的作用相似，但肾上腺素诱发难治性休克的风险更高。一项荟萃分析评估了肾上腺素对 CS 短期死亡率的影响，研究共纳入 2 583 名 CS 患者。结果显示：CS 应用肾上腺素纠正血流动力学紊乱使死亡风险增加 3 倍。这可能由于与其他正性肌力药物和血管收缩药物相比，肾上腺素可使神经内分泌过度激活以致心肌、肾脏受损。

因此，CS 首选去甲肾上腺素维持血压。而在《2018 中国心力衰竭诊断和治疗指南》中也有类似推荐（Ⅱb，B）。

另外，有研究比较了心脏外科术后 CS 停用体外生命支持时应用正性肌力药物对患者的影响。结果显示：与米力农相比，左西孟旦可使患者获益且不增加去甲肾上腺素用量。Cochrane 系统数据库数据表明，在 CS 短期生存获益方面，左西孟旦优于多巴酚丁胺，但未转化为显著的长期生存获益，而且分析中的一些研究证据级别较低。对 GREAT 网络进行倾向性得分匹配分析显示，在严重 CS 中，与单用血管收缩药比，联用血管收缩药（肾上腺素、去甲肾上腺素或多巴胺）和血管扩张性正性肌力药（多巴酚丁胺、左西孟旦或 PDE 抑制剂）可降低患者的短期死亡率。

四、正性肌力药物在晚期心衰（AdvHF）中的应用

AdvHF 占 HF 的 1%~10%，2018 年 ESC 心衰分会更新了 AdvHF 定义。AdvHF 患者有严重和持续的 HF 症状，常对药物治疗无反应，状态较差，运动能力明显受限制，生活质量（QoL）明显受损，多器官（如肾、肝）功能进行性恶化，不能耐受治疗，需要反复住院，常需反复应用正性肌力药物。

几项小规模临床研究发现，左西孟旦可改善 AdvHF 患者的左心室功能，调节神经激素和免疫激活，且不增加心肌损伤，间断反复输注可改善患者临床表现、生活质量、血流动力学。一项荟萃分析显示，在尽可能长的随访期内，重复或间断应用左西孟旦可显著降低 AdvHF 患者的死亡率。

然而，两项多中心随机对照研究结果不尽相同。LevoRep 研究评估了左西孟旦对间断门诊治疗 AdvHF 的有效性和安全性。研究纳入 120 名 AdvHF 门诊患者（EF≤35%，NYHA 心功能分级Ⅲ~Ⅳ级），随机分为左西孟旦组［0.2μg/（kg·min）］或安慰剂组，在标准化护理基础上，每 2 周给予持续 6 小时静脉用药，持续 6 周，随访 24 周。结果显示：与安慰剂相比，左西孟旦间断治疗 AdvHF 患者的心脏功能和生活质量无明显改善。LION-HEART 研究评估了左西孟旦间断静脉门诊治疗 AdvHF 的有效性和安全性。研究纳入 69 名 AdvHF 门诊患者（EF≤35%），按 2∶1 随机分为左西孟旦组［0.2μg/（kg·min）］或安慰剂组，每 2 周给予持续 6 小时静脉用药，持续 12 周。研究表明：与安慰剂组比，左西孟旦可显著降低 AdvHF 门诊患者 N 末端 B 型利钠肽原（NT-proBNP）水平及 HF 住院率，不良反应发生率相似。一项荟萃分析纳入了 6 个研究的 319 名 AdvHF 患者，结果显示：左西孟旦重复或间断性治疗 AdvHF 可显著降低患者 3 个月的 HF 再住院风险。

因此，及时识别 AdvHF 患者失代偿的体征和症状，重复或间断性给予此类患者左西孟旦治疗或可改善患者功能，降低 HF 住院风险，但仍需更多证据。

五、正性肌力药物对患者报告结局（PRO）的影响

虽然随机研究仍无有力证据证明正性肌力药物可改善 HF 患者生存终点，但其在 AHF 和 AdvHF 的治疗中仍有着不可替代的作用，因为其确实可以改善患者的症状。有研究采用欧洲五维健康量表（EQ-5D）和明尼苏达州 HF 患者 QoL 调查表（MLHFQ）以及视觉模拟评估法（VAS）分别评估了 AdvHF 患者对改善 QoL 和延长预期寿命的偏好。结果显示，与延长寿命比，大多数 HF 患者更重视改善 QoL；且这两组患者预期寿命无差异。因此，在治疗 AdvHF 患者时，评估正性肌力药物对 PRO 影响同样重要。但大型随机研究对此影响尚未做充分评估。

结构合理且易自行管理的调查问卷是评估患者 QoL 的关键，也是实现评估正性肌力药物对 PRO 影响的关键。影响患者 QoL 的因素很多，包括中枢和外周充血的症状，神经内分泌和炎症的激活，外周肌肉灌注不足导致的功能受损，合并症（如贫血和肺部疾病），消瘦和恶病质，心理障碍和抑郁以及社会地位等。QoL 还是 CHF 预后的独立预测因子，QoL 受损与低生存率和高不良事件发生率相关。SHIFT-HF 研究评估了应用伊伐布雷定控制心率对中重度 HF（EF≤35%，有心衰症状且 NYHA 心功能Ⅱ~Ⅳ级，心率≥70bpm）患者症状和 QoL

的影响。结果显示，在安慰剂组中，患者QoL受损与心血管死亡和HF住院的主要复合终点发生风险增加显著相关。但QoL问卷在评估AHF患者预后中的作用有限。研究表明，在门诊或在家中间歇性应用小剂量多巴酚丁胺治疗难治性AdvHF患者可改善患者QoL，且不影响患者生存率。小型临床研究也表明，反复应用左西孟旦可以改善AdvHF患者的功能和QoL。但LevoRep研究和LION-HEART研究结论不一。

因此，评估正性肌力药物对PRO的影响可能对HF患者治疗有重要的指导意义，仍需更多研究去探寻。

六、正性肌力药物在失代偿HF中的应用流程

对于失代偿HF患者，应用正性肌力药物时，临床医师应考虑三个问题：①是否真正需要正性肌力药物？②哪种正性肌力药物最适合？③何时停用正性肌力药物？（图1）

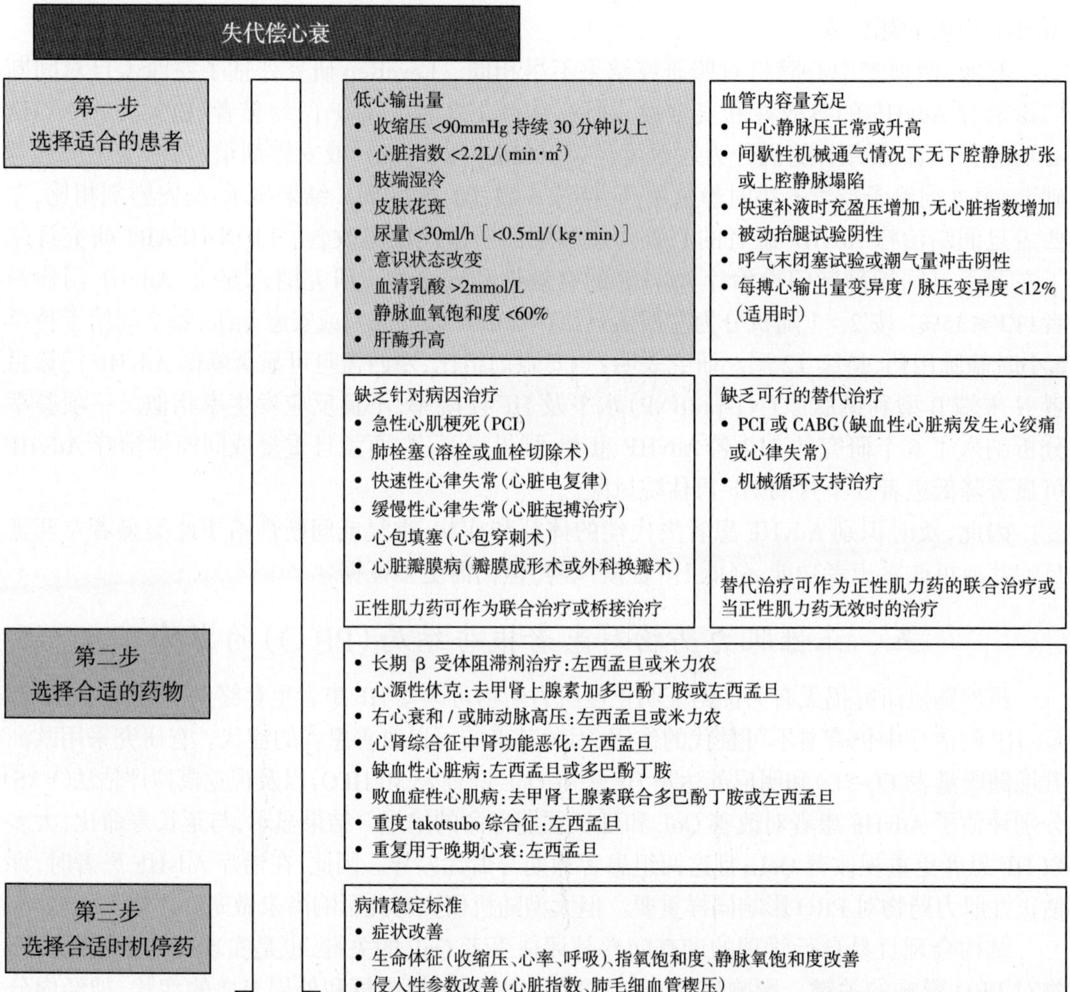

失代偿心衰

第一步 选择适合的患者

低心输出量
- 收缩压 <90mmHg 持续30分钟以上
- 心脏指数 <2.2L/(min·m²)
- 肢端湿冷
- 皮肤花斑
- 尿量 <30ml/h [<0.5ml/(kg·min)]
- 意识状态改变
- 血清乳酸 >2mmol/L
- 静脉血氧饱和度 <60%
- 肝酶升高

血管内容量充足
- 中心静脉压正常或升高
- 间歇性机械通气情况下无下腔静脉扩张或上腔静脉塌陷
- 快速补液时充盈压增加，无心脏指数增加
- 被动抬腿试验阴性
- 呼气末闭塞试验或潮气量冲击阴性
- 每搏心输出量变异度/脉压变异度 <12%（适用时）

缺乏针对病因治疗
- 急性心肌梗死（PCI）
- 肺栓塞（溶栓或血栓切除术）
- 快速性心律失常（心脏电复律）
- 缓慢性心律失常（心脏起搏治疗）
- 心包填塞（心包穿刺术）
- 心脏瓣膜病（瓣膜成形术或外科换瓣术）

正性肌力药可作为联合治疗或桥接治疗

缺乏可行的替代治疗
- PCI或CABG（缺血性心脏病发生心绞痛或心律失常）
- 机械循环支持治疗

替代治疗可作为正性肌力药的联合治疗或当正性肌力药无效时的治疗

第二步 选择合适的药物

- 长期β受体阻滞剂治疗：左西孟旦或米力农
- 心源性休克：去甲肾上腺素加多巴酚丁胺或左西孟旦
- 右心衰和/或肺动脉高压：左西孟旦或米力农
- 心肾综合征中肾功能恶化：左西孟旦
- 缺血性心脏病：左西孟旦或多巴酚丁胺
- 败血症性心肌病：去甲肾上腺素联合多巴酚丁胺或左西孟旦
- 重度takotsubo综合征：左西孟旦
- 重复用于晚期心衰：左西孟旦

第三步 选择合适时机停药

病情稳定标准
- 症状改善
- 生命体征（收缩压、心率、呼吸）、指氧饱和度、静脉氧饱和度改善
- 侵入性参数改善（心脏指数、肺毛细血管楔压）
- 血清乳酸降低
- 恢复利尿
- 多普勒超声参数改善

图1 应用正性肌力药物治疗失代偿性心力衰竭的实践推荐

PCI：经皮冠脉介入术；CABG：冠状动脉旁路移植术。

七、小　结

不同正性肌力药可通过不同的机制发挥作用；同一药物不同剂量发挥的作用也不同。正性肌力药物可有效改善 AHF 和 AdvHF 患者的血流动力学状态和临床症状，是治疗 HF 的重要工具。但药物的不良反应和不恰当使用，使正性肌力药物与短期、长期死亡率增加相关。需正确识别低血压和 / 或组织器官低灌注的患者，依患者病情选择合适的正性肌力药物，且短期低剂量应用。其中，左西孟旦的特殊药理和药代动力学作用，使其在临床中更具优势，但目前的证据主要基于观察性研究、小型随机研究和荟萃分析。正性肌力药物可缓解 AdvHF 症状并改善其 QoL，基于门诊或家庭的反复输注可能会降低 AdvHF 患者住院率，而住院率的降低也是影响患者 QoL 以及疾病总体预后的关键因素。左西孟旦的代谢产物具有长效的生物学活性，可在停药后的数天里持续发挥生物学效应，对于 AdvHF 患者在此种模式下的治疗更具优势，但仍需更多有力的随机研究证据支持。

（张瑶）

参考文献

[1] FARMAKIS D, AGOSTONI P, BAHOLLI L, et al. A pragmatic approach to the use of inotropes for the management of acute and advanced heart failure: An expert panel consensus [J]. Int J Cardiol, 2019, 297: 83-90.

[2] FARMAKIS D, ALVAREZ J, GAL T B, et al. Levosimendan beyond inotropy and acute heart failure: evidence of pleiotropic effects on the heart and other organs: an expert panel position paper [J]. Int J Cardiol, 2016, 222: 303-312.

[3] 国家卫生计生委合理用药专家委员会，中国药师协会 . 心力衰竭合理用药指南[J]. 中国医学前沿杂志(电子版)，2019, 11(7): 1-78.

[4] 中华医学会心血管病学分会心力衰竭学组 . 中国心力衰竭诊断和治疗指南 2018 [J]. 中华心血管病杂志，2018, 10(46): 760-789.

[5] PONIKOWSKI P, VOORS A A, ANKER S D, et al. ESC Scientific Document Group, 2016 ESC guidelines for the diagnosis and treatment of acute and chronic heart failure: the task force for the diagnosis and treatment of acute and chronic heart failure of the European Society of Cardiology (ESC) developed with the special contribution of the Heart Failure Association (HFA) of the ESC [J]. Eur Heart J, 2016, 37 (27): 2129-2200.

[6] FELKER G M, BENZA R L, CHANDLER A B, et al. Heart failure etiology and response to milrinone in decompensated heart failure: results from the OPTIME-CHF study [J]. J Am Coll Cardiol, 2003, 41 (6): 997-1003.

[7] POLLESELLO P, PARISSIS J, KIVIKKO M, et al. Levosimendan meta-analysis: is there a pattern in the effect on mortality? [J]. Int J Cardiol, 2016, 209: 77-83.

[8] LOHSE M J, ENGELHARDT S, ESCHENHAGEN T. What is the role of beta-adrenergic signaling in heart failure? [J]. Circ Res, 2003, 93 (10): 896-906.

[9] PIRRACCHIO R, PARENICA J, RESCHE RIGON M, et al. GREAT network. The effectiveness of inodilators in reducing short term mortality among patient with severe cardiogenic shock: a propensity-based analysis [J]. PLoS One, 2013, 8 (8): e71659.

[10] FEDELE F, BRUNO N, BRASOLIN B, et al. Levosimendan improves renal function in acute decompensated heart failure: possible underlying mechanisms [J]. Eur J Heart Fail, 2014, 16 (3): 281-288.

[11] MEBAZAA A, NIEMINEN M S, PACKER M, et al. Levosimendan vs dobutamine for patients with acute decompensated heart failure: the SURVIVE Randomized Trial [J]. JAMA, 2007, 297: 1883-1891.

[12] DE BACKER D, BISTON P, DEVRIENDT J, et al. SOAP II Investigators. Comparison of dopamine and norepinephrine in the treatment of shock [J]. N Engl J Med, 2010, 362 (9): 779-789.

[13] LEVY B, CLERE-JEHL R, LEGRAS A, et al. collaborators, Epinephrine versus norepinephrine for cardiogenic shock after acute myocardial infarction [J]. J Am Coll Cardiol, 2018, 72 (2): 173-182.

[14] LE OPOLD V, GAYAT E, PIRRACCHIO R, et al. Epinephrine and short-term survival in cardiogenic shock: an individual data meta-analysis of 2583 patients [J]. Intensive Care Med, 2018, 44(6): 847-856.

[15] JACKY A, RUDIGER A, KRÜGER B, et al. Comparison of levosimendan and milrinone for ECLS weaning in patients after cardiac surgery-a retrospective before-and-after study [J]. J Cardiothorac Vasc Anesth, 2018, 32(5): 2112-2119.

[16] ALTENBERGER J, PARISSIS J T, COSTARD-JAECKLE A, et al. Efficacy and safety of the pulsed infusions of levosimendan in outpatients with advanced heart failure (LevoRep) study: a multicentre randomized trial [J]. Eur J Heart Fail, 2014, 16(8): 898-906.

[17] COMÍN-COLET J, MANITO N, SEGOVIA-CUBERO J, et al. LION-HEART Study Investigators. Efficacy and safety of intermittent intravenous outpatient administration of levosimendan in patients with advanced heart failure: the LION-HEART multicentre randomised trial [J]. Eur J Heart Fail, 2018, 20(7): 1128-1136.

[18] KRAAI I H, VERMEULEN K M, LUTTIK M L, et al. Preferences of heart failure patients in daily clinical practice: quality of life or longevity? [J]. Eur J Heart Fail, 2013, 15(10): 1113-1121.

[19] EKMAN I, CHASSANY O, KOMAJDA M, et al. Heart rate reduction with ivabradine and health related quality of life in patients with chronic heart failure: results from the SHIFT study [J]. Eur Heart J, 2011, 32(19): 2395-2404.

2019年SCAI《心源性休克分类临床专家共识声明》解读

心源性休克(cardiac shock,CS)作为心血管领域的急危重症饱受关注和重视,然而长期以来缺乏标准、可靠的分类、分期来指导和规范临床实践和临床研究。2019年5月美国心血管造影和介入学会(SCAI)发布了备受瞩目的《心源性休克分类临床专家共识声明》,对CS提出了新的分类方法,该共识同时得到了美国心脏病学会(ACC)、美国心脏协会(AHA)、美国重症医学会(SCCM)和美国胸外科医师学会(STS)的认可。现简要解读如下。

一、心源性休克新分类诞生的临床背景

虽然急性心肌梗死是CS最主要的病因,占所有CS的70%,但CS患者仍属于异质性群体,其预后和转归因病因、疾病严重程度和合并症而异,CS的疾病谱涵盖了孤立性心肌功能障碍导致休克的高风险患、严重多器官功能障碍和血流动力学衰竭的重症患者、以及正在经历心搏骤停的患者。不同亚群的患者(包括非缺血病因亚群)对治疗的反应和结局差异显著。同时,CS相关临床研究设计也因缺乏统一分类标准而导致研究设计有较大难度,研究结果解读存在偏差。临床治疗ST段抬高型心肌梗死(STEMI)最重要的进展之一就是急诊介入再灌注治疗,其有效地降低了死亡率和心力衰竭发生率,然而再灌注治疗前后发生CS的30天死亡率仍高达40%~50%。从早期的主动脉内球囊反搏(IABP)到新近各种昂贵的左心辅助装置(PLVAD)及体外膜肺氧合(ECMO)等经皮机械循环支持器械的应用,均无随机对照研究证实能有效降低死亡率,提示原有分级系统判定或许并不能非常准确反映CS的疾病严重程度。因此,迫切需要对CS进行更为详细的分类,以指导治疗并预测结果。正是在这种背景下,SCAI组织了包括心脏病学(介入、晚期心力衰竭和无创)、急诊医学、重症医学和心脏护理等专业的多学科专家组,提出了CS的新分类模式。

二、心源性休克新分类的具体内容

CS新分类遵循以下原则:①简单易懂,不需计算。②适合快速评估。CS患者病情经常发生急剧恶化,因此新分类模式必须适合多学科医师根据患者临床表现在床旁进行快速评估,并可随病情变化进行反复评估。③适合对回顾性数据或既往临床试验进行分析,评价不同类别CS是否结局不同。同时找出既往临床试验之间的差异,解释器械辅助治疗是否获益,也为未来设计临床试验提供指导。④新分类模式应该具有预测预后的价值,能够反映不同CS类别之间不同的致残率和死亡率。CS的SCAI新分类如下(图1):

1. A期——风险期 患者未出现CS症状和体征,但是存在进展为CS的风险。患者无明显自觉症状,体格检查和实验室检查可正常。非ST段抬高型心肌梗死、陈旧性心肌梗死、收缩性或舒张性心功能不全失代偿等都可能处于A期。通常前壁和大面积心肌梗死患者CS风险高,但是存在基础左心室功能不全的患者小面积心肌梗死也可发生CS。

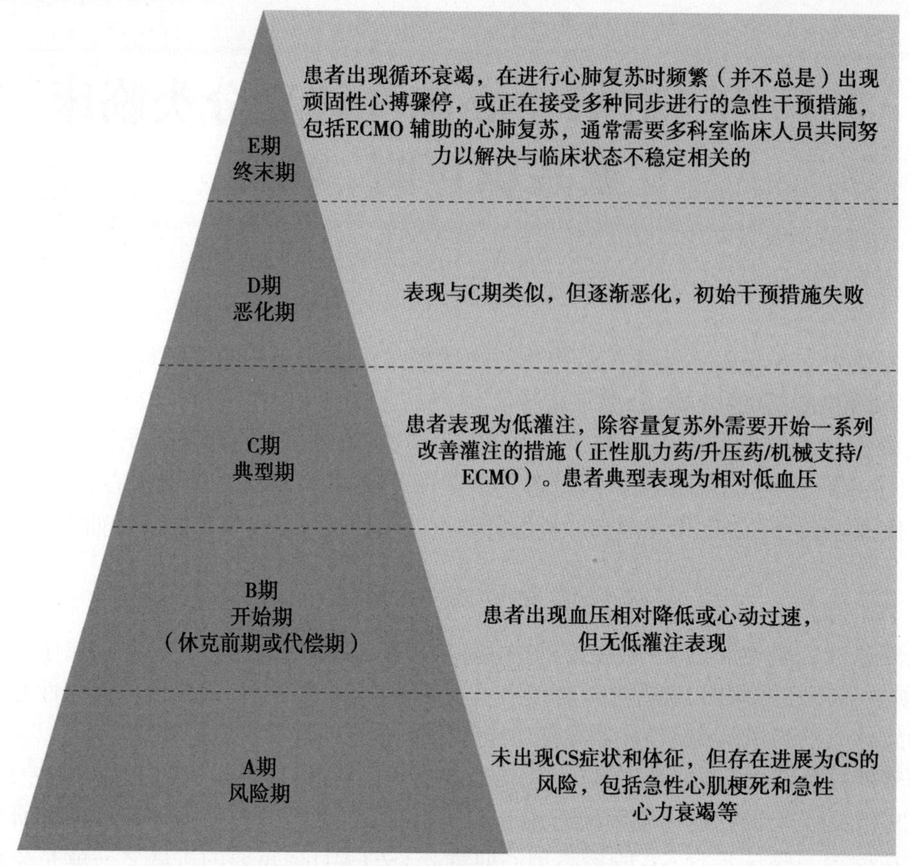

E期
终末期
患者出现循环衰竭，在进行心肺复苏时频繁（并不总是）出现顽固性心搏骤停，或正在接受多种同步进行的急性干预措施，包括ECMO 辅助的心肺复苏，通常需要多科室临床人员共同努力以解决与临床状态不稳定相关的
D期
恶化期
表现与C期类似，但逐渐恶化，初始干预措施失败
C期
典型期
患者表现为低灌注，除容量复苏外需要开始一系列改善灌注的措施（正性肌力药/升压药/机械支持/ECMO）。患者典型表现为相对低血压
B期
开始期
（休克前期或代偿期）
患者出现血压相对降低或心动过速，但无低灌注表现
A期
风险期
未出现CS症状和体征，但存在进展为CS的风险，包括急性心肌梗死和急性心力衰竭等

图 1　心源性休克新分类的金字塔模式

ECMO：体外膜肺氧合；CS：心源性休克。

2. **B 期——CS 开始期（休克前期 / 休克代偿期）**　患者出现血压相对降低或心动过速，但无低灌注表现。低血压定义为收缩压（SBP）<90mmHg（1mmHg=0.133kPa）、平均动脉压（MAP）<60mmHg 或较基线下降 >30mmHg。低灌注定义为四肢厥冷、少尿、意识模糊或其他类似临床表现。此期体格检查可出现轻度容量超负荷，实验室检查结果可正常。

3. **C 期——CS 典型期**　患者表现为低灌注，除容量复苏外需要开始一系列措施（正性肌力药、升压药、机械支持或 ECMO）以恢复灌注。患者通常表现为血压相对降低，大多数表现为典型的休克：MAP≤60mmHg 或 SBP≤90mmHg 伴灌注不足。实验室检查可有肾功能损伤、乳酸、B 型脑钠肽（BNP）和 / 或肝酶升高。有创血流动力学（如有可能实施）表现为典型的与 CS 相关的心脏指数下降。

4. **D 期——CS 恶化期**　经初始集中治疗病情未能稳定，需要进一步强化治疗。D 期患者虽接受一定程度的适当治疗分钟后，其低血压或终末期器官灌注不足无改善，需增加静脉用药的强度、种类或进行机械循环支持。

5. **E 期——CS 终末期**　患者出现循环衰竭，在进行心肺复苏时频繁出现顽固性心搏骤停；或者正在同步接受多种急性干预措施，包括 ECMO 辅助的心肺复苏。这类患者需要多科室临床人员同时工作来解决临床状况不稳定的相关问题。

三、CS 新分类的临床特征

CS 新分类各期临床表现涉及实验室生化指标、床旁临床表现和血流动力学三个方面（表 1）。CS 新分类不仅强调了经典实验室与血液动力学监测在 CS 标准分类中的重要性，而且突出了酸中毒和肺动脉血氧饱和度监测在 CS 严重程度评估、分期及评估对治疗反应性的重要性。由此可见，CS 的新分类突出的优点在于无需公式计算，可床旁快速评估，操作性较强，可满足临床对 CS 快速诊疗和病情变化的动态评估。

表 1　心源性休克新分类各期的临床特征

分期	体格检查（床旁所见）	生物标志物	血流动力学
A 期：风险期	颈静脉搏动正常 肺部呼吸音清晰 肢体温暖且灌注良好： 远端脉搏强劲有力 精神状态正常	实验室指标正常： 肾功能正常 乳酸正常	血压正常（SBP≥100mmHg） 或对于患者而言正常； 如进行血流动力学监测： CI≥2.5L/（min·m^2） CVP<10cmH_2O 肺动脉 PaO_2≥65%
B 期：开始期（休克前期）	颈静脉搏动增强 肺部啰音 肢体温暖且灌注良好： 远端脉搏搏动强劲 精神状态正常	乳酸正常 轻微肾动能损伤 BNP 升高	SBP<90mmHg 或 MAP<60mmHg 或 较基线下降 >30mmHg 脉搏≥100 次 /min 如进行血流动力学监测： CI≥2.2L/（min·m^2） 肺动脉 PaO_2≥65%
C 期：典型期	可能包括任何一项： 状态不佳、恐慌 皮肤苍白、花斑、晦暗 容量超负荷 大范围啰音 Killip Ⅲ级或Ⅳ级 需要 BiPAP 或机械通气 皮肤湿冷 精神状态急剧改变 尿量 <30ml/h	可能包括任何一项： 乳酸≥2mmol/L 血肌酐翻倍 或 GFR 下降 >50% 肝功能指标升高 BNP 升高	可能包括任何一项： SBP<90mmHg 或 MAP<60mmHg 或 较基线下降 >30mmHg 且 需要药物、器械支持以达到靶血压目标值 血流动力学指标： CI<2.2L/（min·m^2） PCWP>15mmHg 右心房压 /PCWP≥0.8 肺动脉灌注指数 <1.85 心脏输出功率≤0.6
D 期：恶化期	满足 C 期的任何一项	满足 C 期任何一项，且出现恶化	满足 C 期任何一项，且需要多种升压药物或机械循环辅助装置维持灌注
E 期：终末期	脉搏几乎消失 心脏衰竭 机械通气 使用除颤器	接近死亡 心肺复苏 pH≤7.2 乳酸≥5mmol/L	不复苏就没有 SBP 无脉性电活动或 难治性 VT/VF 最大强度支持下仍低血压

注：SBP，收缩压；CI，心脏指数；CVP，中心静脉压；PaO_2，血氧饱和度；MAP，平均动脉压；BNP，B 型脑钠肽；GFR，肾小球滤过率；PCWP，肺毛细血管楔压。

（一）临床体征

A 期患者通常无明显阳性体征，但存在 CS 的危险因素，仍需严密观察、动态评估病情发生发展情况；B 期出现肺部湿性啰音和肾脏灌注不足的亚临床表现；C 期和 D 期 CS 的标志是终末期器官灌注受损。患者痛苦异常，表现为神志障碍、四肢厥冷或花斑、容量超负荷、少尿（<30ml/h）伴或不伴需机械通气的呼吸衰竭。E 期 CS 表现为无脉（或接近无脉）状态，需要机械通气的呼吸衰竭和心血管衰竭。

（二）生物标志物

用于 CS 诊断的生物标志物虽然缺乏特异性，但可以提供支持诊断、分期和预后信息。血尿素氮、肌酐和肝功能是重要器官低灌注的标志物。IABP-SHOCK Ⅱ 研究提示，CS 患者基线血肌酐水平 >1.33mg/dl 时死亡率明显增加，基线血糖水平升高（尤其没有明确糖尿病史时）提示预后不良。肌钙蛋白 T 是急性心肌梗死不良事件的独立预测因素，可用于风险分层，肌钙蛋白水平升高提示 CS 患者就诊延迟。乳酸（动脉、静脉或毛细血管取血）水平升高是线粒体功能不全和细胞水平低灌注的标志物；静脉血乳酸水平较动脉血高，因此通常首选动脉血乳酸测定，以 2mmol/L 为临界值；建议 C 期（典型期）之前可以每 1~4 小时检查 1 次乳酸，C 期之后每 1 小时检查 1 次乳酸，以更密切监测 CS 病情变化。及时进行动脉血气分析检测酸碱状态和动脉血氧合情况有助于评价患者的临床状况、严重程度和治疗反应；血浆碳酸氢盐水平降低比乳酸水平升高更早，相比最高乳酸水平预测 CS 的 30 天死亡率效果好，特别适合 CS 早期如 A 期的评估。BNP 不仅反映心力衰竭也是 CS 生存的独立预测因子；值得注意的是，BNP 因特异性不足，不能作为 CS 诊断指标，但 BNP 是心力衰竭指标和 CS 生存率的独立预测因素。此外，低血压患者 BNP 水平低不支持 CS。

（三）血流动力学

CS 是指心脏原因引起的有效心输出量下降导致组织低灌注，从而发生临床和生化改变的临床综合征，其两大特征包括：①容量补充无效的低血压；②严重器官低灌注，需要药物和机械支持。CS 可根据临床表现而诊断，但经常需要血流动力学监测，以与其他原因所致休克进行鉴别。外周低血压是指持续性 SBP≤90mmHg 或 MAP 较基线下降超过 30mmHg。SBP 可通过袖带测量，但首选持续有创动脉血压监测，同时也便于动脉血气分析和乳酸测定。

肺动脉导管监测的意义：可提供多个重要血液动力学参数，尤其对指导 CS 血液动力学的四个类型（表 2）诊断与治疗很重要。肺动脉导管检查的另一个优势就是对于临床上存在低灌注而血压正常的 CS 患者能准确诊断，同时准确检查充盈压；评价急性心肌梗死时右心室受累情况，鉴别经典期 CS 和混合型休克，辅助选择、滴定血管升压药和正性肌力药，有助于选择可能受益于机械循环辅助的患者，指导停用药物或机械支持装置患者脱机。肺动脉血氧饱和度测定、心脏指数和心输出量测定有预后评估价值。目前肺动脉导管监测是否获益还有争议，临床上 CS 住院患者肺动脉导管监测的使用率仅为 6.1%，建议肺动脉导管监测用于 CS 的诊断和管理。心脏超声对指导对心肌梗死患者合并机械并发症如急性二尖瓣反流等的诊断和治疗有重要指导作用。

表 2　心源性休克的不同血液动力学表现

项目	容量状态	
	干	湿
外周灌注		
暖	血管扩张性休克(非 CS) CI 高,SVRI 低,PCWP 低或正常	混合型休克 CI 低,SVRI 低或正常,PCWP 高
冷	等容性 CS CI 低,SVRI 高,PCWP 低或正常	典型 CS CI 低,SVRI 高,PCWP 高

注:CS,心源性休克;CI,心脏指数;SVRI,外周血管阻力指数;PCWP,肺毛细血管楔压。

四、SCAI 分类的临床意义和应用价值

CS 新分类的显著特点是简单易行、可操作性和通用性强,适用于从院前到重症监护整个范围。新分类通过 CS 的客观表现将患者归纳为 5 个不同阶段,不仅有利于 CS 高危患者早期预警和早期识别,通过密切观察和动态评估患者 CS 的分类分期,有望通过及时采取相应的治疗,阻止或延缓 CS 的发生、发展;而且该分类有助于对既往回顾性数据或临床试验进行分析,解释某种器械辅助或药物治疗是否获益,回答当前 CS 治疗方面存在的争议性问题,有助于指导 CS 的多学科诊疗和预后评估,同时指导未来有关 CS 的临床试验设计,更科学地评价某种方法或策略的效果,尤其是客观评估 CS 哪期患者能从各种昂贵的左心辅助装置及 ECMO 等经皮机械循环支持器械中获益(降低死亡率),因而具有重要的现实意义、效益卫生经济学意义和相当的紧迫性。诚然,这项 CS 的新分类方法在指导治疗和评估预后方面的应用价值,尚需通过验证研究和临床实践进一步检验和证实。

新近一项研究参照 SCAI 的 CS 新分类回顾性分析了梅奥诊所 2007—2015 年间收治的心脏重症监护室(CICU)患者。该研究根据是否存在低血压或心动过速、低灌注、恶化和难治性休克,对 SCAI-CS 的 A~E 期进行回顾性分类;根据心脏骤停(CA)对每个 SCAI 休克阶段的医院死亡率进行分层。该研究结果显示,在 10 004 例患者中 43.1% 有急性冠状动脉综合征,46.1% 有心力衰竭,12.1% 有 CA。SCAI-CS 分期 A~E 的患者比例分别为 46.0%、30.0%、15.7%、7.3% 和 1.0%,未经调整的住院死亡率分别为 3.0%、7.1%、12.4%、40.4% 和 67.0%(P<0.001)。在多变量调整后,与 SCAI 休克 A 期相比,每一个较高的 SCAI 休克期都与医院死亡率增加有关(调整后的比值比 =1.53~6.80,P 均 <0.001),与 CA 一样(调整后的比值比 =3.99;95%CI 3.27~4.86,P<0.001),而且上述结果在急性冠状动脉综合征或心力衰竭患者中一致。由此可见,SCAI 的 CS 新分类(无论是否存在 CA)能够对 CICU 入院患者提供可靠的院内死亡风险分层,初步验证了该新分类的潜在应用价值。

五、小　　结

2019 年 SCAI 发布《心源性休克分类临床专家共识声明》将 CS 归类为 A、B、C、D、E 共 5 个阶段,该分类为多学科专家合作,为规范 CS 分类标准进行的积极探索,对进一步提高 CS 临床诊治水平,在一定程度上预测预后,并降低死亡率,提高心源性休克相关临床研究水平具有积极的推动作用。已初步验证该分类可对 CICU 入院患者提供可靠的院内死亡风险分

层，仍需进一步的验证研究来评估其临床应用价值。

（沈运丽）

参 考 文 献

[1] BARAN D A, GRINES C L, BAILEY S, et al. SCAI clinical expert consensus statement on the classification of cardiogenic shock: This document was endorsed by the American College of Cardiology (ACC), the American Heart Association (AHA), the Society of Critical Care Medicine (SCCM), and the Society of Thoracic Surgeons (STS) in April 2019 [J]. Catheter Cardiovasc Interv, 2019, 94: 29-37.

[2] O'GARA P T, KUSHNER F G, ASCHEIM D D, et al. 2013 ACCF/AHA guideline for the management of ST-elevation myocardial infarction: a report of the American College of Cardiology Foundation/American Heart Association Task Force on Practice Guidelines [J]. Circulation, 2013, 127: e362-e425.

[3] OUWENEEL D M, ERIKSEN E, SJAUW K D, et al. Percutaneous Mechanical Circulatory Support Versus Intra-Aortic Balloon Pump in Cardiogenic Shock After Acute Myocardial Infarction [J]. J Am Coll Cardiol, 2017, 69: 278-287.

[4] THIELE H, ZEYMER U, NEUMANN F J, et al. Intra-aortic balloon counterpulsation in acute myocardial infarction complicated by cardiogenic shock (IABP-SHOCK II): final 12 month results of a randomised, open-label trial [J]. Lancet, 2013, 382: 1638-1645.

[5] JENTZER J C, VAN DIEPEN S, BARSNESS G W, et al. Cardiogenic Shock Classification to Predict Mortality in the Cardiac Intensive Care Unit [J]. J Am Coll Cardiol, 2019, 74: 2117-2128.

钠 - 葡萄糖共转运体 2 抑制剂在心力衰竭的应用

心力衰竭(heart failure,HF)是一个全球性的健康问题,全世界大约有 2 600 万的患病人数。近年来发表的钠 - 葡萄糖共转运体 2 抑制剂(sodium glucose co-transporter 2 inhibitor,SGLT2i)相关临床试验结果表明,SGLT2i 可降低糖尿病患者的心血管病风险和 HF 住院风险,降低射血分数减低心力衰竭患者(HFrEF)的 HF 住院风险和心血管死亡率。本文将简要介绍 SGLT2i 在心力衰竭治疗的应用进展。

一、钠 - 葡萄糖共转运体 2 抑制剂与心力衰竭

在正常情况下,所有在肾小球滤过后的葡萄糖都会在肾小管中重新吸收,通常尿液中不存在葡萄糖。钠 - 葡萄糖共转运体 2(sodium glucose co-transporter 2,SGLT2)位于肾脏近端小管 S1 段,小管重吸收 80%~90% 的滤过葡萄糖,而钠 - 葡萄糖共转运体 1(sodium glucose co-transporter 1,SGLT1)位于近端小管 S2、S3 段,重吸收其余 10%~20% 的葡萄糖。除了位于肾脏近端小管外,SGLT2 还存在于胰腺 α 细胞和小脑。而 SGLT1 分布范围更广,可位于肾脏、肠道、心脏、肺和骨骼肌中。

SGLT2i 是一种口服抗糖尿病药物,作用于肾脏近端小管,抑制肾脏近端小管葡萄糖再吸收并将葡萄糖排泄到尿液,从而达到降低血糖的目的。EMPA-REG OUTCOME(Empagliflozin Cardiovascular Outcome Event Trial in Type 2 Diabetes Mellitus Patients)临床试验首次表明,SGLT2i 虽然作为降血糖药物,但对心脏的预后有明显的改善作用。该试验将 7 020 例 T2DM 和心血管疾病(cardiovascular disease,CVD)患者随机分为 10mg 恩格列净(empagliflozin)组、25mg 恩格列净组及安慰剂组。该研究以因心血管事件死亡、非致命性心肌梗死、非致命性脑血管意外为终点事件,平均随访时间为 3.1 年,最终结果为恩格列净组的终点事件发生率为 10.5%,显著低于安慰剂组的 12.1%(危险比 =0.86,95%CI 0.74~0.99,P=0.04)。该研究中,心肌梗死和脑血管意外发生率没有显著差异,但恩格列净组能降低 38% 因心血管事件导致的死亡,降低 32% 的全因死亡率(P 均 <0.001)。该研究表明,无论是基线有或无 HF,恩格列净降低了 35% 的因 HF 导致的住院风险,降低了 39% 的因 HF 死亡或住院复合风险(P 均 <0.001)。最近 EMPEROR-Reduced(Evaluation of the effect of sodium-glucose co-transporter 2 inhibition with empagliflozin on morbidity and mortality of patients with chronic heart failure and a reduced ejection fraction)Ⅲ期试验公布的结果显示,在伴和不伴糖尿病的射血分数降低的心力衰竭(HFrEF)成人患者中积极的概要结果。EMPEROR-Reduced 试验达到了其主要终点,证明了在标准治疗基础上,与加用安慰剂相比,加用恩格列净在降低心血管死亡或因心力衰竭而住院的复合终点风险方面具有优效性。

通讯作者:许顶立 E-mail:dinglixu@fimmu.com

其他研究也得到类似的结果，CANVAS（Canagliflozin Cardiovascular Assessment Study）的临床试验结果表明，与安慰剂组相比，卡格列净组减少了33%因HF导致的住院风险（危险比=0.67，95%CI 0.52~0.87）。CREDENCE（Canagliflozin and Renal Events in Diabetes with Established Nephropathy Clinical Evaluation）临床试验结果显示，卡格列净显著降低T2DM合并慢性肾脏病（CKD）患者主要不良心脏事件（MACE）20%和因心衰住院风险39%。此外，卡格列净的真实世界研究CVD-REAL和OBSERVE-4D结果均显示，卡格列净显著降低T2DM患者因HF的住院风险。值得一提的是，DECLARE-TIMI 58（Dapagliflozin Effect on Cardiovascular Events-Thrombolysis in Myocardial Infarction 58）的临床试验结果显示，与安慰剂组相比，达格列净（dapagliflozin）组减少了27%因HF导致的住院风险（危险比=0.73，95%CI 0.61~0.88）。而此试验中，基线时无心力衰竭患者比例达到88.4%，达格列净显著降低非心力衰竭人群因HF住院风险达23%，提示达格列净可能在T2DM患者中预防HF发生发展具有潜在的效果。DAPA-HF（Dapagliflozin and Prevention of Adverse-Outcomes in Heart Failure）试验旨在评估达格列净对伴有或不伴有T2DM的慢性HFrEF患者的疗效和安全性，结果显示，在心力衰竭标准治疗基础上加用达格列净显著降低心血管死亡或心衰恶化风险达26%，这一试验也显示了SGLT2i在不伴有T2DM的慢性HFrEF患者中的应用前景。

目前，美国食品和药物管理局（Food and Drug Administration，FDA）和欧洲药品管理局（European Medicines Agency，EMA）批准了4种口服药用于治疗T2DM，分别是卡格列净、达格列净、恩格列净和埃格列净（ertugliflozin，Ertu）。

二、SGLT2i改善HF的潜在机制

冠心病是导致心力衰竭的重要原因，而冠心病始于危险因素，如高血糖、高血压、高脂血症、肥胖等。危险因素、冠心病、HF两两之间彼此关系密切。虽然目前SGLT2i影响HF的确切机制尚不清楚，但SGLT2i作用于HF的结果明确是有益的。以下将简要介绍SGLT2i改善心血管死亡和HF死亡率的可能潜在机制。

（一）血压（blood pressure，BP）

在EMPA-REG OUTCOME试验中，恩格列净组在不增加心率的情况下降低了收缩压和舒张压。这些结果可以在几项研究中被复制，有两个荟萃分析表明SGLT2i对BP的有益作用。在SGLT2i具体的平均降压效果中，收缩压降低2.46mmHg，舒张压降低1.46mmHg，而24小时动态血压监测的结果表明，收缩压和舒张压分别降低3.76mmHg和1.83mmHg。几种潜在的病理生理机制可以用来解释SGLT2i降低血压的结果。首先，SGLT2i作用于肾脏近端小管中，导致钠尿排泄轻度增加，同时增加葡萄糖排泄进而引起渗透性利尿。第二，体重减轻和抑制交感神经活性引起血压降低。第三，SGLT2i对减轻动脉粥样硬化的作用可能影响BP。

一项荟萃分析表明，相比于其他SGLT2i，300mg卡格列净对于收缩压的降低幅度要更大，而舒张压则没有明显的差异。

然而，需要注意的是，即使是降压药物也没有SGLT2i如此迅速和有效地改善心血管死亡和HF死亡率。

（二）钠和体液

SGLT2i抑制钠离子和葡萄糖的重吸收，导致血容量降低，降低血管壁压力，进而改善心

功能。血浆容量的降低可以减轻心脏的前负荷和降低心房钠尿肽的水平，从而改善心功能和症状，提高生活质量。钠离子的降低，通过血流动力学转化及心肌细胞含钠量的降低，减少心律失常，对机体产生益处。此外，与常规利尿剂对比，SGLT2i 不影响血浆渗透压；与噻嗪类利尿剂对比，SGLTi 不影响尿酸水平、血钾水平、糖耐量。由于前负荷的减少，Franklin-Starling 曲线左移，对左心室功能产生积极的影响。

在生理浓度的葡萄糖下，SGLT2 介导的葡萄糖摄取刺激钠氢交换子 3（sodium-hydrogen exchanger 3，NHE3），导致碳酸氢钠的重吸收。而在超过生理浓度的葡萄糖水平抑制 NHE3，导致利尿作用。SGLT2i 抑制 NHE3 的活性，可能导致利尿，并降低血压。

（三）肾素-血管紧张素-醛固酮系统（renin-angiotensin-aldosterone system，RAAS）

在生理条件下，大部分钠在肾脏近端小管中被重吸收。在 HF 的情况下，由于交感神经系统和血管紧张素Ⅱ的激活导致 SGLT2 上调，导致在近端小管重吸收的钠离子相对增多，抵达远段小管的钠浓度降低。远端小管的钠减少导致肾素由肾小球旁细胞代偿性增加，并激活下游血管紧张素系统。在 HF 患者中，SGLT2i 可能存在减弱下游的神经内分泌作用，但也有其他研究表明，由于 SGLT2 导致血浆容量减少，醛固酮和血管紧张素Ⅱ的水平实际上是增加的。

（四）体重

有充分的证据表明，肥胖是 HF 一个很强的危险因素，但体重减轻和减肥方法是否明显影响 HF，仍存在争议。临床试验表明，SGLT2i 导致体重减轻是从治疗的第 1 周开始的，6 个月后达到一个平台，然后维持很长的一段时间，总体重减轻为 2~3kg。SGLT2i 导致尿液中葡萄糖排泄增加，据估计，每 75g/d 葡萄糖（约 300cal/d）在尿液中丢失，利尿约为 400ml/d。最初认为 SGLT2i 导致体重下降是渗透利尿的结果。然而，SGLT2i 对静息或餐后能量消耗没有影响，预期的体重减轻和观察到的体重减轻存在差异，随后主流的观点认为，SGLT2i 导致体重减轻可能是由尿葡萄糖损失热量，消耗机体内脂肪的结果。

一项荟萃分析表明，在 SGLT2i 中，与 5mg 大格列净相比，300mg 卡格列净会导致明显的体重减轻，而 100mg 卡格列净似乎与其他 SGLT2i 没明显差异。

（五）肾功能

肾功能的下降常常伴随着体液容量稳态的破坏，容易导致 HF。研究表明，肾功能不全被认为是射血分数保留的心力衰竭（heart failure with preserved ejection fraction，HFpEF）的危险因素。SGLT2i 能够减少蛋白尿和保护肾小球滤过率（glomerular filtration rate，GFR）。最近，Wanner 等关于 EMPA-REG OUTCOME 结果试验的相关数据表明，将新发的肾病或恶化的肾病作为终点事件，恩格列净减少了 39% 的事件。与安慰剂相比，恩格列净可降低 55% 的肾脏替代治疗的启动，血清肌酐升幅水平减少 44%，减少 38% 新出现的微量蛋白尿。SGLT2i 抑制钠和葡萄糖从近端小管的重吸收，因此，更多的钠传递到致密黄斑，导致入球小动脉扩张，降低肾小球内压力和降低超滤量。与安慰剂相比，SGTL2i 明显降低肾脏肾小球滤过率，在治疗的第 1 周，估计 GFR 减少 4~5ml/（min·1.73m^2），然后在 6~12 个月逐渐恢复到基线水平。第一，SGLT2i 对肾脏的这些保护效应与 RAAS 阻滞作用有关。第二，SGLT2i 通过使用酮而不是游离脂肪酸来支持肾脏氧耗。第三，由于肾皮质血氧分压降低或 SGLT2 与钠氢交换子之间的相互作用，导致红细胞生成素（erythropoietin，EPO）增加，促进红细胞比容增加。此外，随着作用时间的延长，传统的心血管因素如动脉血压和体重的改善，也可能对肾功能产生有利的影响。

(六) 尿酸和氧化应激

尿酸升高与氧化应激和活性氧增加、多种细胞因子增加、肾素-血管紧张素系统激活和高血压有关。SGLT2i可降低尿酸水平,而在动物研究中,恩格列净降低了氧化应激。考虑到尿酸对肾脏和心血管系统的影响,尿酸水平降低和氧化应激减少可能是SGLT2i对HF影响的潜在机制之一。

(七) 红细胞比容

恩格列净对心血管死亡率改善的单因素分析表明,红细胞比容在心血管死亡的风险比为0.52。SGLT2i导致血红蛋白和红细胞比容水平升高。如上文所述,这可能与血浆容积的减少有关。有动物实验表明,SGLT2i通过减少近端小管负荷,改善肾小管间质氧供,促进EPO的释放刺激红细胞生成,红细胞比容的增加可能与此有关。血红蛋白的增加为组织提供了更好的氧供,血红蛋白受缺氧诱导因子1-α的表达和EPO的分泌调节,而这些因素都受SGLT2i的影响。

(八) 炎症反应

炎症反应的减少可能可以减轻T2DM和HF的后遗症,如血管功能障碍和纤维化。有研究证明SGLT2i可以减少动物模型中炎症的生物标志物。在大鼠模型中,抗炎作用可能是通过抑制NADPH氧化酶活性,减少晚期糖基化终产物的形成。

(九) 动脉硬化和内皮功能

动脉硬化程度的增加是HF事件和死亡的预测因子,与高血压、肥胖一样,与HF的恶化有关。一项研究表明,在16例T2DM患者中,达格列净给药48小时后脉冲波速度降低[(10.1±1.6)m/s *vs.*(8.9±1.6)m/s,$P<0.05$]。此外,Solini等用流动介导的扩张方法证明了达格列净给药对内皮功能的有益。达格列净可能通过影响一些已知的会导致血管内皮功能不良的因素,如高血糖和交感神经激活,进而改善血管内皮功能。此外,这可能与体重减轻、负钠平衡改善动脉顺应性和平滑肌松弛有关。

(十) 能量代谢

SGLT2i通过降低细胞内葡萄糖水平来提高胰高血糖素的产生。胰高血糖素除了在葡萄糖稳态中起作用外,还起着应激的作用。胰高血糖素与心肌细胞上表达的胰高血糖素受体结合后能够促进心脏的正性肌力作用。在正常情况下,线粒体氧化代谢产生心肌能量的大部分(95%)。这一过程中,燃烧底物游离脂肪酸占70%,葡萄糖占20%,其余来自乳酸、氨基酸、酮体。在T2DM患者中,高血糖状态导致心肌细胞葡萄糖摄取增加,超过其氧化能力(葡萄糖毒性),损害心功能。一方面,SGLT2i降低心脏摄取过量的葡萄糖;另一方面,SGLT2i通过降低血糖和升高胰高血糖素水平,增加游离脂肪酸和酮体的产生,同时减少肾小球滤过,减少酮体从肾脏的排泄,刺激肾小管对酮体的重吸收,降低葡萄糖毒性。

此外,SGLT2i为糖尿病心肌提供了一种替代的能量底物,即β-羟丁酸。β-羟丁酸竞争游离脂肪酸和葡萄糖进入心肌线粒体进行氧化代谢。β-羟丁酸对心脏的保护作用有两种:①通过产生较少的活性氧来维持线粒体的完整性;②稳定细胞膜电位,提供抗心律失常的作用,并可能通过抑制组蛋白去乙酰化酶来阻止促心肌肥厚转录的途径。

虽然上述发现是非常吸引人的,但需进一步研究,以阐明SGLT2i对心脏代谢和生物能量学的有益作用。

(十一) 血脂

血脂异常是T2DM和HF患者的常见病,增加CV发病率和死亡率。EMPA-REG

OUTCOME 和 CANVAS（Canagliflozin Cardiovascular Assessment Study）试验结果表明，恩格列净组或卡格列净组与安慰剂组相比，增高了血中低密度脂蛋白胆固醇（low-density lipoprotein cholesterol，LDL-C）和高密度脂蛋白胆固醇（high-density lipoprotein cholesterol，HDL-C）的水平。此外，一项纳入 34 个随机对照试验（randomized controlled trial，RCT）的荟萃分析表明，SGLT2i（dapa、cana、empa）可增加 HDL-C（均数差异 1.93mg/dl）、LDL-C（均数差异 3.5mg/dl）和降低血清甘油三酯（均数差异 7.8mg/dl）。其中，卡格列净对血脂的影响最大。日本的一项研究表明，达格列净减少了小而低密度脂蛋白（small dense low-density lipoprotein cholesterol，sdLDL-C）的水平，而增加 HDL-C。总而言之，目前的研究表明 SGLT2i 稍微增加 LDL-C 和 HDL-C 水平，而稍微降低甘油三酯和 sdLDL-C 水平。

（十二）脂肪因子

心外膜和血管周围的脂肪组织释放的脂肪因子通过内分泌和旁分泌作用参与了 HF 的发生。研究证明，一些脂肪因子如瘦素，可以促进心肌炎症的发生，而其他脂肪因子如脂联素，则具有抗炎和心脏保护作用。SGLT2i 被认为能够维持这些促炎和抗炎脂肪因子之间的平衡，从而发挥改善心功能不全的作用。Garvey 等最近的一项研究结果表明，与格列美脲相比，卡格列净降低 25% 的血清瘦素水平和增高 17% 的血清脂联素水平。异位的心外膜脂肪组织，在 HF 的发生中起着至关重要的作用。而 Sato 等的一项研究表明，达格列静能够减少异位的心外膜脂肪组织。尽管已经提出了各种机制，但由于尚不清楚 SGLT2i 影响脂肪因子的途径是抑制脂肪组织功能还是减少脂肪组织数量，所以目前尚不清楚 SGLT2i 是以何种方式改变脂肪因子水平的。

（十三）钠氢交换子（sodium-hydrogen exchanger，NHE）

NHE1 在心肌细胞中表达，它与异常心肌肥厚和心脏缺血再灌注损伤有关，这是由于它介导细胞内钙和钠的浓度增加。在 HF 患者中，这种交换子被上调。体外研究表明，恩格列净可能通过抑制 NHE1，导致心肌细胞内钙和钠的浓度降低，造成心脏的保护作用。值得注意的是，该体外研究同时也引起心肌细胞线粒体钙和钠的浓度增加。此外，如上文所述，SGLT2i 下调了肾脏中 NHE 的另一种亚型 NHE3，导致利尿的效果。

（十四）心肌纤维化

心肌纤维化是导致 HF 患者心脏重塑的重要原因。异常激活的成纤维细胞在心肌中分泌细胞外基质蛋白，导致心室的改变和收缩功能障碍。Lee 等的研究结果表明，达格列净在心肌梗死后大鼠模型中，通过刺激 M2 巨噬细胞，减少胶原蛋白的合成和抑制肌成纤维细胞分化，具有明显的抗心脏纤维化作用。此外，Kang 等的试验结果表明，恩格列净能够抑制促纤维化标志物的产生，如Ⅰ型胶原、α- 平滑肌肌动蛋白、结缔组织生长因子和基质金属蛋白酶 2，抑制 TFG-β_1 诱导的成纤维细胞活化。显然，SGLT2i 抑制心肌纤维化，是改善 HF 结果最关键的因素之一。

三、SGLT2i 的临床运用

（一）适用人群

考虑到 SGLT2i 对 HF 患者有较大的益处，可以减少 HF 住院率和死亡率，结合在临床中，其他抗糖尿病药物对 HF 没有相关的益处，加拿大心血管学会（Canadian Cardiovascular Society，CCS）强烈推荐 SGLT2i 用于 2 型糖尿病合并 HFrEF 患者以改善症状和生活质量并降低住院和 CV 死亡风险。有条件地推荐 SGLT2i 用于不伴有糖尿病的 HFrEF 患者。中国心衰指南推荐SGLT2i用于具有CV高危风险的T2DM患者以降低死亡率和心衰住院率。慢性心力衰竭基层诊疗指南(2019)推荐已使用指南推荐剂量ACEI/ARB、β受体阻滞剂及醛固酮受体拮抗剂或达到最大耐受剂量后,NYHA心功能Ⅱ~Ⅳ级、仍有症状的HFrEF患者,加用SGLT2i,以进一步降低心血管死亡和心衰恶化风险。

根据美国糖尿病学会(American Diabetes Association,ADA)的推荐,对于T2DM合并HF患者,无论血糖是否达标,SGLT2i均可作为降糖治疗的方案之一。对于高危或已确诊的ASCVD、HF、CKD的患者,无需考虑血糖达标情况,优先推荐SGLT2i。根据欧洲心脏病学会(European Society of Cardiology,ESC)、欧洲糖尿病研究协会(European Association for the Study of Diabetes,EASD)的共同推荐,对于T2DM合并HF的患者,一线降糖药物应包含SGLT2i或者二甲双胍。

SGLT2i在联合常规的心血管疾病药物使用和抗糖尿病药物使用时,没有或很少的药物相互作用,这使得SGLT2i可以安全地联合使用这些药物。

达格列净使用的剂量为10mg,每天给药1次,可作为单药,或联合二甲双胍、磺酰脲类、二肽基肽酶-4(dipeptidyl peptidase-4,DPP-4)抑制剂/胰岛素进行使用。在轻度至中度肝功能受损的患者中,不需要调整达格列净的剂量。然而,在重度肝功能受损的患者中,建议起始剂量5mg,每天给药1次。

卡格列净的剂量有两个阶段。卡格列净批准的起始剂量为每天100mg,在早餐前一次性给药。对于在血糖仍控制不满意并且肾功能正常的患者,剂量可以增加到300mg。

恩格列净每天的剂量是10mg或25mg。有试验表明,糖化血红蛋白的降低呈剂量依赖性,效果类似于二甲双胍的相关试验,但强于西格列汀相关的试验。恩格列净的给药时间不受进餐时间影响。

(二)注意事项

SGLT2i目前被禁用于1型糖尿病的患者。

SGLT2i最常见的不良反应是泌尿生殖道感染。泌尿生殖器感染被认为是由尿路葡萄糖负荷增加引起的,必要时可以用抗真菌药物来治疗泌尿生殖器感染,不需要停止SGTLT2i的治疗。

SGLT2i可能导致eGFR的暂时减少,最高可达15%,但通常在1~3个月内逐渐恢复。SGLT2i被认为与急性肾损伤有关,对于急性肾损伤的患者来说,密切监测是必要的。

当SGLT2i与血管紧张素受体-脑啡肽酶抑制剂、利尿剂联合使用时,应该监测患者体液容量管理,因为它们的共同作用是促进利尿。

四、结论与展望

SGLT2i防治HF的方面仍有一些问题尚待研究。目前,SGLT2i对以下亚组的患者潜在益处仍不明确:

1. LVEF>40%。
2. 急性HF。
3. 单独的右心HF或肺动脉高压。
4. 与部分抗心衰药物的药物相互反应,如盐皮质激素拮抗剂、伊伐布雷定。
5. 4期或5期的肾病。

虽然SGLT2i在改善HF事件的潜在理论机制已经被提出,包括通过渗透利尿降低前负荷、改善心肌能量代谢、调节RAAS、抑制心肌纤维化,影响肾功能、血压、体重、炎症反应、脂肪因子、血脂、红细胞比容等，但是与临床结果相关的精确的机制尚不清楚。因此，有必要对于这些机制领域进行进一步的研究。

（曾庆春　许顶立）

参 考 文 献

[1] MOZAFFARIAN D, BENJAMIN E J, GO A S, et al. Heart Disease and Stroke Statistics-2016 Update: A Report From the American Heart Association [J]. Circulation, 2016, 133(4): e38-e360.

[2] ZHOU L, DENG W, ZHOU L, et al. Prevalence, incidence and risk factors of chronic heart failure in the type 2 diabetic population: systematic review [J]. Curr Diabetes Rev, 2009, 5(3): 171-184.

[3] ZINMAN B, WANNER C, LACHIN J M, et al. Empagliflozin, Cardiovascular Outcomes, and Mortality in Type 2 Diabetes[J]. N Engl J Med, 2015, 373(22): 2117-2128.

[4] FITCHETT D, ZINMAN B, WANNER C, et al. Heart failure outcomes with empagliflozin in patients with type 2 diabetes at high cardiovascular risk: results of the EMPA-REG OUTCOME trial [J]. Eur Heart J, 2016, 37: 1526-1534.

[5] FIGTREE G A, RÅDHOLM K, BARRETT T D, et al. Effects of canagliflozin on heart failure outcomes associated with preserved and reduced ejection fraction in type 2 diabetes mellitus [J]. Circulation, 2019, 139: 2591-2593.

[6] PERKOVIC V, JARDINE M J, NEAL B, et al. Canagliflozin and renal outcomes in type 2 diabetes and nephropathy [J]. N Engl J Med, 2019, 380(24): 2295-2306.

[7] KOSIBOROD M, CAVENDER M A, FU A Z, et al. Lower risk of heart failure and death in patients initiated on sodium-glucose cotransporter-2 inhibitors versus other glucose-lowering drugs: the cvd-real study (comparative effectiveness of cardiovascular outcomes in new users of sodium-glucose cotransporter-2 inhibitors)[J]. Circulation, 2017, 136(3): 249-259.

[8] PATRICK B, BUSE J B, SCHUEMIE M J, et al. Comparative effectiveness of canagliflozin, SGLT2 inhibitors and non-SGLT2 inhibitors on the risk of hospitalization for heart failure and amputation in patients with type 2 diabetes mellitus: A real-world meta-analysis of 4 observational databases (OBSERVE-4D) [J]. Diabetes Obes Metab, 2018, 20(11): 2585-2597.

[9] WIVIOTT S D, RAZ I, BONACA M P, et al. Dapagliflozin and Cardiovascular Outcomes in Type 2 Diabetes [J]. N Engl J Med, 2019, 380(4): 347-357.

[10] MCMURRAY J J V, SOLOMON S D, INZUCCHI S E, et al. Dapagliflozin in Patients with Heart Failure and Reduced Ejection Fraction [J]. N Engl J Med, 2019, 381(21): 1995-2008.

[11] BAKER W L, BUCKLEY L F, KELLY M S, et al. Effects of Sodium-Glucose Cotransporter 2 Inhibitors on 24-Hour Ambulatory Blood Pressure: A Systematic Review and Meta-Analysis [J]. J Am Heart Assoc, 2017, 6(5): e005686.

[12] ZACCARDI F, WEBB D R, HTIKE Z Z, et al. Efficacy and safety of sodium-glucose co-transporter-2 inhibitors in type 2 diabetes mellitus: Systematic review and network meta-analysis [J]. Diabetes Obes Metab, 2016, 18: 783-794.

[13] PESSOA T D, CAMPOS L C, CARRARO-LACROIX L, et al. Functional role of glucose metabolism, osmotic stress, and sodium-glucose cotransporter isoform-mediated transport on Na^+/H^+ exchanger isoform 3 activity in the renal proximal tubule [J]. J Am Soc Nephrol, 2014, 25: 2028-2039.

[14] CHERNEY D Z, PERKINS B A, SOLEYMANLOU N, et al. Renal hemodynamic effect of sodium-glucose cotransporter 2 inhibition in patients with type 1 diabetes mellitus [J]. Circulation, 2014, 129: 587-597.

[15] RAJEEV S P, CUTHBERTSON D J, WILDING J P. Energy balance and metabolic changes with sodium-glucose co-transporter 2 inhibition [J]. Diabetes Obes Metab, 2016, 18: 125-134.

[16] MEARNS E S, SOBIERAJ D M, WHITE C M, et al. Comparative efficacy and safety of antidiabetic drug regimens added to metformin monotherapy in patients with type 2 diabetes: A network meta-analysis [J]. PLoS One, 2015, 10: e0125879.

[17] WANNER C, INZUCCHI S E, LACHIN J M, et al. Empagliflozin and progression of kidney disease in type 2 diabetes [J]. N Engl J Med, 2016, 375: 323-334.

[18] LYTVYN Y, SKRTIC M, YANG G K, et al. Glycosuria-mediated urinary uric acid excretion in patients with uncomplicated type 1 diabetes mellitus [J]. Am J Physiol Renal Physiol, 2015, 308: F77-F83.

[19] SANO M, TAKEI M, SHIRAISHI Y, et al. Increased hematocrit during sodium-glucose cotransporter 2 inhibitor therapy indicates recovery of tubulointerstitial function in diabetic kidneys [J]. J Clin Med Res, 2016, 8: 844-847.

[20] FERRANNINI E, MARK M, MAYOUX E. CV Protection in the EMPA-REG OUTCOME Trial: A "Thrifty Substrate" Hypothesis [J]. Diabetes Care, 2016, 39: 1108-1114.

[21] GARVEY W T, VAN-GAAL L, LEITER L A, et al. Effects of canagliflozin versus glimepiride on adipokines and inflammatory biomarkers in type 2 diabetes [J]. Metabolism, 2018, 85: 32-37.

[22] LEE T M, CHANG N C, LIN S Z. Dapagliflozin, a selective SGLT2 Inhibitor, attenuated cardiac fibrosis by regulating the macrophage polarization via STAT3 signaling in infarcted rat hearts [J]. Free Radic Biol Med, 2017, 104: 298-310.

[23] EILEEN O, MICHAEL M, MICHAEL C, et al. CCS/CHFS Heart Failure Guidelines: Clinical Trial Update on Functional Mitral Regurgitation, SGLT2 Inhibitors, ARNI in HFpEF, and Tafamidis in Amyloidosis [J]. Can J Cardiol, 2020, 36(2): 159-169.

[24] WILDING J P, WOO V, SOLER N G, et al. Long-term efficacy of dapagliflozin in patients with type 2 diabetes mellitus receiving high doses of insulin: a randomized trial [J]. Ann Intern Med, 2012, 156: 405-415.

[25] GEERLINGS S, FONSECA V, CASTRO-DIAZ D, et al. Genital and urinary tract infections in diabetes: Impact of pharmacologically-induced glucosuria [J]. Diabetes Res Clin Pract, 2014, 103: 373-381.

AHA 心衰家庭管理科学声明点评

心力衰竭(简称心衰)作为各种心脏疾病的终末阶段,影响着我国近 1 000 万患者的生活与家庭,伴随着人口老龄化加剧及社会经济发展,冠心病、高血压、糖尿病、肥胖等慢性病发病逐年上升,而医学水平进步使心脏疾病患者生存期延长,心衰患病率必然在未来保持持续增长的态势。归功于现代药物及器械诊疗技术的长足进步,越来越多的心衰患者病程慢性化,生存期进一步延长,疾病的诊疗模式从长期反复住院治疗向定期规律门诊随访演进。伴随着新模式的成形,对于心衰患者生活中的照料者(caregiver)提出了更高的要求和挑战。照料者这一角色可能由患者的伴侣、子女、家人、朋友、邻居,甚至与患者生活存在联系的任一社会个体承担,但无论心衰照料者原本的身份如何,他们常不具备专业的医学知识、不谋求特定回报地为患者提供生活照顾、疾病护理帮助,而他们所承担的一些照料内容,都曾可能是专业医护人员的工作。照料者所需要承担的长期、复杂、全面且特殊的角色也引起了心衰领域临床专家的重视,因此美国心脏协会(American Heart Association,AHA)于 2020 年 6 月在 *Circulation* 上刊发了首个心衰家庭管理科学声明,值得各位同道重视。

一、心衰照料者的工作与困境

心衰照料者密切参与患者治疗的各阶段,且日复一日地承担着重要的工作内容,包括:监管生活方式、管理服用药物、监测识别症状变化、疏导心理压力等,这些工作对心衰患者的治疗与康复意义非凡,也为照料者带来了压力和挑战。通过照料者的辛苦付出常常能给心衰患者带来更好的生活质量,更高的治疗依从性,更佳的身心状态和更少的社会卫生经济负担。由于每位患者的病情严重程度及患者与照料者的关系不同,每位照料者在日常生活中面对的实际情况千差万别,根据国际照料者联盟组织(International Alliance of Carer Organizations)的一项覆盖美英加澳四国共 519 名心衰照料者的研究显示,平均每位照料者每周需付出约 22 小时的业余时间来照护 1 名心衰患者,而且其中约 1/3 的照料者同时自身需承担一份全职工作。既往的心衰共识指南和临床研究在患者的药物及器械治疗方案之外,对于心衰患者家庭管理仅局限于自我监测和生活方式建议,而忽略了在家庭管理实践中照料者的重要价值和现实负担,该声明首次聚焦于照料者的工作和困境,提示心衰专科医师在临床和研究中都要充分认识并重视照料者在心衰全病程中的价值和贡献。

1. **初发确诊阶段**　在心衰首次发病确诊后,照料者首先需要帮助患者理解并从心理和生理上接受心衰的诊断及其带来的社会角色、自我认知、生活方式和长期药物服用依从性的转变,帮助患者平稳良好地度过其身份转换阶段,包括对疾病状态的抵触和否认心理及出院后再适应不同以往的生活方式,接受活动耐力下降甚至丧失部分自理能力的现状。我们要充分认识到在此实践过程中临床医师力所能及的帮助是极为有限的,需要依靠照料者在每日生活中从细节入手给予患者心理支持和建设,逐渐协助患者接受疾病现状;并切实帮助患者解决生活转变过程中可能出现的新困难,尽快建立生活新习惯。因此心衰医师在确诊初发心衰患者后，不仅要重视与患者沟通，帮助患者理解自己的疾病，也需要与患者家属或亲友充分交流协助其认识作为照料者的重要意义和可能要面临的相关问题，指导其为患者提供科学的支持。

2. **稳定随访阶段** 在慢性心衰接受规范化治疗后的稳定期内，照料者的主要任务是协助患者厘清每日药物服用清单并保证遵嘱服药，还需帮助患者完成每日自我监测，包括记录体重、腹围、尿量、血压等情况。感谢近年来心衰领域新药临床研究喜讯不断，慢性心衰诊疗中拥有了多种切实有效的药物手段。但对于往往是高龄老人或文化程度有限的心衰患者而言，面对神经内分泌阻滞剂、利尿剂、调脂药、抗血小板药物、抗凝药等品类繁多、用法各异的药品清单时，着实难以保证令人满意的依从性。为保证患者长期有效的药物治疗，十分依赖照料者提供协助，但对于未必具有医学知识的照料者来说，这包含着巨大的学习成本和精神负担。其次，在稳定期内，照料者仍需协助患者定期前往医疗机构复查、进行药物剂量滴定和方案调整，包括帮助活动能力受限的患者安排合适的交通方式前往人流量巨大、情况复杂的综合性医院，按步骤完成预约、检查、就诊等并不轻松的就医流程，还需为医师提供准确的患者病情并理解执行治疗方案的调整。鉴于指南指导的抗心衰药物已被大量临床研究证实需要长期服用并逐步完成剂量滴定，以上照料者的工作对慢性心衰患者取得良好预后的必要性不言而喻。此外，照料者往往还需面对患者医学治疗过程中伴随而来的社会经济因素问题，从我国现状来看，通常包括为前往一线城市就医，照料者需完成异地医保转诊及报销手续，收集整理所需的各式文书资料，前往多个部门进行申请等。并且由于心衰疾病为患者及照料者带来的潜在经济负担，照料者在工作上可能因此承受着更大压力。通过认识此阶段照料者的难点，心衰医师的日常诊疗中应尽可能在患者每次进行药物调整时提供详尽的书面药物服用清单，降低患者及照料者的学习门槛。

3. **失代偿及再入院阶段** 当患者出现心衰失代偿及再入院时，照料者经常需要与医务人员共同沟通参与进一步治疗方案的选择，作为决策过程中的重要意见来源。通过将照料者纳入临床决策过程，包括帮助临床医师在从成熟上市药物到参与新型药物的临床研究、心脏植入性器械治疗到外科手术治疗、正性肌力药物到心室辅助装置甚至体外辅助循环支持或心脏移植等潜在治疗手段中作出倾向性选择，使治疗方案尽可能符合患者及其家人的主观意愿，适合每位特定患者的实际承受能力。对于期望接受心室辅助装置、心脏移植等积极外科干预治疗的心衰患者，具备一位有充分精力 / 能力的照料者更是必要，通过照料者的关怀与照护可帮助患者度过术前及术后较为艰难及不确定的时期。但在一项纳入 17 名存在左心室辅助装置指征并考虑接受该治疗的心衰患者照料者的研究中，所有参与者均反映，无论结局如何，但对于整个积极治疗手段的决策和开展过程中，感到措手不及并承受巨大精神和社会压力。上述情况值得引起心衰专科医师的重视，该阶段中我们必须加强与照料者之间的沟通，全面解释病情严重性和可能的治疗手段，尤其在决策前帮助照料者理解每一种方案背后可能出现的风险、预后和经济负担，给予其充足的思考时间。

4. **终末阶段** 当心衰患者走向临终的终末阶段，照料者不可避免在日常照护中的工作强度和情感上的难以割舍均将迅速增加，使照料者面临的压力达到顶峰。IMPACT-HF 协作组的一项研究显示，在心衰患者生命末期，其照料者从理解认知、护理照顾、医疗资源和家庭支持四个方面均需专业人士给予合理关注和支持。第一，理解认知：需要帮助照料者理解患者的预期生存时间，及如何通过合理的支持或舒缓疗法缓解患者的痛苦。第二，护理照顾：照料者常困惑于自己是否有力所能及的方法以减轻患者的不适。第三，医疗资源：在患者心衰已无法逆转时，是否有合适的社会医疗机构可以提供姑息医疗支持，并且在患者临终后协助相关流程办理。第四，是否有社会机构可以为患者家庭提供心理支持，协助平衡照料者工作和家庭需要，预防照料者自身健康状况因压力而恶化，避免家庭经济状况因患者的疾病而陷入困境。虽然上述研究纳入的均是欧美国家心衰照料者的情况，但绝不意味着我国心衰患者家庭照料者没有面临类似的困境，心衰领域的临床工作者应积极开展基于中国国情的面向心衰照料者及其家庭负担的相关研究，正视潜在问题，积极寻找对策，在医学治疗到达极限之后从社会心理上全面改善心衰患者预后及家庭社会卫生负担。

5. **护理过程对照料者的影响** 应当重视照料者经年累月为心衰患者提供照护支持过程中给照料者自身带来的潜在影响。类似现象曾在多种其他慢病照料者中得到报道，亦需要引起心衰领域专家的重视。第一，由于护理任务占用照料者的精力，照料者需要承受多方面的额外负担，包括与自己既往社交关系网络的疏离，不可逆地丧失既往收入来源，失去原有社会工作岗位及地位，最终引起生活质量的下降甚至生活窘迫。第二，照料者长期在业余时间里专注对患者的健康管理，自身可能出现睡眠缺乏、慢性疲劳等忽视自我健康的状况，最终导致照料者自身健康生命年的损失。第三，在日复一日的照料者工作中，不少照料者出现了程度不一的心理健康异常，包括伴发焦虑、抑郁、偏执等心境障碍，甚至部分照料者出现了创伤后应激障碍的相关症状。照料者在长期付出的过程中，可能会演化为一种以追求患者病情或症状改善作为奖赏与自我成就的心理正反馈环路，以此为自己的努力提供精神支撑。以上从社会、生理及心理各层面，心衰患者的照料者都会因承担这个角色而付出代价，需要专业人士及时识别并提供帮助，一个全面的心衰团队未来应引入心理医师、社工等领域人员的参与。

二、心衰医师给予照料者的干预支持

随着医学快速进步、人口结构老龄化及人均期望寿命与日俱增，人群总体心衰患病率在增加，同时也伴随着家庭结构精简、少子化家庭为主的社会变化趋势，在可以预见的未来，心衰患者潜在的照料者数量将进一步减少，且照料者群体自身可能也将以合并多种慢性疾病的中老年人群为主。为照料者提供全方位力所能及的支持从而改善心衰患者预后、减少心衰对家庭与社会的负担是临床医师的当务之急。

1. **科技手段支持** 在科技迅速进展的信息化时代，各行各业均可以享受到信息技术进步带来的红利。在心衰领域，可以利用现代通信手段改善心衰患者的自我管理和依从情况，减轻部分照料者的护理监测负担。例如可以利用手机 APP 为心衰医师与患者建立联络渠道，心衰患者及其照料者即可每日向自己的心衰专科医师报告血压、体重及腹围等指标的监测情况，同时照料者可通过 APP 了解并记录患者每日应服用的药物清单；而心衰医师也可以通过手机 APP 便捷地记录每位心衰患者出院后的随访治疗情况，了解患者的病情变化，在必要时在线提醒照料者来院就诊或及时提供药物调整建议，避免病情恶化。但我们在应用手机 APP 管理患者时必须注意此类新型手段的易用性和可及性，以保证不同文化水平、经济情况、年龄阶段的患者及照料者均可便捷地访问和理解随访程序的各项功能，杜绝因科技壁垒影响医疗的公平性；同时也要提高相关软件平台的安全性，谨防在数据传输或存储过程中出现系统漏洞而危害临床治疗安全和患者隐私。为科学地证明随访平台对于优化心衰患者预后的真实价值,为进一步的程序更新优化提供科学指导,可以在未来针对小程序的应用对患者预后及其照料者负担的影响情况开展观察性甚至干预性的临床研究。借用中国巨大的患者基数,为全球心衰患者家庭管理优化提供中国智慧、中国证据。

此外,随着远程数据通信技术的发展,基于如植入式心率转复除颤器等心脏植入性器械的实时心电监护设备,或基于智能手环、手机等消费电子产品的房颤识别报警等心脏健康监测均已成为可能。但这些科技监测手段究竟可以如何改善患者预后、减轻照料者负担,而不是无谓地增加照料者经济和精神负担;临床医师又应该多大程度上去接纳或依赖此类新兴院外电子监护手段,尚需可靠的临床研究结果去证实其应用价值。

2. **医疗制度支持** 在慢性心衰长期随访的过程中,照料者往往需付出巨大努力协助心衰患者获取必须长期服用的各项药物,并协助患者前往综合医院定期随访复诊,其中可能还包含了尝试多种手段以获得稀缺专家门诊资源的压力。针对此类各项难题,应该完备常用抗心衰药物在社区乡镇基层医院的延伸处方覆盖,便于照料者就近完成延伸处方获取必备抗心衰药物;加强基层医院与大型综合医院的相互转诊与联系,同时提升基层全科医师对心衰指南指导的规范治疗意识,有助于提升心衰患者依从性规范用药。此外,综合性医院可积极开展心衰专病随访门诊的建设,优化稳定期心衰患者复诊流程,在指定时段特定门诊由心衰专业医师开诊,可大大减轻照料者安排再次复诊时的困难,也有利于心衰患者完成药物剂量滴定接受最优化治疗方案。此外,针对我国特色的大量异地就医患者群体,可以推动建设心衰患者社会公益关怀服务组织,减少异地医保报销手续,降低照料者的经济负担和时间成本。

对于终末期心衰患者的照料者支持工作,目前是一个较为薄弱的领域。与许多不可逆的疾病相似,如何引入更多的社会或公立养老照护机构,健全舒缓医学在我国的地位,从法律和社会基础上引入科学合理的尊严死亡理念,建立安乐死制度,从而减少照料者和患者临终前的面临的多重压力和痛苦,值得医学界专业人士和法律界、哲学界共同探讨。

3. **临床工作支持** 在日常工作中,心衰专科医师可以通过一些日常医疗行为帮助照料者解答其疑问,胜任其工作,减轻其负担。例如,可以通过制作内容通俗、简明扼要的心衰相关科普教育材料,解答照料者心中的常见疑问,帮助患者和照料者对心力衰竭这一疾病有更加透彻的认知,为未来病程中可能出现的情况提前做好准备。另外,也可定期开设患者线下教育讲座及病友会活动,为患者、照料者和心衰专科医师提供面对面交流困惑和病情的机会,帮助增加社交支持和交流。虽然相关活动是否可切实有效改善患者预后和照料者负担在既往国外多个研究中展现出相互矛盾的结果,仍需针对我国患者群体进一步开展更大样本量的规范研究进行证实。此外,还可在日常随访治疗中,尽早引入多学科团队合作,除了由心内心外医师评估各种有创治疗指征以外,也包括由康复科指导患者及治疗者进行活动耐量康复锻炼,由心理科给予患者和其治疗者充分的心理关怀,避免出现疾病导致的社交疏离或焦虑情绪。一项包含 90 名患者及其照料者的临床研究已经证实早期的心理疏导和教育可有效改善患者的活动耐力和照料者的情绪情况。

三、总　结

照料者在心衰患者长期随访治疗过程中至关重要,该 AHA 科学声明整理了照料者在心衰患者治疗全程的角色和困境,为心力衰竭领域临床工作者和研究者提供了全新的视角、机遇和挑战，值得我国心血管同道引起重视并结合我国实际情况为照料者提供支持。在临床治疗手段越发多样、药物临床研究层出不穷的当代，临床医师、卫生政策制定者们更应返璞归真去关注患者及其家庭成员的困惑和需求。在开展临床研究、推动诊疗手段进步的同时，应考虑将患者及其照料者的感受和意见纳入评估终点，保证治疗方法的人性化。未来需要所有研究者、临床医师、卫生机构管理者、社会组织共同努力，真正帮助心衰患者及其照料者承受更小的身心负担，拥有更精彩的人生。

(金玮　邱泽平)

参考文献

[1] 顾东风，黄广勇，何江，等．中国心力衰竭流行病学调查及其患病率[J]. 中华心血管病杂志，2003，31(1)：3-6.

[2] KITKO L，MCILVENNAN C K，BIDWELL J T，et al. Family Caregiving for Individuals With Heart Failure：A Scientific Statement From the American Heart Association [J]. Circulation，2020，141(22)：e864-e878.

[3] HOOKER S A，GRIGSBY M E，RIEGEL B，et al. The impact of relationship quality on health-related outcomes in heart failure patients and informal family caregivers：an integrative review [J]. J Cardiovasc Nurs，2015，30(suppl1)：S52-S63.

[4] Carers of Persons With Heart Failure：A Four Nation Study [EB/OL]. Washington，DC：International Alliance of Carer Organizations，2017. [2020-08-01].https：//internationalcarers.org/wpcontent/uploads/2017/10/IACO-Carers-of-Persons-With-Heart-Failure_ October-2017.pdf.

[5] HAHN-GOLDBERG S，JEFFS L，TROUP A，et al. "We are doing it together"：the integral role of caregivers in a patients' transition home from the medicine unit [J]. PLoS One，2018，13：e0197831.

[6] CLARK A M，SPALING M，HARKNESS K，et al. Determinants of effective heart failure self-care：a systematic review of patients' and caregivers' perceptions [J]. Heart，2014，100：716-721.

[7] DEW M A，DIMARTINI A F，DOBBELS F，et al. The 2018 ISHLT/APM/AST/ICCAC/STSW recommendations for the psychosocial evaluation of adult cardiothoracic transplant candidates and candidates for long-term mechanical circulatory support [J]. J Heart Lung Transplant，2018，37：803-823.

[8] KIRKPATRICK J N，KELLOM K，HULL S C，et al. Caregivers and left ventricular assist devices as a destination，not a journey [J]. J Card Fail，2015，21：806-815.

[9] DIONNE-ODOM J N，HOOKER S A，BEKELMAN D，et al. Family caregiving for persons with heart failure at the intersection of heart failure and palliative care：a state-of-the-science review [J]. Heart Fail Rev，2017：1-15.

[10] SCHULZ R，BEACH S R，CZAJA S J，et al. Family caregiving for older adults [J]. Annu Rev Psychol，2020，71：635-659.

[11] National Academies of Sciences，Engineering，Medicine. Families caring for an aging America [M]. Washington，DC：The National Academies Press，2016.

[12] DUNBAR S B，KHAVJOU O A，BAKAS T，et al. Projected costs of informal caregiving for cardiovascular disease：2015 to 2035：a policy statement from the American Heart Association [J]. Circulation，2018，137：e558-e577.

[13] CHIANG L C，CHEN W C，DAI Y T，et al. The effectiveness of telehealth care on caregiver burden，mastery of stress，and family function among family caregivers of heart failure patients：a quasi-experimental study [J]. Int J Nurs Stud，2012，49：1230-1242.

[14] BUCK H G，STROMBERG A，CHUNG M L，et al. A systematic review of heart failure dyadic self-care interventions focusing on intervention components，contexts，and outcomes [J]. Int J Nurs Stud，2018，77：232-242.

[15] ÅGREN S，EVANGELISTA L S，HJELM C，et al. Dyads affected by chronic heart failure：a randomized study evaluating effects of education and psychosocial support to patients with heart failure and their partners [J]. J Card Fail，2012，18：359-366.

[16] MOLLOY G J，JOHNSTON D W，GAO C，et al. Effects of an exercise intervention for older heart failure patients on caregiver burden and emotional distress [J]. Eur J Cardiovasc Prev Rehabil，2006，13：381-387.

[17] WINGHAM J, FROST J, BRITTEN N, et al. Caregiver outcomes of the REACH-HF multicentre randomized controlled trial of home-based rehabilitation for heart failure with reduced ejection fraction [J]. Eur J Cardiovasc Nurs, 2019, 18: 611-620.

[18] GARY R A, SUNBAR S B, HIGGINS M K, et al. An intervention to improve physical function and caregiver perceptions in family caregivers of persons with heart failure [J]. J Appl Gerontol, 2020, 39: 181-191.

心力衰竭的康复治疗

一、概　述

心血管疾病(cardiovascular disease,CVD)在全球范围内,具有高发病率和高死亡率,是当今重要的健康问题,心力衰竭(heart failure,HF)是许多心血管疾病的最终病理生理状态,发病率逐渐增加,随着人口老龄化,老年人的患病率增加。运动不耐受表现为体力活动能力下降,伴有严重疲劳和 / 或呼吸困难症状,这是心力衰竭的一个重要特征,与死亡率增加和生活质量下降(QoL)相关。心力衰竭患者运动不耐受的病理生理机制是多因素的,包括心肺储备受损以及呼吸和外周骨骼肌功能下降。除了常规治疗外,许多研究者已经证明,心脏康复(cardiac rehabilitation)可以改善运动不耐受和提高生活质量,减少心力衰竭患者的再次住院率和死亡率。心脏康复不仅在心力衰竭的院外稳定期有效,在心力衰竭的急性期住院阶段也有着显著效果。Houchen 等的研究表明,早期住院阶段的心脏康复通过尽早离床,开展个体化的运动疗法,可显著降低抑郁、增强运动耐力、缩短住院时间等。此外,心脏康复的物理治疗在心力衰竭的危重阶段的 ICU 和 CCU 中,发挥着重要的辅助作用。膈肌功能训练、踝泵的床上训练、低频电刺激的被动疗法等,可以有效改善通气功能,实现尽早拔管撤机、改善静脉回流功能,减少心脏负荷、促进外周血液流动,改善毛细血管氧分压,预防下肢血栓栓塞等。

这一部分,将着重介绍心脏康复在心力衰竭患者的住院急性期,出院后门诊的恢复期以及居家的维持期的三个康复阶段的康复流程、评估方法以及基于评估基础上的康复治疗手段。

二、心力衰竭的康复流程

1. 心力衰竭的住院急性期的康复流程　心力衰竭患者的急性期住院期间的康复流程,主要按照患者的状态分为卧床阶段、床旁坐位阶段和室内院内步行三个阶段。

首先是卧床阶段,这一阶段患者的血流动力学还不够稳定,往往在 ICU 或 CCU 进行急性期的呼吸机、血滤、超滤以及心血管活性药物的泵入等的治疗。患者的安静状态常常为卧床。这一阶段的康复目标包括:①改善通气状况、尽早呼吸机撤机;②改善外周血运状况、预防下肢血栓栓塞;③改善体位、为尽早离床做准备。康复治疗前,医师、康复治疗师、护士等组成的心脏康复团队要充分评估患者的状态。如图 1 所示,卧床状态下,需要每天对静息状态、饮食、大小便、修饰能力等进行评估,然后根据监护的信息(心电、血氧、体重变化、自主感觉的困难程度 Borg 指数等),制订或改进康复处方。这一阶段的康复手段主要是被动的物理治疗为主,包括膈肌起搏、低频电刺激、踝泵和下肢被动或主动运动等。这一阶段的注意事项是出现下列中止情况时,请终止康复、并于第二天下调一个阶段再开始。中止的条件包括:①自主症状:胸痛、心悸、头晕、疲倦、Borg 指数 13 以上;②心率比开始前上升超过 20 次;③收缩压:上升超过 20mmHg 以上,或者下降超过 10mmHg 以上;④SpO_2 低于 85% 以下;⑤Lown 分级Ⅱ级以上。

心力衰竭的康复路径：卧床					
社团医疗法人 ××× ××医院（）号房间 名字： （）岁 入院时间： 年 月 日 医生签字（） 护士签字（）					
日期	/	/ ~ /	/ ~ /	/ ~ /	/ ~ /
静息状态	bedup □不可 □可以（）度	□可以（）度			□床上自由活动
康复处方	评价（医生、物理治疗师、护士） 由问卷咨询获得的目标Mets （ Mets）	卧床①	卧床②	卧床③	卧床④
饮食	□绝食 □（）食 （）盐6g 饮水限制 □无 □有（500●700●1 000）ml		□（）食 （）盐6g 饮水限制 □无 □有（500●700●1 000）ml	饮水限制 □无 □有(500●700●1 000)ml	
大小便	床上 需要测定尿量				尿量测定□不需要 （ / ）
修饰	全身 清洁擦拭 部分 阴部洗净		部分 □洗头（ / ）		
观察	需要心电监护 每日测量体重 SPO_2 Borg指数				
信息来源	□心脏大血管康复处方（/）~ * 参照入院时的病例 病例 □ 氧气 □血压 □尿量 □血糖 □其他（ ）			□出院前用药指导（ / ） 卧床路径结束后 □坐位路径 □立位 步行路径 □出院（/） 出院目的地□家 □转院（ ）	
评价					
备注			护理、康复方案的讨论（ / ）		

图1 心力衰竭的康复路径：卧床阶段

其次是床旁坐位阶段，这一阶段患者的血流动力学趋于稳定，往往在普通病房进行心血管活性药物的泵入等的治疗。患者的安静状态可以自主地坐起来。这一阶段的康复目标包括：①改善体位变化的血流动力学状态、尽早离床活动；②改善外周血运状况、由被动物理治疗转为主动运动；③呼吸训练改善通气模式，改善交感神经亢进。康复治疗前，医师、康复治疗师、护士等组成的心脏康复团队要充分评估患者的状态。如图2所示，坐位状态下，需

心力衰竭的康复路径：坐位					
社团医疗法人××× ××医院 （）号房间 名字： （）岁 入院时间： 年 月 日 医生签字（） 护士签字（）					
日期	/	/ ~ /	/ ~ /	/ ~ /	/ ~ /
静息状态	自己坐着	端坐位			
康复处方	评价（医生、物理治疗师、护士） 由问卷咨询获得的目标Mets （ Mets）	端坐①	端坐②	端坐③	端坐④
饮食	□绝食 □（）食 （）盐6g 饮水限制 □无 □有（500●700●1 000）ml	（ / ） □（）食 （）盐6g 饮水限制 □无 □有（500●700●1 000）ml	（ / ） □（）食 （）盐6g 饮水限制 □无 □有（500●700●1 000）ml		（ / ） 饮水限制 □无 □有（500●700●1 000）ml
大小便	床上 需要测定尿量				尿量测定 □不需要 （ / ）
修饰	全身 清洁擦拭 部分 阴部洗净				
观察	需要心电监护 每日测量体重 SPO_2 Borg指数				不需要心电监护（ / ）
信息来源	□心脏大血管康复处方（/）~			□出院前用药指导（ / ）	
评价					
备注		护理、康复方案的讨论（ / ）			

图2 心力衰竭的康复路径：坐位阶段

要每天对静息状态、饮食、大小便、修饰能力等进行评估，然后根据监护的信息（心电、血氧、体重变化、自主感觉的困难程度 Borg 指数等），制订或改进康复处方。这一阶段的康复手段主要是主被动相结合，包括：体外反搏、膈肌起搏、低频电刺激、踝泵和下肢的主动运动、呼吸肌和呼吸模式训练等。这一阶段的注意事项是出现下列中止情况时，请终止康复、并于第二天下调一个阶段再开始。中止的条件包括：①自主症状：胸痛、心悸、头晕、疲倦、Borg 指数 13 以上；②心率比开始前上升超过 20 次；③收缩压：上升超过 20mmHg 以上，或者下降超过 10mmHg 以上；④SpO_2 低于 85% 以下；⑤Lown 分级Ⅱ级以上。

最后是室内院内步行阶段，这一阶段患者的血流动力学已经稳定，往往在普通病房进行口服药的调整等的治疗。患者的安静状态可以自主站立，并可以在室内或院内行走。这一阶段的康复目标包括：①运动疗法改善运动不耐受的血流动力学状态；②患者教育提高出院后的日常管理；③呼吸训练改善通气模式，改善交感神经亢进。康复治疗前，医师、康复治疗师、护士等组成的心脏康复团队要充分评估患者的状态。如图 3 所示，站立和行走状态下，需要每天对静息状态、饮食、大小便、修饰能力等进行评估，然后根据监护的信息（心电、血氧、体重变化、自主感觉的困难程度 Borg 指数等），制订或改进康复处方。这一阶段的康复手段主要是主动运动，包括体外反搏、踝泵和下肢的主动运动、呼吸肌和呼吸模式训练、有氧踏车运动及弹力带抗阻运动等。这一阶段的注意事项是出现下列中止情况时，请终止康复、并于第二天下调一个阶段再开始。中止的条件包括：①自主症状：胸痛、心悸、头晕、疲倦、Borg 指数 13 以上；②心率比开始前上升超过 20 次；③收缩压：上升超过 20mmHg 以上，或者下降超过 10mmHg 以上；④SpO_2 低于 85% 以下；⑤Lown 分级Ⅱ级以上。

心力衰竭的康复路径：立位·步行						
社团医疗法人 ××× ××医院 （ ）号房间 名字： （ ）岁 入院时间： 年 月 日 医生签字（ ） 护士签字（ ）						
日期	/	/ ~ /	/ ~ /	/ ~ /	/ ~ /	/ ~ /
静息状态	床周围步行			室内自由活动	楼内自由活动	院内自由活动
康复处方	评价（医生、物理治疗师、护士） 由问卷咨询获得的目标Mets （ Mets）	立位①	立位②	立位③	立位④	立位⑤ 最终评价（ / ）
饮食	□（ ）食（ ）盐6g 饮水限制 □无 □有(500●700●1 000)ml		（ / ） 饮水限制 □无 □有(500●700●1 000) ml		（ / ） 饮水限制 □无 □有(500●700●1 000）ml	（ / ） 饮水限制 □无 □有(500●700●1 000)ml
大小便	床上 需要测定尿量				尿量测定□不需要 （ / ）	
修饰	全身 清洁擦拭 部分 阴部洗净					
观察	需要心电监护 每日测量体重 SPO_2 Borg指数				不需要心电监护 （ / ）	
信息来源	□心脏大血管康复处方（ / ）~ * 参照入院时的病例 病例□ 氧气 □血压 □尿量 □血糖 □其他（ ）				□出院前用药指导（ / ） 卧床路径结束后 □坐位路径 □立位 步行路径 □出院（ / ） 出院目的地 □家 □转院（ ）	
评价						
备注		护理、康复方案的讨论（ / ）				

图 3　心力衰竭的康复路径：立位 / 步行阶段

2. **心力衰竭的门诊恢复期的康复流程**　心力衰竭患者门诊恢复期的流程，一般为 3 个月，每周 3~4 次，合计 36 次门诊的心脏康复治疗。主要以主动的运动疗法为主，包括有氧运动、抗阻运动、呼吸训练和柔韧性运动。这一阶段的康复目标包括：①运动疗法改善运动耐量，抑制肌肉衰减；②药物、运动、心理、戒烟和营养五大处方抑制左心室重构，减少住院率和死亡率；③健康生活方式养成，学会居家自我管理。康复治疗前，医师、康复治疗师、护士等组成的心脏康复团队要充分评估患者的状态。如图 4 所示，门诊恢复期心脏康复的流程，需要在评估的基础上，开具个体化的运动处方。能够连续完成 6 分钟步行，血流动力学正常，步行距离超过 200m 者，可以进一步进行心肺运动负荷试验。通过心肺运动负荷试验确定无氧阈值下的靶心率和靶负荷，并以此确定为运动强度的上限。然后在恒定的靶负荷下，进行运动中的无创心排血量测定，以确定心肌耐力的时间，并以此定位每组运动的时间上限。有氧运动的强度设定：靶心率范围，多以心肺运动负荷试验无氧阈值前 1 分钟的心率为下限，以无氧阈值时的心率为上限；靶负荷范围：多以心肺运动负荷试验无氧阈值前 1 分钟的负荷为下限，以无氧阈值时的负荷为上限。先调整好负荷的下限，然后在运动过程中通过增减负荷，以达到心率(靶心率的范围)。对于服用 β 受体阻滞剂等影响心率的药物，或装有起搏器的患者以及有房颤的患者，心率不稳定，因此，要以心肺运动负荷试验测得的靶负荷为主，并在运动中结合患者自主感觉的 Borg 指数来对运动强度进行微调。抗阻训练运动处方的制订，应纳入心衰患者的运动处方之中。阻力训练提高肌肉力量和耐力，是补充心血管训练改善骨骼肌功能的重要辅助手段。只有当患者证明他们能耐受心血管运动时，他们才应该开始抗阻训练。大多数应该在门诊心脏康复的第 3~4 周(9~12 次)后开始抗阻训练。但是，对于那些过于虚弱而无法耐受心血管运动的稳定患者，尽早开始抗阻训练可能会提高运动的耐受性。负荷可以先从自身重量(徒手)开始，逐渐过渡到 1RM 测定的阶段。呼吸训练和柔韧性训练应该以核心肌群为主，增加核心肌群在辅助呼吸和维持平衡的作用。对于 6 分钟步行试验不能完成 200m 或 6 分钟步行试验过程中血流动力学不稳定的患者，门诊的心脏康复可以先从被动的物理治疗开始，然后再进行 6 分钟步行测试，逐渐过渡到主动运动疗法阶段。

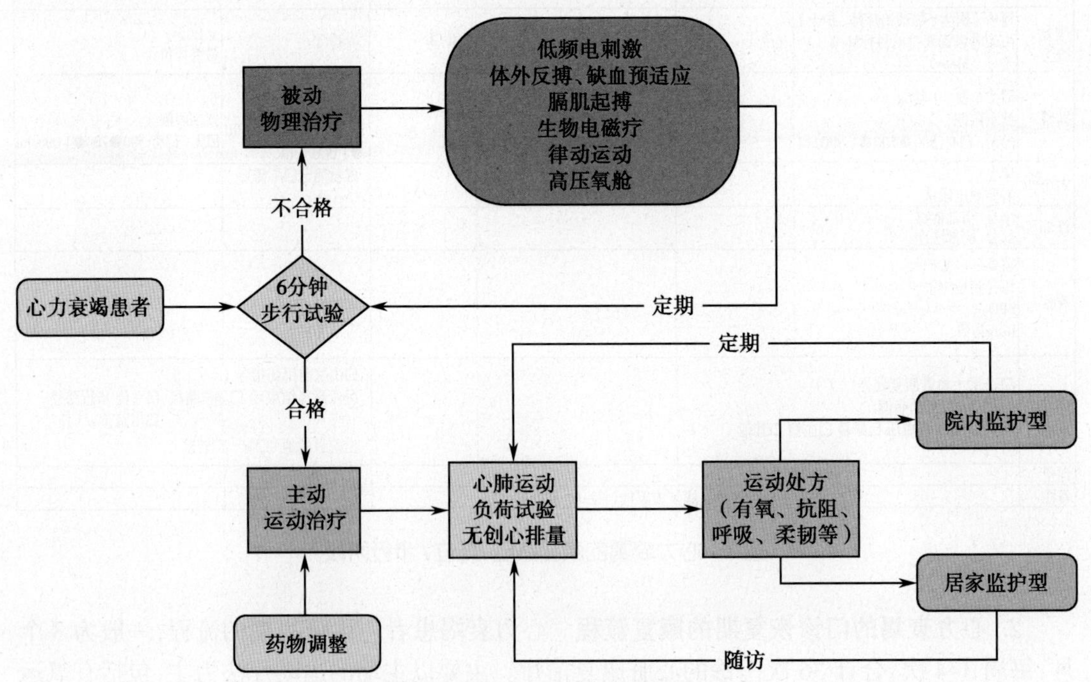

图 4 门诊恢复期心脏康复的流程

3. **心力衰竭的居家维持期的康复流程** 心力衰竭患者居家维持期康复的流程，一般为恢复期后直至整个生涯。这一阶段要教育患者采取适当的自我管理措施。例如，这些措施包括按规定服用药物、避免过多的液体摄入、限制钠的摄入、获得每日体重、知道何时与主治医师联系（即认识到体重意外增加、肿胀、疲劳和 / 或呼吸困难是心衰恶化的征兆），以及进行定期运动锻炼等。例如，体重的突然增加可能意味着体液潴留和即将到来的失代偿。如果患者在过去 24 小时内体重增加了 3 磅（1.36kg）或更多，比上周增加了 5 磅（2.27kg），或在过去几天内呈上升趋势，则应避免运动，及时联系自己的主治医师。症状上，出现液体潴留的患者常表现为呼吸困难增加。这一阶段的运动锻炼主要以主动的运动疗法为主，包括有氧运动、抗阻运动、呼吸训练和柔韧性运动。

三、心力衰竭的康复评估

心力衰竭患者的运动不耐受的决定因素包括：①心血管功能储备的减少：收缩功能障碍，功能性二尖瓣反流，舒张功能障碍，左心房功能障碍，心率变时性功能不全；②肺功能储备减少：肺血管舒张和血管募集受损，通气灌注不匹配，氧扩散减少，通气储备和调节功能异常；③结构和 / 或功能性骨骼肌异常；④其他因素：贫血 / 缺铁，肥胖，营养因素，自主神经调节受损，外周血管功能障碍等。因此，我们需要在充分评估的基础上，制订个体化的康复方案。在基于常规的心电图、心彩超、血常规以及生化标志物的基础上，我们还应对患者的心肺耐量、平衡能力、肌肉力量、体质成分、营养状况进行评价。

心肺耐量的评估，主要是心肺运动负荷试验测试（CPX），它非常有助于确定个体化的运动处方。这个测试是确定心肺耐量的"金标准"，而且许多其他有用的变量也可以从这个测试中获得。这些指标包括预后指标，如通气效率和振荡呼吸模式，以及症状、心率和血压反应、心律失常和起搏器反应的记录等。心力衰竭的心肺运动负荷试验的参数特征如表 1 所示。如果 CPX 测试不可用，那么可以进行标准的运动负荷分级测试，它可以提供运动能力的评估，并且可以解释症状、血流动力学反应和器械反应等。

表 1 心力衰竭患者的心肺运动负荷试验的参数特征

参数	变化	备注
AT VO_2	低下	运动耐量低下
Peak VO_2	低下	运动耐量低下 + 心功能低下
VO_2/HR	低下	心功能低下
$PETCO_2$	低下	心功能低下（V/Q 增加）
$\Delta VO_2 \Delta$/WR	低下	氧化酶活性减弱
Oscillation	（+）	循环时间延长
VE/VCO_2	增加	心功能低下
VE/VCO_2 slope	增加	心功能低下
OUES	低下	心功能低下
BR	不变	
TV/RR	低下	快呼吸
TV Plateau	低下	浅呼吸

续表

参数	变化	备注
Ti/Ttot	不变	
chronotropic incompetence	(+)	
HR response	低下	
症状	下肢疲劳 > 呼吸困难	

评估心肺能力的方法也可以是 6 分钟步行试验，它与从 CPX 测试中获得的数据有一定的相关性，并可以提供预后的信息。然而，心律失常反应的评估和起搏器的反应却难以全面评估。当加入一系列测试（即老年健康测试）时，6 分钟步行试验还可用于评估虚弱和评估身体独立性。

在心衰患者中，力量测试可以安全可靠地进行，包括一次最大重复或估计一次最大重复的 1RM 测试。呼吸肌力量的评估在心衰患者中十分重要，包括：评价呼气肌肌力最大呼气速度的 PEF，最大通气量的 MVV，以及评价吸气肌肌力的膈肌活动度等。

平衡能力的测定，主要针对老年患者。具体的测试方法有体前伸（FR）：正常为 15cm 以上，优为≥47.2cm，差为≤17.8cm；椅子坐起行走（TUG）：优为≤7.4s，差为≥13s；单脚站立：正常为 15s 以上，优为≥25s，差为≤2.6s；双脚开闭：正常为 13/10s 以上。

体质成分的评价，不仅能够通过生物电阻抗法（BIA）测量出细胞内外液体的分布状态，了解体液平衡状况，评估容量负荷的状态。还能通过生物电阻抗法测定肌肉的含量，鉴别是否存在肌肉衰竭。图 5 为肌肉衰竭综合征的评估流程。

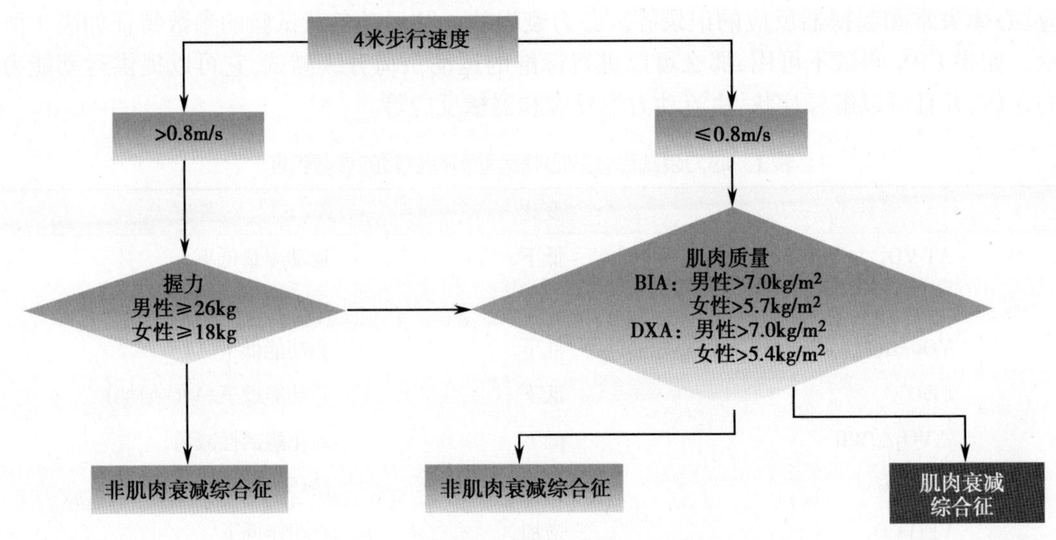

图 5 肌肉衰减综合征的评估流程

营养状态的评估可以通过营养评估量表，也可以通过生化检查的指标推算获得。应用白蛋白和体重指数（BMI）的 GNRI 法，公式为 GNRI=14.89 × 白蛋白（g/dl）+41.7 × BMI/22；和应用白蛋白与淋巴细胞计数的 PNI 法，公式为 PNI=10 × 白蛋白（g/dl）+0.005 × 总淋巴细胞计数（mm^3）。

上述任何测试都应在心脏康复开始之前和心脏康复完成之后进行,并且所有测试都应可靠地证明前后的改变与变化。

四、心力衰竭的康复治疗

评估是基础,治疗是核心。基于精准的全面评估,才能开具个体化的科学处方,并在康复治疗的过程中根据情况的演变,不断调整和改进治疗方案,使得康复治疗在保证安全的前提下,实现有效作用的发挥。

1. 运动疗法 心力衰竭的严重程度与运动耐量直接相关,因此运动耐量的改善与维持是康复治疗的重要目标之一。运动耐量取决于心脏和外周的共同机制。心衰患者的峰值耗氧量与静息左室射血分数(LVEF)之间的关系已得到很好的证实。如 Fick 方程所示:VO_2=HR×SV×(动脉 O_2 含量 – 静脉 O_2 含量),峰值氧耗量(VO_2)取决于心率(HR)、每搏输出量(SV)和外周 O_2 的运输。在心衰患者中,运动耐量取决于三个因素:心脏储备(心率和/或 SV 能力的潜在增加量),氧运输(外周血管功能),氧利用(骨骼肌线粒体数量和功能)。影响运动耐量的其他因素还包括能量感受器活性和通气效率等。运动训练可降低静息心率,但对最大心率影响不大。这表明定期运动可以改善副交感神经的张力,减少交感神经的输入。然而,运动能力与静息 LVEF 的相关性仍然很差。随着外周阻力的降低,运动训练可以使得每搏输出量(SV)小幅度增加。此外,耐力训练与相对肌纤维类型的改变有关,I型(抗疲劳)纤维的百分比显著增加,这与每根纤维毛细血管数量的增加和肌纤维横截面积的增加密切相关。随着运动训练的进行,通气效率也不断提高。这种改善涉及多种机制,包括改善肺血管阻力、改善内皮功能和降低麦角受体活性等。

运动处方的制订遵循 FITT[频率、强度、时间(持续时间)和类型(运动模式)]的原则,需要建立在精准的评估基础上。运动量(即频率、强度和时间)应进展到一周中大部分时间(4~6 天)的监督下的或独立的运动。运动强度应该以心肺运动负荷试验测定的 AT 值下的负荷强度和靶心率为依据,也可以从轻度开始(55%~65% 的心率储备)到中度(70%~80% 的心率储备)。运动的持续时间可以包括几次短时间的运动(5~15 分钟),中间穿插着短时间的休息。运动的总时间逐步进展到每天至少 30 分钟。在心肺运动负荷试验的 AT 值下的运动负荷,结合无创心排血量,可以很好地获得每组有氧运动的最大持续时间,从而在保证安全不过量的前提下,实现运动效果的累积作用。

抗阻训练可以提高肌肉力量和耐力,是补充有氧运动训练改善骨骼肌功能的重要辅助手段。抗阻训练也应从较低的强度开始,一般上肢为 1RM 的 30%~40%,下肢为 1RM 的 50%~60%;或患者可以进行 1~2 组 10~15 次的阻力强度。每周至少进行 2 天。进行阻力训练可能需要一些时间,而且应该以患者的成绩为基础。当患者能够完成两组 15 次重复时,可以适当增加阻力。

呼吸训练是改善心衰患者气短呼吸困难的有效手段。腹式呼吸可以强化膈肌的功能,改善氧气的摄入量。缩唇式呼吸可以强化呼气肌的功能,减少二氧化碳的潴留,改善换气功能,减少生理学无效腔量。

当患者坚持运动处方并定期进行评估时,他们将获得运动训练的最大益处。康复物理治疗师需要每周对运动方案进行 1 次调整。一般来说,每次只对运动处方的 1 项内容(时间、频率、强度)进行调整。每次增加有氧运动的持续时间 1~5 分钟,直到达到目标值。每次增加 5%~10% 的强度,一般耐受性良好。建议首先增加有氧运动的持续时间至预期目标,然后增加强度和/或频率。

2. **物理治疗** 心力衰竭的患者，如果处于住院急性期康复的卧床阶段或者是坐位阶段。可以采用被动的物理治疗手段进行康复治疗。

首先是治疗师的手法治疗，包括踝关节和下肢的被动运动。踝关节的被动运动，也就是常说的踝泵运动，促进下肢血液循环和淋巴回流。跖屈（脚尖朝下）时，小腿三头肌收缩变短，胫骨前肌放松伸长；背伸（脚尖朝上）时，胫骨前肌收缩变短，小腿三头肌放松伸长。肌肉收缩时，血液和淋巴液受挤压回流；肌肉放松时，新鲜血液补充。具体操作见图7。下肢的被动运动也是由物理治疗师辅助患者完成，每次往返5秒钟，主要是通过膝关节和大腿肌肉群的收缩与放松来完成，具体操作见图6。

踝关节被动运动：缓慢跖屈和背伸，分别5秒

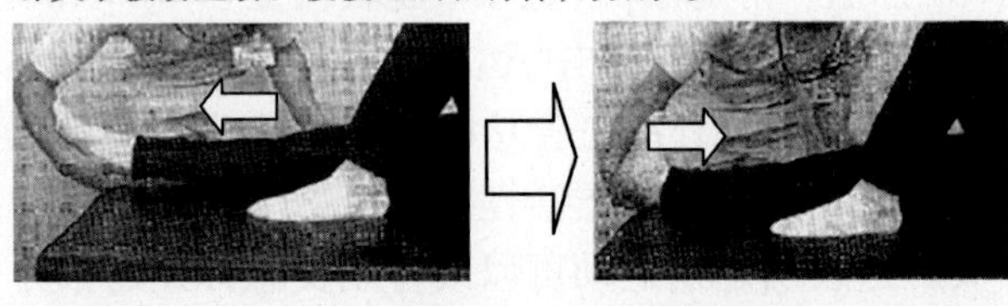

下肢被动运动：缓慢下肢屈伸，往复时间为每次5秒

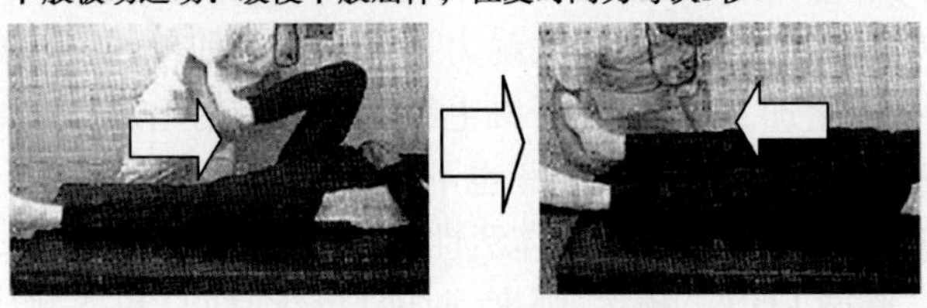

图6 被动运动的物理治疗

其次是利用仪器设备的物理治疗，包括：低频电刺激、膈肌起搏、体外反搏以及微循环磁疗等。低频电刺激主要是用小于100Hz的频率刺激，起到对Ⅰ型肌纤维的改善。心衰患者的肌肉衰竭具体来说是Ⅰ型（抗疲劳）纤维减少，向Ⅱb型纤维转移，伴随着肌肉横截面积（萎缩）和每根纤维的毛细血管数量减少。也有证据表明，线粒体的数量随着可用线粒体内嵴的表面积减少而减少，这限制了有氧运动期间三磷腺苷（ATP）的产生，并导致运动耐量的下降。通常低频电刺激治疗是以下肢的大肌肉刺激为主，一天1~2次，每次30分钟。刺激强度为患者能忍受的最大疼痛程度。膈肌起搏主要是针对呼吸机辅助通气的患者，通过对膈神经的刺激，起到对膈肌的被动刺激，引起膈肌的移动度增加，改善通气功能和换气功能，促进撤机。体外反搏是通过心电图识别心脏的舒张期，在舒张期序贯式地对小腿、大腿以及臀部加压充气，使得血液被挤压入冠状动脉，从而改善心肌的血供，同时促进回心血流量；心脏收缩期时，气囊从臀部、大腿以及小腿同时放气，减少心脏的压力负荷。对于由缺血性心脏病引发的心力衰竭有很好的治疗效果，改善运动耐量。微循环磁疗，则是利用生物磁场的作用，促进红细胞在血液中的流动度，提高毛细血管氧分压，从而改善组织细胞的缺氧状态。物理治疗在急性期住院的卧床或坐位阶段，可以有效通过被动的运动起到改善症状的有意效果。

3. **营养疗法** 心衰患者常常伴有贫血、低钠血症、食欲差以及恶病质的情况，因此营养的摄入往往不足。因此医师、护士以及家族成员要持续不断地改善营养处方，增加优质蛋白的摄入，运动前后补充支链氨基酸，以及补充富含铁的肉类及蔬菜。如果由于食欲原因无法

足量通过食物补充时，也可以通过铁制的食器进行烹饪。但要注意，铁蛋白超过 1 000ng/ml 时，会加重心衰的恶化。

五、结 语

心衰是一种复杂的、进行性的临床综合征，代表着许多不同心脏疾病的共同终末期，除了心脏移植没有绝对的治愈方法。心衰综合征是由任何结构或功能紊乱引起的，这种紊乱限制了左心室舒张和充盈血液和/或收缩和排出血液的能力，从而导致神经激素和循环系统的异常，引发特征性体征和症状，如液体潴留、呼吸急促，以及疲劳。心衰的生理特征包括充盈压力增加和/或外周氧运输不足。心衰与死亡率增加、生活质量下降、频繁住院和复杂的医疗管理有关。因此，心衰的康复治疗要根据心衰的不同阶段，按照流程，基于准确评估的基础上，个体化全面提高运动耐量，预防再入院，改善预后。

(曹鹏宇)

参考文献

[1] YANCY C W, JESSUP M, BOZKURT B, et al. 2013 ACCF/AHA guideline for the management of heart failure: a report of the American College of Cardiology Foundation/American Heart Association Task Force on Practice Guidelines [J]. J Am Coll Cardiol, 2013, 62 (16): e147-e239.

[2] SMITH S C Jr, DOVE J T, JACOBS A K, et al. ACC/AHA guidelines of percutaneous coronary interventions (revision of the 1993 PTCA guidelines)—executive summary. A report of the American College of Cardiology/American Heart Association Task Force on Practice Guidelines (committee to revise the 1993 guidelines for percutaneous transluminal coronary angioplasty) [J]. J Am Coll Cardiol, 2001, 37 (8): 2215-2239.

[3] PIÑA I L, APSTEIN C S, BALADY G J, et al. Exercise and heart failure: A statement from the American Heart Association Committee on exercise, rehabilitation, and prevention [J]. Circulation, 2003, 107 (8): 1210-1225.

[4] HAYKOWSKY M J, TOMCZAK C R, SCOTT J M, et al. Determinants of exercise intolerance in patients with heart failure and reduced or preserved ejection fraction [J]. J Appl Physiol, 2015, 119 (6): 739-744.

[5] REES K, TAYLOR R S, SINGH S, et al. Exercise based rehabilitation for heart failure [J]. Cochrane Database Syst Rev, 2004 (3): CD003331.

[6] PIEPOLI M F, DAVOS C, FRANCIS D P, et al. Exercise training meta-analysis of trials in patients with chronic heart failure (ExTraMATCH) [J]. BMJ, 2004, 328 (7433): 189.

[7] HOUCHEN L, WATT A, BOYCE S, et al. A pilot study to explore the effectiveness of "early" rehabilitation after a hospital admission for chronic heart failure [J]. Physiother Theory Pract, 2012, 28 (5): 355-358.

[8] PONIKOWSKI P, VOORS A A, ANKER S D, et al. 2016 ESC Guidelines for the diagnosis and treatment of acute and chronic heart failure [J]. Kardiol Pol, 2016, 74 (10): 1037-1147.

[9] STØYLEN A, CONRAADS V, HALLE M, et al. Controlled study of myocardial recovery after interval training in heart failure: SMARTEX-HF—rationale and design [J]. Eur J Prev Cardiol, 2012, 19 (4): 813-821.

[10] HARRIS S, LEMAITRE J P, MACKENZIE G, et al. A randomised study of home-based electrical stimulation of the legs and conventional bicycle exercise training for patients with chronic heart failure [J]. Eur Heart J, 2003, 24 (9): 871-878.

[11] GUAZZI M, ADAMS V, CONRAADS V, et al. EACPR/AHA Scientific Statement. Clinical recommendations for cardiopulmonary exercise testing data assessment in specific patient populations [J]. Circulation, 2012, 126 (18): 2261-2274.

[12] ARENA R, MYERS J, GUAZZI M. The future of aerobic exercise testing in clinical practice: is it the ultimate vital sign [J]. Future Cardiol, 2010, 6 (3): 325-342.

[13] LAUER M, FROELICHER E S, WILLIAMS M, et al. Exercise testing in asymptomatic adults: a statement for professionals from the American Heart Association Council on Clinical Cardiology, Subcommittee on Exercise, Cardiac Rehabilitation, and

Prevention [J]. Circulation, 2005, 112(5): 771-776.

[14] BALADY G J, ARENA R, SIETSEMA K, et al. Clinician's Guide to cardiopulmonary exercise testing in adults: a scientific statement from the American Heart Association [J]. Circulation, 2010, 122(2): 191-225.

[15] KAMINSKY L A, ARENA R, MYERS J. Reference Standards for Cardiorespiratory Fitness Measured With Cardiopulmonary Exercise Testing: Data From the Fitness Registry and the Importance of Exercise National Database [J]. Mayo Clin Proc, 2015, 90(11): 1515-1523.

[16] TAYLOR R S, SAGAR V A, DAVIES E J, et al. Exercise-based rehabilitation for heart failure [J]. Cochrane Database Syst Rev, 2014(4): CD003331.

[17] LONG L, MORDI I R, BRIDGES C, et al. Exercise-based cardiac rehabilitation for adults with heart failure [J]. Cochrane Database Syst Rev, 2019, 1: CD003331.

[18] THOMSEN R W, NICOLAISEN S K, HASVOLD P, et al. Elevated potassium levels in patients with congestive heart failure: occurrence, risk factors, and clinical outcomes: a danish population-based cohort study [J]. J Am Heart Assoc, 2018, 7(11): e008912.

[19] DEL BUONO M G, ARENA R, BORLAUG B A, et al. Exercise Intolerance in Patients With Heart Failure: JACC State-of-the-Art Review [J]. J Am Coll Cardiol, 2019, 73(17): 2209-2225.

[20] SMART N, MARWICK T H. Exercise training for patients with heart failure: a systematic review of factors that improve mortality and morbidity [J]. Am J Med, 2004, 116(10): 693-706.

[21] HAYKOWSKY M J, LIANG Y, PECHTER D, et al. A meta-analysis of the effect of exercise training on left ventricular remodeling in heart failure patients: the benefit depends on the type of training performed [J]. J Am Coll Cardiol, 2007, 49(24): 2329-2336.

[22] ANTUNES-CORREA L M, KANAMURA B Y, MELO R C, et al. Exercise training improves neurovascular control and functional capacity in heart failure patients regardless of age [J]. Eur J Prev Cardiol, 2012, 19(4): 822-829.

[23] DAVIES E J, MOXHAM T, REES K, et al. Exercise training for systolic heart failure: Cochrane systematic review and meta-analysis [J]. Eur J Heart Fail, 2010, 12(7): 706-715.

[24] DOBSÁK P, NOVÁKOVÁ M, SIEGELOVÁ J, et al. Low-frequency electrical stimulation increases muscle strength and improves blood supply in patients with chronic heart failure [J]. Circ J, 2006, 70(1): 75-82.

[25] KARAVIDAS A, PARISSIS J T, MATZARAKI V, et al. Functional electrical stimulation is more effective in severe symptomatic heart failure patients and improves their adherence to rehabilitation programs [J]. J Card Fail, 2010, 16(3): 244-249.

[26] ITO D, ITO O, MORI N, et al. Exercise training upregulates nitric oxide synthases in the kidney of rats with chronic heart failure [J]. Clin Exp Pharmacol Physiol, 2013, 40(9): 617-625.

[27] ITO D, CAO P, KAKIHANA T, et al. Chronic running exercise alleviates early progression of nephropathy with upregulation of nitric oxide synthases and suppression of glycation in zucker diabetic rats [J]. PLoS One, 2015, 10(9): e0138037.

[28] KAMINSKY L A, ARENA R, ELLINGSEN Ø, et al. Cardiorespiratory fitness and cardiovascular disease-The past, present, and future [J]. Prog Cardiovasc Dis, 2019, 62(2): 86-93.

[29] HERDY A H, RITT L E, STEIN R, et al. Cardiopulmonary Exercise Test: Background, Applicability and Interpretation [J]. Arq Bras Cardiol, 2016, 107(5): 467-481.

[30] HERDY A H, UHLENDORF D. Reference values for cardiopulmonary exercise testing for sedentary and active men and women [J]. Arq Bras Cardiol, 2011, 96(1): 54-59.

[31] WEBER K T, KINASEWITZ G T, JANICKI J S, et al. Oxygen utilization and ventilation during exercise in patients with chronic cardiac failure [J]. Circulation, 1982, 65(6): 1213-1223.

[32] ARENA R, MYERS J, ABELLA J, et al. Development of a ventilatory classification system in patients with heart failure [J]. Circulation, 2007, 115(18): 2410-2417.

[33] FERREIRA A M, TABET J Y, FRANKENSTEIN L, et al. Ventilatory efficiency and the selection of patients for heart transplantation [J]. Circ Heart Fail, 2010, 3(3): 378-386.

[34] CHUA T P, PONIKOWSKI P, HARRINGTON D, et al. Clinical correlates and prognostic significance of the ventilatory response to exercise in chronic heart failure [J]. J Am Coll Cardiol, 1997, 29(7): 1585-1590.

[35] FRANCIS D P, SHAMIM W, DAVIES L C, et al. Cardiopulmonary exercise testing for prognosis in chronic heart failure:

continuous and independent prognostic value from VE/VCO2 slope and peak VO2 [J]. Eur Heart J, 2000, 21 (2): 154-161.

[36] ADACHI H. Cardiopulmonary Exercise Test [J]. Int Heart J, 2017, 58 (5): 654-665.

[37] LAOUTARIS I D, ADAMOPOULOS S, MANGINAS A, et al. Benefits of combined aerobic/resistance/inspiratory training in patients with chronic heart failure. A complete exercise model? A prospective randomised study [J]. Int J Cardiol, 2013, 167 (5): 1967-1972.

[38] MCMURRAY J J, ADAMOPOULOS S, ANKER S D, et al. ESC Committee for Practice Guidelines. ESC guidelines for the diagnosis and treatment of acute and chronic heart failure 2012: the Task Force for the Diagnosis and Treatment of Acute and Chronic Heart Failure 2012 of the European Society of Cardiology. Developed in collaboration with the Heart Failure Association (HFA) of the ESC [J]. Eur J Heart Fail, 2012, 14 (8): 803-869.

[39] YANCY C W, JESSUP M, BOZKURT B, et al. 2013 ACCF/AHA guideline for the management of heart failure: a report of the American College of Cardiology Foundation/American Heart Association Task Force on Practice Guidelines [J]. J Am Coll Cardiol, 2013, 62 (16): e147-e239.

[40] LINDENFELD J, ALBERT N M, BOEHMER J P, et al. Heart Failure Society of America. HFSA 2010 Comprehensive Heart Failure Practice Guideline [J]. J Card Fail, 2010, 16 (6): e1-e194.

[41] BORLAUG B A, REDFIELD M M. Diastolic and systolic heart failure are distinct phenotypes within the heart failure spectrum [J]. Circulation, 2011, 123 (18): 2006-2013.

心力衰竭的非药物治疗进展

心力衰竭是由于心脏结构或功能异常导致心室充盈或射血能力受损的一组临床综合征。它是各种心脏病的终末阶段,也是心脏病患者死亡的主要原因之一。目前全世界约有3 800万心衰患者,而且这一数字仍在持续上升。多年来,虽然心衰的治疗方法在不断提高,但是心衰患者的再住院率和死亡率仍居高不下。晚期心衰预后比部分实体肿瘤和心肌梗死更差,严重者的5年存活率不足20%,因此寻求更好的心衰治疗方法以降低心衰死亡率已成为心血管医师的重大课题。近年来,心力衰竭的非药物治疗有了很大的进展,包括:植入器械治疗、心室辅助装置、容量控制、介入及外科手术、心脏移植及新兴的基因和干细胞治疗,这些非药物治疗方式给心衰患者的预后带来重大转机。

一、器械植入

(一)心脏再同步化治疗(CRT)

心衰晚期常伴有房室传导、束支传导或室内传导阻滞,使心房心室不同步,左右心室不同步,导致血流动力学异常,加重心力衰竭。CRT通过最佳的房室延迟和左心室起搏作用,恢复心脏的机械与电同步,增加舒张期充盈时间,逆转左室重构,改善心衰患者的症状及预后。CRT可减少心衰患者的死亡率已在诸多临床试验中被证实,但是对于适合CRT植入者心电图QRS持续时间和形态,房颤患者植入CRT的方式以及CRT-P或CRT-D的选择等问题,在主要的国际指南中观点略有不同。Companion实验证实,CRT可减少新发房颤的发生;MUSTIC研究证实房颤患者房室结消融后植入CRT,相对于右室起搏能明显改善患者生活质量、NYHA分级及再住院率。Rethin研究发现,超声有心室收缩不同步的窄QRS波心衰患者(QRS<130毫秒),并不能从CRT中获益。在接受CRT治疗的患者中,约30%的患者存在CRT无应答,这也是目前研究的难点与热点。除患者选择及优化药物治疗,左室四极电极、HIS束起搏、左束支起搏等起搏电极及部位的优化,起搏程序的开发(由传统的100%双心室起搏转化到利用部分自身传导功能,采用激动融合的方式实现再同步治疗),这些新兴手段都能降低CRT的无应答率,改善患者的临床预后。希氏束起搏也是近年来的研究热点,近年国内外发表的一些小规模临床研究结果显示,对于符合CRT适应证(表1)的患者,希氏束起搏并不劣于双心室起搏,长期的疗效尚有待于更多的临床验证。希氏束起搏目前可作为双室起搏左室电极放置失败患者的替代治疗,相信随着起搏技术的发展,希氏束起搏有望成为CRT的另一种起搏方式应用于心衰的治疗。

表1 2018中国心力衰竭诊断与治疗指南CRT适应证

适应证	推荐类别	证据水平
窦性心律,QRS时限≥150毫秒,左束支传导阻滞(LBBB),LVEF≤35%的症状性心衰患者	Ⅰ	A
窦性心律,QRS时限≥150毫秒,非LBBB,LVEF≤35%的症状性心衰患者	Ⅱa	B

续表

适应证	推荐类别	证据水平
窦性心律,QRS 时限 130~149 毫秒,LBBB,LVEF≤35% 的症状性心衰患者	Ⅰ	B
窦性心律,130 毫秒≤QRS 时限 <150 毫秒,非 LBBB,LVEF≤35% 的症状性心衰患者	Ⅱb	B
需要高比例(>40%)心室起搏的射血分数降低(HFrEF)的患者	Ⅰ	A
对于 QRS 时限≥130 毫秒,LVEF≤35% 的房颤患者,如果心室率难控制,为确保双心室起搏可行房室结消融	Ⅱa	B
已植入起搏器或 ICD 的 HFrEF 患者,心功能恶化伴高比例右心室起搏,可考虑升级到 CRT	Ⅱb	B

注:心衰患者在药物优化治疗至少 3 个月后仍存在上述情况应进行 CRT 治疗。

(二)植入式心脏复转除颤器(ICD)

慢性心衰患者易发生室性心动过速或心室颤动,导致心源性猝死(SCD)。室性心律失常增加了心衰患者的死亡率。同时,抗心律失常药物在这些患者中效果不佳且耐受性差。ICD 能有效降低猝死率,可用于心衰患者猝死的一级及二级预防。随着技术的不断改进,ICD 除了自动除颤功能,增设了抗心动过速与一般性抗心动过缓起搏两项功能,同时致痛性减轻,体积缩小,性能得到不断优化,但仍无法完全避免术后电风暴和误放电的发生。对于药物难治的持续性单形性室速患者,ICD 植入联合射频消融可作为一线治疗。此外,可穿戴式心律转复除颤器(WCDs)最近被引入临床,作为 ICD 的短期替代品,可作为进一步决策的桥梁。ICD 还逐步增加监测功能,远程监测系统能提供患者心率、心律失常、胸内阻抗等信息,以供医师更好地分析判断;还能联合右心室压力传感器及肺动脉压力传感器监测患者血流动力学指标,为患者优化治疗提供依据。ICD 的适应证如表 2 所示。

表 2 2018 中国心力衰竭诊断与治疗指南 ICD 适应证

适应证	推荐类别	证据水平
二级预防: 慢性心衰伴低 LVEF、曾有心脏停搏、室颤或血流动力学不稳定的室速	Ⅰ	A
一级预防: 缺血性心脏病患者,优化药物治疗至少 3 个月,心肌梗死后至少 30 天及血运重建至少 90 天,预期生存期 >1 年:LVEF≤35%,NYHA Ⅱ~Ⅲ级,推荐植入 ICD	Ⅰ	A
缺血性心脏病患者,优化药物治疗至少 3 个月,心肌梗死后至少 30 天及血运重建至少 90 天,预期生存期 >1 年:LVEF≤30%,NYHA Ⅰ级,推荐植入 ICD	Ⅰ	A
非缺血性心衰患者,优化药物治疗至少 3 个月,预期生存期 >1 年:LVEF≤35%,NYHA Ⅱ级或Ⅲ级,推荐植入 ICD	Ⅰ	A
非缺血性心衰患者,优化药物治疗至少 3 个月,预期生存期 >1 年:LVEF≤35%,NYHA 心功能Ⅰ级,可考虑植入 ICD	Ⅱb	B

二、机械辅助治疗

心源性休克(CS)由急性心肌损伤(缺血、感染、心脏减压等)或急性心衰失代偿引起,可迅速引起多器官功能障碍。世界范围内的高 CS 死亡率导致人们试图通过使用临时、短期机械辅助装置来改善循环，这些装置可降低左室内充盈压力和左室容积，但增加心脏指数，从而恢复灌注，并最终实现长期放置机械辅助装置或心脏移植。

（一）短期的经皮机械循环支持（图1，彩图见二维码47）

1. IABP　在过去的50年间，IABP广泛用于CS患者，以改善其血流动力学，特别是在心肌缺血患者中疗效更为显著。但是IABP-SHOCK Ⅱ研究未能证实其有降低死亡率的作用，此后，IABP在国际上的使用数量明显下降，最新指南不推荐IABP用于AMI后CS的常规治疗。鉴于IABP植入操作简便，费用较低，能广泛获得，2018年心源性休克诊断和治疗中国专家共识依然建议对CS患者，在无体外膜肺氧合（ECMO）和经皮左心室辅助装置（LVAD）时，应尽快IABP。

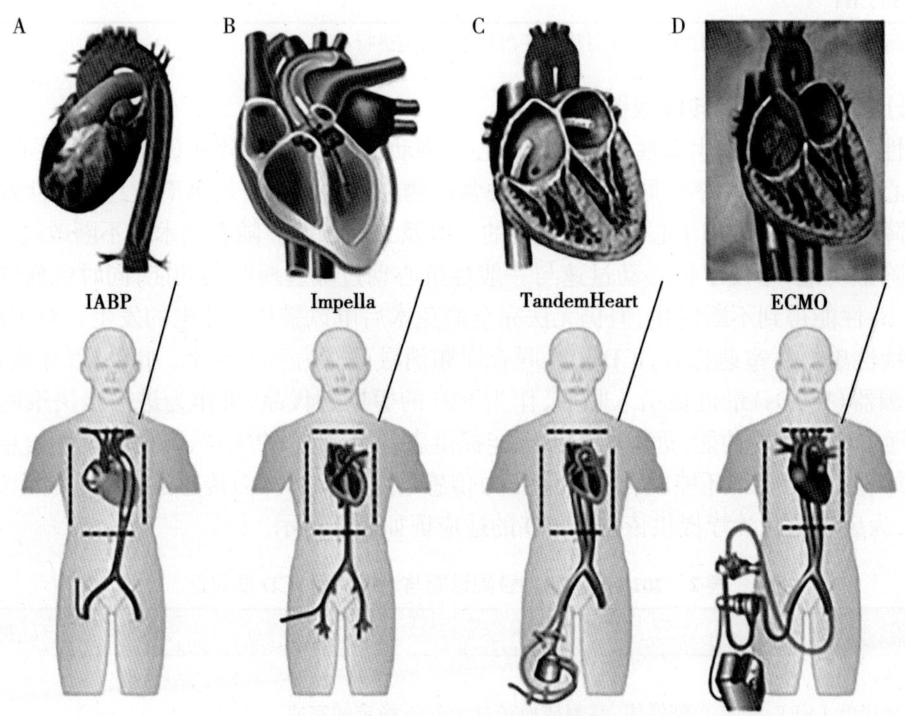

图1　四种经皮的短期机械辅助装置示意图

2. Impella　是通过轴流泵将左室血液吸入辅助装置，在升主动脉水平将血液回输至循环系统，从而降低左室后负荷，推动前向血流和增加主动脉血压、平均动脉压，使冠状动脉峰流量增加，心肌氧供失衡改善，能在一定程度上改善左室功能。Impella 2.5和Impella CP的临床研究提示，虽然CS合并心肌梗死的患者有血流动力学改善，但其对临床结果的改善并不优于IABP。在一项回顾性单中心研究中，比较了34例接受Impella 2.5或Impella 5.0的CS患者的死亡率，Impella 5.0组患者30天生存率更高。其他几项单中心、回顾性研究也显示，使用Impella 5.0治疗CS的疗效更好。最近对四项研究进行荟萃分析，评估在CS和急性失代偿慢性心力衰竭混合人群中使用Impella 5.0的情况，结果表明，约1/3的患者能够桥联到持久机械辅助装置并具有良好的30天生存率。

3. TandemHeart　是一种连续血流离心体外辅助设备，它将含氧血液从左心房移出，通过股动脉插管返回下腹主动脉或髂动脉。该装置支持3.5~5.0L/min的血流，可改善血流动力学，改善全身血流率，降低肺动脉楔压（PCWP）。一项随机研究比较 TandemHeart 和 IABP 在 ACS 合并 CS 患者中血流动力学改善情况，两者均能提高心指数和降低左心负荷，降低 PCWP，中心静脉压和肺动脉压力。然而，与 IABP 相比，TandemHeart 出现了更多的并发症，且该研究显示患者 30 天内死亡率无统计学差异。YandemHeart 在 CS 患者中的作用还需大规模临床试验进一步证实。

4. 体外膜肺氧合（ECMO） 能同时改善心脏泵血功能及肺部的气体交换，维持有效循环，减少心脏做功及药物应用。VA-ECMO 可提供高达 6L/min 的血流，支撑的程度取决于套管的大小。在一项回顾性研究中，比较接受 TandemHeart 或 impella 5.0 治疗的 CS 患者，与接受 ECMO 治疗的患者在长期支持率、并发症率或住院死亡率方面没有显著差异。最近一项队列研究的荟萃分析发现，与 IABP 相比，接受 ECMO 治疗的患者有更高的 30 天生存率。VA-ECMO 已被用于急性失代偿心衰、急性心肌炎、原发性移植物功能障碍、排斥反应以及作为心脏移植桥梁的 CS 患者。ECMO 也有一定的缺陷，其属于恒流状态，组织灌注差，因此，可与 IABP 联用，以达到互补的效果。

（二）长期心脏辅助装置

1. 左心室辅助装置（LVAD） 是将左心房或左心室血流引入辅助泵体，经泵体驱动血流进入主动脉，完全替代左心泵血功能。经左心辅助后，左心室室内张力可降低 80%，心肌氧需求降低 40%，其主要用于心脏移植前的过渡治疗和部分严重心衰患者的替代治疗。REMATCH 试验显示，在依赖强心剂、不适合心脏移植的终末期心衰患者中，LVAD 治疗能改善患者 1 年生存率，但 2 年生存率无统计学差异。目前，新一代磁悬浮离心泵（HeartMate Ⅲ）已在欧洲上市，它性能上更为先进，且试验表明其完全没有泵血栓形成的风险。机械辅助循环支持国际注册（IMACS）数据库目前包括全球的 25 000 名植入 LVAD 患者，植入者平均年龄为 57.1 岁，其中 80% 为男性，非白种人比例上升到了 32.8%，总体来说，这些患者 1 年和 2 年的生存率分别为 80% 和 70%。ACC/AHA 指南中将 LVAD 的适应证定义为：①虽经指南指导的药物和设备治疗，但 LVEF<25% 且 NYHA Ⅲ~Ⅳ级的晚期收缩性心衰患者；②患者具有可预见的 1~2 年内的高死亡率或需要持续依赖静脉注射正性肌力药物维持。当然 LVAD 也可能会带来些并发症，如出血、感染及血栓栓塞，管道内假新生内膜，造成管道狭窄，长期使用亦可导致心衰或多脏器衰竭，故患者在强化心衰药物治疗同时，加强抗凝、抗血小板及多脏器的保护以及不断提高 LVAD 的性能为其更广泛的应用提供更大的空间。

2. 全人工心脏（TAH） 是将静脉血经人工心泵系统回输到动脉，完全代替患者心脏射血功能，以降低心脏负荷，缓解心功能不全。TAH 目前已成为国际指南推荐的心衰标准化治疗方式之一，同时也是心脏移植术有效的替代治疗方案。1969 年，美国医师库利（Cooley）首次为一名 47 岁男性成功植入一颗以设计者名字命名的“库利全人工心脏”，开启了 TAH 的开端。2001 年，Abiomed 公司发明了全内置 TAH AbioCor，其去除了穿胸壁的管线，患者感染风险大大降低，生活质量显著提高。2013 年被称为“全球第一颗永久性生物合成 TAH”的法国 Carmat 公司 TAH 被植入人体，Carmat 人造心脏（图 2，彩图见二维码 48）由生物材料研发而成，不需要移植者服用免疫抑制药物，能够最“忠诚”地模仿人体原本的心脏运作。研究表明，4 名需双心室辅助的终末期心衰患者植入 Carmat 人造心脏的 1 个月安全性及性能良好。TAH 虽然已被批准进行临床应用，但其目前却不能作为常规手术开展，只是作为心脏移植前的替代过渡治疗。全人工心脏的体积大、植入后并发症如感染、栓塞、脏器衰竭的发生率高，耐久性差等缺陷，使其不适

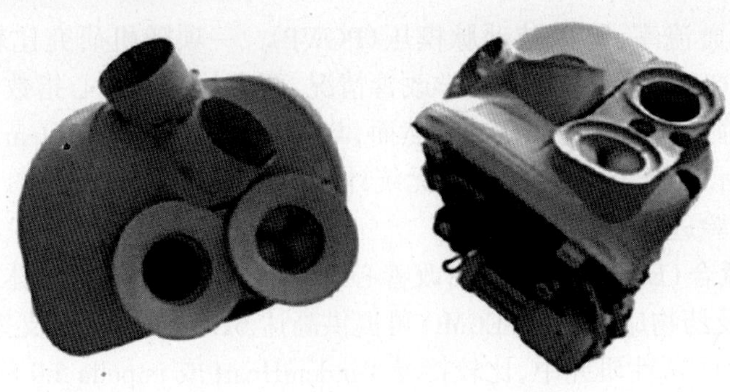

图 2 Carmat 全人工心脏示意图

合永久替代使用。但是随着相关技术成熟,全人工心脏移植术替代传统心脏移植术作为永久心脏替代也是完全有可能的。

三、容 量 控 制

体外超滤:容量控制是心衰治疗的关键,利尿剂被认为是心衰治疗的基石。然而在终末期心衰患者中,绝大多数存在利尿剂抵抗,利尿效果不佳。且肾功能不全也是心衰最重要的共病之一。心衰恶化或急性失代偿性心衰又可诱发和 / 或加速肾脏损伤。目前 ESC 指南推荐的心衰降低液体超载的原则是优化利尿剂治疗,以增加水和钠的消除。只有在使用最高剂量静脉循环利尿剂或不同利尿剂的联合使用仍存在液体超载的情况下,才建议使用体外超滤(UF)。UF 类似肾小球滤过,具有最小的溶质清除和净化效果。临床经验告诉我们,在低 UF 率持续较长时间的情况下,体外液体清除具有更好的耐受性。研究表明,UF 治疗的患者心衰症状和体征明显改善,NT-proBNP 水平显著降低。UF 的使用可以迅速改善症状,缩短住院时间,降低再住院率。当然,UF 是一种侵入性技术,可能有多种并发症(溶血、血栓形成、出血和血小板减少、气胸和动脉穿刺并发症,感染和导管阻塞)出现,所以这些研究的进展都可能受到临床条件的限制。在体外治疗管理方面有丰富经验的心脏病专家和肾病专家的协同合作,是促进 UF 研究进展及减少并发症的有力保障。

四、介入及外科手术治疗

(一) 瓣膜治疗

对于瓣膜疾病所导致的各种心力衰竭需从根本上解除瓣膜病变才可能使得心衰被纠正。传统的开胸瓣膜置换手术及全麻对于伴发心衰的患者可能无法耐受,心衰中以主动脉瓣狭窄和二尖瓣反流为主的瓣膜功能障碍的手术或经导管干预不断更新。

经导管主动脉瓣植入术(TAVI)治疗的适用人群范围在不断拓展。研究表明,TAVI 不仅在主动脉瓣狭窄极高风险患者中比药物治疗及外科治疗的手术死亡风险更低,在外科手术中低风险人群中 TAVI 也不略于外科主动脉瓣置换手术。TAVI 治疗组患者致残性卒中的发生率较低,出血并发症较少,急性肾损伤和房颤发生率较低;TAVI 治疗组中度或重度主动脉反流比例较高;但随访 1~2 年在死亡、卒中和再住院复合终点方面 TAVI 治疗组不劣于外科手术治疗。

由左心功能障碍引起的继发性二尖瓣反流增加了心衰患者的住院和死亡风险,但是传统手术修复或置换瓣膜并不能改善临床结果。MitraClip 是一种经皮穿刺减少二尖瓣反流的装置，其核心技术就是将二尖瓣进行缘对缘缝合，从而达到治疗反流的目的。2002 年原型产品问世后，MitraClip 开启了临床研究的漫长流程。在 COAPT 试验中，使用 MitraClip 修复二尖瓣可显著降低心衰患者 24 个月主要终点：心衰住院的风险和全因死亡或心力衰竭住院的综合指标。目前 MitraClip 推荐的适应证仍然仅是外科手术高危或不适合行外科手术的退行性二尖瓣反流（DMR）患者，而且对瓣膜的解剖有明确限定，但随着新一代产品的改良，临床技术的不断精进，以及越来越多的循证医学证据，MitraClip 的适应证正在逐渐扩展。相信在不久的将来，MitraClip 将会更广泛的应用于临床实践中。

（二）心室修复手术

心脏移植是终末期心衰患者的“金标准”手术方案。然而，由于供体池有限，心脏移植难以大规模开展，需要寻找替代方案作为心脏移植手术的补充。1997 年，Batista 等报道了用于扩心病心衰患者的心室减容手术，又称 Batista 手术，是将左室游离壁后壁纵向部分切除，使原来球形变成椭圆形，同时行二尖瓣环成形术，减少左室舒张末直径，提高左室功能。后续 Dor 或 Isomura 等陆续报道了 EVCPP 或 SAVE 等切除前室间隔的术式。但是自从 Ceseceda 等报道后，Batista 手术因早期和中期结果不佳而被放弃，而在 STITCH 实验报道后，前间隔切除手术也明显减少。鉴于上述手术的诸多争议，其在不允许心脏移植的情况下使用或作为移植前的桥梁可能是合适的。当然，目前也有关于心室修复手术成功的个案报道，且研究指出，严格手术适应证的选择是获得良好手术结果的最重要因素。术前对心功能、心容量评估是判断这类手术预后的重要指标。通过了解心肌纤维定向、左室形态和扭转的作用机制进行手术，可以合理地进行手术操作，从而优化和提高其疗效。

（三）心脏移植

1967 年南非医师 Barnard 首次报道心脏移植成功，截止到 2019 年，全球进行心脏移植的患者总数超过 5 万，1 年存活率为 79%，10 年存活率为 48%。1978 年上海瑞金医院成功完成了我国第1例原位心脏移植，患者存活 109 天。当前，国内心脏移植总量已超过 1 000 例，每年心脏移植手术 300 余例，心脏移植手术的成功率为 90%~98%。心脏移植是目前治疗终末期心力衰竭唯一成熟的外科方法，国际心肺移植协会有关心脏移植候选患者标准为：①根据病情预计患者生存时间比移植后可能生存的时间短；②确认其他手术方法治疗无效；③其他主要器官功能良好，不影响术后患者的生存和生活质量；④患者对术后的继续治疗和积极的生活方式具有充分的信心。根据正确的选择标准，与常规治疗相比，心脏移植显著提高患者的生存率、运动能力和生活质量。美国最近的一份报告显示：心脏移植后患者 1 年生存率男性为 90.8%，女性为 90.6%，5 年生存率男性为 77.5%，女性为 75.6%。急性和慢性排斥反应和自身免疫性血管病变是移植后最大的挑战，也是免疫抑制治疗的长期并发症（如感染、高血压、肾衰竭、糖尿病和恶性肿瘤）的后果。准确的术前评估及术后规范的抗排异治疗是降低患者死亡率的重要因素。心肺运动测试有助于优化候选人的选择。心肺测试的两个参数是非常有用的，它们与心脏移植的进展有很强的相关性：患者峰值摄氧量 <14ml/（kg·min）或使用 β 受体阻滞剂者 <12ml/（kg·min）被确定为进行心脏移植术的分割点。

五、新兴治疗手段

（一）基因治疗

基因治疗是在 20 世纪 70 年代随着重组 DNA 技术的发展而被引入的，其将一些具有治疗价值的外源基因用一定手段导入体内，通过修复或补充失去正常功能的基因及其表达产物，或抑制体内某些基因的过度表达而达到治疗的目的。动物模型和初步临床试验已经证明了基于载体的转基因策略可能成为治疗心力衰竭可行的替代方案。2012 年启动的 CUPID 试验是第一个心衰领域基因治疗的临床试验。虽然最初阶段试验证明 SERCA2a 转基因治疗的安全性有一定的效果，但更大规模的后续试验显示，AAV1/SERCA2a 治疗对终点事件无显著影响。近期的一项临床研究对有症状的心衰患者冠脉内递送 AAV/AC6 的安全性和有效性进行了评估，这种干预比标准的心衰治疗更能改善左心功能。S100A1、VEGF-B 及 SDF-1 等转基因治疗在动物及临床前研究中也被证实可能对心衰有效。近年来 MicroRNA 在调节心肌细胞增殖中的作用是心衰基因治疗的一个新的令人兴奋的前景。miRNA-590 和 miRNA-199 通过 AAV 将其导入小鼠心脏，诱导心肌梗死后心肌再生，进而改善心功能。研究表明，miRNA-17-92 簇在转基因小鼠中过表达可诱导胚胎期或出生后心肌细胞增殖。此外，这些转基因小鼠梗死心脏显示出更小的瘢痕区域和心功能的改善。当然，基因治疗这一领域的研究还处于起步阶段，尚未广泛应用于临床。由于细胞生理环境和生命周期非常复杂，基因治疗的效果并不能长期维持。其次，人体的免疫系统功能强大。对外来的基因具有很强的排斥性，不但降低治疗效果，还给重复治疗带来困难。随着基因表达调控的不断进步，尤其是高特异性的载体和基因表达的不断实现，必将为心衰的基因治疗提供良好的前景。

（二）干细胞治疗

心肌细胞与神经细胞一样，属于永久细胞，再生能力极其有限。干细胞是一类具有自我更新和分化能力的细胞，在条件适宜或诱导下能够复制及分化成特殊种类的细胞。被用于移植的细胞种类很多，以胚胎干细胞、骨骼肌成肌细胞、骨髓干细胞为主，其中间充质干细胞（MSCs）是这一系列中最重要的成员，而单核细胞（MNC）是一个更大的干细胞群体。骨髓源性 MNCs 和 MSCs 均已独立应用于心衰的治疗。MSCs 更有可能具有再生和血管增殖能力，而 MNCs 更多地通过触发有利形式的炎症发挥作用。在过去的几十年里，研究者正在进行广泛的研究，以证明它们的有用性和实际应用。CHART-1 实验证实了慢性心力衰竭（CHF）患者接受骨髓干细胞移植的有效性，通过长达 39 周的随访显示，移植组患者心功能有改善趋势，且心脏猝死发生率更低。新近发表的一项荟萃分析纳入 6 项最新随机对照研究共 569 例终末期心衰患者，干细胞移植能够显著改善 LVEF 及左心室收缩末期体积（LVESV），而全因死亡风险无差异。干细胞被证明是一种可靠的治疗方法，然而，干细胞研究结果尚有很多争议。也有研究表明，患者对干细胞移植的反应因人而异，结果为中性或不一致。而且有人对其安全性提出质疑，如成瘤性、致心律失常作用及微栓塞等。总之，动物实验和临床研究都证实了干细胞移植技术的有效性。虽然还存在许多问题，但干细胞移植技术作为治疗心衰的一种崭新手段，显示了强大的生机。

慢性心衰是危害人类健康的一大杀手，对于慢性心衰的患者来说，虽然药物治疗是基础，但是其预后较差，而作为理想的治疗策略应不仅能有效缓解心衰的症状，而且还应能够有效改善患者的预后。因此，提出了一种新的治疗策略——非药物性治疗方法。目前，各种慢性心衰的非药物性治疗方法不断发展，并在治疗中占有非常重要的地位，是药物治疗所不可取代的。而且，细胞移植、基因治疗代表了慢性心衰治疗未来的研究重点和发展方向，但还需进一步探索与循证。随着研究的不断深入、方法的不断发展与改进，相信慢性心衰的非药物性治疗的发展前景将会越来越广阔，其受益的患者也将会越来越多。

（王欣　陈牧雷）

参考文献

[1] NEUMANN F J,SOUSA-UVA M,AHLSSON A,et al. 2018 ESC/EACTS Guidelines on myocardial revascularization[J]. Eur Heart J,2019,40(2):87-165.

[2] 中华医学会心血管病分学会心血管急重症学组,中华心血管病杂志编辑委员会．心原性休克诊断和治疗中国专家共识 2018[J]. 中华心血管病杂志,2019,47(4):265-277.

[3] DEN UIL C A,AKIN S,JEWBALI L S,et al. Short-term mechanical circulatory support as a bridge to durable left ventricular assist device implantation in refractory cardiogenic shock:a systematic review and meta-analysis[J]. Eur J Cardio thorac Surg,2017,52(1):14-25.

[4] TELUKUNTLA K S,ESTEP J D. Acute mechanical circulatory support for cardiogenic shock [J]. Methodist Debakey Cardiovasc J,2020,16(1):27-35.

[5] OUWENEEL D M,SCHOTBORGH J V,LIMPENS J,et al. Extracorporeal life support during cardiac arrestand cardiogenic shock:a systematic review and meta-analysis[J]. Intensive Care Med,2016,42(12):1922-1934.

[6] KIRKLIN J K,XIE R,COWGER J,et al. Second annual report from the ISHLT mechanically assisted circulatory support registry [J]. J Heart Lung Transplant,2018,37(6):685-691.

[7] YANCY C W,JESSUP M,BOZKURT B,et al. 2017 ACC/AHA/HFSA Focused Update of the 2013 ACCF/AHA guideline for the management of heart failure:a Report of the American College of Cardiology/American Heart Association Task Force on Clinical Practice Guidelines and the Heart Failure Society of America[J]. J Card Fail,2017,23(8):628-651.

[8] LATREMOUILLE C,CARPENTIER A,LEPRINCE P,et al. A bioprosthetic total artificial heart for end-stage heart failure: Results from a pilot study [J]. J Heart Lung Transplant,2018,37(1):33-37.

[9] MARENZI G,MURATORI M,COSENTINO E R,et al. Continuous ultrafiltration for congestive heart failure:the CUORE trial [J]. J Card Fail,2014,20(5):9-17.

[10] DEEB G M,REARDON M J,CHETCUTI S,et al. US Clinical Investigators 3-year outcomes in high-risk patients who underwent surgical or transcatheter aortic-valve replacement [J]. J Am Coll Cardiol,2016,67(22):2565-2574.

[11] REARDON M J,VAN MIEGHEM N M,POPMA J J,et al. Surgical or transcatheter aortic-valve replacement in intermediate-risk patients [J]. N Engl J Med,2017,376(14):1321-1331.

[12] MYLOTTE D,SUDRE A,TEIGER E,et al. Transcarotid transcatheter aortic valve replacement:feasibility and safety [J]. JACC Cardiovas Interv,2016,9(5):472-480.

[13] POPMA J J,DEEB G M,YAKUBOV S J,et al. Transcatheter aortic-valve replacement with a selfexpanding valve in low-risk patients[J]. N Engl J Med,2019,380(18):1706-1715.

[14] MACK M J,LEON M B,THOURANI V H,et al. Transcatheter aortic-valve replacement with a balloon-expandable valve in low-risk patients[J]. N Engl J Med,2019,380(18):1695-1705.

[15] CORREALE M,MONACO I,TRICARICO L,et al. Advanced heart failure:non-pharmacological approach [J]. Heart Fail Rev,2019,24(5):779-791.

[16] STONE G W,LINDENFELD J,ABRAHAM W T,et al. Transcatheter mitral-valve repair in patients with heart failure [J]. N Engl J Med,2018,379(24):2307-2318.

[17] MILLER L,BIRKS E,GUGLIN M,et al. Use of ventricular assist devices and heart transplantation for advanced heart failure [J]. Cric Res,2019,124(11):1658-1678.

[18] MEHRA M R,CANTER C E,HANNAN M M,et al. The 2016 international society for heart lung transplantation listing criteria for heart transplantation:A 10-year update [J]. J Heart Lung Transplant,2016,35(1):1-23.

[19] BENJAMIN E J,BLAHA M J,CHIUVE S E,et al. Heart disease and stroke statistics-2017 update:A report from the American Heart Association [J]. Circulation,2017,135(10):e146-e603.

[20] MEHRA M R,CANTER C E,HANNAN M M,et al.The 2016 international society for heart lung transplantation listing criteria for heart transplantation:A10-year update [J]. J Heart Lung Transplant,2016,35(1):1-23.

[21] HAMMOND H K,PENNY W F,TRAVERSE J H,et al. Intracoronary gene transfer of adenylyl cyclase 6 in patients with heart failure:A randomized clinical trial [J]. JAMA Cardio,2016,1(2):163-171.

[22] EULALIO A,MANO M,DAL FERRO M,et al. Functional screening identifies miRNAs inducing cardiac regeneration [J]. Nature,2012,492(7429):376-381.

[23] CHEN J, HUANG Z P, SEOK H Y, et al. Mir-17-92 cluster is required for and sufficient to induce cardiomyocyte proliferation in postnatal and adult hearts [J]. Circ Res, 2013, 112(12): 1557-1566.

[24] BARTUNEK J, TERZIC A, DAVISON B A, et al. Cardiopoietic cell therapy for advanced ischaemic heart failure: results at 39 weeks of the prospective, randomized, double blind, sham-controlled CHART-1 clinical trial [J]. Eur Heart J, 2017, 38 (9): 648-660.

[25] JAYARAJ J S, JANAPALA R N, QASEEM A, et al. Efficacy and safety of stem cell therapy in advanced heart failure patients: A systematic review with a meta-analysis of recent trials between 2017 and 2019 [J]. Eur Heart J, 2019, 11(9): e5585.

心衰患者的容量评价及管理

一、概　　述

在心力衰竭患者中，容量超负荷是疾病发展和加重的重要病理生理表现，引起的相关充血性症状，也是大多数急性失代偿性心力衰竭患者共有的临床表现，是慢性心衰患者就诊和再住院的主要驱动性症状。

病理机制方面，心衰患者交感神经系统、肾素 - 血管紧张素 - 醛固酮系统 RAAS 和利钠肽系统为主的体液 - 内分泌激活导致代偿性水钠潴留和液体再分布，中心静脉压和心室充盈压明显增高，继而外周静脉压升高，体液潴留于组织间，出现相应淤血症状和体征；此外，慢性心衰患者长期消耗状态或恶病质情况下，出现低蛋白血症引起的组织水肿。容量超负荷导致的重要脏器淤血不仅引起患者心衰相关临床症状，而且导致包括肺、肝脏、肾脏功能异常，是心衰患者预后恶化的重要预测因素。因此，准确评估心力衰竭患者容量负荷状态，并合理管理患者容量状态，是心衰患者诊疗管理的基石内容之一。

根据《2018 年心力衰竭容量管理中国专家建议》，完整的容量管理流程包括：①准确评估容量状态；②确定容量管理目标；③选择合适的治疗措施；④制订个体化的容量管理方案。本文将总结国内外指南和专家共识中关于容量管理中以上 4 个主要环节的主要建议，结合近两年国内外研究进展，进行解读和梳理。

二、容量状态评估

心衰患者的容量状态分为正常、超负荷和容量不足三种状态，容量超负荷患者还应判断容量的分布特点，即以肺循环淤血为主或体循环淤血为主；最后判断容量增加的组分，即红细胞和血浆各占比重。容量状态的评估需要结合患者临床症状和体征、生物学标志物、无创和有创检查结果综合判断和动态评估。

（一）症状和体征

症状和体征的评估简便易行、床旁可重复性好，是临床实践中动态评估容量状态的重要手段；患者出现相应的体 / 肺循环淤血症状和体征时可不同程度预测容量的超负荷状态（表 1）；淤血体征的出现（颈静脉充盈、水肿、肺部湿啰音、第三心音）提示与血管不良事件风险的增加显著相关，淤血症状的改善和相关体征的减轻是治疗有效的直接反应。症状和体征评估容量状态的缺点主要是可量化性差，且受主观因素影响，在一些特殊的心衰患者比如合并肥胖、虚弱状态等，准确性可能下降。

（二）生物标志物

1. B 型利钠肽（BNP）　包括目前临床常用的 BNP、NT-proBNP 仍是目前心衰患者诊疗监测过程中最重要的生物标志物。患者基线 BNP/NT-proBNP 的升高可独立预测患者的不

* 何源：南京医科大学第一附属医院主治医师
徐东杰：南京医科大学第一附属医院主任医师 / 副教授，邮箱：djxu@njmu.edu.cn

表 1 评估心衰淤血状态的体格检查内容及其评价

参数	敏感性	特异性	血流动力学意义	局限性
右心相关				
颈静脉直径 >8cm	48%	78%	RAP>7mmHg	肥胖患者不易检查，且需鉴别其他病因
颈静脉回流	50%	75%		
肝肿大	51%	62%		
双下肢水肿	50%	73%		
左心相关				
呼吸困难	50%	73%	PCWP>18mmHg	需鉴别其他非心源性病因，且不同观察者之间存在变异性
劳力性呼吸困难	66%	52%		
端坐呼吸	66%	47%		
第三心音	73%	42%		
肺部啰音	13%	90%		

注：RAP：右房压；PCWP：肺毛细血管楔压。

良预后；治疗后利钠肽水平降低≥30% 提示治疗有效，淤血减轻，并与颈静脉扩张、腔静脉直径和楔状压力的降低以及死亡率的降低有关；治疗过程中，NTproBNP 保持在相对低的水平也预示了更低的不良结局风险。最近 GUIDE-IT 研究提示，单纯以 NT-proBNP 的监测来指导心衰患者的最佳化药物治疗并不能改善患者长期预后，这也反映了包括容量管理在内的最佳化心衰药物治疗是需要综合评估的。

2. **新型生物标志物** 近两年报道的一些新型容量 / 淤血状态的生物标志物，包括 CA125、可溶性 CD146、肾上腺髓质素活性检测（bio-ADM）等，可以更好地反映组织水肿的情况，也对预后具有较好的预测价值。

（三）影像学检查

胸部 X 线、胸部 CT 等影像学检查目前仍然是评估心衰患者肺淤血程度的临床工具，高分辨率肺 CT 扫描的密度增加与肺重量密切相关，被认为是评估肺间质水肿的“金标准”。近年来，肺部超声评估肺淤血 / 水肿正在被越来越广泛地认可和应用。肺部超声下出现的“彗星尾征”或称 B 线提示肺淤血，B 线的数量与肺水肿程度相关，与 PCWP 相关性较好。超声评价颈静脉充盈较体格检查评估更准确且可重复性好，颈静脉内径比例 <4 可提示异常，与体循环淤血状态相关性较高，是心力衰竭再住院的预测因素。心脏和肺部超声中不同的影像学表现对容量负荷状态的评估见表 2。

（四）有创检查

对于需要评估准确容量状态和淤血程度的患者，右心漂浮导管仍然是“金标准”，且能测量肺小动脉阻力、肺动脉压力、心排血量等心脏血流动力血指标。脉搏指示持续心排血量监测（PiCCO）：是近年较新应用的一项床旁、实时、连续血流动力学监测技术，可间接测量出心脏血流动力学参数，目前已在心脏重症领域有较多应用。

表 2 评估心衰淤血状态的超声检查参数及其评价

参数	敏感性	特异性	血流动力学意义	局限性
右心相关				
IVC 塌陷率 <50%	12%	27%	RAP>7mmHg	不能用于正压通气患者
吸气末 IVC 直径 <12mm	67%	91%		
左心相关				
二尖瓣口 E 峰流速 >50cm/s	92%	28%	PCWP>18mmHg	E 峰与 A 峰融合或单峰时难以评估
左室侧壁 E/e'>12	66%	55%		
E 波减速时间 <130ms	81%	80%		
肺静脉 S/D<1	83%	72%		需鉴别其他非心源性病因,且不同观察者之间存在变异性
肺部超声 B 线数(每个探查区 >3 条)	85.7%	40%		

注:IVC:下腔静脉;RAP:右房压;PCWP:肺毛细血管楔压。

三、容量管理的监测目标

1. **限钠限水** 对控制心功能Ⅲ~Ⅳ级心衰患者的充血症状和体征有帮助。心衰急性发作伴有容量负荷过重的患者,要限制钠摄入 <2g/d。一般不主张严格限制钠摄入和将限钠扩大到轻度或稳定期心衰患者。严重低钠血症(血钠 <130mmol/L)患者液体摄入量应 <2L/d。严重心衰患者液量限制在 1.5~2.0L/d 有助于减轻症状和充血。

2. **监测体质量** 每日测定体质量以早期发现液体潴留非常重要。如在 3 天内体质量突然增加 2kg 以上,应考虑患者已隐性水肿,需要利尿或加大利尿剂的剂量。

四、容量管理的治疗措施

心力衰竭时心排血量降低以及神经 - 内分泌系统过度激活是水钠潴留的重要病理生理学基础。

(一) 具有利尿作用的药物

1. **常用利尿剂** 不同种类的利尿剂通过抑制肾小管相应部位减少钠、氯和水的重吸收,消除心衰时水钠潴留。在利尿剂开始治疗数天内就可降低颈静脉压,减轻肺淤血、腹水、外周水肿和体重,并改善心功能和运动耐量。利尿剂是唯一能充分控制和有效消除液体潴留的药物,应贯穿心衰标准治疗的全程。如利尿剂用量不足造成液体潴留,会降低对 ACEI 的反应,增加使用 β 受体阻滞剂的风险。

常用利尿剂根据作用部位、化学结构或作用机制,可分成 5 类:碳酸酐酶抑制剂、渗透性利尿剂、袢利尿剂、噻嗪类利尿剂和保钾利尿剂。临床用于治疗心力衰竭的利尿剂主要是后三类。

袢利尿剂主要作用下髓袢升支的粗段,主要机制为特异性抑制髓袢升支管腔膜侧的 Na^+-K^+-2Cl^- 共转运子,抑制 Na^+、Cl^- 的重吸收;同时 Na^+-K^+ 交换减少,Ca^{2+} 和 Mg^{2+} 重吸收减少、排出增加。由于髓质部位高渗状态无法维持,使得大量水分由尿液排出,产生利尿作用。袢利尿剂的利尿作用在肾功能轻至中度损害时仍保持并呈剂量依赖性。

噻嗪类利尿剂作用于远曲小管,阻断 Na^+-Cl^- 共同转运体,减少 Na^+ 和 Cl^- 重吸收,促进

Na^+、Cl^- 和水的排出。该类药物又可分为噻嗪型和噻嗪样利尿剂。噻嗪型药物的基本化学结构由苯并噻二嗪核和磺酰胺基组成，包括氢氯噻嗪和苄氟噻嗪等。噻嗪样利尿剂的化学结构不同于噻嗪类，但含有磺酰胺基，同样作用于远曲小管，包括氯噻酮、吲哒帕胺和美托拉宗等。该类药物的利尿作用在肾功能中度损害时明显减弱。

保钾利尿剂属于低效能利尿剂，也可将之归类于 RAAS 类药物，主要是在集合管和远曲小管拮抗醛固酮受体而发挥利尿作用，根据作用方式可分为直接拮抗醛固酮受体的螺内酯和抑制管腔膜 Na^+ 通道的氨苯蝶啶及阿米洛利。醛固酮受体拮抗剂的应用可有效对抗醛固酮的不利作用，改善使用 ACEI 出现的"醛固酮逃逸"现象，不但可减轻袢利尿剂和噻嗪类利尿剂导致的低钾血症的副作用，还能改善心力衰竭患者的临床症状及远期预后。

2. **新型利尿药物** 精氨酸血管加压素（又称为抗利尿激素）由下丘脑视上核和室旁核分泌，通过神经干输送到垂体神经后叶中储存，需要时分泌入血液。新型利尿剂托伐普坦拮抗肾集合管血管加压素 V_2 受体，具有仅排水不利钠的作用，不激活 RAAS 和交感神经系统等神经内分泌系统，伴顽固性水肿或低钠血症者疗效更显著。

钠 - 葡萄糖协同转运蛋白 -2 抑制剂（SGLT-2i）主要作用于肾小球近曲小管的钠 - 葡萄糖协同转运蛋白 -2（SGLT-2），通过抑制 SGLT-2，抑制葡萄糖的重吸收，增加尿糖的排泄，由于 SGLT-2 已被研究证实的多种心血管保护作用。研究表明，SGLT-2i 的急性排水排钠作用通常表现为前 2~3 天每天尿量增加约 300ml，几周后达到新的钠水平衡，经过 3 个月的治疗，使患者体液总容量减少约 7%。相比于传统袢利尿剂，其优势主要包括：①SGLT-2i 渗透性利尿作用对于 K^+、Mg^{2+} 的影响更小，更接近心衰患者理想的"排水排钠"；②SGLT-2i 对于肾小球具有保护作用。主要是通过反射性收缩入球小动脉，改善肾单位的高灌注 / 高滤过状态，较少肾单位的损伤，对于糖尿病肾病患者，减少尿蛋白，保护肾功能。CREDENCE 研究和 DECLEAR 研究结果提示，SGLT-2i 可显著减少 2 型糖尿病肾病患者的肾脏不良事件风险；③明确的心血管获益，目前多数 SGLT-2i 的大型 RCT 均提示了其对于 2 型糖尿病患者明确的心血管获益；DAPA-HF 研究进一步证实对射血分数下降的心衰患者，可使患者心血管死亡、心衰再住院风险降低；④与利尿剂合用有效且安全，总体不良事件停药比例与对照组相比无显著差异。此外，SGLT-2i 还具有减少心外膜脂肪体积、改善肝细胞脂肪变性、改善血管内皮功能、减轻炎症反应、降尿酸等多种作用。

（二）心力衰竭利尿剂的应用

1. **适应证** 有液体潴留证据的所有心衰患者均应给予利尿剂（Ⅰ类，C 级）。

2. **应用方法** 从小剂量开始，逐渐增加剂量直至尿量增加至合适程度，体重每天减轻 0.5~1.0kg 为宜。一旦症状缓解、病情控制，即以最小有效剂量长期维持，并根据液体潴留的情况随时调整剂量。每天体质量的变化是最可靠的监测利尿剂效果和调整利尿剂剂量的指标。

3. **制剂的选择** 常用的利尿剂为袢利尿剂和噻嗪类利尿剂。首选袢利尿剂如呋塞米或托拉塞米，特别适用于有明显液体潴留或伴有肾功能轻度受损的患者。呋塞米的剂量与效应呈线性关系，但临床上不推荐过大剂量。噻嗪类仅适用于有轻度液体潴留、伴有高血压而肾功能正常的心衰患者。新型利尿剂托伐普坦是血管加压素 V_2 受体拮抗剂，具有仅排水不利钠的作用，伴顽固性水肿或低钠血症者疗效更显著，也可应用于利尿效果不或利尿剂抵抗者。

4. **不良反应** 电解质紊乱较为常见。低钠血症时应注意区别缺钠性低钠血症和稀释性低钠血症，后者按利尿剂抵抗处理。利尿剂的使用可激活内源性神经内分泌系统，特别是RAAS系统和交感神经系统，故应与ACEI或ARB以及β受体阻滞剂联用。出现低血压和肾功能恶化，应区分是利尿剂不良反应，还是心衰恶化或低血容量的表现。

（三）血液超滤在心衰容量管理中的应用

超滤是心衰患者去容量负荷非药物治疗的重要补充，与利尿剂药物相比，超滤的优势在于早期去容量效果确切，理论上可以更快地减轻患者的淤血症状和容量超负荷状态。UNLOAD研究提示，与常规剂量利尿剂治疗相比，超滤可更有效降低急性失代偿性心衰患者的体质量；而AVOID-HF研究提示，与较高利尿剂（>200mg/d袢利尿剂）比较时，两者体质量变化相当，但死亡率并未显著减低；目前超滤与阶梯式利尿剂在治疗急性心衰患者相比，也仅有降低心衰再住院率的优势，死亡率两者并无差别，且超滤可能延迟患者住院时间，并带来低血压、导管相关感染、出血等风险；CARELESS-HF研究则提示，在急性失代偿性充血性心力衰竭并发肾功能恶化的患者中，应用超滤与阶梯式袢利尿剂相比，体质量减轻效果相当，但肌酐上升比例更改，且严重不良事件发生率较药物治疗组高，因此不推荐用于这一类患者。目前中国和欧洲心衰治疗指南中，其适应证主要还是有明显的容量超负荷且常规利尿剂治疗效果不佳的心衰患者。

五、结　　语

心衰患者的容量管理一直是贯穿心衰患者诊疗全过程的重要方面，随着目前越来越多的评估方法和预测标志物的出现，以及近年来药物的不断推出，心衰患者的容量管理有望向着个体化、精准化以及更符合生理状态的优化治疗方式更进一步，尚需真正改善预后的临床研究。

（何源　徐东杰）

参考文献

[1] 中国医师协会心力衰竭专业委员会，中华心力衰竭和心肌病杂志编辑委员会．心力衰竭容量管理中国专家建议[J]. 中华心力衰竭和心肌病杂志（中英文），2018，2(1)：8-16.

[2] MULLENS W，DAMMAN K，HARJOLA V，et al. The use of diuretics in heart failure with congestion - a position statement from the Heart Failure Association of the European Society of Cardiology [J]. Eur J Heart Fail，2019，21(2)：137-155.

[3] SELVARAJ S，CLAGGETT B，POZZI A，et al. Prognostic Implications of Congestion on Physical Examination Among Contemporary Patients With Heart Failure and Reduced Ejection Fraction：PARADIGM-HF [J]. Circulation，2019，140(17)：1369-1379.

[4] ISRAR M，SALZANO A，YAZAKI Y，et al. Implications of serial measurements of natriuretic peptides in heart failure：insights from BIOSTAT-CHF [J]. Eur J Heart Fail，2020.

[5] FRANCIS G，FELKER G，TANG W. A Test in Context：Critical Evaluation of Natriuretic Peptide Testing in Heart Failure[J]. J Am Coll Cardiol，2016，67(3)：330-337.

[6] FELKER G，ANSTROM K，ADAMS K，et al. Effect of Natriuretic Peptide-Guided Therapy on Hospitalization or Cardiovascular Mortality in High-Risk Patients With Heart Failure and Reduced Ejection Fraction：A Randomized Clinical Trial [J]. JAMA，2017，318(8)：713-720.

[7] BOORSMA E M，TER MAATEN J M，DAMMAN K，et al. Congestion in heart failure：a contemporary look at physiology，diagnosis and treatment [J]. Nat Rev Cardiol，2020.

[8] BRASILEIRO F，VARGAS F，KAVAKAMA J，et al. High-resolution CT scan in the evaluation of exercise-induced interstitial pulmonary edema in cardiac patients [J]. Chest，1997，111(6)：1577-1582.

[9] PICANO E, PELLIKKA P. Ultrasound of extravascular lung water: a new standard for pulmonary congestion [J]. Eur Heart J, 2016, 37 (27): 2097-2104.

[10] PELLICORI P, SHAH P, CUTHBERT J, et al. Prevalence, pattern and clinical relevance of ultrasound indices of congestion in outpatients with heart failure [J]. Eur J Heart Fail, 2019, 21 (7): 904-916.

[11] 刘子娜. 脉搏指示连续心输出量监测技术应用原理及临床意义研究进展[J]. 中华实用诊断与治疗杂志, 2015, 29 (5): 417-419.

[12] 中华医学会心血管病学分会心力衰竭学组, 中国医师协会心力衰竭专业委员会, 中华心血管病杂志编辑委员会. 中国心力衰竭诊断和治疗指南 2018 [J]. 中华心力衰竭和心肌病杂志(中英文), 2018, 2 (4): 196-225.

[13] PONIKOWSKI P, VOORS A, ANKER S, et al. 2016 ESC Guidelines for the diagnosis and treatment of acute and chronic heart failure: The Task Force for the diagnosis and treatment of acute and chronic heart failure of the European Society of Cardiology (ESC) Developed with the special contribution of the Heart Failure Association (HFA) of the ESC [J]. Eur Heart J, 2016, 37 (27): 2129-2200.

[14] KONSTAM M, GHEORGHIADE M, BURNETT J, et al. Effects of oral tolvaptan in patients hospitalized for worsening heart failure: the EVEREST Outcome Trial [J]. JAMA, 2007, 297 (12): 1319-1331.

[15] COWIE M, FISHER M. SGLT2 inhibitors: mechanisms of cardiovascular benefit beyond glycaemic control [J]. Nat Rev Cardiol, 2020.

[16] PERKOVIC V, JARDINE M, NEAL B, et al. Canagliflozin and Renal Outcomes in Type 2 Diabetes and Nephropathy [J]. N Engl J Med, 2019, 380 (24): 2295-2306.

[17] WIVIOTT S, RAZ I, BONACA M, et al. Dapagliflozin and Cardiovascular Outcomes in Type 2 Diabetes [J]. N Engl J Med, 2019, 380 (4): 347-357.

[18] MCMURRAY J, SOLOMON S, INZUCCHI S, et al. Dapagliflozin in Patients with Heart Failure and Reduced Ejection Fraction [J]. N Engl J Med, 2019, 381 (21): 1995-2008.

[19] BART B, GOLDSMITH S, LEE K, et al. Ultrafiltration in decompensated heart failure with cardiorenal syndrome [J]. N Engl J Med, 2012, 367 (24): 2296-2304.

预防起搏器相关的心力衰竭

自 1958 年第一台心脏起搏器成功植入人体以来，永久起搏器（permanent pacemaker，PPM）已成为治疗缓慢性心律失常的主要手段。据最新统计，全球每年各种类型的心脏起搏器植入数量超过 140 万例，但随之而来的起搏器相关的并发症也在逐年增加，其中起搏器相关的心力衰竭（简称心衰）因其严重影响患者的生活质量，增加患者住院率及死亡率，成为临床关注的热点问题。

一、起搏器相关的心力衰竭的定义

长期右心室（right ventricular，RV）起搏引起左心室收缩功能障碍和心力衰竭（heart failure，HF），临床上称为起搏器相关的心力衰竭，更多研究称为起搏器介导的心肌病（pacing induced cardiomyopathy，PICM）。目前，PICM 在临床上没有统一的标准，大多数研究定义为起搏器植入后出现左心室射血分数（left ventricle ejection fraction，LVEF）的下降，LVEF≤40% 或 50%，并且 LVEF 值较术前至少下降 5%~10% 以上 。由于不同研究 PICM 的定义和随访时间不同，PICM 的发生率为 9%~26%。

起搏器相关的心力衰竭是起搏器植入后引起心室重构的一个慢性发展过程，具体表现为：起搏器植入后，RV 起搏导致心室电 - 机械不同步，激活肾素 - 血管紧张素 - 醛固酮系统和交感神经系统，B 型利钠肽分泌增加，但此时并无心衰症状和 LVEF 下降；随后出现心衰症状、心衰住院和房颤发生率增加；再往后 LVEF 下降，较基线水平明显降低但 LVEF 仍≥50%；最后 LVEF 进一步下降至 < 50%（图 1）。这个过程往往需要数月或数年。

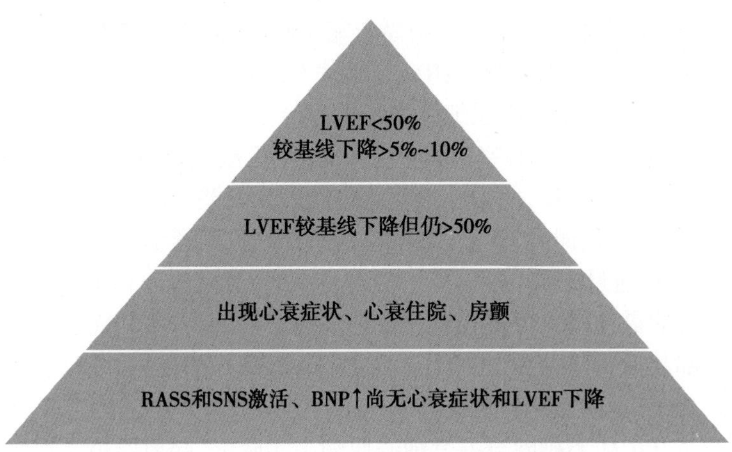

图 1　起搏器相关的心力衰竭的临床表现谱

LVEF：左心室射血分数；RASS：肾素 - 血管紧张素 - 醛固酮系统；SNS：交感神经系统；BNP：利钠肽。

如果仅以 LVEF 下降作为诊断 PICM 的主要标准，那么 PICM 可能仅是起搏器相关的心力衰竭的一小部分，往往低估了起搏器相关的心力衰竭的发生率。PACE 研究中，纳入 177 例 LVEF 正常且预期心室起搏比例高的患者，随机分成心脏再同步治疗（cardiac resynchronization therapy，CRT）组和 RV 起搏组，两组患者平均基线 LVEF 为 61.7%，术后 1 年随访，RV 起搏组患者的平均 LVEF 下降至 54.8%，而 CRT 组患者的平均 LVEF 稳定在 62.2%；在术后长期随访中（平均 4.8 年），RV 起搏组患者的 LVEF 继续下降至 53.2%，伴左室收缩期容积显著增加，并且心衰症状、心衰住院的比例更高，而 CRT 组患者的 LVEF、左室容积保持稳定。这项研究提示虽然 RV 起搏的患者在随访中 LVEF 较基线时下降，但仍≥50%，不符合目前 PICM 的标准，说明传统定义的 PICM 可能会"漏掉"相当部分的人群。部分研究把心衰症状和心衰住院扩展到 PICM 的定义中。一项来自丹麦的注册登记随访研究纳入 27 704 例 RV 起搏但无心衰病史的患者，根据年龄和性别匹配 138 520 例未植入起搏器和无心衰史的人群作为对照队列，随访 2 年，起搏器患者新发心衰的发生率为 10.6%，对照组为 6.7%；通过起搏器植入后三个时间段分别进行风险评估：<30 天风险比 5.98（95%CI 5.19~6.90），30~180 天风险比 1.84（95%CI 1.71~1.98），>180 天风险比 1.11（95%CI 1.04~1.17），显示 RV 起搏与心衰的风险密切相关，在最初的 6 个月内，特别在 30 天内心衰风险最高。这项研究也证明心脏起搏器植入后心衰的发展比起 PICM 的传统定义要快得多，因为 PICM 定义的 LVEF 的下降通常需要几年的时间才得以呈现。

综上，起搏器相关的心力衰竭是一个动态发展的过程，以 LVEF 的明显下降（≤40% 或 50%）定义的 PICM 可能仅代表其疾病表现谱的小部分，实际上心衰的症状包括心衰住院可能出现得更早、更快，更多患者可能表现为射血分数保留的心衰（heart failure with preserved ejection fraction，HFpEF），故应该对 PICM 有更全面的理解，而不能将其局限地定义，这样才能全面地评估 RV 起搏所带来的不利影响，从而利于起搏器相关心力衰竭的早期诊断、及早干预和预防。

二、起搏器相关的心力衰竭的发生机制

虽然引起 PICM 的具体病理生理机制尚未完全阐明，但心室间不同步被认为是主要原因。右心室起搏改变了心室激动顺序：RV 起搏时不通过 His 束浦肯野纤维，而是直接起搏心肌，电激动是通过心肌细胞与心肌细胞之间缓慢传导，左室游离壁的激活大大延迟，类似于左束支传导阻滞现象，破坏了心室内和心室间的电-机械活动同步性，导致心室间不同步、心室内不同步甚至房室不同步，使得心室整体收缩效果变差，神经内分泌系统激活，促使心肌重构发生与发展、心肌代谢异常、心肌纤维化、肌纤维排列紊乱，引致功能性二尖瓣反流、房颤发生率增加、心排血量减少、充盈压升高、左室扩大，最后出现心肌病和心力衰竭。

关于右室起搏的最佳植入位置一直存有争议，研究表明右室间隔或流出道位置起搏可能优于右室心尖部起搏，但研究结果并不一致，尚缺乏确凿的证据，并且非右室心尖部的起搏是否能够减少 PICM 风险也未得到证实。

需要注意的是，PICM 要排除合并其他心肌病。实际上，起搏器植入后发生心衰有时难以判断心衰是源于 RV 起搏，抑或是源于患者本身心脏疾病的进展。我们不能排除患者有潜在的心肌病而最初表现为房室传导阻滞（atrioventricular block，AVB）或心动过缓，在植入起搏器时尚未发现心脏结构和功能的异常，但是随着本身心肌疾病的进展，逐渐出现心室扩大和心力衰竭，此种情况显然心衰是疾病本身的进展所致，与 RV 起搏无关。

三、起搏器相关的心力衰竭的危险因素

目前引起 PICM 的危险因素仍不确定，既往研究表明，年龄、男性、心肌梗死病史、LVEF 降低，自身宽 QRS 波，起搏 QRS 时限延长、较高的 RV 起搏比例可能增加 PICM 的风险。Cho 等回顾性分析 1 418 例起搏器植入患者，PICM 发生率为 14.1%，分析显示术前存在左束支传导阻滞（left bundle branch block，LBBB）、起搏 QRS 时限≥155 毫秒、心室起搏比例≥86% 是导致 PICM 的独立预测因素。Chen 等前瞻性研究 194 例 AVB 患者，在 3 年随访期间，随着起搏 QRS 时限延长，新发心衰的风险逐渐增加，在起搏 QRS 时限 <160 毫秒，160~190 毫秒以及 >190 毫秒患者中，心衰事件的发生率分别为 9%、28% 和 57%。MOST 研究纳入 2 010 例病窦综合征患者，研究表明心室起搏比例与心衰发生率明显相关，双腔起搏模式下，RV 起搏每增加 10%，心衰住院风险增加 20%，若 RV 起搏比例 >40%，其心衰住院风险是 RV 起搏比例 <40% 患者的 2.6 倍。DAVID 研究显示 RV 起搏比例 >40% 的患者在 18 个月时死亡或心衰住院的发生率超过 30%，而 RV 起搏比例较低的患者事件发生率 <10%。

有效识别 PICM 的高危人群具有重要的临床意义，可以制定相应的措施以预防心衰的发生和发展。但是，个体对 PICM 的易感性可能有很大差异，比如不少人长期 RV 起搏却没有任何明显的副作用。上述 PICM 的危险因素尚未得到充分验证，研究结果有些也不一致，需要进一步的探索。对可能具有 PICM 风险的人群在 PPM 术前全面评估，术后密切随访是非常重要的。

四、起搏器相关的心力衰竭的治疗

（一）心脏再同步治疗

上世纪 90 年代初，CRT 开始用于心衰治疗，随后大规模临床研究证实 CRT 能够改善心衰患者心功能，提高患者的生活质量和运动耐量，并且可以逆转左室重构，降低再住院率和病死率，目前已经成为慢性心衰器械治疗的重要手段之一。

目前治疗 PICM 最常用的方法是将原有的起搏器系统升级至 CRT，通过双心室起搏恢复左右心室间电 - 机械不同步性，从而逆转 PICM。一项回顾性研究分析了 1 279 例 CRT 患者，其中有 78 例患者是因 PICM 升级至 CRT，平均随访 7 个月后，该组患者的心功能明显改善，LVEF 平均值由 29.3% 升至 45.3%，86% 的患者 LVEF 增加至 >35%，LVEF 的最大改善发生在起搏升级后的前 3 个月内。2016 年欧洲心脏病协会（ESC）心衰诊治指南中，推荐已植入 PPM 或 ICD 的射血分数降低的心衰（heart failure with reduced ejection fraction，HFrEF）患者，经药物优化治疗后，心衰恶化伴高比例 RV 起搏，可考虑升级为 CRT（Ⅱb 类推荐）。

目前 CRT 患者中有近 1/4 是因 PICM 升级治疗而来。然而对原有起搏器系统进行升级治疗会增加起搏器囊袋感染、静脉通路阻塞、对原有起搏导线的损害以及临床不良事件的发生率。Cheung 利用国家住院资料数据库，比较 19 546 例接受 CRT 升级治疗和 464 246 例接受 CRT 起始治疗的患者院内结局差异，发现 CRT 升级治疗患者的临床死亡率（OR=1.91，95%CI 1.67~2.19，P<0.001）、心脏穿孔（OR=3.20，95%CI 2.71~3.77，P<0.001）和更换起搏导线（OR=2.09，95%CI 1.88~2.3，P<0.001）等并发症明显增加。尽管升级至 CRT 系统对于 PICM 患者非常有效，但相关的并发症发生率较高，并且明显高于 CRT 起始治疗者。因此，预防 PICM 肯定比补救性治疗已发生的 PICM 更为重要。

（二）希氏束起搏

理论上，希氏束起搏（His bundle pacing，HBP）的电激动沿心脏正常传导系统下传，保持了相对正常的心室电激动顺序和心室收缩同步性，可避免右室起搏导致的心室间电 - 机械活动不同步，减少起搏器相关心力衰竭的发生。故 HBP 是最为理想的心室生理性起搏，成为目前起搏治疗领域研究的热点之一。

Thosani 等发表了 1 例 HBP 治疗后快速逆转 PICM 的病例报告。Vijayaraman 等研究 HBP 治疗 PICM 的疗效，共纳入 60 例 PICM 患者，HBP 成功率为 95%，中位随访期 25 个月。结果显示，HBP 治疗后 QRS 波时限由术前（177±17）毫秒缩短为术后（115±20）毫秒（$P<0.001$），LVEF 值由基线时（34.3±9.6）% 提高至（48.2±9.8）%（$P<0.001$），纽约心功能分级从 2.8 级改善至 1.9 级（$P<0.01$）。

HBP 可能是治疗 PICM 的可供选择的措施之一。但 HBP 存在一定的局限性：HBP 植入难度较大，技术要求高；HBP 起搏阈值较高，存在失夺获得风险；感知偏低，容易出现交叉感知；对于阻滞点位于希氏束以下的患者，HBP 不适合；10%~20% 的患者，希氏束的标测存在难度，导致无法行 HBP 等。总之，虽然 HBP 是目前临床上最为理想的心室起搏位点，但植入成功率较低以及解剖因素等限制了 HBP 的临床应用。

（三）左束支起搏

2017 年，我国学者黄伟剑教授首次提出左束支起搏（left bundle branch pacing，LBBP）的概念，这是生理性起搏的一个重大创新。LBBP 操作相对简单，起搏参数稳定，不容易脱位，较安全，弥补了 HBP 的不足，具有广阔的应用前景。

Wu 等报道 1 例使用 LBBP 治疗 PICM 的病例，患者术后 6 个月左室舒张末期内径由 6.2cm 缩小为 4.6cm，LVEF 值由 36% 上升至 63%，NYHA 分级从Ⅲ级恢复至Ⅰ级。需要更多的研究支持 LBBP 治疗 PICM 的有效性和安全性。

五、起搏器相关的心力衰竭的预防

预防起搏器相关的心力衰竭的关键策略，一是减少 RV 起搏比例，二是采用生理性起搏方式。对非心室起搏依赖患者，开启减少 RV 起搏的程序，包括采用 AAI 起搏方式、设置较长房室延迟（AVD）、房室结自动搜索功能（Search AV、Search AV+）和起搏模式转换模式（MVP）等方法来降低右室起搏比例。对心室起搏依赖患者，特别是 PICM 的高危人群，起始直接行 CRT、HBP 或 LBBP 治疗可能是预防 PICM 的重要策略。

（一）心脏再同步治疗

预防 PICM 的一种策略是针对 PICM 高危人群起始直接植入 CRT。BLOCK HF 研究是前瞻性、多中心、随机对照的临床研究，该研究评估右室心尖部起搏和双室起搏对心室起搏依赖的轻中度心衰（LVEF<50%，NYHA Ⅰ~Ⅲ级）患者的预后比较。入选 691 例患者，平均随访 36 个月。一级终点是全因死亡率、需要静脉治疗的紧急处理和左心室收缩末期容积指数增加≥15%；二级终点包括了全因死亡率或心衰住院率和全因死亡率的复合终点。结果显示，与 RV 起搏组相比，CRT 治疗组一级终点发生相对风险显著降低了 26%（HR=0.74，95%CI 0.60~0.90）；CRT 组的死亡率和心衰住院率的复合终点显著降低，死亡率有降低趋势但未达到统计学标准。BLOCK-HF 研究证实，对 NYHA Ⅰ~Ⅲ级、LVEF 36%~49% 伴有 AVB 的心衰患者，RV 起搏比 CRT 更容易导致心功能恶化。尽管 BLOCK-HF 研究有一定的设计局限性，但该研究表明，对于轻中度心衰合并心室起搏比例较高的患者应选择 CRT 治疗。

2016年ESC心衰指南推荐对于有高度房室传导阻滞和心室起搏指征的HFrEF患者，无论心功能分级如何，推荐接受CRT而不是右室起搏（Ⅰ类推荐）。然而是否所有AVB患者即使LVEF正常都应该考虑接受CRT治疗？证据是有限的，虽然接受标准的RV起搏治疗有10%~20%的患者会发生PICM，风险并不小，但因为CRT治疗的并发症、装置的复杂性、使用寿命以及经济花费等因素，并不能推荐给所有患者。然而，对有PICM高风险的患者，可以考虑起始直接植入CRT。

（二）希氏束起搏

目前研究显示，HBP较传统RV起搏能显著减少起搏器相关的心力衰竭。有研究比较HBP与RV起搏的长期临床预后，共纳入756例患者，主要终点包括全因死亡率、心衰住院和升级为CRT的复合终点。结果显示HBP组成功率为92%；与RV起搏组相比，HBP组的主要终点事件显著降低（32% *vs.* 25%，*P*=0.02），差异主要见于心室起搏比例>20%的患者（36% *vs.* 25%，*P*=0.02），而在心室起搏比例≤20%的患者中两组间主要终点事件无显著差异。Sharma等进行多中心、回顾性研究，共纳入106例患者，分为两组：一组是左心室电极导线植入失败或CRT无反应的患者，HBP作为补救性治疗；另一组患者符合CRT植入适应证，HBP作为一线治疗方案。HBP成功率为90%，中位随访14个月。结果显示QRS波时限由术前（157±33）毫秒缩短为术后（117±18）毫秒（*P*=0.000 1）；两组患者LVEF均明显提高，由基线时（30±10）%增加至（43±13）%（*P*=0.000 1）；NYHA心功能分级显著改善。上述提示，HBP可作为CRT失败的补救策略，甚至是CRT主要替代方案。

目前小规模的研究已初步证实了HBP的有效性和安全性，但仍需大规模的临床研究验证其长期疗效，尤其是生存率的影响。现有的研究显示HBP对符合CRT适应证的患者是获益的，但对于无CRT适应证的预计高比例RV起搏的患者，HBP是否应作为首选的起搏方式尚缺乏证据。

（三）左束支起搏

LBBP具有良好的左室电-机械同步性，运用心脏超声和心肌核素显像技术评估其左室收缩同步性，结果显示LBBP明显优于RV起搏，和HBP相似。Zhang等对11例心衰合并LBBB的患者进行LBBP，术后患者的B型利钠肽水平下降，NYHA心功能分级、左室收缩末期内径和LVEF均明显改善；相较于自身LBBB状态时，LBBP治疗后心室间的同步性和左室内的同步性较前明显改善。现有的病例报道和小样本的临床研究提示：LBBP可能成为替代CRT治疗新的选择，而且与HBP相比，LBBP具有植入操作简单，手术成功率高、起搏阈值低而稳定等优势，具有良好的临床应用前景，但仍需大规模临床研究证实其短期及长期的有效性和安全性。

综上，根据目前的临床研究，参考Merchant等提出的建议，对于PICM的预防和管理方法具体推荐见表1。

表1　起搏器相关的心力衰竭的预防和管理方法

起搏器植入适应证	左室射血分数（LVEF）		
	>50%	35%~49%	<35%
SSS （预计较低的RV起搏比例）	AAI、DDD	AAI、DDD	AAI、DDD
PR间期延长伴窄QRS	HBP、LBBP、DDD	HBP、LBBP CRT	HBP、LBBP CRT

续表

起搏器植入适应证	左室射血分数(LVEF)		
	>50%	35%~49%	<35%
AVB (预计较高的 RV 起搏比例)	HBP、LBBP、DDD	HBP、LBBP CRT	HBP、LBBP CRT
LBBB	不确定	CRT HBP、LBBP	CRT HBP、LBBP
非 LBBB 伴宽 QRS	不确定	HBP、LBBP CRT	HBP、LBBP CRT

注:SSS:病态窦房结综合征;RV:右心室;AVB:房室传导阻滞;LBBB:左束支传导阻滞;AAI:心房单腔起搏;DDD:双腔起搏;HBP:希氏束起搏;LBBP:左束支起搏;CRT:心脏再同步治疗。

六、小 结

PICM 传统上定义为长期 RV 起搏的情况下 LVEF 的下降,实际上仅代表了起搏器相关的心力衰竭的小部分,往往低估了起搏器相关的心力衰竭的发生率。目前治疗 PICM 最常用的方法是将原有起搏器系统升级为 CRT,近年来新兴的希氏束起搏或左束支起搏可能更有前景,但仍需大规模的临床研究验证其长期的有效性和安全性。预防 PICM 的关键在于及早识别 PICM 的高危人群,高龄、男性、心肌梗死病史、LVEF 降低、自身宽 QRS 波、起搏 QRS 时限延长、较高的 RV 起搏比例可能是 PICM 的危险因素,仍需进一步的研究明确。针对高危人群制定预防策略,起始直接行 HBP、LBBP 或 CRT 治疗可能是预防 PICM 的重要措施。

(徐验 李超)

参考文献

[1] MERCHANT F M, MITTAL S. Pacing induced cardiomyopathy [J].J Cardiovasc Electrophysiol ,2020,31:286-292.

[2] KHURSHID S, EPSTEIN A E, VERDINO R J, et al. Incidence and predictors of right ventricular pacing-induced cardiomyopathy [J]. Heart Rhythm, 2014, 11:1619-1625.

[3] KIEHL E L, MAKKI T, KUMAR R, et al. Incidence and predictors of right ventricular pacing-induced cardiomyopathy in patients with complete atrioventricular block and preserved left ventricular systolic function [J].Heart Rhythm, 2016, 13: 2272-2278.

[4] YU C M, CHAN J Y S, ZHANG Q, et al. Biventricular pacing in patients with bradycardia and normal ejection fraction [J]. N Engl J Med, 2009, 361:2123-2134.

[5] TAYAL B, FRUELUND P, SOGAARD P, et al. Incidence of heart failure after pacemaker implantation: a nationwide Danish Registry-based follow-up study [J]. Eur Heart J, 2019, 40(44):3641-3648.

[6] MOLINA L, SUTTON R, GANDOY W, et al. Medium-term effects of septal and apical pacing in pacemaker-dependent patients: a double-blind prospective randomized study [J]. Pacing Clin Electrophysiol, 2014, 37:207-214.

[7] NG A C, ALLMAN C, VIDAIC J, et al. Long-term impact of right ventricular septal versus apical pacing on left ventricular synchrony and function in patients with second- or third-degree heart block [J]. Am J Cardiol, 2009, 103:1096-1101.

[8] CHO S W, GWAG H B, HWANG J K, et al. Clinical features, predictors, and long-term prognosis of pacing-induced cardiomyopathy [J]. Eur J Heart Fail ,2019, 21(5):643-651.

[9] CHEN S, YIN Y, LAN X, et al. Paced QRS duration as a predictor for clinical heart failure events during right ventricular apical pacing in patients with idiopathic complete atrioventricular block: results from an observational cohort study (PREDICT-HF) [J]. Eur J Heart Fail, 2013, 15:352-359.

[10] SWEENEY M O, HELLKAMP A S, ELLENBOGEN K A, et al. Adverse effect of ventricular pacing on heart failure and

atrial fibrillation among patients with normal baseline QRS duration in a clinical trial of pacemaker therapy for sinus node dysfunction [J]. Circulation, 2003, 107: 2932-2937.

[11] SHARMA A D, RIZO-PATRON C, HALLSTROM A P, et al. Percent right ventricular pacing predicts outcomes in the DAVID trial [J]. Heart Rhythm, 2005, 2: 830-834.

[12] KHURSHID S, OBENG-GYIMAH E, SUPPLE G E, et al. Reversal of pacing induced cardiomyopathy following cardiac resynchronization therapy [J]. JACC Clin Electrophysiol, 2018, 4: 168-177.

[13] PONIKOWSKI P, VOORS A A, ANKER S D, et al. 2016 ESC Guidelines for the diagnosis and treatment of acute and chronic heart failure: The Task Force for the diagnosis and treatment of acute and chronic heart failure of the European Society of Cardiology (ESC). Developed with the special contribution of the Heart Failure Association (HFA) of the ESC [J]. Eur J Heart Fail, 2016, 18(8): 891-975.

[14] CHEUNG J W, IP J E, MARKOWITZ S M, et al. Trends and outcomes of cardiac resynchronization therapy upgrade procedures: a comparative analysis using a United States National Database 2003-2013 [J]. Heart Rhythm, 2017, 14: 1043-1050.

[15] THOSANI A J, LIU E, SHAW G, et al. Rapid reversal of right ventricular pacing-induced cardiomyopathy by His bundle pacing [J]. Heart Rhythm Case Rep, 2017, 3(3): 189-191.

[16] VIJAYARAMAN P, HERWEG B, DANDAMUDI G, et al. Outcomes of His-bundle pacing upgrade after long-term right ventricular pacing and/or pacing-induced cardiomyopathy: Insights into disease progression [J]. Heart Rhythm, 2019, 16(10): 1554-1561.

[17] WU S, SU L, WANG S, et al. Peri-left bundle branch pacing in a patient with right ventricular pacing-induced cardiomyopathy and atrioventricular infra-Hisian block [J]. Europace, 2019, 21(7): 1038.

[18] CURTIS A B, WORLEY S J, ADAMSON P B, et al. Biventricular pacing for atrioventricular block and systolic dysfunction[J]. N Engl J Med, 2013, 368: 1585-1593.

[19] ABDELRAHMAN M, SUBZPOSH F A, BEER D, et al. Clinical outcomes of his bundle pacing compared to right ventricular pacing [J]. J Am Coll Cardiol, 2018, 71(20): 2319-2330.

[20] SHARMA P S, DANDAMUDI G, HERWEG B, et al. Permanent his-bundle pacing as an alternative to biventricular pacing for cardiac resynchronization therapy: A multicenter experience [J]. Heart Rhythm, 2018, 15(3): 413-420.

[21] 黄心怡，蔡彬妮，李琳琳，等. 组织多普勒技术评价左束支区域起搏对心脏收缩同步性的影响[J]. 中华超声影像学杂志，2019，28(4)：289-294.

[22] HOU X, QIAN Z, WANG Y, et al. Feasibility and cardiac synchrony of permanent left bundle branch pacing through the interventricular septum [J]. Europace, 2019, 21(11): 1694-1702.

[23] ZHANG W, HUANG J, QI Y, et al. Cardiac resynchronization therapy by left bundle branch area pacing in patients with heart failure and left bundle branch block [J]. Heart Rhythm, 2019, 16(12): 1783-1790.

免疫检查点抑制剂相关心肌炎

免疫检查点抑制剂（immune checkpoint inhibitors，ICIs）是一类新型抗肿瘤药物，具有令人瞩目的治疗前景。该类药物能调节免疫系统，通过抑制免疫检查点的活性，恢复并提高效应T细胞特异性识别和杀伤肿瘤细胞能力，从而增强全身抗肿瘤免疫应答，达到治疗目的。免疫检查点抑制剂主要包括细胞毒性T淋巴细胞相关抗原4（cytotoxic T lymphocyte antigen-4，CTLA-4）抑制剂、程序性死亡蛋白1（programmed cell death protein 1，PD-1）抑制剂及其配体（programmed cell death ligand 1，PD-L1）抑制剂，针对免疫T细胞激活过程中的两个关键免疫检查点通路——CTLA-4/B7-1/2和PD-1/PD-L1。目前批注上市的CTLA-4抑制剂有伊匹木单抗（ipilimumab）和tremelimumab；PD-1抑制剂有帕博利珠单抗（pembrolizumab）、纳武利尤单抗（nivolumab）、特瑞普利单抗（toripalimab）、信迪利单抗（sintilimab）、替雷利珠单抗（tislelizumab）、卡瑞丽珠单抗（camrelizumab）；PD-L1抑制剂有度伐利尤单抗（durvalumab）、阿特朱单抗（atezolizumab）、阿维鲁单抗（avelumab）。

与传统的放化疗以及手术治疗相比，免疫疗法治疗的副作用更加多样化。ICIs通过上调免疫系统活性发挥抗肿瘤作用，同时也可能产生自身免疫毒性，可累及全身任何器官，称为免疫相关不良事件（immune-related adverse events，IRAEs）。ICIs相关心肌炎是一种少见但高死亡率的IRAEs。随着ICIs在肿瘤治疗中的应用越来越广泛，ICIs相关心肌炎逐渐被临床医师所认识，但仍有很多未知和亟待解决的问题。

一、流行病学特征

目前报道的ICIs相关心肌炎发病率在0.04%~1.14%。与其他IRAEs相比，ICIs相关心肌炎死亡率更高（25%~50%），而最常见的严重IRAEs为结肠炎，其死亡率仅2%~5%。我国一项单中心回顾性研究显示，在2018—2019年间接受ICIs治疗的283例患者中，有3例（1.06%）患者出现了ICIs相关心肌炎，其中2例患者死亡。从接受ICIs治疗到发生ICIs相关心肌炎的时间跨度很大，但多数患者（81%）发生ICIs相关心肌炎在开始治疗后的3个月内，也有个案报道晚期出现的ICIs相关心肌炎发生在用药后的454天。

ICIs相关心肌炎也可与其他IRAEs同时出现。据美国食品药品监督管理局不良事件报告系统（FAERS）的回顾性研究数据，ICIs相关心肌炎患者中合并的其他非心脏IRAEs，最常见的是肌炎（17.3%），其次是肝炎（6.8%）和结肠炎（3.8%）。当怀疑患者存在上述IRAEs时，应警惕是否同时合并ICI相关心肌炎。

联合ICIs治疗、ICIs联合其他抗肿瘤治疗、心血管疾病病史、自身免疫性疾病病史等可能是ICIs相关心肌炎的危险因素。Fan等学者回顾性研究提示，伊匹木单抗联合纳武利尤单抗治疗，与纳武利尤单抗单药治疗相比，ICIs相关心肌炎发病时间更早，且死亡率高。

二、ICIs相关心肌炎临床症状

ICIs相关心肌炎的临床表现多样且缺少特异性。早期症状多为乏力、心悸、胸闷、气促等，因肿瘤疾病进展也可能导致上述症状，早期识别较为困难，易被忽视。轻症患者可无临床症状、仅有心肌标志物升高，重症可表现为心力衰竭、各种心律失常（心房颤动、房室传导阻滞、束支传导阻滞、室性心动过速等），乃至心脏性猝死。美国临床肿瘤学会（ASCO）对ICIs 相关心肌炎提出了临床严重程度分级（表 1）。

表 1 免疫检查点抑制剂相关心肌炎临床严重程度分级

严重程度	分级	判定标准
无症状（亚临床）	G1	无症状，心肌标志物异常或心电图异常
轻度	G2	轻微症状，心脏标记物异常或心电图异常
中度	G3	明显症状，超声心动图提示 LVEF 低于 50% 或室壁运动异常 /CMR 提示心肌炎
重度	G4	症状严重，存在 G1~3 的检查异常，危及生命

三、辅 助 检 查

辅助检查既要考虑心肌炎的诊断和评估，也应注意排除临床其他更常见的心脏疾病，如急性冠脉综合征、慢性缺血性心脏病，或其他非缺血性心力衰竭的原因。

（一）实验室检查

心肌损伤标志物是心肌炎诊断、监测和评估不可或缺的实验室指标，包括肌钙蛋白、肌酸激酶同工酶和总肌酸激酶。约 94%ICIs 相关心肌炎患者有肌钙蛋白升高，且肌钙蛋白升高程度与不良预后相关。因此，肌钙蛋白水平不仅有助于 ICIs 相关心肌炎诊断，还可作为预后预测指标。需要注意的是，肌炎也是常见的 IRAEs，当患者同时合并肌炎时，可出现肌酸激酶、肌酸激酶同工酶和肌钙蛋白 T 升高，此时应测定对心肌损伤特异性更高的肌钙蛋白 I 用以心肌炎诊断。

利钠肽是反映心肌负荷的经典标志物，70% 以上的 ICIs 相关心肌炎患者伴有 B 型利钠肽（B-type natriuretic peptide，BNP）或 N 末端 B 型利钠肽原（N-terminal proBNP，NT-proBNP）水平升高。与肌钙蛋白类似，利钠肽升高也非 ICIs 相关心肌炎的特异性表现，ICIs 相关心肌炎也可通过炎性通路等机制引起利钠肽水平升高，因此需要结合患者临床情况、影像学等综合判断。与肌钙蛋白不同，尚无研究发现利钠肽与 ICIs 相关心肌炎患者预后的相关性。

（二）心电图

约 90% 的 ICIs 相关心肌炎患者有心电图异常，尽管心电图异常表现多样、缺乏特异性，但仍有助于心肌炎诊断。对于接受 ICIs 的患者，如出现 PR 间期延长、房室传导阻滞、频发室性期前收缩、室性心律失常、ST 段压低或弥漫性 T 波倒置等心电图改变，应考虑心肌炎的可能性。同时应排除引起心电图异常的其他原因，如急性冠脉综合征。对于怀疑 ICIs 相关心肌炎的住院患者，早期使用心电监护有助于识别间歇性心律失常，如非持续性室性心动过速、间歇性传导阻滞等。

（三）超声心动图

超声心动图是 ICIs 相关心肌炎诊断和监测治疗反应的重要工具，其异常表现包括左心室整体收缩功能降低、室壁节段运动异常和心室形态改变等，但都缺乏诊断特异性。在心肌炎早期，心腔大小通常保持正常，但可出现室壁增厚、心包积液以及心肌应变异常，而心腔扩大等心脏重构改变更倾向于慢性病程。此外，常规超声心动图在左室射血分数（left ventricular ejection fraction,LVEF)保留的患者中缺乏诊断敏感性。既往研究在接受传统化疗药物治疗患者中发现,结合左心室整体纵向应变(global longitudinal strain,GLS)可提高心肌损伤检出率以及预测 LVEF 降低的发生。Awadalla 等学者回顾性纳入 101 例 ICIs 相关心肌炎患者,并纳入 92 例接受 ICIs 治疗但未发生心肌炎患者作为对照,发现病例组仅 40% 患者表现为 LVEF 减低[(33±8)%],其余患者为 LVEF 保留[(62±7)%]。然而不论 LVEF 减低还是保留患者,GLS 均低于对照组[(12.3±2.7)% *vs.* (15.3±2.0)% *vs.* (20.5±1.9)%,$P<0.001$]。GLS 减低还是主要不良心脏事件发生的独立预测因子,在 LVEF 降低患者中使该风险增加 1.5 倍,在 LVEF 保留的患者中增加 4.4 倍。

(四)心脏磁共振

心脏磁共振(cardiac magnetic resonance,CMR)是心脏结构功能评价的金标准,还能显示和分析心肌组织学特征,客观反映心肌损伤,尤其是对早期改变,具有较高的诊断敏感性,是诊断心肌炎的优选影像学检查。在目前常用的路易斯湖诊断标准(Lake Louise Criteria,即 CMR 诊断心肌炎标准)中,心肌早期钆强化、延迟钆强化(late gadolinium enhancement,LGE)和 T_2 加权短时间反转恢复序列(short time inversion recovery,STIR)信号升高是心肌炎的诊断线索,CMR 存在上述两种表现即可诊断心肌炎。但 CMR 对 ICIs 相关心肌炎的诊断价值尚不明确。

最新一项国际多中心研究分析总结了 103 例 ICIs 相关心肌炎患者的 CMR 检特征,发现 39% 的患者 LVEF< 50%,48% 的患者存在 LGE,仅 28% 的患者心肌 T_2 加权信号增高。在 LVEF 降低的患者中有 55% 存在 LGE,LVEF 保留的患者中 43% 有 LGE。在 5 个月的随访期内,有 41 例(40%)患者出现主要不良心血管事件(包括心源性死亡、心搏骤停、心源性休克和完全性房室传导阻滞需要植入起搏器),但是 LGE 阳性、LGE 的位置及 T_2 加权信号增高与主要不良事件的发生未发现相关性。

此外,该研究发现 LGE 阳性率与 CMR 检查的时间点相关。入院 4 天内接受 CMR 检查的 LGE 阳性率为 21.6%,而入院第 4 天或更晚做 CMR 的 LGE 阳性率上升至 72.0%。尽管 CMR 检查与患者出现症状的时间间隔越久、LGE 阳性率越高,但对于 ICIs 相关心肌炎患者而言,诊断延迟意味着治疗延迟,增加不良心血管事件发生风险,因此并不推荐推迟 CMR 检查。此外,若根据 LGE 阴性、T_2 加权信号正常来排除 ICIs 相关心肌炎的可能性时,仍应谨慎。

(五)心内膜下心肌活检

心内膜下心肌活检(endomyocardial biopsy,EMB)是确诊心肌炎的"金标准",现行的达拉斯病理组织学诊断标准(Dallas Criteria)要求存在炎症细胞浸润,并伴有心肌细胞坏死。目前报道的 ICIs 相关心肌炎病理特征主要为心肌内有大量 T 淋巴细胞浸润,以 $CD3^+$ 淋巴细胞为主,部分患者心肌中以 $CD8^+$ 淋巴细胞浸润为主,亦有 $CD4^+$ 淋巴细胞浸润,此外也有部分患者存在 $CD68^+$ 巨噬细胞、嗜酸性粒细胞浸润,罕见有 $CD56^+$ 细胞浸润,也可存在一定程度的心肌纤维化。但 EMB 为有创侵入性操作,具有一定风险,在临床中应用有限。此外,对于斑片状或局灶性 ICIs 相关心肌炎的病例,EMB 可能会出现假阴性的结果。

四、ICIs 相关心肌炎诊断

ICIs 相关心肌炎临床表现多样,轻重程度不一。临床所面临的难点即是,轻微的临床症状或检查异常能否诊断为 ICIs 相关心肌炎,不仅关乎是否启动相应的干预治疗,也影响着后续 ICIs 治疗计划的制定。2019 年 Bonaca 等学者提出,在接受抗肿瘤治疗的临床背景下,根据疑诊患者的临床情况分为三类，分别是“明确的心肌炎”“可能性较大的心肌炎”和“有可能的心肌炎”。

（一）明确的心肌炎

符合以下任意一条：

1. 组织病理学诊断的心肌炎，如EMB或者尸检。

2. CMR表现符合心肌炎，伴有符合心肌炎的临床表现和下述其中一条：①提示心肌损伤的生物标志物升高；②心电图改变提示心肌-心包炎。

3. 超声心动图检查，新出现不能用其他诊断解释的室壁运动异常（如急性冠脉综合征、应激性心肌病和脓毒症），并满足以下所有条件：① 临床症状符合心肌炎；②提示心肌损伤的生物标志物升高；③心电图改变提示心肌-心包炎；④血管造影或其他检查排除冠状动脉疾病。

（二）可能性较大的心肌炎

符合以下任意一种情况且不能用其他诊断来解释（如急性冠脉综合征、外伤、应激性心肌病）：

1. CMR表现符合心肌炎，但无下述任何一条：①临床症状符合心肌炎；②提示心肌损伤的生物标志物升高；③心电图改变提示心肌-心包炎。

2. CMR非特异性表现提示心肌炎，伴下述任何一条或以上：①临床症状符合心肌炎；②提示心肌损伤的生物标志物升高；③心电图改变提示心肌-心包炎。

3. 超声心动图检查，新出现室壁运动异常伴符合心肌炎的临床症状，并有下述任意一条：①提示心肌损伤的生物标志物升高；②心电图改变提示心肌-心包炎。

4. 符合“有可能的心肌炎”诊断标准（见下），[18] 氟脱氧葡萄糖正电子发射断层显像发现不完整的心脏氟脱氧葡萄糖摄取，且不能用其他疾病解释。

（三）有可能的心肌炎

符合以下任何一种情况且不能用其他诊断来解释（如急性冠脉综合征、创伤、应激性心肌病）：

1. CMR非特异性表现提示心肌炎，但不伴下述任何一条：①临床症状符合心肌炎；②提示心肌损伤的生物标志物升高；③心电图改变提示心肌-心包炎。

2. 超声心动图检查，新出现室壁运动异常，伴下述中的一条：①临床症状符合心肌炎；②心电图改变提示心肌-心包炎。

3. 新出现的生物标志物升高（与治疗前基线相比）和下述中的一条：①临床症状符合心肌炎；②心电图改变提示心肌-心包炎。

五、ICIs相关心肌炎治疗和监测

（一）糖皮质激素

ICIs相关心肌炎治疗的基石为糖皮质激素。严重程度G2级的患者推荐使用大剂量糖皮质激素治疗，即泼尼松（强的松）1~2mg/（kg·d）。如治疗后无反应，应考虑改为糖皮质激素冲击治疗（甲泼尼龙1g/d）。对于程度G3~4级、危及生命的心肌炎，建议早期给予糖皮质激素冲击治疗，3~5天后减量为泼尼松1mg/（kg·d）。关于激素治疗，普遍认为应持续至患者症状缓解、肌钙蛋白恢复正常、左心室收缩功能和传导功能恢复。

最新一项国际多中心回顾性研究提示，糖皮质激素剂量和给药时间与ICIs相关心肌炎预后相关。该研究共纳入126名接受糖皮质激素治疗的ICIs相关心肌炎患者，将患者分为甲泼尼龙（甲强龙）低剂量组（<60mg/d）、中剂量组（60~500mg/d）和高剂量组（501~1 000mg/d）。结果发现，初始剂量与MACE发生率呈负相关（低剂量组61.9% *vs.* 中剂量组54.6% *vs.* 高剂量组22.0%）。经年龄、性别、LVEF和初始治疗时间矫正，高剂量组发生MACE的风险较低剂量组下降73%。再根据甲泼尼龙初始治疗时间（入院至第一次给药时间）分为≤24小时组、24~72小时组和>72小时组，≤24小时组MACE发生率为三组中最低（7.0% *vs.* 34.3% *vs.* 85.1%）。研究进一步将患者分为6组，即“高剂量+≤24小时”“低剂量+≤24小时”“高剂量+24~72小时”“低剂量+24~72小时”“高剂量+>72小时”“低剂量+>72小时”（高剂量定义为甲泼尼龙1 000mg/d，低剂量定义为<1 000mg/d），发现24小时内接受治疗的患者无论甲泼尼龙剂量高低（蓝色线），无MACE生存率最高，而72小时后接受治疗的患者无论剂量高低，无MACE生存率最高最低（红色线）（图1，彩图见二维码49）。

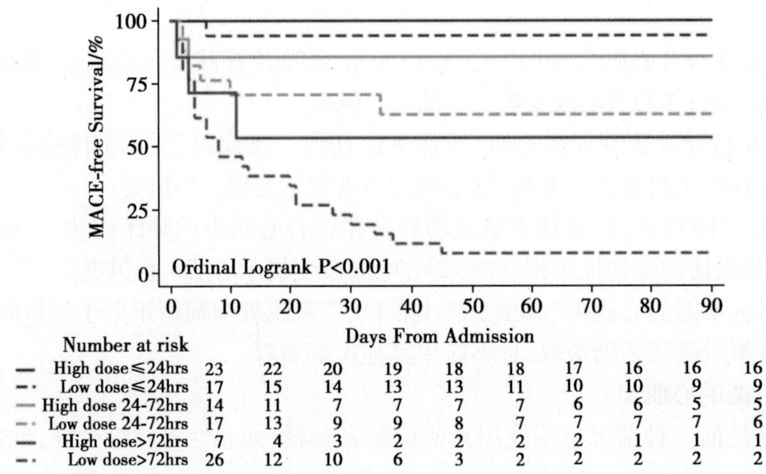

图1 糖皮质激素剂量和给药时间与ICI$_s$相关心肌炎预后的研究

（二）其他治疗方案

对糖皮质激素治疗反应不佳或血流动力学不稳定的危重患者，应考虑同时加用其他治疗，可选治疗措施包括免疫调节药物、血浆置换和淋巴细胞清除治疗。已有激素联合静脉注射免疫球蛋白、抗胸腺细胞球蛋白、吗替麦考酚酯、英夫利昔单抗、阿仑单抗、阿巴西普成功治疗ICIs相关心肌炎的文献报道。英夫利昔单抗通过拮抗肿瘤坏死因子（TNF-α）活性，对免疫细胞有细胞毒性作用，并可诱导T细胞凋亡而起到治疗作用。然而，英夫利昔单抗可能会加重心衰，在使用该药时，应注意患者是否存在中、重度心衰，这类患者禁用大剂量（10mg/kg）英夫利昔单抗。阿仑单抗是一种用于抑制心脏移植排斥反应的CD52单克隆抗体，CD52是一种存在于成熟淋巴细胞、单核细胞、巨噬细胞个自然杀伤细胞表面的蛋白，阿仑单抗通过诱导外周免疫细胞溶解发挥免疫抑制作用。有1例阿仑单抗成功救治糖皮质激素联合霉酚酸酯、利妥昔单抗和血浆置换治疗无效的严重心肌炎患者的报道。阿巴西普是一种CTLA-4拮抗剂，可直接抑制CD28-B7介导的树突细胞对T细胞共刺激信号，在上游阻断激活的CTLA-4或PD-1/PD-L1通路，从而发挥拮抗免疫治疗相关毒性作用，临床前研究表明阿巴西普对心肌炎具有潜在疗效，目前已有 1 例阿巴西普成功治疗严重 ICIs 相关心肌炎的个案报道。

（三）主动监测

ICIs 相关心肌炎的确切发病机制尚不清楚，也未发现可预测其发生的监测指标，目前无有效的预防措施。因此，对于计划接受 ICIs 治疗的患者建议采取主动监测策略，以早期诊断、及早治疗。监测内容包括症状体征、心电图和心肌损伤标志物等。所有患者在接受 ICIs 治疗前均应进行基线评估，了解患者是否有心血管疾病病史、自身免疫性疾病病史，并完成心电图、肌钙蛋白、利钠肽、常规超声心动图作为基线参考。在治疗的第 2~4 周期，每次治疗前均应复查心电图、肌钙蛋白、利钠肽；在第 6~12 周期，每 2 个治疗周期复查心电图、肌钙蛋白、利钠肽；此后，每 3 个治疗周期复查心电图、肌钙蛋白、利钠肽，直至疗程结束。在治疗过程中，应警惕患者新出现的症状，如胸闷、胸痛、呼吸困难、心悸、先兆晕厥、晕厥等。若发现肌钙蛋白升高或心电图有新出现的改变，应暂缓 ICIs 治疗，请心脏专科医师会诊，必要时安排进一步检查明确原因。

（四）心肌炎治愈后重启 ICIs 治疗？

临床怀疑 ICIs 相关心肌炎时，应立即停止 ICIs 治疗。任何严重程度的 ICIs 相关心肌炎在未彻底恢复前均不推荐重启 ICIs 治疗，然而患者在心肌炎恢复后（无临床症状，心肌标志物及心电图正常）能否重启 ICIs 治疗也未明确，重启 ICIs 治疗的安全性也未知。美国心脏协会建议发生严重程度 G3~4 级的 ICIs 相关心肌炎患者，应永久停用 ICIs 治疗，而欧洲肿瘤内科学会则建议对于任何有临床症状的 ICIs 相关心肌炎均应永久停止 ICIs 治疗。

六、总　　结

新型抗肿瘤治疗方法的快速发展显著延长了肿瘤患者生存期，但其潜在的心脏毒性风险也逐渐被认识，这促使了肿瘤心脏病学这一学科的兴起。ICIs 相关心肌炎是近年才被认识到的较为少见但高致死性的免疫相关不良反应，其发病机制未明，相关临床和基础研究证据较缺乏，目前的诊断、监测、治疗策略主要是基于临床经验和小样本回顾性研究。临床工作中，需要肿瘤专科医师与心血管专科医师共同合作，建立多学科联合协作机制，以更好地制定治疗策略。

（林嘉仪　张庆）

参 考 文 献

[1] POSTOW M A, SIDLOW R, HELLMANN M D, et al. Immune-Related Adverse Events Associated with Immune Checkpoint Blockade [J]. N Engl J Med, 2018, 378(2): 158-168.

[2] PALASKAS N, LOPEZ-MATTEI J, DURAND J B, et al. Immune Checkpoint Inhibitor Myocarditis: Pathophysiological Characteristics, Diagnosis, and Treatment [J]. J Am Heart Assoc, 2020, 9(2): e013757.

[3] WANG D Y, SALEM J E, COHEN J V, et al. Fatal toxic effects associated with immune checkpoint inhibitors: a systematic review and meta-analysis [J]. JAMA Oncol, 2018, 4: 1721-1728.

[4] WANG F, SUN X, QIN S, et al. A retrospective study of immune checkpoint inhibitor-associated myocarditis in a single center in China [J]. Chin Chin Oncol, 2020, 9(2): 16.

[5] GUHA A, AL-KINDI S, JAIN P, et al. Association between myocarditis and other immune-related adverse events secondary to immune checkpoint inhibitor use [J]. Int J Cancer, 2020, 147(6): 1753-1754.

[6] LYON A R, YOUSAF N, BATTISTI N M L, et al. Immune checkpoint inhibitors and cardiovascular toxicity [J]. Lancet

Oncol, 2018, 19 (9): e447-e458.

[7] FAN Q, HU Y, YANG C, et al. Myocarditis following the use of different immune checkpoint inhibitor regimens: A real-world analysis of post-marketing surveillance data [J]. Int Immunopharmacol, 2019, 76: 105866.

[8] BRAHMER J R, LACCHETTI C, SCHNEIDER B J, et al. Management of immune-related adverse events in patients treated with immune checkpoint inhibitor therapy: American Society of Clinical Oncology Clinical Practice Guideline [J]. J Clin Oncol, 2018, 36: 1714-1768.

[9] MAHMOOD S S, FRADLEY M G, COHEN J V, et al. Myocarditis in Patients Treated with Immune Checkpoint Inhibitors [J]. J Am Coll Cardiol, 2018, 71 (16): 1755-1764.

[10] AWADALLA M, MAHMOOD S S, GROARKE J D, et al. Global Longitudinal Strain and Cardiac Events in Patients with Immune Checkpoint Inhibitor-Related Myocarditis [J]. J Am Coll Cardiol, 2020, 75 (5): 467-478.

[11] ZHANG L, AWADALLA M, MAHMOOD S S, et al. Cardiovascular magnetic resonance in immune checkpoint inhibitor-associated myocarditis [J]. Eur Heart J, 2020, 41 (18): 1733-1743.

[12] BONACA M P, OLENCHOCK B A, SALEM J E, et al. Myocarditis in the Setting of Cancer Therapeutics: Proposed Case Definitions for Emerging Clinical Syndromes in Cardio-Oncology [J]. Circulation, 2019, 140 (2): 80-91.

[13] THOMPSON J A, SCHNEIDER B J, BRAHMER J, et al. NCCN Guidelines Insights: Management of Immunotherapy-Related Toxicities, Version 1.2020 [J]. J Natl Compr Canc Netw, 2020, 18 (3): 230-241.

[14] CURIGLIANO G, LENIHAN D, FRADLEY M, et al. Management of cardiac disease in cancer patients throughout oncological treatment: ESMO consensus recommendations [J]. Ann Oncol, 2020, 31 (2): 171-190.

[15] ZHANG L, ZLOTOFF D A, AWADALLA M, et al. Major Adverse Cardiovascular Events and the Timing and Dose of Corticosteroids in Immune Checkpoint Inhibitor-Associated Myocarditis [J]. Circulation, 2020, 141 (24): 2031-2034.

[16] ESFAHANI K, BUHLAIGA N, THEBAULT P, et al. Alemtuzumab for immune-related myocarditis due to PD-1 therapy [J]. N Engl J Med, 2019, 380: 2375-2376.

[17] SALEM J E, ALLENBACH Y, VOZY A, et al. Abatacept for Severe Immune Checkpoint Inhibitor-Associated Myocarditis [J]. N Engl J Med, 2019, 380 (24): 2377-2379.

酮代谢改变和治疗性酮症在心力衰竭中的意义

心脏依靠多种能量底物，包括脂肪酸、碳水化合物(葡萄糖和乳酸)、酮类和氨基酸，满足其高能量需求并保持收缩功能。根据心脏负荷、能量来源、营养状况和神经内分泌活性，心脏可以灵活地选择不同的能量底物以维持其功能。心脏做功所需的能量，主要来源于含有高能磷酸键的三磷腺苷(ATP)。在正常的心脏中，心脏能量物质 ATP 的 90% 以上来自线粒体的氧化磷酸化，其余的则来自糖酵解。在线粒体的氧化磷酸化过程中，由于心脏三羧酸(TCA)循环中 40%~60% 的乙酰 CoA 来自脂肪酸的 β 氧化，脂肪酸是心脏 ATP 产生的主要来源，葡萄糖是 TCA 循环的第二大来源，然后是酮(10%~15%)，而氨基酸的贡献仅为 1%~2%。心脏的能量代谢具有高耗能和低储备的特点。心肌细胞合成的 ATP，现合成现利用，仅有极少量的能量贮备。这些能量底物的效率不同(即消耗单位氧气后心脏做功的量)，葡萄糖高于酮体，酮体高于脂肪酸。

心力衰竭与心脏能量代谢的明显改变有关，伴随收缩功能降低以及结构重构，影响其严重程度和预后。心脏能量代谢的紊乱可能早于舒张功能障碍的发生，心脏胰岛素抵抗是心衰的早期变化。这种代谢重构是由于线粒体功能障碍，活性氧的产生和线粒体动力学受损，导致衰竭心脏的代谢缺乏灵活性，心脏不再具有基于需求进行能量底物切换的能力。优化心脏能量代谢仍是治疗心力衰竭的重要研究方向。

在过去的几十年中，大量研究旨在阐述心力衰竭中的代谢重构，重点是心脏中脂肪酸和葡萄糖代谢的紊乱。然而，新出现的证据提示酮体可能在心力衰竭中扮演“超级燃料”的重要角色。这些发现开辟了新的研究途径。本文结合已有的基础及临床研究结果，着重介绍心力衰竭(心衰)酮体代谢的改变以及治疗性酮症对心衰的作用。

一、正常的酮代谢

(一) 酮体的合成代谢

酮体主要由肝脏产生，包括乙酰乙酸(AcAc)、β 羟丁酸(β-OHB)和丙酮三种形式。生理状态下，由乙酰 CoA(包括脂肪酸的 β 氧化和其他代谢来源的乙酰 CoA)在肝脏中代谢为 AcAc，形成的 AcAc 进一步进行非酶促脱羧反应生成丙酮，还可以在线粒体磷脂酰胆碱依赖性反应中被 D-β- 羟基丁酸酯脱氢酶(BDH1)还原生成 β-OHB。BDH1 催化 AcAc 向 β-OHB 的可逆反应。丙酮是最少的一种酮，可以在呼气中进行测量，β-OHB 是禁食和饥饿期间产生最丰富的酮类。正常生理情况下，随着乙酰 CoA 顺利进入三羧酸循环，脂肪酸的合成也在正常进行，合成脂肪酸需要消耗乙酰 CoA，肝脏的乙酰 CoA 不会太高，形成 AcAc 和其他酮体的趋势不大，所以肝脏中累积的酮体很少。但是，高脂肪饮食后，脂肪的分解代谢增多，乙酰 CoA 增多。缺乏糖类或者糖脂代谢紊乱时，就不可能有效的氧化糖和脂肪。当机体缺糖或者不能有效的氧化糖时，机体一方面必须增加脂肪分解以补充维持生命需要的能量，另一方面因糖代谢受损，脂肪酸合成随之降低，或氧化酮体的能力下降，增加肝中的乙酰 CoA，生成 AcAc，进一步产生其他酮体，使得肝脏及血液中累及较多的酮体，形成酮尿症或酮血症。因此，在出现膳食中高脂肪，或者缺乏糖类或者糖尿病时，肝脏中的酮体会增加。

酮体中的 AcAc、β- 羟丁酸均为酸性，患有酮血症的患者，常有酸中毒的危险。当然，酮体不仅仅是病理产物，能导致酮尿症或酮血症，它也是糖类物质供应不足或利用低下（饥饿、剧烈运动、轻度糖尿病）肝外组织重要的替代能源。酮体具有广泛的生理学作用。在人群中，血浆 β-OHB 的水平波动在不可检测的水平至毫摩尔范围之间。在禁食或剧烈运动 2 天后，血浆酮水平可以增加到 1~2mmol/L。类似生酮饮食（高脂肪 / 极低碳水化合物的饮食）也可以达到相似的 β-OHB 水平，长期饥饿时 β-OHB 的水平可以达到 6~8mmol/L。禁食和饥饿期间产生大量酮体。尽管酮体可在大部分质膜上自由扩散，但尚未完全阐述酮如何从肝脏释放到循环系统。

（二）正常心脏的酮体氧化

酮体是在肝外组织中分解的。多项研究表明，心脏可以消耗酮体作为氧化底物以支持其收缩功能。在正常心脏中，酮的氧化作用产生总 ATP 的 10%~15%，脂肪酸氧化产生的比例为 40%~60%，葡萄糖氧化产生的比例为 20%~40%。心脏中酮体产生 ATP 主要决定因素是心脏能获得的循环中的酮水平。循环中酮浓度的增加可以显著增加 β-OHB 对总 ATP 产生的贡献。β-OHB 是主要的循环酮，可以被心肌细胞吸收，可能是通过一元羧酸转运蛋白 1/2 将 β-OHB 转运到线粒体，然后在线粒体基质中通过 BDH1 将其转化为 AcAc。AcAc 通过琥珀酰辅酶 A：3- 酮酸 -CoA 转移酶 / 3- 含氧酸辅酶 A- 转移酶 1（SCOT/OXCT1）进一步转化为乙酰乙酰 CoA，其中 *CoA* 基团来自琥珀酰辅酶 A。线粒体硫解酶将乙酰乙酰基 CoA 转化为 2 个乙酰 CoA 分子，这些分子进入 TCA 循环，可被电子传输链用于 ATP 的产生。由于 SCOT 和线粒体硫解酶的可逆性，酮体可以在肝外组织中循环利用，这一过程称为伪酮生成（图 1，彩图见二维码 50）。

二维码50

二、心力衰竭中的酮代谢

（一）酮体氧化

尽管酮体氧化不是正常心脏总 ATP 产生的主要来源，但多个研究证实心力衰竭时，循环中酮水平和心肌酮氧化增加。有研究报道，衰竭的心脏中循环酮水平升高与心肌能量消耗之间存在正相关。在心肌肥厚的小鼠模型和晚期心力衰竭患者中，也报道了循环酮水平的这种类似增加。在射血分数降低的心力衰竭（HFrEF）、主动脉瓣狭窄诱发的左心室肥大和晚期心力衰竭患者中，酮摄取及其对心脏 ATP 产生的贡献也明显升高。在起搏诱发的心力衰竭的犬模型和压力超负荷诱发心力衰竭鼠模型中，心脏酮的摄取量也有所增加。但是，并非所有心力衰竭模型都显示出循环酮水平升高。例如，在一项代偿性心衰的小鼠模型中，血浆血浆酮水平没有显著增加。一项 HFrEF 鼠模型研究发现 β-OHB 的循环水平保持不变。分析这些研究结果不一致的原因可能是由于类型和 / 或心力衰竭的严重程度不同。

Blain 等的早期研究表明，在代偿性心脏病或单纯充血性心力衰竭患者中，酮的氧化作用不变。随后的研究表明，尽管循环酮水平升高，但扩张型心肌病患者的心肌酮水平却下降，这表明衰竭心脏中对酮的依赖性增加。在心衰时，酮氧化酶 BDH1 和 SCOT 的表达也被上调。在心衰小鼠模型中，直接测量酮的氧化还表明，酮的氧化在衰竭心脏中增加，其贡献增加到总 ATP 产量的 27%。

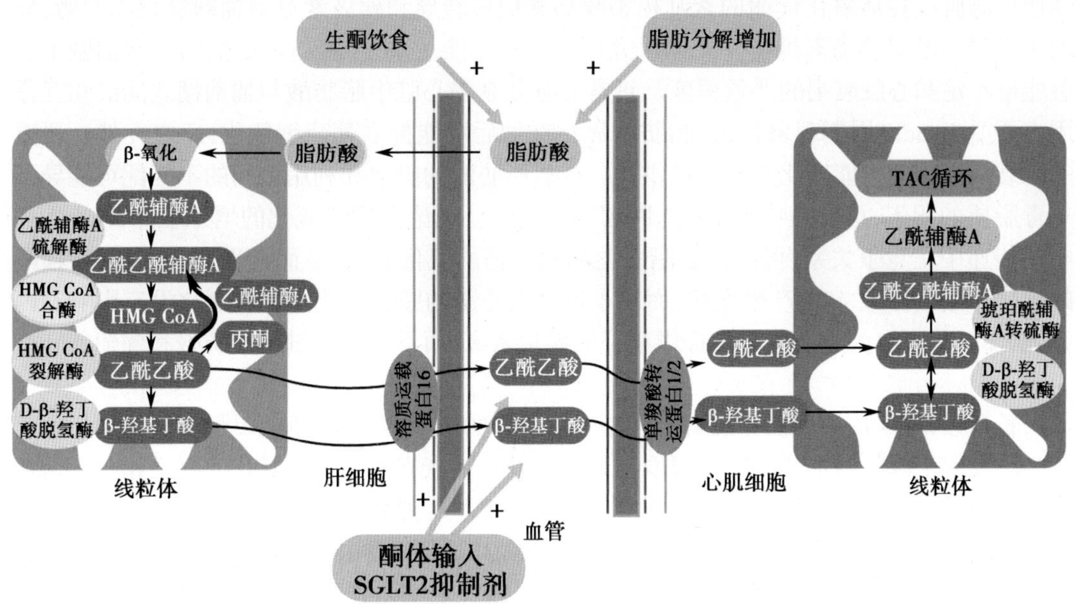

图1 酮体的产生和氧化

酮体主要在肝脏中产生，脂肪酸是其主要来源。脂肪酸通过线粒体β-氧化转化为乙酰CoA，然后通过3-甲基戊二酰-CoA合酶2（HMGCS2）与乙酰乙酰CoA缩合，生成3-羟基3-甲基戊二酰-CoA（HMGC）。HMGC然后通过HMGC裂解酶转化为乙酰乙酸（AcAc）。线粒体磷脂酰胆碱依赖性β-羟基丁酸酯脱氢酶-1（BDH1）也可还原AcAc，生成β-羟基丁酸（β-OHB）。然后，循环酮体被心肌细胞吸收，其中β-OHB转换回AcAc。AcAc通过琥珀酰-CoA：3-酮酸辅酶A转移酶（SCOT）代谢为乙酰乙酰CoA，然后进一步通过线粒体硫醇酶（mThiolase）产生乙酰CoA，进入三羧酸（TCA）循环。增加的脂肪分解作用、生酮饮食、钠-葡萄糖协同转运蛋白2抑制剂（SGLT-2i）和酮体输注等干预措施会增加循环酮水平。摄入生酮饮食会增加循环脂肪酸，从而增加肝脏中的生酮作用。

在衰竭的心脏中酮体氧化增加，这是心脏衰竭的代偿性还是失代偿呢？许多研究使用基因方法增加心力衰竭中酮的氧化水平。BDH1的心脏特异性敲除会增加心力衰竭小鼠模型中心脏功能障碍的严重程度和病理重构。而且，BDH1的心脏特异性过度表达可抑制因压力超负荷引起的心脏纤维化、收缩功能障碍和氧化应激，提示在衰竭的心脏中增强心脏酮氧化有心脏保护作用。尽管在衰竭的心脏中*SCOT/OXCT1*表达是否增加还是下降仍不清楚，但心衰小鼠模型中心脏特异性*SCOT/OXCT1*的缺失会加剧心脏衰竭。除此之外，有报道罕见的SCOT缺失的患婴发展为严重的酮症酸中毒，并伴有扩张型心肌病，这强调了酮氧化在心脏功能和能量代谢中的关键作用。因此，增加的心脏酮体摄取和氧化应该是代偿性过程，似乎对心衰有保护作用。

以上的数据多源于HFrEF类别的动物模型或患者，目前缺乏有关HFpEF中酮氧化变化的数据。尽管在胰岛素抵抗和2型糖尿病时血浆中酮体的浓度增加，但这些增加是否与心肌酮体摄取和氧化增加有关尚不清楚。相比HFrEF患者，HFpEF患者的血清代谢物分析检测到高水平的AcAc和β-OHB，这表明与HFpEF相比，HFrEF中酮体作为能量来源的依赖性增加。需要进一步研究来阐明酮体在HFpEF发展中的作用。

（二）酮体氧化与脂肪酸氧化和葡萄糖氧化之间的关系

心力衰竭时线粒体氧化代谢的显著降低，并伴随着糖酵解的上调，以弥补ATP水平的降低。心脏线粒体氧化代谢的紊乱损害胰岛素信号转导和胰岛素对葡萄糖氧化的刺激，导致衰竭的心脏对胰岛素抵抗。人体研究证明心衰时能量缺乏，胰岛素抵抗的发展加剧了心脏能量不足和心脏衰竭的严重程度。正常心脏和衰竭心脏中脂肪酸与葡萄糖之间的相互作用主要受 Randle 周期现象控制；脂肪酸氧化增加后可能抑制葡萄糖氧化，反之亦然。严重的心衰由脂肪酸供能转化为葡萄糖供能。随后脂肪酸的摄取和利用之间的不匹配可能导致有毒脂质的积累，可能是导致 HF 进展的原因之一。理论上酮体氧化的增加在 ATP 产生和电子传递中是竞争关系，可能抑制脂肪酸和葡萄糖的氧化能力，然而最近研究表明，增强酮的氧化作用会导致 ATP 产生增加，而对小鼠衰竭心脏的脂肪酸或葡萄糖氧化没有影响。因此，酮体氧化可以为衰竭的心脏提供额外的能量来源，而不是将能量从脂肪酸和葡萄糖转换为酮。

长期以来，人们一直认为衰竭心脏是一种低效的泵，低效是心肌耗氧量增加所致。心衰时心脏效率下降与增加的脂肪酸摄取和使用以及心脏衰竭时葡萄糖氧化的减少相关。增强心脏脂肪酸氧化会增加心肌耗氧量并降低心脏效率。每种氧化底物的心脏效率（心脏做功 / 消耗的氧气）不同，酮体 β-OHB(2.5)高于脂肪酸(2.33)。因此酮体可能在衰竭心脏中充当“超级燃料”，可能提高心脏效率。然而，最近的一项研究证实增强酮氧化并不会增加衰竭小鼠心脏的心脏效率。β-OHB 输注可导致 HFrEF 患者的心脏功能急剧改善，但并不能改善这些患者的心脏效率下降。因此，酮似乎为心脏衰竭患者提供了额外的能量来源，但不能提高心脏效率。

三、治疗性酮症在心力衰竭中的意义

生酮饮食（KD）是指高脂、蛋白质充足、低碳水化合物的饮食，是用于治疗儿童难治性癫痫及减重的一种饮食干预措施。生酮饮食以减少碳水化合物增加脂肪酸的摄入和循环脂肪酸的水平，从而促进肝脏生酮作用，会增加循环酮水平，增强心力衰竭时的酮氧化。尽管有一些早期令人鼓舞的数据，但最近的研究表明，与杂粮饮食的心衰小鼠相比，生酮饮食在心衰小鼠中并未改善心脏功能。生酮饮食伴有心脏中的 β-OHB 累积，提示生酮的营养环境降低了心脏的酮体代谢。生酮饮食中高水平的脂肪酸甚至可通过抑制衰竭心脏中的葡萄糖氧化和胰岛素信号转导而可能加重心脏胰岛素抵抗，当然这些发现需要更多的研究来证实其科学性。另外，低热量生酮饮食（VLCKD）通常要求每日摄入碳水化合物低于 30g/d（大概占总能量摄入的 13%），而脂肪（约 44%）和蛋白质（约 43%）的比例相对增加，每天总能量摄入量 <800kcal，似乎对心衰患者更合理，但目前尚无相关的研究报道。有研究评估酮酯作为生酮饮食的替代品的效果，酮酯选择性地增加了循环酮的水平，而没有增加循环脂肪酸水平，从而有可能避免心脏衰竭时心脏胰岛素抵抗的恶化。但是，仍无太多相关的数据证实其有效性。因此，需要更多的研究来验证使用生酮性饮食干预，以增强心衰患者的心脏 ATP 产生和收缩功能的可行性。

在小鼠心衰模型中，外源性输注 β-OHB 浓度从 0.2mmol/L 增加到 0.6mmol/L，可以增加衰竭小鼠心脏中的心脏酮氧化速率，并增加总 ATP 的产生，但心脏效率无改善。起搏诱发心力衰竭的犬模型中，向右心室输注外源性 β-OHB 100mol/(kg·min)，射血分数和心排出量增加，心脏酮氧化率增加，心脏葡萄糖氧化率降低。在心力衰竭患者中，HFrEF 患者快速输注 β-OHB [0.18g/(kg·h)]会以剂量依赖性方式增加心排血量，心肌耗氧量增加，但没有改善心肌的能量效率。因此，增加循环酮水平，增强的酮氧化为衰竭的心脏提供了额外的能量来源，减少心脏能量不足，改善其收缩功能。

钠-葡萄糖协同转运蛋白-2抑制剂（SGLT-2i）是一类新型的降糖药物。DAPA-HF试验结果显示，即使在没有糖尿病的情况下，SGLT-2i与安慰剂相比显著降低了HFrEF患者的心血管死亡和心衰恶化风险。在小鼠心力衰竭模型中，无论是否合并糖尿病，SGLT-2i均有心脏保护作用，因此SGLT-2i相关的心脏保护作用并不完全依赖于血糖控制。推测SGLT-2i降低血糖水平并诱发类似空腹的状态，因此增加了来自脂肪组织的脂肪酸动员并增加了循环酮水平，无论是否合并糖尿病，SGLT-2i与循环酮水平升高相关。人们提出循环酮的增加参与了SGLT-2i诱导的心脏保护作用，通过向能量不足的心脏提供额外的燃料改善心脏收缩功能。当然，在糖尿病患者中使用SGLT-2i会增加患糖尿病酮症酸中毒的风险。SGLT-2i诱导的糖尿病性酮症酸中毒可通过降低胰岛素剂量、减少食物和液体摄入量、并发疾病以及饮酒史来触发。因此，长期服用SGLT-2i的糖尿病患者需要进一步评估这种风险。

四、结　论

增强循环酮的水平可能改善心脏功能，心脏酮体氧化为衰竭的心脏提供额外的能量，可以降低心力衰竭的严重程度。然而，我们对心衰时酮代谢改变的认识仍然存在相当多的空白，其中包括：①如何长期提高循环酮水平，包括生酮饮食、酮酯和SGLT-2i的利弊；②循环酮水平增加如何触发信号途径介导心脏保护作用；③治疗性酮症如何影响心脏的氧气消耗和效率；④治疗性酮症对心衰症状和硬终点事件的影响。期待更多的临床及基础研究评估治疗性酮症在心衰中的可行性和有效性。

（张航　陈绍良）

参考文献

[1] MARKUS J, ADAM J R, LORENZ H L, et al. Inhibition of Endothelial Notch Signaling Impairs Fatty Acid Transport and Leads to Metabolic and Vascular Remodeling of the Adult Heart [J]. Circulation, 2018, 137(24): 2592-2608.

[2] EDOARDO B, CHRISTOPH M. Metabolic remodelling in heart failure [J]. Nat Rev Cardiol, 2018, 15(8): 457-470.

[3] QUTUBA G K, DIPSIKHA B, THOMAS P, et al. Myocardial Ketones Metabolism in Heart Failure [J]. J Card Fail, 2020.

[4] HO K L, ZHANG L, WAGG C, et al. Increased ketone body oxidation provides additional energy for the failing heart without improving cardiac efficiency [J]. Cardiovasc Res, 2019(115): 1606-1616.

[5] VOROS G, ECTOR J, GARWEG C, et al. Increased Cardiac Uptake of Ketone Bodies and Free Fatty Acids in Human-Heart Failure and Hypertrophic Left Ventricular Remodeling [J]. Circ Heart Fail, 2018, 11(12): e004953.

[6] DE JONG K A, LOPASCHUK G D. Complex Energy Metabolic Changes in Heart Failure With Preserved Ejection-Fraction and Heart Failure With Reduced Ejection Fraction [J]. Can J Cardiol, 2017, 33(7): 860-871.

[7] AUBERT G, MARTIN O J, HORTON J L, et al. The Failing Heart Relies on Ketone Bodies as a Fuel [J]. Circulation, 2016, 133(8): 698-705.

[8] BEDI K C Jr, SNYDER N W, BRANDIMARTO J, et al. Evidence for Intramyocardial Disruption of Lipid Metabolism and Increased Myocardial Ketone Utilization in Advanced Human Heart Failure [J]. Circulation, 2016, 133(8): 706-716.

[9] WENTZ A E, D'AVIGNON D A, WEBER M L, et al. Adaptation of myocardial substrate metabolism to a ketogenic nutrient environment [J]. J Biol Chem, 2010, 285(32): 24447-24456.

[10] BALIETTI M, FATTORETTI P, GIORGETTI B, et al. A ketogenic diet increases succinic dehydrogenase activity in aging cardiomyocytes [J]. Ann N Y Acad Sci, 2009, 1171: 377-384.

[11] 江波，邹大进，马向华，等．生酮饮食干预 2 型糖尿病中国专家共识(2019 年版)[J]. 实用临床医药杂志，2019，23(3)：1-6.

[12] CAPRIO M，INFANTE M，MORICONI E，et al. Very-low-calorie ketogenic diet (VLCKD) in the management of metabolic diseases：systematic review and consensus statement from the Italian Society of Endocrinology (SIE) [J].J Endocrinol Invest，2019，42(11)：1365-1386.

线粒体心肌病诊治1例

【摘要】 1例36岁男性患者，临床表现为发作性气短，住院期间卒中发作，查体可见眼外展受限，心界扩大；辅助检查心动超声提示左心增大伴二尖瓣中量反流，左室整体收缩功能重度减低；心电图示窦性心动过速，左室面高电压，室性期前收缩，ST-T改变；头颅磁共振示右侧岛叶和顶叶皮质局限性DWI扩散受限，ADC为低信号，T_2WI局部信号稍高，略肿胀。头颅MRA未见血管明显狭窄。经基因检测证实存在TRNL1 3243A>G点突变，结合心脏和头颅受损表现，确诊为线粒体心肌病合并脑肌病。

【关键词】 线粒体心肌病；心力衰竭；诊断；基因突变

患者男性，36岁，因“发作性气短1年余，加重20天”入住本院。1年前，活动时感气短，无胸痛，休息后好转，无下肢水肿和夜间阵发性呼吸困难，曾就诊于外院，提示“心脏扩大”，给予药物治疗，未遵医嘱服药，仍反复发作劳力性呼吸困难。近20天因大量饮酒后感气短症状明显加重，伴夜间阵发性呼吸困难和下肢水肿，故来诊。既往否认高血压病史，否认地方病地区生活史。其父母非近亲结婚，父亲体健，母亲和外婆有糖尿病史。

入院体格检查：体温36.0℃，脉搏100次/min，呼吸0次/min，血压109/87mmHg。双侧眼球突出，双侧眼球外展受限，双侧瞳孔等大正圆，直径约4mm，对光反射灵敏。颈静脉怒张，双肺下叶可闻及湿性啰音，心尖搏动位于左侧第5肋间锁骨中线外2.0cm处，心率100次/min，律不齐，可闻及期前收缩，期前收缩频率为4~5次/min，各瓣膜区未闻及病理性杂音，双下肢中度水肿。

诊疗经过及辅助检查：B型前脑尿钠肽14 984.00pg/ml；心电图提示窦性心律，心率117次/min，室性期前收缩，左心室高电压，ST-T改变（图1）。心动超声提示左心室舒张末前后径89mm，左心室收缩末前后径80mm，室间隔厚度7mm，左室后壁厚度7mm，LVEF 20%，FS 10%，少量心包积液（图2A）。胸部X线检查提示两肺纹理增重，心影增大（图2B）。

结合患者的症状、体征和辅助检查，根据2018年中国慢性心力衰竭诊断和治疗指南（图3），考虑该患者目前心力衰竭诊断成立，同时结合患者的心动超声结果该患者诊断为EF降低的心力衰竭（HFrEF），遂依据2018年中国心力衰竭诊断和治疗指南给予患者利尿剂、美托洛尔、沙库巴曲缬沙坦以及螺内酯。

同时，为了进一步明确该患者心力衰竭的病因以及合并症，安排血气分析、肝功能和肾功能、血脂八项、甲状腺功能八项、颈部血管超声以及冠脉CTA，发现肝功能示：ALT 90U/L，GGT 117U/L，余无异常。患者于2020年5月22日突发口角向右侧歪斜，当时查体：血压110/66mmHg，反应迟钝，言语正常，计算力及定向力正常，意识清晰，神志清楚，伸舌居中，左侧上肢肌力Ⅲ级，右侧上肢肌力正常，左下肢肌力Ⅲ~Ⅳ级，右下肢肌力正常，步态为跛行，遂安排头颅CT和头颅MRA+DWI。头颅CT示大致正常。头颅MR+DWI示：头颅磁共振示右侧岛叶和顶叶皮质局限性DWI扩散受限，ADC为低信号，T_2WI局部信号稍高，略肿胀。头颅MRA未见血管明显狭窄，考虑线粒体肌脑病（图4）。颈部血管彩色多普勒超声：双侧颈

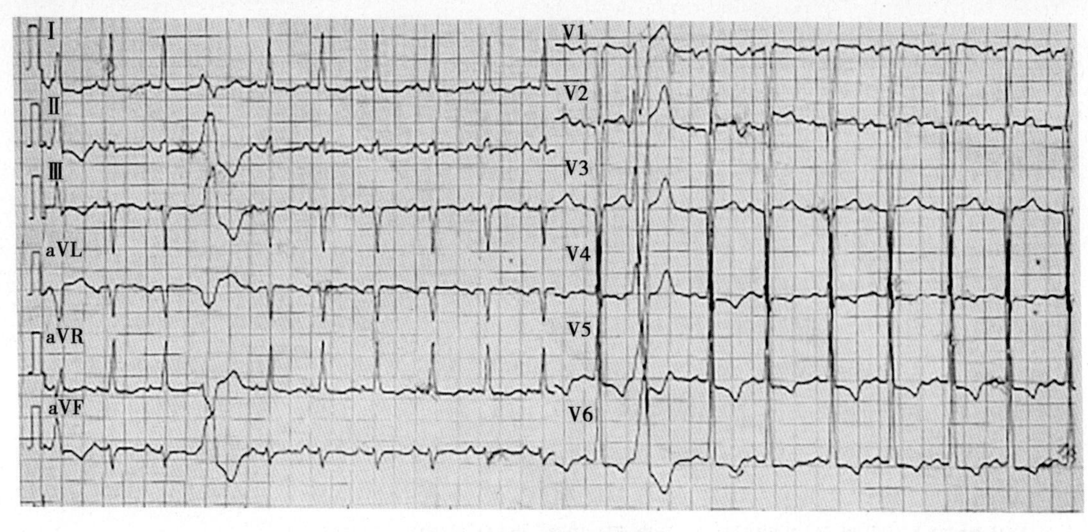

图 1　患者入院心电图

心电图提示：窦性心律，心率 117 次 /min，室性期前收缩，左心室高电压，ST-T 改变。

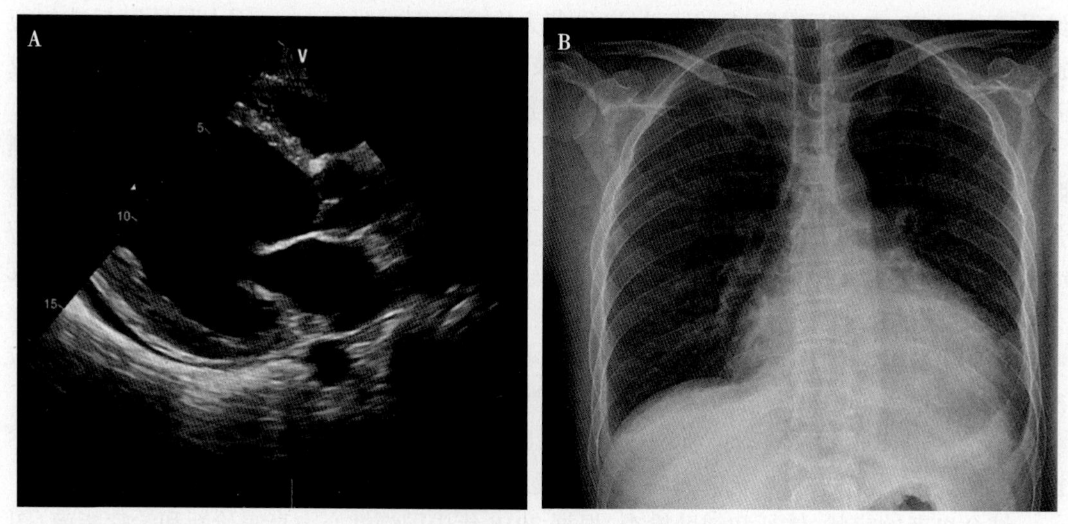

图 2　患者入院心动超声和胸片

A. 心尖长轴切面：可见左心室扩大，心包少量积液；B. 胸部 X 线片（后前位）：两肺纹理增重，心影增大。

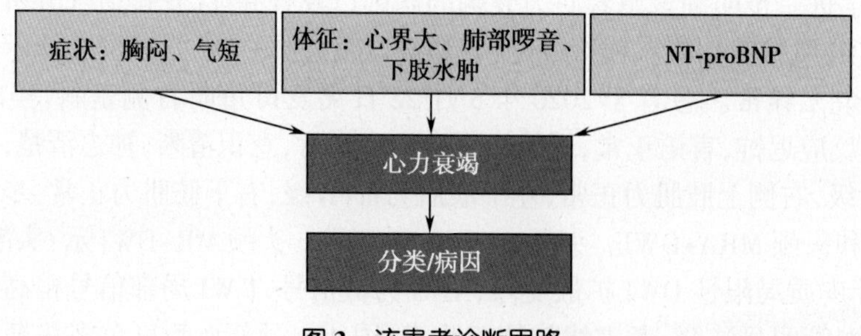

图 3　该患者诊断思路

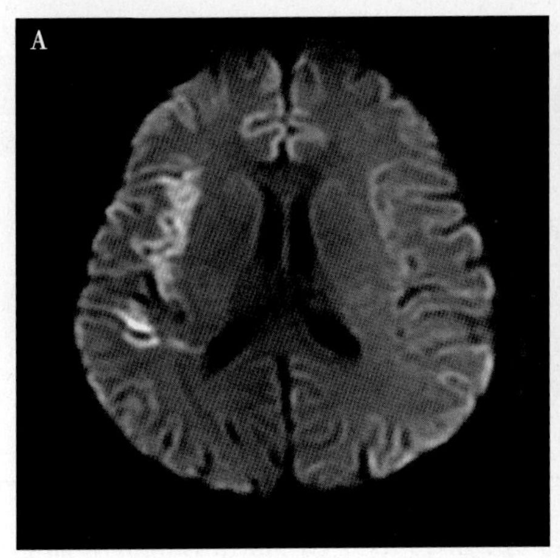

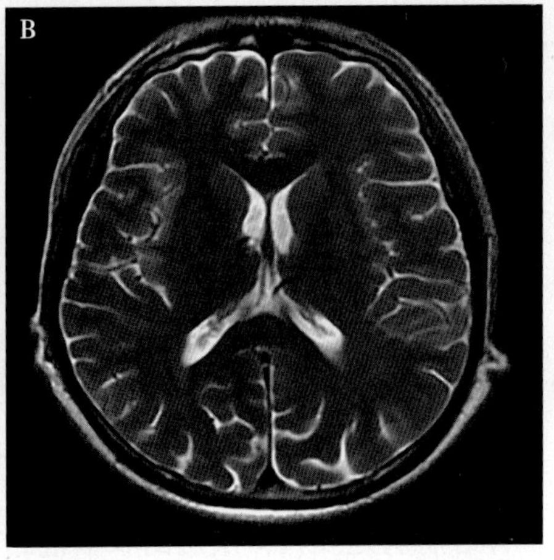

图 4　患者头颅 MR

A. DWI 成像；B. T_2WI 成像。

动脉、锁骨下动脉、椎动脉未见明显异常。为进一步明确患者病因，建议患者进一步完善基因检测，同期为患者和其父母安排基因检测，通过基因检测发现患者和其母亲存在 TRNL1 3243A>G 突变（表 1）。

表 1　患者基因检测结果

突变形成	基因	核酸改变	样本中突变率	与疾病相关性	相关性说明	基因所关联基因表型
点突变	TRNL1，mtRNA	3243A>G	38.37%	致病	有疾病相关性报道	MELAS/LS/DMDF/cardiac+multi-organ dysfunction

诊断明确后，继续给予利尿剂、美托洛尔、沙库巴曲缬沙坦以及螺内酯治疗心力衰竭，同时给予 ATP、辅酶 Q_{10}、维生素 B_1、维生素 B_2、维生素 B_6 治疗线粒体疾病。经过 1 个月治疗后，复查心动超声示：LVEF 27%，LVFS 13%，较前有所改善。NT-proBNP 5 468pg/ml，患者未再发生卒中样发作。

讨论：线粒体疾病是由于线粒体 DNA 或核 DNA 突变引起的线粒体氧化磷酸化、ATP 合成障碍，从而导致的一组神经肌肉性疾病，尤其作用于对能量依赖大的组织器官，如脑、心肌、骨骼肌等，且具有独特母系遗传特点。线粒体疾病往往造成多个系统受累，特别是对能量依赖高的组织器官，如累及骨骼肌，可表现为运动耐量减低和肌张力低下等；累及中枢神经系统，可表现为卒中发作、智能障碍等；累及眼睛，可表现为外肌麻痹、视网膜病变、视神经萎缩、白内障等；累及心肌，可出现不同类型的心肌病和心律失常（表 2）。

表 2　线粒体疾病常见临床表现和辅助检查

	表现	检查
心脏	心肌：肥厚型心肌病、扩张型心肌病、左心室致密化不全 电生理：室性期前收缩、Wolff-Parkinson-White 综合征、心律失常、猝死	心动超声、心电图、Holter
神经系统	卒中样发作、精神发育迟滞或早期认知障碍、神经性耳聋	头颅 CT、MR、听力检测

续表

	表现	检查
骨骼肌	身材矮小、运动耐量减低和肌张力低下、膈肌无力伴呼吸困难 / 端坐呼吸	骨骼肌活检、LDH、乳酸、肌酸激酶
内分泌系统	胰岛素依赖的糖尿病、甲状腺功能减退以及其他类型内分泌疾病	空腹血糖、糖化血红蛋白、TSH、T_3、T_4 以及其他内分泌激素
肾脏	慢性肾功能不全(与糖尿病无关)	肌酐、尿蛋白
胃肠道	不同程度的肝功能损伤、腹痛、恶心、呕吐、腹泻	肝功和维生素检测
眼睛	外肌麻痹、视网膜病变、视神经萎缩、白内障	眼底检查、视力检测

线粒体心肌病是线粒体疾病的一个组成部分,在 1998 年由 Marin-Garcia 等命名。线粒体心肌病(mitochondrial cardiomyopathy,MCM)是由于线粒体结构和功能障碍,心肌能量代谢紊乱和长期的缺氧状态,造成细胞结构和 / 或功能异常,多表现为肥厚型心肌病和扩张型心肌病、心律失常、左心室致密化不全;也可无任何症状,也可呈严重心力衰竭和室性心律失常、心源性猝死。发病年龄差异很大,可在婴儿期、新生儿期,也可在青少年、成年后、老年发病。符合以下任何一条即可考虑诊断为 MCM:①肌肉、成纤维细胞或血小板中发现呼吸链酶缺陷。②肌肉活检组织 Gomori 染色时发现有破碎红纤维或细胞色素 C 氧化酶染色降低等特征性改变,肌肉活检被认为是线粒体肌病的“金标准”。③超微结构发现大量异常的线粒体堆积。④线粒体 DNA 突变或缺失,基因诊断是“金标准”,由于线粒体具有自己相对独立的遗传基因组,即 mtDNA,同时核 DNA 也调控着 mtDNA。因此,任何核 DNA 和 mtDNA 的基因缺陷都可以导致线粒体心肌病,故在线粒体疾病诊断过程中需要注意同时分析 mt 基因和核基因。⑤一级亲属中已证实有线粒体病,尤其是具有母系遗传特点。该患者心电图示左室面高电压、T 波倒置、室性期前收缩;超声心动图示心腔扩大,心室收缩功能减低;眼外展受限,同时患者发生卒中样发作,头颅 MR 可见右侧岛叶和顶叶皮质局限性 DWI 扩散受限,ADC 为低信号,而头颅 MRA 未见明显狭窄,更为重要的是基因检测示线粒体 DNA 突变,遗传变异来源于其母亲,符合 MCM 诊断标准中的第 4 条。因此,对于合并多系统症状的心肌病或心衰患者、MCM 的高危人群(疑诊线粒体疾病的患者、具有母系遗传家族史的患者、青年或儿童发病的不明原因的心肌病患者)应尽早进行线粒体相关生物化学、基因检测及心脏相关筛查。

线粒体心肌病的治疗包括病因治疗和心肌病的治疗:①线粒体疾病的治疗,目前临床上一般采用药物或支持性疗法来缓解症状,常采用“线粒体鸡尾酒疗法”,补充辅酶 Q_{10}、左旋肉碱、肌酸、维生素 B_1、维生素 B_2、叶酸以及抗氧化剂如维生素 C、维生素 E 等。这些治标的方法在一定程度上可以缓解患者痛苦。不过,线粒体疾病治疗的目的在于恢复线粒体正常功能,因此,基因疗法可能是最根本的解决方法,即利用基因工程技术,将正常 mtDNA 基因移植到患者细胞内来取代或者矫正患者的突变基因,达到根治线粒体疾病的目的,但目前尚无基因治疗成功的报道。同时有些药物会加重线粒体功能,引发疾病的加重,甚至线粒体危象,如造影剂、他汀类药物和 β 受体阻滞剂。②对于心肌病的治疗:由于患者多死于心力衰竭和严重心律失常,一般认为症状出现后 5 年存活率不足 50%,可以按照 2018 年中国心力衰竭诊断和治疗指南,给予 β 受体阻滞剂、ACEI/ARB/ARNI 和醛固酮受体拮抗剂等药物治疗,必要时可根据患者临床表现酌情给予洋地黄类药物、血管扩张剂及利尿剂治疗。由于 β 受体阻滞剂可能加重线粒体功能不全，对于线粒体心肌病所致心力衰竭患者是否可使用 β 受体阻滞剂目前尚无明确的临床研究结果，可通过短期内加强随访，观察患者的临床表现决定是否使用 β 受体阻滞剂。同时应该加强对该类患者的随访管理，采用以患者为中心、以指南为向导、多学科合作的管理模式对患者进行长期、规范化的随访和管理。

通过对本例患者的报道，加强临床工作中对线粒体疾病的诊断和认识，提示当遇到心肌病变合并多系统功能损害时，需结合组织病理、生化酶学检测及分子生物学检测等诸多方面进行综合分析探讨，以达到早期明确诊断的目的。

（卢群　霍建华　白玲　马爱群）

参考文献

[1] TAYLOR G P. Neonatal mitochondrial cardiomyopathy [J]. Pediatr Dev Pathol, 2004, 7(6): 620-624.

[2] RAISSUNI Z, EL GHANNUDI S, DOGHMI N, et al. Mitochondrial cardiomyopathy: an exceptional cause of cardiac hypertrophy [J]. Diagn Interv Imaging, 2014, 95(6): 611-612.

[3] MARSICO F, D'ANDREA C, PARENTE A, et al. Hypertrophic cardiomyopathy in mitochondrial disorders: description of an uncommon clinical case [J]. Eur J Heart Fail, 2017, 19(9): 1201-1204.

[4] MONTAIGNE D, PENTIAH A D. Mitochondrial cardiomyopathy and related arrhythmias [J]. Card Electrophysiol Clin, 2015, 7(2): 293-301.

[5] HOU T, LI Y, CHEN W, et al. Histopathologic and Biochemical Evidence for Mitochondrial Disease Among 279 Patients with Severe Statin Myopathy [J]. J Neuromuscul Dis, 2017, 4(1): 77-87.

[6] GAO D, ZHU B, SUN H, et al. Mitochondrial DNA Methylation and Related Disease [J]. Adv Exp Med Biol, 2017, 1038: 117-132.

[7] VISCOMI C. Toward a therapy for mitochondrial disease [J]. Biochem Soc Trans, 2016, 44(5): 1483-1490.

[8] MACHIRAJU P, WANG X, SABOUNY R, et al. SS-31 Peptide Reverses the Mitochondrial Fragmentation Present in Fibroblasts From Patients With DCMA, a Mitochondrial Cardiomyopathy [J]. Front Cardiovasc Med, 2019, 6: 167.

[9] CRUNKHORN S. Mitochondrial disease: Eliminating mutant mitochondrial DNA [J]. Nat Rev Drug Discov, 2018, 17(11): 788.

[10] LUCIDO C T, CALLEJAS-VALERA J L, COLBERT P L, et al. Beta2-Adrenergic receptor modulates mitochondrial metabolism and disease progression in recurrent/metastatic HPV(+) HNSCC [J]. Oncogenesis, 2018, 7(10): 81.

醛固酮过度升高致心肌显著肥厚及舒张性心力衰竭1例

醛固酮水平升高是射血分数下降的心衰（HFrEF）的重要病理生理变化，然而有少数病例报道，它也是射血分数保留的心衰（HFpEF）心肌重构的关键因素。

一、病史摘要

1. 患者男性，33 岁，因"间断头痛 1 年余伴活动后气促 6 个月"入院。1 年前始无明显诱因出现间断头部胀痛，症状较轻未治疗。近 6 个月又出现活动后气促，时感胸闷、心慌、乏力，并有加重趋势，夜间尚可平卧入睡，无心慌、胸痛及水肿。2 周前在当地医院检查多次发现血压高，最高达 225/140mmHg；心脏超声示"梗阻性肥厚型心肌病"，给予"硝苯地平缓释片"降压治疗，症状无改善，为求进一步诊治来我院就诊。

2. 既往否认吸烟饮酒史，一级亲属也无高血压和心脏病史。

3. 体格检查　体温 36.3℃，脉搏 76 次 /min，呼吸 20 次 /min，血压 210/115mmHg。神志清楚，精神稍差。颈静脉无充盈，双肺呼吸音清，未闻及干、湿性啰音。心界无明显扩大，心率 76 次 /min，律齐，心音低钝，未及明显杂音。腹部无异常，双下肢不肿。四肢肌力正常。身高 175cm，体重 72kg，BMI 23.51kg/m^2。

4. 辅助检查

(1) 当地医院 UCG（2 周前）：左室肥厚 1.2~2.5cm，左室流出道压差约 32mmHg，考虑为梗阻性肥厚型心肌病。

(2) 门诊检查：肾功能 BUN 7.8mmol/L，Cr 192μmol/L；血 K^+ 1.81mmol/L；血脂 TC 2.67mmol/L，LDL-C 1.12mmol/L，TG 2.05mmol/L；BNP 380.4pg/ml。

(3) 入院后重要检查：

1) 血液检查：①卧位 RAAS：肾素 8.58pg/ml（参考值：4~24pg/ml），血管紧张素Ⅱ 84.06pg/ml（参考值：10~160pg/ml），醛固酮 1 314.6pg/ml（参考值：10~160pg/ml），醛固酮 / 肾素（ARR）值为 204.55（参考值：<32）；②免疫学：血、尿 λ 链 +κ 链（–），血清蛋白电泳（–），ENA 及补体全套（–）；③BNP 360.2pg/ml；④肾功能：BUN 8.2mmol/L，Cr 188μmol/L；⑤血 K^+ 2.1mmol/L；⑥其他：血常规 + 肝功能 + 动脉血气分析 + 心肌坏死标记物 + 甲状腺功能（–）。

2) 尿常规：比重 1.01，pH 6.5，尿蛋白 1+；尿钾 35.4mmol/24h（补钾情况下），尿钠 111.8mmol/24h。

3) ECG：V_1~V_5 呈 rS 型，$ST_{V1\sim V5}$ 上移 0.05~0.2mv，$T_{Ⅱ、aVF、V6}$ 倒置，部分导联 q 波形成（图 1）。

4) 影像学：①UCG：左室壁肥厚，间隔厚约 3.1cm，侧壁厚约 2cm，心尖段各壁厚约 2.1cm，左房增大（4.0cm），二尖瓣轻度关闭不全，左室舒张功能减低（E/A<1），LVEF 59%（图 2，彩图见二维码 51）；②肾动脉 + 肾上腺 CT 平扫 + 增强：右肾上腺见类圆形低密度结节，大小约 28mm × 21mm × 27mm，增强扫描可见

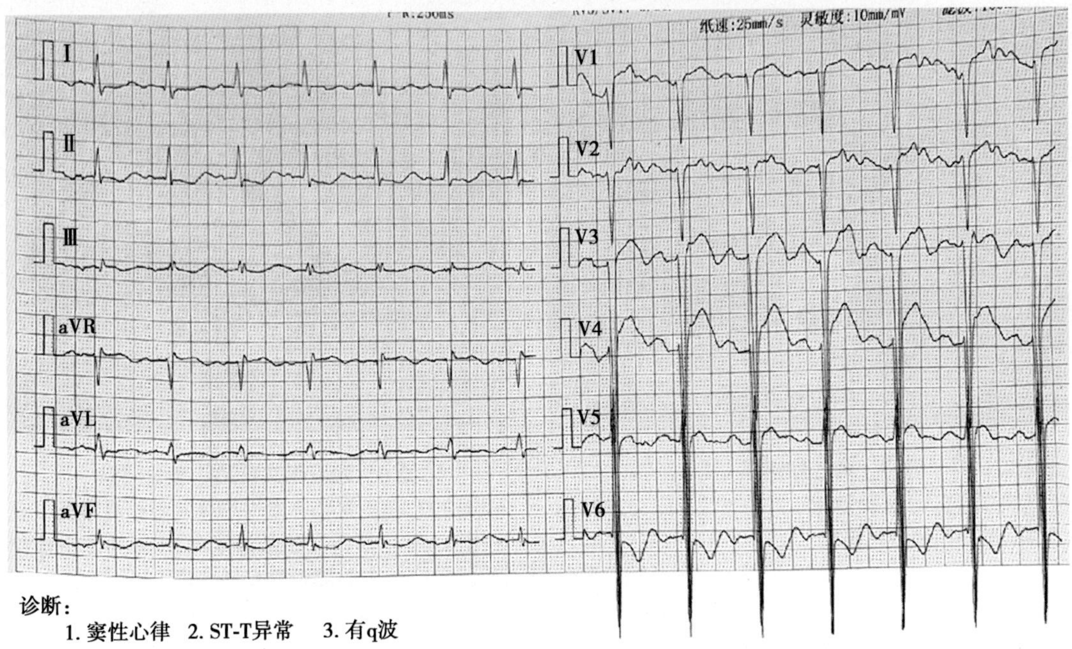

图 1 入院后心电图表现

窦性心律,V_1~V_5 呈 rS 型,$ST_{V1\sim V5}$ 上移 0.05~0.2mV,$T_{II、aVF、V6}$ 倒置,部分导联 q 波形成。

强化,考虑为腺瘤可能性大(图 3,彩图见二维码 52);③ CMR+LGE:左房稍大,LVEF 正常,RVEF 减低,心肌灌注未见明显异常,左心室壁弥漫性增厚并舒张受限及钆延迟增强,考虑为对称性 HCM 并左室流出道受压狭窄,心肌淀粉样变性待排,二尖瓣轻中度关闭不全,三尖瓣轻度关闭不全,少量心包积液(图 4,彩图见二维码 53);④其他:冠脉造影 + 头部 MRI+ 眼底造影(−)。

5. 初步诊断 ①继发性高血压:原发性醛固酮增多症,右侧肾上腺腺瘤;②心肌肥厚原因待查:肥厚型心肌病?高血压性心脏病?心肌淀粉样变性?③舒张性心功能衰竭;④肾功能不全(代偿期)。

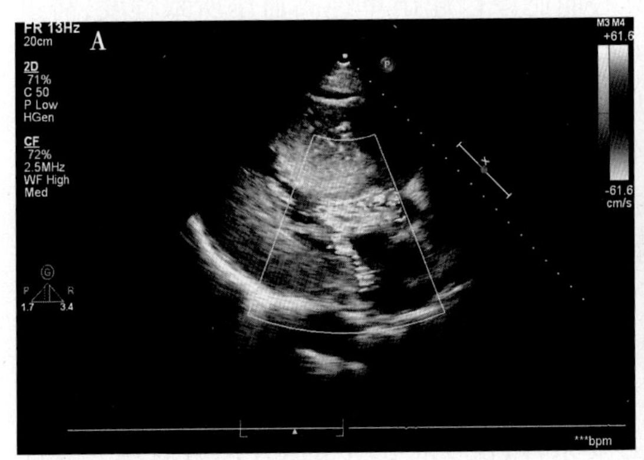

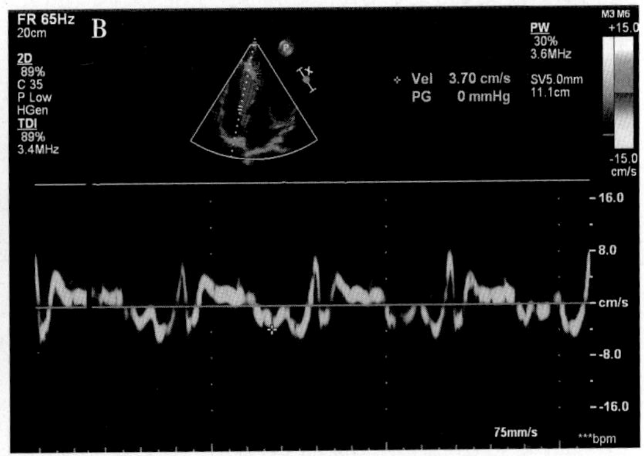

图 2 心脏超声心动图

A. 左心室肌显著肥厚,室间隔最厚处达 3.1cm,左室流出道变窄,压差 40mmHg;B. 室间隔基底段运动频谱 e/a<1,e=3.7cm/s,E/e<15,舒张功能降低。

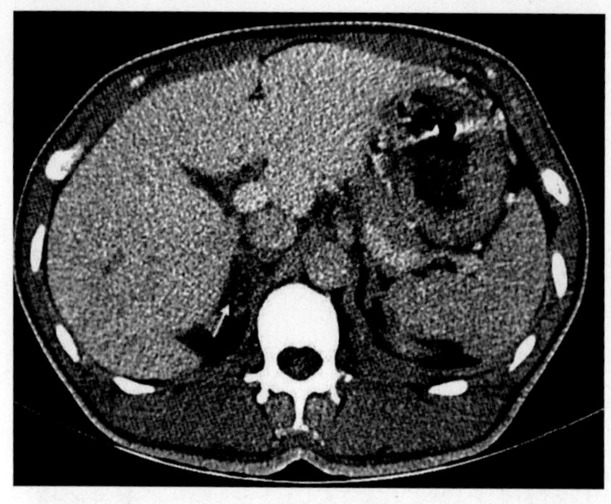

图 3　肾上腺增强 CT

红色箭头：右肾上腺腺瘤，大小约 28mm × 21mm × 27mm，增强扫描可见强化。

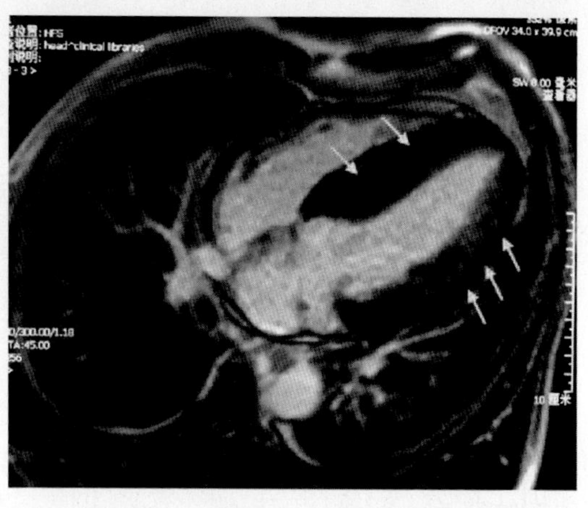

图 4　心脏磁共振及钆增强扫描

左房稍大，左心室壁弥漫性增厚并舒张受限及钆延迟增强（红色箭头），考虑对称性 HCM 并左室流出道受压狭窄，心肌淀粉样变性待排。

二、诊 治 思 路

1. 病例特点

(1) 中青年男性。

(2) BMI 基本正常，平时也无吸烟不良嗜好和高血压家族史等心血管危险因素。

(3) 难治性高血压合并低血钾、轻度肾功能损伤。

(4) 血浆醛固酮水平显著升高伴右侧肾上腺占位。

(5) 左心室壁弥漫性性显著增厚，舒张功能明显受限，且 BNP > 100pg/ml 和活动后呼吸困难提示有心力衰竭存在。

(6) 排除肾动脉狭窄、冠心病以及高血压对脑和眼底的损害。

2. 鉴别诊断　综合上述病史特点，主要诊断"原发性醛固酮增多症（PA）"明确，无需鉴别。高血压和心肌肥厚都能引起心肌舒张功能障碍，然而，虽然根据患者对显著高血压和低血钾的耐受程度，判断其病史可能较长，但是其心肌肥厚已超出单纯高血压所致程度，需进一步鉴别心肌肥厚的原因：①心肌淀粉样变（CA）：患者 CMR 提示心肌淀粉样变不能排除，其心肌弥漫性纤维化，但是主要以左室前壁为主；而心肌淀粉样病典型 CMR 表现为室壁均匀性肥厚，以左心为主，室壁运动僵硬，延迟强化表现为各壁均匀性延迟强化增强，呈粉尘征或斑马征表现。因此，患者 CMR+LGE 非心肌淀粉样变典型表现，再结合其舌无肥大、ECG 无明显低电压和传导阻滞且血尿蛋白轻链和蛋白电泳等均正常，考虑 CA 可能性不大，必要时行心肌活检进一步明确。②肥厚型心肌病（HCM）：患者左心室肌厚度 > 1.5cm，已达 HCM 临床诊断标准，但无相关家族史，可考虑行基因检测予以明确。③其他继发性或浸润性心肌病：尚无明显临床线索。

需要注意的是，低血钾并不是 PA 诊断的必要条件，仅 9%~37% 的 PA 患者表现为低钾血症。血钾正常、高血压是大多数 PA 患者的早期症状，而低血钾可能是症状加重的表现。

3. 病情演变及治疗过程

(1) 顽固性高血压和低钾血症：入院当天开始，即予乌拉地尔 100~400μg/min 与盐酸尼卡地平 5~20μg/kg 缓慢静脉泵入，口服硝苯地平控释片 30mg、每日 2 次逐渐增至 60mg、每日 3 次，美托洛尔缓释片 95mg、每日 1 次，奥美沙坦 20mg、每日 1 次增至 20mg、每日 2 次，在相关检查未明确前，经验性给予螺内酯拮抗醛固酮 20mg、每日 3 次，同时每天最大剂量静脉及口服补钾，然而血压仅能维持在 180/100mmHg 左右并伴持续性低血钾（< 3mmol/L），心率 60 次 /min 且无肢体麻木和心律失常等低钾血症临床症状；5 天后，螺内酯剂量调整到 240mg/d，患者血压开始逐渐下降，并脱离静脉降压泵，控制 140/90mmHg 左右，血钾水平恢复至 3mmol/L 以上。

（2）持续的劳力性呼吸困难：血压控制和血钾较前改善后，患者活动量稍大时仍有胸闷、气短，BNP 226pg/ml，提示舒张性心衰持续存在。

（3）进一步诊治：转入泌尿外科，行腹腔镜下右侧肾上腺切除术，术中见右侧肾上腺结合部一直径约 2.0cm 大小的包块，包膜完整，边界清楚。术后病理显示（右侧）肾上腺皮质腺瘤（图 5，彩图见二维码 54）。术后血钾恢复至 4.24mmol/L，醛固酮水平显著下降但仍高于正常（314.9pg/ml），血肌酐水平降到正常，患者气短较前好转。

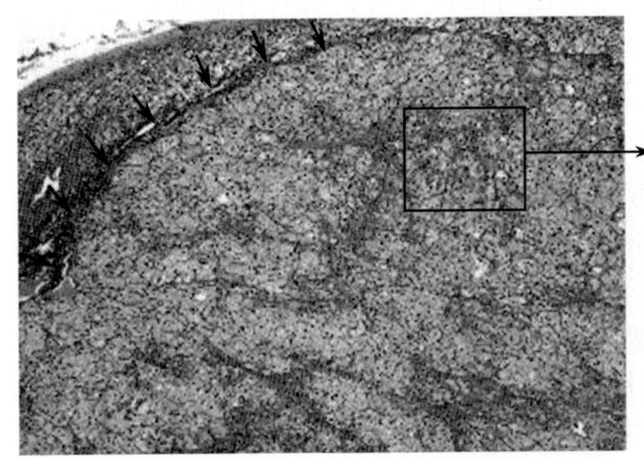

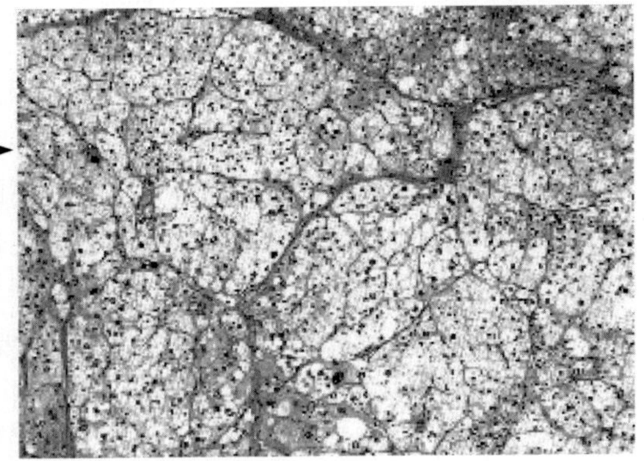

图 5 右侧肾上腺瘤病理图片

醛固酮水平过高是该患者的一个突出表现。对于常规高血压和 HCM，血压和心率控制后，患者心肌舒张功能应得到改善，症状很快缓解，但是本例患者直至引起醛固酮显著升高的病因 - 肾上腺腺瘤切除后，活动后呼吸困难才得到一定改善，高度提示醛固酮在其心肌肥厚和舒张功能障碍中的重要作用。至于患者是否合并有 HCM，虽然基因检测对精准诊断有一定帮助（患者拒绝），但是出院后对长期拮抗醛固酮治疗的观察，将有助于进一步明确醛固酮在患者心肌重构中的关键地位。

4. 心肌肥厚诊断 PA 相关心肌病，原因主要为过高的醛固酮血症，高血压在其中有一定作用，基因因素有待以后排查。

三、随 访 情 况

出院后 2 周：①血压 120/80mmHg，心率 62 次 /min，活动量稍大时有乏力感，无气短；②BNP 85pg/ml，肾功能和电解质均正常；③治疗：螺内酯 20mg、每日 3 次，坎地沙坦 20mg、每日 1 次，美托洛尔缓释片 95mg、每日 1 次，硝苯地平控释片 30mg、每日 1 次（截至本文交稿时，下次随访时间未至）。

四、知识拓展

原发性醛固酮增多症（PA）是由于醛固酮分泌增多而引起高血压、低血钾等表现的综合征，有时亦可引起心电图ST-T的改变，是最常见的继发性高血压的病因，在高血压患者中达10%~20%。但PA引起心脏肥厚型心肌病样改变者则不多见，且像本例患者合并舒张性心力衰竭的患者更为少见。

在相同的血压水平下，PA较其他高血压患者有更高的心血管疾病发病率。最近有研究者将31个研究进行荟萃分析，比较3 838例PA和9 284例原发性高血压患者的心血管不良事件，结果发现PA发生风险明显高于后者：左心室肥厚（OR=2.29，95%CI 1.65~3.17）、心衰（OR=2.05，95%CI 1.11~3.78）、冠心病（OR=1.77，95%CI 1.10~2.83）、房颤（OR=3.52，95%CI 2.06~5.99）、卒中（OR=2.58，95%CI 1.93~3.45）等。PA引起心脏重构和舒张功能异常与醛固酮水平分泌过多的作用密切相关：①促使心肌细胞及血管平滑肌细胞增殖；②增强胶原酶活性，使胶原含量和Ⅰ、Ⅲ型胶原增加，最终引起心室舒张和收缩功能障碍；③增加血管紧张素Ⅱ对心脏结构和功能的不良作用；④直接作用于心肌细胞，引起钠、钙离子内流增加，从而通过钙调蛋白的作用导致心肌细胞肥大；⑤过高的醛固酮合并的低钾性高血压、肌小节基因过表达会进一步促使心肌肥大、心肌纤维化、左心室舒张和收缩功能异常。临床研究也证实，血压控制正常的PA患者和原发性高血压患者相比，其左心室壁更厚、心脏舒张功能降低更明显。Andrea Frustaci等将PA患者的心脏组织进行活检，发现均有明显的心肌细胞肥大及细胞内细胞器肿胀变大，为过高的醛固酮介导心肌细胞肥大和心肌纤维化提供了有力证据，并提出“PA相关心肌病（primary aldosteronism-associated cardiomyopathy，PACM）”的新概念。

PA的早期诊治对PACM患者预后有重要影响。2016年中国和美国《原发性醛固酮增多症诊治共识》均建议以下人群进行PA的早期筛查：持续性高血压（>160/100mmHg）、难治性高血压（联合使用含利尿剂在内的3种降压药物，血压>140/90mmHg）、超常规药物控制高血压（联合使用4种及以上降压药物，血压<140/90mmHg）、高血压合并自发性或利尿剂所致的低钾血症、高血压合并肾上腺意外瘤、早发性高血压家族史或早发（<40岁）脑血管意外家族史的高血压患者、PA患者中存在高血压的一级亲属、高血压合并阻塞性呼吸睡眠暂停综合征等。醛固酮水平和ARR的明显升高和/或肾素水平的明显降低都是重要诊断线索。

螺内酯是醛固酮受体拮抗剂，除可利尿降压外，兼有阻抑肾素-血管紧张素-醛固酮系统（RAAS）作用。研究表明，螺内酯不仅可阻断醛固酮刺激的胶原物质产生，减轻心肌和血管纤维化，还可通过减少胶原沉积逆转心肌重塑，挽救僵硬心肌细胞的收缩功能；另外，它还具有改善内皮功能、减轻心肌缺血的作用。大剂量螺内酯可明显逆转心室重塑，具有较强抗心肌纤维化作用。考虑患者心肌纤维化严重，且术后醛固酮水平仍高，因此本患者术后常规给予螺内酯（60mg/d）常规口服，建议3个月后复查。

本例患者在原发性醛固酮增多症基础上合并心肌弥漫性肥厚，同时合并舒张性心衰在临床上属于少见病例，通过对该病例的诊断及治疗过程思路的分析，希望为广大临床工作者提供更多的临床诊断及治疗思路。但本患者未行心肌活检，在排除其他心肌病的诊断上尚有欠缺，门诊随访时间尚不足，在后续随访工作中我们将进一步追踪患者病情变化。

（程敏　袁璟）

参考文献

[1] MEYHÖFER S, SCHMID S M, HOHL M, et al. Disturbed ventricular-arterial coupling and increased left atrial stiffness in a patient with heart failure with preserved ejection fraction and hyperaldosteronism: a case report [J]. Eur Heart J Case Rep, 2019, 3 (4): 1-6.

[2] VILELA L A P, ALMEIDA M Q. Diagnosis and management of primary aldosteronism [J]. Arch Endocrinol Metab, 2017, 61 (3): 305-312.

[3] HUNDEMER G L, VAIDYA A. Primary aldosteronism diagnosis and management: a clinical approach [J]. Endocrinol Metab Clin North Am, 2019, 48 (4): 681-700.

[4] MONTICONE S, D'ASCENZO F, MORETTI C, et al. Cardiovascular events and target organ damage in primary aldosteronism compared with essential hypertension: a systematic review and meta-analysis [J]. Lancet Diabetes Endocrinol, 2018, 6 (1): 41-50.

[5] FUNDER J W. Primary aldosteronism and cardiovascular risk, before and after treatment [J]. Lancet Diabetes Endocrinol, 2018, 6 (1): 5-7.

[6] FUNDER J W. Aldosterone and mineralocorticoid receptors-physiology and pathophysiology [J]. Int J Mol Sci, 2017, 18 (5): 1032.

[7] FUNDER J W, CAREY R M, MANTERO F, et al. The management of primary aldosteronism: case detection, diagnosis, and treatment: An Endocrine Society Clinical Practice Guideline [J]. J Clin Endocrinol Metab, 2016, 101: 1889-1916.

[8] BYRD J B, TURCU A F, AUCHUS R J. Primary Aldosteronism: Practical approach to diagnosis and management [J]. Circulation, 2018, 138 (8): 823-835.

[9] STOWASSER M, SHARMAN J, LEANO R. Evidence for abnormal left ventricular structure and function in normotensive individuals with familial hyperaldosteronism type I [J]. Clin Endocrinol. Metab, 2005, 90 (9): 5070-50766.

[10] FRUSTACI A, LETIZIA C, VERARDO R, et al. Primary aldosteronism-associated cardiomyopathy: Clinical-pathologic impact of aldosterone normalization [J]. Int J Cardiol, 2019, 292: 141-147.

心力衰竭合并室性心动过速和低血压状态治疗1例

一例长期服药、控制稳定的女性扩张型心肌病患者,反复发作室性心动过速(简称室速)后 LVEF 仅 10% 左右,转律后血压持续维持较低水平,无明显体肺循环淤血征象。如何打断心力衰竭和室性心律失常的恶性循环链?合并低血压状态的心力衰竭(心衰)药物治疗又如何抉择?

一、病史摘要

患者女性,62 岁,因“反复胸闷 20 余年,再发伴心悸、头晕半天”入院。患者 20 余年前开始在活动后出现胸闷不适,休息后症状可缓解。无明显胸痛,无头晕、黑矇,无咳嗽、下肢水肿。曾外院查心脏超声和心脏磁共振提示心功能不全,诊断“扩张型心肌病”。长期口服卡维地洛、培哚普利、曲美他嗪等药物治疗,症状较前好转,偶有发作。

入院前 12 小时患者无明显诱因下出现胸闷、心悸,伴头晕,无视物旋转、黑矇、晕厥、意识障碍,无咳粉红色泡沫痰,无胸痛、颈肩背部疼痛,伴恶心、呕吐 1 次,为胃内容物,无喷射性呕吐,无血性成分。无明显腹痛,无肢体活动障碍等。家属拨打“120”后经救护车转运至医院,救护车上心电监护提示心动过速,予胺碘酮 150mg 静脉推注,未见明显好转。后至医院急诊,急诊心电图提示室性心动过速,予利多卡因 100mg 静脉推注并后续静脉泵注维持,未转复窦律。拟“扩张型心肌病,室性心动过速”收治入院。病程中患者神志清,精神萎,食欲差,睡眠差。无腹泻,小便偶有尿痛,大便偶有黏液,否认近期体重明显变化。

既往冠状动脉粥样硬化性心脏病病史 10 年,并植入支架 1 枚,长期口服阿司匹林、瑞舒伐他汀治疗。反复尿路感染病史 3 年,间断口服抗生素治疗后好转。否认高血压、糖尿病、脑卒中、消化性溃疡等病史。否认肝炎、结核等传染病史。否认食物药物过敏史。育有一女,身体健康。否认家族遗传性疾病病史。

二、体格检查

体温 36.4℃,脉搏 120 次 /min,呼吸 22 次 /min,血压 144/101mmHg。神志清,精神萎。对答切题,查体合作,颈软,颈静脉无怒张,呼吸稍快,双肺呼吸音稍粗,未闻及明显干、湿性啰音,心率 120 次 /min,律齐,未闻及病理性杂音。腹平软,无压痛,反跳痛,肝、脾肋下未及,双下肢无水肿,四肢肌力正常,病理征(–)。

三、辅助检查

冠状动脉 CTA(2020 年 5 月 6 日,外院):左前降支近段支架植入术后,支架内少许内膜增生,冠脉三支少许软斑块伴管腔轻度狭窄。

心电图(2020 年 5 月 12 日,本院):室性心动过速(图 1)。

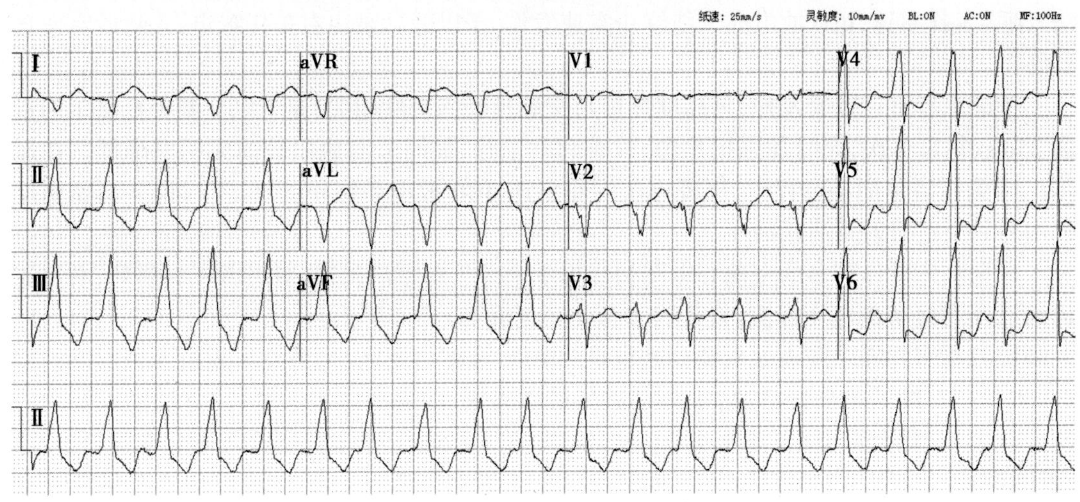

图1　胸闷发作时心电图

四、入院诊断

1. 扩张型心肌病；心律失常，持续性室性心动过速；心功能Ⅲ级（NYHA）。
2. 冠状动脉粥样硬化性心脏病，PCI 术后 。

五、诊疗经过及诊疗思维

（一）简要诊治经过

患者收治于 CCU，密切监测生命体征，复测血压 80/49mmHg，心率 127 次 /min，精神萎靡。立即予以电复律后恢复窦性心律，予以静脉持续泵注尼非卡兰。予以完善相关检查，血检 BNP 1 977.00ng/L，肌钙蛋白 -T 0.058ng/ml，钾 4.1mmol/L。余查血、尿、粪常规、肝肾功能、甲状腺功能、肿瘤指标等未见明显异常。查心脏超声提示：左室内径明显增大（左室舒张末期内径 68mm，左室收缩末期内径 63mm），左心室壁整体运动微弱，左心室收缩功能明显减低（LVEF 10%）。治疗上予以瑞舒伐他汀降脂稳定斑块，阿司匹林抗血小板，曲美他嗪改善代谢。呋塞米、螺内酯和重组人脑利钠肽利尿，续用卡维地洛和培哚普利治疗心衰，阿普唑仑改善睡眠。

经治疗后患者心悸胸闷症状较前明显好转，但仍自诉乏力，睡眠欠佳。监测血压维持在 83~91/55~69mmHg，心率 62~82 次 /min。复查床边心脏超声较前无明显改善，监护提示仍偶有室早发作。予以停用培哚普利 36 小时后，尝试使用沙库巴曲缬沙坦钠 25mg、每日 1 次治疗。另外，在泵注尼非卡兰 72 小时后换用胺碘酮口服。

患者在治疗 1 周后，自诉晚夜间睡眠不佳，再次发作室性心动过速，心电图波形记录同入院发作，予以电复律后转复窦性心律。将卡维地洛改为美托洛尔 12.5mg、每日 2 次治疗，期间密切监测心率、血压，均维持较低水平（血压 71~80/55~63mmHg，心率 56~71 次 /min），监测尿量未见明显减少，患者肢端干燥温暖，期间监测乳酸未见明显升高。

考虑患者扩张型心肌病合并室速，与患者及家属沟通预后决定植入 ICD 预防 SCD。植入后患者再次发作室速，ICD 予以 ATP（anti tachycardia pacing）可终止室性心动过速。治疗上予以右美托咪定、艾司洛尔静脉泵注后好转。停用镇静治疗 2 天后再次因“焦虑、夜间无法入睡”发作室速，ICD 放电亦未能终止室速发作，予以静脉泵注右美托咪定，入睡后室速自行终止。

考虑患者室速频繁发作，且高度怀疑与交感神经兴奋性相关，遂予以上调美托洛尔剂量为 25mg、每日 2 次，同时加强抗焦虑，改善睡眠治疗，期间监测血压较前无明显降低。在逐步上调美托洛尔剂量过程中，患者再次发作室速，ICD 放电后终止，经科室讨论并与家属反复沟通后决定行射频消融治疗。

根据临床发作较多的室速心电图初步提示来源于右室流出道，对患者三尖瓣环、右室流出道以及右室解剖电压标测，发现右室流出道游离壁、后间隔附近、三尖瓣环 5~7 点附近以及高位右室室间隔中间隔处标测到晚电位（LP）以及低电压区，可诱发出超过 5 种形态的持续性单形性室速，于右室流出道游离壁、间隔低电压区进行 LP 消融以及均质化改良消融（图 2，彩图见二维码 55）。消融后静脉滴注异丙肾上腺素后，行心室程序刺激诱发另一种室速（VT5），考虑该形态左室来源，持续 2 分钟后室速可自行终止，考虑患者 EF 较差，暂不再予以消融，嘱若临床 VT 再发，可择期再行左侧来源室速或心外膜室速消融。

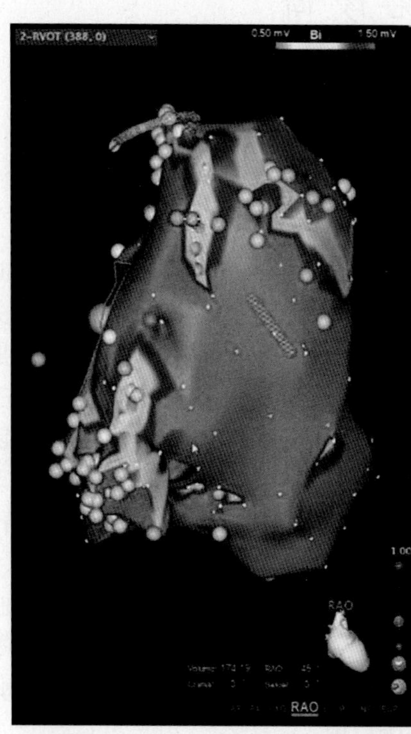

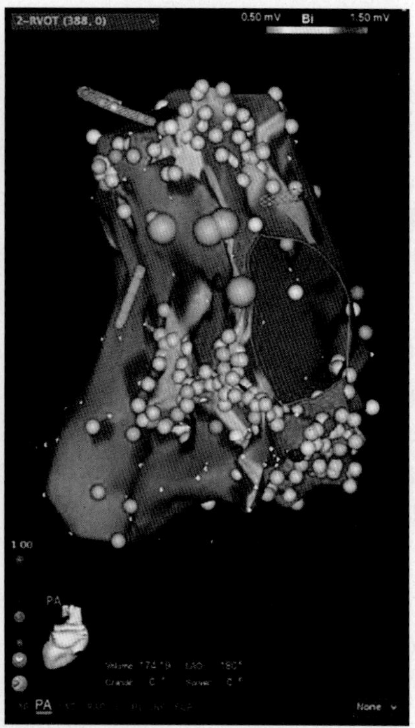

图 2 右心室三维建模及电压标测图

图示右前斜位（RAO）和后前位（PA），可见右室流出道间隔部、游离壁和三尖瓣环 5~7 点、瘢痕区（红色区域），可见复杂电位和晚电位分布（绿色和粉色球）。

经消融治疗后患者室速未再发作，在严密监测血压、心率同时，逐步滴定沙库巴曲缬沙坦钠和美托洛尔剂量（图 3，彩图见二维码 56）。出院时为美托洛尔缓释片 95mg、每日 2 次，沙库巴曲缬沙坦钠早 50mg/ 晚 25mg 治疗。

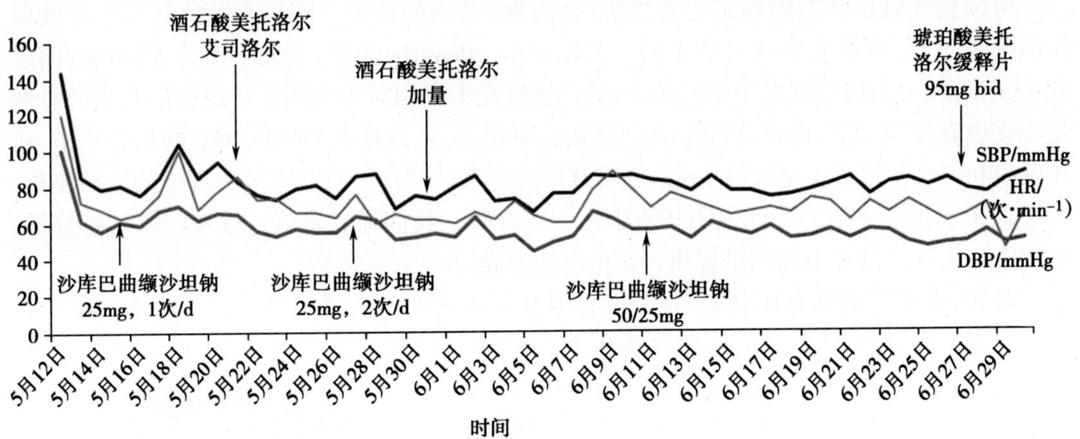

图 3 根据患者血压、心率滴定沙库巴曲缬沙坦钠和美托洛尔剂量的过程

（二）诊疗思维

1. 患者为中年女性，诊断扩张型心肌病 20 余年。冠脉 CTA 未提示严重三支病变或严重缺血。否认长期饮酒史。超声提示左室扩大、弥漫性搏动减弱和 LVEF 降低，结合既往心脏磁共振检查，扩张型心肌病合并冠心病诊断较为明确。

2. 此次症状突然加重，原因为持续性室速发作，胺碘酮、利多卡因治疗效果不佳，且伴有血压下降。遂予以电复律及尼非卡兰治疗。

3. 反复发作室速恶化心脏功能，且二者互为因果。其中，交感神经在致病过程中发挥重要作用。经多途径（药物治疗、ICD 植入、射频消融）治疗后室速终于得到控制，阻断恶性循环链是本病例处理的关键。

4. 患者持续低血压状态（SBP<90mmHg），住院期间严密监测血压、心率、患者感受的情况下，缓慢滴定 β 受体阻滞剂及沙库巴曲缬沙坦钠的药物剂量，后续心力衰竭治疗的关键。

六、随 访 情 况

患者出院后每日早、中、晚记录血压、心率，每日监测下肢水肿和体重，每周携带记录结果随诊。期间根据自测血压和心律，上调沙库巴曲缬沙坦钠至 50mg、每日 2 次治疗，仍维持美托洛尔缓释片 95mg、每日 2 次治疗。随访 1 个月，患者生活自理，未诉明显心悸、胸闷、头晕等不适，ICD 程控未见室速再发，复查心脏超声提示 LVEF 提升至 26%，6 分钟步行实验达 508 米。

七、知 识 扩 展

心力衰竭是多种原因导致的心脏结构和 / 或功能的异常改变，使心室收缩和 / 或舒张功能发生障碍，从而引起的一组复杂临床综合征，主要表现为呼吸困难、疲乏和液体潴留等。根据左室射血分数分为射血分数降低的心衰（HFrEF）、射血分数保留的心衰（HFpEF）和射血分数中间值的心衰（HFmrEF）。本例患者为一例慢性 HfrEF，因室速发作急性加重而心衰急剧恶化的患者。临床上针对于该类应尽量简短确诊和评估的时间，尽早采用针对性措施。本例患者去除导致心衰加重的诱因，即室性心动过速，为后续治疗打开了空间。

持续到低血压状态限制了心衰“(新)金三角”药物的使用。根据判断急性左心衰低血压的标准不同,其发生率也有所不同。若以 SBP<90mmHg 为界,其发生率为 5%~8%;而以 SBP<85mmHg 为界时,其发生率约为 1.9%。虽然发生率相对于血压正常或血压升高的急性左心衰患者较低,但低血压往往和心衰高死亡率相关,尤其是在 LVEF<30% 的患者当中,血压低值和死亡率接近于呈线性关系。针对这部分患者的治疗一直没有较为理想的治疗流程,关于临床实践过程中的疑问也困扰着临床一线医师。我们通过将这一临床问题进行分析,从而为临床诊疗过程中的困难提供一定的解决思路。

首先,需要理清低血压状态、休克和低灌注三者之间的关系。低灌注是指组织灌注难以满足组织内细胞代谢所需,引起局部乃至全身缺氧、酸性物质积聚,通常可根据尿量、乳酸、碱剩余、胃黏膜 pH 等反映。低血压可引起组织的低灌注,但因局部调节机制的存在和氧供需平衡等因素,低血压并非一定伴有低灌注。而休克的本质即为组织灌注不足而引起的细胞代谢紊乱和组织功能障碍,所以休克发生前一定有低灌注。但在休克早期,因交感 - 肾上腺轴、肾素 - 血管紧张素系统的激活,外周血管收缩,反而不一定表现为低血压,故低血压和休克也不是对等关系,三者关系如图 4 所示。在此例患者的诊治过程中,患者虽然始终表现为低血压状态,但临床无明显灌注不足表现,皮温不低,尿量并未减少,且监测乳酸值亦未明显升高,故考虑低血压并未引起该患者的组织低灌注,也体现了三者之间的区别。

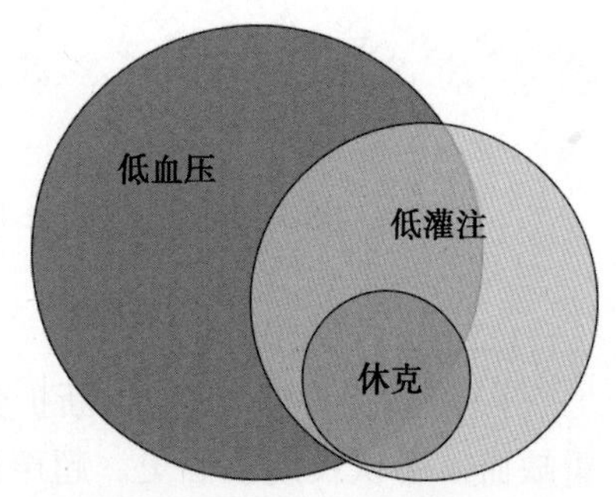

图 4　低血压状态、低灌注和休克之间的相互关系

其次,要掌握在心衰合并低血压状态的患者中,使用可能扩血管药物的方法和原则。药物所致的血压降低往往发生于用药后 2~4 小时内。若伴有头晕、黑矇等明显低血压症状或组织灌注不足证据时,应减量或者停止使用。当血压轻度下降,但无上述表现时,可继续观察。通常心衰症状控制后,可继续滴定药物剂量。但对于 SBP<80mmHg 的患者,应谨慎使用或推迟使用 ACEI 或 β 受体阻滞剂。若合并心动过缓或传导阻滞时,β 受体阻滞剂应避免使用。应仔细排查有效循环血量不足、自主神经功能紊乱、出血、心律失常、酸中毒等引起低血压的可能性。对于急性左心衰患者,使用缩血管类药物(多巴胺、去甲肾上腺素、肾上腺素)并不能改善预后。相反,它们反而和更差的临床预后相关。缩血管类药物仅限于明确低血压合并低灌注的患者,其剂量应为可达临床目标的最小剂量。

第三,对于 β 受体阻滞剂和 ACEI/ARB/ARNI,在心衰合并低血压的患者中,哪类药物应先使用,或增加剂量至达标?心衰患者使用 ACEI 获益的证据早于 β 受体阻滞剂,故在 ACEI 基础上加用 β 受体阻滞剂较为合理。但随后的文献证明,先使用 β 受体阻滞剂也是安全的,因此二者谁先使用并无定论。患者本身的原发病及合并症可为二者的选择提供一定参考价值,本例患者室性心律失常的发作是心衰加重的诱发因素,因此我们选择了出院前将 β 受体阻滞剂先滴定至靶剂量。

值得一提的是,随着 PARADIGM-HF 研究结果的公布,证实了沙库巴曲缬沙坦与依那普利相比,可进一步降低心血管死亡或心力衰竭住院风险 20%,同时其耐受性、安全性也更好。另外,后续公布的各项研究结果也发现,对于 HFrEF 患者,沙库巴曲缬沙坦可以有效减少室性心动过速以及 ICD 治疗的发生次数。《2018 中国心力衰竭诊断和治疗指南》推荐,对于 NYHA 心功能Ⅱ~Ⅲ级、有症状的 HFrEF 患者，若能够耐受 ACEI/ARB，推荐以 ARNI 替代 ACEI/ARB，以进一步减少心衰的发病率及死亡率（Ⅰ，B），这也是本例患者将 ACEI 调整为 ARNI 的原因（表 1）。

表 1　心衰合并低血压患者的管理

一般注意事项
• 避免过度使用降低血压的药物，如 α 受体阻滞剂、钙通道阻滞剂、硝酸酯类和 5- 磷酸二酯酶抑制剂等
• 避免利尿剂过量使用
• 将引起低血压的药物分开时间使用
• 评估和治疗可能的非心脏性低血压的原因
• 避免在没有明显临床适应证的情况下突然停用 ACEI 或 β 受体阻滞剂
无症状性低血压心衰患者治疗前注意事项
• 最初偶尔的低血压通常是短暂的，大多数患者可以耐受心衰的药物治疗
• 适量的 β 受体阻滞剂和 ACEI（或 ARNI）单药治疗后可以开始联合用药
• 在开始使用 / 上调指南推荐用药后须密切对患者进行随访
无症状性低血压心衰患者治疗后注意事项
• 对于无症状性的低血压，无需停用 β 受体阻滞剂和 ACEI（或 ARNI）
• 随着药物或器械治疗后心功能改善，血压常会有所提升
症状性低血压心衰患者注意事项
• 低血压可能是由于晚期收缩期心衰和 / 或非心脏原因等导致
• 最初偶尔的低血压或头晕通常随着药物治疗的实施和 / 或器械治疗后心功能的改善而缓解
• 因低血压在考虑减量 β 受体阻滞剂和 ACEI（或 ARNI）之前，可能需要先考虑调整其他的心衰用药

最后，对于终末期心衰患者，左室辅助装置、心脏移植等治疗措施也应纳入到患者的诊疗考量之中。

（谢欣　杨兵）

参考文献

[1] 中华医学会心血管病学分会心力衰竭学组，中国医师协会心力衰竭专业委员会，中华心血管病杂志编辑委员会．中国心力衰竭诊断和治疗指南 2018 [J]. 中华心血管病杂志，2018，46(10)：760-789.

[2] CHIONCEL O，MEBAZAA A，HARJOLA V P，et al. Clinical phenotypes and outcome of patients hospitalized for acute heart failure：the ESC Heart Failure Long-Term Registry [J]. Eur J Heart Fail，2017，19(10)：1242-1254.

[3] ATHER S，CHAN W，CHILLAR A，et al. Association of systolic blood pressure with mortality in patients with heart failure with reduced ejection fraction：a complex relationship [J]. Am Heart J，2011，161(3)：567-573.

[4] PARWANI P，RYAN J. Heart failure patients with low blood pressure：how should we manage neurohormonal blocking drugs [J]. Circ Heart Fail，2012，5(6)：819.

[5] BOZKURT B. Response to Ryan and Parwani：heart failure patients with low blood pressure：how should we manage neurohormonal blocking drugs [J]. Circ Heart Fail，2012，5(6)：820-821.

[6] MEBAZAA A，PARISSIS J，PORCHER R，et al. Short-term survival by treatment among patients hospitalized with acute heart failure：the global ALARM-HF registry using propensity scoring methods [J]. Intensive Care Med，2011，37(2)：290-301.

[7] CRESPO-LEIRO M G, METRA M, LUND L H, et al. Advanced heart failure: a position statement of the Heart Failure Association of the European Society of Cardiology [J]. Eur J Heart Fail, 2018, 20(11): 1505-1535.

[8] WILLENHEIMER R, VAN VELDHUISEN D J, SILKE B, et al. Effect on survival and hospitalization of initiating treatment for chronic heart failure with bisoprolol followed by enalapril, as compared with the opposite sequence: results of the randomized Cardiac Insufficiency Bisoprolol Study (CIBIS) Ⅲ [J]. Circulation, 2005, 112(16): 2426-2435.

[9] MCMURRAY J J, PACKER M, DESAI A S, et al. Angiotensin-neprilysin inhibition versus enalapril in heart failure [J]. N Engl J Med, 2014, 371(11): 993-1004.

[10] DE DIEGO C, GONZÁLEZ-TORRES L, NÚÑEZ J M, et al. Effects of angiotensin-neprilysin inhibition compared to angiotensin inhibition on ventricular arrhythmias in reduced ejection fraction patients under continuous remote monitoring of implantable defibrillator devices [J]. Heart Rhythm, 2018, 15(3): 395-402.

[11] MARTENS P, NUYENS D, RIVERO-AYERZA M, et al. Sacubitril/valsartan reduces ventricular arrhythmias in parallel with left ventricular reverse remodeling in heart failure with reduced ejection fraction [J]. Clin Res Cardiol, 2019, 108(10): 1074-1082.

心脏病学实践 2020

主　　编　丛洪良　袁祖贻

主　　审　陈义汉　张　健

学术秘书　李曦铭　郭　宁

人民卫生出版社

·北　京·

图书在版编目（CIP）数据

心脏病学实践 . 2020：全 6 册 / 丛洪良，袁祖贻主编 . —北京：人民卫生出版社，2020.11（2020.12 重印）
ISBN 978-7-117-30664-5

Ⅰ. ①心… Ⅱ. ①丛… ②袁… Ⅲ. ①心脏病学 Ⅳ. ①R541

中国版本图书馆 CIP 数据核字（2020）第 196492 号

人卫智网	www.ipmph.com	医学教育、学术、考试、健康，购书智慧智能综合服务平台
人卫官网	www.pmph.com	人卫官方资讯发布平台

心脏病学实践 2020（全 6 册）
Xinzangbingxue Shijian 2020（Quan 6 Ce）

主　　编：丛洪良　袁祖贻
出版发行：人民卫生出版社（中继线 010-59780011）
地　　址：北京市朝阳区潘家园南里 19 号
邮　　编：100021
E - mail：pmph @ pmph.com
购书热线：010-59787592　010-59787584　010-65264830
印　　刷：廊坊一二〇六印刷厂
经　　销：新华书店
开　　本：787 × 1092　1/16　　**总印张**：72
总 字 数：1797 千字
版　　次：2020 年 11 月第 1 版
印　　次：2020 年 12 月第 2 次印刷
标准书号：ISBN 978-7-117-30664-5
定价（全 6 册）：239.00 元
打击盗版举报电话：010-59787491　E-mail：WQ @ pmph.com
质量问题联系电话：010-59787234　E-mail：zhiliang @ pmph.com

第五分册

心脏瓣膜病与肺血管疾病

分册主编　陈　茂　柳志红　姜正明

编者名单

（按文中出现顺序排序）

陈　茂　四川大学华西医院
王建安　浙江大学医学院附属第二医院
刘先宝　浙江大学医学院附属第二医院
朱齐丰　浙江大学医学院附属第二医院
孔祥权　南京市第一医院
张俊杰　南京市第一医院
张而立　中国医学科学院阜外医院
吴永健　中国医学科学院阜外医院
胡海波　中国医学科学院阜外医院
李　琦　中国医学科学院阜外医院
徐　凯　中国人民解放军北部战区总医院
龙愉良　复旦大学附属中山医院
潘文志　复旦大学附属中山医院
周达新　复旦大学附属中山医院
乔　帆　中国人民解放军海军军医大学第一附属医院（长海医院）
徐志云　中国人民解放军海军军医大学第一附属医院（长海医院）
熊恬园　四川大学华西医院
李怡坚　四川大学华西医院
姜正明　郑州大学第一附属医院
胡彩娜　郑州大学第一附属医院
李光照　郑州大学第一附属医院
张海波　首都医科大学附属北京安贞医院
孟　旭　首都医科大学附属北京安贞医院
杨毅宁　新疆医科大学第一附属医院
李晓梅　新疆医科大学第一附属医院
朱家俊　新疆医科大学第一附属医院
台　适　中南大学湘雅二医院
方臻飞　中南大学湘雅二医院
徐承义　武汉亚洲心脏病医院
苏　晞　武汉亚洲心脏病医院
何胜虎　江苏省苏北人民医院
纪　军　江苏省苏北人民医院
乐　健　江苏省苏北人民医院
晋　军　中国人民解放军陆军军医大学第二附属医院（新桥医院）

钱德慧　中国人民解放军陆军军医大学第二附属医院(新桥医院)
王　勇　中国人民解放军陆军军医大学第二附属医院(新桥医院)
柳志红　中国医学科学院阜外医院
王　晓　首都医科大学附属北京安贞医院
聂绍平　首都医科大学附属北京安贞医院
田红燕　西安交通大学第一附属医院
孟　燕　西安交通大学第一附属医院
赵智慧　中国医学科学院阜外医院
罗　勤　中国医学科学院阜外医院
李强强　首都医科大学附属北京安贞医院
顾　虹　首都医科大学附属北京安贞医院
沈节艳　上海交通大学医学院附属仁济医院
熊长明　中国医学科学院阜外医院
于世勇　中国人民解放军陆军军医大学第二附属医院(新桥医院)
李小庆　中国人民解放军陆军军医大学第二附属医院(新桥医院)
王琦光　中国人民解放军北部战区总医院
王忠超　中国人民解放军北部战区总医院
赵凯勋　广东省人民医院
张曹进　广东省人民医院
奚群英　中国医学科学院阜外医院深圳医院
邓晓娴　武汉亚洲心脏病医院
郑　璇　武汉亚洲心脏病医院
张刚成　武汉亚洲心脏病医院
李　江　中南大学湘雅二医院
罗　俊　中南大学湘雅二医院
张丽萍　吉林大学白求恩第一医院
张尉华　吉林大学白求恩第一医院

目录

第一部分 瓣膜病

第二部分 肺血管疾病

第一部分 瓣 膜 病

主编视角

心脏瓣膜病介入治疗

心脏瓣膜病(以下简称瓣膜病)是一种常见的心脏疾病,一旦出现症状,尤其如合并心功能不全时,预后极差。瓣膜病病因众多(如遗传、感染、免疫、退变等器质性因素,以及功能性因素),在不同位置的瓣膜(主动脉瓣、二尖瓣、三尖瓣和/或肺动脉瓣)、不同的功能障碍(狭窄和/或关闭不全)、患者不同年龄以及不同地域时,瓣膜病病因均可能有所差异。随着全球人口老龄化趋势,高龄瓣膜病患者日益增多,退行性病变以及功能性病变是高龄瓣膜病患者的主要病因。尽管既往外科修复和置换是瓣膜病主要的有效治疗手段,但是对于这部分人群,由于手术风险巨大,往往不能获得外科手术机会,因此瓣膜病介入治疗开始得到关注和发展。伴随介入治疗手段的迅速改进、介入医师经验的积累以及越来越多高水平临床研究的证据支持,瓣膜病介入治疗的适用人群快速扩展,指南的推荐级别也愈来愈高。中国的瓣膜病介入治疗开展相对较晚,但发展迅猛,尤为难得的是近年来,中国医师和企业开始了一系列技术和器械自主创新,并取得了较好的成果,已经在国际上具备了一定的学术影响。

一、瓣膜病介入治疗现状

2002年法国医师 Alain Cribier 完成了第一例经导管主动脉瓣植入术(transcatheter aortic valve implantation,TAVI),开启了瓣膜病介入治疗发展的新征程。通过18年的努力,TAVI领域已取得一系列骄人成绩。

1. **器械的优化** 第一代瓣膜(如 SAPIEN、CoreValve)已证实了 TAVI 治疗的有效性和安全性,现在的第二、三代瓣膜(如 SAPIEN XT、SAPIEN 3、Evolut R、Evolut Pro、Lotus),在可回收、可重新定位功能、防瓣周漏裙边、径向支撑力等方面有所改进,进一步提升了 TAVI 成功率和减少了不良事件发生率。同时,通过减小输送系统外径降低了血管路径出血并发症,可调弯的输送系统增加了器械的通过性以避免损伤主动脉弓,应用新型脑保护装置减少了脑栓塞的发生概率。

2. **植入路径的优化** 在应用开初,一部分患者需经心尖路径 TAVI,通过输送系统和血管闭合装置的改进和优化,目前超过95%的患者通过血管路径(主要是经股动脉路径)进行 TAVI 治疗,进一步减小了治疗的有创程度。

3. **大量临床证据的获得** 从最早的随机对照研究(PARTNER-1A、B 和 CoreValve High Risk)证实了 TAVI 治疗对外科换瓣禁忌和高风险患者应用的有效性,进一步的 PARTNER-2

和SURTAVI研究证明，对于外科换瓣中等风险度的患者，经血管路径TAVI在安全性及有效性上不劣于甚至优于外科换瓣手术。针对外科换瓣手术低风险的患者，2019年美国心脏病学会年会（ACC 2019）上公布的PARTNER-3显示，相较于外科换瓣手术，经股动脉TAVI（S3）减少临床复合终点事件（死亡、致残性卒中和再入院率）相对危险度46%。另一项Evolut Low Risk Trail显示，经股动脉TAVI（Evolut R）不劣于外科换瓣手术[临床复合终点事件（死亡和致残性卒中）发生率5.3%（TAVI）*vs.* 6.7%（外科换瓣手术）]。基于此，对有症状、存在外科换瓣禁忌或高风险的重度主动脉瓣狭窄患者，美国和欧洲指南推荐TAVI为Ⅰ类适应证。对于外科换瓣手术中等风险患者，2017年美国心脏协会和美国心脏病学会（AHA/ACC）指南推荐TAVI为Ⅱa类适应证，同年的欧洲心脏病学会和欧洲心胸外科学会（ESC/EACT）指南推荐TAVI为Ⅰ类适应证。基于PARTENER-3和Evolut Low Risk Trail的研究结果，相信近期的美国和欧洲指南也会调整TAVI对外科换瓣手术低风险患者的推荐级别。所以，TAVI治疗已成为有症状的重度主动脉瓣狭窄患者的主流治疗方式，迄今全球已完成TAVI治疗超过50万例，而且每年增加例数呈直线上升。而基于各国数据的注册研究也进一步验证了TAVI治疗的有效性和安全性。

4. TAVI相关新技术 为了进一步简化TAVI手术、减少TAVI手术并发症的发生，越来越多的新技术、新研究随之产生。左室导丝快速起搏技术能够进行有效的心室起搏的同时，降低TAVI手术时间，成了简化TAVI流程中的重要环节。针对TAVI手术中冠状动脉堵塞风险较高的患者，BASILICA技术带来了新的解决方案，通过通电导丝切割原有瓣叶或外科生物瓣瓣叶的方式，以避免冠状动脉堵塞的发生。BASILICA技术也通过多中心临床研究证实了其安全性及有效性。既往常通过术后动态心电图监测的方式确定患者是否存在传导阻滞，并最终决定是否需要安置心脏永久起搏器；一项临床研究显示，TAVI术后使用右房快速起搏时，频率达到120~170次/min可出现文氏传导阻滞，低于该频率即出现文氏传导阻滞是术后需要安置永久起搏器的预测因素。器械的优化、手术方式的改进以及新技术的诞生共同促进着TAVI技术更加安全、更加高效，为患者带来了福音。

近年来针对二尖瓣关闭不全，经导管二尖瓣介入治疗同样发展迅速，尤其是经导管二尖瓣修复，针对二尖瓣的不同组成部分（瓣叶、腱索、乳头肌、瓣环）以及不同的发生机制（器质性和功能性），涌现出一系列不同的治疗措施，例如瓣叶缘对缘对合术、直接/间接瓣环成形术、腱索植入术、左室成形术等。对于器质性二尖瓣关闭不全非外科禁忌的患者，经导管二尖瓣修复术尚未显示出比外科修复更好的治疗效果。而功能性二尖瓣关闭不全的患者，由于往往合并心功能不全等情况，外科修复效果不佳或不能耐受。近期的COAPT研究显示，对于非终末期心力衰竭、二级预防优化治疗（如药物、心室再同步等）效果不佳的患者，基于瓣叶缘对缘对合术的MitraClip可明显降低患者的死亡率和再入院率。对于外科二尖瓣生物瓣置换后瓣膜毁损、外科二尖瓣瓣环修复后复发关闭不全以及二尖瓣严重钙化的患者，小样本研究显示可采用TAVI瓣膜进行经导管二尖瓣置换术。除此之外，众多的经导管二尖瓣置换产品正在研发和应用研究中，但尚未取得突破性的临床研究结果。

对于严重肺动脉瓣关闭不全，尤其是复杂先天性心脏病外科右室流出道成形术后合并严重肺动脉瓣关闭不全的患者，也可通过经导管肺动脉瓣植入术进行有效治疗。其中，对于伴有狭窄或右室流出道管道修复术后的患者，国外研究显示可以采用SAPIEN瓣膜或Melody瓣膜进行肺动脉瓣植入。但是对于跨瓣补片的患者，由于右室流出道内径较大，上述瓣膜无法用于该类患者，而近期的研究结果显示，我国具有自主知识产权的Venus P-Valve

瓣膜可有效地治疗这部分患者。而对于目前尚无有效治疗手段的严重三尖瓣关闭不全的治疗，近来也出现了快速发展，围绕三尖瓣不同组成部分（瓣叶、腱索、乳头肌、瓣环）的经导管三尖瓣修复术措施，以及经导管三尖瓣原位或异位（上/下腔静脉）植入术，也正在研发和临床应用研究中。

二、中国瓣膜病介入治疗现状

2010年葛均波院士在上海完成了国内第一例TAVI治疗病例，开启了TAVI在中国的应用和发展进程。迄今为止，中国TAVI总例数已超过3 000例，而75岁以上人群中属于外科换瓣手术禁忌或高风险的患者据估计近40万例，这类患者都是明确的TAVI适用人群，因此与发达国家相比，中国的TAVI开展力度远远不够。但在10年的发展中，TAVI在中国也取得了长足的进步，尤其是针对特殊解剖特点的TAVI技术，以及TAVI瓣膜的自主创新方面，都取得了一定的成绩，并受到了国际学术界的关注和认可。

1. 针对特殊解剖TAVI技术的优化

(1) 主动脉瓣二叶畸形（以下简称二叶瓣）是一种较为常见的先天心脏结构异常（总人群发生率为0.5%~1%），与三叶瓣相比，二叶瓣往往较早发生瓣膜狭窄或关闭不全。与西方国家相比，中国TAVI患者年龄相对较轻，这一原因造成了中国TAVI患者中二叶瓣构成比明显高于西方国家。二叶瓣由于独特的解剖特点将增加TAVI技术应用的难度，曾被列为TAVI的相对禁忌证。通过临床实践，针对该类患者，国内几大中心提出了各自的技术方法，尽管命名上有差异，其根本都在于大部分狭窄的二叶瓣瓣叶+瓣环复合体呈锥体样立体结构（瓣口尺寸小于瓣环尺寸），不同于三叶瓣柱状结构，所以瓣膜支架在二叶瓣主动脉根部的锚定部位并非主动脉瓣瓣环，而是瓣环上方的结构（瓣环上4~6mm），因此二叶瓣患者TAVI时，应综合考虑主动脉瓣瓣环和瓣环上结构来进行TAVI瓣膜尺寸的选择，这就是由加拿大学者Nicolo Piazza和我们联合提出的Supra-Annular Sizing的基本原理。在国内外学者的共同努力下，TAVI治疗在二叶瓣患者应用的有效性和安全性已逐渐得到认可。同时，前文提到的BASILICA技术可通过将瓣叶撕裂的方式得到类似三叶瓣的解剖结构，使得植入的TAVI瓣膜得到更加充分的扩张，其安全性及有效性尚需更多研究支持。

(2) 与西方患者相比，中国退行性主动脉瓣狭窄患者的钙化程度明显较重，较多时候会限制植入瓣膜支架扩张的程度，增加瓣周漏发生的风险，而通过瓣膜尺寸的优化选择、优化瓣膜支架支撑力以及防瓣周漏设计等措施，已明显改善这类患者TAVI治疗的效果。除了改善器械本身外，如何改变病变本身的性质也成了学者关注的话题。AorticLab钙化清除技术尝试通过超声空化效应以减轻瓣膜钙化负荷、达到恢复瓣膜功能的效果，同时为严重钙化的主动脉瓣狭窄患者优化手术方案。

(3) 风湿性心瓣膜损害在中国并不少见，而在主动脉瓣，风湿性损害表现为钙化较轻、瓣膜增厚型的主动脉瓣狭窄，该类患者也曾被视为TAVI治疗的相对禁忌证。通过该类患者TAVI治疗病例的累积分析，我国学者发现TAVI能够有效、安全地应用于此类患者。

2. 中国瓣膜自主创新 目前我国已使用过7种不同品牌的TAVI瓣膜，其中4种国产瓣膜，包括3种经血管TAVI瓣膜（Venus A-Valve、VitaFlow、TaurusOne）以及1种经心尖TAVI瓣膜（J-Valve），在所有瓣膜中，目前Venus-A、J-Valve及VitaFlow瓣膜已先后获得国家市场监督管理总局（原国家食品药品监督管理总局，CFDA）批准上市。针对中国患者特殊的解剖特点，国产瓣膜分别进行了优化径向支撑力、防瓣周漏等设计，使其更适用于中国人群，取得了良好的治疗效果。此外，中国企业也在瓣膜的原始创新方面做了大量工作，比如预装载干瓣 Venibri 的研发，并由中国医师团队全球首例应用于临床。

尽管风湿性二尖瓣狭窄的发生率明显降低，但在中国，仍有不少的风湿性二尖瓣狭窄患者，而经导管二尖瓣球囊成形术的治疗效果已获公认，所以该项技术仍是目前单纯风湿性二尖瓣狭窄的主流治疗方式之一。在二尖瓣关闭不全的介入治疗方面，中国企业和医师团队做了一系列的自主创新工作，比如基于瓣叶缘对缘对合术的 ValveClamp 及 DragonFly，具有腱索植入术和瓣叶缘对缘对合术双重功能设计的 MitralStitch，这几个经导管二尖瓣修复措施已开始正式临床研究，经导管二尖瓣置换术瓣膜 Mi-thos 也进行了临床应用。对于严重的肺动脉瓣关闭不全，具有自主知识产权的国产 Venus P-Valve 瓣膜已完成国内和欧洲研究，等待国家市场监督管理总局批准和 CE 认证。对于重度三尖瓣关闭不全，国产 LuX-Valve 瓣膜也已进行了临床应用。

三、瓣膜病介入治疗未来展望

未来的 TAVI 治疗可能在以下方面取得进一步进展：①扩展适应证，如通过大型研究，进一步明确二叶瓣、单纯主动脉瓣关闭不全和外科生物瓣膜毁损后 TAVI 治疗的有效性和安全性；②优化 TAVI 治疗效果，尤其是进一步减少卒中、瓣周漏、严重传导阻滞的发生率，证实和改善 TAVI 生物瓣膜的耐久性；③证实年轻患者 TAVI 治疗的有效性，尤其是在瓣膜长期耐久性改善和明确后，TAVI 治疗年龄极有可能向更加年轻化发展。

在二尖瓣关闭不全介入治疗方面，可能的方向包括：①经导管二尖瓣修复术复合应用。由于二尖瓣关闭不全的复杂性，可能涉及多个二尖瓣组成结构，将针对不同结构、作用机制不同的修复技术整合应用，有可能进一步提升经导管二尖瓣修复的有效性。②经导管二尖瓣置换术有效性、安全性和耐久性的认证。③经导管二尖瓣修复术和置换术治疗效果的对比。

对于上述内容，我们邀请了心内、心外领域的国内知名专家，以专题、病例分享等形式进行相关内容撰写，在心脏瓣膜病介入治疗方面，希望带给大家一个更加全面、更加及时的知识信息反馈。

（陈茂）

参考文献

[1] CRIBIER A, Eltchaninoff H, Bash A, et al. Percutaneous transcatheter implantation of an aortic valve prosthesis for calcific aortic stenosis: First human case description [J]. Circulation, 2002, 106 (24): 3006-3008.

[2] SMITH C R, LEON M B, MACK M J, et al. Transcatheter versus surgical aortic-valve replacement in high-risk patients [J]. N Engl J Med, 2011. 364 (23): 2187-2198.

[3] ADAMS D H, POPMA J J, REARDON M J, et al. Transcatheter aortic-valve replacement with a self-expanding prosthesis [J]. N Engl J Med, 2014. 370 (19): 1790-1798.

[4] LEON M B, SMITH C R, MACK M J, et al. Transcatheter or surgical aortic-valve replacement in intermediate-risk patients [J]. N Engl J Med, 2016. 374 (17): 1609-1620.

[5] REARDON M J, VAN MIEGHEM N M, POPMA J J, et al. Surgical or transcatheter aortic-valve replacement in intermediate-risk patients [J]. N Engl J Med, 2017, 376 (14): 1321-1331.

[6] MACK M J, LEON M B, THOURANI V H, et al. Transcatheter aortic-valve replacement with a balloon-expandable valve in low-risk patients [J]. N Engl J Med, 2019, 380 (18): 1695-1705.

[7] POPMA J J, DEEB G M, YAKUBOV S J, et al. Transcatheter aortic-valve replacement with a self-expanding valve in low-risk patients [J]. N Engl J Med, 2019, 380(18): 1706-1715.

[8] BAUMGARTNER H, FALK V, BAX J J, et al. 2017 ESC/EACTS Guidelines for the management of valvular heart disease[J]. Eur Heart J, 2017, 38(36): 2739-2791.

[9] OTTO C M, KUMBHANI D J, ALEXANDER K P, et al. 2017 ACC expert consensus decision pathway for transcatheter aortic valve replacement in the management of adults with aortic stenosis: A report of the American College of Cardiology task force on clinical expert consensus documents [J]. J Am Coll Cardiol, 2017, 69(10): 1313-1346.

[10] FAURIE B, SOUTEYRAND G, STAAT P, et al. Left ventricular rapid pacing via the valve delivery guidewire in transcatheter aortic valve replacement[J]. JACC Cardiovasc Interv, 2019, 12(24): 2449-2459.

[11] KHAN J M, GREENBAUM A B, BABALIAROS V C, et al. The BASILICA trial: Prospective multicenter investigation of intentional leaflet laceration to prevent TAVR coronary obstruction [J]. JACC Cardiovasc Interv, 2019, 12(13): 1240-1252.

[12] KRISHNASWAMY A, SAMMOUR Y, MANGIERI A, et al. The utility of rapid atrial pacing immediately post-TAVR to predict the need for pacemaker implantation [J]. JACC Cardiovasc Interv, 2020, 13(9): 1046-1054.

[13] STONE G W, LINDENFELD J, ABRAHAM W T, et al. Transcatheter mitral-valve repair in patients with heart failure [J]. N Engl J Med, 2018, 379(24): 2307-2318.

[14] ANSARI M M, CARDOSO R, GARCIA D, et al. Percutaneous pulmonary valve implantation: Present status and evolving future [J]. J Am Coll Cardiol, 2015, 66(20): 2246-2255.

[15] 葛俊波. 经导管主动脉瓣置入术的初步经验[J]. 中华心血管病杂志, 2010. 39(11): 989-992.

[16] XIONG T Y, FENG Y, LI Y J, et al. Supra-annular sizing for transcatheter aortic valve replacement candidates with bicuspid aortic valve [J]. JACC Cardiovasc Interv, 2018, 11(17): 1789-1790.

[17] XIONG T Y, LI Y J, FENG Y, et al. Understanding the interaction between transcatheter aortic valve prostheses and supra-annular structures from post-implant stent geometry [J]. JACC Cardiovasc Interv, 2019, 12(12): 1164-1171.

[18] XIONG T Y, FENG Y, LIAO Y B, et al. Transcatheter aortic valve replacement in patients with non-calcific aortic stenosis [J]. EuroIntervention, 2018, 13(15): e1756-e1763.

[19] FENG Y, ZHAO Z G, BACCARO J, et al. First-in-man implantation of a pre-packaged self-expandable dry-tissue transcatheter aortic valve [J]. Eur Heart J, 2018, 39(8): 713.

2019年德国经股动脉经导管主动脉瓣植入术共识点评

经导管主动脉瓣置换术(transcatheter aortic valve replacement,TAVR)又称经导管主动脉瓣植入术(transcatheter aortic valve implantation,TAVI),是指将瓣膜通过导管送入主动脉根部进行瓣膜定位释放,替代原有瓣膜,是瓣膜性心脏病治疗领域比较热门的前沿技术,开创了主动脉瓣疾病微创介入治疗的里程碑。在过去的十年里,TAVI已经被广泛接受用于治疗手术风险高或不能手术的严重主动脉瓣狭窄患者,经股动脉(trans-femoral,TF)入路是目前TAVI的首选入路方式。随着近年来随机对照试验的证据越来越多,经股动脉经导管主动脉瓣植入术(TF-TAVI)的适应证正在迅速拓展。

2019年,由德国ALKK介入心脏病学专家和心脏外科医师组成的跨学科TAVI共识小组发表了《2019跨学科共识:经股动脉经导管主动脉瓣植入术(TF-TAVI)的适应证》(以下简称《共识》),总结了来自多项指南、注册研究和随机临床试验的证据,对TF-TAVI的适应证范围进行了总结,旨在为心脏团队提供最新的、基于临床证据的综合性决策路径。《共识》引起广泛关注,本文将对《共识》的主要内容进行简要阐述并解读。

一、《共识》提出的背景

先前的临床研究已经证明TAVI能明显改善外科主动脉瓣置换术(surgical aortic valve replacement,SAVR)无法施行或高风险的患者的预后。近期几项在中等风险患者(STS评分4%~8%)和低风险患者(STS评分<4%)中进行的随机对照试验表明,在1~2年的随访中,患者接受TAVI的预后效果优于或不劣于SAVR。这些结果直接影响了TAVI的适应证范围。

2017年公布的《2017 ESC/EACTS心脏瓣膜病管理指南》为TAVI或SAVR的选择提供了一个适应证框架,但没有详细的明确建议。目前已有的风险评分标准,如STS评分、EuroSCORE-Ⅱ或过时的logistic EuroSCORE-Ⅰ,由于各自的缺陷,并不足以作为单一的指标,仅能作为决策时的参考。因此,每个中心需要根据每例患者的具体情况、手术的预计成功率和风险、中心的技术水平和经验,制定合理的决策流程。

二、适应证拓展的证据

(一)指南中适应证的更新

《2017 ESC/EACTS心脏瓣膜病管理指南》中指出,对于有症状的严重主动脉瓣狭窄患者,应该认真评估TAVI和SAVR两种治疗方式的技术适用性、风险和收益,并结合当地的技术水平和预后数据,选择合适的治疗方案。对于低风险(STS评分或EuroSCORE-Ⅱ<4%)且没有其他未纳入评分的危险因素(如虚弱、瓷化主动脉、胸部放疗后遗症)的患者,建议采用SAVR(Ⅰ类推荐B类证据)。TAVI被推荐用于根据心脏小组的评估不适合SAVR的患者(Ⅰ类推荐,B类证据)。对于外科手术风险较高的患者(STS评分或EuroSCORE-Ⅱ≥4%,

或具有虚弱、瓷化主动脉、胸廓畸形等危险因素),应由跨学科心脏团队根据患者特质权衡 SAVR 和 TAVI 的选择。75 岁以上且适合股动脉入路的患者更适于 TAVI(Ⅰ类推荐,B 类证据)。支持 TAVI 的临床标准包括 STS 评分或 EuroSCORE-Ⅱ≥4%,存在未纳入评分的相关合并症,年龄≥75 岁,既往心脏手术,虚弱,行动受限以及影响康复的疾病。支持 SAVR 的临床标准包括低危(STS 评分或 EuroSCORE-Ⅱ<4%),年龄 <75 岁,怀疑或证实患有心内膜炎。TAVI 解剖学和技术方面的适应证包括可行的股动脉入路、先前的胸部放疗、瓷化主动脉、行胸骨切开术时冠状动脉旁路移植术存在风险、预期的患者 - 瓣膜不匹配(patient-prosthesis mismatch,PPM)、严重的胸部变形或脊柱侧凸。SAVR 解剖学和技术方面的适应证包括冠状动脉口和主动脉瓣环之间的距离较短,主动脉瓣环的大小超出 TAVI 范围,主动脉根部解剖形态不适合 TAVI 治疗,瓣膜形态不适合 TAVI 治疗(如二叶式主动脉瓣、钙化、主动脉或左心室存在血栓),需要冠状动脉旁路移植重建的严重冠状动脉疾病,可手术治疗的原发性二尖瓣疾病,严重的三尖瓣疾病,升主动脉动脉瘤以及需要肌瘤切除术的室间隔肥厚等。

2018 年 DGK/DGTHG 发表的对该指南的评论中强调,TAVI 的决策过程中必须考虑到未纳入风险评分的附加标准(如相关合并症等)。心脏团队应对所有 75 岁以上及外科手术风险较高的患者进行讨论,综合考虑患者特质后提出治疗建议。若 TAVI 和 SAVR 两种治疗方案等效,则需要患者和心脏团队共同作出决策。

(二)来自随机对照试验的证据

在有手术禁忌证或高危的老年患者中进行的随机对照试验已经证明 TAVI 能明显改善这类患者的预后。外科手术中危人群(STS 评分 4%~8%)中进行的几项随机对照试验也表明,在 2 年的随访中,患者接受 TAVI 的预后效果优于或不劣于 SAVR。近期在低风险患者中进行的随机对照试验结果也逐渐发表。

PARTNER-3 试验纳入 950 例外科手术低危的主动脉瓣狭窄患者,随机分配至 TAVI 组(496 例)或 SAVR 组(454 例),TAVI 组使用球囊扩张式瓣膜经股动脉入路,选用术后 1 年的死亡率、卒中发生率、再住院率作为复合终点,通过对结果的分析发现接受 TF-TAVI 的低危患者预后要优于 SAVR。

另一项在低危患者中进行的 EVOLUT 试验则探索了使用自膨胀式瓣膜的 TF-TAVI 与 SAVR 的优劣性。试验纳入 1 403 例患者,随机分配至 TAVI 组(725 例)或 SAVR 组(678 例),选用术后 2 年的死亡率及致残性卒中作为复合终点,证实了在外科手术低危人群中 TF-TAVI 并不劣于 SAVR。

随访长达 5 年的小型 NOTION 随机试验同样研究自膨胀式瓣膜在外科手术低危人群中的应用。该试验纳入了 280 例 70 岁以上的低危患者,随机分配至 TAVI 组(145 例)或 SAVR 组(135 例),TAVI 组使用第一代 CoreValve 自膨瓣,选用全因死亡率、卒中率和心肌梗死率作为复合终点,结果也证实了 TAVI 在低危人群中与 SAVR 相比的非劣效性。

以上这些临床研究证据均表明,对于 70 岁以上的患者,外科手术低危不再是支持选择 SAVR 的关键标准。

(三)TAVI 瓣膜的耐久性

目前关于 TAVI 瓣膜的长期耐久性数据有限,但鼓舞人心。有研究对 PARTNER-1B 和 -1A 试验的 50 例患者进行了 5 年的随访,结果显示跨瓣压差和瓣膜面积没有变化,也没有出现早期结构性瓣膜退变(structural valve deterioration,SVD)的迹象。另一项对 CoreValve US-Pivotal 试验 174 例患者的 3 年随访结果也与上述研究一致。对于相对较年轻的低危 70

岁老年人而言,其预期寿命要高于 80 岁老年人,瓣膜退行性变的过程也可能更快,因此在考虑 TAVI 或 SAVR 适应证时,预期寿命和瓣膜耐久性方面的考虑可能会比外科手术风险更重要。

三、《共识》的特点

德国 ALKK 介入心脏病学专家和心脏外科医师组成一个跨学科 TAVI 共识小组,总结了近年来多项指南、注册数据和随机临床试验的证据,对 TF-TAVI 的适应证范围进行了更新。《共识》在指南提供的 TAVI 适应证框架基础上,提出最新的、基于临床证据的综合性决策路径,旨在为心脏团队提供跨学科的、标准化的、详细的个体决策支持。与相关的指南对比,《共识》并没有提出任何类别的建议或证据水平。

《共识》将适应证大致分为 5 类,包括明确选择 TF-TAVI、TF-TAVI 首选 /SAVR 次选、SAVR/TF-TAVI 选择等价、SAVR 首选 /TF-TAVI 次选、明确选择 SAVR。适应证决策路径如表 1 所示。适应证的指征分类包括年龄、风险评分、SAVR 禁忌证、支持 TAVI 的心血管标准、支持 TAVI 的额外标准、TF-TAVI 禁忌证、支持 SAVR 的心血管标准。该共识提供的适应证推荐可以作为心脏团队日常决策时的借鉴,帮助团队能根据患者特质更好地权衡 TAVI 和 SAVR 的选择。

首先基于年龄和外科手术风险评分作出最初的决策,如果有其他标准存在,则加强或减弱 TF-TAVI 或 SAVR 的决策。白色区域表明基于年龄和风险评分的决定不被这个附加标准进一步修改。这一决策路径仅提供建议,最终的决策仍要由心脏团队作出。

另外,《共识》还强调了要尊重患者的知情权以及治疗意愿,纳入决策考虑范围。若 TAVI 和 SAVR 是等效的治疗方案,决策应由患者和心脏团队共同作出,充分尊重患者的需求。对于年龄 <65 岁的患者,若其意愿是支持 TAVI 的唯一指征,则通常不应该改变心脏团队根据循证医学作出的 SAVR 决定。

四、具体的个体适应证决策指导

(一) 年龄

对于 85 岁以上的患者,无论其外科手术风险是高危、中危或低危,均明确选择 TAVI。

对于 80~84 岁的患者,若外科手术风险评分为高危和中危,则明确选择 TAVI;若为低危,TAVI 为首选治疗方案,如果患者存在 SAVR 禁忌证或其他支持 TAVI 的心血管标准 / 额外标准,则明确选择 TAVI。

对于 65~79 岁的患者,必须把外科手术风险评分和未纳入风险评分的额外标准纳入考虑范围,权衡 TAVI 和 SAVR 的选择。

(二) 风险评分

综合目前关于低风险患者的随机对照试验数据,SAVR 和 TF-TAVI 被认为是 70~79 岁低危患者的等效治疗方案,如果只考虑死亡、卒中和再住院的 1 年联合终点,使用球囊扩张瓣膜的 TF-TAVI 比 SAVR 更可取。对于这类 70~79 岁的低危患者,心脏团队需要结合患者的个体情况和全面知情后的意愿倾向选择治疗方案。若存在 SAVR 禁忌证或其他支持 TAVI 的心血管标准 / 额外标准,则明确选择或首选 TF-TAVI。

对于 75~79 岁的中高危患者以及 70~74 岁的高危患者,明确选择 TAVI;对于 70~74 岁的中危患者和 65~69 岁的高危患者,TF-TAVI 是首选治疗方案;对于 65~69 岁的中危患者,

表 1　TF-TAVI 和 SAVR 的适应证决策路径

年龄 / 岁	≥85	80~84		75~79			70~74			65~<70		
外科手术风险评分	高危 / 中危 / 低危	高危 / 中危	低危	高危	中危	低危	高危	中危	低危	高危	中危	低危
高危（STS 或 EuroSCORE-Ⅱ评分 >8%/logistic EuroSCORE-Ⅰ>20%） 中危（STS 或 EuroSCORE-Ⅱ评分 4%~8%/logistic EuroSCORE-Ⅰ 10%~20%） 低危（STS 或 EuroSCORE-Ⅱ评分 <4%/logistic EuroSCORE-Ⅰ<10%）												
SAVR 禁忌证												
活动性恶性疾病（预期寿命 >1 年）												
限制预后的合并症												
瓷化主动脉												
胸部放疗 / 畸形												
支持 TAVI 的心血管标准												
外科主动脉生物瓣膜退行性变												
先前的心脏外科手术（如内乳动脉移植）												
合并有适合经导管介入治疗的二尖瓣反流												
适合经皮冠状动脉介入治疗的冠状动脉疾病												
双侧颈内动脉狭窄 >75%												

续表

支持 TAVI 的额外标准												
器官中度功能不全（器官数量）			1			1			≥2			
器官重度功能不全（器官数量）			1			1			1		≥2	≥2
虚弱												
多重病症												
(TF-)TAVI 禁忌证												
缺乏血管通路	TA-TAVI	TA-TAVI	TA-TAVI	TA-TAVI	TA-TAVI		TA-TAVI	TA-TAVI		TA-TAVI		
绝对禁忌证												
相对禁忌证												
支持 SAVR 的心血管标准												
需行外科手术的额外心脏病变												

- 明确选择 TF-TAVI
- 首选 TAVI/ 次选 SAVR
- SAVR/TAVI 选择等价
- 首选 SAVR/ 次选 TAVI
- 明确选择 SAVR

若不存在SAVR禁忌证或其他支持TAVI的心血管标准/额外标准，则首选SAVR；对于65~69岁的低危患者，明确选择SAVR。

（三）SAVR禁忌证

SAVR禁忌证包括瓷化主动脉，存在限制预后的恶性肿瘤或合并症（预期寿命大于1年，即TAVI并非无效）、胸部畸形、先前做过胸部放疗等。其中，后两种SAVR禁忌证应由经验丰富的心脏外科医师进行评估。若患者存在SAVR禁忌证，TF-TAVI是明确或首选的治疗方案。

（四）支持TAVI的心血管标准

外科主动脉生物瓣膜退行性变是TAVI的相对适应证，若解剖学上适合TAVR、退变瓣膜尺寸合适、心脏瓣膜团队有瓣中瓣手术的相关经验和技术水平，则可以行介入治疗。75岁以上的这类患者明确选择TAVI，70~74岁的患者首选TAVI，70岁以下的非高危患者则可能更偏向再次外科手术。

既往曾行心脏手术，特别是单侧或双侧内乳动脉移植的冠状动脉旁路移植术，也是TAVI的适应证之一，但非复杂先天性心脏缺陷的矫正手术以及不影响再次手术风险的小手术除外。75岁以上的这类患者明确选择TAVI，70~74岁的患者首选TAVI，70岁以下的非高危患者则可能更偏向手术重做。

对于合并有严重主动脉瓣狭窄和适合经导管介入治疗的严重二尖瓣反流的患者，TAVI作为第一步、二尖瓣反流的介入治疗作为第二步的治疗方案，推荐作为所有80岁以上患者及75岁以上中高危患者的明确选择，同样也是75岁以上低危患者的首选方案。

（五）支持TAVI的额外标准

单一器官（心、肺、肝、肾、中枢神经系统）中度功能不全，尽管其外科手术风险评分很低，同样是TAVI的指征之一，80岁以上的这类患者明确选择TAVI，75岁以上首选TAVI。而对于70岁以上且存在两个器官中度功能不全的低危患者，TAVI也是首选方案。

相似地，单一器官重度功能不全也是TAVI的指征之一，75岁以上的这类患者明确选择TAVI，70岁以上首选TAVI。而对于65岁以上且存在两个器官重度功能不全的中危患者，TAVI也是首选方案；若为低危患者，则TAVI和SAVR为等效选项。

（六）TF-TAVI禁忌证

TF-TAVI的绝对禁忌证包括缺乏经股动脉的血管通路（有技术条件的心脏中心可以采用经主动脉或经颈动脉途径作为替代手术通路）、怀疑或证实心内膜炎。冠状动脉口与主动脉瓣环之间的距离过短，有效环径太小或太大而不能满足TAVI要求，以及左心室血栓的存在也被认为是“绝对”禁忌证。然而，在患者无法手术的情况下也可能出现例外。相对禁忌证包括主动脉根部形态不适合TAVI、瓣膜形态不适合（如瓣膜钙化）以及活动性主动脉血栓。另外，考虑到TAVI术后瓣周漏的风险较高，二叶式主动脉瓣是否行TAVI仍有争议，但近期有研究发现，使用最新一代瓣膜的TAVI改善了二叶式主动脉瓣狭窄患者的预后。

（七）支持SAVR的心血管标准

支持SAVR的心血管标准包括：需要旁路移植手术的冠状动脉疾病（即根据心脏团队的评估不适合经皮冠状动脉介入治疗）；额外的瓣膜疾病，如需要手术修复的原发性（结构性）二尖瓣反流或三尖瓣反流；需要手术的升主动脉瘤；需要肌切除术的继发性室间隔肥厚。在这些情况下，必须考虑到额外修复其他病变（冠状动脉、瓣膜、主动脉）导致的围术期风险升高，心脏团队必须认真评估治疗方案的风险效益比，并与单独的主动脉瓣手术（介入或外科手术)相比较。

总体而言,若存在(TF-)TAVI 的绝对禁忌证,且根据心脏团队的评估外科手术风险可接受,则明确选择 SAVR。尽管存在(TF-)TAVI 的相对禁忌证或支持 SAVR 的心血管标准,TAVI 仍然是 85 岁以上、75 岁以上非低危患者及 65 岁以上高危患者的首选。

五、《共识》的意义

从临床实践看,《共识》基于近几年新发表的指南、注册数据和临床随机对照试验结果,对 TF-TAVI 的适应证范围进行了更新,在《2017 ESC/EACTS 心脏瓣膜病管理指南》提出的框架基础上,构建了一个基于最新临床证据的综合性决策路径。德国 ALKK 的介入心脏病学专家和心脏外科医师共同组成的跨学科团队从多学科、标准化的角度诠释现有的 TAVI 适应证相关知识,为心脏团队日常实践中不同类型患者的治疗决策提供指导。

《共识》所提出的决策路径对 TAVI 和 SAVR 适应证的描述细致,从年龄、风险评分、SAVR 禁忌证、支持 TAVI 的心血管标准、支持 TAVI 的额外标准、TF-TAVI 禁忌证、支持 SAVR 的心血管标准七个方面权衡 TAVI 和 SAVR 的选择。这有助于心脏团队不断优化 TAVI 的临床路径,从循证医学证据、患者特质和患者意愿等角度充分考虑,从而作出最优的治疗选择。

六、小结及展望

2019 年德国经股动脉经导管主动脉瓣植入术跨学科共识的发布是为进一步优化 TAVI 临床路径中的患者选择环节,结合几项近期在外科手术低危的主动脉瓣狭窄患者中进行的 TAVI 随机对照试验结果,将 TAVI 的适应证范围拓展到低危人群中,也展示了 TAVI 心脏团队多学科、专业化的理念;《共识》提供的综合性决策路径简单明了,适合作为日常治疗决策的参考。

目前 TAVI 已在全世界各地范围广泛开展,随着器械的持续改进和证据的不断积累,其适应证也在不断拓展,我们相信未来会有更多患者因此受益。我国 TAVI 虽然起步较晚,但自 2017 年两款国产瓣膜上市以来,已经进入快速、全面发展阶段,考虑到具有独立开展 TAVR 能力的中心少、患者临床特点与国外有差异,国外相关指南或指导性文件并不能完全适用于我国实际临床情况,仅能作为参考。

2020 年更新的《经导管主动脉瓣置换术中国专家共识》紧密结合我国主动脉瓣疾病的流行病学及 TAVI 应用特点,根据国内外最新临床试验结果,与时俱进,同样将高龄、外科手术低危纳入了 TAVI 的相对适应证,并阐述了 TAVI 的操作要点、并发症防治及特殊病例处理。展望未来,建立区域性的专业心脏瓣膜病诊疗中心、构建多学科协作的专业心脏瓣膜病治疗团队势在必行,不仅能促进我国心脏瓣膜病介入治疗的健康发展,迈向世界前列,也能进一步规范心脏瓣膜病的治疗决策。

(王建安 刘先宝 朱齐丰)

参 考 文 献

[1] VON SCHEIDT W, WELZ A, PAUSCHINGER M, et al. Interdisciplinary consensus on indications for transfemoral transcatheter aortic valve implantation (TF-TAVI): Joint Consensus Document of the Arbeitsgemeinschaft Leitende

Kardiologische Krankenhausarzte e.V. (ALKK) and cooperating Cardiac Surgery Departments [J]. Clin Res Cardiol, 2020, 109(1): 1-12.

[2] BAUMGARTNER H, FALK V, BAX J J, et al. 2017 ESC/EACTS Guidelines for the management of valvular heart disease[J]. Eur Heart J, 2017, 38(36): 2739-2791.

[3] MACK M J, LEON M B, THOURANI V H, et al. Transcatheter Aortic-Valve Replacement with a Balloon-Expandable Valve in Low-Risk Patients [J]. N Engl J Med, 2019, 380(18): 1695-1705.

[4] POPMA J J, DEEB G M, YAKUBOV S J, et al. Transcatheter Aortic-Valve Replacement with a Self-Expanding Valve in Low-Risk Patients [J]. N Engl J Med, 2019, 380(18): 1706-1715.

[5] THYREGOD HG, IHLEMANN N, JORGENSEN T H, et al. Five-year clinical and echocardiographic outcomes from the Nordic Aortic Valve Intervention (NOTION) randomized clinical trial in lower surgical risk patients [J]. Circulation, 2019.

[6] KAPADIA S R, LEON M B, MAKKAR R R, et al. 5-year outcomes of transcatheter aortic valve replacement compared with standard treatment for patients with inoperable aortic stenosis (PARTNER 1): a randomised controlled trial [J]. Lancet, 2015, 385(9986): 2485-2491.

[7] MACK M J, LEON M B, SMITH C R, et al. 5-year outcomes of transcatheter aortic valve replacement or surgical aortic valve replacement for high surgical risk patients with aortic stenosis (PARTNER 1): a randomised controlled trial [J]. Lancet, 2015, 385(9986): 2477-2484.

[8] DEEB G M, REARDON M J, CHETCUTI S, et al. 3-Year Outcomes in High-Risk Patients Who Underwent Surgical or Transcatheter Aortic Valve Replacement [J]. J Am Coll Cardiol, 2016, 67(22): 2565-2574.

[9] 周达新, 潘文志, 吴永健, 等. 经导管主动脉瓣置换术中国专家共识(2020 更新版)[J]. 中国介入心脏病学杂志, 2020, 28(6): 301-309.

2019年AATS/ACC/SCAI/STS《经导管二尖瓣介入治疗的操作者和机构建议要求共识》点评

二尖瓣反流(MR)是最常见的心脏瓣膜疾病之一,其在欧美国家总体人群中的发病率为1.7%,其中75岁以上老人的发病率更是高达10%,但遗憾的是仅有约2%的MR患者有机会接受外科手术,因为心功能低下、合并症多、高龄等因素导致手术风险过高而无法接受外科手术的MR患者占到49%。我国MR的具体发病率尚不清楚,估计需要手术干预的MR患者约为1 000万例,但我国的二尖瓣外科手术量约为4万余例/年,绝大多数MR患者尚未得到有效的手术治疗。

经导管瓣膜修复和置换手术是瓣膜性心脏病患者的重要治疗方式,可以在微创治疗条件下解决以前只能通过心脏直视手术才能纠正的瓣膜疾病。很多随机对照研究和大型前瞻性注册研究中都证明了经导管瓣膜治疗的可行性、有效性和安全性。与2018年相比,2019年AATS/ACC/SCAI/STS并无很多更新,一如既往地强调一个具有凝聚力和高度协作能力的多学科团队(MDT)是瓣膜性心脏疾病管理的基础。与经导管主动脉瓣置换(TAVR)相比,经导管二尖瓣修复(TMVr)和经导管二尖瓣置换(TMVR)对心脏团队、麻醉团队、影像团队和护理团队的要求更高,需要团队协作的意识更强,任何一个短板都会制约经导管二尖瓣侵入性治疗计划实施。因此,每年的经导管二尖瓣介入治疗指南都是由美国胸外科协会(ATTS)、心脏病学会(ACC),心血管造影与介入学会(SCAI)和胸外科医师学会(STS)联合起来提供建议和要求,为操作者和医疗机构评估其启动和/或维护经导管二尖瓣干预计划。这些建议在确保经导管二尖瓣介入治疗效果的同时,尽量减少侵入性操作。因此,MDT和规范管理一直是历年经导管二尖瓣介入治疗共识的核心和灵魂。

一、经导管二尖瓣介入器械进展

MR介入治疗技术可以分为两类,一类是经导管缘对缘二尖瓣修复术,另一类是TMVR。按照技术原理可以分为下列几类:①以MitraClip为代表的经导管缘对缘二尖瓣修复术;②以Cardioband为代表的经导管二尖瓣环成形术,包括直接瓣环成形术和间接瓣环成形术;③以NeoChord为代表的经导管二尖瓣人工腱索植入;④以iCoapsys为代表的心室瓣环重构术。除了上述四大手术之外,TMVR还包括瓣中瓣、环中瓣、自体环中瓣及自体瓣中瓣技术。虽然经导管二尖瓣技术产品繁多,但大多数均处于临床前阶段,目前获得欧洲CE认证的技术产品有MitraClip、Carrillon、Mitralign、Card ioband及NeoChord,而MitraClip是目前唯一获得美国食品药品监督管理局(FDA)认证并在全世界范围内得到广泛应用、商品化的二尖瓣介入治疗产品。

我国研发的经导管二尖瓣瓣膜夹系统(DragonFly™)已于近期成功完成全球首例人体临床应用。我国第一款完全自主研发的经股静脉二尖瓣修复产品成功应用于临床,标志着我国在二尖瓣介入治疗领域取得重大突破。

二、经导管二尖瓣修复的循证之路

针对瓣环无明显钙化的中度或重度 MR 是成人最常见的瓣膜病，患病率随年龄增长而增加。无论是原发性还是继发性 MR，外科瓣膜修复和置换都是标准的治疗方法。但遗憾的是，虽然针对继发性 MR 外科手术能改善部分患者的功能结局和生活质量，但尚未显示出手术干预可延长这些患者的生存期，因此，人们迫切希望能够找到一种通过更小创伤获得更好预后的 MR 手术方式，TMVr 由此应运而生。

从 2012 年至 2019 年，相关领域的专家一直在从事经导管 MR 介入治疗研究，全球一系列的指南和共识中都提出了对 MR 介入治疗的意见，但在经导管 MR 介入治疗，尤其是 TMVr 的应用推荐方面还存在一定的争议。

EVEREST Ⅱ研究是 TMVr 史上具有里程碑意义的研究，正是根据 EVEREST Ⅱ研究的结果，美国 FDA 才批准了 MitraClip 的缘对缘二尖瓣修复术用于临床。EVEREST Ⅱ研究是首项比较经导管缘对缘二尖瓣修复术与外科手术修复治疗效果的随机对照临床研究。研究入选 279 例患者，按 2∶1 随机分为 MitraClip 组和外科手术组，有效终点为无死亡、无外科手术且 MR≤Ⅱ级；12 个月时，MitraClip 组有效终点率为 55%，而外科手术组为 73%（P=0.007）。而在安全终点方面，MitraClip 组不良事件发生率明显低于外科手术组（15% *vs.* 48%，P=0.001）；两组患者在 NYHA 心功能分级改善方面结果类似。研究显示，经导管缘对缘瓣膜修复术相对安全，但对减少 MR 效果总体仍不如二尖瓣置换术，对高龄 MR 患者和功能性 MR 患者的效果较外科手术更优。但是，随后的 EVEREST Ⅱ 5 年随访结果显示，MitraClip 组和外科手术组患者 5 年生存率无显著差异（79.2% *vs.* 73.2%，P=0.4），两组患者 NYHA 心功能分级也无明显差异。MitraClip 组有效终点率低于外科手术组（44.2% *vs.* 64.3%，P=0.01），这些有效终点事件大多数发生于术后 6 个月内，而术后 6 个月后两组有效性终点事件再无差异。该研究为经导管缘对缘瓣膜修复术的长期有效性提供了有力证据。

由于 EVEREST Ⅱ研究中，入选患者大多数为经过特殊选择的原发性 MR，2014 年 AHA 和 ACC 瓣膜性心脏病管理指南推荐：对于症状严重（NYHA 心功能分级为Ⅲ或Ⅳ级）的慢性重度原发性 MR 患者，如预期寿命大于 1 年，且因严重合并疾病而不能耐受外科手术，可行 TMVr（Ⅱb 级推荐，证据水平 B）。指南强调患者为外科手术高危或禁忌且为原发性 MR。

随着经导管缘对缘瓣膜修复技术的积累，越来越多的研究显示 Mitra-Clip 用于功能性（继发性）MR 也能取得良好的效果。例如，MITRA-FR 研究和 COAPT 研究是对 MitraClip 系统治疗外科手术高危的合并左室功能不全的功能性 MR 患者进行了评估，比较 TMVr 与单纯药物治疗的疗效的代表性研究。MITRA-FR 研究入选了 304 例心力衰竭和继发性 MR 患者，随机分为缘对缘二尖瓣钳夹修复加药物治疗和仅药物治疗组，研究显示，两组的终点（全因死亡或 12 个月内非计划的心力衰竭再入院）并无明显差异。而 COAPT 研究同样将 614 名心力衰竭合并继发性 MR 患者随机分为药物治疗加缘对缘二尖瓣钳夹修复组与单纯药物治疗组，主要终点包含有效性终点和安全性终点，有效性终点为 2 年再入院次数，安全性终点为 12 个月内并发症。除此之外，研究还设置了 24 个月内死亡、瓣膜反流 2 级及以下的比例、6 分钟步行距离、生活质量等其他终点。与 MITRA-FR 研究结论不同，COAPT 研究显示缘对缘二尖瓣钳夹修复加药物治疗组在 24 个月内因心力衰竭再入院（35.8% *vs.* 67.9%）和全因死亡（29.1% *vs.* 46.1%）上明显低于单纯药物治疗组。此外，COAPT 研究还观察到了 MITRA-FR 研究中没有发现的手术加药物治疗患者的临床获益。共识解释了两个重要研究的结果差异，首先，这两项研究均为随机对照试验，但由于样本量不同，证据力度也不同；其次，COAPT 研究随访 24 个月，MITRA-FR 研究随访 12 个月，随访时间的不同也可能导致结果的不同。另外，COAPT 的药物治疗方案采取指南指导下最大剂量的药物治疗，将药物治疗的效果完全体现了出来，而 MITRA-FR 研究的给药方案虽然是在指南指导下，但实际执行上是根据医生的主观判断进行的，不具有量化的统一标准。另外，关于研究对象的入选，两项研究中二尖瓣反流面积、左室功能障碍的程度等指标不同，根据基线 EROA 测量结果，MITRA-FR（EROA<30mm^2，52%）与 COAPT（EROA<20mm^2，14%）研究相比，入选患者 SMR 的严重度相对较轻；此外，COAPT 研究对左室大小进行了限制（LVESD<70mm）。因此，MITRA-FR 纳入了可能有更多心肌受损的心力衰竭患者，而不是严重 SMR 患者。同时，MITRA-FR 入选患者 LVEF 15%~40%，而 COAPT 入选患者 LVEF 20%~50%，但平均 EF 相似（MITRA-FR 33.1%，COAPT 31.3%）。因此，MITRA-FR 研究可能入选了更多的晚期心力衰竭患者（LVEDV 更大），而 SMR 在终末期心力衰竭患者中失去了预后价值。COAPT 研究 HFmrEF 与 HFrEF 死亡率或心力衰竭住院率都是 20%，但是 HFmrEF 的样本量相对较小。以上的差异可能对结果产生影响（COAPT 研究入选的患者二尖瓣反流更重、术者经验更丰富、术后一年重度二尖瓣反流发生率更低）。这些要点可能有助于指导 MDT 管理决策、患者选择以及建议针对心力衰竭和重度或中度继发性 MR 经导管 MV 干预的程序。经导管 MV 干预也包括二尖瓣狭窄患者的球囊扩张术和二尖瓣瓣周漏（PVL）的封堵术，基于 MITRA-FR 研究和 COAPT 研究的结果，FDA 将重度继发二尖瓣反流作为次要指征，批准可采用缘对缘二尖瓣钳夹修复，但共识并没有针对这些手术给出具体建议。

三、经导管二尖瓣修复团队要求

共识强调经导管二尖瓣介入治疗需要多学科专业医护人员组成团队的相互配合才能顺利实施，依靠个人或某一学科团队均无法完成这类复杂的手术。建议经导管二尖瓣介入治疗团队应包括瓣膜疾病、心力衰竭、心脏影像、心脏介入、心脏外科和心脏麻醉学科专家。电生理、神经内科卒中专业、心外科重症监护室、心脏灌注、血管外科、肾脏科、社会工作者和姑息治疗等方面的专家虽然不是必需，但最好具备。共识尤其强调心脏超声的重要性，不仅要求超声专家能够熟练操作经胸和经食管超声检查以及 3D 心脏超声检查，精确地进行数据测量并解读相关结果，准确判断二尖瓣的结构和功能；还要求介入医师也具备解读超声影像的能力。共识对介入医师要求更高，不仅要熟练掌握二尖瓣介入器械的操作，还要求必须具备房间隔穿刺，大血管穿刺和闭合，冠脉诊断和介入治疗技术，外周血管诊断和介入治疗技术，主动脉瓣、二尖瓣、肺动脉瓣球囊扩张技术，右室流出道和肺动脉支架植入技术以及 IABP 和其他心脏辅助装置植入技术。共识还指出有 TAVR 经验是非常有优势的，但这并不意味着能胜任经导管二尖瓣介入治疗工作，二尖瓣的形态和病理改变比主动脉瓣更加复杂，介入治疗要实现的结构目标具有多样性，要求术者具备不同的知识体系。

四、共识更新

与 2018 年共识相比，2019 年共识主要做了以下更新：

1. 该共识是基于数据评估，聚焦于改善各个 TMVr 患者的预后。例如，一个机构的经治患者在风险调整后其预后比基准人群差，会由外部评估和认证机构通知并协助改进。

2. 该共识思想前瞻，整合了机构的运行流程和结果评估；如有新的适应证人群或导管技术数据，流程和结果评估会实时更新。

3. 这份共识的建议不会超出大部分中心的能力，也不试图限制新的经导管二尖瓣介入治疗中心加入。

4. 对术者和机构资质方面的意见，根据2014年共识，在临床、数据登记和研究经验方面都做了更新。必须承认二尖瓣外科手术流程标准与经导管手术结果之间有密切关系。

5. 共识建议，术前进行充分的知情告知，将治疗方案与以患者及其家庭为中心的健康照顾结合起来，要充分告知患者常规治疗风险和介入治疗的相关风险，尽管其中的专业知识会超过患者的认知范围。特别强调应该个性化和数据驱动的风险评估，清楚地解释治疗方案选择和MDT建议。

五、小　结

经导管二尖瓣修复治疗不仅创伤小、安全性高，而且能在一定程度上保护患者左心室功能和提高长期生存率，尤其是在外科手术高危或禁忌的重度MR患者，特别是晚期心力衰竭患者中的益处更为明显，具有其特定的价值。严格筛选适应证，尽量使得术后即刻MR降到1级或以下，是提高此类手术远期效果的关键。由于TMVr具有很高的安全性、较好的临床疗效以及较多的临床证据，在欧美国家已得到广泛的临床应用，国内虽然起步较晚，但发展势头迅猛，相信不久的将来，中国就会涌现出一大批经导管二尖瓣介入器材研发的医疗公司和从事经导管二尖瓣介入手术的医务工作者，推动经导管二尖瓣介入治疗的健康发展，造福广大患者。

（孔祥权　张俊杰）

参考文献

[1] NKOMO V T,GARDIN J M,SKELTON T N,et al. Burden of valvular heart diseases:a population-based study [J]. Lancet,2006,368(9540):1005-1011.

[2] HEAD S J,VAN LEEUWEN W J,VAN MIEGHEM N M,et al. Surgical or transcatheter mitral valve intervention:complex disease requires complex decisions [J]. EuroIntervention,2014,9(10):1133-1135.

[3] TOMMASO C L,FULLERTON D A,FELDMAN T,et al. SCAI/AATS/ACC/STS operator and institutional requirements for transcatheter valve repair and replacement. Part Ⅱ. Mitral valve [J]. J Am Coll Cardiol,2014,64:1515-1526.

[4] BAVARIA J E,TOMMASO C L,BRINDIS R G,et al. 2018 AATS/ACC/SCAI/STS expert consensus systems of care document:operator and institutional recommendations and requirements for transcatheter aortic valve replacement:a joint report of the American Association for Thoracic Surgery,the American College of Cardiology,the Society for Cardiovascular Angiography and Interventions,and the Society of Thoracic Surgeons [J]. J Am Coll Cardiol,2018,73:340-374.

[5] NKOMO V T,GARDIN J M,SKELTON T N,et al. Burden of valvular heart diseases:a populationbased study [J]. Lancet,2006,368:1005-1011.

[6] DELGADO V,AJMONE MARSAN N,BAX J J. Characterizing mitral regurgitation in a contemporary population:prognostic implications [J]. Eur Heart J,2019,40:2203-2205.

[7] NISHIMURA R A,OTTO C M,BONOW R O,et al. 2017 AHA/ACC focused update of the 2014 AHA/ACC guideline for the management of patients with valvular heart disease:a report of the American College of Cardiology/American Heart Association task force on clinical practice guidelines [J]. J Am Coll Cardiol,2017,70:252-289.

[8] STONE G W,LINDENFELD J,ABRAHAM W T,et al. Transcatheter mitral-valve repair in patients with heart failure [J]. N Engl J Med,2018,379:2307-2318.

[9] NISHIMURA R A,OTTO C M,BONOW R O,et al. 2014 AHA/ACC guideline for the management of patients with valvular

heart disease: a report of the American College of Cardiology/American Heart Association task force on practice guidelines [J]. J Am Coll Cardiol, 2014, 63: e57-e185.

[10] NISHIMURA R A, OTTO C M, BONOW R O, et al. 2017 AHA/ACC focused update of the 2014 AHA/ACC guideline for the management of patients with valvular heart disease: a report of the American College of Cardiology/American Heart Association task force on clinical practice guidelines [J]. J Am Coll Cardiol, 2017, 70: 252-289.

[11] GOLDSTEIN D, MOSKOWITZ A J, GELIJNS A C, et al. Two-year outcomes of surgical treatment of severe ischemic mitral regurgitation [J]. N Engl J Med, 2016, 374: 344-353.

[12] CHAN K M, PUNJABI P P, FLATHER M, et al. Coronary artery bypass surgery with or without mitral valve annuloplasty in moderate functional ischemic mitral regurgitation: final results of the randomized ischemic mitral evaluation (RIME) trial [J]. Circulation, 2012, 126: 2502-2510.

[13] TARAMASSO M, ALESSANDRINI H, KUWATA S, et al. Multicenter experience with treatment of residual mitral regurgitation after MitraClip implantation using amplatzer closure device: mid-term results [J]. JACC Cardiovasc Interv, 2017, 10: 966-970.

[14] PRENDERGAST B D, BAUMGARTNER H, DELGADO V, et al. Transcatheter heart valve interventions: where are we? Where are we going? [J]. Eur Heart J, 2019, 40: 422-440.

[15] SORAJJA P, BAE R, GOSSL M, et al. Complementary transcatheter therapy for mitral regurgitation [J]. J Am Coll Cardiol, 2019, 73: 1103-1104.

[16] FELDMAN T, KAR S, RINALDI M, et al. Percutaneous mitral repair with the MitraClip system: safety and midterm durability in the initial EVEREST (endovascular valve edge-to-edge REpair study) cohort [J]. J Am Coll Cardiol, 2009, 54: 686-694.

[17] GEORGE J C, VARGHESE V, DANGAS G, et al. Percutaneous mitral valve repair: lessons from the EVEREST Ⅱ (endovascular valve edge-to-edge REpair study) and beyond [J]. JACC Cardiovasc Interv, 2011, 4: 825-827.

[18] FELDMAN T, KAR S, ELMARIAH S, et al. Randomized comparison of percutaneous repair and surgery for mitral regurgitation: 5-year results of EVEREST Ⅱ [J]. J Am Coll Cardiol, 2015, 66: 2844-2854.

[19] NISHIMURA R A, OTTO C M, BONOW R O, et al. 2017 AHA/ACC focused update of the 2014 AHA/ACC guideline for the management of patients with valvular heart disease: a report of the American College of Cardiology/American Heart Association task force on clinical practice guidelines [J]. J Am Coll Cardiol, 2017, 70: 252-289.

[20] OBADIA J F, MESSIKA-ZEITOUN D, LEURENT G, et al. Percutaneous repair or medical treatment for secondary mitral regurgitation [J]. N Engl J Med, 2018, 379: 2297-2306.

外科中低危主动脉瓣狭窄 TAVR 适应证的评价

心脏瓣膜病（VHD）已成为第三大心血管疾病，严重威胁着人类健康。随着我国人口老龄化进展，退行性主动脉瓣狭窄（AS）的发病率越来越高。药物治疗无法逆转或治疗退行性主动脉瓣狭窄。在 20 世纪时，外科主动脉瓣置换术（SAVR）是重度主动脉瓣患者的标准治疗方案。然而据统计，至少 1/3 的重度 AS 患者因手术风险或存在禁忌无法进行 SAVR。根据《2014 年 AHA/ACC 心脏瓣膜病患者管理指南》对瓣膜病患者危险分层的方法，将美国胸外科医师学会（STS）评分 <4% 定义为外科手术低危，4%~8% 为中危，>8% 为高危。

2002 年，Alain Cribier 医师完成全球第一例人体经导管主动脉瓣置换术（TAVR）。使外科禁忌或高危患者进行瓣膜置换成为可能。2010 年，复旦大学附属中山医院和中国医学科学院阜外医院将 TAVR 手术引入中国。截至目前，全球 TAVR 手术已完成超过 50 万例。全国已有超过 200 家单位开展 TAVR 手术，累计手术超过 5 000 例。

近 20 年来，TAVR 的临床试验和注册研究经历了从外科手术禁忌、高危、中危到低危的过程（图 1）。PARTNER 1 和 CoreValve US Pivotal 是早期评估 TAVR 应用于外科手术禁忌或者高危患者的临床试验。两者分别使用第一代球囊扩张型瓣膜（Sapien）和第一代自膨胀型瓣膜（CoreValve），两个试验结果充分肯定了 TAVR 在手术禁忌或高危患者中的价值。随着 TAVR 技术的广泛开展成熟与瓣膜装置的更新迭代，TAVR 技术的受众开始由外科手术禁忌或高危向中危乃至低危扩展。

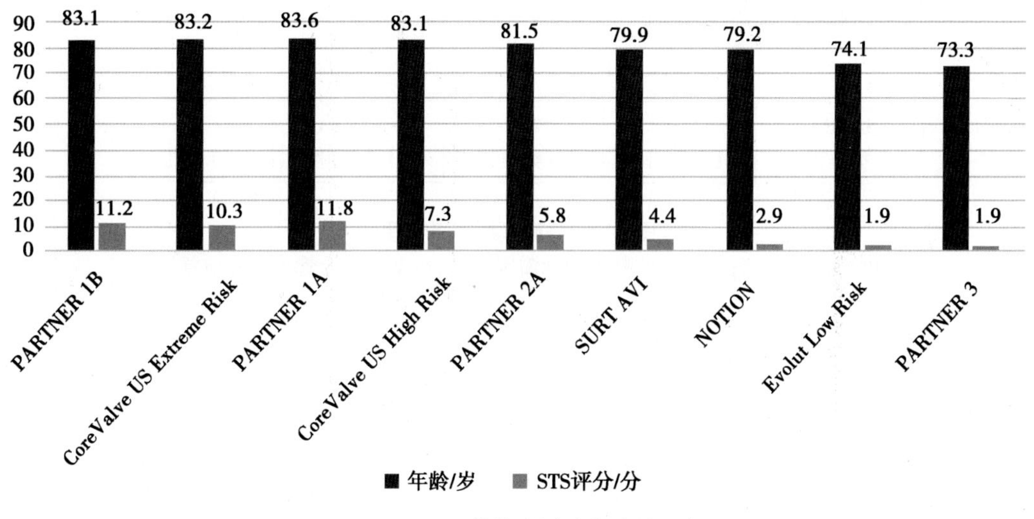

图 1　TAVR 的临床试验和注册研究

一、中危患者应用 TAVR

PARTNER 2 试验是一项旨在评价中危患者应用 TAVR 效果的随机对照试验，应用第二代球囊扩张瓣膜 Sapien XT，自 2011 年至 2013 年纳入患者 2 032 例，患者平均 STS 评分为 5.8%，平均年龄为 81.5 岁。2016 年公布的 2 年随访结果显示，在主要终点事件（全因死亡和致残性卒中）方面 TAVR 与 SAVR 无差异。Sapien 3 瓣膜是用于 TAVR 的第三代球囊扩张瓣膜。SAPIEN 3 研究是一项评价 Sapien 3 瓣膜应用于外科中危患者效果的观察性研究，选用 PARTNER 2A 的 SAVR 人群作为对照组，Sapien 3 组的平均年龄为 81.9 岁，平均 STS 为 5.2%。2016 年公布的 1 年随访结果显示，在由全因死亡、卒中、中重度主动脉瓣反流组成的主要终点发生率方面，TAVR 优于 SAVR。以上两个试验提供了有力证据支持应用球囊扩张瓣膜的 TAVR 手术在外科中危人群中的有效性和安全性。

评价自膨胀瓣膜在中危患者中效果的随机对照试验——SURTAVI 试验在 2012 年开始纳入患者。该研究共在 87 个中心纳入 1 746 例患者，患者平均年龄为 79.8 岁，平均 STS-PROM 评分为 4.5%。研究采用第一代自膨胀瓣膜 CoreValve（86%）或第二代自膨胀瓣膜 Evolute R（16%）。2017 年公布的 2 年随访结果显示，主要终点（全因死亡与致残性卒中）TAVR 与 SAVR 无差别，SAVR 组急性肾损伤、心房颤动和输血发生率更高，而 TAVR 组在主动脉瓣反流和起搏器植入方面风险更高。

基于上述研究结果在 2017 年美国 AHA/ACC 对《2014 年 AHA/ACC 心脏瓣膜病患者管理指南》进行了更新，建议 TAVR 可应用于中危 AS 患者（Ⅱa 推荐，B-R 证据级别）（图 2）。而同年公布的《2017 ESC/ECATS 心脏瓣膜病管理指南》则进一步指出中危患者行 TAVR 或 SAVR 应由心脏团队决定（Ⅰ推荐，B 证据级别）。

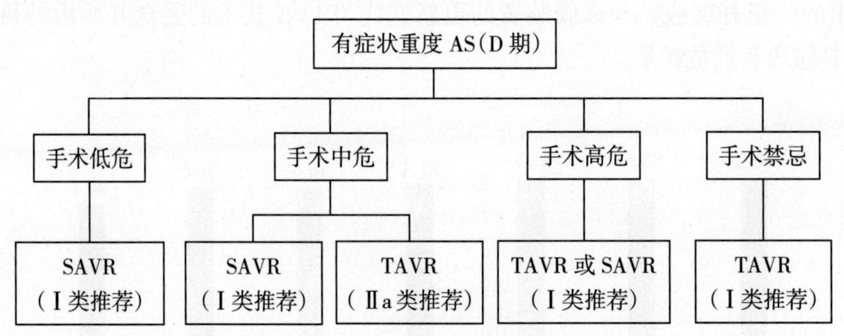

图 2 心脏瓣膜病患者管理

AS：主动脉瓣狭窄；SAVR：外科主动脉瓣置换术；TAVR：经导管主动脉瓣置换术。

此后，PARTNER 2 试验在 2020 年公布了 5 年随访结果。在手术 5 年之后，TAVR 组与 SAVR 组相比，在主要终点事件发生率上仍没有差异，虽然 TAVR 组在轻微瓣周漏（33.3% *vs.* 6.3%）、再住院率（33.3% *vs.* 25.2%）及再次手术（3.2% *vs.* 1.8%）方面明显高于 SAVR 组，但两者在生存健康改善（KCCQ-OS 评分）方面没有差异。该试验进一步验证了 TAVR 患者应用于中危患者的可靠性。

二、低危患者应用 TAVR

NOTION 试验是较早开始的评估 TAVR 技术在低危患者中效果的随机对照临床试验。该试验自 2009 年启动，采用第一代自膨胀瓣膜 CoreValve。该研究共纳入 280 例患者，患者平均年龄为 79.1 岁，STS-PROM 评分平均为 3.0%。2019 年该试验公布了 5 年随访结果和 6 年瓣膜耐久度结果，结果显示，TAVR 组与 SAVR 组相比，全因死亡、卒中和心肌梗死的发生率没有差异，再次手术率也没有差异，但 TAVR 组有较高的中重度主动脉瓣反流风险（8.2% vs. 0）和起搏器植入风险（43.7% vs. 8.7%）。在耐久性评估中，TAVR 与 SAVR 相比，心内膜炎和生物瓣相关失败（瓣膜相关死亡、再次手术、血流动力学障碍的瓣膜退化）的风险没有差异，但 TAVR 组发生结构性瓣膜退化的概率较低（24.0% vs. 4.8%）。NOTION 研究由于开展时间较早，采用的是第一代 CoreValve 瓣膜，随着技术的不断改进和器械的不断革新，应用新一代瓣膜治疗低危患者的一系列试验随后陆续开展。

PARTNER 3 试验采用第三代球囊扩张瓣膜 Sapien 3 评估 TAVR 在低危患者中的效果。该随机对照试验自 2016 年至 2017 年共纳入 1 000 例低危患者，平均年龄为 73 岁，较之前临床试验年轻，且男性患者更多（69.3%），平均 STS-PROM 评分为 1.9%。2019 年公布的 1 年随访结果显示，TAVR 组的主要终点事件（死亡、卒中或再入院）发生率明显低于 SAVR 组。Evolut Low Risk 试验（2019）是评价采用自膨胀瓣膜的 TAVR 技术在低危患者中效果的随机对照试验。自膨胀瓣膜为 CoreValve、Evolut R 或 Evolute PRO。该研究自 2016 年至 2018 年共纳入 1 468 例患者，平均年龄为 74 岁，平均 STS-PROM 评分为 1.9%，与 PARTNER 3 研究相近。2019 年公布的 2 年随访结果显示，TAVR 较 SAVR 主要终点事件（全因死亡及致残性卒中）发生方面无差异。

基于上述研究结果，在 2019 年 8 月 16 日，美国食品药品监督管理局（FDA）批准球囊扩张瓣膜 Sapien 3 和 Sapien 3 Ultra 以及自膨胀式瓣膜 Evolut R 和 Evolut PRO 用于低危重度主动脉瓣狭窄人群。相信未来会有更多的低危患者从 TAVR 技术中受益。

三、思考与展望

随着技术进步与器械革新的不断推进，TAVR 技术逐渐由高危人群向低危人群扩展，越来越多的临床试验提供循证证据支持在中低危患者中开展 TAVR 技术的安全性与有效性，但目前的循证证据仍存在一些不足，作为中国医师也不能照搬外国的循证证据。目前 TAVR 在低危人群中的临床试验（如 PARTNER 3 试验）入选条件较为严苛，排除了二叶式主动脉瓣患者、髂股动脉入路禁忌患者及心功能较差患者。但是中国患者存在瓣叶瓣环钙化重、二叶式主动脉瓣占比高、入路血管并发症较重的特征，因此，我们需要自己国家的循证证据来判断 TAVR 技术到底是否适用于我国中低危人群。

另外，低危患者年龄普遍较低，预期寿命更长，而生物瓣的退化与损毁会对患者带来额外的风险及再次手术的负担，因此针对低危患者的 TAVR 对植入瓣膜的使用时长要求更高，目前的证据尚不支持 TAVR 瓣膜具有这种耐久性。PARTNER 3 及 Evolute R 相关研究随访期均为 10 年，NOTION 研究也被获批延长随访期至 10 年，我们期待进一步的研究结果来提供更充分的证据。这里需要指出的是，低危并不代表低龄。在以上两个临床试验中虽然都是外科手术低危患者，但平均年龄都是 73 岁。而 70 岁以上是目前临床普遍接受的可以进行 TAVR 手术的年龄。如果未来将年龄调至 60 岁以上，同样都是低危患者，但未来人工瓣膜的耐久性将会成为重要问题。虽然也可以采用瓣中瓣技术再植入一个人工瓣膜,但目前学术界尚不推荐这种做法。当然对于有过开胸史或胸部放射治疗史患者,即使低龄、低危,由于没有其他选择,TAVR 依然是其治疗的方法。

最近美国胸心外科学会已将生物瓣建议用到 50 岁以上的患者,这就意味着将来会有更多的生物瓣衰败的患者需要接受 TAVR 治疗。这主要基于对机械瓣术后长期抗凝的出血风险的考虑,还有就是新技术的快速发展。对于 TAVR 患者是否也可以降至 50 岁以上呢? 毫无疑问,目前答案是否定的。首先外科开胸技术非常成熟,对于 50~70 岁的患者更加安全,而 TAVR 技术虽然有了长足的发展,有些解剖结构特别复杂的患者其治疗结果并不一定好,例如非常严重的钙化就会影响患者的远期预后,而外科手术可以切除严重钙化的瓣膜,新植入的人工瓣膜就不会受其影响。低危和低龄是两个完全不同的概念,同样都是外科手术低危,年龄可以相差 20 岁。

欧美一些大的医疗中心老年主动脉瓣狭窄的患者中越来越多的患者接受了 TAVR 治疗,有些中心甚至超过 75% 患者都接受了 TAVR 手术。和西方国家相比,我国临床上的患者真正 80 岁以上高危患者相对较少,绝大多数都是中低危患者。已经完成的 4 个临床注册研究(Venus-A、VitaFlow、J-Valve、TaurusOne)基本反映了我国的真实世界的情况,平均年龄都在 77 岁左右。值得注意的是,我国的心脏外科医师对 TAVR 技术也充满着热情,更多的外科医师也开始使用 TAVR 技术治疗自己的患者。可以预期我国未来几年 TAVR 在各大中心老年主动脉瓣狭窄患者也会和西方国家一样成为治疗的主要方式。但是,TAVR 治疗的适应证最终还需要时间来检验。当然,耐久性更长的人工瓣膜将会终止目前的争论。

(张而立　吴永健)

参 考 文 献

[1] NKOMO V T, GARDIN J M, SKELTON T N, et al. Burden of valvular heart diseases: a population-based study [J]. Lancet, 2006, 368 (9540): 1005-1011.

[2] BOUMA B J, VAN DEN BRINK R B, VAN DER MEULEN J H, et al. To operate or not on elderly patients with aortic stenosis: the decision and its consequences [J]. Heart, 1999, 82 (2): 143-148.

[3] NISHIMURA R A, OTTO C M, BONOW R O, et al. 2014 AHA/ACC guideline for the management of patients with valvular heart disease: a report of the American College of Cardiology/American Heart Association Task Force on Practice Guidelines [J]. J Am Coll Cardiol, 2014, 63 (22): e57-e185.

[4] RAHHAB Z, FAQUIR N E, TCHETCHE D, et al. Expanding the indications for transcatheter aortic valve implantation [J]. Nat Rev Cardiol, 2019, 17 (2): 75-84.

[5] LEON B, SMITH C R, MACK M J, et al. Transcatheter or surgical aortic-valve replacement in intermediate-risk patients [J]. N Engl J Med, 2016, 374 (17): 1609-1620.

[6] THOURANI V H, KODALI S, MAKKAR R R, et al. Transcatheter aortic valve replacement versus surgical valve replacement in intermediate-risk patients: Apropensity score analysis [J]. Lancet, 2016, 387 (10034): 2218-2225.

[7] REARDON M J, VAN MIEGHEM N M, Popma J J, et al. Kappetein.surgical or transcatheter aortic-valve replacement in intermediate-risk patients [J]. N Engl J Med, 2017, 376 (14): 1321-1331.

[8] NISHIMURA R A, OTTO C M, BONOW R O, et al. 2017 AHA/ACC focused update of the 2014 AHA/ACC Guideline for the management of patients with valvular heart disease: A report of the American College of Cardiology/American Heart Association task force on clinical practice guidelines [J]. J Am Coll Cardiol, 2017, 70 (2): 252-289.

[9] BAUMGARTNER H, FALK V, BAX J J, et al. 2017 ESC/EACTS Guidelines for the management of valvular heart disease[J]. Eur Heart J, 2017, 38 (36): 2739-2791.

[10] MAKKAR R R, THOURANI V H, MACK M J, et al. Five-year outcomes of transcatheter or surgical aortic-valve replacement [J]. N Engl J Med, 2020, 382 (9): 799-809.

[11] THYREGOD H G, IHLEMANN N, JØRGENSEN T H, et al. Five-year clinical and echocardiographic outcomes from the Nordic Aortic Valve Intervention (NOTION) randomized clinical trial in lower surgical risk patients [J]. Circulation, 2019.

[12] SØNDERGAARD L, IHLEMANN N, CAPODANNO D, et al. Durability of transcatheter and surgical bioprosthetic aortic valves in patients at lower surgical risk [J]. J Am Coll Cardiol, 2019, 73 (5): 546-553.

[13] MACK M J, LEON M B, THOURANI V H, et al. Transcatheter aortic-valve replacement with a balloon-expandable valve in low-risk patients [J]. N Engl J Med, 2019, 380 (18): 1695-1705.

[14] POPMA J J, DEEB G M, YAKUBOV S J, et al. Transcatheter aortic-valve replacement with a self-expanding valve in low-risk patients [J]. N Engl J Med, 2019, 380 (18): 1706-1715.

《2020 ACC 专家共识：二尖瓣反流的管理决策路径》点评

一、概　　述

二尖瓣反流（mitral regurgitation，MR）是中老年人群中的常见病变，是由于维持正常二尖瓣瓣膜功能所必需的任何一种（或多种）结构及组成部分（包括左心室、乳头肌、腱索、瓣叶和瓣环等）的功能或解剖关系异常所致的瓣膜关闭不全。但由于其致病因素多，病史呈动态变化且具有隐匿性，对于 MR 患者的评估和处理是临床医师面临的一个巨大的挑战。美国心脏协会（AHA）及美国心脏病学学会（ACC）定期会发布最新的专家共识，对 MR 的管理决策进行指导。2020 年 ACC 组织临床专家为指导 MR 患者治疗所制定的决策路径专家共识（ECDP）主要包括以下内容：①临床和超声心动图评估；②MR 病因（原发性、继发性、混合性）和机制的建立；③评估相关的血流动力学结果；④手术或经导管介入的适应证；⑤评价复杂外科二尖瓣成形手术的功能性病理解剖特点；⑥评估经导管 Mitralclip 装置对二尖瓣进行缘对缘修复的现状及其价值。

本次更新是基于 2014 年 AHA/ACC 瓣膜性心脏病患者管理指南及其 2017 年更新版，以及 2018 年发表的具有里程碑意义的随机对照试验（RCT）结果。从临床角度，将为复杂 MR 患者的药物和手术决策提供更多的实用建议。

二、更 新 背 景

本次更新的编写委员会成立于 2018 年，委员会针对本领域内技术的快速发展和 2019 年 3 月美国食品药品监督管理局（FDA）批准 Mitralclip 装置用于经导管缘对缘修复治疗部分继发性 MR 患者，对 2017 年 ECDP 进行了几次修订，主要的修订内容如表 1 所示。

本次更新不是为了重写或重新解释 2014 年美国心脏协会 / 美国心脏病学会瓣膜病患者管理指南或其 2017 年重点更新。相反，它旨在为 2017 年之后出现的新技术发展（特别是 Mitralclip 经导管治疗技术）带来的影响做出更新。

本文件中对 MR 的评估主要来源于经超声心动图（TTE）验证。原发性 MR 是指主要累及瓣叶和 / 或腱索病理改变（如黏液瘤性疾病、心内膜炎）。继发性 MR 是指左心室大小、形态或功能的不良（如缺血性心肌病）而导致的二尖瓣功能不全。混合性 MR 是指由原发性和继发性原因共同引起的病变（如由于缺血性心肌病引起的二尖瓣脱垂 / 功能不全）。目前人们认识到，原发性和继发性 MR 是不同的疾病，具有不同的治疗结果和手术适应证。编写委员会采用美国超声心动图学会 2017 年关于无创性评价先天性瓣膜反流的建议对 MR 严重程度进行分级，并强调在严重程度无法确定时需要进行额外的检查。

2019 年 AATS/ACC/SCAI/STS 专家共识更新了对经导管二尖瓣介入术的术者和医疗机构的建议和要求，对经导管二尖瓣干预的术者和医疗机构的要求成了本次跨协会评价的主题。

表1 2020年ACC更新的变化总结(与2017年ACC专家共识对比)

2020年重点更新部分	2017年ECDP	2020年重点更新内容
1. 介绍*	有限的治疗价值:经导管的缘对缘修复治疗有外科禁忌风险的原发性MR患者	新的RCT数据支持经导管缘对缘修复治疗患有心力衰竭和继发性MR的患者
2. MR的管理路径	经导管治疗仅限于原发性MR	■ 考虑将运动负荷超声添加到辅助检查列表来确定MR的严重程度 ■ 经导管治疗扩展至尽管在最优的GDMT治疗EF减少的HF后仍有持续症状的继发性MR患者 ■ 心力衰竭专家添加到了提供患者随访的临床医师列表
3. MR的血流动力学效应	聚焦于原发性MR	重点强调了继发性MR的病理生理改变
4. 继发性MR的疾病谱	对于严重LV重塑和收缩功能低下且不适合常规手术的患者,应考虑左心辅助(LVAD)/心脏移植	包括不均衡MR的理论概念,作为评估继发性MR和瓣膜个体化治疗的可选择方法
5. MR患者的转诊	聚焦于原发性MR	■ 扩展到继发性MR ■ 房颤患者,特别是心房功能性MR患者,应考虑节律控制
6. MR的预后	经导管缘对缘修复有限的治疗价值	包括有关选择性继发MR患者缘对缘修复的生存获益声明
7. 原发性MR的干预 有症状的继发性MR的干预	仅限于手术治疗	■ 见图3A(原发性MR)和图3B(继发性MR) ■ 扩展到继发性MR ■ 包括经导管MV的治疗
8. 经导管治疗MR患者	仅限于原发性MR	包括继发性MR
9. 符合经导管干预的决策	仅限于原发性MR	包括继发性MR
10. 经导管缘对缘Mitralclip修复的可行性	仅限于原发性MR	包括继发性MR
11. 讨论和路径的预期用途以及关键点部分	有限的临床价值:经导管缘对缘修复治疗原发性MR患者	■ 扩展MDT成员,将具有管理HF和MR经验的心脏病专家纳入继发性MR患者的管理 ■ 缘对缘修复的应用扩展至选择性继发性MR患者

*MITRA-FR和COAPT研究于2018年发布。2019年3月美国FDA批准了使用Mitralclip装置进行经导管的缘对缘修复技术来治疗患有心力衰竭和继发性MR的患者。GDMT=指南指导的管理和治疗;MDT=多学科团队;HF=心力衰竭。

三、更新主旨

由于急性MR患者通常存在血流动力学损害,紧急干预是公认的,因此2020年ACC专家共识侧重于慢性MR,因为关于慢性MR的理论与实践上的差距更为普遍。

本专家共识侧重于MR患者的评估和管理,特别强调:①临床评估;②正确识别MR的病因和发病机制;③确定MR的严重程度;④评估患者接受手术或经导管介入治疗的适应证及可行性;⑤转诊至地区性、综合性瓣膜中心的适应证(图1)。

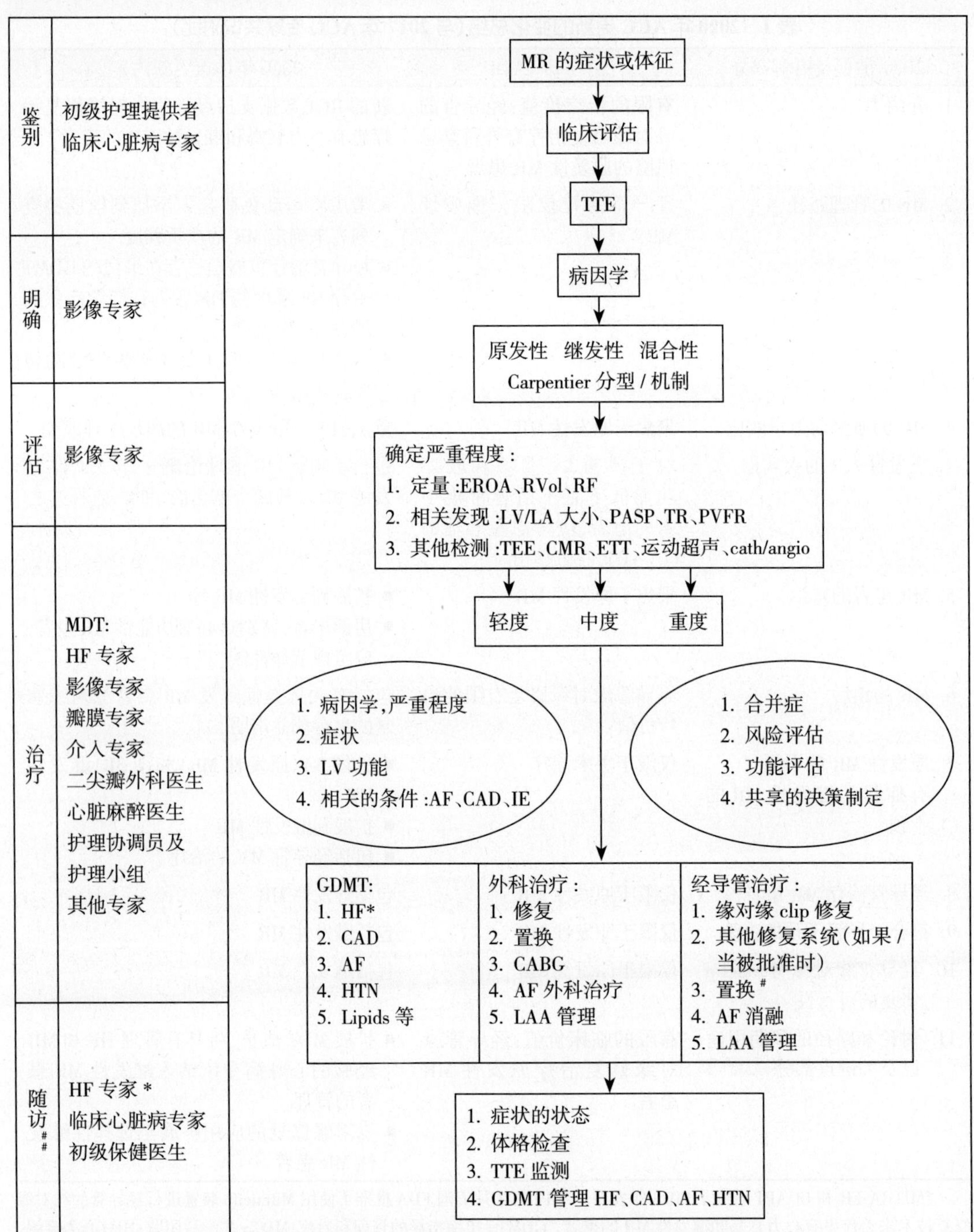

图 1 2020 ACC 专家共识 MR 临床管理的流程图

*HF 专家:有晚期心力衰竭 / 移植专业知识者优先。当有适应证宽 QRS 波、LV 功能不全时,继发性 MR 的治疗应该包括 CRT。# 研究性置换系统正处于临床发展阶段,还没有被批准。## 治疗原发性 MR 的随访通常由瓣膜专家或一般的心脏病医师来提供。治疗继发性 MR 和 HF 的随访应该由 HF 专家提供。TTE= 经胸超声心动图;TEE= 经食管超声心动图;EROA= 有效的瓣膜口反流面积;RVol= 反流量;RF= 反流分数;LV= 左心室;LA= 左心房;PASP= 肺动脉收缩压;TR= 三尖瓣反流;PVFR= 肺静脉反流分数;CMR= 心血管磁共振;ETT= 运动耐量测试;cath/angio= 导管 / 造影检查;AF= 房颤;CAD= 冠状动脉疾病;IE= 感染性心内膜炎;GDMT= 指南指导的管理和治疗;HF= 心力衰竭;HTN= 高血压;CABG= 冠状动脉旁路移植术;LAA= 左房耳。

四、术 前 评 估

鉴别 MR 的病因(原发性、继发性)尤其重要。通常用经胸超声心动图(TTE)来确定 MR 的病因和发病机制。应当根据美国超声心动图协会(ASE)的房室量化指南,对 LV 和 LA 体积以及 LV 尺寸进行仔细测量。MV 形态、左室和左室容积、左室大小和收缩功能一起用于对 MR 的病因和机制进行分类(图 2)。

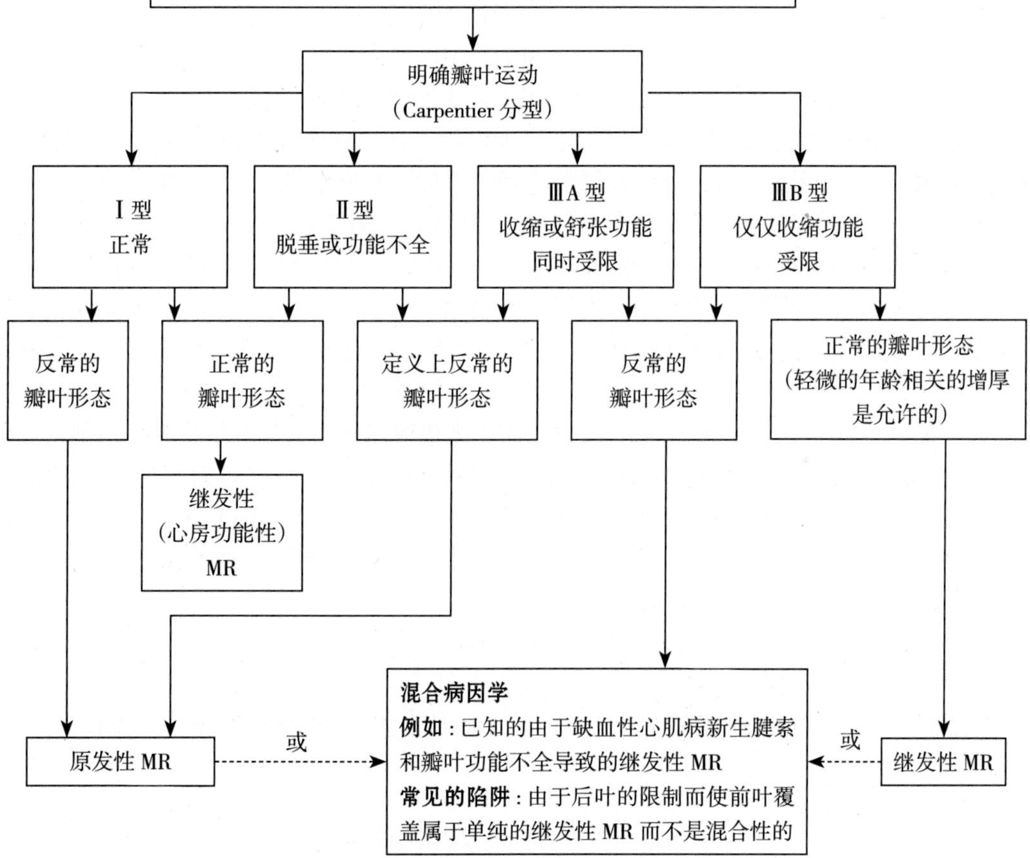

图 2 原发性 MR 与继发性 MR 的鉴别

一旦确定了瓣叶的形态，就应使用 Carpentier 的分类系统描述瓣叶的运动。特别值得注意的是，应警惕混合性的病理改变（原发性 + 继发性）的存在，例如未经治疗的原发性 MR 可能最终导致不可逆的 LV 扩张及功能障碍，其中瓣叶脱垂和功能受限可能并存。其他例如因缺血性心脏病或房颤导致长期继发性 MR 的患者，随后导致腱索破裂的 MV 脱垂患者，心肌梗死或因独立原因发展为心肌病的 MV 脱垂患者，老年患者伴有角膜钙化或裂口 / 深皱襞，并伴有潜在的左心室疾病。

在 MR 患者管理上需要考虑 MR 的机制以及其他干预措施的潜在适应证，例如冠脉血运重建和心律控制。对于有心力衰竭的患者，晚期左室重塑 / 心腔扩张以及明显的左心室收缩功能障碍的患者，当主要问题是严重的左室功能不全时，二尖瓣干预可能无法改善患者的心力衰竭症状或生活质量。在这种情况下，心脏移植或左心室辅助装置治疗可能是比 MV 干预更有效的治疗策略。对于患有心力衰竭的 MR 患者，MR 程度为中 - 重度或左心室重塑程度较低的重度继发性 MR，并且尽管经指南指导的管理和治疗（GDMT）仍存在症状的患者，MV 干预可能是有益的。然而，确定是否适合这种干预的患者仍具有挑战性。

专家共识中建议采用一种综合方法，通过评估和整合多个定量参数[建议使用：有效瓣口反流面积（EROA）、反流量（RVol）、反流分数（RF）等]来最终确定 MR 严重程度。此外，由于 MR 严重程度是动态的，因此必须综合考虑慢性 MR 对 LV 和 LA 容量以及对肺动脉压的影响。当多个定量参数同为轻度或重度时，MR 与 MR 严重程度的最初印象相符，可以正确地对 MR 进行分级，并且准确性很高。但是，当不同参数之间差异大或与临床发现不一致时，应将 MR 严重程度视为不确定，并应进行进一步检测。在这种情况下，TEE 可能是确定瓣叶病理并量化 MR 严重程度的重要检查手段，尽管其可能会在麻醉期间低估 MR 严重程度。

由于存在二尖瓣瓣叶或腱索的形态异常，原发性 MR 通常较容易评估。一些形态学异常，诸如心内膜炎引起的腱索断裂、瓣叶破坏和穿孔常常是严重 MR 的特征。在慢性原发性 MR 中，左心室或左心房扩张通常是二尖瓣反流的结果，同时也是存在重度二尖瓣反流的重要线索。但值得注意的是，如果长期存在轻度二尖瓣脱垂的 MR 患者出现缺血性或非缺血性心肌病时，则可能出现例外情况。另外，当 MR 为原发性且左心室和左心房大小正常时，则不太可能存在严重的二尖瓣反流。继发性 MR 则更难分级，因为不存在瓣叶和腱索的形态异常，患者所出现的临床症状、检查（如肺淤血、BNP/NT-proBNP 增高）以及 TTE 或 TEE 的辅助检查结果（如左心室或左心房扩张）均可能是由心肌病所引起，因此对 MR 严重程度的分级帮助不大。更令人困惑的是，在继发 MR 中反流孔的形状通常是明显的新月形，这导致使用 PISA 方法评估 EROA 时通常会发生低估。

关于决定 MR 患者何时应随访观察，何时应转诊进行下一步评估或干预，对于基层医师可能是一项具有挑战性的工作。一旦通过 TTE 确定了 MR 的诊断，下一步便是使用先前概述的综合检查方法评估其严重程度。2020 年 ACC 专家共识为临床医师的决策制定的流程图见图 3。

五、二尖瓣反流的治疗

慢性二尖瓣反流的最优治疗策略的制定是基于多种因素，包括 MR 类型和严重程度、血流动力学结果、疾病分期、患者合并症、术者的经验和能力。在大多数情况下，高质量的 TTE 检查结果足以为制定治疗计划提供必要的参考。原发性 MR 的主要治疗方式是手术治疗。目前，对于不适合外科手术的原发性 MR 和严重症状的患者，也可以考虑使用经导管缘对缘

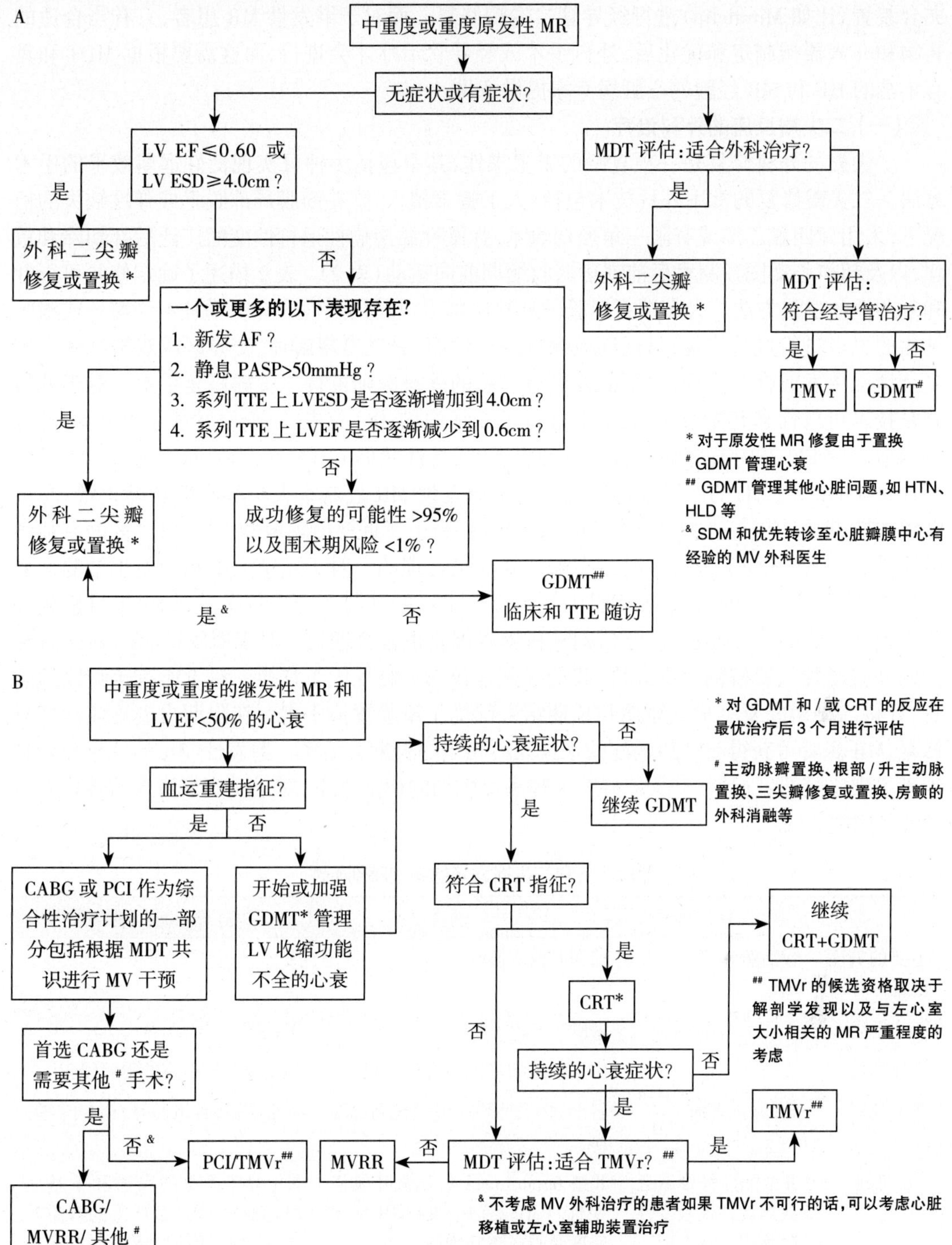

图 3 MR 临床处理策略

A. 原发性 MR 临床处理策略:EF,射血分数;ESD,收缩末内径;F/U,随访;GDMT,指南指导的管理和治疗;LV,左室;MDT,多学科团队;MR,二尖瓣反流;MV,二尖瓣;MVRR,二尖瓣修复或置换;PASP,肺动脉收缩压;SDM,决策制定共享;TMVr,经导管的二尖瓣修复;TTE,经胸超声心动图。B. 继发性 MR 临床处理策略:AAD,抗心律失常药物;AF,房颤;CABG,冠状动脉旁路移植术;CRT,心脏再同步化治疗;GDMT,指南指导的管理和治疗;HF,心力衰竭;LVEF,左室射血分数;MDT,多学科团队;MR,二尖瓣反流;MV,二尖瓣;MVRR,二尖瓣修复或置换;PCI,经皮冠状动脉介入治疗;TMVr,经导管的二尖瓣修复。

夹合装置(比如 Mitralclip)进行经导管二尖瓣修复。而对于继发性 MR 患者,只有当合适的药物和介入器械制定和优化后,外科手术或经导管治疗才会进行,而这需要根据 MDT 和具有丰富的 HF 和 MR 经验的心脏病专家提供意见。

(一) 二尖瓣反流的外科治疗

二尖瓣的外科修复是一项复杂的手术操作,其中包括多种可实现良好远期效果的手术方法。二尖瓣修复的常用外科技术包括:人工腱索植入,并在瓣膜局部脱垂或弹性缺失的情况下,采用聚四氟乙烯或有限三角形切除术,弥漫性黏液瘤性退行性变的广泛后叶切除和重建,以及超声心动图预测术后前室房瓣收缩期前向运动(表 2)。表 2 描述了确定修复可行性和复杂性的建议方法。大多数有经验的外科医师可以对局限性后叶脱垂且不伴瓣环或瓣叶钙化的患者进行成功修复,且远期效果良好。然而,一旦出现瓣环、交界区或双瓣叶病变等复杂情况单发或合并出现,通常需要更有经验的外科医师进行二尖瓣修复手术。对于外科修复技术可行性和其复杂性,表 2 中进行了详细的描述。首先,对于原发性 MR 患者,外科手术适用于 EF>30% 且有症状(D 期)的患者,或无症状但 LVEF 在 30%~60% 或 LV 收缩期直径≥40mm(C2 期)的严重 MR 患者。对于原发性 MR 且左室大小和收缩功能正常(左室收缩末期直径 <40mm,LVEF>60%)的患者来说,当患者近期出现房颤(<3 个月)或静息肺动脉压升高(>50mmHg),进行外科二尖瓣修复亦是合理的。对于左室大小和功能正常的无症状患者,在死亡率 <1% 的心脏瓣膜中心由经验丰富的外科医师进行手术,如果外科修复手术无残余反流的可能性超过 95%,则外科瓣膜修复也是合理的。对于原发性 MR,对于有经验的外科医师只要解剖条件允许,我们强烈建议 MV 修复优于置换。对于所有年龄段的患者,外科二尖瓣修复手术其短期和长期结果都优于瓣膜置换手术。在限期内进行成功外科修复,MR 患者可获得与年龄匹配的正常人群相当的长期存活率。原发性 MR 的外科转诊必须考虑到修复的可行性,以及外科医师和医疗机构的诊治水平,对于无症状病人的转诊时后者尤为重要。

表 2 外科二尖瓣修复的病理解剖条件

	理想的病理解剖	挑战性的病理解剖	相对禁忌的病理解剖
主要的病变位置	仅后瓣叶	前瓣叶或双瓣叶	无
瓣叶钙化	无	轻度	中重度
瓣环钙化	无	中重度伴随轻微的瓣叶侵犯	重度或伴有严重的瓣叶侵犯
瓣下结构	薄的,正常的	轻度、弥漫性增厚或中度局部增厚	重度、弥漫性增厚伴有瓣叶侵犯
MR 机制	Ⅱ型弹性纤维缺乏或局灶性黏液变性脱垂或功能不全	Ⅱ型 forme fruste 或双瓣叶黏液变性(Barlows)病;ⅢA/ⅢB 型伴轻度受限或瓣叶增厚	ⅢB 型伴严重的粘连和下基底段动脉瘤;ⅢA 型严重的双瓣叶钙化;Ⅰ型活动期感染伴严重的瓣叶或瓣环组织破坏
独特的解剖复杂性	无	再次心脏手术或二尖瓣再次修复;收缩期前叶的解剖学预测因素(如室间隔肥大);成人先天性异常;局部乳头肌破裂	伴有瓣叶组织稀少的再次 MV 手术;弥漫性瓣膜病;乳头肌破裂伴休克

其次，对于继发性 MR 患者，外科手术治疗中度或重度继发性 MR 伴或不伴有冠状动脉搭桥术的指南建议仍较为保守，部分原因是该组患者的外科手术干预可改善症状和生活质量，但尚未有研究结果显示可提高生存率。对于多支冠状动脉病变合并中度继发性 MR 的患者，在冠状动脉旁路移植术时可以考虑进行 MV 修复（通常使用较小的成形环），尽管其获益尚不确定。对于严重继发性 MR 的患者，外科手术（无论是瓣膜置换还是修复）在合并其他心脏手术时都是合理的，对于部分纽约心脏协会心功能分级（NYHA）较高的患者，尽管指南所提到的治疗包括 CRT 等，外科手术也可被视为一种独立的治疗方式。

选择置换或修复瓣膜也具有挑战性，并应由有经验的外科医师与多学科治疗团队进行协商；但对于有严重心肌缺血的严重继发性 MR 患者，应选择保留腱索的二尖瓣置换术而不是缩小瓣环尺寸的二尖瓣成形修复术。更先进的外科修复技术（如对腱索和/或乳头肌的外科干预）或更好的患者选择（基于左室大小、局部室壁运动异常和/或瓣叶情况）是否可以改善手术结果，尚需前瞻性的有效性对比临床试验确定。

在对患者进行 MR 治疗的评估时，关键要素是评估患者行外科 MV 修复或置换的风险。评估包括使用由胸外科医师协会（STS PROM）开发的标准化死亡率预测标准，该标准基于大量接受过手术的患者的结果。此风险评分中未包括的其他因素也会导致程序性和术后风险，包括肝病、肺动脉高压、钙化主动脉和放疗后瘢痕形成等，以及由于虚弱状态而导致的患者恢复能力降低。评估虚弱程度检查，如 5m 或 6 分钟步行距离测试、握力测试已成为老年患者外科或经导管治疗的 MDT 评估的一部分。

（二）经导管治疗 MR

目前，对于有严重症状（NYHA 分级 3~4 级）的不适合外科修复的原发性 MR 患者，则可以考虑使用 MitralClip 装置实现缘对缘夹合（经导管二尖瓣修复，TMVr）。这一保守的推荐反映出了目前在减少或消除原发性反流方面，手术修复仍优于 TMVr。MitralClip 装置是目前唯一的经美国 FDA 批准的用于治疗原发性 MR 的经导管治疗器械。对于严重的原发性 MR 患者行 TMVr 治疗时，正确的患者选择主要取决于严格的超声心动图评估和多专业治疗团队的评估共识。2017 年，STS/ACC TVT 注册中心报告了 2013—2015 年在 145 个中心接受治疗的 2 952 例患者（中位年龄 82 岁，STS PROM 6.1%，单纯原发性 MR 占比 86%）的手术和结局数据。据报道，应用 MitralClip 技术急诊手术成功率为 92%，器械栓塞率为 0.1%，卒中发生率为 0.4%。

对于中度或重度继发性 MR 患者，只有经过多专业治疗团队的评估（如有需要应包括心力衰竭和电生理专家的建议），按照心力衰竭指南推荐的适当的治疗措施进行了充分治疗之后，才应考虑进行经导管介入治疗。

之前的注册研究表明，缘对缘的 TMVr 技术可以改善某些严重继发性 MR 患者的症状、心功能和生活质量。使用 MitralClip 装置治疗中重度或重度 MR 的缘对缘 TMVr 系统的有效性和安全性在 2018 年的 2 个大型 RCT 中进行了评估：MITRA-FR（Mitralclip 装置经皮修复功能性/继发性二尖瓣反流）（NCT01920698）和 COAPT（Mitralclip 经皮治疗的心血管结果评估）（NCT01626079）。尽管 MITRA-FR 试验显示全因死亡率和计划外因心力衰竭住院的 1 年主要复合终点在两组间无明显差异，但是 COAPT 试验显示，MitralClip 明显减低了 2 年因心力衰竭住院率和因治疗器械导致的全因死亡率。MITRA-FR 研究中也提及 2 年时的复合终点没有显著的组间差异。

根据 COAPT 试验的结果，2019 年 3 月，FDA 批准使用 Mitralclip 装置治疗 LVEF

20%~50%、LV 收缩末期直径 <7.0cm 且持续存在症状的中重度或重度继发 MR 患者(尽管在评估和治疗 HF 和 MV 疾病中有经验的 MDT 评估了 GDMT 的最大耐受性,但仍出现了症状)。COAPT 试验的结果能否在实践中在更广泛的临床疾病谱重复进行,还有待观察。在 MITRA-FR 和 COAPT 试验中,随机接受器械治疗的患者中有 1/3~1/2 在 1 年时死亡或因心力衰竭住院。这些结果证明了在这组患者中左室功能不全和晚期症状的严重性,并表明有必要对患者进行风险分层进一步研究。

经导管二尖瓣修复这个领域发展非常迅速,预计该 ECDP 未来将在临床上新的介入治疗器械引入临床实践时及时更新。但 MDT 体现的基本要素可能会保持不变,这些程序将需要类似的术前临床和多模态影像学评估,术中人员和设备,操作人员的经验和技能以及术后护理。

使用 MitralClip 装置进行经导管缘对缘成形,是根据 Alfieri 等描述的一种通过制造双孔二尖瓣而降低 MR 严重程度的外科成形技术发展而来。成功的植入 Clip 装置可以改善血流动力学和患者的预后。应用 TMVr 技术时,恰当的患者选择主要依赖于严格的临床和超声心动图评估(表 3)。实施经导管 MV 介入的术者和机构标准可在一份多学科的专家联合共识文件中获得。2020 年 1 月在 STS/ACCTVT 注册中心进行的登记数据显示,目前美国已有超过 420 个中心使用 MitralClip 设备进行 TMVr 治疗。2020 年 6 月,MitralClip 装置已经国家 NMPA 批准在中国正式临床使用。

表 3　经导管缘对缘 clip 修复的可行性

	支持的特征	不太支持或不支持的特征
瓣叶病理定位	非交界区病变(内侧、中间、外侧段)	交界区段、瓣叶穿孔或破裂
钙化	无或轻微的钙化	■ 严重的瓣叶钙化或钙化在抓捕区域 ■ 严重的瓣环钙化
平均的 MV 压差	跨 MV 压差 <4mm	二尖瓣狭窄(风湿性或钙化,平均 MV 压差 >5mmHg)
二尖瓣面积	二尖瓣面积≥4.0cm²	二尖瓣面积 <4.0cm²
抓捕区域的长度	>10mm	<7mm
原发性 MR	连枷宽度 <15mm,连枷间隙 <10mm,单节段病变的正常瓣叶增厚	■ 连枷宽度 > 15mm,连枷间隙 > 10mm ■ 多节段病变,高度移动的连枷瓣叶伴多处破裂的腱索 ■ 重度的、弥漫性的增厚(舒张期 5mm)和冗长的瓣叶(Barlows 瓣叶),LVESD>55mm
继发性 MR	接合深度 <11mm,接合长度(重叠长度)≥2mm	LVESD>70mm

六、共识解读和讨论

2020 年 ACC 组织临床专家为指导 MR 患者治疗所制定的决策路径(ECDP)为临床医师提供了更新的指导内容,以改善 MR 患者的治疗效果。本次更新可以作为患者评估和个性化治疗决策的指南,相关建议可以归纳总结为以下几个要点:

1. 一旦发现了 MR,应使用半定量的和定量的超声心动图(包括 TTE 及 TEE)以及其他的影像和生理学检测来明确其病因、机制和严重程度。

2. 标准化的超声心动图报告和及时获取准确的患者临床信息是患者评估的关键。

3. 应充分认识到原发性 MR 与继发性 MR 在预后、评估和处理上的差异。

4. 多学科专家会诊(MDT)达成的治疗建议应该与患者和家属充分讨论,以实现医患双方共同参与治疗决策。

5. 原发性和继发性 MR 手术治疗的适应证和治疗技术有所不同。对于患有严重 MR 且合并其他心脏疾病需要同期手术治疗的患者、对于原发性 MR 需要进行复杂修复的患者,以及对于患有原发性 MR 而患者希望采用微创或机器人手术方法治疗的患者,应考虑转诊至较大的心脏瓣膜中心找有丰富瓣膜修复经验的心外科医师进行手术修复。

6. 基于目前的循证医学证据,使用 MitralClip 装置进行经导管缘对缘修复的 TMVr 技术(包括未来上市的其他 MR 修复器械或装置)的适应证已经从不适合外科手术的原发性重度 MR 患者扩大到即便经严格筛选的继发性 MR 患者。鉴于目前经导管 MR 修复技术的迅速发展,MR 的处理策略将不断更新。

7. 外科手术或经导管介入治疗后 MR 患者的长期随访对于评估 MR 减少的持久性、心功能结局、生活质量和生存期至关重要。

(胡海波　李琦)

参考文献

[1] NISHIMURA R A,OTTO C M,BONOW R O,et al. 2014 AHA/ ACC guideline for the management of patients with valvular heart disease:a report of the American College of Cardiology/American Heart Association Task Force on Practice Guidelines [J]. J Am Coll Cardiol,2014,63(22):e57-e185.

[2] NISHIMURA R A,OTTO C M,BONOW R O,et al. 2017 AHA/ ACC focused update of the 2014 AHA/ACC guideline for the management of patients with valvular heart disease:a report of the American College of Cardiology/American Heart Association Task Force on Clinical Practice Guidelines [J]. J Am Coll Cardiol,2017,70(2):252-289.

[3] OBADIA J F,MESSIKA-ZEITOUN D,LEURENT G,et al. Percutaneous repair or medical treatment for secondary mitral regurgitation [J]. N Engl J Med,2018,379(24):2297-2306.

[4] STONE G W,LINDENFELD J,ABRAHAM W T,et al. Transcatheter mitral-valve repair in patients with heart failure [J]. N Engl J Med,2018,379(24):2307-2318.

[5] NISHIMURA R A,O' GARA P T,BAVARIA J E,et al. 2019 AATS/ACC/ASE/SCAI/STS expert consensus systems of care document:a proposal to optimize care for patients with valvular heart disease:a joint report of the American Association for Thoracic Surgery,American College of Cardiology,American Society of Echocardiography,Society for Cardiovascular Angiography and Interventions,and Society of Thoracic Surgeons [J]. J Am Coll Cardiol,2019,73(20):2609-2635.

[6] LANG R M,BADANO L P,MOR-AVI V,et al. Recommendations for cardiac chamber quantification by echocardiography in adults:an update from the American Society of Echocardiography and the European Association of Cardiovascular Imaging [J]. J Am Soc Echocardiogr,2015,28(1):1-39.e14.

[7] ZOGHBI W A,ADAMS D,BONOW R O,et al. Recommendations for noninvasive evaluation of native valvular regurgitation:a report from the American Society of Echocardiography developed in collaboration with the Society for Cardiovascular Magnetic Resonance [J]. J Am Soc Echocardiogr,2017,30(4):303-371.

[8] NISHIMURA R A,VAHANIAN A,ELEID M F,et al. Mitral valve disease—current management and future challenges [J]. Lancet,2016,387(10025):1324-1334.

[9] VASSILEVA C M,MISHKEL G,MCNEELY C,et al. Long-term survival of patients undergoing mitral valve repair and replacement:a longitudinal analysis of Medicare fee-for-service beneficiaries [J]. Circulation,2013,127(18):1870-1876.

[10] GOLDSTEIN D,MOSKOWITZ A J,GELIJNS A C,et al. Two-year outcomes of surgical treatment of severe ischemic mitral

regurgitation [J]. N Engl J Med. 2016;374(4):344-353.

[11] CHAN K M,PUNJABI P P,FLATHER M,et al. Coronary artery bypass surgery with or without mitral valve annuloplasty in moderate functional ischemic mitral regurgitation:final results of the Randomized Ischemic Mitral Evaluation(RIME) trial [J]. Circulation,2012,126(21):2502-2510.

[12] FATTOUCH K,GUCCIONE F,SAMPOGNARO R,et al. POINT:Efficacy of adding mitral valve restrictive annuloplasty to coronary artery bypass grafting in patients with moderate ischemic mitral valve regurgitation:a randomized trial [J]. J Thorac Cardiovasc Surg,2009,138(2):278-285.

[13] MICHLER R E,SMITH P K,PARIDES M K,et al. Two-year outcomes of surgical treatment of moderate ischemic mitral regurgitation [J]. N Engl J Med,2016,374(20):1932-1941.

[14] FRANZEN O,VAN DER HEYDEN J,BALDUS S,et al. MitraClip® therapy in patients with end-stage systolic heart failure [J]. Eur J Heart Fail,2011,13(5):569-576.

[15] IUNG B,ARMOIRY X,VAHANIAN A,et al. Percutaneous repair or medical treatment for secondary mitral regurgitation:outcomes at 2 years [J]. Eur J Heart Fail,2019,21(12):1619-1627.

[16] LIM D S,REYNOLDS M R,FELDMAN T,et al. Improved functional status and quality of life in prohibitive surgical risk patients with degenerative mitral regurgitation after transcatheter mitral valve repair [J]. J Am Coll Cardiol,2014,64(2):182-192.

[17] MAISANO F,FRANZEN O,BALDUS S,et al. Percutaneous mitral valve interventions in the real world:early and 1-year results from the ACCESS-EU,a prospective,multicenter,nonrandomized post-approval study of the MitraClip therapy in Europe [J]. J Am Coll Cardiol,2013,62(12):1052-1061.

[18] MAURI L,FOSTER E,GLOWER D D,et al. 4-year results of a randomized controlled trial of percutaneous repair versus surgery for mitral regurgitation [J]. J Am Coll Cardiol,2013,62(4):317-328.

[19] HAHN R T. Transcatheter valve replacement and valve repair:review of procedures and intraprocedural echocardiographic imaging [J]. Circ Res,2016,119(2):341-356.

[20] BONOW R O,O' GARA P T,ADAMS D H,et al. 2019 AATS/ACC/SCAI/STS expert consensus systems of care document:operator and institutional recommendations and requirements for transcatheter mitral valve intervention:a joint report of the American Association for Thoracic Surgery,the American College of Cardiology,the Society for Cardiovascular Angiography and Interventions,and the Society of Thoracic Surgeons [J]. J Am Coll Cardiol,2020,76(1):96-117.

主动脉瓣反流 TAVR 治疗的适应证评价

经导管主动脉瓣置换术(transcatheter aortic valve replacement,TAVR)已经成为重度主动脉瓣狭窄(aortic stenosis,AS)的一线治疗手段。目前国内已有超过 200 家医院累计开展了超过 5 000 例的 TAVR 手术。随着各个医院经验的不断增加,越来越多的术者开始尝试应用 TAVR 技术治疗原发主动脉瓣反流(native aortic valve regurgitation,NAVR)。实际上,在 TAVR 刚刚问世的那段时间里,NAVR 是 TAVR 手术的禁忌证之一,主要原因是当主动脉瓣瓣环没有钙化时,容易发生瓣膜移位;另一个原因是,NAVR 常常会导致瓣环显著扩大以及升主动脉扩张,超出 TAVR 瓣膜的尺寸范围,因此,外科主动脉瓣置换(surgical aortic valve replacement,SAVR)可能是更好的选择。但来自欧洲的研究提示,左室射血分数(left ventricular ejection fractions,LVEF)在 30%~50% 的重度 NAVR 患者只有 1/5 接受了 SAVR 治疗,而 LVEF<30% 的患者只有不到 5% 会接受 SAVR 治疗,如果不能及时得到手术治疗,重度 NAVR 患者年死亡率可达 20%,因此急需一种创伤小的手术方法来救治这些患者。

到目前为止,关于 TAVR 应用于 NAVR 治疗的研究相对于较少,且多为非随机对照的观察性研究。这些研究显示,TAVR 应用于 NAVR 患者治疗是可行的。随着器械的升级换代,二代 TAVR 器械与一代器械相比在治疗 NAVR 效果方面有了更大的进步,此外,随着 NAVR 专用 TAVR 器械的出现,更多的 NAVR 患者得到了有效的治疗。

一、NAVR 的分期及自然历程

NAVR 的分期在制定治疗策略时非常重要。根据患者的瓣膜解剖、血流动力学指标、心功能以及患者的症状,可将 NAVR 分为危险期(stage A)、进展期(stage B)、严重无症状期(stage C)以及有症状期(stage D)。中重度 NAVR 患者如果没有症状、无心功能不全以及左室扩张的话,可以较好地存活数年。这些患者每年接受手术治疗的比例大概为 4%,绝大部分(90%)患者都会在诊断后 3 年内无症状存活,甚至有 75% 患者会无症状存活至 7 年。中到重度 NAVR 患者 5 年及 10 年生存率分别为 75% 和 50%。但 NAVR 患者一旦出现症状及左心功能不全,每年死亡率大约在 25%。一旦出现症状,如果不及时手术治疗,患者心功能会迅速恶化。如果出现心绞痛,4 年内死亡概率较大;如果出现心力衰竭,则 2 年内死亡概率较大。患者亦可以发生猝死,病因多为原发或继发于心肌缺血的室性心律失常。

二、TAVR 治疗重度 NAVR 面临的挑战

1. **患者自身状态带来的挑战** 重度 NAVR 的患者往往病程较长,因为长期心脏处于负荷加重状态,很多患者合并充血性心力衰竭。此外,与 AS 患者相比,NAVR 的患者往往年龄较轻。严重的肺高压以及较差的状态使得 NAVR 的患者更加脆弱,病情更复杂。

2. **主动脉根部解剖带来的挑战** 第一代 TAVR 瓣膜设计的理念是瓣架可以和狭窄瓣膜的钙化互相锚定并封住瓣周漏。而 NAVR 的患者往往同时合并主动脉根部扩张,很多患者瓣环的尺寸超过了 28mm,同时因为没有钙化的结构,TAVR 瓣膜的瓣架很难锚定。如果

选择尺寸较大的瓣膜，虽然可以减少瓣周漏和瓣膜移位，但有可能带来瓣环破裂风险。

3. **瓣膜选择的挑战** 目前，我国各中心关于 NAVR 的 TAVR 经验更多地集中在一代自膨胀瓣膜及 J-Valve 上。以一代自膨胀瓣膜为例，由于瓣膜锚定能力较低，因此有时瓣中瓣无法避免，起搏器比例也较高。球扩瓣膜近期也在国内上市，相关经验也会逐步积累，为瓣膜介入医生带来更多的选择。二代可回收的自膨胀瓣膜有望近期内在我国上市，会给 NAVR 治疗带来更有力的武器。

三、TAVR 对重度 NAVR 治疗效果的循证证据

1. **TAVR 瓣膜在 NAVR 的总体表现** 目前大多数关于 TAVR 瓣膜应用于 NAVR 的研究例数均在 10~100 例。早期更多的患者接受的是一代 TAVR 瓣膜（CoreValve、Spaien XT、Venus-A、Vitaflow 等）。近年来，接受二代 TAVR 瓣膜（J-Valve、JenaValve、Acurate TA、DirectFlow、Evolut R、Lotus、Engager、Portico、Sapien 3）的 NAVR 患者逐渐增多。这些手术的入路包括经股动脉、经锁骨下动脉、经颈动脉以及经心尖途径。相当一部分患者（11%）因为第一个瓣膜移位而需要接受瓣中瓣治疗。整体的手术成功率为 89.9%，严重出血的发生率为 6.4%，30 天全因死亡率为 10.4%，心肌梗死及急性肾损伤的发生率分别为 0.1% 和 6.6%，卒中发生率为 2.2%，永久起搏器植入率为 10.7%，术中外科干预比率为 1.5%。总体来讲，TAVR 治疗重度 NAVR 的效果是理想的，但仍有很大的提高空间。

2. **一代 TAVR 瓣膜** 与二代 TAVR 瓣膜相比，一代瓣膜治疗重度 NAVR 的疗效要略逊一筹。30 天的死亡率可达 15.6%，总体手术成功率仅为 68.4%，卒中的发生率为 2.3%，起搏器植入率为 13.5%，严重出血发生率为 12.4%，急性肾损伤的发生率为 8.4%，术中需要外科干预的比率为 2.6%，心肌梗死发生率为 0.5%。此外，一代瓣膜与二代相比，中度以上瓣周漏的比例也是偏高的。

3. **二代 TAVR 瓣膜** 与一代 TAVR 瓣膜相比，二代 TAVR 瓣膜的瓣架长度更大，输送系统更加先进，径向支撑力得到了进一步优化，并且具备了可回收功能。因此，二代瓣膜治疗重度 NAVR 的疗效有了明显改善。30 天的死亡率为 7.1%，总体手术成功率提高至 92.9%，卒中的发生率为 2.5%，起搏器植入率仅为 6.3%，严重出血发生率为 5.1%，急性肾损伤的发生率为 7.1%，术中需要外科干预的比率为 1.9%，心肌梗死发生率为 0.9%。

在二代瓣膜中，J-Valve 和 JenaValve 是两款有 NAVR 适应证的 TAVR 瓣膜。这两款瓣膜与其他二代瓣膜相比，手术成功率更高，总体手术成功率为 93.0%，体现了“NAVR 专用瓣膜”的优势。30 天的死亡率为 9.1%，卒中的发生率为 2.8%，严重出血发生率为 3.0%。如果把这两款瓣膜排除，其余二代 TAVR 瓣膜治疗 NAVR 的效果如下：总体手术成功率为 83.6%，30 天的死亡率为 5.9%，卒中的发生率为 2.6%，严重出血发生率为 8.0%。但 J-Valve 和 JenaValve 这两款瓣膜的不足之处是它们必须经心尖途径才能完成置入，因此可能会对患者的预后产生影响，因此还有进一步改进提升的空间。目前，经股动脉的 NAVR 专用瓣膜正在研制中。

综上所述，根据目前的循证证据，TAVR 用于重度 NAVR 的治疗是可行、安全的，总体手术成功率可以在 90% 以上。但一代 TAVR 瓣膜的术后 30 天死亡率以及并发症发生率相对较高。有 NAVR 适应证的 TAVR 瓣膜手术成功率较高。

四、TAVR 治疗重度 NAVR 适应证的思考

建议在决定 NAVR 是否应该接受 TAVR 治疗时应考虑以下因素：

1. **年龄** 一般来讲,接受 TAVR 治疗的 NAVR 患者年龄要比 AS 患者年龄更轻,但考虑到 TAVR 瓣膜的寿命,应该严格控制接受 TAVR 治疗的 NAVR 患者年龄。此外,年轻患者植入永久起搏器所带来的弊端也应该在制定手术策略时认真评价。患者未来冠心病患病风险也是重要的参考因素,因为一旦应用瓣中瓣技术,未来接受冠状动脉内介入治疗的成功率会非常低。基于以上因素,建议除其他原因无法接受外科手术,应将患者的年龄控制在 70 岁以上。

2. **心功能** NAVR 患者心功能会随着疾病进展而逐渐降低。LVEF 越低,手术风险越大。虽然外科手术治疗 LVEF 减低的 NAVR 患者疗效很好,但实际上能够接受外科手术的患者还是少数。潜在接受 TAVR 治疗的 NAVR 患者数量很可观。LVEF 如果没有明显降低,说明患者可暂时耐受反流,可以考虑延期 TAVR 手术。一旦出现 LVEF 降低,应该尽早进行 TAVR 手术。而对于 LVEF 极低的患者,在充分评估 TAVR 风险后,可以考虑在血流动力学支持下(如体外膜肺氧合等)进行手术。

3. **主动脉根部解剖结构** 目前尚没有统一的适用于 TAVR 的 NAVR 主动脉根部解剖标准。在术前的 CT 评估中,无论是瓣环尺寸、冠状窦尺寸、冠状动脉高度、窦管结合部尺寸及高度,以及升主动脉扩张程度都是判断是否具备 TAVR 适应证的关键指标。对于 AS,血流的力量主要是从心室向升主动脉,而对于 NAVR,反流导致血液由升主动脉向心室回流,这一力量可以使 TAVR 瓣膜向心室侧移位,导致瓣膜放置过深,从而产生严重瓣周漏。此外,因为缺乏钙化的锚定,瓣膜也很容易脱落至升主动脉。这些都是术前 CT 评估认真考虑的问题。一定要结合整个主动脉根部解剖来决定患者是否具有 TAVR 手术适应证。

4. **二叶式主动脉瓣** 在 TAVR 发展早期,二叶式主动脉瓣(bicuspid aortic valve,BAV)是禁忌证之一。随着器械的进步及经验的积累,BAV 患者越来越多地接受了 TAVR 治疗。而对于 NAVR 的 BAV 患者,应该慎重选择 TAVR 手术适应证,尤其是在应用 J-Valve 等瓣膜时,因为定位件是按照三叶瓣瓣膜设计的,因此在行 BAV 患者 TAVR 手术时,会导致瓣膜定位偏差,从而影响手术效果。

5. **外科手术风险** 虽然对于 AS 患者,TAVR 适应证已经扩展到低危患者,但对于 NAVR 而言,相关的循证证据依然很少。因此,对于低危的 NAVR 患者,外科手术应该还是首选的治疗手段。对于外科手术高危患者,在充分评估手术风险及获益可能性后,可以考虑接受 TAVR 手术治疗。对于中危患者,应该充分和患者及家属沟通,并进行详细的术前评估,再决定是否行 TAVR 手术。

6. **术者经验** 在 NAVR 患者中进行 TAVR 手术治疗,对于术者的操作、经验及团队的配合能力都是很大的挑战,因此不建议 TAVR 初学者实施手术。建议术者在积累了一定 AS 患者的 TAVR 经验后再尝试此类手术。对于高危患者,一定提前制定紧急预案,比如体外膜肺氧合等抢救设施的准备、外科备台等。

总之,相对于 AS,TAVR 应用于 NAVR 手术的难度非常高,最主要的原因是主动脉瓣关闭不全的患者往往无钙化、瓣环偏大,瓣膜植入后的锚定力不够,容易发生瓣膜移位。随着技术的改进和新一代瓣膜系统的研发,TAVR 应用于 NAVR 的研究一定会逐渐增多,会有越来越多的 NAVR 患者接受此种治疗。

(徐凯)

参考文献

[1] Joint Task Force on the Management of Valvular Heart Disease of the European Society Of Cardiology (ESC), European Association for Cardio-Thoracic Surgery (EACTS), VAHANIAN A, et al. Guidelines on the management of valvular heart disease (version 2012) [J]. Eur Heart J, 2012, 33 (19): 2451-2496.

[2] IUNG B, BARON G, BUTCHART E G, et al. A prospective survey of patients with valvular heart disease in Europe: The euro heart survey on valvular heart disease [J]. Eur Heart J, 2003, 24 (13): 1231-1243.

[3] AKINSEYE O A, PATHAK A, IBEBUOGU U N. Aortic valve regurgitation: A comprehensive review [J]. Curr Probl Cardiol, 2018, 43 (8): 315-334.

[4] WERNLY B, EDER S, NAVARESE E P, et al. Transcatheter aortic valve replacement for pure aortic valve regurgitation: "on-label" versus "off-label" use of TAVR devices [J]. Clin Res Cardiol, 2019, 108 (8): 921-930.

[5] SAWAYA F J, DEUTSCH M A, SEIFFERT M, et al. Safety and efficacy of transcatheter aortic valve replacement in the treatment of pure aortic regurgitation in native valves and failing surgical bioprostheses: Results from an international registry study [J]. JACC Cardiovasc Interv, 2017, 10 (10): 1048-1056.

[6] NISHIMURA R A, OTTO C M, BONOW R O, et al. 2014 AHA/ACC Guideline for the management of patients with valvular heart disease: A report of the American College of Cardiology/American Heart Association Task Force on Practice Guidelines [J]. Circulation, 2014, 129 (23): e521-e643.

[7] GAFOOR S, SHARMA R. TAVR for pure native aortic regurgitation and failing regurgitant surgical bioprostheses: Alternative indication or alternative fact? [J]. JACC Cardiovasc Interv, 2017, 10 (10): 1057-1059.

[8] LIU L, CHEN S, SHI J, et al. Transcatheter aortic valve replacement in aortic regurgitation [J]. Ann Thorac Surg, 2020.

[9] MACK M J, LEON M B, THOURANI V H, et al. Transcatheter aortic-valve replacement with a balloon-expandable valve in low-risk patients [J]. N Engl J Med, 2019, 380 (18): 1695-1705.

二尖瓣反流介入治疗研究进展

二尖瓣反流(mitral regurgitation,MR)是人群中和社区中发病率最高的心脏瓣膜病。MR的发病率随着年龄的增加而逐渐地增高,在75岁以上的人群中,其发病率高达1/10。中度到重度的MR与心力衰竭(简称心衰)密切相关,并且明显增加死亡率。既往由于左心室功能受损、高龄以及多种合并症,很多需要治疗的患者,没有机会接受二尖瓣手术治疗。经导管二尖瓣修复,如经导管MitraClip植入,作为一种微创介入的治疗方法,目前已经成为治疗原发性重度MR并且外科手术高危患者的常规治疗方法,在未来或许将成为治疗功能性二尖瓣反流(functional mitral regurgitation,FMR)的治疗手段。新兴的二尖瓣介入器械的研发,细心的患者挑选,精准的术前评估,使得MR的介入治疗的并发症更低,预后更佳。但是也有一些问题,目前仍悬而未决,比如FMR和左心室功能不全的因果关系是什么?对一个MR的患者来说,什么样的治疗方法才是最佳的治疗方法?还有经导管二尖瓣置换(transcatheter mitral valve repair,TMVR)术后远期心功能改善情况,以及无症状性的重度MR的介入治疗的时间窗,还包括目前MR介入治疗的常见并发症,包括二尖瓣的残余反流或复发,器械的移位,以及器械相关的栓塞,左心室流出道的梗阻以及瓣周瘘。在这种情况下我们回顾了经导管MR治疗的现况,以及最近发表的和正在进行的临床试验,罗列一些有代表性的介入器械,以及对未来经导管MR介入治疗做一个展望。

一、目前对FMR的介入治疗的观点和争议

FMR目前普遍认为是由缺血性或扩张型心肌病导致的二尖瓣瓣环的扩张以及左心室心肌重构导致的二尖瓣腱索被牵拉导致的二尖瓣关闭不全,而没有二尖瓣本身结构的损坏。相比原发性MR,FMR在医院及社区中也更为常见,特别是在患有严重的左心室心功能不全以及明显心肌重构的患者当中。FMR也是预后不良的一个重要的预测因子。既往的研究证明:外科手术治疗并不能降低FMR的患者未来心衰再住院率以及远期的死亡率。虽然一些研究表明,经导管治疗FMR可以缩小左心室的体积,并且改善不良预后,但这些研究的证据级别较低。因此在2019年之前,也就是在COAPT研究的3年结果,以及MITRA-FR研究的2年结果被报道之前,只有强化药物治疗以及心脏再同步化治疗,被推荐用于FMR的治疗。

COAPT和MITRA-FR是两个多中心随机对照配对的临床研究,这两个研究都旨在评估经导管的介入治疗在慢性心衰同时合并有重度FMR的患者当中的治疗疗效。他们的研究目标相似,但是他们的结果却截然相反。

COAPT研究在美国及加拿大进行,共纳入614例心衰合并中重度FMR的患者。这些患者被随机分到了实验组(MitraClip+药物治疗)以及单纯药物治疗组。2019年美国经导管心血管治疗(TCT)大会上报道的3年随访结果显示:经导管介入治疗FMR显著降低了患者的全因死亡率以及心衰的再住院率。

MITRA-FR研究在法国的37家中心进行,共纳入了304例心功能不全合并重度FMR

的患者。这些患者按照 1∶1 的比例分配到了实验组（MitraClip+ 药物治疗）以及单纯药物治疗组。2019 年欧洲心脏病学会（ESC）大会上报道的 2 年随访结果显示：实验组患者以及单纯药物治疗组患者在全因死亡率以及心衰再住院率上没有显著差别（64.2% *vs.* 68.6%）。

经过对比，这两个研究有一些差异被发现，其中最重要的是这两个研究的入组标准并不一致：相比于 MITRA-FR 研究，COAPT 研究的 MR 更严重［二尖瓣有效反流面积（EROA）：（41±15）mm^2 *vs.*（31±10）mm^2］，但左心室的体积小［左心室舒张末容积（LVEDV）：（101±34）ml/m^2 *vs.*（135±35）ml/m^2］。Grayburn 等首次提出一个量化 FMR 严重程度的新的框架体系，根据 EROA 和 LVEDV 的比值关系，可将 FMR 分为 3 个亚组：①严重的 FMR 且与左心室重构程度成比例；②严重的 FMR 但与左心室重构程度不成比例；③非严重的 FMR。依照这一体系，COAPT 研究和 MITRA-FR 研究纳入的患者将分属"不成比例"亚组和"成比例"亚组，在 COAPT 研究中 MR 是疾病的始发因素和转归的决定性因素，因而经导管二尖瓣修复治疗（transcatheter mitral valve repair，TMVr）可以逆转结局，而 MITRA-FR 研究中，FMR 完全是心肌重构的继发性改变，由于严重的心肌重构才是疾病转归的核心因素，因而针对瓣膜层面的治疗无法改变临床结局。

暂且不论该 FMR 评估体系的科学性、严谨性以及普适性，至少可以一窥未来 FMR 的治疗首先是建立在 FMR 的进一步细分上。换句话说，对于"FMR 患者能否通过介入治疗获益"这个曾经困扰临床决策的难题，在 COAPT 和 MITRA-FR 临床试验结果被报道之后，进展到"哪些 FMR 患者可以真正地从介入治疗中获益"，在这个思路的引导下，未来 FMR 的介入治疗之路开始逐渐清晰明朗。

二、MR 介入治疗器械及临床试验相关进展

（一）MitraClip 系统

MitraClip 系统是目前最成熟的二尖瓣缘对缘修复技术，也是目前唯一获得美国食品药品监督管理局（FDA）批准用于退行性二尖瓣反流（DMR）及 FMR 的介入器械。在欧美国家，MitraClip 植入已经成为治疗 MR 的常规手术，截至目前 MitraClip 植入在全球范围内已经完成 10 万例，无论是临床试验还是真实世界研究中的长期疗效均不逊色于外科手术。然而，其术后较高的残余分流发生率、复杂的手术操作及较长的学习曲线也一直被诟病，MitraClip 也在不断改进：MitraClip 的第三代 MitraClip XTR 相比于其第二代产品 MitraClip NTR 具有更长的夹臂（延长 3mm），其输送系统的可操作性也更强，并支持单个夹臂的控制。目前 MitraClip 已经迭代升级至第四代（MitraClip G4），为了进一步增加夹合面积并降低术后残余反流发生率，在 MitraClip G4 设计方面，夹合器尺寸除了进一步加长，还增加了宽度（宽度增加 50%）。不过其性能还有待大规模的临床应用进一步验证。

MitraClip G4 的设计灵感或来源于植入第二枚 MitraClip 或另一种缘对缘修复介入器械 PASCAL 作为一种补救性的手段治疗 MR 的复发，那么在 MitraClip G4 尚未商用的情况下，常规植入 2 枚 MitraClip 是否会有效地降低术后 MR 的复发概率呢？ 2019 年报道的德国 TRAMI 研究并不支持该结论：该研究共纳入 803 例患者，分为单枚夹子植入组（461 例）和双枚夹子植入组（312 例），结果显示两组患者术后中度及以上 MR 的比例并无明显差别（P=0.81），1 年随访结果显示两组的死亡率和心功能改善也无差别，而且植入 2 枚夹子的患者发生脑血管事件的概率更高（P=0.02）。

由于缘对缘修复并不能直接缩小二尖瓣瓣环，早在外科治疗时期就发现对于合并二尖

瓣瓣环明显扩张的患者，单纯缘对缘修复术后 MR 复发的概率较高，而配合瓣环成形术术后 MR 复发的概率就明显减少；同理，经导管缘对缘修复可以配合经皮二尖瓣成形器械如 Cardioband 作为 MR 复发的治疗或者直接术中进行两者联合一站式治疗，可以明显减少 MR 复发。事实上，对于复杂病理机制的 MR，针对性地选择不同术式联合治疗 MR，也是 MR 介入治疗未来发展的一种发展趋势，不光是经导管缘对缘修复联合瓣环成形，还可以 TMVr 多种其他术式的组合。对于 MR 反流束在二尖瓣瓣叶 A1、P1/A3、P3 位置的患者甚至可以应用 MitraClip 联合 Amplatzer 封堵器进行治疗，即在 MitraClip 植入后的两个不对等的瓣孔的小孔中植入一个 Amplatzer Vascular Plug Ⅱ进行封堵，从而有效地缩小二尖瓣瓣口面积。需要注意的是，联合治疗的术式并非越多越好，需要平衡联合术式增加的手术时间和额外的操作风险；另一方面，经济因素也需要被考虑到，就目前所知，除了经心尖二尖瓣修复系统 MitralStitch 可以完成经心尖腱索修复和缘对缘修复两种术式，其他系统均只能完成一种 TMVr 术式。

在以 MitraClip 为代表的经导管缘对缘治疗适应证方面，二尖瓣瓣叶裂导致的原发性 MR 曾经是经导管缘对缘修复的相对禁忌。2019 年 Cheng 等报道了在裂开的二尖瓣瓣叶两边分别植入 1 枚 MitraClip 治疗瓣叶裂导致的 MR 的可行性，同年 Sugiura 也报道了使用另一种缘对缘介入修复器械 PASCAL 治疗二尖瓣瓣叶裂导致的原发性 MR 成功的案例，这些研究结果均积极地拓展了 TMVr 治疗原发性 MR 的适应证。

（二）PASCAL 系统

PASCAL 系统是另一种缘对缘介入修复器械，其设计与 MitraClip 颇有几分相似，其研发旨在解决 MitraClip 系统存在的一些不足，如减少 MR 复发和加强操控性能，包括支持单夹臂控制（MitraClip 第三代才支持）。2017 年报道了 FIM 研究，初步证实了其可行性；2019 年报道了小规模的真实世界研究，研究共纳入 18 例患者，包括 DMR 2 例、FMR 6 例、混合型 MR 10 例。手术结果显示，4 例患者使用到 PASCAL 单夹臂夹合瓣叶功能，仅 1 例患者进行了 2 次植入，手术时间中位数为 79 分钟，术中平均透视时间为（22.4 ± 9.3）分钟，所有患者术后 MR≤2+，出院前所有患者纽约心功能分级均为Ⅱ级。

目前 PASCAL 数据资料有限，尚不足以对比 MitraClip 和 PASCAL 系统之间的优劣，未来期待更大规模、更长随访周期的研究数据。

（三）ValveClamp 系统

ValveClamp 系统是复旦大学附属中山医院葛均波院士、周达新教授团队联合捍宇医疗器械自主研发的经心尖二尖瓣缘对缘修复器械，其设计理念和 MitraClip 以及 PASCAL 有显著差别。通过配对的 V 型的夹臂垂直运动进行夹合，ValveClamp 可以提供更大的瓣叶捕获面积，更轻松地捕获二尖瓣瓣叶。手术通过经心尖入路，避免了经股静脉穿房间隔等复杂的操作；跨瓣器的设计可以有效地避免二尖瓣腱索的缠绕，并且整个瓣叶夹合过程在术中经食管超声心动图的引导下可以非常直观地控制，不需 X 线透视且学习曲线明显缩短。

2019 年潘文志等发表了 ValveClamp 的 FIM 研究结果，共纳入 12 例 DMR 患者，手术成功率 100%，所有患者均只植入 1 枚夹子，手术时间平均为（82.3 ± 27.6）分钟，其中心脏超声引导下导管操作耗时平均为（26.8 ± 10.3）分钟，术后 90 天随访，无死亡、手术相关并发症及再次介入，11 例患者 MR≤1+，1 例患者 MR 为 2+。目前，ValveClamp 正在复旦大学附属中山医院，中国医学科学院阜外医院，首都医科大学附属北京安贞医院，北京大学第一医院，中国人民解放军总医院，浙江大学医学院附属第二医院，四川大学华西医院，武汉亚洲心血管病医院，华中科技大学同济医学院附属协和医院，广东省人民医院，空军军医大学西京医院等国内多家中心开展上市前临床研究（NCT03869164）。

（四）MitralStitch 系统

MitralStitch 系统是另一款中国原创性的二尖瓣治疗器械，由德晋医疗联合中国医学科学院阜外医院和首都医科大学附属北京安贞医院共同研发。其基于外科原理，以微创的方式实现了外科二尖瓣人工腱索重建术和缘对缘手术。该系统目前正在国内多中心开展临床试验。由于可以同时开展两种瓣膜修复术式，对于某些合并多种 MR 机制的患者，或可为最佳选择。

三、MiCardia EnCorSQ

经导管瓣环成形，根据器械是否直接作用于二尖瓣瓣环，分为间接瓣环成形（通过冠状静脉进行瓣环成形）和直接瓣环成形。目前，无论是直接还是间接瓣环成形，均面临着一个困扰，就是没有一个基于循证医学的可量化的瓣环成形尺寸，所有的术者都是主观地根据自己的经验进行瓣环成形。此外，对于 FMR 合并左心功能不全的患者，积极的二尖瓣瓣环成形虽然残余 MR 会更少，但是会造成左心室后负荷短期内徒增，从而加重心衰，而可调节的瓣环成形器械或可以解决这些难题。MiCardia EnCorSQ 动态瓣环成形系统的设计初衷就是在瓣环成形系统完成植入之后，还可以通过介入方式对植入的二尖瓣成形环的尺寸进行调节，近期已由 Andreas 等在维也纳大学医院完成首例植入。未来或可通过这一器械进一步探索瓣环尺寸与患者实时心功能指标（而非 MR 严重程度指标）、远期预后之间的最佳动态比例，并在未来成为 FMR 介入治疗的重要组成。

四、经导管二尖瓣置换（TMVR）

二尖瓣和主动脉瓣在解剖上具有本质的差别，二尖瓣没有实质上的瓣环可以供人工瓣膜进行固定，直到 2012 年才开始尝试在外科生物瓣膜衰败、外科二尖瓣成形术后或二尖瓣瓣环重度钙化等特殊的 MR 患者，进行瓣中瓣或环中瓣 TMVR。近年来，随着对二尖瓣解剖结构的理解加深，数十种适用于普通 MR 患者的瓣膜被设计研发，它们或通过增大与左心房的接触面积，或采用收腰设计的瓣膜支架，或通过特殊的固定装置等，这些瓣膜至少具备一种机制，而往往同时采用几种不同机制进行固定。也有一些特例，如 2019 年报道 FIM 研究的 AltaValve 瓣膜系统采用了特立独行的球型支架设计，整个支架紧贴心房壁固定，瓣膜附着在支架底部二尖瓣口，如此还可以避免左心室流出道梗阻这一 TMVR 常见并且严重的并发症，但是这种瓣膜支架设计阻碍了心房的收缩运动，是否会增加患者远期的心衰风险，有待进一步研究明确。2019 年报道 FIM 研究的还有 Sapien M3 瓣膜系统，Sapien M3 瓣膜采取了中筒型的瓣膜主体配合环形固定装置固定于自体二尖瓣瓣叶外围，FIM 研究 30 天结果显示无瓣膜移位、流出道梗阻以及血栓形成。Sapien M3 瓣膜和近年来新研发的一些二尖瓣瓣膜系统如 Cardiovalve、Cephea's、Cassion、Highlife、Evoque 等，均通过经股静脉 - 穿房间隔入路进行植入，相比经心尖入路对心脏损伤更小，这也是 TMVR 未来的一种发展方向。

2019 年，中国的 TMVR 也开始起步，复旦大学附属中山医院心外科王春生教授团队使用中国自主研发的二尖瓣介入瓣膜 Mi-thos 系统，完成了亚洲首例经心尖二尖瓣置换。

TMVR 的严重并发症，特别是左室流出道梗阻，一度阻碍了 TMVR 的发展，也让很多 MR 患者失去手术机会。近年来，在术前对左室流出道梗阻高危的患者进行提前干预，或采取特殊的 TMVR 术式被初步证实有效。

1. **室间隔酒精消融**（alcohol septal ablation，ASA） 最初用于梗阻性肥厚型心肌病的治疗，2017 年被报道 ASA 也可用于 TMVR 并发左室流出道梗阻的紧急补救措施。ASA 作为 TMVR 术前预防性措施的 FIM 研究结果在 2019 年被公布，该研究共纳入 30 例经过 CT 评估为左室流出道梗阻高风险的患者，在 TMVR 数周前进行预防性的 ASA。术后 30 天结果显示，2 例患者死于 ASA 相关并发症（1 例前降支完全闭塞，1 例术后并发恶性心律失常），4 例患者并发需植入永久起搏器的房室传导阻滞；ASA 术后患者左室流出道平均面积增加了 $111.2mm^2$，较术前基线值有统计学意义，只有 2 例术后左室流出道面积增加不够，其中 1 例最终转外科手术换瓣，另 1 例接受了 LAMPOON 术式 TMVR 。

2. **LAMPOON 术式** 是一种特殊的“瓣中瓣”术式，首先穿刺二尖瓣前叶并用球囊进行扩张，再将 TMVR 瓣膜植入二尖瓣前叶的穿刺孔内，如此使得 TMVR 瓣膜植入区域远离左室流出道，从而降低并发左室流出道梗阻的风险，其 FIM 研究于 2017 年被报道，初步验证可用于二尖瓣外科生物瓣术后或瓣环成形术后或二尖瓣瓣环重度钙化的患者。2019 年 Jaffar 等报道了 LAMPOON 术式小规模的临床研究，初步证实了其亦可适用于自体二尖瓣瓣膜，且短期安全性良好。

五、总　　结

2019 年是 MR 介入治疗可圈可点的一年，无论是从广度上 MR 器械的研发，还是深度上对疾病机制的探索，都有很多实质性的进展。新型器械的研发覆盖更多 MR 的发病机制，针对不同发病机制的器械，也朝着更安全、更有效、更便捷的方向发展；同时 MR 的治疗器械也不再都是进口器械，国产器械的研发让中国大陆成为二尖瓣介入治疗的新阵地，相信在不久的未来，在这片广阔的新阵地上的丰硕成果，将对二尖瓣治疗经验的丰富、治疗技术的成熟做出积极的贡献。另外，对 FMR 的介入治疗指征的探讨推动了 FMR 这一大类疾病进一步细分，未来 FMR 的患者或可接受针对性的管理和治疗，获得最佳的治疗疗效。

（龙愉良　潘文志　周达新）

参 考 文 献

[1] RUBIN J, AGGARWAL S R, SWETT K R, et al. Burden of valvular heart diseases in Hispanic/Latino individuals in the United States: The echocardiographic study of Latinos [J]. Mayo Clin Proc, 2019, 94(8): 1488-1498.

[2] DZIADZKO V, CLAVEL M A, DZIADZKO M, et al. Outcome and undertreatment of mitral regurgitation: A community cohort study [J]. Lancet, 2018, 391(10124): 960-969.

[3] MEMBERS W G, MOZAFFARIAN D, BENJAMIN E J, et al. Heart disease and stroke statistics-2016 update: A report from the American Heart Association [J]. Circulation, 2016, 133(4): e38.

[4] DZIADZKO V, DZIADZKO M, MEDINA-INOJOSA J R, et al. Causes and mechanisms of isolated mitral regurgitation in the community: clinical context and outcome [J]. Eur Heart J, 2019, 40(27): 2194-2202.

[5] MIRABEL M, IUNG B, BARON G, et al. What are the characteristics of patients with severe, symptomatic, mitral regurgitation who are denied surgery? [J]. Eur Heart J, 2007, 28(11): 1358-1365.

[6] BAUMGARTNER H, FALK V, BAX J J, et al. 2017 ESC/EACTS Guidelines for the management of valvular heart disease [J]. Rev Esp Cardiol (Engl Ed), 2018, 71(2): 110.

[7] NISHIMURA R A, OTTO C M, BONOW R O, et al. 2017 AHA/ACC focused update of the 2014 AHA/ACC Guideline for the management of patients with valvular heart disease: A report of the American College of Cardiology/American Heart

Association task force on clinical practice guidelines [J]. J Am Coll Cardiol, 2017, 70(2): 252-289.

[8] GRAYBURN P A, SANNINO A, PACKER M. Proportionate and disproportionate functional mitral regurgitation: A new conceptual framework that reconciles the results of the MITRA-FR and COAPT trials [J]. JACC Cardiovasc Imaging, 2019, 12(2): 353-362.

[9] CRESTANELLO J A, OH J K, SCHAFF H V. Transcatheter mitral-valve repair in patients with heart failure [J]. N Engl J Med, 2019, 380(20): 1978.

[10] MESSIKA-ZEITOUN D, NICKENIG G, LATIB A, et al. Transcatheter mitral valve repair for functional mitral regurgitation using the Cardioband system: 1 year outcomes [J]. Eur Heart J, 2019, 40(5): 466-472.

[11] PRAZ F, SPARGIAS K, CHRISSOHERIS M, et al. Compassionate use of the PASCAL transcatheter mitral valve repair system for patients with severe mitral regurgitation: a multicentre, prospective, observational, first-in-man study [J]. Lancet, 2017, 390(10096): 773-780.

[12] PAN W, ZHOU D, WU Y, et al. First-in-human results of a novel user-friendly transcatheter edge-to-edge mitral valve repair device [J]. JACC Cardiovasc Interv, 2019, 12(23): 2441-2443.

[13] FLINT N, RASCHPICHLER M, RADER F, et al. Asymptomatic degenerative mitral regurgitation: A review [J]. JAMA Cardiol, 2020. [Online ahead of print]

[14] IUNG B, DELGADO V, ROSENHEK R, et al. Contemporary presentation and management of valvular heart disease: The EURObservational Research Programme Valvular Heart Disease Ⅱ Survey [J]. Circulation, 2019. [Online ahead of print]

[15] TAMARGO M, OBOKATA M, REDDY Y N, et al. Functional mitral regurgitation and left atrial myopathy in heart failure with preserved ejection fraction [J]. Eur J Heart Fail, 2020, 22(3): 489-498.

[16] CARABELLO B A. MitraClip and tertiary mitral regurgitation-mitral regurgitation gets curiouser and curiouser [J]. JAMA Cardiol, 2019, 14(4): 307-308.

[17] DELGADO V, AJMONE MARSAN N, BAX J J. Characterizing mitral regurgitation in a contemporary population: prognostic implications [J]. Eur Heart J, 2019, 40(27): 2203-2205.

[18] ANTOINE C, BENFARI G, MICHELENA H I, et al. Clinical outcome of degenerative mitral regurgitation: critical importance of echocardiographic quantitative assessment in routine practice [J]. Circulation, 2018, 138(13): 1317-1326.

[19] SANNINO A, SMITH R L 2nd, SCHIATTARELLA G G, et al. Survival and cardiovascular outcomes of patients with secondary mitral regurgitation: A systematic review and meta-analysis [J]. JAMA Cardiol, 2017, 2(10): 1130-1139.

[20] GOLIASCH G, BARTKO P E, PAVO N, et al. Refining the prognostic impact of functional mitral regurgitation in chronic heart failure [J]. Eur Heart J, 2018, 39(1): 39-46.

[21] ACKER M A, PARIDES M K, PERRAULT L P, et al. Mitral-valve repair versus replacement for severe ischemic mitral regurgitation [J]. N Engl J Med, 2014, 370(1): 23-32.

[22] AILAWADI G, LIM D S, MACK M J, et al. One-year outcomes after MitraClip for functional mitral regurgitation [J]. Circulation, 2019, 139(1): 37-47.

[23] STONE G W, LINDENFELD J, ABRAHAM W T, et al. Transcatheter mitral-valve repair in patients with heart failure [J]. N Engl J Med, 2018, 379(24): 2307-2318.

[24] OBADIA J F, MESSIKA-ZEITOUN D, LEURENT G, et al. Percutaneous repair or medical treatment for secondary mitral regurgitation [J]. N Engl J Med, 2018, 379(24): 2297-2306.

[25] IUNG B, ARMOIRY X, VAHANIAN A, et al. Percutaneous repair or medical treatment for secondary mitral regurgitation: outcomes at 2 years [J]. Eur J Heart Fail, 2019, 21(12): 1619-1627.

[26] MARQUETAND C, REIL J C, SAAD M, et al. Treatment of recurrent MR by MitraClip XTR in a patient with a PASCAL device [J]. JACC Cardiovasc Interv, 2019, 12(24): e219-e221.

[27] PULS M, HUENLICH M, BOEKSTEGERS P, et al. Implantation of one versus two MitraClips in the German TRAMI registry: Is more always better? [J]. Catheter Cardiovasc Interv, 2020, 96(3): E360-E368.

[28] BARTEL T, KHALIL M, TRAINA M, et al. Percutaneous mitral annuloplasty complements clip implantation in functional mitral regurgitation [J]. Eur Heart J, 2019, 40(31): 2584.

[29] BRAUN D, NABAUER M, MASSBERG S, et al. One-stop shop: Simultaneous direct mitral annuloplasty and percutaneous mitral edge-to-edge repair in a patient with severe mitral regurgitation [J]. Catheter Cardiovasc Interv, 2019, 93(5): E318-E319.

[30] RAPHAEL C E, MALOUF J F, MAOR E, et al. A hybrid technique for treatment of commissural primary mitral regurgitation [J]. Catheter Cardiovasc Interv, 2019, 93(4): 692-698.
[31] SUGIURA A, ÖZTÜRK C, SINNING J M, et al. Staged clasping with PASCAL device for mitral regurgitation with leaflet laceration [J]. EuroIntervention, 2020, 16(4): e303-e304.
[32] KRIECHBAUM S D, BOEDER N F, GAEDE L, et al. Mitral valve leaflet repair with the new PASCAL system: early real-world data from a German multicentre experience [J]. Clin Res Cardiol, 2020, 109(5): 549-559.
[33] PAN W, ZHOU D, WU Y, et al. First-in-human results of a novel user-friendly transcatheter edge-to-edge mitral valve repair device [J]. JACC Cardiovasc Interv, 2019, 12(23): 2441-2443.
[34] TOZZI P. The future of functional mitral regurgitation treatment [J]. Eur Heart J, 2019, 40(27): 2215-2217.
[35] NUNES FERREIRA-NETO A, DAGENAIS F, BERNIER M, et al. Transcatheter mitral valve replacement with a new supra-annular valve: First-in-human experience with the altavalve system [J]. JACC Cardiovasc Interv, 2019, 12(2): 208-209.
[36] WEBB J G, MURDOCH D J, BOONE R H, et al. Percutaneous transcatheter mitral valve replacement: First-in-human experience with a new transseptal system [J]. J Am Coll Cardiol, 2019, 73(11): 1239-1246.
[37] WANG D D, GUERRERO M, ENG M H, et al. Alcohol septal ablation to prevent left ventricular outflow tract obstruction during transcatheter mitral valve replacement: First-in-man study [J]. JACC Cardiovasc Interv, 2019, 12(13): 1268-1279.
[38] KHAN J M, BABALIAROS V C, GREENBAUM A B, et al. Anterior leaflet laceration to prevent ventricular outflow tract obstruction during transcatheter mitral valve replacement [J]. J Am Coll Cardiol, 2019, 73(20): 2521-2534.

三尖瓣关闭不全介入治疗研究进展

【摘要】 三尖瓣反流(tricuspid regurgitation,TR)仍然是心血管外科专业领域面临的较为棘手的心脏瓣膜病变,并以功能性 TR 为主,再次开胸手术风险较大。因三尖瓣病变患者基数庞大,TR 将长期作为瓣膜病领域的研究热点,临床对介入三尖瓣的需求也将与日俱增。本文就近年报道的 TR 介入治疗装置进行综述。

【关键词】 三尖瓣关闭不全;介入治疗

目前,三尖瓣反流(tricuspid regurgitation,TR)仍然是心血管外科专业领域面临的较为棘手的心脏瓣膜病变,在这其中主要为功能性 TR,而器质性 TR 少见。对于 TR 的外科治疗,一般首选三尖瓣成形术(tricuspid valvuloplasty,TVP),对于瓣叶无法修复的患者可行三尖瓣置换术(tricuspid valve replacement,TVR)。功能性 TR 往往是合并左心瓣膜术后发生的,据报道在美国估计约有 160 万功能性 TR 患者,我国目前尚缺乏相应统计数据。然而国内既往因风湿性心脏瓣膜病行左心瓣膜手术患者基数庞大,估计 20% 患者术后合并 TR。高龄、二次手术、长期右心功能不全导致的肝肾功能不全、凝血功能障碍、营养状态差等各种因素使这部分患者再次开胸手术风险极大。同时,因手术时机选择、手术技术、手术指针把控等因素的综合影响,使得传统三尖瓣手术死亡率、并发症居高不下。

三尖瓣人工瓣膜可分为生物瓣及机械瓣,一项荟萃分析结果证实二者在远期生存率、再次手术风险以及瓣膜假体衰败等方面无显著差异,但机械瓣血栓形成风险较高,因此三尖瓣置换倾向于选择生物瓣。近年来,随着二尖瓣病变介入治疗的蓬勃发展,TR 的介入治疗也随之兴起。随着临床对介入三尖瓣的需求与日俱增,生物瓣将显示更大的优势。

然而由于三尖瓣解剖结构及毗邻位置的特殊性,使得 TR 介入治疗面临诸多困难:①与二尖瓣瓣环相比,三尖瓣瓣环硬度及稳定性较差,因而支架瓣膜缺少硬着陆区,难以锚定;②功能性 TR 患者常合并三尖瓣瓣环扩大,三尖瓣瓣环与腔静脉系统入路角度较大,对入路及输送鞘管直径提出了更高的要求;③右心室室壁较薄,其内腱索丰富,心内操作难度增加;④三尖瓣缺乏放射定位标记、定位困难,且其毗邻右冠状动脉以及心脏传导束,术中毗邻结构损伤导致的并发症风险较高。目前虽然出现了多种 TR 介入治疗装置,但整体而言均处于初步探索阶段。现有的功能性 TR 介入治疗装置可分为瓣膜成形、非原位瓣膜置换以及原位瓣膜置换 3 种类型,从作用原理上可以分为缩小瓣环(Cardioband、Trialign、TriCinch)、改善瓣叶对合(Mitraclip、FORMA、PASCAL)、减少腔静脉系统反流(Tricvalve、Sapien、Tricento)以及瓣膜置换(Navigate、Sapien、Lux-Valve)4 种。介入三尖瓣手术均采用经颈静脉、股静脉或右心房入路。本文就近年报道的 TR 介入治疗装置做一综述。

一、三尖瓣介入成形系统

1. Trialign 系统 Trialign 系统(Mitralign)是经颈静脉入路缝合式三尖瓣瓣环成形装置。该系统通过于三尖瓣前后瓣叶交界和隔后瓣叶交界的瓣环处植入缝合垫片,通过专用闭合装置收紧垫片使三尖瓣呈二瓣化，从而缩短三尖瓣瓣环，起到减小瓣口面积以及 TR 的作用。Schofer 等于 2015 年首次报道应用 Trialign 系统治疗功能性 TR 患者并获得成功。Hahn 等报道使用 Trialign 系统的 SCOUT 临床研究结果，该研究纳入 15 例中重度功能性 TR 的患者，30 天手术成功率为 80%，术后患者三尖瓣瓣环面积及 TR 有效反流口面积均显著降低，伴心功能改善。3 例患者因垫片崩开导致失败。Taramasso 等报道的一项多中心 TriValve 临床试验纳入了 18 例高危严重 TR 患者接受 Trialign 治疗，手术成功率为 69.2%，无 30 天内死亡。因此，Trialign 系统主要不足为手术成功率较低，目前缺乏其临床长期预后研究。

2. TriCinch 系统 TriCinch（4Tech Cardio）由不锈钢穿刺螺母、自膨胀镍钛合金支架和连接二者的涤纶条带组成，其原理参考外科 Kay 法 TVP 手术技术并采用经股静脉入路植入，通过张力牵拉缩小三尖瓣瓣环消除 TR。首先在三尖瓣前后叶交界处瓣环植入穿刺螺母并固定，通过向下腔静脉方向牵拉螺母以缩小三尖瓣隔瓣与后瓣瓣环，最后于下腔静脉释放镍钛合金支架以维持张力。该装置的优势在于保留了自体三尖瓣及瓣下结构，不影响三尖瓣后续治疗。Calen 等报道一例 77 岁女性患者，术中植入第一个 TriCinch 装置后，患者三尖瓣前隔瓣直径减小但仍伴重度 TR，因此在已植入的 TriCinch 装置前方再次植入第二个 TriCinch 装置，后 TR 显著改善。Taramasso 等报道的 TriValve 临床试验纳入了 14 例高危严重 TR 患者接受 TriCinch 治疗，手术成功率为 62.5%，无 30 天内死亡。整体而言，TriCinch 装置穿刺过程存在损伤右冠状动脉的风险，对术中影像学引导要求较高，TR 病变晚期合并下腔静脉过度扩张患者应用该技术可能受限。旨在探究 TriCinch 安全有效性的 PREVENT 临床研究目前正在进行。

3. Cardioband 系统 Cardioband（Edwards Lifesciences）是经股静脉入路局部瓣膜成形环系统，其原理为通过缩小三尖瓣瓣环减轻 TR。该装置的设计理念与外科成形环相似，其最初构想为经房间隔穿刺治疗功能性二尖瓣反流。三尖瓣 Cardioband 系统于 2017 年首次报道成功应用于 1 例 TR 患者，经股静脉输送 Cardioband 系统后，于心房侧的三尖瓣前、后叶瓣环处通过多个锚钉固定成形环，进而缩小三尖瓣瓣环减轻 TR。Nickenig 等报道了 TRI-REPAIR 临床研究的 6 个月随访结果，该研究纳入了 30 例功能性重度 TR 患者，手术成功率为 100%。术后 6 个月随访，3 例患者死亡，存活患者三尖瓣瓣环直径及有反流孔面积显著减小，但仍有 28% 患者合并重度以上 TR。值得注意的是，Cardioband 系统平均植入时间为 254 分钟，各有 3 例患者合并右冠损伤以及心律失常的并发症，其中 1 例患者锚钉刺入右冠并导致心包填塞，1 例患者需要永久起搏器治疗。Taramasso 等报道的 TriValve 临床试验纳入了 13 例 TriCinch 治疗患者，手术成功率为 57.1%，30 天内死亡率 7.6%。整体而言，Cardioband 系统操作过程较为复杂，损伤瓣周结构风险较高，另外在收缩锚钉装置时可能导致右冠急性变形，应该警惕可能存在的冠脉介入干预的风险。

4. MitraClip 系统 MitraClip（Abbott Vascular）为经股静脉三尖瓣瓣叶边对边缝合技术，其原理为提高三尖瓣瓣叶边缘之间的对合程度进而缓解收缩期 TR，目前在介入三尖瓣中该装置应用最为广泛。Nickenig 等纳入 64 例外科手术高风险 TR 患者接受 MitraClip 治疗，手术成功率为 97%，术后 91% 患者 TR 水平至少降低 1 级，但仍有 13% 患者术后 TR 为重度，患者院内死亡率 5%。Taramasso 等报道的 TriValve 临床试验纳入了 210 例 MitraClip 治疗患者，手术成功率为 70.4%，30 天内死亡率 2.8%。凭借其钳夹技术的优势，MitraClip 还被报道可用于治疗原发性 TR（腱索断裂）。然而，慢性 TR 患者常合并重度扩张的三尖瓣瓣环，瓣缘对合差，因此瓣膜钳夹位置确定为该技术的操作难点，并制约了其在 TR 介入治疗中的应用。

5. **FORMA 系统** FORMA(Edwards Lifesciences)系统的原理是在三尖瓣中央区放置间隔物来创造新的瓣叶接合面,增加收缩期三尖瓣瓣叶对合进而减少 TR。该系统的核心装置时圆柱形泡沫聚合物垫环,植入后其可横跨三尖瓣中央区,一端固定于右心室心尖部,另一端固定于锁骨下静脉。Campelo-Parada 等于 2015 年首次报道使用 FORMA 植入治疗 7 位重度 TR 病人,手术成功率 100%,TR 水平显著下降伴心功能改善,术后 30 天随访心脏超声提示所有患者 TR 水平均为中度。加拿大和瑞士的一项多中心临床试验纳入 18 例患者,手术成功率为 89%,手术失败的原位为右心室穿孔以及装置脱位,1 年随访结果显示 FORMA 植入改善了患者 TR 的同时伴随右室容积减小。Asmarats 等报道了评估了 FORMA 系统的长期临床效果,该研究纳入了 19 例患者,手术植入成功率为 89%,30 天死亡率为 0%,术后随访时间中位数为 32 个月,全因死亡率为 24.0%,随访过程中各有 1 例患者出现肺栓塞以及器械相关血栓形成,67% 的患者末次随访时 TR 仍维持于低于重度水平。整体而言,FORMA 系统缺陷在于远端固定移位以及瓣环穿孔,出血及血栓形成风险较高,且只使用于中央型 TR,其长期临床结果需要进一步随访评估。

6. **Pascal 系统** PASCAL(Edwards Lifesciences)该系统是将 Forma 和 MitraClilp 的设计理念结合起来的装置,通过股静脉送入瓣叶夹闭器,通过夹闭三尖瓣瓣叶实现二瓣化纠正 TR,并可于三尖瓣中心植入垫环增大三尖瓣接合面。2018 年,Fam 等报道了首例应用 Pascal 经导管三尖瓣修补系统治疗 TR 的病例。2019 年 Fam 等报道了 PASCAL 多中心救治性临床试验结果,共纳入 28 例研究对象,手术成功率为 86%,平均每位患者植入 1.4 个瓣叶夹闭器,30 天死亡率为 7.1%,85% 的患者 TR 降低至中度及以下,此外有 2 例发生夹闭器脱落但采用保守治疗。PASCAL 相对 MiltraClip 优势是其夹闭器尺寸更大,但多数患者需植入多个夹闭器才能满足需求。

二、三尖瓣非原位介入瓣膜置换装置（异位腔静脉瓣膜植入）

1. **TricValve** TricValve(GmbH)是一种腔静脉系统自膨胀牛心包生物瓣,其原理为通过在腔静脉系统植入人工瓣膜阻止右心室收缩期血液通过腔静脉系统反流至体循环,从而缓解患者体循环淤血症状。从本质上说,该系统不涉及 TR 病变本身的治疗。下腔静脉内生物瓣定位于膈肌上方,以避免腹部脉管系统收缩期血液回流和肝静脉闭塞。上腔静脉瓣膜定位于漏斗形支架上,以适应上腔静脉 - 心房流入部位的着陆区。Lauten 等于 2011 年报道了首例接受 TricValve 治疗的重度 TR 患者,其在接受下腔静脉瓣膜植入后下腔静脉压力较植入前明显下降。术后腔静脉压显著降低,右心衰竭症状缓解,1 年后随访患者心功能、生活质量显著改善。然而到目前为止接受 TricValve 治疗的 5 名病人术后随访期间死亡率高达 80%,其临床效果需要进一步评估。

2. **Tricento** Tricento(New Valve Technology)是一种经股静脉植入的腔静脉自膨式猪心包瓣膜,其结构包括一个锚定在上下腔静脉的覆膜支架以及位于右心房位置的二叶瓣开口。Toggweiler 等于 2018 年报道了首例接受 Tricento 植入的重度 TR 患者,目前报道 Tricento 植入患者 4 例,均植入成功,但 2 例植入后 3 月再次出现严重右心衰竭表现,分析表明较软的支架强度以及植入后导致的右心房心室化导致了严重的支架收缩期缩窄,最终导致上下腔静脉压力增高并出现临床右心衰竭表现。这些结果说明,此装置仍需进一步改进。

3. **SAPIEN 3/SAPIEN XT** Sapien 3/Sapien XT(Edwards Lifesciences)是设计用于治疗

主动脉瓣狭窄的球扩牛心包生物瓣。Laule 等于 2013 年首次报道将其通过右侧股静脉置管植入腔静脉系统治疗 TR，首先在拟定瓣膜释放区域释放 1 枚裸支架以提供 Sapien/Sapien XT 球扩瓣的锚定区，随后在锚定区内释放人工瓣膜。目前共有 10 例患者接受了此类治疗，但其中 9 例患者仅在下腔静脉处植入瓣膜，术后 30 天死亡率为 20%。

整体而言，三尖瓣非原位介入瓣膜置换装置分为单下腔静脉植入术与上下腔静脉植入术两种，单下腔装置降低右心室后负荷能力略弱，但安全性较佳，目前尚无两种术式临床获益优劣的相关证据。值得注意的是，术前血流动力学检查提示腔静脉反流的证据是必不可少的。此外，三尖瓣非原位介入瓣膜置换装置将右心房作为限制静脉回流的储存器，可导致右心房心室化进而加剧三尖瓣瓣环扩大。除外自膨式瓣膜，球囊扩张式瓣膜也可通过前置自膨胀支架创造的锚定区，成功完成定位释放，其安全有效性有待欧洲 TRICAVAL 研究及美国 HOVER 研究进一步证实。

三、三尖瓣原位介入瓣膜置换装置

1. NaviGate NaviGate（NaviGate Cardiac Structures）为经颈静脉或经心房入路自膨式三尖瓣置换生物瓣。2017 年克利夫兰医院首次开展经颈静脉 NaviGate 生物瓣植入术，术后患者 TR 水平明显改善。Hahn 等介绍了 5 例患者接受 NaviGate 治疗的临床结果，所有患者均采用经心房入路并均植入成功，TR 水平下降至中度及以下。然而，3 例患者术后合并出血，其中 1 例患者需开胸二次止血。

2. LuX-Valve LuX-Valve 三尖瓣是用牛心包组织及镍支架制成的非径向支撑力自膨式生物瓣，其通过右侧第五肋间小切口开胸经右心房植入。LuX-Valve 创新性地利用右心室特殊锚定元件、2 个三尖瓣前瓣抓持夹以及心房盘片将支架固定在病变三尖瓣瓣环上，其自适应的“裙摆”可减少瓣周漏。2020 年，Lu 等报道了 12 例救治性 LuX-Valve 治疗结果，手术成功率为 100%，平均瓣膜释放时间为 9 分钟。术后 1 例患者因心梗死亡，复查心脏超声未见瓣膜移位，患者 TR 水平显著下降。术后 30 天死亡率为 0%，9.1% 的患者合并轻度 TR。目前尚无 LuX-Valve 中长期植入临床结果报道，但已经开始进行临床试验。

四、小　结

目前虽然有部分临床研究已初步证实不同 TR 介入治疗装置的安全性、有效性，但其结果受限于小样本量，且大多数研究为观察性研究。总体而言，TR 介入治疗尚处于起步阶段，有待材料、器械革新优化 TR 介入治疗装置的功能，以及大规模临床研究验证其临床有效性及安全性。

（乔帆　徐志云）

参 考 文 献

[1] BAUMGARTNER H, FALK V, BAX J J, et al. 2017 ESC/EACTS Guidelines for the management of valvular heart disease[J]. Eur Heart J, 2017, 38(36): 2739-2791.

[2] BUZZATTI N, IACI G, TARAMASSO M, et al. Long-term outcomes of tricuspid valve replacement after previous left-side heart surgery [J]. Eur J Cardiothorac Surg, 2014, 46(4): 713-719; discussion 719.

[3] 陈菲，邵涓涓，毛斌．三尖瓣替换术后早期并发症和死亡的危险因素分析[J]．中华胸心血管外科杂志，2019，35(4): 227-231.

[4] ZACK C J, FENDER E A, CHANDRASHEKAR P, et al. National Trends and Outcomes in Isolated Tricuspid Valve Surgery [J]. J Am Coll Cardiol, 2017, 70 (24): 2953-2960.

[5] DEL FORNO B, LAPENNA E, DALRYMPLE-HAY M, et al. Recent advances in managing tricuspid regurgitation [J]. F1000Res, 2018, 7: 355.

[6] 王春生，李军 . 左心瓣膜术后单纯三尖瓣反流外科治疗的现状与发展趋势[J]. 中华外科杂志，2019，57 (12): 881-884.

[7] LIU P, QIAO W H, SUN F Q, et al. Should a Mechanical or Biological Prosthesis Be Used for a Tricuspid Valve Replacement? A Meta-Analysis [J]. J Card Surg, 2016, 31 (5): 294-302.

[8] SCHOFER J, BIJUKLIC K, TIBURTIUS C, et al. First-in-human transcatheter tricuspid valve repair in a patient with severely regurgitant tricuspid valve [J]. J Am Coll Cardiol, 2015, 65 (12): 1190-1195.

[9] HAHN R T, MEDURI C U, DAVIDSON C J, et al. Early Feasibility Study of a Transcatheter Tricuspid Valve Annuloplasty: SCOUT Trial 30-Day Results [J]. J Am Coll Cardiol, 2017, 69 (14): 1795-1806.

[10] TARAMASSO M, ALESSANDRINI H, LATIB A, et al. Outcomes After Current Transcatheter Tricuspid Valve Intervention: Mid-Term Results From the International TriValve Registry [J]. JACC Cardiovasc Interv, 2019, 12 (2): 155-165.

[11] TARAMASSO M, NIETLISPACH F, ZUBER M, et al. Transcatheter repair of persistent tricuspid regurgitation after MitraClip with the TriCinch system: interventional valve treatment toward the surgical standard [J]. Eur Heart J, 2017, 38 (16): 1259.

[12] CALEN C, TARAMASSO M, GUIDOTTI A, et al. Successful TriCinch-in-TriCinch Transcatheter Tricuspid Valve Repair [J]. JACC Cardiovasc Interv, 2017, 10 (8): e75-e77.

[13] LATIB A, AGRICOLA E, POZZOLI A, et al. First-in-Man Implantation of a Tricuspid Annular Remodeling Device for Functional Tricuspid Regurgitation [J]. JACC Cardiovasc Interv, 2015, 8 (13): e211-214.

[14] ARSALAN M, AGRICOLA E, ALFIERI O, et al. Effect of Transcatheter Mitral Annuloplasty With the Cardioband Device on 3-Dimensional Geometry of the Mitral Annulus [J]. Am J Cardiol, 2016, 118 (5): 744-749.

[15] KUWATA S, TARAMASSO M, NIETLISPACH F, et al. Transcatheter tricuspid valve repair toward a surgical standard: first-in-man report of direct annuloplasty with a cardioband device to treat severe functional tricuspid regurgitation[J]. Eur Heart J, 2017, 38 (16): 1261.

[16] NICKENIG G, WEBER M, SCHUELER R, et al. 6-Month Outcomes of Tricuspid Valve Reconstruction for Patients With Severe Tricuspid Regurgitation [J]. J Am Coll Cardiol, 2019, 73 (15): 1905-1915.

[17] GERÇEK M, RUDOLPH V, ARNOLD M, et al. Transient acute right coronary artery deformation during transcatheter interventional tricuspid repair with The Cardioband Tricuspid System [J]. EuroIntervention, 2020.

[18] TARAMASSO M, HAHN R T, ALESSANDRINI H, et al. The International Multicenter TriValve Registry: Which Patients Are Undergoing Transcatheter Tricuspid Repair? [J]. JACC Cardiovasc Interv, 2017, 10 (19): 1982-1990.

[19] NICKENIG G, KOWALSKI M, HAUSLEITER J, et al. Transcatheter Treatment of Severe Tricuspid Regurgitation With the Edge-to-Edge MitraClip Technique [J]. Circulation, 2017, 135 (19): 1802-1814.

[20] BRAUN D, NABAUER M, MASSBERG S, et al. Transcatheter Repair of Primary Tricuspid Valve Regurgitation Using the MitraClip System [J]. JACC Cardiovasc Interv, 2016, 9 (15): e153-154.

[21] CAMPELO-PARADA F, PERLMAN G, PHILIPPON F, et al. First-in-Man Experience of a Novel Transcatheter Repair System for Treating Severe Tricuspid Regurgitation [J]. J Am Coll Cardiol, 2015, 66 (22): 2475-2483.

[22] PERLMAN G, PRAZ F, PURI R, et al. Transcatheter Tricuspid Valve Repair With a New Transcatheter Coaptation System for the Treatment of Severe Tricuspid Regurgitation: 1-Year Clinical and Echocardiographic Results [J]. JACC Cardiovasc Interv, 2017, 10 (19): 1994-2003.

[23] ASMARATS L, PERLMAN G, PRAZ F, et al. Long-Term Outcomes of the FORMA Transcatheter Tricuspid Valve Repair System for the Treatment of Severe Tricuspid Regurgitation [J]. JACC Cardiovasc Interv, 2019, 12 (15): 1438-1447.

[24] ROGERS T, RATNAYAKA K, SONMEZ M, et al. Transatrial intrapericardial tricuspid annuloplasty [J]. JACC Cardiovasc Interv, 2015, 8 (3): 483-491.

[25] FAM N P, HO E C, ZAHRANI M, et al. Transcatheter Tricuspid Valve Repair With the PASCAL System [J]. JACC Cardiovasc Interv, 2018, 11 (4): 407-408.

[26] FAM N P, BRAUN D, VON BARDELEBEN R S, et al. Compassionate Use of the PASCAL Transcatheter Valve Repair System for Severe Tricuspid Regurgitation: A Multicenter, Observational, First-in-Human Experience [J]. JACC Cardiovasc

Interv, 2019, 12(24): 2488-2495.

[27] LAUTEN A, DOENST T, HAMADANCHI A, et al. Percutaneous bicaval valve implantation for transcatheter treatment of tricuspid regurgitation: clinical observations and 12-month follow-up [J]. Circ Cardiovasc Interv, 2014, 7(2): 268-272.

[28] LAUTEN A, FERRARI M, HEKMAT K, et al. Heterotopic transcatheter tricuspid valve implantation: first-in-man application of a novel approach to tricuspid regurgitation [J]. Eur Heart J, 2011, 32(10): 1207-1213.

[29] RAKITA V, LAKHTER V, PATIL P, et al. Intermediate term hemodynamic effects of single inferior vena cava valve implant for the treatment of severe tricuspid regurgitation [J]. Catheter Cardiovasc Interv, 2017, 90(3): 521-525.

[30] RODES-CABAU J, HAHN R T, LATIB A, et al. Transcatheter Therapies for Treating Tricuspid Regurgitation [J]. J Am Coll Cardiol, 2016, 67(15): 1829-1845.

[31] TOGGWEILER S, DE BOECK B, BRINKERT M, et al. First-in-man implantation of the Tricento transcatheter heart valve for the treatment of severe tricuspid regurgitation [J]. EuroIntervention, 2018, 14(7): 758-761.

[32] WILBRING M, TOMALA J, ULBRICH S, et al. Recurrence of Right Heart Failure After Heterotopic Tricuspid Intervention: A Conceptual Misunderstanding? [J]. JACC Cardiovasc Interv, 2020, 13(10): e95-e96.

[33] WERNER P, RUSSO M, SCHERZER S, et al. Transcatheter Caval Valve Implantation of the Tricento Valve for Tricuspid Regurgitation Using Advanced Intraprocedural Imaging [J]. JACC Case Rep, 2019, 1(5): 720-724.

[34] LAULE M, STANGL V, SANAD W, et al. Percutaneous transfemoral management of severe secondary tricuspid regurgitation with Edwards Sapien XT bioprosthesis: first-in-man experience [J]. J Am Coll Cardiol, 2013, 61(18): 1929-1931.

[35] ORBAN M, BESLER C, BRAUN D, et al. Six-month outcome after transcatheter edge-to-edge repair of severe tricuspid regurgitation in patients with heart failure [J]. Eur J Heart Fail, 2018, 20(6): 1055-1062.

[36] NAVIA J L, KAPADIA S, ELGHARABLY H, et al. First-in-Human Implantations of the NaviGate Bioprosthesis in a Severely Dilated Tricuspid Annulus and in a Failed Tricuspid Annuloplasty Ring [J]. Circ Cardiovasc Interv, 2017, 10(12): e005840.

[37] HAHN R T, GEORGE I, KODALI S K, et al. Early Single-Site Experience With Transcatheter Tricuspid Valve Replacement [J]. JACC Cardiovasc Imaging, 2019, 12(3): 416-429.

[38] LU F, QIAO F, LV Y, et al. A radial force-independent bioprosthesis for transcatheter tricuspid valve implantation in a preclinical model [J]. Int J Cardiol, 2020.

[39] LU F L, MA Y, AN Z, et al. First-in-Man Experience of Transcatheter Tricuspid Valve Replacement With LuX-Valve in High-Risk Tricuspid Regurgitation Patients [J]. JACC Cardiovasc Interv, 2020, 13(13): 1614-1616.

二叶式主动脉瓣的TAVR手术策略

经过十余年的发展，经导管主动脉瓣植入术(transcatheter aortic valve replacement，TAVR)已经成为一项成熟的技术，是目前指南推荐的不能接受外科手术或外科手术风险中危及高危的症状性重度主动脉瓣狭窄患者的主流治疗方案，全球TAVR手术量增长迅猛。随着针对低危患者TAVR治疗的PARTNER 3研究及EvolutLow Risk研究结果的公布，TAVR治疗的循证医学证据已覆盖了所有外科手术风险分层，但其中合并二叶式主动脉瓣(bicuspid aortic valve，BAV，以下也简称为二叶瓣)的主动脉瓣狭窄患者，因其解剖特殊性，被排除于各大临床试验之外。BAV患者常常存在椭圆形瓣环、不对称的瓣膜钙化、不等大的瓣叶、常常合并升主动脉增宽等解剖特殊性，上述解剖因素更易引起TAVR瓣膜支架扩张不良而潜在影响瓣膜耐久度，增加残余瓣周漏、瓣环破裂及升主动脉夹层等并发症的风险。目前，虽有越来越多的证据证实了BAV患者接受TAVR治疗的安全性及有效性，但如何制定及优化BAV患者的TAVR手术策略仍是国际国内关注的热点话题。本文将聚焦于BAV患者的TAVR治疗，进行解读及讨论。

一、BAV的临床及解剖特点

BAV是一种常见的先天性心脏瓣膜畸形，指主动脉瓣异常发育导致瓣膜仅有2片工作瓣叶且瓣叶间的对合缘小于3个，具体表型存在变异。BAV在人群发病率为0.5%~2%，其中男女比例约为3∶1。当BAV患者成长至成年之后，其相关并发症逐渐增多，对于首次确诊BAV的成年患者约有半数合并了中度及重度主动脉瓣狭窄或反流。

BAV狭窄患者常具有椭圆形瓣环、瓣膜钙化程度高和不对称、瓣叶不等大、合并升主动脉增宽和/或横位心等解剖特殊性，上述不利因素更易造成TAVR瓣膜植入位置不佳，瓣膜支架扩张不良而可能导致瓣膜耐久性降低，残余瓣周漏，瓣环及周围结构破裂，以及升主动脉夹层等严重手术相关并发症。

二、TAVR治疗BAV狭窄的证据

早期的小样本回顾性研究结果多显示，二叶瓣患者行TAVR获益与三叶瓣患者相似，包括短/中期生存率等，但在器械成功率、残余反流等方面稍显逊色。术中操作的可控性和术后瓣周漏是第一代TAVR瓣膜产品最受关注的两个问题，因此新一代产品多有可回收、可重新定位和/或防瓣周漏的裙边设计。早期结果不仅与瓣膜产品有关，也与当时仍有欠缺的术前评估策略及术者经验有关。一项全球多中心二叶瓣狭窄的注册研究显示，虽然新旧两代产品在30天全因死亡率、卒中、血管并发症等事件上表现相似，但使用新一代瓣膜产品的患者需要植入第二枚瓣膜和中度及以上瓣周漏的发生率较低。近来报道的真实世界中2 691例使用Sapien 3瓣膜进行TAVR手术的BAV患者与三叶瓣患者的倾向评分匹配分析显示，BAV患者更容易发生主动脉根部损伤事件，TAVR术中中转外科开胸以及卒中也更为常见；使用Evolut R/PRO瓣膜的数据则显示死亡率、瓣膜表现、术后永久起搏器植入率及卒中发生率在两种原始瓣叶类型间相当。因此,TAVR 用于 BAV 狭窄的安全性、有效性及术后短 / 中期预后已经得到了初步证实,为 TAVR 技术在 BAV 患者中的开展提供了有利的证据。

三、我国 TAVR 患者的 BAV 比例

国内首个临床试验中发现,TAVR 候选患者中 BAV 比例明显高于国外,在对主动脉瓣狭窄患者进行 TAVR 术前影像学评估时发现 BAV 比例高达 40%。但一项基于国人心脏彩超数据库的回顾性研究得出了与欧美人群类似的 BAV 检出率(0.46%)。单纯的主动脉瓣狭窄行外科换瓣手术的患者中,BAV 患者在每个年龄段中所占比例有所不同,50 岁之前随着年龄段增加,这一比例不断攀升至最高点 66.7%(51~60 岁年龄段)。之后,随年龄段增加逐渐下降,呈现倒置的 U 型曲线分布。国内寻求 TAVR 手术治疗的患者年龄多在 65~80 岁,相较于国外 80 岁以上的患者而言,年龄相对较轻。这一现象是导致我国 TAVR 患者中 BAV 构成比较高的可能原因,同时也反映出我国较其他国家及地区已积累了更多的 TAVR 用于 BAV 狭窄患者的经验。

四、BAV 的分型方法及 TAVR 策略革新

目前最常用的分型方法为 Sievers 分型,根据融合嵴的数量分为 0 型(无嵴)、Ⅰ型(1 个嵴,融合方式可为左冠窦 - 无冠窦融合、右冠窦 - 无冠窦融合及左冠窦 - 右冠窦融合)和Ⅱ型(2 个嵴,开口方式为左冠窦 - 无冠窦开口、右冠窦 - 无冠窦开口及左冠窦 - 右冠窦开口)。

BAV 的 Sievers 分类仅提供直视下的解剖分类,与 CT 影像下观察到的瓣叶形态有一定出入。同时在 TAVR 时代的大背景下,无法依据该分类进行 TAVR 手术结局的相关预测。对瓣膜形态进行分类时尚存在“功能性二叶瓣”的概念(指主动脉瓣具有 3 个大小相仿的瓣窦,其中 2 个瓣叶粘连、融合导致瓣叶的开放类似于二叶瓣),将其归类于Ⅰ型二叶瓣还是三叶瓣常存在争议。上述问题也反映出目前二叶瓣分型的不足。已有研究尝试对 BAV 的分型方式做了调整,具体分为以下几类:①具有三个对合部且三叶等大的功能二叶瓣。Sievers 分型将这类患者分类为三叶瓣,但往往心脏彩超提示呈二瓣化开闭;CT 影像中可观察到该类患者具有等大的三个瓣叶,但存在明显的融合嵴。②具有两个对合部的单个融合嵴二叶瓣。这类患者既往 Sievers 分型将其分类为Ⅰ型二叶瓣,具有不等大的三个瓣叶且存在有明显的嵴的结构。③具有两个对合部的无嵴型二叶瓣。这类患者 Sievers 分类将其归为 0 型二叶瓣,具有两个等大对称的瓣叶,没有嵴的结构。研究发现,相较于欧美人群,亚洲合并 BAV 的 TAVR 患者中多呈现出具有两个对合部的无嵴型二叶瓣患者,即 0 型二叶瓣。依据上述分类的三种 BAV 患者行 TAVR 手术后在术后 30 天死亡率、脑血管事件发生率、新发起搏器植入发生率以及术后中重度瓣周漏发生率等并发症上均无明显差异。而在具有两个对合部的二叶瓣(0 型二叶瓣及Ⅰ型二叶瓣)中,对合部开口径较长是术后发生中重度反流的危险因素。该研究基于 BAV 的 TAVR 治疗,从 CT 影像分析的角度出发,得到了一些可能影响 BAV 患者 TAVR 预后的预测因素,但仍有待验证与完善。

二叶瓣瓣叶的融合可导致瓣叶开口形态变化及较为常见的瓣叶严重钙化,实际瓣叶开口径通常小于主动脉瓣瓣环径。鉴于此,一些概念和理论着眼于瓣环以上的瓣叶结构以探究原始解剖与瓣膜支架的相互作用,以便更好地进行术前计划。

球囊预扩张时部分球囊出现“腰征”,提示瓣膜植入后受限制的主要部位是瓣环上方,

根据术中预扩球囊的形态和同步对比剂反流的情况，结合 CT 表现，现已提出了“基于瓣环上结构”的瓣膜尺寸选择策略（supra-annular structure based sizing strategy）。对于球囊扩张时“腰征”明显而无反流的患者选择偏小号的瓣膜；对于“腰征”不明显而有反流的患者认定为瓣环上结构不明显，则基于瓣环大小选择瓣膜尺寸。还有研究根据 TAVR 术前及术后的 CT 测量对比，定义了瓣膜支架上最受到挤压的“腰部”，再通过“腰部”所在平面的解剖特点在术前 CT 上定义了对应的“supra-annulus”平面（即瓣环水平以上的新瓣环）。通过上述 2 个平面与主动脉瓣环的距离与大小的对比，提示瓣环以上约 6mm 处存在人工瓣膜支架的另一可能的锚定区域，且较瓣环更加限制瓣膜支架的扩张，可以用于辅助选择瓣膜尺寸。由此产生了基于瓣环以上结构的测量选择瓣膜型号（supra-annular sizing）的理论。BAVARD 注册研究定义了对合缘间距的概念，测量瓣环以上 4mm 处两瓣叶对合缘之间的距离作为选择瓣膜尺寸的 1 个参考直径。通过回顾性比较术前及术后 CT，以对合缘间距与瓣环平均直径的相对大小，将二叶瓣的患者分为了管型（对合缘间距与瓣环平均直径相似）、上宽下窄型（对合缘间距大于瓣环平均直径）和上窄下宽型（对合缘间距小于瓣环平均直径）。研究者认为，对于上窄下宽型的患者，不宜单纯依靠瓣环直径选择瓣膜尺寸。除了不同于上述主要来源于影像学资料的理论，有研究者聚焦于进行预扩张的球囊，如“Reshaping TAVR”概念，即通过沙漏型的球囊对瓣叶进行适度的解剖重塑，以达到优化瓣膜着陆区准备的目的。相较于传统的柱状球囊，此种预扩张方式由于更充分地向上扩张了瓣叶，并未完全破坏狭窄平面，可能有助于减少急性反流，同时减少瓣膜移位、术中需要植入第 2 枚瓣膜的风险。

不论何种策略，均倾向于选择更小型号的瓣膜进行植入。这在一定程度上保证了手术的安全性，但对瓣膜植入的稳定性及术者术中操作提出了更大的挑战。同时，选择更小型号的瓣膜器械，其有效瓣口面积相对较小，患者与人工瓣膜的不匹配更多见。这样的选择是否会影响瓣膜的远期功能、使用寿命尚需要更加长期的随访来证实。

五、BAV 的 TAVR 手术策略

目前在我国商业化使用的 TAVR 瓣膜均是第一代瓣膜。尽管如此国内经验也显示 TAVR 治疗二者的疗效相当，但有赖于更加详尽的术前评估和一些特殊的技巧。因此，中华医学会心血管病学分会结构性心脏病学组已编写《经导管主动脉瓣置换术治疗二叶式主动脉瓣狭窄的中国专家建议》，现将 TAVR 用于 BAV 时的术前规划和操作建议部分摘录于此。

1. **加强心脏团队的作用** 对于二叶瓣患者，不应只考虑各类风险评分的结果，更需要依靠心脏团队（包括心血管介入医生、心外科医生、影像学专家、麻醉医生、护士等）综合考虑解剖难度、升主动脉扩张程度、平衡患者预期寿命与可能影响 TAVR 瓣膜耐久性的不利因素，从而确定最适合的治疗方式。

2. **术前影像学评估及计划** CT 在 TAVR 患者术前评估及手术策略制订中具有重要意义。除常规进行的分析及预判之外，针对二叶瓣患者，建议详细观察患者自左心室流出道起瓣叶、融合嵴、钙化团块、纤维化融合、瓣叶间粘连的情况，预估上述解剖与瓣膜支架间的相互作用，是否可能被推挤开及其程度，提倡多平面综合评估。选择人工瓣膜尺寸时，应仍以瓣环大小为主，但需综合考虑瓣环以上瓣叶的解剖情况。考虑到二叶瓣患者瓣膜开口形态多呈线形或因钙化团块可能在术中对钢丝过瓣造成阻碍，也推荐提前依据术前 CT 确定术中最佳过瓣投射体位。

3. **术中操作及并发症的处理** 球囊预扩张是二叶瓣狭窄患者 TAVR 治疗的重要一环。

球囊预扩张有利于获得更好的瓣膜开口面积和狭窄预松解的瓣膜及周边结构，有助于后续植入瓣膜的膨胀和植入过程中瓣膜位置的保持。预扩张球囊的选择要依靠CT测量结果、TAVR瓣膜类型和尺寸、主动脉造影等，平衡扩张的充分程度与扩张后主动脉瓣即刻反流程度和主动脉根部破裂的风险，选择合适的球囊类型和尺寸。推荐在预扩张的同时进行主动脉根部造影，有助于观察瓣叶推挤程度以及冠状动脉通畅和主动脉反流等情况，验证瓣叶是否会覆盖较低的冠状动脉开口、形态模棱两可的钙化可否被扩张移位及瓣环以上的瓣叶结构可容纳多大的植入物等，为调整瓣膜尺寸的选择提供更多依据。

目前国内主要使用的仍是自膨胀瓣膜。自膨胀瓣膜植入后常见支架下部及腰部膨胀不全，适度的球囊后扩张可以改善支架形态，并可能在一定程度上减少瓣周漏，二叶瓣可能对球囊后扩张的需求更多，但需注意过度后扩张会增加主动脉根部破裂和冠状动脉堵塞的风险。

可回收/可重定位类TAVR瓣膜，由于可以更好地进行理想位置植入，减少了需使用第2枚瓣膜的情况，也有助于减少瓣周漏，有条件时推荐使用于二叶瓣患者中。有时因钙化分布不均或较为严重造成处于钙化团块之间的瓣周漏，可考虑放置合适尺寸的封堵器进行处理。

4. 特殊解剖情况的应对 二叶瓣患者中横位心（与瓣环正交的平面和水平参考线的夹角小于30°）比较常见，需要在术前CT评估中进行识别。在横位心患者中运用瓣架较长的自膨胀式瓣膜时，由于瓣膜支架与升主动脉的同轴性较差，瓣膜容易植入过深，出现严重瓣周漏、需要植入第2枚瓣膜的概率较高。对于严重横位心患者需考虑使用可以调整输送导管轴向的瓣膜系统或经颈动脉、经心尖、经升主动脉等途径，也可考虑圈套器辅助的方式改善通过性、同轴性。

二叶瓣患者常合并不同程度的升主动脉扩张，同时合并横位心的情况也比较常见，这增加了TAVR主动脉夹层的风险，CT评估需关注这一解剖特点。对于此类患者，术中应选择通过性好的系统和合适的支撑钢丝，操作时全程观察系统过弓和通过瓣膜，必要时辅助牵引、双钢丝支撑等，瓣膜植入后建议复核有无主动脉明显损伤。

六、结　　语

随着TAVR的应用逐渐向外科手术低危、相对低龄的患者拓展，所有TAVR中心都将治疗越来越多的BAV患者。但对于每一个BAV患者的TAVR手术来说，都需要从解剖要点、手术策略、并发症预防等多个方面进行考量，根据患者特点提出个体化的手术方案，从而进一步保障TAVR在这一特殊群体中的安全性、有效性及患者的远期预后。

（熊恬园　李怡坚　陈茂）

参考文献

[1] BAUMGARTNER H, FALK V, BAX J J, et al. 2017 ESC/EACTS Guidelines for the management of valvular heart disease [J]. Eur Heart J, 2017, 38(36): 2739-2791.

[2] OTTO C M, KUMBHANI D J, ALEXANDER K P, et al. 2017 ACC Expert Consensus Decision Pathway for transcatheter aortic valve replacement in the management of adults with aortic stenosis: A report of the American College of Cardiology task force on clinical expert consensus documents [J]. J Am Coll Cardiol, 2017, 69(10): 1313-1346.

[3] MACK M J, LEON M B, THOURANI V H, et al. Transcatheter aortic-valve replacement with a balloon-expandable valve in

low-risk patients [J]. N Engl J Med, 2019, 380(18): 1695-1705.

[4] POPMA J J, DEEB G M, YAKUBOV S J, et al. Transcatheter aortic-valve replacement with a self-expanding valve in low-risk patients [J]. N Engl J Med, 2019, 380(18): 1706-1715.

[5] TZEMOS N, THERRIEN J, YIP J, et al. Outcomes in adults with bicuspid aortic valves [J]. JAMA, 2008, 300(11): 1317-1325.

[6] LI Y, WEI X, ZHAO Z, et al. Prevalence and complications of bicuspid aortic valve in Chinese according to echocardiographic database [J]. Am J Cardiol, 2017, 120(2): 287-291.

[7] BAUER T, LINKE A, SIEVERT H, et al. Comparison of the effectiveness of transcatheter aortic valve implantation in patients with stenotic bicuspid versus tricuspid aortic valves (from the German TAVI Registry) [J]. Am J Cardiol, 2014, 113(3): 518-521.

[8] MYLOTTE D, LEFEVRE T, SONDERGAARD L, et al. Transcatheter aortic valve replacement in bicuspid aortic valve disease [J]. J Am Coll Cardiol, 2014, 64(22): 2330-2339.

[9] YOON S H, LEFEVRE T, AHN J M, et al. Transcatheter aortic valve replacement with early- and new-generation devices in bicuspid aortic valve stenosis [J]. J Am Coll Cardiol, 2016, 68(11): 1195-1205.

[10] Makkar R. Outcomes of Transcatheter Aortic Valve Replacement with Balloon-Expandable Sapien3 Valve in Bicuspid Aortic Stenosis: An analysis of the STS/ACC TVT Registry [EB/OL]. (2019-03-17) [2020-08-01]. https://www.crtonline.org/presentation-detail/outcomes-of-transcatheter-aortic-valve-replacement.

[11] FORREST J K, KAPLE R K, RAMLAWI B, et al. Transcatheter aortic valve replacement in bicuspid versus tricuspid aortic valves from the STS/ACC TVT registry [J]. JACC Cardiovasc Interv, 2020, 13(15): 1749-1759.

[12] JILAIHAWI H, WU Y, YANG Y, et al. Morphological characteristics of severe aortic stenosis in China: imaging corelab observations from the first Chinese transcatheter aortic valve trial [J]. Catheter Cardiovasc Interv, 2015, 85 Suppl 1: 752-761.

[13] ROBERTS W C, KO J M. Frequency by decades of unicuspid, bicuspid, and tricuspid aortic valves in adults having isolated aortic valve replacement for aortic stenosis, with or without associated aortic regurgitation [J]. Circulation, 2005, 111(7): 920-925.

[14] SIEVERS H H, SCHMIDTKE C. A classification system for the bicuspid aortic valve from 304 surgical specimens [J]. J Thorac Cardiovasc Surg, 2007, 133(5): 1226-1233.

[15] JILAIHAWI H, CHEN M, WEBB J, et al. A bicuspid aortic valve imaging classification for the TAVR era [J]. JACC Cardiovasc Imaging, 2016, 9(10): 1145-1158.

[16] KOCHMAN J, RYMUZA B, HUCZEK Z. Transcatheter aortic valve replacement in bicuspid aortic valve disease [J]. Curr Opin Cardiol, 2015, 30(6): 594-602.

[17] LIU X, HE Y, ZHU Q, et al. Supra-annular structure assessment for self-expanding transcatheter heart valve size selection in patients with bicuspid aortic valve [J]. Catheter Cardiovasc Interv, 2018, 91(5): 986-994.

[18] XIONG T Y, LI Y J, FENG Y, et al. Understanding the interaction between transcatheter aortic valve prostheses and supra-annular structures from post-implant stent geometry [J]. JACC Cardiovasc Interv, 2019, 12(12): 1164-1171.

[19] XIONG T Y, FENG Y, LI Y J, et al. Supra-annular sizing for transcatheter aortic valve replacement candidates with bicuspid aortic valve [J]. JACC Cardiovasc Interv, 2018, 11(17): 1789-1790.

[20] TCHETCHE D, DE BIASE C, VAN GILS L, et al. Bicuspid aortic valve anatomy and relationship with devices: The BAVARD multicenter registry [J]. Circ Cardiovasc Interv, 2019, 12(1): e007107.

[21] ZHAO Z, FENG Y, LIAO Y, et al. Reshaping bicuspid aortic valve stenosis with an hourglass-shaped balloon for transcatheter aortic valve replacement: A pilot study [J]. Catheter Cardiovasc Interv, 2020, 95 Suppl 1: 616-623.

[22] KONG W K, DELGADO V, BAX J J. Bicuspid aortic valve: What to image in patients considered for transcatheter aortic valve replacement? [J]. Circ Cardiovasc Imaging, 2017, 10(9): e005987.

[23] SARKAR K, USSIA G P, TAMBURINO C. Trans catheter aortic valve implantation with core valve revalving system in uncoiled (horizontal) aorta. overcoming anatomical and technical challenges for successful deployment [J]. Catheter Cardiovasc Interv, 2011, 78(6): 964-969.

TAVI 围术期管理

经导管主动脉瓣置换术(transcatheter aortic valve replacement,TAVR)是指将组装好的主动脉瓣经导管植入到主动脉根部,在功能上完成主动脉瓣的置换,也称作经导管主动脉瓣植入术(transcatheter aortic valve implantation,TAVI)。TAVR 手术具有微创、手术时间短、不需要体外循环(cardiopulmonary bypass,CPB)等优势,适用于不耐受开胸手术、高龄、左心功能差或合并其他重要脏器严重疾病的主动脉瓣病变患者。既往的多项大型临床研究如 PARTNER、PIVOTAI、SURTAVI 等均证实其安全、有效,为进一步减少并发症、患者最大程度获益,在国际、国内都有相关操作规范。本文将重点阐述围术期管理要点。

一、术前访视与临床评估

TAVI 一般为择期手术,患者高龄、病情重、合并多种基础疾病,需要对患者进行临床及瓣膜狭窄严重程度的评估,国外研究显示术前心房颤动、左束支传导阻滞、冠心病、脑血管疾病、高龄、钙化分布与并发症发生相关。主要内容有基线资料,合并症如冠心病、心肌梗死史、心力衰竭史、高血压、糖尿病、脑卒中、肾脏疾病、呼吸系统疾病等,以及治疗用药情况,STS 评分、虚弱及营养状态、运动及认知功能、状态等评估。重点评估重要脏器功能,了解发病过程和主动脉瓣病变性质及程度;体格检查方面重点行心肺检查,关注有无颈静脉怒张、气促、肝大、腹水、周围性水肿等慢性心力衰竭表现。心脏瓣膜团队综合评估,参考《中国经导管主动脉瓣置换术临床路径 2018》《经导管主动脉瓣置换术中国专家共识(2020 更新版)》,决定治疗方案。

二、合并临床特殊处理

主动脉瓣狭窄(aortic valve stenosis,AS)合并心力衰竭(以下简称心衰)预后差、死亡率极高,常规抗心衰药物强心药增加心肌耗氧、诱发缺血而不宜使用,利尿剂及血液超滤治疗纠正心衰容量超负荷是基础,但在主动脉瓣狭窄患者中应用有限甚至禁忌;血管扩张剂能够降低外周循环阻力、降低心脏后负荷,既往认为在 AS 患者中使用能够使体循环压力降低、诱发严重低血压,不宜使用,但仍有观点认为,硝普钠在左室收缩功能降低的 AS 患者中,心输出量能够提高,从而心衰得以短暂改善。对于血流动力学不稳定需血管活性药物辅助、射血分数(ejection fraction,EF)极低(<25%),可考虑主动脉内球囊反搏(intra-aortic balloon counterpulsation,IABP)辅助、急诊球囊扩张术等待病情相对稳定。既往因器械及技术等限制,危重患者紧急球囊扩张、瓣膜置换死亡率较高,但随着器械进步、经验丰富,目前很多中心可行急诊体外膜肺氧合循环辅助下进行急诊 TAVI 治疗。此类急诊 TAVI 手术多数缺乏 CT 的参考,超声心动图尤其术中三维经食管超声进行主动脉根部测量显得尤为重要。

三、术前影像学评估与 3D 模型

影像学评估是 TAVI 术前评估的重点,超声心动图和 CT 技术作为术前评估主动脉瓣根部复杂解剖结构的主要影像学方法，评估内容主要为自体主动脉瓣膜、主动脉瓣环、主动脉、冠状动脉及外周动脉解剖情况，为手术方案、风险预判等提供参考。超声评估要点见表 1。

表 1 TAVR 术前超声评估要点

评估项目	评估内容
主动脉瓣和主动脉根部	
主动脉瓣叶形态	二叶式(分型)或三叶式瓣叶钙化程度及分布
跨主动脉瓣血流动力学	跨主动脉瓣的压差和有效瓣口面积，每搏输出量
主动脉瓣环径	最大径、最小径、周长、面积
左室流出道	钙化程度、分布，有无室间隔基底段明显肥厚
主动脉根部径线和钙化评估	主动脉窦直径和高度，窦管交界直径和钙化程度，冠状动脉开口位置和高度、预估堵塞风险
二尖瓣结构和功能	二尖瓣反流程度，有无二尖瓣狭窄，有无二尖瓣前瓣钙化
左室结构和功能	左室壁运动评估，排除心腔血栓，左室质量，左室肥厚情况，收缩和舒张功能
右心结构和功能	右室大小和功能，三尖瓣形态和功能、反流程度，估测肺动脉收缩压

CT 目前是测量主动脉瓣环大小、评估瓣环损伤和冠状动脉闭塞风险的“金标准”，能够在术前预测最佳的 X 线投照角度，还可用于随访评估术后并发症。CT 测量要点见表 2)。

表 2 TAVR 术前 CT 评估要点

分类	条目
主动脉根部	1. 瓣膜形态(三叶式，先天性二叶式根据 Sieves 分类分为功能性和获得性二叶式瓣) 2. 钙化分布(对称、非对称、大块状，位于游离缘的大块状) 3. 主动脉瓣环尺寸：①综合影像质量(优秀、一般、差)；②选择时相(收缩期 / 舒张期，重建时相)；③瓣环面积；④瓣环周长；⑤最大和最小直径 4. 有无瓣环和瓣环下钙化：①程度(附壁的新月形与巨块状突出的腔内形)；②位置 5. 左主干高度 6. 右冠状动脉高度 7. SOV 平均值 8. STJ 9. 最佳投影角度(左前斜 / 右前斜和相应头位 / 足位角度)
主 / 髂 / 股动脉	1. 升主动脉病变 2. 主动脉弓、降主动脉病变 3. 髂 - 股血管：①管腔最小直径的距离；②钙化 / 斑块的程度(轻度、中度、重度)和位置；③迂曲 4. 常规股动脉穿刺点：①钙化(后、前，前对于闭合系统有意义)；②以股骨头为解剖标志报告发现(上 1/3、中 1/3、下 1/3)；③股动脉分叉如果位于股骨头水平
其他动脉	1. 锁骨下动脉：①最小直径；②钙化，尤其开口处；③迂曲 2. 其他入路，如经主动脉、颈动脉、腔动脉
其他心脏发现	报告相关心脏发现，如腔室大小、心肌瘢痕、其他瓣膜病变(如二尖瓣环钙化)
其他发现	报告相关心外病变，相关偶然发现

续表

分类	条目
影像	1. 瓣膜形态，瓣环面积，相关主动脉根部特征（负性主动脉根部特征，如钙化、冠状动脉开口较低，SOV 过小） 2. 评价股动脉入路可行性、负性特征

因主动脉瓣重度钙化、椭圆形的虚拟瓣环、二叶式主动脉瓣等因素，二维经胸超声提供的信息稍局限，术中采用经食管超声心动图（TEE）测量能够获得更佳的图像质量，研究发现TEE 在瓣环径、瓣环周长、冠状动脉开口高度等测量数据得到与 CT 较好的一致性结果，在术后即刻评价瓣周漏，有望替代 CT，成为肾功能不全、心律不齐、心衰及急诊重症患者术前评估的关键选择。

四、麻 醉 管 理

TAVI 手术全身麻醉或局部麻醉方式参考中心开展经验、患者一般情况、是否困难气道、配合度等。术前需特别关注患者呼吸系统、消化系统、外周血管等，尤其颈动脉狭窄，避免血压过低造成脑缺血性损害，术中可应用经皮血氧饱和度监测。推荐常规行脑电双频谱指数(BIS)监测，实时评估麻醉或镇静深度，既减少体动风险，又能避免深度镇静相关的呼吸抑制、呼吸道梗阻和反流误吸等风险。麻醉药物的扩血管作用及术中球囊扩张暂时增大主动脉瓣口面积等因素，可导致有效循环血量相对不足，且主动脉瓣狭窄因其病理生理容易出现心肌肥厚、舒张功能减低，术中需维持较高的后负荷和冠状动脉灌注压。主动脉瓣关闭不全患者左心室增大、心肌收缩力下降、EF 值明显下降，麻醉时需保证充足的前负荷、稍低的后负荷，减少严重血管扩张、心肌抑制导致舒张压过低、冠状动脉供血不足。

五、术 中 管 理

TAVI 原则上要求在能够满足急诊中转开胸的手术条件的杂交手术室进行，随着器械研发、技术进步、术者经验积累等，极简式手术可能是以后发展的方向，TAVI 中心可根据开展经验、结合患者综合评估，决定是否在心导管室完成。需要注意的是深度镇静联合局部麻醉时，术中快速心室起搏球囊扩张、瓣膜释放过程等麻醉团队需与术者密切配合。

术中操作要点参考《中国经导管主动脉瓣置换术临床路径 2018》《经导管主动脉瓣置换术中国专家共识(2020 更新版)》，血管入路选择参考 CT 评估血管直径，血管建立有辅入路对侧造影、超声引导、直视下切开分离穿刺等方法，术中肝素应用参考活化凝血时间（activated clotting time，ACT）测量，维持 ACT>250~300 秒，术后按 1∶1 首剂量中和鱼精蛋白，注意给药反应，必要时加用钙剂和补充胶体。监测 ACT<150 秒，肝素抗凝禁忌的患者可考虑比伐卢定。术中关键操作有超硬导丝塑形、球囊扩张、瓣膜释放，导丝塑形需要经验积累，结合心腔大小、左室主动脉成角、钙化程度、血管扭曲程度等因素，不能留有角度、位于心尖、张力适度、术中关注并及时调整导丝在心室的位置和张力；瓣膜、球囊大小的选择上，参考主动脉根部解剖，各中心经验不同，国内多数中心使用最多的仍为自膨式瓣膜，目前观点认为术中尽量减少扩张次数、扩张时间，有利于减少循环崩溃、脑卒中、传导阻滞等发生。

六、术后并发症管理

瓣膜学术研究联盟发表 TAVI 临床研究终点标准定义进行统一并更新，严重并发症主要有：

1. **传导阻滞** 是 TAVI 最常见的并发症，包括新发的左束支传导阻滞、需植入永久起搏器的房室传导阻滞，目前其发生率为 13%，其发生预测因素与术前左束支传导阻滞伴电轴左偏、舒张期室间隔厚度 >18mm、右束支传导阻滞、三叶瓣、无冠窦侧瓣膜置入深度、室间隔膜部长度、瓣膜类型、平均跨瓣压差梯度、后扩张等相关，在 PARTNER 研究中球扩式瓣膜较自膨式瓣膜降低传导阻滞的发生，结合 CT、超声测量、术中影像等资料，选择合适的瓣膜，注意释放位置，术后注意监护及临时起搏器应用，必要时辅以永久起搏器植入，长期随访发现 TAVI 术后永久起搏器置入后右心室起搏比例较低，为我们进行 TAVI 术后起搏器置入时机和适应证选择带来思考。传导阻滞多发生在 TAVI 术中，部分患者发生在术后 1~6 个月，必要时延长心电监护时间。

2. **瓣周漏** 瓣周漏的发生与瓣膜类型相关，第一代自膨式瓣膜（CoreValve）可达 16%，球扩式瓣膜达 9.1%，随着新一代瓣膜使用，该发生率越来越低，多数为轻微至轻度，主动脉根部结构如钙化程度及分布、瓣膜大小与深度等与瓣周漏程度相关，术中可通过 TEE、造影等对其部位、程度进行评估，必要时可采取后扩张、瓣中瓣、介入封堵等方式，严重的患者可能需要外科干预治疗。

3. **卒中** TAVI 术后脑卒中的发生率自 7.8% 已下降至 2.1%，其原因与入路血管动脉粥样硬化、主动脉瓣钙化、球囊扩张、术中低血压、瓣膜系统回收重置等相关，术中应尽量减少球囊扩张次数、低血压时间，必要时术中辅以脑保护装置，术后若出现卒中，需及时请神经科医师协助治疗。

4. **冠状动脉堵塞** 冠状动脉堵塞可发生于术中或术后，其发生率较低，约 0.66%，需仔细评估主动脉根部解剖结构，可通过术前 CT/ 超声进行预判，通过术中球囊扩张情况进一步判断堵塞风险，因冠状动脉堵塞后果严重，必要时放弃行 TAVI 手术。目前认为主要是自体瓣叶推开上翻堵住冠状动脉开口；人工瓣膜系统位置较高，其封闭区堵塞冠状动脉开口，术中可辅以冠状动脉保护措施如冠脉预置导丝、球囊或支架；对于迟发性冠状动脉堵塞，需及时诊断，可行冠状动脉介入或外科开胸等补救措施。

5. **血管并发症** 既往 TAVI 血管并发症发生率较高，达 11.9%，但随着术者经验进步及输送系统改进，尤其输送系统从 24F 降至 14F、无鞘技术等应用，荟萃分析显示目前该并发症已大大降低，我国研究显示亚洲人群股动脉直径普遍较国外细，患者高龄、血管硬化、钙化、扭曲等，术中操作仍需小心、轻柔，术后注意检验血管。

6. **循环崩溃** 循环崩溃多数系主动脉夹层、破裂、瓣环破裂等引起，是 TAVI 手术最严重的且致命并发症，发生率为 0.5%~1%，但死亡率可达 50%，可能与扩张或瓣膜释放期间主动脉根部过度膨胀、钙化程度及分布尤其是环性钙化、左室内、左窦钙化、钙化结节移位或左室顺应性降低有关。准确测量主动脉瓣瓣环、勿采用过大的球囊进行扩张可减少这类并发症出现。术中持续低血压时需考虑该并发症，并迅速结合影像评估，一旦确诊立即血流动力学支持、胶体血液来维持血容量、心包穿刺等，必要时考虑瓣中瓣封闭破裂处、急诊开胸等措施。

7. **感染预防与控制** 预防性抗生素使用，注意葡萄球菌感染，术前感染指标控制、术中严格消毒、规范无菌操作，术后监测感染症状，预防脓毒症，必要时辅以病原学检查了解感染源、抗生素治疗及相关科室协助诊疗。

七、术后康复、护理

主动脉瓣重度狭窄患者多合并心功能不全，高龄、虚弱、营养不良合并多起功能疾病，甚至神志、认知、情绪障碍；术后注意低心排血量综合征、尿量、尿色、中心静脉压，医护携手进行容量管理；监测生命体征警惕迟发性 TAVI 并发症如传导阻滞、冠状动脉堵塞、瓣膜移位等，尽早动员患者，长期卧床避免肌肉萎缩、坠积性肺炎等并发症，缩短住院时间，同时需注意患者及家属心理状态干预，能够正确认识和配合；虚弱是 TAVR 预后的独立预测因素，与死亡风险增加密切相关。我国尚无专门的心脏康复中心以尽快恢复运动功能，术后康复主要是提高运动能力，改善心理、营养，减轻虚弱状态，提高生活质量。序贯早期康复、实现多学科康复相结合、临床与康复一体化、共病管理等模式，目前仍处于探索及小样本实践。

（姜正明　胡彩娜　李光照）

参 考 文 献

[1] CLAUDIA I T, MARCO B, CORRADO T. Transcatheter aortic valve implantation: How to decrease post-operative complications [J]. Eur Heart J Suppl, 2020, 22 (Suppl E): E148-E152.

[2] BAUMGARTNER H, FALK V, BAX J J, et al. 2017 ESC/EACTS Guidelines for the management of valvular heart disease[J]. Eur Heart J, 2017, 38 (36): 2739-2791.

[3] 中国医师协会心血管内科医师分会结构性心脏病专业委员会．经导管主动脉瓣置换术中国专家共识(2020 更新版)[J]. 中国介入心脏病学杂志, 2020, 28 (6): 301-309.

[4] 心力衰竭超滤治疗专家组．心力衰竭超滤治疗建议[J]. 中华心血管病杂志, 2016, 44 (6): 477-482.

[5] ZILE M R, GAASCH W H. Heart failure in aortic stenosis - improving diagnosis and treatment [J]. N Engl J Med, 2003, 348 (18): 1735-1736.

[6] AKSOY O, YOUSEFZAI R, SINGH D, et al. Cardiogenic shock in the setting of severe aortic stenosis: role of intra-aortic balloon pump support [J]. Heart, 2011, 97 (10): 838-843.

[7] BLANKE P, WEIR-MCCALL J R, ACHENBACH S, et al. Computed Tomography Imaging in the Context of Transcatheter Aortic Valve Implantation (TAVI)/Transcatheter Aortic Valve Replacement (TAVR) [J]. JACC Cardiovasc Imaging, 2019, 12 (1): 1-24.

[8] 中华医学会超声医学分会超声心动图学组,《经导管主动脉瓣置入术围术期超声心动图检查专家共识》写作组．经导管主动脉瓣置入术围术期超声心动图检查专家共识[J]. 中华超声影像学杂志, 2018, 27 (2): 93-107.

[9] GARCÍA-MARTÍN A, LÁZARO-RIVERA C, FERNÁNDEZ-GOLFÍN C, et al. Accuracy and reproducibility of novel echocardiographic three-dimensional automated software for the assessment of the aortic root in candidates for thanscatheter aortic valve replacement [J]. Eur Heart J Cardiovasc Imaging, 2016, 17 (7): 772-778.

[10] 中国医师协会心血管内科医师分会结构性心脏病专业委员会，中华医学会心血管病学分会结构性心脏病学组．经导管主动脉瓣置换术团队建设及运行规范中国专家建议．中国介入心脏病学杂志, 2018, 26 (1): 2-6.

[11] 中国心胸血管麻醉学会心血管麻醉分会．TAVR 手术麻醉中国专家临床路径管理共识(2018)[J]. 临床麻醉学杂志, 2018, 34 (11): 1118-1124.

[12] GAEDE L, KIM W K, LIEBETRAU C, et al. Pacemaker implantation after TAVI: predictors of AV block persistence [J]. Clin Res Cardiol, 2018, 107 (1): 60-69.

[13] BALDI E, COMPAGNONE M, ERRIGO D, et al. Long-term percentage of ventricular pacing in patients requiring pacemaker implantation after transcatheter aortic valve replacement: A multicenter 10-years experience [J]. Heart Rhythm, 2020.

[14] SIMSEK C, SCHÖLZEL B E, DEN HEIJER P, et al. The rationale of using cerebral embolic protection devices during transcatheter aortic valve implantation [J]. Neth Heart J, 2020, 28 (5): 249-252.

[15] RAHHAB Z, MISIER K R, FAQUIR N E, et al. Vascular complications after transfemoral transcatheter aortic valve implantation: A systematic review and meta-analysis [J]. Struct Heart, 2020, 4(1): 62-71.
[16] PASIC M, UNBEHAUN A, BUZ S, et al. Annular rupture during transcatheter aortic valve replacement: classification, pathophysiology, diagnostics, treatment approaches, and prevention [J]. JACC Cardiovasc Interv, 2015, 8(1): 1-9.
[17] DEBONNAIRE P, VAN HERCK P L, KATSANOS S, et al. How should I treat acute aortic annulus rupture during transcatheter aortic valve implantation? [J]. Eurointervention, 2013, 8(9): 1103-1109.
[18] 吴永健，许海燕. 探索经导管主动脉瓣置换术的中国特色康复模式[J]. 中华老年脑血管病杂志, 2019, 21(7): 673-675.

经颈动脉途径、经心尖途径 TAVR

主动脉瓣狭窄(aortic stenosis,AS)是临床上最常见的心脏瓣膜病之一,过去我国以风湿性心脏瓣膜病多见,而现在随着国家经济及科技的发展、人口平均寿命的提高,此病逐渐以退行性病变的形式出现在临床中。经典的外科主动脉瓣置换术(surgical aortic valve replacement,SAVR)在过去拯救了大量 AS 患者的生命,但是对于有症状且外科手术风险高的重度 AS 患者 SAVR 却是其禁忌,而经导管主动脉瓣置换术(transcatheter aortic valve replacement,TAVR)的出现为这部分患者带来了希望(图 1)。经过十余年的发展,TAVR 逐渐成为一项成熟的技术,其经过 PARNTER、SURTAVI、FRANCE 2、UK TAVI 等大型临床研究的验证后成为了目前更新的《2017 AHA/ACC 瓣膜性心脏病患者管理指南》(表 1),对外科

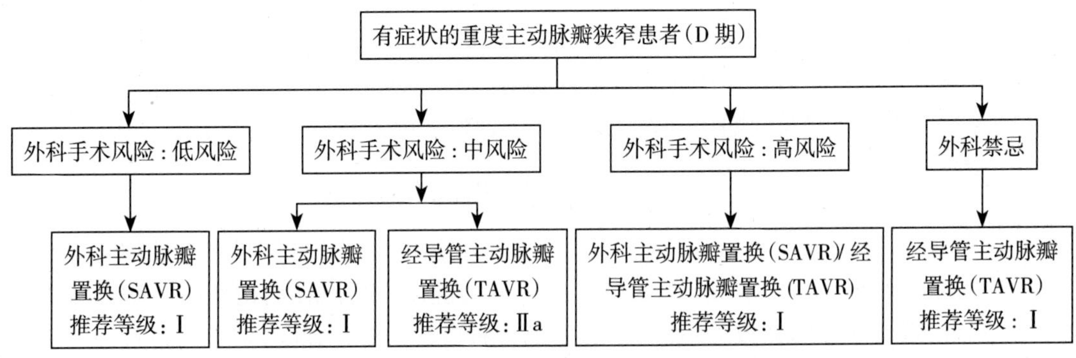

图 1 2017 AHA/ACC 对于有症状的重度主动脉瓣狭窄患者治疗方案选择指南

SAVR:外科主动脉瓣置换术;TAVR:经导管主动脉瓣置换术。

表 1 2017 AHA/ACC 关于主动脉瓣狭窄(AS)患者治疗指南修订变更条目

AHA/ACC 最新指南推荐意见		2014 年		2017 年
对于有症状的主动脉瓣狭窄患者的干预	对于有症状且手术风险为低、中危的重度 AS 患者(D 期)推荐外科主动脉瓣置换术(SAVR)	推荐等级:I 证据等级:A	→	推荐等级:I 证据等级:B-NR
	对于有症状且手术风险为高危的重度 AS 患者(D 期),团队评估患者自身条件后决定是否进行 SAVR 或者经导管主动脉瓣置换术(TAVR)	推荐等级:Ⅱa 证据等级:B	→	推荐等级:I 证据等级:A
	对于不能进行 SAVR 同时预期寿命超过 12 个月且有症状的重度 AS 患者(D 期),推荐进行 TAVR 治疗	推荐等级:I 证据等级:B	→	推荐等级:I 证据等级:A
	对于有症状且手术风险为中危的重度 AS 患者(D 期),患者自身条件允许的情况下,推荐 TAVR 替代 SAVR 治疗	无	→	推荐等级:Ⅱa 证据等级:B-R

手术风险为中危及高危患者的主流治疗方案。与此同时,随着 TAVR 输送系统尺寸的减小、瓣膜设计的优化,TAVR 现在可以应用于大多数患者。虽然 TAVR 的手术入路随着技术的发展逐渐多样化,鉴于多个大型临床试验数据比较,经股动脉入路因其对患者损伤小且疗效与 SAVR 治疗相当而成为 TAVR 的首选手术入路。

而在大多数 TAVR 手术中心,因 TAVR 患者的自身特性,仍有 15%~20% 的患者需要经非股动脉入路(经颈动脉、经心尖、经主动脉、经锁骨下动脉、经腋动脉、经腔静脉)行 TAVR 治疗。研究指出,在一些经验丰富的 TAVR 手术中心,经非股动脉 TAVR 达到的治疗效果在短、中期临床观察中与经股动脉 TAVR 相当。其中,早期 PARNTER 1 临床研究纳入了经心尖 TAVR 与经股动脉 TAVR 两种入路,研究结果表明对于有症状且外科手术风险高的严重 AS 患者来说,这两种 TAVR 疗效均不劣于甚至优于 SAVR 疗效。

然而,随着 TAVR 技术在全球范围内的开展,越来越多开展 TAVR 的中心指出经心尖 TAVR 在某些方面不如经股动脉 TAVR。因此,经心尖 TAVR 的发展受到了一定的限制,其他手术入路也因此兴起。FRANCE-TAVI 大型临床研究表明,从 2013 年到 2017 年,TAVR 手术方案选择变化为经心尖入路(11.99% *vs.* 3.76%)、经股动脉入路(79.95% *vs.* 89.12%)和经其他血管入路(7.66% *vs.* 6.22%)。最近,经颈动脉 TAVR 因其手术入路方便、手术时间短、患者损伤小等优势逐渐成为人们的焦点。作为参与推动 TAVR 发展的心脏外科医师,掌握各种手术入路是 TAVR 学习曲线成长过程中必不可少的成长因子,是为 AS 患者提供最佳治疗方案的基础。结合笔者单位近年来在心脏瓣膜外科 TAVR 中的体会,尝试对早期已发展成熟的经心尖 TAVR 以及近期热门的经颈动脉 TAVR 进行一些归纳和总结。

一、经心尖 TAVR

2005 年,Ye 等使用了 Cribier-Edwards 球囊扩张式瓣膜成功完成了世界上首例无体外循环支持下的人体经心尖入路 TAVR,证实了经导管心腔手术可以在结构性心脏病方向有所发展。自此,经心尖 TAVR 成为治疗 AS 患者的一种方式。后来,随着世界上各大心脏中心对 TAVR 技术开展临床研究,表明了经心尖 TAVR 是一种不逊于 SAVR 治疗效果的治疗方案,因此经心尖 TAVR 成为了早期 TAVR 的主要方案之一。经心尖入路是 TAVR 中唯一一种顺行入路,因此其能给予术者绝佳的操作同轴性,使术者对输送系统、对瓣膜释放位置更精准地操作。得益于经心尖入路的解剖优势,因此明显缩短了术中透视时间,对于术者以及患者都是有益的。

虽然经心尖入路有着上述优点,但是随着时间的推移,多个大型临床研究指出,经心尖 TAVR 术后发生 2010 年瓣膜学术研究联盟(Valve Academic Research Consortium, VRAC)所定义 TAVR 相关临床终点事件的概率较经股动脉 TAVR 高。此外,患者术后住院天数增加,术后伤口疼痛引起一系列并发症等负面因素使得经心尖入路的发展受到了一定的限制。但是 Toppen 等在最新一代瓣膜 Sapien 3 使用比较中指出,即便是在经股动脉入路为首选途径的时代,经心尖途径仍然可以在成熟的 TAVR 中心取得满意的治疗效果。Pasic 等指出经心尖 TAVR 手术的学习曲线是相对较长的,心脏团队度过学习曲线后行经心尖 TAVR 可以达到与经股动脉 TAVR 治疗的效果。2017 年 AHA/ACC 指南和 2017 年 ESC/EACTS 指南中都明确说明了心脏团队的合作对 TAVR 的成功与否十分重要,TAVR 心脏团队应包括心脏介入医师、心脏外科医师、麻醉师、体外循环师、护士、心脏超声医师,团队需要十分熟悉 TAVR 的相关器械及步骤,这样才能应对术中各种突发状况,为患者带来最大效益。在经心尖

TAVR 手术前,心脏团队对患者进行严格筛选及评估可以降低术后死亡率及各项并发症发生率。心脏团队对于患者评价算法要尽可能完善,笔者的心脏团队将 Chamandi 等提出的手术入路选择标准与实践相结合,对于拟行 TAVR 的患者实行如图 2 所示的决策流程。毫无疑问,在患者可以行经股动脉 TAVR 的前提下以经股动脉入路为首选,若患者周围血管、大动脉等入路条件不佳(重度狭窄、钙化、动脉粥样硬化斑块、溃疡、大动脉严重迂曲、大动脉夹层等)再考虑经心尖 TAVR。术前行经食管超声心动图(TEE)、冠状动脉造影,心脏 CT、MRA(对严重肾功能障碍患者)等检查是十分必要的,这有助于我们了解患者的心脏结构及其功能,避免在术中发生瓣膜定位不满意、瓣膜移位阻塞、瓣膜锚定点无法确定、主动脉瓣环破裂、冠状动脉开口阻塞、极低 LVEF(左心室射血分数)导致的心源性休克、起搏电极导致心脏破裂所致心脏压塞等术中严重并发症。此外,术中对于高危患者常规体外循环(CPB)和体外膜肺氧合(ECMO)系统待机、自体血回收系统待机、体外除颤仪待机、开通良好的静脉通道、备血、准备紧急开胸手术器械是重要的。在进行 TAVR 时,出现严重并发症时需要心脏团队的默契配合,术者需做出取舍,尽快抢救患者使其脱离危险。对于 TAVR 来说,术后轻微到少量瓣周漏是可以接受的,但是对于术中 TEE 发现中等量以上的瓣周漏需要二次扩张球囊,若情况仍存在,可以考虑再次放入一枚瓣膜进行补救。对于术中使用栓子保护装置(embolic protection devices,EPDs)来降低脑卒中发生率的有效性目前还不能确定。TAVR 术中应尽量减少对比剂的使用并避免低血压,以预防术后急性肾衰竭;若 TAVR 术后 24 小时内尿量少,则应进行补液而非使用利尿剂维持心脏高排血、高灌注的状态,否则会使患者肾

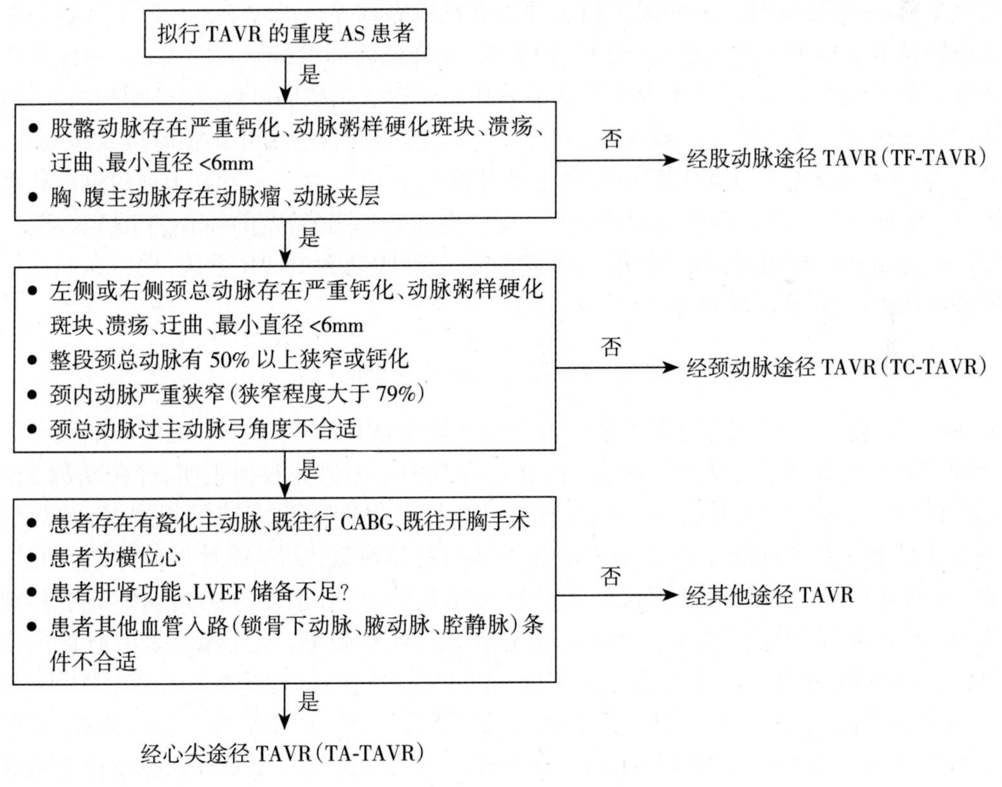

图 2 TAVR 手术入路的选择策略

AS:主动脉瓣狭窄;TAVR:经导管主动脉瓣置换术;CABG:冠状动脉旁路移植术;LVEF:左心室射血分数。

功能恶化。有报道指出，若术中TEE发现心脏假性动脉瘤，可以经心尖植入封堵器进行封堵，从而避免开胸修补。术后应早期拔管、早期活动、维持收缩压100~120mmHg、充分镇痛。最后，出血和缺血事件是TAVR术后常见的并发症，最新的《2017 AHA/ACC瓣膜性心脏病患者管理指南》和《2017 ESC/EACTS瓣膜性心脏病管理指南》推荐方案不同，并且TAVR术后抗凝、抗血小板策略迄今为止尚无定论，仍需更多的临床试验去探究，故笔者认为应根据患者特殊情况制定术后抗凝方案。

需要指出的是，中国心脏瓣膜介入治疗的时代才刚到来，导管技术在结构性心脏病领域的发展刚起步，掌握经心尖导管介入技术绝不仅局限于AS的治疗，AS治疗只是一个开始。由此可见学习并熟练掌握经心尖TAVR技术是推动发展结构性心脏病介入治疗不可撼动的基石。虽然中国TAVR技术起步较晚，但是近几年我国心脏瓣膜介入治疗发展迅猛，中国自主知识产权的第一代J-Valve支架瓣膜（经心尖入路）可以用于单纯主动脉瓣反流无钙化患者TAVR，并且在国内外临床实际应用中取得的成绩值得肯定。王春生等人对国产经心尖J-Valve TAVR系统进行了多中心临床研究，研究表明利用此系统对高危单纯AS患者进行治疗是安全、有效且早期结果是令人满意的。此外，Schulz等指出可以运用经心尖TAVR技术对二尖瓣病变进行治疗。首都医科大学附属北京安贞医院心外科孟旭、张海波团队创新改良心尖途径J-Valve支架瓣膜技术，在国内推广二尖瓣、三尖瓣生物瓣损毁的瓣中瓣（valve-in-valve）技术，临床治疗效果满意。

笔者通过实施多例J-Valve TAVR后有以下体会：①J-Valve瓣膜植入的过程中在定位键到位以及释放瓣膜前务必对主动脉根部进行造影，确定瓣膜位置正确与否关系手术成败；②虽然J-Valve的尺寸对于一些瓣环较大的患者难以做到充分的oversize，但是其锚定系统以及瓣膜释放后球囊再扩张能够达到预期效果，并降低瓣周漏级别；③J-Valve系统分阶段释放具有良好的活动性，对于术者来说能够操作调整输送系统同轴性，提升瓣膜植入效果。故使用此系统时要牢记阶段性操作的关键步骤，对于造影时机、瓣膜调整时机要深刻体会。目前J-Valve适应证包括主动脉瓣狭窄及主动脉瓣关闭不全，在一定程度上通过创新还可尝试用于二尖瓣及三尖瓣生物瓣损毁的治疗。第一代J-Valve是特定的经心尖TAVR系统，其在临床实际应用表现很好；现在的第二代J-Valve是经股动脉TAVR系统，现已在北美地区开展临床试验，其最终试验结果是令人期待的。

二、经颈动脉TAVR

2010年，Modine等成功完成了第一台经颈动脉TAVR，随后多个心脏中心陆续开展经颈动脉TAVR的研究。令人振奋的是，这几家心脏中心的研究数据表明，经颈动脉TAVR所获得的短、中期治疗结果能与经股动脉TAVR所获得的的治疗结果相媲美，并且优于经心尖TAVR。经颈动脉TAVR的优势在于其与其他血管入路（锁骨下动脉、腋动脉、腔静脉、主动脉）相比颈动脉位置表浅；颈动脉与主动脉弓、升主动脉的共轴性高于其他血管入路，因此术者可精准地操控TAVR输送系统及释放瓣膜，并且降低术中血管损伤事件的发生率；切口损伤远远小于经心尖入路，术后切口恢复快，疼痛控制良好，术后即可下地活动，明显缩短了住院天数，既利于患者治疗，又利于节约优质医疗资源。因此，经颈动脉TAVR逐渐超越经心尖TAVR和经其他血管入路TAVR成为经非股动脉途径TAVR的首要选择。

现简要介绍经颈动脉TAVR的操作流程：①依据术前影像学检查选择颈总动脉；②给

予负荷量阿司匹林 300mg、氯吡格雷 300mg、抗生素,中心静脉置管放置起搏导线;③选择股动脉或者桡动脉进行血管造影;④术中常规测试大脑 Willis 环及对侧颈动脉功能储备(可通过夹闭远端颈总动脉 2 分钟,测回流血压及大脑血氧饱和度,若回流血压 <30mmHg 或大脑血氧饱和度下降 >50%,则提示脑血管功能储备不足,需要建立颈总动脉转流或更换其他入路;⑤上述步骤完成后按照常规 TAVR 流程进行手术即可;⑥术毕,患者无异常可即刻拔管。Condado 等回顾性研究了患者行 AVR(SAVR/TAVR)手术前是否需要行颈动脉超声检查,研究指出术中及术后脑血管事件发生率与术前是否行颈动脉超声检查关系不大,但是这一结果仍需未来更大样本的随机对照试验来验证这一关系。就经颈动脉 TAVR 时手术麻醉方式的选择问题,Rajagopal 等首次报道了局部麻醉下行经颈动脉 TAVR,研究指出行经颈动脉 TAVR 的患者往往存在严重肺疾病(FEV_1<40%)、极低 LVEF(LVEF<20%)等不能耐受全身麻醉的因素,故于局部麻醉下手术。同时,研究还提出了用脑血氧仪、于患者清醒状态下进行意识状态的测试等方法来评价患者脑血管功能储备。吴永健等指出经颈动脉 TAVR 途径是安全可行的,并且指出左、右颈总动脉的选择要依据患者术前主动脉公布影像学资料作决定。

虽然有研究指出,经颈动脉 TAVR 会提高患者术后脑血管事件发生率,但是也有研究指出通过一定的手术方案及操作的优化能够降低这一事件的发生率。手术团队应谨慎地对拟行 TAVR 治疗 AS 的患者进行评估及手术方案选择,这样有助于降低经颈动脉 TAVR 术后并发症发生率。通常行经颈动脉 TAVR 的患者存在双侧股 - 髂动脉严重钙化或迂曲或存在严重的狭窄及严重的动脉粥样硬化斑块。故手术前行头颅 CT 血管成像(CTA)或 MRI、颈动脉 CTA、心脏大血管 CTA,有助于发现患者既往是否有脑卒中病史,患者 Willis 环以及对侧颈总动脉储备功能是否良好,患者颈动脉是否满足手术标准。随着 TAVR 输送系统尺寸的减小,手术对于血管入路直径的要求相对以往降低了标准,但血管入路条件越好,手术成功率越高,并发症越少。Chamandi 等提出,行经颈动脉 TAVR 时对患者进行局部麻醉保持患者意识清醒,短暂夹闭单侧颈总动脉 2 分钟,观察患者意识状态变化,监测颈动脉回流压力、大脑血氧饱和度,经颅彩色多普勒超声检查,如上述检查异常、患者意识状态恶化表明其 Willis 环功能储备不足,需行颈动脉转流来维持大脑血供或者更换其他路径行 TAVR。也有研究指出,经颈动脉 TAVR 时,其麻醉方式与脑血管事件发生率无关,而与手术的动脉位置有关。

值得注意的是,虽然目前对于经颈动脉 TAVR 导致脑血管事件的争议较大,但是目前仍然没有相关研究明确指出经颈动脉 TAVR 术后脑血管事件根源就是手术入路的选择,也有可能是由患者术前或术中新发心房颤动导致微血栓流入大脑 Willis 环或者术中血管入路动脉粥样斑块碎片脱落或 TAVR 输送系统操作过程中对于血管内皮的损伤继发性形成血栓脱落、围术期低血压、术中对侧颈总动脉功能代偿不足等原因所致脑卒中。故经颈动脉 TAVR 与脑卒中发生关系的确定仍需远期更多临床研究来证实理论的有效性。

此外,对于既往行颈动脉内膜剥脱术的患者,Pozzi 等首次报道了同侧颈动脉内膜剥脱术术后再次经颈动脉 TAVR 的研究,研究表明既往同侧颈动脉内膜剥脱术术后再次行经颈动脉 TAVR 的短期效果与经股动脉 TAVR 相当,术后无患者发生脑血管终点事件,这一研究为既往同侧颈动脉内膜剥脱术而后期因重度 AS 但不可经股动脉 TAVR 或其他血管途径 TAVR 的患者提供了新的解决方案。值得肯定的是,经颈动脉 TAVR 带来的中短期成果是令人鼓舞的,TAVR 作为替代 SAVR 治疗有症状的重度 AS 患者的有效途径，在发展的同时也是一个探索的过程，每一种替代途径的发展总是需要更长时间的考量，故结合当前现有的技术对无法行经股动脉 TAVR 的患者进行经颈动脉 TAVR 是安全可行的。

三、TAVR 的机遇与挑战

TAVR 作为治疗 AS 患者新的里程碑，它不仅仅是一项技术，而是一项工程、一场后浪推前浪的运动。TAVR 的开展打破了传统心脏外科的优势，强调心脏团队的合作，融合了导管与外科的优势，为二尖瓣、三尖瓣等结构性心脏病的治疗提供了一些思路。同时 TAVR 的发展对于传统心脏外科既是机遇，也是挑战，随着 TAVR 手术器械的革新，心脏团队学习曲线的发展，PARTNER 3、Evolut Low Risk Trail、GARY 等大型临床试验的开展，早期临床数据为扩大 TAVR 适应证、服务低危及更年轻的患者提供了证据。但由于早期面向外科手术低风险的重度 AS 患者进行的 STACCATO 大型临床试验的提前终止，迫使人们认真思考及验证 TAVR 真正适用的人群。目前对于推广 TAVR 最大的难题就是植入生物瓣膜持久性及远期效果尚无肯定的结论，对于预期寿命较短的人群(例如年龄大于 85 岁的患者)，TAVR 置换的瓣膜其持久性对于这类人群来说价值可能没有那么重要，但是对于预期寿命较长的人群(65~85 岁的患者甚至 65 岁以下的患者)，瓣膜的持久性对其就相当重要。因此，对生物瓣膜损毁、生物瓣膜损毁的因素、是否进行二次 TAVR(瓣中瓣)、怎样进行损毁瓣膜的置换、对不同人群术后抗凝、抗血小板策略制定等挑战是我们未来亟须解决的问题。

(张海波 孟旭)

参考文献

[1] LEON M B, SMITH C R, MACK M, et al. Transcatheter aortic-valve implantation for aortic stenosis in patients who cannot undergo surgery [J]. N Engl J Med, 2010, 363(17): 1597-1607.

[2] LEON M B, PIAZZA N, NIKOLSKY E, et al. Standardized endpoint definitions for transcatheter aortic valve implantation clinical trials: a consensus report from the Valve Academic Research Consortium [J]. Eur Heart J, 2011, 32(2): 205-217.

[3] LEON M B, SMITH C R, MACK M J, et al. Transcatheter or surgical aortic-valve replacement in intermediate-risk patients [J]. N Engl J Med, 2016, 374(17): 1609-1620.

[4] REARDON M J, VAN MIEGHEM N M, POPMA J J, et al. Surgical or transcatheter aortic-valve replacement in intermediate-risk patients [J]. N Engl J Med, 2017, 376(14): 1321-1331.

[5] GILARD M, ELTCHANINOFF H, IUNG B, et al. Registry of transcatheter aortic-valve implantation in high-risk patients [J]. N Engl J Med, 2012, 366(18): 1705-1715.

[6] GILARD M, ELTCHANINOFF H, DONZEAU-GOUGE P, et al. Late outcomes of transcatheter aortic valve replacement in high-risk patients: The FRANCE-2 registry [J]. J Am Coll Cardiol, 2016, 68(15): 1637-1647.

[7] FRÖHLICH G M, BAXTER P D, MALKIN C J, et al. Comparative survival after transapical, direct aortic, and subclavian transcatheter aortic valve implantation (data from the UK TAVI registry) [J]. Am J Cardiol, 2015, 116(10): 1555-1559.

[8] FERRO C J, CHUE C D, DE BELDER M A, et al. Impact of renal function on survival after transcatheter aortic valve implantation (TAVI): An analysis of the UK TAVI registry [J]. Heart, 2015, 101(7): 546-552.

[9] NISHIMURA R A, OTTO C M, BONOW R O, et al. 2017 AHA/ACC focused update of the 2014 AHA/ACC Guideline for the management of patients with valvular heart disease: A report of the American College of Cardiology/American Heart Association task force on clinical practice guidelines [J]. Circulation, 2017, 135(25): e1159-e1195.

[10] PASIC M, UNBEHAUN A, DREYSSE S, et al. Transapical aortic valve implantation in 175 consecutive patients: excellent

outcome in very high-risk patients [J]. J Am Coll Cardiol, 2010, 56 (10): 813-820.

[11] TOGGWEILER S, HUMPHRIES K H, LEE M, et al. 5-year outcome after transcatheter aortic valve implantation [J]. J Am Coll Cardiol, 2013, 61 (4): 413-419.

[12] MACK M J, LEON M B, SMITH C R, et al. 5-year outcomes of transcatheter aortic valve replacement or surgical aortic valve replacement for high surgical risk patients with aortic stenosis (PARTNER 1): A randomised controlled trial [J]. Lancet, 2015, 385 (9986): 2477-2484.

[13] FURUKAWA N, KUSS O, EMMEL E, et al. Minimally invasive versus transapical versus transfemoral aortic valve implantation: A one-to-one-to-one propensity score-matched analysis [J]. J Thorac Cardiovasc Surg, 2018, 156 (5): 1825-1834.

[14] JUNQUERA L, KALAVROUZIOTIS D, COTE M, et al. Results of transcarotid compared with transfemoral transcatheter aortic valve replacement [J]. J Thorac Cardiovasc Surg, 2020: S0022-5223 (20) 30790-X.

[15] THOURANI V H, GUNTER R L, NERAVETLA S, et al. Use of transaortic, transapical, and transcarotid transcatheter aortic valve replacement in inoperable patients [J]. Ann Thorac Surg, 2013, 96 (4): 1349-1357.

[16] MADIGAN M, ATOUI R. Non-transfemoral access sites for transcatheter aortic valve replacement [J]. J Thorac Dis, 2018, 10 (7): 4505-4515.

[17] OVERTCHOUK P, MODINE T. A comparison of alternative access routes for transcatheter aortic valve implantation [J]. Expert Rev Cardiovasc Ther, 2018, 16 (10): 749-756.

[18] ROGERS T, GAI J, TORGUSON R, et al. Predicted magnitude of alternate access in the contemporary transcatheter aortic valve replacement era [J]. Catheter Cardiovasc Interv, 2018, 92 (5): 964-971.

[19] POUR-GHAZ I, RAJA J, BAYOUMI M, et al. Transcatheter aortic valve replacement with a focus on transcarotid: a review of the current literature [J]. Ann Transl Med, 2019, 7 (17): 420.

[20] BEURTHERET S, KARAM N, RESSEGUIER N, et al. Femoral versus nonfemoral peripheral access for transcatheter aortic valve replacement [J]. J Am Coll Cardiol, 2019, 74 (22): 2728-2739.

[21] AZMOUN A, AMABILE N, RAMADAN R, et al. Transcatheter aortic valve implantation through carotid artery access under local anaesthesia [J]. Eur J Cardiothorac Surg, 2014, 46 (4): 693-698; discussion 8.

[22] FOLLIGUET T, LAURENT N, BERTRAM M, et al. Transcarotid transcatheter aortic valve implantation: multicentre experience in France [J]. Eur J Cardiothorac Surg, 2018, 53 (1): 157-161.

[23] WEE I J, STONIER T, HARRISON M, et al. Transcarotid transcatheter aortic valve implantation: A systematic review [J]. J Cardiol, 2018, 71 (6): 525-533.

[24] ALLEN K B, CHHATRIWALLA A K, COHEN D, et al. Transcarotid versus transapical and transaortic access for transcatheter aortic valve replacement [J]. Ann Thorac Surg, 2019, 108 (3): 715-722.

[25] AMER M R, MOSLEH W, JOSHI S, et al. Comparative outcomes of transcarotid and transsubclavian transcatheter aortic valve replacement [J]. Ann Thorac Surg, 2020, 109 (1): 49-56.

[26] YE J, CHEUNG A, LICHTENSTEIN S V, et al. Transapical aortic valve implantation in humans [J]. J Thorac Cardiovasc Surg, 2006, 131 (5): 1194-1196.

[27] KEMPFERT J, RASTAN A, HOLZHEY D, et al. Transapical aortic valve implantation: analysis of risk factors and learning experience in 299 patients [J]. Circulation, 2011, 124 (11 Suppl): S124-S129.

[28] TOPPEN W, SUH W, AKSOY O, et al. Vascular complications in the sapien 3 era: Continued role of transapical approach to transcatheter aortic valve replacement [J]. Semin Thorac Cardiovasc Surg, 2018, 30 (2): 144-149.

[29] BAUMGARTNER H, FALK V, BAX J J, et al. 2017 ESC/EACTS Guidelines for the management of valvular heart disease [J]. Eur Heart J, 2017, 38 (36): 2739-2791.

[30] CHAMANDI C, ABI-AKAR R, RODES-CABAU J, et al. Transcarotid compared with other alternative access routes for transcatheter aortic valve replacement [J]. Circ Cardiovasc Interv, 2018, 11 (11): e006388.

[31] UNBEHAUN A, PASIC M, DREYSSE S, et al. Transapical aortic valve implantation: incidence and predictors of paravalvular leakage and transvalvular regurgitation in a series of 358 patients [J]. J Am Coll Cardiol, 2012, 59 (3): 211-221.

[32] FERRARI E, CAPORALI E, PEDRAZZINI G, et al. Trans-carotid access for TAVR allows safe and rapid exchange for bailout valve-in-valve procedures [J]. J Card Surg, 2018, 33 (1): 4-6.

[33] CAMPELO-PARADA F, RODES-CABAU J, DUMONT E, et al. A novel transcarotid approach for implantation of balloon-

expandable or self-expandable transcatheter aortic valves [J]. Can J Cardiol, 2016, 32 (12): 1575. e9-1575. e12.

[34] RODÉS-CABAU J, MASSON J B, WELSH R C, et al. Aspirin versus aspirin plus clopidogrel as antithrombotic treatment following transcatheter aortic valve replacement with a balloon-expandable valve: The ARTE (Aspirin Versus Aspirin + Clopidogrel Following Transcatheter Aortic Valve Implantation) randomized clinical trial [J]. JACC Cardiovasc Interv, 2017, 10 (13): 1357-1365.

[35] MURARU D, NAPODANO M, BELTRAME V, et al. Left ventricular pseudoaneurysm after transapical aortic valve-in-valve implantation: use of transthoracic 3D echocardiography for guiding therapeutic approach [J]. Eur Heart J, 2016, 37 (15): 1255.

[36] 佟明汇,王巍,王春生,等. 外科 TAVI 时代:中国自主经心尖主动脉瓣置入系统 J-Valve 一年多中心随访结果[J]. 中国循环杂志,2017,32(z1):107.

[37] 刘欢,杨晔,陆云涛,等. 经心尖经导管主动脉瓣置换术治疗高危单纯无钙化主动脉瓣关闭不全多中心临床研究 2 年结果[J]. 中华外科杂志,2018,56(12):910-915.

[38] HENSEY M, MURDOCH D J, SATHANANTHAN J, et al. First-in-human experience of a new-generation transfemoral transcatheter aortic valve for the treatment of severe aortic regurgitation: the J-Valve transfemoral system [J]. EuroIntervention, 2019, 14 (15): e1553-e1555.

[39] 朱鹏,郑少忆,姜妤,等. 经心尖植入二代 J-Valve™ 治疗以关闭不全为主的主动脉瓣病变的初步结果[J]. 实用医学杂志,2019,35(22):3568-3572.

[40] LI F, WANG X, WANG Y, et al. Structural valve deterioration after transcatheter aortic valve implantation using j-valve: A long-term follow-up [J]. Ann Thorac Cardiovasc Surg, 2020, 26 (3): 158-165.

[41] SCHULZ E, TAMM A, KASPER-KONIG W, et al. Transapical implantation of a transcatheter aortic valve prosthesis into a mitral annuloplasty ring guided by real-time three-dimensional cardiac computed tomography-fluoroscopy fusion imaging [J]. Eur Heart J, 2018, 39 (4): 327-328.

[42] 张海波,孟旭,王胜洵,等. 经导管二尖瓣生物瓣毁损的瓣中瓣治疗技术[J]. 中华胸心血管外科杂志,2019,35(6): 331-333.

[43] MODINE T, LEMESLE G, AZZAOUI R, et al. Aortic valve implantation with the CoreValve ReValving System via left carotid artery access: First case report [J]. J Thorac Cardiovasc Surg, 2010, 140 (4): 928-929.

[44] MYLOTTE D, SUDRE A, TEIGER E, et al. Transcarotid transcatheter aortic valve replacement: Feasibility and safety [J]. JACC Cardiovasc Interv, 2016, 9 (5): 472-480.

[45] KIRKER E B, HODSON R W, SPINELLI K J, et al. The carotid artery as a preferred alternative access route for transcatheter aortic valve replacement [J]. Ann Thorac Surg, 2017, 104 (2): 621-629.

[46] OVERTCHOUK P, FOLLIGUET T, PINAUD F, et al. Transcarotid approach for transcatheter aortic valve replacement with the sapien 3 prosthesis: A multicenter french registry [J]. JACC Cardiovasc Interv, 2019, 12 (5): 413-419.

[47] CONDADO J F, JENSEN H A, MAINI A, et al. Should we perform carotid doppler screening before surgical or transcatheter aortic valve replacement? [J]. Ann Thorac Surg, 2017, 103 (3): 787-794.

[48] RAJAGOPAL R, MORE R S, ROBERTS D H. Transcatheter aortic valve implantation through a transcarotid approach under local anesthesia [J]. Catheter Cardiovasc Interv, 2014, 84 (6): 903-907.

[49] 牛冠男,宋光远,王墨扬,等. 高危重度主动脉瓣狭窄经颈动脉途径行经导管主动脉瓣置换术治疗的安全性和有效性[J]. 中华老年心脑血管病杂志,2019,21(7):687-690.

[50] THOURANI V H, LI C, DEVIREDDY C, et al. High-risk patients with inoperative aortic stenosis: use of transapical, transaortic, and transcarotid techniques [J]. Ann Thorac Surg, 2015, 99 (3): 817-823; discussion 23-25.

[51] CHAMANDI C, MOHAMMADI S, DUMONT E, et al. Cerebral Embolism Following Transcarotid Transcatheter Aortic Valve Replacement [J]. J Am Coll Cardiol, 2018, 71 (1): 101-102.

[52] POZZI M, GRINBERG D, OBADIA J F, et al. Transcatheter aortic valve implantation using the left transcarotid approach in patients with previous ipsilateral carotid endarterectomy [J]. Catheter Cardiovasc Interv, 2015, 85 (7): E203-E209.

[53] MACK M J, LEON M B, THOURANI V H, et al. Transcatheter aortic-valve replacement with a balloon-expandable valve in low-risk patients [J]. N Engl J Med, 2019, 380 (18): 1695-1705.

[54] POPMA J J, DEEB G M, YAKUBOV S J, et al. Transcatheter Aortic-Valve Replacement with a Self-Expanding Valve in Low-Risk Patients [J]. N Engl J Med, 2019, 380 (18): 1706-1715.

[55] BEKEREDJIAN R, SZABO G, BALABAN U, et al. Patients at low surgical risk as defined by the Society of Thoracic Surgeons Score undergoing isolated interventional or surgical aortic valve implantation: in-hospital data and 1-year results from the German Aortic Valve Registry (GARY)[J]. Eur Heart J, 2019, 40(17): 1323-1330.

[56] NIELSEN H H, KLAABORG K E, NISSEN H, et al. A prospective, randomised trial of transapical transcatheter aortic valve implantation vs. surgical aortic valve replacement in operable elderly patients with aortic stenosis: the STACCATO trial [J]. EuroIntervention, 2012, 8(3): 383-389.

心脏瓣膜病的外科手术时机

心脏瓣膜病是我国心脏外科常见的手术疾病之一，每年中国心脏外科手术在 25 万例左右，心脏瓣膜手术为 7 万 ~8 万例。近年来随着老龄化社会的加重，以及冠心病继续增加的趋势，退行性变瓣膜病和缺血性瓣膜病的发生率在继续增加。与之相反，随着中国经济水平的提高和医疗防治技术的推广，以往中国占绝大多数的风湿性瓣膜病比例逐年下降，据不同中心的统计数据，风湿性瓣膜病占所有瓣膜病的比例由 20 年前的 85% 左右下降到目前的 45% 左右。这种流行病学发展趋势和欧美国家几十年前的情况非常相似。而目前欧美国家优生优育疾病预防等措施更加深入人心，先天性心脏病和冠心病下降都非常明显，而瓣膜病则占有更重要的地位。美国克利夫兰心脏中心是连续十年美国排名第一的心脏中心，其心脏外科年手术 4 500 例左右，其中 2 800 例左右为心脏瓣膜手术，而且有越来越多的微创瓣膜手术、瓣膜修复手术，以及介入瓣膜手术。这些欧美国家的发展趋势也预示着我国将来一段时间内心脏瓣膜病的发展特点，结合目前在中国方兴未艾的介入瓣膜技术，非常有必要总结和研讨符合国情的心脏瓣膜病手术时机和手术策略。

2017 年 3 月和 9 月，美国 AHA/ACC 及欧洲 ESC/EACTs 分别推出了心脏瓣膜病管理指南更新（以下简称为“2017 年美国指南”“2017 年欧洲指南”）。这些指南的更新以瓣膜修复手术、早期瓣膜手术干预策略和经导管主动脉瓣植入术（TAVI）等相关内容为主，涵盖心脏瓣膜疾病危险分层、主动脉疾病干预选择、人工瓣膜植入术后抗血栓治疗等方面。中国目前尚缺少全国性瓣膜病外科手术时机方面的指南和专家共识，借用欧美权威性心脏瓣膜病指南，结合笔者单位多年来一直在心脏瓣膜外科手术的体会，尝试进行一些归纳和总结。

一、二尖瓣狭窄

二尖瓣狭窄最常见的病因是风湿性瓣膜病，在亚洲、南美洲、非洲常见，特别是在中国，二尖瓣狭窄还是最常见的心脏瓣膜病，根据首都医科大学附属北京安贞医院瓣膜中心数据库资料显示，2001 年到 2019 年外科手术的二尖瓣疾病中，风湿性二尖瓣疾病仍然占据第一位，只是比重已经由 85% 下降到 45% 左右。这和中国经济水平增加、人民对健康疾病预防和治疗条件的改善有很大关系。欧美国家目前风湿性二尖瓣疾病比较少见，二尖瓣疾病以退行性变和缺血性等继发性病变为主，因此在欧美指南中对于二尖瓣狭窄的系统性描述和进展较少，2017 年指南新版更新中二尖瓣狭窄部分没有任何的更新内容。与之相对应，亚洲等国家二尖瓣狭窄疾病非常普遍，但是绝大多数局限于单中心的临床经验和技术总结，缺少大型多中心和随机对照等研究，缺少高质量研究课题和论文，同时也缺少区域性的瓣膜病诊治的指南性材料。

2017 年美国指南中，二尖瓣狭窄按照临床发展分为 A（危险期）、B（发展期）、C（重度二尖瓣狭窄无症状期）、D（重度二尖瓣狭窄有症状期）。特别是指南中已经将二尖瓣瓣口面积小于 1.5cm^2 定义为重度狭窄，小于 1.0cm^2 定义为极重度二尖瓣狭窄。

2017 年美国指南中二尖瓣重度狭窄治疗策略中二尖瓣球囊扩张的推荐级别很高（Ⅰ类），

强调如果瓣膜条件合适，均应该首先考虑球囊扩张。中国二尖瓣狭窄几乎均为风湿性，而且绝大多数均有较为严重的腱索融合和交界钙化，或者合并中度以上二尖瓣反流，因此都不合适球囊扩张，同时造成二尖瓣反流的风险和近期复发的风险，加上外科瓣膜手术已经非常成熟和普遍性推广，因此在国内二尖瓣球囊扩张手术例数已经逐渐减少。需要指出的是，二尖瓣球囊扩张在体弱重症、孕产期、心力衰竭等二尖瓣狭窄的病例仍然具有重要的临床治疗价值（Ⅱb 推荐）。

二尖瓣狭窄合并心房颤动和血栓病史在外科手术中推荐同期处理左心耳，以降低将来血栓的风险（Ⅱb 推荐）。

二尖瓣重度狭窄没有手术禁忌的患者推荐二尖瓣外科手术，方法包括二尖瓣置换、修复技术。美国指南对于风湿性二尖瓣修复技术仅仅简单描述，并没有深入阐述适应证和具体的技术。亚洲泰国、印度、越南、马来西亚等国家已经对风湿性二尖瓣修复技术进行了多年的临床研究，结果显示了良好的修复效果。国内首都医科大学附属北京安贞医院等团队已经对风湿性二尖瓣修复技术进行了有益的尝试，总结了符合国情的患者筛选标准、系统和规范化的手术技术，并成功在国内许多中心进行推广。鉴于二尖瓣机械瓣置换后患者终身抗凝带来的抗凝和出血风险很大，因此在有经验的中心，二尖瓣狭窄的修复技术具有非常重要的社会价值。

二、重度二尖瓣关闭不全的外科手术时机

（一）无症状原发性重度二尖瓣关闭不全

1. 窦性心律，左室射血分数（LVEF）>60%，左室收缩末期内径（LVESD）40~44mm，预期瓣膜修复后耐久性高，如果有证据显示左房增大（容积指数≥60ml/m^2 体表面积），或者二尖瓣腱索断裂等连枷样变化，手术风险低且可在心脏瓣膜病中心开展的患者可以考虑行外科手术。由Ⅱb/C 类推荐升级为Ⅱa/C 类推荐。运动时肺动脉高压（收缩期肺动脉压力≥60mmHg）这一指征（Ⅱa）被剔除。

2. 无症状但是心脏功能下降，LVEF>30% 也推荐外科手术（Ⅰ/B）。

3. 无症状心脏功能正常，但是合并有心房颤动，或者收缩期肺动脉压力 >50mmHg，也建议外科手术（Ⅱa/B）。

4. 2017 年美国指南里心脏功能正常 C1 期，LVEF>60% 和 LVESD<40mm，如果有经验医院修复概率大于 95%，死亡率低于 1%，建议进行二尖瓣修复手术（Ⅱa/B）。

如果无症状 C1 期患者有左心室逐渐扩大或者心脏功能下降的趋势则进行二尖瓣手术（置换或修复）也是合理的（Ⅱa/C-LD）。无症状 C2 期（失代偿，心脏功能下降但是 LVEF>30%）原发无症状重度二尖瓣关闭不全也推荐手术（Ⅰ/B）。

如果出现左室增大或者 LVEF 逐渐下降的影像学改变，进行二尖瓣外科手术是合理的（Ⅱa/C-LD）。

在这两个指南里其实都是强调了如果重度反流，虽然可能处于无症状期，但是如果修复经验较多，外科手术风险很低，众多研究都显示早期修复手术干预会进一步提高患者修复率以及远期生存率和生活质量（都是Ⅱa 推荐）。

（二）慢性继发性重度二尖瓣关闭不全

1. 2017 年欧洲指南根据心脏功能和是否能进行血运重建对患者进行不同的策略推荐。

（1）心脏 LVEF>30%，同时进行冠状动脉旁路移植术（CABG）时候推荐二尖瓣同时手术

（Ⅰ/C）。

(2) 心脏 LVEF<30%，但是有证据可以进行 CABG，以及有存活心肌，指南推荐外科手术同期处理二尖瓣（Ⅱa/C）。

(3) 心脏 LVEF>30%，不需要 CABG，经优化的药物治疗（包括心脏再同步化治疗）后仍有症状重度二尖瓣关闭不全，且手术风险低患者，可考虑进行外科手术（Ⅱb/C）。

(4) 心脏 LVEF>30%，无血运重建指征或手术风险较高的重度二尖瓣关闭不全患者，且经超声评估瓣膜形态尚好，可行介入治疗（Ⅱb/C）。

(5) 心脏 LVEF<30%，需评估患者病情，包括心脏移植或者心室辅助可能性，然后决定是否行外科手术或介入治疗（Ⅱb/C）。

2. 2017 年美国指南指出，有症状重度二尖瓣缺血关闭不全进行二尖瓣保留腱索置换手术，比单纯瓣环成形更合理（Ⅱa/B-R）。这一新变化是结合了近年几项随机对照临床研究得出的新指南建议。2014 年美国指南还推荐中度缺血反流搭桥同时进行二尖瓣瓣环修复，但是 2017 年指南进行了改变，明确指出慢性中度缺血反流在搭桥同时进行瓣膜修复的临床效果不确切（Ⅱb/B-R）。2017 年欧洲指南也指出了近年来中度缺血二尖瓣反流中瓣膜修复存在的争议，但是在推荐策略中并没有明确地给予建议。

三、主动脉瓣狭窄

（一）有症状主动脉瓣狭窄的治疗策略

随着 TAVI 技术研究的迅速发展，2017 年欧美指南对主动脉瓣狭窄部分的改动中，主要就是对 TAVI 治疗策略进行了大篇幅增补内容。

1. 有症状重度主动脉瓣狭窄，高跨瓣压差，或低压差但是心脏储备功能良好者为更高等级的Ⅰ/B 或Ⅰ/C 类手术推荐。

有症状的患者，若合并低心输出量、低跨瓣压差，射血分数无论正常还是下降，尤其是 CT 钙化评分为重度狭窄时，尽管可能存在心脏收缩储备功能不足（用多巴酚丁胺负荷试验评估），也应考虑进行干预。由Ⅱb/C 类推荐升级为Ⅱa/C 类推荐。由于这类患者心力衰竭，甚至猝死率较高，而且机械性主动脉瓣狭窄药物等治疗效果极差。因此欧洲指南明确将其推荐等级进一步提高了。

2. 对于手术类型的选择，低风险（STS 评分或 EuroScore Ⅱ<4%，或 Logistic EuroScore<10%），指南推荐外科常规手术治疗（Ⅰ/B）。

外科手术中危的患者（STS 评分 <8%、EuroScore Ⅱ>4% 或 Logistic EuroScore>10%），需要内外科医师联合会诊，根据患者具体情况选择治疗策略，其中老年人符合股动脉途径 TAVI 技术的更佳（Ⅰ/B）。

外科手术高危或不适合外科手术者推荐 TAVI（Ⅰ/B）。2017 年美国指南也将 TAVI 建议指征由Ⅱa 提高到Ⅰ/A，表示近几年来 TAVI 技术得到广泛认可。

3. 2017 年美国指南里也明确指出，几项大型临床随机试验研究证实，对于外科手术不能做，或者外科手术高危患者推荐 TAVI 技术治疗（Ⅰ/A）。而且对于中危患者，TAVI 是非劣效的技术（Ⅱa/B-R）。

欧美两个指南都对中危患者提示使用 TAVI 技术是合理的，预示着临床实际操作中越来越多的 TAVI 技术应用于中危，甚至低危主动脉瓣患者即将成为普遍的现象。2019 年 ACC 会议最新报道的两个随机对照研究 PARTNER 3 和 Evolute 研究，将低危风险的主动脉瓣狭窄患者随机分为国际主流的两款支架瓣膜组，与常规开胸外科瓣膜置换比较，随访 1 年显示主要终点事件没有差异，而且 TAVI 组的血流动力学效果更佳。可以预见不久的将来欧美权威瓣膜病指南均会将 TAVI 指征扩大到低危高龄患者。

4. 对于有症状重度主动脉瓣狭窄，在血流动力学不稳定，或者紧急非心脏的外科手术时可以使用球囊扩张作为过渡性治疗措施（Ⅱb/C）。美国指南和欧洲指南在这一点上是一致的。早些年单纯球囊扩张基本不被推荐，随着 TAVI 技术的逐渐普及，球囊扩张的短期效果被逐渐认识，可以作为 TAVI 或外科瓣膜置换手术的有效过渡措施。

5. 外科手术风险增加的患者，应该由内外科团队协商应该采取的治疗策略(表 1)。

表 1 有症状主动脉瓣狭窄的治疗策略

项目	TAVI	外科手术
临床特点		
STS 评分或 EuroScore Ⅱ<4%，或 Logistic EuroScore<10%		+
STS 评分或 EuroScore Ⅱ>4%，或 Logistic EuroScore>10%	+	
某种并发症风险很大	+	
<75 岁		+
>75 岁	+	
既往做过心脏外科手术	+	
虚弱	+	
活动受限，可能会影响术后康复锻炼	+	
怀疑心内膜炎		+
解剖和技术角度		
可以经股动脉途径 TAVI	+	
胸部放射性射线影像	+	
主动脉瓷性易损伤	+	
开胸容易损伤冠脉搭桥	+	
患者瓣膜可能出现 PPM	+	
重度胸部变形或脊柱侧凸	+	
冠脉口太低		+
瓣环径过大		+
主动脉根部过大或过小		+
二叶瓣膜，或者高度钙化		+
心脏或主动脉血栓		+
心脏其他合并情况，需要外科手术，如 CABG/ 三尖瓣 / 二尖瓣 / 升主动脉瘤 / 肥厚型心肌病		+

（二）无症状性主动脉瓣狭窄的外科手术指征

总体来说，对于无症状重度主动脉瓣狭窄患者，由于外科手术风险很低，因此在欧洲指南里并没有提及使用TAVI技术。对于无症状重度主动脉瓣狭窄患者手术指征包括以下内容，总起来说2017年欧美指南里面的外科手术时机有所前提。

1. 无症状重度主动脉瓣狭窄，如果LVEF<50%，或者运动试验后产生症状，建议外科手术治疗（Ⅰ/C）。如果运动试验后血压有降低现象也推荐外科手术（Ⅱa/C）。

2. 重度主动脉瓣狭窄患者，如果心脏功能良好，外科手术风险很低，合并下列几条也建议外科手术（Ⅱa/C）。

(1) 最大流速>5.5m/s。

(2) 重度钙化，而且最大流速发展很快，每年>0.3m/s。

(3) 血清脑钠肽（BNP）水平明显升高>3倍。由Ⅱb/C类推荐升级为Ⅱa/C类推荐。

(4) 肺动脉峰压>60mmHg。

运动后平均压力梯度增加>20mmHg、非高血压引起的左室过度肥厚这两项指征（Ⅱb/C）则被剔除。

3. 2017年美国指南里对于无症状重度主动脉瓣狭窄的手术指征和欧洲指南很类似，具体包括：

(1) C2期，LVEF<50%（Ⅰ/B）。

(2) 主动脉瓣流速≥5.0m/s，低手术风险（Ⅱa/B）。

(3) C1期，运动耐力降低或运动时血压降低（Ⅱa/B）。

(4) C1期，进展很快，而且手术风险低（Ⅱb/C）。

四、主动脉瓣关闭不全的外科手术时机

1. 重度主动脉瓣关闭不全的外科手术指征

(1) 有症状的患者推荐外科手术治疗（Ⅰ/B）。

(2) 无症状的患者，若静息LVEF≤50%，推荐外科手术治疗（Ⅰ/B）。

(3) 静息时射血分数（EF）>50%的症状患者合并左室扩张[左室舒张末期内径（LVEDD）>70mm，或LVESD>50mm或LVESD>25mm/m^{2}体表面积]，应考虑外科手术治疗（Ⅱa/C）。

(4) 接受CABG的患者，或需行升主动脉、其他瓣膜疾病手术的患者，推荐外科手术治疗（Ⅰ/C）。

2017年美国指南中重度主动脉瓣关闭不全的手术指征与欧洲指南非常类似，具体包括：①症状（D期），无论LVEF如何都建议手术（Ⅰ/B）。②无症状（C2期），但是心脏功能下降，LVEF<50%（Ⅰ/B）；或心功能正常（C1期）但左心室扩张明显，LVESD>50mm（Ⅱa/B）；或心功能正常（C1期）但LVEDD>65mm，手术风险较低（Ⅱb/C）。③同期心脏其他手术，中度主动脉瓣反流进行瓣膜置换也是合理的（Ⅱa/C）。

需要指出的是，中国自主知识产权的J-Valve支架瓣膜可以对单纯主动脉瓣反流无钙化的病例完成TAVI手术；对于心脏功能不佳，或者合并多个脏器功能不全的老年患者，推荐使用J-Valve支架瓣膜进行TAVI手术治疗。国内多个中心的临床经验显示了安全有效的治疗效果。因为在欧美尚没有专门针对主动脉瓣反流的支架瓣膜，因此在指南里并没有进行推荐。

2. 主动脉根部疾病（无论主动脉瓣反流的严重程度如何），对可行主动脉瓣修复手术的患者，推荐应用瓣环成形术对主动脉根部扩张和三尖瓣畸形的青年患者进行修复（Ⅰ/C）。

对于主动脉根部疾病、升主动脉最大内径≥50mm、马方综合征患者，推荐外科手术治疗

(Ⅰ/C)。

主动脉根部疾病伴升主动脉内径有如下情况的患者，也应当考虑外科手术(Ⅱa/C)：

(1) ≥45mm，马方综合征和其他危险因素，或转化生长因子 β 受体 1(*TGFBR1*)或转化生长因子 β 受体 2(*TGFBR2*)基因突变的患者。

(2) ≥50mm，二叶式主动脉瓣合并危险因素的患者。

(3) >55mm 的其他患者。

(4) 当手术主要针对主动脉瓣，特别是患者存在二叶式主动脉瓣，主动脉直径≥45mm 时建议行主动脉根部或管状升主动脉修复术(Ⅱa/C)。

3. 2017 年美国指南中并未对 2014 年指南中主动脉瓣关闭不全部分进行修订，二叶畸形患者建议进行外科手术指征，几乎和欧洲指南都相同，具体如下：

(1) 升主动脉或者窦部大于 55mm(Ⅰ/B)。

(2) 升主动脉或者窦部大于 50mm，但合并有夹层动脉瘤风险，如家族史、血管每年增加 5mm(Ⅱa/C)。

(3) 升主动脉或窦部大于 45mm，而且主动脉瓣重度狭窄或关闭不全需要手术治疗(Ⅱa/C)。

五、外科手术时机械瓣和生物瓣的选择

2017 年欧洲指南里明确建议，高结构毁损风险，包括小于 40 岁，或者高甲状旁腺血症患者，推荐选择机械瓣膜置换(Ⅰ/C)。

主动脉瓣位病变需要手术的患者小于 60 岁，或者二尖瓣位病变需要手术的患者小于 65 岁，建议机械瓣膜置换(Ⅱa/C)；主动脉瓣位置大于 65 岁，或者二尖瓣位置大于 70 岁，建议生物瓣置换，年龄介于两者之间机械瓣和生物瓣都可以(Ⅱa/C)。

而与之不同，2017 年美国指南则对机械瓣的建议下降到 50 岁(Ⅱa/B-NR)，50~70 岁机械瓣还是生物瓣都可以，要根据具体情况选择，70 岁以上都建议生物瓣，这无疑是两个指南最大的不同之处。另外，美国指南详细描述了年轻患者生物瓣毁损的概率，15 年二次手术率 50 岁者 22%，40 岁者 30%，30 岁者 50%。

六、人工瓣膜功能障碍的手术时机

2017 年欧洲指南新增加了关于瓣膜介入治疗的建议，明确了 TAVI 和瓣周漏封堵技术的效果。

1. 心脏团队经充分考虑再次手术风险以及人工瓣膜的类型及大小后，决定是否行经导管主动脉瓣中瓣移植术(Ⅱa/C)。

2. 有明显反流症状的瓣膜漏且手术风险较高时，建议经导管封堵，最终决策需由心脏团队决定(Ⅱb/C)。

3. 生物瓣膜血栓形成再介入治疗前推荐使用维生素 K 拮抗剂(VKA)和/或普通肝素(UFH)进行抗凝治疗；若瓣周漏导致心内膜炎或需重复输血的溶血以及其他严重并发症，建议再次手术治疗(Ⅰ/C)。

近年来生物瓣毁损的介入瓣膜技术逐渐增多，主动脉瓣、二尖瓣、三尖瓣生物瓣毁损都可以进行瓣中瓣的介入治疗。其中需要指出的是，首都医科大学附属北京安贞医院心外科孟旭、张海波团队创新性改良 J-Valve 支架瓣膜技术，在国内推广二尖瓣和三尖瓣生物瓣毁

损的瓣中瓣技术，临床治疗效果满意，对很多老年体弱难以耐受体外循环再次瓣膜手术提供了更加安全有效的治疗方法。

（张海波 孟旭）

参 考 文 献

[1] BAUMGARTNER H, FALK V, BAX J J, et al. 2017 ESC/EACTS Guidelines for the management of valvular heart disease [J]. Eur Heart J, 2017, 38(36): 2739-2791.

[2] NISHIMURA R A, OTTO C M, BONOW R O, et al. 2017 AHA/ACC Focused Update of the 2014 AHA/ACC Guideline for the Management ofPatients With Valvular Heart Disease: A Report of the American College of Cardiology/ AmericanHeart Association Task Force on Clinical Practice Guidelines [J]. Circulation, 2017, 135(25): e1159-e1195.

[3] NISHIMURA R A, OTTO C M, BONOW R O, et al 2014 AHA/ACC guideline for the management of patients with valvular heart disease: a report of the American College of Cardiology/American Heart Association Task Force on Practice Guidelines [J]. J Thorac Cardiovasc Surg, 2014, 148(1): e1-e132.

[4] MACK M J, LEON M B, THOURANI V H, et al. Transcatheter aortic-valve replacement with a balloon-expandable valve in low-risk patients [J]. N Engl J Med, 2019, 380(18): 1695-1705.

[5] POPMA J J, DEEB G M, YAKUBOV S J, et al. transcatheter aortic valve replacement with a self-expanding valve in low risk patients [J]. N Engl J Med, 2019, 380(18): 1706-1715.

二叶式主动脉瓣 TAVR 中冠状动脉闭塞高风险支架保护 1 例

一、病史摘要

(一) 主诉

间断胸闷、胸痛、心悸 19 年，进行性加重半年。

(二) 现病史

患者自诉 19 年前活动后出现胸闷、胸痛，位于心前区，持续时间最长达 30 分钟，就诊当地医院考虑“冠心病”，对症治疗好转出院。后因上述症状多次住院治疗，曾被诊断为“高血压性心脏病”。2013 年就诊于我院，心脏超声提示“二叶式主动脉瓣并中度狭窄”，患者要求保守治疗，此后反复住院治疗。2019 年 3 月再次住院，心脏超声提示患者主动脉瓣狭窄明显加重。生活中轻微活动不能耐受，偶有黑矇，有夜间阵发性呼吸困难，近 1 个月以来夜间高枕卧位，胸闷气短明显加重。

(三) 既往史

2008 年诊断“原发性高血压”，血压最高达 180/120mmHg，目前口服缬沙坦分散片 10mg 每日 1 次；2013 年诊断“心脏瓣膜病”，目前口服氢氯噻嗪 25mg 每日 1 次、螺内酯 20mg 每日 1 次、琥珀酸美托洛尔缓释片 23.75mg 每日 1 次；2016 年诊断“甲状腺功能亢进”，目前口服甲巯咪唑片 2.5mg 隔日 1 次。2015 年因外伤行“腰椎及左侧腕关节手术”。否认脑血管、糖尿病病史。

(四) 体格检查

体温 36.2℃，心率 71 次 /min，呼吸 19 次 /min，血压 116/61mmHg。

神志清，精神欠佳，慢性病面容，端坐呼吸。双侧颈动脉可触及迟脉，颈静脉无怒张，气管居中。两肺呼吸音粗，两肺底闻及细湿啰音。心率 71 次 /min，律齐，主动脉瓣听诊区可闻及收缩期 5/6 级喷射样杂音，向颈部传导。腹软，肝脾肋下未及，肝颈静脉反流征(–)，移动性浊音(–)，双下肢轻度凹陷性水肿。四肢、神经系统查体无特殊。

(五) 辅助检查

1. 实验室检查 血常规：白细胞计数 8.31×10^9/L，血红蛋白 134g/L，血小板计数 154×10^9/L。尿常规：尿白细胞计数 59/HP，细菌计数 12/HP，尿糖(+)；肌酐 98.40μmol/L；估算的肾小球滤过率(estimated glomerular giltration rate，eGFR)39.42 ml/min。天门冬氨酸氨基转移酶 13.9U/L，谷氨酸 - 丙酮酸转氨酶 11.31U/L。大便常规、心肌损害标志物、风湿、凝血功能、甲状腺功能、肿瘤系列、免疫系列无明显异常。

二维码57

2. 影像学检查 泌尿系超声：左肾体积偏小；右肾、双侧输尿管、膀胱未见异常。冠状动脉 CTA：左主干至前降支近段、右冠状动脉散在钙斑(图 1，彩图见二维码 57)。心电图：窦性心律，左房增大，左室心肌肥厚。经胸心脏超声：

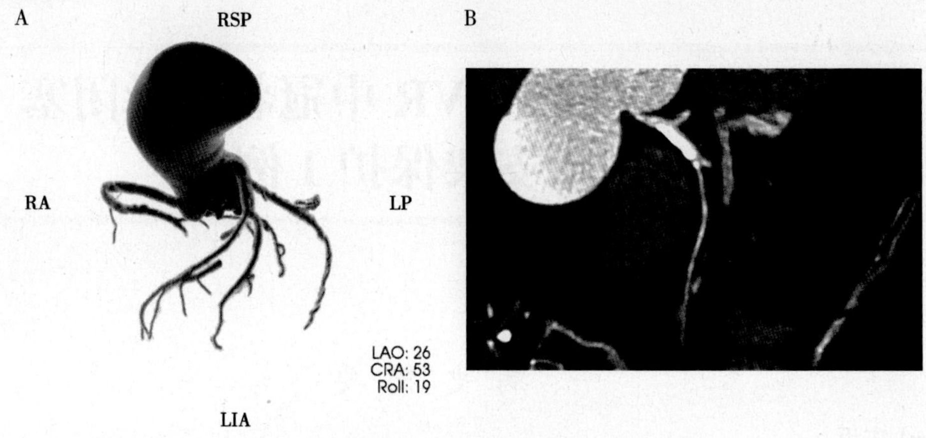

图 1 冠状动脉 CTA

A. 三维重建;B. 左冠状动脉钙化灶。

主动脉瓣明显钙化、粘连,呈二叶式,开放明显受限,收缩期瓣口峰值流速 6.09m/s,平均压差 90mmHg,多普勒速度指数 0.14,有效瓣口面积 0.49cm²,升主动脉内径 40mm。左房 40mm,室间隔 14mm,后壁 13mm,左室下壁心肌变薄,运动减弱(图 2A,彩图见二维码 58)。

(六)初步诊断

心脏瓣膜病;重度主动脉瓣狭窄伴轻度关闭不全;轻度二尖瓣关闭不全;冠状动脉粥样硬化性心脏病,稳定型心绞痛,轻度肺动脉高压;心功能Ⅲ级(NYHA 分级);原发性高血压;高血压 3 级(极高危);原发性甲状腺功能亢进症;尿道感染。

二、诊治思路

(一)病例特点

1. 老年女性,77 岁,高血压病史 12 年,冠心病病史 19 年,否认“糖尿病及脑血管病”病史。

2. 患者于 19 年前活动后出现胸闷、胸痛,位于心前区,持续时间最长达 30 分钟,当地医院考虑“冠心病”,反复因上述症状就诊,曾诊断“高血压性心脏病”。2013 年于我院明确“二叶式主动脉瓣并中度狭窄”,此后反复住院治疗,未行外科换瓣术,病情迁延加重,目前轻微活动不能耐受、黑矇、夜间高枕卧位。

3. 查体见慢性病面容,端坐呼吸。双侧颈动脉可触及迟脉,颈静脉无怒张,气管居中。两肺呼吸音粗,两肺底闻及细湿啰音,主动脉瓣听诊区可闻及收缩期 5/6 级喷射样杂音,向颈部传导。

(二)鉴别诊断

患者老年女性,既往有明确高血压、冠心病病史,否认“糖尿病”等其他病史,有黑矇,心力衰竭症状体征明显,可与以下疾病鉴别。

1. **高血压性心脏病** 早期表现一般不典型,患者可无明显自觉症状或仅有轻度不适如头痛、胸闷等,随着动脉压持续升高,导致心脏后负荷增加,长期高负荷导致心肌肥厚和舒张功能受损,心肌需氧量增加,血液供应相对不足,最终出现心脏扩大等病理生理改变,出现劳力性呼吸困难、高枕卧位、夜间阵发性呼吸困难、颈静脉怒张、双下肢水肿等症状体征。心脏超声或磁共振可鉴别。

2. **梗阻性肥厚型心肌病**　亦称为特发性肥厚性主动脉瓣下狭窄(IHSS),查体胸骨左缘第四肋间可闻及收缩期杂音,收缩期喀喇音罕见,主动脉瓣区第二心音正常;超声心动图显示左心室壁不对称性肥厚,室间隔明显增厚,与左心室后壁之比约为 1∶1.3,收缩期室间隔前移,左心室流出道变窄,可伴有舒张期二尖瓣前瓣叶向室间隔侧移位而引起二尖瓣反流。心脏超声或磁共振可鉴别。

3. **主动脉瓣性疾病**　包括主动脉瓣下狭窄、主动脉瓣狭窄、主动脉瓣上狭窄,心脏超声或磁共振可鉴别。

(三) 诊治经过及病情演变

患者"心脏瓣膜病,重度主动脉瓣狭窄(aortic stenosis,AS)"诊断明确,保守治疗效果差,随着病情的发展,目前患者症状明显加重,治疗的重点在于改善狭窄,可选择外科主动脉瓣置换术(surgical aortic valve replacement,SAVR)或者经导管主动脉瓣植入术(transcatheter aortic valve replacement,TAVR)。心脏病治疗小组基于《经导管主动脉瓣置换术中国专家共识(2020 更新版)》讨论:①患者重度 AS,超声心动图示跨主动脉瓣血流速度 6.09m/s,跨主动脉瓣平均压力差 90mmHg,主动脉瓣口面积 0.49cm^2,患者有气促、胸痛、黑矇症状,心功能分级Ⅲ级,且该症状明确为 AS 所致;②患者身体虚弱;③高龄(>70 岁);④美国胸外科医师学会(Society of Thoracic Surgeons,STS)评分 11.5%;⑤患者个人意愿。

讨论决定完善术前多层计算机体层摄影(multislice computed tomography,MSCT)进一步评估患者 TAVR 相关手术事宜。术前使用利尿剂,平衡水、电解质,术前抗感染治疗,因患者 eGFR 较低,术前给予患者水化。

MSCT:主动脉瓣二叶式(Type 1,右冠瓣与无冠瓣粘连),瓣环径 19.7mm,周径 67.7mm,面积 297.9mm^2,左室流出道内径 23.2mm,窦管交界内径 29.6mm,瓦式窦大小 30mm×30mm×31.6mm,升主动脉内径 37.3mm,左冠状动脉开口高度 17.4mm,右冠状动脉开口高度 11.3mm;钙化积分 365mm^3(HU 850)。右侧股动脉可作为血管入路,主动脉弓、胸主动脉、腹主动脉可见散在分布钙化灶,主动脉弓曲度尚可,主动脉根部与左室夹角约 54°(图 2B~F,彩图见二维码 58)。

(四) 术前讨论

1. 患者诊断明确,手术指征明确,无明确手术禁忌证。
2. 患者 Type 1(R-N 型),钙化不规则,术中、术后存在新发心律失常风险。
3. 右冠瓣、无冠瓣粘连形成嵴,有瓣环撕裂及瓣周漏风险。
4. 术中、术后存在冠状动脉闭塞(coronary occlusion,CO)风险。
5. 术中可用"Balloon Sizing"进一步评估。

(五) 手术过程

血管超声引导下直接在右侧股动脉穿刺,预埋 2 个 Proglides 预缝合,Landerquist 导丝塑形建立 TAVR 通道,经该导丝送入 20mm×40mm Nu Med 球囊扩张主动脉瓣并行"Balloon Sizing",造影显示右冠窦及右侧冠状动脉未显影,考虑右冠状动脉闭塞,经左侧股动脉置入 6F JR 3.5 指引导管送至右冠状动脉开口,送 ASAHI SION 导丝至右冠状动脉远端并沿该导丝预埋 Resolute(4.0mm×30mm)支架,送入 Venus-A 23 号瓣膜至主动脉瓣口,固定导丝将指引导管撤至人工瓣远端,根据猪尾导管造影定位下逐步释放人工瓣约 2/3 时,将右冠状动脉预埋支架 1/3 长度锚定于右冠状动脉内、支架自人工瓣前缘向左向上绕行至左冠窦内,再次

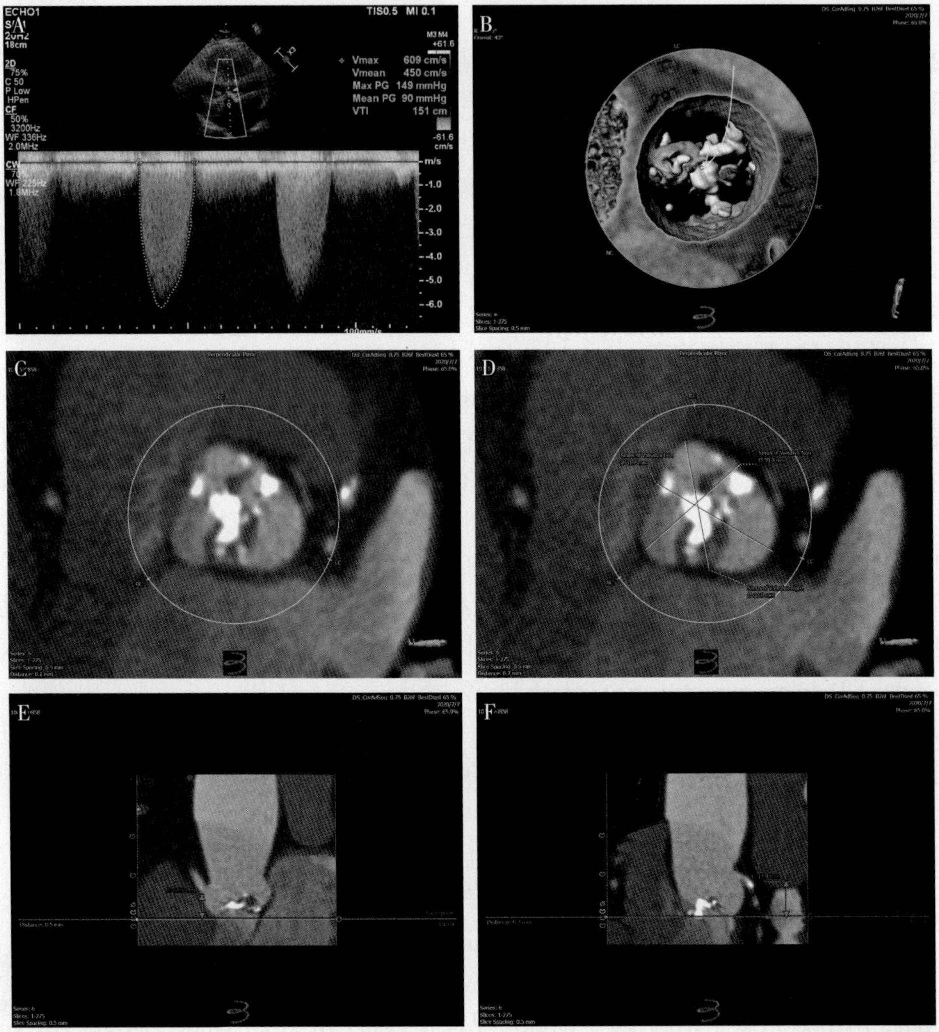

图 2 影像学检查

A. 术前经胸心脏超声主动脉瓣口跨瓣压差；B. 主动脉瓣钙化；C. Type 1（R-N 型），主动脉瓣右冠瓣与无冠瓣粘连可见嵴；D. 瓦式窦大小；E. 右冠状动脉开口高度；F. 左冠状动脉开口高度。

造影确认后释放支架，逐步释放人工瓣，将支架球囊拉出再次扩张右冠状动脉支架近端，再次造影提示冠状动脉血流通畅，人工瓣无异常（见图 2，彩图见二维码 58）。术后实测主动脉瓣口跨瓣压差 15mmHg。术中超声提示轻微瓣周漏、人工瓣形态好、瓣叶启闭良好（图 3，彩图见二维码 59）。术后患者一般情况好，无并发症，服用阿司匹林、氯吡格雷。次日复查超声心动图显示：人工瓣形态好，瓣叶启闭良好、轻微瓣周漏，主动脉瓣平均跨瓣压差 20mmHg（视频 1，视频 2）。

视频 1 术后超声心动图

视频 2 术后超声心动图

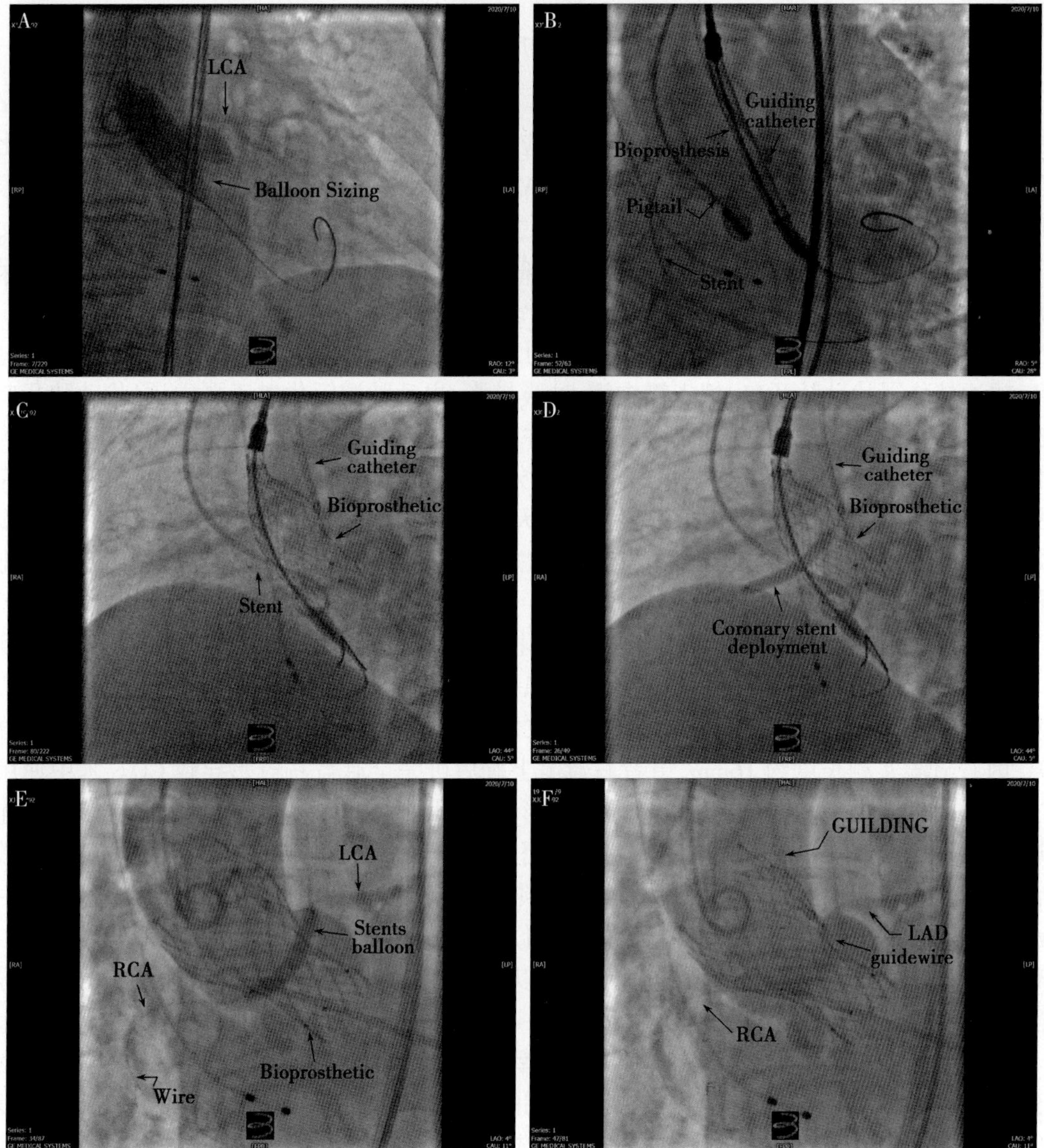

图3 术中超声

A. 直径 20mm 球囊“Balloon Sizing”;B. 右冠状动脉内预埋支架;C. 人工瓣释放过程中右冠状动脉预埋支架定位;D. 释放预埋支架;E. 右冠状动脉“烟囱”支架后扩张;F. 人工瓣及右冠状动脉“烟囱”成功后造影。

(六) 经验总结

1. 术前影像学评估的准确性对 TAVR 的成功以及减少并发症的出现具有重要意义。
2. Type 1 型二叶式主动脉瓣粘连处或嵴撕裂后,若瓣叶过长可导致 CO。
3. 术中使用“Balloon Sizing”对急性 CO 的诊疗具有指导意义。
4. 预埋支架的长度选择需要根据病变特点选择。
5. 先释放人工瓣膜近中段,而后释放预埋支架。
6. 预埋支架在保护冠状动脉内的长度能够提供足够的支撑力,避免支架移位或脱出。
7. 预埋支架释放后避免人工瓣膜后扩张。

三、知识扩展及讨论

TAVR已成为AS患者的一线治疗手段。目前欧美尚未将二叶式主动脉瓣(bicuspid aortic valve,BAV)钙化性狭窄列入TAVR适应证,但我国最新的TAVR指南已将BAV钙化性狭窄列入TAVR的相对适应证。CO是TAVR少见(0.66%)却是致命性的并发症,也是术前影像学筛选重点以及患者被排除行TAVR主要原因之一。我们报道的这例77岁老年女性患者,术前评估右冠状动脉开口高度处于临界高度(11.7mm),术中行“烟囱”冠状动脉保护措施后完成TAVR手术。

TAVR导致CO的主要机制是自体瓣膜上翻堵住冠状动脉开口,此外瓣膜支架放置过高、裙边挡住冠状动脉开口、植入瓣中瓣、球囊扩张、主动脉瓣钙化过于严重、冠状动脉开口过低等均可致CO。CO多见于左冠状动脉,并在瓣膜植入术后立即发生,延迟性CO的病例很少见,但与较高的住院死亡率相关。CO被分为急性与迟发性,迟发性又分为早发型与晚发型,早发型术后24小时至7天,晚发型>7天;它们的发病机制各不相同,根据植入人工瓣类型不同,迟发型CO多见于自膨式瓣膜,考虑为术后人工瓣继续扩张挤压原有瓣膜或钙化导致CO出现。

该患者术前CT提示右冠瓣与无冠瓣钙化粘连形成嵴(见图2C),右冠状动脉开口高度11.7mm,钙化积分不高(365mm^3)。我们考虑患者术中可能出现右冠瓣与无冠瓣粘连未分离,患者右冠状动脉开口临界高度,CO风险存在但非高风险。若术中右冠瓣与无冠瓣粘连分离,因右冠瓣实测长度约16mm,患者右冠瓣上翻后可完全遮盖右冠窦导致CO。术中使用“Balloon Sizing”时造影提示右冠状动脉未显影,结合术前CT,考虑患者右冠瓣与无冠瓣粘连撕裂,瓣叶完全遮盖右冠窦导致右冠状动脉闭塞,属于CO中常见机制。对于此类患者的救治,可在人工瓣膜植入前于相应冠状动脉内预埋支架行“烟囱或通道”,该技术自2017年由Marco等提出并成功治疗1例左主干闭塞患者后已被临床广泛使用,其操作的重点在于人工瓣膜植入前预埋、可提供足够支撑力的锚定以及足够长的“隧道”,对于预埋支架的指引导管需在人工瓣膜释放前撤至人工瓣膜远心端,避免人工瓣释放后挤压、破坏、嵌顿指引导管。

该患者右冠窦完全被遮盖,预埋导丝或者预埋球囊对于该患者的救治无有效意义。由于现有人工瓣膜多存在裙边,可以减少瓣周漏的发生,不同厂家或型号的人工瓣膜裙边高度及范围各不相同,根据患者术前CT的评估,选择不同的人工瓣对CO的预防也有一定的帮助。对于CO高风险患者,我们还可以考虑经心尖植入人工瓣、可回收人工瓣或再次评估外科手术风险及获益。

但对于该患者,若术中未出现CO,术后仍有出现迟发型CO的风险,所以术前评估仍是减少此类并发症出现的主要方案;术中使用“Balloon Sizing”可在一定程度上验证急性CO的可能性以减少不必要的预埋支架,为冠状动脉保护和减少CO的出现具有相当的指导意义;但对于迟发型CO的诊疗指导意义较低,对于迟发型CO的诊疗预判还有待进一步研究。

由于BAV患者特殊病理学改变,对于BAV患者的CO评估,有文章提出需要测量瓣叶实际长度,将瓣叶实际长度设定为冠状动脉开口高度的安全边界。还有部分研究提示将冠状动脉开口临界高度设定为14mm,他们对28例CO患者根据CT图像建立三维模型,测定主动脉瓣尖与冠状动脉开口之间的距离(cusp to coronary ostium distance,DCL)与冠状动脉内径(d)的比值,根据比值评估CO风险,与以往CO危险因素的敏感性和特异性相比,当DCL/d<0.7时具有更高的评估效能,对TAVR术中CO的评估具有重要价值,但该研究仅纳入左

侧 CO 高风险患者，对右侧 CO 未作具体研究。

对于 TAVR 术中行经皮冠状动脉介入治疗（PCI）保护后的抗血小板治疗方案，目前暂无指南或共识明确提出治疗方案，术后“烟囱或隧道”支架内血栓形成或狭窄后再次经皮冠状动脉介入治疗难度极大，远期预后仍需进一步观察。

（杨毅宁　李晓梅　朱家俊）

参 考 文 献

[1] 中国医师协会心血管内科医师分会结构性心脏病专业委员会 . 经导管主动脉瓣置换术中国专家共识（2020 更新版）[J]. 中国介入心脏病学杂志，2020，28（6）：301-309.

[2] RIBEIRO H B，WEBB J G，MAKKAR R R，et al. Predictive factors，management，and clinical outcomes of coronary obstruction following transcatheter aortic valve implantation：insights from a large multicenter registry [J]. J Am Coll Cardiol，2013，62（17）：1552-1562.

[3] ARAI T，LEFEVRE T，HOVASSE T，et al. Incidence and predictors of coronary obstruction following transcatheter aortic valve implantation in the real world [J]. Catheter Cardiovasc Interv，2017，90（7）：1192-1197.

[4] RIBEIRO H B，SARMENTO-LEITE R，SIQUEIRA D A，et al. Coronary obstruction following transcatheter aortic valve implantation [J]. Arq Bras Cardiol，2014，102（1）：93-96.

[5] JABBOUR R J，TANAKA A，FINKELSTEIN A，et al. Delayed coronary obstruction after transcatheter aortic valve replacement [J]. J Am Coll Cardiol，2018，71（14）：1513-1524.

[6] SPAZIANO M，AKODAD M，HOVASSE T，et al. Simultaneous TAVR and left main “Chimney” stenting in a patient with low left main height [J]. JACC Cardiovasc Interv，2017，10（20）：e185-e187.

[7] FETAHOVIC T，HAYMAN S，COX S，et al. The prophylactic chimney snorkel technique for the prevention of acute coronary occlusion in high risk for coronary obstruction transcatheter aortic valve replacement/implantation cases [J]. Heart Lung Circ，2019，28（10）：e126-e130.

[8] HATOUM H，LILLY S M，CRESTANELLO J，et al. A case study on implantation strategies to mitigate coronary obstruction in a patient receiving transcatheter aortic valve replacement [J]. J Biomech，2019，89：115-118.

[9] FRANGIEH A H，KASEL A M. TAVI in bicuspid aortic valves ‘made easy’ [J]. Eur Heart J，2017，38（16）：1177-1181.

[10] AL EMAM A R，CHAMSI-PASHA M，PAVLIDES G，et al. Coronary occlusion during TAVR in bicuspid aortic valve，should were define what is a safe ostial height? [J]. Int J Cardiol，2016，212：288-289.

[11] HEITKEMPER M，HATOUM H，AZIMIAN A，et al. Modeling risk of coronary obstruction during transcatheter aortic valve replacement [J]. J Thorac Cardiovasc Surg，2020，159（3）：829-838.e3.

[12] BAUMGARTNER H，FALK V，BAX J J，et al. 2017 ESC/EACTS guidelines for the management of valvular heart disease [J]. Eur Heart J，2017，38（36）：2739-2791.

[13] NISHIMURA R A，OTTO C M，BONOW R O，et al. 2017 AHA/ACC focused update of the 2014 AHA/ACC guideline for the management of patients with valvular heart disease：A report of the American College of Cardiology/American Heart Association task force on clinical practice guidelines [J]. J Am Coll Cardiol，2017，70（2）：252-289.

TAVR 术后迟发性冠状动脉阻塞

经导管主动脉瓣置换术（transcatheter aortic valve replacement，TAVR）的发展与普及使得瓣膜病的介入治疗受到了前所未有的关注，但是冠状动脉阻塞仍然是我们所需要面临的难题。若患者在成功实施 TAVR 以稳定状态离开手术室后出现左主干或右冠状动脉开口处阻塞，经血管造影、手术或尸检确诊，且发生与之前存在的冠状动脉疾病或支架内再狭窄进展无关，则认为发生了迟发性冠状动脉阻塞（delayed coronary obstruction，DCO）。TAVR 所引起的急性冠状动脉阻塞从 TAVR 临床前研究开始就被大众所熟知，但罕见且致命的 DCO 最近才引起广泛关注，且进行经皮冠状动脉介入治疗（percutaneous coronary intervention，PCI）的难度较大。通过下述病例将描述术前如何进行冠状动脉风险评估和术中冠状动脉保护策略，并讨论术后 DCO 发生原因和处理措施。

一、病 史 摘 要

患者男性，69 岁，以“反复气促 5 年，胸闷、胸痛 2 年，加重 1 个月”为主诉。自诉 5 年前无明显诱因出现劳累后气促，心脏彩超示主动脉瓣狭窄（重度）并关闭不全（轻度）。建议手术治疗，患者拒绝。2 年前出现胸闷、胸痛，完善心脏彩超：LA 45mm，LV 51mm，IVSd 19mm，RA 31mm，RV 32mm，LVPWd 19mm，EF 43%，主动脉瓣重度狭窄，左心功能降低。建议手术治疗，患者拒绝。1 个月前患者劳累后气促、胸闷、胸痛加重，夜间出现呼吸困难，端坐后可缓解，2~3 次 / 晚，并逐渐加重。

1. **体格检查** 脉搏 78 次 /min，血压 109/74mmHg，身高 166cm，体重 68kg。心尖搏动位于第五肋间左锁骨中线外 0.5cm，未触及细震颤，心界向左扩大，心率 78 次 /min，律齐，心音无明显增强和减弱，主动脉瓣区可闻及响亮的吹风样收缩期杂音（4/6 级），向颈部传导。

2. **辅助检查** 血常规：白细胞 4.90×10^9/L，血红蛋白 127g/L，红细胞 4.06×10^{12}/L，血小板 222×10^9/L。肾功能：血尿素氮 5.34mmol/L，血肌酐 67.4μmol/L，估算的肾小球滤过率（eGFR）94ml/（min·1.73m^2），尿酸 472.3μmol/L。超敏肌钙蛋白 T（hs-TNT）40.93pg/ml（参考值：0~14pg/ml），氨基末端脑钠肽前体（NT-proBNP）5 200pg/ml（参考值：0~450pg/ml）。

心电图：窦性心律，左室高电压并劳损。

3. **主要诊断** 心脏瓣膜病，主动脉瓣重度狭窄伴关闭不全，心功能Ⅳ级（NYHA 分级）；高脂血症。

4. **影像资料** 心脏彩超：AV_{max} 4.8m/s，PG_{max} 93mmHg，PG_{mean} 47mmHg，AVA 0.55cm^2，LVEDd 62mm，EF 37%。

主动脉根部 CTA（图 1，彩图见二维码 60）：三叶瓣，极重度钙化，瓣叶增厚冗长，主动脉瓣环 28.3mm，左室流出道 30.4mm，窦管交界处 31.0mm，升主动脉 38.8mm，瓦氏窦 36.7mm × 33.6mm × 35.4mm，夹角 49°，左冠状动脉开口高度 13.3mm，右冠状动脉开口高度 16.2mm，左右股动脉最窄处直径 5mm，右颈动脉最窄处直径 6.2mm。

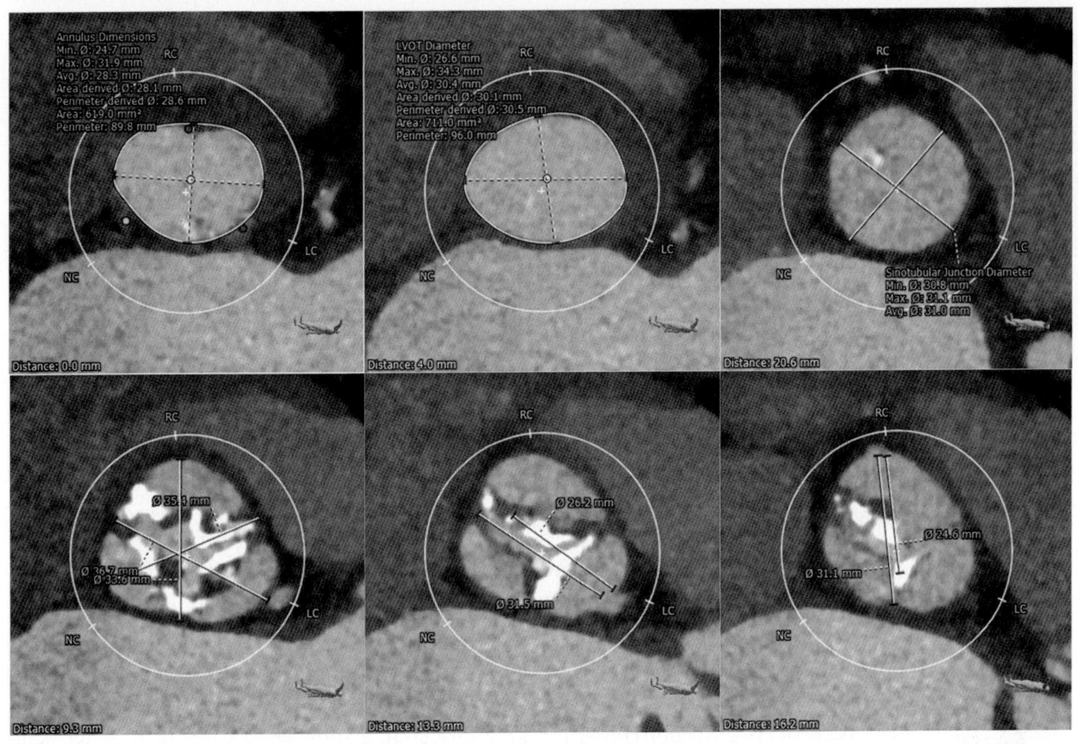

图 1 TAVR 术前主动脉根部 CTA

冠状动脉 CTA(图 2):双侧冠状动脉显影可,右冠状动脉优势供血,右冠状动脉、前降支及回旋支近段可见散在斑点状钙化,右冠状动脉中断管腔狭窄约 25%,前降支近段可见长段混合斑块,管腔狭窄约 60%,回旋支未见明显狭窄。

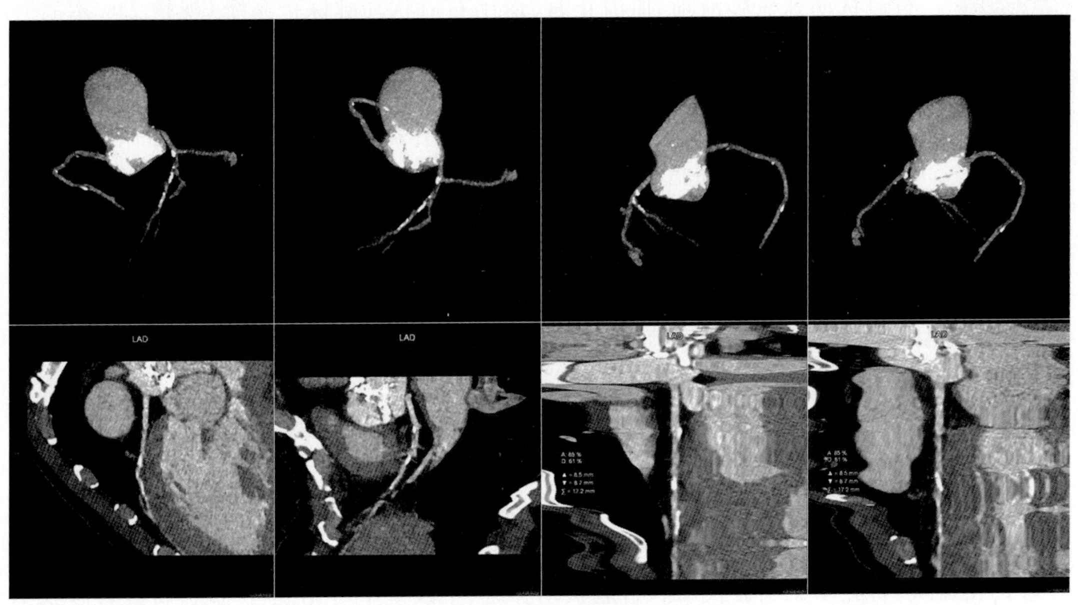

图 2 TAVR 术前冠状动脉 CTA

二、诊治经过与诊治思维

（一）病例特点及术前心脏团队讨论

1. **风险评估** HYHA 心功能Ⅳ级，STS 评分 1.52%，低危，虚弱，患者拒绝外科换瓣手术。

2. **临床指征及影像学评估** 症状性主动脉瓣狭窄，影像学评估符合 TAVR 手术要求；术中麻醉应选择全身麻醉。

3. **主要风险** ①冠状动脉闭塞风险高：患者三叶瓣，极重度钙化，瓣叶增厚，左冠窦和无冠窦瓣叶钙化粘连（简称左无），瓣叶冗长，冠状动脉开口瓣叶均有明显钙化，且对侧钙化团块存在；②血管并发症风险高。

4. **手术策略** 选择全身麻醉方式，尝试右侧股动脉为主入路，术中 23mm 直径球囊扩张确认冠状动脉风险，预装 Venus A 29mm 自膨胀瓣膜。

（二）手术过程

1. **血管入路的建立** 右侧颈内静脉送临时起搏器电极至右室心尖部。对侧造影指导下穿刺右侧股动脉为主入路，并预先放置 ProGlide 血管缝合器 2 把。

2. **跨瓣和预扩** 左侧股动脉送猪尾巴导管测得主动脉根部压力为 126/66（59）mmHg，并行主动脉根部造影。沿右侧股动脉送 6F Amplatz-L 1.0 造影导管，利用直头导丝成功跨瓣，左心室内压力为 209/2（78）mmHg。右心室超速起搏至 180 次 /min、收缩压小于 60mmHg 时，予以 Z-MED Ⅱ 23mm 球囊扩张及升主动脉造影。造影提示右冠状动脉显影欠佳、血流减慢，左冠状动脉显影良好、血流正常，未见造影剂反流（视频 1）。遂采取右冠状动脉球囊保护策略，选择 Venus A 29mm 人工瓣膜。

视频 1 球囊预扩张

3. **冠状动脉保护及瓣膜释放** 穿刺右侧桡动脉送 6F JR4 指引导管至右冠状动脉口，送导丝及球囊至右冠状动脉保护。选择 Venus-A 29mm 瓣膜并调整瓣膜至最佳高度后精确释放。复查主动脉根部造影，瓣膜位置、效果满意，左右冠状动脉显影清晰、血流正常，退出右冠状动脉保护系统（视频 2）。术后升主动脉根部压力 125/55（80）mmHg 以及左心室内压力 125/10（60）mmHg。

视频 2 人工瓣膜释放后主动脉根部造影

（三）术后诊断

心脏瓣膜病，主动脉瓣重度狭窄伴关闭不全，一度房室传导阻滞，心功能Ⅱ级（NYHA 分级）；高脂血症。

（四）术后管理

术后进行监护治疗，并予以补液扩容、抗感染治疗，超声提示人工瓣膜形态、位置良好，未见心包积液、主动脉根部血肿。术后 48 小时拔出临时起搏器并下床活动。术后药物治疗包括阿司匹林、氯吡格雷抗血小板，阿托伐他汀降脂。患者于术后第 5 天出院。

（五）术后 5 个月门诊随访

心脏彩超：AV_{max} 2.4m/s，PG_{max} 22mmHg，舒张期瓣周可见轻度反流，流速 2.7m/s，LVEDd 60mm，EF 53%。

主动脉根部及冠状动脉 CTA（图 3）：左主干未见斑块及狭窄。左前降支近、中段管壁可见钙化为主的混合斑块，管腔重度狭窄约 65%；远段未见斑块及狭窄。回旋支近段管壁可见少许钙化斑块，管腔未见明显狭窄。右冠状动脉近、中段管壁可见混合斑块，管腔轻度狭窄约 40%。

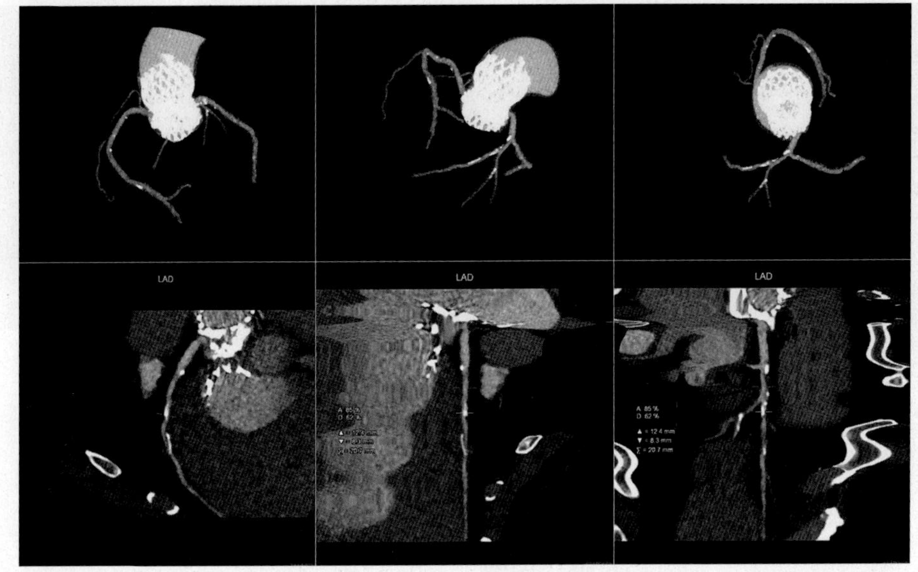

图3 TAVR 术后 5 个月冠状动脉 CTA

（六）第二次入院

患者因“TAVR 术后 7 个月，活动后胸痛 2 个月，加重 1 天”入院，诊断考虑“急性冠脉综合征”。

1. **相关检查** hs-TNT 73.70pg/ml，NT-proBNP 242.0pg/ml。

心电图：窦性心律，伴一度房室传到阻滞；左心室肥大伴复极化异常；多导联 ST-T 呈缺血型改变。

心脏彩超：AV_{max} 2.16m/s，PG_{max} 19mmHg，PG_{mean} 9mmHg，舒张期瓣周可见轻度反流，流速 2.6m/s，AVA 2.8cm²，LVEDd 53mm，EF 56%。

视频3 左冠状动脉造影

冠状动脉造影：左主干开口可见约 70% 狭窄，前向血流正常（视频 3，视频 4）；前降支中段可见弥漫性狭窄，最重达 65%；右冠状动脉可见弥漫性斑块，近段可见局限性狭窄约 75%；回旋支可见弥漫性斑块，未见明显狭窄。

视频4 主动脉根部造影

主动脉根部及冠状动脉 CTA（图 4）：主动脉瓣可见散在钙化和混合斑块，左主干开口处可见混斑块，未见显影，其远显影可，右冠窦内可见增厚的主动脉瓣膜，右冠状动脉开口处显影可，余况大致同前。

2. **入院后处理** 入院诊断：①冠状动脉粥样硬化性心脏病，非 ST 段抬高心肌梗死，心功能Ⅱ级；②瓣膜性心脏病，主动脉瓣狭窄伴关闭不全，主动脉瓣置换术后；③高脂血症。入院后予以阿司匹林联合氯吡格雷抗血小板、阿托伐他汀调脂、硝酸甘油缓解心绞痛等对症支持治疗。

3. **血运重建** 患者临床症状考虑系左主干开口狭窄所致，有行血运重建指征，可尝试 PCI 或者外科冠状动脉旁路移植术（CABG）。结合患者自身意愿后，首先尝试 PCI。患者 PCI 过程中，沿右侧桡动脉送 6F JL3.5 指引导管至左冠状动脉，反复尝试指引导管位置欠佳，遂换用 6F EBU3.5 指引导管，位置仍不理想。尝试送 Runthrough 指引导丝通过左主干开口狭窄未能成功，遂换用 Sion、Pilot50、Fielder XT-R、Gaia 2、Pilot200 导丝均未能成功通过左主干开口狭窄。因此，结束介入手术，转至外科团队进行 CABG。患者择期在全身麻醉下行非体

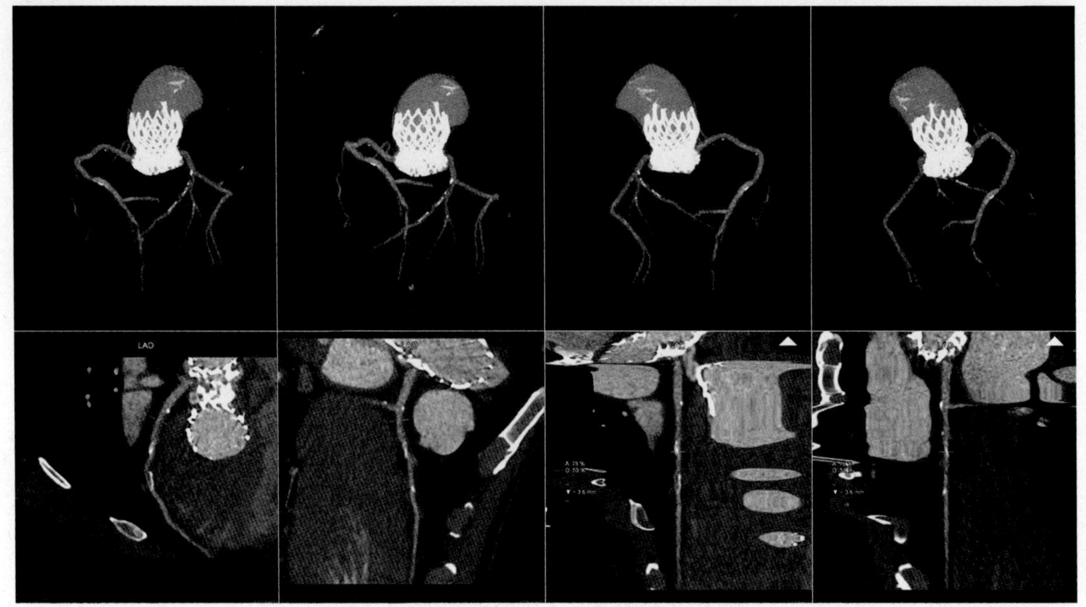

图 4 TAVR 术后 7 个月冠状动脉 CTA

外循环下 CABG，乳内动脉桥接前降支，大隐静脉近端与升主动脉吻合，远端与对角支吻合，另一大隐静脉远端与右冠状动脉吻合，近端与静脉桥行端侧吻合。手术顺利，患者痊愈出院。

三、诊治策略总结和归纳

（一）TAVR 术中冠状动脉阻塞风险的评估和手术策略

患者术前主动脉根部 CT 提示冠状动脉阻塞高风险，根据《经导管主动脉瓣置换术中国专家共识（2020 更新版）》，术前 CT 评估应从瓣叶情况、主动脉窦解剖及拟植入的瓣膜特性 3 个方面综合考虑。

1. **瓣叶因素** ①自身瓣叶过长，高于冠状动脉开口甚至窦管交界处的高度；②靠近冠状动脉开口的瓣叶存在钙化团块；③靠近冠状动脉开口的瓣叶过度增厚。

2. **主动脉窦因素** ①冠状动脉开口高度低（<12mm）；②瓦氏窦较小（<30mm）；③窦管交界处高度低，且窦管交界直径较小；④主动脉瓣叶之间融合难以打开或者瓣叶存在巨大团块，预计人工瓣膜移向对侧的冠状动脉开口；⑤既往外科手术换瓣病史，如 David 和 Bentall 手术术后冠状动脉开口低。

3. **经导管瓣膜因素** ①瓣膜植入位置过高；②自膨式瓣膜裙边不对称，裙边较高处对着冠状动脉开口。

该患者自身主动脉瓣膜存在极重度钙化、瓣叶增厚、左冠窦和无冠窦瓣叶钙化粘连（简称左无）、瓣叶冗长、冠状动脉开口瓣叶均有明显钙化且对侧钙化团块存在，主要考虑自身瓣膜因素所致的冠状动脉阻塞高风险。在术中选择了合适的预扩球囊，在进行球囊扩张的同时进行主动脉根部造影，发现右冠状动脉显影欠佳，遂进行了右冠状动脉预置导丝和球囊保护，术后患者左右冠状动脉均显影良好，血流正常。

（二）TAVR 术后随访及并发症处理

患者术后 5 个月门诊随访，心脏超声提示人工主动脉瓣膜功能正常，心功能明显改善；

主动脉根部 CTA 未见明显异常。但是,在术后 7 个月出现胸痛症状,主动脉根部 CT 提示左主干开口处可见混斑块。结合冠状动脉造影,考虑患者临床症状系左主干开口狭窄所致,导致左主干狭窄的可能因素包括:①瓣膜支架继续膨胀导致原先钙化斑块位移挤压左主干开口;②主动脉窦内血栓形成;③内皮等组织增生。

血运重建策略,PCI 有利条件:创伤小,恢复快,患者容易接受;PCI 不利条件:患者已植入自膨胀瓣膜,行 PCI 治疗时指引导管需穿越自膨胀瓣膜支架网眼,增加指引导管到位困难。影像学结果提示左主干开口下方存在钙化团块、增厚的瓣叶以及混合斑块,增加指引导丝通过左主干开口病变难度;若同期处理右冠状动脉,手术难度增加。

CABG 有利条件:可进行完全血运重建;CABG 不利条件:创伤大,患者难以接受。结合患者自身意愿后,可尝试 PCI,必要时进行 CABG。

四、知 识 拓 展

1. DCO 发生率被低估,且是未来面临的难题 随着 TAVR 患者的年轻化、全患者群时代的到来,TAVR 术后出现 DCO 情况将日益凸显。一项纳入了 17 092 例 TAVR 患者的国际注册研究显示,TAVR 术后 DCO 的发生率为 0.22%。尽管 DCO 为罕见事件,但住院死亡率高达 50%。事实上,DCO 的发生率可能比报道的要高,因为院外的突发心脏死亡,如果没有进行尸检,DCO 可能难以发现。当年轻低风险患者开始接受 TAVR 治疗后,随着患者预期寿命的延长,DCO 发生率可能会更高。因此,有学者建议应该将统一的 DCO 定义添加到瓣膜学术研究联盟(VARC)的指南中,以帮助在未来的研究中追踪这种致命的并发症。

2. DCO 临床表现 目前认为 DCO 发生相关的因素包括性别、瓣膜类型、外科生物瓣再狭窄等。研究发现,DCO 的患者中有 3/4 为女性;自膨胀瓣膜发生 DCO(0.36%)明显高于球囊扩张瓣膜(0.11%);在自体瓣膜 TAVR 术后 DCO 发生率约为 0.18%,在生物瓣毁损“瓣中瓣”TAVR 术后 DCO 可达 0.89%。DCO 最多见的临床表现为心脏骤停(31.6%),其次为 ST 段抬高心肌梗死(23.7%)。大多数 DCO 以左冠状动脉阻塞为表现(92.1%)。

3. DCO 可能的机制以及危险因素 根据发生的时间,可将 DCO 分为两类:第 1 类发生于术后数小时至 7 天,定义为早期 DCO;第 2 类发生于术后 7 天至数年,定义为晚期 DCO。研究显示,术后早期 DCO 约占 63.2%,术后晚期 DCO 约占 36.8%,多数发生于术后 24 小时以内。对于 TAVR 术后 7 天内 DCO 的患者,可能是由于 TAVR 术后瓣膜继续扩张所导致的阻塞,或是由于主动脉窦内瓣膜严重钙化或血栓事件引起。而晚期 DCO 可能是由于血流紊乱导致纤维化或持续炎症,进而引发血管内皮化,然后发生阻塞。这反映在早期 DCO 更有可能出现心脏骤停或 ST 段抬高心肌梗死,而晚期 DCO 更有可能出现稳定或不稳定的心绞痛。早期 DCO 危险因素可能与急性冠状动脉闭塞相似,包括瓦氏窦较小、冠状动脉开口高度低、瓣叶存在巨大钙化团块、外科手术换瓣病史以及瓣膜释放位置过高等。晚期 DCO 危险因素主要需要考虑药物原因,比如口服抗凝药物 / 抗血小板药物依从性以及口服抗凝药物是否会有减少其发生可能。不论早期或者晚期 DCO,外科手术换瓣病史均是其危险因素。

4. DCO 处理策略和预防措施 《经导管主动脉瓣置换术中国专家共识(2020 更新版)》建议,若发生 DCO 可行急诊 PCI 或外科开胸手术行 CABG 进行补救。目前研究显示,多数患者接受了 PCI 治疗,其中 74.3% 的左主干和 60% 的右冠状动脉病变接受了 PCI 治疗,支架植入成功率为 68.8%。但 PCI 手术仍然面临失败的风险,尤其是右冠状动脉病变,必要时可考虑 CABG 手术。专家共识对于冠状动脉阻塞高风险患者建议采取相关防治策略:

①允许的情况下选小一号瓣膜、植入适度深一些；②可行冠状动脉保护策略，包括在冠状动脉预置导丝、球囊或支架。但是上述方式对于DCO的有效性还需进一步研究。另外，文献报道的烟囱技术或潜望镜技术也是可能的解决方案。对于外科手术换瓣病史的患者，新型BASILICA技术同样具有可行性。目前关于TAVR术后口服抗凝药物的研究以及新型人工瓣膜的设计可能会为DCO的预防提供新见解和思路。

总而言之，随着低危风险、年轻患者TAVR的开展，DCO将在未来成为TAVR术后管理中的重要问题。TAVR术后的冠状动脉阻塞不一定是急性事件，并且DCO并不像我们所认知的那样罕见，且术前CT影像评估并非均存在典型冠状动脉阻塞的危险因素。因此，临床医师应在日常工作中警惕TAVR术后DCO发生可能，怀疑冠状动脉阻塞时应考虑行冠状动脉造影明确诊断并及时处理。

（台适 方臻飞）

参考文献

[1] 中国医师协会心血管内科医师分会结构性心脏病专业委员.经导管主动脉瓣置换术中国专家共识(2020更新版)[J].中国介入心脏病学杂志，2020，28(6)：301-309.

[2] JABBOUR R J，TANAKA A，FINKELSTEIN A，et al. Delayed coronary obstruction after transcatheter aortic valve replacement [J]. J Am Coll Cardiol，2018，71(14)：1513-1524.

[3] KRISPER M，TOSELLI M，TRIPPEL T D，et al. Delayed coronary obstruction after lotus transcatheter aortic valve replacement treated with left main stent in stent implantation [J]. Cardiol J，2019，26(4)：422-423.

[4] KLEIMAN N S. Delayed coronary obstruction after TAVR：A call for vigilance [J]. J Am Coll Cardiol，2018，71(14)：1525-1527.

[5] BUSCAGLIA A，TINI G，BEZANTE G P，et al. Sudden death after valve-in-valve procedure due to delayed coronary obstruction：A case report [J]. J Med Case Rep，2018，12(1)：247.

[6] JABBOUR R J，LATIB A. The "new" syndrome of delayed coronary obstruction after transcatheter aortic valve replacement [J]. Cardiovasc Revasc Med，2019，20(1)：81-83.

[7] SHISHIDO K，YAMANAKA F，NOGUCHI K，et al. Novel mechanism of delayed coronary obstruction after transcatheter aortic valve replacement for severe aortic stenosis："Uppercut Phenomenon" [J]. Cardiovasc Revasc Med，2019，20(11S)：79-84.

[8] PALMERINI T，CHAKRAVARTY T，SAIA F，et al. Coronary protection to prevent coronary obstruction during TAVR：A multicenter international registry [J]. JACC Cardiovasc Interv，2020，13(6)：739-747.

[9] SPAZIANO M，AKODAD M，HOVASSE T，et al. Simultaneous TAVR and left main "Chimney" Stenting in a patient with low left main height [J]. JACC Cardiovasc Interv，2017，10(20)：e185-e187.

[10] DREXEL T，HELMER G，GARCIA S，et al. Management of left main coronary artery obstruction after transcatheter aortic valve replacement utilizing a periscope approach [J]. Catheter Cardiovasc Interv，2018，92(7)：1444-1448.

[11] KHAN J M，DVIR D，GREENBAUM A B，et al. Transcatheter laceration of aortic leaflets to prevent coronary obstruction during transcatheter aortic valve replacement：Concept to first-in-human [J]. JACC Cardiovasc Interv，2018，11(7)：677-689.

[12] JABBOUR R J，TANAKA A，COLOMBO A，et al. Delayed coronary occlusion after transcatheter aortic valve implantation：Implications for new transcatheter heart valve design and patient management [J]. Interv Cardiol，2018，13(3)：137-139.

TAVR 术后瓣周漏介入封堵治疗 1 例

经导管主动脉瓣置换术(transcatheter aortic valve replacement,TAVR)目前已成为存在外科手术禁忌或风险中危、高危的症状性重度主动脉瓣狭窄患者的一线治疗方案。TAVR 术后瓣周漏(paravalvular leak,PVL)的发生率较高,超过 70% 的 TAVR 患者会出现不同程度 PVL,但严重 PVL(定义为中度及以上程度瓣周反流)约占 15%。多数 PVL 无明显临床症状,少数可引起严重临床事件,如心力衰竭和溶血。二次外科修复或二次瓣膜置换是治疗外科瓣膜置换术后 PVL 的“金标准”,但外科手术高危的 PVL 患者,如解剖条件适宜封堵,建议首选介入治疗。目前对于 TAVR 术后 PVL 介入治疗的证据有限,国内尚无 TAVR 术后 PVL 介入治疗的病例报道,本文介绍 1 例经导管介入封堵治疗症状性 TAVR 术后 PVL 取得良好效果。

一、病 史 摘 要

患者男性,71 岁,主因“喘气 3 年,再发加重 2 周”入院。患者于 3 年前反复出现活动后气喘,休息数分钟可缓解,无胸痛、心悸、晕厥等症状,多次因夜间阵发性呼吸困难伴下肢水肿于当地医院住院治疗,诊断考虑“心脏瓣膜病,重度主动脉瓣狭窄”,给予药物保守治疗。2019 年 3 月因喘气加重 3 天于我院住院治疗,经胸超声心动图(transthoracic echocardiography,TTE)结果:主动脉瓣二叶瓣畸形,重度主动脉瓣狭窄(主动脉瓣峰值流速 5.7m/s,平均跨瓣压差 58mmHg),轻中度二尖瓣反流,轻中度三尖瓣反流,舒张期左心室内径 6.8cm,左心室射血分数 40%。氨基末端脑钠肽前体(N-terminal brain natriuretic peptide precursor,NT-proBNP) 10 972pg/ml(参考值:0~125pg/ml)。主要诊断:先天性主动脉瓣二瓣化畸形,重度主动脉瓣狭窄伴有关闭不全,慢性心力衰竭,NYHA 心功能Ⅳ级。2019 年 3 月 6 日行 TAVR,术中植入 Vitaflow Ⅱ TAV27 瓣膜支架,术中经食管超声心动图(transesophageal echocardiography,TEE)结果:术前收缩期主动脉瓣口面积 0.6cm^2,峰值流速 4.9m/s,平均压差 53mmHg;术后收缩期主动脉瓣口面积 3.1cm^2,峰值流速 1.7m/s,平均跨瓣压差 6mmHg;术后人工瓣口轻中度反流,中度瓣周漏(反流束宽度 0.4cm)。2019 年 4 月 29 日因“高度房室传导阻滞”接受双腔永久起搏器植入术治疗。门诊随访期间 2 次因喘气等心力衰竭症状加重非计划就诊,调整药物治疗后症状改善。2019 年 9 月 7 日再次因心力衰竭住院调整,复查 TTE:人工瓣中度反流,中重度瓣周漏(反流束宽度 0.4cm)。2019 年 12 月 19 日患者第 4 次以“急性失代偿性心力衰竭”收住院调整。既往有慢性阻塞性肺疾病、痛风、下肢静脉曲张病史;2019 年 3 月 TAVR 术前冠状动脉 CT 血管成像(CT angiography,CTA)排除冠状动脉粥样硬化性心脏病。个人史、家族史无特殊。

入院查体:体温 36.8℃,脉搏 65 次 /min,血压 152/65mmHg;步入病房,颜面水肿潮红,颈静脉充盈,颈部未闻及血管杂音;双肺呼吸音清晰,双下肺少许湿性啰音;心率 65 次 /min,律齐,主动脉瓣第一、二听诊区可闻及重度舒张期叹气样杂音,向胸骨左缘传导;水冲脉;腹部饱满,上腹部轻压痛,余腹部查体无阳性发现;双下肢水肿;右下肢静脉曲张。住院检

查:心电图示窦性心律,ST-T 改变(V_1~V_5 导联 ST 段压低并 T 波双向或倒置)。TTE 检查示 TAVR 术后,人工瓣重度反流,中重度瓣周漏(反流束宽度 0.5cm),中重度二尖瓣反流,轻中度三尖瓣反流,重度肺动脉高压,舒张期左心室内径 6.6cm。主动脉根部 CTA 结果见图 1(彩图见二维码 61)。

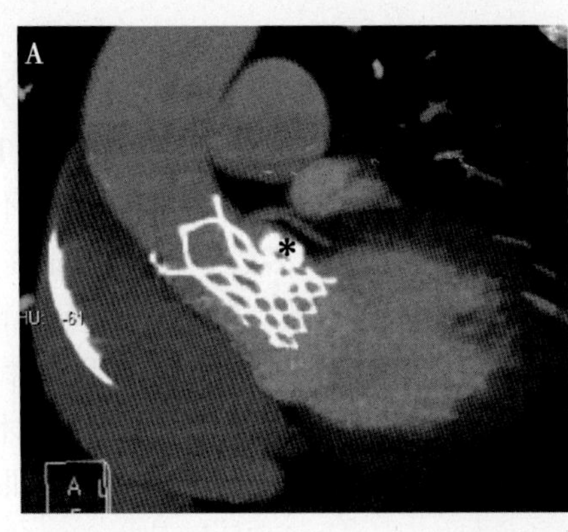

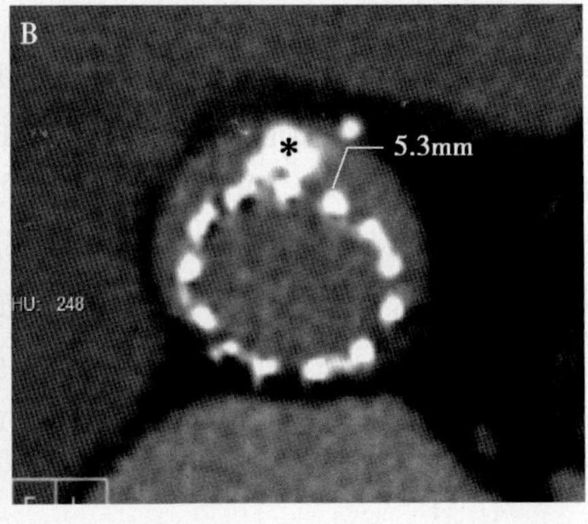

图 1 术前主动脉根部 CTA 评估

A. 主动脉根部 CTA 矢状位重建,红色星号所示为 Vitaflow Ⅱ瓣膜支架轮廓外,主动脉瓣人工瓣周重度钙化团块;B. 主动脉根部 CTA 横断面显示瓣周重度钙化团块,瓣周漏宽度 5.3mm。

二、诊治经过

心脏团队讨论后建议首选外科主动脉瓣置换术,术中探查主动脉根部,必要时考虑行带主动脉瓣人工血管升主动脉替换术(也称 Bentall 手术);次选方案可考虑二次 TAVR 联合 PVL 介入封堵术。患者拒绝外科手术,要求介入治疗。2019 年 12 月 26 日在全身麻醉下行二次 TAVR 联合 PVL 介入封堵术,手术过程详见图 2。术中使用国产 Plug Ⅰ型封堵器,介入封堵 PVL 后使用"瓣中瓣"技术再次植入 TAV27 Vitaflow Ⅱ瓣膜支架。术后造影及经食管超声评估结果显示,无人工瓣反流,轻度瓣周反流。出院前复查 TTE:人工瓣功能正常,轻度瓣周漏(反流束宽度 0.2cm),中度二尖瓣反流,轻度三尖瓣反流,舒张期左心室内径 6.0cm,左心室射血分数 45%。术前与术后 TTE,详见图 3(彩图见二维码 62)。

三、讨 论

TAVR 术后严重 PVL(定义为中度及以上程度瓣周反流)约占 15%,是 TAVR 患者近期和远期死亡的独立危险因素。严重 PVL 患者 TAVR 术后 1 年死亡风险是轻度或更少 PVL 患者的 2~4 倍。主动脉根部严重钙化、瓣膜的植入深度不准确以及瓣膜选择尺寸与瓣环不匹配是导致 TAVR 术后 PVL 发生的最常见原因。

TAVR 术后 PVL 介入封堵常选择股动脉入路,PVL 较小时可以考虑经桡动脉入路。当 PVL 较为复杂,股动脉入院难以成功时,可选择经心尖入路。器械选择取决于 PVL 的大小和形态。PVL 专用封堵器械,如 Amplatzer 血管塞Ⅲ(Amplatzer vascular plug Ⅲ,AVP3)和 PLD 封堵器(paravalvular leak device,PLD),与非专用封堵器械相比,其结构更接近大多数 PVL 的

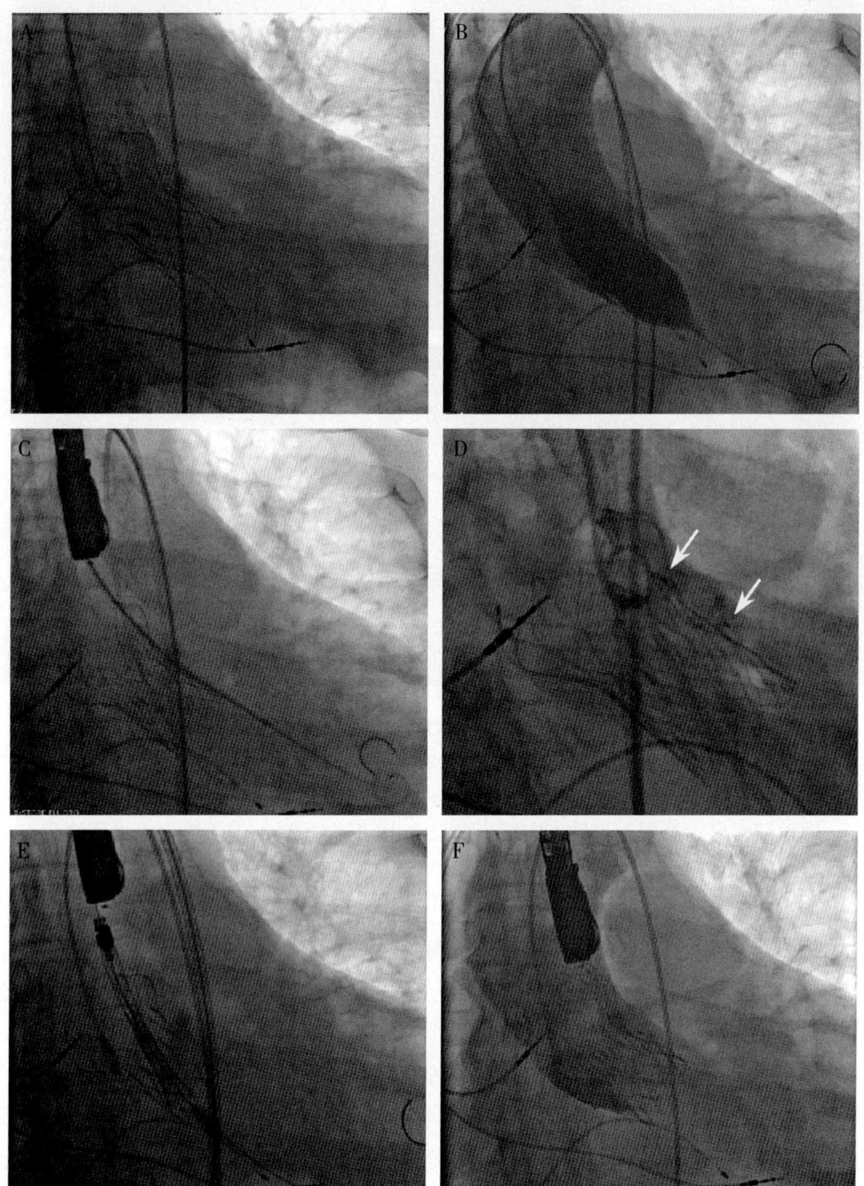

图 2 二次 TAVR 联合 PVL 介入封堵术手术过程

A. 穿刺右侧股动脉植入 7Fr 血管鞘，经鞘管送 6Fr 猪尾导管至升主动脉窦底，主动脉造影提示重度人工瓣反流和瓣周漏；B. 送 26mm × 40mm NUMED 球囊至人工瓣膜假体内，快速起搏（180 次 /min），扩张球囊并行升主动脉造影，结果显示人工瓣无反流，瓣周反流显著；C. 直头导丝（UniGlide™，Cook Medical）经由 JR4 造影导管穿过瓣周漏隧道至左心室，交换 0.035″ × 260cm 普通导丝至左心室，拟经普通导丝送 5Fr PDA/VSD 输送鞘至左心室未能成功，交换超硬导丝（Amplatz Super Stiff™，Boston Scientific）至左心室，经超硬钢丝成功将输送鞘送至左心室；D.10~12mm Plug Ⅰ型封堵器与推送钢缆连接，在 PVL 隧道左心室侧部分释放封堵器后回撤输送鞘至 PVL 隧道内，有阻力后封堵器近端于隧道主动脉侧完全释放，白色箭头所示为封堵器的上端头和下端头；E. 选择 Vitaflow Ⅱ TAV27 瓣膜支架，沿左心室钢丝送至瓣膜假体内，快速起搏（140 次 /min）后“0”位释放；F. 造影显示瓣膜支架位置固定良好，无人工瓣反流，轻度瓣周反流。

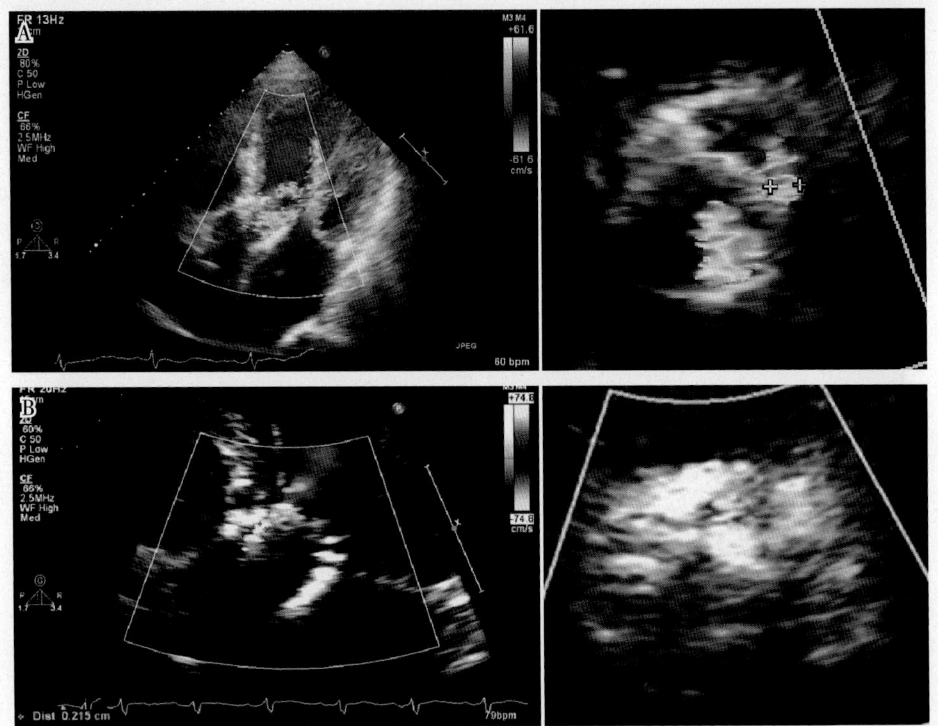

图 3 术前和术后 TTE 评估

A. 术前，TTE 心尖切面显示人工瓣口重度反流，短轴切面显示瓣周 1 点钟方向舒张期反流束，宽约 0.5cm，人工瓣口重度反流；B. 术后，TTE 心尖切面显示人工瓣未见反流，瓣周可见纤细反流束，短轴切面显示瓣周 1 点钟方向舒张期反流束，宽约 0.2cm，人工瓣口未见反流。

解剖形态，理论上更有助于 PVL 的封闭。使用其他器械，包括 AVP2、AVP4 和 Amplatzer 导管封堵器等，介入封堵 PVL 均属于"超适应证"治疗。针对不同的 PVL 解剖形态，选择合适的封堵器械。

TAVR 后 PVL 患者行介入封堵治疗前可先尝试进行人工瓣膜后扩张，对球囊扩张式瓣膜进行球囊后扩张能减少 72% 的瓣周反流，自膨式瓣膜球囊后扩张同样有效。不理想的释放位置会导致瓣膜与自身瓣环不完全对合，瓣膜支架的裙边不能完全封闭，进而导致 PVL。Ussia 等研究显示，"瓣中瓣"技术能有效纠正此类 PVL，技术成功率 100%（n=24），术后 1 年生存率 95.5%，而外科手术组为 86.3%。对于置入过深的 CoreValve 支架瓣膜，可以考虑使用 Snare 抓捕器抓取支架的装载挂钩，单侧或双侧提拉支架，来调整支架置入深度。但 snare 技术可能造成支架脱出自身瓣环、主动脉夹层以及体循环栓塞等严重并发症。

如果 PVL 与瓣膜释放深度无关，或并非瓣膜选择尺寸与自身瓣环不匹配所造成，或钙化负荷重，预期后扩张效果不佳时，可以考虑介入封堵治疗。目前对于 TAVR 术后 PVL 介入封堵治疗的证据有限，多限于个案报道，或小样本系列病例报道。Waterbury 等单中心回顾性研究纳入 TAVR 术后 PVL 患者 18 例，术中 44% 的患者使用 AVP2，56% 的患者使用 AVP4，技术成功率 78%（14/18），4 例介入封堵未成功的患者给予球囊后扩张（2 例）和"瓣中瓣"技术治疗（2 例）同样有效。72%（13/18）严重 PVL 患者术后瓣周反流减少至中度以下，1 例患者术后出现心脏压塞和急性肾损伤，介入术后 30 天全因死亡率为 11%。Feldman 等研究纳入 TAVR 术后 PVL 患者 6 例，探讨经 4Fr 诊断性造影导管使用小型号 AVP4 介入封堵 PVL 的可行性，6 例患者术中均成功释放封堵器，其中 1 例植入 2 枚 AVP2。5 例患者术后瓣周反流由中度以上程度 PVL 减少至中度以下，并且临床心力衰竭症状改善，1 例 PVL 严重程度无减少患者术后 1 个月死亡。在爱尔兰和英国的注册研究中，纳入 PVL 介入治疗患者 308 例，其中 TAVR 术后 PVL 患者占 5%，研究中未将 TAVR 病例与非 TAVR 病例分开讨论，但指出主动脉瓣 PVL 介入封堵成功率 93.1%，术中使用了 PVL 专用封堵器（AVP3 和 PLD）以及其他多种“超适应证”治疗的封堵器械。头对头比较介入和外科治疗 TAVR 术后 PVL 的数据有限，首个此类研究仅纳入 20 例患者（介入组 10 例，外科组 10 例），研究结果显示，介入技术成功率显著低于外科（60% *vs*. 100%，P=0.04），介入失败的原因均是输送鞘不能通过 PVL 隧道，CT 分析介入失败病例主要原因是 PVL 所在瓣叶重度钙化。

我们所展示的病例中，首次 TAVR 自膨式瓣膜（Vitaflow Ⅱ）植入深度合适，术后瓣膜支架展开充分，PVL 的主要原因考虑与瓣叶重度团块状钙化有关，术前 CTA 以及 TTE 评估显示 PVL 隧道形态呈圆柱形，具备介入封堵解剖适应证，且非复杂 PVL。该患者人工瓣口反流原因不明确，首次 TAVR 术后即刻存在瓣口轻中度反流并在此后病程中逐步加重至重度，考虑瓣膜预装损伤可能性大。后期加重的原因不除外瓣叶血栓形成，但缺乏影像学证据。介入封堵术中使用 26mm 球囊对首次 TAV27 瓣膜行后扩张，在球囊扩张同时行升主动脉造影时，中心性反流消失但 PVL 无减轻，以及球囊抽瘪撤出后升主动脉造影以及 TEE 检查显示 PVL 仍无改善，提示球囊后扩张以及单纯“瓣中瓣”技术不能减轻瓣周反流程度。鉴于以上分析，介入策略调整为“瓣中瓣”技术解决瓣膜中心性反流，介入封堵处理 PVL。考虑先行二次 TAVR 会给封堵治疗造成困难，建议在二次 TAVR 手术前先尝试介入封堵 PVL。国内尚无 TAVR 术后 PVL 封堵经验，文献回顾发现 AVP2 适合圆柱形 PVL 封堵，我院现有国产 Plug 封堵器的形态特征与之相似，故选择该类型封堵器。从以往介入封堵外科瓣膜置换术后 PVL 的经验中总结出，在释放器械之前，建议进行以下安全性检查：识别任何残余漏（反流应该是轻度或更少）；通过牵拉和 / 或推动输送线缆来测试封堵器械的稳定性；主动脉瓣 PVL 介入封堵时需要确认冠状动脉的通畅性。

PVL 是 TAVR 常见并发症，具有较高的发病率和死亡率。介入封堵治疗可以作为外科手术的一种安全、有效的替代方式，长期预后和死亡率两者相似。尽管需要大规模的随机临床数据来明确经介入封堵治疗 PVL 的安全性和有效性，但该治疗方式已成为有经验的医疗中心的首选治疗方式。

（徐承义　苏晞）

参 考 文 献

[1] NISHIMURA R A，OTTO C M，BONOW R O，et al. 2017 AHA/ACC focused update of the 2014 AHA，ACC guideline for the management of patients with valvular heart disease：A report of the American College of Cardiology/American Heart Association task force on clinical practice guidelines [J]. J Am Coil Cardiol，2017，70（2）：252-289.

[2] 中华医学会心血管病学分会结构性心脏病学组，中国医师协会心血管内科医师分会结构性心脏病专业委员会 . 中国经导管主动脉瓣置换术临床路径专家共识[J]. 中国循环杂志，2018，33（12）：1162-1169.

[3] VAN BELLE E，JUTHIER F，SUSEN S，et al. Postprocedural aortic regurgitation in balloon-expandable and self-expandable transcatheter aortic valve replacement procedures：analysis of predictors and impact on long-term mortality：insights from the FRANCE2 Registry [J]. Circulation，2014，129（13）：1415-1427.

[4] SINNING J M, HAMMERSTINGL C, VASA-NICOTERA M, et al. Aortic regurgitation index defines severity of peri-prosthetic regurgitation and predicts outcome in patients after transcatheter aortic valve implantation [J]. J Am Coll Cardiol, 2012, 59(13): 1134-1141.

[5] ATHAPPAN G, PATVARDHAN E, TUZCU E M, et al. Incidence, predictors, and outcomes of aortic regurgitation after transcatheter aortic valve replacement: meta-analysis and systematic review of literature[J]. J Am Coll Cardiol, 2013, 61(15): 1585-1595.

[6] HILDICK-SMITH D, BEHAN M W, DE GIOVANNI J. Percutaneous closure of an aortic paravalvular leak via the transradial approach [J]. Catheter Cardiovasc Interv, 2007, 69(5): 708-710.

[7] MCELHINNEY D B. Will there ever be a Food and Drug Administration-approved device for transcatheter paravalvular leak closure? [J]. Circ Cardiovasc Interv, 2014, 7(1): 2-5.

[8] NOMBELA-FRANCO L, RODÉS-CABAU J, DELAROCHELLIÈRE R, et al. Predictive factors, efficacy, and safety of balloon post-dilation after transcatheter aortic valve implantation with a balloon-expandable valve [J]. JACC Cardiovasc Interv, 2012, 5(5): 499-512.

[9] SINNING J M, VASA-NICOTERA M, GHANEM A, et al. An exceptional case of frame underexpansion with a self-expandable transcatheter heart valve despite predilation [J]. JACC Cardiovasc Interv, 2012, 5(12): 1288-1289.

[10] USSIA G P, BARBANTI M, RAMONDO A, et al. The valve-in-valve technique for treatment of aortic bioprosthesis malposition an analysis of incidence and 1-year clinical outcomes from the italian CoreValve registry [J]. J Am Coll Cardiol, 2011, 57(9): 1062-1068.

[11] WATERBURY T M, REEDER G S, PISLARU S V, et al. Techniques and outcomes of paravalvular leak repair after transcatheter aortic valve replacement [J]. Catheter Cardiovasc Interv, 2017, 90(5): 870-877.

[12] FELDMAN T, SALINGER M H, LEVISAY J P, et al. Low profile vascular plugs for paravalvular leaks after TAVR [J]. Catheter Cardiovasc Interv, 2014, 83(2): 280-288.

[13] CALVERT P A, NORTHRIDGE D B, MALIK I S, et al. Percutaneous device closure of paravalvular leak: combined experience from the United Kingdom and Ireland [J]. Circulation, 2016, 134(13): 934-944.

[14] OKUYAMA K, JILAIHAWI H, KASHIF M, et al. Percutaneous paravalvular leak closure for balloon-expandable transcatheter aortic valve replacement: A comparison with surgical aortic valve replacement paravalvular leak closure [J]. J Invasive Cardiol, 2015, 27(6): 284-290.

疑难/复杂/罕见/有教育意义的 TAVI 病例 1 例

一、病 史 摘 要

患者男，72 岁，因“反复活动后胸闷、气喘 4 年，加重 1 个月”于 2020 年 3 月 19 日入院。4 年前患者开始出现活动后胸闷、气喘，进行性加重。1 个月前患者着凉后胸闷、气喘加重，伴咳嗽、咳白色黏痰，夜间不能平卧，安静状态下也有气喘，外院药物治疗效果不佳，诊断“重度主动脉瓣狭窄，室性期前收缩，房性期前收缩；慢性阻塞性肺疾病伴急性加重，两肺结节，肺占位性病变；肺部感染；高血压；白细胞减少症，血小板减少症；冠状动脉粥样硬化，髂动脉狭窄，椎动脉瘤（颅内段）”拟行经导管主动脉瓣置换术（transcatheter aortic valve replacement，TAVR）入院。“高血压”病史 10 余年，未规律用药，有“胰腺炎”病史，具体不详，否认糖尿病、冠心病等病史；吸烟 40 余年，吸烟指数 800 年支。

二、体 格 检 查

体温 36.3℃，脉搏 70 次 /min，呼吸 18 次 /min，血压 107/74mmHg。

发育正常，营养一般，神志清，精神萎靡。桶状胸，叩诊呈清音，两肺呼吸音低，双肺未及明显干湿啰音，未闻及胸膜摩擦音。心前区无异常隆起及凹陷，心尖搏动位于第五肋间左锁骨中线上，心率 80 次 /min，律不齐，可及早搏期前收缩，主动脉瓣听诊区可闻及 3/6 级收缩期杂音，未闻及心包摩擦音。腹平软，无包块，肝脾肋下未及，移动性浊音阴性。双下肢轻度水肿。

三、辅 助 检 查

1. **实验室检查** 血常规示红细胞 3.24×10^{12}/L，血红蛋白 128g/L，白细胞 2.52×10^{9}/L，中性粒细胞 1.34×10^{9}/L，血小板 60×10^{9}/L；心肌酶谱示乳酸脱氢酶（LDH）752U/L，肌酸激酶（CK）181U/L；心肌损伤标志物示肌钙蛋白 I 测定（免疫荧光法）0.03ng/ml，肌红蛋白 102.3ng/ml，肌酸激酶同工酶（CK-MB）2.69ng/ml；氨基末端脑钠肽前体（NT-proBNP）1 300pg/ml；凝血常规示血浆纤维蛋白原测定（急）1.82g/L，血浆凝血酶原时间测定（急）13.4 秒，凝血酶时间测定 21.1 秒；D- 二聚体测定 1.76；血生化检查示白蛋白 30.5g/L，球蛋白 36.1g/L，白球比值 0.84，钾 2.81mmol/L，钙 2.04mmol/L；降钙素原 0.1ng/ml；甲功三项：游离三碘甲腺原氨酸 2.99pmol/L，游离甲状腺素 15.79pmol/L，促甲状腺激素 2.840mIU/L。

2. **常规心电图** 窦性心律伴房性期前收缩，左心房肥大，左心室肥大，ST-T 改变。

3. **超声心动图（2020 年 2 月 17 日）** 主动脉瓣钙化伴重度狭窄，二尖瓣、三尖瓣轻度反流，少量心包积液，主动脉瓣于收缩期前向血流流速增快，最大流速约 3.9m/s，最大跨瓣压差约 61mmHg。连续方程测主动脉瓣开口面积约 0.7cm^2，左心室射血分数（LVEF）44%。

4. **胸部 CT** 两肺多发结节，右肺下叶结节较大，较大者直径约 16mm，考虑占位可能，需结合病史，并进一步检查。肺气肿，慢性支气管炎，肺大疱。纵隔及两侧肺门多发淋巴结显示，部分钙化。右侧胸腔少量积液。心影增大，心包少量积液；升主动脉增宽。

四、诊治经过与诊治思维

1. **病例特点**

(1) 老年男性，72 岁，高血压病史 10 余年。

(2) 近 4 年出现劳力性胸闷气短，近 1 个月症状明显加重伴有夜间阵发性呼吸困难，内科药物治疗效果欠佳。

(3) 查体心前区无异常隆起及凹陷，心尖搏动位于第五肋间左锁骨中线上，未触及震颤，心率 80 次 /min，律不齐，可及期前收缩，主动脉瓣听诊区可闻及 3/6 级收缩期杂音，未闻及心包摩擦音。

(4) 超声心动图（2020 年 3 月 16 日）：LVEF 46%，主动脉瓣钙化伴重度狭窄，主动脉瓣于收缩期前向血流流速增快，最大流速约 3.9m/s，最大跨瓣压差约 60mmHg。主动脉瓣开口面积约 $0.7cm^2$。

(5) 24 小时动态心电图：窦性心律，房性期前收缩时呈房性期前收缩成对、短阵房性心动过速、二联律、三联律，偶发室性期前收缩时呈二联律、室性期前收缩成对、插入型，ST-T 改变。

(6) 冠状动脉 CTA：右冠状动优势型；左冠状动脉主干钙化斑块，管腔轻度狭窄。左侧回旋支近段钙化斑块，管腔轻度狭窄，近中段钙化斑块，管腔轻度狭窄。主动脉局部粥样硬化。升主动脉瓣钙化。升主动脉增宽。心包少量积液。纵隔及两侧肺门多发淋巴结显示，部分钙化（图 1，彩图见二维码 63）。

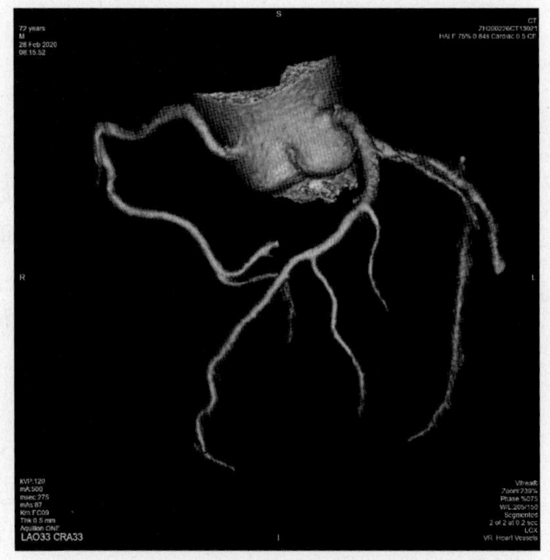

图 1 术前冠状动脉 CTA

(7) 术前 CTA 评估（MSCT）：Type 1 型二叶瓣，左右之间可见钙化脊，轻度钙化，右冠状动脉高度可，左冠状动脉高度低，法式窦结构可，左室大小尚可，心尖部局部心肌薄弱，升主动脉可见增宽；双股动脉、髂动脉可见多发斑块形成，局部呈重度狭窄（图 2，彩图见二维码 64）。

二维码63

二维码64

二维码65

(8) 头、颈动脉 CTA：左侧椎动脉优势、颅内段增粗，动脉瘤可能。基底动脉、左侧椎动脉颅内段多发钙化灶，管腔轻度狭窄。双侧颈内动脉虹吸段多发钙斑，局限性狭窄。两侧颈内动脉起始部混合斑块，轻度狭窄。升主动脉管径增宽（图 3，彩图见二维码 65）。

2. **主要诊断** ①重度主动脉瓣狭窄，室性期前收缩，房性期前收缩，心力衰竭，心功能Ⅳ级；②冠状动脉粥样硬化；③高血压；④椎动脉瘤（颅内段）；⑤髂动脉狭窄；⑥慢性阻塞性肺疾病，肺占位性病变，两肺结节，肺部感染；⑦白细

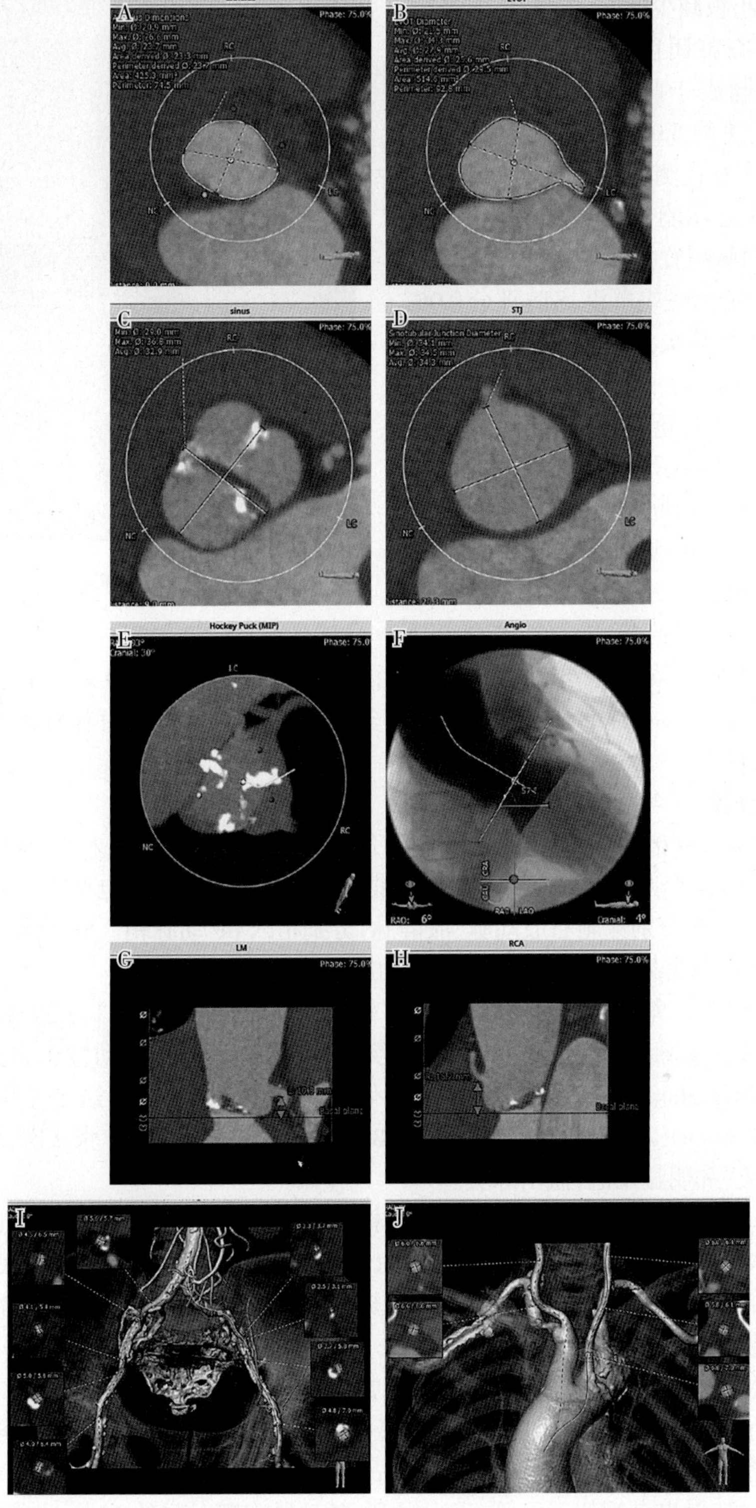

图2 术前CTA评估

A. 主动脉瓣瓣环;B. 左室流出道;C. 冠状动脉窦;D. 主动脉窦管交界处;E. Hockey Puck;F. 角度57°;G. 左冠状动脉;H. 右冠状动脉;I. 髂、股动脉情况;J. 升主动脉、颈动脉情况。

胞减少症，血小板减少症。

3. **术前心脏团队讨论** ①超声心动图提示主动脉瓣于收缩期前向血流流速增快，最大流速约 3.9m/s，最大跨瓣压差约 60mmHg，连续方程测主动脉瓣开口面积约 $0.7cm^2$，NYHA 心功能分级Ⅳ级，结合患者临床症状有主动脉瓣置换术的指征；②患者高龄、合并症多、心力衰竭严重，STS 评分 9.0%，外科换瓣手术风险极大，患者拒绝外科主动脉瓣置换术（SAVR），选择 TAVR；③患者髂动脉及股动脉多处重度狭窄、斑块，不适合股动脉入路，需要从颈动脉入路，手术时间需要严格控制，长时间阻断颈动脉血流可能会导致脑供血不足，脑血栓可能；④围术期药物治疗：予以抗血小板聚集、调脂、利尿、护胃、预防抗感染等治疗；⑤白细胞减少、血小板减少：白细胞总数偏低，粒细胞数量不低，无发热；血小板大于 $50 \times 10^9/L$，临床没有出血现象，注意观察复查；⑥肺部结节、占位：两肺多发结节，其中有一枚直径较大，3 个月后复查胸部 CT 动态观察。

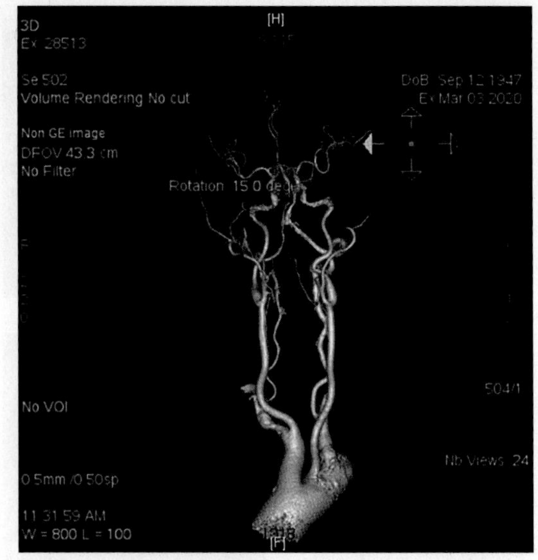

图 3 术前头颈 CTA

4. **手术过程**

（1）静脉复合麻醉下，Seldinger 法穿刺右颈内静脉（×2），分别植入 5F 动脉鞘管及深静脉留置管各一根，经动脉鞘送入漂浮临时起搏电极，并将临时起搏电极送至右室心尖部备用。以 Seldinger 法分别穿刺右股动脉、股静脉，分别植入 6F 动脉鞘。6F 猪尾导管经右侧股动脉鞘送至主动脉窦处，行主动脉造影见主动脉瓣狭窄，轻度反流。

（2）局部切开分离暴露左侧颈内动脉，穿刺置 20F 动脉鞘，在 AL1（AL2 未成功）引导下跨瓣导丝通过主动脉瓣口送至左心室，AL1 交换为猪尾导管，测主动脉压力 110/75mmHg，左心室压力 142/22mmHg；将头端塑形后的超硬导丝经颈部猪尾导管送至左室心尖部，选择 23mm×40mm Numed Z-MED 球囊在右心室 180 次 /min 快速起搏下扩张 2 次，球囊扩张同时造影，无"腰征"和明显反流，撤出球囊。

（3）选择 29mm Venus A-valve 人工主动脉瓣，沿导丝送至主动脉瓣位置，透视及造影观察、右心室 140 次 /min 快速起搏下缓慢释放，撤出输送鞘，X 线下见瓣膜膨胀不充分，选择 23mm×40mm Numed Z-MED 球囊在右心室 180 次 /min 快速起搏下后扩张 1 次，撤出球囊，行主动脉造影示人工主动脉瓣膜位置良好，未见反流。

（4）再次送入猪尾巴导管至左心室，分别测升主动脉及左心室压力为 121/70mmHg 和 117/7mmHg，食管超声复查示人工主动脉瓣膜位置正常，启闭良好，未见瓣周漏及瓣膜反流，撤出猪尾导管，退动脉鞘，左侧颈动脉缝合，右侧股动脉及股静脉加压包扎，保留临时起搏电极，撤出食管超声导管，手术顺利，颈动脉阻断时间约 20 分钟（图 4；图 5，彩图见二维码 66）。

5. **随访情况** 术后第 4 天行超声心动图示 LVEF 46%，置换的主动脉瓣收缩期前向血流流速正常，最大流速约 2.0m/s，最大跨瓣压差约 16mmHg，平均跨

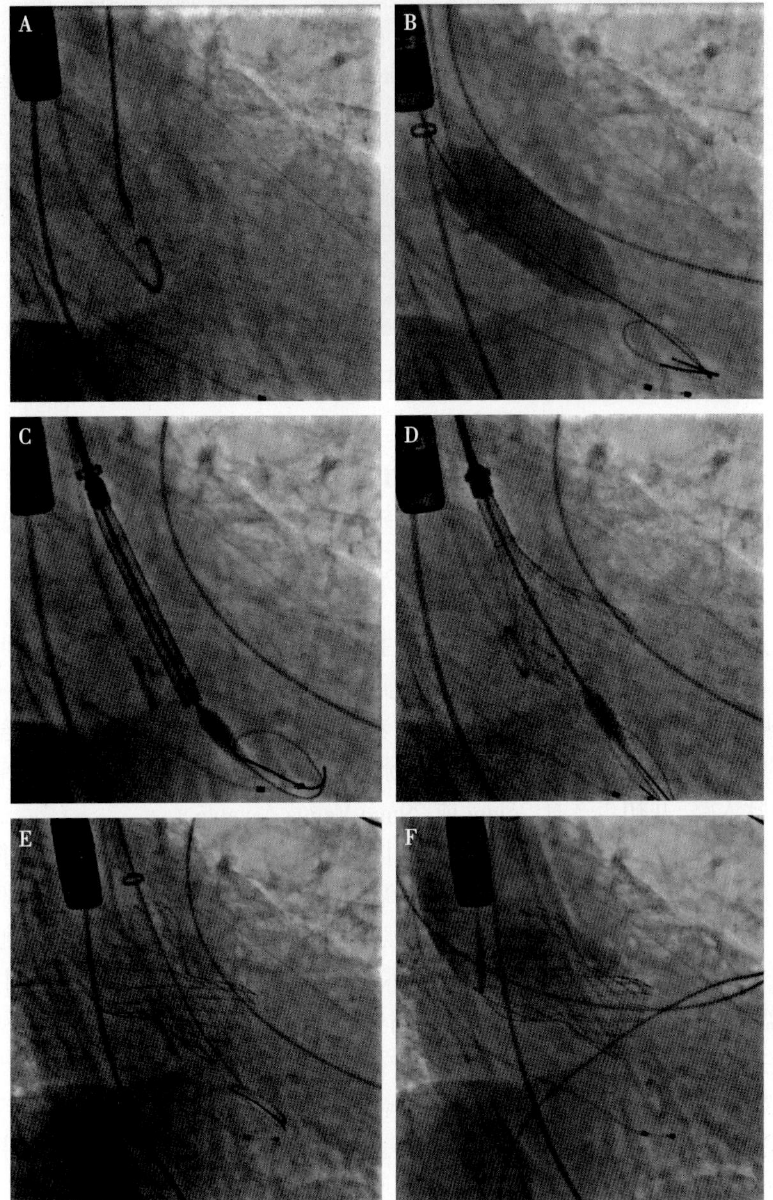

图 4 TAVR 手术过程

A. AL1 造影导管输送跨瓣导丝成功；B. 球囊扩张主动脉瓣膜；C. 人工主动脉瓣膜定位；D. 释放人工主动脉瓣膜；E. 人工主动脉瓣膜释放成功；F. 人工主动脉瓣膜位置良好。

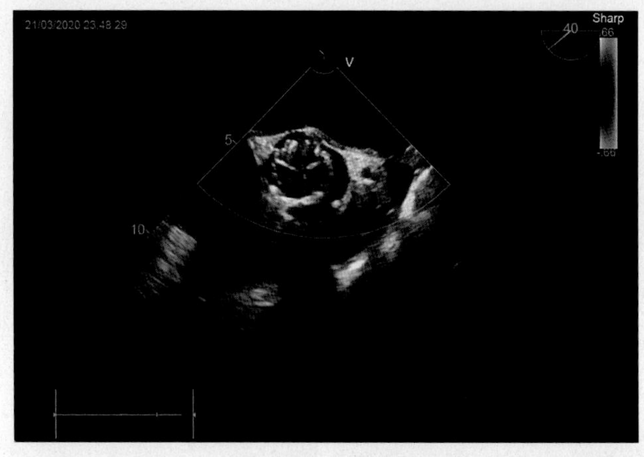

图5 术中食管超声

瓣压差约7.6mmHg。术后第4个月行胸部CT检查,两肺多发结节,较大者位于右肺下叶,直径约16mm,与之前相仿。随访至今,患者一般状况良好,日常活动无胸闷气短等症状。

五、专家点评和知识扩展

1. **专家点评** 该病例为有症状的重度主动脉瓣狭窄患者,Type 1型二叶瓣,具有一定的代表性,术前TAVR团队已进行充分术前评估,主要包括全身状况、超声心动图、头颈CTA、冠状动脉CTA、主动脉全程CTA以及患者意愿等,以此评估患者是否适合行TAVR及TAVR术中的瓣膜型号及入路。该患者髂动脉及股动脉多处重度狭窄、斑块,评估患者病情后,选择颈动脉入路,并初步选择26mm或29mm Venus A-valve。

2. **知识扩展** 主动脉瓣狭窄是常见的心脏瓣膜病,症状出现后生存年限为2~5年。TAVR已成为治疗患有严重主动脉瓣狭窄和高手术风险患者的替代方法。经股动脉途径的TAVR是当今主动脉瓣狭窄患者首选的治疗方法,但在实际工作中常常会遇到髂动脉或股动脉血管比较细小或存在严重的病变,因此不能选择此种途径作为TAVR的主要途径。由于我国目前器械的局限,对于主动脉瓣狭窄病变比较严重的患者,可以选择经颈动脉途径的TAVR作为主要的选择方法。经颈动脉途径的TAVR短且直,在释放的过程当中,需要调节支撑导丝以增加瓣膜的支撑力,从而调整了瓣膜的最终深度。经颈动脉途径的TAVR是经股动脉途径的TAVR的主要替代方法之一,许多研究表明,它比经心尖或经升主动脉途径更具安全性和可靠性。

Chamandi等的研究表明经颈动脉途径的TAVR是安全且可行的,与不适合经股动脉途径其他TAVR患者相比,在短期临床结局中,例如死亡率、卒中和主要血管并发症方面,有较高的临床价值;此外,经颈动脉途径与经心尖或经主动脉途径相比,发生大出血或危及生命的出血、新发心房颤动的发生率、急性肾损伤和LOS的比例是降低的。Overtchouk等的试验发现,TAVR患者在30天时,死亡率、大出血、新的永久性起搏器以及卒中或短暂性脑缺血发作的发生率分别为3.2%、4.1%、16%和1.6%。在这个多中心注册研究中,使用Edwards Sapien 3瓣膜的经颈动脉途径的TAVR是安全且有效的。当不适合经股动脉途径时,在某些患者中,经颈动脉途径可以作为TAVR的一线替代方法。上述研究显示经颈动脉入路是不适合经股动脉入路行TAVR患者的最佳替代入路。

综上所述，经颈动脉入路前景广阔，相信在不久的将来，随着更多临床研究结果的公布，经颈动脉入路在 TAVR 中的应用会变得越来越普遍。

（何胜虎 纪军 乐健）

参 考 文 献

[1] HOLMES D R Jr, MACK M J, KAUL S, et al. 2012 ACCF/AATS/SCAI/STS expert consensus document on transcatheter aortic valve replacement [J]. J Am Coll Cardiol, 2012, 59(13): 1200-1254.

[2] MYLOTTE D, SUDRE A, TEIGER E, et al. Transcarotid transcatheter aortic valve replacement: Feasibility and safety [J]. JACC Cardiovasc interv, 2016, 9(5): 472-480.

[3] KIRKER E B, HODSON R W, SPINELLI K J, et al. The carotid artery as a preferred alternative access route for transcatheter aortic valve replacement [J]. Ann thorac Surg, 2017, 104(2): 621-629.

[4] CHAMANDI C, ABI-AKAR R, RODÉS-CABAU J, et al. Transcarotid compared with other alternative access routes for transcatheter aortic valve replacement [J]. Circ Cardiovasc interv, 2018, 11(11): e006388.

[5] OVERTCHOUK P, FOLLIGUET T, PINAUD F, et al. Transcarotid approach for transcatheter aortic valve replacement with the sapien 3 prosthesis: A multicenter french registry [J]. JACC Cardiovasc interv, 2019, 12(5): 413-419.

[6] GUYTON R A, BLOCK P C, THOURANI V H, et al. Carotid artery access for transcatheter aortic valve replacement [J]. Catheter Cardiovasc Interv, 2013, 82(4): E583-E586.

诡异的 TAVR 术后右冠状动脉闭塞 1 例

一、病史摘要

（一）基本情况

患者男性，67 岁，退休工人，因“劳力性气促 5 年，加重 2 个月”入院。

（二）病史信息

现病史：患者 5 年前开始活动后出现气促、心悸，爬楼梯时明显。不伴明显胸痛、水肿、黑矇、晕厥、咯血等。症状发作时持续十几分钟，休息后好转，未重视。2 个月前心悸、气促症状开始较前加重，持续时间延长，偶有夜间憋醒。于某三甲医院住院诊断“主动脉瓣重度狭窄、升结肠癌？”，因瓣膜病无法进一步行“结肠癌”手术治疗。现患者为治疗瓣膜病来我院。

既往史：30 年前在某三甲医院诊断肺癌，行“右侧肺癌部分切除术”，术后规律随诊。有“高血压”病史 10 年，最高血压 180/100mmHg。平时口服“硝苯地平缓释片 30mg 口服，2 次 /d”，血压控制可。有“2 型糖尿病”5 年，平时口服“消渴丸”控制血糖，空腹血糖 8~9mmol/L，餐后血糖不详。有“慢性支气管炎”病史 2 年，秋冬季节咳嗽加重，目前病情平稳。

个人史、婚育史、家族史无特殊。

（三）体格检查

体温 36.6℃，呼吸 22 次 /min，脉搏 78 次 /min，血压 96/67mmHg，体重 83kg。双肺呼吸音粗，右下肺呼吸音低，心率 78 次 /min，律齐，胸骨右缘第二肋间可闻及 3/6 级收缩期喷射样杂音。双下肢轻度凹陷性水肿。全身浅表淋巴结未扪及肿大。

（四）辅助检查

外院心脏彩色多普勒超声（彩超）：主动脉瓣重度狭窄，瓣口面积 0.7cm^2，主动脉瓣平均跨瓣压差 26mmHg。

心电图：正常心电图。

动态心电图：窦性心律，平均心室率 82 次 /min；间歇性完全性右束支传导阻滞。

胸部 X 线片：未见明显异常。

结肠镜检查：①可疑升结肠癌；②结肠多发息肉。

肿瘤全身 PET/CT 显像：①升结肠局部肠壁增厚，氟代脱氧葡萄糖（FDG）代谢增高，考虑肿瘤；②腹腔淋巴结增大，FDG 代谢增高，倾向于转移；③双侧股骨骨髓腔内结节影，FDG 代谢增高，建议随访；④甲状腺右侧结节影，FDG 代谢增高，倾向肿瘤性病变，建议活检；⑤甲状腺左侧结节影，FDG 代谢未见异常增高，建议随访；⑥右侧肺癌术后，双肺散在纤维灶。

外院骨髓涂片提示粒系增生明显活跃，红系低下，内外铁阴性。骨髓活检提示粒系增生明显活跃，铁染色降低。

检验结果：脑钠肽（BNP）393pg/ml，估算的肾小球滤过率 62ml/min，血红蛋白 75g/L，血细胞比容 25%，红细胞平均体积 75.1fl，平均血红蛋白量 22.8pg，大便隐血阳性，糖化血红蛋白

7.0%。凝血功能、肝功能、电解质、甲状腺功能未见明显异常。外院查肿瘤标志物:CA199、CA125 显著升高(外院出院证描述结果,未见具体值)。

(五) 初步诊断

①老年退行性心脏瓣膜病,主动脉瓣重度狭窄伴关闭不全,完全性右束支传导阻滞,心功能Ⅲ级;②高血压 3 级很高危;③2 型糖尿病;④可疑升结肠癌伴转移;⑤中度贫血;⑥肺癌术后;⑦慢性阻塞性肺疾病稳定期;⑧可疑消化道出血。

二、诊 治 思 路

(一) 病例特点

1. 老年男性,劳力性气促 5 年,近 2 个月加重,伴有夜间阵发性呼吸困难。

2. 患者 30 年前行“右侧肺癌部分切除术”,本次有高度可疑的升结肠癌伴转移,并合并高血压、糖尿病、慢性阻塞性肺疾病、中度贫血,大便隐血阳性。

3. 查体胸骨右缘第二肋间可闻及 3/6 级收缩期喷射样杂音。双下肢轻度凹陷性水肿。全身浅表淋巴结未扪及肿大。外院心脏超声提示主动脉瓣重度狭窄。

(二) 诊治思路与治疗策略

1. 患者为症状性主动脉瓣重度狭窄,外院超声显示主动脉瓣口面积 $<1cm^2$,主动脉瓣平均跨瓣压差 26mmHg,未报瓣口流速。根据该超声结果,推测患者为低压差型症状性主动脉瓣重度狭窄。美国胸外科医师学会(Society of Thoracic Surgeons,STS)评分 10.1%,为外科换瓣手术高危组,可以考虑经导管主动脉瓣置换术(transcatheter aortic valve replacement,TAVR)。术前需复查心脏超声,尽可能完成冠状动脉和大动脉计算机体层血管成像(computed tomography angiography,CTA)筛查。

2. 根据《中国经导管主动脉瓣置换术临床路径专家共识 2018》的建议,对预期寿命小于 1 年者建议保守治疗。该患者有可疑的肿瘤转移,预期寿命不明,但患者有强烈意愿治疗瓣膜病及肿瘤。可请普通外科、肿瘤科等相关科室协同评估肿瘤的进一步诊疗。

3. 患者目前存在小细胞低色素性贫血,血红蛋白 75g/L,大便隐血阳性。贫血原因可能为消化道出血或肿瘤相关性贫血。行 TAVR 术后需要进行双联抗血小板治疗,故需要动态监测血常规,护胃、纠正贫血,预防术后消化道大出血。必要时行骨髓穿刺等检查进一步明确贫血性质。

4. 患者合并高血压、糖尿病、慢性阻塞性肺疾病等多种临床合并症,目前血压不高。需监测血糖、血压,必要时调整降糖方案。

三、诊 治 经 过

(一) 进一步完善术前专科检查

1. **心脏彩超** 左心房收缩期前后径 42mm,左心室舒张末期前后径 47mm,右心房收缩期横径 35mm,右心室舒张末期横径 34mm。室间隔厚 12mm;主动脉瓣重度狭窄并明显钙化,轻度反流,开口面积约 $0.9cm^2$,主动脉瓣收缩期峰值流速 403cm/s,峰值压差 65mmHg,平均压差 28mmHg,瓣下见反流;二尖瓣稍增厚,开放基本正常;心功能检查:左心室短轴缩短率(fraction shortening,FS)34%,射血分数(ejection fraction,EF)63%,每搏输出量(stroke volume,SV)67ml。

2. **CTA 检查** 三叶瓣,轻度钙化,瓣环周长 82.1mm,面积 $530.8mm^2$。左心室流出道水

平可见边缘弧形钙化，短径距离 21mm，平均径 26.9mm。左冠状动脉开口高度 11.4mm，右冠状动脉开口高度 13.5mm。左心室成角 42°，股动脉平均直径 7.5mm。左心室大小可，心肌肥厚（图 1，彩图见二维码 67）。冠状动脉 CTA：左冠状动脉主干钙化，管腔轻微狭窄；左冠状动脉回旋支近段软斑形成，管腔轻微狭窄。右冠状动脉近段混合斑形成、远段软斑形成，管腔轻到中度狭窄。

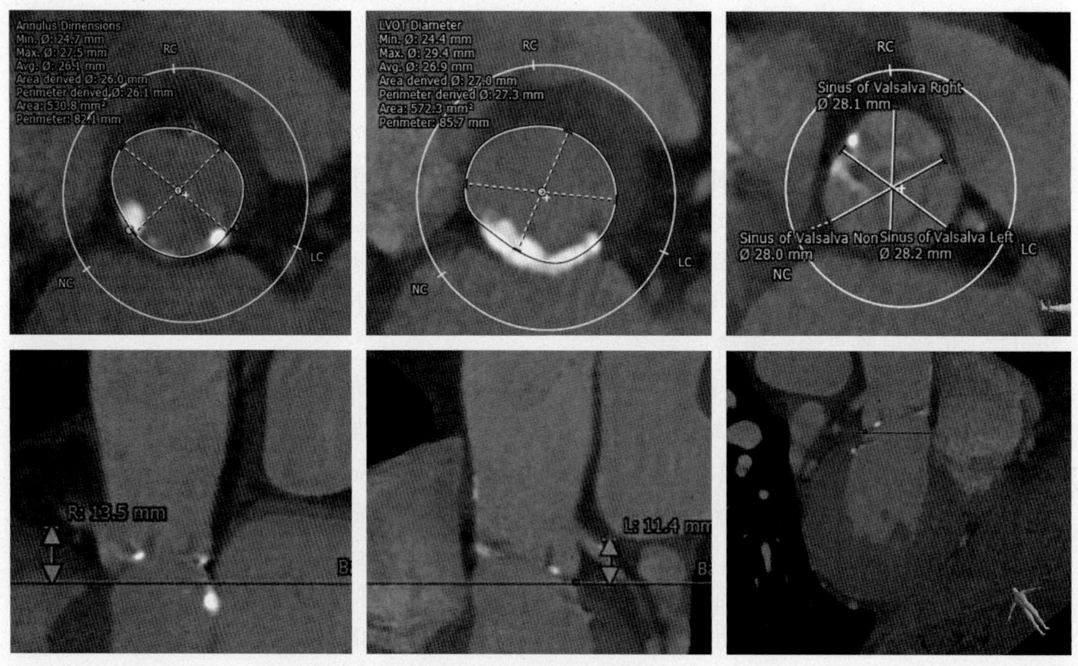

图 1 术前 CTA 测量

（二）术前风险评估

1. 该患者为三叶瓣，左冠状动脉开口高度不高，约为 11.4mm，左侧瓣叶较长，法式窦结构不大（平均 28.1mm），左冠状动脉开口到对侧的距离约为 26.5mm，有冠状动脉遮挡风险，可术中球囊扩张观察冠状动脉情况，必要时预置导丝保护左冠状动脉。

2. 该患者 CTA 提示心肌肥厚，心脏超声评估主动脉瓣峰值流速 <4m/s，平均跨瓣压差 <40mmHg。为射血分数保留的低流速、低压差患者，存在术中循环崩溃等并发症的手术风险，且预后可能稍差。术中可备用外循环。

3. 慢性阻塞性肺疾病可能导致术后拔管困难并延长呼吸机使用时间，注意加强气道管理。

（三）治疗经过

1. 请肿瘤科、普外科等相关科室会诊，进行多学科讨论，结合患者强烈的治疗意愿，综合考虑可先手术处理主动脉瓣狭窄，在我科病情稳定后转至肿瘤科行肿瘤术前化疗。

2. 术前合并症控制。目前血压不高，停用降压药。以阿卡波糖控制血糖，质子泵抑制剂联合胃黏膜保护剂护胃，动态观察血红蛋白水平未下降，多次复查大便隐血转阴。术前复查血红蛋白 70g/L，输血 400ml，拟次日行 TAVR 手术。

3. TAVR 手术过程。行全身麻醉、气管插管，经食管心脏超声进行动态监测。经颈静脉植入临时起搏器电极。从右侧股动脉置入 20F 股鞘，临时起搏 160 次 /min，血压下降后立即以 NUMED 22mm × 40mm 球囊预扩张主动脉瓣未见明显腰征（图 2A，视频 1）。造影显示主动脉瓣、左右冠状动脉开口位置，于左冠状动脉预置导丝和球囊进行冠状动脉保护（图 2B，视频 2）。沿输送系统送入 Venus-A 29 瓣膜支架，定位、释放（图 2C，视频 3），重复造影确认支架位于原锚定区，扩张良好，未见明显瓣周漏或反流，左右冠状动脉均显影良好（图 2D，视频 4）。撤左冠状动脉导丝、球囊，收紧右股动脉预埋缝合器，拟结束手术。患者突然血压降至 62/55mmHg，心电监护示 ST 段抬高，血压、心率持续下降，经食管超声显示心肌收缩力明显下降，立即予以胸外心脏按压，持续予以多巴胺、去甲肾上腺素升压，该过程中出现一过性室性心动过速，予以 200J 直流电复律，并同时启用体外循环，血压恢复至 85/55mmHg。送入 JR3.5 GC 选择性造影，右冠状动脉通畅（图 2E，视频 5）。随后 GC 自行弹出，再次尝试到

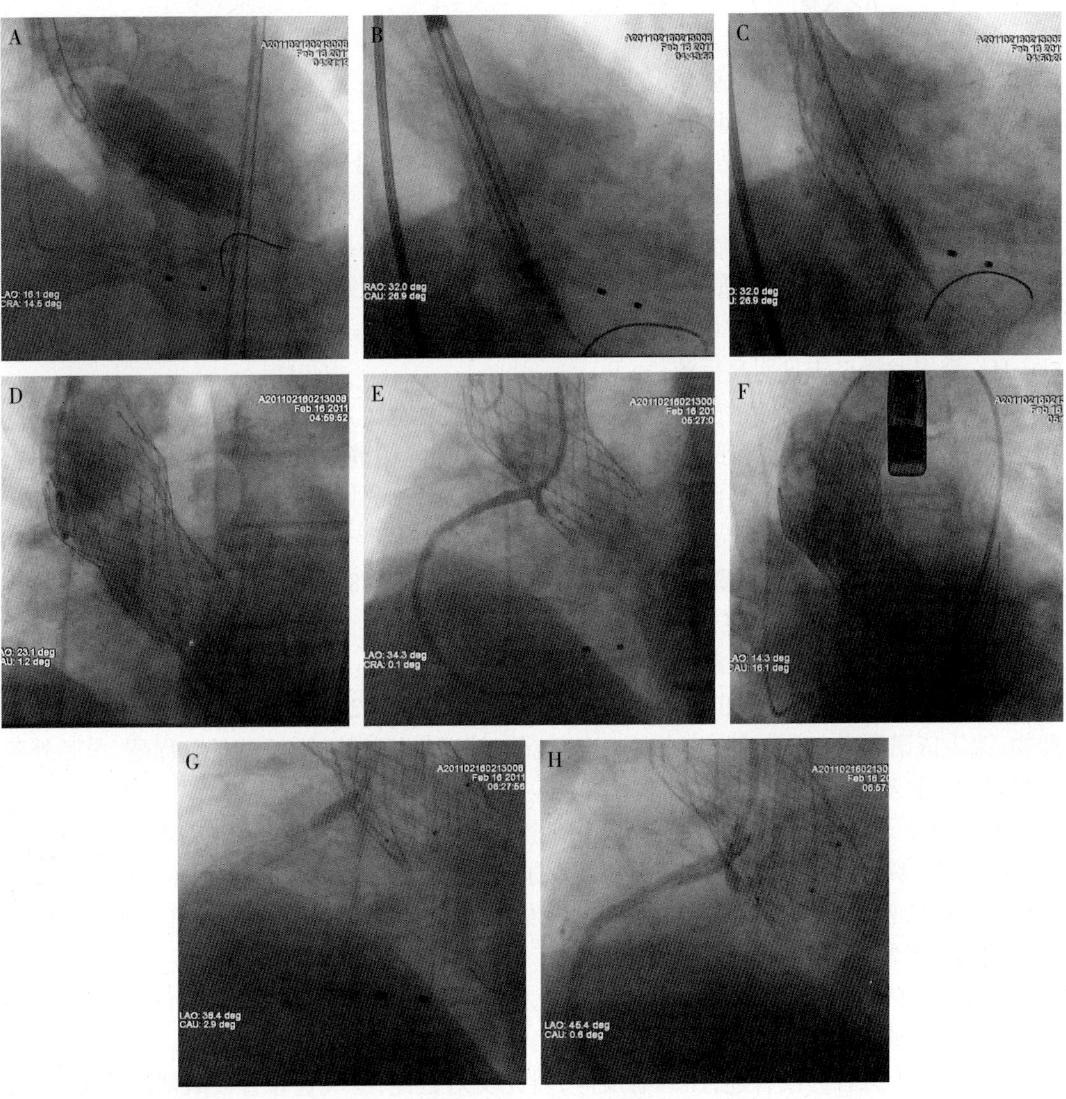

图 2　TAVR 手术过程

视频1 Numed 22球囊预扩,无明显腰征

视频2 于左冠状动脉预置导丝和球囊进行冠状动脉保护

视频3 瓣膜释放过程

视频4 瓣膜释放后即刻造影,左、右冠状动脉均显影良好

视频5 选择性冠脉造影见右冠通畅

视频6 再次造影,右冠状动脉不显影

视频7 对右冠状动脉行球囊扩张及支架植入

视频8 重复造影显示原狭窄消失,无残留狭窄

位,反复冒烟右冠状动脉不显影(图2F,视频6)。在体外循环下先后尝试BMW、SIONBLUE、FieldXT、GAIA1,1小时后Whisper导丝通过右冠状动脉开口,沿导丝送入4.0mm×12mm支架球囊导管于右冠开口狭窄处进行预扩张(图2G,视频7),沿导丝先后送入4.0mm×12mm、4.0mm×14mm支架球囊导管至右冠状动脉开口狭窄处,扩张并释放支架。重复造影显示原狭窄消失,无残留狭窄,前向血流TIMI 3级(图2H,视频8)。撤出导管、导丝,双侧股动脉缝合止血。术后即刻复查经食管心脏超声示人工主动脉瓣(生物瓣)瓣架位置正常,回声增强,可见瓣叶摆动;人工主动脉瓣口收缩期峰值血流速度179cm/s,峰值压差13mmHg,平均压差8mmHg,瓣周及瓣口未见明显反流。

4. 术后回监护室,保留气管插管,有创呼吸机辅助通气。血压102/66mmHg,窦性心律101次/min,血氧饱和99%(呼吸机吸氧浓度50%)。撤除镇静药物后患者持续昏迷,意识始终未恢复。予以阿司匹林联合氢氯吡格雷抗血小板,辅以肠外营养支持、护胃等治疗。

(四)病情演变

术后当日行心电图提示窦性心动过速,血压增高至160/80mmHg,静脉泵入艾司洛尔注射液控制血压、心率。动态复查心电图未见明显ST段抬高。肌钙蛋白I 5.65ng/ml,次日达最高7.30ng/ml,9天后降至正常。

术后次日患者解5次淡红色血水样便,复查血红蛋白102g/L。拔出胃管,停用抗血小板药物,改为依诺肝素(40mg,每12小时1次)抗凝,辅以生长抑素止血,醒护脑促醒,全肠外营养等治疗。1天后未便血,2天后解黄色稀便。

术后第2天开始发热,最高体温38.6℃,查血常规:白细胞24.37×10^9/L,中心粒细胞百分比91.2%。降钙素原4.13ng/ml。血培养及尿培养未见细菌生长。予以头孢哌酮钠-舒巴坦钠(后换为亚胺培南)抗感染,10天后未再发热,血常规显示白细胞计数和中性粒细胞百分比回落至正常。

至术后15天患者为浅昏迷,压眶有反应,有创呼吸机辅助通气下血压、心率、血氧饱和良好,脱离有创呼吸机,患者生命体征平稳。

术后18天患者为浅昏迷,压眶有反应,对光反射迟钝,经气管导管吸氧情况下血压、心率、血氧饱和良好,行气管切开。停用肝素,换为阿司匹林100mg联合氢氯吡格雷75mg经胃管注入。

术后 21 天患者再次便血约 300ml，心电监护示由窦性心律 88 次 /min 变为室性逸搏 38 次 /min，血压下降至测不出，抢救无效死亡。

四、知识拓展

TAVR 已发展为治疗主动脉瓣严重狭窄患者的一种安全、可行的手术方式。该手术最初用于无法手术或伴中、高风险的患者。最近，美国食品药品监督管理局（FDA）已批准将其用于有症状的严重主动脉瓣狭窄的低风险患者。迄今为止，TAVR 手术已在超过 80 万例患者中应用。然而，手术并发症也随之增加，主要的并发症包括传导阻滞、瓣周漏、脑卒中、冠状动脉阻塞、术后严重出血事件、支架系统与患者不匹配等。在这些并发症中，冠状动脉阻塞是一种罕见但致命的并发症，其 30 天死亡率高达 40%。低冠状动脉开口、瓣叶过长、窄瓦氏窦和瓣中瓣手术是公认的危险因素。

我们对 2002 年至 2020 年 1 月发表的有关 TAVR 术后冠状动脉阻塞的 43 篇相关文献(共纳入 35 469 例患者）进行荟萃分析发现，该手术并发症的发生率为 0.61%。其中有 81.8%（n=81）发生在左主干，7.1%（n=7）发生在右冠状动脉，而 11.1%（n=11）在左冠状动脉及右冠状动脉均有阻塞。42.7% 在 24 小时内死亡（表 1，未发表数据）。低血压和心电图上 ST 段改变是冠状动脉阻塞的早期征象，一旦怀疑冠状动脉阻塞应及时行冠状动脉造影，早期冠状动脉支架植入是最有效的处理策略。回顾本例患者，术前 CTA 筛查提示左冠状动脉开口高度为 11.4mm，但瓣叶冗长，为冠状动脉阻塞高风险。遂术中预置导丝保护左冠状动脉，术后即刻造影左、右冠状动脉均见显影良好。然而让人颇为费解的是数分钟后患者出现血压下降、ST 段抬高，即刻再次造影未见右冠状动脉显影。在尝试导丝穿过右冠状动脉开口的过程中发现右冠状动脉开口似被遮挡，导丝到位困难。针对该患者出现的右冠状动脉阻塞，术者认为可能的原因有：①Venus-A 人工瓣膜上的“吊桥”结构阻挡右冠状动脉开口。该“吊桥”结构位于瓣膜支架覆膜区上方 1 个菱形格。而该患者右冠状动脉开口高度（13.5mm）高于左冠状动脉开口（11.4mm），在左冠状动脉未被阻塞的情况下，理论上存在“吊桥”结构阻挡右冠状动脉开口的可能性。②舒展开的右冠瓣瓣叶遮挡右冠状动脉开口。在人工瓣膜植入即刻，患者左右冠状动脉显影良好，但几分钟后右冠状动脉不显影。可能是由于人工瓣膜的挤压下，原有的右冠瓣瓣叶变形、舒展，从而遮挡右冠状动脉开口。然而遗憾的是患者家属不同意尸检，患者冠状动脉阻塞的最终原因未能核实。

表 1　冠状动脉阻塞部位、治疗方法和结局

特点	例数和 / 或百分比	特点	例数和 / 或百分比
部位（n=99）		成功 PCI	58/75（77.3%）
左主干	81（81.8%）	紧急 CABG	24/101（23.8%）
右冠状动脉	7（7.1%）	**死亡率**	
左主干和右冠状动脉	11（11.1%）	24 小时（n=64）	42.7%
治疗（n=101）		院内（n=64）	49.2%
紧急 PCI	75/101（74.3%）	30 天（n=35）	31.4%

注：CABG：冠状动脉旁路移植术；PCI：经皮冠状动脉介入治疗。

本例患者死亡的诱因是消化道大出血，与抗血小板药物的使用有关，也不排除消化道肿瘤本身引起的出血。由此引出两个值得思考的临床问题：①恶性肿瘤患者是否可行TAVR？该患者术前行PET/CT评估提示有转移性肿瘤的可能，今年发布的《经导管主动脉瓣置换术中国专家共识(2020更新版)》把纠治主动脉瓣狭窄后的预期寿命小于12个月列为手术禁忌证。事实上，该患者有强烈的治疗意愿，拟在TAVR术后行肿瘤化疗及手术治疗，故合并的肿瘤并非TAVR的绝对禁忌。②抗栓与止血的平衡：专家共识建议权衡患者血栓风险和出血风险制定个体化方案。对一般患者双联抗血小板治疗3~6个月后以单药抗血小板；对于合并其他抗凝适应证的患者，予单纯抗凝治疗。该患者术前即存在消化道出血，抑酸护胃后止血；TAVR术中植入2枚冠状动脉支架需双联抗血小板治疗。但对于未植入冠状动脉支架的出血高风险人群，TAVR术后单药抗血小板是否可行？缩短抗血小板治疗的时间是否增加瓣叶血栓的风险？此类诸多问题值得我们继续探索，未来的TAVR领域大有可为。

(晋军　钱德慧　王勇)

参考文献

[1] 中华医学会心血管病学分会结构性心脏病学组，中国医师协会心血管内科医师分会结构性心脏病专业委员会．中国经导管主动脉瓣置换术临床路径专家共识[J]. 中国循环杂志，2018，33(12)：1162-1169.

[2] JOSEPH E. BAVARIA, CARL L, et al. 2018 AATS/ACC/SCAI/STS expert consensus systems of care document: Operator and institutional recommendations and requirements for transcatheter aortic valve replacement [J]. Catheter Cardiovasc Interv, 2019, 93(3): E153-E184.

[3] ROGERS T, TORGUSON R, BASTIAN R, et al. Feasibility of transcatheter aortic valvereplacement in low-risk patients with symptomatic severe aortic stenosis: Rationale and design of the Low Risk TAVR (LRT) study [J]. Am Heart J, 2017, 189: 103-109.

[4] RIBEIRO H B, WEBB J G, MAKKAR R R, et al. Predictive factors, management, and clinical outcomes of coronary obstruction following transcatheter aortic valve implantation: insights from a large multicenter registry [J]. J Am Coll Cardiol, 2013, 62(17): 1552-1562.

[5] LAZAR H L. Management of coronary artery obstruction following TAVR-The importance of the heart team approach [J]. J Card Surg, 2017, 32(12): 782.

[6] CHAVA S, TERRIEN E, SCHMOKER J, et al. Management strategies for acute coronary occlusion associated with CoreValve transcatheter aortic valve replacement [J]. J Thromb Thrombolysis, 2015, 40(2): 198-202.

[7] 中国医师协会心血管内科医师分会结构性心脏病专业委员．经导管主动脉瓣置换术中国专家共识(2020更新版)[J]. 中国介入心脏病学杂志，2020，28(6)：301-309.

第二部分 肺血管疾病

主编视角

肺血栓栓塞症和肺动脉高压

肺血管疾病通常指原发或继发的肺血管结构和功能异常的一组疾病或病变的总称，其中最受关注的是肺血栓栓塞症和肺动脉高压。

一、肺血栓栓塞症

肺血栓栓塞症（pulmonary thromboembolism，PTE）是肺栓塞最常见类型。引起 PTE 的血栓主要来源于深静脉血栓形成（deep vein thrombosis，DVT）。PTE 和 DVT 具有相同的易患因素，合称为静脉血栓栓塞症（venous thromboembolism，VTE），两者是 VTE 在不同部位、不同阶段的两种临床表现形式。VTE 在全球范围内都是一高发病率、高致残率、高致死率、高误诊率的常见病，也是住院患者的常见并发症，因其发病隐匿且症状无特异性，常常被忽视，是住院患者非预期死亡和围术期死亡的重要原因，也是导致医疗费用增加、住院时间延长的主要原因。2018 年世界血栓日给出了几个非常值得思考、不容忽视的数字：①1 in 4：每四个死亡的人中有一个与血栓、血凝有关；②Top 3：排名前三的致死的疾病都与血凝、血栓有关；③NO.1：VTE 是第一个可预防的院内死亡疾病；④60%：60% 的 VTE 发生在住院期间或出院后不久。因此，如何做到早期识别与诊断、及时有效的救治、规范的随访与管理，从而降低肺栓塞患者死亡率和复发率，改善预后是我国乃至全球共同面临的重大健康问题。

2019 年 8 月 31 日在欧洲心脏病学会（ESC）年会上正式颁布了 ESC 与欧洲呼吸学会（ERS）共同完成的《2019 ESC/ERS 急性肺栓塞诊断和管理指南》。2019 版指南根据近年研究进展及临床实践在原指南基础上进行了更新。提出对疑诊肺栓塞患者的管理应遵循更安全、更容易使用和标准化的流程以提高诊断准确性，避免过度检查；快速、准确的危险分层；积极有效、安全的治疗策略以及规范的随访至关重要。

抗凝治疗是肺栓塞的经典治疗，能降低 80%~90% 的 VTE 再发风险，年大出血风险为 1%~3%。大部分患者通过积极有效的抗凝治疗，合理地选择肠外（包括普通肝素、低分子量肝素、磺达肝癸钠等）和口服制剂（如华法林、利伐沙班、达比加群酯、阿哌沙班等）可以获得非常好的效果，减少出血的发生。对于抗磷脂抗体综合征患者，推荐服用华法林无限期治疗。对于癌症（除胃肠道癌症）合并肺栓塞患者，建议将依度沙班或利伐沙班作为低分子量肝素的替代方案。不推荐妊娠期和哺乳期服用直接口服抗凝剂。急性肺栓塞抗凝治疗 3~6 个月后应进行常规临床评估。溶栓治疗仍建议用于高危及少数中高危抗凝治疗病情恶化的患者,建议医院根据自己现有的专业技术和医疗设备资源建立多学科团队,管理高危以及特定情况下的中危肺栓塞患者,对于难治性循环衰竭或心脏骤停的患者,可以考虑体外膜肺氧合(extracorporeal membrane oxygenation,ECMO)与手术取栓或经导管介入治疗联合应用。若患者得不到及时诊断而延误治疗或未得到规范治疗,血栓不能完全溶解,血栓机化,将会导致管腔狭窄或闭塞,肺血管阻力进行性升高,发展成慢性血栓栓塞性肺动脉高压,最终可致右心衰竭,甚至死亡,给家庭和社会带来沉重的经济负担。因此,对 VTE 的有效预防和规范治疗至关重要。

二、肺动脉高压

肺动脉高压(pulmonary hypertension,PH)是指肺动脉压力超过一定界值的一种血流动力学异常状态,导致右心负荷增大和右心功能不全,从而引起一系列临床表现。1973 年第一届世界肺动脉高压大会(WSPH,Geneva)将肺动脉高压的血流动力学诊断标准定义为:在海平面,静息状态下,右心导管测定肺动脉平均压(mean pulmonary artery pressure,mPAP)≥25mmHg。关于 pulmonary hypertension 对应的中文名称,早在 1995 年全国自然科学名词审定委员会就公布了 11 个学科的部分医学名词,共 3 137 条,作为科研、教学、生产、经营、新闻出版等部门使用的医学规范名词,pulmonary hypertension 对应的汉文名为肺动脉高压。然而,在国内其称呼不一。为了统一我国的临床医学名词,实现医疗服务规范化、标准化管理,全面推进病案首页书写规范、疾病分类与代码、手术操作分类与代码、医学名词术语“四统一”工作,国家卫生健康委组织制定了《常用临床医学名词(2019 年版)》(可在国家卫生健康委网站“医政医管”栏目下载),肺动脉高压(pulmonary hypertension)为规范名词,而“肺高压”和“肺高血压”是目前允许使用的非规范名词。

2018 年 5 月 22 日发布的我国《第一批罕见病》,共涉及 121 种疾病,随后发布了首部《罕见病诊疗指南(2019 年版)》。特发性肺动脉高压(idiopathic pulmonary arterial hypertension,IPAH)被列入了第一批罕见病目录。临床上肺动脉高压分为五大类,不同类型的肺动脉高压治疗策略不同。其中动脉性肺动脉高压(pulmonary arterial hypertension,PAH)能够明确从靶向药物获益,因此,如何界定 PAH 很重要。《2015 ESC/ERS 肺动脉高压诊治指南》给出的 PAH 定义,即 PAH 具有毛细血管前 PH 血流动力学特点,除 mPAP≥25mmHg 外,要求肺动脉楔压(pulmonary arterial wedge pressure,PAWP)≤15mmHg,肺血管阻力(pulmonary vascular resistance,PVR)>3WU,同时要求排除其他原因所致的毛细血管前性 PH(如肺病、慢性血栓栓塞性肺动脉高压和其他罕见病所致)。特发性肺动脉高压的诊断需要排除可能引起肺动脉高压的所有原因,因此需要多学科协作。然而,国内肺动脉高压的诊治现状不容乐观,常常缺乏系统的查因,如部分慢性血栓栓塞性肺动脉高压(CTEPH)患者未经核素肺灌注显像而误诊为 IPAH;仅凭超声提示肺动脉压力升高,就开始服用靶向药物的现象并非少见,也没有经右心导管对肺动脉高压准确定性,致使部分患者服用靶向药物以后病情反而加重(如左心疾病相关性肺动脉高压,缺氧和肺部疾病相关性肺动脉高压等)。肺动脉高压特别是动脉性肺动脉高压(PAH)是恶性进展性疾病。晚期重症 PAH 患者预后极差。据法国一项研究显示,入住重症监护病房(ICU)的危重 PAH 患者病死率高达 41%。一旦病情恶化,常规心血管病的抢救措施很难奏效,甚至会加重病情,是临床上非常棘手的难题。因此,对于 PAH,特别是 IPAH 如能做到早发现、早诊断、规范有效的治疗及管理,对改善患者生活质量及预后具有重要意义。

在初始联合治疗中最常见的组合是ERA(内皮素受体拮抗剂)+PDE5I(磷酸二酯酶Ⅴ型抑制剂)方案。然而双联治疗并不能满足所有患者的治疗需求,GRIPHON研究显示即使患者使用ERA+PDE5I双联治疗,心功能Ⅱ~Ⅲ级的患者在2年内仍有约50%出现疾病进展。来自AMBITION亚组分析也显示在结缔组织病相关肺动脉高压(CTD-PAH)中,起始联合治疗16周后仍有73%的患者未能达到低风险状态,并且对于仍处于中风险的患者,双联治疗不足以继续改善患者预后(HR 0.705,95%CI 0.372~1.337)。在双联治疗后未能达到低风险状态的患者,2015 ESC/ERS指南和2018 WSPH建议序贯联合前列环素通路的药物。联合使用司来帕格在ERA+PDE5i双联治疗的基础上可以使临床恶化/死亡事件复合终点再降低37%。

遗憾的是,由于肺动脉高压靶向药物价格昂贵,大部分患者不能接受规范的联合治疗而达到低风险状态。2019年版国家医保目录收录了4种肺动脉高压靶向药物:①波生坦,32mg/片限3~12岁患者,125mg/片限WHO FC为Ⅱ~Ⅳ级的PAH(WHO第1组)患者。②利奥西呱,限以下情况方可支付:术后持续性或复发性CTEPH或不能手术的CTEPH,且WHO FC为Ⅱ~Ⅲ的患者;PAH且WHO FC为Ⅱ~Ⅲ级患者的二线用药。③马西滕坦,限WHO FC为Ⅱ~Ⅲ级的PAH(WHO第1组)患者。④司来帕格,限WHO FC为Ⅱ~Ⅲ级的PAH(WHO第1组)患者。2019年12月6日第二批国家药品集中采购首次纳入了两个肺动脉高压靶向药物:国产安立生坦和他达拉非。随着靶向药物进入医保、集中采购,价格大幅下调,使得更多的患者能够尽早接受联合治疗、规范治疗,从而有望回归正常的生活和工作。

鉴于肺动脉高压的复杂性,预后不佳,强烈建议疑诊肺动脉高压的患者首诊应到专业的肺血管病中心就医,进行肺动脉高压的确诊、定性分类,评估血管反应性以及准确的危险分层,从而制定精准的个体化治疗策略;确诊PAH患者必须接受靶向药物治疗,而且越早越好;无特殊情况的中低危PAH患者早期口服联合治疗预后更佳。在口服ERA+PDE5i双联治疗后未能达到低风险状态的患者,2015 ESC指南和2018 WSPH建议序贯联合前列环素通路的药物。考虑到药物的有效性、安全性,以及患者的依从性和经济状况,中国医学科学院阜外医院肺血管病中心的经验是:对于中危患者,联合使用口服的司来帕格、吸入用伊洛前列素或经皮给予曲前列尼尔;对于高危,或功能Ⅲ级出现病情恶化,或对治疗反应不佳的患者建议静脉给予足量的前列环素类药物,使患者尽快稳定,达标,通过采取积极的综合治疗措施使其长期维持在低危状态,改善预后。而"稳定在中危"的患者仍有较高的死亡风险,因此,稳定不代表好,除非稳定在低危状态。顽固性右心衰竭药物治疗无效或经过优化的药物治疗长期处于中危的患者应考虑肺移植。

(柳志红)

参考文献

[1] 王辰.肺动脉高压[M].北京:人民卫生出版社,2014.

[2] KONSTANTINIDES S V,MEYER G,BECATTINI C,et al. 2019 ESC Guidelines for the diagnosis and management of acute pulmonary embolism developed in collaboration with the European Respiratory Society(ERS):The Task Force for the diagnosis and management of acute pulmonary embolism of the European Society of Cardiology(ESC)[J]. Eur Respir J, 2019,54(3):1901647.

[3] 柳志红.2019欧洲心脏病学会《急性肺栓塞诊断和治疗指南》解读[J].中国循环杂志,2019,34(12):1155-1157.

[4] 柳志红.肺动脉栓塞[M].北京:科学出版社,2004.

[5] 全国自然科学名词审定委员会公布 . 医学名词[M]. 北京:科学出版社,1995.

[6] DI NISIO M,VAN ES N,BÜLLER H R.Deep vein thrombosis and pulmonary embolism [J]. Lancet,2016,388(10063):3060-3073.

[7] 中华医学会呼吸病学分会肺栓塞与肺血管病学组,中国医师协会呼吸医师分会肺栓塞与肺血管病工作委员会,全国肺栓塞与肺血管病防治协作组 . 肺血栓栓塞症诊治与预防指南[J]. 中华医学杂志,2018,98(14):1060-1086.

[8] GALIÈ N,HUMBERT M,VACHIERY J L,et al. 2015 ESC/ERS Guidelines for the diagnosis and treatment of pulmonary hypertension:The Joint Task Force for the Diagnosis and Treatment of Pulmonary Hypertension of the European Society of Cardiology (ESC) and the European Respiratory Society (ERS):Endorsed by:Association for European Paediatric and Congenital Cardiology (AEPC),International Society for Heart and Lung Transplantation (ISHLT)[J].Eur Heart J,2016,37(1):67-119.

[9] SIMONNEAU G,MONTANI D,CELERMAJER D S,et al. Haemodynamic definitions and updated clinical classification of pulmonary hypertension [J]. Eur Respir J,2019,53(1):1801913.

[10] GALIÈ N,CHANNICK R N,FRANTZ R P,et al.Risk stratification and medical therapy of pulmonary arterial hypertension [J]. Eur Respir J,2019,53(1):1801889.

[11] HOEPER M M,BENZARL,CORRIS P,et al. Intensive care,right ventricular support and lung transplantation in patients with pulmonary hypertension [J]. Eur Respir J,2019,53(1):1801906.

《2019 ESC/ERS 急性肺栓塞诊断和管理指南》解读

近 20 年,静脉血栓栓塞症(venous thromboembolism,VTE)和急性肺栓塞发病率呈现显著的上升趋势。美国国家住院患者数据库分析表明,从 2000 年 1 月到 2015 年 9 月,肺栓塞住院率在 15 年中升高超过 100%,其中老年人群住院率最高。2019 年我国肺栓塞与肺血管病防治协作组的最新数据显示,基于 90 家综合性三级甲等医院住院患者资料及 2010 年我国人口普查数据获得的肺栓塞校正住院率从 2007 年的 1.2/10 万上升至 2016 年的 7.1/10 万。

急性肺栓塞是心血管死亡的第三大原因。一项全球调查显示,深静脉血栓形成(deep vein thrombosis,DVT)和肺栓塞的认知率分别为 44% 和 54%,明显低于其他血栓性疾病的认知率(心脏病发作 88%,脑卒中 85%)。由于其临床表现差异巨大,从血流动力学不稳定到轻度呼吸困难甚至无明显症状,从影像学上偶然发现或在对意外死亡患者的尸检中发现,肺栓塞早期漏诊、误诊和延误诊断的比例较高,常被称为"沉默杀手"。

近年来,随着新型高级别治疗手段(经导管介入治疗、外科治疗和机械循环支持)的应用和推广,研究证据不断积累,肺栓塞的诊疗模式发生了较大改变。鉴于此,在 2019 年欧洲心脏病学会(ESC)年会上,新版急性肺栓塞诊断与管理指南正式发布。新版指南是在 2014 版指南的基础上,结合近几年研究进展对疾病的诊断、处理和特殊临床情形等进行了全面更新。本文对新版指南部分重点内容进行解读。

一、首次推荐校正的 D- 二聚体诊断界值用于肺栓塞筛查,突出简化的肺栓塞诊断流程的临床价值

急性肺栓塞临床表现大多不具特异性,80% 的患者没有典型症状。如何简化评估和筛查流程,尽早排除肺栓塞是提高肺栓塞诊断效率并合理应用医疗资源的关键。

(一) 肺栓塞排除标准

对于急诊室就诊的疑似肺栓塞低度可能的患者,新指南提出肺栓塞排除标准(pulmonary embolism ruleout criteria,PERC),即年龄 <50 岁,脉搏 <100 次 /min,动脉血氧饱和度 >94%,无单侧下肢肿胀,无咯血,近期无外伤或手术史,既往无静脉血栓栓塞史,未使用口服激素。如患者符合上述 8 种情况可安全排除肺栓塞且无须进行 D- 二聚体检测,从而避免过度使用肺栓塞的影像学检查。但这一标准尚不能推广到急诊之外的患者。

(二) 校正的 D- 二聚体诊断界值

1. 经年龄校正的 D- 二聚体诊断界值 D- 二聚体在低中度可能性的肺栓塞患者中的诊断价值较大。不过,随着患者年龄增大,D- 二聚体对急性肺栓塞的诊断敏感性逐渐降低,对 80 岁以上患者的诊断敏感性降低至约 10%。在大于 50 岁的患者,随年龄校正的 D- 二聚体临界值为年龄 ×10μg/L,可使特异度增加到 34%~46%,敏感度 >97%。ADJUST-PE 研究显示,对于 D- 二聚体 >500ng/ml 且低于经年龄校正的 D- 二聚体诊断界值的 331 例患者,随访 3

个月仅1例(0.3%)发生血栓栓塞事件,新策略将影像学检查从71.8%减少至60.2%。2014版指南已提及,对50岁以上的急性肺栓塞患者,采用经年龄校正的D-二聚体临界值可提高其诊断特异性和敏感性,但未予推荐。2019年新指南明确指出,50岁以上的患者应采用经年龄校正的D-二聚体临界值,而非固定的临界值,以排除低中度可能性的肺栓塞患者(Ⅱa/B)。由于急性肺栓塞患病人群多为老年人,该推荐无疑更具有现实意义。

值得一提的是,50岁以上的疑似急性肺栓塞患者采用经年龄校正的D-二聚体临界值已在临床工作中得到普遍认可,而ESC指南至今才予以推荐。因此,新指南的这一推荐与其说是进步,不如说是一种迟到。事实上,无论在诊断还是预后判断价值上,D-二聚体之于肺栓塞犹如低密度脂蛋白胆固醇(LDL-C)之于冠心病。因此,有学者提议,不妨借鉴LDL-C,在D-二聚体检验报告上增加50岁以上每隔10年的校正临界值,以便将该指南推荐真正用于临床。

2. **根据临床可能性校正的D-二聚体诊断界值**　回顾性研究提示,根据临床可能性校正的D-二聚体水平可能更有助于早期除外肺栓塞。2019年《新英格兰医学杂志》发表了加拿大的一项前瞻性研究,如果低临床验前概率且D-二聚体<1 000ng/ml或者中度临床验前概率且D-二聚体<500ng/ml,可考虑排除肺栓塞并不进行进一步检查;其他患者接受胸部影像学(通常为CT肺动脉造影)。如果未诊断肺栓塞,患者不接受抗凝治疗。所有患者随访3个月并检测VTE发生。在2 017例入选和评估的患者中,有7.4%在初始诊断检测中发生肺栓塞。在1 325例低或中度临床验前概率且D-二聚体阴性(分别<1 000ng/ml和<500ng/ml)的患者中,无一例发生VTE。该策略仅有34.3%的患者应用胸部影像学检查,而传统策略(低临床验前概率且D-二聚体<500ng/ml)将有51.9%的患者应用胸部影像学检查。该研究进一步验证了联合临床可能性的D-二聚体水平在早期排除肺栓塞中的价值,并已被2019年ESC指南推荐(Ⅱa/B)。

(三) YEARS快速诊断流程

近年来,一些快速筛查流程被证实有望早期排除低危患者、减少过度检查并提高诊断准确性。YEARS诊断流程将YEARS三项标准(深静脉血栓征象、咯血以及是否最有可能诊断为肺栓塞)和D-二聚体水平结合在一起:如不符合任何一项YEARS标准且D-二聚体<1 000ng/ml,排除急性肺栓塞;如不符合任何一项YEARS标准且D-二聚体≥1 000ng/ml,行CT肺动脉造影(computed tomographic pulmonary angiography,CTPA)检查;≥1项YEARS标准且D-二聚体<500ng/ml,排除急性肺栓塞;≥1项YEARS标准且D-二聚体≥500ng/ml,行CTPA检查。YEARS研究证实,YEARS诊断流程可以安全地排除可疑肺栓塞患者,并且减少了14%的CTPA检查。有研究比较了经典Wells评分、D-二聚体和YEARS流程的诊断效能,结果发现,经典Wells评分和D-二聚体与年龄存在明显交互作用,在>50岁患者诊断效能明显下降,而YEARS诊断流程在所有年龄段均具有较高的诊断效能。

鉴于YEARS诊断流程的安全性和有效性,荷兰莱顿大学医学中心牵头启动改良YEARS诊断流程在疑诊急性肺栓塞孕妇中应用的安全性和有效性研究,其改良之处在于一旦疑诊孕妇深静脉血栓征象阳性,即行下肢加压静脉超声(compression ultrasound,CUS)检查,如阳性启动抗凝治疗,如阴性进入后续研究。最终494例疑诊急性肺栓塞孕妇进入YEARS诊断流程,其中242例孕妇符合1~3项YEARS标准,252例孕妇不符合任一YEARS标准。3个月随访发现仅1例患者发生DVT,无一例肺栓塞发生。分析显示,65%的患者在怀孕最初3个月避免了CTPA检查,而在最后3个月32%患者避免了CTPA检查。该研究证实了改良 YEARS 诊断流程在特殊人群即疑诊肺栓塞孕妇中的安全性和有效性，并可显著减少孕妇的放射暴露，具有重大的临床意义。新指南据此推荐，对于疑似急性肺栓塞的妊娠患者，建议采用经验证的诊断流程（如改良 YEARS）用于急性肺栓塞的诊断（Ⅰ/B）。

二、肺栓塞严重程度和早期死亡风险评估更为严谨，强调基于危险分层的治疗策略

早期初始危险分层常根据临床症状和血流动力学稳定情况。急性高危肺栓塞出现血流动力学不稳定提示患者短期死亡率高（院内死亡或 30 天内死亡）。新指南首次提出了血流动力学不稳定性肺栓塞，即高危肺栓塞的三种临床表现形式，包括：①心脏骤停：需要心肺复苏；②梗阻性休克：收缩压 <90mmHg，或尽管充盈良好，仍需要血管升压药维持血压≥90mmHg，以及终末器官低灌注（精神状态改变，寒冷、皮肤湿冷，少尿 / 无尿，血清乳酸增

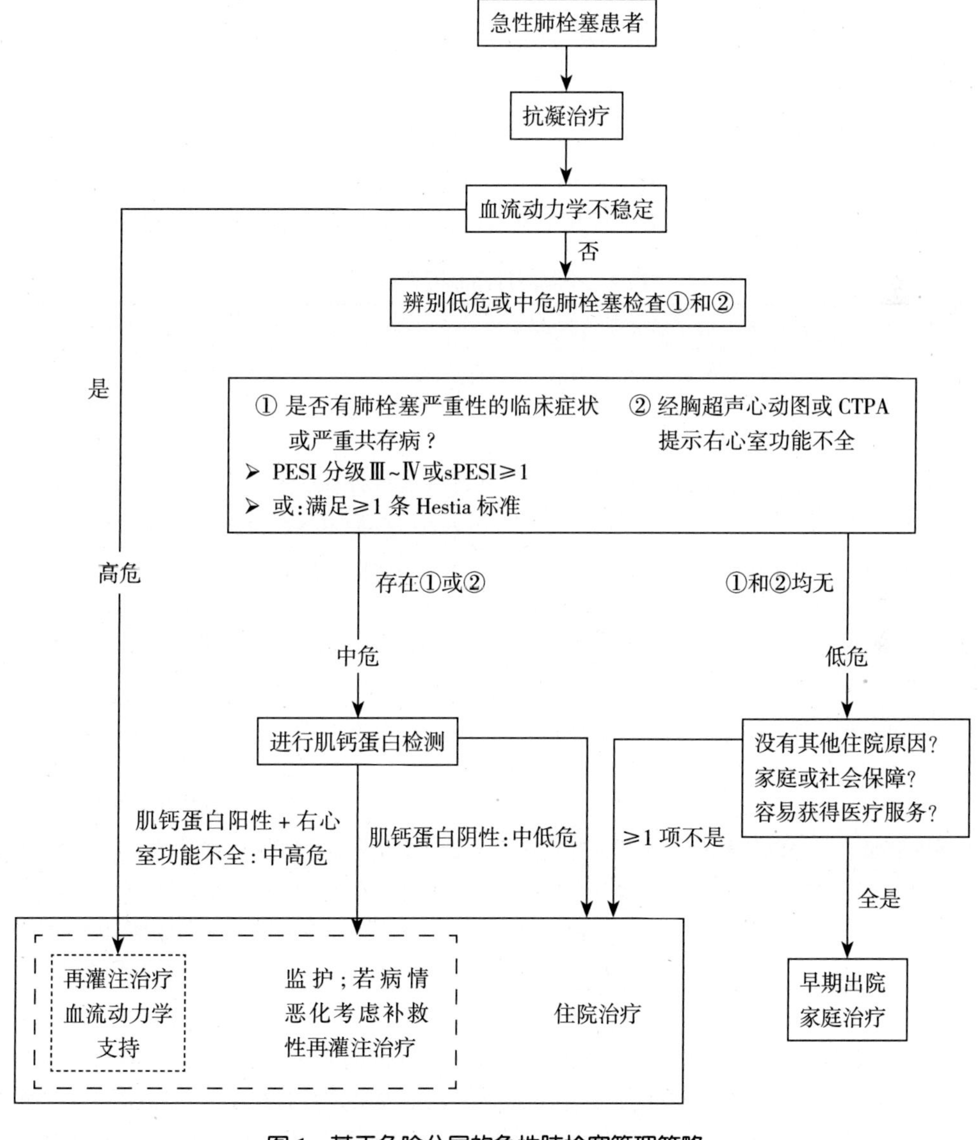

图 1　基于危险分层的急性肺栓塞管理策略

加);③持续性低血压:收缩压 <90mmHg 或收缩压下降≥40mmHg,持续时间超过 15 分钟,且非新发心律失常、低血容量或败血症引起。

对于血流动力学稳定的急性肺栓塞患者也应进行进一步的风险评估,2014 年版指南推荐采用肺栓塞严重指数(pulmonary embolism severity index,PESI)及其简化版(sPESI)进行危险评估,区别中危和低危患者。如 PESI 分级为Ⅰ~Ⅱ级或 sPESI 为 0 分,则为低危。然而,近年来发表的多项研究提示,以此评估低危患者可能并不安全。2019 年发表的一项荟萃分析纳入 22 项研究共 3 295 例 PESI 或 sPESI 评估低危的患者。结果显示,右心功能不全及肌钙蛋白阳性患者的 30 天或院内全因死亡率显著升高。因此,在继续推荐 PESI 或 sPESI 作为危险分层工具的同时,新指南指出即使 PESI 或 sPESI 评估为低危者,也需要进行影像学检查评估右心功能,以及检测肌钙蛋白水平(Ⅱa/B)。

值得注意的是,新指南强调基于危险分层的治疗策略,应充分考虑肺栓塞严重程度、加重情况 / 共存病以及右心功能不全,并提出了整合危险分层的肺栓塞管理流程(图 1)。

三、肺栓塞高级别治疗手段推荐等级提升,有望进一步改善救治效果

急性肺栓塞治疗手段日趋广泛,包括抗凝治疗、系统溶栓以及近年逐渐兴起的高级别治疗手段如经导管介入治疗、外科治疗和机械循环支持等。不同级别的治疗手段存在各自优势和局限性(表 1),在肺栓塞救治中应综合考虑适应证和时机,选择最佳或联合治疗手段。

表 1　不同治疗方式的特点比较

治疗手段	实施人员	开始时间	主要优势	主要弊端
系统抗凝治疗	所有医务人员	几分钟内	简便、便宜	治疗失败;起效时间慢;缺乏新型口服抗凝药在中危肺栓塞中的证据
系统溶栓治疗	所有医务人员	几分钟内	不需要专门的设备即可迅速启动再灌注治疗	颅内或其他大出血
导管定向溶栓	介入医生	几分钟到数小时内	机械与药物联合策略	缺乏随机试验证据;需要相关专业经验
超声辅助的导管定向溶栓	介入医生	几分钟到数小时内	减少溶栓剂的使用剂量	需要相关专业经验
经皮血栓切除术	介入医生	几分钟到数小时内	整体去除血栓	需要相关专业经验;手术需大口径入路;可能无法触及远端栓子
外科手术取栓	心胸外科医生	几分钟到数小时内	血管近端整体血栓切除	胸骨切开术;需要相关外科专业经验
静脉滤器	介入医生	几分钟到数小时内	防止血栓迁移,避免抗凝治疗	多种远期机械并发症,因为无法监测和取出滤器

1. **抗凝治疗**　抗凝治疗是急性肺栓塞治疗的基础与核心,对降低复发率及改善预后具有重要意义。一旦确诊肺栓塞且无禁忌证,应尽快启动抗凝治疗。如果临床高度怀疑肺栓塞且出血风险较低,也应启动抗凝治疗。近年来,多项大型随机对照试验已证实直接口服抗

凝药(direct oral anticoagulants,DOACs)在急性肺栓塞急性期抗凝治疗中的有效性及安全性。由于起效迅速、半衰期短、药代动力学和药效动力学明确、剂量固定和较少的药物相互作用,DOACs 对于低危肺栓塞患者已成为一线治疗,而对于中高危患者在临床稳定或高级别治疗完成后也应考虑应用。在 2019 年 ESC 肺栓塞指南中,DOACs 在低中危患者中获优先推荐,一旦启动胃肠外抗凝,如可以使用 NOACs,应优先使用 NOACs 而非华法林(Ⅰ/A)。

2. **系统溶栓** 对于高危肺栓塞患者,系统溶栓是各级医院应首先考虑的再灌注治疗手段,其可迅速溶解血栓,恢复肺组织再灌注,改善通气 / 灌注失衡,减小肺动脉阻力,降低肺动脉压,显著降低病死率和复发率。2019 年发表在 *Chest* 上的一项回顾性研究显示,对于院外心脏骤停后确诊肺栓塞患者,在心肺复苏过程中采用系统溶栓显著改善 30 天生存率。2019 年新指南指出,血流动力学恶化的患者推荐行补救性溶栓治疗(Ⅰ/B,原为Ⅱa 级证据)。尽管如此,在世界范围内溶栓治疗应用的比例仍较低。一项德国的住院肺栓塞数据显示,系统溶栓的比例从 2005 年的 3.1% 升至 2015 年的 4.4%,但即便如此,仅有 23.1% 的血流动力学不稳定患者接受了溶栓治疗。由于存在较高的大出血或颅内出血风险,临床医师往往心存顾虑,急性高危肺栓塞治疗不足的现象普遍存在。

3. **经导管介入治疗** 近年来,鉴于抗凝和溶栓治疗的局限性,新型高级别治疗手段如经皮或经导管介入治疗逐渐引起临床医师兴趣。由于其显著减少溶栓药物总剂量并可在血栓处定向释放,有望达到或超过系统溶栓的效果并显著降低大出血发生率。总的来讲,治疗手段包括两大类:经导管定向溶栓(catheter-directed thrombolysis,CDL)和经导管血栓切除术(表 2),即通过局部溶栓、碎栓或血栓切除,快速清除肺动脉主干或分支阻塞性血栓,促进右心室功能恢复,改善症状和生存率。但是介入治疗技术要求较高且操作具有一定并发症,需综合考虑血栓负荷、血流动力学状态、患者整体状况、出血风险以及术者 / 机构偏好和经验。

表 2 不同介入器械的特点比较

器械	机制	技术考虑
EKOSonic	超声辅助溶栓	5F 导管
Unifuse	经导管定向溶栓	4~5F 导管
Cragg-Mcnamara	经导管定向溶栓	4~5F 导管
Bashir Endovascular Catheter	药物机械性经导管定向溶栓	7F 导管,镍钛合金支撑的灌注袋在血栓中扩张
AngioVac	静脉 - 静脉旁路;漏斗状尖端入口回收血栓	流入口 26F,流出口 16~20F;需要灌注团队
FlowTreiver	通过抽吸机械回收血栓,并通过附属的镍钛合金圆盘机械收集血栓	20F 导管;必须处理因大口径抽吸带来的血液丢失
Indigo System	机械血栓回收和机械抽吸	8F 导管;有些近段肺栓塞采用 8F 器械抽吸困难
AngioJet	采用溶栓剂或盐水喷雾的流变血栓切除术	静脉栓子采用 6~8F 导管;可引起低血压和心动过缓
Aspire Max	通过特殊设计的手持式抽吸器进行抽吸血栓切除术	5~6F 导管

目前,美国食品药品监督管理局(FDA)仅批准两种介入器械用于急性肺栓塞:EKOsonic 血管内系统和 FlowTriever 血栓切除系统。SEATTLE Ⅱ和 OPTALYSE PE 研究证实,基于 EKOsonic 系统的超声辅助溶栓(ultrasound-assisted thrombolysis,USAT)能迅速改善右室功能不全。一项纳入 28 项研究的荟萃分析显示,对于急性大面积或次大面积肺栓塞,USAT 治疗后,肺动脉收缩压和平均压分别下降 16.69mmHg 和 12.13mmHg,右室/左室直径比降低 0.35。然而,与传统 CDL 相比,USAT 在血流动力学和右室功能改善方面并未有额外获益,院内死亡率和 30 天再住院率无明显差异。此外,由于 USAT 仍存在一定的出血风险,FLARE 研究评价了 FlowTriever 血栓切除系统对急性中危肺栓塞的疗效和安全性。研究共入选 106 例患者,平均手术时间为 94 分钟,平均重症监护住院时间为 1.5 天,手术后 48 小时,评价右室/左室直径比下降 0.38,只有 1 例患者发生大出血。综上,尽管经导管介入治疗的有效性和安全性证据多来自小规模、单中心研究,但在临床实践中为中高危肺栓塞的急诊处理提供了新的治疗选择。考虑到急性心肌梗死和脑卒中均经历了溶栓时代向介入时代的成功转变,有理由对急性肺栓塞的介入治疗前景保持乐观。2019 年新指南推荐,对于溶栓禁忌或失败的高危肺栓塞患者,应考虑应用经导管介入治疗(Ⅱa/C)。

4. 外科血栓切除术 对于溶栓禁忌或溶栓失败的患者,外科血栓切除术(surgical pulmonary embolectomy,SPE)可迅速取出新鲜血栓,仍不失为一种理想选择。早年外科围术期死亡率较高,但随着器械的发展,其死亡率逐渐下降。与系统溶栓相比,SPE 的大出血发生率较低,且再发肺栓塞的比例较低。美国胸外科医师学会成人心脏外科数据库的统计资料显示,在 2011 年到 2015 年,全美 1 144 家中心中仅 310 家中心完成至少 1 例 SPE,1 075 例 SPE 中死亡率为 16%(无心源性休克 8%,心源性休克 23%,心源性休克/心脏骤停 44%)。总的来说,限于医院学科分布不均和技术相对复杂,SPE 应用并未普及,仍有很大的发展空间。2019 年新指南推荐,对于溶栓禁忌或失败的高危肺栓塞患者,推荐应用 SPE(Ⅰ/C)。

5. 机械循环支持 对于高危肺栓塞合并心脏骤停、难治性休克或溶栓失败的患者,可考虑应用机械循环辅助设备[如体外膜肺氧合(extracorporeal membrane oxygenation,ECMO)]。机械循环辅助可与系统溶栓、经导管介入治疗或外科治疗联合应用。一项系统综述显示其 30 天死亡率为 22%。新近经验提示 ECMO 与 SPE 联合可获得理想效果,其结果优于 ECMO+ 系统溶栓和单纯 ECMO 治疗。2019 年新指南推荐,对于难治性循环崩溃或心脏骤停的肺栓塞患者,可考虑在 SPE 或经导管介入治疗基础上应用 ECMO(Ⅱb/C)。

随着诸多高级别治疗策略和技术的实施,肺栓塞已不再是过去的单一抗凝或溶栓治疗模式,多种治疗手段提供了更多的选择空间,从而实现肺栓塞个体化最佳治疗。目前,国内也有多家中心应用 CDL 和 SPE 救治急性肺栓塞患者,随着多中心研究的开展和经验的积累,有望为新型治疗技术的推广提供理论和实践基础。

四、强调肺栓塞多学科救治团队的地位和作用

在世界范围内,肺栓塞长期被临床医生误认为少见病或罕见病,以至于多数患者未能得到及时诊断和有效救治。此外,对于每一例中高危肺栓塞患者,由于不同专科医师临床决策不同,多数患者并未得到最佳治疗。由于肺栓塞的早期救治可涉及的学科专业较多,亟须多学科团队在第一时间做出正确评估和治疗决策。

鉴于疾病复杂性和治疗多样化,麻省总医院在 2012 年建立了全球第一支多学科参加的肺栓塞救治团队,称为 PERT(Pulmonary Embolism Response Team)。该模式能迅速汇集

不同学科专家，为病情复杂的急性肺栓塞患者进行快速评估和治疗决策。该团队由呼吸危重症医学、急诊医学、心血管内科、介入放射科、血液内科、血管外科、心胸外科等专家组成。PERT 小组成员负责及时地评估每个病例、检查患者，根据现有检查结果，决定进行下一步检查或治疗方案，然后就最佳治疗方案达成一致，从而避免了片段化或矛盾性的决策。

2015 年，美国学者 Kenneth Rosenfield 发起成立全美肺栓塞救治团队联盟（PERT Consortium），旨在指导 PERT 团队的建设与发展，提高严重肺栓塞的诊断与治疗水平。目前，全球已有欧美、亚洲和非洲 100 余家医学中心加入该联盟，其影响力越来越大。2019 年，美国 PERT 联盟发布了《急性肺栓塞的诊断、治疗与随访：PERT 联盟实践共识》，这是联盟成立以来发布的首个肺栓塞多学科救治指南，旨在为真实世界肺栓塞的管理提供基于循证证据、实践以及跨学科和跨机构专家建议的推荐。指南指出，不同的医院 PERT 架构可能存在较大差异，可能包含心外科、心脏影像、心血管介入科、普通心内科、急诊医学、重症医学、血液科、临床药学、呼吸科、影像诊断科和介入影像科、血管外科和血管内科等科室，也可能只有其中的数个科室，其具体建设应视医院实际而定。而在急性肺栓塞患者的治疗上，指南通过流程图形式明确指出了介入和外科治疗的时机与地位，易于指导临床实践。2019 年新指南明确指出，对于高危和部分中危肺栓塞患者，各医院应结合自身资源、专业情况等建立多学科团队和管理流程（Ⅱa/C）。

然而，目前在国内大多数中心，肺栓塞救治仍为单一学科“串联”模式，多学科团队救治参与度较低，肺栓塞高级别治疗（如介入和外科治疗）的比例仍较低，很多患者并未得到最佳治疗。2017 年 7 月，在国际肺栓塞救治团队联盟的指导下，亚洲第一支专注肺栓塞多学科联合救治的 PERT 团队在首都医科大学附属北京安贞医院成立，并设立了流程组、临床组、技术组、科研组和联络组等多个工作组。同年 10 月，首都医科大学附属北京安贞医院牵头成立了中国肺栓塞救治团队（PERT）联盟，由此开启了我国急性肺栓塞多学科团队救治的新模式。

总之，2019 年 ESC 肺栓塞指南结合大量临床研究证据和专家意见，针对肺栓塞早期诊断、危险分层、综合救治等提出了多项新概念和新推荐，为临床实践提供了参考。然而，我们可以看到，很多新的治疗手段只有小规模研究证据或专家共识支持（证据水平 C），仍需更大规模的临床试验系统评估新策略和技术的效果和安全性，从而使肺栓塞患者得到更大的获益。

（王晓　聂绍平）

参考文献

[1] PAULEY E, ORGEL R, ROSSI J S, et al. Age-stratified national trends in pulmonary embolism admissions [J]. Chest, 2019, 156(4): 733-742.

[2] ZHANG Z, LEI J, SHAO X, et al. Trends in hospitalization and in-hospital mortality from VTE, 2007 to 2016, in China [J]. Chest, 2019, 155(2): 342-353.

[3] RIVERA-LEBRON B, MCDANIEL M, AHRAR K, et al. Diagnosis, treatment and follow up of acute pulmonary embolism: Consensus practice from the PERT consortium [J]. Clin Appl Thromb Hemost, 2019, 25: 1076029619853037.

[4] WENDELBOE A M, MCCUMBER M, HYLEK E M, et al. Global public awareness of venous thromboembolism [J]. J Thromb Haemost, 2015, 13(8): 1365-1371.

[5] KONSTANTINIDES S V, MEYER G, BECATTINI C, et al. 2019 ESC Guidelines for the diagnosis and management of acute

pulmonary embolism developed in collaboration with the European Respiratory Society (ERS)[J]. Eur Heart J, 2020, 41 (4): 543-603.

[6] KEARON C, DE WIT K, PARPIA S, et al. Diagnosis of pulmonary embolism with D-dimer adjusted to clinical probability[J]. N Engl J Med, 2019, 381 (22): 2125-2134.

[7] VAN DER HULLE T, CHEUNG W Y, KOOIJ S, et al. Simplified diagnostic management of suspected pulmonary embolism (the YEARS study): A prospective, multicentre, cohort study [J]. Lancet, 2017, 390 (10091): 289-297.

[8] NAGEL S N, STEFFEN I G, SCHWARTZ S, et al. Age-dependent diagnostic accuracy of clinical scoring systems and D-dimer levels in the diagnosis of pulmonary embolism with computed tomography pulmonary angiography (CTPA)[J]. Eur Radiol, 2019, 29 (9): 4563-4571.

[9] VAN DER POL L M, TROMEUR C, BISTERVELS I M, et al. Pregnancy-adapted YEARS algorithm for diagnosis of suspected pulmonary embolism [J]. N Engl J Med, 2019, 380 (12): 1139-1149.

[10] DUDZINSKI D M, GIRI J, ROSENFIELD K. Interventional treatment of pulmonary embolism [J]. Circ Cardiovasc Interv, 2017, 10 (2): e004345.

[11] JAVAUDIN F, LASCARROU J B, LE BASTARD Q, et al. Thrombolysis during resuscitation for out-of-hospital cardiac arrest caused by pulmonary embolism increases 30-day survival: Findings from the french national cardiac arrest registry [J]. Chest, 2019, 156 (6): 1167-1175.

[12] KELLER K, HOBOHM L, EBNER M, et al. Trends in thrombolytic treatment and outcomes of acute pulmonary embolism in Germany [J]. Eur Heart J, 2020, 41 (4): 522-529.

[13] GIRI J, SISTA A K, WEINBERG I, et al. Interventional therapies for acute pulmonary embolism: Current status and principles for the development of novel evidence: A Scientific Statement From the American Heart Association [J]. Circulation, 2019, 140 (20): e774-e801.

[14] PEI D T, LIU J, YAQOOB M, et al. Meta-analysis of catheter directed ultrasound-assisted thrombolysis in pulmonary embolism [J]. Am J Cardiol, 2019, 124 (9): 1470-1477.

[15] ROTHSCHILD D P, GOLDSTEIN J A, CIACCI J, et al. Ultrasound-accelerated thrombolysis (USAT) versus standard catheter-directed thrombolysis (CDT) for treatment of pulmonary embolism: A retrospective analysis [J]. Vasc Med, 2019, 24 (3): 234-240.

[16] RAO G, XU H, WANG J J, et al. Ultrasound-assisted versus conventional catheter-directed thrombolysis for acute pulmonary embolism: A multicenter comparison of patient-centered outcomes [J]. Vasc Med, 2019, 24 (3): 241-247.

[17] BEYER S E, SHANAFELT C, PINTO D S, et al. Utilization and outcomes of thrombolytic therapy for acute pulmonary embolism: A nationwide cohort study [J]. Chest, 2020, 157 (3): 645-653.

[18] TU T, TOMA C, TAPSON V F, et al. A prospective, single-arm, multicenter trial of catheter-directed mechanical thrombectomy for intermediate-risk acute pulmonary embolism: The FLARE study [J]. JACC Cardiovasc Interv, 2019, 12 (9): 859-869.

[19] KON Z N, PASRIJA C, BITTLE G J, et al. The incidence and outcomes of surgical pulmonary embolectomy in North America [J]. Ann Thorac Surg, 2019, 107 (5): 1401-1408.

[20] O'MALLEY T J, CHOI J H, MAYNES E J, et al. Outcomes of extracorporeal life support for the treatment of acute massive pulmonary embolism: A systematic review [J]. Resuscitation, 2020, 146: 132-137.

[21] MENEVEAU N, GUILLON B, PLANQUETTE B, et al. Outcomes after extracorporeal membrane oxygenation for the treatment of high-risk pulmonary embolism: a multicentre series of 52 cases [J]. Eur Heart J, 2018, 39 (47): 4196-4204.

[22] PROVIAS T, DUDZINSKI D M, JAFF M R, et al. The Massachusetts General Hospital Pulmonary Embolism Response Team (MGH PERT): creation of a multidisciplinary program to improve care of patients with massive and submassive pulmonary embolism [J]. Hosp Pract, 2014, 42 (1): 31-37.

[23] 刘冰洋, 熊长明. 多学科肺栓塞应急救治团队建设的发展现状[J]. 中国循环杂志, 2019, 3 (34): 305-308.

[24] DUDZINSKI D M, PIAZZA G. Multidisciplinary pulmonary embolism response teams [J]. Circulation, 2016, 133 (1): 98-103.

急性肺栓塞的介入治疗

一、急性肺栓塞概述

急性肺栓塞(pulmonary embolism,PE)是静脉血栓栓塞症(venous thromboembolism,VTE)最严重的表现形式。大部分肺栓塞可能无症状,或者被偶然发现,甚至有时直接以猝死发病。肺栓塞是患者死亡、就诊和住院的重要原因,数据显示肺栓塞年发病率为每 10 万人 39~115 人。美国每年可能有 30 万人因肺栓塞死亡。

肺栓塞常因临床表现不特异而被漏诊,因此一旦怀疑肺栓塞,应尽快完善相关检查确诊。典型患者可能会表现为呼吸困难、胸痛、晕厥或咯血。血流动力学不稳定是一种罕见但非常重要的临床表现形式,该体征出现表明中心性或广泛的肺栓塞,其对血流动力学影响非常严重。也有新的研究结果表明,急性肺栓塞患者晕厥症状可能更常见。

急性血栓形成会同时激活凝血和纤溶系统,致使血浆 D- 二聚体升高。其阴性预测价值很高,D- 二聚体阴性可基本排除急性肺栓塞或深静脉血栓。而当身体出现肿瘤、严重感染、炎症、妊娠、出血、创伤、手术以及组织坏死时,体内也有纤维蛋白生成,因此 D- 二聚体的阳性预测价值很低,不能确诊肺栓塞。通过 D- 二聚体阴性联合临床可能性评估,方可排除急性肺栓塞。有研究表明,使用根据年龄调整的 D- 二聚体检测可以提高其效能,将检测特异性能从 34% 提高到 46%,同时敏感性仍可以达到 97% 以上。

二、急性肺栓塞诊断策略

可疑肺栓塞患者筛查确诊率很低,仅 10%~35%。因此,使用诊断流程非常重要,临床评估系统、血浆 D- 二聚体检测及影像学检查的联合运用已被证实有效。对急诊科、住院患者和初级保健机构的疑似肺栓塞患者,实施这些诊断策略后发现,未遵循诊断策略者,3 个月抗凝治疗后 VTE 复发和心源性猝死显著增加。欧洲心脏病学会(ESC)给出了明确的诊断流程建议(图 1)。

可疑高危肺栓塞患者可能会表现为危及生命的休克或低血压,需要和急性瓣膜病、心脏压塞、急性冠脉综合征(acute coronary syndrome,ACS)以及主动脉夹层相鉴别。当考虑患者低血压或休克与急性肺栓塞所致的肺动脉高压和右心功能障碍相关,可首选床旁经胸超声心动图检查,证据确凿,或者同时发现了右心系统血栓(较罕见),则再灌注治疗的证据增加。当然,一旦患者血流动力学稳定后,应该行 CT 肺动脉造影(computed tomographic pulmonary angiography,CTPA)确诊。如果疑似 ACS 患者同时不能排除肺栓塞可能,一旦直接进入导管室进行造影检查排除 ACS 后,也可同时进行肺动脉造影检查评估有无肺栓塞或者同时进行经皮导管介入治疗。

没有休克或低血压的疑诊肺栓塞患者,CTPA 是主要确诊方式,但不是首选,因为大部分疑诊患者可能不是肺栓塞。急诊科患者,建议 D- 二聚体检测合并临床可能性评估作为排除肺栓塞诊断的首选方式,因为可能有 30% 的患者可以通过这一方式被筛除,并且他们 3 个

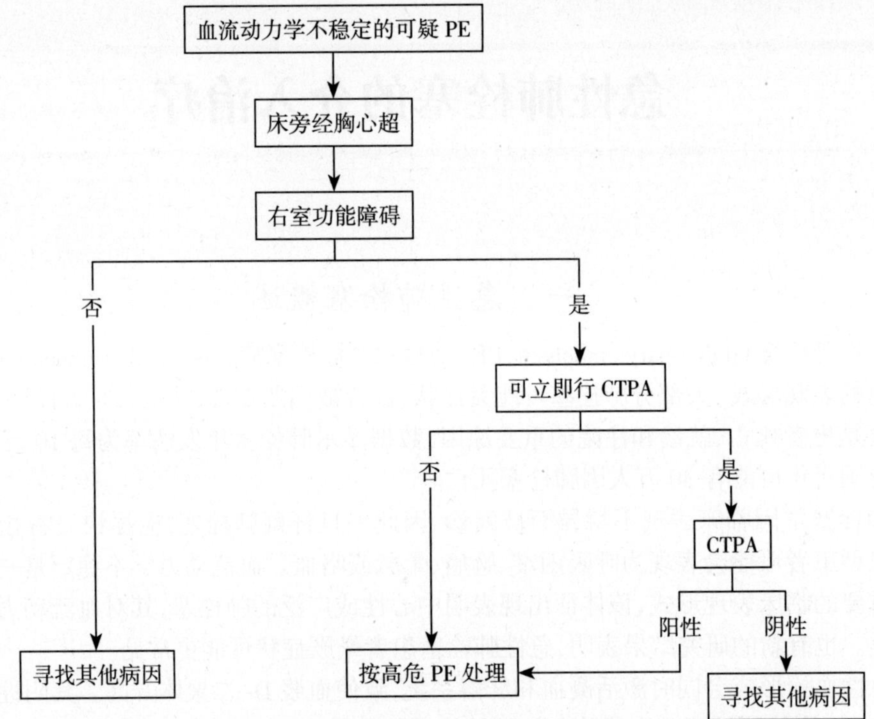

图 1　疑诊高危肺栓塞(PE)患者诊断流程

CTPA：CT 肺动脉造影。

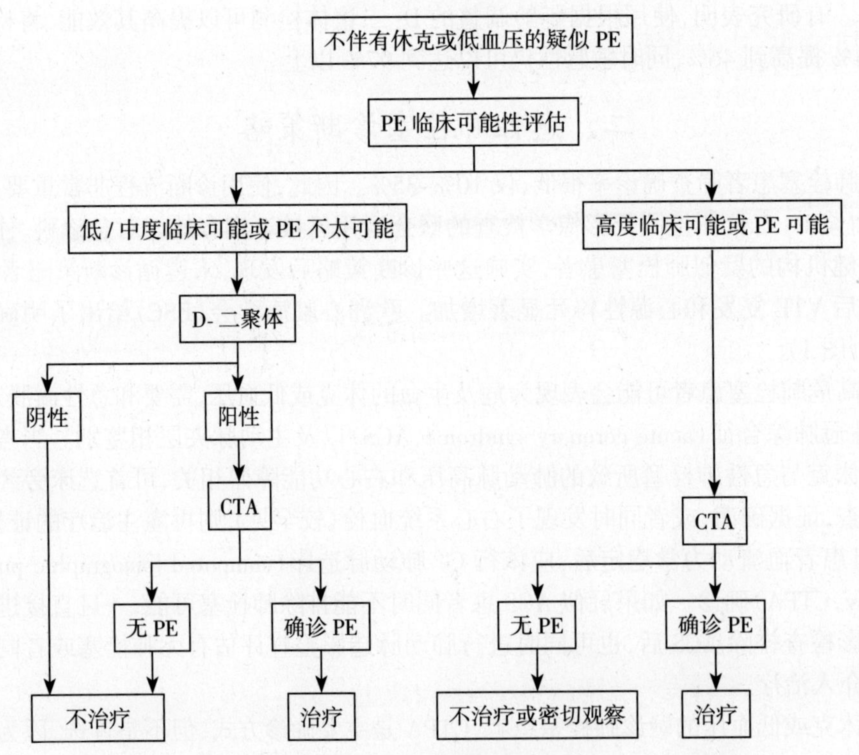

图 2　疑诊非高危肺栓塞(PE)患者诊断流程(基于 CTPA 检查)

CTA：CT 血管成像。

月内发生栓塞事件的风险低于1%。由于D-二聚体的阴性预测价值很低，如果临床评估肺栓塞可能性高，则D-二聚体检测非必需检查。大多数中心会把CTPA作为D-二聚体阳性患者的次选检查，临床可能性较高患者的首选检查(图2)。

三、急性肺栓塞治疗策略

急性肺栓塞治疗策略如图3、图4所示。伴有休克或低血压的肺栓塞患者院内死亡的风险很高，尤其是在入院后的几小时。除了循环和呼吸支持治疗外，首选普通肝素静脉给药作为首选抗凝方式，系统溶栓是高危肺栓塞患者首选的早期再灌注治疗方式，对于有溶栓禁忌证的患者以及溶栓不能改善血流动力学状态的患者，在有外科手术条件的中心，建议进行外科手术取栓，有条件进行介入治疗的中心，可行经皮导管介入治疗。当然，手术决策最好由包括胸外科和血管介入等专家在内的多学科团队评估。

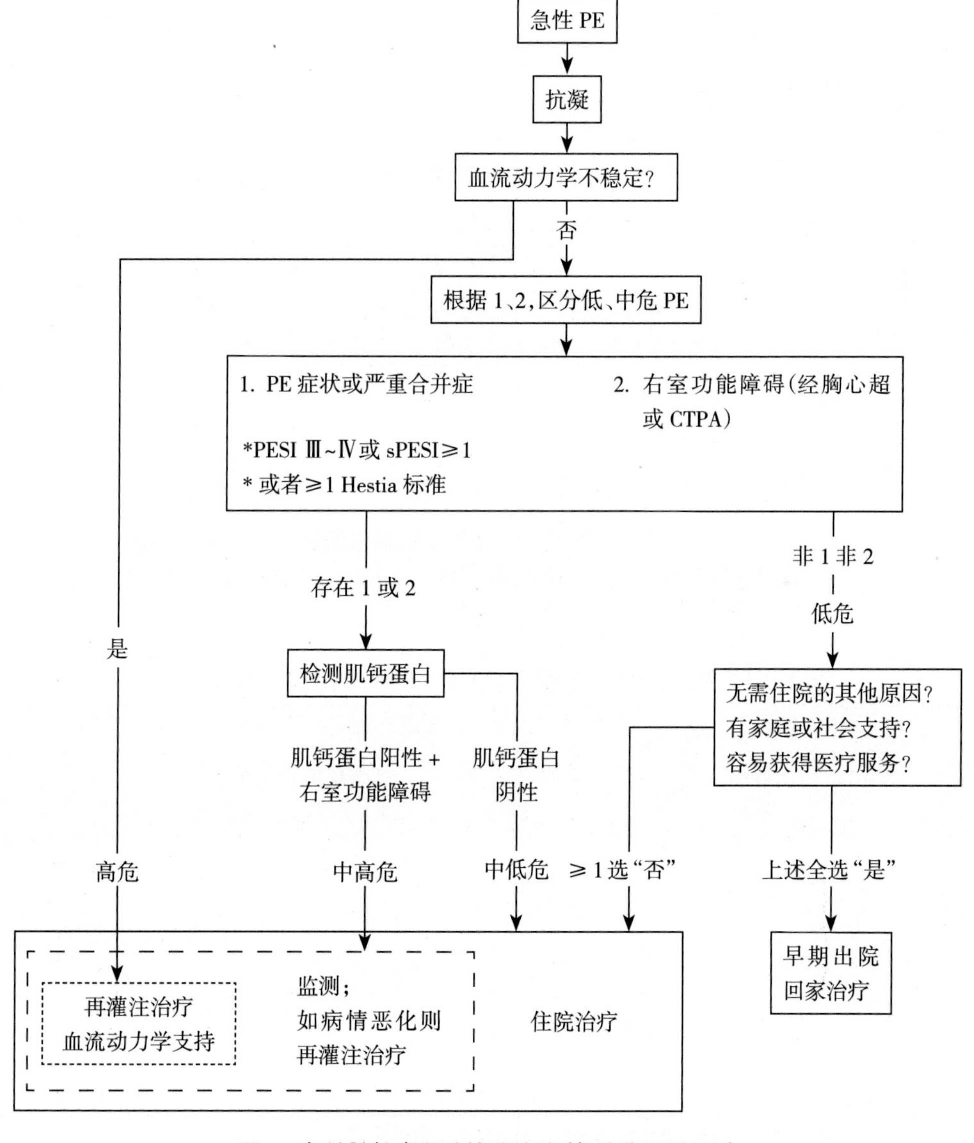

图3 急性肺栓塞风险管理策略(危险分层见表1)

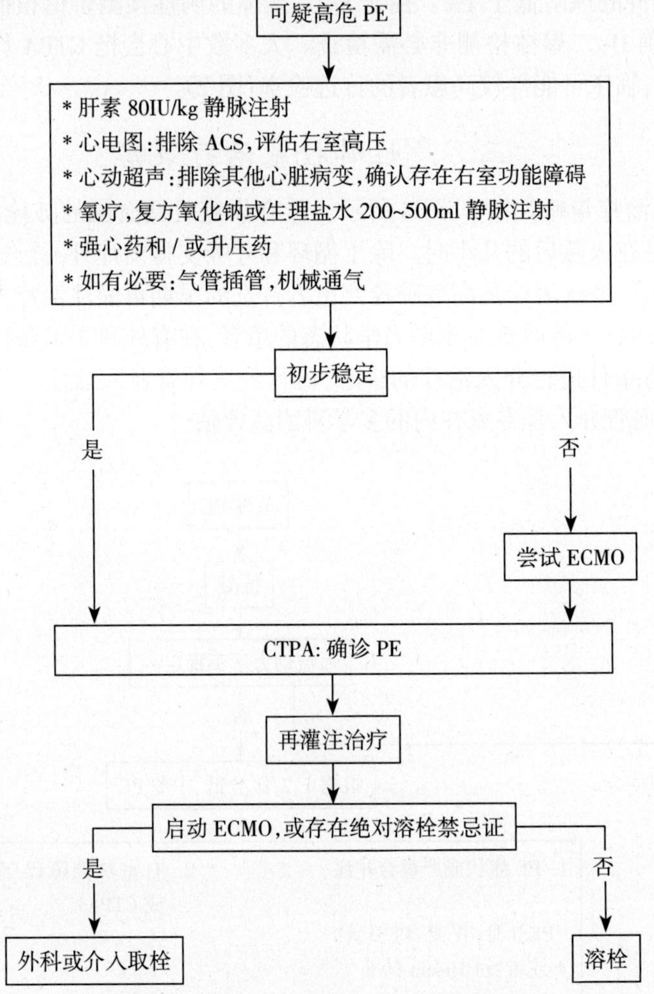

图 4 疑诊高危肺栓塞（PE）急救流程

ACS：急性冠脉综合征；ECMO：体外膜肺氧合；CTPA：CT 肺动脉造影。

表 1 肺栓塞严重程度的分层和早期死亡的风险（住院或 30 天死亡）

早期死亡风险	风险指标			
	血液动力学不稳定	PESI Ⅲ~Ⅴ级或 sPESI≥1 分	经胸超声心动图或 CTPA 示右室功能障碍	肌钙蛋白升高
高危	+	+	+	+
中危				
中高危	–	+	+	+
中低危	–	+	单阳性或双阴性	
低危	–	–	–	选择性评估；如评估，则阴性

注：PESI：肺栓塞严重指数；sPESI：简化版 PESI；CTPA：CT 肺动脉造影。

系统溶栓作为急性高危肺栓塞早期再灌注治疗首选方式，可以防止危及生命的低血压休克，但同时出血性卒中或大出血的高风险也成为潜在风险。因此，系统溶栓不作为中高危肺栓塞患者常规治疗，只有当患者出现低血压休克时需要予以考虑。预期系统溶栓出血风险较高的中高危肺栓塞患者，外科手术取栓或经皮导管介入可作为替代治疗措施。

高危肺栓塞统一定义为收缩压低于90mmHg，或较基础值下降≥40mmHg，持续时间>15分钟，需除外由新发心律失常、低血容量或败血症引起的低血压休克。

（一）血流动力学和呼吸支持

肺栓塞所致通气与灌注不匹配使低氧血症在重症肺栓塞患者中较为常见，动脉血氧饱和度（SaO_2）<90%的患者需要呼吸支持。首选无创通气或高流量鼻导管氧疗。如使用机械通气，应限制对血流动力学的不良影响，尤其是高危患者中，正压机械通气可减少静脉回心血量，加重右室衰竭所致的低心输出量。所以，呼气末正压应谨慎使用，应使用低潮气量（约6ml/kg体重），以保持吸气末压力<30cmH_2O。

药物治疗、外科手术或介入再灌注治疗的同时，经常需要使用血管活性药物。去甲肾上腺素通过增加心室收缩和冠状动脉灌注改善全身血流动力学。不过，仅限于心源性休克患者。多巴酚丁胺可用于肺栓塞、心指数低、血压正常的患者。不过，将心输出量过分提高，可能会导致通气/灌注比例失调。相对而言，肾上腺素具有去甲肾上腺素和多巴酚丁胺的优点，但却没有多巴酚丁胺的舒血管作用。因此，它可能更适合肺栓塞休克患者。血管扩张剂可以降低肺动脉压力和肺血管阻力，但这些药物对肺血管系统没有特异性。有资料表明，左西孟旦可通过舒张肺血管和增加右室收缩力来恢复急性肺栓塞患者的右室-肺动脉耦合作用。

（二）抗凝治疗

急性肺栓塞抗凝治疗是为了预防早期死亡和复发症状性或致命性VTE，标准疗程至少3个月。前5~10天，可给予肠外抗凝剂（包括普通肝素、低分子肝素或磺达肝癸钠）。同时可与维生素K拮抗剂（VKA）重叠，或者桥接直接口服抗凝剂。如果选择的是利伐沙班或阿哌沙班，则可直接开始口服。利伐沙班需要3周的负荷量，阿哌沙班需要7天的负荷量。

1. **肠外抗凝** 临床可能性较高的肺栓塞患者应在等待确诊结果的同时就启动肠外抗凝。目前，普通肝素的应用主要局限于需要进行初次再灌注治疗的血流动力学明显不稳定或即将发生血流动力学失代偿的患者，或者严重肾衰竭（肌酐清除率≤30ml/min）或重度肥胖患者。因为普通肝素半衰期短，易监测，可以被鱼精蛋白迅速逆转，只是普通肝素需要监测活化部分凝血活酶时间（APTT）和血小板。

2. **直接口服抗凝剂** 直接口服抗凝剂（DOACs）是直接抑制凝血因子的小分子，使用DOACs治疗VTE的试验结果表明，这些药物的疗效非劣效于标准肝素/VKA方案，而且可能更安全（尤其是在颅内和致死性出血方面）。目前，DOACs可作为标准治疗的替代方案，其地位在新的指南中，较前提高，优选于VKAs。

3. **维生素K拮抗剂** VKAs需与肠外抗凝同时开始使用。50多年来，VKAs一直是口服抗凝药的“金标准”。VKAs与普通肝素、低分子肝素或磺达肝癸钠重叠至少5天，直至国际标准化比值（INR）连续2天在2.0~3.0。每日剂量根据未来5~7天的INR进行调整，目标水平为INR在2.0~3.0。

（三）溶栓治疗

急性肺栓塞系统溶栓比单纯抗凝更能迅速恢复肺动脉灌注。早期开通肺动脉阻塞可迅速降低肺动脉压力和阻力，同时改善右室功能。溶栓治疗的获益在发病后48小时内最大，但对于发病 6~14 天的患者也有效；但是有资料显示，根据溶栓后 36 小时后血流动力学持续不稳定和超声心动图上右室功能障碍物变化等指标判断，8% 的高危肺栓塞患者溶栓不成功。

没有血流动力障碍的患者，溶栓治疗一直存在争议。因为有大出血的风险，尤其颅内出血。试验数据汇总分析显示，颅内出血发生率在 1.9% 至 2.2% 之间，并且与年龄增长和合并症有关。对活动性右心血栓，溶栓治疗也存在争议。在一些系列报道中有良好结局，但在其他报道中，溶栓治疗后，短期死亡率仍超过 20%。因此，急性期系统溶栓治疗对于患者远期症状的改善、肺动脉高压等指标的评估，仍缺乏有效的数据。

（四）外科血栓切除术

血栓切除术历史悠久、技术成熟，可用于高危肺栓塞或部分中高危肺栓塞患者，特别是溶栓禁忌或溶栓失败的患者。最近的经验似乎支持体外膜肺氧合（extracorporeal membrane oxygenation，ECMO）联合血栓切除术，特别是对于高危肺栓塞患者。

（五）多学科快速反应团队

此概念适用于高危和部分中危肺栓塞患者，其始于美国，逐渐被医学界所接受，并在欧洲和世界各地的医院开始实施。PERTs（PE response teams）汇集了来自不同学科的专家团队，包括心脏科、肺病科、血液科、血管科、麻醉科 / 重症医学科、心胸外科和介入放射科。团队实时召开会议（面对面或网络会议），以加强临床决策，制订治疗计划并促进其立即实施。当然，PERT 的确切组成和运作模式并不是固定不变的，这取决于每个医院管理急性肺栓塞的资源和专业知识。

（六）腔静脉滤器

腔静脉滤器适用于绝对抗凝禁忌，充分抗凝后仍复发的 VTE，以及 VTE 高危患者初级预防。观察性研究表明腔静脉滤器的植入显著降低了肺栓塞复发风险，但显著增加了 DVT 风险，在静脉血栓栓塞复发风险或死亡风险方面没有显著差异。植入可回收滤器时，抗凝治疗的情况下建议尽早取出。可以抗凝治疗的患者，不建议常规使用腔静脉滤器。

四、经皮导管介入治疗

机械再灌注治疗的基础是通过外周静脉入路将导管插入肺动脉，包括机械碎栓、血栓抽吸、超声碎栓导管结合局部低剂量药物溶栓的药械耦联。可以应用不同类型的导管，比如猪尾导管碎栓、UniFuse 溶栓导管、Straub 血栓旋切系统、8~9F 多功能导引导管（外接 60ml 注射器）、EkoSonic 超声辅助抽栓溶栓系统、AngioJet 血栓清除系统，或者是上述方法的合理联合使用。

介入治疗的目的是清除主肺动脉的血栓，以恢复右室功能，改善症状和生存率。适用于伴低血压的急性肺栓塞患者还同时具备下述情况：①出血风险高；②系统溶栓失败；③在系统溶栓起效前可能导致死亡的休克（例如，在数小时内）。如有适当的专业知识和资源，建议采用导管辅助溶栓治疗。

急性肺栓塞的导管介入治疗包括出血风险不高的情况下给予导管介导的溶栓治疗，或出血风险高的情况下给予不溶栓的导管介入治疗。对于有绝对溶栓禁忌证的患者，介入治疗的方式包括：①猪尾或球囊导管碎栓术；②流体力学装置血栓消融术；③抽吸导管吸栓术；④血栓旋切术。对于无绝对溶栓禁忌证的患者，导管介导的溶栓或药械耦联溶栓可作为选择之一。低剂量导管介导的溶栓后早期右室功能恢复的程度与标准剂量全身溶栓后相似。系统溶栓的主要限制是增加了出血风险，尤其是颅内出血。由于导管介导的介入治疗使用较低剂量的溶栓药物(例如,大约为系统溶栓药物的 1/3~1/2),所以在偏远部位(例如颅内、胃肠道)出血可能较少。

导管介入治疗比系统溶栓更有效的原因是:①局部溶栓药物的浓度较高,将药物直接注入肺动脉;②血栓捣碎后局部导管注入的药物增加,渗透率增加,由此增强了内源性或药物溶栓的力度。观察性研究也表明导管介入治疗可以有效清除肺动脉血栓,降低肺动脉压力,改善右室功能,而大出血风险并不高。

Meng 等回顾了所在中心的 97 例因系统溶栓禁忌而接受导管介入治疗的急性高危和中高危肺栓塞患者,介入治疗方法包括使用 6F 猪尾巴导管裂解肺动脉主干血栓,7~8F 指引导管抽吸血栓,AngioJet 血栓清除系统,溶栓导管局部溶栓,或上述方法合理联合使用。研究资料表明药械耦联肺动脉介入治疗可以成功地用于急性高危和中高危肺栓塞患者肺动脉主干血栓的快速清除,是一种可替代的治疗方法,适用于有系统溶栓禁忌证的患者,其大出血风险最小,临床结果良好。但是导管介入治疗急性肺栓塞的数量不多,缺乏直接比较导管介导溶栓和系统溶栓治疗的研究,以及缺乏随机对照试验(randomized controlled trial,RCT)关于临床疗效结果的数据,上述理论仍需进一步探讨。对于需要溶栓治疗且出血风险不高的患者,指南更倾向于系统溶栓治疗而非导管介入溶栓治疗。

综上所述,急性肺栓塞,尤其是高危和中高危肺栓塞,病情凶险、死亡率高,及时正确的诊断和治疗是降低死亡率的有效措施,根据指南建议的诊断流程、危险分层及治疗策略,做出正确判断,求因过程中,足程抗凝治疗。对于高危肺栓塞患者,出血风险不高者,系统溶栓仍作为首选,但考虑到部分患者可能存在系统溶栓禁忌证,导管相关肺动脉介入治疗及外科切开取栓术,也可作为选择,此类治疗方案对医院硬件设施及 PERTs 团队要求较高,希望可以有更多的中心建立自己的急性高危肺栓塞管理体系,对急性高危患者进行更加系统和合理的治疗,同时总结出更多的临床数据及开展 RCT 研究。

(田红燕 孟燕)

参 考 文 献

[1] KELLER K,HOBOHM L,EBNER M,et al. Trends in thrombolytic treatment and outcomes of acute pulmonary embolism in Germany [J]. Eur Heart J,2020,41(4):522-529.

[2] POLLACK C V,SCHREIBER D,GOLDHABER S Z,et al. Clinical characteristics,management,and outcomes of patients diagnosed with acute pulmonary embolism in the emergency department:initial report of EMPEROR(Multicenter Emergency Medicine Pulmonary Embolism in the Real World Registry)[J]. J Am Coll Cardiol,2011,57(6):700-706.

[3] PRANDONI P,LENSING A W,PRINS M H,et al. Prevalence of pulmonary embolism among patients hospitalized for syncope [J]. N Engl J Med,2016,375(16):1524-1531.

[4] RIGHINI M,VAN ES J,DEN EXTER P L,et al. Age-adjusted D-dimer cutoff levels to rule out pulmonary embolism:the ADJUST-PE study [J]. JAMA,2014,311(11):1117-1124.

[5] SCHOUTEN H J,GEERSING G J,KOEK H L,et al. Diagnostic accuracy of conventional or age adjusted D-dimer cut-off values in older patients with suspected venous thromboembolism:systematic review and meta-analysis [J]. BMJ,2013,346:f2492.

[6] RIGHINI M,LE GAL G,AUJESKY D,et al. Diagnosis of pulmonary embolism by multidetector CT alone or combined with venous ultrasonography of the leg:a randomised non-inferiority trial [J]. Lancet,2008,371(9621):1343-1352.

[7] GEERSING G J,ERKENS P M,LUCASSEN W A,et al. Safe exclusion of pulmonary embolism using the Wells rule and qualitative D-dimer testing in primary care:prospective cohort study [J]. BMJ,2012,345:e6564.

[8] MEYER G,VICAUT E,DANAYS T,et al. Fibrinolysis for patients with intermediate-risk pulmonary embolism [J]. N Engl J

Med, 2014, 370 (15): 1402-1411.

[9] BHAT T, NEUMAN A, TANTARY M, et al. Inhaled nitric oxide in acute pulmonary embolism: a systematic review [J]. Rev Cardiovasc Med, 2015, 16 (1): 1-8.

[10] KERBAUL F, GARIBOLDI V, GIORGI R, et al. Effects of levosimendan on acute pulmonary embolism-induced right ventricular failure [J]. Crit Care Med, 2007, 35 (8): 1948-1954.

[11] COSSETTE B, PELLETIER M E, CARRIER N, et al. Evaluation of bleeding risk in patients exposed to therapeutic unfractionated or low-molecular-weight heparin: a cohort study in the context of a quality improvement initiative [J]. Ann Pharmacother, 2010, 44 (6): 994-1002.

[12] DE CATERINA R, HUSTED S, WALLENTIN L, et al. Vitamin K antagonists in heart disease: current status and perspectives (Section Ⅲ). Position paper of the ESC Working Group on Thrombosis—Task Force on Anticoagulants in Heart Disease [J]. Thromb Haemost, 2013, 110 (6): 1087-1107.

[13] WITT D M, CLARK N P, KAATZ S, et al. Guidance for the practical management of warfarin therapy in the treatment of venous thromboembolism [J]. J Thromb Thrombolysis, 2016, 41 (1): 187-205.

[14] KLINE J A, NORDENHOLZ K E, COURTNEY D M, et al. Treatment of submassive pulmonary embolism with tenecteplase or placebo: cardiopulmonary outcomes at 3 months: multicenter double-blind, placebo-controlled randomized trial [J]. J Thromb Haemost, 2014, 12 (4): 459-468.

[15] MENEVEAU N, SERONDE M F, BLONDE M C, et al. Management of unsuccessful thrombolysis in acute massive pulmonary embolism [J]. Chest, 2006, 129 (4): 1043-1050.

[16] MENG Y, ZHANG J, MA Q, et al. Pulmonary interventional therapy for acute massive and submassive pulmonary embolism in cases where thrombolysis is contraindicated [J]. Ann Vasc Surg, 2020, 64: 169-174.

[17] KONSTANTINIDES S V, MEYER G, BECATTINI C, et al. 2019 ESC Guidelines for the diagnosis and management of acute pulmonary embolism developed in collaboration with the European Respiratory Society (ERS)[J]. Eur Heart J, 2020, 41 (4): 543-603.

[18] KAYMAZ C, AKBAL O Y, TANBOGA I H, et al. Ultrasound-assisted catheter-directed thrombolysis in high-risk and intermediate-high-risk pulmonary embolism: A meta-analysis [J]. Curr Vasc Pharmacol, 2018, 16 (2): 179-189.

[19] KEARON C, AKL E A, ORNELAS J, et al. Antithrombotic therapy for VTE disease: CHEST Guideline and Expert Panel Report [J]. Chest, 2016, 149 (2): 315-352.

慢性血栓栓塞性肺动脉高压的诊治进展

慢性血栓栓塞性肺动脉高压(pulmonary hypertension due to chronic thrombotic and/or embolic disease,CTEPH)是由于没有溶解的血栓栓子堵塞近端肺动脉和末梢血管重塑引起的肺动脉压力的升高,以及进行性的右心室衰竭,患者表现为呼吸困难、疲劳和活动耐力下降。既往研究显示,未经治疗的 CTEPH 患者如肺动脉平均压(mean pulmonary artery pressure,mPAP) >30mmHg(1mmHg=0.133kPa),3 年存活率仅有 10%,预后极差。肺动脉血栓内膜切除术(pulmonary thromboendarterectomy,PEA)通过移除肺动脉内的血栓和机化的内膜恢复肺灌注,大部分患者术后血流动力学和活动耐量恢复正常,部分患者可以达到治愈,因此 PEA 已成为这类患者治疗的首选。但遗憾的是国外仅有 57% 患者接受 PEA,国内可开展此项手术的医院很少。而合并有其他疾病或远端病变者不能从手术中获益,预后不良。靶向药物主要用于不能手术或手术后复发的 CTEPH 患者,目前鸟苷酸环化酶激动剂——利奥西呱是全球唯一获批的 CTEPH 治疗药物,2018 年也在我国上市。由于经济原因,我国大部分患者还不能受益于该药。2001 年 Feinstein 首次报道了球囊肺动脉成形术(balloon pulmonary angioplasty,BPA)用于不能行 PEA 的 CTEPH 的治疗,经过近 20 年的发展和改进,显著地改善患者的心肺功能和血流动力学状况,BPA 越来越显示出良好的应用前景。因此,《2015 年欧洲心脏病学会(ESC)/ 欧洲呼吸病学会(ERS)肺动脉高压诊断和治疗指南》推荐对于不能行 PEA 或者风险 / 获益比较高的患者可以考虑行 BPA。本章节重点介绍 CTEPH 的诊治进展。

一、流行病学、病理生理学与自然病史

据报道症状性肺栓塞 2 年后 CTEPH 累积发病率为 0.1%~9.1%,转诊偏倚、缺乏早期症状、难以从 CTEPH 患者的症状中鉴别急性肺栓塞导致了巨大的发病率误差。

CTEPH 是机化的血栓长期阻塞肺动脉导致血流重新分布和肺微血管床重构、超负荷,体动脉的侧支循环供应闭塞的肺动脉下游,进一步加重微血管重构,导致肺血管阻力(pulmonary vascular resistance,PVR)进行性升高。正是由于这一复杂的病理生理学,影像学所发现的机械阻塞程度和血流动力程度并不存在相关性,在没有复发肺栓塞的情况下,血流动力学也会出现恶化。Arbustini 等研究则发现 CTEPH 患者与艾森门格综合征(Eisenmenger syndrome)患者的肺动脉内膜病变均表现为伴随血管再生的纤维性病变,以及类似于动脉粥样硬化的由血型糖蛋白免疫相关物质、胆固醇、巨噬细胞、T 淋巴细胞及钙化组成的髓质丰富的病变。CTEPH 如累及合并远端肺小动脉,则 PEA 术后易出现残存肺动脉高压。

既往有两项研究评估了 CTEPH 患者未行手术治疗的生存率,mPAP>30mmHg 与不良预后相关,这一点与特发性肺动脉高压类似。一项国际注册登记研究报道 75% 的 CTEPH 患者有急性肺栓塞病史。相关风险和合并症包括易栓症,尤其是抗磷脂抗体综合征、凝血因子Ⅷ水平升高、癌症、脾切除史、炎症性肠病、房室分流、长期静脉通路和装置感染(比如起搏器植入)。

二、临床表现和诊断

一项国际注册登记研究显示 CTEEPH 患者确诊中位年龄为 63 岁，没有性别差异，儿童患者罕见。早期临床表现无特异性，类似于急性肺栓塞或肺动脉高压，后期为右心衰竭，常出现水肿和咯血。在专业诊疗中心，从症状出现到确诊中位时间 14 个月。

CTEPH 的诊断是经过 3 个月以上规范抗凝治疗(排除急性或亚急性肺栓塞)；肺灌注证实存在多发性肺段放射性缺损，影像学证实肺动脉存在慢性血栓征象；右心导管检查证实 mPAP≥25mmHg，肺动脉楔压(pulmonary arterial wedge pressure，PAWP)≤15mmHg。除外其他引起肺动脉狭窄或闭塞的病变，如肺血管炎、肺动脉肉瘤、纤维素性纵隔炎等。

有些患者虽然有症状，但在静息状态下肺血流动力学可能表现正常。这部分患者在排除了其他可引起活动耐力下降的病因后应诊断慢性血栓栓塞病(chronic thromboembolic disease，CTED)。对于没有肺动脉高压的慢性血栓栓塞病患者可能有手术治疗或介入治疗的指征，应在 CTEPH 转诊中心进行评估。英国一家转诊中心对 1 019 例患者实施了肺动脉内膜切除术(pulmonary endarterectomy，PEA)，其中 42 例患者静息时没有肺动脉高压，但术后显示其功能改善。

平面通气 / 血流灌注(V/Q)扫描是诊断 CTEPH 首选影像学方法，其诊断敏感性为 96%~97%，特异性为 90%~95%。SPECT 评估段水平肺动脉的敏感性可能不及 V/Q 扫描，但 SPECT 不会遗漏临床相关的 CTEPH 患者。相比 CTEPH，动脉性肺动脉高压和肺静脉闭塞病有时也会表现异常不匹配的灌注缺损，但通常非肺动脉段分布。

CT 肺动脉造影(computed tomographic pulmonary angiography，CTPA)是广泛用于诊断 CTEPH 的方法，但不能作为独立除外 CTEPH 的检查。CTEPH 在多排螺旋 CT 血管造影或传统的肺血管造影的征象包括环状狭窄、网状病变、次全闭塞和慢性完全阻塞。新的诊断方法包括双能 CT，能同时评估肺动脉的通畅性和肺灌注，但会增加患者辐射剂量。肺血管磁共振成像(MRI)不如 CT。锥形束 CT、血管镜、血管内超声和光学相干断层成像用于介入治疗时显示病变特征而不是诊断。胸部高分辨率 CT 扫描可能有助于 CTEPH 的鉴别诊断，可发现肺气肿、支气管或间质性肺病、肺梗死、血管和胸壁畸形。灌注不匹配表现出的马赛克征在 CTEPH 较常见，也可见于≤12% 的其他原因所致的肺动脉高压患者。CTEPH 的鉴别诊断应该包括肺动脉炎、肺动脉肉瘤、瘤栓、寄生虫(包虫病)、异物栓塞、先天性或获得性肺动脉狭窄。

三、手术治疗

外科 PEA 是可手术 CTEPH 患者的首选治疗。目前手术的住院死亡率低至 4.7%，在大的手术中心甚至更低。是在肺动脉中膜层上进行内膜剥脱，需要深低温和间断停循环，不需脑灌注。术后大多数患者症状明显缓解，血流动力学接近正常水平。由于外科操作和围术期管理的复杂性，PEA 手术应在专业中心开展。是否进行手术需要多学科组成的 CTEPH 团队来做决定，团队人员应包括 PEA 经验丰富的外科专家、介入影像学专家或心脏病专家、在肺血管影像方面经验丰富的放射科专家以及肺动脉高压临床专家。CTEPH 团队应该进行确诊、评估慢性血栓阻塞的手术可行性(手术可操作性)、考虑相关并发症的风险(内科可操作性)。能否手术由多种因素决定，不易标准化。与患者的状态、手术团队的专业操作以及可用资源有关。常用标准包括术前纽约(NYHA)心功能分级，主干、叶、段肺动脉血栓的外科可及程度。

国际CTEPH注册登记研究纳入了27个中心679例手术或非手术患者评估长期预后，手术患者3年生存率为89%，非手术患者3年生存率70%。死亡率与NYHA心功能分级、右心房压力、癌症病史有关。这一前瞻性研究显示手术患者的长期预后优于非手术患者。与死亡率相关的因素有肺动脉血管扩张药的桥接治疗、术后肺动脉高压、外科手术并发症和额外的心脏手术，合并其他心肺疾病，包括冠心病、左心衰竭、慢性阻塞性肺疾病。最近有研究提示外科手术后mPAP≥38mmHg和PVR≥425dyn·s/cm^{5}是预后不良的决定因素。

推荐术后ECMO作为PEA中心的标准治疗。术后早期再灌注水肿可能要使用静脉-动脉体外膜肺氧合(VA-ECMO)，严重的残余肺动脉高压可能需要用ECMO过渡到紧急肺移植。PEA术后患者应在CTEPH中心进行随访以除外残余肺动脉高压或复发，应至少在术后6~12个月进行一次血流动力学评估。

四、球囊肺动脉成形术(BPA)

过去10年，BPA已经成为不能外科手术CTEPH患者的一种有效治疗方法，也可用于PEA术后残余肺动脉高压的补充治疗。对PEA术后当天仍使用ECMO的不稳定患者实施“拯救性”BPA操作可能是有效的。BPA可以对外科手术不可及的亚段阻塞肺血管进行扩张。BPA是一个逐步渐进的过程，要求多次手术(通常是4~10次)。所有灌注不足的肺段都有必要进行扩张，但受每次操作的造影剂负荷和辐射剂量限制。由于肺动脉系统的复杂性和个体差异远超过其他血管，因此寻找远端肺动脉要求专业技术。

(一) BPA进展

美国学者Feinstein等于2001年首次报道了18例无法行PEA的CTEPH患者接受BPA治疗的安全性和疗效，患者平均年龄51.8岁，平均接受2.6次手术，平均扩张6支罪犯血管。平均随访36个月，平均心功能分级从3.3级恢复到1.8级，6分钟步行距离(6MWD)从191m增加到454m，mPAP由(43 ± 12.1) mmHg降至(33.7 ± 10.2) mmHg。然而11例患者出现再灌注肺水肿，3例需要机械通气。因并发症发生率较高，此后鲜有相关报道。2009年欧洲肺动脉高压指南没有对CTEPH的血管成形术发表评论。

2012年报告日本Matsubara等试图改进BPA手术方法以减少并发症。报告了255例接受BPA治疗的患者，76例出现再灌注肺水肿，其中4例需要机械通气，1例死亡。之后，他们继续努力提高BPA的安全性。首先，他们对mPAP高于40mmHg的患者采用直径2.0mm的小球囊行血管成形术。对尽可能多的病变进行几次BPA治疗后，逐渐使用较大的球囊来治疗残余的和选定的病变。与最初的报告相比，他们获得了更好的血流动力学结果和功能状态。通过这种方法，并发症大大减少。2017年日本多中心回顾性临床注册登记研究，308例患者在7个机构接受了1 408次BPA治疗。mPAP从术前(43.2 ± 11.0) mmHg降到(24.3 ± 6.4) mmHg，门诊随访时下降到(22.5 ± 5.4) mmHg。1年随访和2年随访总的生存率96.8%，3年随访生存率94.5%。

(二) BPA操作原则

BPA手术需要双长鞘导管和引导导管，因为在选择各段肺动脉时，需将长鞘稳定在主肺动脉上，为引导导管的运行提供支持。常规选用0.014英寸普通导丝支撑BPA的球囊通道，但一些硬的和完全闭塞性病变较难通过，可以选择较硬的高扭力导丝，但要格外注意血管损伤。引导导管的选择因血管解剖病变不同而异。BPA通常从一个小口径的指引导管开始，然后根据处理肺动脉病变的管腔增大选用口径更大的指引导管。首次 BPA 可选择 2.0mm × 20mm 的球囊，以后根据病变直径选用 3.0~7.0mm 的球囊。为了防止并发症，左、右肺动脉应间隔 5~7 天分别进行处理。导丝末端不要置于血管分支末梢，导丝穿过病变时要轻柔，选择小球囊或与血管成比例的球囊，以防止血管穿孔或出血。肺动脉两侧第一次 BPA 治疗后，第二次和第三次应根据临床情况间隔 1~3 个月。

（三）靶病变选择

BPA 治疗靶血管选择可按照如下顺序：右肺动脉 > 左肺动脉；下叶肺动脉 > 上叶或中叶肺动脉；网状或带状病变 > 次全闭塞 > 慢性完全闭塞 > 迂曲病变。慢性次全 / 完全闭塞和迂曲病变的并发症发生率较高（网状或带状病变接近 2%，次全闭塞 15.5%，完全闭塞 6%，迂曲病变 43.2%），成功率较低（网状或带状病变接近 100%，次全闭塞 86.5%，完全闭塞 52.2%，迂曲病变 63.6%），因此在初次 BPA 治疗或存在高 mPAP/ 低心输出量等不良血流动力学因素时应避免选择这种靶病变血管，与左肺相比，右肺血流量和血管病变分布更多；由于重力的影响，下肺的血流量大于上肺和中肺，因此治疗下叶肺动脉病变可能使肺循环血流动力学发生更显著的改善。

（四）BPA 术中辅助诊断措施的应用

除了常规的肺血管造影，还有许多影像学方法可以准确评估病变位置、形状和类型，提供实时动态图像，协助判断 BPA 的策略。血管内超声（intravascular ultrasound，IVUS）是一种血管内成像技术，使用微型超声探头产生声波并产生实时的血管内图像，可用于评估肺动脉中机化血栓的存在及其形态，主要用于确定血管直径，以选择合适的球囊，同时判断导丝进入真腔或假腔。此外，虚拟组织学 IVUS 能够识别易于受球囊压迫的血管病变，确定可以行球囊治疗的机化血栓，以避免潜在的并发症。

光学相干断层成像（optical coherence tomography，OCT）是一种新的成像模式，可产生光学散射的二维图像，显示高分辨率的内部组织微观结构。OCT 指导下行 BPA 治疗可精确评估病变类型和血管直径，并选择适当的球囊大小，还可用于评估 BPA 的效果，但可能导致潜在的容量超负荷和右心衰竭。根据 OCT 形态学特征，将血管病变分为隔膜型、薄壁多孔型、厚壁多孔型和单孔型，大部分隔膜型和薄壁多孔型可被轻易扩张，实现靶病变远端与近端压力比值 >0.8；然而，带状病变通常由厚壁多孔和单孔病变组成，不易达到上述目标，基于 OCT 的形态学分类有助于识别对 BPA 具有良好治疗反应的病变，从而指导安全有效的 BPA 手术。

（五）BPA 并发症

BPA 并发症一般包括再灌注性肺水肿和肺血管损伤。

国外研究显示 mPAP 和 PVR 越高，复张性肺水肿（reexpansion pulmonary edema，RPE）发生率越高，也有研究显示 RPE 与术中肺动脉血流分级改善有关，采用改良小球囊 BPA 技术可减少 RPE 发生率。术中或术后患者发生气促、咳粉红色或淡黄色泡沫痰，心电监护出现血氧饱和度下降，治疗部位新出现湿啰音提示可能发生 RPE。可予吸氧，静脉注射利尿剂对症治疗，血氧饱和度下降明显可应用无创呼吸机辅助通气治疗，如果病情加重建议及时气管插管行有创呼吸机辅助通气，必要时采用 ECMO 救治。

BPA 相关肺血管损伤包括导丝和球囊损伤，操作时选择头端较软导丝、合理选择球囊大小以及提高手术操作技巧可降低 BPA 相关肺血管损伤的发生率，血管的病变类型也与手术成功率和并发症相关，环状狭窄、网状病变和次全闭塞成功率和安全性较高，而完全闭塞病变和扭曲病变成功率低，并发症发生率较高。术中新发咳嗽、心率突然增加 >20 次 /min、

肺动脉压增高 >10% 或突发血氧饱和度下降 >5%，即使未出现咯血，提示可能已经出现 BPA 相关肺血管损伤，需要暂停 BPA 操作密切观察，等待咯血停止后，可继续治疗其他血管。如果咯血明显，可采用球囊导管封堵血管近端 10~15 分钟止血，必要时可采用明胶海绵栓塞出血部位。

（六）中国医学科学院阜外医院肺血管病中心经验

中国医学科学院阜外医院肺血管病中心，自 2018 年 5 月至 2020 年 8 月，对 120 例 CTEPH 患者行 287 例次 BPA，围术期未发生再灌注肺水肿，无气管插管和机械通气，无围术期死亡。自限性咯血发生率 6.7%。对于 BPA 疗效，我们总结了前期 101 例次 BPA，平均扩张（4.3 ± 1.8）根肺段血管、（5.5 ± 2.0）根段或亚段血管，单次 BPA 的 6MWD 从（380.5 ± 104.0）m 显著增加至（414.1 ± 86.0）m（*P*<0.001），提示患者运动耐力得到提高。导管血流动力学参数如肺动脉收缩压［（89.9 ± 22.7）mmHg *vs*.（82.5 ± 23.3）mmHg，*P*<0.001］、肺动脉舒张压［（30.7 ± 7.9）mmHg *vs*.（27.7 ± 7.5）mmHg，*P*<0.001］和 mPAP［（49.7 ± 11.8）mmHg *vs*.（44.7 ± 10.9）mmHg，*P*<0.001］均显著降低。多次 BPA 治疗的患者初次 BPA 术前和第二次 BPA 术前的右心导管参数，发现单次 BPA 可明显改善 mPAP［（53.1 ± 13.4）mmHg *vs*.（47.4 ± 10.8）mmHg，*P*<0.001］、PVR［（854.34 ± 381.39）dyn·s/cm^5 *vs*.（672.90 ± 271.22）dyn·s/cm^5，*P*=0.001］和心指数［（3.13 ± 0.80）L/（min·m^2）*vs*.（3.52 ± 1.03）L/（min·m^2），*P*=0.015］等血流动力学指标。显示了 BPA 良好的安全性和有效性，而且手术相关费用平均只有（18 496.48 ± 3 901.04）元。我们的治疗体会是：术前心力衰竭的综合治疗，改善患者的全身状况；术前、术中准确判断血管病变的类型，评估并发症风险；采用小球囊分次扩张技术等可以确保 BPA 的安全性和有效性（图 1）。

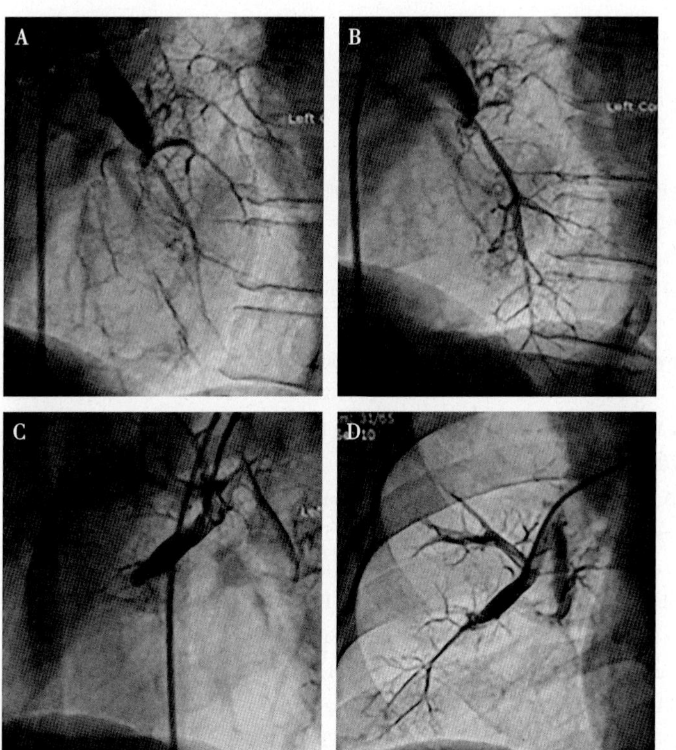

图 1　BPA 球囊扩张前和扩张后肺血管造影

A. 右下肺 A10 段扩张前造影；B. 右下肺 A10 段扩张后造影，远端血流恢复；C. 右下肺 A8 段扩张前造影；D. 右下肺 A8 段扩张后造影，远端血流恢复。BPA：球囊肺动脉成形术。

五、药物治疗

治疗 CTEPH 的合适药物有抗凝药、利尿药,心力衰竭或低氧血症的患者可进行氧疗。在成功实施了 PEA 或 BPA 术后,推荐终身口服维生素 K 拮抗剂类抗凝药。尚未有数据显示 NOACs 的有效性和安全性。

CTEPH 的微血管病变为使用动脉性肺动脉高压药物进行经验治疗提供了依据。根据现有研究,对不能手术的患者和 PEA 术后残余肺动脉高压的患者进行 CTEPH 靶向药物治疗是合理的。目前为止,利奥西呱(一种口服的可溶性鸟苷酸环化酶激动剂)是唯一获批治疗不能手术的 CTEPH 患者或术后存在残余肺动脉高压的患者。一项纳入 261 例不能手术的 CTEPH 患者或术后存在残余肺动脉高压的患者进行的前瞻性随机试验显示,利奥西呱显著提高 6MWD 和降低 PVR。一项纳入 157 例同类型患者的研究发现,内皮素受体拮抗剂波生坦在血流动力学显示了阳性结果,但对于改善活动耐力和主要观察终点并没有影响。对于不能手术的 CTEPH 患者,另一种内皮素受体拮抗剂马西替坦在临床Ⅱ期研究中显示,相比安慰剂,马西替坦显著改善 PVR 和 6MWD。目前利奥西呱已进入有效性和安全性验证试验:①对可行 PEA 患者作为一种桥接治疗;②与 BPA 手术进行对比。

总的来说,进行药物随机对照试验研究的 CTEPH 患者的临床恶化尚不清楚。而且没有具备手术指征同时合并禁忌证或拒绝手术治疗患者的药物治疗数据。推荐超说明书联合应用获批治疗动脉性肺动脉高压药物治疗存在严重血流动力学障碍的 CTEPH 患者,但到目前为止相关前瞻性数据仍然有限。

对于急性肺栓塞后存在明确的血栓后阻塞但右心导管证实静息状态没有肺动脉高压的有症状的 CTED 患者,不需要进行靶向药物治疗。

(赵智慧 柳志红)

参考文献

[1] GALIE N,HUMBERT M,VACHIERY J L,et al. 2015 ESC/ERS Guidelines for the diagnosis and treatment of pulmonary hypertension:The Joint Task Force for the Diagnosis and Treatment of Pulmonary Hypertension of the European Society of Cardiology (ESC) and the European Respiratory Society (ERS):Endorsed by:Association for European Paediatric and Congenital Cardiology (AEPC). International Society for Heart and Lung Transplantation (ISHLT)[J]. Eur Heart J,2016,37(1):67-119.

[2] LEWCZUK J,PISZKO P,JAGAS J,et al. Prognostic factors in medically treated patients with chronic pulmonary embolism[J]. Chest,2001,119(3):818-823.

[3] FEINSTEIN J A,GOLDHABER S Z,LOCK J E,et al. Balloon pulmonary angioplasty for treatment of chronic thromboembolic pulmonary hypertension [J]. Circulation,2001,103(1):10-13.

[4] MIZOGUCHI H,OGAWA A,MUNEMASA M,et al. Refined balloon pulmonary angioplasty for inoperable patients with chronic thromboembolic pulmonary hypertension [J]. Circ Cardiovasc Interv,2012,5(6):748-755.

[5] OH D K,SONG J M,PARK D W,et al. The effect of a multidisciplinary team on the implementation rates of major diagnostic and therapeutic procedures of chronic thromboembolic pulmonary hypertension [J]. Heart Lung,2019,48(1):28-33.

[6] MAHMUD E,MADANI M M,KIM N H,et al. Chronic thromboembolic pulmonary hypertension:evolving therapeutic approaches for operable and inoperable disease [J]. J Am Coll Cardiol,2018; 71(21):2468-2486.

[7] LANG I M,PESAVENTO R,BONDERMAN D,et al. Risk factors and basic mechanisms of chronic thromboembolic pulmonary hypertension:a current understanding [J]. Eur Respir J,2013,41(2):462-468.

[8] OGAWA A,SATOH T,FUKUDA T,et al. Balloon pulmonary angioplasty for chronic thromboembolic pulmonary

hypertension: results of a multicenter registry [J]. Circ Cardiovasc Qual Outcomes, 2017, 10(11): e004029.

[9] KAWAKAMI T, OGAWA A, MIYAJI K, et al. Novel angiographic classification of each vascular lesion in chronic thromboembolic pulmonary hypertension based on selective angiogram and results of balloon pulmonary angioplasty [J]. Circ Cardiovasc Interv, 2016, 9(10): e003318.

[10] TANABE N, KAWAKAMI T, SATOH T, et al. Balloon pulmonary angioplasty for chronic thromboembolic pulmonary hypertension: a systematic review [J]. Respir Investig, 2018, 56(4): 332-341.

[11] JIN Q, LUO Q, YANG T, et al. Improved hemodynamics and cardiopulmonary function in patients with inoperable chronic thromboembolic pulmonary hypertension after balloon pulmonary angioplasty [J]. Respir Res, 2019, 20(1): 250.

[12] 赵智慧, 罗勤, 柳志红, 等. 慢性血栓栓塞性肺动脉高压患者行球囊肺动脉成形术运动心肺功能的变化[J]. 中国分子心脏病杂志, 2019, 19(6): 3137-3139.

[13] 赵智慧, 王勇, 罗勤, 等. 球囊肺动脉成形术治疗慢性血栓栓塞性肺动脉高压的安全性和有效性分析[J]. 中国循环杂志, 2019, 34(6): 563-567.

[14] 柳志红. 慢性血栓栓塞性肺动脉高压的处理[J]. 中国循环杂志, 2011, 26(4): 243-244.

新医保政策下肺动脉高压靶向药物的治疗策略

肺动脉高压是指肺动脉压力超过一定界值的一种血流动力学异常状态,可导致右心负荷增加,右心功能不全,从而引起一系列临床表现。其血流动力学诊断标准为:在海平面,静息状态下,经右心导管测定肺动脉平均压(mean pulmonary artery pressure,mPAP)≥25mmHg。应强调的是,肺动脉高压是一种血流动力学异常状态,其本身并非一种独立的疾病,而是包括多种临床情况,既可来源于肺血管自身的病变,也可继发于其他心、肺或系统性疾病等。1998 年世界卫生组织(WHO)在法国 Evian 召开的第二届肺动脉高压国际研讨会上,首次制定了肺动脉高压临床分类标准,此后不断进行修订,2018 年第六届肺动脉高压国际大会将其仍分为五大类,其中第二大类(左心疾病相关性肺动脉高压)和第三大类(缺氧相关性肺动脉高压)是最常见的肺动脉高压,第一大类动脉性肺动脉高压(pulmonary arterial hypertension,PAH)虽然比较少见,但被认为是恶性进展性疾病,晚期患者预后极差。不同类型的肺动脉高压治疗策略并不相同,PAH 能从靶向药物治疗明确获益。因此,如何确定 PAH 非常重要。

《2015 ESC/ERS 肺动脉高压诊断和治疗指南》给出的 PAH 的定义:PAH 是一组具有毛细血管前肺动脉高压(pulmonary hypertension,PH)血流动力学特点的 PH 患者,除 mPAP≥25mmHg 外,要求肺动脉楔压(PAWP)≤15mmHg,肺血管阻力(PVR)>3WU,同时要求排除其他原因所致的毛细血管前性 PH(如肺病、慢性血栓栓塞性肺动脉高压和其他罕见病所致)。在 1995 年之前,没有针对肺动脉高压治疗的有效药物,主要应用钙离子拮抗剂。患者的预后差,生存率低,平均生存时间仅为 2.8 年。1995 年美国食品药品监督管理局(FDA)批准了静脉用依前列醇的使用,标志着肺动脉高压的靶向药物治疗时代的开启。2002 年 FDA 批准了第一个口服靶向药物——波生坦,开启了针对三大经典治病途径的靶向药物的新时代。使用靶向药物后,肺动脉高压患者的生存率和生存时间有了显著提高。2006 年,中国上市了伊洛前列素雾化溶液,从此,我国进入了肺动脉高压的靶向治疗时代。

目前肺动脉高压的靶向药物主要通过以下 3 条经典通路起作用:①一氧化氮(NO)通路,NO 是重要的血管扩张因子,增加并维持血管平滑肌细胞内环鸟苷酸(cGMP)浓度的能力。磷酸二酯酶Ⅴ型抑制剂(PDE5I),可以通过减少细胞内 cGMP 的降解,升高其浓度引起血管舒张。此外,PDE5I 还有抗增殖的作用。可溶性鸟苷酸环化酶(sGC)激动剂利奥西呱能增加 cGMP 的生成,通过 NO-cGMP 通路导致血管舒张,起到抗增殖和抗重构作用。②内皮素受体拮抗剂,可以通过抑制内皮素 -1 与肺血管平滑肌细胞中的内皮素受体 A 和 B 结合,扩张肺动脉和抗重构作用。③前列环素途径,人工合成的前列环素类似物可增加细胞内环腺苷酸(cAMP)浓度,扩张肺血管、抑制血小板聚集,逆转肺动脉重构。前列环素受体(IP 受体)激动剂,可以激动细胞 IP 受体,通过前列环素途径扩张肺血管和抗重构作用。

前瞻性注册登记研究显示,肺动脉高压在病程的晚期才得以诊断。WHO 各个功能分级阶段的未治疗的肺动脉高压患者的预后很差,诊断后中位生存时间不到 3 年。而处于不同

WHO FC 分级的患者生存时间不同。PAH 患者应尽早治疗，延缓疾病进展。PAH 的治疗绝非简单的处方靶向药物，而是一个包括 PAH 患者病情严重程度评估、急性肺血管反应性评价、一般措施、支持治疗、PAH 特异性治疗、疗效评价及介入和外科治疗的复杂过程。

对 PAH 患者准确的危险分层有助于监测疾病进展、指导用药，以及确定转诊和评估肺移植时机。目前，临床实践中使用最广泛的风险评估工具是 2015 ESC/ERS 肺动脉高压指南中风险评估表。由于临床上尚无任何单一指标能够提供全面的诊断和预后信息，因此，2015 年 ESC/ERS 肺动脉高压指南建议联合应用多项指标，依据估算的 1 年死亡风险将肺动脉高压患者进行危险分层，低危、中危、高危患者的死亡风险分别为 <5%、5%~10%、>10%。美国 REVEAL 队列研究通过对患者进行随访分析，计算得出 REVEAL 肺动脉高压风险评分。这一评分计算的风险分数范围从 0 分(最低风险)到 22 分(最高风险)，对于患者诊断后 1 年的生存率有较好的预测效果，而连续多次评价风险评分，也对患者的长期生存有预测作用。REVEAL 肺动脉高压风险评分包括病因、一般情况、心功能分级、生命体征、6 分钟步行距离、脑钠肽(BNP)水平、心包积液、肺功能、平均肺动脉压、肺血管阻力等方面的评价。

进行危险分层的意义最主要是依据患者基线病情严重程度、1 年的死亡风险以及治疗过程中每次随访所进行的连续风险评估更精准地制定治疗策略，使患者长期维持在低危状态。由于风险评估存在一定局限性，如数据来自回顾性和前瞻性观察登记研究；在所有已发布的注册研究中数据收集没有标准化；大量数据缺失，患者失访；其他重要的影响因素，如超声心动图等影像学检查和心肺运动试验数据没有系统地收集；中危患者是最大的群体。鉴于此，在法国尼斯举办的 2018 年第六届世界肺动脉高压大会上建议更新危险分层，在原基础上，根据基线和随访中得到的六参数提出了一种简化的四项六参数危险分层法，并给出了低危、中危、高危的定义。这种简化的危险分层的目的是将风险评估与治疗无缝链接。

根据近年新的循证医学证据，指南强烈推荐所有 PAH 患者都应在有经验的肺动脉高压诊疗中心，尽早明确诊断，并根据危险分层制定一套完整的治疗策略。对 WHO 功能Ⅱ~Ⅲ级患者，建议起始单药治疗或联合口服药物治疗，而越来越多的循证医学证据显示 PAH 初始治疗联合应用靶向药物较单药治疗更具优势。对高危患者，或病情恶化的功能Ⅲ级患者，或对治疗反应不佳的患者建议肠外给予前列环素类药物，若治疗效果不佳，可考虑序贯双联或三联治疗。目前，作为Ⅰ级推荐的序贯治疗方案有：西地那非加马替生坦、波生坦加利奥西呱片，内皮素受体阻滞剂或 PDE5I 加司来帕格、依前列醇加西地那非。

BREATHE-2 研究纳入 33 例接受依前列醇治疗的 PAH 患者，随机分配至波生坦或安慰剂组。依前列醇联合波生坦组较单用依前列醇组相比，改善了血流动力学参数、提高了运动能力，且改善了功能分级。2015 年发表的 AMBITION 研究入选年龄 18~75 岁，体重至少 40kg，WHO 功能Ⅱ或Ⅲ级，WHO 分类中第一大类的 PAH 患者。其中第一大类包括特发性肺动脉高压、可遗传性肺动脉高压，结缔组织病相关性肺动脉高压、药物或毒物相关性肺动脉高压、人类免疫缺陷病毒(HIV)感染相关性肺动脉高压(病情稳定)，或先天性心脏缺陷矫正术后肺动脉高压。结果显示，初始联合治疗组(安立生坦 10mg/d+ 他达拉非 40mg/d)与单药治疗组(安立生坦 10mg/d 或他达拉非 40mg/d)相比较，首次发生全因死亡或因 PAH 病情恶化或未达到长期治疗目标而住院事件发生率明显下降。在治疗 24 周时，初始联合治疗可更大幅度降低氨基末端脑钠肽前体(NT-proBNP)水平，更多提升 6 分钟步行距离以及更多患者获得满意治疗反应。在安全性方面，初始联合治疗组不良事件发生率高于单药治疗组，外周水肿、头痛、鼻塞和贫血等不良反应可被绝大多数患者耐受。另有前瞻性研究纳入 19 例特发性或遗传性PAH患者接受初始三联治疗(依前列醇、波生坦和西地那非),平均随访3年。4个月随访肺血管阻力下降67%,17例患者功能分级改善为Ⅰ或Ⅱ级,3年无移植生存率为94%。这些研究显示PAH患者尽早接受联合治疗可更多获益,为早期强化PAH药物治疗策略提供了强有力的循证医学证据。

鉴于此,2018世界肺动脉高压大会建议对急性血管反应试验阴性的中危、低危患者给予初始口服联合治疗(内皮素受体拮抗剂+PDE5I)。而初始口服联合治疗的疗效与安全性之比尚不清楚的某些特殊情况的PAH患者建议起始单药治疗。起始单药治疗的适宜患者包括:①特发性肺动脉高压、遗传性肺动脉高压、疾病相关性肺动脉高压患者,若急性肺血管反应试验阳性,应接受最大耐受剂量的钙拮抗剂治疗,使患者临床症状、运动耐量、肺动脉压(PAP)和肺血管阻力(PVR)达到并维持在接近正常;②长期接受单药治疗(>5~10年),症状稳定处于低危状态的患者;③年龄>75岁,存在射血分数保留心力衰竭的多个危险因素(高血压、糖尿病、冠心病、心房颤动、肥胖);④怀疑或者高度可能是肺静脉闭塞症/肺毛细血管瘤(PVOD/PCH)的患者;⑤HIV或门脉高压或者未矫正的先天性心脏病相关肺动脉高压(由于上述患者未被纳入起始联合的随机对照试验);⑥轻症PAH患者(即WHO功能Ⅰ级、PVR<4WU、mPAP<30mmHg、超声心动图示右心室功能正常);⑦联合治疗无法获得或有禁忌者(如严重肝脏疾病)。

国内关于PAH的治疗起步晚,靶向药物进入中国以前,PAH患者生存率低,自2006年波生坦和吸入用伊洛前列素进入中国以后,患者生活质量及生存率虽有改善,但由于药物价格昂贵,大部分患者并不能接受药物联合治疗。那时波生坦2.2万元/月,吸入用伊洛前列素5万~10万/月,西地那非在国内尚无适应证,PAH患者单药治疗费用至少3 000元/月,对我国发展中国家患者家庭来说是一个沉重的负担。PAH的治疗必须考虑有效性、安全性、依从性、疾病负担和卫生经济学。2018年国家关爱罕见病,将罕见病相关治疗药物纳入了医保。PAH靶向药物进入国家医保目录,包括波生坦32mg/片限3~12岁患者,125mg/片限WHO FC为Ⅱ~Ⅳ级的PAH(WHO第1组)患者。12 552元/年和35 616元/年。利奥西呱,限以下情况方可支付:①术后持续性或复发性CTEPH或不能手术的CTEPH,且WHO FC为Ⅱ~Ⅲ级的患者;②PAH且WHO FC为Ⅱ~Ⅲ级患者的二线用药。20 520~27 360元/年。马西滕坦:限WHO FC为Ⅱ~Ⅲ级的PAH(WHO第1组)患者。49 680元/年。司来帕格:限WHO FC为Ⅱ~Ⅲ级的PAH(WHO第1组)患者。172 904元/年。2019年12月第二轮带量采购,安立生坦和他达拉非被纳入,价格分别为229元/月和84.8元/盒。靶向药物价格大幅度下降和纳入医保,既往单药治疗的费用远可满足联合治疗,使得国内PAH患者联合用药能广为接受。新医保政策下,低中危PAH患者可以起始ERA联合NO通路靶向药物,也可以起始或序贯联合司莱帕格,高危患者仍建议应用静脉应用曲前列尼尔。

总之,PAH患者必须尽早接受靶向药物治疗,无特殊情况的中低危PAH患者早期口服联合治疗预后更佳;重症患者单纯口服药物联合治疗通常不足以将患者改善至低危状态,早期静脉给予前列环素类似物能使患者尽快稳定、达标,通过采取积极的综合措施使其长期维持在低危状态,改善预后。“稳定在中危”的患者死亡风险高,因此,稳定不代表好,除非稳定在低危状态。对于顽固性右心衰药物治疗无效的重症患者或经过优化的药物治疗长期处于中危的患者应考虑肺移植。

(罗勤 柳志红)

先天性心脏病相关性肺动脉高压诊治策略

先天性心脏病(congenital heart disease,CHD)相关性肺动脉高压(pulmonary arterial hypertension,PAH)是常见的肺动脉高压类型,约占儿童肺动脉高压的50%,成人肺动脉高压的11%。在我国,先天性心脏病相关性肺动脉高压(CHD-PAH)是最常见的肺动脉高压,占所有动脉性肺动脉高压的40%以上。在先天性心脏病中,5%~28%的患者可合并肺动脉高压,这是由于心脏大血管结构异常,导致肺血管持续处于高流量和高压力状态,肺小动脉局部切应力增高,管壁异常生长、重建,而发展为肺血管疾病(pulmonary vascular disease,PVD)。

一、先天性心脏病相关性肺动脉高压

先天性心脏病畸形种类众多,其导致肺动脉高压的过程和机制复杂,根据心脏畸形发生的部位不同和血流动力学作用的不同,可能涉及多种肺动脉高压类型,也可复合存在多种病变类型(表1)。

表1 常见的可能引起肺动脉高压的先天性心脏病类型

先天性心脏病畸形分类	具体原因
常见左向右分流型先天性心脏病	非限制性分流的房间隔缺损、室间隔缺损、动脉导管未闭,房室间隔缺损,共同动脉干,无回流梗阻的肺静脉异位回流,不合并肺动脉狭窄的右心室双出口等
左心系统疾病	肺静脉狭窄、三房心、梗阻型肺静脉异位回流、二尖瓣狭窄、主动脉瓣狭窄、主动脉缩窄等
复杂先天性心脏病(涉及多种致病因素或机制)	一侧肺动脉起源异常或缺如、肺动脉闭锁合并粗大体肺侧支供血、单心室循环(包括不合并肺动脉狭窄的单心室生理和合并肺血管疾病的Fontan循环)、弯刀综合征

左向右分流型先天性心脏病是导致肺动脉高压最常见的先天性心脏病类型。其发病原因通常是由于心脏间隔或动脉间隔大型缺损,而体循环系统与肺循环系统的压力阶差导致该部位出现异常分流(左向右分流),引起肺循环内血流量增加、压力升高,导致肺血管疾病。此种肺动脉高压系毛细血管前型肺动脉高压的一种,血流动力学诊断标准与其他类型动脉性肺动脉高压相同。根据患者临床表现和治疗策略的不同,临床分为艾森曼格综合征(ES)、左向右分流型先天性心脏病相关性肺动脉高压、肺动脉高压合并小缺损和先天性心脏病术后肺动脉高压四大类(表2)。

在先天性心脏病患者自然病史中,随着肺血管疾病持续进展,肺动脉压力可达到或超过主动脉压力水平,此时心脏畸形缺损部位出现双向或逆向(右向左)分流,患者临床上出现发绀,即艾森曼格综合征。艾森曼格综合征患者存在的缺氧、发绀,可引起活动耐量下降、活动后气促、晕厥、咯血、继发性红细胞增多、外周血管栓塞、肺栓塞、脑血管意外以及肾功能不全、肝胆系统功能失调、感染等并发症,并出现右心功能不全、心力衰竭。艾森曼格综合征是

表 2 先天性心脏病相关性肺动脉高压临床分类

临床分类	疾病特点
艾森曼格综合征	因肺血管阻力增加引起的肺动脉压力在主动脉压力水平，并出现缺损水平双向分流或逆向(右向左)分流的肺动脉高压状态；患者临床表现明显发绀，可合并高血红蛋白血症以及多脏器损伤，肺血管阻力大于10WU
左向右分流型先天性心脏病相关性肺动脉高压	包括可手术或不可手术的中等至大型缺损导致的肺血管阻力；轻度升高的肺动脉高压状态
肺动脉高压合并小缺损	肺动脉高压程度与心脏缺损大小或心脏畸形的自然病程不符；部分患者存在肺动脉高压相关基因突变
先天性心脏病术后肺动脉高压	心脏畸形矫治手术时患者已存在严重肺血管疾病；心脏畸形矫治手术后肺血管疾病持续进展；患者表现为不同程度的肺动脉高压

先天性心脏病肺动脉高压最严重的阶段。

先天性心脏病发生肺血管疾病的严重程度以及是否早期发展为艾森曼格综合征，取决于畸形分流水平以及复杂程度、多发畸形复合程度、缺损大小(即分流量多少)，以及缺氧、肺血管发育不良等因素。通常情况下，三尖瓣后水平非限制性分流以及复杂或多发心脏畸形可在婴幼儿早期出现肺血管疾病，而三尖瓣前水平分流如房间隔缺损则多在成年后才发展至艾森曼格综合征。

左向右分流型先天性心脏病相关性肺动脉高压包括中等至大型缺损所致的肺血管阻力轻度至中度升高的肺动脉高压状态，其中大部分可通过手术得到满意矫治，预后较高。另外，需要注意的是少部分先天性心脏病患者中可能合并存在特发性肺动脉高压，或者存在肺动脉高压相关基因突变，这将进一步加重肺动脉高压程度。在临床上，若发现肺动脉高压程度与心脏缺损大小或心脏畸形的自然病程不符，需注意可能是肺动脉高压偶然合并先天性心脏病的情况。这部分患者从临床上看似乎是特发性肺动脉高压正好合并先天性心脏病小缺损，但心脏畸形对肺动脉高压发生、发展的贡献，以及其具体产生机制尚不清楚。最后一类术后肺动脉高压是指先天性心脏病患者，虽然经过手术根治，但术后仍残存不同程度肺动脉高压，表现为持续性或间断肺动脉高压状态，病理生理学状态类似特发性肺动脉高压。

二、先天性心脏病相关性肺动脉高压的诊断与评估

(一) 先天性心脏病的诊断

超声心动图检查可对常见的先天性心脏畸形做出正确的诊断，大部分心脏畸形均可以通过胎儿期的筛查以及生后的检查早期发现。复杂型先天性心脏病通常还需要 CT 血管造影或心导管造影进一步明确。

(二) 肺动脉高压的评估

非限制性左向右分流型先天性心脏病患者若错过最佳手术时机，可能出现不同程度的肺血管疾病。对已经存在的肺血管疾病进行准确、可靠的评估，以便区分可手术的动力型肺动脉高压和不可手术的阻力型肺动脉高压患者(表 3)。通常我们可通过年龄、病史及体征，包括心脏杂音程度、肺动脉瓣区第二心音程度、杵状指(趾)等做出初步判断，一些无创性检查比如 X 线胸片、经皮血氧饱和度(或动脉血气分析)、心电图、超声心动图、血液学化验检查

等可以从各个角度给我们提供信息间接反映肺血管病变情况。当以上检查不足以评估肺动脉高压严重情况时，需要进行右心导管检查。右心导管检查是诊断肺动脉高压的金标准，辅以急性血管反应试验可用于了解肺血管反应性，协助判断肺血管病变严重程度，同时行肺动脉造影了解肺血管树的形态，而且造影所见与肺活检病理学改变有较高的相关性。

表3　肺动脉高压严重程度评估

临床特征	倾向于动力型肺动脉高压	倾向于阻力型肺动脉高压
年龄	婴幼儿	大龄儿童或成人
病史或临床症状	生长发育受限，反复呼吸道感染	活动后发绀，合并唐氏综合征等染色体疾病
体征	无发绀，心脏杂音响亮	发绀，心脏杂音减弱或消失，肺动脉瓣区第二心音亢进，杵状指/趾
动脉血氧饱和度	动脉血气中血氧饱和度或经皮血氧饱和度正常	动脉血气中血氧饱和度或经皮血氧饱和度低于95%
胸部X线片	肺血增多，左心增大为主	肺动脉段突出明显，外周肺血管影稀疏，截断现象，右心增大
超声心动图	缺损部位左向右分流，左心室扩大	缺损部位双向分流或右向左分流，右心增大/室间隔偏移，左心室内径正常或缩小
右心导管	Qp/Qs大于2，Rp/Rs小于1/3，基础状态或急性血管反应试验肺血管阻力指数小于4WU·m^2	Qp/Qs小于1.5，Rp/Rs大于2/3，肺血管阻力明显升高，急性血管反应试验肺血管阻力下降不明显
肺动脉造影	肺动脉轻度扩张	主肺动脉及主要分支扩张扭曲；远端肺小动脉闭塞，毛细血管充盈差，对比剂通过肺循环时间延长

注：Qp/Qs：肺循环与体循环血流量比值；Rp/Rs：肺循环与体循环阻力比值。

（三）右心功能的评估

右心功能是影响肺动脉高压预后的重要因素，肺动脉高压患者一旦出现右心功能不全，则提示病情恶化，存在致命危险。超声心动图和心脏磁共振检查是应用最广泛的评估右心功能的指标。超声心动图是右心评价的主要手段，操作简便，可重复，常用于病情评估与随访过程。常见的测量指标包括右心房面积、右心室面积、三尖瓣环收缩期位移（TAPSE）、右心室Tei指数、右室面积变化分数，此外，三尖瓣反流的程度、是否存在心包积液、下腔静脉塌陷率、上腔静脉血流速度模式、左室偏心指数、右室充盈压也是判断右心功能的重要指标。心脏磁共振检查是比超声心动图更适合用于右心及相关结构的影像学检查手段，它可以提供三维数据和影像重建，可较准确地获得右室射血分数、右室每搏输出量、右室重量、右室容积，为判断右心功能提供重要数据。

三、先天性心脏病相关性肺动脉高压的治疗策略

（一）手术治疗

1. 先天性心脏病根治手术　可导致肺动脉高压的先天性心脏病患者均需在出生后早期、发生肺血管疾病前进行心脏畸形矫治，阻断肺动脉高压的进展。这也是唯一可达到根治效果的治疗措施。因此，对于有潜在肺血管疾病危险的先天性心脏病均应尽早手术治疗。

所有可疑先天性心脏病的患者均应到专业治疗先天性心脏病的医院就诊，大部分先天性心脏病需要早期手术治疗，仅极少数简单型先天性心脏病可以自愈或不需要治疗，所以，我们不推荐由非心脏专科医生对先天性心脏病患者做出推迟治疗或长期随访的建议。

若患者在较大年龄才确定先天性心脏病相关性肺动脉高压的诊断，则需要完善相关检查，判断肺血管疾病严重程度，对尚无或仅有轻微肺血管疾病的患者及时手术。心导管检查是肺动脉高压诊断的金标准，也可对肺血管阻力进行定量评估。《2015 年欧洲心脏病学会肺动脉高压诊断和治疗指南》确定的手术标准为肺血管阻力小于 2.3WU，肺血管阻力指数小于 4WU·m^2。对于肺血管阻力在 2.3~4.6WU，肺血管阻力指数 4~8WU·m^2 被认为是“灰色地带”，即临界状态患者，需要结合所能获得的临床资料综合分析，个体化判断术后肺动脉高压改变是否可逆。若肺血管阻力大于 4.6WU，肺血管阻力指数大于 8WU·m^2 则认为不能手术矫治。存在严重肺血管疾病的艾森曼格综合征患者为心脏畸形矫治手术的禁忌。此类患者若盲目修补心脏缺损，可导致术后肺动脉高压状态，患者存在肺动脉高压危象及急性右心衰竭的危险。术后肺动脉高压患者远期预后也要比保持缺损开放的艾森曼格综合征患者差。

2. **其他手术方式**　对于一些特定类型的先天性心脏病需先行姑息手术，待病情稳定后再行根治手术，包括肺动脉环缩术。对于一些大型心脏间隔缺损或复杂先天性心脏病相关性肺动脉高压，往往在婴儿早期即出现肺动脉高压严重状态，根治手术风险大。如共同动脉干患者在婴儿早期可能出现肺循环过度充血状态，需先行肺动脉环缩术以减少肺血流量，待病情稳定后行根治术。例如无肺动脉瓣狭窄的单心室，在新生儿期或婴儿早期需行肺动脉环缩术使肺血流量以及肺动脉压力降至可接受范围，避免发生肺血管疾病，为后期的单心室矫治手术创造条件。

另外，先天性心脏病术后肺动脉高压的严重患者，必要的减症治疗可能是有益的，包括房间隔开窗术、Potts 造口术。对于药物治疗无效的、心功能持续恶化并反复晕厥的重度肺动脉高压患者行此类手术可缓解右心压力，短期获益。

对于先天性心脏病合并严重肺血管疾病的患者，心肺联合移植或心脏修补联合肺移植是目前唯一的根治方法，但手术时机和手术适应证的选择需慎重，一般仅限于终末期肺血管疾病患者。

(二) 药物治疗

随着肺动脉高压靶向药物的应用，包括艾森曼格综合征在内的先天性心脏病相关性肺动脉高压患者的活动能力和预后得到明显改善。BREATH-5 研究证实艾森曼格综合征患者口服波生坦可改善活动能力，另外有大量临床研究表明内皮素受体拮抗剂（波生坦、安立生坦、马西腾坦）、磷酸二酯酶Ⅴ型抑制剂（西地那非、他达拉非）和前列环素类似物（伊洛前列素、贝前列素钠片、曲前列尼尔）以及前列环素受体激动剂（司来帕格）等肺动脉高压靶向药物在患者中的安全性和有效性。

无论急性血管反应试验阳性与否，都不建议用钙通道拮抗剂。尚未有证据表明艾森曼格综合征患者对口服 β 受体阻滞剂和血管紧张素转化酶抑制剂（ACEI）类药物获益，而且由于其对体循环血压的影响，并不推荐在肺动脉高压患者中应用。

对于非限制性左向右分流型先天性心脏病的小婴儿，肺动脉高压主要是由于异常增多肺血流量所致，他们的肺血管阻力往往正常，并没有明显肺血管疾病。所以在一些注册研究中，这些患者也被纳入一过性肺动脉高压，不能算是严格意义上的动脉性肺动脉高压。针对他们的治疗首选外科手术矫治畸形，对于暂时不能行根治手术者，需要进行姑息性肺动脉环缩术降低肺动脉压力、保护肺血管床,并不建议对此类患者积极应用肺动脉高压靶向药物。

目前,绝大部分的肺动脉高压靶向药物仅限用于动脉性肺动脉高压,若患者合并存在左心系统疾病相关肺动脉高压,往往禁用靶向药物,而涉及多种发病机制的复杂先天性心脏病合并肺动脉高压患者是否可应用靶向药物,目前尚缺乏有力证据支持。

肺动脉高压药物治疗的进展带来了新的挑战,以往我们认为因严重的肺血管疾病而失去手术机会的患者可否在药物治疗后,再接受手术治疗,适应证又该如何选择,近年来,有人提出药物 - 手术 - 药物治疗方案。对于肺血管疾病尚不是很严重,临床上以左向右分流为主,且药物治疗效果好的临界患者,手术将阻止肺血管疾病的进一步进展,加以手术后继续接受有效药物治疗,是否可以获得比艾森曼格综合征更好的生活质量和生存率,目前相关经验及研究报道非常有限,尚有待长期随访的证据。

综上,先天性心脏病相关性肺动脉高压是我国最常见的肺动脉高压类型,关键在于早诊断、早治疗,避免出现肺血管疾病。相信随着医疗水平的不断提高、医疗保障体系的建立以及肺动脉高压诊治技术的进步,先天性心脏病相关性肺动脉高压患者将迎来更加美好的明天。

(李强强 顾虹)

参考文献

[1] HAWORTH S G,HISLOP A A. Treatment and survival in children with pulmonary arterial hypertension:the UK Pulmonary Hypertension Service for Children 2001-2006 [J]. Heart,2009,95(4):312-317.

[2] MARELLI A J,MACKIE A S,IONESCU-ITTU R,et al. Congenital heart disease in the general population:changing prevalence and age distribution [J]. Circulation,2007,115(2):163-172.

[3] GALIÈ N,HUMBERT M,VACHIERY J L,et al. 2015 ESC/ERS Guidelines for the diagnosis and treatment of pulmonary hypertension:The Joint Task Force for the Diagnosis and Treatment of Pulmonary Hypertension of the European Society of Cardiology (ESC) and the European Respiratory Society (ERS):Endorsed by:Association for European Paediatric and Congenital Cardiology (AEPC),International Society for Heart and Lung Transplantation (ISHLT)[J]. Eur Heart J,2016,37(1):67-119.

[4] DILLER G P,GATZOULIS M A. Pulmonary vascular disease in adults with congenital heart disease [J]. Circulation,2007,115(8):1039-1050.

[5] GORENFLO M,GU H,XU Z M. Peri-operative pulmonary hypertension in paediatric patients:current strategies in children with congenital heart disease [J]. Cardiology,2010,116(1):10-17.

[6] Wood P. The Eisenmenger syndrome or pulmonary hypertension with reversed central shunt [J]. Br Med J,1958,2(5099):755-762.

[7] BALZER D T,KORT H W,DAY R W,et al. Inhaled nitric oxide as a preoperative test (INOP Test Ⅰ):the INOP Test Study Group [J]. Circulation,2002,106(12 Suppl 1):176-181.

[8] BEGHETTI M,GALIÈ N,BONNET D. Can "inoperable" congenital heart defects become operable in patients with pulmonary arterial hypertension? Dream or reality? [J]. Congenit Heart Dis,2012,7(1):3-11.

[9] D'ALTO M,ROMEO E,ARGIENTO P,et al. Hemodynamics of patients developing pulmonary arterial hypertension after shunt closure [J]. Int J Cardiol,2013,168(4):3797-3801.

[10] KEMPNY A,HJORTSHØJ C S,GU H,et al. Predictors of death in contemporary adult patients with eisenmenger syndrome:A multicenter study [J]. Circulation,2017,135(15):1432.

[11] DILLER G P,KEMPNY A,INUZUKA R,et al. Survival prospects of treatment naïve patients with Eisenmenger:a systematic review of the literature and report of own experience [J]. Heart,2014,100(17):1366-1372.

[12] DIMOPOULOS K,INUZUKA R,GOLETTO S,et al. Improved survival among patients with Eisenmenger syndrome receiving

advanced therapy for pulmonary arterial hypertension [J]. Circulation, 2010, 121 (1): 20-25.

[13] BARST R J, IVY D D, FOREMAN A J, et al. Four- and seven-year outcomes of patients with congenital heart disease-associated pulmonary arterial hypertension (from the REVEAL Registry) [J]. Am J Cardiol, 2014, 113 (1): 147-155.

[14] RIMENSBERGER P C, SPAHR-SCHOPFER I, BERNER M, et al. Inhaled nitric oxide versus aerosolized iloprost in secondary pulmonary hypertension in children with congenital heart disease: vasodilator capacity and cellular mechanisms [J]. Circulation, 2001, 103 (4): 544-548.

[15] YAO A. "Treat-and-Repair" Strategy for atrial septal defect and associated pulmonary arterial hypertension [J]. Circ J, 2016, 80 (1): 69-71.

[16] SKORO-SAJER N, GERGES C, BALINT O H, et al. Subcutaneous treprostinil in congenital heart disease-related pulmonary arterial hypertension [J]. Heart, 2018, 104 (14): 1195-1199.

[17] KONSTAM M A, KIERNAN M S, BERNSTEIN D, et al. Evaluation and management of right-sided heart failure: a scientific statement from the American Heart Association [J]. Circulation, 2018, 137 (20): e578-e622.

[18] BERGER R M. Possibilities and impossibilities in the evaluation of pulmonary vascular disease in congenital heart defects [J]. Eur Heart J, 2000, 21 (1): 17-27.

[19] BOGAARD H J, ABE K, VONK NOORDEGRAAF A, et al. The right ventricle under pressure: cellular and molecular mechanisms of right-heart failure in pulmonary hypertension [J]. Chest, 2009, 135 (3): 794-804.

左心疾病相关性肺动脉高压靶向药物的评价

左心疾病是临床非常常见的一大类心血管疾病，绝大多数左心疾病终末期都会出现肺高血压和右心衰竭，左心疾病相关性肺高压(pulmonary hypertension due to left heart diseases，LHD-PH)是肺高血压(pulmonary hypertension，PH)临床分类中第Ⅱ类，相关的病理、诊断和治疗有别于肺动脉高压(pulmonary arterial hypertension，PAH)。

据2013年第五次世界肺高压大会指南和2018年《中国肺动脉高压诊断和治疗指南》建议，静息状态下，右心导管检查(right heart catheterization，RHC)测得平均肺动脉压(mean pulmonary artery pressure，mPAP)≥25mmHg即为PH，若同时肺动脉楔压(PAWP)≤15mmHg，肺血管阻力(pulmonary vascular resistance，PVR)>3WU则为PAH；若mPAP≥25mmHg的同时PAWP>15mmHg则为LHD-PH，或称毛细血管后肺高血压(post-capillary pulmonary hypertension，PCPH)。其中，以肺动脉舒张压差(diastolic pressure difference，DPD=dPAP-PAWP)<7mmHg和/或PVR≤3WU为单纯型毛细血管后肺高血压(isolated post-capillary PH，Ipc-PH)；而DPD≥7mmHg和/或PVR>3WU为混合型毛细血管前后肺高血压(combined post-capillary and pre-capillary PH，Cpc-PH)。

所有左心疾病都可能引起LHD-PH，包括：①左室收缩功能障碍，即射血分数(EF)降低的心力衰竭(heart failure with reduced left ventricle ejection fraction，HFrEF)，超声EF≤50%，如缺血性心肌病、扩张型心肌病等；②左室舒张功能障碍，又称射血分数保留的心力衰竭(heart failure with preserved left ventricle ejection fraction，HFpEF)，EF>50%，伴左心室肥厚、左心房扩大和/或舒张功能不全的超声心动图证据，常见高血压性心脏病、冠心病、肥厚型心肌病、限制型(浸润性)心肌病、心包疾病等；③各种瓣膜疾病，包括主动脉瓣狭窄、主动脉瓣反流、二尖瓣狭窄、二尖瓣反流以及瓣膜矫正后持续/残留功能障碍；④先天性/获得性左心流入道/流出道梗阻和先天性心肌病等。

左心疾病最先引起左室舒张末压和左房压力升高，增高的左房压力反向传导使肺静脉及肺动脉压力相继上升，肺毛细血管内水分外渗到肺泡间隔，引起肺间质水肿；如果肺静脉压升高超过25mmHg或升高速度过快，跨血管液体流量超过淋巴系统回流的最大代偿能力时，水肿液进入肺泡腔内，引发肺泡性肺水肿。早期的肺动脉压增高是压力的逆向传导，被动性的，此时肺动脉本身无器质性改变，表现为Ipc-PH，纠正左心疾病，肺动脉压力可恢复正常。持续的肺静脉压力增高，引起肺组织形态相应变化，如肺泡-毛细血管基底膜增厚，同时刺激肺牵张感受器引起肺血管收缩反射，以及肺动脉内皮功能紊乱，血管活性物质分泌失衡引起血管收缩和细胞异常增殖，导致肺静脉内膜纤维化、远端肺动脉中膜肥厚和内膜增生，肺间质纤维化，晚期的LHD-PH表现为肺静脉和肺动脉都受累的Cpc-PH。长期左心病变还可引起肺血流再分布，漏出液由于重力作用聚集于肺基底部，肺血液从下肺转移到上肺血管内，上叶肺血管扩张。长期左心病变导致的肺部病理改变，不能因左心衰竭的缓解而彻底纠正，相反，如果有导致肺血流增多的因素存在，肺部淤血性改变就会加重。

呼吸功能很容易受到肺静脉高压的影响，主要表现为肺通气、肺换气和肺弥散功能下降。通气功能障碍的主要原因是肺容量减少、肺顺应性降低和周围气道阻力增加等。肺容量减少是由于肺血管充血、肺泡水肿使肺泡含气量减少，肺总量下降，但残气量正常，因此肺活量下降；小气道周围组织充血水肿使肺泡间隔压力增加，负性牵引作用降低，小气道内径缩小，气道阻力增加。低氧血症则是因为肺泡 - 毛细血管气血屏障增厚、肺内局部通气 / 血流比例失调、肺间质水肿等导致肺弥散功能降低而引起。

由于 PH 的诊断依据不统一、数据来源不一致、研究人群不均一等原因，LHD-PH 的患病率为 25%~100%。左心疾病一旦合并 PH，生存率较无 PH 患者显著下降，无论是收缩性心力衰竭（以下简称心衰）还是舒张性心衰，PAP 升高和右心室功能紊乱是左心衰患者预后很重要的决定因素。Grigioni 等随访 196 例 NYHA 分级Ⅲ~Ⅳ慢性心衰患者 3 年，合并 PH 患者的生存率显著低于不合并 PH 的患者［(33 ± 7) % *vs.* (72 ± 4) % ］。GHIO 等随访 377 例中重度 HF 患者（EF<35%）17 个月后行 RHC，发现心衰并发 PH 和右心衰的患者预后更差、生存率更低。

LHD-PH 的临床表现，是在原发疾病的临床表现基础上，出现肺静脉高压症状，取决于肺静脉压力升高的速度、程度，进展迅速者表现为急性肺水肿，进展缓慢者多表现为间质性肺水肿。临床由轻及重可见劳力性呼吸困难、静息状态下呼吸困难、夜间阵发性呼吸困难和端坐呼吸，甚至心源性哮喘。LHD-PH 所致呼吸困难多由于左心功能不全肺淤血所致，与第Ⅰ类 PAH 所致呼吸困难有所不同。前者由于卧位时回心血量增多致肺淤血加重常表现为端坐呼吸；后者肺血管阻力高，肺血少，表现为劳累后气促，平卧或休息可改善，较少不能平卧者，除非在 PAH 终末期极度增大的右心压迫左心，使左心舒张受限也会产生平卧位呼吸困难。LHD-PH 晚期，随着肺动脉压力增高，右心射血量的下降，左心功能不全的肺淤血症状会有所减轻，同时患者出现外周淤血的临床表现，如肝大、下肢水肿、腹水等。

LHD-PH 患者的体征个体间差异较大，可因原发基础疾病、肺静脉高压等程度的不同而不同，常见的有：①发绀和呼吸急促，提示肺内气体交换严重下降或心输出量严重减少；②颈静脉怒张、搏动性肝大、腹水及外周水肿等；③胸骨左缘抬举性搏动，心脏浊音界向两侧扩大，由于增大的右心室造成；④肺动脉收缩早期射血喀喇音，肺动脉瓣区第二心音增强，由于 PAP 升高肺动脉瓣开放突然受阻和肺动脉瓣关闭力量增强所致；⑤胸骨左缘下部闻及肺动脉瓣反流舒张期杂音、三尖瓣反流的全收缩期杂音，吸气时增强，严重患者可出现室性奔马律(S_3)或房性奔马律(S_4)，以及提示右室充盈压升高的明显颈静脉“a”波；⑥肺部呼吸音改变，出现肺部湿啰音、爆破音或呼吸音减低，提示肺充血、纤维化或渗出性等改变。PH-LHDs 患者肺部呼吸音有别于第一大类 PAH，后者因肺血流减少而较少有肺部湿啰音，除非晚期或合并肺部感染。此外，若闻及干湿啰音、哮鸣音、辅助呼吸肌用力或呼气延长等则提示存在肺实质或气道病变。

LHD-PH 的诊断有赖于左心疾病临床病史、心电图、心脏彩超等检查来综合判断，RHC 血流动力学检查是确诊依据。如果有以下病史则应怀疑 LHD-PH：年龄 >65 岁、高血压、脉压增加、肥胖或代谢综合征、冠心病、糖尿病和心房颤动等。LHD-PH 与一般 PAH 不同且重要的症状是端坐呼吸和夜间阵发性呼吸困难。心电图出现心肌缺血、心肌梗死、心律失常、左心室肥厚伴劳损、左心房增大的患者，提示有左心基础疾病。胸部 X 线片或 CT 显示心影扩大，肺门血管影增粗、加深，不同程度肺淤血肺征如“马赛克”样图像伴弥散磨玻璃阴影，叶间裂增厚，肺血管重新分配、Kerley B 线和心包积液等倾向于 LHD-PH。

超声心动图是最主要的 PH 筛查手段，也可用于 LHD-PH 的早期筛查，超声心动图测得肺动脉收缩压(sPAP)>40mmHg 或 mPAP>25mmHg,同时检测左心舒张功能障碍和 / 或收缩功能障碍和 / 或瓣膜器质性病变,则要高度怀疑 LHD-PH。多普勒超声心动图示二尖瓣舒张期血流 E<A 或 E>2A,或 e'<9cm/s,E/e'>15 者提示舒张功能障碍;左室射血分数(LVEF)<50%,或左室节段性活动异常提示收缩功能减退;左房(LA)/ 左室(LV)增大(LA>40mm,LV>56mm)、左室壁增厚(>11mm)、二尖瓣 / 主动脉瓣狭窄和 / 或关闭不全,均提示存在左心病变。

PH 诊断的"金标准"是 RHC,LHD-PH 的确诊和分型也有赖于 RHC 血流动力学检查。如上所述,静息时测得 mPAP≥25mmHg,PAWP>15mmHg 为 LHD-PH,其中 DPD<7mmHg 和 / 或 PVR≤3WU 者为 Ipc-PH,DPD≥7mmHg 和 / 或 PVR>3WU 者为 Cpc-PH。

当前 LHD-PH 的治疗原则是对原发左心疾病的最优化管理,通过降低左心室或左心房充盈压来降低 PAP。药物治疗包括利尿剂、硝酸酯类、血管紧张素转化酶抑制剂(angiotensin converting enzyme inhibitor,ACEI)、血管紧缩素受体阻滞剂(angiotensin receptor blockers,ARB)、β 受体阻滞剂等,介入治疗包括经皮冠状动脉介入治疗(percutaneous coronary intervention,PCI)、左室辅助装置植入、瓣膜手术、心脏再同步治疗(cardiac resynchronization therapy,CRT),以及疾病终末期心脏移植或心肺移植。抗心衰药物在 LHD-PH 患者中并无明确禁忌。目前没有直接证据支持 LHD-PH 患者应接受 PAH 靶向药物治疗。

关于靶向药物对 LHD-PH 的治疗,历史上尝试过多个临床研究。早在 1997 年 Califf 等(FIRST 研究)应用依前列醇治疗严重 HFrEF 患者(EF<25%,*n*=471),最终因依前列醇组患者出现死亡和心衰加重倾向而提前终止。2002 年 Kalra 等执行的 ENABLE 多中心随机对照研究,该研究对 1 613 例晚期 HFrEF 患者(EF<35%)进行高剂量波生坦治疗,而后因试验组有水钠潴留增加、心衰恶化趋势而告终。Redfield 等报道 HFpEF 患者(*n*=216)口服西地那非(20mg,每日 3 次,12 周后改 60mg,每日 3 次,持续 12 周)治疗 24 周后的主要终点(VO_2 峰)与对照组相比无差异,相关继发终点也没有差异,包括预后指标。但 Guazzi 等报道 HFpEF 患者(*n*=44)口服西地那非(50mg,每日 3 次)6 个月后可改善运动耐力和血流动力学,且疗效维持长达 1 年,这是唯一显示磷酸二酯酶Ⅴ型抑制剂(phosphodiesterase type 5 inhibitor,PDE5I)对 LHD-PH 有效的安慰剂对照试验,但因为是单中心研究且剂量比常规剂量高,其临床疗效仍有待进一步多中心研究证实。一项应用利奥西呱(riociguat)的多中心对照研究指出在可接受剂量范围内(0.5mg、1mg、2mg,每日 3 次),LHD-PH 患者接受利奥西呱治疗 16 周后初级终点(mPAP)与对照组相比无差异。

上述靶向药物对 LHD-PH 的临床试验存在以下特点:①对 HFrEF 和 HFpEF、Ipc-PH 和 Cpc-PH 无明确分层分组;②对患者未进行血容量管理或最优化的左心疾病治疗;③没有纳入瓣膜性心脏病患者;④试验的结果或阴性,或有待于进一步考证,或由于高死亡率或副作用增加而提前终止。

2016—2018 年上海交通大学医学院附属仁济医院心内科和上海市浦东新区周浦医院心内科联合开展了 Rho 激酶抑制剂伐舒地尔对伴 HFpEF 的 LHD-PH 患者的治疗研究,显示反应性左心病变肺高压(相当于 Cpc-PH)较被动性左心病变肺高压(相当于 Ipc-PH)对 Rho 激酶抑制剂有明显的疗效反应(74% *vs.* 47%),显示肺血管扩张药物对 Cpc-PH 的治疗有效,但靶向药物及长期疗效仍有待考证。

虽然不少学者认为 Cpc-PH 与 PAH 存在相似的血流动力学、相似的病理生理改变且 Cpc-PH 对靶向治疗部分有效,据此提出靶向药物可以治疗 Cpc-PH,但事与愿违。正如前述，左心衰导致肺重量、密度增加，主要为肺纤维化和肺淤血，而非主要是肺动脉高压改变，LHD-PH 重点是在左心衰上，不应该舍弃左心系统疾病而去治疗肺高压，即便抗心衰治疗使 PAWP 降至正常，但左心的基础疾病仍潜在存在，左心衰引起的肺部病理改变很难彻底消退，在肺动脉扩张药物的应用下肺淤血仍有可能卷土重来。

总之，对于 LHD-PH，纠正左心衰竭是根本，肺动脉高压靶向药物不建议使用，相关副作用会适得其反。对于已行最优化的左心疾病治疗后仍残存右心衰竭症状者(瓣膜疾病除外)，可以在严密监测下试用靶向药物，或纳入对 HFrEF 和 HFpEF、Ipc-PH 和 Cpc-PH 分层分组设计的随机对照临床研究。

(沈节艳)

轻中度肺动脉高压的诊断处理思路

肺动脉高压(pulmonary hypertension,PH)是指由多种异源性疾病和不同发病机制造成的肺血管结构或功能改变,引起肺动脉压力升高的临床病理生理综合征,继而发展成右心衰竭甚至死亡,临床上分为五大类,包括动脉性肺动脉高压(pulmonary arterial hypertension,PAH)、左心疾病所致PH、呼吸系统疾病和/或缺氧所致PH、肺动脉阻塞所致PH以及未知因素和/或多因素所致PH。目前国内外指南中推荐的PH血流动力学诊断标准是指海平面状态下,静息时右心导管检查(right heart catheterization,RHC)测定的肺动脉平均压(mean pulmonary arterial pressure,mPAP)≥25mmHg,而PAH是指mPAP≥25mmHg、肺动脉楔压(pulmonary arterial wedge pressure,PAWP)≤15mmHg和肺血管阻力(pulmonary vascular resistance,PVR)>3WU(240dyn·s·cm^{-5})。

肺动脉高压性疾病临床上较为常见,由于其病因涉及多个学科,其诊断、评估和治疗往往较为复杂,需要肺动脉高压专科医师的参与,而目前我国肺动脉高压的专科医师奇缺,容易造成肺动脉高压的诊断和治疗不规范。本文以一个病例为切入点,详细阐述临床医师面对一个可疑肺动脉高压,特别是超声心动图估测肺动脉压力为轻中度的肺动脉高压时,如何理清诊断思路,最后做出正确的诊断。

患者男性,44岁,间断胸闷2年,休息或者活动均有症状,无晕厥、咯血和水肿。外院超声心动图估测肺动脉收缩压为40mmHg,未发现先天性心脏病、瓣膜病和心肌疾病,诊断肺动脉高压。既往史和家族史无特殊。中国医学科学院阜外医院超声心动图报告:各房室内径正常,三尖瓣少量反流,估测肺动脉收缩压43mmHg。其余未见异常。体格检查:血压120/70mmHg,心率80次/min,肺动脉瓣区第二心音(P_2)不亢进,呼吸音清晰,肝脾不大,下肢不肿。心电图:窦性心律,完全右束支传达阻滞。胸片:基本正常。

这个病例院外和本院超声心动图估测的肺动脉收缩压均在40mmHg左右,应该怀疑存在肺动脉高压,但临床表现、体格检查、心电图和X线胸片并没有肺动脉高压的证据,那就有必要弄清楚患者是在肺动脉高压疾病的早期,还是根本就不存在肺动脉高压,而只是超声心动图测量的肺动脉收缩压数值有误。这种病例临床实践特别是门诊中不少见。

一、正确理解超声心动图评估肺动脉压力的价值及局限性

不像测量体动脉血压那样直接、简单、方便,由于肺脏位于胸腔,无创方法无法直接测量肺动脉压力,目前超声心动图是首选的无创估测肺动脉压力的手段,1984年Yock和Popp首先报道了超声心动图估测肺动脉收缩压的方法,通过测量三尖瓣反流峰值速度,采用简易Bernoulli方程($4V^2$)计算得到的右心房与右心室之间压差,加上估测的右心房压力,最后得出右心室的收缩压,在右室流出道和肺动脉瓣膜无狭窄的前提下,右室收缩压可以视作为肺动脉收缩压。这种方法简单、方便、无创,但与RHC测定的肺动脉压力相比,其准确性欠佳。研究表明,如果以超声心动图估测的肺动脉收缩压达到30mmHg定义为肺动脉高压,45%~72%患者的实际肺动脉压力(即RHC测值)尚低于30mmHg,表明相当大一部分患者

肺动脉压力被高估，属于假阳性。如果以超声心动图估算的肺动脉收缩压达到 36~41mmHg 诊断肺动脉高压，假阳性率（与 RHC 测量值对比）可下降到 29%。超声心动图可能低估了严重肺动脉高压患者的肺动脉收缩压，而往往高估肺动脉压力正常人群的肺动脉收缩压。超声心动图检查结果还需要密切结合其他检查结果如心电图、胸片及临床体征等，不能盲目相信超声心动图的测量结果。导致超声心动图测量肺动脉压力不准确的原因较多，主要包括未能获得最佳观测三尖瓣反流最大喷射速率的切面、超声切面图像影像质量减弱、影响三尖瓣反流最大喷射速率的准确性、通过下腔静脉内径和呼气末坍塌程度估算右房压可能不够准确、操作者本身经验和不同操作者之间也存在一定差异等。

二、超声心动图诊断肺动脉高压的标准

鉴于临床上通过超声心动图测量肺动脉压力存在一定的误差，在 2009 年欧洲心脏病学会肺动脉高压诊疗指南中，提出了超声心动图诊断肺动脉高压的标准，首先将所有患者右心房压力设定为 5mmHg，再根据连续多普勒三尖瓣反流法测定的肺动脉收缩压判断为 3 种结果。

1. **肺动脉高压低度可能性** 三尖瓣反流峰值速度≤2.8m/s，即估测肺动脉收缩压≤36mmHg，不存在其他支持肺动脉高压的超声心动图征象。

2. **肺动脉高压中度可能性** 包含 2 种情况：①三尖瓣反流峰值速度≤2.8m/s，即估算肺动脉收缩压≤36mmHg，但存在其他支持肺动脉高压的超声心动图征象；②三尖瓣反流峰值速度介于 2.8~3.4m/s，即估测肺动脉收缩压介于 36~50mmHg，没有其他支持肺动脉高压的超声心动图征象。

3. **肺动脉高压高度可能性** 包含 2 种情况：①三尖瓣反流峰值速度介于 2.8~3.4m/s，即估测肺动脉收缩压介于 36~50mmHg，存在其他支持肺动脉高压的超声心动图征象；②三尖瓣反流峰值速度 >3.4m/s，即估测肺动脉收缩压 >50mmHg，无论是否存在其他支持肺动脉高压的超声心动图征象（表 1，表 2）。

表 1 超声心动图评估肺动脉高压（PH）诊断可能性分级

三尖瓣反流峰值速率	其他 PH 超心动图声表现	PH 可能性分级
≤2.8m/s 或不可测量	无	低度
≤2.8m/s 或不可测量	有	中度
2.9~3.4m/s	无	
2.9~3.4m/s	有	高度
>3.4m/s	不需要	

表 2 支持肺动脉高压诊断的超声心动图征象

心室	肺动脉	下腔静脉和右心房
右心室与左心室基底部直径比值大于 1.0	右心室流出道加速时间小于 105ms 和 / 或收缩中期凹陷	下腔静脉直径大于 21mm，吸气塌陷率下降（深吸气时小于 50%，平静呼吸时小于 20%）
室间隔反向运动（左心室离心指数大于 1.1）	舒张早期肺动脉反流速度 >2.2m/s	收缩末期右心房面积大于 $18cm^2$
	肺动脉直径 >25mm	

回到上述病例，我院超声心动图估测的肺动脉收缩压为 43mmHg，但不存在其他支持肺动脉高压的超声心动图征象，因此该病例属于肺动脉高压中度可能。针对这种病例，必须进行 RHC 确认是否存在肺动脉高压，只有肺动脉高压诊断明确了，方可进行下一步的病因筛查和制定相应的治疗策略，避免没有经过 RHC 确诊便诊断肺动脉高压，并给以靶向药物治疗的错误做法。该病例进行了 RHC，测定肺动脉收缩压 29mmHg，舒张压 10mmHg，平均压 18mmHg，因此该患者不是肺动脉高压。

三、如何理解临界性肺动脉高压

早在 1961 年，世界卫生组织（World Health Organization，WHO）肺源性心脏病专家委员会的报告中提出静息平卧状态下正常人 mPAP 低于 15mmHg，几乎不会超过 20mmHg，而且这个数值不受年龄影响。2009 年 Kovacs 等对来源于 13 个国家的 47 项研究进行荟萃分析，总共 1 187 例正常人的有心导管检查数据分析显示，静息时 mPAP 为（14.0 ± 3.3）mmHg，该数值不受性别和种族影响，仅仅受年龄和体位的轻微影响，按照均值加上两倍的标准差，基于这个研究将 mPAP 的正常上限定为 20mmHg 更为客观、合理。

第四届（2008 年）、第五届（2013 年）世界肺动脉高压大会（World Symposium on Pulmonary Hypertension，WSPH）曾提出过临界性 PH（borderline PH）的概念，建议将正常肺动脉压定义为 mPAP<21mmHg，mPAP 在 21~24mmHg 定义为临界 PH，mPAP≥25mmHg 定义为 PH。当时由于缺乏针对 mPAP 在 21~24mmHg 的患者流行病学、诊断、治疗、转归和预后的相关研究数据，会议决定不采纳临界 PH 的概念，但建议对 mPAP 在 21~24mmHg 的结缔组织病患者、特发性或遗传性 PAH 家族成员密切随访，警惕发生 PH。

近年来，不少学者针对 mPAP 在 21~24mmHg 的患者进行过一些研究，这些研究结果促使在 2018 年第六届 WSPH 上专家组对临界 PH 再次进行讨论，最后建议将 PH 的血流动力学定义由 mPAP≥25mmHg 修改为 mPAP>20mmHg，由于这个新修改的 PH 诊断标准只是以会议公报形式发表，并且存在争议，因此能否被今后的欧美指南接受尚不清楚。

在此，笔者根据自己的临床经验，谈谈针对 mPAP 在 21~24mmHg 的患者的处理策略。

1. PH 是我国较为常见的疾病，对于可疑 PH 患者，首先是通过超声心动图初步筛查，必要时必须进行 RHC 确诊，对于 RHC 测定的 mPAP 在 21~24mmHg 的患者，应该仔细查找其病因，特别要筛查是否存在血栓性疾病、结缔组织病或先天性心脏病等，一旦发现病因，往往提示疾病早期，只要纠正病因即可达到治愈 PH 的目的。

2. 对于存在左心疾病或肺部疾病患者，如果 mPAP 在 21~24mmHg，要警惕基础疾病的进展。

3. 对于存在 PH 或年轻人猝死家族史的患者，如果 mPAP 在 21~24mmHg，应该对患者进行 PH 相关基因检测，并密切随访。

4. 对于没有任何其他异常，仅是 mPAP 在 21~24mmHg 的人群，建议每年进行一次超声心动图检查。

5. 倡导建立 mPAP 在 21~24mmHg 的人群数据库，开展多中心临床研究，探讨我国这个人群的临床特征、血流动力学和自然病程和预后等。

四、筛查肺动脉高压病因

肺动脉高压的病因多种多样，且涉及多个学科，极易误诊和漏诊。临床医师既要遵循指南又要结合临床进行全面的病因筛查，并不断地总结临床经验，逐步提高肺动脉高压的诊断

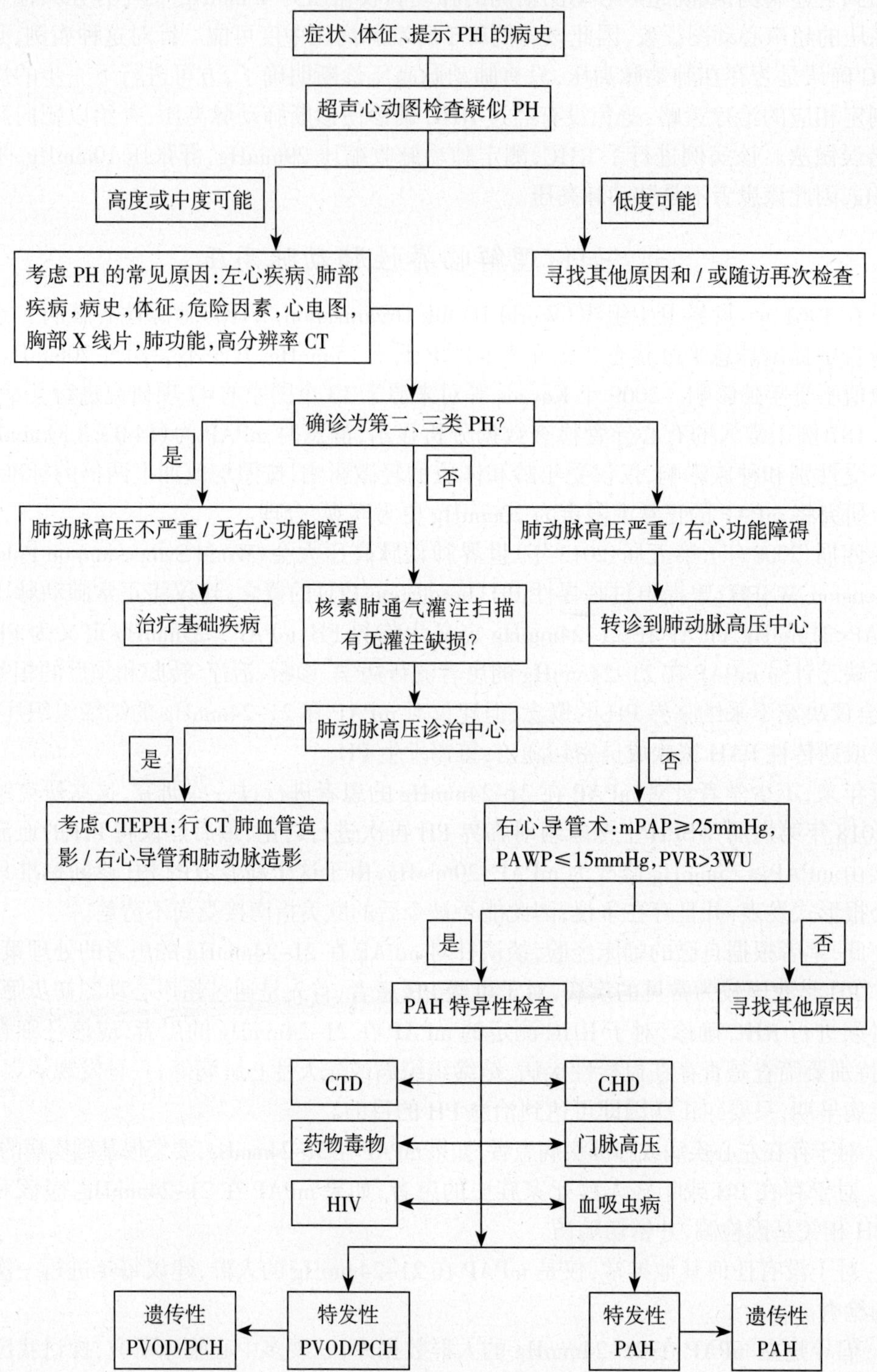

图 1 肺动脉高压的诊断流程

CHD:先天性心脏病;CTD:结缔组织病;CTEPH:慢性血栓栓塞性肺动脉高压;HIV:人类免疫缺陷病毒;mPAP:肺动脉平均压;PAH:动脉性肺动脉高压;PAWP:肺动脉楔压;PH:肺动脉高压;PVOD/PCH:肺静脉闭塞病/肺毛细血管瘤病;PVR:肺血管阻力。

水平，要避免不经过认真筛查肺动脉高压病因就草率诊断特发性肺动脉高压的做法。图1是肺动脉高压病因筛查流程图，特别是对于轻中度肺动脉高压，一旦找到病因，或许治好病因就可以很好地逆转肺动脉高压。

五、动脉性肺动脉高压的病情评估与危险分层

PAH治疗前进行危险分层评估病情严重程度，有助于制定个体化起始治疗方案，随访中进行危险分层旨在评估治疗效果和调整治疗方案。自从30余年前美国国立卫生研究院第一个特发性动脉性肺动脉高压（IPAH）注册登记研究表发布以来，针对PAH危险分层和预后评估进行过一些相关研究，但这些研究表明尚无单个指标能准确判断患者病情、评估预后和充当治疗目标，需要综合多个临床指标（包括临床、WHO功能分级、生物学标志物、超声心动图和血流动力学等）进行评估，根据这些指标建立了危险分层模型或评分量表，但这些模型或评分量表包含指标众多，有些检查指标（如心肺运动试验）不是所有医院都能做，或是随访中不常规复查的指标（如血流动力学指标），不便于临床医师的操作实施。2018年Dardi等以2015年ESC/ERS PH指南中的PAH危险分层量表为基础，提出了简化版的危险分层量表（表3）。

表3 动脉性肺动脉高压（PAH）危险分层

预后指标	低危	中危	高危
WHO功能分级	Ⅰ级、Ⅱ级	Ⅲ级	Ⅳ级
6分钟步行距离/m	>440	165~440	<165
BNP/（$ng·L^{-1}$）	<50	50~300	>300
NT-proBNP/（$ng·L^{-1}$）	<300	300~1 400	>1 400
右心房压力/mmHg	<8	8~14	>14
心脏指数/（$L·min^{-1}·m^{-2}$）	≥2.5	2.0~2.4	<2.0
混合静脉血氧饱和度	≥65%	60%~65%	<60%
危险分层标准	至少有3个低危指标，且无高危指标	不符合低危或高危的标准	至少有2个高危指标，包括心脏指数或混合静脉血氧饱和度

注：BNP：脑钠肽；NT-proBNP：氨基末端脑钠肽前体。

简化版危险分层量表根据PAH患者1年预期死亡率将患者分为低危、中危或高危。低危患者1年预期死亡率<5%，中危为5%~10%，高危>10%，其危险分层主要包括WHO功能分级、6分钟步行距离、生物学标志物、右房压以及混合静脉血氧饱和度（mixed venous oxygen saturation，SvO_2）4个方面指标，具有至少3个低风险指标且无高风险指标定义为低危状态，具有至少2项高危指标，其中包括心指数（cardiac index，CI）或SvO_2定义为高危状态，不符合低危和高危者都属于中危状态。简化版的危险分层通过对低、中、高风险进行详细的定义，使危险分层更加明确，便于临床应用。

六、肺动脉高压的治疗

不同类型肺动脉高压治疗策略不一样，因此在制定治疗策略特别是应用靶向药物之前应该明确肺动脉高压的病因。遵循肺动脉高压的一般治疗原则，治疗基础病因，改善心力衰竭，吸氧，抗凝等，目前只有第一类肺动脉高压（PAH）和第四类肺动脉高压（CTEPH）适用于

肺动脉高压的靶向药物，左心疾病和肺部疾病相关性肺动脉高压暂无靶向药物适应证。肺动脉高压的严重程度与肺动脉压力的高度并无密切相关，对于第一类肺动脉高压（PAH）按照危险分层来判断病情的严重程度，并制定相应的治疗策略。

（熊长明）

参考文献

[1] GALIE N,HUMBERT M,VACHIERY J L,et al. 2015 ESC/ERS Guidelines for the diagnosis and treatment of pulmonary hypertension:The Joint Task Force for the Diagnosis and Treatment of Pulmonary Hypertension of the European Society of Cardiology(ESC) and the European Respiratory Society(ERS):Endorsed by:Association for European Paediatric and Congenital Cardiology(AEPC),International Society for Heart and Lung Transplantation(ISHLT)[J]. Eur Heart J,2016,37(1):67-119.

[2] YOCK P G,POPP R L.Noninvasive estimation of right ventrieular systolic pressure by Doppler uhrasound in patients with tricuspid regurgitation [J].Circulation,1984,70(4):657-662.

[3] FISHER M R,FORFIA P R,CHAMERA E,et a1.Accuracy of Doppler echocardiography in the hemodynamic assessment of pulmonary hypertension [J].Am J Respir Crit Care Med,2009,179(7):615-621.

[4] 李越.肺动脉压力的超声心动图评估[J].中华医学超声杂志:电子版,2012,9(2):1-5.

[5] GALIÈ N,HOEPER M M,HUMBERT M,et a1.Guidelines for the diagnosis and treatment of pulmonary hypertension:the Task Force for the Diagnosis and Treatment of Pulmonary Hypertension of the European Society of Cardiology(ESC) and the European Respiratory Society(ERS),endorsed by the International Society of Heart and Lung Transplantation(ISHLT)[J]. Eur Heart J,2009,30(20):2493-2537.

[6] Chronic cor pulmonale. Report of an expert committee [J]. World Health Organ Tech Rep Ser,1961,213:35.

[7] KOVACS G,BERGHOLD A,SCHEIDL S,et al. Pulmonary arterial pressure during rest and exercise in healthy subjects:a systematic review [J]. Eur Respir J,2009,34(4):888-894.

[8] HOEPER M M,BOGAARD H J,CONDLIFFE R,et al. Definitions and diagnosis of pulmonary hypertension [J]. J Am Coll Cardiol,2013,62(25 Suppl):D42-D50.

[9] SIMONNEAU G,MONTANI D,CELERMAJER D S,et al. Haemodynamic definitions and updated clinical classification of pulmonary hypertension [J]. Eur Respir J,2019,53(1):1801913.

[10] 熊长明,翟振国,王辰.修改肺动脉高压诊断标准带来的争议及其影响[J].中华医学杂志,2020,100(22):1684-1687.

[11] D'ALONZO G E,BARST R J,AYRES S M,et al. Survival in patients with primary pulmonary hypertension. Results from a national prospective registry [J]. Ann Intern Med,1991,115(5):343-349.

[12] BENZA R L,GOMBERG-MAITLAND M,MILLER D P,et al. The REVEAL registry risk score calculator in patients newly diagnosed with pulmonary arterial hypertension [J]. Chest,2012,141(2):354-362.

[13] KYLHAMMAR D,KJELLSTRÖM B,HJALMARSSON C,et al. A comprehensive risk stratification at early follow-up determines prognosis in pulmonary arterial hypertension [J]. Eur Heart J,2018,39(47):4175-4181.

[14] HOEPER M M,KRAMER T,PAN Z,et al. Mortality in pulmonary arterial hypertension:prediction by the 2015 European pulmonary hypertension guidelines risk stratification model [J]. Eur Respir J,2017,50(2):1700740.

[15] NICKEL N,GOLPON H,GREER M,et al. The prognostic impact of follow-up assessments in patients with idiopathic pulmonary arterial hypertension [J]. Eur Respir J,2012,39(3):589-596.

[16] GALIÈ N, CHANNICK R N, FRANTZ R P,et al. Risk stratification and medical therapy of pulmonary arterial hypertension [J].Eur Respir J,2019,53(1):1801889.

[17] 熊长明.应正确认识靶向治疗药物在肺动脉高压治疗中的地位[J].中华医学杂志,2012,92(22):1515-1516.

肺动脉瓣狭窄也会发生肺动脉高压？抽丝剥茧，找出幕后真凶

一、病史摘要

患者男性，40 岁，出租车司机。

主诉：活动后气促 3 年余。

现病史：3 年前患者开始出现活动后气促，活动耐量下降，日常活动即可引起症状，伴干咳，无痰，无下肢水肿，无夜间阵发性呼吸困难，无端坐呼吸，无咯血，无晕厥，反复在多家医院就诊，诊断为“支气管哮喘、肺动脉瓣狭窄”，予“沙美特罗替卡松粉吸入剂、硫酸沙丁胺醇吸入气雾剂”等药物治疗，无明显好转，为进一步手术治疗来我院。发病以来精神、食欲无异常，近期大小便正常，体重无明显变化。既往史无特殊。

体格检查：杵状指、趾（图 1，彩图见二维码 68）。胸骨左缘第二肋间闻及 3/6 级收缩期喷射样杂音，向肺野传导。下肢不肿。

辅助检查：我院门诊心脏超声提示先天性心脏病，肺动脉瓣中度狭窄，肺动脉呈狭窄后扩张，左房、右房、右室扩大，主动脉瓣轻度反流，二尖瓣中度反流，三尖瓣微量反流，卵圆孔未闭。心电图：窦性心律，不完全性右束支传导阻滞。胸部 CT：左肺上叶尖后段陈旧性结核灶可能，左肺上叶舌段及右肺下叶外侧段轻度炎症，肺动脉主干增粗。外周动脉血氧饱和度 89%。

初步诊断：先天性心脏病，肺动脉瓣中度狭窄，左房、右房、右室扩大，心功能Ⅱ级。

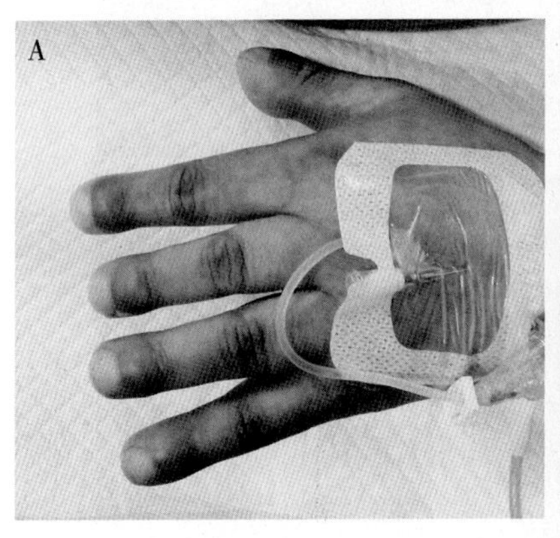

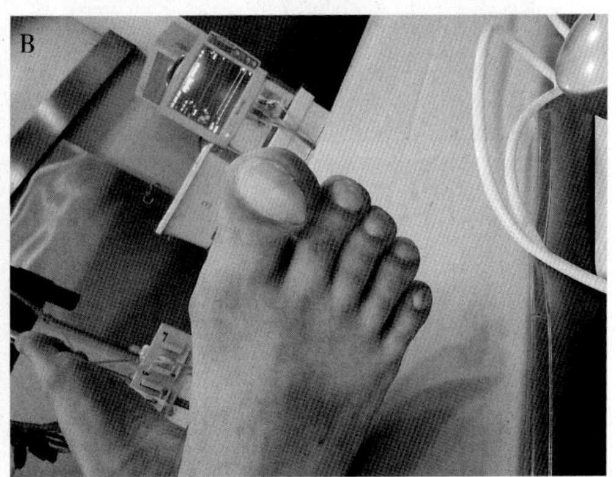

图 1 杵状指（趾）

A. 杵状指；B. 杵状趾。

二、诊疗经过与诊治思路

入院常规术前准备后行肺动脉瓣狭窄球囊成形术。穿刺右侧股静脉，送入猪尾导管造影见肺动脉瓣增厚，“喷射征”不明显，主肺动脉扩张。再送入右心导管测压，右心室压力84/13/40mmHg，肺动脉压力43/25/32mmHg。跨肺动脉瓣收缩压差41mmHg，有肺动脉瓣狭窄球囊成形术适应证，但患者肺动脉压力异常增高，引起了我们的警惕。压力重新校准后复测无误，故暂停进行肺动脉瓣狭窄球囊成形术，转而寻找肺动脉压力增高原因。

继续测压，左肺动脉62/23/37mmHg，肺动脉楔压21/8/15mmHg，右心房16/3/9mmHg，上腔静脉13/4/8mmHg，反复尝试未能将导管送入右肺动脉测压。送入猪尾导管至肺动脉造影，显示双侧肺血管床均分布良好，无明显狭窄及充盈缺损，血流速度基本正常。另外，在送入导丝进入上腔静脉时，意外进入左肺野，手推对比剂提示系肺血管床，血流向上腔静脉方向回流，抽血行血气分析提示氧饱和度98%，提示肺静脉可能，故高度怀疑患者合并肺静脉畸形引流，可能与患者肺动脉压力增高有关。遂终止手术，拟行心脏及胸部大血管CT造影及经食管超声心动图明确有无合并其他先天性畸形，并进一步寻找其他导致肺动脉压力增高的原因。

术后心脏及胸部大血管CT血管成像（CTA）提示：①永存左上腔静脉，左上肺静脉引流入左侧上腔静脉，右侧上肺静脉引流入右侧上腔静脉，左右上腔静脉之间由头臂静脉相连，房间隔缺损，考虑部分型肺静脉异位引流（心上型）；②左侧永存上腔静脉与左肺动脉分界欠清，伪影所致可能（图2，彩图见二维码69）。

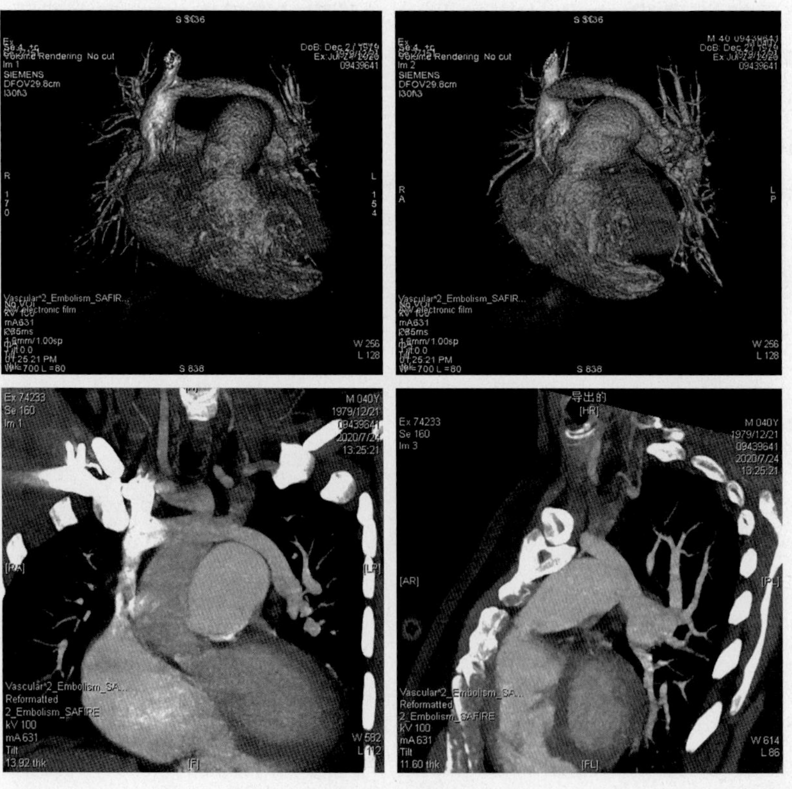

图2 心脏及胸部大血管CTA

术后复查经食管超声和经胸超声：房间隔中部可见回声中断，最大缺损范围约18.5mm（图3），缺损处可见双向分流，左房左侧可见左下肺静脉汇入，内径14.4mm，正常左上肺静脉入口处未见静脉汇入；左房右侧可见两支肺静脉汇入，右下肺静脉内径19.5mm，另一支内径8.3mm，考虑为右肺静脉分支可能；上腔静脉近心端可见2~3支静脉汇入，考虑为右上肺静脉异位引流入上腔静脉；胸骨上窝切面可见一上行血管，直径16.5mm，考虑为上垂直静脉，收纳左上肺静脉血流，再汇入左头臂静脉-上腔静脉。

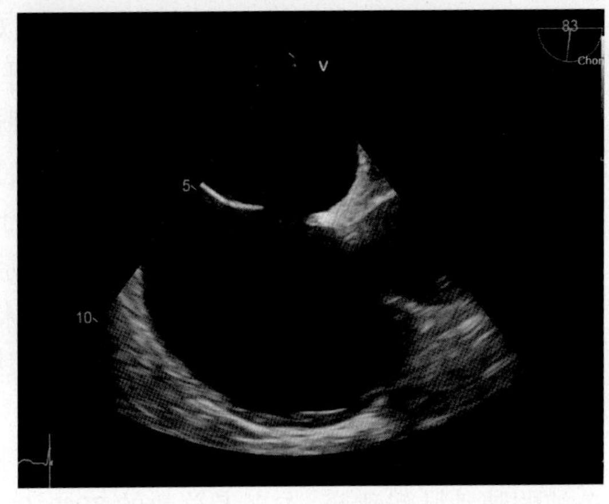

图3 房间隔缺损

综合术中发现、术后CT及超声检查所见，考虑诊断：先天性心脏病，肺动脉瓣狭窄，继发孔型房间隔缺损，部分型肺静脉异位引流（心上型），左房、右房、右室增大，心功能Ⅲ级。

遂转心外科手术，术中所见证实之前的推断，行肺静脉异位引流矫治术、房间隔缺损修补及肺动脉瓣交界切开术，术中所见肺动脉瓣仅为轻度狭窄。术后恢复良好，术后外周血氧饱和度恢复正常。

至此，患者的病理生理过程已基本明朗，至于低氧血症的原因，我们推测是由于：①多支肺静脉异位引流使右心系统血流量增加，同时合并肺动脉瓣狭窄使血流排出受阻，右心系统压力显著增加，部分右心系统的静脉血通过房间隔缺损进入左心房，造成体循环氧饱和度降低；②部分肺静脉与上腔静脉相连，存在静脉血倒流进入肺静脉可能性，肺动脉瓣狭窄导致右心血液进入肺动脉受阻时，腔静脉压力增高，随着呼吸运动引起的胸腔内压力变化，使上腔静脉血间断倒流进入肺静脉，混合后再汇入左心房引起低氧血症。

在此患者的超声检查过程中，遗漏了房间隔缺损和肺静脉异位引流，原因在于患者合并呼吸系统疾病，超声声窗受限，而房间隔缺损位置较偏，肺静脉异位引流又是比较少见的心上型，经胸超声心动图难以探及；肺静脉异位引流导致右心回流血量增加，右房压力增高，双房间压力阶差极小，血液双向分流，速度较慢，多普勒超声容易遗漏；加上之前患者曾检查诊断为肺动脉瓣狭窄，故检查过程中聚焦于肺动脉瓣狭窄，未再仔细扫查房间隔的连续性以及肺静脉引流入心房数目，“一叶障目而不见泰山”。

三、知识拓展

许多先天性心脏病患者常合并肺动脉高压，见于分流型先天性心脏病（包括体-肺分流和肺-体分流）。而无左向右分流的先天性心脏病患者，无肺血流量增多，不具备肺动脉高压的发生条件，故其疾病本身并不合并肺动脉高压。比如先天性肺动脉瓣狭窄的患者，由于肺动脉瓣瓣膜狭窄病变的存在，肺动脉压力常常减低。此例患者，初诊肺动脉瓣狭窄，正是由于心导管检查中，发现肺动脉压力不合常理地增高而引起警惕，进而经过经食管超声和CT血管造影以及术中探查得以确诊，并发现患者疾病的全貌。

《常见先天性心脏病介入治疗中国专家共识》中指出，经皮球囊肺动脉瓣成形术的适应证为：①典型肺动脉瓣狭窄，跨肺动脉瓣压差≥40mmHg；②对于青少年及成人患者，跨肺动脉瓣压差≥30mmHg,同时合并劳力性呼吸困难、心绞痛、晕厥或者晕厥先兆等症状。本例患者跨肺动脉瓣压差为41mmHg,合并劳力性呼吸困难的症状,符合经皮球囊肺动脉瓣成形术适应证,术前多家医院检查均明确诊断肺动脉瓣狭窄,遗漏其合并畸形,若术中未注意肺动脉压力情况,极易遗漏患者合并的其他疾病,影响治疗效果,也带来了医患纠纷的隐患。该患者术中证实肺动脉瓣仅为轻度狭窄,但由于合并房间隔缺损和肺静脉异位引流所致大量左向右分流,右心系统血流量显著增加,造成肺动脉瓣相对狭窄,由此肺动脉瓣在器质性狭窄的基础上合并相对性狭窄,右心室与肺动脉之间出现明显的压力阶差,造成心脏超声和右心导管测量的肺动脉瓣狭窄程度远远超出实际病变程度,如果据此进行肺动脉瓣球囊扩张术,术后跨肺动脉瓣压力阶差下降应不明显。

肺动脉瓣狭窄是比较常见的先天性心脏病,占患者总数的8%~10%,居第四位。多数是单纯的肺动脉瓣狭窄,占患者总数的70%~90%,以男性多见。部分患者可以合并房间隔缺损或者卵圆孔未闭。如果合并房间隔缺损,以肺动脉瓣狭窄的血流动力学改变为主导者,称为法洛三联症,而以房间隔缺损的改变为主导者,称为房间隔缺损合并肺动脉瓣狭窄。肺动脉瓣狭窄同时合并室间隔缺损、主动脉骑跨和右心室肥厚者,称为法洛四联症。合并的其他畸形可以有动脉导管未闭、主动脉瓣狭窄、右室双腔心、肺静脉异位引流、主-肺动脉窗和冠状动脉畸形等。此患者即合并有房间隔缺损和肺静脉异位引流,所以考虑其为肺动脉高压的病因。

先天性心脏病相关性肺动脉高压患病率为1.6/100万~12.5/100万,成人先天性心脏病患者有5%~10%将出现肺动脉高压。先天性心脏病引起肺动脉高压的主要因素包括:①缺损大小:在不手术矫治条件下,中小型室间隔缺损肺动脉高压发生率仅3%,而大型室间隔缺损(缺损直径>1.5cm)肺动脉高压发生率达50%。②分流水平:房间隔缺损艾森曼格综合征发生率仅10%,而中大型室间隔缺损和动脉导管未闭艾森曼格综合征发生率达50%~70%。③手术年龄:随着年龄增长,肺动脉高压发生率逐渐增加,程度逐渐加重。极少数房间隔缺损患者在成年后才会出现肺动脉高压,室间隔缺损患者在1~2岁以内也很少出现严重肺动脉高压。④缺氧程度:发绀型先天性心脏病如完全型肺静脉异位连接、无肺动脉狭窄的右心室双出口等,通常早期(1岁以内)即可因肺动脉高压而失去手术机会,而在大型室间隔缺损和动脉导管未闭,2岁以内因肺动脉高压而不能手术者少见。关于先天性心脏病患者肺动脉高压发生率,我国目前尚无大规模流行病学资料提供数据,估计要高于国外文献报道数据。

艾森曼格综合征是先天性心脏病相关性肺动脉高压的终末期,预后差。狭义艾森曼格综合征是指各种体-肺分流型先天性心脏病因肺血管阻力升高,导致肺动脉压力达到或超过体循环压力,使血液通过心内或心外异常通路产生双向或逆向分流的一种病理生理综合征。由于右心室后负荷明显增加和右向左分流,机体处于乏氧状态,临床可见中心型发绀和杵状指(趾),动脉导管未闭患者则可见差异性发绀,并可引起栓塞、出血、肺动脉血栓形成、红细胞增多症、感染、心律失常、猝死、肝肾功能异常和骨骼疾病等并发症。该患者虽有双向分流和发绀、杵状指(趾),但并非由于肺血管重构、阻力升高所致重度肺动脉高压所造成,而与右心系统血流量的增加和肺动脉瓣狭窄所致的右心压力显著增加有关。该患者先天性肺动脉瓣狭窄的存在,使左向右分流显著增加的右心系统血流进入肺动脉受到限制,一定程度上保护了肺动脉,虽然患者已经40岁,但未出现严重的肺动脉高压血管病变,得以行手术矫治的机会。

本例患者给我们的经验教训在于：细节决定成败。该患者拟行肺动脉瓣球囊扩张术前，诊断为单纯的肺动脉瓣狭窄，但最终明确诊断为罕见的复杂先天性心脏病，引导我们推翻之前诊断的关键就在于对诊疗细节的重视，即使仅仅是某一个指标有疑问，比如该患者只是因为肺动脉压力的增高，而这一异常在单纯肺动脉瓣狭窄时是不应该出现的，那就要进一步查找原因，循着蛛丝马迹，抽丝剥茧，仔细分析，最终水落石出，柳暗花明，避免了误诊、漏诊，避免了不必要的球囊扩张术，为患者明确了诊断，并使其尽早得到了最合理的治疗，通过外科手术得到了彻底的矫治。

（于世勇　李小庆）

参考文献

[1] 中国医师学会心血管内科医师分会.2015年先天性心脏病相关性肺动脉高压诊治中国专家共识[J]. 中国介入心脏病学杂志，2015，23(2)：61-69.

[2] 中国医师协会心血管内科分会先心病工作委员会. 常见先天性心脏病介入治疗中国专家共识[J]. 介入放射学杂志，2011，20(4)：253-260.

[3] MANES A，PALAZZINI M，LECI E，et al. Current era survival of patients with pulmonary arterial hypertension associated with congenital heart disease：a comparison between clinical subgroups [J]. Eur Heart J，2014，35(11)：716-724.

[4] DIMOPOULOS K，INUZUKA R，GOLETTO S，et al. Improved survival among patients with Eisenmenger syndrome receiving advanced therapy for pulmonary arterial hypertension [J]. Circulation，2010，121(1)：20-25.

[5] 中华医学会心血管病学分会肺血管病学组，中华心血管病杂志编辑委员会. 中国肺高血压诊断和治疗指南2018[J]. 中华心血管病杂志，2018，46(12)：933-964.

[6] KOVACS G，DUMITRESCU D，BARNER A，et al. Definition，clinical classification and initial diagnosis of pulmonary hypertension：Updated recommendations from the Cologne Consensus Conference 2018 [J]. Int J Cardiol，2018，272S：11-19.

长期对钙通道拮抗剂有效的肺动脉高压 1 例

一、病史摘要

(一) 病史

患者男性,23 岁,以“突发活动后晕厥 2 小时”为主诉入院。患者 2 小时前运动后突发晕厥,症状发作时无意识,伴尿便失禁,无四肢抽搐,持续约 1 分钟后自行缓解。紧急就诊于当地医院,行心脏超声提示:肺动脉内径增宽,肺动脉瓣轻 - 中度反流,其余检查未见明显异常。平素患者活动耐力正常,无明确活动后口唇发绀现象,不易感冒,无肺炎病史。病程中无心悸、气短,无胸闷、胸痛,无长期反复发热、咯血及肢体活动障碍病史,为行进一步诊治住院。既往史、个人史、家族史等均无特殊。

(二) 体格检查

体温 36.5℃,脉搏 84 次 /min,呼吸 16 次 /min,血压 135/84mmHg,身高 173cm,体重 57kg,经皮血氧饱和度 98%。发育正常,营养良好,正常面容。口唇无发绀,颈静脉无怒张,肝颈静脉回流征阴性。听诊双肺呼吸音清晰,未闻及干湿性啰音。心脏相对浊音界正常,心率 84 次 /min,律齐,各瓣膜听诊区未闻及明确杂音,肺动脉瓣区第二音增强。肝脾肋下未触及,双下肢无水肿,未见杵状指(趾)。

(三) 辅助检查

超声心动图检查示肺动脉瓣轻 - 中度关闭不全,肺动脉高压,跨肺动脉瓣压差 43mmHg,主肺动脉横径 32mm,心脏各腔室内径正常,左室收缩功能正常。

(四) 入院诊断

1. 肺动脉高压(原因待查)。
2. 晕厥(原因待查)。

二、诊疗经过与诊治思路

(一) 病例特点

1. 患者为青年男性,病程中无其他症状表现,发病即表现为运动后晕厥。
2. 查体肺动脉瓣区第二音增强,余无阳性体征。
3. 超声心动图检查提示肺动脉高压,跨肺动脉瓣压差 43mmHg(图 1,彩图见二维码 70)。

(二) 诊疗经过

患者入院前超声心动图检查提示肺动脉高压,入院后进一步完善相关检查明确肺动脉高压病因。

1. 实验室检查 抗核抗体、抗双链 DNA 抗体、抗 Smith 抗体、抗心磷脂抗体等结缔组织相关检查均为阴性;风湿、免疫监测结果均为阴性;人类免疫缺陷病毒(HIV)、梅毒抗体阴性;氨基末端脑钠肽前体(NT-proBNP)、肝肾功能、离子等化验结果均未见异常。

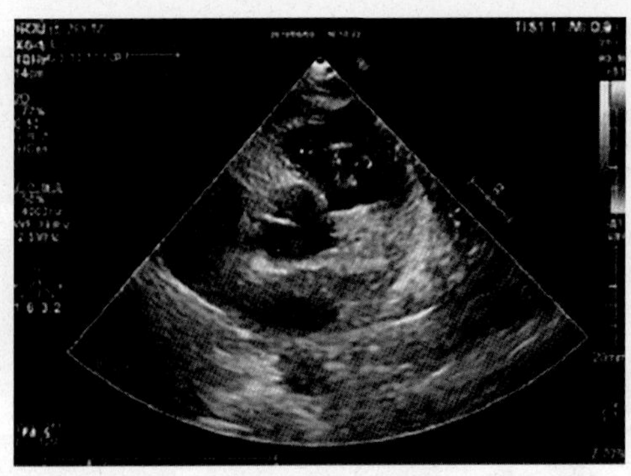
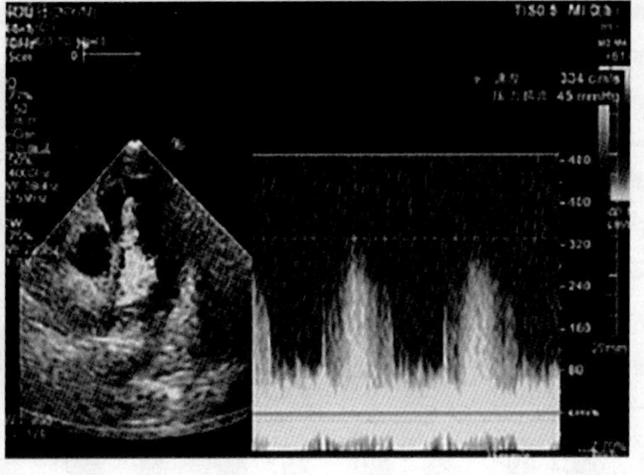

图 1　入院前超声心动图检查结果

2. **胸部 X 线**　正位示双肺纹理增多,双肺门不大,心脏左一弓小,左二弓突出,右二弓突出;双膈面光整,双侧肋膈角锐利;侧位示心前、心后间隙存在,后肋膈角锐利;心胸比值 0.43。

3. **心电图**　窦性心律,右心室肥厚(图 2)。

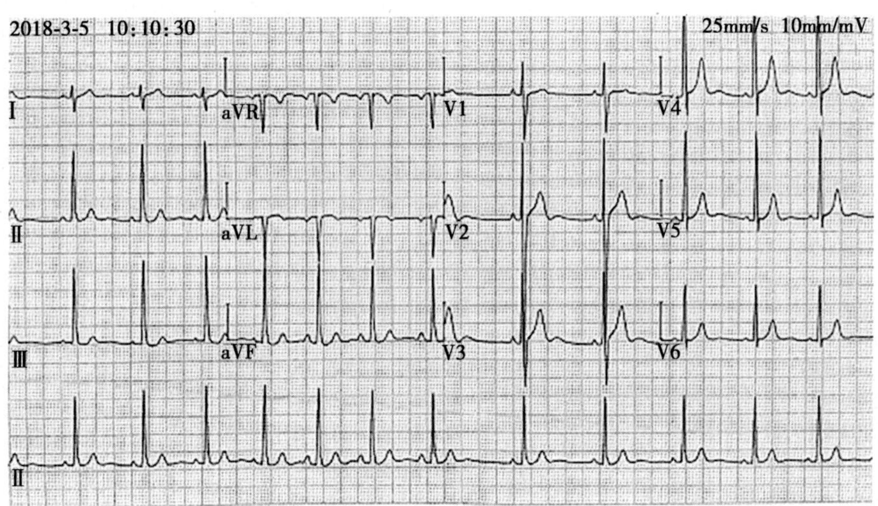

图 2　入院心电图表现

4. **动态心电图**　窦性心律,偶发房性、室性期前收缩,右心室肥厚;平均心率 75 次 /min,最慢心率 46 次 /min,最快心率 128 次 /min。

5. **肺通气灌注扫描**　未见异常,肺栓塞低度可能(图 3,彩图见二维码 71)。

6. **脑电图**　轻度异常。

7. **6 分钟步行距离**　510m。

8. **右心导管检查**　见表 1。

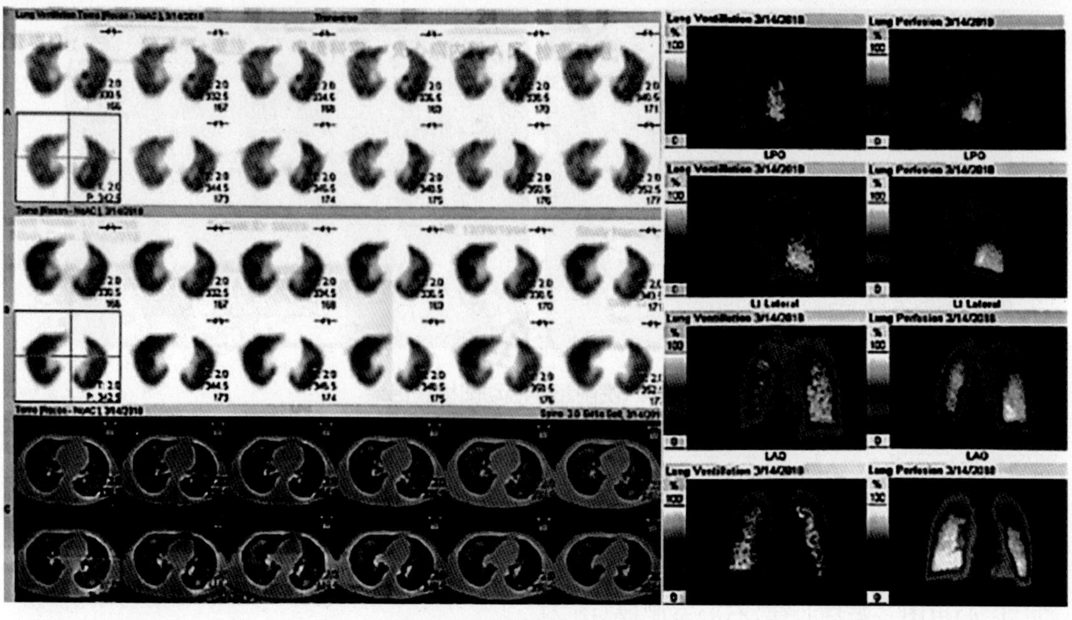

图 3 肺通气灌注扫描结果

表 1 右心导管检查结果

部位		血氧指标			压力指标		
		氧饱和度 / %	氧含量 / vol%	均值 / vol%	收缩压 / mmHg	舒张压 / mmHg	平均压 / mmHg
上腔静脉		87	19.23	19.36			
下腔静脉		88	19.45				
右心房	上 部	84	18.56	18.71	12	4	6
	中 部	85	18.79				
	下 部	85	18.79				
右心室	流入部	79	17.46	17.75	72	–3	22
	中 部	81	17.9				
	流出部	81	17.9				
肺动脉		79		17.46	72	32	45
肺小动脉					16	10	12
升主动脉					128	80	96
股动脉		96		21.22			
心输出量		6.48L/min					
肺小动脉阻力		5.56WU					
肺总阻力		7.56WU					

9. **急性肺血管扩张试验** 见表2。

表2 急性肺血管扩张试验结果（吸入用伊洛前列素）

部位	血氧指标			压力指标		
	氧饱和度 / %	氧含量 / vol%	均值 / vol%	收缩压 / mmHg	舒张压 / mmHg	平均压 / mmHg
上腔静脉	80	17.68	18.48			
下腔静脉	86	19.01				
右心房 中 部	81		17.9	4	2	2.67
右心室 中 部	82		18.12	40	0	13.33
肺动脉	81		17.9	40	16	24
肺小动脉				12	6	8
升主动脉				120	80	93.33
股动脉	98		21.66			
心输出量	5.98L/min					
肺小动脉阻力	2.67WU					
肺总阻力	4WU					

注：患者吸入伊洛前列素后肺动脉压力由吸入前72/32（45）mmHg降至40/16（24）mmHg，肺动脉平均压（mPAP）较吸入前下降21mmHg，心输出量5.98L/min较吸入前6.48L/min变化不明显，急性肺血管扩张试验结果阳性。

10. **肺动脉造影** 左、右肺动脉未见对比剂充盈缺损及狭窄；左室双斜位造影见左室显影后主动脉显影，未见室间隔缺损、二尖瓣反流、动脉导管未闭与主动脉弓病变。

（三）诊断思路

根据当时最新版本肺动脉高压（pulmonary hypertension，PH）临床分类标准完善相关检查，依次排查PH病因，进一步明确诊断。

1. 患者超声心动图与心血管造影检查未发现先天性心脏病，无家族遗传性疾病，无特殊药物或毒品接触史，结缔组织病相关检查均为阴性，HIV、梅毒抗体阴性，可排除第一大类——动脉性肺动脉高压（pulmonary arterial hypertension，PAH）中先天性心脏病、遗传性、药物及毒物诱发等因素所致PH。

2. 根据患者超声心动图及NT-proBNP等检查结果，患者无心脏瓣膜疾病，射血分数及NT-proBNP均在正常范围，排除第二大类——左心疾病相关性PH。

3. 患者为青年男性，无慢性支气管炎、支气管哮喘等病史，无吸烟史，查体口唇无发绀，无杵状指（趾），经皮血氧饱和度98%，胸部X线示双肺未见明显异常，可排除第三大类——肺部疾病/低氧所致PH。

4. 患者病程中无胸痛、咯血、呼吸困难，入院化验示凝血指标无异常，肺通气灌注扫描及肺动脉造影等检查均未见明显异常，可排除第四大类——肺动脉阻塞性疾病所致PH。

5. 患者无血液系统疾病、代谢性疾病等特殊病史，入院化验示肝肾功能均正常，可排除第五大类——原因不明/多因素所致PH。

因此，排除各类疾病所致肺动脉高压后，该患者最终诊断为特发性肺动脉高压。

（四）治疗与随访

本例患者急性肺血管扩张试验（acute vasoreactivity testing，AVT）示肺动脉平均压（mPAP）绝对值 24mmHg（<40mmHg），较吸入伊洛前列素前下降 21mmHg（>10mmHg），同时，心输出量无明显改变，因此，AVT 结果为阳性。根据目前公认的国际及国内指南指导意见，可给予钙离子拮抗剂（calcium channel blockers，CCB）治疗。

因此，结合医院药物实际情况给予患者地尔硫䓬缓释胶囊 90mg 口服，每日 1 次，并定期至门诊随访复查。患者出院后半年复查，行超声心动图检查示肺动脉高压，跨肺动脉瓣压差较前无明显改变。门诊医师将患者口服地尔硫䓬缓释胶囊剂量调整为 90mg 口服，每日 2 次，并长期维持该剂量治疗。

患者于 2019 年 8 月 8 日再次复查，行超声心动图检查示肺动脉高压，跨肺动脉瓣压差 45mmHg。门诊收入院后复查右心导管检查、急性肺血管扩张试验，结果见表 3 和表 4。

患者随访过程中无胸闷、气短等症状，未再发生晕厥，6 分钟步行距离 535m，较首次入院时无明显改变。本次入院复查右心导管检查，结果示 mPAP（40mmHg）较前次检查（45mmHg）呈降低趋势，AVT 结果仍为阳性。因此，本例患者最终诊断为长期对钙通道拮抗剂有效（long-term responders to calcium channel blockers，LRCCB）的 PAH。嘱患者出院后继续口服地尔硫䓬缓释胶囊（90mg 口服，每日 2 次）治疗。考虑到患者本次 AVT 结果，mPAP（30mmHg）略高于前次 AVT 检查结果（24mmHg），因此，建议加用贝前列素钠片（20μg 口服，每日 3 次）靶向降肺动脉压治疗。

表 3　右心导管检查结果

部位		血氧指标			压力指标		
		氧饱和度 /%	氧含量 /vol%	均值 /vol%	收缩压 /mmHg	舒张压 /mmHg	平均压 /mmHg
上腔静脉		80	17.57	17.31			
下腔静脉		78	17.13				
右心房	上　部	81	17.79				
	中　部	84	18.45	18.16	12	8	9.33
	下　部	83	18.23				
右心室	流入部	76	16.69				
	中　部	80	17.57	17.35	64	0	21.33
	流出部	81	17.79				
肺动脉		78		17.13	64	28	40
肺小动脉					15	10	11.67
升主动脉					128	66	86.67
股动脉		97		21.3			
心输出量		5.78L/min					
肺小动脉阻力		5.15WU					
肺总阻力		7.27WU					

表 4　急性肺血管扩张试验结果（吸入用伊洛前列素）

部位	血氧指标			压力指标		
	氧饱和度 / %	氧含量 / vol%	均值 / vol%	收缩压 / mmHg	舒张压 / mmHg	平均压 / mmHg
上腔静脉	83	18.23	18.23			
下腔静脉	83	18.23				
右心房　中　部	83		18.23	4	2	2.67
右心室　中　部	82		18.01	50	0	16.67
肺动脉	81		17.79	50	20	30
肺小动脉				12	8	9.33
升主动脉				126	79	94.67
股动脉	97		21.3			
心输出量	7L/min					
肺小动脉阻力	3.13WU					
肺总阻力	4.55WU					

注：患者吸入伊洛前列素后肺动脉压较吸入前 64/28（40）mmHg 降至 50/20（30）mmHg，mPAP 较吸入前下降 10mmHg，心输出量 7L/min 较吸入前 5.78L/min 增加，急性肺血管扩张试验结果阳性。

三、知识拓展

（一）急性肺血管扩张试验

《2015 年欧洲心脏病学会（ESC）/ 欧洲呼吸学会（ERS）肺动脉高压诊断和治疗指南》（简称 2015 欧洲指南）及《中国肺高血压诊断和治疗指南 2018》（简称中国指南）均建议特发性肺动脉高压（IPAH）、遗传性 PAH 和药物相关 PAH 患者首次行右心导管检查（right heart catheterization，RHC）时同时接受 AVT。上述类型 PAH 以肺小动脉（直径小于 500μm）内膜增生及纤维化、中层肥大、外膜增厚等为主要病理表现，病程初期以肺血管可逆性挛缩等功能性改变为主，发展至终末期时则出现肺血管重构等结构改变。因此，上述患者肺血管早期病变时，可采用 CCB 抑制血管痉挛反应，降低肺动脉压力。AVT 可帮助筛选适合 CCB 治疗的 PAH 患者，该试验结果阳性提示患者早期肺血管病变，可能从大剂量 CCB 治疗中获益。然而，亦有少数观点认为，该试验阳性提示患者可能为 IPAH 分类中的特殊亚类，亦可能从 CCB 治疗中获益。

AVT 的主要试验用药包括吸入一氧化氮（NO）、吸入伊洛前列素、腺苷、依前列醇半衰期短、起效迅速的选择性肺血管扩张剂，具体可参考相关文献，本文不做详述。

截至目前，关于 AVT 的阳性标准，临床工作中尚无统一定论。研究较为深入的主要有以下 3 种：①Barst 标准，即 mPAP 下降至少 20%，心输出量不降低，且 PVR（肺血管阻力）/SVR（全身血管阻力）降低或稳定；②Rich 标准，mPAP 及 PVR 共同降低至少 20%；③Sitbon 标准，mPAP 降低幅度至少 10mmHg、绝对值不超过 40mmHg，且心输出量不降低。上述标准均需满足所有条件才能判定为 AVT 阳性。以 Sitbon 等于 2005 年发表的纳入 557 例 IPAH 患者的回顾性研究为基础，自《2009 ESC/ERS 肺动脉高压诊断和治疗指南》开始，后续 PH 国际指南及中国指南均以 Sitbon 标准作为 AVT 结果判定标准（主要适用于成人患者）。该标准较 Barst 标准更为严苛，从而避免了过多患者使用 CCB 却无法从中获益。目前，临床工作中，成人 PAH 患者 AVT 仍采用 Sitbon 标准进行结果判定，儿童 PAH 患者则推荐采用 Barst 标准。

（二）长期对钙通道拮抗剂有效的动脉性肺动脉高压

以 2015 欧洲指南 PH 临床分类标准为基础，2018 年法国尼斯召开的世界肺动脉高压大会对 PH 临床分类标准进行更新。其中，在第一大类 PAH 中，新增亚类 LRCCB-PAH。LRCCB 定义为以 CCB 单药治疗 PAH 大于 1 年，患者临床症状及血流动力学均明显改善，心功能维持在世界卫生组织（WHO）心功能分级Ⅰ~Ⅱ级。

IPAH 患者中 AVT 阳性者仅不足 10%，而 LRCCB 的患者比例则更低。指南建议，对于单用 CCB 治疗的 AVT 阳性的 IPAH 患者，应至少每 3 个月复查 1 次心脏超声，且服药 1 年后应复查 RHC，如患者 WHO 心功能分级可维持在Ⅰ~Ⅱ级、右心结构和功能基本正常，且 RHC 结果提示 mPAP 接近正常（≤30mmHg），可判定患者对 CCB 治疗持续敏感，可继续长期治疗。如未能满足上述标准，则应转换为靶向药物治疗。

CCB 药物选择方面，快心率患者首选地尔硫䓬（目标剂量 240~720mg/d），慢心率患者首选硝苯地平（目标剂量 120~240mg/d）或氨氯地平（目标剂量 20mg/d）。治疗过程中，在尽量提高用药剂量至目标剂量的同时，应确保安全性，一般先给予常规起始剂量，密切观察患者血压、心律、心率、心电图及症状变化，逐渐增加至最大耐受剂量，并定期随访。

四、专家点评

本例患者为青年男性，病程中无明显症状，发病即表现为活动后晕厥，入院前心脏超声提示肺动脉高压（原因待查），跨肺动脉瓣压差 43mmHg。入院后完善相关检查，进一步排查引起患者 PH 的病因，但结缔组织相关抗体及 HIV/ 梅毒均为阴性、肺通气灌注扫描无明显异常、心脏超声检查未发现结构异常，结合患者无特殊病史及个人史，依次排除 PH 分类中的第一大类 PAH 中先天性心脏病、遗传性、药物及毒物诱发等因素所致 PH 和第二、三、四、五大类相关 PH，最终诊断为特发性肺动脉高压。

患者首次入院完善 RHC、AVT，结果示肺动脉压 72/32（45.33）mmHg，肺小动脉阻力 5.56WU，肺总阻力 7.56WU；吸入伊洛前列素后，肺动脉压力降至 40/16（24）mmHg，肺小动脉阻力 2.67WU，肺总阻力 4WU，mPAP 较吸入前下降 21.33mmHg，心输出量稳定，提示 AVT 结果为阳性。因此，给予 CCB（地尔硫䓬缓释胶囊 90mg 口服，每日 1 次）单药治疗。因治疗过程中，患者血压波动于 90~100/50~65mmHg，故于随访 3 个月时仅将地尔硫䓬剂量上调至 90mg 口服，每日 2 次，安全起见，未进一步上调目标剂量。

患者 1 年后入院复查，再次行 RHC、AVT，结果示肺动脉压 64/28（40）mmHg，肺小动脉阻力 5.15WU，肺总阻力 7.27WU；吸入伊洛前列素后，肺动脉压力降至 50/20（30）mmHg，肺小动脉阻力 3.13WU，肺总阻力 4.55WU，mPAP 较吸入前下降 10mmHg，心输出量增加，AVT 结果仍为阳性。对比指南参照标准，患者应用 CCB 单药治疗超过 1 年，复查 RHC 示肺动脉压明显下降，mPAP（30mmHg）接近正常，提示血流动力学明显改善；患者随访过程中无不适症状，未再发生晕厥，WHO 心功能分级持续Ⅰ级，提示临床症状亦有改善。因此，可判定该例患者对 CCB 治疗持续敏感，根据最新分类标准，可更正诊断为 LRCCB，继续给予 CCB 长期口服治疗。

然而，患者第二次 AVT 结果中，mPAP（30mmHg）较前次 AVT 检查结果（24mmHg）略有增高，且肺小动脉阻力及肺总阻力均高于前次 AVT 结果，提示 CCB 治疗效果可能接近平台期，结合患者经济原因联合应用贝前列素钠片（20μg 口服，每日 3 次）靶向降肺动脉压治疗。对于此种情况，虽然指南中并未提及，但可考虑应用 CCB 治疗 1 年后，同时复查 RHC 及 AVT，进一步明确肺血管变化情况，如 AVT 结果未能达到首次 AVT 效果，可考虑 CCB 联合靶向药物治疗，但仍需更多病例进一步验证及观察联合用药后治疗效果。

（王琦光　王忠超）

参考文献

[1] GALIÈ N, HUMBERT M, VACHIERY J L, et al. 2015 ESC/ERS Guidelines for the diagnosis and treatment of pulmonary hypertension: The Joint Task Force for the Diagnosis and Treatment of Pulmonary Hypertension of the European Society of Cardiology (ESC) and the European Respiratory Society (ERS): Endorsed by: Association for European Paediatric and Congenital Cardiology (AEPC), International Society for Heart and Lung Transplantation (ISHLT) [J]. Eur Heart J, 2016, 37 (1): 67-119.

[2] 中华医学会心血管病学分会肺血管病学组，中华心血管病杂志编辑委员会 . 中国肺高血压诊断和治疗指南 2018[J]. 中华心血管病杂志，2018，46(12)：933-964.

[3] SIMONNEAU G, MONTANI D, CELERMAJER D S, et al. Haemodynamic definitions and updated clinical classification of pulmonary hypertension [J]. Eur Respir J, 2019, 53 (1): 1801913..

[4] VACHIERY J L, GAINE S. Challenges in the diagnosis and treatment of pulmonary arterial hypertension [J]. Eur Respir Rev, 2012, 21 (126): 313-320.

[5] TONELLI A R, ALNUAIMAT H, MUBARAK K. Pulmonary vasodilator testing and use of calcium channel blockers in pulmonary arterial hypertension [J]. Respir Med, 2010, 104 (4): 481-496.

[6] 胡恩慈，柳志红，何建国，等 . 特发性肺动脉高压患者急性肺血管反应试验的临床分析[J]. 中国循环杂志，2014，29 (7)：513-516.

[7] SITBON O, HUMBERT M, JAIS X, et al. Long-term response to calcium channel blockers in idiopathic pulmonary arterial hypertension [J]. Circulation, 2005, 111 (23): 3105-3111.

[8] 蒋鑫，荆志成 . 急性肺血管扩张试验在肺动脉高压诊断治疗中的意义[J]. 中华结核和呼吸杂志，2008，31(5)：378-380.

[9] BARST R J, MCGOON M D, ELLIOTT C G, et al. Survival in childhood pulmonary arterial hypertension: insights from the registry to evaluate early and long-term pulmonary arterial hypertension disease management [J]. Circulation, 2012, 125 (1): 113-122.

[10] RICH S, KAUFMANN E, LEVY P S. The effect of high doses of calcium-channel blockers on survival in primary pulmonary hypertension [J]. N Engl J Med, 1992, 327 (2): 76-81.

[11] GALIÈ N, HOEPER M M, HUMBERT M, et al. Guidelines for the diagnosis and treatment of pulmonary hypertension: the Task Force for the Diagnosis and Treatment of Pulmonary Hypertension of the European Society of Cardiology (ESC) and the European Respiratory Society (ERS), endorsed by the International Society of Heart and Lung Transplantation (ISHLT) [J]. Eur Heart J, 2009, 30 (20): 2493-2537.

令人迷惑的气促1例

一、病史简介

患者女性,37岁,因“活动后气促近2年,加重伴背痛5天”于2014年12月入院。患者于2012年始开始出现活动后气促,多登上4层楼后出现,走平路时无气促。2014年10月爬山时突然出现严重头晕、气促,伴一过性黑矇,无晕厥,稍事休息约10分钟后症状好转。2014年11月再于骑自行车时出现头晕,性质同前。其后症状逐渐加重,走平路约20分钟即出现气促。2014年12月20日患者再发气促并加重,伴发热,最高体温38.2℃,伴发绀、咳嗽、背痛不适,当时无咯血等其他伴随症状。遂至当地医院就诊,查肺动脉CT提示肺动脉主干及右肺动脉干起始部血栓形成,双肺多发栓塞。后为进一步诊治转至我院就诊。既往无高血压、糖尿病等慢性病史,无重大手术或外伤史,无特殊疾病感染史,无特殊药物使用史,无毒物接触史等。

入院查体:体温36.4℃,脉搏98次/min,呼吸24次/min,血压130/80mmHg,经皮血氧饱和度(SpO_2)100%;神志清晰,神疲,双侧颈动脉搏动强,颈静脉无怒张;听诊右肺呼吸音弱,未闻及明显啰音,无胸膜摩擦音;心率98次/min,心律齐,第二心音(S_2)亢进,各瓣膜听诊区未闻及明显杂音;腹软,无压痛、反跳痛,肝区及双肾区无叩痛,听诊肠鸣音正常;双下肢肌力Ⅴ级,肌张力可;脊柱无畸形,棘突无压痛、无叩痛,活动度正常;病理征未引出。

凝血指标:D-二聚体(比浊法)270μg/L,活化部分凝血活酶时间(APTT)44.3秒,血浆纤维蛋白原含量2.45g/L,国际标准化比值(INR)1.11。血气分析:pH 7.47,PCO_2 28mmHg,PO_2 151mmHg,乳酸0.6mmol/L,碱剩余(BE)-3.3mmol/L,血氧饱和度(SO_2)99%(吸入气氧浓度29%)。全血常规:中性粒细胞7.25×10^9/L↑,血小板104.7×10^9/L↓,血红蛋白浓度118.6g/L,白细胞10.22×10^9/L↑。降钙素原(PCT)0.39ng/ml↑,C反应蛋白112.38mg/L↑。血生化:K^+ 3.04mmol/L↓,Na^+、Cl^-无异常,尿素氮(BUN)4.1mmol/L,肌酐(Cr)64umol/L,天冬氨酸氨基转移酶(AST)51.8U/L,丙氨酸氨基转移酶(ALT)41.8U/L,胆红素正常,总蛋白47.3g/L,白蛋白29.59g/L↓,甲状腺功能、心肌酶学正常。肿瘤指标:神经元特异性烯醇化酶(NSE)26.66ng/ml(参考值范围0~16.3ng/ml),CA125 38.89U/ml(参考值范围0~35U/ml),CA153、CA19-9、CA72-4、甲胎蛋白(AFP)、癌胚抗原(CEA)及非小细胞肺癌相关抗原未见异常。免疫指标:抗核抗体(ANA)、抗双联DNA(ds-DNA)抗体/抗可提取核抗原(ENA)抗体等均为阴性;抗磷脂抗体综合征抗体、血管炎指标、早期类风湿指标阴性。华法林代谢基因型检测:*VKORC1* AA(酶活性低),*CYP2C9* *1/*1(酶活性高,快代谢型)。

心电图:T波改变,不完全性右束支传导阻滞。

胸片(正侧位):双上肺野少量索条影,右下肺野见片状密影,左肺野未见异常密度影,心影稍大,双侧肋膈角锐利,骨性胸廓未见异常。提示右肺多发梗死灶,双肺少量纤维灶。

超声心动图:肺动脉主干及右肺动脉起始部大片团块影形成,结合病史考虑肺动脉新鲜血栓形成,重度肺动脉高压,轻度三尖瓣反流,右房、右室增大,左室舒张功能减退。

复查肺动脉 CT(图 1):主肺动脉、右上肺动脉内见条状无强化低密度影,右上肺动脉部分血管截断,右肺上、中、下可见散在楔形、斑片状实性密度影,边缘模糊,以右肺中叶外侧段较明显。双肺见散在纤维条索影,左肺下叶胸膜下可见数个直径 3~5mm 的小结节状影,边界清晰,余双肺未见异常密度影。气管、支气管尚通畅。双侧肺门和纵隔未见增大淋巴结,考虑主肺动脉及右肺动脉栓塞;右肺多发梗死灶。左肺结节考虑炎性肉芽肿。双肺散在纤维灶。

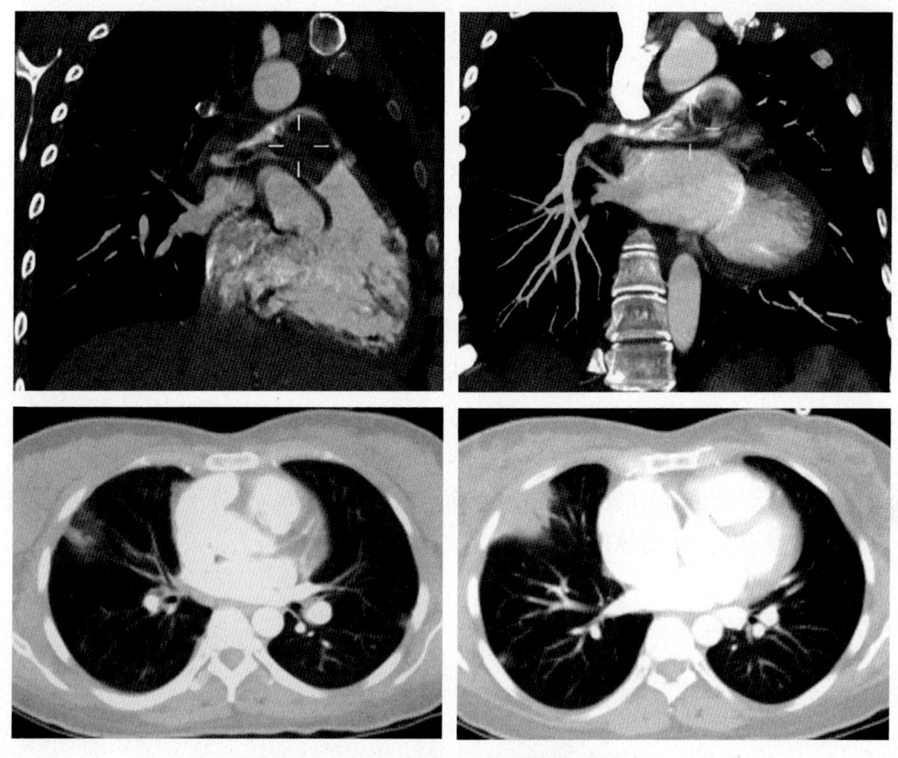

图 1 肺动脉 CT 表现

心脏 MR(图 2):肺动脉主干及右肺动脉内见充盈缺损,T_1WI 为等及低信号为主,T_2WI 为等信号为主,增强扫描未见异常强化,PSIR 序列为低信号。双肺内见多发楔形病灶,右肺明显。

PET 检查:^{18}F-FDG-PET/CT 体部扫描未见实体恶性肿瘤代谢影像;脑形态、结构及脑功能代谢未见异常;右肺动脉狭窄,主肺动脉 - 右肺动脉起始部内病变,局部葡萄糖未见异常,考虑血栓形成,右肺动脉分子内多发肺栓塞;右肺中叶胸膜下团片,边缘糖代谢轻度增高,考虑肺梗死;双肺多发斑片,糖代谢未见增高,考虑炎性病变;左肺下叶结节,糖代谢未见增高,考虑炎性肉芽肿;

在完善相关检查后行心导管检查:血流动力学 PASP 104mmHg,PAMP 59mmHg,RAP 11mmHg,SBP 122mmHg,DBP 68mmHg,PAWP 5mmHg,TPR 12.3WU,PVR 11.2WU,Rp/Rs 0.75,CI 2.86L/(min·m^2),SvO_2 65%,SaO_2 99%。

右心室造影示肺动脉主干及右肺动脉内可见充盈缺损,并随肺动脉瓣运动而摆动,右上

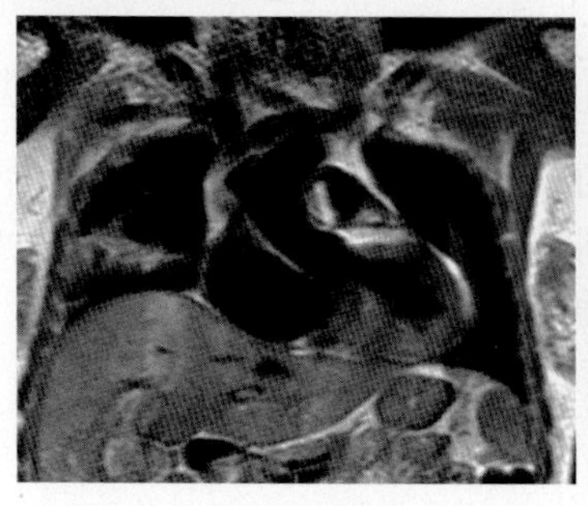
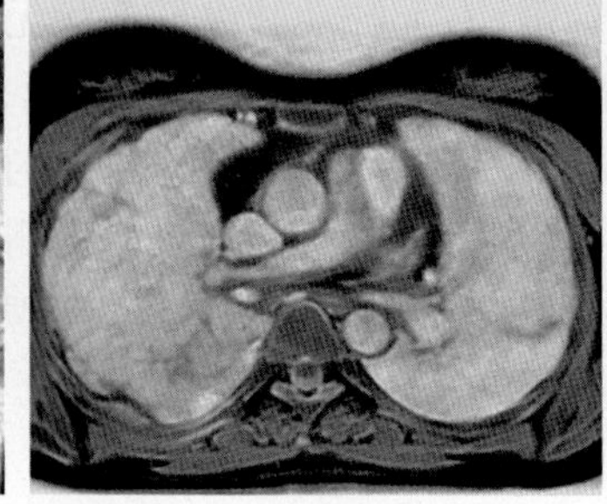
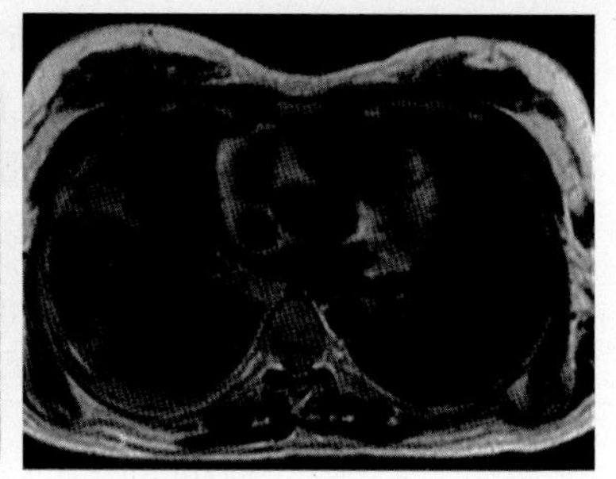

图 2 心脏 MR 表现

肺动脉未见对比剂显影。

入院后开始予每日 1 次口服华法林 4.5mg 抗凝治疗，后予以西地那非 25mg 每日 3 次控制肺动脉压。经心外科会诊后经气管插管全身麻醉下行肺动脉血栓内膜切除术。术中发现心脏中度增大，肺动脉主干及左肺动脉见肿块，几乎完全堵塞血管，呈黏液肉瘤状，左肺动脉及分支被肉瘤完全堵塞，肺动脉内膜明显增厚，右肺动脉主干也被肿瘤组织浸润，右上肺完全被堵塞，整个右肺动脉内膜明显增厚。切除肺动脉黏液瘤，其后持续监测肺动脉压力降至30/18(22) mmHg。肺动脉肿物活检及病理诊断(图 3，彩图见二维码 72)：肺动脉内膜肉瘤；免疫组化：Vimentin(+++)，Desmin(少许 +)，Myogenin(-)，MyoD1(-)，S100(-)，CD34(-)，CD31(-)，FLI-1(+++)，CK(-)，CK19(-)，Calponin(少许 +)，SMA(少数弱 +)，F8(-)，Ki67(热点区域 20%~30%+)；分子病理：MDM2-FISH(+)。以上均提示肺动脉内膜肉瘤。

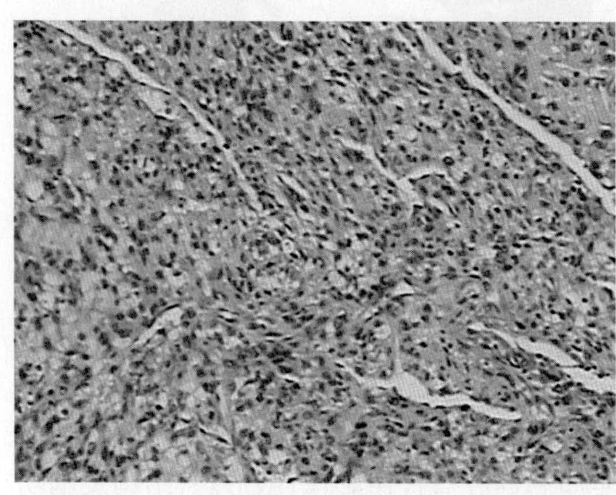
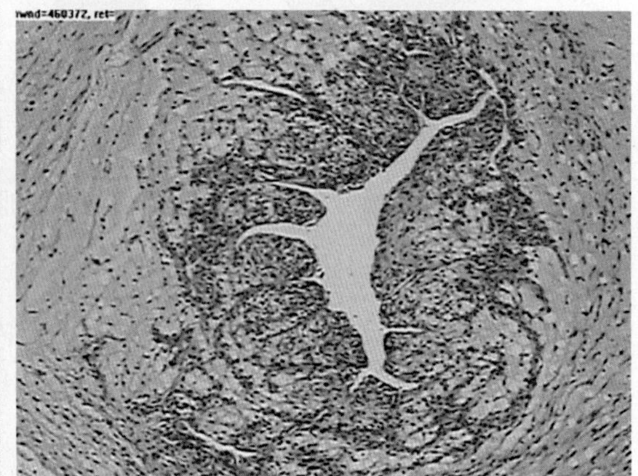

图 3 肺血管病理检查

临床诊断为慢性阻塞性肺动脉高压：肺动脉内膜肉瘤继发肺血栓形成。术后在当地规范放疗处理，并积极抗凝等对症治疗。超声心动图随访提示：估测肺动脉收缩压不高于30mmHg。肺动脉 CT 随访提示：肺动脉内膜切除术后，肺动脉主干腔内充盈缺损影消失，肺动脉未见明确栓塞征象；原肺内多发梗死灶较前好转。其后多次因肺部感染于我院呼吸内科住院治疗，2016 年 4 月 9 日出现心搏骤停，经积极抢救无效死亡，死亡原因考虑放射线肺炎继发感染、呼吸衰竭死亡。

二、病例解析

肺动脉内膜肉瘤(pulmonary arterial intimal sarcoma,PAIS)是一种罕见的肺动脉恶性间叶肿瘤,其发病率大约为0.001%,肺动脉内膜肉瘤通常起源于肺干的中心,并逐渐延伸至右或左肺动脉。最初是在1923年由Mandelstamm等通过尸检发现并提出,至今仅有少数病例被发现。由于患者在起病初期缺乏特异性的临床表现和影像学特点,常被误诊为肺动脉血栓形成。

由于PAIS最常见的症状是隐匿性呼吸困难,早期症状无特异性,而且PAIS和肺血栓栓塞的影像学表现和临床表现非常相似,这使得PAIS的早期诊断非常困难,因此目前在临床上确诊PAIS常依赖于组织病理学和免疫组化结果,这也导致了患者早期的误诊及延迟干预。结合病史及心导管检查,患者PAMP 59mmHg、PAWP 5mmHg、PVR 11.2WU,大致符合肺动脉高压诊断。患者术后病理及免疫组化结果基本上符合PAIS的特点。结合超声心动图及PET/CT检查结果,该患者肺动脉栓塞诊断明确。此外全面完善了对相关病因的特异性检查,并未发现任何其他与肺动脉高压相关的疾病,因此该患者考虑慢性阻塞性肺动脉高压,病因考虑PAIS继发肺动脉血栓形成。

患者肺动脉阻塞来源常考虑可能为肺动脉血栓形成,或恶性肿瘤聚集、侵袭肺动脉所致的血液运行障碍。但在患者 ^{18}F-FDG-PET/CT体部扫描结果中未见实体恶性肿瘤代谢影像,可见右肺动脉狭窄,主肺动脉-右肺动脉起始部内病变,局部葡萄糖未见异常,因此癌栓形成的可能性较小。此外,患者心脏MR提示 T_1WI为等及低信号为主,T_2WI为等信号为主,增强扫描未见异常强化,该结果也同样支持肺动脉血栓形成的可能。这也是早期临床诊断未考虑PAIS的重要原因之一。由于患者住院期间多次复查D-二聚体水平均波动于500~1 000μg/L,D-二聚体阴性患者3个月内发生血栓栓塞事件的风险约1%,对急性肺栓塞的阴性预测值达到99%以上;且患者既往病史中并未发现明确肺栓塞高危因素,根据2018年《肺血栓栓塞症诊治与预防指南》中的推荐,对于低风险的患者,如D-二聚体检测阴性,可基本除外急性肺血栓栓塞。此外,该患者自2012年起病,至2014年12月才开始急性加重,其病程长达2年。此外,虽然心脏超声、CT肺动脉造影(CTPA)、磁共振成像(MRI)均提示肺动脉主干及右肺动脉血栓形成,但血流动力学情况却是稳定的。综上所述,该患者肺血栓的形成极可能不是原发的急性栓塞事件。根据患者华法林代谢基因型检测结果,每日推荐华法林剂量为3~4mg,住院期间长期按推荐剂量治疗,但多次复查凝血酶原时间(PT)、INR均未能达标,因此患者肺血栓形成考虑可能为抗凝治疗不充分所致。

PAIS患者预后极差,平均生存时间为12~18个月,手术切除仍是目前治疗PAIS的主要方法,辅助化疗和放疗的疗效尚不确定,标准化疗方案尚未统一,抗凝及磷酸二酯酶V型抑制剂(PDE5I)辅助治疗在该患者术后内科治疗过程中也有一定的效果。本例患者生存时间大约为16个月,且术后及后续治疗过程中临床症状缓解,生存质量有所提高,因此对表现为胸痛、呼吸困难和肺动脉内充盈缺损的患者,或者常规抗凝治疗效果欠佳的患者均应考虑存在PAIS可能。此类患者建议尽快完善相关检查,争取尽早明确诊断及积极干预。

肺动脉高压是排他性诊断,临床出现非特异性气促、活动耐量下降且不能用常见疾病解释时,需要考虑肺动脉高压。首选超声心动图筛选,根据估测的肺动脉压力及心脏结构的变化判断肺动脉高压可能性的大小。对中-高度可疑的患者在进行病因排除的同时需行有创的心导管检查以明确诊断,同时根据血流动力学指标制定合理的治疗方案。肺动脉高压病因复杂、临床表现各异，肺动脉压力升高仅是表象，可以是单一疾病，也可是多类疾病的叠加。在临床工作中需要高度警惕肺动脉压力升高可能是单一因素导致，也可能是多因素疾病，系统、规范的筛查有助于提高诊断准确率。

（赵凯勋　张曹进）

参考文献

[1] CHERRY K, YOUNG K M, JOON-WON K, et al. Pulmonary artery intimal sarcoma versus pulmonary artery thromboembolism: CT and clinical findings [J]. Korean J Radiol, 2018, 19(4): 792-802.

[2] JIANG S, LI J, ZENG Q, et al. Pulmonary artery intimal sarcoma misdiagnosed as pulmonary embolism: A case report [J]. Oncol Lett, 2017, 13(4): 2713-2716.

[3] KRIZ J P, MUNFAKH N A, KING G S, et al. Pulmonary artery intimal sarcoma: A case report [J]. Case Rep Oncol, 2016, 9(1): 267-272.

脚气病相关肺动脉高压诊疗1例

一、病 史 摘 要

（一）病史

患者男性，30岁，主诉“双下肢水肿4个月余，活动后气促1个月余”。患者于4个月余前无明显诱因出现脚踝水肿，双侧对称、压之凹陷，无畏寒发热、咳嗽咳痰、心悸气促等不适，活动耐力无影响，未诊治。患者下肢水肿曾有自发缓解，但又很快复发加重，水肿层面由脚踝逐渐升至大腿根部。1个月余前患者逐渐出现活动后气促（上5层楼梯或骑自行车上坡），自觉颜面部水肿，院外心脏彩超提示“肺动脉高压”。为进一步诊治来我院，门诊拟“肺动脉高压原因待查”收入院。既往史、个人史、家族史、婚育史无殊。

（二）体格检查

体温36.4℃，脉搏116次/min，呼吸18次/min，血压139/67mmHg，身高173cm，体重62kg，体重指数（BMI）20.72kg/m^2。静息、未吸氧下四肢指脉氧97%~100%。颈静脉充盈，双肺呼吸音清，未闻及干湿性啰音。触诊胸骨左缘抬举感，叩诊心界轻度扩大，律齐，$A_2<P_2$，三尖瓣区闻及收缩期2/6级杂音。腹软，无压痛、反跳痛，移动性浊音阴性。双下肢腹股沟以下明显可凹陷性水肿。神经系统检查：双下肢腱反射消失，病理征阴性。

（三）辅助检查

1. 实验室检查 动脉血气（未吸氧）：pH 7.42，$PaCO_2$ 33mmHg，PaO_2 87mmHg，乳酸3.4mmol/L↑，经皮血氧饱和度（SpO_2）97%；肾功能：肌酐（Cr）124μmol/L，估算的肾小球滤过率（eGFR）66.8ml/（min·1.73m^2），尿酸（UA）599μmol/L；氨基末端脑钠肽前体（NT-proBNP）2 100pg/ml↑，心肌肌钙蛋白T（cTnT）0.017ng/ml↑，心肌肌钙蛋白I（cTnI）阴性，D-二聚体0.9mg/L；同型半胱氨酸42.7μmol/L↑，叶酸3.70ng/ml，维生素B_{12} 170.00pg/ml↓。三大常规、甲状腺功能、肝功能、血糖、血脂、电解质、术前八项、肿瘤标志物全套、免疫全套均未见异常。

2. 器械检查

（1）心电图：窦性心动过速（图1）。

（2）胸部X线片：右心圆隆，心胸比率0.53，肺动脉段饱满（图2）。

（3）心脏彩超：左房前后径40mm，左室舒张末期内径50mm，右房前后径29mm，右室前后径29mm，右室前壁厚度5mm，三尖瓣中度反流，估测肺动脉收缩压53mmHg，二尖瓣轻度反流，心包微量积液。

（4）双下肢动静脉彩超：未见异常。

（5）肺动脉CTA：主动脉及左、右肺动脉可见增宽，主肺动脉宽约30mm，同层面升主动脉宽约26mm。心影增大，右心增大。

3. 初步诊断 肺动脉高压查因：特发性？先天性心脏病相关？

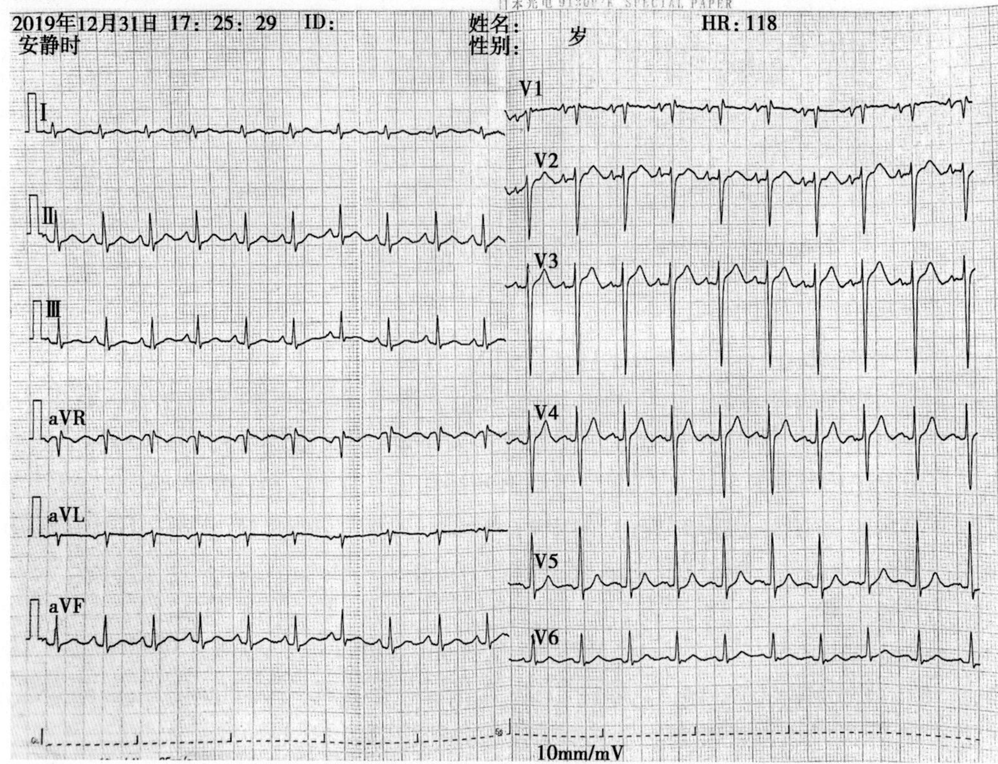

图 1　治疗前心电图表现

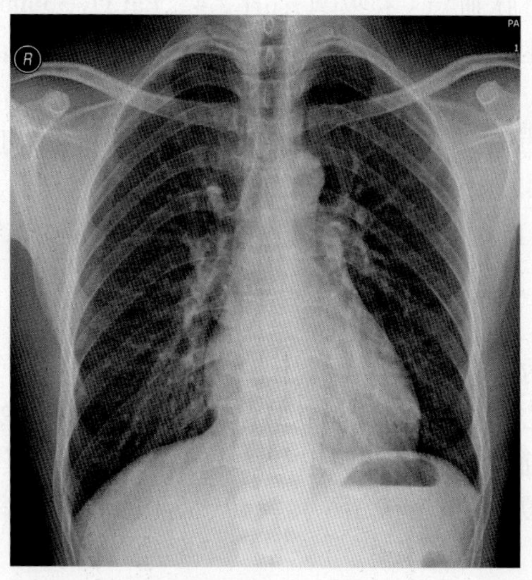

图 2　治疗前胸部 X 线片表现

二、诊治思路

（一）病例特点

1. 青壮年男性，双下肢水肿4个月余，活动后气促1个月余入院。既往史无特殊。

2. 查体心界稍大，心尖搏动增强，双下肢明显可凹陷性水肿。

3. 心脏彩超、胸部X线片、肺动脉CTA均提示右心增大，肺动脉高压。

（二）诊治经过

予托拉塞米20mg口服隔天1次，呋塞米20mg口服隔天1次，螺内酯20mg口服每天1次。体重下降10kg，水肿消退，复查NT-ProBNP由2 100pg/ml降至809.8pg/ml。血红蛋白电泳未见异常。6分钟步行距离471m。复查心脏彩超：左房前后径35mm，左室舒张末期内径50mm，右房前后径49mm，右室前后径30mm，右室前壁厚度5.2mm，三尖瓣轻-中度反流，估测肺动脉收缩压54mmHg，二尖瓣轻度反流。心脏MRI：左房、左室不大，左室各段壁厚大致正常，左室整体收缩功能大致正常，左室流出道通畅。右房、右室轻度扩大，右室壁无明显脂肪浸润，右室流出道无明显增宽。右室整体收缩功能轻度下降。心肌首过灌注及延迟强化未见异常。完善右心导管检查，结果见表1。肺动脉楔压12/6（9）mmHg，全肺阻力1.96WU，肺血管阻力1.16WU，肺循环与体循环血流量比值（Qp/Qs）为0.96，心指数6.93L/（min·m^2）。

表1 右心导管检查结果

部位		压力/mmHg	血氧饱和度	平均氧饱和度
腔静脉	上腔上		80%	86.75%
	上		82%	
	下		92%	
	下腔下		93%	
右心房	上		86%	
	中	4/-2/1	86%	86.3%
	下	（收缩压/舒张压/平均压）	87%	
右心室	中	47/-6/2	85%	86%
	流出道	（收缩压/舒张压/舒张末期压）	87%	
肺动脉	主肺	36/11/22	86%	86.5%
	左肺	（收缩压/舒张压/平均压）	87%	
股动脉			98%	98%

（三）诊治思维

1. 下腔静脉血氧饱和度92%~93%，接近动脉血氧饱和度；患者心指数明显增高；首先考虑动静脉分流可能。分段抽静脉血查血气分析：右侧股静脉血氧饱和度93%，右侧大隐静脉踝关节水平81%；左股静脉85%，左侧大隐静脉踝关节水平88%。查大动脉CTA：主动脉全程显影清晰，胸、腹主动脉及双侧髂动脉CTA未见明显异常。基本排除动静脉瘘可能。患者动-静脉血氧饱和度差减小应考虑氧运输和/或释放障碍、组织氧利用障碍可能。

氧分压正常的非循环性缺氧包括：

（1）血液性缺氧：见于血红蛋白含量减少或性质异常。

1）严重贫血。

2）一氧化碳中毒：使血红蛋白与氧结合的能力及氧解离的能力均降低。

3）高铁血红蛋白血症：包括血红蛋白 M 病、红细胞酶缺乏（如 NADH- 细胞色素 b5 还原酶、葡萄糖 -6- 磷酸脱氢酶、丙酮酸激酶等）所致的先天性高铁血红蛋白血症，以及接触氧化性化学物导致的获得性高铁血红蛋白血症。都使血红蛋白丧失携氧能力。

4）2，3- 二磷酸甘油酸（2，3-DPG）浓度下降：见于输入大量库存血时，使氧与血红蛋白亲和力增强，氧不易释放。

5）氧亲和力异常血红蛋白病：可表现为低亲和力或高亲和力，一般为常染色体显性遗传。

（2）组织性缺氧

1）氰化物中毒：呼吸链电子传递中断，生物氧化受阻，为急性发病经过。

2）线粒体损伤：高温、放射线等引起线粒体功能障碍。

3）呼吸酶合成减少：维生素 B_1、维生素 B_2（核黄素）、FAD（核黄素腺嘌呤二核苷酸）、维生素 PP 是很多氧化还原酶的辅酶，缺乏时呼吸酶合成减少，影响氧化磷酸化过程，使外周组织利用氧障碍。

2. 患者血流动力学表现为高排低阻型，符合高输出量性心力衰竭。高输出量心力衰竭的原因包括：

（1）动静脉分流，包括先天性和获得性动静脉瘘。

（2）高代谢状态，如甲状腺功能亢进症（简称甲亢）、骨髓增殖性疾病。

（3）组织需氧量增高或病理状态引起的外周血管扩张，如脚气病、线粒体疾病、脓毒血症、严重肥胖等。

患者为慢性起病，无贫血、甲亢、严重感染、骨髓增殖性疾病史；无一氧化碳、氰化物、放射线等接触史；无血红蛋白病家族史，根据患者多次血气分析结果绘制氧解离曲线节点与正常成人无明显差别（图 3），不考虑异常血红蛋白疾病。动静脉血气分析均显示乳酸水平增高（2.4~3.4mmol/L）也与组织性缺氧相符合。考虑 B 族维生素缺乏导致的组织利用氧障碍并高动力心力衰竭可能性大。追问患者饮食习惯，进食肉、乳、新鲜蔬菜较少。完善 B 族维生素水平检测：维生素 B_1 57.42nmol/L，维生素 B_2 251.20μg/L，维生素 B_6 27.65μmol/L，维生素 B_9

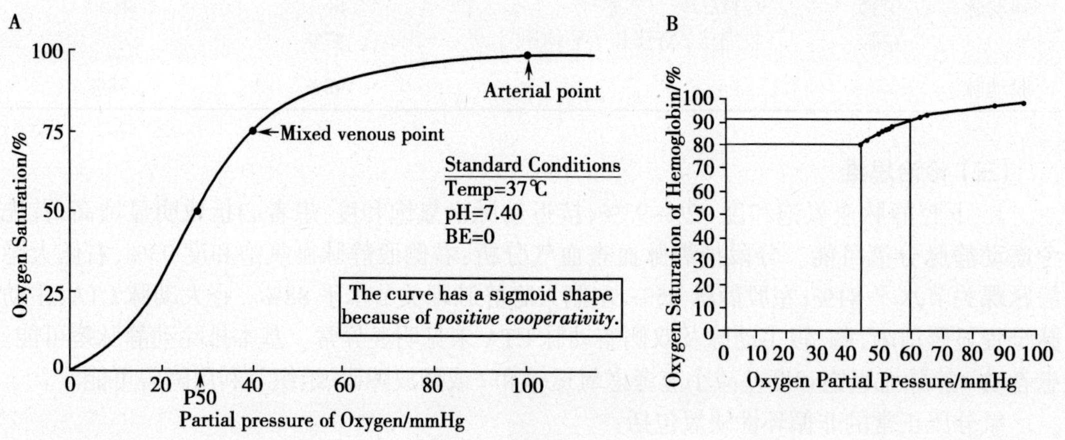

图 3 氧解离曲线

A. 成人血红蛋白氧解离曲线；B. 氧 - 血红蛋白解离曲线。

9.85nmol/L，维生素 B_{12} 318.74pg/ml。患者入院后正常饮食 1 周余查维生素 B_1 已在正常低限水平，仍考虑入院前存在维生素 B_1 缺乏。

（四）最终诊断

脚气性心脏病

三、随 访 情 况

明确诊断后给予肌内注射维生素 B_1 100mg，连用 3 天，口服复合维生素 B 片 2 片，每天 3 次。2 个月后复查患者症状消失，活动耐力恢复，无肢体水肿。复查心脏彩超：各房室腔内径未见异常，室壁运动协调，收缩幅度正常，三尖瓣轻度反流。复查胸部 X 线片：心脏不大，心胸比率 0.38（图 4）。

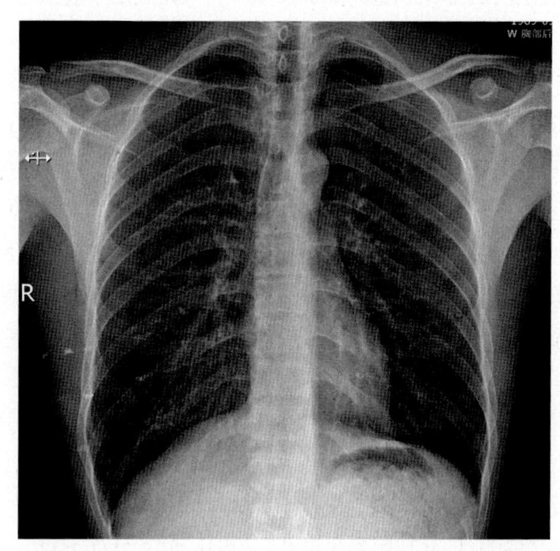

图 4　治疗后胸部 X 线片表现

四、病例分析与知识拓展

维生素 B_1 也称硫胺素，是一种水溶性维生素，不能在机体内合成，主要来源于粮谷、干果豆类、动物内脏、蔬菜等。成人体内维生素 B_1 总量约 30mg，人体每日所需男性为 1.2~1.5mg，女性为 1.0~1.1mg。硫胺素吸收进入细胞后主要转化为硫胺素焦磷酸。硫胺素焦磷酸是重要的辅酶，在三羧酸循环中参与 2 个主要的反应：α-酮酸氧化脱羧反应和磷酸戊糖途径转酮醇酶反应，使糖代谢转化为 ATP 提供给细胞。当维生素 B_1 缺乏时，糖代谢中间产物丙酮酸和乳酸堆积，组织氧化吸收功能障碍。酸性物质可使外周小动脉扩张，静脉回流增加，加重心脏负担。同时，神经肌肉中糖代谢功能缺乏，引起大脑、周围神经和肌肉的广泛损伤。

维生素 B_1 缺乏的原因包括：①摄入不足，如烹调高温、饮食缺乏麸皮的粗粮、长期酗酒、长期禁食、静脉营养，均可使维生素 B_1 破坏或吸收障碍；②需要量增加，如重体力劳动、长期发热、孕妇、应激状态、甲状腺毒症等；③吸收和贮存障碍，如长期腹泻、胃肠道肿瘤、胰腺炎、慢性乙醇中毒、慢性消耗性疾病等；④体内有抗维生素物质存在，如抗生素、抗结核药物、化疗药物等；⑤某些治疗状态下，如长期血液透析、长期利尿等。

维生素 B_1 缺乏后典型表现有脚气病、Wernicke 脑病和 Krosakoff 综合征。脚气病临床上分为两种类型。一种以神经系统受累为主，称为干型脚气病或瘫痪型脚气病，患者出现多发性周围神经炎，引起局部疼痛症状和肌肉功能丧失，由于小腿肌肉瘫痪，患者常常只能拖曳行走。一种称为湿型脚气病或水肿型脚气病，以心血管受累为主，表现为心脏扩大、高动力循环型心脏病，可迅速发展为急性心力衰竭，甚至休克。脚气性心脏病在一个世纪前是导致高输出量心力衰竭的常见原因，但现代已十分少见。梅奥医学中心统计了 2000—2014 年在该中心被诊断为高输出量心力衰竭的 120 例患者，最常见的病因分别是病态肥胖（31%）、肝脏疾病（22.5%）、动静脉分流（22.5%）、慢性肺病（16%）和骨髓增殖性疾病（8%），未见一例脚气性心脏病。反之，维生素 B_1 缺乏因临床表现无特异性，较容易误诊，患者可能以各种表现就诊，如心肌梗死、多浆膜腔积液、急性肾衰竭等。据报道，重症监护病房中维生素 B_1 缺乏的比例达到 20%。

本例患者为青壮年男性，因进行性双下肢水肿及活动后气急就诊，心脏彩超表现为右心扩大、右室壁肥厚、肺动脉高压。右心导管检查明确为高输出量心力衰竭、静脉血氧饱和度明显增高，在排除了引起静脉高氧饱和度、高动力的常见病因——动静脉分流后在两条诊断思维上探寻原因，根据多次血气分析结果绘制了氧解离曲线，曲线节点正常，且患者慢性起病，无毒物、射线等接触史；无异常血红蛋白疾病家族史。因此，因血红蛋白异常导致的携氧障碍或氧解离障碍可基本排除。高动力心力衰竭、高静脉血氧饱和度均提示 B 族维生素缺乏导致的脚气性心脏病可能，在随后的饮食结构调查及随后的实验室检查证实。

（奚群英）

参考文献

[1] 林果为，王吉耀，葛均波．实用内科学[M]. 北京：人民卫生出版社，2018，2511-2513.

[2] PRADEEP A，AUSTIN C，HAWA E，et al. Thiamine deficiency：An important consideration in critically ill patients[J]. Am J Med Sci，2018，356(4)：382-390.

[3] YOGESH N V，VOJTECH M，MARGARET M R，et al.High-Output Heart Failure：A 15-Year Experience[J]. Am Coll Cardiol，2016，68(5)：473-482.

[4] ESHAK E S，ARAFA A E. Thiamine deficiency and cardiovascular disorders[J]. Nutr Metab Cardiovasc Dis，2018，28(10)：965-972.

[5] CHANDRAKUMAR A，BHARDWAJ A，'T JONG G W. Review of thiamine deficiency disorders：Wernicke encephalopathy and Korsakoff psychosis[J]. J Basic Clin Physiol Pharmacol，2018，30(2)：153-162.

由细丝蛋白 A 基因突变导致儿童肺动脉高压 1 例

一、病史摘要

患儿女性，8 个月，因“发现心脏扩大 5 个月余”入院。患儿 2 个月大时因“肺炎”于当地住院，胸部 X 线片提示“心脏扩大”。建议进一步诊治。患儿平素汗多，9 次“肺炎”史（每次治疗时间较长），有喂养困难。生长发育、体力较同龄人差，智力与同龄人相比未见明显异常。既往史：孕 1 产 2，试管婴儿，龙凤胎之小，足月分娩，出生体重 3.3kg，出生后可见唇腭裂。

二、体格检查

体重 6.2kg，身长 64.5cm。体温 36.9℃，脉搏 144 次 /min，呼吸 30 次 /min。四肢血压：左上肢 90/50mmHg，左下肢 102/62mmHg，右上肢 88/50mmHg，右下肢 100/60mmHg；四肢经皮血氧饱和度（SpO_2）：左上肢 94%，左下肢 93%，右上肢 95%，右下肢 94%。发育偏差，面容特殊（眼距增宽、鼻梁低平），唇腭裂。口唇无发绀，双肺呼吸音粗，未闻及干湿性啰音。胸骨旁未触及震颤，心界向左扩大，$A_2<P_2$，P_2 亢进，未闻及明显杂音。腹软，肝脾肋下未及，双侧足背动脉搏动良好、对称，周围血管征阴性。

三、辅助检查

实验室检查：氨基末端脑钠肽前体（NT-proBNP）963pg/ml；风湿检查示抗双链 DNA 测定阳性，抗 SSA/Ro 60kD 抗体阳性，抗心磷脂抗体阳性，抗 β_2 糖蛋白抗体 I 阳性；红细胞沉降率、C 反应蛋白（CRP）等均无异常。

心脏彩超：先天性心脏病，房间隔缺损（中央型 0.5cm × 0.6cm，左向右分流），三尖瓣中度反流（反流压差 51mmHg），肺动脉高压（中度）；右心扩大，肺动脉及其分支增宽（图 1，彩图见二维码 73）。

胸部 X 线片：肺无实变，肺动脉段饱满，右心房、室增大，心胸比率 0.53（图 2）。

心电图：窦性心动过速（155 次 /min），左房异常，T 波改变。

四、初步诊断

先天性心脏病：房间隔缺损（中央型），三尖瓣中度反流，继发性肺动脉高压（中度）。

五、诊治经过与诊治思路

1. 病例特点

（1）儿童患者，生长发育差。既往平均每个月大于一次肺炎病史。

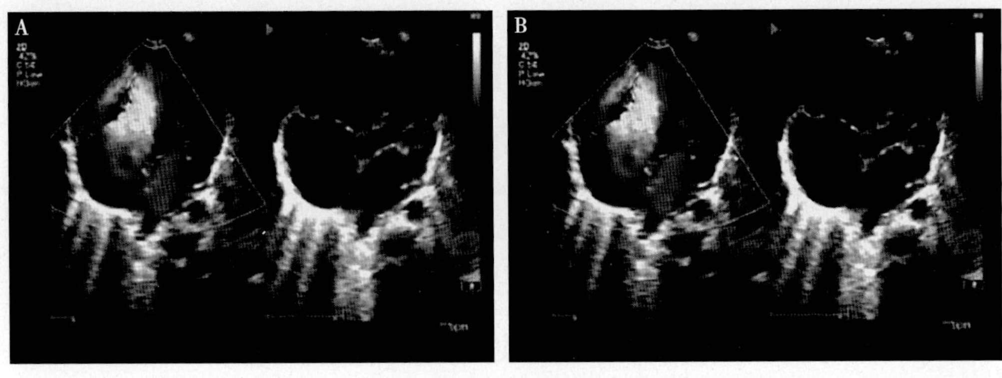

图 1　心脏超声表现

A. 房间隔缺损；B. 右心大、左心小，三尖瓣反流。

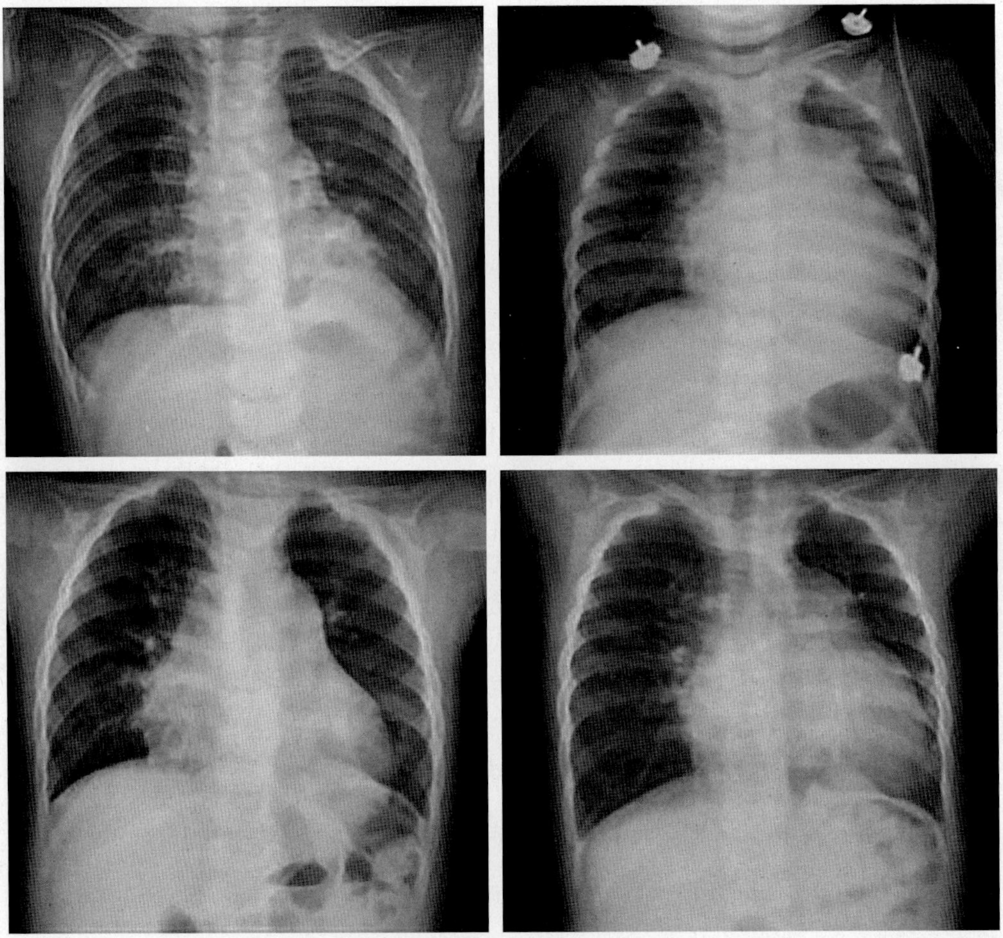

图 2　胸部 X 线片示心脏扩大、肺动脉段突出进行性加重

(2) 查体心界向左扩大，$A_2<P_2$，P_2亢进，未闻及明显杂音。

(3) 超声提示房间隔缺损、肺动脉高压。超声及胸部X线片均提示右心增大。

2. 临床诊治思路 患儿房间隔缺损为小缺损，心脏缺损大小与症状(生长发育差、数次肺炎病史)不相符，超声、胸部X线片及体检提示肺动脉高压，需进一步明确有无肺动脉高压。

3. 进一步完善专科检查 右心导管(全身麻醉吸氧下)：肺动脉压力38/17(24)mmHg，肺循环与体循环血流量比值(Qp/Qs)0.94，肺血管阻力17WU(wood units)，肺血管阻力指数$5WU/m^2$，心输出量1.13L/min，心指数$3.6L/(min·m^2)$。肺动脉压力处于临界状态，肺血管阻力及阻力指数升高。

4. 临床困惑

(1) 患儿心脏缺损为小缺损，肺动脉高压诊断不成立，引起患儿目前症状的病因是什么？

(2) 患儿右心导管肺动脉压力处于临界状态，肺血管阻力及阻力指数异常升高的原因是什么？

5. 初步治疗方案及依据

(1) 患儿心脏缺损为小缺损，不是引起患儿目前症状的病因，先天性心脏缺损不能关闭，故房间隔缺损不需要手术治疗。

(2) 患儿反复肺炎，不排除生长发育差、自身体质弱所致；患儿生长发育差，不排除喂养不当、腭裂引起喂养困难所致，指导家属喂养，建议尽早矫治腭裂。

(3) 患儿右心导管检查虽未达到诊断肺动脉高压标准，但压力仍较正常值升高，且右心导管在全身麻醉吸氧下完成，故仍不能完全排除肺动脉高压或为潜在肺动脉高压患者，需动态随访。

(4) 患儿肺血管阻力异常升高，考虑肺小动脉发育差或反复肺炎导致阻力升高或其他原因导致。

六、后续诊治经过与诊治思路

1. 后续诊治经过 患儿分别于1岁、1岁10个月、1岁11个月时因"肺炎合并心力衰竭"三次入院，后三次入院时均有呼吸困难、端坐呼吸、心功能Ⅳ级，NT-proBNP进行性升高、SpO_2进行性下降，心肌肌钙蛋白I(cTnI)升高，心脏超声提示右心逐渐扩大、肺动脉进一步增宽(表1)。胸部X线片提示心脏进一步扩大(见图2)。经过积极抗感染、维护心功能治疗后可下床活动。

2. 诊治思路

(1) 患儿反复肺部感染、反复心力衰竭，且症状进行性加重，先天性心脏缺损大小与症状不匹配，需行心脏CT增强扫描明确有无合并其他心脏畸形及肺血管情况。心脏及肺部CT增强扫描示：先天性心脏病，动脉导管未闭(3.2mm)，房间隔缺损(7.9mm)，肺动脉增宽(25.1mm)，升主动脉(15.4mm)，肺动脉高压，肺部发育异常，大血管无异常发现(图3，彩图见二维码74)。

二维码74

(2) 患儿肺动脉高压征象越来越明显，有必要再次行右心导管检查明确肺动脉压力及阻力等情况。遂于1岁11个月时再次复查右心导管检查。右心导管检查示(全身麻醉吸氧下)：重度肺动脉高压，肺血管压力及阻力均明显升高(表2)。

表 1 住院资料

项目	入院时间			
	第 1 天	第 2 天	第 3 天	第 4 天
体格检查				
SpO_2	94%	80%	78%	73%
实验室数据				
NT-proBNP/pg·ml^{-1}	963	12 513	12 584	>35 000
cTnI/ng·ml^{-1}	0.023	0.225	0.211	0.213
心脏超声				
LVd/cm	2.4	2.7	2.9	2.5
RVd/cm	2.4	3.1	3.6	3.5
PA/cm	1.5	2	1.9	2.4
AA/cm	1.2	1.4	1.5	1.6
PA/AA	1.25	1.43	1.27	1.5
RVd/LVd	1.0	1.15	1.24	1.44

注：SpO_2：经皮血氧饱和度；NT-proBNP：氨基末端脑钠肽前体；cTnI：心肌肌钙蛋白 I；LVd：左心室舒张期内径；RVd：右心室舒张期内径；PA：肺动脉；AA：主动脉。

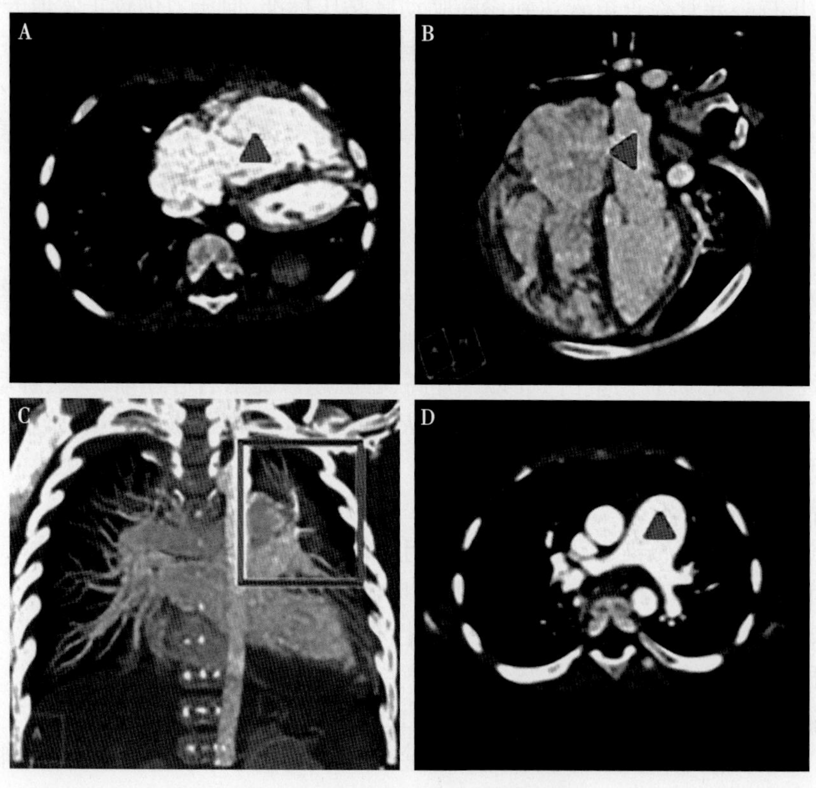

图 3 心脏及肺部 CT 增强扫描

A. 右心大，左心小；B. 房间隔缺损；C. 左上肺发育不良；D. 肺动脉增宽；

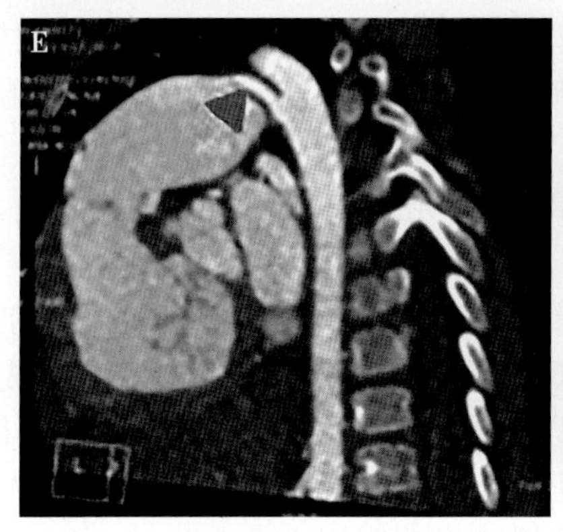

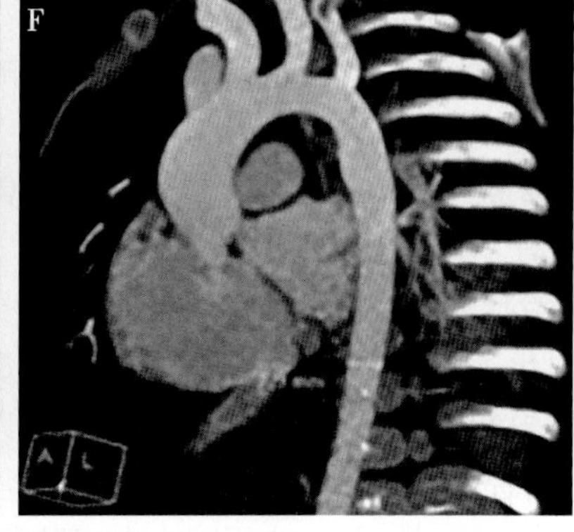

图 3(续)

E. 动脉导管未闭;F. 主动脉正常。

表 2　右心导管检查结果

入院时间	mPAP/mmHg	DAP/mmHg	Qp/Qs	PVR/WU	PVRi/WU·m^2	SVR/WU	CO/L·min^{-1}	CI/L·min^{-1}·m^{-2}
第 1 天	38/17/24	90/60/70	0.94	17	5	57	1.13	3.6
第 2 天	100/50/67	90/39/56	0.8	42	19	28	1.85	4.07

注:mPAP:肺动脉平均压;DAP:下降动脉压;Qp:肺循环血流量;Qs:体循环血流量;PVR:肺血管阻力;PVRi:肺血管阻力指数;SVR:全身血管阻力;SVRi:全身血管阻力指数;CO:心输出量;CI:心指数。

(3) 患儿为试管婴儿,面容特殊、生长发育差、多发畸形(唇腭裂、先天性心脏病、肺动脉高压、肺部发育不良),肺动脉高压进展迅速,且肺高压程度与先天性心脏缺损不匹配,不能排除遗传因素参与疾病发生可能,遂行遗传学检测。基因检测示:细丝蛋白 A 基因(*FLNA*)突变,突变评级为致病突变(图 4,彩图见二维码 75)。

3. 前沿文献学习

(1) FLNA 是一种广泛表达的肌动蛋白结合蛋白,参与细胞骨架形成,从而影响细胞功能,在细胞的生理生化活动中发挥重要作用。

(2) *FLNA* 突变与多种遗传性疾病有关,可导致多种畸形综合征。与 *FLNA* 突变相关的表型复杂多样,如面容可疑、多发畸形(心血管、骨骼、脑、肠道、肺部等)、反复肺部感染、严重低氧、生长发育落后,但引起不同表型差异的机制目前尚不清楚。*FLNA* 突变导致的肺动脉高压目前机制不明,可能与肺泡缺氧、肺部发育异常等相关。

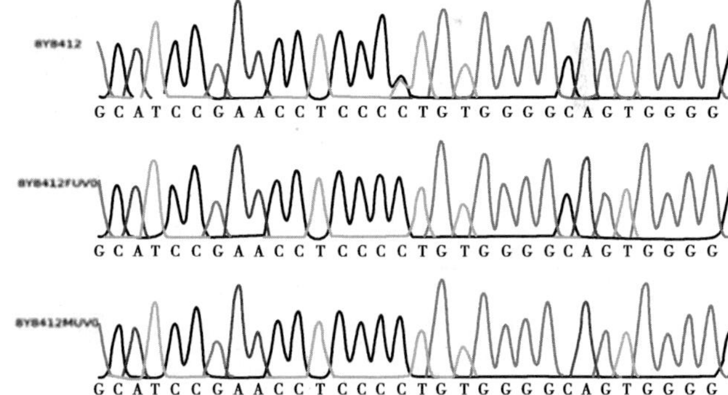

图 4　基因检测

*FLNA*的 c.5417-1G>A 突变,为致病突变:父亲和母亲均未发生突变,为新发突变。

(3) *FLNA* 突变引起的肺动脉高压强调吸氧和呼吸机的重要性，同时给予肺血管扩张剂，最终需考虑肺移植。对于合并有先天性心脏畸形患者，矫治先天性心脏病并不能阻止或减缓肺动脉高压的进展。

4. **最终诊断** ①*FLNA* 突变相关肺动脉高压；②先天性心脏病，房间隔缺损，动脉导管未闭；③肺发育不良。

5. **最终治疗方案及结局** 除了常规抗感染及维护心功能治疗外，加用了小剂量肺血管扩张药物，强化了吸氧和患儿家属教育工作，反复解释基因突变、肺动脉高压和先天性心脏缺损的关系，告知家属病情可能出现的变化，以及强调吸氧的重要性，并告知最佳治疗方案为肺移植。患者末次出院时，NT-proBNP 降至 900pg/ml 左右，SpO_2 上升至 93% 左右。出院后间断吸氧、继续服药，因经济原因未考虑肺移植，2 岁半时于家中去世。

七、经验总结

1. 肺动脉高压是一种进展性危及生命的疾病，尤其是儿童肺动脉高压进展快、预后差、病因复杂。因此对于儿童肺动脉高压需仔细排查病因，尽早启动治疗，改善预后。

2. 对于同时存在先天性心脏病和肺动脉高压的患者，需仔细鉴别先天性心脏病与肺动脉高压二者之间的相关性，若先天性心脏缺损大小与肺动脉高压不匹配，切勿轻易矫治先天性心脏病。

3. 儿童肺动脉高压更易受到遗传因素的影响，且遗传因素参与疾病发生的儿童肺动脉高压患者具有更差的临床结局。因此对儿童肺动脉高压需重视遗传因素的排查。

4. 值得注意的是，我们报道的这例患者遗传学提示 *FLNA* 突变，*FLNA* 并不包括在目前世界肺动脉高压大会公布的肺动脉高压相关基因中。儿童肺动脉高压往往与染色体畸变或各种遗传综合征相关。因此，在平时的临床工作中，对于单纯肺动脉高压患者可行肺动脉高压相关基因检测。而对于多系统、多器官受累的肺动脉高压患者需高度警惕遗传综合征可能，遗传学检测方面需选择全外显子检测 / 拷贝数变异，而不是单纯行肺动脉高压相关基因检测以免漏诊。

（邓晓娴 郑璇 张刚成）

参考文献

[1] JENKINS Z A, MACHARG A, CHANG C Y, et al. Differential regulation of two FLNAtranscripts explains some of the phenotypic heterogeneity in the loss-of-function filaminopathies [J]. Hum Mutat, 2018, 39 (1): 103-113.

[2] Krebs K, Ruusmann A, Simonlatser G, et al. Expression of FLNA in human melanoma cells regulates the function of integrin α1β1 and phosphorylation and localisation of PKB/AKT/ERK1/2 kinases [J]. Eur J Cell Biol, 2015, 94 (12): 564-575.

[3] HIRASHIKI A, ADACHI S, NAKANO Y, et al. Left main coronary artery compression by a dilated main pulmonary artery and left coronary sinus of Valsalva aneurysm in a patient with heritable pulmonary arterial hypertension and FLNA mutation [J]. Pulm Circ, 2017, 7 (3): 734-740.

[4] BURRAGE L C, GUILLERMAN R P, DAS S, et al. Lung Transplantation for, FLNA -Associated Progressive Lung Disease [J]. J Pediatr, 2017, 186: 118-123.

[5] SASAKI E, BYRNE A T, PHELAN E, et al. A review of filamin A mutations and associated interstitial lung disease [J]. Eur J Pediatr, 2019, 178 (2): 121-129.

[6] LAU E M, TAMURA Y, MCGOON M D, et al. The 2015 ESC/ERS Guidelines for the diagnosis and treatment of pulmonary hypertension: a practical chronicle of progress [J]. Eur Respir J, 2015, 46 (4): 879-882.

[7] 史建伟，王贵英. 细丝蛋白 A 参与调节器官发育的研究进展[J]. 癌变·畸变·突变，2012，24 (1): 78-80.

可治愈的"艾森曼格综合征"

艾森曼格综合征(Eisenmenger syndrome,ES)是指各种左向右分流性先天性心脏病随着肺血管阻力升高,使肺动脉压达到或超过体循环压力,导致血液通过心内或心外异常通路产生双向或反向分流的一种病理生理综合征。各种心内、心外畸形如房间隔缺损、室间隔缺损、动脉导管未闭等均有可能发展成艾森曼格综合征,其表现为发绀、继发性红细胞增多症和组织器官缺氧受累。最近几年我们收治了多名在外院诊断为"先天性心脏病,艾森曼格综合征"的患者,他们共同特点是表现为劳力性气促,体查有心脏杂音,发绀、杵状趾/指等,但经过仔细检查发现患者并非艾森曼格综合征。由于多种原因患者一直被误诊,最后明确诊断后经外科或介入手术完全治愈。我们一起来回顾一下这些患者诊治经过。

一、病史摘要

现病史:患者女性,47 岁,因"反复气促、胸闷 28 年,加重 2 年"于 2016 年 6 月 24 日入院。患者 19 岁开始出现劳累性气促、胸闷,无胸痛、头昏、恶心、呕吐不适,遂至当地医院就诊,听诊发现心脏有杂音,具体描述不详,对症治疗后缓解,当时未予进一步检查。患者自诉 20 余年来易感冒,感冒后即出现胸闷、气促、心悸,伴咳嗽、咳痰,偶有痰中带血,于当地诊所输液后可好转,仍可胜任一般体力活动,只跑步等剧烈活动时有气促,外院多次门诊和住院诊断为"先天性心脏病,房间隔缺损,室间隔缺损,肺动脉高压,艾森曼格综合征",予以对症支持处理能好转。2 年前患者自觉感冒次数较前频繁,上述症状较前加重,伴恶心、呕吐,爬 2 楼即感胸闷、气促,不能胜任日常活动,无夜间阵发性呼吸困难。为求进一步诊治遂入我院门诊,行心脏彩超示三尖瓣反流(重度);房间隔缺损(继发孔,右向左分流);室间隔缺损(膜部瘤破裂)。门诊以"先天性心脏病"收入我科。患者自本次起病以来,精神、食欲、睡眠较差,大便干结,自觉小便量较前减少,体重减轻超过 10g。

既往史:否认肝炎、结核、疟疾病史,否认高血压病史,否认糖尿病、脑血管疾病、精神疾病史,否认手术、外伤、输血史,否认食物、药物过敏史,预防接种史不详。

个人史:生于本地,久居本地,否认血吸虫疫水接触史,无吸烟、饮酒史,否认毒物接触史。

月经史:19 岁月经初潮,7 月 20—26 日,末次月经 2016 年 6 月 10 日。自诉月经周期不规则,有痛经,月经量多,颜色正常。

婚姻生育史:21 岁结婚,育有 1 子,儿子及爱人体健。

家族史:母亲因卒中去世,父亲死因不详,否认家族性遗传病史。

查体:体温 36.6℃,脉搏 71 次/min,呼吸 20 次/min,血压 102/70mmHg,指/趾 SPO_2 均为 83%(未吸氧)。发育正常,营养可,慢性病容,神志清楚,精神尚可,自动体位,查体合作,问答切题,全身皮肤黏膜未见黄染,全身浅表淋巴结未触及肿大。口唇发绀,口腔黏膜无出血点,扁桃体无肿大。颈静脉稍充盈,肝颈静脉回流征阴性。胸廓无畸形,双肺叩诊清音,双肺呼吸音清晰,双下肺可闻及少许湿啰音。心前区无隆起,心尖搏动位于第五肋间左锁骨中线外 0.5cm，未触及细震颤，心界向左扩大，心率 71 次 /min，律齐，胸骨左缘 3~4 肋间可闻及收缩期 4~5/6 级喷射性杂音，有震颤，P_2 不亢进。腹部平软，未见腹壁静脉曲张，全腹无压痛及腹肌紧张，未触及腹部包块，肝肋缘下未触及，腹部移动性浊音阴性，双肾区无叩击痛。肠鸣音正常。脊柱无畸形，活动自如，关节无红肿，有杵状指（趾），双下肢轻度水肿。

入院诊断：先天性心脏病，房间隔缺损、室间隔缺损、心脏扩大、艾森曼格综合征？心功能Ⅲ级。

二、诊 治 经 过

初步分析：患者反复气促、胸闷 28 年，活动后明显，休息时可好转，在外院检查听诊发现心脏有杂音，20 余年来易感冒，感冒后即出现胸闷、气促、心悸，伴咳嗽、咳痰，偶有痰中带血，近年来上述症状较前加重，伴恶心、呕吐，爬 2 楼即感胸闷、气促，不能胜任日常活动。患者体格检查提示有发绀、杵状指，同时心脏彩超提示房间隔缺损、室间隔缺损、三尖瓣反流（重度）右向左分流。这些结果均提示患者可能已进展为重度肺动脉高压，并出现艾森曼格综合征的表现（杵状指，SaO_2 83%），在外院心脏专科多次就诊均考虑患者已无手术指征，只能靶向药物治疗或心肺联合移植治疗。

入院后检查：①血常规：白细胞计数 7.16×10^9/L，红细胞计数 6.53×10^{12}/L↑，血红蛋白 176g/L↑，血小板计数 153×10^9/L，中性粒细胞比值 64.10%，平均红细胞体积 59.4fl↓，平均红细胞血红蛋白量 17.8pg↓，平均红细胞血红蛋白浓度 299g/L↓。②动脉血气：动脉血 pH 7.385，二氧化碳分压 41.00mmHg，动脉氧分压 63.30mmHg↓，动脉血氧饱和度 90.6%↓（吸氧）。③肌钙蛋白 I、肝炎全套、HIV+ 梅毒、甲状腺功能三项指标正常，肾功能、电解质：急诊尿素氮 2.46mmol/L↓，急诊钙 1.98mmol/L↓，急诊镁 0.76mmol/L↓。④心肌酶：肌酸激酶 17.4u/L↓；NT-proBNP 378.65pg/ml。⑤血脂：总胆固醇 2.52mmol/L↓，高密度脂蛋白胆固醇 0.53mmol/L↓，载脂蛋白 A 10.71g/L↓。⑥超敏 C 反应蛋白 35.50mg/L↑；降钙素原 0.33ng/ml↑。⑦胸部 X 线片：心影增大，心胸比约 0.66，肺动脉段饱满，左室段圆隆延长，肺血增多，双肺未见明显主质病变（图 1）。⑧心电图：窦性心律，完全性右束支传导阻滞，右心增大（图 2）。⑨心脏彩超：LVD 53mm，LAS 32mm，RVD 25mm×14mm，RAS 43mm，EF 59%，室间隔缺损（缺损大小 5mm，膜周部）并膜部瘤形成，房间隔（继发孔型，双向分流，右向左分流为主，缺损大小 18mm），三尖瓣隔瓣下移畸形，三尖瓣关闭不全（重度），二尖瓣、肺动脉瓣（轻度）反流，三尖瓣反流速度 2.7m/s，左心功能测值正常范围（视频 1，视频 2）。

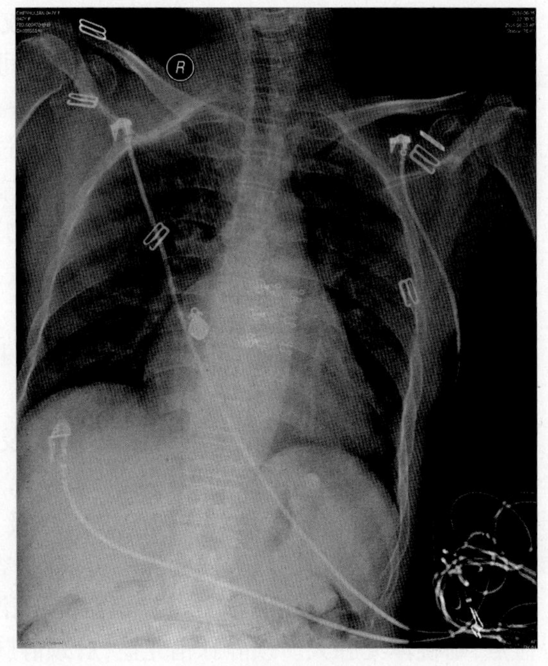

图 1 胸部 X 线片

进一步分析：患者“先天性心脏病，房间隔缺损（缺损大小 18mm）、室间隔缺损（缺损大小 5mm）”诊断明确，同时有缺氧的表现，

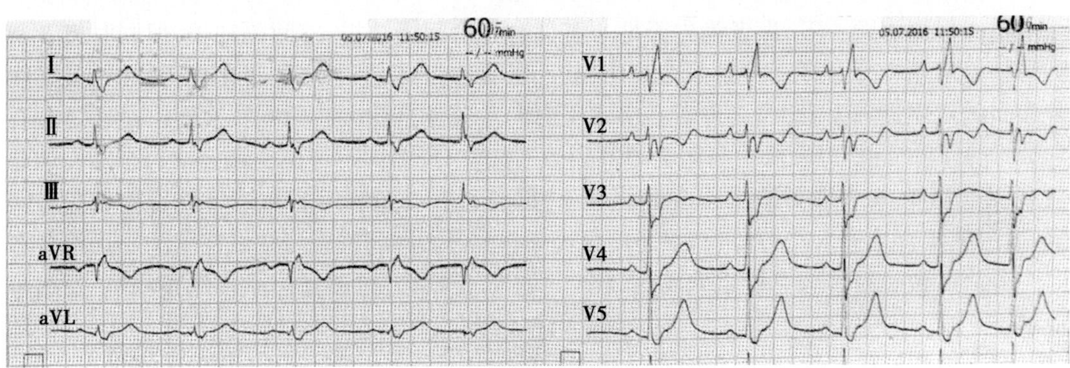

图 2　心电图

心脏彩超提示右向左分流，艾森曼格综合征似乎要首先考虑。但仍有一些疑问，首先患者体格检查中肺动脉瓣第二心音不亢进，胸部 X 线片显示肺动脉段突出不明显，不符合肺动脉高压的体征。我们仔细回顾一下患者心脏彩超，彩超提示患者除了合并有房间隔缺损、室间隔缺损以外，同时合并有三尖瓣下移畸形，三尖瓣反流速度 2.7m/s，估测肺动脉压力不高，是超声有误呢？还是患者右心功能下降导致肺动脉压估测值下降呢？体查患者 P_2 不亢进，支持肺动脉压力不高。因此，需要进一步的检查——右心导管检查。

视频 1　心尖四腔心

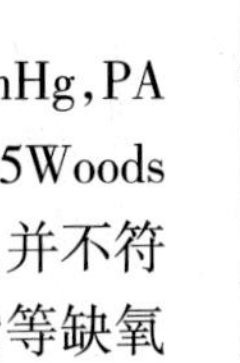

视频 2　剑下四腔心

患者右心导管检查果显示：RA 14/8（12）mmHg，RV 35/11（18）mmHg，PA 32/15（21）mmHg，AO 117/82（93）mmHg，QP/QS 4.72/2.43（1.94），PVR 4.45Woods（表 1）。从右心导管结果来看患者无肺动脉高压，肺血管阻力轻度升高，并不符合艾森曼格综合征的表现，那么患者是什么样的原因导致发绀、杵状指等缺氧表现呢？

表 1　患者右心导管检查结果

部位	压力 /mmHg		血氧含量
	收 / 舒	平均	
腔静脉			
上			64
下			54
肺静脉	10/6	6	94
左心房	16/11	13	86
右心房	14/8	12	67
右心室	35/11	18	69
肺动脉			
主干	32/15	21	75
股动脉	117/82	93	88
左心室	105/10	43	85

注：Qp 4.72L/min，Qs 2.43L/min，左到右分流量 2.29L/min，右到左分流量 0.46L/min，全肺阻力 4.45Woods。

我们仔细回顾一下，患者为先天性心脏病合并房间隔缺损、室间隔缺损，但同时患者心脏彩超提示患者合并有三尖瓣下移畸形，从心脏彩超来看，患者右室房化，房间隔处可见红蓝相间的双侧过隔血彩，那么患者心房水平右向左分流是什么原因呢？我们已经通过右心导管排除了肺动脉高压，肺血管阻力增高所致右向左分流，即不考虑艾森曼格综合征。如此只有一个解释，患者刚好合并三尖瓣隔瓣下移畸形，右心室收缩时血液反流直接朝向房间隔，通过缺损直接进入左心房（右室压明显高于左房压），即明确患者缺氧症状为心房水平右向左分流所致。患者肺血管阻力不高，仍有手术矫正机会，可以通过手术纠正缺氧、发绀等症状。

请心血管外科会诊，外科会诊意见患者有手术指征，建议转科手术治疗。患者转科诊断：先天性心脏病，房间隔缺损、室间隔缺损、三尖瓣下移畸形、心脏扩大、心功能Ⅲ级。

心外科手术（房缺修补术 + 三尖瓣成形术）后患者痊愈出院。术后随访气促、发绀消失，多年误诊的“艾森曼格综合征”终于治愈！

三、总　　结

临床上医师会遇到很多先天性心脏病患者，他们以气促为主要症状，同时存在发绀、杵状指等，给医师们的第一印象往往是患者已经发展到了先天性心脏病晚期——艾森曼格综合征了，根据艾森曼格综合征治疗的指南推荐，轻易地判断患者已无手术机会，直接给予患者药物治疗，甚至放弃治疗，也不再给病人做进一步检查如 CTA 和右心导管检查，这种惯性思维对一部分患者来说不仅造成误诊，耽误他们的病情，而且导致患者没有及时、有效的救治，增加了他们的身心痛苦和经济负担。本例患者曾多次在外院就诊，尽管临床上诊断 ES 有很多疑点，但就诊医师也未做进一步的仔细检查和分析，仅通过自己的经验判断，就给患者诊断考虑为 ES，造成了多年的误诊。

近几年来，我们中心还接诊过多例类似患者，他们同样为先天性心脏病合并发绀、杵状指而直接诊断为 ES，后经进一步检查明确了发绀并非 ES 所致，最后多数患者手术矫正。简要介绍如下：①患者入院时诊断考虑“先天性心脏病、房间隔缺损，肺动脉高压”，同样有发绀、杵状指等缺氧表现，听诊三尖瓣区杂音明显，P_2 亢进，根据多次心脏超声结果考虑为“先天性心脏病、房间隔缺损，肺动脉高压，艾森曼格综合征”，来我院就诊，做肺动脉 CTA 检查发现患者同时合并有完全型肺静脉异位引流，右心导管检查进一步明确，且肺阻力仅轻度升高，误诊回顾分析主要是多次心脏超声没有仔细查看肺静脉的回流情况，此患者后送外科手术纠正后治愈；②先天性心脏病、房间隔缺损的患者同样合并发绀、杵状指 / 趾，多年诊断为 ES，我院心脏超声发现轻度肺动脉高压，右向左分流不明显，后行肺功能检查示重度通气弥散功能损害，右心导管检查也证实肺静脉血氧明显降低，ES 不成立，房间隔缺损可封堵；③先天性心脏病、动脉导管未闭，患者因气促、发绀入院，查体发现杵状指 / 趾，外院一直按艾森曼格综合征治疗，从来没做过 CTA 和右心导管检查，在我院后诊断为“先天性心脏病、动脉导管未闭、肺动静脉瘘、肺动脉高压”，右心导管显示肺阻力 4Woods，肺静脉血氧下降，PDA 封堵和动静脉瘘后发绀气促明显改善；④先天性心脏病、房间隔缺损的患者同样合并有发绀、杵状指 / 趾，听诊肺动脉瓣区可闻及明显收缩压喷射性杂音，心脏超声显示右心扩大，心房水平双向分流，估测肺动脉压力 100mmHg，但 P_2 不亢进，在外院一直按 ES 治疗，后在我院行心脏彩超提示合并有肺动脉瓣狭窄，进一步行右心导管检查提示“肺动脉压轻度升高，肺阻力不高”，经房间隔缺损封堵术和肺动脉球囊扩张术后治愈。

因此，在临床工作中，我们在遇到此类患者的时候，千万不能仅根据超声的先天性心脏病诊断结合发绀、杵状指 / 趾等缺氧的体征就直接下 ES 的诊断，一定需要详细的体格检查，根据杂音的部位、性质等和肺动脉瓣第二心音的情况，同时认真分析患者的心脏超声结果（右心大小、肺动脉的估测压、分流的情况、肺动脉瓣的流速以及肺静脉与左房的连接等），结合肺血管 CTA 和右心导管检查结果，做出正确的诊断和处理，以减少临床误诊的发生。

（李江　罗俊）

妊娠合并血小板减少急性肺栓塞1例

一、病史摘要

现病史：患者女，23岁，孕8周$^{+1}$，既往体健。因“突发晕厥5小时”入院。患者入院前5小时无诱因突发晕厥，持续时间达2分钟，伴意识丧失，后自行恢复意识，自觉明显心悸、胸闷、呼吸困难，伴大汗，入院4小时前行心电图检查提示：心电轴右偏、$S_I Q_{III} T_{III}$、aVR及V_1导联R波振幅增加，V_1~V_4导联T波倒置（图1）。我院门诊超声心动图：右房、右室增大（右房44mm×42mm，右室33mm），三尖瓣轻度反流。后为求进一步诊治收入我科冠心病监护病房（CCU）。

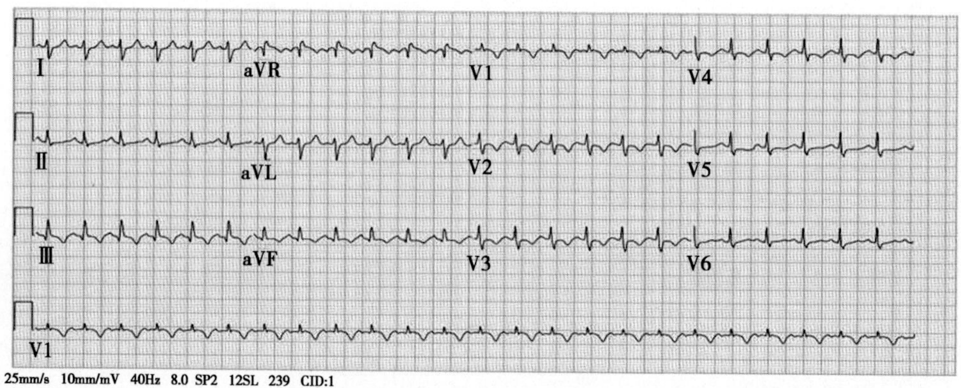

图1　入院时心电图表现

入院查体：体温36.5℃，脉搏152次/min，呼吸20次/min，血压161/98mmHg，神志清楚，查体合作，口唇无发绀，双肺呼吸音粗，未闻及干湿性啰音及胸膜摩擦音。叩诊心浊音界不大，心浊音界左侧最远点位于第5肋间左锁骨中线内0.5cm，心率152次/min，$P_2>A_2$，律齐，各瓣膜听诊区未闻及额外心音及杂音，腹部及四肢查体无异常。

辅助检查：肌钙蛋白0.36ng/ml（参考值：0~0.034ng/ml），D-二聚体4 780ng/ml（参考值：0~500ng/ml），血小板16×10^9/L；凝血常规：凝血酶原时间（PT）14.3秒，凝血酶原活动度（PTA）69%；肝功能、肾功能、离子、尿常规、脑钠肽（BNP）正常；肺动脉CT血管成像（CTA）：肺动脉主干、双肺动脉及其分支栓塞（图2）。血气分析（鼻导管吸氧3L/min）：pH 7.45，PCO_2 30mmHg，PO_2 87mmHg，SO_2 97%。

临床诊断：急性肺栓塞（中高危）、早孕、血小板减少症。

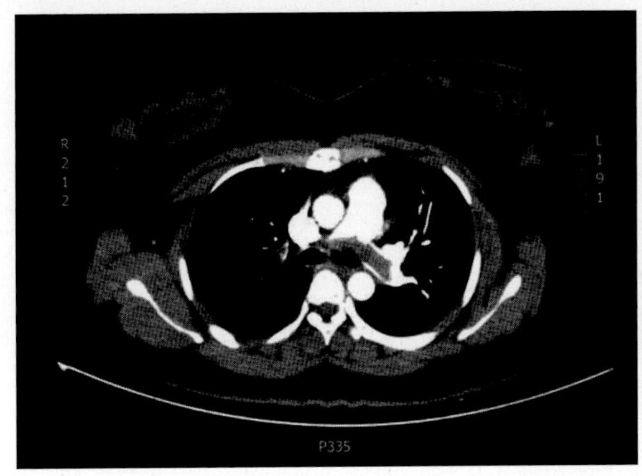

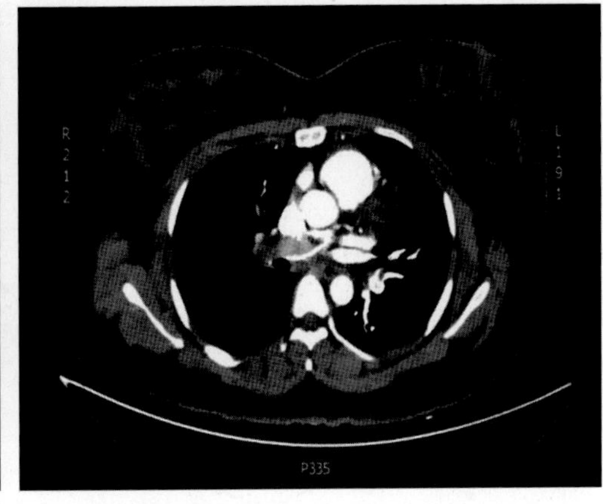

图 2 CT 肺动脉造影(CTPA)提示肺栓塞

二、诊 治 经 过

(一) 肺栓塞的治疗

患者一过性晕厥,无持续性血流动力学改变,入院查体心率 152 次 /min,超声心动图提示右心增大,肌钙蛋白升高,故危险分层为中高危组,因观察患者病情未恶化,且血小板计数显著降低可能导致高出血风险,故未行溶栓治疗,给予磺达肝癸钠 2.5mg 每日 1 次皮下注射抗凝治疗。治疗过程中,未发生出血相关不良事件。针对肺栓塞病因,筛查了一系列指标,其中,促甲状腺激素(TSH) 4.84μIU/ml 轻度升高,蛋白 S 32.0%(参考值:60.0%~130.0%),血管性血友病因子 218%(参考值:50%~160%),抗核抗体(ANA)系列、风湿三项、免疫五项、抗心磷脂抗体、抗中性粒细胞抗体、蛋白 C、蛋白 S、抗凝血酶Ⅲ、同型半胱氨酸、甲状腺功能、肿瘤标志物、乙肝表面抗原、丙肝抗体、抗 HIV 抗体及梅毒螺旋体抗体等均正常。双下肢静脉彩超未见血栓。

(二) 血小板减少的治疗

为明确血小板减少原因,我们筛查了骨髓穿刺活检、网织红细胞计数、溶血试验、外周血涂片、ANA 系列、风湿三项、免疫五项、抗心磷脂抗体、呼吸道九项病毒等相关指标均未见异常。请血液科会诊后,给予甲泼尼龙 60mg 每日 1 次静脉滴注、人免疫球蛋白 32.5g 每日 1 次静脉滴注(7 天)升血小板治疗(血小板计数见图 3)。

(三) 转归

抗凝治疗 8 天后复查超声心动图提示右房、右室大小恢复正常,14 天后心电图与治疗之前比较无电轴右偏,S_I变浅,aVR 及 V_1 导联恢复正常(图 4)。于我科治疗 20 天,血小板计数稳定在 50×10^9/L 左右,经我科、产科、血液科、麻醉科多学科会诊评估后,行静脉麻醉下人工流产术。术后无出血事件,再次给予人免疫球蛋白 32.5g 每日 1 次静脉滴注(5 天),病情好转出院。出院时血小板 67×10^9/L,D- 二聚体 970μg/L。

出院后继续应用磺达肝癸钠 2.5mg 每日 1 次皮下注射,但未继续应用激素及人免疫球蛋白,2 个月后(与住院时间合计抗凝治疗时程 3 个月)复查,肺动脉 CTA 未见血栓,超声心动图无异常,D- 二聚体及蛋白 S 恢复正常。随访 2 年,患者平均每 1~2 个月复查 1 次血常规,血小板多在 60×10^9/L 左右,未再发生静脉血栓形成。

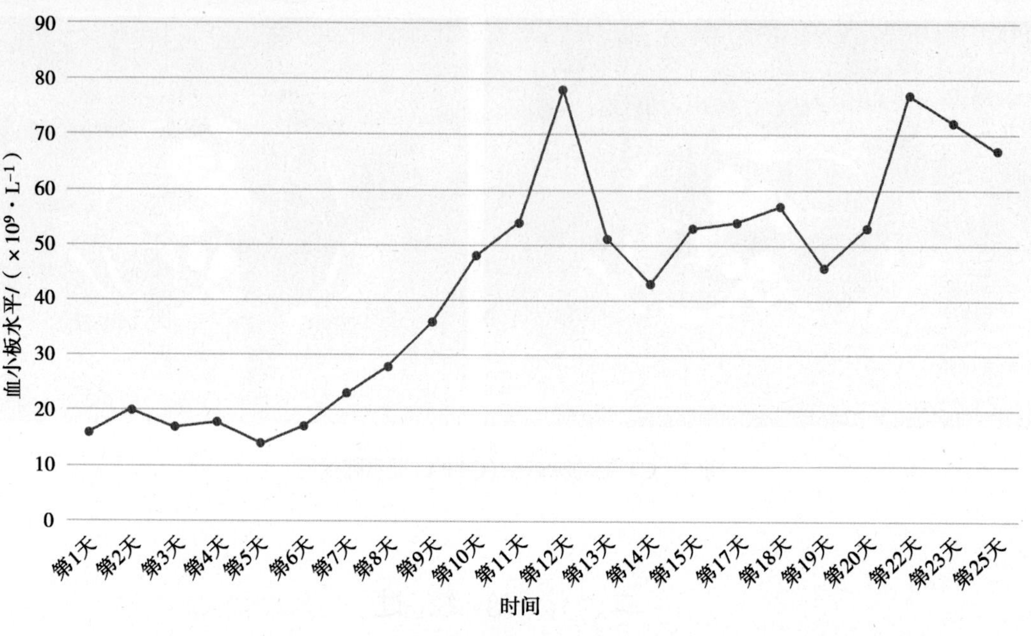

图 3 血小板变化趋势

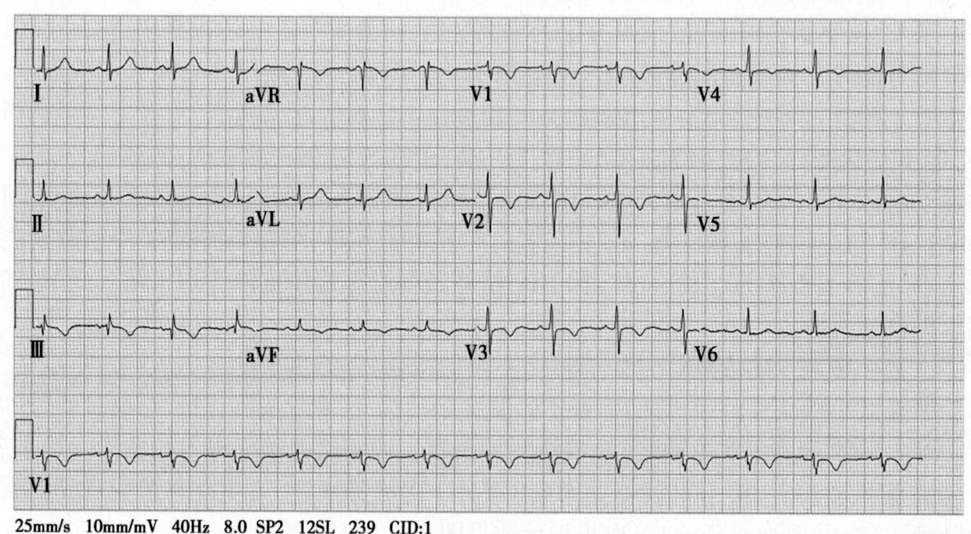

图 4 治疗 14 天后心电图表现

三、诊治思维与知识拓展

妊娠合并肺栓塞(pulmonary embolism，PE)发生率为 0.09‰~0.70‰，多于孕早期和围生期出现，是孕产妇死亡的主要原因之一。在美国，妊娠合并 PE 是孕产妇死亡的第三大原因，约占 17%。妊娠合并血小板减少(pregnancy with thrombocytopenia，PT)在临床上也不少见，据一项涉及超过 26 000 名女性的研究统计表明，妊娠结束时 PT 患病率在 6.6%~11.6%，但妊娠同时合并 PE 及 PT 以及血小板计数显著降低情况下仍发生 PE 的情况较罕见。

19 世纪，德国病理学家 Rudolf Virchow 提出了静脉血栓形成的三要素：血液淤滞、血液高凝状态和血管内皮损伤。尽管妊娠是一个生理过程，但是静脉血液淤滞、高凝状态及血管壁损伤等这些与静脉血栓形成相关的病理因素在妊娠期各个阶段均可出现。①血液淤滞：孕期在雌激素作用下静脉血管扩张，静脉血容量增加，这种变化在妊娠初3个月尤为明显。随着孕期的增加，增大的子宫压迫盆腔、下肢等静脉，使静脉回流速度减慢，血液淤滞。②高凝状态：妊娠期雌激素水平升高，诱导肝脏合成多种凝血因子，凝血因子Ⅱ、Ⅶ、Ⅷ、Ⅸ、Ⅹ、Ⅻ及血管性血友病因子增加，纤维蛋白的产生也增加。蛋白C、蛋白S及抗凝血酶Ⅲ是重要的抗凝因子，妊娠时，蛋白S水平显著下降，蛋白C、抗凝血酶Ⅲ水平保持正常。凝血因子增多，抗凝因子减少，加之胎盘产生纤溶酶原激活因子抑制因子1、2，使纤溶系统被抑制（妊娠7~9个月时最为明显），这些都是导致妊娠期高凝状态的原因。③血管壁损伤：产后发生的PE多与血管壁损伤有关。分娩可能导致盆腔血管损伤，胎盘子宫附着处发生改变，尤其在助产和剖宫产时明显。研究表明，手术分娩使得孕妇PE的风险增加2~8倍，而产后静脉血栓栓塞症（venous thromboembolism，VTE）最多见于急诊剖宫产的患者。④其他因素：如高龄、肥胖、吸烟、经产妇、妊娠或产褥期卧床时间过长、感染、止血药物的不合理应用等均与VTE的发生有关。

该患者以突发晕厥发病，伴随胸闷、呼吸困难，心电图及心脏彩超均支持PE，虽无下肢深静脉血栓，仍高度可疑PE，确诊需行肺动脉CTA或肺通气灌注扫描。患者早孕，为避免射线暴露对胎儿及孕妇的影响，应首选行肺通气灌注扫描检查，但患者因同时合并血小板显著减少，顾虑后续治疗用药及出血风险对胎儿造成不可预知的伤害，故决定择期行人工流产术。加之患者急性起病，夜间急诊入院，因此我们仍然选择了紧急行肺动脉CTA确诊。

该病例为中高危组，观察病情平稳状态下，给予抗凝治疗。抗凝治疗的药物包括胃肠外抗凝药物和口服抗凝药物。胃肠外抗凝药物包括：肝素与低分子肝素、磺达肝癸钠（选择性Ⅹa因子抑制剂）、阿加曲班（精氨酸衍生物）、比伐卢定（直接凝血酶抑制剂）。口服抗凝药物包括传统的维生素K拮抗剂（VKA）和直接口服抗凝剂（DOACs）（Ⅹa因子抑制剂利伐沙班、阿哌沙班等，Ⅱa因子抑制剂达比加群酯）。患者已决定择期行人工流产术，故治疗上可不必顾虑药物对胎儿的影响，但因患者血小板计数明显减少，抗凝治疗的出血风险高，从药物半衰期的角度考虑，首选胃肠外抗凝药物。肝素类抗凝药物有可能导致肝素诱导的血小板减少症（HIT），目前没有证据表明磺达肝癸钠会导致HIT，阿加曲班和比伐卢定是指南推荐的可用于HIT或怀疑HIT患者的药物，最终我们选择了磺达肝癸钠2.5mg每日1次皮下注射抗凝治疗。试想如该患者为高危组肺栓塞，如何考虑再灌注治疗？目前指南上关于妊娠合并PE的溶栓治疗只推荐用于危及生命的高危PE（Ⅱ/C）。溶栓治疗前需充分考虑胎儿和母体的利弊关系，有研究表明，重组组织型纤溶酶原激活物（rtPA）相比其他溶栓剂使用后发生出血等并发症的概率更低。

妊娠合并血小板减少的国内诊断标准：妊娠期间血小板 $<100\times10^9/L$，孕期2次检测血小板计数 $<100\times10^9/L$（排除有凝血功能障碍者）。常见病因有：妊娠相关性血小板减少（pregnancy associated thrombocytopenia，PAT）、特发性血小板减少性紫癜（idiopathic thrombocytopenic purpura，ITP）、妊娠期高血压疾病（hypertensive disorders in pregnancy，PHD）、系统性红斑狼疮（systemic lupus erythematosus，SLE）、抗磷脂抗体综合征（antiphospholipid syndrome，APS）、血栓性血小板减少性紫癜（thrombotic thrombocytopenic purpura，TTP）、血液系统疾病如2B型血管性血友病、再生障碍性贫血、巨幼红细胞贫血、白血病、脾功能亢进等，临床上以前三种情况多见，尤其是PAT。

1. PAT　占妊娠合并血小板减少性疾病的 60%~70%，属于良性自限性疾病，其发病机制目前尚不清楚，可能与妊娠期生理性血容量增加、血液稀释、血液处于高凝状态、血小板消耗增多、胎盘循环中血小板的收集和利用增多等有关。多符合以下特点：①既往无血小板减少病史（除孕期外）；②血小板轻度减少（一般不低于 70×10^9/L）；③多见于妊娠中晚期；④分娩后 1~2 个月自行恢复至正常水平；⑤不累及胎儿 / 新生儿；⑥排除其他已有的可导致血小板减少的疾病。PAT 临床上多不需要特殊处理。

2. ITP　又称免疫性血小板减少性紫癜，为 PT 第二常见病因，占妊娠合并血小板减少性疾病的 3%~4%，是一种获得性自身免疫病。目前认为 ITP 的发病机制是由于血小板结构抗原变化引起的自身抗体所致，80%~90% ITP 患者体内可以检测到血小板相关免疫球蛋白。抗血小板抗体介导血小板破坏和 / 或细胞毒性 T 细胞对血小板的溶解作用是血小板破坏增多的重要原因，而免疫介导的巨核细胞成熟障碍和凋亡增多则是导致 ITP 患者血小板生成减少的重要原因。ITP 患者血小板多呈重度减少，对孕妇的主要影响是增加出血风险，尤其是血小板低于 50×10^9/L 者。在分娩过程中，孕妇用力屏气可能诱发颅内出血、产道裂伤出血及血肿形成。由于部分血小板抗体可以通过胎盘，可引起胎儿血小板破坏，导致胎儿及新生儿血小板减少。因此 ITP 患者妊娠时，自然流产和母婴死亡率均高于正常孕妇。ITP 的诊断主要用排除法。根据我国《成人原发免疫性血小板减少症诊断与治疗中国专家共识（2016 年版）》，ITP 诊断要点如下：①至少 2 次全血细胞分析示血小板 $<100 \times 10^9$/L，且血细胞形态无异常。②一般无脾脏增大。③骨髓检查巨核细胞数正常或增多，伴成熟障碍。④排除其他继发性血小板减少症。⑤特殊实验室检查包括 MAIPA 法检测血小板抗体和流式微球检测抗原特异性自身抗体，可以鉴别免疫性与非免疫性血小板减少；血小板生成素（TPO）的检测，有助于鉴别免疫性（血小板破坏增加、TPO 正常）和骨髓增生异常（血小板生成异常、TPO 升高）。⑥用于量化患者出血情况及风险的出血评分系统。

3. PHD　在 PHD 中，子痫前期和子痫最容易发生血小板减少。PHD 出现血小板减少可能是由于全身小动脉痉挛，外周阻力增大，血管内皮细胞损伤，激活血小板释放缩血管物质如血栓素 A_2、内皮素等，导致血管收缩，进一步损伤血管内皮细胞，促进血小板黏附聚集，使得血小板消耗增加，数量减少。血小板减少是子痫前期的普遍表现，并与疾病的进展和严重程度相关。大约 20% 的重度子痫前期患者会出现血小板减少症。PHD 引起的血小板减少一般在 $(50~100) \times 10^9$/L，不累及胎儿和新生儿。

4. SLE 及 APS　SLE 是一种累及多系统、多脏器的自身免疫性疾病。血小板减少是 SLE 常见临床表现之一。增多的抗血小板抗体破坏血小板目前被认为是 SLE 伴血小板减少最主要的发病机制，与 ITP 类似，另外感染、药物也是可能的发病机制。APS 是指由抗磷脂抗体引起的一组以动静脉血栓形成、病理妊娠同时合并血小板减少为主要表现的临床征象的总称。APS 患者的血小板一般不低于 50×10^9/L。APS 虽有血小板减少，但很少有出血症状，反而易发生血栓。SLE 常见的血小板减少与抗磷脂抗体的存在有关。约 40% 的抗磷脂抗体阳性的 SLE 患者可出现血小板减少，但只有 10% 的抗磷脂抗体阴性的 SLE 有血小板减少症。反之，70%~80% 有血小板减少的 SLE 患者抗磷脂抗体阳性。

5. **再生障碍性贫血（AA）**　是由于骨髓造血干细胞数量减少和质的缺陷导致的造血障碍，引起的外周全血细胞减少为主要表现的一组综合征。据报道，妊娠合并 AA 的发病率为 0.3‰~0.8‰。目前认为妊娠不是 AA 的病因，但妊娠可能使 AA 的病情加重。血小板数量减少和功能的异常，以及血管壁脆性及通透性的增加，可引起鼻、胃肠道黏膜出血。

6. TTP　TTP是一种严重的弥漫性血栓性微血管病，以微血管病性溶血性贫血、血小板聚集消耗性减少，以及微血栓形成造成器官损害为特征。TTP的病因尚不明确，其诱发因素可能包括感染、药物过敏及自身免疫功能等多方面。临床表现有典型的五联征：血小板减少、发热、神经系统损害、肾脏损害和溶血性贫血。

本例患者为早孕期，血小板计数重度减少，否认既往高血压病史，除入院当天首次血压值偏高外，住院期间监测血压均在正常范围内，故考虑入院当天偏高的血压为应激状态所致；骨髓穿刺活检提示骨髓增生活跃，粒、红两系比例大致正常，但产板巨核比例减低，血小板呈小簇可见；血细胞形态学检查提示血小板少见，但白细胞、成熟红细胞、淋巴细胞、中性粒细胞等比值形态均未见异常。网织红细胞计数、溶血试验、外周血涂片、ANA全套、风湿三项、免疫五项、抗磷脂抗体、感染相关指标、腹部彩超等均未见异常，可排除白血病、骨髓增生异常综合征、再生障碍性贫血、系统性红斑狼疮、抗磷脂抗体综合征、脾功能亢进等疾病。患者肺动脉主干及分支多发肺栓塞，不能除外是否为消耗性血小板减少，但在应用抗凝治疗、复查D-二聚体、心电图及心脏彩超等结果均提示无新发血栓形成的基础上，血小板计数并没有快速回升，故不支持血栓消耗导致血小板减少。由于患者血小板计数重度减少，且面临择期人工流产术，我们给予糖皮质激素和免疫球蛋白治疗，治疗后血小板计数缓慢上升，停用免疫球蛋白治疗后，血小板计数再度下降，综上，考虑ITP可能性大。

对妊娠期ITP的处理原则等同于非妊娠妇女，治疗的目的是减少出血事件。妊娠期ITP患者血小板减少，但是血小板功能通常是正常的，并不会显著增加孕妇出血或者胎儿血小板减少的风险，所以不强调孕期血小板需维持在正常水平。对于既往有ITP史的无出血症状的孕妇，可在孕早、中晚期各查1次全血细胞分析。对于目前有血小板减少或呈下降趋势的孕妇，可根据实际情况增加全血细胞分析检测的频率。当血小板计数 $>30\times10^9/L$，且无出血症状时不需要处理。当血小板计数 $<30\times10^9/L$、有出血症状，或者面临分娩等有创操作才需要治疗。此外，ITP患者孕期需避免服用非甾体抗炎药，如阿司匹林等，并应避免创伤。

指南推荐的孕妇ITP的一线治疗方案包括皮质类固醇或静脉输注人免疫球蛋白(IVIG)，两者可以单独使用也可以联合应用。孕期两种方案的血小板升高有效率分别为39%和38%，疗效无显著差异，但均明显低于非孕妇。临床上，医生和患者可根据药物不良反应、价格、分娩的临近时间等加以选择。难治性患者通常选择同时应用。

在皮质类固醇的选择上，与地塞米松相比，泼尼松较少透过胎盘屏障影响胎儿，在妊娠合并ITP患者可作为首选的糖皮质激素。成人推荐初始剂量为泼尼松0.5~2mg/(kg·d)，分次或顿服，通常在用药后的4~14天起效，7~28天疗效达高峰，一般建议至少用21天后逐步减量至最小维持剂量(5~10mg/d)。泼尼松治疗4周仍无反应，提示治疗无效，应迅速减量至停用。皮质类固醇优势在于价格便宜，疗效好，维持时间长；缺点在于起效慢，不良反应大(如血压升高、糖尿病、骨质疏松症等)，尤其孕期前3个月内大剂量使用可能对胎儿存在近期及远期的不良影响。另外，乙型肝炎病毒DNA复制水平较高的患者应慎用糖皮质激素。

与皮质类固醇相比，IVIG起效较快。一般在用药后1~3天起效，在2~7天达到高峰。国外的推荐剂量是1g/kg，一次用完，必要时重复。国内一般0.4g/kg，连用5天。IVIG的优势在于不良反应少、起效快，但价格较昂贵，维持时间较短，通常需每2~4周重复使用。不良反应有头痛、无菌性脑膜炎、IgA缺陷患者过敏反应和溶血。

目前没有公认的孕期ITP二线治疗方案。鉴于孕期ITP出血风险并不高，因此对于二线治疗需权衡利弊。近年研究显示，重组人血小板生成素(rhTPO)作为二线治疗药物应用于妊娠期 ITP 患者有一定的疗效。脾切除可用于难治性 ITP 的治疗，但通常应避免在孕期进行手术。如有必要，也尽量选择在妊娠中期进行，开放式手术或腹腔镜手术哪个更优目前没有统一定论。关于是否输注血小板，2017 年英国血液学标准委员会发布的《血小板输注指南》中指出，血小板的生命周期是 5~7 天，不推荐 ITP 患者预防性输注血小板，输血小板只用做抢救手段而不作为治疗方案，仅在患者进行有创操作或手术前，在其他治疗无效和 / 或病情紧急时输注血小板。

总之，妊娠期易发生深静脉血栓，合并急性肺栓塞是导致孕产妇死亡的重要原因。妊娠合并血小板减少最常见的原因包括妊娠相关性血小板减少、特发性血小板减少性紫癜和妊娠期高血压疾病，这三大原因导致的血小板减少通常来说并不会显著增加孕妇及胎儿出血风险，但血小板显著减少时发生肺栓塞很少见，且一旦发生，权衡抗凝治疗与血小板减少之间的利弊并选择恰当的抗凝药物，以及血小板减少症的治疗及血小板输注的指征把握就显得尤为重要。

（张丽萍　张尉华）

参 考 文 献

[1] HARTMANN I J, HAGEN P J, MELISSANT C F, et al. Diagnosing acute pulmonary embolism: effect of chronic obstructive pulmonary disease on the performance of D-dimer testing, ventilation/perfusion scintigraphy, spiral computed tomographic angiography, and conventional angiography. ANTELOPE Study Group. Advances in New Technologies Evaluating the Localization of Pulmonary Embolism [J]. Am J Respir Crit Care Med, 2000, 162 (6): 2232-2237.

[2] BERG C J, CALLAGHAN W M, HENDERSON Z, et al. Pregnancy-related mortality in the United States, 1998 to 2005 [J]. Obstet Cynecol, 2010, 116 (6): 1302-1309.

[3] GERNSHEIMER T, JAMES A H, STASI R. How I treat thrombocytopenia in pregnancy [J]. Blood, 2013, 121 (1): 38-47.

[4] GREER I A. Thrombosis in pregnancy: maternal and fetal issues [J]. Lancet, 1999, 353 (9160): 1258-1265.

[5] GHERMAN R B, GOODWIN T M, LEUNG B, et al. Incidence, clinical characteristics, and timing of objectively diagnosed venous thromboembolism during pregnancy [J]. Obstet Gynecol, 1999, 94 (5 Pt 1): 730-734.

[6] DE SWIET M. Management of pulmonary ebbolus in pregnancy [J]. Eur Heart J, 1999, 20 (19): 1378-1385.

[7] LIAO J, LAI F, XIE D, et al. Successful low-dosage thrombolysis of massive pulmonary embolism in primigravida: A case report [J]. Medicine, 2018, 97 (43): e12985.

[8] 中华医学会血液学分会止血与血栓学组 . 成人原发免疫性血小板减少症诊断与治疗中国专家共识(2016 年版) [J]. 中华血液学杂志, 2016, 37 (2): 89-93.

[9] ESLICK R, MCLINTOCK C. Managing ITP and thrombocytopenia in pregnancy [J]. Platelets Platelets, 2020, 31 (3): 300-306.

[10] ACOG. ACOG Practice Bulletin No.207: thrombocytopenia in pregnancy [J].Obstet Gynecol, 2019, 133 (3): e181-e193.

[11] KONG Z, QIN P, XIAO S, et al. A novel recombinant human thrombopoietin therapy for the management of immune thrombocytopenia in pregnancy [J]. Blood, 2017, 130 (9): 1097-1103.

[12] ESTCOURT L J, BIRCHALL J, ALLARD S, et al. Guidelines for the use of platelet transfusions [J]. Br J Haematol, 2017, 176 (3): 365-394.

心脏病学实践 2020

主　　编　丛洪良　袁祖贻
主　　审　陈义汉　张　健
学术秘书　李曦铭　郭　宁

人民卫生出版社
·北　京·

图书在版编目（CIP）数据

心脏病学实践. 2020：全 6 册 / 丛洪良，袁祖贻主编. —北京：人民卫生出版社，2020.11（2020.12 重印）

ISBN 978-7-117-30664-5

Ⅰ. ①心…　Ⅱ. ①丛…②袁…　Ⅲ. ①心脏病学　Ⅳ. ①R541

中国版本图书馆 CIP 数据核字（2020）第 196492 号

心脏病学实践 2020（全 6 册）

Xinzangbingxue Shijian 2020（Quan 6 Ce）

主　　编： 丛洪良　袁祖贻
出版发行： 人民卫生出版社（中继线 010-59780011）
地　　址： 北京市朝阳区潘家园南里 19 号
邮　　编： 100021
E - mail： pmph @ pmph.com
购书热线： 010-59787592　010-59787584　010-65264830
印　　刷： 廊坊一二〇六印刷厂
经　　销： 新华书店
开　　本： 787 × 1092　1/16　**总印张：** 72
总 字 数： 1797 千字
版　　次： 2020 年 11 月第 1 版
印　　次： 2020 年 12 月第 2 次印刷
标准书号： ISBN 978-7-117-30664-5
定价（全 6 册）： 239.00 元
打击盗版举报电话：010-59787491　E-mail：WQ @ pmph.com
质量问题联系电话：010-59787234　E-mail：zhiliang @ pmph.com

第六分册

心血管综合问题与相关疾病

分册主编　聂绍平　荆志成　郭晓纲

编者名单

（按文中出现顺序排序）

郭晓纲　浙江大学医学院附属第一医院
聂绍平　首都医科大学附属北京安贞医院
王　晓　首都医科大学附属北京安贞医院
荆志成　北京协和医院
白永怿　中国解放军总医院第二医学中心
刘宏斌　中国解放军总医院第二医学中心
罗淞元　广东省人民医院
刘继涛　广东省人民医院
叶嘉明　广东省人民医院
罗建方　广东省人民医院
杜　杰　首都医科大学附属北京安贞医院
刘　燕　首都医科大学附属北京安贞医院
李　扬　首都医科大学附属北京安贞医院
王　媛　首都医科大学附属北京安贞医院
程蕾蕾　复旦大学附属中山医院
杨　靖　清华大学附属北京清华长庚医院
陈毅豪　清华大学
张　萍　清华大学附属北京清华长庚医院
谢国彤　平安科技(深圳)有限公司
倪　渊　平安科技(深圳)有限公司
李　响　平安科技(深圳)有限公司
孙行智　平安科技(深圳)有限公司
唐熠达　北京大学第三医院
杨　宁　泰达国际心血管病医院
李玉明　泰达国际心血管病医院
胡大一　北京大学人民医院
丁荣晶　北京大学人民医院
蒋　峻　浙江大学医学院附属第二医院
范　琰　北京大学第一医院
刘梅林　北京大学第一医院
曾和松　华中科技大学同济医学院附属同济医院
贺立群　武汉市第一医院
贺行巍　华中科技大学同济医学院附属同济医院
余　淼　华中科技大学同济医学院附属协和医院

程　翔　华中科技大学同济医学院附属协和医院
董志翔　中国医学科学院阜外医院
赵世华　中国医学科学院阜外医院
任　洁　西安交通大学第一附属医院
白　玲　西安交通大学第一附属医院
袁祖贻　西安交通大学第一附属医院
朱伟国　浙江大学医学院附属第一医院
王　凯　浙江大学医学院附属第一医院
曾　聪　浙江大学医学院附属第一医院
郭晓纲　浙江大学医学院附属第一医院

目录

心血管疾病交叉与综合

2020年注定是不平凡的一年，世界正面临前所未有之大变革。在经历了新型冠状病毒肺炎疫情的洗礼之后，我国医疗卫生与医学教育体系的改革必将驶入快车道。作为心血管内科医务工作者，除应关注心血管领域的最新进展外，还应更加关注公共卫生，全面提升急重症救治，尽快拓展多学科视野，从而更好地保障人民群众生命健康。

目前，心血管疾病多病共患问题日益突出。心血管疾病与其他学科疾病密切相关，其诊疗方式需整合多学科专家意见。近年来，随着可穿戴技术、人工智能、新材料研发等高精尖产业的发展，心血管疾病医工结合、医研企联动的转化成果层出不穷，成为未来新的研究方向。本文针对部分重点前沿方向进行论述。

一、冠心病抗栓治疗与脑微出血

抗栓治疗是冠心病治疗的基石。然而，许多冠心病患者合并脑微出血，对于此类患者，需要抗血小板或者抗凝治疗，但脑微出血可能增加脑出血风险，如何权衡是临床两难问题。*Stroke* 杂志一项研究显示，脑微出血是健康老年人未来卒中的独立危险因素，脑微出血预测脑出血的能力比预测脑梗死的能力更强。另一项纳入11个研究、10 429例接受抗血小板或抗凝的卒中和短暂性脑缺血发作（transient ischemic attack，TIA）患者的汇总分析显示，有脑微出血患者的脑出血风险是无脑微出血患者的12.1倍。亚洲人群抗血小板治疗后，伴有脑微出血患者脑内出血显著增加，欧洲人群变化不显著。另有研究指出，脑微出血少于5个的卒中或者TIA发作患者，不应该改变抗栓治疗方案；脑微出血大于5个的高危患者，需要平衡缺血性事件与脑出血风险；脑叶脑微出血患者，常和淀粉样血管病相关，需要尽量避免抗栓治疗。总之，脑微出血的负荷和部位、全身危险因素、脑血管状况是决定患者能否从长期抗栓治疗中获益的重要因素，目前观点认为脑微出血患者的抗栓治疗，应综合比较风险与获益后进行个体化选择。

二、冠心病合并周围血管病的诊疗问题

外周血管病其病理生理基础与冠状动脉粥样硬化一致，危险因素也相似，包括吸烟、糖尿病、高血压、高血脂、高龄、肥胖、阳性家族史。与普通人群相比，外周血管病患者发生心肌梗死和缺血性卒中的风险明显增加。在高血压防治指南中，外周血管病被视为冠心病的等危症，属心血管病高危人群，须进行及时、有效的干预治疗，最大限度地降低心脑血管病和死亡风险。因此，心血管专科应发挥自身临床药物治疗及心血管介入技术的优势，与多学科密切合作，具备周围与中心血管病兼顾的全局观念，承担起治疗周围血管病的重任。

由于人口老龄化、吸烟、糖尿病、不良生活方式以及肥胖等多种因素影响，冠心病和周围血管疾病发病率均逐渐升高，冠心病可表现为起病隐匿而发病急，严重可导致短时间死亡。

而周围血管疾病临床表现形式多样、起病可相对隐匿亦可突发，早期往往没有得到充分的诊断和治疗。临床上越来越多的冠心病患者合并出现了周围动脉粥样硬化疾病，影响冠心病患者的治疗方案和整体生活质量。另外，许多以周围动脉粥样硬化为首发症状的患者，往往因为没有充分意识到潜在的心血管风险而疏于预防，失去了治疗冠心病的最好时机。

在最近的一项前瞻性调查中，390 例择期颈动脉支架术的患者，冠状动脉造影显示单支、两支、三支病变及左主干狭窄患者的发病率分别为 17%、15%、22% 和 7%。而在冠状动脉严重狭窄的患者中，只有 39% 出现心脏症状。这意味着大多数颈动脉狭窄合并严重冠心病的患者都没有表现出冠心病的症状。下肢动脉疾病患者发生冠状动脉硬化的风险更高，在一项超过 1 000 例患者的研究中，只有 8% 的患者血管造影结果正常。冠心病患者也常常合并下肢动脉疾病，不同研究显示，在因为冠心病住院的患者中，根据踝肱指数 <0.90 的标准可检测出下肢动脉疾病患病率为 25%~40%，然而只有 <10% 的患者可以通过体格检查发现。冠心病事件是影响周围动脉疾病预后的重要因素。在诊断为下肢动脉疾病后 1 年内就有一半的患者死于心血管事件并发症。下肢动脉疾病患者的心血管死亡率是无下肢动脉疾病患者的 3.7 倍。在“心血管疾病趋势和决定因素监测（MONICA）”研究中，下肢动脉疾病患者急性冠脉综合征死亡率为 18.8%。Edinburgh 纳入 1 592 例 55~74 岁的人群，间歇性跛行患者 5 年后的新发心绞痛（9.6%）和心血管死亡率（13.7%）远远高于因下肢缺血而行血运重建手术率（4.1%）与实际截瘫率（4.1%）。即使无症状的下肢动脉疾病患者，心血管事件及心血管死亡风险也都增高，相对风险分别为 1.41 和 1.74。

因此，2017 年欧洲心脏病学会（ESC）推出了《周围动脉疾病诊断与治疗指南》；同年，ACC/AHA 还颁布了《周围动脉疾病指南更新》。指南重点指出，鉴于不同部位周围血管动脉硬化的共同病因，无论是否表现出临床症状，某一部位存在病变增加了其他部位出现病变的可能性。在我国现有医疗资源与卫生条件下，未来的数十年里，周围动脉疾病发病率仍将持续增长，多部位动脉疾病并存的临床情况也会越来越多，我们处理的病变也会越来越复杂。国内许多医疗中心都在冠状动脉粥样硬化性疾病的处理方面积累了丰富的经验，初步形成了临床路径和成熟的治疗方案。相比之下，周围动脉疾病并没有得到充分的诊断和获得足够的重视，很多患者没有得到全面的评估。少数心血管中心经过多年的实践，在周围血管疾病诊疗中积累了中国人群经验，有必要与同业人员分享经验，实现对全身动脉粥样硬化的综合管理。

三、心血管疾病合并肿瘤

肿瘤和心血管疾病乃全球疾病负担之首。随医学科技发展，肿瘤患者生存率大幅度提高，合并心血管疾病的肿瘤患者亦越来越多。近年来，肿瘤心脏病学作为一门新兴交叉学科，正在蓬勃发展。

早在 2000 年，美国安德森肿瘤中心就成立了世界上第一个肿瘤心脏病学协会，到 2009 年，欧洲肿瘤协会也成立了国际肿瘤心脏病协会。而在这一段时间内肿瘤心脏病学并未取得显著发展，主要原因是当时肿瘤心脏病学的定义和任务尚不明确。2010 年，在美国得克萨斯州举办的“癌症和心脏国际会议”上，肿瘤心脏病吸引了大批全球各地的肿瘤科和心脏科医师。自此，肿瘤心脏病学逐渐受到肿瘤科和心血管领域专家和学者的重视。2012 年，欧洲肿瘤内科学会发表《欧洲化疗放疗及靶向药物所致的心脏毒性临床实践指南》，让肿瘤心脏病学领域有了自己的权威指南。2016 年，ESC 出版的《肿瘤治疗与心血管毒性立场声明》,成为第一部真正意义上的肿瘤心脏病学纲领性指南。该指南对肿瘤治疗相关心血管疾病患者的临床管理流程及其注意事项进行了规范化的推荐,极大地推动了肿瘤心脏病学领域的发展。紧接着,2016 年 12 月,美国临床肿瘤学会也发布了《预防和监测成年肿瘤幸存者心功能障碍》的临床实践指南。目前,欧美等发达国家已有多家医疗机构设置了肿瘤心脏病学独立诊疗单元,担负起肿瘤心脏病的临床诊治、科研、专业人才培训等多种任务,肿瘤心脏病学已深入人心。

我国肿瘤心脏病学的发展虽然起步较晚,但发展速度却不亚于发达国家。2011 年发表了我国首部肿瘤心脏病学的专家共识——《防治蒽环类抗肿瘤药物心脏毒性的中国专家共识》,并于 2013 年和 2018 年对该指南做出了更新。2015 年,为了积极响应"健康中国"国家战略的号召,肿瘤学者提出了"全方位提升"和"全周期促进"的"两全"管理模式,希望为未来肿瘤防控新模式提供可参考模板。"全方位提升"是指除了关注肿瘤患者的肿瘤治疗效果,还要关注肿瘤伴随或者肿瘤治疗导致的其他疾病,如心血管事件、骨折风险、精神健康等,开创"以患者为中心、跨学科全方位管理模式",全方位地提升肿瘤患者的生存率。2016年6月,第一届中国肿瘤心脏病学会议在大连召开,宣告肿瘤心脏病学在中国正式成为一个亚专业,并确立了学科命名和研究领域。自此,我国肿瘤心脏病学进入快速发展时期,肿瘤心脏病学或肿瘤健康管理的专题大会逐渐增多,越来越多的肿瘤领域和心血管领域的大会也增设肿瘤心脏病专场。心血管科和肿瘤科医师越来越多地出现在彼此的学术领域中,互相交流学习,跨领域、跨学科的合作项目正如"雨后春笋"般出现。2018 年 8 月,中国抗癌协会整合肿瘤心脏病学分会宣告成立,这是在肿瘤相关的学会中成立的第一个肿瘤心脏病学专业学术组织,旨在进一步推动学科发展,让更多的肿瘤和心血管领域学者认识到学科的重要性,这预示着我国肿瘤心脏病领域新里程的开启。然而,我国肿瘤心脏病门诊起步较晚,目前仅有大连市、北京市、哈尔滨市、上海市等地的少数医院设有肿瘤心脏病学专科门诊,虽然是极为重要的尝试,但其受关注程度相较于国外仍存在不小的差距。

肿瘤心脏病学在我国近十年的发展,在诊疗方面已经积累了一定的经验,但未来学科发展仍存在诸多挑战。首先,肿瘤科医师对合并其他学科问题认识不足,容易延误最佳治疗时机。其次,肿瘤患者常合并多种疾病,除心脏以外,还涉及影像科、营养科、心理科等多学科问题,需要多学科交叉合作。最后,现有循证医学证据有限,肿瘤心脏病学领域诸多问题仍有待进一步探索。

四、代谢与心血管疾病

早在 20 世纪 60—70 年代,心血管作为循环系统,以血液运输为热点,建立了微循环学说,包括血管活性药物、交感阻断及血运重建;20 世纪 70—80 年代,以靶血管灌注和保护为热点,包括缺血 / 再灌注损伤和细胞保护概念;20 世纪 80—90 年代认为心血管是内分泌器官,研究热点转为心血管组织自身内 / 旁 / 自分泌功能、心血管重塑、心血管疾病内膜起源等;21 世纪以来,心血管疾病被认为是机体代谢稳态失衡的局部组织表现,热点也转向代谢综合征、胰岛素抵抗等。

代谢性心血管疾病已经成为冠心病等疾病的重要诱因,我国代谢性心血管疾病发病率居高不下,成为心血管疾病的重要危险因素。由于发病原因复杂等因素,我国代谢性心血管疾病的控制情况并不理想。在我国,糖尿病患者是一个庞大的人群,且通常合并各种心血管危险因素(如高血压、血脂异常、肥胖等)。代谢性心血管疾病对预后的影响较大,建立代谢性心血管疾病的综合管理模式现已迫在眉睫。最近 ESC 指南关于代谢性心血管疾病的更新中,强调了"多因素管理",推荐糖尿病合并心血管病患者应考虑进行多因素综合管理。

有学者利用宁波市鄞州区一级健康管理系统及电子健康记录系统,建立了一个纵向的以人群为基础的对于心血管疾病患者护理和预后调查的双向队列研究(CHERRY 研究)。该调查研究包括了宁波市鄞州区 1 038 704 例 18 岁以上的中国籍成年人,研究始于 2009 年 1 月 1 日,到 2015 年 12 月 31 日结束,有 22 750 例患者死亡。研究表明,有 12.2% 的≥18 岁的中国人群至少罹患一种代谢性心血管疾病,随着年龄增加,多重代谢紊乱发生率增加,≥40 岁的人群中发生率为 5.2%,近 3% 的人群存在多重代谢紊乱,≥60 岁人群中代谢紊乱的概率为 11.6%。

代谢影响心血管疾病的多种方面,AHA 在 2020 年最新发表的关于生活方式和危险因素矫正在减少心房颤动中应用的科学声明,其关键内容在于阐述改善生活方式和控制危险因素是优化房颤综合管理的核心。目前在房颤卒中预防和节律控制策略上已取得长足进步,但由于肥胖、缺乏运动、呼吸睡眠暂停、糖尿病、高血压和其他可改变的生活方式等危险因素持续增加,导致房颤发病率持续上升,因此从可改变的危险因素入手对房颤一级和二级预防或治疗可能有很大的改进空间。

同时,中国首部针对具有改善心肾结局作用的一类降糖药物的专家建议发表在 2020 年 3 月《中国循环杂志》。其主要亮点包括充分纳入最新证据、注重心肾获益、强调获益大于风险、扩大适用人群范围,建议及早启动治疗、与临床实用性紧密结合。该建议认为,对于 2 型糖尿病患者的抗高血糖药物的选择,应该优选对心血管和肾脏具有明确临床获益证据的药物。对于患有 2 型糖尿病合并动脉粥样硬化性心血管疾病或慢性肾脏病的患者,药物治疗方案要首选已被证实改善心血管和肾脏结局的 GLP-1 受体激动剂与 SGLT2 抑制剂,并及早启动治疗,坚持长期治疗。而心力衰竭患者,无论是否合并 2 型糖尿病,建议新增 SGLT2 抑制剂作为基础治疗药物之一,但值得注意的是,用于 eGFR<45ml/(min·1.73m^2)的患者时,更应密切随访,谨慎使用。虽然 GLP-1 受体激动剂与 SGLT2 抑制剂安全性和耐受性好,但是在使用过程中仍应注意掌握好注意事项和用药原则。

五、新型冠状病毒肺炎与心血管疾病

新型冠状病毒肺炎(COVID-19)自 2019 年 12 月首次报道发现,疫情迅速在世界范围内大流行,影响 200 多个国家,截止到今年 8 月 20 日,已造成全世界共 2 300 多万人确诊感染,80 余万人死亡。面对突如其来的新型冠状病毒肺炎疫情,我国政府采取最全面、最严格、最彻底的防控措施,始终本着公开、透明、负责任的态度,及时向世界卫生组织及国际社会通报疫情,并向世界多国捐赠大量医疗物资。尽管疫情首先出现在中国,但中国疫情率先得到控制,在 COVID-19 诊治方面积累了宝贵经验,也给全世界树立疫情防控的榜样。我国自主研制的新型冠状病毒肺炎疫苗在临床Ⅰ、Ⅱ期试验阶段取得确切的临床效果,目前已进入Ⅲ期临床试验,预计今年年底可上市使用。

虽然 COVID-19 主要的临床表现是病毒性肺炎,但是该病可引起心肌损伤,也可诱发或加重心力衰竭、心肌炎、心律失常和肺栓塞等心血管疾病,特别是合并高龄、高血压、糖尿病和肥胖等患者。据统计,COVID-19 患者约 7.2% 出现急性心脏损伤,8.7% 出现卒中,16.7% 出现心律失常;COVID-19 合并心血管疾病病死率高达 10.5%。因此,对 COVID-19 患者进行心血管生物标志物的检测、早期诊断、预防心脏损伤和功能障碍具有重要意义。

COVID-19 疫情期间,心血管急危重症的处理变得更为复杂,治疗策略的选择需充分评价 COVID-19 的可能性、严重性及预后,结合心血管疾病危险分层,以及就诊医院的诊疗能力,多学科协作充分权衡获益和风险后决定。中华医学会心血管病学分会专家组提出了“疫情第一、风险评估、首选保守、确保防护”十六字指导方针,强调疫情防治为压倒一切的第一要务,尽快提高心血管医护人员的自我防护意识和能力,避免院内交叉感染,并强调要遵照医疗机构的感染控制部门及医疗行政管理部门的意见进行医疗实践及手术操作。

不少国家疫情仍在持续肆掠,我国已进入常态化防控阶段,不排除疫情卷土重来的可能,战“疫”尚未结束,我们已做好持久战的准备。新型冠状病毒肺炎疫情大流行,应引起全国心血管内科医师高度重视和严肃思考。心血管内科医师亟须恶补传染病防治知识,思考在疫情防控任务下,如何使心血管急危重症患者获益最大化。临床医师必须弥补临床医学与公共卫生之间的巨大裂痕,贯彻“预防第一”的理念,才能降低心血管疾病整体发病率及病死率,正所谓“上医治未病”。

六、可穿戴设备与心血管疾病管理

可穿戴设备,即将各类生物传感器置于日常生活佩戴的手表、眼睛、衣物、饰品等物品中,在人们日常生活不受影响的情况下,持续记录人体的各种生理参数,如体温、脉搏、电信号、运动加速度等,借以关注使用者的身体健康信息,发现疾病信号,对于健康人群和慢性疾病患者都具有非常广阔的应用前景。10 年前,可穿戴医疗器械还属于概念性产品,但如今已如雨后春笋般出现,应用于消费者日常生活。目前,市场上的可穿戴医疗器械产品已发展成为一种智能化、数字化的高科技产品,它们代表着医疗器械产业的发展新方向。人工智能已经成为推动医疗建设的重要技术手段,同时将带动可穿戴医疗设备进入快速发展期,国内可穿戴设备研发也如火如荼。

可穿戴设备始于传感器,归于数据服务。诚如《经济学人》杂志中写道,未来所有东西都会变成传感器,而人类则是最好的那个。任何东西、任何人,无论是机器、装置、日常用品,特别是人类,都将变为传感器,收集与传递真实世界中的信息。医学将会被“物联网”所彻底革命,“物联网”就是所有相互连接、装有传感器的物体的世界。当可穿戴设备应用于心血管领域,未来心血管疾病的诊疗将何去何从?当可穿戴设备、数据、医院进行有机结合,形成完整的心血管疾病信息网络,又具有何种重要意义?

一项纳入了 146 例心律失常患者的美国研究,比较了 ZIO Patch 黏性心电图记录仪器持续佩戴 14 天和 24 小时 Holter 监测心律失常事件的检出率。结果显示,基于 2 种设备的完全穿戴时间,ZIO Patch 黏性心电图记录仪器共检出 96 次心律失常事件,24 小时 Holter 检出 61 次心律失常事件;排除有较少临床意义的室上性心动过速后,ZIO Patch 黏性心电图记录仪器共检出 41 次心律失常事件,24 小时 Holter 检出 27 次心律失常事件。由此可见,ZIO Patch 的检出率优于 24 小时 Holter。该研究发表于 *JAMA*。同时,美国研究人员近日开发出一种新的可穿戴超声波贴片,可穿戴超声波贴片为一层薄薄的弹性有机硅,带有“岛桥”结构——小型电子零件阵列(岛),每个都由弹簧形电线(桥)连接。每个岛都包含称为压电传感器的电极和器件,当电流通过时会产生超声波。连接它们的桥梁由细弹簧状铜线制成,“岛桥”结构允许整个贴片贴合皮肤并在伸展、弯曲和扭曲时不影响电子功能。可穿戴超声波贴片的应用包括实时、持续地监测心脏病、肺部疾病患者以及重症患者的血压变化。由于使用超声波,这种贴片也可用于非侵入性地跟踪体内深处其他生命体征和生理信号。研究人员表示,在手术过程尤其是复杂的心肺手术中,需要对中心血压进行准确的实时评估,超声波贴片有可能成为心血管医学的一个重要补充。

可穿戴设备在医学领域的应用在全球范围内迅速扩展。新一代可穿戴设备,正在消费者关注自身健康需求的推动下涌现。随着能够实时评估生物信号数据的新功能不断发展,可穿戴设备参与心血管的管理已成为必然。在各类可穿戴设备中,智能手表提供了一种对用户友好的无创方法来连续监控健康参数。随着人工智能的发展,光电容积描记仪生成的脉搏波形(PPG)具有准确检测心房颤动发作的潜力,并且有一天可能取代传统的诊断和长期监测方法。使用此类设备可能产生的临床益处包括完善卒中预防策略、个性化房颤管理以及优化的医患关系。可穿戴设备不仅在改变临床医师进行研究的方式,而且还在改变心血管疾病预防和治疗的未来。

七、心血管疾病康复模式的认知

近年来,心血管疾病预防与康复理念逐渐深入人心,相关指南及共识也不断发布。鉴于心血管疾病的预防与心脏康复的必要性,很多国家及学术组织均积极开展相关工作。心脏康复作为一种综合性心血管疾病的医疗模式,不仅包括单纯的运动治疗,还包括心理-生物-社会综合医疗保健,既包括发病前的预防也涉及发病后的康复,是心血管疾病全程管理的重要组成部分。

目前来说,世界范围内心脏康复/预防工作均存在很多不足。即使是开展得相对较好的美国及英国,其心脏康复/预防的总体比例也存在不足,PCI术后实施心脏康复的比例显著低于CABG术后。在心血管疾病防控形势更为严峻的中国,心血管疾病二级预防与康复的现状更加不容乐观。PURE研究显示,中国循证医学治疗尤其是心脏康复与二级预防情况不容乐观,与中国经济及医院的发展状况极其不相匹配。就康复而言,仅限于肢体康复,并未开展真正的心脏康复;心脏康复无医保政策支持;无系统的心脏康复人才培训及准入体系,在人才储备、康复知识、技能及设备方面较为缺乏;学术界对心脏康复的理论和实践缺乏了解,多数康复理论只停留在临床研究阶段。

对于中国心血管疾病的预防与康复而言,除前述挑战外,也迎来很多机遇。第一,国家政策对心血管疾病预防与康复的日益重视;第二,经济社会的快速发展促进了对康复服务的需求;第三,医改为加强康复医疗管理提供了重要支持;第四,二级预防/康复治疗学日益健全。这些无疑都为中国心血管疾病预防与康复事业的发展创造了非常有利的条件。

对于中国心血管疾病预防与康复的未来发展而言,从宏观上来说,我们要组织和强化学术机构建设,坚持政府主导、社会动员,开展试点、探索模式和机制,并积极完善人才培养与准入机制。具体实施可从四大方面入手,包括对人群危险进行分层评估;建立心血管疾病风险综合管理团队,重视全科和家庭医生在二级预防/康复中的作用;加强对常见疾病的合理管理;积极推行个体化二级预防/康复策略,建立长期的随访系统,从而提高患者依从性。

今年由于新型冠状病毒这个“不速之客”的出现,2020年的春节成为一个不同寻常的时期。到目前为止疫情还在持续,大家还不能掉以轻心,这使得居家康复成了非常重要的环节。这次疫情中,钟南山院士带领的广州呼吸健康研究院研究团队发布了关于新型冠状病毒感染肺炎的居家康复及防护策略,其中特别提出了COVID-19的4S呼吸康复原则,针对COVID-19患者的居家康复原则,对于心血管疾病患者是否适用?答案是肯定的,在疫情快速发展阶段,心血管疾病患者也在积极响应国家号召,“少聚会、勤洗手、戴口罩”,避免疾病传播,对于心血管疾病患者不仅仅需要防止感染新型冠状病毒,还要保证自己的心血管功能。居家康复需要保持良好的个人卫生习惯和乐观的心态,保证合理的营养膳食和规律的充足睡眠,按时服用药物,同时还要进行科学锻炼,以增强体质、促进健康。

心血管疾病康复无论是对医师还是患者均有重要意义。对患者而言,心血管疾病康复/二级预防是一个全面的、长期的团队医疗作业的过程。通过五大处方的联合作用,减少死亡率、再发病率、再入院率,提高运动耐量和肌肉功能,改善心功能和肺功能,减少冠状动脉危险因素,改善自律神经功能,改善末梢循环,改善炎症指标,解除不安、抑郁等心理压力,提高生活质量,提高社会复职回归率,全面提高生命的预后水平。对医师来说,心血管疾病康复和二级预防将会从根本上扭转单纯生物医学的模式,弥合公共卫生、临床医学和预防医学之间的裂痕,实现生命的长度和质量双重改善的目标,使得医疗行为的主体——医师和患者共同主导和参与整个医疗过程,和谐互助,更好地诠释对生命意义的尊重。

展望未来,预防与康复必将实现一体化,临床医师除关注疾病诊疗外,还应该重视心血管疾病的预防与康复。只有做好预防与康复工作,医师对疾病的管理才能真正落到实处,从而构筑起疾病防治的坚实防线。

(郭晓纲　聂绍平　王晓　荆志成)

冠心病抗栓治疗合并颅内出血的防治对策

抗栓治疗(antithrombotic therapy)是冠心病治疗的重要基石,无论是慢性冠脉综合征(chronic coronary syndromes,CCS)还是急性冠脉综合征(acute coronary syndromes,ACS),不管是进行药物治疗还是经皮冠状动脉介入治疗(percutaneous coronary intervention,PCI),抗栓药物的应用始终贯穿其中,不可或缺。对于ACS及接受PCI治疗的患者,双联抗血小板治疗(阿司匹林联合$P2Y_{12}$受体抑制剂,dual antiplatelet therapy,DAPT)能够显著降低早期和长期不良心血管事件的发生率;ACS急性期和PCI术中应用抗凝药物能进一步减少血栓性事件的发生;冠心病合并心房颤动的患者,经常需要联合应用抗血小板药物和口服抗凝剂(oral anticoagulants,OACs),以兼顾冠脉事件和房颤所致栓塞并发症的预防。但同时抗栓治疗也是一把双刃剑,在减少血栓事件的同时,也增加了出血风险,其中,以消化道出血最为常见,颅内出血(intracerebral hemorrhage,ICH)最为严重。

单纯ICH由神经科处理即可,但如果ICH发生在ACS或PCI术后,中断抗栓治疗可能会增加血栓风险,继而引起更大的心脏问题,陷临床医师于进退两难的境地。接受抗栓治疗的冠心病患者是否更易发生ICH?如何评估冠心病患者所面临的血栓和出血风险?如何在保证充分抗栓治疗的同时,尽量减少ICH风险?如何在抗栓治疗的患者中,早期识别和诊断ICH?确诊ICH后应该做哪些方面的评估和处理?是否需要立即停用抗栓药物?应用抗血小板药物期间发生ICH,输注血小板可行吗?如果正在应用抗凝药物,是否需要给予相应的抗凝药物逆转剂?ICH急性期过后,是否可以恢复抗栓治疗?何时恢复?如何平衡重启抗栓治疗与ICH复发之间的矛盾?本文拟围绕上述问题,介绍冠心病抗栓治疗合并ICH的防治对策和研究进展。

一、共存:冠心病、抗栓与ICH

(一)抗栓与ICH的流行病学

人群中ICH的年发病率为12/10万~25/10万(0.012%~0.025%)。接受DAPT的ACS患者每年ICH的发生率为0.2%~0.6%,而接受口服抗凝药物治疗的患者ICH的年发病率为0.5%~1.0%。约25%的ICH患者发病时正在服用抗凝药物,20%的ICH的患者发病时正在服用抗血小板药物。ICH发病后30天的病死率高达35%~52%,80%的幸存者在6个月后无法恢复生活自理能力。通过上述数据可见,接受抗栓治疗的冠心病患者,ICH的发病率远高于普通人群(10~40倍);相当多(至少1/4)的ICH患者在发病时正在服用抗栓药物;ICH的病死率和致残率很高,是冠心病抗栓治疗最严重的并发/合并症。

(二)抗栓药物导致ICH的机制

抗栓药物包括抗血小板药物和抗凝药物两大类。前者包括阿司匹林、西洛他唑、氯吡格雷、替格瑞洛、普拉格雷、替罗非班、依替巴肽等;后者包括普通肝素(UFH)、低分子量肝素(LMWH)、磺达肝癸钠、比伐芦定、华法林、利伐沙班、阿哌沙班、达比加群等。上述药物分别作用于血栓形成的各个关键环节,具体药理机制不再赘述。

抗栓药物导致出血的机制较为复杂，主要与其抑制血栓形成的作用有关。除抗栓药物自身的作用外，ICH 往往还与合并高血压、脑淀粉样血管病、脑血管畸形等机体自身因素相关。研究显示，大约 2/3 冠心病患者合并有高血压，长期血压控制不佳可导致脑小血管玻璃样变及微小动脉瘤形成。其次，脑淀粉样血管病是老年人自发性出血的主要原因，由于血管壁淀粉样物质沉积导致血管完整性破坏，这部分人群接受抗栓治疗易发生 ICH。此外，高龄、肝肾功能不全、凝血功能受损等均为抗栓治疗后 ICH 的独立预测因素。

二、权衡：缺血与出血风险评估

冠心病治疗中抗栓与出血的矛盾，主要集中在 ACS 和接受 PCI 治疗的患者，因为这两类患者的缺血风险高，必须接受强化、联合的抗栓药物治疗，由此带来的出血风险也显著升高。进行及时、合理的缺血与出血风险评估，不仅有助于判断预后，更重要的是有助于选择合理的治疗策略。

（一）冠心病缺血风险评估

1. GRACE 评分 对非 ST 段抬高型急性冠脉综合征（NSTE-ACS）患者提供了较为准确的风险评估，其积分参数包括年龄、收缩压、脉搏、血肌酐、就诊时的 Killip 分级、入院时心搏骤停、心肌坏死标志物升高和 ST 段改变。在 GRACE 评分基础上，GRACE 2.0 风险计算可直接评估住院、6 个月、1 年和 3 年的病死率，同时还能提供 1 年死亡或心肌梗死的联合风险。

2. TIMI 危险积分 包括 7 项指标：年龄≥65 岁、≥3 个冠心病危险因素（高血压、糖尿病、冠心病家族史、高脂血症、吸烟）、已知冠心病（冠状动脉狭窄≥50%），过去 7 天内服用阿司匹林、严重心绞痛（24 小时内发作≥2 次）、ST 段偏移≥0.5mm 和心肌损伤标志物增高），每项 1 分。TIMI 评分使用简单，但其识别精度不如 GRACE 评分和 GRACE 2.0 风险计算。

3. CHA_2DS_2-VASc 评分 冠心病合并房颤患者，尚需通过 CHA_2DS_2-VASc 评分评估血栓栓塞事件风险。

（二）出血风险评估

1. 抗栓治疗后出血的预测因素 包括：①患者因素：如高龄、女性、低体重、慢性肾脏病、贫血、心力衰竭、高血压、糖尿病、原有血管疾病、血小板减少症、既往出血病史、抗血小板药物高反应性等；②药物因素：如抗栓药物的种类、剂量、时程、联合用药的数量以及交叉重叠使用等。由于出血往往是多种因素共同作用的结果，单一因素预测出血的能力有限，因而通常采用综合因素评分的方法进行风险评估。出血风险分层将有利于制订更安全的诊疗策略，防范和控制出血风险。

2. CRUSADE 评分 对于 ACS 患者，CRUSADE 评分对严重出血具有合理的预测价值。该评分考虑基线患者特征（女性、糖尿病史、周围血管疾病史或卒中）、入院时的临床参数（心率、收缩压和心力衰竭体征）和入院时实验室检查（血细胞比容、校正后的肌酐清除率），用以评估患者住院期间发生出血事件的可能性。按照积分高低分为：极低危组（≤20 分）、低危组（21~30 分）、中危组（31~40 分）、高危组（41~50 分）、极高危组（>50 分）。相对应的出血事件发生率分别为 3.1%、5.5%、8.6%、11.8% 和 19.5%。

3. HAS-BLED 评分 冠心病合并房颤患者，尚需通过 HAS-BLED 评分评估出血风险。HAS-BLED 积分≥3 分，提示出血高风险。

（三）其他评分

1. DAPT 评分 可帮助判断使用 DAPT 治疗的患者，PCI 后 12~30 个月的出血和缺血风险，有助于评估在1年后是否继续双联抗血小板治疗。增高DAPT评分的因素包括糖尿病、当前吸烟、PCI或心肌梗死病史、充血性心力衰竭或左心室射血分数 <30%、心肌梗死入院、静脉桥血管PCI和支架直径 <3mm，降低DAPT评分的因素包括高龄。

2. **PARIS评分**　是2016年*JACC*发表的新型评分，用于评估置入支架并使用DAPT的患者出现院外支架血栓（CTE）及出血风险的评分工具。

3. **ACUITY评分**　ACUITY评分表中有7个变量，包括女性、贫血、比伐芦定应用、ASC类型、年龄、肌酐、白细胞计数，用于预测ACS患者的院内出血风险。

4. **PRECISE-DAP评分**　主要用于评估PCI术后12个月内的出血风险，对评分 >25分的患者建议短期DAPT治疗，而对评分 <25的患者建议给予标准或延长DAPT治疗。

血栓和出血评分仍是当前研究的热点，多种血栓、出血评分在中国人群中显示出有效但相对局限的预测评估价值。基于此，应当认识到亚洲人群与欧美人群不同，基于中国人群队列建立新的、更适合国人的血栓与出血事件评分系统。

三、预防：降低抗栓治疗所致ICH风险

（一）危险因素的控制

高血压是ICH最重要的危险因素，收缩压每升高10mmHg，颅内出血风险增加9%。因此，高血压患者应控制血压水平，减少ICH风险。接受抗栓治疗的冠心病患者，应将收缩压控制在 <140mmHg，舒张压控制在 <90mmHg（糖尿病患者 <85mmHg）。尽量避免因情绪激动所致的血压波动。饮酒也是ICH的重要危险因素，不要被“小剂量饮酒对心血管有益”的观点误导，预防ICH，最好是“滴酒不沾”。

（二）合理应用抗栓药物

在对冠心病患者进行抗栓治疗时，需兼顾缺血与出血风险，选择合理的抗栓策略，包括用药强度（药物自身作用强度 + 联合强度）和时程（预防缺血，避免不必要的联合）。

1. **阿司匹林**　所有CCS患者均需常规口服阿司匹林；无禁忌证的ACS患者发病后应立即口服水溶性阿司匹林或嚼服阿司匹林肠溶片300mg，继以100mg/d长期维持。

2. **$P2Y_{12}$受体抑制剂**　建议部分血栓高危的CCS患者、所有ACS患者接受DAPT治疗。所有无禁忌证NSTE-ACS患者，无论接受早期侵入策略还是药物保守治疗策略，均应给予$P2Y_{12}$受体抑制剂治疗至少12个月。若出血风险不高（如CRUSADE≤30分），建议优先选择替格瑞洛负荷量180mg，维持量90mg，2次/d；也可选择氯吡格雷负荷量300~600mg，维持量75mg/d。接受溶栓治疗的STEMI患者，如年龄≤75岁，给予300mg负荷量氯吡格雷，随后75mg/d，维持至少14天至12个月；如年龄 >75岁，则不给负荷量，直接给予氯吡格雷75mg/d，维持14天至12个月。鉴于PLATO研究排除了6个月内有ICH及其他严重出血的患者，既往有ICH史者不建议选用替格瑞洛。

3. **非口服抗凝药物**　对于NSTE-ACS患者，若出血风险较高（如CRUSADE≥31分），PCI术前建议选用磺达肝癸钠(2.5mg皮下注射，1次/d)。对于拟行PCI且CRUSADE出血评分≥31分或存在肝素诱导的血小板减少症(HIT)的患者，PCI术中抗凝建议选用比伐芦定[静脉推注0.75mg/kg，继而1.75mg/(kg·h)静脉滴注，并以此剂量维持至PCI后3~4小时]。若存在高出血风险（如CRUSADE≥41分），PCI术中亦推荐使用比伐芦定，但术后不强调高剂量维持应用。出血风险低（如CRUSADE≤30分）且无HIT的患者，可应用UFH（70~100U/kg），尽量不与血小板糖蛋白Ⅱb/Ⅲa受体拮抗剂（GPI）联合使用，以降低出血发生风险。无论选

择 UFH 还是比伐芦定抗凝，建议监测凝血酶原激活时间（ACT），其有效安全范围为 225~350 秒。应用比伐芦定的患者如术中 ACT 高于 350 秒，应停止或减量泵入，并于 5~10 分钟后再次测定 ACT，待 ACT 恢复至正常范围后可继续使用。

4. **DAPT 时程** 基于近期研究结果和国外指南建议，建议对长期使用 DAPT 的患者进行 DAPT 风险评分，以评估 1 年后继续使用的风险与获益。DAPT 评分≥2 分的患者延长使用的净获益更大，而评分 <2 分的患者延长非但不减少缺血事件，还可增加出血风险，因而不建议继续使用。

5. **抗血小板联合 OAC 的用药原则** 对于合并房颤等需要长期使用 OAC 的冠心病患者，首选尽管阿司匹林、氯吡格雷与 OAC 的三联抗栓治疗能减少缺血事件发生率，但其出血发生率显著高于标准 DAPT（即阿司匹林 100mg/d 或氯吡格雷 75mg/d，选择其一与 OAC 联合使用）。建议根据 HAS-BLED 评分调整抗栓策略。对于出血低中危（0~2 分）的 ACS 患者，无论是否接受 PCI 治疗，均建议三联抗栓药物（OAC+ 标准 DAPT）应用 6 个月，6~12 个月期间改为 OAC+ 单一抗血小板治疗药物；对于出血高危（≥3 分）的患者，建议口服三联抗栓药物 1 个月，然后 OAC+ 阿司匹林 100mg/d 或氯吡格雷 75mg/d 长期治疗，维持治疗时间应根据临床具体情况而定。多项 RCT 的荟萃分析显示，达比加群、利伐沙班等新型口服抗凝药（NOACs）治疗过程中 ICH 发生率低于华法林，且 NOACs 与抗血小板药物联合应用，不增加冠心病患者 ICH 发生率。因此，在尚未发生 ICH 的患者，应该尽可能用 NOACs 替代华法林。

四、抗栓治疗中 ICH 的早期识别与诊断评估

（一）ICH 的早期识别

冠心病抗栓治疗中，需密切关注可能提示 ICH 的相关症状与体征，PCI 术后 1~5 天更易发生 ICH，尤其需要密切观察。出现以下新发症状与体征，高度提示 ICH：突然起病，头痛、头晕、呕吐，意识障碍（嗜睡或昏迷），运动和语言障碍（偏瘫、失语、言语不清），眼部症状（偏盲、眼球活动障碍、瞳孔不等大），颈项强直，大小便失禁。

（二）ICH 的诊断

1. **诊断标准** ①急性起病；②局灶神经功能缺损症状（少数为全面神经功能缺损），常伴有头痛、呕吐、血压升高及不同程度意识障碍；③头颅 CT 或 MRI 显示出血灶；④排除非血管性脑部病因。

2. **病因分型** 按 SMASH-U 病因分为：血管结构性损伤（structural vascular lesions）、药物（medication）、脑血管淀粉样变（cerebral amyloid angiopathy，CAA）、系统性疾病（systemic disease）、高血压（hypertension）和未知原因（undetermined）。SMASH-U 病因分类可行性强、接受度高，与 ICH 后短期、长期生存率和致死率一致相关。

3. **诊断流程** ICH 的诊断流程应包括如下步骤：第一步，是否为脑卒中？第二步，是否为 ICH？行脑 CT 或 MRI 以明确诊断。第三步，ICH 的严重程度？可根据 GCS 或 NIHSS 等量表评估。第四步，ICH 的分型。

（三）ICH 患者的评估

1. 尽早对 ICH 患者进行全面评估，包括病史、一般检查、神经系统检查和有关实验室检查，特别是血常规、凝血功能和影像学检查。

2. ICH 后数小时内常出现血肿扩大，加重神经功能损伤，应密切监测 CTA 和增强 CT 的

"点征"(spot sign)有助于预测血肿扩大风险，必要时可行有关评估。

3. 如怀疑血管病变(如血管畸形等)、肿瘤或 CAA 者，可根据需要选择行 CTA、CTV、增强 CT、增强 MRI、MRA、MRV、DSA、GRE-T2* 或 SWI 检查，以明确诊断。

4. 可应用 GCS 或 NIHSS 等量表评估病情的严重程度。

五、ICH 治疗中抗栓药物的调整

(一) 内科和外科治疗的基本原则

ICH 的处理包括内科治疗和外科治疗，大多数的患者均以内科治疗为主，如果病情危重或发现有继发原因，且有手术适应证者，则应该进行外科治疗。ICH 的常规内、外科治疗，具体可参考相应的专科指南如《中国 ICH 诊治指南(2019)》等，此处不再赘述。仅就 ICH 处理中与抗栓治疗有关的内容概述如下。

(二) ICH 急性期抗栓药物调整

1. **停用抗栓药物** ①对出血量大、没有发现可逆转的出血原因、出现生命体征紊乱、新的神经功能损伤的 ICH 患者，原则上应该立即停用抗栓药物；②对虽然有新发 ICH，但对患者一般情况影响较小，或 ICH 原因已找到(如创伤、高血压、药物过量等)并得到充分处置的患者，同时合并以下血栓高危情况，包括冠脉血栓风险极高(ACS 或 PCI 术后，药物洗脱支架植入 8 天以内，生物可吸收支架植入 30 以内)、机械心脏瓣膜置换术后或静脉血栓栓塞(如肺栓塞)等迫切需要继续抗栓治疗的患者，可组织心内科和其他相关专科的专家联合会诊，根据具体情况个体化处理。

2. **抗血小板药物相关 ICH** 抗血小板药物可能增加 ICH 的发生，正在接受抗血小板治疗的患者发生 ICH，输注血小板是否有助于改善预后？一项多中心随机对照研究(PATCH)显示，与标准治疗组相比，接受血小板输注的 ICH 患者出现 3 个月时死亡或功能依赖的概率更高，且住院期间更易出现严重不良事件。

3. **OAC 相关 ICH** 华法林相关 ICH 较自发性 ICH 血肿体积更大(当 INR>3 时)、预后更差。传统上一般使用维生素 K 及新鲜冰冻血浆(FFP)来治疗华法林相关 ICH。维生素 K 使 INR 正常化需数小时，FFP 的效果受过敏、输血反应和纠正 INR 时所需容量等的限制。浓缩型凝血酶原复合物(PCC)和 rFⅦa 亦可作为备选治疗药物。一项随机临床研究比较了 PCC 与 FFP 治疗华法林相关 ICH(INR≥1.4)的疗效，研究发现 PCC 可更快纠正 INR 且血肿扩大概率更小。重组Ⅶa 因子(recombinant factor Ⅶa，rFⅦa)不能补充所有的维生素 K 依赖的凝血因子，因此不推荐常规使用 rFⅦa 以对抗华法林的作用。

NOACs 相关 ICH 逐渐受到更多重视，国内已上市一些药物的特异性逆转剂(如达比加群酯的特异性拮抗剂依达赛珠单抗)，但尚需更多证据以指导临床管理。

4. **肝素相关 ICH** 关于肝素相关性 ICH 目前只有流行病学资料可以参考。可以用硫酸鱼精蛋白使活化的部分凝血酶原时间恢复正常。由于肝素在体内代谢迅速，与鱼精蛋白给药的间隔时间越长，拮抗所需用量越少。

急性期抗栓药物应用推荐意见：①使用抗栓药物发生 ICH 时，原则上应立即停药。②华法林相关性 ICH 患者可考虑将 PCC 作为 FFP 的一种替代选择，同时静脉应用维生素 K。对 NOACs 相关 ICH，有条件者可应用相应拮抗药物(如依达赛珠单抗)。③不推荐 rFⅦa 单药治疗口服抗凝药相关性 ICH。④对普通肝素相关性 ICH，推荐使用硫酸鱼精蛋白治疗。⑤对于使用抗血小板药物相关性 ICH，不推荐常规输注血小板治疗。

六、重启:ICH 后抗栓治疗的恢复

ICH 患者的复发风险很高,年复发率为 1%~5%。急性期过后,抗栓治疗恢复与防止 ICH 复发成为新的主要矛盾。从冠心病的角度考量,停用抗栓药物时间越长,发生缺血事件的风险越高;而站在 ICH 的角度,重启抗栓可能会导致复发风险增高。

(一) 预防 ICH 复发

1. **ICH 复发风险分层** 对患者 ICH 复发风险分层评估将影响治疗策略,ICH 复发风险应考虑以下因素:①初发 ICH 部位(脑叶);②高龄;③MRI GRE-T2*、SWI 序列显示微出血病灶部位及其数量;④正在口服抗凝药物;⑤载脂蛋白 Eε2 或 ε4 等位基因的携带者。

2. **控制血压** 高血压是 ICH 复发的重要危险因素。PROGRESS 研究发现,降低血压可降低 ICH 复发的风险,随访期间血压最低的患者卒中复发率最低。SPS3 研究显示,将收缩压降至≤130mmHg,可显著降低脑小血管病患者的 ICH 发生风险。但 ICH 后启动降压治疗以预防 ICH 复发的最佳时间点尚不清楚。在 INTERACT2 研究中,数小时内将收缩压降至 140mmHg 以下是安全的,意味着降压治疗可以在 ICH 发病后尽快启动。

3. **其他危险因素的控制** 包括阻塞性睡眠呼吸暂停、肥胖和不良生活方式,也应该进行干预。频繁饮酒(>2 次 /d)和精神药物的使用与血压升高和 ICH 相关,应予避免。吸烟也与 ICH 风险升高相关,应予戒烟。

(二) 重启抗栓药物治疗

1. **重启抗血小板治疗** 有关抗血小板治疗药物是否增加血肿体积、不良结局事件或影响功能恢复存在较大争议,不同观察性研究的结果所得结论不一。2019 年 11 月发表的基于观察性研究的荟萃分析发现,ICH 后重启抗血小板治疗,未增加全因死亡,也未对 ICH 后功能恢复产生不良影响。2019 年 5 月 *Lancet* 杂志发表的脑出血患者停止或重启抗栓治疗(RESTART) RCT 研究显示,对于接受抗栓治疗(抗血小板或抗凝治疗)期间发生 ICH 的患者,启用抗血小板治疗(阿司匹林、双嘧达莫或氯吡格雷)不增加 ICH 的复发风险,且可降低血栓栓塞事件的发生率。需要注意的是,鉴于替格瑞洛 PLATO 研究试验排除了 ICH 患者,故不能用于 ICH 后重启抗血小板治疗。

何时重启抗血小板治疗是安全的? ICH 目前最高级别证据来自 RESTART 研究,该研究中重启抗血小板治疗的中位时间为 78 天(IQR:29~146)。基于观察性研究荟萃分析提示,ICH 后 5~7 天重启抗血小板治疗是安全的,但该结果尚需随机对照研究验证。

2. **重启抗凝治疗** 抗凝药物的使用与 ICH 的发病风险、复发风险升高相关。一项纳入了 8 项队列研究、共 5 306 例抗凝相关 ICH 患者的荟萃分析提示,重启抗凝治疗并未增加 ICH 复发的风险。Eckman 等发现,在血栓栓塞风险特别高时,深部出血可以考虑抗凝治疗,而脑叶出血应避免抗凝治疗。NOACs 所有临床研究均排除了曾经发生 ICH 的患者,因此,其对 ICH 复发的影响不好估计。

ICH 后重启抗凝治疗的最佳时间点尚不清楚。一项纳入 234 例华法林相关 ICH 患者的研究发现,若抗凝治疗在约 10 周之后重启,缺血性和出血性卒中的整体风险最低,作者建议抗凝治疗至少应在 ICH 后 4 周重启。

抗栓药物重启推荐意见:①如果存在冠脉高血栓风险,可以考虑于 ICH 后 5~7 天开始阿司匹林单药治疗,尽管其最佳使用时间尚不清楚;②当具有抗栓药物的明显指征时,所有 ICH 患者都可应用抗血小板单药治疗,非脑叶出血患者可以应用抗凝药物;③需要抗栓治疗

时,对合并非瓣膜性心房颤动的脑叶出血患者,建议避免长期服用华法林抗凝治疗,以防增加出血复发风险;④当有明显的抗凝药物使用指征时,抗凝药物相关性 ICH 重启抗凝治疗的最佳时间尚不明确。在非机械性瓣膜患者中,至少在 4 周内应避免口服抗凝药物。

七、总　结

综上,接受抗栓治疗的冠心病患者,ICH 发病风险显著高于普通人群。采用 GRACE 评分、TIMI 危险积分、CHA_2DS_2-VASc 评分、CRUSADE 评分、HAS-BLED 评分等进行及时、合理的缺血与出血风险评估,在此基础上充分控制危险因素、合理应用抗栓药物,有助于降低 ICH 发病风险。抗栓治疗过程中,尤其是 PCI 围术期,密切观察患者神经系统症状与体征变化,有助于早期识别 ICH。确诊 ICH 后可通过 GCS 或 NIHSS 等量表评估病情严重程度,并进行 ICH 分型,有助于制订合理的 ICH 治疗策略。发生致命性 ICH 时,应立即停用所有抗栓药物,不推荐静脉输注血小板治疗,正在进行抗凝药物者尽快应用相应的逆转剂;脑出血量小且可控,同时血栓高危的患者,组织多学科专家会诊,根据具体情况决定是否停用抗栓药物。ICH 急性期过后,重启抗血小板药物不增加复发风险,重启时间尚无定论,4 周以后重启有较高级别的循证证据,5~7 天重启也有证据支持;抗凝药物相关性 ICH 重启抗凝治疗的最佳时间尚不明确,如确有很强的抗凝指征,建议 ICH 发病 4 周后重启口服抗凝药物治疗。

当冠心病抗栓治疗“邂逅”ICH,各种矛盾纷至沓来,很多问题尚待“拨云见日”。涉及学科交叉,临床实践中,应集多学科专家之力,对患者进行全程、全面评估,谨慎平衡缺血与出血风险,制订精准防控措施,争取最大临床获益。

(白永怿　刘宏斌)

参 考 文 献

[1] KNUUTI J, WIJNS W, SARASTE A, et al. 2019 ESC Guidelines for the diagnosis and management of chronic coronary syndromes [J]. Eur Heart J, 2020, 41 (3): 407-477.

[2] 中华医学会心血管病学分会介入心脏病学组,中国医师协会心血管内科医师分会血栓防治专业委员会,中华心血管病杂志编辑委员会. 中国经皮冠状动脉介入治疗指南(2016) [J]. 中华心血管病杂志, 2016, 44 (5): 382-400.

[3] VALGIMIGLI M, BUENO H, BYRNE R A, et al. 2017 ESC focused update on dual antiplatelet therapy in coronary artery disease developed in collaboration with EACTS: The Task Force for dual antiplatelet therapy in coronary artery disease of the European Society of Cardiology (ESC) and of the European Association for Cardio-Thoracic Surgery (EACTS) [J]. Eur Heart J, 2018, 39 (3): 213-260.

[4] HALVORSEN S, STOREY R F, ROCCA B, et al. Management of antithrombotic therapy after bleeding in patients with coronary artery disease and/or atrial fibrillation: expert consensus paper of the European Society of Cardiology Working Group on Thrombosis [J]. Eur Heart J, 2017, 38 (19): 1455-1462.

[5] HOFMEIJER J, KAPPELLE L J, KLIJN C J. Antithrombotic treatment and intracerebral haemorrhage: between Scylla and Charybdis [J]. Pract Neurol, 2015, 15 (4): 250-256.

[6] 中华医学会神经病学分会,中华医学会神经病学分会脑血管病学组. 中国脑出血诊治指南(2019) [J]. 中华神经科杂志, 2019, 52 (12): 994-1005.

[7] 中国医师协会心血管内科医师分会,中国医师协会心血管内科医师分会血栓防治专业委员会,中华医学会消化内镜学分会,等. 急性冠状动脉综合征抗栓治疗合并出血防治多学科专家共识[J]. 中华内科杂志, 2016, 55 (10): 813-824.

[8] 中国医师协会急诊医师分会,国家卫健委能力建设与继续教育中心急诊学专家委员会,中国医疗保健国际交流促进会急诊急救分会. 急性冠脉综合征急诊快速诊治指南(2019) [J]. 中华急诊医学杂志, 2019, 28 (4): 421-428.

[9] KAWASHIMA H, GAO C, TAKAHASHI K, et al. Comparative Assessment of Predictive Performance of PRECISE-DAPT,

CRUSADE, and ACUITY Scores in Risk Stratifying 30-Day Bleeding Events [J]. Thromb Haemost, 2020, 120(7): 1087-1095.

[10] LEVINE G N, BATES E R, BITTL J A, et al. 2016 ACC/AHA Guideline Focused Update on Duration of Dual Antiplatelet Therapy in Patients With Coronary Artery Disease: A Report of the American College of Cardiology/American Heart Association Task Force on Clinical Practice Guidelines [J]. J Am Coll Cardiol, 2016, 68(10): 1082-1115.

[11] CALDEIRA D, BARRA M, PINTO F J, et al. Intracranial hemorrhage risk with the new oral anticoagulants: a systematic review and meta-analysis [J]. J Neurol, 2015, 262(3): 516-522.

[12] FU L, ZHU W, HUANG L, et al. Efficacy and Safety of the Use of Non-vitamin K Antagonist Oral Anticoagulants in Patients with Ischemic Heart Disease: A Meta-Analysis of Phase Ⅲ Randomized Trials [J]. Am J Cardiovasc Drugs, 2019, 19(1): 37-47.

[13] GIAKOUMETTIS D, VRACHATIS D A, PANAGOPOULOS D, et al. Antithrombotics in intracerebral hemorrhage in the era of novel agents and antidotes: A review [J]. J Popul Ther Clin Pharmacol, 2020, 27(2): e1-e18.

[14] BAHAROGLU M I, CORDONNIER C, AL-SHAHI SALMAN R, et al. Platelet transfusion versus standard care after acute stroke due to spontaneous cerebral haemorrhage associated with antiplatelet therapy (PATCH): a randomised, open-label, phase 3 trial [J]. Lancet, 2016, 387(10038): 2605-2613.

[15] STEINER T, POLI S, GRIEBE M, et al. Fresh frozen plasma versus prothrombin complex concentrate in patients with intracranial haemorrhage related to vitamin K antagonists (INCH): a randomised trial [J]. Lancet Neurol, 2016, 15(6): 566-573.

[16] ANDERSON C S, HEELEY E, HUANG Y, et al. Rapid blood-pressure lowering in patients with acute intracerebral hemorrhage [J]. N Engl J Med, 2013, 368(25): 2355-2365.

[17] MURTHY S B, BIFFI A, FALCONE G J, et al. Antiplatelet Therapy After Spontaneous Intracerebral Hemorrhage and Functional Outcomes [J]. Stroke, 2019, 50(11): 3057-3063.

[18] RESTART Collaboration. Effects of antiplatelet therapy after stroke due to intracerebral haemorrhage (RESTART): a randomised, open-label trial [J]. Lancet, 2019, 393(10191): 2613-2623.

[19] MURTHY S B, GUPTA A, MERKLER A E, et al. Restarting Anticoagulant Therapy After Intracranial Hemorrhage: A Systematic Review and Meta-Analysis [J]. Stroke, 2017, 48(6): 1594-1600.

[20] MAJEED A, KIM Y K, ROBERTS R S, et al. Optimal timing of resumption of warfarin after intracranial hemorrhage [J]. Stroke, 2010, 41(12): 2860-2866.

冠心病合并周围血管疾病的诊疗问题

由于人口老龄化、吸烟、糖尿病、不良生活方式以及肥胖等多种因素影响。冠心病(coronary artery disease,CAD)和周围血管疾病(peripheral vascular disease,PVD)发病率均逐渐升高,CAD 可表现为起病隐匿而发病急,严重可导致短时间死亡。而 PVD 临床表现形式多样、起病可相对隐匿亦可突发,早期往往没有得到充分的诊断和治疗。冠心病合并周围血管疾病患者心血管事件发生率极高,即便进行了二级预防的管理,既往发生过心肌梗死(myocardial infarction,MI)患者 3 年的心血管相关死亡、再次 MI 及卒中的发生率高达 25%。在既往无卒中、短暂性脑缺血发作的有症状的 PAD 患者中,发作后第 4 年心血管相关死亡、非致死性 MI 及卒中的发生率为 17.6%。CAD 和 PVD 合并出现,给临床诊疗带来了极大的挑战。

一、流行病学资料

REACH(Reduction in Atherothrombosis for Continued Health)研究和 AGATHA 研究(A Global Atherothrombosis Assessment)表明,16%~35% 动脉粥样硬化患者或至少有 3 项危险因素的患者患有多部位血管疾病。REACH 研究表明,与单独发生 CAD 或 PVD 相比,CAD 合并 PVD 的患者总体病死率翻倍(每年约 4.6%)。1 年内发生心血管死亡、心肌梗死、脑卒中或因粥样硬化住院的风险约 23.1%,单独发生 CAD 或 PVD 上述事件的风险为 13%~17%。全球急性冠状动脉注册研究(Global Registry of Acute Coronary Events,GRACE)数据表明,合并下肢血管疾病患者院内死亡率从 4.5% 增加到 7.2%,6 个月内死亡率从 3.9% 增加到 8.8%。PVD 合并 CAD 患者,临床预后明显变差。

二、危险因素

一般认为 PVD 和 CAD 是由多种动脉粥样硬化危险因素共同引起的疾病,主要有如下几种。

1. **血脂异常** 血脂异常是动脉粥样硬化性疾病的主要危险因素,尤其是低密度脂蛋白、极低密度脂蛋白、甘油三酯、载脂蛋白等致动脉粥样硬化脂质水平的增高以及高密度脂蛋白的降低,促进了疾病的发生、发展。

2. **高血压** 动脉粥样硬化患者的血压大多合并高血压,同时这些患者的血压常较血压正常者高 4 倍左右。

3. **吸烟** 吸烟能促进动脉粥样硬化的进程,增加患者的病死率达 2~6 倍。

4. **糖尿病** 糖尿病患者心血管发病和死亡是血糖正常者的 2~4 倍。

5. **肥胖** 肥胖患者更易出现胰岛素抵抗、高胰岛素血症、高血压、高血脂等危险因素。

三、诊　　断

动脉粥样硬化是一种引起全身动脉血管损伤的缓慢进展的疾病,累及供应不同脏器的动脉血管。根据不同血管部位的受损程度不同,出现的症状和严重程度可能不一,有些患者可终身无症状,有些则可发生急性血管事件,表现为心绞痛、心肌梗死、脑卒中、急性下肢缺血、急性肾功能衰竭、急腹症,甚至猝死。早识别、早诊断、早治疗对患者的临床预后至关重要。

1. **临床病史** 患者大多存在动脉粥样硬化高危因素,如吸烟、糖尿病、高血压、高脂血症等。可出现典型的心绞痛症状,如劳力时突发的胸骨体上段或中段之后的压榨性、闷胀性或窒息性疼痛,可出现放射痛,同时也可表现为表情焦虑、皮肤苍白、发冷或出汗。有时会出现间歇性或永久性神经功能丧失、腹痛。下肢动脉疾病患者可出现间歇性跛行、静息痛,严重时可出现坏疽。同时,还需要结合患者的个人史和家族史,包括脑血管病、主动脉瘤和下肢动脉疾病等。

2. **体格检查** 对于合并周围血管疾病的患者,可出现外周搏动减弱或消失,有时可闻及颈动脉、肾动脉或股动脉杂音等,对诊断有提示意义。

3. **实验室检查** 部分患者有脂质代谢异常,表现为血总胆固醇、低密度脂蛋白、甘油三酯、载脂蛋白 B 和脂蛋白(a)增高,高密度脂蛋白和载脂蛋白 A 降低;部分患者会出现空腹血糖和/或餐后 2 小时血糖升高,糖化血红蛋白升高等。另外,还可出现 C 反应蛋白等炎症指标的增高。

4. **辅助检查**

(1) 踝臂指数(ankle-branchial index,ABI):ABI 是一种简便易行的无创性诊断下肢动脉疾病的方法,广泛用于心血管疾病的临床评估。AB 可用血压计分别测定双侧肱动脉和双侧踝脉收缩压后计算得出,左(右)侧 ABI= 左(右)踝收缩压高值/双上肢收缩压高值。ABI 的正常值在 1.0~1.4。静息下 ABI≤0.9 诊断外周动脉疾病的敏感性为 90%,特异性为 95%。ABI>1.4 能够较好地预测心血管事件和死亡的发生,这部分患者需接受进一步的检查和治疗。

(2) 心电图检查:心电图检查是诊断心肌缺血最常用的无创性检查。当临床高度怀疑 CAD,而静息心电图显示正常时,可考虑动态心电图或者心脏负荷试验(动力性负荷或药物负荷实验)。

(3) 多普勒超声检查(Doppler ultrasound,DUS):可用于检测和诊断心肌缺血及血管损害,达到定位损害部位及衡量损害程度的目的。对于卒中/短暂性脑缺血发作的患者,DUS 具有较大的提示意义。

(4) 多层螺旋 CT 血管造影(computer tomography angiography,CTA):CTA 血管和脏器成像良好,同时还具有检查时间短、准确率高的特点。大多数情况下,是诊断外周血管疾病及冠脉疾病的首选手段。但对于碘造影剂过敏、孕妇及严重肾功能不全患者,应选择其他方式。

(5) 磁共振血管造影(magnetic resonance angiography,MRA):用于心血管形态和功能学研究,有很高的信噪比,可快速获取资料。

(6) 血管造影(angiography):是 CAD 和 PVD 诊断的"金标准",但属于有创操作。

(7) 血管内超声(intravascular ultrasound,IVUS):IVUS 是将微型超声探头通过导管送入冠状动脉/外周血管,在血管腔内显示血管的横截面,不仅能显示管腔狭窄情况,还能了解血管壁的病变情况;同时,对主动脉夹层真假腔的判断有辅助作用。

(8) 其他:光学相干断层扫描、冠状动脉血管镜、血管内多普勒血流速度测定、血流储备分数(fractional flow reserve,FFR)等,均有一定的应用。

(9) 对于可疑外周血管疾病筛查及诊断指南推荐:虽然外周动脉疾病对 CAD 患者的临床预后有着显著的影响,但关于是否在 CAD 患者中常规实行外周动脉疾病筛查仍然存在争议。在一项设计 8 份关于外周动脉疾病筛查临床指南的荟萃分析中,有 5 项支持用 ABI 来进行外周动脉疾病筛查,另外 3 份认为常规筛查不能带来足够的临床获益。AMERICA(Aggressive detection and Management of the Extension of atherothrombosis in high Risk coronary patients In comparison with standard of Care for coronary Atherosclerosis)研究是目前唯一一项关于是否在高危 CAD 患者(3 支病变或者年龄 >75 岁的新发急性冠脉综合征患者)常规筛查外周动脉疾病的随机对照试验,虽然研究筛查出了 21% 的外周动脉疾病患者,但是研究结果显示这种筛查在 2 年的随访期内并未带来显著的临床获益。但该研究也存在着样本量过小、目标人群局限于高危 CAD 患者等局限性。因此,关于是否需要在所有 CAD 患者中常规进行外周动脉疾病筛查仍未有定论。

2016 年美国 ACC/AHA 以及 2017 年欧洲 ESC/ESVS 更新了 PAD 管理指南,对于 PAD 的筛查及诊断进行了推荐的更新。目前主要推荐见表 1。

表 1　美国与欧洲指南对于 PAD 诊断筛查的建议

推荐级别	2016 年 AHA/ACC 指南	2017 年 ESC/ESVS 指南
Ⅰ	对于有 PAD 病史或体格检查结果的患者,建议采用静息 ABI 进行诊断的确立(证据水平:B-NR)	ABI 的测量作为下肢动脉疾病筛查和诊断的一线无创测试(证据水平:C)
	静止的 ABI 结果报告分为:异常(ABI≤0.90)、临界(ABI 0.91~0.99)、正常(1.00~1.40)或不可压缩(ABI> 1.40)(证据水平:C-LD)	
	当 ABI 为 >1.40 时,应该测量趾肱指数(TBI)来诊断患者怀疑的 PAD(证据级别:B-NR)	在不可压缩的踝动脉或 ABI> 1.40 的情况下,可替代方法如趾肱指数、多普勒波形分析或脉冲体积记录(证据水平:C)
	有运动性非关节相关腿部症状且静息 ABI 正常或临界状态(> 0.90 且 <1.40)的患者,应进行运动试验 ABI 测试以评估 PAD(证据水平:B-NR)	
	下肢的超声检查、CTA 或 MRA 可用于诊断有症状 PAD 的患者的解剖位置和狭窄严重程度考虑血运重建(证据水平:B-NR)	超声检查是确认下肢动脉病变的一线成像方法(证据水平:C) 超声检查、CTA 和 / 或 MRA 可用于 LEAD 病变的解剖学特征和最佳血运重建策略的指导(证据水平:C)
Ⅱa	对于 PAD 风险增加但无病史或体格检查提示 PAD 的患者,静息 ABI 的测量是合理的(证据水平:B-NR)	
Ⅲ	对于没有 PAD 风险增加且无病史或体格检查提示 PAD 的患者,不建议使用 ABI(证据水平:B-NR)	
	无症状 PAD 患者的解剖学评估不应使用有创和无创血管造影(即 CTA、MRA)(证据水平:BR)	

注:ABI:踝臂指数;CTA:计算机断层扫描血管造影;MRA:磁共振血管造影;PAD:外周血管疾病。

四、预　防

CAD 和 PVD 的预防主要在于积极预防动脉粥样硬化的发生、发展。主要包括积极干预危险因素,改变生活方式包括戒烟限酒、规律锻炼和合理饮食;对于已经出现血脂异常、糖尿病或高血压的患者,要积极进行药物治疗,阻止或延缓粥样硬化斑块的形成、进展。生活方式调整的包括以下方面:

1. 推荐减少饱和脂肪酸和胆固醇,增加不饱和脂肪酸的摄入;同时增加水果、纤维和蔬菜的摄入,将血脂控制在较低水平。同时应把控膳食总热量,尤其是对超重或肥胖患者,应减少每日进食的总热量。

2. 严格戒烟,限制饮酒。烟草燃烧时产生的尼古丁和一氧化碳是导致心血管病的主要原因,吸烟能显著促进动脉粥样硬化的进程,及早戒烟有助于斑块稳固甚至消退;少量饮酒可升高高密度脂蛋白,并可能有抗血栓、抗氧化的作用,但一定要适量。

3. 合理安排工作与生活,保持积极乐观的心理状态,避免过度劳累,注意劳逸结合,保证充足的睡眠。

4. 规律锻炼,控制体重。合理、规律的锻炼不仅能预防肥胖、调节血脂代谢和增强循环系统功能,还可以愉悦心情,减轻压力。主要运动方式包括跳舞、慢跑、步行和骑自行车等,在运动中要注意运动强度,保持静息心率(不活动的安静状态下)在 60~70 次 /min,而严重的冠心病患者应避免剧烈运动。若活动时出现不适,应立即停止运动。有氧步行在外周动脉疾病患者中的疗效已经得到广泛认可,不仅可增加无痛行走距离,还能减少心脑血管疾病相关死亡。指南推荐所有外周动脉疾病患者都应进行合理的体育锻炼。外周动脉疾病患者每周步行锻炼≥2 次,能提高间歇性跛行患者的行走距离。

五、治　疗

动脉硬化可累及全身血管,好发于冠状动脉、髂动脉、股动脉、颈动脉、肾动脉和腹主动脉,常多个部位动脉硬化合并存在。REACH 研究数据显示,18%~35% 的 CAD 患者同时合并有外周动脉疾病。这对 CAD 患者的治疗和预后带来了新的挑战。

治疗的首要目标是缓解临床症状(药物治疗或血运重建),挽救 PVD 患者的下肢,进一步阻止心血管不良事件的发生。心血管不良事件二级预防的建议包括通过患者教育、改变生活方式和药物治疗等来控制心血管危险因素(如糖尿病、高血压和吸烟)。大多数患者也推荐使用抗血栓药物。

(一) 危险因素的控制与治疗

1. **控制血压**　血压水平与心血管不良事件显著相关,血压应控制在 140/90mmHg 以下,糖尿病或慢性肾功能不全患者应控制在 130/80mmHg 以下。老年、虚弱患者需要考虑到对降压治疗的耐受性,防止体位性低血压。此外,降压使严重外周动脉疾病患者患肢血流下降,症状加重,故重症患者在降压时需考虑这种可能性,避免过度降压。

2. **调节血脂、血糖**　对于 CAD 和 / 或 PAD 患者,降低低密度脂蛋白能显著降低不良缺血事件的风险。

3. **运动处方**　对于患有跛行的患者,建议进行有监督的运动计划,以改善其功能状态和生活质量,并减少腿部症状。在患有 PAD 的患者中,采用行为改变的结构化社区或家庭锻炼计划,可能有助于改善步行能力和功能状态。

4. **指南推荐(表2)**

表2 美国与欧洲指南对于PAD患者内科药物治疗推荐

推荐级别	2016年AHA/ACC指南	2017年ESC/ESVS指南
Ⅰ	在每次访视中,都应该建议抽烟或使用其他形式烟草的PAD患者戒烟(证据级别:A)	所有PAD患者都推荐戒烟(证据级别:B)
	所有PAD患者均应使用他汀类药物治疗(证据水平:A)	建议所有PAD患者使用他汀类药物(证据水平:A) 如果基线值为70~135mg/dl,建议将LDL-C降低至<70mg/dl或降幅≥50%(证据水平:C)
	PAD患者的糖尿病管理应由医疗团队共同进行(证据级别:C-EO)	在患有PAD的糖尿病患者中,建议严格的控制血糖(证据水平:C)
	应该对合并高血压的PAD患者进行降压治疗,以降低心肌梗死、卒中、心力衰竭和心血管死亡的风险(证据水平:A)	对于患有PAD和高血压的患者,建议将血压控制在<140/90mmHg(证据水平:A)
	西洛他唑是一种改善间歇行患者症状、增加步行距离的有效疗法(证据水平:A)	
	PAD患者应每年进行一次流感疫苗接种(证据水平:C-EO)	
Ⅱa	使用ACEI/ARB可以有效降低PAD患者发生心血管缺血事件的风险(证据级别:A)	对于患有合并高血压的PAD患者,应将ACEI/ARB作为一线治疗(证据水平:B)
Ⅲ	己酮可可碱对跛行治疗无效(证据级别:A)	
	螯合疗法(例如乙二胺四乙酸)对跛行治疗无效(证据级别:BR)	
	不推荐使用B型复合维生素补充剂来降低同型半胱氨酸水平,以预防PAD患者的心血管事件(证据水平:C-EO)	

注:ACEI:血管紧张素转换酶抑制剂;ARB:血管紧张素Ⅱ受体阻滞剂。

(二)抗栓治疗

1. **抗血小板治疗** 抗血小板治疗能有效抑制血小板在动脉粥样硬化斑块上的积聚,防止血栓形成;同时也通过抑制血栓烷A_2(TXA_2)的形成,抑制TXA_2所导致的血管痉挛。抗血小板药物能减少CAD和PAD患者心脑血管疾病死亡风险。所有CAD合并PVD患者应予以抗血小板治疗。一线治疗应用阿司匹林75~325mg/d。CAPRIE研究显示,氯吡格雷也是动脉粥样硬化疾病治疗的可选药物,甚至优于阿司匹林。对准备接受药物洗脱支架治疗的稳定型CAD患者,需联用2种抗血小板药物至少6个月;对于急性冠脉综合征患者,双联抗血小板药物的使用应至少12个月。这一疗程结束后,可根据实际情况调整为单药抗血小板。

2. **抗凝治疗** 直接口服抗凝剂因颅内出血风险低,其抗血栓作用得到了重新审视。APPRAISE-2研究和ATLAS ACS 2-TIMI 51研究评估了将两种不同的FⅩa抑制剂联合标准抗血小板药物治疗急性冠脉综合征的效果。APPRAISE-2研究结果显示,阿哌沙班联合双重抗血小板药物不仅不能显著降低心血管相关死亡,还会显著增加出血事件。ATLAS ACS

2-TIMI 51 研究显示，低剂量利伐沙班联用双重抗血小板药物，可以降低心血管相关死亡，但非致死性出血事件有所增加。利伐沙班联合抗血小板药物治疗急性冠脉综合征已经在欧洲得到了批准（美国尚未批准）。稳定型 CAD 合并外周动脉疾病的标准疗法是单一使用抗血小板药物，例如阿司匹林或氯吡格雷。COMPASS 研究比较了单用阿司匹林、单用利伐沙班以及阿司匹林联合低剂量利伐沙班治疗稳定型 CAD 合并外周动脉疾病的效果。结果显示，与单用阿司匹林相比，阿司匹林联合低剂量利伐沙班能显著降低不良事件（心血管相关死亡、卒中或心肌梗死），但是出血风险也显著增加。有趣的是，即便是单用利伐沙班，与单用阿司匹林相比，都能带来不良事件的降低，虽然这种差异并无统计学意义。关于在标准抗血小板疗法中加入抗凝药物是否能在 CAD 合并外周动脉疾病的患者中带来真正的临床获益，仍需要更多的研究证实。新近指南对于抗栓治疗建议如表 3。

表 3　美国与欧洲指南对于 PAD 患者抗栓药物治疗推荐

推荐级别	2016 年 AHA/ACC 指南	2017 年 ESC/ESVS 指南
Ⅰ	对于有症状的 PAD 患者，建议单独使用阿司匹林（75~325mg/d）或单独使用氯吡格雷（75mg/d）进行抗血小板治疗，以减少 MI、卒中和血管死亡（证据水平：A）	有症状的患者建议长期单一抗血小板治疗（证据水平：A）对于 PAD 合并 AF 的患者，当 CHA_2DS_2-VASc 得分≥2 分时，建议口服抗凝治疗（证据水平：A）
Ⅱ	对于无症状的 PAD 患者（ABI≤0.90），抗血小板治疗可能降低 MI、卒中或血管死亡的风险（Ⅱa 类）（证据水平：C-EO）。 在无症状的 ABI 临界（0.91~0.99）患者中，抗血小板治疗是否可降低 MI、卒中或血管死亡的风险尚不确定（Ⅱb 类）（证据水平：BR）	由于缺乏获益证据，孤立无症状下肢动脉疾病患者不应常规应用抗血小板治疗（Ⅲ类）（证据级别：A）
	有症状的 PAD 患者，行下肢血运重建后，双联抗血小板治疗（阿司匹林 + 氯吡格雷）可能是合理的，以减少肢体相关事件的发生（Ⅱb 类）（证据水平：C-LD）	支架植入后应考虑阿司匹林和氯吡格雷联合的双重抗血小板治疗至少服用 1 个月（Ⅱa 类）（证据级别：C 级）
	在需要抗血小板治疗的患者中，氯吡格雷可能优于阿司匹林（B 类） 尚无明确的双重抗血小板治疗（阿司匹林和氯吡格雷）在症状性 PAD 患者中降低心血管缺血事件风险的有效性（Ⅱb 类）（证据水平：BR）	
Ⅲ	抗凝不宜用于降低 PAD 患者发生心血管缺血事件的风险（证据级别：A）	

（三）血运重建

血运重建术方法有血管内介入治疗和外科手术治疗 2 种，前者包括经皮球囊扩张、支架植入和激光血管成形术。外科手术包括人造血管和自体血管旁路移植术。

CAD 合并 PVD 患者，由于髂动脉、股动脉的狭窄，不仅造成下肢血供减少，同时还给经皮冠状动脉介入治疗（PCI）手术导管进入带来了困难，降低了手术的成功率，同时还增加了手术并发症的发生率。对于冠状动脉旁路移植术（CABG），由于外周血管病变使主动脉内球囊反搏（IABP）导管通过髂动脉、股动脉变得困难，或者长期插管容易造成下肢缺血。CASS 研究数据显示，CABG 术后 30 天内，合并下肢 PVD 的患者病死率明显较高，神经系统、泌尿系统和呼吸系统并发症发生较无PVD患者增加。同时,CAD合并PVD的患者还面临着手术时机选择的问题:先治疗CAD可能会延误PVD治疗的最佳时机,可能导致下肢缺血坏死不得不截肢;而先治疗PVD,又会使得冠脉手术的风险大大增加。

通过全面的术前评估对围术期风险进行危险分层,根据分层的结果制定个体化治疗有助于进一步降低风险。病史采集和相关检验检查尤为重要,对于严重的心脏状态(急性冠脉综合征、严重的心律失常、失代偿性心力衰竭或严重的心瓣膜病),应立即给予治疗。Norgren等提出的心脏危险指数(cardiac risk index,CRI)可用来鉴别低危和高危非心脏血管手术者。CRI包含6项危险因素即缺血性心脏病、充血性心力衰竭、脑血管疾病、高危手术、胰岛素治疗糖尿病和术前肌酐>2mg/dl(1mg/dl=88.4μmol/L)。而血管手术围术期MI发生的预测因子包括高龄(>70岁)、腹主动脉瘤手术、糖尿病、心绞痛、心电图平板运动试验ST段出现异常。

对于下肢病变血运重建的指南建议如表4。

表4　美国与欧洲指南对于PAD患者血运重建治疗推荐

推荐级别	2016年AHA/ACC指南	2017年ESC/ESVS指南
中度跛行患者		
Ⅰ	对于有生活方式受限的跛行和血流动力学显著的主动脉闭塞性疾病的患者,血管内手术可作为血运重建的有效选择(证据水平:A)	对于短(<5cm)的主动脉闭塞性病变,建议优先采取血管内治疗策略(证据水平:C) 对于短(<25cm)股动脉-腘动脉病变,建议优先采取血管内治疗策略(证据水平:C) 对于没有高手术风险的股骨浅表长动脉病变(>25cm)患者,如果自体静脉并且预期寿命>2岁,建议行旁路手术(证据级别:B)
Ⅱ	对于生活方式受限的跛行和血流动力学显著的股动脉-腘动脉闭塞的患者,血管内手术是合理的血运重建选择(Ⅱa类)(证据级别:BR)	对于不适合手术的患者,可以考虑对股动脉-腘动脉长病变(>25cm)的患者进行血管内治疗(Ⅱb类)(证据水平:C)
	对于生活方式受限的跛行,对最佳药物治疗效果不佳的患者,血运重建是一种合理的治疗选择(Ⅱa类)(证据级别:A)	尽管进行运动康复治疗日常活动仍受限的患者,应考虑血运重建(Ⅱa类)(证据水平:C)
	对于生活方式受限的跛行,对最佳药物治疗效果不佳的患者,围术期风险可接受以及技术因素优于血管内手术的患者,外科手术是合理的血运重建选择(Ⅱa类)(证据级别:B-NR)	在适合进行外科手术的主髂动脉闭塞患者,应考虑主动脉-股动脉旁路(Ⅱa级)(证据级别:B) 对于主动脉阻塞延伸至肾动脉的合适患者,应考虑进行开放性手术(Ⅱa类)(证据水平:C)
	对于孤立的膝下病变导致的跛行的患者,采用血管内手术作为血运重建术的获益尚不清楚(Ⅱa类)(证据水平:C-LD)	在有严重合并症的患者中,针对严重和/或双侧主动脉病变的应考虑采用血管内优先治疗(Ⅱa类)(证据水平:B)
Ⅲ	PAD患者不应仅为了防止发展为CLI而进行血管内手术(证据水平:B-NR)	
	PAD患者不应仅为了防止发展为CLI而进行手术(证据水平:B-NR)	
	假体移植物的股动脉-胫前动脉旁路手术不应作为跛行的治疗(证据级别:BR)	

续表

推荐级别	2016 年 AHA/ACC 指南	2017 年 ESC/ESVS 指南
严重肢体缺血		
Ⅰ	在 CLI 患者中,应尽可能进行血运重建以最大限度地减少组织损失(证据水平:B-NR)	如果是 CLI,建议进行膝下血管重建术以挽救肢体(证据水平:C)
	当进行 CLI 外科手术时,应使用自体静脉构建腘动脉或膝下动脉的旁路(证据级别:A)	对于膝下动脉的外科血运重建,考虑使用大隐静脉旁路(证据水平:A)
	跨学科医疗护理团队应在 CLI 患者截肢之前对血运重建方案进行评估(证据水平:C-EO)	在 CLI 患者中,需要评估截肢的风险(证据水平:C)
	跨学科医疗护理团队应评估 CLI 和组织缺失患者的病情,并为他们提供全面护理,以实现伤口的完全愈合和足部功能正常(证据水平:B-NR)。	必须尽早识别组织丢失和/或感染,并转诊至血管小组以改善肢体挽救(证据水平:C)
Ⅱa	对于 CLI 患者,采用分阶段方法进行血管内和外科手术是合理的(证据水平:C-LD)	
Ⅱb	CLI 和伤口不愈合或坏疽的患者合理使用血管内治疗(证据级别:B-NR)	
Ⅲ	CLI 患者不推荐使用前列腺素(证据级别:BR)	CLI 患者不推荐使用干细胞/基因疗法(证据级别:B)

注:CLI:严重肢体缺血。

(四)多血管床受累的患者诊治

多部位动脉疾病(MSAD)的定义是在至少 2 个主要血管区域中同时存在临床相关的动脉粥样硬化病变。MSAD 在动脉粥样硬化累及 1 个血管床的患者中很常见,范围从 CAD 患者的 10%~15% 到严重的颈动脉狭窄或下肢动脉疾病患者的 60%~70%。MSAD 总是与较差的临床结果相关。然而,尚未证明对其他血管部位无症状疾病的筛查可改善预后。

对于任何表现为 PAD 的患者,有必要对症状和其他部位和/或 CAD 的体征进行临床评估,如果有临床怀疑,则可能计划进行进一步测试。没有迹象表明对 PAD 的任何表现都应进行无症状 MSAD 的系统筛查,因为这不会始终导致管理策略的改变。

在一些特殊情况下,无症状病变的识别可能会影响患者的治疗。对于接受冠脉旁路移植术(CABG)的患者,可以考虑进行 ABI 测量,尤其是在使用大隐静脉的情况下。同时,也应该对一部分具有高 CAD 风险的患者进行颈动脉筛查。

对于计划接受 CABG 并合并严重颈动脉狭窄的患者,应在近期有相关症状的患者中考虑进行预防性颈动脉血运重建,在多学科讨论之后,可在无症状的病例中考虑进行预防性颈动脉血运重建。对于计划进行无症状性狭窄的颈动脉血运重建的患者,可以考虑术前冠状动脉造影以检测 CAD。

六、总　　结

CAD 患者合并外周血管疾病,会显著增加未来心血管不良事件的发生。外周动脉疾病的存在表明冠状动脉粥样硬化的进展。另外,对 CAD 患者而言,外周血管疾病影响的血管数量与死亡和其他不良事件的发生呈正相关。抗血小板治疗和降脂治疗等二级预防策略,能显著降低缺血事件的发生及动脉粥样硬化的进展。另外，良好的血压控制也至关重要，过高或过低的血压都会造成患者的预后不良。虽然外周动脉疾病是 CAD 患者不良预后的强预测因子，但是否需要在 CAD 患者常规进行外周动脉疾病的筛查仍需要更多的研究证实。

（罗淞元　刘继涛　叶嘉明　罗建方）

参考文献

[1] RAPSOMANIKI E,THURESSON M,YANG E,et al. Using big data from health records from four countries to evaluate chronic disease outcomes:a study in 114 364 survivors of myocardial infarction [J]. Eur Heart J Qual Care Clin Outcomes, 2016,2(3):172-183.

[2] ABTAN J,BHATT D L,ELBEZ Y,et al. Geographic variation and risk factors for systemic and limb ischemic events in patients with symptomatic peripheral artery disease:Insights from the REACH Registry [J]. Clin Cardiol,2017,40(9):710-718.

[3] DUCROCQ G,BHATT D L,LABREUCHE J,et al. Geographic differences in outcomes in outpatients with established atherothrombotic disease:results from the REACH Registry [J]. Eur J Prev Cardiol,2014,21(12):1509-1516.

[4] BHATT D L,EAGLE K A,OHMAN E M,et al. Comparative determinants of 4-year cardiovascular event rates in stable outpatients at risk of or with atherothrombosis [J]. JAMA,2010,304(12):1350-1357.

[5] MUKHERJEE D,EAGLE K A,KLINE-ROGERS E,et al. Impact of prior peripheral arterial disease and stroke on outcomes of acute coronary syndromes and effect of evidence-based therapies (from the Global Registry of Acute Coronary Events)[J]. Am J Cardiol,2007,100(1):1-6.

[6] 徐燕军,赵俊功. 周围血管疾病合并冠心病的研究进展[J]. 介入放射学杂志, 2016,25(1):85-88.

[7] PIEPOLI M F,HOES A W,AGEWALL S,et al. 2016 European Guidelines on cardiovascular disease prevention in clinical practice:The Sixth Joint Task Force of the European Society of Cardiology and Other Societies on Cardiovascular Disease Prevention in Clinical Practice (constituted by representatives of 10 societies and by invited experts)Developed with the special contribution of the European Association for Cardiovascular Prevention & Rehabilitation (EACPR)[J]. Eur Heart J, 2016,37(29):2315-2381.

[8] ABOYANS V,RICCO J B,BARTELINK M E L,et al. 2017 ESC Guidelines on the Diagnosis and Treatment of Peripheral Arterial Diseases,in collaboration with the European Society for Vascular Surgery (ESVS):Document covering atherosclerotic disease of extracranial carotid and vertebral,mesenteric,renal,upper and lower extremity arteriesEndorsed by:the European Stroke Organization (ESO)The Task Force for the Diagnosis and Treatment of Peripheral Arterial Diseases of the European Society of Cardiology (ESC) and of the European Society for Vascular Surgery (ESVS)[J]. Eur Heart J,2018,39(9):763-816.

[9] BAUERSACHS R,ZEYMER U,BRIÈRE J B,et al. Burden of Coronary Artery Disease and Peripheral Artery Disease:A Literature Review [J]. Cardiovasc Ther,2019,2019:8295054.

[10] FERGUSON J J,GONZALEZ E R,KANNEL W B,et al. Clinical safety and efficacy of clopidogrel--implications of the Clopidogrel versus Aspirin in Patients at Risk of Ischemic Events (CAPRIE) study for future management of atherosclerotic disease [J]. Clin Ther,1998,20 Suppl B:B42-B53.

[11] ALEXANDER J H,LOPES R D,JAMES S,et al. Apixaban with antiplatelet therapy after acute coronary syndrome [J]. N Engl J Med,2011,365(8):699-708.

[12] MEGA J L,BRAUNWALD E,WIVIOTT S D,et al. Rivaroxaban in patients with a recent acute coronary syndrome [J]. N Engl J Med,2012,366(1):9-19.

[13] EIKELBOOM J W,CONNOLLY S J,BOSCH J,et al. Rivaroxaban with or without Aspirin in Stable Cardiovascular Disease [J]. N Engl J Med,2017,377(14):1319-1330.

[14] MACKMAN N,SPRONK H M H,STOUFFER G A,et al. Dual Anticoagulant and Antiplatelet Therapy for Coronary Artery Disease and Peripheral Artery Disease Patients [J]. Arterioscler Thromb Vasc Biol,2018,38(4):726-732.

[15] COLLISON T,SMITH J M,ENGEL A M. Peripheral vascular disease and outcomes following coronary artery bypass graft surgery [J]. Arch Surg,2006,141(12):1214-1218; discussion 1219.

[16] NORGREN L, HIATT W R, DORMANDY J A, et al. Inter-Society Consensus for the Management of Peripheral Arterial Disease (TASC Ⅱ) [J]. Eur J Vasc Endovasc Surg, 2007, 33 Suppl 1: S1-S75.

[17] MCFALLS E O, WARD H B, MORITZ T E, et al. Predictors and outcomes of a perioperative myocardial infarction following elective vascular surgery in patients with documented coronary artery disease: results of the CARP trial [J]. Eur Heart J, 2008, 29 (3): 394-401.

[18] FERKET B S, SPRONK S, COLKESEN E B, et al. Systematic review of guidelines on peripheral artery disease screening [J]. Am J Med, 2012, 125 (2): 198-208.e3.

[19] COLLET J P, CAYLA G, ENNEZAT P V, et al. Systematic detection of polyvascular disease combined with aggressive secondary prevention in patients presenting with severe coronary artery disease: The randomized AMERICA Study [J]. Int J Cardiol, 2018, 254: 36-42.

[20] GERHARD-HERMAN M D, GORNIK H L, BARRETT C, et al. 2016 AHA/ACC guideline on the management of patients with lower extremity peripheral artery disease: executive summary: a report of the American College of Cardiology/American Heart Association Task Force on Clinical Practice Guidelines [J]. J Am Coll Cardiol, 2017, 69 (11): 1465-1508.

[21] ABOYANS V, RICCO J B, BARTELINK M E L, et al. 2017 ESC guidelines on the diagnosis and treatment of peripheral arterial diseases, in collaboration with the European Society for Vascular Surgery (ESVS): document covering atherosclerotic disease of extracranial carotid and vertebral, mesenteric, renal, upper and lower extremity arteries [J]. Eur Heart J, 2018, 39 (9): 763-816.

转化精准医学在心血管疾病的应用现状与前景

什么是精准医学(precision medicine,PM)? 2011 年美国医学界首次提出了“精准医学”的概念,指“通过建立疾病知识网络,将患者分为亚群,针对每个患者的个体特征量身定制医学治疗方法”。在过去几年中,尤其是在奥巴马总统在 2015 年 1 月 20 日的国情咨文中宣布“精确医学倡议”之后,对精确医学的热情大大提高。2016 年,中国科学技术部启动了“国家精准医学重点研究开发计划”,并计划到 2030 年投资 200 亿元人民币支持中国的精准医学研究。

心血管疾病(CVD)是全球首要死亡原因。患有相同疾病的患者总是接受相似的治疗,但效果各不相同。因此,根据每位患者的独有特征进行个体化治疗,可以使治疗或护理更为精准,并最终使利益最大化、伤害最小化。

一、心血管疾病基因组学

绝大部分心血管疾病的发生、发展与遗传因素关系密切。其中,部分疾病的遗传基础为单基因,而更多疾病则是由遗传和环境共同影响的复杂多基因疾病。心血管疾病诊疗主要面临三个问题,一是疾病症状出现才开始治疗,但这时候器官功能已丧失;二是致病机制不清楚,不知道哪些人是高危人群;三是疾病的致残率、致死率高,医疗费用昂贵。随着基因组学技术和研究的进步,基于基因组学的精准医学正逐步改善上述问题。

(一) 疾病基因组学在单基因心血管疾病中的应用方向

单基因心血管疾病包括遗传性心肌病、心律失常、主动脉疾病和先天性血脂异常等几大类。与其他单基因疾病相比,单基因心血管疾病的发病率相对较高。加之我国人口基数大,因此患者总数庞大,疾病造成的社会和经济负担都较重。目前,单基因心血管疾病可通过基因检测进行早期筛查、准确诊断和针对性治疗,对致病性基因突变携带者及其家属进行遗传筛查、遗传阻断等。

1. 疾病早期筛查 很多单基因心血管疾病存在起病隐匿、发病突然、缺乏先兆等特点,早期筛查意义重大。对疾病高危人群的鉴定和干预,将有助于降低心血管疾病发病率、致残率和死亡率。家族性胆固醇血症(FH)表现为早发的低密度脂蛋白胆固醇水平升高。如果不在早期加以治疗,就会导致过早的冠状动脉事件。人群中,致病基因杂合突变的比例为 1/250~1/200。但是,传统的依靠胆固醇水平、家族史以及早发冠心病情况来判断 FH,将导致大量潜在的 FH 没有被发现(>90%)。通过对 FH 致病基因包括 *LDLR*、*APOB*、*PCSK9* 等的检测,将在胆固醇升高前或冠心病出现前发现高风险个体,从而提高降脂治疗力度,延缓患者疾病进展,降低远期治疗的费用。另有研究数据表明,心源性猝死(SCD)的年发病率为 50/10 万 ~ 100/10 万,80% 以上是由室颤引起的。如果不能在 4 分钟之内消除室颤,患者的生存希望渺茫。单基因心肌病包括致心律失常性右室心肌病(ARVC)、扩张型心肌病(DCM)、肥厚型心肌病（HCM）以及单基因心律失常是心源性猝死最主要的病因。通过基因检测，找到携带致病基因变异的高危人群，为其量身定制预防计划，是逆转猝死悲剧的唯一途径。欧洲心脏病学会和欧洲心血管病理协会组织建议将基因检测纳入心脏性猝死的多学科管理。

2. **疾病辅助诊断和鉴别诊断** 当疾病表现出来的症状相似，临床上就很难进行鉴别诊断，导致有效治疗的延误。通过基因检测，可辅助临床医师鉴别诊断甚至纠正临床上的诊断。遗传性长 QT 综合征（LQTS）主要为常染色体显性遗传，约 75% 的遗传性 LQTS 的基因突变类型及其相关离子通道功能改变已被阐明，并依此对遗传性 LQTS 进行了分型（LQTS1~13）。其中 LQTS1、LQTS2 和 LQTS3 占所有已确定基因型遗传性 LQTS 病例的 95%。因缺乏特异性临床表现，绝大多数 LQTS 无法仅通过临床表现和传统实验室检查进行分型，而不同型的 LQTS 在治疗和预后上却有着鲜明的特异性。因此，依靠基因分型辅助诊断并实现个体化治疗，可以在很大程度上提高 LQTS 患者及其家族成员的治疗效果。

3. **疾病严重性和预后评估** 综合征型胸主动脉瘤患者发生夹层和动脉瘤破裂的风险因其致病基因不同而有显著差异。与 *FBN1* 基因突变导致的马方综合征相比，*TGFBR1* 和 *TGFBR2* 突变导致的 Loeys-Dietz 综合征病程进展更快，主动脉夹层的发病率和病死率更高，需要在血管直径更小的时候实施手术治疗。通过基因检测尽早认识到疾病风险，对受累主动脉进行积极的治疗干预具有十分重要的临床意义。肥厚型心肌病（HCM）基因型阳性者比基因型阴性者的发病年龄更早，预后更差，更易发展为心力衰竭，心源性猝死家族史更常见，非对称性左心室肥厚比例较多，左心室肥厚程度和心血管死亡风险更重。此外，约 38% 的 HCM 为双突变患者，12.8% 为三突变或更多突变。即使在没有传统 SCD 危险因素时，多突变的检出预示着患者的恶性心律失常、SCD、左心室极度肥厚、终末期心力衰竭的发生率等心血管死亡风险均较单基因突变的 HCM 患者明显升高。

4. **基因治疗** 作为继肿瘤之后第二大基因治疗临床研究对象，心血管疾病基因治疗已呈现出巨大潜力。他汀类药物是动脉粥样硬化性心血管疾病（ASCVD）的一线治疗药物，但其应用存在一定的困惑和瓶颈，比如单独应用他汀药物血脂控制不达标，出现不良反应；对家族性遗传性高胆固醇血症（FH）患者，特别是纯合子患者，他汀类药物的作用有限等。*PCSK9* 基因功能缺失性突变，显著降低 LDL-C 水平和心脏病发生风险。抑制 *PCSK9* 成为降低 LDL-C 的有效靶点。遗传学家使用基因组编辑修饰小鼠的 *PCSK9*，并将其胆固醇降低 35%~40%。同样利用基因组编辑技术，在恒河猴模型中，一次性的 AAV 载体治疗可以使 PCSK9 和 LDL 水平持续稳定的降低，PCSK9 蛋白的水平降低了 45%~84%，而 LDL 的水平降低了 30%~60%。Verve Therapeutics 在非人灵长类动物中证明了使用单碱基编辑疗法，能够通过一次治疗，关闭导致低密度脂蛋白胆固醇（LDL）和甘油三酯升高的基因 *PCSK9* 或 *ANGPTL3*。在接受治疗 2 周之后，接受 *PCSK9* 单碱基编辑的动物肝脏中 67% 的 *PCSK9* 基因被成功编辑，导致血浆中 PCSK9 蛋白水平下降 89%，LDL 胆固醇水平降低 59%。而 *ANGPTL3* 单碱基编辑导致肝脏中 60% 的 *ANGPTL3* 被成功编辑，血浆中 ANGPTL3 水平降低 95%，甘油三酯水平下降 64%，同时 LDL 胆固醇水平下降 19%。在不久的将来，这些成果将在临床得以应用。

5. **生育指导** 临床上对各类单基因遗传性心血管疾病主要是对症治疗，无法根治。出生前或胚胎植入前遗传诊断可从根本上阻断疾病在家系中的传递、避免患儿出生。近年来，二代测序技术成本迅速下降，已广泛应用于产前诊断或胚胎植入前检测，使诊断更加全面、准确。对于患有或携带单基因遗传性心血管疾病致病基因突变的育龄夫妻，如有生育健康后代的需求，可通过家系筛查明确致病基因突变，然后进行遗传咨询和产前诊断或胚胎植入前检测指导。

（二）疾病基因组学在多基因心血管疾病的应用方向

大部分心血管疾病为复杂多基因疾病，其遗传基础受多个常见或罕见变异共同影响。传统的全基因组关联分析（GWAS）在许多疾病中都发现多个遗传变异位点与表型关联性。然而，由于疾病复杂性远超出预期，GWAS 发现单个或少数位点的直接应用受到极大限制。对多个疾病易感性变异整合分析，形成总遗传风险的定量评分即多基因风险评分（PRS）是评估多基因疾病遗传基础的有效方式。相比于单个或少数几个位点，PRS 涵盖了更多的遗传信息，更有可能实现个体化疾病风险预测、预防策略制订和治疗。

近几年的研究多集中在利用 PRS 预测多种复杂疾病的发病风险方面，包括一些重要的心血管疾病，如冠心病、高血压等。自 2007 年，通过 GWAS 研究已经发现了几百个与冠心病相关的常见变异位点。由于充足的大型队列（CARDIoGRAM、C4D、UK Biobank 等）和众多 GWAS 研究的积累，冠心病的 PRS 研究得以快速发展。早期的评分多由有限个数（几十个或几百个）相关位点组成，而最新研究构建的 PRS 多由基因组数以万计甚至百万计的位点组成，使得新型的 PRS 的预测效能大幅度提升。最新研究发现，在 PRS 分布的前 8% 的个体（极端风险个体）患冠心病的概率是其他人群的 3 倍，这一风险水平相当于携带致病性 FH 突变。而且，FH 突变与 PRS 具有累加效应。与非 FH 突变携带者相比，FH 突变携带者的 PRS 不同时，CAD 风险显著不同（OR=1.30~12.59）。

（三）应用现状及问题

随着越来越多单基因心血管疾病遗传基础被揭示以及基因检测技术成本下降和解读方案的完善，基因检测在临床得以逐步推广。单基因心血管疾病基因检测需要依赖二代测序技术。目前大多检测项目以临床实验室自建项目（LDT）形式存在，部分大型三甲医院和商业实验室都搭建了完善的平台并提供服务，但还未有产品通过国家市场监督管理总局（State Administration of Market Regulation，SAMR）三类审批。不同实验室采取不同的检测方式，或将一种疾病相关的十几二十个基因进行打包检测，或将与遗传性心血管疾病相关的百余个基因或全外显子进行打包检测。然而，基因检测与临床诊疗的结合程度仍都待提高。心血管临床医师，特别是基层医师对基因诊断的作用及适用范围普遍认识不足。此外，由于受过专业训练的遗传咨询师的缺口巨大，基因检测结果的解读准确性也有待提高。近年来，针对单基因心血管疾病基因检测的相关指南陆续出台，标志着基因检测的重要作用，也推动了基因检测的临床应用和推广。中华医学会心血管病学分会精准心血管病学学组、中国医疗保健国际交流促进会精准心血管病分会组织专家制定的《单基因遗传性心血管疾病基因诊断指南》于 2019 年 3 月发表，该指南针对临床相对常见、致病基因明确的单基因遗传性心血管疾病，从致病基因、检测基因、适用人群、临床应用等方面进行了规范。

对于多基因心血管疾病，目前临床可应用的发病风险预测和预后评估往往仍依赖于一些传统因素，包括基本的人口统计学特征（年龄、性别、种族）、基本健康参数和生活方式、体重指数、吸烟状况、消费和体育锻炼、临床危险因素水平、血液化学等生物标志物、环境暴露等。虽然遗传因素在多基因心血管疾病中的作用广为人知，但其在临床上的应用仍面临诸多问题，比如群体层面不同 PRS 等级表型显著差异，但对于个体来说不确定性过大；又如绝大部分大规模群体遗传学研究来源于高加索人种，在此基础上构建的 PRS 在不同人种中分布差异巨大，且与临床表型的相关性在其他人种难以重复等。

（四）前景与展望

基因组学的进步将对未来的心血管疾病防治带来巨大改变。基因检测方面，随着肿瘤诊断的 NGS 试剂盒产品上市，基于 NGS 的心血管疾病基因检测将很快从实验室走向临床、从 LDT 服务走向 IVD 产品，极大推动疾病发生前风险因素干预、疾病发展早期治疗和个体化治疗的实施，从而减少减缓疾病事件的发生，实现器官功能的保护，降低医疗费用。基因治疗方面，随着临床前研究成果大量积累，不少临床试验正在或即将开展，有望于未来几年迎来大暴发。美国 FDA 预测在 2025 年，将能每年批准 10~20 个细胞疗法或者基因治疗产品。基因治疗领域国内外的差距远小于其他传统医药领域，国内企业仍有后来居上的潜力。

二、药物基因组学

由于个体基因型不同，药物疗效和安全性存在较大的个体差异。药物基因组学主要揭示遗传特征与药效、药动学和药物不良反应的相关性，有助于建立个体化的临床用药方案，使患者获得药物最佳疗效的同时避免药物的不良反应，真正达到合理用药的目的。

（一）临床应用方向

1. 个体化药物治疗 研究数据显示，部分临床使用药物的有效性不足 50%，导致患者治疗效果差且经济负担重。除了有效性不足，另一方面的问题是药物使用的毒副作用高。据统计，美国每年药品开支为 3 000 亿美元，其中每开出 1 亿美元的药物，需要花费 6 亿美元解决其产生的药物毒副作用。我国因药物不良反应住院人数约 250 万 / 年。因此，基于药物基因组特征实施个体化针对性精准用药是临床用药的发展趋势。心血管疾病是药物基因组发挥作用的重要领域。抗血小板、他汀类、β 受体阻滞剂等治疗心血管疾病的药物得到了广泛临床应用，而针对这些药物的药物基因组学研究快速进展并转化应用于临床实践。

心血管疾病药物基因组学最早的发现是华法林敏感性与遗传多态性之间的相关性。从 20 世纪 90 年代，科学研究就发现了华法林的用量与 *VKORC1* 基因和 *CYP2C9* 的变异存在一定的相关性。早在 2006 年，美国一项对个体化用药的综合评估显示，对 200 万患者，若用基因检测指导华法林用药，可有效避免出血事件 85 400 例、有效避免卒中事件 17 100 例，除去基因检测的基础花销，总计可净节省开支约 11 亿美元。联合使用氯吡格雷和阿司匹林双重抗血小板是目前临床上治疗急性冠脉综合征和冠状动脉介入手术术后血栓再形成的重要措施之一。CYP2C19 是代谢氯吡格雷的主要酶，使用氯吡格雷后出现主要心血管不良事件与 *CYP2C19*2*、*CYP2C19*3*、*CYP2C19*17* 变异显著相关。携带 *CYP2C19*2*、*CYP2C19*3* 变异患者使用标准计量的氯吡格雷后抗血小板效果差，更易出现血栓形成及心脑血管终点事件，需提高药物用量。中国人群中，此类低代谢型频率达到 53.7%，因此基因检测十分必要。相反，携带功能获得型 *CYP2C19*17* 变异的患者出血风险增加。此外，*ABCB1*、*CES1A2* 基因多态性也显示出与氯吡格雷使用效果的相关性。阿司匹林抵抗的发生率在 5.5%~61%。如果有阿司匹林抵抗的患者，继续使用原剂量治疗后的心血管事件发生率在 2 年内急剧增加。某些关键基因的变异会显著增加阿司匹林抵抗的风险，包括 *PTGS1*、*PEAR1*、*GP1BA*、*GPⅢa*、*ITGB3* 等。β 受体阻滞剂常用于治疗高血压、冠心病和心力衰竭等心血管疾病，包括阿替洛尔、美托洛尔和盐酸索他洛尔等。β 受体阻滞剂的作用靶点 β_1 肾上腺素受体（ADRB1）和 β_2 肾上腺素受体（ADRB2）的基因多态性与药物效应有密切关系。此外，CYP2D6 为 β 受体阻滞剂的主要代谢酶，其不同基因型导致药物代谢出现差异。CYP2D6 慢代谢基因型（*CYP2D6*3*、*CYP2D6*4* 和 *CYP2D6*5*）个体 β 受体阻滞剂的清除时间延长，导致血药浓度增加，发生不良反应的风险显著增加。综上，药物代谢酶、转运体、药物作用受体基因多态性的不同导致了药物治疗效果和不良反应的显著个体差异。基因导向的个体化用药可以提高药物的疗效和降低药物的不良反应。

2. **新药开发** 药物基因组学在新药研发中的应用贯穿整个研发流程。药物临床前研究方面，由于基因多态性与疾病的发生、发展的相关性，可以从基因的角度去分析疾病的发病机制并寻找潜在的药物靶点。通过研究药物与基因组相互作用的关系，从而在基因水平上实现高通量的新药筛选工作。Ⅰ期临床试验阶段，受试者中极可能存在代谢酶、转运体的基因突变个体，从而导致药代动力学特征的改变。应充分考虑基因变异对药物代谢过程的影响，及早发现可能存在影响的基因多态性。Ⅱ、Ⅲ期临床试验阶段，在Ⅰ期试验结果基础上，对受试者进行不同基因型分层分析，不同亚组调整不同剂量，可以提升平均药效，避免药物不良反应。2001 年西立伐他汀因引发 31 例严重横纹肌溶解事件而被撤市，但后续研究发现药物转运体 *SLCO1B1* 基因多态性是引发其严重不良反应的原因。如果在临床试验阶段发现此药物反应个体化差异的遗传机制，利用基因型对临床试验对象进行筛选，则可大大降低肌毒性风险，可增加临床使用安全性。

（二）应用现状及问题

目前，经过 CFDA 三类医疗器械批准的用药基因检测产品较多，多基于荧光 PCR 和基因芯片原理。其中荧光 PCR 技术是主流技术，与其操作便捷、检测快速、结果准确，判读简单等优势有关。但是，单个产品覆盖位点数较少，针对的药物也较单一。覆盖更多基因或位点的产品目前还未通过 SAMR 三类审批，大多以 LDT 形式存在，有待进一步开发及认证。2015 年 7 月 31 日，国家卫生健康委员会个体化医学检测技术专家委员会制订了《药物代谢酶和药物作用靶点基因检测技术指南（试行）》，标志着我国药物基因组学临床应用推广进入快速发展时期。不可否认的是，发展过程依然面临诸多困难：①尽管目前美国 FDA 公布了 140 余种药物的遗传标签，但由于种族差异的存在，使得国外的临床药物基因组学应用指南并不一定适合在中国人群中应用，需要更多国人自己的临床研究推进药物基因组学临床应用。②大部分临床医师缺乏基因组与个体化治疗的相关知识。因此，药物基因检测还不被更多的临床医师所接受。③由于基因检测还未能纳入医保系统，部分患者不能接受额外产生的医疗费用，在一定程度上阻碍了药物基因组学大规模推广。④随着社会老龄化的不断演进，心脑血管疾病与糖尿病、高血脂、高血压等多种疾病并发的情形越来越频繁，临床上单一心血管疾病患者的多药合用情形十分常见，单一药物的基因检测不能满足患者的临床需求。优化多疾病药物合用的疗效并改善多药合用的毒副作用、优化多药合用费效比，监测药物疗效和不良反应，已经成为亟待解决的临床实际问题。

（三）前景与展望

越来越多的经美国 FDA 批准的药品说明书中都提供了药物基因组学方面的信息，并建议在基因检测指导下进行药物使用，说明基于药物基因组学的精准用药时代已经到来。在此发展趋势下，我国药物基因组学的应用具有广阔的发展前景。首先，相关临床指南及法规将陆续出台，以规范检测结果应用方式和市场。第二，医护人员对临床药物基因组学与个体化治疗的认识将逐渐加深，加之在国家政策和技术进步的助力下基因检测费用的降低，将推进药物基因组检测大规模开展，使更多患者受益。第三，科学研究方面，已知的基因多态性与药物效应的关联性将通过更大规模的临床证据进一步佐证，未来会有更多研究关注多个基因对多种药物的药动学和药效学的相互作用。此外，药物基因组学也将极大提高新药研发成功率。

三、蛋白组学和代谢组学

（一）蛋白质组学临床应用方向

1994 年澳大利亚学者 Swinbanks 首先提出蛋白质组和蛋白质组学的概念。蛋白质组学（proteomics）是以蛋白质组为研究对象，包括鉴定蛋白质的表达、结构功能、修饰方式和相互作用，从蛋白质整体水平上认识生命活动规律。虽然目前已经完成了人类基因测序，但即便探究一个细胞完整的基因序列也不能揭示其所有的生理、病理活动。蛋白质的修饰加工、转运定位、相互作用等并不能从 mRNA 水平预测；某些参与信号转导、转录因子调节和细胞周期控制的蛋白质迅速转换或在药物、化学或物理刺激下产生的新蛋白质均无法从基因组水平上的研究获知，因而蛋白质组学的产生是生命科学发展的必然。

通过基于高分辨率质谱的蛋白质组学测量 16 个解剖区域和 3 种主要的心脏细胞类型来确定健康的人类心脏蛋白质组，建立细胞水平的心脏蛋白组图谱，为了解心脏疾病发生、发展的机制提供帮助。冠状动脉疾病具有较高的发病率和死亡率，是心血管系统中严重危害人类健康的一类疾病。而在早期动脉粥样硬化发生过程中，蛋白质网络及其变化可以为疾病检测和改善治疗靶标确定新的生物标记。通过对 100 例尸体解剖的年轻人的冠状动脉和主动脉标本进行质谱分析，描述了与早期动脉粥样硬化密切相关的人动脉蛋白质组和蛋白质组学特征，发现动脉粥样硬化的潜在治疗靶点。而基于冠心病患者体内循环蛋白构建的心血管结局风险的评分可以为冠心病患者的心血管风险进行精准分层，为冠心病的精准治疗提供依据。

心力衰竭是多种心脏疾病发展的终末阶段，应用蛋白质组学有助于了解心力衰竭发生、发展的分子机制，为心力衰竭的治疗提供新的潜在治疗靶点。心力衰竭不同阶段的循环蛋白的系统表征不同，基于对蛋白质组学的应用，鉴定与心力衰竭发病率相关的蛋白质，可以为心力衰竭的病理生理过程提供新的见解并确定治疗靶标。研究通过使用蛋白质学方法评估主动脉缩窄（TAC）引起的心力衰竭的整体蛋白质组学变化以及相关的信号通路变化发现，线粒体功能紊乱可能是压力负荷性心力衰竭许多途径改变的上游信号，为精准干预提供依据。蛋白质组学不仅有助于了解心力衰竭的发病机制，而且通过蛋白组技术发现新的生物标记物，为心力衰竭的诊断和危险分层提供新的选择。Stenemo 研究通过对建立的基于社区无心力衰竭老年患者的前瞻性队列进行蛋白质组学分析发现了新的可以用来预测心力衰竭发生的生物标记物，通过早期对生物标记物的筛查发现心力衰竭高危的人群，进行早期干预，减少心力衰竭的发生。

（二）代谢组学临床应用方向

代谢组学是利用生物样本包括血浆、尿液、唾液、组织等对不同生物系统中小分子代谢物进行系统检测和研究，涵盖从遗传序列到细胞生物谱，可捕获某种疾病表型相关的信息，进一步研究其与所发生的生理或病理改变关系的科学。在过去的几十年中，人们日益认识到心肌能量代谢的重要贡献及相关的合并症可以改变全身和心肌的新陈代谢。先进的代谢组学技术能让我们全面测量生物体液中的数千种代谢物或活检，提供了新陈代谢的“快照”，提示可作为潜在的诊断和 / 或预后工具，可用于识别系统或心肌代谢障碍。

心肌缺血期间氧和营养供应减少，一些关键心肌能量代谢变化导致心肌代谢也随之改变：葡萄糖氧化率明显降低，而糖酵解率显著增加，其增加程度取决于缺血的严重程度和持续时间。代谢组学分析也反映了心肌缺血无氧糖酵解代谢增强，三羧酸循环周期一些代谢物（如草酰乙酸盐）明显减少。短链（S-C）二羧酰基肉碱的增加，在冠心病患者中可预测心血管事件风险。此外，代谢组学证明在老年冠心病患者中链（M-C）和长链（L-C）酰基肉碱增加，并独立于标准预测因子可预测后续心血管事件的发生风险。

许多代谢组学研究已经证实，多个潜在的生物标记物可预测冠心病和随后的心血管事件风险包括心肌梗死和死亡。循环中的三甲胺-N-氧化物（TMAO）是动脉粥样硬化的重要预测因子，也是心肌梗死和脑卒中的危险因素。研究发现，冠心病患病率增加与血液中不饱和脂肪酸的溶血卵磷脂水平增高，饱和脂肪酸的溶血卵磷脂降低有关。此外，含有神经酰胺、鞘磷脂、二酰甘油或棕榈酸的循环卵磷脂与心肌梗死的发病率增加有关。这些代谢物的变化预示着动脉粥样硬化的危险，而利用生物标志物的检测可对其进行早期干预。

在心力衰竭过程中也同样存在代谢的改变，其中脂肪酸代谢物的改变主要集中在酰基肉碱上，酰基肉碱是脂肪酰基-辅酶A的衍生物，可反映脂肪酸氧化速率的变化。代谢组学分析表明，与慢性心力衰竭患者相比，终末期患者循环C16和C18:1酰基肉碱升高，预示着心力衰竭患者死亡率和住院风险增加。支链氨基酸可能在心力衰竭发病机制中起一定作用，已证实慢性心力衰竭患者循环中，亮氨酸和异亮氨酸水平高于健康对照组，其结果与肥胖或血脂异常无关。对心肌提取物研究显示，在患有心力衰竭的小鼠和人身上支链α-酮酸（BCKA），包括α-酮异戊酸（缬草碱衍生）、α-酮异己酸（亮氨酸衍生）和α-酮-β-甲基戊酸（异亮氨酸衍生）上水平升高，而增强全身BCKA代谢可减轻压力负荷所致的心力衰竭。

（三）前景及展望

1. 代谢和蛋白标志物用于心血管疾病的风险预测和预后评估 生物标志物已被证明可用于心血管医学，并且有良好的发展前景，严谨地使用生物标志物有助于发现新的致病途径，识别新的治疗靶点，并将研究与临床应用有机结合。

生物标志物检测可以在较短的时间内获得准确重复的测量结果，提供临床评估无法获得的信息，这些优势可以帮助临床医师筛查哪些患者发生心血管疾病的风险更高。例如，生物标志物（C反应蛋白、肿瘤坏死因子受体2、同型半胱氨酸和血管内皮生长因子）水平升高，可增加社区患者发生缺血性卒中的风险；BNP可预测新发心力衰竭的风险。

生物标志物可参与疾病的病理过程，反映疾病进展，例如横断面研究发现心肌纤维化的影像学和纤维化的生物标志物随慢性肾病（CKD）进展增加，可评估各阶段心肌的异常变化。此外，生物标志物还可以参与药物治疗效果及不良反应的评测，帮助制订干预措施；使用生物标志物血红蛋白、cTn-hs和GDF-15的ABC出血评分比传统的HAS-BLED和ORBIT评分系统对使用抗凝药的房颤患者大出血显示出了较好的预测效果。在他汀药物用于一级预防的JUPITER研究中，在使用高敏C反应蛋白反映的炎症程度的基础上，给予他汀治疗，不仅可以治疗具有心血管事件高风险的一级预防人群，而且可以鉴别哪些患者在他汀治疗中获益。

2. POCT在心血管疾病生物标记物检测中的应用前景 即时检验（point-of-care testing，POCT）是指在患者旁边进行的临床检测及床边检测，可以在采样现场进行即时分析，省去标本在实验室检验时的复杂处理程序，从而快速得到检验结果。

我国现有心血管疾病患者2.3亿人，发病率达20%，多种组学发现的生物小分子使用POCT进行快速检测，在健康人群筛查具有无限的潜力，可以快速识别未来可能患心血管疾病的高危人群。实现POCT的方法多样，目前已经投入使用的技术包括：血糖家用检测仪、国际标准化比值(INR)检测、床旁血小板功能快速检测等;此外,也有一些有潜力的 POCT 技术,包括光子晶体、纳米颗粒技术等。对于检测条件有限的偏远地区和医疗设备不齐全的社区医院,POCT 检测可有效降低疾病误诊率,提高准确性。

(杜杰　刘燕　李杨　王媛)

参考文献

[1] WATTS G F,GIDDING S S,MATA P,et al. Familial hypercholesterolaemia: evolving knowledge for designing adaptive models of care [J]. Nat Rev Cardiol,2020,17(6):360-377.

[2] FELLMANN F,VAN EL C G,CHARRON P,et al. European recommendations integrating genetic testing into multidisciplinary management of sudden cardiac death [J]. Eur J Hum Genet,2019,27(12):1763-1773.

[3] MANGSET M,HOFMANN B. LQTS parents' reflections about genetic risk knowledge and their need to know or not to know their children's carrier status [J]. J Genet Couns,2014,23(6):1022-1033.

[4] ERBEL R,ABOYANS V,BOILEAU C,et al. 2014 ESC Guidelines on the diagnosis and treatment of aortic diseases: Document covering acute and chronic aortic diseases of the thoracic and abdominal aorta of the adult. The Task Force for the Diagnosis and Treatment of Aortic Diseases of the European Society of Cardiology (ESC) [J]. Eur Heart J,2014,35(41): 2873-2926.

[5] LOPES L R,SYRRIS P,GUTTMANN O P,et al. Novel genotype-phenotype associations demonstrated by high-throughput sequencing in patients with hypertrophic cardiomyopathy [J]. Heart,2015,101(4):294-301.

[6] MARON B J,MARON M S,SEMSARIAN C. Double or compound sarcomere mutations in hypertrophic cardiomyopathy: a potential link to sudden death in the absence of conventional risk factors [J]. Heart Rhythm,2012,9(1):57-63.

[7] ARAGAM K G,NATARAJAN P. Polygenic Scores to Assess Atherosclerotic Cardiovascular Disease Risk: Clinical Perspectives and Basic Implications [J]. Circ Res,2020,126(9):1159-1177.

[8] WEEKE P,RODEN D M. Pharmacogenomics and cardiovascular disease [J]. Curr Cardiol Rep,2013,15(7):376.

[9] PATRINOS G P. Population pharmacogenomics: impact on public health and drug development [J]. Pharmacogenomics, 2018,19(1):3-6.

[10] DOLL S,DREßEN M,GEYER P E,et al. Region and cell-type resolved quantitative proteomic map of the human heart [J]. Nat Commun,2017,8(1):1469.

[11] HERRINGTON D M,MAO C,PARKER S J,et al. Proteomic Architecture of Human Coronary and Aortic Atherosclerosis[J]. Circulation,2018,137(25):2741-2756.

[12] GANZ P,HEIDECKER B,HVEEM K,et al. Development and Validation of a Protein-Based Risk Score for Cardiovascular Outcomes Among Patients With Stable Coronary Heart Disease [J]. JAMA,2016,315(23):2532-2541.

[13] DAI D F,HSIEH E J,CHEN T,et al. Global proteomics and pathway analysis of pressure-overload-induced heart failure and its attenuation by mitochondrial-targeted peptides [J]. Circ Heart Fail,2013,6(5):1067-1076.

[14] STENEMO M,NOWAK C,BYBERG L,et al. Circulating proteins as predictors of incident heart failure in the elderly [J]. Eur J Heart Fail,2018,20(1):55-62.

[15] SABATINE M S,LIU E,MORROW D A,et al. Metabolomic identification of novel biomarkers of myocardial ischemia [J]. Circulation,2005,112(25):3868-3875.

[16] WISNESKI J A,GERTZ E W,NEESE R A,et al. Myocardial metabolism of free fatty acids. Studies with ^{14}C-labeled substrates in humans [J]. J Clin Invest,1987,79(2):359-366.

[17] CHENG M L,WANG C H,SHIAO M S,et al. Metabolic disturbances identified in plasma are associated with outcomes in patients with heart failure: diagnostic and prognostic value of metabolomics [J]. J Am Coll Cardiol,2015,65(15):1509-1520.

[18] ARNTZ R M,VAN DEN BROEK S M,VAN UDEN I W,et al. Accelerated development of cerebral small vessel disease in young stroke patients [J]. Neurology,2016,87(12):1212-1219.

[19] HOBBS F D R,BANKHEAD C,MUKHTAR T,et al. Clinical workload in UK primary care: a retrospective analysis of 100 million consultations in England,2007-14 [J]. Lancet,2016,387(10035):2323-2330.

心血管疾病合并肿瘤的综合处理策略

近年来，随着肿瘤综合诊治水平的提高，肿瘤患者生存期不断延长，而抗肿瘤治疗相关心脏毒性发生率也随之显著增加，心血管疾病（cardiovascular disease，CVD）已经成为肿瘤幸存者主要死亡原因之一；其次，高龄人群在合并冠心病、高血压、心律失常等心脏疾病的基础上罹患肿瘤也成为多发现象；在此基础上，新兴交叉学科“肿瘤心脏病学（Cardio-Oncology）”的发展迫在眉睫。

目前我国肿瘤心脏病学仍处于起步阶段，心血管内科医师和肿瘤科医师在面临心血管疾病合并肿瘤的患者时，缺乏对肿瘤心脏病学的理解和共识，导致肿瘤和心血管这两类疾病治疗发生相互干扰，其潜在医疗问题日益凸显。为此，国内外研究团队不断探究心血管疾病合并肿瘤的综合处理策略，希望能对临床一线心血管内科和肿瘤科医师提供借鉴和建议。

一、心血管疾病与肿瘤的共同危险因素的管理

心血管疾病及肿瘤作为全球发病率和死亡率最高的两种疾病，往往具有一些共同的危险因素，包括年龄、性别、种族、肥胖、糖尿病、高血压、吸烟、饮酒、缺乏运动等。因此，有效控制心血管疾病和肿瘤的共同危险因素，是降低患者不良预后风险的重要基石。

（一）饮食控制

膳食结构和食物选择与心血管疾病及肿瘤的进展、复发风险和总体生存率相关。目前所有心血管疾病防治指南均建议合理的饮食目标为：低盐、低脂（饱和脂肪的摄入低于总热量的 7%，胆固醇摄入 <300mg/d）、富含蔬菜和水果，可显著降低心血管不良事件风险，同时也可使一些类别的肿瘤的发生率降低，如胃癌和结肠癌。

（二）运动管理

肥胖可改变体内代谢水平，提高肿瘤发病率，同时，脂肪组织释放的炎性介质不仅可使肿瘤侵袭生长，还可增加心血管疾病的发生率。除此之外，久坐不动的生活方式也可增加心血管死亡风险。对于肿瘤心脏病患者，运动可以通过减重减脂、改善代谢水平、改善心功能来减少左心室功能不全的发生率及心血管相关死亡风险。

（三）心理问题管理

心血管疾病及恶性肿瘤给患者及其家属带来了极大的痛苦和沉重的负担，常常会在疾病治疗的不同阶段引起患者的许多心理问题，包括焦虑、抑郁、惊恐发作、躯体化感觉障碍、疑病性神经症等，从而导致患者睡眠障碍、休息不当，影响疾病的预后。因此，临床医护人员应该在肿瘤心脏病患者治疗的不同阶段对其心理问题进行评估，并进行积极的应对及睡眠优化管理。

（四）血压控制

高血压是常见的心血管系统疾病，如不及早发现及治疗，往往会引起诸多靶器官的损害。肿瘤患者应用的某些抗肿瘤药物如血管内皮生长因子（vascular endothelial growth factor，VEGF）抑制剂包括贝伐珠单抗、阿昔替尼、舒尼替尼等可诱发新发高血压，从而引起已稳定

的高血压失衡。因此，对于抗肿瘤引起的高血压及未控制的原发性高血压，应对患者进行综合评估风险因素，并对其可控因素进行干预，然后酌情调节治疗方案。降压药物推荐血管紧张素转化酶抑制剂（angiotensin converting enzyme inhibitor，ACEI）、血管紧张素受体拮抗剂（angiotensin receptor blocker，ARB）及非二氢吡啶类钙离子拮抗剂为一线降压药物。

（五）血糖控制

糖尿病作为最常见的慢性病，显著增加了心血管事件风险。同时，流行病学调查显示糖尿病患者中肿瘤的发病率为28.35%，远高于普通人群各年龄段最高的发病率(1.16%)。因此，对于肿瘤心脏病患者，应进行定期糖尿病筛查，如为糖耐量受损，首先进行可控危险因素干预，包括饮食、运动等，3~6个月无效者应口服二甲双胍或阿卡波糖等降糖治疗。

（六）血脂控制

血脂异常，尤其是低密度脂蛋白胆固醇（low-density lipoprotein cholesterol，LDL-C）升高易导致动脉粥样硬化形成。虽然胆固醇与肿瘤的相关性仍需进一步实验研究明确，但肿瘤心脏病患者为减少发生急性冠脉综合征的风险，应严格控制血脂水平。LDL-C是首要降脂目标，在强化生活方式干预后，首选他汀类药物干预。当甘油三酯（triglyceride，TG）≥5.65mmol/L时，应首先积极降低TG，使TG<1.7mmol/L，首选贝特类药物。

二、肿瘤合并心血管疾病的临床评估和监测

肿瘤合并的常见心血管疾病包括高血压、冠状动脉疾病、血栓栓塞性疾病、心律失常以及肺动脉高压等，此类患者在选择抗肿瘤治疗方案（如手术、传统化疗、靶向治疗、内分泌治疗、免疫治疗和放射治疗等）时，需首先至心血管内科专科门诊进行评估。

（一）抗肿瘤治疗对心血管疾病的风险评估

肿瘤合并原发心血管疾病患者需根据心血管疾病的严重程度进行干预，在抗肿瘤药物的使用方面则需注意避免选择会加重原发心血管疾病的药物，如抗血管靶向药物可能会加重血栓栓塞性事件；而常用心血管药物与抗肿瘤药物之间可能存在潜在的不良相互作用，如卡培他滨或替吉奥会干扰华法林代谢。与此同时，抗肿瘤治疗过程中的其他系统的不良反应可能也会加重心血管疾病，如化疗后的胃肠道反应可能会导致电解质紊乱，从而加重心血管病变程度。因此，对于合并心血管疾病的肿瘤患者，在抗肿瘤治疗之前需细致评估患者心血管功能耐受性以及合并心血管治疗用药，进行危险因素分层，以此为基础合理选择抗肿瘤治疗方式。与抗肿瘤治疗心血管疾病发生风险相关的临床因素见表1。

表1　抗肿瘤治疗CVD发生风险相关临床因素

因素
既往蒽环类药物使用
既往抗Her2靶向药物使用
年龄（>75岁）
纵隔/左侧胸部放疗病史
抗肿瘤治疗前心脏标志物升高
基线左心室射血分数<50%
联合抗血管治疗
联合CTLA-4治疗

(二)心血管疾病监护

对于合并基础心血管疾病的恶性肿瘤患者,外科手术以及药物和放疗可能加重原发病情,甚至诱发新的心血管损伤。同时,鉴于当前尚无针对抗肿瘤治疗相关心脏毒性的特效治疗方法以及缺乏特异性的预测手段,因此,对于肿瘤患者必须加强心血管监护,定期进行随访,以期早期发现、早期诊治。

1. **心电图(electrocardiography,ECG)和动态心电图(ambulatory electrocardiography,AECG)** 心电图有助于识别包括静息心动过速、ST-T 改变、传导障碍、QT 间期延长及心律失常等肿瘤治疗心脏毒性相关的 ECG 改变。对于合并心血管疾病的肿瘤患者,心电图也有助于识别心肌梗死特征性的 ECG 改变及动态演变,以及房室肥大、心肌受损和心肌缺血、药物和电解质紊乱等。不同抗肿瘤药物可引发不同的心电学改变(表 2)。此外,针对胸部肿瘤的放疗,尤其是左侧胸部放疗,会对心脏传导系统产生影响,导致心电图 ST-T 改变、束支和房室传导阻滞、房性期前收缩、室性期前收缩等,甚至会发生阿 - 斯综合征等急症。

表 2 抗肿瘤药物相关心电图改变

心律失常类型	抗肿瘤药物
心动过缓	三氧化二砷、硼替佐米、顺铂、环磷酰胺、表柔比星、多柔比星、氟尿嘧啶、异环磷酰胺、甲氨蝶呤、米托蒽醌、紫杉醇、利妥昔单抗、沙利度胺、克唑替尼、色瑞替尼
房室传导阻滞	蒽环类、三氧化二砷、硼替佐米、环磷酰胺、氟尿嘧啶、米托蒽醌、利妥昔单抗、紫杉类、沙利度胺
传导紊乱	蒽环类、顺铂、氟尿嘧啶、紫杉类、伊马替尼
心房颤动	烷化剂(顺铂、环磷酰胺顺、异环磷酰胺)、蒽环类药物、抗代谢药物(卡培他滨、氟尿嘧啶、吉西他滨)、利妥昔单抗、小分子 TKIs(帕纳替尼、索拉非尼、舒尼替尼)、拓扑异构酶抑制剂(依托泊苷)、紫杉类、长春花生物碱、干扰素
室上性心动过速	烷化剂(顺铂、环磷酰胺、异环磷酰胺)、抗代谢药物(卡培他滨、氟尿嘧啶、甲氨蝶呤)、硼替佐米、阿柔比星、紫杉醇、帕纳替尼
室性心动过速 / 心室颤动	烷化剂(顺铂、环磷酰胺、异环磷酰胺)、抗代谢药物(卡培他滨、氟尿嘧啶、吉西他滨)、三氧化二砷、阿柔比星、甲氨蝶呤、紫杉醇、硼替佐米、利妥昔单抗
心搏骤停 / 猝死	蒽环类药物(非常罕见)、三氧化二砷(继发现于尖端扭转性室性心动过速)、氟尿嘧啶(与缺血和冠状动脉痉挛有关)、尼洛替尼、凡德他尼
QT 间期延长	多柔比星、三氧化二砷、凡德他尼、舒尼替尼、索拉非尼、阿西替尼、尼洛替尼、达沙替尼、奥西替尼、帕唑帕尼、乐伐替尼、维莫非尼

2. **超声心动图(echocardiography)** ESC“肿瘤治疗与心血管毒性”立场声明提出,与肿瘤治疗相关的心脏毒性诊断标准最常用的指标是:超声心动图中 LVEF 下降超过 10%,并且低于正常临界值(绝对值 <50%)。必须注意的是,在随访肿瘤患者 LVEF 时,建议采取三维超声心动图或二维双平面 Simpson 法进行检测。一般以测值变化超过 5% 为有临床提示价值。除了 LVEF 测定之外,常规二维超声心动图还能及时发现左心室节段功能异常、心脏瓣膜病变、心包积液、缩窄性心包炎、肺动脉高压、左心室舒张功能减退等。

3. **心肌标志物** 抗肿瘤治疗期间监测心脏生物标记物变化可能有助于检测早期心脏损伤，但应与常规影像学诊断方式结合使用。实验室心肌标志物监测包括肌钙蛋白（cardiac troponin，cTn）、脑钠肽（brain natriuretic peptide，BNP）或 N- 末端脑钠肽前体（NT-BNP，amin-n-terminal brain natriuretic peptide）、肌酸激酶以及新型检测标志物可溶性生长刺激表达基因 2 蛋白（soluble growth STimulation expressed gene 2，sST2）。cTn 包括 cTnT 和 cTnI，其中在发生心肌毒性时 cTnT 改变更早。NT-BNP 能反映左心室功能负荷和体液潴留情况，但特异性不佳，所有导致体液潴留因素如低白蛋白血症、IL-11 的使用均可导致 NT-BNP 升高。sST2 是新型检测心肌细胞坏死和心力衰竭的标志物，在肿瘤心脏病患者中的意义和价值需要进一步探索。

4. **心脏磁共振（cardiac magnetic resonance，CMR）** CMR 除可提供冠状动脉血管成像解剖学特征外，还可提供包括水肿、铁负荷增加以及弥散性心肌纤维化等多种详细的组织、功能学信息，能够很好地评估心脏结构和功能。对于接受化疗的患者（尤其是乳房切除术后和胸壁放疗后的乳腺癌患者），其他影像学方法难以明确诊断时，CMR 可鉴别左室功能障碍的原因；对于已有心功能障碍的患者，CMR 对比剂延迟强化可有助于检测到对长期预后具有提示意义的心脏瘢痕或纤维化表现；对于接受胸部或纵隔肿瘤放疗的患者，CMR 有助于评估放疗相关的心包疾病。

5. **核素心肌显像** 门控心肌灌注断层显像可用于监测多种肿瘤化疗药物相关左心功能受损，既可评价心肌血流灌注，也可以动态监测左心室功能，准确性高、重复性好且技术成熟。

6. **其他** 无创心肺功能评估、心肺运动试验等作为诊察手段，以心脏负荷试验为依据，获取血流动力学参数及心脏电活动参数，可反映人体的心肺功能指标。运动负荷能够客观评估肿瘤心脏病患者能否重返日常生活，尤其适用于合并心脏基础疾病特别是冠心病的肿瘤患者，经过对各项参数的综合分析，可对运动耐力及心肺储备功能进行全面、准确的判断，并可对预后进行评价。

三、抗肿瘤治疗相关心脏毒性的识别和监测

从肿瘤治疗来看，传统的化疗、放疗、手术，对存在或不存在心血管疾病的癌症患者可能造成或加重心脏疾病事件。同时，现在一些新兴的治疗手段如靶向药物以及免疫检查点抑制剂等药物与心脏血管事件的发生更为密切。对于抗肿瘤治疗相关心脏毒性，心血管内科医师和肿瘤科医师应做到早期识别、合理治疗、监测随访及全程管理。

（一）抗肿瘤药物的心血管毒性

随着肿瘤心脏病学的发展，抗肿瘤药物导致的心血管毒性越来越得到重视。我们认识到抗肿瘤药物不仅可导致心力衰竭，还可以导致心律失常、心肌缺血、瓣膜病变等多种类型的心血管毒性。值得关注的是，免疫检查点抑制剂，总体免疫相关心肌炎发病较为罕见，但一旦发生，预后极差，需要及早预防及处理。对于抗肿瘤药物心脏毒性的机制探讨和临床防治措施，是肿瘤科医师和心内科医师长久的话题。临床常见的抗肿瘤药物类型及其可能引起的心脏毒性见表 3。一旦发现抗肿瘤药物引起的心脏毒性，应进行全面的心血管评估，权衡利弊，综合分析是否继续肿瘤治疗。

表3 抗肿瘤药物心血管毒性的临床表现

分类	药物	心脏毒性
细胞毒药物		
作用于DNA化学结构的药物	烷化剂:环磷酰胺、异环磷酰胺	罕见心力衰竭
	蒽环类:多柔比星、表柔比星、吡柔比星	急性毒性:心脏传导紊乱和心律失常 慢性毒性:左心室功能障碍,可导致心力衰竭
	铂类:顺铂、卡铂、奥沙利铂	急性毒性:给药后短期内出现胸痛、心悸、急性心肌梗死、血压升高以及血流动力学紊乱等一系列表现 慢性毒性:慢性心功能不全
	抗生素类:丝裂霉素、博来霉素	博来霉素:心包炎、冠状动脉疾病、外周动脉血栓栓塞、心肌梗死;急性胸痛综合征 丝裂霉素:慢性心力衰竭
影响核酸合成的药物	二氢叶酸还原酶抑制剂:甲氨蝶呤、培美曲塞	心脏相关不良反应较少,已报道心功能不全、心动过缓、心律不齐、心肌缺血等
	胸腺核苷合成酶抑制剂:氟尿嘧啶、卡培他滨、替加氟	主要为心绞痛,其他常见的症状包括心悸、呼吸困难、血压变化(高血压或低血压)、心肌梗死、心肌炎、充血性心力衰竭和可逆性心肌病等
	DNA多聚酶抑制剂:阿糖胞苷、吉西他滨	心脏毒性较少,病例报道可见心律失常、急性心肌梗死、心包炎、室上性心动过速等
作用于DNA复制的拓扑异构酶抑制剂	拓扑异构酶抑制剂:伊立替康、拓泊替康、依托泊苷、替尼泊苷	心脏相关不良反应较少
作用于有丝分裂M期干扰微管蛋白合成的药物	紫杉类:紫杉醇、多西他赛	低血压、心动过缓,偶见心律失常、心肌梗死、静脉血栓、心力衰竭
	长春碱类:长春新碱、长春瑞滨、长春地辛	心肌梗死,偶见变异性心绞痛及可逆转的心电图改变
靶向药物		
单克隆抗体	CD20靶点:利妥昔单抗	该药输注的患者中,有不到1%发生的心律失常和心绞痛
	Her-2靶点:曲妥珠单抗、帕妥珠单抗	无症性LVEF下降,偶见临床心力衰竭
	EGFR靶点:西妥昔单抗、尼妥珠单抗	无心脏毒性报道
	VEGF靶点:贝伐单抗	高血压、动脉和静脉血栓栓塞
小分子酪氨酸激酶抑制剂	EGFR靶点:吉非替尼、厄洛替尼、埃克替尼、阿法替尼、达可替尼、奥西替尼	奥西替尼:导致QT间期延长、心力衰竭 阿法替尼:加重原有的心脏左心室功能减退
	HER2靶点:拉帕替尼	左心室收缩功能下降、QT间期延长
	ALK(或含ROS1)靶点:克唑替尼、赛瑞替尼、阿来替尼	QT间期延长、心动过缓

续表

分类	药物	心脏毒性
	VEGF 靶点(含其他靶点):索拉非尼、瑞戈非尼、仑发替尼、阿帕替尼、安罗替尼、舒尼替尼、呋喹替尼、阿昔替尼、帕唑帕尼	高血压、动脉和静脉血栓栓塞、左心室功能减退、QTc 间期延长、心律失常
	Kit、BCR-ABL 靶点:伊马替尼、达沙替尼、尼洛替尼	尼洛替尼、达沙替尼可导致 QT 间期延长 达沙替尼可导致心力衰竭、舒张功能障碍、致命性心肌梗死和/或左心室功能不全;肺动脉高压风险增加
	mTOR 靶点:依维莫司	罕见心力衰竭、心包积液
	BTK 抑制剂:伊布替尼	心律失常:主要为室性快速性心律失常
	HDAC 抑制剂:西达本胺	罕见心源性猝死
	蛋白酶体抑制剂:硼替佐米、伊沙佐米	低血压 发生心力衰竭或恶化,左室射血分数降低
	抑制肿瘤血管生成:沙利度胺、来那度胺	缺血性心脏病,包括心肌梗死和卒中;心动过缓;低血压反应;动脉血栓栓塞和静脉血栓栓塞
	BRAFV600 靶点:维莫非尼	QTc 间期延长
	PARP 抑制剂:奥拉帕利	无报道
免疫治疗药物		
针对 T 细胞 PD-1/PDL-1 靶点	PD-1 抑制剂:纳武利尤单抗、帕博利珠单抗、信迪利单抗、卡瑞利珠单抗、特瑞普利单抗	心肌炎:症状可能为非特异性的。心肌炎更常见于免疫联合治疗时,主要表现为传导异常的改变和射血分数的下降。心肌炎是致死的主要原因

(二) 放射治疗的心血管毒性

放射性心脏损伤(radiation-induced heart disease,RHID)是胸部肿瘤放疗引起的一系列心脏疾病的总称。由于心肌细胞的生物学特性,RHID 多为晚期损伤,可于放疗结束后数年至数十年出现。随着肿瘤治疗手段的进步,肿瘤患者的生存期延长,RHID 的发生率随之升高,引发关注。RHID 的严重程度和发生率主要取决于射线的剂量和受照体积。

射线对于心脏的所有结构,包括心包、心肌、冠状动脉、心脏瓣膜以及心脏传导系统都可能造成损伤,但由于大部分放射性心脏损伤发生于放射治疗后 10~15 年,因此放射性心脏损伤的研究大多集中在乳腺癌、恶性淋巴瘤等可长期生存的患者。对于一些容易出现放射性心脏损伤的高风险患者(表 4),在设计综合治疗方案时需要提前考量,例如对于 1 例左侧的早期乳腺癌患者,在手术前评估时应包括心脏功能的评估,如心血管内科医师评估该患者接受放射治疗较大可能出现放射性心脏损伤或因原有的心脏疾病不能耐受术后的放射治疗,则应建议外科医师行改良根治术,而不是按乳腺肿瘤的分期选择保乳手术,从而可以使得该患者可以避免接受术后辅助放射治疗。而对于已经接受了放射治疗的高风险患者,除了在放疗科定期随访外,也应在心血管内科定期随访。

表 4 放射性心脏损伤高风险患者

放射性心脏损伤高风险患者
前胸或左胸部接受辐射并有≥1 个危险因素
既往接受过胸部放射治疗
放射剂量累积(>30Gy)
年轻患者(<50 岁)
高放射分数(2Gy/d)
肿瘤在心脏内或毗邻心脏
缺少防护
伴随化疗或靶向治疗
心血管危险因子(如糖尿病、吸烟、肥胖、≥中级高血压、高胆固醇血症)

四、肿瘤相关心脏毒性保护制剂的运用

对于肿瘤心脏病患者,心血管内科医师和肿瘤科医师必须关注和熟悉常用肿瘤治疗方式相关的心血管疾病的流行病学、临床表现和病理生理学特点,并且根据不同情况采用合适的心脏保护制剂。

(一) 心血管疾病患者合并恶性肿瘤的心脏保护制剂

对于已经存在如高血压、心律失常等心血管疾病的患者,同时罹患肿瘤一方面会使原先的心血管疾病治疗变得更为复杂,另一方面也会使恶性肿瘤的治疗受限。因此,在选择抗肿瘤治疗方案时应首先进行心血管功能评估,根据其心血管功能选择手术或其他适宜的治疗方案,适量增加心脏保护制剂,降低心血管事件风险。另外,对于其心血管功能难以支撑抗肿瘤治疗的患者,心血管内科医师应尝试改善其心血管功能后再联合肿瘤科医师综合评估,以决定是否进行抗肿瘤治疗。常用的心血管保护药物包括抗血小板药物、β 受体阻滞剂、ACEI/ARB、钙离子拮抗剂、利尿药、他汀类药物等。

(二) 抗肿瘤治疗相关心脏毒性保护制剂

为了防治抗肿瘤治疗相关心脏毒性,已有大量临床研究正在实施和开展中,也已证明一些种类的心脏保护制剂能在抗肿瘤治疗时预防或减轻心脏毒性。

1. **乙二胺四乙酸螯合剂衍生物——右雷佐生(dexrazoxane)** 右雷佐生是唯一被证实能降低蒽环类药物引起的心脏毒性发生率或严重程度的保护制剂,适用于阿柔比星累积量为 300mg/m^2 还要继续使用蒽环类药物治疗的患者。在儿童和成人中进行的多项临床试验评估了右雷佐生的作用,总体数据表明,心力衰竭和 LVEF 及节段收缩下降的发生率有所降低。

2. **β 受体阻滞剂** 某些 β 受体阻滞剂(如卡维地洛、尼必伏洛)保留负调节蛋白 β- 抑制蛋白(β-arrestin)的招募和 ErbB1 的激活,通过 ErbB1 受体激活促生存信号通路减弱蒽环类药物诱导的心脏毒性作用。除此之外,预防性地应用奈比洛尔可以保护心肌并拮抗蒽环类药物引起的心脏损害。

3. **ACEI/ARB** 抗肿瘤治疗引发的迟发性心脏毒性往往导致了心排出量的减少,激活 RAAS 系统,进而导致全身血管阻力及左室壁应力的增加,使心脏代偿性做功陷入恶性循环,最终引起心力衰竭。因此,ACEI/ARB 被推荐作为抗肿瘤治疗心脏保护制剂,用于降低无症

状急性心力衰竭的发生率，减缓心功能不全的进展。药物推荐：依那普利、坎地沙坦、诺欣妥等。

4. 醛固酮拮抗剂 醛固酮拮抗剂通过拮抗醛固酮的多种病理生理功能，降低充血性心力衰竭的病死率。研究表明，对于接受蒽环类治疗的乳腺癌患者，同时应用螺内酯治疗24周后，可同时保护心肌收缩和舒张功能。另有研究表明，螺内酯可能通过抑制表皮生长因子受体（epidermal growth factor receptor，EGFR）的反转录激活来减弱曲妥珠单抗引起的心肌功能障碍，但仍需进一步临床研究证实。

5. 他汀类药物 他汀类药物具有多效性，包括抗氧化和抗感染作用。一项对628例乳腺癌患者的回顾性队列研究显示，用曲妥珠单抗治疗乳腺癌患者，不间断地应用他汀类药物具有心脏保护和抗心力衰竭效应。另外，预防性使用阿托伐他汀能更好地保存血液恶性肿瘤患者的LVEF。

（三）免疫检查点抑制剂所致心肌损伤的保护制剂

免疫检查点抑制剂在抗肿瘤过程中引发心脏损害的发生率不到1%，但临床表现形式多样，且演变迅速甚至是致命的，包括心肌炎、心包炎、心肌纤维化、心肌病和左室功能障碍等。迄今为止，ICI相关心脏毒性的细胞分子生物学和病理生理学的具体机制尚不完全清楚，可能与自身免疫性心肌炎相关。因此，目前ICI相关心脏毒性的治疗策略主要包括三个方面：暂缓ICI的治疗、及时加用抗感染及免疫抑制剂，以及积极处理心脏并发症。

一旦发生ICI相关心肌炎，大剂量糖皮质激素是最有效的治疗药物，但具体治疗方案因实际情况而异。ASCO/NCCN指南推荐静脉或口服给予泼尼松1~2mg/(kg·d)，在难治性病例中可考虑静脉给予甲泼尼龙500~1 000mg/d。一些专家推荐静脉给予甲泼尼龙500~1 000mg/d直至患者临床症状稳定，然后给予泼尼松龙1mg/(kg·d)并在维持4~6周后逐渐减量。对糖皮质激素应答欠佳的患者，应考虑加用吗替麦考酚酯或英夫利昔单抗。若病情仍持续进展或难以控制，可考虑使用抗胸腺细胞球蛋白（ATG）和免疫球蛋白静脉制剂。此外，应注意及时纠正各种快速心律失常，缓解患者急性心力衰竭和肺水肿症状。

五、多学科医师的综合权衡和全程管理

目前，我国肿瘤心脏病学科仍处于起步阶段，缺乏肿瘤心脏病学的就诊规范。由于肿瘤科和心血管内科的迅猛发展，专科医师难以快速掌握其他学科的诊治进展和相关疾病的预后变化，进而影响对某一种治疗合理性的判断。因此，世界各地的心脏病学专家和肿瘤科专家认识到多学科领域合作的重要性。以复旦大学附属中山医院为例，除了心血管内科医师和肿瘤科医师的全程管理外，还整合了心脏超声诊断科、普外科、放疗科、心外科、放射科、药剂科、核医学科、心理医学科、检验科、护理部等不同领域的专家进行多学科评估，成立了肿瘤心脏病学团队，经过不断实践摸索，复旦中山"肿瘤心脏病学多学科联合诊疗（MDT）门诊"以"早期精准检测""药师全程配合""患者多病种全""强大专科基础"四大特色赢得了患者的信赖，获得了良好的社会效益。因此，心血管疾病合并肿瘤的综合处理需要多学科医师的参与，博采众长、综合权衡，以期为肿瘤心脏病患者提供最适宜的治疗策略。

（程蕾蕾）

参考文献

[1] ZAMORANO J L, LANCELLOTTI P, RODRIGUEZ MUNOZ D, et al. 2016 ESC Position Paper on cancer treatments and cardiovascular toxicity developed under the auspices of the ESC Committee for Practice Guidelines: The Task Force for cancer treatments and cardiovascular toxicity of the European Society of Cardiology (ESC) [J]. Eur Heart J, 2016, 37 (36): 2768-2801.

[2] CARDINALE D, SANDRI M T, MARTINONI A, et al. Left ventricular dysfunction predicted by early troponin I release after high-dose chemotherapy [J]. J Am Coll Cardiol, 2000, 36 (2): 517-522.

[3] CARDINALE D, SANDRI M T, COLOMBO A, et al. Prognostic value of troponin Ⅰ in cardiac risk stratification of cancer patients undergoing high-dose chemotherapy [J]. Circulation, 2004, 109 (22): 2749-2754.

[4] KANG Y, XU X, CHENG L, et al. Two-dimensional speckle tracking echocardiography combined with high-sensitive cardiac troponin T in early detection and prediction of cardiotoxicity during epirubicine-based chemotherapy [J]. Eur J Heart Fail, 2014, 16 (3): 300-308.

[5] GOTTDIENER J S, MATHISEN D J, BORER J S, et al. Doxorubicin cardiotoxicity: assessment of late left ventricular dysfunction by radionuclide cineangiography [J]. Ann Intern Med, 1981, 94 (4 pt 1): 430-435.

[6] 中华医学会核医学分会，中华医学会心血管病学分会 . 核素心肌显像临床应用指南(2018) [J]. 中华心血管病杂志，2019, 47 (7): 519-527.

[7] SHAIKH F, DUPUIS L L, ALEXANDER S, et al. Cardioprotection and Second Malignant Neoplasms Associated With Dexrazoxane in Children Receiving Anthracycline Chemotherapy: A Systematic Review and Meta-Analysis [J]. J Natl Cancer Inst, 2015, 108 (4): djv357.

[8] KIM I M, TILLEY D G, CHEN J, et al. Beta-blockers alprenolol and carvedilol stimulate beta-arrestin-mediated EGFR transactivation [J]. Proc Natl Acad Sci U S A, 2008, 105 (38): 14555-14560.

[9] KAYA M G, OZKAN M, GUNEBAKMAZ O, et al. Protective effects of nebivolol against anthracycline-induced cardiomyopathy: a randomized control study [J]. Int J Cardiol, 2013, 167 (5): 2306-2310.

[10] AKPEK M, OZDOGRU I, SAHIN O, et al. Protective effects of spironolactone against anthracycline-induced cardiomyopathy [J]. Eur J Heart Fail, 2015, 17 (1): 81-89.

[11] YAVAS G, ELSURER R, YAVAS C, et al. Does spironolactone ameliorate trastuzumab-induced cardiac toxicity? [J]. Med Hypotheses, 2013, 81 (2): 231-234.

[12] SEICEAN S, SEICEAN A, PLANA J C, et al. Effect of statin therapy on the risk for incident heart failure in patients with breast cancer receiving anthracycline chemotherapy: an observational clinical cohort study [J]. J Am Coll Cardiol, 2012, 60 (23): 2384-2390.

[13] ACAR Z, KALE A, TURGUT M, et al. Efficiency of atorvastatin in the protection of anthracycline-induced cardiomyopathy [J]. J Am Coll Cardiol, 2011, 58 (9): 988-989.

[14] BRAHMER J R, LACCHETTI C, SCHNEIDER B J, et al. Management of Immune-Related Adverse Events in Patients Treated With Immune Checkpoint Inhibitor Therapy: American Society of Clinical Oncology Clinical Practice Guideline [J]. J Clin Oncol, 2018, 36 (17): 1714-1768.

[15] LYON A R, YOUSAF N, BATTISTI N M L, et al. Immune checkpoint inhibitors and cardiovascular toxicity [J]. Lancet Oncol, 2018, 19 (9): e447-e458.

可穿戴设备与心血管疾病管理

可穿戴设备是一种可以远程、动态监测的装置，随着科技的发展，其在全球日渐流行。目前心血管疾病的发病率逐年攀升，成为广大城市及农村居民死亡的重要原因，给家庭、社会带来了沉重医疗和经济负担。因此，心血管疾病的早期预防、早期发现、早期治疗变得至关重要。可穿戴设备因其便携性、长时程性、远程性等特征、可广泛应用于心血管疾病的管理，有助于减少住院时间及花费、缩小城乡诊疗差距。

可穿戴设备在心血管疾病中的应用具有悠久的历史，可以追溯到19世纪末第一个腕式手表问世，它用来记录心率及心脏事件。1949年，美国 Norman J. Holter 首先成功发明和研制连续记录体表心电图的记录仪，称为动态心电图仪。此后逐渐发展出多种可穿戴设备，用于监测心电图、心率(脉搏)、心律、血压、心脏缺血、心肺状态、呼吸频率、有无呼吸暂停、氧合指数、体温甚至精神压力(图1)，在心律失常、心脏性猝死预防、心力衰竭、高血压等心血管疾病管理中有重要作用。本文将针对可穿戴设备在心血管疾病管理中的应用进行详述。

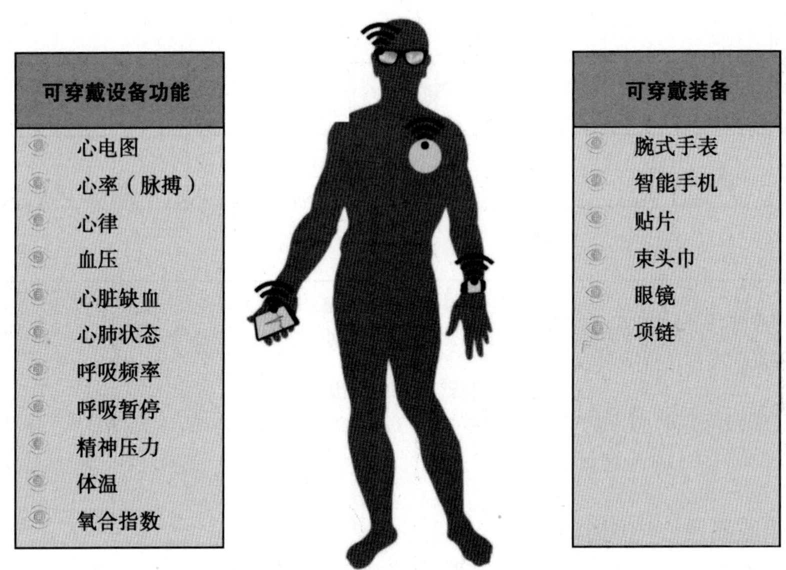

图1　可穿戴设备的功能及类型

一、可穿戴设备与心律失常的管理

心律失常包括心脏冲动的频率、节律、起源部位、传导速度等异常。因心律失常间歇性且发作不频繁，通过静息心电图或24小时动态心电图较难诊断，可穿戴设备在心律失常疾病的诊断管理中具有重要作用，表现在以下方面：①无症状心房颤动诊断：心房颤动随着年龄而发病率增加，导致心功能恶化、脏器栓塞风险增加、住院率及医疗花费增加、生活质量降低，CRYSTAL-AF研究表明，隐匿性房颤患者的比例占30%，且为隐源性缺血性脑卒中的主要来源，因此早期诊断房颤并实施精准的个体化干预显得尤为重要。通过可穿戴设备长时程、连续性监测心律，有助于无症状房颤的诊断。②明确症状相关性心律失常：部分患者存在明显临床症状，但因心律失常间歇性发作未能诊断，可穿戴设备因其可长时程记录来诊断阵发性室上性心动过速、室性心动过速、心脏停搏等心律失常，增加疾病的检出率。

（一）心率监测装置在心律失常管理中的作用

21世纪初，随着高性价比的移动电话的发展，诞生了多种可穿戴腕式装置（苹果手表、华为手表、FitBit）、胸带监测装置（芬兰Polar H7、美国QardioCore）。Wang研究比较了可穿戴心率监测设备与传统心电监护的心率记录准确性，健康受试者在跑步机上以多种速度模式穿戴胸式和腕式监护仪（Polar H7、FitBit、Charge HR、苹果手表、Mio Alpha），与运动心电图相比胸带监测设备（Polar H7）相关性最高（r=0.99），腕式设备相关性稍低（r=0.83~0.91）。而在其他运动（例如自行车、椭圆机等），Gillinov等研究显示胸式Polar H7和腕式苹果手表（Apple Watch）相关性最高（r=0.996；r=0.92）。图2（彩图见二维码76）示例腕式心率监测设备FitBit记录到静息状态下的心率突然增快、突然降低，证实为阵发性室上性心动过速。

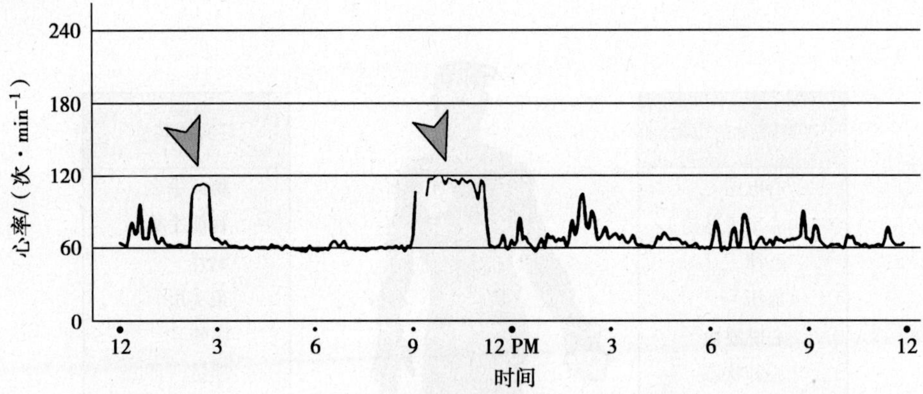

图2　腕式心率监测设备应用

FitBit记录到静息状态下的心率突然增快至110~120次/min，持续1~2.5小时后突然恢复，证实为阵发性室上性心动过速。

（二）心律监测及心电图描记

用于诊断心律失常的可穿戴设备需整合光电容积描记技术（photoplethysmography，PPG）及逻辑分析算法，逐跳分析心电图形态。其中，PPG技术为采用光电手段检测血液容积变化的一种无创检测方法。其原理为，当一定波长的光束照射到指端皮肤表面，每次心搏时血管的收缩和舒张都会影响光的透射及反射，把光转换成电信号即形成心电信号，这与传统心电图记录原理不同。

目前应用的可穿戴心律监测设备有：①电极片贴附设备：包括Zio patch、NUVANT Mobile Cardiac Telemetry（MCT），由防水电极片、事件按钮、传输手机组成，防水电极贴附在胸前，可连续记录>14天单导联心电图，无需更换电池，同时当患者出现症状时可手动标记并记录，通过手机连接上传动态心电图数据，优于动态心电图的诊断阳性率。一项关于Zio patch有效性的研究共入选 174 例患者，记录 >14 天后，共有 83 例（约 48%）记录到 1 次以上的心律失常事件，包括室性心动过速、心房颤动、心动过缓，另有约 50% 患者症状发作时未记录到心律失常。②基于智能手机的腕式手表设备：Kardia Mobile（单导联记录，2014 年获 FDA 批准）、Kardia Band（单导联记录，2017 年获 FDA 批准）；已有研究证实和传统 12 导联心电图相比，Kardia 设备在检测房性心律失常、房室传导阻滞及室性心律失常诊断中的价值及准确性，REHEARSE-AF 研究（Remote Heart Rhythm Sampling Using the AliveCor Heart Monitor to Screen for Atrial Fibrillation study）显示 Kardia Mobile 设备房颤检测敏感性为 93%，准确性为 83%。图 3（彩图见二维码 77）示例 Kardia Mobile 记录到的房颤发作心电图。

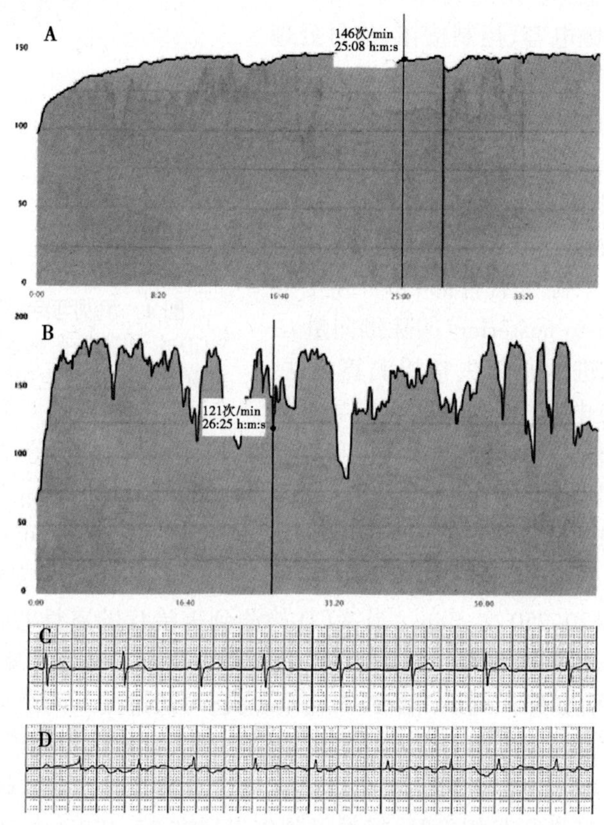

图 3　Kardia Mobile 记录到的房颤发作心电图

Kardia Mobile 可实时记录不同运动状态下的心率变化：A. 窦性心律的心室率；B. 心房颤动的心室率，心率变异性增大；C. 窦性心律单导联心电图；D. 心房颤动心电图。

二、可穿戴设备与心脏性猝死预防管理

心脏性猝死（sudden cardiac death，SCD）是急性症状发作后 1 小时内发生的以意识丧失、由心脏原因引起的自然死亡，多由致命性室性心律失常引起，占全部心血管疾病死亡人数的 50% 以上，而且是 20~60 岁男性的首位死因。北京市的流行病学资料显示，心脏性猝死的男性年平均发病率为 10.5/10 万，女性为 3.6/10 万，减少心脏性猝死对降低心血管疾病死亡率有重要意义。多项随机对照研究表明，植入式转复除颤器（implantable cardioverter-defibrillator，ICD）对于室性心律失常高危患者的SCD一级预防及二级预防具有重要临床价值。可穿戴式除颤器（wearable cardioverter-defibrillator，WCD）是一种可进行连续心脏监测的非植入性、无创性系统。至今仅有LifeVest WCD于2002年由美国食品药品监督管理局（Food and Drug Administration，FDA）批准进入临床使用。目前临床使用的型号为LifeVest 4000，该系统重1.04kg，设备由可穿戴在胸前的背心、腰间皮套中的心律监测单元组成（图4），监测单元包括设备电池、除颤电容、控制按钮、信号处理器和显示屏。监测单元也作为一个连续记录患者患慢性心律失常、快速性心律失常的循环记录器。WCD设备通过4个非粘贴记录电极连续描记非标准2导联心电图（前后和左右双极信号），识别为室颤心律后通过3个除颤电极（1个除颤电极片位于胸前，2个位于后背部）可产生心尖至后壁（cardiac-apex-to-posterior）的除颤向量。

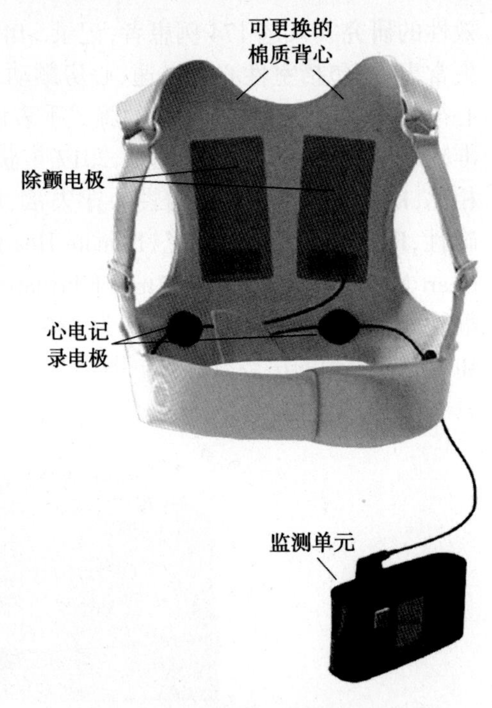

图4 示例可穿戴除颤器的设备组成

WCD由可穿戴在胸前的背心、4个非粘贴记录电极、3个除颤电极组成。

LifeVest采用先进的心律失常检测算方法，分别通过心率值、心电图模板匹配、不同导联对比、模拟、数字信号滤波、节律稳定性分析和心律失常持续时间进行诊断及鉴别诊断。医师可根据患者不同病情设置VT区/VF区诊断阈值频率和响应时间（response time）。响应时间定义为从检测到心律失常至放电治疗之前的时间，通常设置为25秒，可程控延长至55秒（VF区）和180秒（VT区）减少不恰当或不必要放电治疗。VF区诊断频率默认设置为200次/min，可程控范围为120~250次/min。当WCD检测到需治疗的室性心律失常，将会发出系列警告信号，包括振动警报、发光二极管闪烁、发出警告及人工提示音等，警告患者及周围人即将放电。在此期间，如患者意识清醒或未完全丧失，可通过按下两个报警模块按钮暂停或延迟放电治疗；如患者因血流动力学不稳定的室性心律失常出现黑矇或意识丧失，短暂语音报警后电极板将自动释放导电凝胶（类似于汽车安全气囊），通过发放脉冲测试经胸阻抗调整除颤电压及时间，后进行双相除颤（能量可预先设置在75~150J），每次除颤后均进行QRS波识别，如3秒内心律失常无法终止，WCD还可除颤5次（默认为150J）。整体来说，从检测VT/VF心律失常到放电的总时间 <1分钟，且每次放电后均需更换背心组件。

1998年首次由Auricchio等报道了15例猝死生还者WCD诊断效果，其中10例患者诱发出室性心动过速（VT）/心室颤动（VF），9例患者成功诊断并除颤治疗，另1例患者因WCD感知电极位置错误未能检测到室性心律失常。此后，来自美国和德国的注册临床研究证明WCD治疗室性心律失常的有效性及安全性。美国注册研究纳入3 569名WCD患者，其中59例患者发生80次VT/VF事件，WCD首次除颤成功率为100%，整体除颤成功率为99%；德国注册研究入选6 043名配戴WCD的患者，94例发生VT/VF事件，88例成功电转复为窦性心律，7例放电后24小时因室性心律失常电风暴死亡，存活率为93%。

目前关于WCD有效性的多中心、前瞻性临床研究包括WEARIT/BIROAD研究、

WEARIT-Ⅱ研究、VEST 研究。WEARIT（Wearable Defifibrillator Investigative Trial）研究入选 LVEF<30% 的症状性心力衰竭患者，BIROAD 研究入选心肌梗死或冠脉旁路移植术后高危猝死风险患者，共发生 8 次 WCD 放电，其中 6 次（75%）成功转复，2 次因除颤电极片位置错误失败。WEARIT-Ⅱ研究注册了 2 000 例缺血性心肌病及非缺血性心肌病、先天性或遗传性心律失常患者，平均随访时间为 90 天，记录其心律失常事件、ICD 植入及左室射血分数改善情况，结果显示 41 例患者中检测到 120 次持续性 VT/VF 事件，其中 54% 接受了恰当 WCD 放电治疗，仅 0.5% 接受了不恰当 WCD 治疗，在缺血性心肌病和先天性或遗传性心律失常患者中，3 个月的持续性室性心律失常发生率为 3%，非缺血性心肌病患者为 1%。VEST 研究（Vest Prevention of Early Sudden Death Trial）是唯一一项评价 WCD 治疗室性心律失常有效性的随机对照研究，共入选 2 302 例急性心肌梗死且射血分数 <35% 的患者，受试者以 2∶1 随机分为药物联合 WCD 治疗组、仅药物治疗组，主要研究终点为 90 天内的猝死发生率，次要终点为全因死亡率，结果显示 1 524 名患者接受 WCD 治疗，首次放电成功率为 100%，WCD 能够显著降低全因死亡率，但是不能降低急性心肌梗死后 90 天的猝死发生率。

基于上述临床研究，2016 年美国心脏病协会（AHA）发布指南提出 WCD 推荐适应证包括：①符合永久性 ICD 植入指征患者，目前暂时存在植入禁忌证时（如感染等），使用 WCD 是合理的（Ⅱa 类推荐）；②等待心脏移植的猝死高危风险患者（Ⅱa 类推荐）；③导致猝死高危风险的因素可逆或左室功能不全治疗后可纠正，如缺血性心脏病拟行血运重建、新诊断的非缺血性心脏病患者的优化药物治疗阶段、继发性心肌病（心动过速性心肌病或甲状腺激素介导心肌病等）（Ⅱb 类推荐）；④明确 ICD 可以降低 SCD 发生，但不降低全因死亡率的情况下，WCD 可作为桥接治疗，如心肌梗死后 40 天内（Ⅱb 类）；⑤对于预期寿命 <6 个月、非室性心律失常风险高，不推荐使用 WCD。

2017 年 ACC/AHA/HRS 发表了室性心律失常处理指南及预防心脏性猝死指南，其中推荐 WCD 应用在：①心肌梗死早期（<40 天）和 / 或急诊血管再通化治疗后（<90 天）、LVEF≤40% 的缺血性心脏病患者，需要通过随访评估 LVEF 值是否符合传统 ICD 指征，推荐 WCD 进行心脏性猝死的一级预防；②新诊断的非缺血性心脏病心力衰竭患者（首次诊断 90 天内测得 LVEF≤35%）或进行优化药物治疗评估 3 个月后 LVEF 值（Ⅱb 类推荐）。

三、可穿戴设备与心力衰竭的患者管理

心力衰竭是各种心脏结构性和功能性疾病导致心室充盈和 / 或射血能力受损的一组综合征，美国心脏病协会（AHA/ACC）提出心力衰竭的发展可分为 4 个阶段：A 期为心力衰竭高危期，B 期为已有心脏器质性病变，C 期为器质性心脏病，D 期为难治性心力衰竭期。其中 D 期心力衰竭患者存活率显著降低，且需要昂贵的医疗花费，因此如何尽早识别心力衰竭患者、加强对生活方式的干预以预防心力衰竭患者病情的恶化推动了可穿戴设备的发展（图 5）。心力衰竭代偿期患者虽无明显临床表现，但已发生病理生理改变如心室充盈性压力升高及肺血管充血。可穿戴设备可通过远程介质感应技术（remote dielectric sensing，ReDS）和测量生物电阻抗（Bioimpedance）了解血管内容量状态，实现早期干预，防止心功能恶化。

（一）远程介质感应技术（remote dielectric sensing，ReDS）装置

远程介质感应是由一种基于电磁能量、不同组织特性的差异、与胸部 CT 检查类似的

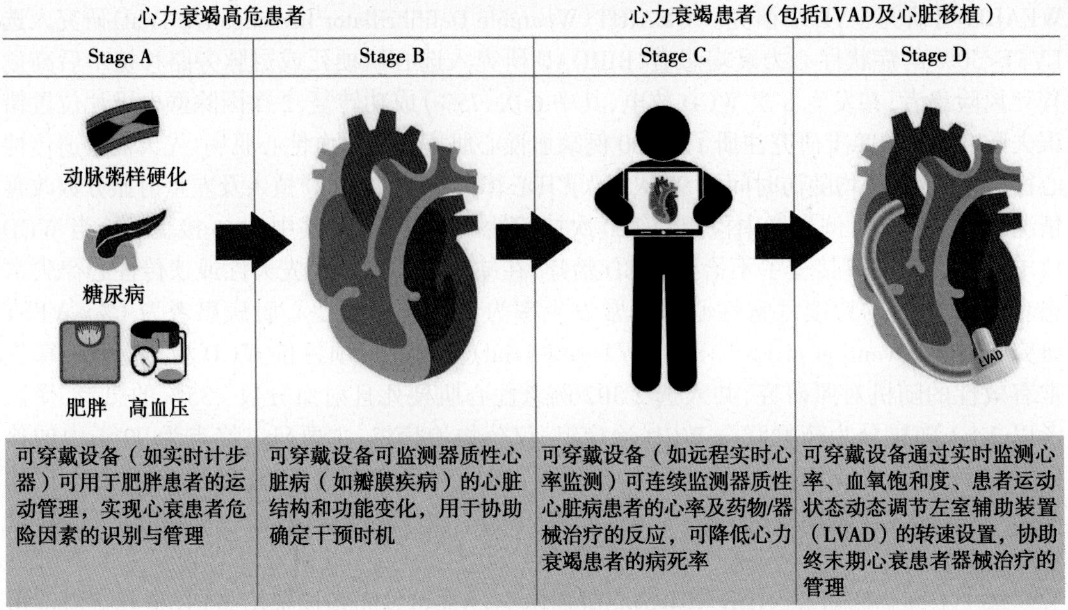

心力衰竭高危患者		心力衰竭患者（包括LVAD及心脏移植）	
Stage A	Stage B	Stage C	Stage D
动脉粥样硬化 糖尿病 肥胖 高血压			LVAD
可穿戴设备（如实时计步器）可用于肥胖患者的运动管理，实现心衰患者危险因素的识别与管理	可穿戴设备可监测器质性心脏病（如瓣膜疾病）的心脏结构和功能变化，用于协助确定干预时机	可穿戴设备（如远程实时心率监测）可连续监测器质性心脏病患者的心率及药物/器械治疗的反应，可降低心力衰竭患者的病死率	可穿戴设备通过实时监测心率、血氧饱和度、患者运动状态动态调节左室辅助装置（LVAD）的转速设置，协助终末期心衰患者器械治疗的管理

图5 可传导设备在不同分期心力衰竭患者中的应用

新技术，以非侵入性的方式计算肺淤血程度（肺水量）。这种 ReDS 装置由包含 2 个传感器的可穿戴背心（ReDS wearable vest）组成，传感器发送并接收低能量的电磁信号，其原理为水的介质感应性高、空气的介质感应性低，通过分析数据测量胸腔内液体量，评估是否需要住院治疗，改善住院患者和门诊心力衰竭患者的临床管理。目前在美国已商业应用 ReDS 技术可穿戴背心，且正在进行系列临床试验评估 ReDS 技术减少心力衰竭患者的住院率。

ReDS 技术是心力衰竭患者的福音，但是在进行临床广泛应用前仍需要更多的数据支持。目前 ReDS 技术与标准化侵入性测量技术比较研究正在进行中，评估 ReDS 技术是否能替代有创血流动力学监测。

（二）生物电阻抗（Bioimpedance）监测技术

可穿戴生物阻抗监测仪可通过皮肤表面电极片、测量经胸阻抗（transthoracic impedance，TTI），研究显示其与胸腔内阻抗（intrathoracic impedance，ITI）结果一致。ITI 数值变化与胸腔内液体量增加有关，且在出现临床心力衰竭恶化表现（如体重增加、水肿）之前，具有重要的临床意义。Cuba 等团队入选了 91 名慢性心力衰竭患者，进行平均 10 个月的临床随访，结果提示，经胸阻抗改变早于心力衰竭临床恶化 2 周。

目前已有几种测量 TTI 的可穿戴装置，如 Perminova CoVa 项链，但仍在处于试验阶段，未广泛应用于临床。Anand 等设计了一项可采集生物电阻抗等多种心力衰竭参数的无创可穿戴设备，并验证了设备可提前预警心力衰竭恶化。另有一项临床研究探索穿戴式背心计算容量状态、移动电话传输数据，评价经胸生物阻抗降低是否与急性失代偿心力衰竭风险增加、多次住院有关。

可穿戴生物阻抗监测设备除了进行临床心力衰竭患者容量监测外，还具有其他潜在的重要作用，如可用于容量管理、稳定性心力衰竭患者的药物治疗优化、呼吸困难原因判断、肺动脉高压和心包积液患者监测、心脏移植排斥反应的早期监测等。由于经胸阻抗受很多因素影响，因此 TTI 在测量中仍缺乏特异性，在临床实践中面临着巨大的挑战，需要更多的证据和技术支持增加准确性。

四、可穿戴设备与高血压的患者管理

随着生活水平改善、体重及年龄的增加，高血压发病率持续升高，成为多种心、脑血管疾病的高危因素，影像重要脏器如心、脑、肾的结构与功能，最终导致这些脏器功能衰竭，迄今认为心血管疾病死亡的重要原因之一。因此，高血压患者的正确诊断及精准治疗对于减轻医疗负担价值重大，可穿戴式设备因其便携性、长时程、实时性测量不同状态下的血压，在高血压患者中应用具有以下优势：①诊断无症状高血压患者：部分患者血压升高时可无临床症状，就诊依从性差，可穿戴装置有助于高血压的诊断及管理；②记录血压变化曲线：血压随着交感神经活性变化具有昼夜变化特点，表现为“勺型血压”，传统即时的血压测量可能掩盖真实血压水平，可穿戴式设备可实时记录血压变化，形成血压变化曲线；③明确“白大衣效应”：部分患者在医院诊室测得血压短暂或持续升高，常无高血压靶器官损害、代谢异常，且随访 10 年以上不增加心血管事件发生率，可穿戴式设备可获取院外的真实血压测量；④动态调整降压方案：以减弱晨起血压骤升、避免夜间血压下降为治疗目标，可穿戴血压测量设备能更全面地观察患者服用降压药后的血压变化，有助于设计并实施高血压个体化治疗方案，避免其在血压低时继续服用降压药，保障患者安全；⑤监测服药规律性，增加治疗依从性：Frias 等采用数字化药物（digital medicine offering，DMO）监测难治性高血压合并糖尿病患者的药物依从性，改善降压药物治疗效果。

目前多种可穿戴血压监测设备通过测量人体的不同生理信号来获得血压值，其原理包括通过脉搏传导时间（PTT）、桡动脉张力、搏动血液容积变化、血流碰撞血管壁时产生的振动确定血压值。2018 年 Anand Chandrasekhar 等推出一种基于智能手机的无袖带血压监测仪，整合光电容积描记法（photoplethysmography，PPG）及压力感受器技术，PPG 基于搏动血液容积变化的生物医学传感器技术，通过实时描记被测部位的光吸收量来获取外周血液容积随心脏搏动而产生的压力变化。患者仅需将指尖放在智能手机作为传感器，通过数据分析计算出血压值（图 6），与传统血压监测方法误差仅为收缩压 3.3~8.8mmHg、舒张压 5.6~7.7mmHg。此外，清华大学吴建平教授最新发明了无袖带腕式血压监测仪 Lifeark（图 7），通过腕部光传感器持续采集脉冲信号，嵌入式微控制器及逻辑算法计算出收缩压及舒张压，误差均小于 10mmHg。

五、可穿戴设备与心血管疾病危险因素的管理

心血管事件的发生与精神压力、缺乏运动、心肺功能下降等有关，可穿戴设备可对心血管危险因素进行监测和管理。

1. **精神压力监测** 精神压力增加与心脏事件发生密切相关，可穿戴设备可通过监测动脉搏动、皮肤温度、心电传导性、脑电波等计算精神状态及心率变异性。

2. **日常运动管理** 缺乏日常运动与心血管事件发生、全心死亡率增加有关，因此，改变久坐的生活方式、增加日常活动可带来健康获益。穿戴式活动监测仪可通过监测日常运动改善健康状况。Bravata 等发现，佩戴计步器可以增加日常活动，减少体重指数，降低血压水平。此外，Cook 等调查了心脏手术后佩戴可穿戴活动监测器的患者，发现术后早期运动康复与缩短住院时间有关。

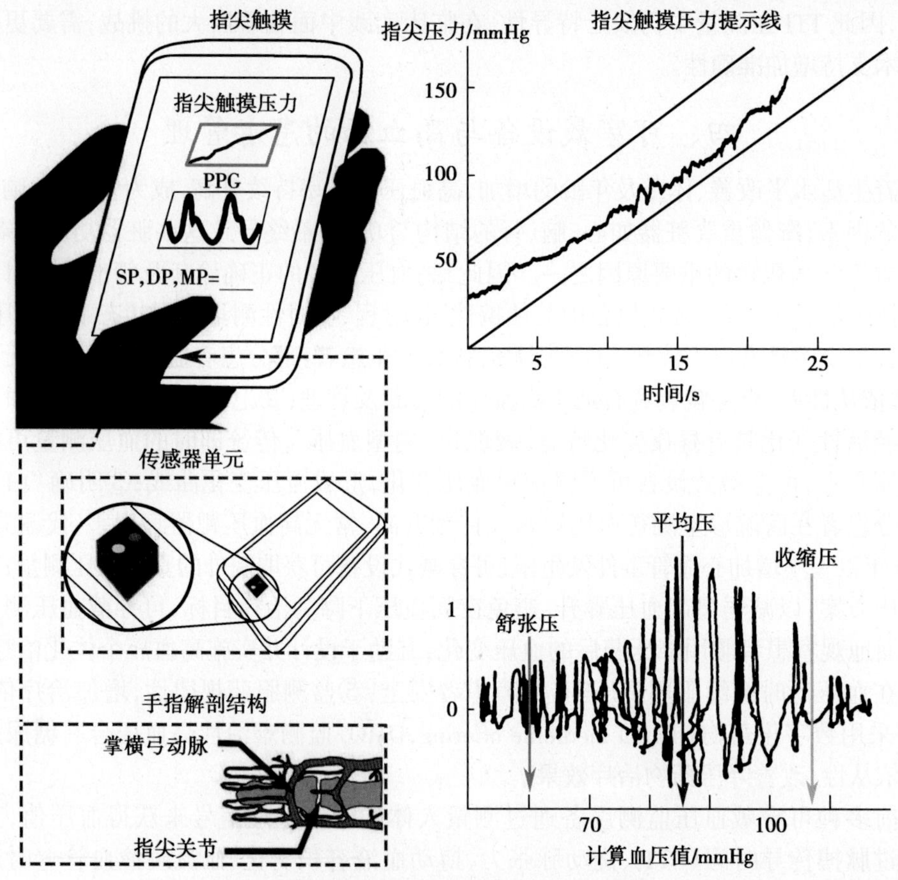

图 6　可穿戴血压监测设备

将指尖放在智能手机作为传感器，通过 PPG 技术、数据分析计算出血压值。

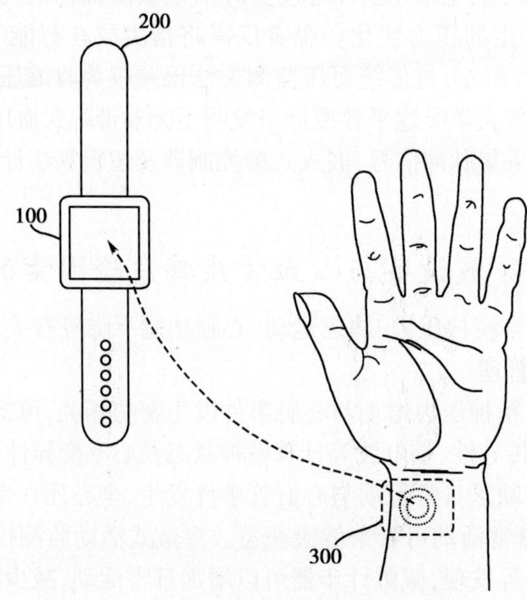

图 7　无袖带腕式血压监测仪 Lifeark

Lifeark 通过腕部光传感器持续采集脉冲信号，嵌入式微控制器及逻辑算法计算出收缩压及舒张压。

3. **心肺功能监测** 6分钟步行试验(6-min walk test,6MWT)常用于评估心肺功能情况,可穿戴设备可连续监测运动过程中的最大摄氧量、指氧饱和度、心室率、步行速度、加速度等,通过数据计算出心肺功能情况。

总之,可穿戴设备在心血管疾病的管理中有重要价值,可通过长时程、远程监测,早期进行疾病诊断,避免出现严重心血管事件,减少医疗支出,降低住院率,更好地实现心血管疾病的精准诊断和治疗。

(杨靖 陈毅豪 张萍)

参 考 文 献

[1] GLADSTONE D J,SPRING M,DORIAN P,et al. Atrial fibrillation in patients with cryptogenic stroke [J]. N Engl J Med, 2014,370(26):2467-2477.

[2] WANG R,BLACKBURN G,DESAI M,et al. Accuracy of wrist-worn heart rate monitors [J]. JAMA Cardiol,2017,2(1): 104-106.

[3] GILLINOV S,ETIWY M,WANG R,et al. Variable accuracy of wearable heart rate monitors during aerobic exercise [J]. Med Sci Sports Exerc,2017,49(8):1697-1703.

[4] BARRETT P M,KOMATIREDDY R,HAASER S,et al. Comparison of 24-hour Holter monitoring with 14-day novel adhesive patch electrocardiographic monitoring [J]. Am J Med,2014,127(1):95.e11-e17.

[5] HALCOX J P J,WAREHAM K,CARDEW A,et al. Assessment of Remote Heart Rhythm Sampling Using the AliveCor Heart Monitor to Screen for Atrial Fibrillation:The REHEARSE-AF Study [J]. Circulation,2017,136(19):1784-1794.

[6] AURICCHIO A,KLEIN H,GELLER C J,et al. Clinical efficacy of the wearable cardioverter-defibrillator in acutely terminating episodes of ventricular fibrillation [J]. Am J Cardiol,1998,81(10):1253-1256.

[7] CHUNG M K,SZYMKIEWICZ S J,SHAO M,et al. Aggregate national experience with the wearable cardioverter-defibrillator: event rates,compliance,and survival [J]. J Am Coll Cardiol,2010,56(3):194-203.

[8] KLEIN H U,MELTENDORF U,REEK S,et al. Bridging a temporary high risk of sudden arrhythmic death. Experience with the wearable cardioverter defibrillator(WCD)[J]. Pacing Clin Electrophysiol,2010,33(3):353-367.

[9] FELDMAN A M,KLEIN H,TCHOU P,et al. Use of a wearable defibrillator in terminating tachyarrhythmias in patients at high risk for sudden death:results of the WEARIT/BIROAD [J]. Pacing Clin Electrophysiol,2004,27(1):4-9.

[10] KUTYIFA V,MOSS A J,KLEIN H,et al. Use of the wearable cardioverter defibrillator in high-risk cardiac patients: data from the Prospective Registry of Patients Using the Wearable Cardioverter Defibrillator(WEARIT-Ⅱ Registry)[J]. Circulation,2015,132(17):1613-1619.

[11] OLGIN J E,PLETCHER M J,VITTINGHOFF E,et al. Wearable Cardioverter-Defibrillator after Myocardial Infarction [J]. N Engl J Med,2018,379(13):1205-1215.

[12] PICCINI J P Sr,ALLEN L A,KUDENCHUK P J,et al. Wearable Cardioverter-Defibrillator Therapy for the Prevention of Sudden Cardiac Death:A Science Advisory From the American Heart Association [J]. Circulation,2016,133(17):1715-1727.

[13] AL-KHATIB S M,STEVENSON W S,ACKERMAN M J,et al. 2017 AHA/ACC/HRS Guideline for Management of Patients with Ventricular Arrhythmias and the Prevention of Sudden Cardiac Death:A Report of the American College of Cardiology/American Heart Association Task Force on Clinical Practice Guidelines and the Heart Rhythm Society [J]. Circulation, 2018,138(13):e272-e391.

[14] GYLLENSTEN I C,BONOMI A G,GOODE K M,et al. Early Indication of Decompensated Heart Failure in Patients on Home-Telemonitoring:A Comparison of Prediction Algorithms Based on Daily Weight and Noninvasive Transthoracic Bio-impedance [J]. JMIR Med Inform,2016,4(1):e3.

[15] ANAND I S,TANG W H,GREENBERG B H,et al. Design and performance of a multisensor heart failure monitoring algorithm:results from the multisensor monitoring in congestive heart failure(MUSIC)study [J]. J Card Fail,2012,18(4): 289-295.

[16] FRIAS J, VIRDI N, RAJA P, et al. Effectiveness of Digital Medicines to Improve Clinical Outcomes in Patients with Uncontrolled Hypertension and Type 2 Diabetes: Prospective, Open-Label, Cluster-Randomized Pilot Clinical Trial [J]. J Med Internet Res, 2017, 19 (7): e246.

[17] CHANDRASEKHAR A, KIM C S, NAJI M, et al. Smartphone-based blood pressure monitoring via the oscillometric finger-pressing method [J]. Sci Transl Med, 2018, 10 (431): eaap8674.

[18] XIN Q, WU J. A novel wearable device for continuous, non-invasion blood pressure measurement [J]. Comput Biol Chem, 2017, 69: 134-137.

[19] BRAVATA D M, SMITH-SPANGLER C, SUNDARAM V, et al. Using pedometers to increase physical activity and improve health: a systematic review [J]. JAMA, 2007, 298 (19): 2296-2304.

[20] COOK D J, THOMPSON J E, PRINSEN S K, et al. Functional recovery in the elderly after major surgery: assessment of mobility recovery using wireless technology [J]. Ann Thorac Surg, 2013, 96 (3): 1057-1061.

人工智能在心血管疾病管理中的应用

一、概　　述

目前,中国心脑血管疾病患病人数持续增加,心脑血管疾病防治工作在取得初步成效的同时,又面临新的严峻挑战。在社会老龄化和城市化进程加快,以及居民不健康生活方式盛行的背景下,国民心脑血管疾病危险因素显著增加,并呈现在低龄、低收入群体中快速增长及个体聚集的现象。

心脑血管疾病的死亡率持续高居历年我国居民死因的首位,高于肿瘤及其他疾病(图 1,彩图见二维码 78;图 2,彩图见二维码 79),平均每年 5 例死亡人口中,就有 2 例死于心脑血管疾病,相应地,心脑血管疾病也造成了极大的经济负担,2004 年至今心脑血管住院总费用年均增长速度远高于国内生产总值(GDP)的增速,2015 年中国医院心脑血管出院总人数为 1 887.72 万人次,占同期出院总人次数 12.87%,其中心血管病占 6.61%,脑血管病占 6.25%。

围绕心脑血管疾病的防控,国家和社会投入了大量资源进行相关的医学研究,例如发病机制的探索、新药的研发等。而随着大数据时代的到来,海量临床数据的积累为心脑血管疾病科研领域的突破带来了新的契机。近年来,人工智能(artificial intelligence,AI)技术发展突飞猛进。医疗大数据规模巨大、种类繁多,变化快至难以储存、分析和使用。AI 技术具有梳理和分析医疗大数据的能力,突破传统统计模型准确性和应用范围的局限,实现真实世界风险筛查、预测等模型的灵活实时建立和校正,临床决策支持系统的建立和应用,以及院外患者精准管理。

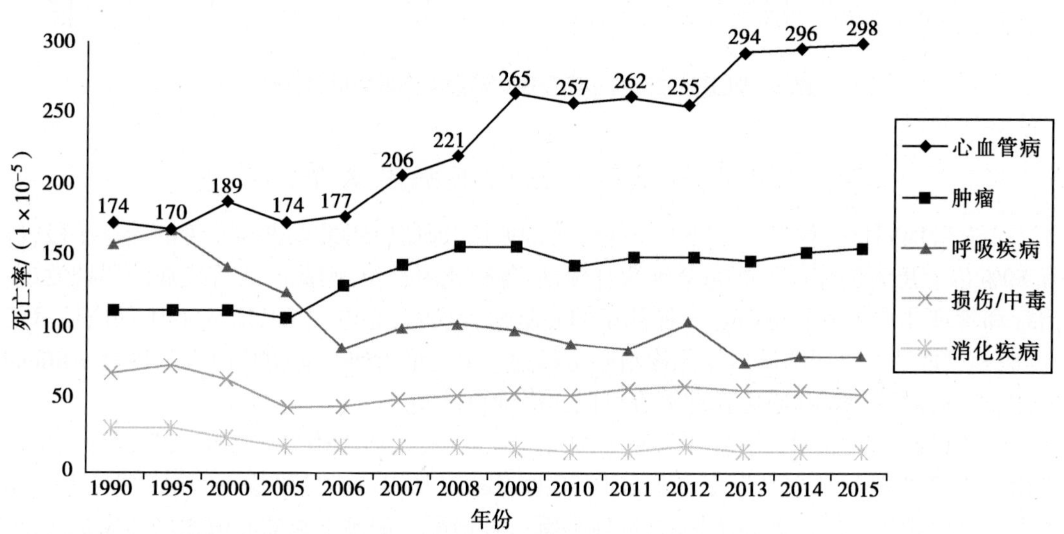

图 1　1990—2015 年中国农村居民主要疾病死亡率变化

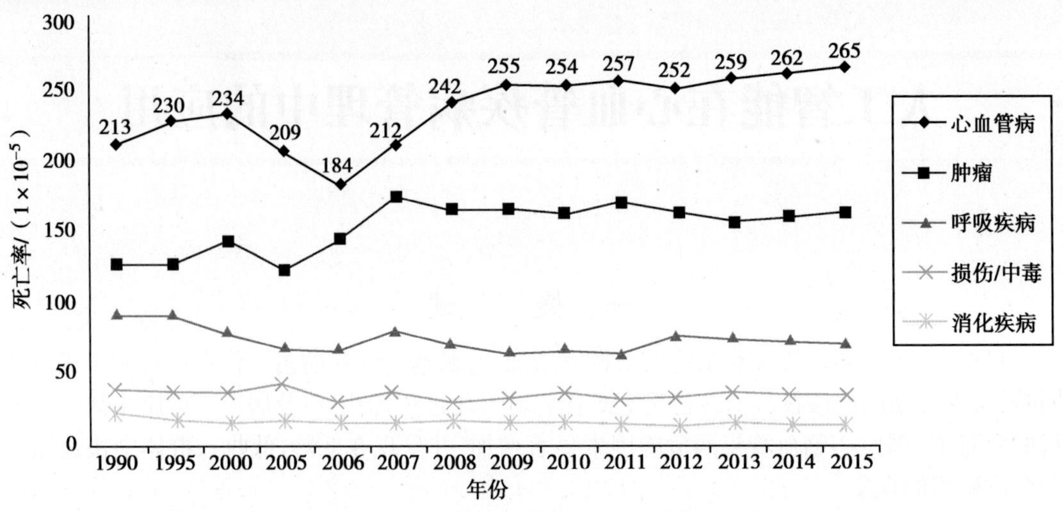

图 2　1990—2015 年中国城市居民主要疾病死亡率变化

应用 AI 分析大数据已经在心血管领域崭露头角，心血管疾病领域对 AI 的需求主要包括：①通过人工智能识别心电图等患者数据，从而实现早期精准筛查；②在院内通过人工智能辅助心血管疾病的精准诊疗；③通过智能预测和智能问答技术，实现个性化的患者院外管理（图 3，彩图见二维码 80）。本文将以 AI 技术在房颤患者的筛查、治疗以及院外管理为例，重点阐述不同类型的 AI 技术在心血管疾病管理中的应用。

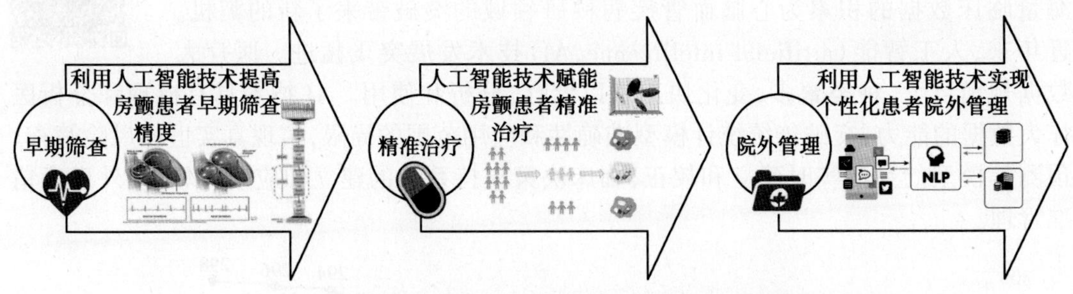

图 3　以房颤为例的心血管疾病管理端到端管理流程图

二、人工智能赋能心血管疾病患者早期筛查

心血管疾病是一种严重威胁人类健康的常见病，即使应用最先进和完善的治疗手段，仍有 50% 以上患者治疗后不能完全生活自理，居各种死因首位，因此心血管疾病的早期发现、治疗和管理非常重要。房颤是一种常见的心脑血管疾病，心电图可以显示心脏的电信号活动，医师可以从心电图的波形变化诊断心房颤动。但是最近研究表明利用人工智能（artificial intelligence，AI）技术，在心房颤动筛查可以比医师更准确。

一项最新研究表明，通过 AI 看心电图，诊断心律失常的准确率超过了人类医师。该成果由斯坦福大学吴恩达团队发表在 2019 年的 *Nature Medicine*，只要输入心电数据，通过 AI 模型就可以判断出你是否心律失常、具体是哪一种情况。记录下来的心电图经专家标注，分成 12 种不同情况，包括 10 种心律失常、窦性心律以及噪声。通过 53 549 名患者的 91 232

段单导心电对于心房颤动检测的准确率，按照 8 : 1 : 1 的比例划分训练集、验证集、测试集，在测试集上普通心内科医师通过 1.3 秒数据的 F1 为 0.677，通过 30 秒数据的 F1 为 0.686；而深度学习算法在 1.3 秒数据的 AUC 为 0.973，F1 为 0.801，在 30 秒数据的 AUC 为 0.965，F1 为 0.831。

如果这个 AI 模型能进一步商用和落地，可以帮助很多医师提升工作效率，同时提高心电图诊断的准确性，只要将心电数据输入到计算机程序中，就可以得到与权威专家会诊类似的结果。

但是，房颤往往转瞬即逝，在 10 秒的心电图检查时若心搏未出现异常（P 波消失，RR 间期绝对不等），人们往往很难察觉。目前临床为了精确诊断，医师可以为心律失常患者带上 24 小时心电监测仪，但这需要专用的设备和分析技术，成本较高。2019 年 *Lancet* 发布了一份来自美国梅奥诊所（Mayo Clinic）的研究，利用人工智能可在心电图中发现不规律的心搏迹象——心房颤动，即使心脏处于正常窦性节律也能被发现。

在本项研究中，研究人员从梅奥诊所数据库中选出了大约 18 万患者的 65 万份心电图，训练人工智能识别这些“正常”心电图中的差异。如果不使用人工智能技术，这些细微变化很难被区别。研究人员使用 36 280 份正常节律心电图（其中 3 051 人患有心房颤动）对人工智能的诊断进行测试。结果发现，人工智模型的 AUC 为 0.87，敏感性（sensitivity）为 79%，特异性（specificity）为 79.5%；如果利用第 1 个月内多次 ECG 数据，AUC 提升至 0.90，敏感性为 82.3%，特异性为 83.4%。

这项研究的成果十分令人鼓舞，如果可以得到进一步的证实，这种人工智能模型看心电图便可以用于指导心房颤动的治疗，特别是对无症状或即将发生心房颤动的预防性治疗。

三、人工智能赋能心血管疾病患者精准治疗

针对精准治疗推荐，知识和数据双轮驱动的融合模型是比较有效的建模方式。基于疾病诊疗规范、临床诊疗指南、合理用药指南、药品说明书、医学文献等多种权威资料建立的知识驱动模型，可以保证用药推荐的合理性和权威性；基于真实患者数据，利用强化学习和深度学习方法建立的数据驱动模型，不仅可以优化短期结局，实现精准分群并对知识模型进行细化和补充，而且可以学习优化患者长期结局的最佳治疗策略，实现精准、有效的个性化用药推荐。2018 年，复旦大学附属中山医院和平安智慧城市 - 平安智慧医疗在上海联合举行“全科智能医疗辅助决策系统展示——社区房颤 AI 管理模式 PK 传统管理模式”的比赛活动，从心房颤动病情的评估及转诊指征的把握、抗凝决策、用药后 INR 监测及处理三个方面考核评定社区全科医师对心房颤动管理的能力。经过 30 分钟的比赛，配备了 AI 辅助系统的社区全科医师团队平均得分为 86.2 分，比另一组没有使用 AI 辅助系统、平均得分为 51.5 分的全科医师团队更胜一筹。

心房颤动患者缺血性脑卒中的风险是非心房颤动患者的 4~5 倍，因此，精准识别真正需要抗凝的患者并选择合适的抗凝药物，对于实现治疗效果最大净收益具有重要意义。近年来，强化学习已经成功地应用于治疗决策问题（表 1）。平安医疗科技团队基于中国心房颤动登记研究（CAFR）的长期随访数据，运用深度强化学习模型为心房颤动患者推荐个性化的抗凝治疗方案。结合心血管内科专家临床经验，该研究的回报（奖励或惩罚）由患者卒中风险（CHA_2DS_2-VASc 评分）、治疗方案和临床结局（栓塞事件和出血事件、死亡）共同决定。将每

次随访数据看作一个样本，并分成医师处方符合模型推荐和不符合两个组，评估模型在 6 个月内的栓塞事件和出血事件发生情况（表 2），有 64.98% 的样本符合模型推荐，且符合模型推荐的治疗比不符合的有更低的栓塞事件发生率。同时，将每个患者看作一个样本，随访过程中符合模型推荐的随访次数除以总随访次数作为每个患者的模型符合率，评估模型在死亡事件上的性能，模型符合率越高，死亡风险越低。

表 1　人工智能技术在治疗推荐中的应用

场景	案例	结论	方法	疾病
治疗	为重症监护室内脓毒症患者推荐静脉输液和血管加压素的剂量，以降低患者的死亡率	实际用药剂量与模型推荐剂量一致的患者具有更低的死亡率	强化学习	脓毒症
	优化 1 型糖尿病患者的胰岛素注射策略	可以显著降低并成功调节血糖的波动	强化学习	1 型糖尿病
	计算机通过学习分析得到的算法可以帮助制订冠脉介入治疗策略	计算机的表现并不劣于专家团队	机器学习	冠心病
	为冠心病患者个性化推荐经皮冠脉介入（PCI）治疗或冠脉旁路移植术（CABG）	模型可以择优选择治疗方式，并提高患者的 5 年生存率	机器学习	冠心病
	运用基于人工智能的临床决策支持系统为血液透析患者推荐合适的促红细胞生成剂剂量，实现贫血管理	该临床决策系统可以显著降低患者血红素波动，帮助改善贫血预后	神经网络	肾病
	运用强化学习模型优化血液透析患者的促红细胞生成剂治疗策略	对于血红素维持正常范围的结局，强化学习模型比 protocol 增加 27.6% 的患者	强化学习	肾病

表 2　根据 CHA_2DS_2-VASc 评分分层的评估结果对比

CHA_2DS_2-VASc/ 分	医师处方是否符合模型推荐	总样本 / 个	栓塞事件				出血事件			
			事件数 / 个	发生率	发生率差值	P	事件数 / 个	发生率	发生率差值	P
2	是	11 187	60	0.54%	–0.52%	<0.01	42	0.38%	–0.52%	<0.001
	否	3 574	38	1.06%			32	0.90%		
3~4	是	17 436	193	1.11%	–0.61%	<0.001	110	0.63%	0.19%	0.074 2
	否	7 959	137	1.72%			35	0.44%		
≥5	是	5 280	91	1.72%	–1.04%	<0.001	43	0.81%	0.42%	<0.01
	否	6 736	186	2.76%			26	0.39%		
总计	是	33 903	344	1.01%	–0.97%	<0.001	195	0.58%	0.07%	0.362 7
	否	18 269	361	1.98%			93	0.51%		

四、人工智能赋能心血管疾病患者院外管理

患者离开医院后，并不代表治疗的结束。很多心血管疾病需要持续对患者进行管理，对患者进行疾病相关知识的教育，提高患者自我管理的能力以及对医嘱的依从性。比如对于急性冠脉综合征患者，在出院后，需要长期对患者进行随访，收集患者自我监测的数据以及教育患者要长期坚持用药。

现阶段的患者的院外管理，比如随访以及患者教育工作主要依靠人工来完成。在智能的患者院外管理中，人工智能的技术主要体现在智能预后的预测及智能干预的部分，通过对话机器人技术，以微信或者智能音箱为载体，基于医师制订的管理方案，以机器人来自动进行患者的随访信息收集，智能回答患者管理当中相关的问题，并为患者推荐个性化的健康教育内容。在接下来的章节，我们将具体介绍所用到的人工智能相关技术。

（一）AI 算法精准预测心血管患者预后

由于心血管疾病患者未来发展为严重心血管事件的风险较高，代价较大，精准地预测患者的预后风险对制订个性化的院外管理方案至关重要。人工智能时代，先进的 AI 算法增强了人类预测心血管疾病风险预测的能力，提高了医师在预测中的敏锐度。下面将以心房颤动患者的卒中结局为例，阐述人工智能技术如何赋能预后风险概率预测。

心房颤动（简称房颤）是临床上最常见的心律失常之一，在中国，房颤影响了大约 400 万患者。房颤最危险的并发症为脑栓塞，较正常人高出 5 倍。目前，临床指南建议的针对房颤患者栓塞风险预测的传统模型包括 $CHADS_2$、CHA_2DS_2-VASc 和 Framingham Score 等。这些传统模型普遍采用年龄、性别、缺血性卒中和栓塞病史、高血压、糖尿病、充血性心力衰竭病史等被临床研究验证且易于收集的变量作为风险因子。然而，这些传统模型的预测效力在中国房颤患者人群里通常较低，说明可能存在被这些模型遗漏的重要风险因子，而传统模型的可推广性也需要进一步验证。

基于中国房颤登记数据，下面介绍的研究使用了统计分析方法、机器学习和数据挖掘技术，建立相比于传统方法更加精准的房颤患者 2 年内脑卒中发病风险预测模型。

1. **数据治理** 经过入组标准确定好患者队列后，首先对数据进行清洗和缺失数据填充，以改善数据质量，使得有效数据比例获得明显提升。

2. **特征工程** 对数据进行治理后，应用特征工程技术，包括过滤式、封装式和嵌入式等机器学习领域的特征工程和特征选择方法，自动发现和临床结局高度相关的因素，用于后续建立风险预测模型。

3. **风险预测建模** 基于特征选择得出的变量集合，采用不同机器学习算法进行风险预测建模。使用 AUC 和 AUPR 对各个算法的建模效果进行评估。所比较的算法包括 Logistic 模型、朴素贝叶斯模型、CART 决策树、随机森林。评估结果显示，基于封装式特征选择的 Logistic 模型预测效力最好（AUC 为 0.759，AUPR 为 0.244），而未经过特征选择的模型 AUC 均低于 0.700。

另外，该风险预测模型发现了以往研究中经常被忽略的风险因子，包括心血管疾病史、病程持续时间、相关心电图结果和特定实验室检测值等。

（二）利用 AI 技术对心血管疾病患者进行个性化院外管理

1. **对话机器人技术在患者管理领域的应用** 在全球人工智能技术不断发展的今天，包括 Google、Facebook、Microsoft 等公司相继推出了自己的智能私人助理和机器人平台。智能

人机交互通过拟人化的交互体验逐步在智能客服、任务助理、智能家居、互动聊天等领域发挥巨大的作用和价值。在患者的院外管理当中,有大量人工重复性的工作,比如术后的随访、患者常见的问答等。在这些场景下,对话机器人也可以发挥重要的作用。图 4 展示了对话机器人平台的核心引擎。首先,对于用户输入的问题,平台需要通过意图理解模块来分析用户的目的。其次,结合上下文的信息,对话管理模块来决定是需要调用哪个引擎来进行用户交互。最终,被调用的引擎针对用户的输入生成智能的回复。其中,问答型引擎根据所用的技术不同,又分为基于 FAQ 的问答和基于知识图谱的问答。我们将具体介绍各个功能模块的技术。

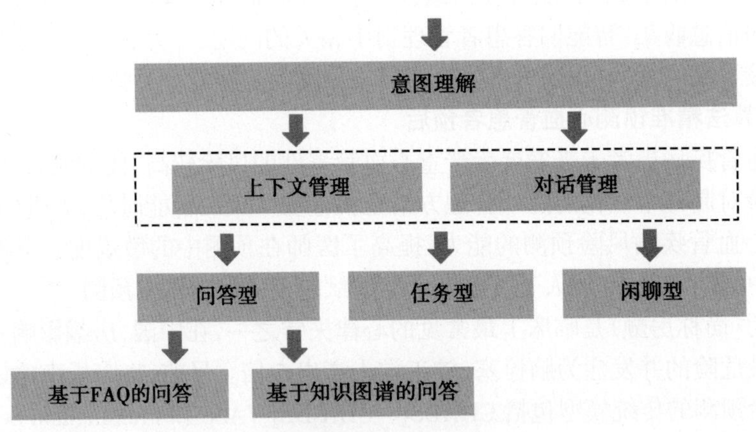

图 4　对话机器人平台核心引擎

(1) 自然语言理解模块:作为整个对话系统的入口,自然语言理解的表现直接决定了整个对话流程的体验。但自然语言理解问题也是人工智能的 AI-Hard 问题,是目前对话机器人的核心难题。在智能对话交互中,自然语言理解一般采用领域,意图和属性槽来表示语义结果。比如对于用户输入的问题"氯吡格雷妊娠妇女能吃吗?"这个问题,它所属的领域就是药品,意图为查询妊娠妇女用药,属性槽就是氯吡格雷。在这种表示下,自然语言理解主要包括两个步骤,即文本分类来决定用户输入所属于的意图;序列标注问题从用户输入中识别相关实体。

(2) 上下文管理及对话管理:在真实场景中,有 70% 左右的对话会通过指代甚至隐去相关信息,只有 30% 左右的句子是完整的语义表示。而人们往往可以通过上下文情景合理推测,继续对话。为了模拟人和人之间的自然对话场景,对话系统中需要设置全局变量——"上下文语境",通过不断传递更新语境,使对话更加流畅。针对医疗垂直领域的特点,系统需要以几类医学实体为话题中心,即药品、疾病、症状、检查、检验、手术等医学实体,依靠后台完善的医学知识图谱数据,制订相应的意图和实体的语境变量,通过传递相应的语境变量,实现更完善的多轮对话。对话管理承接自然语言理解模块的输出,再根据上下文语境以及当前的对话状态生成系统决策,输出下一步的系统行为,同时更新对话状态,从而最有效地辅助用户完成信息或服务获取的任务。给出决策行为的策略,我们称为对话策略。

(3) 问答引擎:患者在院外自我管理中会碰到大量健康教育相关的问题,比如"糖尿病患者应该如何运动饮食""阿托伐他汀应该如何使用"等,这类问题不涉及核心诊疗,是可以通过人工智能技术来自动回答的。解决上述问题主要需要用到自然语言处理技术中的两种自动问答技术,即基于常见问题(frequently asked questions,FAQ)的问答以及基于知识图谱的问答。

1) 基于 FAQ 的问答:基于 FAQ 的问答需要利用医疗文本匹配技术来将用户输入问题映射到 FAQ 问题集中的标准问题上。主要需要两阶段工作,即 FAQ 问答库的构建以及医疗文本匹配模型。互联网上存在千万级的患者真实问题,运用机器学习算法进行聚类,并辅助以人工标注,可以归纳出患者常问的问题组。从每一个问题组中,挑选一个作为标准问题,整理成 FAQ 问答库。基于 FAQ 问答库中每个问题组的问题,可以生成相似问题的正样本;再通过随机采样以及搜索模型生成负样本,形成训练集。最终,通过基于卷积神经网络的孪生网络算法训练文本相似度匹配模型(图 5,彩图见二维码 81)。

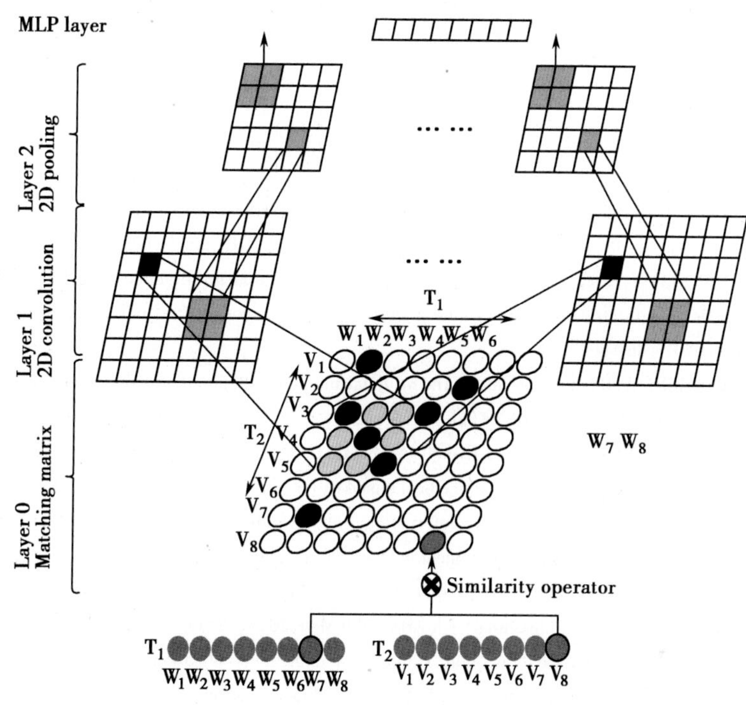

图 5 基于卷积神经网络的问题相似度匹配模型

2) 基于知识图谱的问答:主要用来回答一些事实类的问题,比如"阿托伐他汀的用法用量"。对于这类问答,首先需要构建高质量的医疗知识图谱,包含疾病、症状、检查、检验、药品等核心医学概念以及医学概念关系。其次,对于用户用自然语言提出的问题,智能问答引擎需要从中识别出问句中提到的医学概念,以及对应的医学关系,将自然语言的问题转化成知识图谱上的逻辑表达式查询,进而获得精准的回答。

2. 精准推荐技术在患者管理领域的应用 基于协同过滤的推荐技术在电子商务、社交媒体、音乐、视频领域得到了广泛应用。推荐系统根据用户的历史行为数据,刻画用户画像,帮助人们在互联网海量信息中发现他们感兴趣的东西。在医疗领域,精准推荐技术可以应用于患者教育上,提供千人千面的知识服务。在医疗领域,与普通的资讯新闻推荐不同,推荐系统需要解决额外的两个问题:①患者教育的推荐和其他推荐不同的是,不仅要知道用户的偏爱信息,也要懂得用户缺乏哪些知识,这才能让用户全方位了解自身的疾病,也就是说,需要重点考虑推荐领域内的多样性，而不是纯粹提高推荐点击率，并且还需要随着用户对疾病认知情况的成长而优化推荐结果；②因为医疗领域的专业性，有大量专业名词以及相关数据的稀疏性，仅仅根据协同过滤的推荐是不够的，还需要额外的专业知识进行合理的推断。因此，融合知识图谱的个性化推荐在医疗领域还需进一步探索。

近期兴起的图神经网络（graph neural network，GNN）工作使得知识图谱在推荐系统中的应用可以利用神经网络端到端进行，在模型的学习、训练时具有更高的自动化程度。利用图神经网络的方法可以将知识图谱上的结点进行自动的嵌入编码。在用户行为数据的基础之上，GNN 纳入了知识图谱的信息，在给定用户和健康信息条目的基础之上，知识图谱中包含了信息条目三元组的信息。那么，基于图神经网络的推荐问题，就可以形式化为学习一个模型，预测用户对健康信息条目点击的概率。近期也有研究将时间敏感的注意记忆网络来捕获用户时序上的个人偏好，并将其运用于医疗资讯推荐中，取得了较好的效果。

（谢国彤　倪渊　李响　孙行智）

参考文献

[1] HANNUN A Y, RAJPURKAR P, HAGHPANAHI M, et al. Cardiologist-level arrhythmia detection and classification in ambulatory electrocardiograms using a deep neural network [J]. Nat Med, 2019, 25(1): 65-69.

[2] ATTIA Z I, NOSEWORTHY P A, LOPEZ-JIMENEZ F, et al. An artificial intelligence-enabled ECG algorithm for the identification of patients with atrial fibrillation during sinus rhythm: a retrospective analysis of outcome prediction [J]. Lancet, 2019, 394(10201): 861-867.

[3] KOMOROWSKI M, CELI L A, BADAWI O, et al. The artificial intelligence clinician learns optimal treatment strategies for sepsis in intensive care [J]. Nat Med, 2018, 24(11): 1716-1720.

[4] BUZAEV I V, PLECHEV V V, NIKOLAEVA I E, et al. Artificial intelligence: Neural network model as the multidisciplinary team member in clinical decision support to avoid medical mistakes [J]. Chronic Dis Transl Med, 2016, 2(3): 166-172.

[5] BARBIERI C, MOLINA M, PONCE P, et al. An international observational study suggests that artificial intelligence for clinical decision support optimizes anemia management in hemodialysis patients [J]. Kidney Int, 2016, 90(2): 422-429.

[6] ESCANDELL-MONTERO P, CHERMISI M, MARTÍNEZMARTÍNEZ J M, et al. Optimization of anemia treatment in hemodialysis patients via reinforcement learning [J]. Artif Intell Med, 2014, 62(1): 47-60.

[7] GAGE B F, WATERMAN A D, SHANNON W, et al. Validation of clinical classification schemes for predicting stroke: results from the National Registry of Atrial Fibrillation [J]. JAMA, 2001, 285(22): 2864-2870.

[8] LIP G Y, NIEUWLAAT R, PISTERS R, et al. Refining clinical risk stratification for predicting stroke and thromboembolism in atrial fibrillation using a novel risk factor-based approach: the euro heart survey on atrial fibrillation[J]. Chest, 2010, 137(2): 263-272.

[9] WANG T J, MASSARO J M, LEVY D, et al. A risk score for predicting stroke or death in individuals with new-onset atrial fibrillation in the community: the Framingham Heart Study [J]. JAMA, 2003, 290(8): 1049-1056.

[10] GUO Y, LANE D A, WANG L, et al. Mobile Health Technology to Improve Care for Patients With Atrial Fibrillation [J]. J Am Coll Cardiol, 2020, 75(13): 1523-1534.

[11] ZHOU X, NI Y, XIE G, et al. Analysis of the Health Information Needs of Diabetics in China [J]. Stud Health Technol Inform, 2019, 264: 487-491.

代谢与心血管疾病

以糖脂代谢异常为主的代谢类疾病，是心血管疾病，尤其是动脉粥样硬化性心血管疾病的主要危险因素。由于两者之间存在的极为密切的联系，“心血管代谢疾病”这一复合概念已经被越来越多的应用：从最初多个疾病的简单统称，到共同发病机制的探索，再到目前心血管代谢交叉学科的确立和发展。我国的心血管疾病发病率仍在不断升高，远未迎来下降拐点，如何将治疗窗口前移、有效减少心血管疾病发病，成为目前临床亟须解决的问题。而作为心血管疾病的主要“储备军”，代谢异常人群的有效管理和治疗是解决上述问题的重要途径。除糖脂代谢异常之外，尚有其他类型代谢性疾病对心血管系统发挥着影响，包括近几年逐步被重视的甲状腺功能异常、非酒精性脂肪肝、高尿酸血症等，也需要临床医生进行积极有效的管理。

一、心血管代谢疾病与心血管代谢学科

20 世纪 30 年代，人们首先在糖尿病病人中发现了胰岛素抵抗，20 世纪 60 年代发现高血压、冠心病病人中普遍存在着胰岛素抵抗，20 世纪 70 年代广泛研究代谢因素在心血管疾病发生、发展中的作用。直到 1988 年，Reavon 才正式提出“X 综合征”，即胰岛素抵抗所引起的葡萄糖耐受不良、高胰岛素血症、低密度脂蛋白增加、高密度脂蛋白胆固醇降低以及高血压等一系列疾病与症状。而此后 Per Björntorp 及 Stevo Julius 等研究团队进一步研究发现代谢因素与心血管疾病的更多联系，这之后认为“代谢性心血管综合征”(metabolic cardiovascular syndrome，MCVS）更能恰当地描述代谢与心血管疾病的密切关系。而 Hjermann 则提出命名为“动脉粥样硬化遗传综合征”（atherothrombogenic syndrome，ATS)，进一步强调临床上血栓形成在动脉粥样硬化的始动过程中的重要性。而到了 21 世纪，则统一称其为心血管代谢疾病综合征（cardiometabolic syndrome)，包括一系列有关肥胖、糖耐量异常、胰岛素抵抗、糖尿病、甲状腺、肾脏和肝脏等代谢异常伴随心血管疾病的一大类疾病，从代谢紊乱的角度，将这些以前认为无甚关联的疾病联系在一起。心血管代谢疾病正式成为一类可以合并讨论和研究的疾病类型。

近些年，心血管代谢疾病越来越成为困扰人类健康的重大疾病，成为亟待解决的突出问题。明确代谢性疾病发病机制和潜在治疗靶点，可以解决其防控中的瓶颈问题，可以有效降低医疗和社会负担、促进诊治的合理与规范化。为推进交叉学科的协作，国际上多家著名医学机构组建了“心血管代谢”诊疗 / 研究中心，包括瑞典卡罗林斯卡学院整合心血管代谢疾病中心、布列根和妇女医院心血管糖尿病和代谢异常研究中心、英国利兹大学心血管代谢疾病研究中心、新墨西哥大学心血管代谢性疾病中心等。权威学术期刊美国医学杂志在 2019 年 3 月刊登的一篇述评中，作者亦呼吁，鉴于肥胖、代谢综合征和糖尿病的流行愈演愈烈，有必要建立一个新的专科——心脏代谢医学。作者还基于美国现有心血管代谢中心的尝试，提出了心血管代谢专科医师的培养规范和建议。

在国内，我们也致力于建设适应中国国情的心血管代谢学科，从而提高临床医生对心

血管代谢疾病的认识水平，提升心血管代谢疾病的综合管理和治疗能力。中华医学会心血管病学分会于2017年设立代谢性心血管病学组，学组成员致力于心血管代谢领域的学术推广、合作交流及人才培养。由代谢性心血管病学组成员牵头，于2019年9月举办了首届“中国心血管代谢大会”。大会专注心血管代谢领域和心血管疾病防治、诊疗、康复以及临床研究和科技成果转化，邀请了国内外知名代谢和心脑血管疾病领域的学者和专家，为与会者搭建学习、探讨、交流的学术平台。成立于2019年4月的“心血管代谢专病医联体”则将不同级别医院（包括省级医院、市级医院、社区医院乃至乡村卫生院等）组成网格式架构，并在此架构基础上，建立完善的质控体系来确保治疗策略的规范和推广。

2016年，国家自然科学基金委员会公布的“十三五”发展规划中，“糖脂代谢的稳态与功能调控机制”被列为生命科学优先发展的领域。另外，在首批重大项目中，“脂代谢可塑性调控的分子与细胞机制”也被划为生物医学领域的五个重大项目之一。2018年，国家自然科学基金委员会发布了“糖脂代谢的时空网络调控”重大研究计划。上述重点研发计划均着眼于代谢与心血管疾病发生、发展的机制研究，体现了学界打赢代谢与心脑血管疾病攻坚战的决心。我们有理由相信，未来的心血管代谢领域将有更为长足的进步。

二、新型降糖药物在心血管疾病中的应用

具有心血管获益的新型降糖药物，是近年来心血管代谢领域的重要突破，这些药物在控制血糖代谢异常的同时，带来降糖以外的心血管获益，让心血管代谢疾病从一个复合概念进一步转化为一个可治疗性疾病。2019年8月，欧洲心脏病学会（ESC）发布了《糖尿病、糖尿病前期与心血管疾病指南》，将心血管系统获益作为糖尿病治疗的首要考虑，着重推荐了钠-葡萄糖共转运体2（SGLT2）抑制剂和胰高血糖素样肽-1（GLP-1）这两种能够带来心血管获益的降糖药物，其推荐级别优先于经典降糖药物二甲双胍。指南具体推荐意见包括：①推荐2型糖尿病合并心血管疾病或极高/高风险的患者用恩格列净、卡格列净、达格列净，以减少心血管事件的发生（Ⅰ,A）；②推荐2型糖尿病合并心血管疾病的患者使用恩格列净来降低死亡风险（Ⅰ,B）；③推荐2型糖尿病合并心血管疾病或极高/高风险的患者使用利拉鲁肽、索马鲁肽或度拉糖肽来减少心血管事件的发生（Ⅰ,A）；④推荐2型糖尿病合并心血管疾病或极高/高风险的患者使用利拉鲁肽来降低死亡风险（Ⅰ,B）；⑤对于无心血管疾病但有中度风险、超重的2型糖尿病患者，考虑二甲双胍治疗（Ⅱa,C）。

EMPA-REG、CANVAS和DECLEAR研究结果相继公布，均证实新型口服降糖药物SGLT2抑制剂可在降糖的基础上有效降低糖尿病患者心力衰竭住院以及心血管、全因死亡风险。上述几项研究的观察终点均包括主要不良心脑血管事件（包括全因死亡、非致死性心肌梗死、非致死性脑梗死）、心血管死亡和心力衰竭住院。研究结果显示，SGLT2抑制剂治疗的总体获益主要来自心力衰竭住院风险的降低，且在合并与未合并心力衰竭的糖尿病患者中同样表现出了该疗效。2019年欧洲心脏病学会（ESC）会议上公布的DAPA-HF研究结果中，中位随访时间为18.2个月，结果显示达格列净可显著降低左心室射血分数下降（LVEF<40%）的心力衰竭患者病情恶化风险（包括因心力衰竭住院或需接受急诊静脉治疗的心力衰竭）和心血管死亡风险，且糖尿病与非糖尿病患者获益相当。基于上述研究结果，SGLT2抑制剂不仅成了降糖治疗的重要药物，也成功“跨界”到了心力衰竭的治疗领域。目前的研究热点转向了探讨其在心力衰竭治疗领域中的作用，包括射血分数保留的心力衰竭和射血分数降低的心力衰竭的临床研究都在进行中。SGLT2抑制剂在DAPA-HF研究中出

人意料的结果，让我们对未来在射血分数保留的心力衰竭中的应用充满了期待。

三、新型降脂药物在心血管疾病中的应用

前蛋白转化酶枯草溶菌素 9（PCSK9）抑制剂是近几年血脂治疗领域的重大突破。已公布的 FOURIER、SPIRE 和 ODYSSEY 研究中，PCSK9 抑制剂通过显著降低胆固醇水平，从而在他汀治疗基础上进一步减少了心血管疾病患者的不良事件。2018 年 11 月，PCSK9 抑制剂 alirocumab 临床试验（ODYSSEY-OUTCOMES 研究）正式发表于新英格兰医学杂志。这是目前 PCSK9 抑制剂领域随访时间最长的研究。在长达 2.8 年的随访期中，研究者观察到 alirocumab 可将 LDL-C 目标值控制在 25~50mg/dl，甚至达到 15mg/dl，且较对照组显著减少了 MACE、心肌梗死和缺血性卒中，并降低全因死亡，同时安全性和耐受性良好。目前完成临床验证的 PCSK9 抑制剂共有 3 种，包括 evolocumab、bococizumab 以及此次报道的 alirocumab；上述 3 种药物均显示出强大的降胆固醇药效以及随之而来的心血管系统获益。PCSK9 抑制剂成为动脉粥样硬化性疾病及家族性高胆固醇血症的强有利治疗手段。

上述研究中发现，LDL-C 水平越高的患者疗效更明显，因此认为这类患者可以从 alirocumab 治疗中获益更多。这实际上从侧面为胆固醇理论提供了证据，再次明确了降胆固醇治疗在 ASCVD 疾病中的基石地位。从 FOURIER 研究到 ODYSSEY 研究，可以视为是 PCSK9 抑制剂的成功，同时也是胆固醇理论的重大胜利。除他汀以外，我们已经拥有了更多的降胆固醇“武器”。临床实践中，我们仍需遵循胆固醇理论，合理而充分地利用目前越来越强大的“武器”，从而有效狙击心血管疾病的头号敌人。价格因素可能是目前限制 PCSK9 抑制剂广泛应用的主要瓶颈。此外，单抗药物长期应用可诱导产生内源性抗体对其灭活性，人源性抗体虽然抗原性较弱，但尚不能完全排除长期应用后药效减低的可能，这也是在今后真实世界应用过程中需要关注的问题。更新后的美国和欧洲血脂管理指南均给出了逐步升级的“阶梯性”治疗推荐：初始使用他汀、他汀加量、联合胆固醇吸收抑制剂、联合 PCSK9 抑制剂。我们期待新指南的推广和应用能够进一步提高临床实践中的胆固醇管理效率。

四、其他代谢异常与心血管疾病

甲状腺激素对心血管系统具有多方面的影响，甲状腺激素水平异常在心血管疾病的发生、发展中起着重要的作用。随着对甲状腺激素作用机制的明确，以及一些临床研究的开展，人们认识到甲状腺功能异常可导致血流动力学变化、外周血管阻力变化、血脂变化、高血凝状态、内皮损伤等作用，从而在心血管疾病中扮演重要角色。甲亢对心血管系统的影响较为明确，通过药物治疗等方式控制甲亢后可以有效缓解症状。甲减对心血管系统也产生多方面的影响，在合并其他心血管疾病的状态下，甲减对心血管系统的不利影响更为明显。动物实验中，甲状腺功能破坏的大鼠模型，冠脉微循环受损，冠脉血流减少，并最终发生心力衰竭。而在队列研究中，甲状腺功能减退是心力衰竭发生的独立危险因素，同时也是已患心力衰竭人群远期不良事件的预测因子。心肌梗死急性期的甲状腺功能减退是严重心肌损伤和心功能下降的标记。对扩张型心肌病和肥厚型心肌病患者而言，甲状腺激素水平的下降与远期死亡率增加相关。

在较早临床研究中，研究者发现补充甲状腺激素可以改善患者心功能、血流动力学状态，提高运动耐力，并且显示出对神经内分泌系统的去激活作用，降低去甲肾上腺素和醛固酮。现有的治疗方案主要有 3 种：①人工合成甲状腺激素 T_4 或者 T_3，两者具有自身甲状腺

激素的全部作用，对人体产生全身性的影响；②具有心血管选择性的甲状腺激素模拟剂，主要是3，5-二碘代甲腺丙酸（DITPA），能够特异性地作用于心血管系统，避免了甲状腺激素对其他组织器官的作用；③甲状腺激素受体拮抗剂。临床应用中，既要保证有效改善患者心脏功能，又要同时考虑到药物对患者全身状态的影响。替代治疗中，选择何种合成激素或模拟剂以及剂量多少，尚无定论，还需要大规模、多中心的研究，以确定合理的用药方案及对心血管疾病预后的影响。

非酒精性脂肪肝病（NAFLD）是另一种常见的代谢异常疾病，且在中国人群中发病率不断攀升。2019年*Lancet*杂志发表的“亚太地区肝病负担报告”中，中国地区的NAFLD患病人群估计为2.43亿人。许多队列研究表明，NAFLD患者的心血管死亡增加。Targher等完成的一项研究中，对来自16项研究的34 043人进行了荟萃分析，这些研究的主要终点为心血管事件（死亡、心肌梗死、卒中或冠状动脉血运重建）。研究结果显示，与没有NAFLD的患者相比，NAFLD患者发生致死性和/或非致死性心血管事件的风险更高（OR=1.64，95%CI 1.26~2.13）。另一项对6项研究的25 837名患者的荟萃分析中也发现，NAFLD患者（通过超声诊断）发生临床心血管事件的风险显著高于无NAFLD的患者（RR=1.77，95%CI 1.26~2.48）。这些研究显示，NAFLD与心血管事件增加有关，但与总体死亡率或CVD死亡率的关联并不显著。

NAFLD对心血管系统的影响存在多种潜在机制，其中胰岛素抵抗是核心环节。NAFLD的发生与胰岛素抵抗密切相关，而胰岛素抵抗已被证实是多种心血管代谢疾病的危险因素。NAFLD的一级预防措施和理念与心血管病类似，其中，生活方式改变，包括减肥、改善饮食习惯和增加体力活动是预防的重要组成部分。药物治疗方面，传统观念认为胰岛素增敏剂可改善NAFLD患者的胰岛素抵抗。在LEAN试验中，与安慰剂相比，使用长效GLP-1受体激动剂利拉鲁肽的患者的非酒精性脂肪肝炎消退率更高（39% *vs.* 9%）。利拉鲁肽同时可带来心血管获益，在糖尿病人群中降低非致死性心肌梗死、非致死性卒中、心力衰竭入院和心血管死亡的发生率。基于上述结果，GLP-1受体激动剂可能是治疗NAFLD患者的合适药物。

五、总　结

心血管代谢疾病是指包括一系列有关肥胖、糖耐量异常、胰岛素抵抗、糖尿病、甲状腺功能异常、肾脏和肝脏等代谢异常伴随心血管疾病的一大类疾病。心血管代谢疾病所包含的组分，正是在我国普遍蔓延的慢性病类型。《“健康中国2030”规划纲要》明确表示将针对心血管疾病、糖尿病等四类重大慢性病实施防治行动。在这样一个时代背景下，推动心血管代谢学科发展、普及心血管代谢疾病防治理念、提升心血管代谢疾病诊疗水平将成为心血管领域的重要工作任务。近年来，新型降糖、降脂药物的研发为有效控制心血管代谢疾病提供了高效的工具，但生活方式干预依然是基石。临床工作中，应重视心血管代谢疾病的综合管理，从风险评估、生活方式干预到合理用药，全面提高心血管代谢疾病的诊疗水平。

（唐熠达）

2020 年 AHA 妊娠患者诊疗中心血管问题的科学声明解读

2020 年 4 月 5 日，美国心脏协会（American Heart Association，AHA）发布《妊娠患者诊疗中心血管问题的科学声明》。该声明概述了妊娠期心血管疾病的诊断和治疗，针对妊娠期生理学变化、孕前咨询、妊娠期的心血管问题、分娩计划及产后随访等方面作了推荐，并针对每一项推荐的依据作了叙述性说明。该声明强调针对心血管疾病高危的妊娠妇女，需要一个心脏产科团队（或称妊娠心脏团队）在妊娠期、围生期和产后进行早期和专业的多学科管理。

一、妊娠期间生理学变化

女性在妊娠期间会出现复杂而动态的血流动力学变化和结构变化。这些变化随着胎儿的生长和发育而持续，在分娩时达到顶峰并持续到产后。妊娠期左心室结构的改变、肾素-血管紧张素-醛固酮系统（renin-angiotensin-aldosterone system，RAAS）的激活和激素水平的波动，会导致机体血容量增加、心排出量增加以及循环阻力下降。分娩时，巨大的体液变化会导致围生期血压不稳定，通常在分娩前升高，在产后 1 周内下降。

二、孕 前 咨 询

心血管疾病是导致孕、产妇间接死亡的主要原因。患有心血管疾病的女性在孕前应接受有关母亲及胎儿风险的咨询和评估，并由专业的经验丰富的心脏产科团队进行监护。心脏产科团队通常由产科医师、心脏病专家、麻醉师、母胎医学专家、遗传学家、神经学科专家、护士和药剂师组成。

在孕前咨询中，心脏产科团队应充分评估妊娠期风险，向患者阐明妊娠期不同阶段的预期或潜在的风险和处理方案。需要评价妊娠期计划使用的药物的安全性问题。例如，血管紧张素转换酶抑制剂（angiotensin converting enzyme inhibitor，ACEI）和血管紧张素受体拮抗剂（angiotensin receptor antagonist，ARB）具有明确的致畸作用，需替换为其他药物。另外，需要在孕前进行全面的体检，包括评估补充叶酸的必要性和营养状况。

推荐使用修正的世界卫生组织（modified World Health Organization，mWHO）妊娠风险分级，这是唯一经过前瞻性验证的风险评估方法。既往心血管疾病病史、心律失常病史、心力衰竭病史、静息发绀、正在使用抗凝治疗及机械瓣膜等因素，均可导致妊娠妇女心血管风险增加。肺动脉高压、严重心功能不全、严重左心梗阻和伴有结缔组织疾病的明显主动脉扩张的女性，妊娠风险过高，应避免妊娠。然而，临床中此类高危女性妊娠的情况并不少见。针对这种情况，心脏产科团队需会诊，提出最佳方案，以降低后续的妊娠妇女心血管风险、产科风险以及胎儿风险。

三、妊娠期的心血管问题

1. 妊娠期高血压疾病 美国妇产科学会将妊娠期高血压疾病分为 4 类：子痫前期 / 子痫，妊娠期高血压，慢性高血压，慢性高血压合并子痫前期。子痫前期被定义为高血压（既往血压正常的妊娠妇女妊娠 20 周后出现收缩压≥140mmHg 和 / 或舒张压≥90mmHg）伴有蛋白尿或特定的临床情况。与正常人群相比，子痫前期女性心血管疾病死亡率增加 71%，冠状动脉疾病风险增加 2.5 倍，心力衰竭风险增加 4 倍。

该声明强调了结合生活方式和行为改变的多学科管理策略的必要性，包括饮食、锻炼、戒烟等。子痫前期高危女性（慢性高血压、既往早产型子痫前期病史、妊娠 <34 周的早产史、糖尿病），可以考虑服用低剂量阿司匹林，并应在第一妊娠期（前 3 个月）末开始服用。

鉴于药物对于妊娠潜在风险和大型临床研究证据的缺乏，妊娠期降压药物一直存在争议。该声明推荐拉贝洛尔、硝苯地平和甲基多巴作为妊娠期的一线降压药物。氢氯噻嗪作为高血压治疗的二线药物。需要说明的是，该声明中将氢氯噻嗪作为妊娠期降压药物，这一点与近年多个指南推荐不一致。2019 年英国国家卫生与临床优化研究所（National Institute for Health and Clinical Excellence，NICE）妊娠期高血压诊断和管理指南指出，噻嗪型或噻嗪样利尿剂因有致畸和引起新生儿并发症风险，建议停用。中华医学会妇产科学分会《妊娠期高血压疾病诊治指南（2020）》也提出，妊娠期一般不使用利尿剂降压，以防血液浓缩、有效循环血量减少和高凝倾向。

在启动降压治疗的阈值和降压目标值方面，考虑到目前还没有明确的共识，该声明中并未作出具体数值上的推荐。该声明引用了 2015 年妊娠期高血压控制研究（Control of Hypertension In Pregnancy Study，CHIPS）的结果。妊娠期严格控制血压组（舒张压目标值 85mmHg）与未严格控制血压组（舒张压目标值 100mmHg）在不良围生期结局和妊娠妇女总体并发症方面没有显著差异。未严格控制血压组妊娠妇女进展为严重高血压的风险明显增高。

对于重度高血压的患者（血压≥160/110mmHg，持续 15 分钟），该声明建议应在 30~60 分钟内迅速分诊和治疗，以降低妊娠妇女发生心力衰竭、心肌缺血、卒中或肾脏疾病的风险。推荐静脉注射拉贝洛尔或肼屈嗪。如果静脉通道尚未建立，可立即口服快速释放的硝苯地平。子痫前期合并肺水肿，首选静脉注射硝酸甘油。为预防子痫发作，建议静脉注射硫酸镁。应注意的是，硫酸镁与钙通道阻滞剂有潜在的协同作用，需警惕导致低血压的可能。

对于妊娠期高血压疾病的患者，产后应重视血压的监测与控制。即使在妊娠期没有进行药物降压治疗，也需在产后 1~2 周进行密切的血压监测。部分患者可能会在产后发生重度高血压或产后子痫前期。妊娠期服用降压药物，产后持续性高血压患者（≥150/100mmHg）应继续进行降压治疗。产后前几周应调整用药，保持收缩压不高于 150mmHg，舒张压不高于 100mmHg。对于产后高血压持续超过 6 周至 3 个月的患者，应在个体化治疗的基础上进行血压管理。

2. 妊娠期高脂血症 总胆固醇、甘油三酯和低密度脂蛋白水平在妊娠期间稳步上升，并在分娩时达到峰值。然而，在正常妊娠中，甘油三酯和总胆固醇均不超过 250mg/dl（甘油三酯 2.825mmol/L，总胆固醇 6.475mmol/L）。主要脂蛋白水平在分娩后 3 个月里下降到接近孕前的水平。

最常见的妊娠期间需要处理的血脂异常是严重高甘油三酯血症和家族性高胆固醇血

症。妊娠相关并发症(如子痫前期和妊娠期糖尿病)与甘油三酯水平 >250mg/dl(2.825mmol/L)有关。因胎儿风险问题,药物治疗受到限制。妊娠期间禁忌使用他汀类药物。建议所有患者采用有益身心健康的生活方式(饮食、运动、体重管理)。甘油三酯水平 >500mg/dl(5.65mmol/L)的患者有发生胰腺炎的风险,妊娠中期使用降脂药物(Ω-3 脂肪酸联合或不联合非诺贝特 / 吉非罗齐)可能获益。

3. **妊娠期缺血性心脏病** 妊娠期缺血性心脏病是一种罕见但可能致命的疾病。妊娠妇女发生急性心肌梗死(acute myocardial infarction,AMI)的风险比非妊娠妇女高 3~4 倍。常见原因是妊娠相关的自发性冠状动脉夹层和非冠状动脉阻塞性的心肌梗死。动脉粥样硬化所致心肌梗死的比例不到 50%。妊娠晚期和分娩后是风险最高的时期。

对于动脉粥样硬化性 ST 段抬高型心肌梗死的患者,建议通过经皮冠状动脉介入治疗(percutaneous coronary intervention,PCI)及时进行冠状动脉再灌注。应采取铅屏蔽等措施减少对胎儿的辐射。如果不能及时行 PCI,通常不建议进行溶栓治疗,溶栓治疗可导致妊娠妇女出血的风险增加。对于斑块负荷较重或不稳定的非 ST 段抬高型心肌梗死患者,也建议采用介入治疗。稳定的低风险患者建议保守治疗。

在动脉粥样硬化斑块破裂或冠状动脉血栓形成的情况下,建议 PCI 及支架植入。PCI 术后可小剂量应用阿司匹林,也可在短期内谨慎使用氯吡格雷。应避免使用其他抗血小板药物。

妊娠相关的自发性冠状动脉夹层的诊断很有挑战性。对于这部分患者,建议保守治疗和住院监护。因为在夹层发生的数月之后,有大概率可自行恢复。球囊扩张或支架扩张所产生的径向力可使夹层扩大,导致手术失败。仅当患者出现左主干冠状动脉夹层、血流动力学不稳定、反复发作胸痛或持续缺血时,才应行 PCI 治疗。目前还没有很好的药物治疗方案,推荐抗血小板药物联合 β 受体阻滞剂(如拉贝洛尔)治疗。

4. **妊娠期心肌病** 围生期心肌病(peripartum cardiomyopathy,PPCM)是指排除妊娠末期或产后的可逆原因和已知心脏病等情况后,出现心室收缩功能障碍的新发心肌病(左室射血分数 <45%),是产妇发病和死亡的重要原因。由于扩张型心肌病和 PPCM 具有相似的病理生理学特点,在诊断上有一定难度。因此,重要的是需要排除可逆性左心室功能不全的原因(如心肌炎、高血压、潜在的瓣膜疾病、毒素、缺血)。PPCM 患者的预后与左室射血分数密切相关。

妊娠期心力衰竭的治疗主要是容量控制(如利尿剂)、减少后负荷(如硝酸盐、肼屈嗪)、心律控制(如 β 受体阻断剂、地高辛)和必要的抗凝治疗。2018 年欧洲心脏病学会妊娠期心血管疾病管理指南推荐溴隐亭可作为 PPCM 患者的辅助治疗。PPCM 患者再次妊娠时复发风险较高,产后应尽早采取避孕措施。

其他类型心肌病妊娠妇女的管理,取决于个人的生理状况和病情的严重程度。例如,一些患有肥厚型心肌病的女性对妊娠的耐受性较好。然而,高达 23% 的患者在妊娠期间发生心力衰竭或心律失常相关并发症,尤其是在妊娠晚期或产后。治疗方案应针对特定的临床情况(如 β 受体阻滞剂治疗左室流出道阻塞或心律失常)。在容量控制中应谨慎应用利尿剂,因为有左室流出道梗阻的患者需要保持一定的前负荷。在产后早期必须特别注意,体液和后负荷的变化可能会使血流动力学恶化。

5. **妊娠期心律失常** 近年来,随着高龄(特别是 41~50 岁)妊娠妇女的增多,妊娠相关心律失常住院的人数有所增加。窦性心动过速和房室的期前收缩引起的心悸通常是自限性的，不需要药物治疗。复杂的心律失常需要心脏产科团队的介入，采取必要的抗心律失常治疗或考虑进行电生理检查及射频消融。

持续性心律失常通常发生在具有潜在结构性心脏病、甲状腺疾病或电解质紊乱的患者中。稳定的室上性心动过速的治疗与普通成人相同，如果刺激迷走神经操作失败，可以静脉注射腺苷。预激综合征（wolff-parkinson-white syndrome，WPW）可在妊娠期间恶化。普鲁卡因胺可广泛用于复杂的快速心律失常。房性心律失常如果药物治疗失败，必要时可行导管消融，但须尽量减少辐射暴露。

妊娠期新发房颤通常提示存在潜在的心脏病，需要住院进行专科诊治。如病情不稳定，建议直接电复律而不是药物复律，电复律是非常安全和有效的。地高辛、β 受体阻滞剂和钙通道阻滞剂可用于心率控制。应避免使用胺碘酮。如有必要，对于药物难治性心房扑动可采用导管消融，但应尽可能避免辐射暴露，最好将消融推迟至妊娠中期。对于有瓣膜性心脏病或高卒中风险的患者，在第一妊娠期（前 3 个月）之后可使用维生素 K 拮抗剂；如使用低分子肝素，应定期评估抗Ⅹa 因子的效力。

患有先天性长 QT 综合征的女性进行孕前咨询时，建议告知其恶性快速心律失常风险会显著增加，需要在整个妊娠期应用 β 受体阻滞剂。对于症状严重的心动过缓患者，无论妊娠状态如何，都需要应用起搏器治疗。

如室上性心动过速、房颤或室性心律失常出现显著的血流动力学变化，建议采用同步电复律。在紧急的情况下，可采用非同步电复律。针对血流动力学稳定的持续性室性心动过速药物治疗的报道有限。一般来说，静脉注射普鲁卡因和利多卡因是安全的。

6. 妊娠期心脏瓣膜病 无论发病机制和既往治疗情况如何，有瓣膜性心脏病病史的女性都应接受心脏产科团队的孕前评估。包括使用人工机械瓣膜、中度至重度先天性反流或左侧狭窄性瓣膜病变，以及伴有心室功能不全或肺动脉高压的患者，在妊娠前应充分讨论其安全性和潜在风险。建议使用 mWHO 妊娠风险分级进行风险评估和随后的管理。严重的瓣膜性心脏病，应在孕前进行手术治疗。应根据患者临床情况制订个体化手术方案，但推荐使用生物瓣膜，以尽量减少妊娠期抗凝治疗的需要。

左侧狭窄性瓣膜病变在妊娠期风险最高。妊娠期血容量增加、心率加快和心排出量减少使狭窄加重，使得孕前无症状的患者可能会出现临床症状。二尖瓣狭窄（常见于风湿性心脏病）增加妊娠妇女和胎儿发病率及死亡率。未经治疗的二尖瓣狭窄可导致心力衰竭、肺水肿、房性心律失常、脑血管事件和死亡。其风险随着二尖瓣狭窄严重程度增加而增加。对于有症状或有明显肺动脉高压的二尖瓣狭窄患者，首选选择性 β_1 受体阻滞剂。经皮二尖瓣切开术适用于合并心力衰竭或经优化治疗后仍有明显肺动脉高压的二尖瓣狭窄患者（最好是孕 20 周后实施）。虽然重度主动脉瓣狭窄通常比二尖瓣狭窄的预后好，但也增加妊娠期心血管风险，包括心力衰竭、心律失常和死亡（罕见）。胎儿不良结局包括早产和胎儿生长受限。较严重的主动脉瓣狭窄发生胎儿不良结局的风险高。

反流性瓣膜病变患者在妊娠期通常耐受性较好，较少出现并发症，因为低阻力胎盘循环和系统性血管阻力降低导致心脏后负荷降低。然而，在孕前进行了优化药物治疗后仍有持续症状者，应考虑在孕前进行瓣膜修复或置换术。反流性瓣膜病变的女性，即使整个妊娠期病情稳定，但在高容量负荷下，当产后全身循环阻力突然增加时，仍有发生肺水肿的危险。

使用人工机械心脏瓣膜的妊娠妇女，母胎发病率和死亡率的风险均增加。母亲风险包括死亡率增加、瓣膜血栓相关的瓣膜功能障碍、心力衰竭、卒中和出血。胎儿风险包括死亡率增加、畸形和出血。人工心脏瓣膜妊娠妇女的抗凝策略仍存在争议。2014 年美国心脏协会 / 美国心脏病学会瓣膜性心脏病患者管理指南和 2018 年欧洲心脏病学会妊娠期心血管疾病管理指南推荐,如果华法林的维持剂量可以≤5mg/d,则继续应用华法林抗凝治疗。如果华法林的维持剂量 >5mg/d 或者患者拒绝应用华法林,可采用低分子肝素(以周峰值为指导,考虑抗Xa 因子的谷值,目标为 0.8~1.2U/ml)或持续性普通肝素替代治疗,均需校正剂量。妊娠中期可恢复使用华法林。预产时需调整为持续性普通肝素。分娩前需要短暂地停止抗凝。

7. 主动脉疾病和妊娠 由于妊娠期血流动力学变化和激素的共同作用可以影响血管和结缔组织的完整性,所以妊娠妇女的主动脉疾病具有很高的心血管风险。遗传性纤维蛋白原缺乏症(heritable fibrillinopathies)、二尖瓣瓣膜相关主动脉病和特纳综合征(Turner syndrome)是导致育龄期女性出现主动脉瘤和主动脉夹层的众多原因之一。

一些已发表的指南建议,进行预防性主动脉根部置换术以避免自发性夹层。对患有主动脉疾病的女性,需在产前、围生期、产后各阶段进行诊室血压和主动脉超声心动图的评估。建议应用 β 受体阻滞剂严格控制血压。应在妊娠期间(低危、轻度扩张的妊娠妇女每 12 周进行 1 次,主动脉严重扩张或夹层风险高的妊娠妇女每 4 周进行 1 次)和分娩后 6 个月进行超声心动图监测。在妊娠期间,Stanford A 型夹层是一种外科紧急状况,需要心胸外科干预,以快速分娩胎儿和修补夹层。对于稳定的 B 型主动脉夹层,建议包括严格控制血压在内的保守治疗。

8. 妊娠期深静脉血栓形成和肺动脉栓塞 在妊娠期,静脉血栓栓塞(深静脉血栓形成和肺栓塞)的发生率高出 4~5 倍。然而,妊娠期间发生静脉血栓栓塞的绝对风险仍然很低,肺栓塞为 0.3%,深静脉血栓形成为 1.2%,且大多数(70%)发生在产后。

深静脉血栓形成常表现为肢体疼痛或肿胀,可通过超声诊断。妊娠期深静脉血栓形成通常发生在近端(髂静脉或髂股静脉),以左侧为主。对于超声检查为阴性但临床高度疑似者,应连续 3~7 天行超声检查或骨盆磁共振成像检查。

由于肺栓塞的临床表现与正常妊娠期间常见的症状易混淆,肺栓塞的诊断具有一定难度。因此,在有静脉血栓栓塞史或血栓形成史等危险因素的情况下,需要高度怀疑肺栓塞的可能。约 1/3 的肺栓塞患者没有任何症状。肺栓塞的初步评估应包括心电图、胸部 X 线和血液检查,以排除心肌缺血、贫血或感染等其他病因。

D- 二聚体在妊娠期肺栓塞排除诊断方面存在争议。D- 二聚体在妊娠各阶段都可能升高,特异性差,甚至在个别病例中会出现假阴性。新近的数据显示,在低危妊娠妇女中高敏感 D- 二聚体检测的阴性预测值≈100%,特别是在第一妊娠期和第二妊娠期早期。

确诊肺栓塞需要影像学检查,如肺显像(通气 / 灌注扫描)或 CT 血管造影。两种方法敏感性相似。与急诊室的通气 / 灌注扫描相比,CT 血管造影更可及和有效,变异性更低。当然,检查方法的选择也需根据医疗机构具体情况而定。

一旦确诊,所有静脉血栓栓塞都应进行抗栓治疗。急性肺栓塞、血栓负荷大的深静脉血栓、血流动力学不稳定以及手术或分娩患者,建议静脉注射普通肝素。对于稳定的患者,低分子肝素优于普通肝素。大约 4% 的静脉血栓栓塞的妊娠妇女发生心搏骤停。对于血流动力学不稳定或大量血栓的肺栓塞患者,建议进行溶栓治疗。只有在抗凝禁忌或抗凝失败的情况下,才考虑使用下腔静脉滤器。

9. 妊娠期脑血管疾病 有一些特殊的脑血管疾病是与妊娠相关的，在非妊娠期女性中少见。妊娠晚期和产后 6 周内（产褥期）发生脑血管疾病风险最高，包括缺血性卒中、脑静脉血栓形成（cerebral venous thrombosis，CVT）、脑出血、可逆性脑血管收缩综合征（reversible cerebral vasoconstriction syndrome，RCVS）和可逆性后部脑病综合征（posterior reversible encephalopathy syndrome，PRES）。

近期荟萃分析显示，妊娠期缺血性卒中发生率为 12.2/10 万。妊娠期缺血性卒中的危险因素包括高血压、镰状细胞贫血、系统性红斑狼疮和偏头痛。妊娠期卒中的致病因素包括高凝、卵圆孔未闭引起的反常栓塞、羊水栓塞、动脉夹层，以及 PPCM 导致的心因性血栓。妊娠期高凝状态的原因包括血管性血友病因子、因子Ⅷ、纤溶酶原激活因子 1 和纤溶酶原激活因子 2、纤维蛋白原增加，蛋白 C 抵抗，蛋白 S 浓度降低，高泌乳素血症引起血小板聚集，静脉血液滞留以及分娩过程中内皮损伤。血压升高并不是造成妊娠期急性卒中的唯一原因。事实上，子痫前期，包括持续严重高血压的患者，脑出血的比率很低。子痫前期患者卒中的另一个原因是内皮功能障碍对血 - 脑屏障系统造成了损伤。

在没有致残的情况下，静脉溶栓在急性缺血性卒中妊娠妇女中相对禁忌。在致残性缺血性卒中情况下，应考虑溶栓。抗凝或抗血小板治疗应遵循前文所述建议。

荟萃分析显示，CVT 发生率为 9.1/10 万，其中妊娠妇女和产后女性占成年 CVT 患者的 20%。研究显示，CVT 与产褥期有关，而与妊娠无关。CVT 患者应根据妊娠阶段和哺乳状态选择抗凝药物。

妊娠期和产褥期颅内出血和非动脉瘤性蛛网膜下腔出血的风险也会增加，特别在子痫前期和子痫患者中。荟萃分析显示，脑出血发病率为 12.2/10 万。产褥期脑出血的危险因素包括 >35 岁、黑种人、既往高血压、妊娠期高血压、子痫前期 / 子痫、凝血障碍和吸烟。脑动脉瘤和血管畸形增加妊娠期脑出血的风险。对已知颅内血管畸形患者，孕前咨询应包括血管神经学和神经外科评估，并进行特殊监测。

RCVS 和 PRES 均与子痫前期和子痫相关，继发于大脑自我调节功能失调。RCVS 典型表现为雷击性头痛（在≤1 分钟内达到峰值强度）。与非妊娠人群相比，妊娠妇女 PRES 更容易出现头痛，但较少发生脑病。RCVS 和 PRES 可同时发生，并可出现非动脉瘤性蛛网膜下腔出血。RCVS 的治疗包括钙通道阻滞剂（硝苯地平）和镁剂。PRES 的治疗是高血压管理。

神经系统急症的诊断可能需要使用计算机断层扫描和造影剂。当有条件时，磁共振成像和血管造影术是避免辐射和造影剂暴露的首选方式。

四、分娩时间和方式

由心脏产科团队根据妊娠妇女和胎儿的具体情况制订分娩计划。对于大多数患有心脏病的妊娠妇女来说，更倾向于自然分娩和阴道分娩。剖宫产增加感染和血栓并发症的风险，同时也可增加出血风险。

五、产 后 随 访

在围生期住院阶段，建议与患者讨论再次妊娠的可行性、避孕措施、随访计划，以及未来发生心血管疾病的风险。建议在分娩前或出院前制订避孕计划。血栓高风险（复杂的先天性心脏病、发绀性心脏病、静脉血栓栓塞风险）、风湿病和出血高风险（接受双重抗血小板治疗，发绀性心脏病）女性，需要慎重选择避孕方法。

已有或新发生心力衰竭、严重心律失常、严重瓣膜病、主动脉病变或近期心肌梗死的患者，产后需进行持续的有创监测，直到血流动力学稳定为止。主动脉病变或新发 PPCM 患者，需要长期心血管专科随访。

妊娠期高血压疾病、妊娠期糖尿病、早产、小于胎龄儿等不良妊娠结局，增加未来发生心血管疾病(高血压、缺血性心脏病、卒中)的风险。这些女性需要进行长期随访，尽早进行心血管危险因素综合干预。

随着我国生育政策的调整，高龄妊娠妇女逐年增多，加之高血压、糖尿病患病人群年轻化，以及越来越多患有先天性心脏病的女性存活到育龄期，临床医师会面临越来越多的妊娠期心血管疾病的问题。心血管内科医师和基层初级保健医师应该对妊娠期心血管疾病有大体上的认知。妊娠期心血管疾病涉及多学科，需要心脏产科团队共同努力，这对于降低女性妊娠期和产后 1 年内的患病率及死亡率至关重要。

(杨宁　李玉明)

参 考 文 献

MEHTA L S, WARNES C A, BRADLEY E, et al. Cardiovascular Considerations in Caring for Pregnant Patients: A Scientific Statement From the American Heart Association [J]. Circulation, 2020, 141 (23): e884-e903.

心血管疾病家庭心脏康复模式

心脏康复是一门融合心血管医学、运动医学、营养医学、心身医学和行为医学的学科体系，为心血管病患者在急性期、恢复期、维持期以及整个生命过程中提供生理、心理和社会的全面和全程管理服务。心脏康复中心模式（center-based cardiac rehabilitation，CBCR）在发达国家已开展多年，其疗效已获得大量临床研究证据，欧洲心脏病学会、美国心脏协会和美国心脏病学会，均将心脏康复列为心血管疾病防治的Ⅰ级推荐。日本、美国、欧洲、部分亚洲国家认识到心脏康复对冠心病防治的重要价值，均将之纳入医疗保险。

家庭心脏康复模式（home-based cardiac rehabilitation，HBCR）与心脏康复中心模式相对而言，是将医院和家庭连接起来，患者的系统评估和阶段评估在医院完成，患者实施心脏康复的场所在家庭，通过自我监测和管理实现心脏康复。HBCR 不仅可解决患者因时间、距离和医疗费用受限无法接受心脏康复的问题，也可以解决医院无场地、设备和工作人员而无法开展心脏康复的困难。《欧洲心血管疾病（CVD）预防指南》指出，家庭心脏康复模式有望增加心脏康复参与度并促进行为改变。心脏康复国际 Cochrane 健康协作组织（国际化的医疗研究评价组织）对比较 CBCR 和 HBCR 疗效的随机对照研究进行了综述，得出如下结论：低到中等强度的证据表明，在近期心肌梗死或冠状动脉血运重建患者中，HBCR 和 CBCR 对于生活质量和成本的获益相似。目前 HBCR 已被纳入包括澳大利亚、加拿大和英国在内的多个国家的卫生保健体系。2019 年初，美国心脏病学会（ACC）/ 美国心脏协会（AHA）/ 美国心肺康复学会（AACVPR）联合发布《以家庭为基础的心脏康复专家共识建议》，再次明确家庭心脏康复的价值。

我国是人口大国，不同地区医疗资源差异很大，家庭心脏康复不受限于时间、空间和距离，有望弥补这些差异。目前我国家庭心脏康复发展缓慢，主要原因包括缺乏标准化的家庭心脏康复流程和有效的质量控制体系，临床医师担心在家庭开展心脏康复治疗中可能产生的风险，以及无法获得与传统心脏康复同样的获益。国内胡大一、丁荣晶等在“十二五”国家科技支撑计划课题支持下的研究显示，二、三级医院或社区医务人员接受家庭心脏康复标准治疗模式的培训，依据家庭心脏康复标准治疗流程和质量控制数据的指导，可有效改善患者的运动能力、生活质量、治疗依从性和心血管危险因素达标率。

一、医院内建设家庭心脏康复中心

（一）基础设置

HBCR 模式不排斥 CBCR 模式，可在 CBCR 基础上同时开展，称为医院 - 家庭心脏康复复合模式。传统心脏康复中心的建设，请参考 2018 年发表在中华内科杂志上的《中国心血管疾病康复与二级预防指南 2018 精要》；没有场地和运动设备的医院，同样可开展心脏康复工作，可选择家庭心脏康复模式。家庭心脏康复中心的建设包括设立心脏康复门诊、心血管功能评估室、模拟运动训练室和物理治疗室，具体建议如下：

1. **心脏康复门诊** 有单独的诊室、有明确固定的出诊时间和心脏康复专业医师出门诊。

2. **心血管功能评估室基础设施**

(1) 心电监测:心电图、运动用心电监护。

(2) 急救设备:心脏急救包和除颤仪。

(3) 危险因素评估:心理、睡眠、生活质量、饮食、代谢异常等评估量表及体成分测试仪。

(4) 运动耐力和运动风险评估:心肺耐力评估实验室和6分钟步行试验场地。

(5) 其他:血压计、量尺、秒表。

3. **模拟运动训练室** 场地不做要求,但需适合运动治疗,避免跌倒损伤,可与其他医疗用地联合使用。场地基础配置:纸质版和电子版健康教育资料,便携式心电监测设备或心率表,配有弹力带、哑铃、瑜伽垫、平衡球、呼吸肌训练器等便携式运动器械。

4. **物理治疗室** 为可选配置,包括体外反搏、低中频治疗仪、生物反馈治疗仪和传统中医治疗技术等适宜技术。

(二) 人员要求

家庭心脏康复中心建议具备心脏康复专业能力的医师至少1人,接受过心脏康复专业培训合格护士和技师至少各1人,心脏康复运动治疗师1人或兼职,营养师、心理师和精神科医师可兼职。

1. **心脏康复医师责任** 全面负责心脏康复工作,筛选有适应证患者,负责全面评估和制定心脏康复处方,向患者解读评估结果和处方内容,定期组织心脏康复专业培训,负责特殊病例会诊,负责把控心血管和运动风险,组织开展科学研究,组织实施心脏康复质量控制。

2. **护士责任** 建立和维护患者档案,根据医师制定的运动处方,监护患者在模拟运动训练中的心率和心电情况,监督训练计划执行情况,定期随访患者,定期开展健康教育。

3. **运动治疗师** 根据心脏康复医师制定的运动处方,在模拟运动训练中为患者制定具体运动方案并指导运动实施,可兼职。

4. **营养师、心理师、精神科医师** 参与健康教育和指导有特殊需求患者,如营养师针对肥胖、营养不良患者的营养指导,心理师开展个体和团体心理干预,精神科医师针对中度以上焦虑、抑郁患者的专科治疗等,可兼职。

二、家庭心脏康复的适应证和禁忌证

1. **适应证** 基本要求:①运动危险分层为低危和中危。②无导致运动受限的因素,如关节退行性变、卒中后遗症、腰椎间盘突出等。③能够与医务人员正常交流,愿意接受心脏康复指导。④患者出院后启动家庭心脏康复时机:急性心肌梗死病情稳定2周后、冠状动脉支架植入术1周后、慢性心力衰竭病情稳定4周后、冠状动脉旁路移植术2周后;心脏瓣膜置换术(包括微创TAVI手术)4周后;稳定型心绞痛、下肢动脉闭塞症及一级预防人群,包括糖尿病、高血压、肥胖、血脂异常、代谢综合征、老年人群,时间不受限。

2. **禁忌证** ①不稳定型心绞痛状态;②安静时收缩压>200mmHg(1mmHg=0.133kPa)或舒张压>110mmHg;③直立后血压下降>20mmHg并伴有症状;④有症状性重度主动脉瓣狭窄;⑤有症状性肥厚梗阻性心肌病;⑥急性全身疾病或发热;⑦心率超过120次/min以上的房性心律失常;⑧频发多源室性期前收缩和室性心动过速;⑨未控制的明显窦性心动过速(>120次/min);⑩未控制的心力衰竭;⑪高Ⅱ度或Ⅲ度房室传导阻滞且未植入起搏器;⑫活动

性心包炎或心肌炎；⑬血栓性静脉炎；⑭近期血栓栓塞；⑮安静时 ST 段压低或抬高（>2mm）；⑯严重的、可限制运动能力的运动系统异常以及其他代谢异常，如急性甲状腺炎、严重低血钾、高血钾或血容量不足、重度贫血；⑰运动危险分层高危。

三、家庭心脏康复的核心内容

家庭心脏康复方案与门诊心脏康复方案相同，包括全面、细致的风险评估，详细的健康教育，全面的个体化心脏康复处方，心脏康复处方包括如下 5 个方面内容——运动处方、药物处方、戒烟处方、营养处方和心理睡眠处方。为便于患者在家中执行处方，要求各项处方的具体内容应明确、可测量、可实现、与疾病相关且有时间期限，尤其运动处方，须明确写明：明确的运动形式、明确的运动强度、每天的运动时间、每周的运动频率、多长时间增加运动时间和运动频率、何时增加运动强度、如何自我监测运动强度等内容。

家庭心脏康复顺序流程如下：①心脏康复初始全面评估；②制定心脏康复个体化处方，由心脏康复医师向患者解读评估结果和处方，确保患者理解处方执行的方案和必要性，时间约 30 分钟；③医院内进行心脏康复示范指导 1~2 次，提供家庭康复资料和运动监测设备；④初次评估后 1.5 个月回到医院复诊评估和处方更新；⑤初次评估后 3 个月进行心脏康复结局评估和处方更新；⑥制作心脏康复完成报告，明确告知心脏康复效果，制定下一步心脏康复方案和随访计划。

四、家庭心脏康复质量控制和安全策略

（一）医疗安全规范

1. 至少有一次面对面、一对一的患者教育，时间为 30 分钟，向患者详细介绍心脏康复处方内容和依从处方的必要性。

2. 要求患者每次开始运动康复前、中、后做血压与心率测量并记录。

3. 要求患者运动康复时携带硝酸甘油，佩戴心率监测设备，并严格按照运动处方进行运动。

4. 要求患者按照预定时间回到医院接受心脏康复中期评估和更新处方。

5. 每一个患者需完成结局评估和分析报告，患者数据应形成电子化档案留存。

（二）患者安全性教育

1. 指导患者了解运动康复过程中身体的警告信号，包括胸部不适或其他类似心绞痛症状、轻度头痛或头晕、心律不齐、体重增加和气喘等。

2. 指导患者掌握自救方法。患者在运动中若出现如下症状，如胸痛、头昏目眩、过度劳累、气短、出汗过多、恶心 / 呕吐以及脉搏不规则等，应马上停止运动，就地躺下或坐下休息，胸痛或胸闷时含服硝酸甘油 1 片，头晕或出汗过多时应适量饮用运动饮料，同时立即触摸脉搏和测量血压。如果感觉到有任何关节或肌肉不寻常疼痛，可能存在骨骼、肌肉的损伤，也应立即停止运动。

3. 强调遵循运动处方运动的重要性，即运动强度不超过目标心率或自感用力程度，并应注意运动时间和运动设备的选择。

4. 强调运动时热身运动和整理运动的重要性，与运动安全性有关。

5. 提醒患者根据环境的变化调整运动水平，比如温度、湿度和海拔变化。

6. 教育患者及家属熟知当地急救电话、最近的急救中心位置及自救措施等。

（三）质量控制

家庭心脏康复的获益与心脏康复质量密切相关，因此质量控制非常重要，家庭心脏康复的质量指标可包括以下内容：①家庭心脏康复转诊、加入和完成百分比；②健康行为方式：体育活动、饮食习惯、压力管理、药物依从性和烟草使用；③心血管危险因素：运动能力、血压、血脂水平、血糖控制、烟草使用和体重 / 组成；④功能能力、生活质量和焦虑 / 抑郁症状；⑤二级预防：再入院、复发性心血管事件和死亡率。

（四）健康教育

经历急性心脏事件（如急性冠脉综合征、经皮冠状动脉介入治疗和心脏开胸手术）后，大多数患者对自己的疾病和治疗经过并不了解，而不了解疾病以及错误信息的误导，是导致患者治疗不依从和出现焦虑、抑郁情绪的直接原因。临床上，多数患者希望了解自己得的什么病、目前接受治疗后效果如何、今后需接受什么治疗、还需注意什么、预后转归怎么样。既往有 3 项研究报道对冠心病和心力衰竭患者提供有关症状和体征的健康教育课程，有 2 项研究对加入 HBCR 治疗的患者及其家庭成员，提供健康教育支持课程，具有显著的临床价值。

1. **宣教内容**　首次健康教育方式建议一对一且面对面，由心脏康复医师或护士执行，内容包括：评估患者的文化程度、理解能力和识字能力，向患者介绍心血管解剖、疾病与症状、治疗方法、预后转归和自救方法，介绍心脏康复的价值和治疗方法，包括药物、运动、营养、心理及睡眠、戒烟的相关知识宣教。对运动的不确定和对运动风险的担忧导致患者回避运动，临床医师需向患者解释运动对患者身体有利和可能不利的影响，帮助患者辨别和评估症状与运动的联系。教会患者感觉和观察自己局部和全身性反应（例如心率与呼吸增快、胸痛症状、肌力增加和主观幸福感），学会将症状与客观的运动状态相联系。通过指导患者开始运动，并逐渐增加运动强度，增强患者参与运动的信心。这种启蒙教育将减少患者的焦虑情绪，增强患者在工作、娱乐及日常生活中的体力，促进患者参与和坚持运动。

2. **宣教方式**　可采取多种渠道，包括新媒体和传统媒体，2017 年一项针对大众的健康科普知识获取方式调查显示，倾向获取健康知识的渠道前 7 名依次是：微信订阅号、专家推送的微信、浏览网页、网络直播媒体、传统电视广播、报纸杂志、医师举办健康教育讲座（如病友会、冠心病俱乐部）。

3. **宣教时机**　急性期患者对健康和生命有更多思考，容易接受医务人员提供的各种健康信息，改变不良行为习惯。因此，住院期间对患者进行健康宣教非常重要，包括入院时、介入术前后或开胸术前后、急性心肌梗死病情稳定期、出院前等。不同心血管疾病的健康宣教内容略有不同，建议出院后 3 个月内完成系统的疾病健康教育。

4. **宣教频率**　出院后第一年建议每月一次，每次 1~2 小时。具体可根据实际情况而定。

（五）如何提供有效的沟通和社会支持

在心脏康复项目中，医务人员和患者之间的沟通、咨询和患者教育至关重要。在心脏康复中心模式中，医务人员和患者之间的沟通常常是通过面对面的交流方式解决，而家庭心脏康复则主要是通过电话、短信、微信或基于互联网的方法进行。专病俱乐部是链接心脏康复中心模式或心脏康复门诊与家庭心脏康复的桥梁，是发动广大患者参与度、提高依从性、发挥广大患者自我管理健康及医患互动的创新模式，应加强对专病俱乐部模式在心脏康复中价值的时效性研究。

五、电子技术在家庭心脏康复中的应用

电子技术有扩大心脏康复覆盖面的潜力，有望提高患者的参与积极性，并使患者与医务人员保持沟通成为可能。许多电子技术可在家庭心脏康复的实施中发挥作用，包括网站、邮件、短信、微信、手机应用程序和体动传感器、远程心率、心电图、血氧、血压监护和其他健康措施。有3项研究探讨了电子技术设备在家庭心脏康复服务中的价值，包括可穿戴式心率监测、远程便携式心电监护和移动远程监控系统。结果显示，基于电子技术的家庭心脏康复患者的依从性、运动能力和心率控制均等于或优于接受心脏康复中心模式的患者。人工智能和互联网加技术的发展使获得患者生命体征、体质指标等不受时间和空间的限制，有望实现对患者远程、实时的心血管和运动功能的评估、分析、预警及康复指导，在节省人力、场地、设备和资金的前提下有效实施心血管预防和康复。但仍需要更多的研究来评价电子技术支持的家庭心脏康复是否对项目参与、依从性和远期心血管事件具有长期的有利影响。

做好心血管疾病预防康复，推动五大处方进家庭。不仅要认真做好药物处方的“三性”(安全性、有效性和依从性)的随访管理，也要充分发挥运动处方、营养处方、双心医学(包括睡眠管理)和戒烟限酒处方落地。药物与非药物干预两手都要抓。心血管疾病患病率高，仅依靠医师单方面积极是不行的，要动员并落实广大患者与家庭自我管理疾病的责任与意识、知识与技能、实践与实效，实施群访群控、联防联控、共建共享。

(胡大一　丁荣晶)

冠心病的无创评估与冠脉 CTA 的恰当应用

冠状动脉性心脏病（coronary heart disease，CHD）的早期诊断、风险评估、和危险分层指导下个体化治疗是有效控制疾病发展、预防心肌梗死发生和降低死亡率的关键。微创介入技术的应用和发展使 CHD 的诊治准确性和有效性有了显著的提高。但尽管如此，有创介入技术存在操作过程相对复杂、风险和费用相对高、一些基层医院尚无法实施等不足。同时，有报道显示高达 50%~60% 的稳定性 CHD 患者及约 30% 的急性冠脉综合征患者经过有创冠脉造影检查后证实为无狭窄或者轻度狭窄，因此应谨慎选择初始检查手段，避免过度诊疗。临床实践中，美国的多个学会 / 协会和欧洲心脏病学会（European Society of Cardiology，ESC）都将无创评估技术作为 CHD 诊断的主要方法。

临床上，常用的冠状动脉性心脏病无创评估技术包括基础检查、负荷功能试验、冠状动脉 CT 血管成像检查（coronary CT angiography，CCTA）及其衍生技术等。

一、基 础 检 查

基础检查是所有可疑或已确诊冠心病患者的首要检查，主要包括生化检查、静息心电图、静息超声心动图及胸部 X 线检查。生化检查可用于识别引起心肌缺血的可能病因，发现心血管疾病危险因素，评估病情及判断预后。静息心电图可提供基线状态，与症状相关的心电图动态改变有较高的诊断价值。静息超声心动图可提供心脏的基本结构和功能状态，左室功能减低和 / 或室壁阶段性运动障碍提示可能存在心肌缺血。胸部 X 线检查可对心力衰竭和肺部疾病等其他原因引起的胸闷、胸痛症状提供鉴别诊断信息。

二、负荷功能试验

负荷功能试验是通过运动负荷或药物负荷的方法增加心肌做功，增加心肌耗氧，从而达到诱发心肌缺血的目的，或者通过药物扩张冠状动脉从而诱发冠状动脉血流重新分布，是无创评估心肌缺血的“金标准”。主要包括运动心电图负荷试验（exercise electrocardiography test）、负荷超声心动图（stress echocardiography，Stress Echo）、负荷核素心肌灌注显像[包括单光子发射计算机断层扫描（single-photon emission computed tomography，SPECT）和正电子发射断层扫描（positron emission tomography，PET）]、负荷心脏磁共振等（stress cardiac magnetic resonance，Stress CMR）。在我国，上述负荷功能试验已广泛应用于临床实践中。而且，为了规范化合理选择和应用各项试验，2017 年国内的心血管病专家及影像学专家共同起草制定了《稳定性冠心病无创影像检查路径的专家共识》。

冠心病验前概率（pre-test probability，PTP）是合理选择无创评估技术的重要参考模型之一。参考 SCORE 或 Framingham 风险评分，结合患者胸痛特点、性别及年龄可初步得出 PTP，并按照 <15%、15%~65%、66%~85%、>85% 对患者进行分层（2013 年 ECS 指南，表 1）。PTP<15% 的患者被认为冠状动脉无狭窄或狭窄程度轻，可暂不进行进一步的无创负荷试验；PTP>85% 的患者则被认为冠状动脉明显狭窄的可能性高，建议直接接受有创评估；而

PTP 中等(15%~85%)的患者则需根据无创评估检查路径进行下一步的检查(图 1)。

表 1　胸痛患者冠心病验前概率(PTP,%)

年龄/岁	典型心绞痛[a]		非典型心绞痛[b]		非心绞痛性质胸痛[c]		呼吸困难[d]	
	男性	女性	男性	女性	男性	女性	男性	女性
30~39	59(3)[d]	28(5)	29(4)	10(3)	18(1)	5(1)	0	3
40~49	69(22)	37(10)	38(10)	14(6)	25(3)	8(2)	12	3
50~59	77(32)	47(13)	49(17)	20(6)	34(11)	12(3)	20	9
60~69	84(44)	58(16)	59(26)	28(11)	44(22)	17(6)	27	14
70~79[e]	89(52)	68(27)	69(34)	37(19)	54(24)	24(10)	32	12
>80	93	76	78	47	65	32		

[a] 典型心绞痛指同时符合:①胸痛位于胸骨后,性质为压榨性;②劳累或情绪应激等可诱发;③休息或使用硝酸酯类药物可缓解,持续时间为数分钟。[b] 不典型心绞痛为符合上述其中 2 项特征的胸痛。[c] 非心绞痛性质胸痛:仅符合 1 项或均不符合的胸痛。[d] 数据来源于 2019 年 ESC 指南。[e] 2019 年 ESC 指南将 70~79 岁及 >80 岁的患者都归为 70+ 岁。

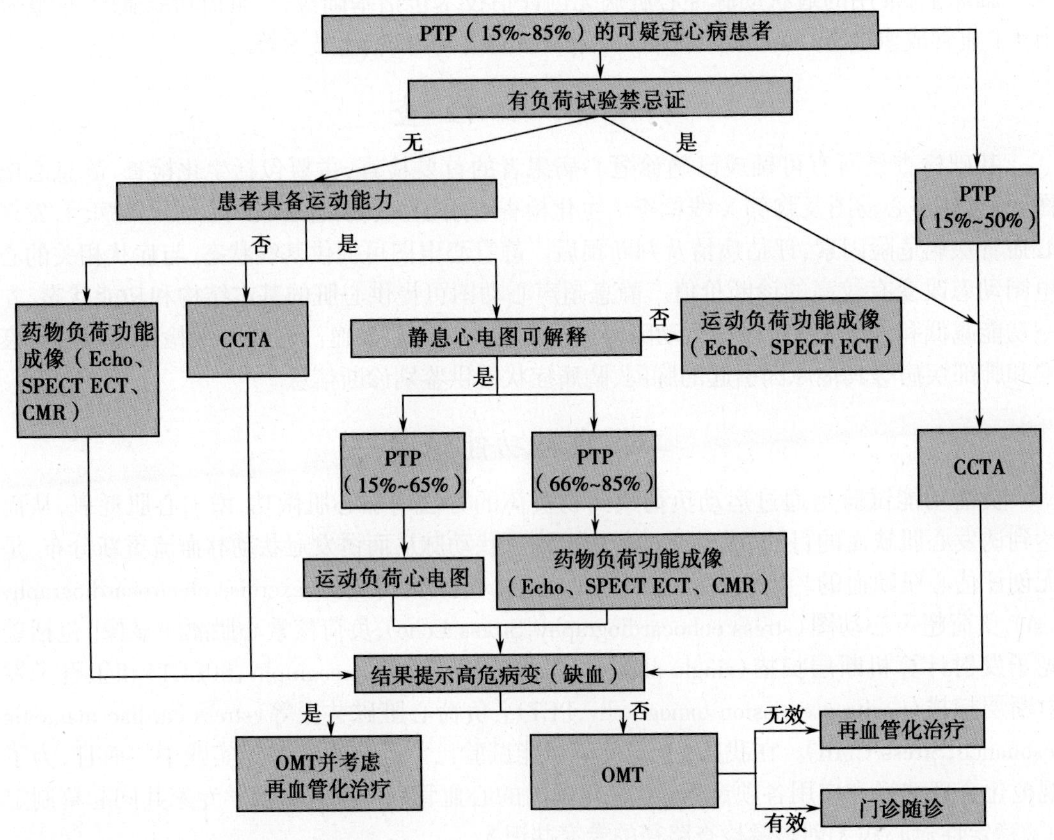

图 1　可疑冠心病且 PTP 为中等的患者无创评估检查路径

负荷试验禁忌证:①急性心肌梗死后病情不稳定,仍有心肌缺血表现;②高危不稳定型心绞痛;③引起症状和血流动力学异常的未控制的心律失常;④症状严重的主动脉瓣狭窄;⑤未控制症状的心力衰竭;⑥急性肺栓塞或肺梗死;⑦急性主动脉夹层;⑧急性心肌炎或心包炎;⑨左心室腔内血栓;⑩高血压控制不佳(血压>200/110mmHg);⑪不能耐受负荷药物或对药物过敏;⑫肥厚型梗阻型心肌病;⑬明显低血压;⑭拒绝负荷试验者。CCTA:冠状动脉 CT 血管成像。OMT:最佳药物治疗。

阻塞性冠心病临床可能性(clinical likelihood of obstructive coronary artery disease)是在PTP 的基础上,兼顾增加 CAD 风险的临床因素所提出的概念。风险因素主要包括心血管疾病危险因素(血脂异常、糖尿病、高血压、吸烟、心血管疾病家族史)、静息心电图改变(Q 波形成、ST 段 /T 波改变)、左室心功能不全、异常的运动心动图负荷试验以及 CCTA 提示有冠脉钙化。2019 年 ESC 关于慢性冠脉综合征(chronic coronary syndrome,CCS)的诊断和管理指南提出,对 PTP<15% 的患者可细分为 PTP<5% 和 PTP 在 5%~15%,前者被认为是阻塞性 CAD 可能性低,可暂不行进一步检查;后者应结合上述风险因素判断是否行进一步检查(见表 1),这也是我们实际临床实践中常遵循的策略。

(一) 运动心电图负荷试验

运动心电图负荷试验曾被认为是可疑冠心病患者无创评估的一线选择,但最新指南指出结合其他结构性或功能性影像学评估,才能更好地诊断出阻塞性 CAD。主要适用于 PTP 分层为 15%~65%,且具备运动能力的患者(见图 1)。对于确诊冠心病的患者,主要适用于具有运动能力且静息心电图可解释的患者。平板运动试验(treadmill test,TM test)是最常用的检查方式之一,其诊断冠心病的平均敏感度为 68%,平均特异度为 77%。临床上常以运动时达到的最大心率进行分级:极量目标心率 =220– 年龄;次极量心率 =85%~90% 极量心率[或 190– 年龄(±10)];低负荷量心率 =60%~70% 极量心率。将≥1 个导联 ST 段压低曲线在达到运动峰值时保持水平或向下倾斜≥1mm(J 点后 60~80 毫秒)定义为缺血性心电图的诊断终点。

危险分层及意义:结合运动时间、ST 段压低程度、运动期间发生心绞痛、心律失常或低血压情况,可估测患者发生心脏事件的风险。根据 Duke Treadmill Score,心血管年死亡率 >3% 为高危患者,<1% 为低危患者;或根据 PROMISE 研究,危险分层为:①正常者:TM 运动时间达标,运动过程未出现心绞痛等症状,心动图无异常改变;②低危者:TM 运动时间 >3 分钟,但未达到靶心率(出现 ST 段改变、心绞痛症状、心律失常或低血压);③中危者:TM 运动时间 <3 分钟就出现 ST 段改变、心绞痛症状、心律失常或低血压;④高危者:运动时出现持续的缺血性心动图改变,同时合并严重的室性心律失常或低血压。发生心脏事件风险为高危的患者,建议进一步进行有创影像评估。

(二) 负荷超声心动图

负荷超声心动图可显示局部心肌节段的室壁运动和增厚率情况、左心室形态、心腔内径和心室收缩功能,结合声学造影可同时评估心肌灌注情况。主要适用于 PTP 分层为 15%~85%,且无运动能力(药物负荷)或具备运动能力但静息心电图不能解释(运动负荷)的患者;或者 PTP 分层为 66%~85%,且静息心电图可解释(药物负荷)的患者(见图 1);也可用于已确诊冠心病患者。

运动负荷超声心动图能够更准确地模拟生理环境,在合理的条件下应优先选择,但静息检查已经存在显著室壁运动或患者运动能力差的优先选择药物负荷试验。多巴酚丁胺负荷超声心动图是临床中最常用的负荷超声检查,其常见反应有 4 种:①无反应:无论低剂量还是高剂量状态,室壁运动没有变化,提示心肌瘢痕;②双相反应:即低剂量时运动改善,高剂量时运动恶化,提示心肌存活并存在缺血;③持续改善:从低剂量到高剂量室壁运动持续改善,提示无心肌缺血;④恶化反应:试验中室壁运动无改善反而恶化,提示明显心肌缺血。

危险分层及意义:采用国际标准的左心室 17 个心肌节段模型。如果静息及负荷状态下室壁运动均正常，则为阴性；达到目标心率(85%)时出现新发室壁运动障碍或原有运动障碍加重，则为阳性。当负荷诱发出室壁运动异常的心肌阶段超过 3 个，则被视为心脏事件的高危患者，建议进一步接受有创影像评估。

(三) 负荷核素心肌灌注显像

心肌灌注显像是利用 SPECT 或 PET 技术评估心肌血流灌注及心肌细胞存活的成像方式，结合心肌代谢可以准确评估心肌缺血 / 梗死和存活的部位、范围和程度。负荷心肌灌注的 PTP 适用范围基本同负荷超声心动图。

特别地，PET 可绝对定量测定心肌血流和血流储备功能，对诊断早期冠心病、均衡性三支病变，尤其是微血管疾病具有明显优势。结合 ^{18}F-FDG PET 可显示灌注 / 代谢是否匹配，用以指导血运重建。SPECT/CT 和 PET/CT 显像还可以获得冠状动脉结构、钙化及斑块信息。目前，这些技术已被越来越多的心血管内科医师所重视，笔者也常在所在的浙江大学医学院附属第二医院运用 SPECT 指导慢性闭塞性病变(chronic total occlusion，CTO)及多支血管病变的血运重建策略的制定。

危险分层及意义：将左心室分为 17 个心肌节段，采用 5 打分法进行半定量分析，分别获得负荷状态下心肌灌注异常总积分(summed stress score，SSS)和静息状态下的心肌灌注异常总积分(summed rest score，SRS)，以及二者的差值分(summed difference score，SDS)，反映心肌缺血的程度和范围。根据负荷诱导的可逆性心肌灌注缺损区占左心室心肌面积 <10%(1~2 个节段，SDS<7)、10%~20%(3~4 个节段，7≤SDS<14)、>20%(≥5 节段，SDS≥14)，将患者分为轻度缺血、中度缺血和重度缺血。另一方面，负荷状态下出现一过性左心腔扩大 >1.2(负荷心腔大小 / 静息心腔大小)和负荷左室射血分数(LVEF)< 静息 LVEF(正常应增加 >5%)，则提示严重冠脉病变。中至重度心肌缺血的患者为高危组，建议进一步接受有创影像评估，积极接受血运重建；正常或轻度缺血患者建议优化药物治疗。

(四) 负荷心脏磁共振

心脏磁共振具有无电离辐射，可任意方位成像，有较高的时间和空间分辨力及软组织对比度等优点，是评价患者心脏结构和功能的“金标准”。负荷心脏磁共振主要适用于 PTP 为 66%~85% 的患者。对于确诊冠心病的患者，主要适用于不具备运动能力，或具备运动能力但静息心电图不能解释者。负荷 - 心肌灌注成像能够探测心肌缺血，可区分是否为心内膜下，通过对比剂延迟强化能够识别心肌坏死和纤维化。

危险分层及意义：同样将左心室分为 17 个心肌节段，负荷状态下成像显示心肌灌注稀疏或缺损，即为阳性。高危事件风险的标准为≥3 个节段在负荷试验后出现室壁运动异常，或负荷诱导的左心室可逆性灌注缺损 >10%(≥2 个节段)。2019 年，MR-INFORM 研究显示，与有创的血流储备分数(FFR)<0.8 为标准相比，负荷可诱导的灌注缺损≥2 个相邻节段或单个透壁节段(约 6% 心肌)作为血运重建标准的 1 年血运重建率低，主要心血管事件不高于前者。

三、冠状动脉 CT 血管成像检查的恰当应用

CCTA 是一种便捷、扫描速度快及空间分辨率高的无创评估技术，主要适用于 PTP 为 15%~50%，或 PTP 为 15%~85% 但存在负荷试验禁忌证或不具备运动能力的(见图 1)，或低阻塞性 CAD 临床可能性的患者。根据 PROMISE 研究，基于 CCTA 的危险分层可以分为：①正常：无冠状动脉粥样硬化；②低危风险：有斑块但左主干狭窄 <50%，其他主支血管狭窄

<70%，且无易损斑块特征；③中危风险：主支狭窄≥70%（不包括左主干），但尚未达到高危程度；④高危风险：左主干病变狭窄 >50%，或≥2 支血管病变或前降支近段病变狭窄≥70%。冠脉钙化积分（coronary artery calcium score，CACS）是另一个常被用于评估心血管事件风险的冠状动脉粥样硬化特异性指标。目前，最常用的 CACS 评分方法是 Agatston 评分。McClelland 等研究显示，结合 CACS 和传统风险因素可显著改善风险和心血管事件预测（风险评估系统见于 https://www.mesa-nhlbi.org/MESACHDRisk/MesaRiskScore/RiskScore.aspx）。

目前认为，新一代的机器可观察 3mm 以上的冠脉支架通畅性，也可观察支架周边再狭窄、支架断裂等情况。SYNTAX Ⅲ REVOLUTION 研究显示，对于左主干和三支血管病变等复杂病例，CCTA 在指导心脏团队（Heart Team）确定治疗方案方面与冠脉造影高度一致。尽管如此，CCTA 在评估冠脉管腔狭窄时依旧存在着局限性：①不同观察者偏倚性大，可重复性为中等；②容易受到钙化晕状伪影的影响，导致高估管腔狭窄程度，严重钙化会导致狭窄程度无法评估；③直径狭窄率在 50%~90% 的病变无法判断是否有功能学意义；④临床预后预测价值不高。研究显示，基于 CCTA 的解剖 SYNTAX Score（SS）与冠脉造影相比会明显高估患者的危险分级。相对地，基于 CCTA 的功能学 SYNTAX Score（functional SS，FSS）一方面与有创评估得到的 FSS 基本保持一致，另一方面可降低近 30% 患者的危险分级。

基于冠脉 CTA 的血流储备分数（fractional flow reserve derived from CT angiography，FFR_{CT}）是一种可对病变进行功能学无创评估、计算 FSS 的方法。该技术在 2016 年被 FDA 批复在临床中应用，且近年来无论是临床研究还是实际应用都不断证实 FFR_{CT} 在诊断心肌缺血和判断临床预后的高准确性。在冠脉多支血管病变中，Collet 等用有创瞬时无波形比值（iFR）作为参照，发现 FFR_{CT} 具有良好的诊断价值。SYNTAX Ⅲ REVOLUTION 研究也显示，相较于常规 CCTA，FFR_{CT} 可将具有血流动力学意义的三支血管病变比例从 92.3% 降低到 78.8%，降低 15.5% 的病人的 SS 分级，同时改变了 7% 病例的治疗策略及 12% 病例靶血管的选择。同样地，FFR_{CT} 在判断钙化病变的严重程度和临床预后方面亦具有较高价值。真实事件研究显示，一方面，CACS 与 FFR_{CT} 呈现出负性相关；另一方面，在 CACS<400 时，FFR_{CT}>0.8 较 FFR_{CT}≤0.8 发生临床事件的概率明显降低。

四、冠心病的其他无创评估技术

目前，无创评估冠心病的主要技术仍为上述所述。除此之外，用于评估冠心病病情的其他技术主要为生物标记物（biomarkers）。多项小样本研究显示，生物标记物对阻塞性冠心病和冠脉微血管功能障碍都有较好的预测价值。Laura 等队列研究显示，血清基质金属蛋白酶 -8（MMP-8）、血清基质金属蛋白酶 -9（MMP-9）、基质金属蛋白酶抑制剂 -1（TIMP-1）和髓过氧化物酶（MPO）可区别急性冠脉综合征（ACS）和非 ACS 患者。Stojkovic 等研究发现，血小板相关的微小核糖核酸可作为冠心病诊断、预后及治疗反应的生物标记物。Mayala 等小样本人群研究显示，相较于高密度脂蛋白（HDL）、红细胞分布宽度（RDW）、脑钠肽（BNP）等，低密度脂蛋白（LDL）对微血管病变具有更好的预测价值。然而，生物标记物要用于临床评估冠心病还有敏感性不稳定、特异性不够等问题需要解决。

同时，研究者们正不懈地探索和努力开发其他冠心病无创评估技术。笔者所在中心前期初步探索发现通过采集患者语音，结合人工智能等，对筛选冠心病患者、评估病情等方面有较好的敏感性和特异性。

五、小　结

如今,冠心病仍是危险人类生命健康的主要病因之一,微创介入技术的发展使得冠心病的诊治水平有了显著的提高。但一方面,不同危险分层的患者对有创或无创影像评估的要求不尽相同,我们应根据患者的临床特点,参照 PTP 分层合理地选择,做到既不造成过度医疗,又可有效检查出冠心病患者。另一方面,无创影像评估设备和技术不断发展,尤其是在功能学评估方面的进步,使得无创评估、技术评估的维度越来越多面化,准确性与有创评估技术相比也毫不逊色。

最后,不管是有创还是无创,其在评估冠心病方面各有千秋,应根据临床特点进行相应的选择。此外,我们在临床实践中应积极思考,善于发现新的有价值的生物标记物或其他评估技术。

(蒋峻)

参考文献

[1] MAYALA H A,YAN W,JING H,et al. Clinical characteristics and biomarkers of coronary microvascular dysfunction and obstructive coronary artery disease [J]. J Int Med Res,2019,47(12):6149-6159.

[2] Task Force Members,MONTALESCOT G,SECHTEM U,et al. 2013 ESC guidelines on the management of stable coronary artery disease:the Task Force on the management of stable coronary artery disease of the European Society of Cardiology [J]. Eur Heart J,2013,34(38):2949-3003.

[3] JOSEPH J,VELASCO A,HAGE F G,et al. Guidelines in review:Comparison of ESC and ACC/AHA guidelines for the diagnosis and management of patients with stable coronary artery disease [J]. J Nucl Cardiol,2018,25(2):509-515.

[4] KNUUTI J,WIJNS W,SARASTE A,et al. 2019 ESC Guidelines for the diagnosis and management of chronic coronary syndromes [J]. Eur Heart J,2020,41(3):407-477.

[5] HOFFMANN U,FERENCIK M,UDELSON J E,et al. Prognostic Value of Noninvasive Cardiovascular Testing in Patients With Stable Chest Pain:Insights From the PROMISE Trial (Prospective Multicenter Imaging Study for Evaluation of Chest Pain)[J]. Circulation,2017,135(24):2320-2332.

[6] WILLIAMS M C,HUNTER A,SHAH A S V,et al. Use of Coronary Computed Tomographic Angiography to Guide Management of Patients With Coronary Disease [J]. J Am Coll Cardiol,2016,67(15):1759-1768.

[7] ZACHARIAS K,AHMED A,SHAH B N,et al. Relative clinical and economic impact of exercise echocardiography vs. exercise electrocardiography,as first line investigation in patients without known coronary artery disease and new stable angina:a randomized prospective study [J]. Eur Heart J Cardiovasc Imaging,2017,18(2):195-202.

[8] SCHINDLER T H,DILSIZIAN V. Coronary Microvascular Dysfunction:Clinical Considerations and Noninvasive Diagnosis[J]. JACC Cardiovasc Imaging,2020,13(1 Pt 1):140-155.

[9] KIM R J,WU E,RAFAEL A,et al. The use of contrast-enhanced magnetic resonance imaging to identify reversible myocardial dysfunction [J]. N Engl J Med,2000,343(20):1445-1453.

[10] NAGEL E,GREENWOOD J P,MCCANN G P,et al. Magnetic Resonance Perfusion or Fractional Flow Reserve in Coronary Disease [J]. N Engl J Med,2019,380(25):2418-2428.

[11] GREENLAND P,BLAHA M J,BUDOFF M J,et al. Coronary Calcium Score and Cardiovascular Risk [J]. J Am Coll Cardiol,2018,72(4):434-447.

[12] MCCLELLAND R L,JORGENSEN N W,BUDOFF M,et al. 10-Year Coronary Heart Disease Risk Prediction Using Coronary Artery Calcium and Traditional Risk Factors:Derivation in the MESA (Multi-Ethnic Study of Atherosclerosis) With Validation in the HNR (Heinz Nixdorf Recall) Study and the DHS (Dallas Heart Study)[J]. J Am Coll Cardiol,2015,66(15):1643-1653.

[13] AMBALE-VENKATESH B,YANG X,WU C O,et al. Cardiovascular Event Prediction by Machine Learning:The Multi-

Ethnic Study of Atherosclerosis [J]. Circ Res, 2017, 121(9): 1092-1101.

[14] COLLET C, ONUMA Y, ANDREINI D, et al. Coronary computed tomography angiography for heart team decision-making in multivessel coronary artery disease [J]. Eur Heart J, 2018, 39(41): 3689-3698.

[15] COLLET C, MIYAZAKI Y, RYAN N, et al. Fractional Flow Reserve Derived From Computed Tomographic Angiography in Patients With Multivessel CAD [J]. J Am Coll Cardiol, 2018, 71(24): 2756-2769.

[16] ANDREINI D, MODOLO R, KATAGIRI Y, et al. Impact of Fractional Flow Reserve Derived From Coronary Computed Tomography Angiography on Heart Team Treatment Decision-Making in Patients With Multivessel Coronary Artery Disease: Insights From the SYNTAX Ⅲ REVOLUTION Trial [J]. Circ Cardiovasc Interv, 2019, 12(12): e007607.

[17] MCCARTHY C P, MCEVOY J W, JANUZZI J L Jr. Biomarkers in stable coronary artery disease [J]. Am Heart J, 2018, 196: 82-96.

[18] KAUR A, MACKIN S T, SCHLOSSER K, et al. Systematic review of microRNA biomarkers in acute coronary syndrome and stable coronary artery disease [J]. Cardiovasc Res, 2020, 116(6): 1113-1124.

[19] LAHDENTAUSTA L S J, PAJU S, MANTYLA P, et al. Saliva and serum biomarkers in periodontitis and coronary artery disease [J]. J Clin Periodontol, 2018, 45(9): 1045-1055.

[20] STOJKOVIC S, NOSSENT A Y, HALLER P, et al. MicroRNAs as Regulators and Biomarkers of Platelet Function and Activity in Coronary Artery Disease [J]. Thromb Haemost, 2019, 119(10): 1563-1572.

老年心血管疾病患者的诊疗特点

随着老龄化，老年人的组织结构和生理功能发生退行性改变，相应的疾病临床表现、治疗决策、药物反应和耐受性均不同于其他人群。因此，对于老年心血管疾病患者的诊断和治疗，在强调共性的同时，应格外关注特殊性。

一、老年人心血管系统改变

（一）老年人心血管系统结构和功能的变化

随着老龄化，老年人动脉壁弹力纤维减少、胶原纤维增加导致动脉硬化、血管顺应性及弹性降低，血管僵硬度增加使主动脉及主要分支对血压的调节能力下降，大动脉脉搏波传导速度增加，导致收缩压升高、舒张压降低、脉压增大等特点。老年人心脏窦房结起搏细胞、传导系统功能减退等心脏结构改变，导致老年高血压患者更易发生心功能不全和心律失常。

在衰老过程中，肾脏结构改变导致肾脏血流量减少、肾小球滤过率降低、肾小管浓缩和分泌功能受损，使细胞外容量增加和水钠潴留；长期的高血压又促进肾血管灌注压自身调节的阈值升高，并加剧肾功能的减退。肾素 - 血管紧张素 - 醛固酮系统激活及血循环中儿茶酚胺水平升高，可导致心肌细胞肥大、间质纤维化、胶原蛋白增加。心肌细胞、结缔组织的变化造成心肌僵硬度增加，心室顺应性降低，左心室舒张功能障碍。左心室舒张充盈压增加进一步引起左心房压力增加，导致左心房扩大。年龄相关心房肌细胞离子电流的变化，促进心房颤动和其他心律失常的发生。

老年高血压患者的压力感受器敏感性下降，使老年人对血压波动缓冲能力及调节能力降低，血压调节功能受损，使老年高血压患者的血压变异性增大；由于口渴中枢不敏感，容易发生低血容量；在治疗过程中容易发生血压波动和药物不良反应。

（二）老龄化相关的药理学改变

老年人的药物吸收、分布、代谢和排泄都随老龄化发生相应的变化，更易发生药物不良反应。

老年人胃肠道黏膜萎缩，胃酸分泌减少，胃排空时间延长，胃肠动力障碍，可影响药物的吸收半衰期和达峰时间。老年人体脂比例增加，脂溶性药物在体内滞留的时间延长、清除半衰期延长。老年人肝脏血流量减少，药物代谢酶（P450）活性下降，经肝脏代谢药物容易蓄积而发生不良反应。老年人肾血流量减少、肾小球滤过率逐年下降，可影响药物经肾脏排泄，使血药浓度增高，半衰期延长。

应根据老年心血管患者的体重、肝肾功能、基础疾病、合并用药等具体情况调整药物剂量和用药间隔时间等，制定个体化治疗方案，尽量减少用药种类，关注药物相互作用，小剂量起始并密切监测药物不良反应。

二、老年人高血压

高血压是老年人最常见的心血管疾病，是导致老年人充血性心力衰竭、卒中、冠心病、肾功能衰竭主要危险因素之一。流行病资料显示，高龄老年人群高血压患病率超过 90%，应充分关注高龄老年人高血压的特殊性，进行个体化降压治疗。

（一）诊断标准和临床特点

血压持续或 3 次以上非同日坐位收缩压（SBP）≥140mmHg 和 / 或舒张压（DBP）≥90mmHg，定义为老年人高血压。若收缩压（SBP）≥140mmHg，舒张压（DBP）<90mmHg，定义为单纯收缩期高血压。

老年人高血压特点：以收缩压增高为主，脉压增大，血压波动大，常见体位性低血压和餐后低血压。血压昼夜节律异常、清晨高血压、夜间高血压较为常见。

（二）老年人高血压的治疗原则及治疗目标

由于老年人血压的自动调节能力及交感神经调节能力较差，导致血压波动时难以快速调整到适应脑血管循环灌注水平。因此，在强调降压达标的同时，需要注意伴随疾病的影响并加强靶器官的保护，避免过度降低血压。

2018 年 ESC/ESH 高血压管理指南基于 SPRINT、HYVET 等多项 RCT 研究的证据，改变了以往对于老年人尤其是高龄群体降压治疗的保守态度，提出更强的降压治疗较保守的降压治疗能使老年人得到更大的心血管获益，更多降低心血管事件发生率和全因死亡率。建议 80 岁以上的高龄人群也应达到 <140/90mmHg 的目标，若耐受良好，SBP 控制目标为 130~139mmHg（2013 年版指南为 140~150mmHg）；强调无论心血管危险如何，所有高血压患者舒张压均应 <80mmHg（2013 年版指南建议 <90mmHg，糖尿病患者 <85mmHg）。建议 >65 岁高血压患者血压不低于 130/70mmHg。强调将 SBP 降至 120mmHg 以下不增加高血压患者的获益，反而可能增加风险。

2019 年 NICE 成人高血压指南建议，诊所血压 >150/90mmHg 的 80 岁以上患者可以考虑药物治疗，80 岁以上患者建议将诊所血压降至 <150/90mmHg。建议在治疗过程中监测坐位和立位血压，有明显体位性血压下降或者存在体位性低血压症状的患者，应在立位血压基础上设定血压目标。当使用动态血压或者家庭自测血压监测治疗反应时，80 岁以上患者血压目标为 <145/85mmHg。所有患者都需进行虚弱或合并症的临床评估，以决定个体化治疗方案。

2020 年 ISH 全球高血压实践指南建议，≥65 岁的高血压患者，若能耐受，将血压降至 <140/90mmHg，合并冠心病、糖尿病、慢性肾脏病、慢性阻塞性肺疾病、有卒中史的患者，血压目标值为 <140/80mmHg，但衰弱的患者需考虑患者的耐受性等情况制定个体化治疗目标。≥80 岁或衰弱患者可考虑起始单药治疗。指南同时建议加强血脂、血糖、尿酸管理，合并心血管疾病的患者应该考虑使用抗血小板治疗。

综上，高龄高血压患者血压≥150/90mmHg 时，应启动降压药物治疗，首先将血压降至 <150/90mmHg，若耐受性良好，则进一步将血压降至 <140/90mmHg。衰弱的高龄高血压患者，血压≥160/90mmHg，应考虑启动降压药物治疗，收缩压控制目标为 <150mmHg，但尽量不低于 130mmHg。高龄老年人的降压速度不宜过快，降压水平不宜过低。对于脉压增大者（≥60mmHg）强调 SBP 达标、DBP<60mmHg 时，需在密切监测下逐步降至目标 SBP。

（三）老年人高血压的治疗

包括非药物治疗和药物治疗。非药物治疗是高血压治疗的基本措施，包括改善生活方式、限盐，戒烟、限酒，坚持规律有氧运动、适度减轻体重等。

高龄患者常合并多种疾病、联合使用多种药物，易发生药物不良反应，宜采取分层次、分阶段的降压治疗方案。选择降压药物应更谨慎，推荐初始降压采用小剂量单药治疗逐步降低血压，尽量避免血压降低速度过快和大幅度血压波动；在治疗过程中应监测立卧位血压，避免出现体位性低血压，根据患者对降压药的反应调整剂量或种类，单药降压治疗血压不达标时，推荐低剂量联合用药。在患者能耐受的前提下，逐渐使血压达标。若治疗过程中患者出现头晕、心绞痛等心、脑血管灌注不足症状时，应减少降压药物剂量，并寻找可能的诱因。老年人血压受季节变化影响，存在夏季血压低、冬季血压高的特点，需严密监测血压变化，并及时调整降压药物。

应根据患者是否存在靶器官损害、并存疾病、心脑血管病的危险因素等个体状况，选择降压药物。常用的降压药物有钙拮抗剂（CCB）、利尿剂、血管紧张素转换酶抑制剂（ACEI）、血管紧张素受体拮抗剂（ARB）、β 受体阻滞剂及固定复方制剂。合并糖尿病的老年高血压患者首选 ACEI 或 ARB。合并冠心病的老年高血压患者，如无禁忌证，首选 β 受体阻滞剂、ACEI，ACEI 不能耐受时使用 ARB 替代；血压或心绞痛难以控制时，可使用 CCB。合并慢性心力衰竭的老年高血压患者，若无禁忌证，首选 β 受体阻滞剂、ACEI、利尿剂及醛固酮拮抗剂治疗，ACEI 不能耐受时使用 ARB 替代。合并肾功能不全的老年高血压患者，如无禁忌证，首选 ACEI 或 ARB，从小剂量开始并监测肾功能和血钾变化；慢性肾脏病 4 期[eGFR<30ml/(min·1.73m^2)]患者可使用 CCB、袢利尿剂、α 及 β 受体阻滞剂，慎用 ACEI 或 ARB。伴有前列腺增生症状的老年高血压患者可使用 α 受体阻滞剂，从小剂量开始、睡前服用，监测立位血压以避免出现体位性低血压。

（四）老年人高血压的特殊性

高龄老年人常见体位性低血压，指由卧位转为直立位时收缩压下降≥20mmHg 和 / 或舒张压下降≥10mmHg。诊疗过程中需密切监测卧位、立位血压，降压药物应从小剂量起始治疗，每隔 1~2 周增加剂量，避免降压过度。避免使用加重体位性低血压的药物（α 受体阻滞剂、利尿剂、三环类抗抑郁药物等）。必要时可考虑米多君药物治疗。饮水疗法、少食多餐、减少碳水化合物摄入等非药物治疗对餐后低血压的老年患者可能有效。

对于难治性高血压，建议在降压治疗的基础上增加小剂量螺内酯，如不能耐受，可选用依普利酮、阿米洛利。

三、老年冠心病诊治进展

冠状动脉疾病是威胁老年人生命的严重疾病，包括急性冠脉综合征（acute coronary syndrome，ACS）和慢性冠脉综合征（chronic coronary syndrome，CCS）。

（一）老年人急性冠脉综合征

1. 临床表现及危险分层 ACS 包括急性心肌梗死（acute myocardial infarction，AMI）和不稳定心绞痛（unstable angina，UA），根据心电图 ST 段是否抬高，AMI 可分为 ST 段抬高心肌梗死（ST-elevation myocardial infarction，STEMI）和非 ST 段抬高心肌梗死（non-ST-elevation myocardial infarction，NSTEMI）。与年轻患者相比，老年患者 AMI 的死亡率、充血性心力衰竭和其他合并症的发生率更高，80 岁以上 AMI 患者的死亡率为 80 岁以下者的 2 倍。

老年 ACS 的首发症状常不典型，可表现为气短、呼吸困难、恶心、呕吐、乏力、晕厥等症状。部分患者以上腹部疼痛、牙痛、肩背痛为首发症状。急性疾病或合并疾病恶化（如肺炎、急性胆囊炎、髋部骨折）、心肌氧耗量增加、应激状态均可诱发老年人发生急性冠脉事件。80 岁以上的 AMI 患者更易出现急性肺水肿、心力衰竭的症状。

GRACE评分可对ACS患者进行风险评估和危险分层，为治疗策略提供依据。高龄、女性、Killip Ⅱ~Ⅳ级、既往心肌梗死史、心房颤动、前壁心肌梗死、收缩压 <100mmHg、心率 >100次/min、糖尿病、肌酐高、BNP明显升高等，是STEMI患者死亡风险增加的独立危险因素。高龄NSTEMI患者若出现血流动力学不稳定、心源性休克、药物难以缓解的心肌缺血、恶性心律失常、急性心力衰竭、ST段一过性抬高等表现之一，均属极高危。

2. 老年ACS的再灌注治疗 直接经皮冠脉介入治疗(percutaneous coronary intervention，PCI)可开通闭塞的梗死相关动脉，是STEMI再灌注治疗的首选方式。英格兰和威尔士AMI注册数据显示，与保守治疗相比，接受直接PCI治疗者，包括高龄组在内所有年龄组的STEMI患者住院死亡率都显著降低。荟萃分析显示，与溶栓治疗组相比，80~89岁的患者PPCI组在30天随访中全因死亡率更低。国内一项纳入232例80岁以上的高龄STEMI患者研究表明，侵入性治疗策略优于保守性治疗策略，与单纯药物保守治疗组相比，介入治疗组患者预后更好，不良事件发生率较低。中国心肌梗死注册研究显示，对无严重出血禁忌证的高龄老年STEMI患者，溶栓治疗仍应慎重。

对于高危UA/NSTEMI血流动力学不稳定或充分药物治疗仍反复发生心绞痛症状的患者，推荐早期进行介入治疗。低危UA/NSTEMI患者，建议药物保守治疗，根据危险分层，择期行冠脉造影和血运重建治疗。Kolte等的荟萃分析显示，与保守治疗相比，接受早期PCI治疗的80岁以上NSTEMI患者的住院死亡率显著降低。

老年患者合并肾功能异常、高血压、糖尿病时，发生造影剂肾病的风险增加。PCI术前、术后水化，尽量减少术中造影剂用量有助于预防造影剂肾病。

3. 老年ACS的药物治疗 高龄老年ACS患者主要的药物治疗包括抗栓、改善心肌缺血、调脂治疗。

常用的抗血小板药物有阿司匹林、$P2Y_{12}$受体拮抗剂(氯吡格雷、替格瑞洛)等。老年人服用普拉格雷、替格瑞洛的出血风险增加，应认真评估出血风险。出血低危患者需阿司匹林联合替格瑞洛或氯吡格雷治疗6~12个月，高出血风险患者可缩短至3~6个月。对无禁忌证老年ACS患者伴有心功能异常或左室射血分数降低，如无禁忌证，应予β受体阻滞剂、ACEI(不能耐受时选用ARB)及醛固酮拮抗剂治疗。高龄老年患者应用β受体阻滞剂和ACEI时应个体化、从小剂量开始，逐渐增加剂量达靶剂量。高龄老年人ACS早期使用他汀类药物降脂治疗可改善预后、减少终点事件，应尽早使用并尽快使血脂达标。

(二)老年慢性稳定性冠脉综合征(CCS)诊治

CCS指除急性冠脉综合征以外的冠心病的不同发展阶段，是老年冠心病的常见类型。危险分层有助于筛选CCS心血管事件高风险患者，并使其从血运重建中受益。心电图运动试验、超声负荷检查、冠状动脉CT均可作为CCS的无创评估手段。由于老年人运动能力受限、冠状动脉重度钙化病变等因素，可影响上述检查的准确性。

1. 药物治疗 主要治疗目标是预防心血管事件，降低死亡率，缓解心绞痛症状，提高生活质量。

缓解症状及改善心肌缺血药物包括β受体阻滞剂、硝酸酯类药物和钙通道阻滞剂。β受体阻滞剂可作为CCS患者的初始和长期治疗，老年人用药推荐高选择性β_1受体阻滞剂如美托洛尔及比索洛尔，早期小剂量起始，逐渐增量至靶剂量，使心率保持在55~60次/min，必要时需将心率控制在50次/min左右才能缓解心绞痛症状。若静息心率明显低于靶心率，需下调剂量，避免发生严重心动过缓和低血压。长效硝酸酯类药物及尼可地尔、伊伐布雷定或曲美他嗪可作为抗心肌缺血二线药物，用于对β受体阻滞剂及CCB不耐受、存在禁忌证或症状未被充分控制的CCS患者。长效硝酸酯制剂用药时应保持8~10小时无药间期，以减少耐药。

改善CCS患者预后的药物包括抗血小板、调脂药物、β受体阻滞剂和血管紧张素转换酶抑制剂（ACEI）或血管紧张素Ⅱ受体拮抗剂（ARB）等。对于PCI的老年患者，建议双联抗血小板治疗至少6个月，若存在危及生命的严重出血风险，可缩短至1~3个月。调脂治疗首选他汀类药物，他汀类药物可抑制甚至逆转冠状动脉斑块的进展，降低冠心病的发病率和死亡率。优先推荐合并糖尿病的CCS患者口服钠-葡萄糖共转运蛋白2（SGLT-2）抑制剂或胰升血糖素样肽1（GLP-1）受体激动剂用于降糖治疗，并减少心血管病事件。鉴于缺乏高龄老年人大规模临床研究证据，应基于个体化原则谨慎选择药物，用药过程中加强监测并及时调整治疗方案。

2. **血运重建策略** 通常老年冠心病患者冠状动脉病变复杂，常为弥漫病变、严重钙化、多支血管病变，介入治疗的围术期风险、术中血管急性闭塞、穿孔、外周血管并发症以及抗栓治疗出血的发生率高于年轻患者，应根据缺血范围、出血风险、预期寿命、合并疾病、患者意愿及血管再通的获益决定是否行介入治疗。不完全血运重建多可改善心肌缺血症状，使患者获益。高龄老年冠心病患者常因多种疾病并存而导致治疗矛盾，介入治疗及外科手术治疗难度及风险增加。应充分评价患者的风险与获益，谨慎选择个体化诊治方案。

四、老年人血脂异常

血脂异常是心血管疾病重要的危险因素，控制血脂异常能够延缓动脉粥样硬化发生、发展并显著降低动脉粥样硬化性心血管病的发病率、死亡率。

高龄老年人血脂异常的诊断标准与普通人一致，分为以下几种临床类型：高胆固醇血症、高甘油三酯血症、混合型高脂血症（血清TC与TG水平均升高）、低HDL-C血症。

（一）指南推荐

2019年ESC/EAS血脂异常管理指南推荐，>75岁心血管风险高危的老年人，考虑使用他汀类药物进行一级预防。对于动脉粥样硬化性心血管疾病（atherosclerotic cardiovascular disease，ASCVD）老年人群，建议经最大耐受量他汀治疗后，如2年内仍有血管事件复发，可考虑将LDL-C降至1.0mmol/L（40mg/dl）以下。同时，强调老年患者使用高强度他汀治疗的不良反应风险增加，应考虑使用低强度他汀。对于≥80岁高龄老年人的他汀类药物治疗靶目标目前尚无指南推荐，可参照2019年ESC/EAS血脂异常管理指南对老年人的治疗建议，制定高龄老年患者个体化的调脂治疗目标（表1）。

表1 2019年ESC/EAS血脂异常管理指南对老年人的治疗建议

推荐	推荐级别	证据等级
患有ASCVD的老年人使用他汀类药物的治疗建议同年轻患者	Ⅰ	A
推荐≤75岁的老年人使用他汀类药物进行一级预防	Ⅰ	A
>75岁心血管高危的老年人，考虑使用他汀类药物进行一级预防	Ⅱb	B
有明显肾功能受损和/或潜在药物相互作用的老年人，推荐使用低剂量他汀类药物，并根据目标LDL-C水平调整剂量	Ⅰ	C

注：ASCVD：动脉粥样硬化性心血管疾病；LDL-C：低密度脂蛋白胆固醇。

2019年中国胆固醇教育计划调脂治疗降低心血管事件专家建议（2019 CCEP）提出“超高危”的概念，指在他汀药物充分治疗基础上未来10年发生心血管事件风险大于30%的ASCVD患者，主要包括ACS、ASCVD合并糖尿病的患者。不同ASCVD危险人群血脂异常调脂治疗的推荐目标如表2。

表2 不同心血管病危险分层人群LDL-C/非HDL-C治疗目标值

危险分层	LDL-C（主要目标）/（$mmol \cdot L^{-1}$）（$mg \cdot dl^{-1}$）	非HDL-C（次要目标）/（$mmol \cdot L^{-1}$）（$mg \cdot dl^{-1}$）
低危/中危	<3.4（130）	<4.2（160）
高危	<2.6（100）	<3.4（130）
极高危	<1.8（70）或较基线水平降低幅度50%	<2.6（130）
超高危	<1.4（55）或较基线水平降低幅度50%	<2.2（85）

注：LDL-C：低密度脂蛋白胆固醇；非HDL-C：非高密度脂蛋白胆固醇。

（二）治疗

血脂异常高龄老年患者治疗原则，首先是调整饮食结构、采取健康生活方式，包括控制胆固醇的摄入，增加新鲜蔬果、粗纤维食物及富含ω-3多不饱和脂肪酸的鱼类摄入。不应过于严格控制饮食和过快减轻体重。

常用调脂药物包括他汀类、贝特类、烟酸类、胆固醇吸收抑制剂、ω-3多不饱和脂肪酸等。

R1KSHIA（Swedish Heart Intensive Care Admissions）注册研究纳入了14 907例年龄≥80岁急性心肌梗死患者，研究结果显示，他汀类药物治疗与全因病死率、心血管病死率显著减少相关。高龄老年人同样从他汀类药物治疗中获益。2019年CCEP专家建议推荐，对于极高危患者LDL-C<1.8mmol/L，使用最大耐受剂量的他汀治疗后，LDL-C水平仍≥1.8mmol/L不达标者，建议联用依折麦布。最大耐受剂量的他汀和依折麦布治疗后，LDL-C水平仍≥1.8mmol/L，可考虑加用前蛋白转化酶枯草溶菌素9（proprotein convertase subtilisin/kexin type 9，PCSK9）抑制剂。对于超高危患者，建议LDL-C<1.4mmol/L。对于LDL-C基线值较高的患者，可考虑直接启动他汀类药物和依折麦布联合治疗；仍不达标者，建议加用PCSK9抑制剂。2019年CCEP和ESC/EAS血脂异常管理指南均强调，他汀类药物在老年人群应用有较好的安全性，仅极少数老年患者出现肝功能或肌酶异常、肌病等不良反应。

贝特类药物主要降低TG，还可升高HDL-C、降低LDL-C水平，可与他汀类药物合用治疗混合型高脂血症。贝特类药物可用于LDL-C达标但TG≥2.3mmol/L的ASCVD患者二级预防。TG>5.6mmol/L时，需给予贝特类药物治疗，预防急性胰腺炎。

ω-3多不饱和脂肪酸主要活性成分是鱼油中提取的二十碳五烯酸（EPA）和二十二碳己烯酸（DHA），3~5g/d降低TG达30%~40%，不良反应少，可与贝特类或他汀联合用于老年患者。

应根据高龄老年人心血管疾病的危险分层及个体特点、肝肾功能、合并疾病和用药情况，积极、稳妥地选择调脂药物，并密切监测不良反应，尤其是肝功能、肌酶变化，以达到减少心脑血管事件、降低病死率的目的。

五、老年人慢性心力衰竭

慢性心力衰竭（简称心衰）是各种心血管疾病的终末阶段，老年人出现心血管结构和功能的老龄化，同时合并多种病因和其他脏器功能异常，使其临床表现具有隐匿性、复杂性、并发症多的特点。多种诱因可导致老年人慢性心衰急性加重，心肌缺血或小灶心肌梗死、快心室率房颤、感染、容量负荷过重以及药物（如抗肿瘤药物）均可诱发心衰。

（一）分类和临床特点

根据功能障碍分为收缩性心衰（systolic heart failure，SHF）、舒张性心衰（diastolic heart failure，DHF）。依据左室射血分数（left ventricular ejection fraction，LVEF），将心衰分为射血分数降低的心衰（LVEF<40%，heart failure with reduced ejection fraction，HFrEF）、射血分数保留的心衰（LVEF>50%，heart failure with preserved ejection fraction，HFpEF）和射血分数中间值的心衰（40%<LVEF<50%，heart failure with mid-range ejection fraction，HFmrEF）。

老年人心衰可表现为疲倦、乏力、虚弱等不典型症状。有些慢性心衰患者的主要症状为干咳，平卧或夜间卧床后加重，易误认为肺部感染而延误诊断。另外，还可以恶心、呕吐、腹痛、腹胀等胃肠道症状为表现，与肝、胃肠淤血有关。老年人往往有不同程度脑动脉硬化，心衰时可引起较突出的精神神经症状和认知功能障碍，如神志不清、反应迟钝、嗜睡和烦躁不安等。>80 岁的高龄心衰患者中合并痴呆比例较高，临床上常常不能及时识别患者的心衰症状，患者治疗依从性较差，预后不良。

6 分钟步行试验是预测心衰致残率和死亡率的独立因素，方法简便、易行，可安全用于评价老年慢性心衰患者的心脏储备功能、药物疗效。血浆利钠肽（BNP）或 N 末端 B 型利钠肽原（NT-proBNP）对慢性心力衰竭具有较好的诊断价值。2017 年美国心脏协会发表的《生物标志物在心衰预防、评估和管理中的作用》指出，NT-proBNP 初始水平较低的老年人，如升高 >25% 是心脏收缩功能障碍和心血管死亡的重要危险因素。NT-proBNP 更多受肾功能影响，用于诊断老年患者心力衰竭时需关注肾功能，尤其存在严重肾功能不全时难以准确判断心衰的严重程度，需观察动态变化。与 NT-proBNP 相比，BNP 受年龄、肾功能影响小，对老年患者诊断心力衰竭更可靠。

（二）治疗进展

老年人慢性心衰的治疗原则是缓解症状，改善心功能及生活质量，延缓疾病进展，延长生存时间。

1. 老年 HFrEF 患者的药物治疗　对于液体潴留明显的老年 HFrEF 患者，首选呋塞米、托拉塞米等袢利尿剂治疗。托伐普坦常用于常规利尿剂治疗效果不佳、低钠血症患者。所有 LVEF 值下降的心衰患者，需终生使用 ACEI，除非有禁忌证或不能耐受。血管紧张素Ⅱ受体拮抗剂（ARB）推荐用于不能耐受 ACEI 的 HFrEF 患者。β 受体阻滞剂能够改善老年心衰患者临床症状、左室功能，防止心室重塑，降低死亡率。LVEF 下降的慢性心衰患者，除非有禁忌证或不能耐受，需终生使用 β 受体阻滞剂。β 受体阻滞剂从小剂量开始，逐渐调整剂量，剂量滴定过程应个体化，2~4 周剂量加倍直到靶剂量。2017 年 ACC/AHA/HFSA 心衰指南推荐，对于已接受最大耐受剂量的 β 受体阻滞剂治疗，窦性节律且静息心率≥70 次 /min，仍有症状的慢性 HFrEF 患者（NYHA Ⅱ~Ⅲ级，LVEF≤35%）应用伊伐布雷定治疗，可减少心衰住院风险。

2019 年 HFA/ESC 专家共识建议，对于 LVEF>30%、NYHA 心功能Ⅰ/Ⅱ级的冠心病合并慢性心衰的门诊患者，可在阿司匹林治疗基础上加用小剂量利伐沙班，以降低卒中和心血管死亡风险。

血管紧张素受体脑啡肽酶抑制剂（angiotensin receptor-neprilysin inhibitor，ARNI）是 ARB

和脑啡肽酶抑制剂复合制剂，有排钠、利尿、扩张血管、抑制心肌重构的作用，近年来应用于心衰领域，其代表药物为沙库巴曲 / 缬沙坦。老年患者使用沙库巴曲 / 缬沙坦时需进行剂量滴定，从低剂量起始，逐渐达到患者能够耐受的最大剂量。2017 年 ACC/AHA/HFSA 心衰指南推荐，对于心功能 NYHA Ⅱ或Ⅲ级、能够耐受 ACEI 或 ARB 的慢性 HFrEF 患者，以 ARNI 替代 ACEI 或 ARB，进一步降低发病率和死亡率。对于 LVEF≤35%、使用 ACEI/ARB/ARNI 和 β 受体阻滞剂后仍有症状的 HFrEF 患者，可考虑加用醛固酮受体拮抗剂。

钠 - 葡萄糖协同转运蛋白 2(sodium glucose cotransporter 2，SGLT-2) 抑制剂是近年证实改善心衰患者预后的降糖药物，可降低心衰死亡、住院风险。心衰事件减少在启动用药 6 个月出现，提示其机制可能与减少液体潴留、改善血流动力学有关。2019 年 ESC/EASD 糖尿病 / 糖尿病前期和心血管疾病指南建议，对于合并心血管疾病或心血管高危因素的 2 型糖尿病患者，推荐使用 SGLT-2 抑制剂，以进一步降低心血管死亡和心衰恶化风险。高龄老年人群尤其是肾功能异常者[(eGFR<60ml/(min·1.73m^2)]应关注发生低血容量、体位性低血压、肾损伤风险及酮症酸中毒、泌尿生殖系统感染等不良反应。

2. **老年 HFpEF 患者的治疗** 老年 HFpEF 患者的治疗重在寻找病因和缓解症状，应积极控制相关危险因素，如控制血压、改善心肌缺血。HFpEF 患者目标血压 <130/80mmHg。利尿剂可缓解肺淤血和外周水肿，改善症状，但老年患者对容量负荷的变化更敏感，常见低血容量引起的血压下降和心排血量明显减少。TOPCAT 研究提示螺内酯可降低 HFpEF 患者因心衰住院风险，对 LVEF≥45%、BNP 升高或 1 年内因心衰住院的 HFpEF 患者，推荐使用醛固酮受体拮抗剂。不推荐地高辛用于 HFpEF 患者。

六、结　语

高龄老年心血管疾病患者是合并多种疾病、多种药物联用的特殊人群，治疗难度及风险增加。目前缺乏高龄老年人的大规模临床研究证据，临床工作中应根据这个特殊人群的个体特点，充分评价风险与获益，确定个体化诊疗方案，使其最大获益。

（范琰　刘梅林）

参考文献

[1] WHELTON P K，CAREY R M，ARONOW W S，et al. 2017 ACC/AHA/AAPA/ABC/ACPM/AGS/APhA/ASH/ASPC/NMA/PCNA Guideline for the Prevention，Detection，Evaluation，and Management of High Blood Pressure in Adults：A Report of the American College of Cardiology/American Heart Association Task Force on Clinical Practice Guidelines [J]. Hypertension，2018，71(6)：1269-1324.

[2] 中国老年医学学会高血压分会，国家老年疾病临床医学研究中心中国老年心血管病防治联盟 . 中国老年高血压管理指南 2019 [J]. 中国老年多器官杂志，2019，18(2)：81-106.

[3] THOMAS U，CLAUDIO B，FADI C，et al. 2020 International Society of Hypertension global hypertension practice guidelines [J]. J Hypertens，2020，38(6)：982-1004.

[4] WILLIAMS B，MANCIA G，SPIERING W，et al. 2018 ESC/ESH Guidelines for the management of arterial hypertension [J]. Kardiol Pol，2019，77(2)：71-159.

[5] SUI Y G，TENG S Y，QIAN J，et al. A retrospective study of an invasive versus conservative strategy in patients aged≥80 years with acute ST-segment elevation myocardial infarction [J]. J Int Med Res，2019，47(9)：4431-4441.

[6] SUI Y G，TENG S T，QIAN J，et al. Invasive versus conservative strategy in consecutive patients aged 80 years or older with non-ST-elevation myocardial infarction：a retrospective study in China [J]. J Geriat Cardiol，2019，16(10)：741-748.

[7] KNUUTI J, WIJNS W, SARASTE A, et al. 2019 ESC Guidelines for the diagnosis and management of chronic coronary syndromes [J]. Eur Heart J, 2020, 41(3): 407-477.

[8] MACH F, BAIGENT C, CATAPANO A L, et al. 2019 ESC/EAS Guidelines for the management of dyslipidaemias: lipid modification to reduce cardiovascular risk [J]. Atherosclerosis, 2019, 290: 140-205.

[9] GRUNDY S M, STONE N J, BAILEY A L, et al. 2018 AHA/ACC/AACVPR/AAPA/ABC/ACPM/ADA/AGS/APhA/ASPC/NLA/PCNA Guideline on the management of blood cholesterol: a report of the American College of Cardiology/American Heart Association task force on clinical practice guidelines [J]. Circulation, 2019, 139(25): 1082-1143.

[10] 中国胆固醇教育计划(CCEP)工作委员会,中国医疗保健国际交流促进会动脉粥样硬化血栓疾病防治分会,中国老年学和老年医学学会心血管病分会,等. 中国胆固醇教育计划调脂治疗降低心血管事件专家建议(2019)[J]. 中华内科杂志, 2020, 59(1): 18-22.

[11] YANCY C W, JESSUP M, BOZKURT B, et al. 2017 ACC/AHA/HFSA Focused Update of the 2013 ACCF/AHA Guideline for the Management of Heart Failure: a Report of the American College of Cardiology/American Heart Association Task Force on Clinical Practice Guideline and the Heart Failure Society of America [J]. Circulation, 2017, 136(6): 137-161.

[12] HOLLENBERG S M, WARNER STEVENSON L, AHMAD T, et al. 2019 ACC Expert Consensus Decision Pathway on Risk Assessment, Management, and Clinical Trajectory of Patients Hospitalized With Heart Failure [J]. J Am Coll Cardiol, 2019, 74(15): 1966-2011.

[13] PETAR M S, PIOTR P, STEFAN D A, et al. Clinical practice update on heart failure 2019: pharmacotherapy, procedures, devices and patient management. An expert consensus meeting report of The Heart Failure Association of the European Society of Cardiology [J]. Eur J Heart Fail, 2019, 21(10): 1169-1186.

[14] COSENTINO F, GRANT P J, ABOYANS V, et al. 2019 ESC Guidelines on diabetes, pre-diabetes, and cardiovascular diseases developed in collaboration with the EASD [J]. Eur Heart J, 2020, 41(2): 255-323.

新型冠状病毒肺炎流行期间心血管急危重症的救治策略

2019年末暴发新型冠状病毒(SARS-COV-2)导致的肺炎疫情(COVID-19),目前仍在世界各地流行。我国的疫情率先得到控制,已进入"外防输入,内防扩散"的常态化防控阶段。疫情的流行严重影响了医疗机构的日常工作,心血管急危重症的救治工作受影响的程度主要依赖于当地COVID-19风险的高低,疫情严重地区的心血管急危重症救治工作面临的挑战较大。在COVID-19疫情流行期间,如何在最大限度上执行心血管急危重症相关指南的建议与要求,需要兼顾疫情防控要求与专业指南建议。

一、COVID-19流行对心血管急危重症救治工作的影响

新型冠状病毒肺炎流行对心血管急危重症患者的救治带来了不同程度的影响,主要表现在:①由于"隔离限(禁)行"及公共急救系统过于繁忙,可能会延长患者从症状发生到就诊的时间(symptom to door,S2D)。②因疫情防控需要,院内绿色通道急救流程中涉及的医务人员发生变动,可能导致救治流程及运行效率受到影响。③为降低交叉感染风险,医务人员在救治过程中需要采取必要的防护措施;对于疑似或确诊COVID-19患者尽量采取药物保守治疗。因此,在制订心血管急危重症的救治策略时,需更加关注"疫情相关时间延长"(epidemic related delay)这一重要因素。

二、新型冠状病毒肺炎流行期间心血管急危重症救治需要因地施策

依据国家卫生健康委员会公布的标准,对COVID-19风险划分为高、中、低风险等级。具体的评估标准是以区、县为单位,无确诊病例或连续14天无新增确诊病例,为低风险地区;14天内有新增确诊病例,累计确诊病例不超过50例,或累计确诊病例超过50例,但14天内未发生聚集性疫情的,为中风险地区;14天内有聚集性疫情发生的,为高风险地区。

中华医学会心血管病学分会在COVID-19流行期间制定了心血管急危重症的救治原则中国专家共识,对疫情严重的高风险地区心血管急危重症的救治工作有重大的指导意义,要根据我国疫情防控形势的变化、COVID-19流行风险的高低及时调整相关救治策略与原则,在强调疫情防控的同时,注意因地施策,科学有序地恢复心血管急危重症的救治工作。

COVID-19疫情高风险地区,应将疫情置于最重要的地位,仔细评估疫情传播风险与心血管急危重症的风险,在确保防护的前提下开展心血管急危重症的救治工作。

COVID-19疫情中、低风险地区,如果心血管急危重症患者的病情允许,不伴发热患者在急诊科进行病毒核酸、相关抗体和/或肺CT扫描后,尽快开展心血管急危重症的救治工作。如果患者病情危重,可以在等待新型冠状病毒相关检测结果的同时,开展救治工作,但需注意采取防护措施。伴有发热的心血管急危重症患者就诊于发热门诊,暂时不能排除新型冠

状病毒肺炎患者，应将患者安置在医疗机构设置的缓冲区，排除后转入普通病区继续治疗。疫情中、低风险地区心血管急危重症患者的急救路线图见图1。

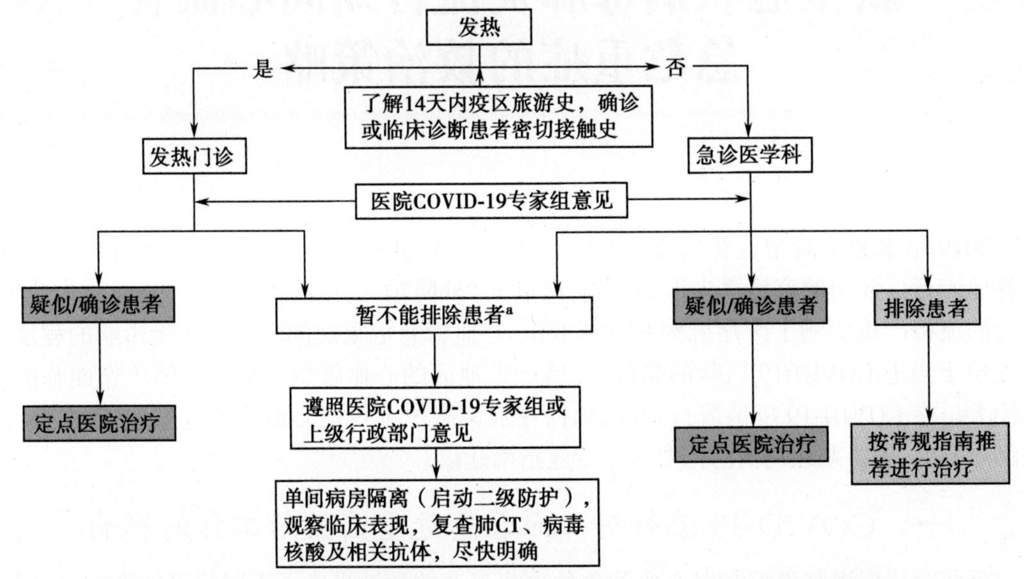

图1 COVID-19疫情期间，疫情中低风险地区心血管急危重症救治路线图

[a]COVID-19流行病学史，具备1~2项COVID-19临床表现，但未达到疑似病例诊断标准。

三、COVID-19流行期间心血管急危重症救治过程中的疫情防控关键节点

COVID-19流行期间，心血管急危重症患者救治的全程需要注意疫情防控，不同风险地区的措施可能略有差别，但有一些共性的问题需要重视。

1. **患者的院内转运** 对所有疑似及确诊COVID-19患者，按照国家规定进行规范化的转运。手术转运时需要预先设置路线，做好转运过程中的防护，采取专用转运电梯，尽量减少院内转运过程中的滞留，简化科室之间的衔接流程，避免不同科室之间频繁转运，将交叉传染的风险降至最低。

2. **选择具有决定意义的辅助检查项目** 建议直接选择对疾病诊断或病情评估有决定意义的检查项目，尽量减少心血管疾病患者在不同辅助检查科室之间流动，以便减少交叉感染。急性主动脉综合征以及急性肺栓塞患者首选多排CT增强成像技术（CTA）检查。急性冠脉综合征（acute coronary syndrome，ACS）患者首选常规心电图、心肌损伤标记物检查，如怀疑有机械并发症，可考虑床旁心脏超声检查。

疫情期间应对所有患者进行肺部CT平扫，了解肺部有无COVID-19的典型影像学改变，CT扫描的参数要求以及消毒隔离措施参照最近发布的有关专家共识。

3. **医院间的合理转诊** 疫情严重地区原则上不建议转诊，尽可能就地治疗。确诊为COVID-19的心血管病患者建议在当地定点医院隔离治疗，如果必须转诊，应按照国家卫生健康委员会制定的《新型冠状病毒感染的肺炎病例转运工作方案（暂行）》进行。转诊前需评估“疫情相关的时间延长”对患者救治可能产生影响这一疫情期间所特有的问题，充分权衡转诊的利弊。另外，提前通知转入医院的心血管急救团队，做好交接，尽最大可能缩短救治

时间。

不同 COVID-19 风险地区医院之间的转诊需要提前了解当地政府公布的有关疫情防控要求。

4. **介入室防护** 如果患者为确诊或疑似 COVID-19、需要紧急进行介入治疗，应立即启动有关导管室应对 COVID-19 或特殊感染手术的应急预案，分别从人员、环境、消毒灭菌、急救物品以及器械耗材等多个方面进行综合管理。

介入手术应在负压或专用隔离导管室进行，依据国家卫生健康委员会颁布的有关规定，全流程采取严格隔离防护措施，医护人员采取三级防护，术后依据新型冠状病毒(2019-nCoV)的特点对介入手术室进行终末消毒。目前已知，2019-nCoV 对紫外线和热敏感，56℃ 30 分钟、乙醚、75% 乙醇、含氯消毒剂、过氧乙酸和氯仿等脂溶剂均可有效灭活病毒；氯己定不能有效灭活病毒。

感染手术间消毒处理完毕，须与院内感染部门联系，行物体表面及空气采样，结果合格后方可再次使用。

5. **围术期管理** 确诊 COVID-19 患者术后应转入疫情期间专用的负压综合 ICU 继续治疗。疑似患者应置于单间隔离病房，要做好疑似感染标本留取及管理工作，尽快明确诊断。确诊及疑似患者围术期管理包括以下 2 个方面：①COVID-19 相关的监测与处理；②心血管疾病的监测与处理。

对于排除、暂不能排除及暂排除 COVID-19 患者，术后应密切观察生命体征及血氧饱和度的变化。

四、COVID-19 流行期间常见心血管急危重症的救治策略

介入治疗是心血管疾病的重要治疗方式之一，COVID-19 流行期间，要在满足疫情防控要求的前提下，最大限度达到相关指南的建议与推荐，要因时而变、因地施策。

1. COVID-19 高风险地区，常见心血管急危重症的救治，各地区或各个医院根据各自的实际情况，制订了相关救治流程与方案，但总的原则应依据中华医学会心血管病学制定的相关专家共识建议，疫情防控期间心血管急危重症救治应遵循“疫情第一、风险评估、首选保守、确保防护”的急救原则。

(1) 药物治疗：疫情防控期间，以下心血管急危重症可以考虑收入院，并依据相关指南建议采取药物保守治疗，以便缓解患者病情，为后续进一步治疗赢得时间和机会。

1) 具有溶栓治疗适应证的急性 ST 段抬高心肌梗死(ST-segment elevation myocardial infarction，STEMI)，建议使用第 3 代溶栓剂。

2) 超过血运重建时间窗，仍有胸痛、心电图 ST 段抬高或机械性并发症的发病 72 小时内急性 STEMI 患者。

3) 高危(GRACE 评分≥140 分)的非 ST 段抬高心肌梗死(non-ST-segment elevation myocardial infarction，NSTEMI)及不稳定型心绞痛患者。

4) 主动脉夹层患者(A 型建议收外科)。

5) 急性肺栓塞患者。

6) 急性心力衰竭患者。

7) 高血压急症患者。

(2) 介入治疗：COVID-19 疫情防控期间，医院急诊科、导管室、介入手术团队等人员结构

都会发生较大变化。因此,建议所有医院的心血管内科结合各自情况,制订疫情时期急救快速反应的工作预案。疫情严重区域患者的手术治疗决策需格外谨慎。确诊及疑似患者的手术室防护、隔离、消毒措施应提至最高等级,疫情非严重区域暂时排除 COVID-19 的患者应做好术后监测,进一步排除 COVID-19。COVID-19 流行期间心血管疾病急诊介入治疗流程图见图 2。

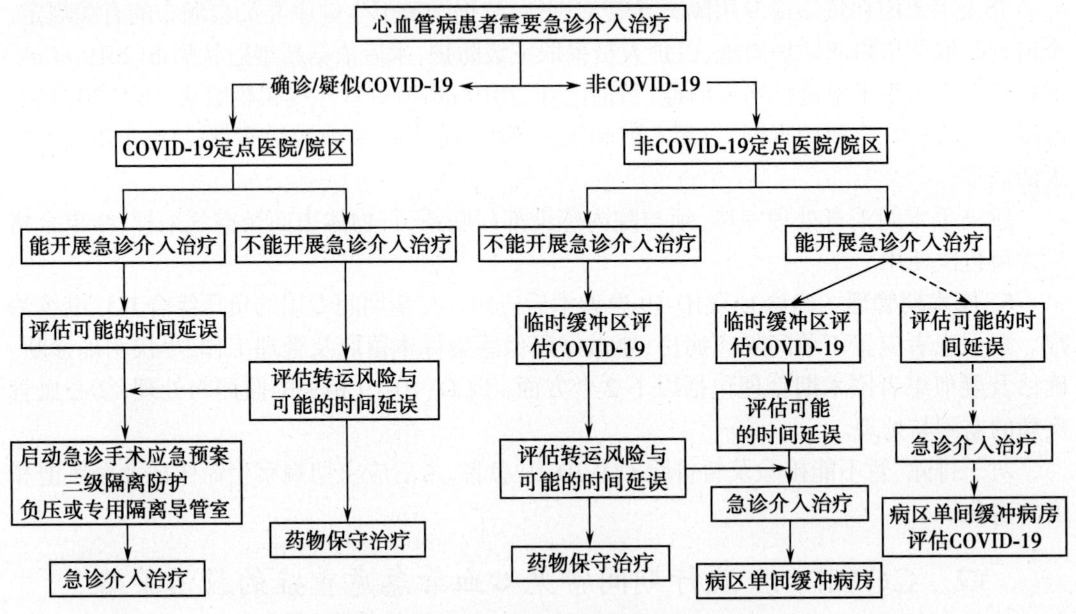

图 2 疫情中低风险地区心血管急诊介入治疗路线图

虚线为生命体征不稳定患者的急救绿色通道流程,先急诊介入治疗后进入缓冲区。

对于疑似 / 确诊的患者,优化药物治疗无效情况下若需急诊手术,必须满足以下所有条件:①符合下述急症之一;②所在医院为 COVID-19 定点医院;③医院具备负压导管室(手术室)及严格的消毒条件,如果不具备负压导管室,可选择符合传染病防控条件的专用导管室代替;④可提供三级防护设备;⑤卫生行政部门批准。疫情严重地区心血管急危重症患者出现以下情况并满足上述条件下,可考虑进行急诊手术。

1) 急性 STEMI 合并血流动力学不稳定者。

2) 危及生命的极高危 NSTEMI,需要紧急血运重建者。

3) Stanford A 型或复杂型 Stanford B 型急性主动脉综合征患者。

4) 合并晕厥或血流动力学不稳定的过缓性心律失常,需要紧急植入临时(尽量床旁实施)或永久心脏起搏器者。

2. 疫情中低风险地区,医疗机构应该建立排除 COVID-19 的诊断流程,并在医疗过程中严格执行。根据具体情况在医疗机构内设置缓冲区,缓冲区是指非 COVID-19 患者在进入专科普通病区前,医院在疫情流行期间临时设立的一个短暂停留区域,目的是在患者进入专科病区前进一步排除 COVID-19。

疫情中低风险地区的防疫基本要求是"防输入,防反弹",心血管急危重症患者就诊时,首诊医师了解其疫区旅行史以及 COVID-19 确诊或疑似患者的密切接触史,了解其近期有无发热病史、有无COVID-19核酸及其有关抗体检测记录，在评估心血管疾病的严重程度后，可以在开展COVID-19排除工作的同时，根据相关指南的推荐与建议，尽快对患者展开救治，避免无谓的时间延迟。

五、新型冠状病毒肺炎合并心血管急危重症的救治

新型冠状病毒肺炎患者合并存高血压、糖尿病以及心血管疾病的比例较高，其病情更为严重，致死率高。新型冠状病毒肺炎可导致心血管系统并发症，包括急性心肌损伤、急性冠脉综合征、急性心肌炎、应激性心肌病、心律失常、心源性休克以及心搏骤停等。

1. 新型冠状病毒肺炎导致不良心血管事件的可能机制 ①直接心脏毒性，新型冠状病毒通过与血管紧张素转换酶2（ACE2）结合进入人体细胞，ACE2是一种膜结合氨基肽酶，在心血管系统以及肺组织大量表达，ACE2在正常人以及心血管疾病患者的神经内分泌调节过程中起重要的作用，新型冠状病毒与ACE2的结合导致ACE2的信号通路发生改变，从而对患者的心脏与肺组织产生损伤；②低氧血症介导的心血管系统损害；③心肌氧供与需求失调，全身系统性炎症反应引起心肌的代谢增加，但病毒对肺的损伤可导致持续性低氧血症；④细胞因子风暴，病毒引起全身系统性炎症反应激活炎症因子瀑布，导致大量炎症因子释放，从而引起血管炎症、斑块不稳定、心肌炎症反应以及血液高凝状态；⑤凝血系统异常导致的弥散性血管内凝血（disseminated intravascular coagulation，DIC），通过血栓形成、再灌注减少以及随后发生的出血对器官造成永久性损害，DIC引起的血栓在冠状动脉的心外膜血管以及微血管中均可以发生，可导致心肌局灶性坏死，并引起严重的心脏功能不全。新型冠状病毒导致心血管系统损害的可能机制见图3（彩图见二维码82）。

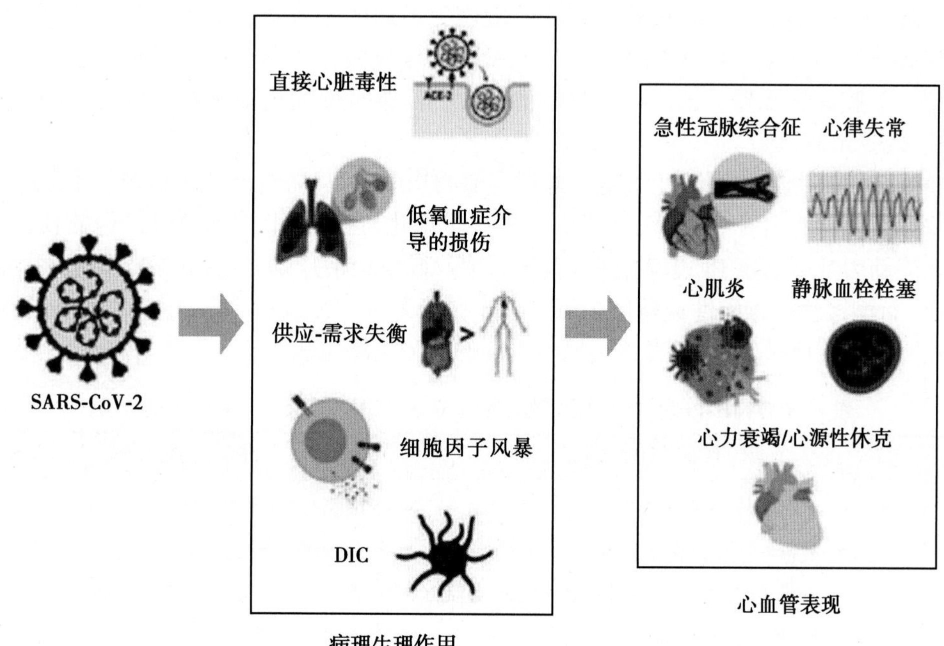

图3 SARS-COV-2导致心血管损伤的可能机制

DIC：弥漫性血管内凝血；SARS-COV-2：严重急性呼吸综合征冠状病毒2。

2. COVID-19 与急性冠脉综合征 COVID-19 的心肌损伤主要表现为心肌损伤标记物的升高，心电图改变以及心脏超声的异常，这种心脏异常表现在重症患者中更多见。但目前罕见因斑块破裂导致的典型急性心肌梗死病例报道。但此类病例在既往流感病毒流行或其他病毒感染性疾病中有报道，其机制为系统性炎症反应综合征导致的血管与血管内斑块发生炎症反应。

与斑块破裂导致的 ACS 一样，如果没有禁忌证，COVID-19 发生心肌损伤也需要采取双联抗血小板药物，如果合并出血风险升高的危险因素，可选择出血风险相对较低的氯吡格雷。COVID-19 患者要特别注意抗血小板药物或抗凝药物与新型冠状病毒肺炎试验性治疗药物之间的相互作用。不同药物通过代谢途径相互影响，可能增强抗血小板或抗凝药物的作用，导致出血并发症的发生。

与中华医学会心血管病学分会的专家共识相一致，ACC 与 SCAI 最近公布的指南也建议在 COVID-19 疫情流行期间应推迟一切非紧急的心血管疾病介入治疗，以减少医患之间的相互感染。在对患者进行介入治疗之前，需要进一步鉴别患者的心肌损伤标记物升高是否为非特异性心肌损伤、心肌炎或是由于斑块破裂导致的 ACS。经胸心脏超声发现心室壁运动异常，因其简单、易行而被推荐。对于新型冠状病毒肺炎合并 ST 段抬高患者采取溶栓治疗时，需特别注意排除心肌炎引起的 ST 段抬高可能。

3. COVID-19 与急性肺栓塞 新型冠状病毒肺炎感染患者比较一致性的凝血异常是血小板减少与 D- 二聚体升高，研究显示，超过 40% 的 COVID-19 患者具有高危的静脉血栓栓塞（VTE）风险，重症患者通常存在呼吸衰竭或合并其他疾病（如心力衰竭），可能需较长时间卧床，因此，需要使用预防性抗凝治疗以降低 VTE 的风险。

院内肺栓塞反应团队需要重点关注 VTE 中高危风险的患者，需要指出的是，目前没有数据证实疫情期间常规应用高级治疗手段有利于降低此类患者的死亡率，因此，介入治疗方式仅在极其严重的情况下才被建议使用。应避免不加区分地使用下腔静脉滤器，在优化抗凝治疗情况下仍反复发生肺栓塞或临床上发现肺栓塞但患者存在抗凝绝对禁忌证时，方可考虑植入下腔静脉滤器。植入下腔静脉滤器后仍需继续使用抗凝药物，并根据病情调整药物剂量，减少出血风险。

急性肺栓塞患者的再灌注策略应遵循当前的指南建议，血流动力学稳定的中危患者，应首先采取抗凝治疗并严密观察，如果病情进一步恶化，建议采取溶栓策略进行补救，对于明显的血流动力学不稳定 PE 患者，建议首选采取静脉溶栓治疗，如果存在溶栓禁忌，可考虑介入治疗。新型冠状病毒阳性或疑似患者可考虑在床旁置入 ECMO 治疗。COVID-19 流行期间，急性冠脉综合征以及 VTE 患者不同风险程度的救治策略见表 1。

表 1　COVID-19 合并急性冠脉综合征（ACS）与静脉血栓（VTE）的危险分层

	低危 COVID-19	高危 COVID-19
高危 ACS	• 指南指导的药物治疗 • 紧急 / 急诊血管造影或介入治疗 • 考虑是否需要血流动力学支持与监测，评估其安全性	• 指南指导的药物治疗 • 紧急经胸心脏超声检查 • 紧急 / 急诊血管造影或介入治疗 • 考虑是否需要血流动力学支持与监测，评估其安全性

续表

	低危 COVID-19	高危 COVID-19
高危 VTE	• 抗凝治疗 • 反复发生症状以及病情恶化，考虑溶栓或介入治疗 • 考虑是否需要血流动力学支持与监测，评估其安全性	• 抗凝治疗 • 考虑静脉溶栓 • 不适合溶栓患者考虑介入或外科手术治疗 • 考虑是否需要血流动力学支持与监测，评估其安全性
低危 ACS	• 指南指导的药物治疗 • 如果症状持续、恶化或失代偿可考虑血管造影或介入治疗	• 指南指导的药物治疗 • 对于症状持续、恶化或失代偿的患者可保留其他治疗选择
低危 VTE	• 抗凝治疗 • 如果症状持续、恶化或失代偿可考虑介入治疗或外科手术	• 抗凝治疗 • 对于症状持续、恶化或失代偿的患者可保留其他治疗选择

注：①高危 ACS：血流动力学不稳定，左心室功能不全或局限性室壁运动异常，或恶化呼吸系统症状；②高危 VTE：合并肺栓塞且血流动力学不稳定，存在右心功能不全或右心扩大或恶化呼吸系统症状；③高危 COVID-19：患者高度疑似或确诊 COVID-19，个体病毒载量高伴有咳嗽 / 打喷嚏或其他呼吸道症状，存在气管插管及气溶胶传播风险。血流动力学支持包括主动脉内球囊反搏（IABP）、经皮心室辅助装置，以及体外膜氧合系统（ECMO）。血流动力学检测：Swan-GanZ 有创血流动力学检测。

4. 机械心肺支持系统 基于既往在 H1N1 导致的成人急性呼吸窘迫综合征（ARDS）以及中东呼吸综合征（MERS）患者中的应用经验，ECMO 也被用于此次新型冠状病毒肺炎患者的救治。早期主要用于传统治疗后疗效不佳的患者，大部分采用 V-V ECMO 模式，合并心源性休克的 COVID-19 患者采取主动脉内球囊反搏或 V-A ECMO 治疗。有关 ECMO 在 COVID-19 中的早期应用多见于个案报道。

随着 COVID-19 在世界范围内的流行，体外生命支持组织（ELSO）开始注册 ECMO 在 COVID-19 患者的应用情况，截至 2020 年 4 月 22 日，有 487 例确诊或疑似患者使用了 ECMO，其中 91% 采取 V-V 模式，其中仅约 4% 采取 V-A 模式，采用 V-A ECMO 模式主要是合并心脏疾病与体外心肺复苏患者。Euro ELSO 注册的患者人数更多，截至 4 月 18 日，已经注册了超过 800 例患者。相对于目前 COVID-19 的发病人数，ECMO 在新型冠状病毒肺炎流行期间的应用数量尚待提高，需积累更多的经验以证明其在哪些患者人群中应用有利于降低死亡率。

六、总　结

COVID-19 流行期间，应在遵守防控要求的前提下，尽最大可能依据专业指南要求，救治心血管急危重症患者。需根据不同的风险等级，制订相应的心血管急危重症救治策略，并依据疫情防控形势的变化及时调整，做到因地施策、因时而变、因人而异。结合新型冠状病毒对心血管系统损害的病理生理特点，合理选择药物保守治疗、手术治疗（包括介入治疗）以及体外机械心肺循环支持系统辅助治疗。

（曾和松　贺立群　贺行巍）

参考文献

[1] World Health Organization. WHO Coronavirus Disease (COVID-19) Dashboard [EB/OL]. (2020-09-26) [2020-09-27]. https://covid19.who.int/.

[2] 国家卫生健康委员会. 新型冠状病毒感染的肺炎诊疗方案(试行第五版) [EB/OL]. (2020-02-05) [2020-02-06].http://www.nhc.gov.cn/yzygj/s7653p/202002/3b09b894ac9b4204a79db5b8912d4440.shtml.

[3] 中华医学会心血管病学分会,中华心血管病杂志编辑委员会. 新型冠状病毒肺炎疫情防控期间心血管急危重症患者临床处理原则的专家共识[J]. 中华心血管病杂志,2020,48(3):189-194.

[4] 国家卫生健康委员会. 新型冠状病毒感染的肺炎病例转运工作方案(暂行) [EB/OL]. (2020-01-28) [2020-02-06]. http://www.nhc.gov.cn/yzygj/s7653p/202001/ccee6ec0942a42a18df8e5ce6329b6f5.shtml.

[5] 中华医学会影像技术分会传染病影像技术专业委员会专家共识协作组. 新型冠状病毒(2019-nCoV)感染肺炎放射检查方案与感染防控专家共识[EB/OL]. (2019-02-03) [2020-02-06]. http://news.medlive.cn/xctmr/info-progress/show-165744_241.html.

[6] 全国人大常务委员会. 中华人民共和国传染病防治法(2013 修正) [EB/OL]. (2013-06-29) [2020-02-06]. http://www.gov.cn/banshi/2005-08/01/content_19023.htm.

[7] 国家卫生健康委员会. 医疗机构感染预防与控制基本制度(试行) [EB/OL]. (2019-05-18) [2020-02-06]. http://www.nhc.gov.cn/yzygj/s7659/201905/d831719a5ebf450f991ce47baf944829.shtml.

[8] 国家卫生健康委员会. 医疗机构内新型冠状病毒感染预防与控制技术指南(第一版) [EB/OL]. (2020-01-22) [2020-02-06]. http://www.nhc.gov.cn/yzygj/s7659/202001/b91fdab7c304431eb082d67847d27e14.shtml.

[9] 国家卫生健康委员会. 新型冠病毒感染的肺炎防控中常见医用防护用品使用范围指引(试行) [EB/OL]. (2020-01-27) [2020-02-06]. http://www.nhc.gov.cn/yzygj/s7659/202001/e71c5de925a64eafbe1ce790debab5c6.shtml.

[10] 郭莉. 2019 版手术室护理实践指南[M]. 北京: 人民卫生出版社, 2019.

[11] 中华医学会心血管病学分会,中华心血管病杂志编辑委员会. 急性 ST 段抬高型心肌梗死诊断和治疗指南(2019) [J]. 中华心血管病杂志,2019,47(10):766-783.

[12] 中华医学会心血管病学分会. 非 ST 段抬高型急性冠状动脉综合征诊断和治疗指南(2016) [J]. 中华心血管病杂志,2017,45(5):359-373.

[13] ERBEL R, ABOYANS V, BOILEAU C, et al. 2014 ESC Guidelines on the diagnosis and treatment of aortic diseases: document covering acute and chronic aortic diseases of the thoracic and abdominal aorta of the adult. The Task Force for the Diagnosis and Treatment of Aortic Diseases of the European Society of Cardiology (ESC) [J]. Eur Heart J, 2014, 35(41): 2873-2926.

[14] 中华医学会心血管病学分会肺血管病学组. 急性肺栓塞诊断与治疗中国专家共识(2015) [J]. 中华心血管病杂志,2016,44(3):197-211.

[15] 中华医学会心血管病学分会心力衰竭学组,中国医师协会心力衰竭专业委员会,中华心血管病杂志编辑委员会. 中国心力衰竭诊断和治疗指南 2018 [J]. 中华心血管病杂志,2018,46(10):760-789.

[16] 国家卫生健康委员会疾病预防控制局,国家心血管病中心,中国医学科学院阜外医院,等. 中国高血压健康管理规范(2019) [J]. 中华心血管病杂志,2020,48(1):10-46.

[17] KANG Y, CHEN T, MUI D, et al. Cardiovascular manifestations and treatment considerations in COVID-19 [J]. Heart, 2020, 106(15):1132-1141.

[18] XIONG T Y, REDWOOD S, PRENDERGAST B, et al. Coronaviruses and the cardiovascular system: acute and long-term implications [J]. Eur Heart J, 2020, 41(19):1798-1800.

[19] LI B, YANG J, ZHAO F, et al. Prevalence and impact of cardiovascular metabolic diseases on COVID-19 in China [J]. Clin Res Cardiol, 2020, 109(5):531-538.

[20] BANSAL M. Cardiovascular disease and COVID-19 [J]. Diabetes Metab Syndr, 2020, 14(3):247-250.

[21] ZHOU F, YU T, DU R, et al. Clinical course and risk factors for mortality of adult inpatients with COVID-19 in Wuhan, China: a retrospective cohort study [J]. Lancet, 2020, 395(10229):1054-1062.

[22] HUANG C, WANG Y, LI X, et al. Clinical features of patients infected with 2019 novel coronavirus in Wuhan, China [J]. Lancet, 2020, 395(10223):497-506.

[23] DRIGGIN E, MADHAVAN M V, BIKDELI B, et al. Cardiovascular Considerations for Patients, Health Care Workers, and

Health Systems During the Coronavirus Disease 2019(COVID-19) Pandemic [J]. J Am Coll Cardiol,2020,75(18):2352-2371.

[24] LIPPI G,LAVIE C J,SANCHIS-GOMAR F. Cardiac troponin I in patients with coronavirus disease 2019 (COVID-19): Evidence from a meta-analysis [J]. Prog Cardiovasc Dis,2020,63(3):390-391.

[25] MADJID M,ABOSHADY I,AWAN I,et al. Influenza and cardiovascular disease:is there a causal relationship? [J]. Tex Heart Inst J,2004,31(1):4-13.

[26] KWONG J C,SCHWARTZ K L,CAMPITELLI M A,et al. Acute Myocardial Infarction after Laboratory-Confirmed Influenza Infection [J]. N Engl J Med,2018,378(4):345-353.

[27] CORRALES-MEDINA V F,MADJID M,MUSHER D M. Role of acute infection in triggering acute coronary syndromes [J]. Lancet Infect Dis,2010,10(2):83-92.

[28] THYGESEN K,ALPERT J S,JAFFE A S,et al. Fourth Universal Definition of Myocardial Infarction(2018)[J]. J Am Coll Cardiol,2018,72(18):2231-2264.

[29] AMSTERDAM E A,WENGER N K,BRINDIS R G,et al. 2014 AHA/ACC guideline for the management of patients with non-ST-elevation acute coronary syndromes:executive summary:a report of the American College of Cardiology/American Heart Association Task Force on Practice Guidelines [J]. Circulation,2014,130(25):2354-2394.

[30] O'GARA P T,KUSHNER F G,ASCHEIM D D,et al. 2013 ACCF/AHA guideline for the management of ST-elevation myocardial infarction:a report of the American College of Cardiology Foundation/American Heart Association Task Force on Practice Guidelines [J]. J Am Coll Cardiol,2013,61(4):e78-e140.

[31] IBANEZ B,JAMES S,AGEWALL S,et al. 2017 ESC Guidelines for the management of acute myocardial infarction in patients presenting with ST-segment elevation:The Task Force for the management of acute myocardial infarction in patients presenting with ST segment elevation of the European Society of Cardiology(ESC)[J]. Eur Heart J,2018,39(2):119-177.

[32] ROFFI M,PATRONO C,COLLET J P,et al. 2015 ESC Guidelines for the management of acute coronary syndromes in patients presenting without persistent ST-segment elevation:Task Force for the Management of Acute Coronary Syndromes in Patients Presenting without Persistent ST-Segment Elevation of the European Society of Cardiology(ESC)[J]. Eur Heart J,2016,37(3):267-315.

[33] DANZI G B,LOFFI M,GALEAZZI G,et al. Acute pulmonary embolism and COVID-19 pneumonia:a random association? [J]. Eur Heart J,2020,41(19):1858.

[34] WELT F G P,SHAH P B,ARONOW H D,et al. Catheterization Laboratory Considerations During the Coronavirus (COVID-19) Pandemic:From ACC's Interventional Council and SCAI [J]. J Am Coll Cardiol,2020,75(18):2372-2375.

[35] ZENG J,HUANG J,PAN L. How to balance acute myocardial infarction and COVID-19:the protocols from Sichuan Provincial People's Hospital [J]. Intensive Care Med,2020,46(6):1111-1113.

[36] WANG T,CHEN R,LIU C,et al. Attention should be paid to venous thromboembolism prophylaxis in the management of COVID-19 [J]. Lancet Haematol,2020,7(5):e362-e363.

[37] HUNT B J. Hemostasis at Extremes of Body Weight [J]. Semin Thromb Hemost,2018,44(7):632-639.

[38] KONSTANTINIDES S V,MEYER G,BECATTINI C,et al. 2019 ESC Guidelines for the diagnosis and management of acute pulmonary embolism developed in collaboration with the European Respiratory Society(ERS)[J]. Eur Heart J,2020,41(4):543-603.

[39] REZA N,DUDZINSKI D M. Pulmonary Embolism Response Teams [J]. Curr Treat Options Cardiovasc Med,2015,17(6):387.

[40] BARNES G D,KABRHEL C,COURTNEY D M,et al. Diversity in the Pulmonary Embolism Response Team Model:An Organizational Survey of the National PERT Consortium Members [J]. Chest,2016,150(6):1414-1417.

[41] GIRI J,SISTA A K,WEINBERG I,et al. Interventional Therapies for Acute Pulmonary Embolism:Current Status and Principles for the Development of Novel Evidence:A Scientific Statement From the American Heart Association [J]. Circulation,2019,140(20):e774-e801.

[42] CHATTERJEE S,CHAKRABORTY A,WEINBERG I,et al. Thrombolysis for pulmonary embolism and risk of all-cause mortality,major bleeding,and intracranial hemorrhage:a meta-analysis [J]. JAMA,2014,311(23):2414-2421.

[43] BIKDELI B,CHATTERJEE S,DESAI N R,et al. Inferior Vena Cava Filters to Prevent Pulmonary Embolism:Systematic Review and Meta-Analysis [J]. J Am Coll Cardiol,2017,70(13):1587-1597.

[44] KEARON C, AKL E A, ORNELAS J, et al. Antithrombotic Therapy for VTE Disease: CHEST Guideline and Expert Panel Report [J]. Chest, 2016, 149(2): 315-352.

[45] JAFF M R, MCMURTRY M S, ARCHER S L, et al. Management of massive and submassive pulmonary embolism, iliofemoral deep vein thrombosis, and chronic thromboembolic pulmonary hypertension: a scientific statement from the American Heart Association [J]. Circulation, 2011, 123(16): 1788-1830.

[46] JIMENEZ D, BIKDELI B, MARSHALL P S, et al. Aggressive Treatment of Intermediate-Risk Patients with Acute Symptomatic Pulmonary Embolism [J]. Clin Chest Med, 2018, 39(3): 569-581.

[47] AIN D L, ALBAGHDADI M, GIRI J, et al. Extra-corporeal membrane oxygenation and outcomes in massive pulmonary embolism: Two eras at an urban tertiary care hospital [J]. Vasc Med, 2018, 23(1): 60-64.

[48] CHO H J, HEINSAR S, JEONG S I, et al. ECMO use in COVID-19: lessons from past respiratory virus outbreaks—a narrative review [J]. Crit Care, 2020, 24(1): 301.

新型冠状病毒疾病相关心肌损伤及处理原则

新型冠状病毒疾病(coronavirus disease 2019,COVID-19)自 2019 年 12 月首次被发现以来,在世界范围内迅速传播并成为影响 200 多个国家和地区的全球性流行病。该病不仅严重危害人类健康,而且给社会活动和经济发展带来沉重的负担。

虽然 COVID-19 主要的临床表现是病毒性肺炎,但是该病也可以引起心肌损伤,诱发或加重心力衰竭、心肌炎、心律失常和肺栓塞等心血管疾病。

一、COVID-19 与心肌损伤

(一) 定义

COVID-19 相关心肌损伤是指 COVID-19 确诊患者中,出现心肌损伤标志物[心肌肌钙蛋白(cardiac troponin,cTn) I 或 T]升高超过第 99 百分位上限;且根据第四版心肌梗死全球统一定义,排除与阻塞性冠状动脉疾病相关的心肌损伤标志物升高。

(二) 流行病学

COVID-19 相关心肌损伤的发生率在一般人群中为 7.2%~40.9%,心肌损伤在 COVID-19 重症患者和死亡患者中更为显著。在一项对 191 例 COVID-19 患者进行的多中心(武汉市金银潭医院和武汉市肺科医院)队列研究中,33 例(17%)患者合并心肌损伤,并且其中 32 例死亡。在随后的一项研究中,纳入 416 名在武汉大学人民医院住院的 COVID-19 患者,其中 82 例(20%)患者存在心肌损伤,并且这些患者使用机械通气和出现死亡的风险较无心肌损伤患者分别增加 5 倍和 11 倍。在华中科技大学同济医学院附属协和医院住院的 311 例 COVID-19 患者,合并心肌损伤的有 103 例(33.1%),其中出院患者中 12 例(10.8%),死亡患者中 91 例(45.5%)。

心肌损伤也是预测 COVID-19 疾病严重程度和死亡率的一个独立危险因素。在不同的研究中,心肌损伤预测 COVID-19 疾病严重程度和死亡率的危险比为 4.3~8.9,优势比为 1.9~26.9。最近,一项湖北省多中心回顾性研究表明,心肌损伤标记物对于 COVID-19 患者 28 天死亡率预测的临界值远低于常规心脏疾病的临界值,约为当前推荐阈值的 49%。

(三) 发生机制和分类

1. 发生机制

(1) 氧供需失衡:如低氧血症、休克或高血压 / 低血压、持续性快速性心律失常、严重心动过缓、贫血等。

(2) 病毒感染导致心肌损伤:严重急性呼吸综合征冠状病毒 2(severe acute respiratory syndrome coronavirus 2,SARS-CoV-2)进入心肌后直接损伤心肌细胞,以及人体针对病毒产生的细胞和体液免疫反应中释放的炎症因子造成心肌损伤。

(3) 异常凝血与微循环障碍:SARS-CoV-2 直接攻击血管造成冠状动脉内皮细胞损伤,导致凝血和微循环异常,从而诱发心肌损伤。

(4) 肾上腺素能刺激:儿茶酚胺类激素的增加,导致冠状动脉痉挛、应激性心肌病、持续性心动过速等，诱发心肌损伤。

2. **病理变化** COVID-19心肌损伤的组织病理学证据有限。研究指出，COVID-19患者的心脏组织呈灰红色，并有炎性细胞浸润，可见局灶性肌纤维溶解和脂滴。另一些报道表明，COVID-19患者心肌内可见局灶性、以血管周围间质纤维化为主的大的（>20μm）空泡状CD68阳性的巨噬细胞，内有冠状病毒颗粒。

3. **分类**

（1）慢性心肌损伤：对于那些有慢性病和合并症的患者，慢性“稳定”（变化<20%）的cTn增加被归类为“慢性心肌损伤”。由于COVID-19合并慢性心血管疾病的高患病率，慢性心肌损伤可能是COVID-19相关心肌损伤的常见类型。

（2）急性非缺血性心肌损伤：多种机制可导致急性非缺血性心肌损伤。常见的与心脏相关的病因包括心肌炎和因收缩或舒张功能不全引起的急性心力衰竭。急性肺栓塞和败血症等疾病也可导致cTn升高，而无明显的心肌缺血，即急性非缺血性心肌损伤。

（3）急性缺血性心肌损伤：由于对急性感染的反应，包括白细胞介素（interleukin，IL）、肿瘤坏死因子（tumor necrosis factor，TNF）-α和儿茶酚胺的释放，以及缺氧、酸中毒、凝血功能异常和高血压/低血压的后果，造成心肌氧供需不匹配、冠状动脉痉挛、冠状动脉血栓形成和微血管功能障碍等，进而导致急性缺血性心肌损伤。这种类型可发生在冠状动脉正常的患者，也可发生在阻塞性或非阻塞性冠状动脉疾病患者。

二、COVID-19相关心肌损伤的识别及诊断

（一）临床表现

1. **病史** COVID-19相关心肌损伤在有心血管疾病或危险因素（如糖尿病、高血压、冠心病和慢性肾脏疾病）的老年人中更为常见。合并心血管疾病和存在心肌损伤都是COVID-19患者死亡的关键决定因素，这两种危险因素均具备的COVID-19患者死亡率最高（69.4%）；与无心肌损伤但合并心血管疾病的患者（13.3%）和有心肌损伤但不合并心血管疾病的患者（37.5%）相比，无心肌损伤且不合并心血管疾病患者的死亡率最低（7.6%）。

2. **症状** COVID-19患者的一般症状大多不典型，与其他呼吸道感染相似，如发热（87.9%）、咳嗽（67.7%）、疲劳（38.1%）、咳痰（33.4%）。确诊心肌损伤的患者表现出更具体的症状，如胸痛或胸闷。超过13%的COVID-19合并心肌损伤的患者存在胸痛，而只有不到1%的非心肌损伤患者有同样的表现。值得注意的是，大多数COVID-19合并心肌损伤的患者在非心脏症状方面与普通COVID-19患者没有任何区别。

3. **辅助检查**

（1）实验室检查：心肌损伤标记物如cTNI/T和/或肌酸激酶同工酶MB（creatine kinase-MB，CK-MB）升高。发病早期部分患者可出现肝酶、乳酸脱氢酶或肌酸激酶等增高，严重者D-二聚体升高及外周血淋巴细胞进行性减少。B型利钠肽（B-type natriuretic peptide，BNP）或氨基末端B型利钠肽前体（amino terminal B-type natriuretic peptide precursor，NT-proBNP）水平升高提示心功能受损，是诊断心功能不全及其严重性、判断预后的重要指标。

（2）心电图：COVID-19相关心肌损伤的心电图表现有时与心肌缺血相似。在一项对14名在心脏生物标志物升高期间进行心电图检查的患者研究中发现，心电图改变如T波倒置、ST段压低和Q波形成均与心肌缺血相一致。另外，需注意新近出现的窦房传导阻滞、窦性停搏、房室传导阻滞、束支传导阻滞、期前收缩、心房扑动/心房颤动等心律失常表现。

(3) 超声心动图：超声心动图可以从形态学上评价病毒感染后心肌结构和功能的变化。在住院的 COVID-19 合并心肌损伤患者中，可以观察到左室射血分数降低和室壁运动异常。此外，超声心动图上的异常还包括新出现的心脏扩大、室壁增厚或变薄、心包积液、二尖瓣反流和肺动脉压力增高等。

(4) 计算机断层扫描（computed tomography，CT）：大部分 COVID-19 患者心影不大或稍增大，以左心增大为主。部分患者可因心功能不全而有肺淤血或肺水肿征象。通过胸部 CT 扫描评估心外膜脂肪组织密度可作为心肌损伤的一个有价值的参数，其可反映心脏局部炎症的激活。

(5) 心脏磁共振（magnetic resonance imaging，MRI）：心脏 MRI 发现的心肌水肿和心室运动功能减退表明 COVID-19 患者处于危重状态。心脏 MRI 可帮助确认心肌梗死的诊断或提供其他鉴别诊断，包括心肌炎、应激性心肌病等。

(6) 冠状动脉计算机断层扫描血管成像（coronary angiography with computed tomography，CTA）：对于胸痛和 ST 段变化但无明确心肌梗死证据的患者，首选冠状动脉 CTA，以便于排除急性冠脉综合征。冠状动脉 CTA 对既往无冠心病或无严重冠状动脉钙化患者的评估更有价值。

（二）COVID-19 相关心肌损伤的诊断标准

1. 确诊为新型冠状病毒肺炎的患者，具体诊断标准参见国家卫生健康委员会COVID-19 诊疗方案。

2. 心肌损伤标志物（cTnI/T）升高超过第 99 百分位上限。

3. 排除阻塞性冠状动脉疾病。

三、COVID-19 相关心肌损伤的治疗

1. **抗病毒治疗**　虽然仍未发现经严格“随机、双盲、安慰剂对照临床研究”证明有效的抗病毒药物，但是某些药物经过临床观察研究显示可能具有一定的治疗作用。可试用 α- 干扰素、利巴韦林、磷酸氯喹、阿比多尔，不推荐单独使用洛匹那韦 / 利托那韦和利巴韦林，不推荐使用羟氯喹或联合使用阿奇霉素。具有潜在抗病毒作用的药物应在病程早期使用，建议重点用于有重症高危因素和有重症倾向的患者。不建议同时应用 3 种以上抗病毒药物。具体详见国家卫生健康委员会发布的 COVID-19 诊疗方案（试行第八版）。国外研究报道，瑞德西韦这种最初用于治疗埃博拉病毒感染的广谱抗病毒药物在 COVID-19 临床试验中未能显示出令人满意的疗效。在关于 COVID-19 的第一项随机对照试验（randomized controlled trial，RCT）中，与安慰剂相比，瑞德西韦对严重 COVID-19 患者的临床获益甚微。瑞德西韦第二项随机对照试验共有 1 063 名受试者，结果显示，瑞德西韦在缩短康复时间（11 天 *vs*.15 天）和减轻因 COVID-19 住院的成人呼吸道感染方面优于对照治疗，然而接受瑞德西韦组和安慰剂组之间的死亡率没有显著差异。

2. **抗感染和免疫治疗**

(1) 抗感染治疗：

1) 糖皮质激素：小剂量的糖皮质激素治疗有助于控制暴发性心肌炎和减少与急性呼吸窘迫综合征相关的死亡率。研究表明，地塞米松可能是一种能够降低 COVID-19 患者死亡率的药物。与接受标准护理的患者相比，使用 10 天的低剂量地塞米松可将使用呼吸机的患者死亡率降低 1/3，以其他方式进行给氧治疗患者的死亡率降低 1/5。因此，短期使用低剂量

糖皮质激素实际上可以作为 COVID-19 的治疗选择。我国 COVID-19 诊疗方案(试行第八版)和《新型冠状病毒肺炎相关心肌损伤的临床管理专家建议(第一版)》中也提出,对于氧合指标进行性恶化、影像学进展迅速、机体炎症反应过度激活的患者,酌情短期内(一般建议 3~5 日,不超过 10 日)使用糖皮质激素,建议剂量相当于甲泼尼龙 0.5~1mg/(kg·d)。

2) 非甾体抗炎药(non-steroidal anti-inflammatory drugs,NSAIDs):NSAIDs 是一种通过抑制产生前列腺素的环氧化酶而起作用的药物,通常用于缓解疼痛和发热。法国卫生部长于 2020 年 3 月中旬提出了公众对 COVID-19 相关药物的最初关注,其关注的基础是一份关于 4 名患者在服用 NSAIDs 后病情恶化的报道。这些药物已经被证明可以增加细胞膜上 ACE2 的表达,理论上可以增加病毒进入呼吸道细胞的速度。然而,除了病例报告外,没有其他证据表明 NSAIDs 会导致 COVID-19 患者的不良结局。目前,也没有报道表明 NSAIDs 在 COVID-19 抗感染治疗方面的效果。考虑到这些因素,许多欧洲国家已经建议,对于呼吸道感染的患者,在控制疼痛和发热方面,应该优先使用对乙酰氨基酚而不是 NSAIDs。

3) 羟氯喹:羟氯喹是传统的抗疟药物,后来发现它具有稳定细胞、抗感染、降低自身抗体对人体细胞破坏的作用,因此被用来治疗系统性红斑狼疮、类风湿关节炎、原发性干燥综合征以及其他一些风湿免疫疾病。关于 COVID-19 治疗的第一个关于羟氯喹治疗的研究是一个小型开放标签的非随机研究,其中羟氯喹的服用与病毒载量减少/消失显著相关。然而,一项双盲非随机试验得出了相互矛盾的结果,并且在接受羟氯喹治疗的患者中观察到 QT 间期延长。在一项涉及 1 446 名患者的观察性研究中,服用羟氯喹与插管或死亡风险的降低无关。此外,在北美进行的随机对照临床研究中报道,当用作暴露后预防措施时,羟氯喹不能预防新型冠状病毒感染。我国 COVID-19 诊疗方案(试行第八版)指出,不推荐使用羟氯喹。

(2) 免疫治疗:

1) 静脉注射免疫球蛋白(intravenous immunoglobulin,IVIG):IVIG 是一种有效的免疫调节疗法。到目前为止,IVIG 在 COVID-19 中的作用仍不明确。中国的一项回顾性研究(n=58)纳入 COVID-19 重症和危重症患者在入院后接受 IVIG 治疗,结果表明,在重症监护室(intensive care unit,ICU)入院后 48 小时内应用 IVIG 可减少机械通气的使用,缩短 ICU 住院时间,提高 28 天生存率,这表明早期开始高剂量 IVIG 治疗可能是有益的。相反,在另一项研究证实 IVIG 治疗对重症 COVID-19 患者的存活率没有显著影响。IVIG 治疗的不足可能是 IVIG 给药时间和剂量的不确定性。后续研究发现,使用高剂量 IVIG(20g/d)联合糖皮质激素(160mg/d)治疗可以成功逆转低剂量 IVIG 联合糖皮质激素治疗无效的 COVID-19 重症患者的病情。因此,对于呼吸困难加重、体温升高或持续不降、合并感染加重,结合患者细胞因子检查结果,可酌情给予人免疫球蛋白[0.2~0.4g/(kg·d)]冲击治疗 3~5 天。

2) 康复者血浆治疗(convalescent plasma,CP):CP 治疗在非典型性肺炎(severe acute respiratory syndrome,SARS)和甲型 HIN1 流感等疾病中被证实通过人体被动免疫可以减少患者死亡率和 ICU 的住院时间。然而,一项在 COVID-19 重型及危重型患者中进行的 RCT 结果显示,与单独使用标准治疗相比,在标准治疗的基础上加用 CP 治疗,28 天内两组患者临床改善时间无明显差异。最近一项荟萃分析则表明,CP 治疗可降低病毒载量和 C 反应蛋白水平,从而改善 COVID-19 患者的临床状态。因此,该方法主要适用于病情进展较快、重型和危重型患者。

3) 静脉注射 COVID-19 人免疫球蛋白:我国 COVID-19 诊疗方案(试行第八版)推荐静

脉注射 COVID-19 人免疫球蛋白可应急用于病情进展较快的普通型和重型患者。推荐剂量为普通型 20ml、重型 40ml。根据患者病情改善情况，可隔日再次输注，总次数不超过 5 次。

4）IL-6 受体单克隆抗体：鉴于细胞因子风暴在 COVID-19 及其心血管并发症发病机制中的关键作用，靶向抗感染治疗（如 IL-6 阻断）也被视为潜在的治疗选择。抗 IL-6 受体单克隆抗体托珠单抗已被报道用于 21 例重症 COVID-19 患者的快速控制发热和改善呼吸功能。然而，意大利的一项随机对照临床研究发现，使用托珠单抗治疗早期 COVID-19 患者，其严重呼吸道症状、重症监护入住率或死亡率都没有减少。因此，在 COVID-19 患者中抗 IL-6 治疗的疗效存在争议。

我国 COVID-19 诊疗方案（试行第八版）提出，对于双肺广泛病变者及重型且实验室检测 IL-6 水平升高患者，可试用托珠单抗。具体用法：首次剂量为 4~8mg/kg，推荐剂量为 400mg，使用 0.9% 生理盐水稀释至 100ml，输注时间大于 1 小时；首次用药疗效不佳者，可在首剂应用 12 小时后追加应用 1 次（剂量同前），累计给药次数最多 2 次，单次剂量不超过 800mg。在使用过程中注意过敏反应，有结核等活动性感染患者禁用。

3. 心肌保护治疗 辅酶 Q_{10} 参与氧化磷酸化及能量的生成过程，并有抗氧自由基及膜稳定作用（用法：辅酶 Q_{10} 20mg，3 次 /d）。曲美他嗪能抑制游离脂肪酸 β 氧化，促进葡萄糖有氧氧化，利用有限的氧产生更多三磷酸腺苷，优化缺血心肌能量代谢作用，有助于心肌功能的改善（用法：曲美他嗪 20mg，3 次 /d）。维生素 C 可以抑制体内氧化应激反应，减轻炎症过度激活，使用后炎症因子水平可能会出现较大幅度下降，部分学者建议对重型和危重型患者分别采用 6g/d 及 12g/d 的剂量治疗。

4. 其他 血液净化和间充质干细胞输注等治疗手段在部分人群中也显示有效。另外，对于重症和危重症患者，在药物治疗无效的情况下，需尽早开展呼吸机辅助通气、连续性肾替代治疗、体外膜肺氧合等呼吸和循环支持治疗。具体详见国家卫生健康委员会发布的 COVID-19 诊疗方案（试行第八版）。

四、总　　结

COVID-19 患者容易受到心肌损伤以及其他心血管并发症的影响。有高危因素的个体，如高龄、高血压、糖尿病和肥胖等，极易发生 COVID-19 相关心肌损伤。病毒感染引起的许多直接和间接致病因素，如 SARS-CoV-2 感染、心肌细胞缺氧、微循环障碍、凝血功能和血栓形成亢进、细胞因子风暴等，都可能参与 COVID-19 相关心肌损伤的发生与发展。对 COVID-19 患者进行心血管生物标志物的监测、早期诊断、预防心脏损伤和功能障碍具有重要意义。疫情防控期间 COVID-19 相关心肌损伤的诊治，需要随着疫情形势变化、研究进展及经验积累不断更新和完善。

（余淼　程翔）

参 考 文 献

[1] WU F, ZHAO S, YU B, et al. A new coronavirus associated with human respiratory disease in China [J]. Nature, 2020, 579 (7798): 265-269.

[2] NISHIGA M, WANG D W, HAN Y L, et al. COVID-19 and cardiovascular disease: from basic mechanisms to clinical perspectives [J]. Nat Rev Cardiol, 2020, 17 (9): 543-558.

[3] THYGESEN K, ALPERT J S, JAFFE A S, et al. Fourth Universal Definition of Myocardial Infarction (2018) [J]. J Am Coll

Cardiol, 2018, 72(18): 2231-2264.

[4] ZHOU F, YU T, DU R, et al. Clinical course and risk factors for mortality of adult inpatients with COVID-19 in Wuhan, China: a retrospective cohort study [J]. Lancet, 2020, 395(10229): 1054-1062.

[5] SHI S, QIN M, SHEN B, et al. Association of cardiac injury with mortality in hospitalized patients with COVID-19 in Wuhan, China [J]. JAMA Cardiol, 2020, 5(7): 802-810.

[6] NIE S F, YU M, XIE T, et al. Cardiac Troponin I is an independent predictor for mortality in hospitalized patients with Coronavirus Disease 2019 [J]. Circulation, 2020, 142(6): 608-610.

[7] QIN J J, CHENG X, ZhOU F, et al. Redefining cardiac biomarkers in predicting mortality of inpatients with COVID-19 [J]. Hypertension, 2020, 76(4): 1104-1112.

[8] WEI Z Y, QIAN H Y, HUANG J, et al. Pathogenesis and Management of Myocardial Injury in Coronavirus Disease 2019 [J]. Eur J Heart Fail, 2020.

[9] 国家老年医学中心/国家老年疾病临床医学研究中心，中国老年医学学会心血管病分会，北京医学会心血管病学会影像学组.新型冠状病毒肺炎相关心肌损伤的临床管理专家建议.中国循环杂志[J], 2020, 35(4): 326-330.

[10] SANDOVAL Y, JANUZZI J L, JAFFE A S. Cardiac Troponin for the Diagnosis and Risk-Stratification of Myocardial Injury in COVID-19: JACC Review Topic of the Week [J]. J Am Coll Cardiol, 2020, 76(10): 1244-1258.

[11] GUAN W J, LIANG W H, ZHAO Y, et al. Comorbidity and its impact on 1 590 patients with COVID-19 in China: a nationwide analysis [J]. Eur Respir J, 2020, 5(5): 2000547.

[12] GUAN W J, NI Z Y, HU Y, et al. Clinical Characteristics of Coronavirus Disease 2019 in China [J]. N Engl J Med, 2020, 382(18): 1708-1720.

[13] BANGALORE S, SHARMA A, SLOTWINER A, et al. ST-Segment Elevation in Patients with Covid-19-A Case Series [J]. N Engl J Med, 2020, 382(25): 2478-2480.

[14] RUDSKI L, JANUZZI J L, RIGOLIN V H, et al. Multimodality Imaging in Evaluation of Cardiovascular complications in Patients with COVID-19 [J]. J Am Coll Cardiol, 2020, 76(11): 1345-1357.

[15] 国家卫生健康委员会.新型冠状病毒肺炎诊疗方案(试行第8版)[EB/OL].(2020-08-19)[2020-08-19]. http://www.nhc.gov.cn/yzygj/s7653p/202008/0a7bdf12bd4b46e5bd28ca7f9a7f5e5a/files/a449a3e2e2c94d9a856d5faea2ff0f94.pdf.

[16] European Medicines Agency. EMA gives advice on the use of non-steroidal anti-inflammatories for COVID-19 [EB/OL]. (2020-03-18) [2020-08-03]. https://www.ema.europa.eu/en/documents/press-release/ema-gives-advice-use-non-steroidal-anti-inflammatories-covid-19_en.pdf.

[17] LIU X, CAO W, LI T. High-dose intravenous immunoglobulins in the treatment of severe acute viral pneumonia: the known mechanisms and clinical effects [J]. Front Immunol, 2020, 11: 1660.

[18] RABELO-DA-PONTE F D, SILVELLO D, SCHERER J N, et al. Convalescent plasma therapy on patients with severe or life-threatening COVID-19: a metadata analysis [J]. J Infect Dis, 2020.

[19] LI L, ZHANG W, HU Y, et al. Effect of convalescent plasma therapy on time to clinical improvement in patients with severe and life-threatening COVID-19: A Randomized Clinical Trial [J]. JAMA, 2020, 324(5): 1-11.

解读2020年欧洲心血管成像协会的专家推荐——COVID-19背景下如何把握心脏影像学检查适应证、保护医患人群、预防交叉感染

COVID-19大流行正在给全球的医疗健康体系带来巨大冲击。相关研究报告显示,合并心血管疾病是导致COVID-19患者病死率(CFR)升高的重要因素,提示新型冠状病毒与心血管系统存在一定相关性。尽管新型冠状病毒感染可导致心肌损害、心律失常、糖脂代谢紊乱等多种并发症,但其可能致病机制与潜在损害方式目前尚未明确,可能与血管紧张素转化酶2(ACE-2)介导的心血管系统损害有关,细胞因子风暴、低氧血症可能也参与其中。

心脏影像学检查在临床诊疗过程中发挥着重要指导作用,对COVID-19患者进行检查有时也是必要的,但是不可忽视的是,病原体可通过飞沫实现人与人之间的传播。因此,在进行心脏影像学检查,特别是近距离超声心动图检查时,与患者有密切接触的医护人员可能存在很高的感染风险。此外,心脏影像学检查所面临的挑战还包括临床负担加重、医护人员人手紧张以及医疗物资紧缺等。为合理把握心脏影像学检查适应证、保护医患人群、降低临床实践中发生交叉感染的风险,2020年ESC发表了基于当前COVID-19流行形势下如何恰当开展心脏影像学检查工作的专家推荐,即《2020欧洲心血管成像协会(EACVI)建议:COVID-19大流行和心脏影像学检查防范措施、适应证、优先顺序以及患者和医护人员防护》。

本文重点关注专家推荐中对COVID-19患者进行心脏影像学检查的合理建议,特别是对如何在大流行期间把握超声心动图检查适应证并同时保护医患人群安全进行解读,旨在为COVID-19流行期间心脏影像学检查工作提供一定的临床指导。

一、总　　则

专家推荐指出,是否进行各类心脏影像学检查的核心问题在于进行这项检查能否实质上改变患者的临床管理或挽救生命。如果答案是肯定的,尽管患者疑似或确诊感染COVID-19,仍应尽最大努力使用这种影像学方法来满足需求,但同时必须要充分考虑医护人员的安全性。对于非紧急或常规的随访检查,则应考虑推迟或取消。

目前,对住院或急诊科患者来说,心脏影像学检查应用广泛,但是由于存在交叉感染风险及个人防护物资的消耗,每次进行超声心动图检查前都应慎重考虑以上问题。同样,在进行CT和CMR检查时也存在医护人员及患者的感染风险,除了在扫描中发生直接污染,在转运患者过程中同样也可能污染医护人员及患者,因此需慎重考虑以下问题:①重症和高危

患者的转运风险；②CMR检查持续时间；③对专业人员的可能/重大感染风险(技术员、医师、护士和其他人员)；④对设备和设施的可能/重大污染风险；⑤心脏影像学检查对于确诊是否必要，能否单纯依靠临床确立诊断。

二、把握适应证、恪守必要性

在COVID-19大流行背景下，在满足诊断的前提下应切实保护医患人群、避免交叉感染，医师应严格把握各项心脏影像学检查的适应证。按照患者是否感染或疑似感染以及既往是否患有心血管疾病分为以下三类，针对此三类患者，EACVI作出以下建议：

（一）疑似或确诊感染COVID-19但既往无心脏疾病的患者优先CT检查，严格把握超声检查适应证

COVID-19患者通过CT确诊COVID-19肺炎时可能也能提供心血管系统相关信息，因此可相应地进行冠状动脉CT造影来检查冠脉情况。临床常见许多COVID-19肺炎患者的肌钙蛋白升高，伴或不伴冠状动脉阻塞性疾病征象，在临床表现不确切的情况下，可通过冠状动脉CT血管造影排除或确诊急性冠脉综合征，从而可以避免侵入性冠脉成像，减少导管室医护人员的感染风险。另外，冠状动脉CT血管造影也越来越多地用于评估慢性冠状动脉综合征患者，并且可考虑用于COVID-19大流行中伴有严重症状的患者。CT在大流行中的另一个重要且突出的作用是作为经食管超声心动图（TOE）的替代检查，在行直流电复律前排除左心房血栓的存在，从而减少了操作者的暴露。

专家推荐中提出，超声心动图检查不应常规用于COVID-19患者，而应仅限用于检查结果会对治疗及管理产生明显影响的患者。然而，实际上许多COVID-19患者会产生一系列不同的心血管症状，这可能就需要进行床旁的超声心动图检查。此外，有报道显示，患有心血管疾病和有心血管高危因素的患者，预后更差且更有可能需要住院治疗及呼吸支持，因此超声心动图检查有时候不可避免。

COVID-19患者通常会出现呼吸困难症状，而这种症状也常见于典型的心脏病患者。对于此类患者，特别是对于亚急性发作的呼吸困难、水肿或心脏杂音以及心脏生物标记升高的患者，通常需要进行超声心动图检查以明确诊断。在这种情况下，应先通过普通pro-BNP检测来判断呼吸困难或水肿患者是否需要超声心动图检查。

超声心动图检查应仅限用于存在血流动力学不稳定、右室功能不全或肺循环高压的患者。值得一提的是，肺部超声对检查COVID-19肺炎也是有帮助的，相较于CT，肺部超声检查的额外优势包括操作简便、可重复性强、价格低廉、无辐射等。胸膜增厚、Kerley B线以及肺实变都提示可能存在COVID-19肺炎，由于其可在床边进行，肺部超声扫描可作为一种快速诊断工具。

根据临床需求，如果患者需要进行经胸超声心动图（TTE）检查，建议进行聚焦心脏超声(FoCUS)检查。其目的在于减少与患者接触时间以及降低感染风险。在这种情况下，相较于拥有更强功能的大型机器，更容易覆盖、清洁及消毒的手提式或小型扫描仪可能更有优势。建议中还特别指出，心电图导联可能被携带有病毒的飞沫污染，因此在检查过程中可以省略心电图监测，尽量降低暴露和污染风险。如果因患者感染COVID-19而进行了简略超声心动图检查，应在报告中说明。

（二）确诊感染 COVID-19 且伴有已知或急性心脏病的患者需充分评估病情，仅行必要检查

感染 COVID-19 并出现发热的患者由于代谢和血流动力学需要的增加，可能会加重原有瓣膜病、心肌病、冠心病或先天性心脏病。此外，由于呼吸衰竭导致的血氧含量降低也可导致原有心血管疾病病情加重，这可能解释了为什么合并心血管疾病是导致 COVID-19 总致死率升高的重要因素之一。尽管这些重症患者尤其需要心脏影像学检查结果来进行复杂的临床决策，仍应坚持避免不必要检查的原则，以降低人员感染的风险并避免资源滥用。应仔细考虑超声心动图检查或其他心脏成像结果是否会切实改变患者的医疗管理，包括患者是否满足采用更先进的治疗方法的条件，否则应严格控制。

（三）无 COVID-19 感染但患有已知或急性心脏病的患者较流行前应适当减少超声检查

在这次大流行期间，临床优先顺序和处理流程会将发生相应变化。EACVI 建议，优先给无 COVID-19 感染但伴有明显心脏病症状（NYHA Ⅲ~Ⅳ级）的患者进行超声心动图检查。比如，在日常活动中出现胸痛、昏厥和呼吸困难等严重症状的急性心力衰竭及瓣膜性心脏病患者应优先考虑进行超声心动图检查并接受充分治疗，否则他们的预后可能比大多数 COVID-19 患者更差。专家建议中还特别指出，与 COVID-19 无关的急性心内膜炎患者数量可能也会陆续增加，因为心内膜炎患者死亡率很高，根据最新的建议，这些患者应该优先接受超声心动图检查和相关治疗。

此外，对于 ST 段抬高型心肌梗死（STEMI）并行有创性血管重建术的患者，建议左室造影评估左心室功能，从而避免不必要的超声心动图检查，除非患者出现血流动力学不稳定或潜在的心肌梗死后并发症。而对于伴有肌钙蛋白升高和临床心衰征象的不稳定性非 ST 段抬高型心肌梗死患者，超声心动图检查对于判断是否进行快速血运重建手术具有重要作用。另外，伴有心脏杂音的胸痛患者需进行超声心动图检查，以排除瓣膜病。

但是，对于无严重症状或不适合进行介入或手术治疗的无 COVID-19 感染患者，其常规超声心动图随访检查同样也应推迟或取消，其中就包括稳定性先天性心脏病患者。

三、尽可能减少或避免 TOE、负荷成像、胎儿超声心动图等复杂检查

由于飞沫和气溶胶包含病毒，在对 COVID-19 患者进行 TOE 检查过程中，检查设备以及检查人员均有极高的污染或感染风险，应严格把握 TOE 检查适应证。除非检查结果对确诊、排除诊断或指导治疗至关重要，否则应考虑将重复 TTE、CT 扫描或者 CMR 作为备选。

COVID-19 是一种急性感染性疾病，因此各类负荷成像技术在大流行中作用非常有限，即使是诊断慢性冠脉综合征也应将冠脉 CT 血管造影作为首选。超声造影剂可能对某些患者有用，但也不应该用于循环不稳定或危重患者。

目前尚不清楚产妇感染是否会导致胎儿出现结构性心脏病或者胎儿心肌炎，因此，仅就 COVID-19 感染而言，仍不建议对感染母亲行常规胎儿超声心动图检查。胎儿超声心动图检查的适应证应与 COVID-19 大流行前保持一致，产妇可以使用视频会议或其他技术进行咨询，以减少医师与患者近距离接触的时间。

与超声心动图情况类似，对于没有严重症状或不适合手术治疗的患者，已经安排的CMR、CT及心脏核医学检查应被推迟，常规随访时间也应重新安排。如果患者出现心肌损伤或严重心律失常且伴肌钙蛋白升高，提示TakoTsubo心肌病或心肌炎，若检查结果对治疗方案非常重要且患者能安全转运，可考虑行CMR检查，其他情况一般不考虑行此类心脏影像学检查。

四、强化清洁、消毒和防护等意识

EACVI专家共识中还指出，应高度重视临床清洁与消毒工作，特别强调医护人员日常防护中的注意事项，并对医疗机构提出应合理设置专用隔离区等要求。

1. **设备** 所有与患者密切接触的设备都有潜在携带含有病毒的飞沫的风险。在每次检查后都应采取适当的措施进行清洁及消毒。可采用定制保护套防止超声心动图检查仪器发生污染，但应注意避免遮盖屏幕及键盘，以免影响超声心动图技师视野及其操作。另外，如果诊断不需要的话，应在扫描开始前移除所有额外的3-D探头和单个多普勒探头，心电图导联同样也应该移除。在大容量的检查中心，可以考虑为COVID-19阳性患者提供专门的扫描仪，从而使这些患者都保持在设置好的COVID-19区域内。

患者与超声心动图技师及扫描仪的相对位置可能很重要。专家推荐中指出，应使患者位于左侧位置，同时扫描仪尽量放置在右侧，这样可能会使患者的面部和超声心动图技师之间的距离尽可能最长，扫描仪受来自患者的空气飞沫的污染也可能会最小。但仍应充分尊重超声心动图技师们的习惯，这些建议不应该成为医师们快速、高质量完成超声心动图检查的阻碍。

2. **设施** 为尽可能减少污染风险，可在超声心动图检查室设置COVID-19患者专用房间，不必要的设备可以移走，从而使房间尽可能容易清洁。但是，如果超声心动图医师能携带仪器至患者处进行检查，使患者尽量避免移动，病毒传播的风险会更小。要充分考虑当地因素，注意保持COVID-19区域与非COVID-19区域不要混合。

专家推荐中还特别指出，医疗机构应设置更大的阅片室，使专家间的距离能达到推荐的2m。另外，虚拟通信技术允许几个同事同时在地理位置遥远的屏幕上共享图像，可以作为多学科团队会议的首选解决方案。

3. **医护人员** 个人防护建议遵守各个机构的内部方案，其可能会根据当地疾病流行情况以及个人防护用品储量有所不同。一般建议，每个人都应该反复且仔细地清洗双手。对可疑或确诊COVID-19患者进行超声、CMR及CT检查时，必须穿戴防护服、手套、帽子、特定的口罩以及护目镜，检查过程中患者应该佩戴外科口罩。如何正确穿脱个人防护用品在许多出版物里有描述，在此不再赘述。在完成CMR和CT扫描后，必须要对扫描仪、线圈和心电图线缆进行仔细的清洁与消毒。值得一提的是，专门设置一台扫描仪给已知感染者是一种减少污染的重要策略。

五、结　　论

在COVID-19大流行背景下，我们必须重新考虑如何在正确的时间对正确的患者进行最有效的心脏影像学检查，以及如何最大限度地降低成像人员和患者之间交叉感染的风险。尽管中国已经通过隔离、检疫、社会疏远和社会管制等传统公共卫生策略实现了疫情的基本控制，我们仍应充分参照以上专家推荐，严格把握各项心脏影像学检查适应证，从而在满足诊断的前提下达到保护医患人群、预防交叉感染的目的。

（董志翔　赵世华）

参 考 文 献

SKULSTAD H, COSYNS B, POPESCU B A, et al. COVID-19 pandemic and cardiac imaging: EACVI recommendations on precautions, indications, prioritization, and protection forpatients and healthcare personnel [J]. Eur Heart J Cardiovasc Imaging, 2020, 21(6): 592-598.

PD-1 单抗诱导的严重心脏损害 1 例

一、病 史 摘 要

患者女性，68 岁，因“发作性胸痛 4 天（2020 年 5 月 17 日 15:49）”收入院。患者 4 天来无明显诱因间断胸痛、气短，伴心悸、出汗。每次持续数分钟至半小时不等，自行缓解，无放射痛；伴头晕、头痛，无黑矇、晕厥；伴眼部畏光，视物模糊；伴全身疼痛、四肢无力。伴腹胀、食欲减退。1 天前就诊于我院急诊，查心电图提示“完全性右束支传导阻滞”（1 年前心电图正常），“pro-BNP 236.50pg/ml，cTnT 0.329ng/ml”。拟“冠心病，非 ST 段抬高型心肌梗死？心肌损害？”收入我科。发病以来，二便无改变。

既往患者有“横结肠癌伴肝转移（$pT_{4a}N_{1c}M_1$，Ⅳ期）”病史 15 个月（2019 年 2 月），行腹腔镜“辅助扩大右半结肠切除术 + 肝转移瘤切除术”。12 个月前（2019 年 5 月 7 日）患者行化疗 3 次（奥沙利铂 + 卡培他滨 / 亚叶酸钙 + 替加氟），因肠梗阻等不良反应终止。1.5 个月前（2020 年 4 月）发现“肝内新发多发转移瘤、附件转移癌”，20 天前（2020 年 4 月 28 日和 2020 年 5 月 12 日）开始行 PD-1 抑制剂治疗，共 2 次；方案为瑞戈菲尼 + 纳武利尤单抗（nivolummab，anti-PD-1）。

查体：血压 156/89mmHg，脉搏 88 次 /min，氧合 99%。患者意识清楚，平卧位，睑结膜无苍白，双眼睑下垂，眼球运动正常，睁眼稍差。颈静脉无怒张；双肺呼吸音清晰，未闻及啰音；心音正常，各瓣膜听诊区未闻及杂音；腹软，未触及包块，肝脾不大；双下肢不肿；全身浅表淋巴结未触及肿大。四肢肌力Ⅴ级，病理反射未引出。

辅助检查：①心肌损伤：CK 5 784U/L（参考值：40~200U/L），CK-MB 367U/L（参考值：13~35U/L），HBDH 729（参考值：72~182），LDH 1 628U/L（参考值：120~250U/L），AST 314U/L（参考值：13~35U/L）；NT-proBNP 362.80pg/L（参考值：0~125pg/L）；cTNT 0.457ng/ml（参考值：0~0.014ng/ml）。②肝功能：AST 285U/L，ALT 325U/L，ALB 31.2g/L。③血常规：HBG 101g/L，WBC 6.47×10^9/L，淋巴细胞 0.63×10^9/L。④D_2 聚体：1.62mg/L（参考值：0~0.55mg/L）。⑤余血气分析、肾功能、凝血功能等均正常。⑥心动超声：大致正常。⑦心电图：完全性右束支传导阻滞（图 1）。⑧胸部 X 线片：膈肌上抬，肺纹理增粗（图 2）。

初步诊断：冠心病？心肌炎？肺栓塞？

二、诊 治 思 路

首先，患者有胸痛、心肌损伤标志物升高、心电图有新发完全性右束支传导阻滞，最常见拟诊急性心肌梗死；其次，患者的 CK-MB/CK 比例不合适，且有明确的抗肿瘤药物应用史，高度怀疑药物引起的横纹肌损害；最后，患者有呼吸困难，D_2 聚体升高，且肿瘤患者本身有高凝状态，需要排除肺栓塞。因此，入院后为排除禁忌证，我们行急诊冠状动脉造影，结果提示冠脉血管未见异常，排除冠心病；同时完成 CTPA 检查，结果提示肺动脉未见异常，排除肺栓塞。所以，考虑患者为免疫检查点抑制剂（immune checkpoint inhibitors，ICIs）相关心肌炎，同时伴有肌炎、肝损害。另外，患者眼睑下垂、视物模糊，但肌力正常，随即行新斯的明试验，结

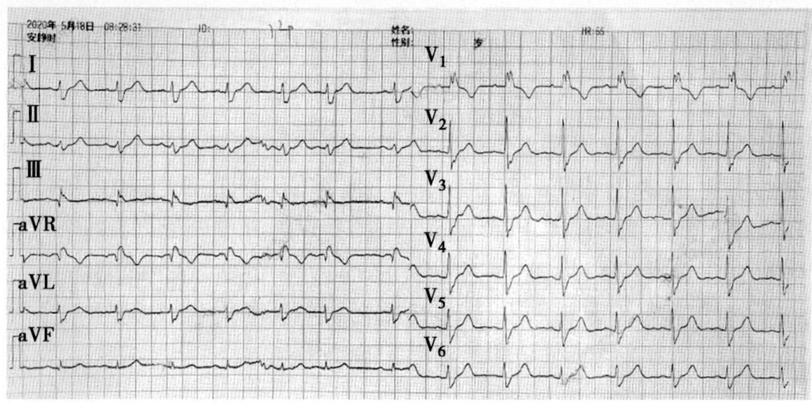

图1　ECG(入院时):完全性右束支传导阻滞

果为阳性,诊断为重症肌无力。修正诊断:免疫检查点抑制剂毒性反应、重症心肌炎、心律失常、三度房室传导阻滞、重症肌无力、肌炎、急性肝损害、贫血(轻度)、低横结肠腺癌($pT_{4a}N_{1c}M_1$,Ⅳ期)、扩大横结肠切除术后、肝转移、附件转移瘤、化疗后、靶向药物治疗后(PD-1)。

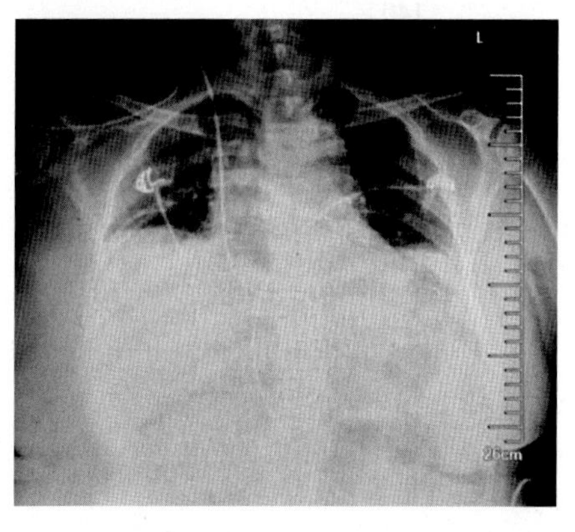

图2　胸部X线片(入院时):膈肌明显上抬,肺纹理增粗

治疗上给予免疫抑制治疗:甲泼尼龙500mg/d,丙种球蛋白10g/d;溴吡斯的明治疗重症肌无力;同时给予保肝、营养心肌、抑酸、维持水电解质平衡、补充热量等综合治疗。但患者胸痛、呼吸困难症状缓解不明显,于入院第3天(5月20日)心电图进展为三度房室传导阻滞(图3),紧急植入临时起搏器。入院第4天(5月21日)开始呼吸困难加重,给予无创呼吸机辅助通气。随后逐渐出现眼睑下垂加重,并出现吐字不清,抬头困难、耸肩无力,饮水呛咳,四肢肌力下降等肌无力加重表现,入院第7天(5月24日)患者转入中心ICU进行血浆置换(5次)、输血等综合治疗,入院第15天患者呼吸困难好转,脱呼吸机,入院第17天心电图恢复为完全性右束支传导阻滞,拔出临时起搏器。入院第23天转出重症ICU,经调养后患者转氨酶正常,NT-proBNP正常,下肢肌

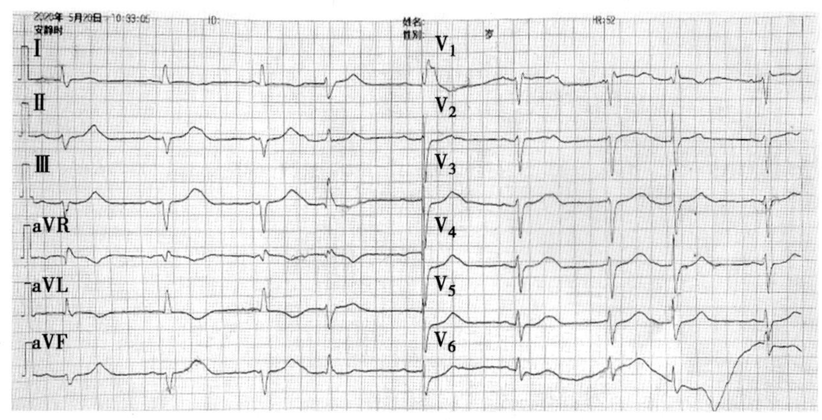

图3　ECG(入院第3天):三度房室传导阻滞

力Ⅴ级；于第 33 天出院。但患者出院时，肌钙蛋白和心肌酶仍轻度升高。

三、随访情况

患者现已出院 2 个月，在出院 1 个月时肌力逐渐恢复，可从事轻度体力活动，停用溴吡新斯的明。但出院后患者仍感间断气短、心悸。复查的 cTNT 和 CK-MB 呈持续轻度升高，但 NT-proBNP 始终正常。复查 24 小时动态心电图为房性期前收缩 7 260 个 /24h，完全性右束支阻滞仍然存在。患者的 CK-MB、cTNT 的动态演变情况见图 4 和图 5。患者出院 2 个月开始加用靶向药物治疗——呋喹替尼。其他口服药物包括辅酶 Q10、美托洛尔、甲泼尼龙（逐渐减量至 12mg）、硝苯地平缓释片（靶向药物后出现高血压）。

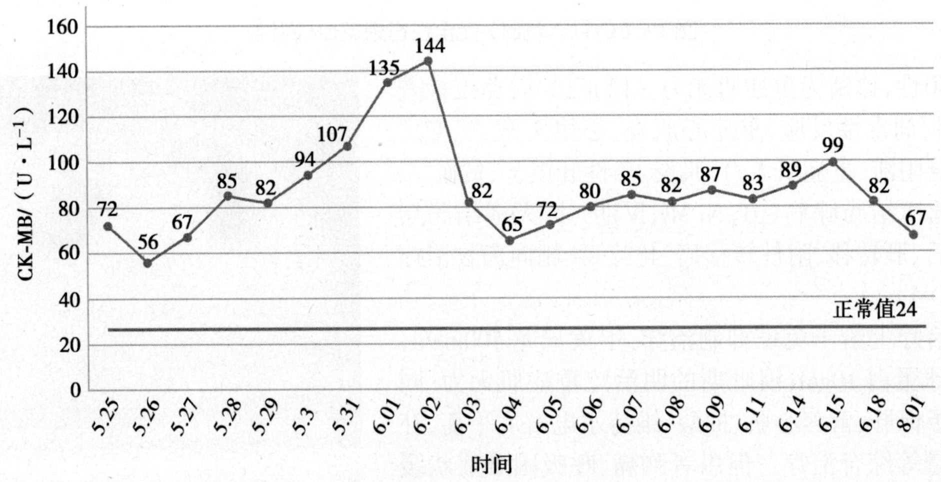

图 4　CK-MB 的动态变化情况

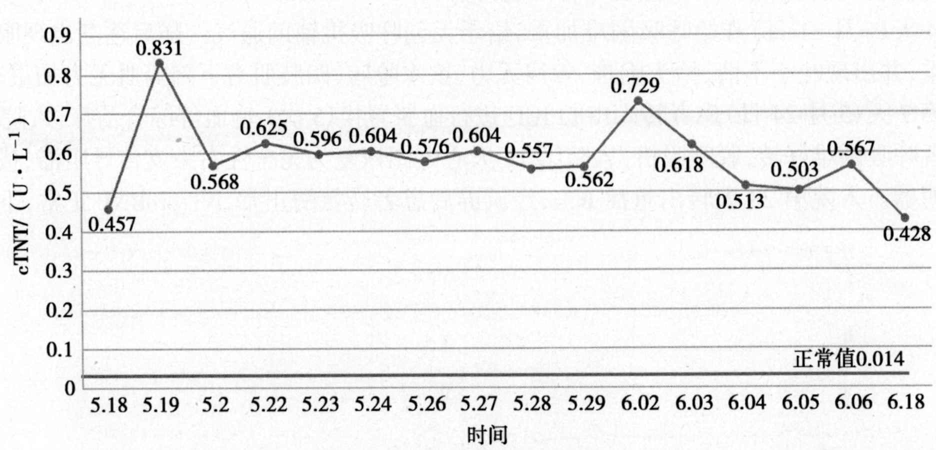

图 5　cTNT 的动态变化情况

四、病例特点

患者为中年女性，有肿瘤化疗及靶向治疗病史，诊断明确。从诊治的过程中有以下特点：

1. **发病早**　患者出现并发症距第一次应用 ICIs 15 天（第二个治疗周期）。

2. **受累广**　表现为全身多器官系统毒性表现，包括心血管系统（传导阻滞）、神经 - 肌肉系统（重症肌无力、肌炎）、消化系统（胃肠道反应如腹胀）、肝损害等。

3. **病情重**　尽管应用了大剂量激素，病情仍然继续进展，危及生命，应用了呼吸机、血浆置换等器械治疗。

4. **时程长**　患者病情迁延，至今发病 3 个月，cTNT 和 CK-MB 仍未恢复正常。

五、相关知识回顾

（一）免疫检查点抑制剂

免疫系统是人体监视肿瘤发生发展的一道系统屏障，肿瘤细胞通过改变自身生物学特征逃避免疫监视或通过削弱机体的免疫监视能力实现自我生长。因此，激活人体的 T 细胞和其他免疫细胞称为肿瘤细胞的免疫治疗，已经成为肿瘤研究和治疗领域的热点。目前，肿瘤免疫检查点（immune checkpoint）是目前研究最成熟的靶点，包括免疫检查点分子程序性死亡蛋白 -1（programmed death-1，PD-1）和细胞毒性 T 淋巴细胞相关抗原 4（cytotoxic T lymphocyte associated antigen 4）两种。

PD-1 是表达在 T 淋巴细胞表面的一种重要的免疫抑制跨膜蛋白，它与表达在肿瘤细胞上 PD-L1 或 PD-L2 配体结合，能激活 PD-1 信号通路，从而对 T 细胞的功能产生抑制作用，最终导致肿瘤细胞的免疫逃逸。CTLA4 也是一种 T 细胞膜表面表达的抑制性受体，被激动后能抑制 T 细胞的活化。

免疫检查点抑制剂（immune checkpoint inhibitors，ICIs）可阻断肿瘤细胞表面的配体与 T 淋巴细胞细胞膜表面的免疫检查点结合，从而去除肿瘤免疫抑制，提高免疫应答，恢复 T 细胞的功能活性，增强机体对肿瘤的免疫杀伤作用。已经上市有 ipilimumab（依匹木单抗，CTLA-4 单抗）、nivolumab（纳武利尤单抗，PD-1 单抗）、pembrolizumab（帕博利珠单抗，PD-1 单抗）、atezolizumab（阿特珠单抗，PD-L1 单抗）、duvalumab（PD-L1 单抗）、avelumab（PD-L1 单抗）、cemiplimab（PD-1 单抗）。这些免疫检查点抑制剂目前已经在多个实体瘤中取得了非常理想的效果，有效率为 10%~30%。对经典型霍奇金淋巴瘤有效率高达 80% 以上。

（二）ICIs 相关心脏毒性

随着 ICIs 应用的越来越广泛，包括心血管系统在内的多系统受损不良反应即免疫相关的不良事件（immune-related adverse events，IRAES）相继浮出水面。大多数应用 ICIs 的患者都会经历至少 1 种免疫相关不良反应，但直接导致死亡者小于 1%~2%。IRAES 最常影响皮肤、胃肠道和内分泌器官，5%~10% 的患者会出现严重的免疫相关的炎症反应如肺炎、肠炎、肝炎，甚至心脏毒性、神经毒性等，部分患者会出现垂体炎和甲状腺功能减退症。其中，免疫相关心脏毒性是 ICIs 相关死亡的主要原因。

1. **流行性病学**　在 ICIs 各系统不良反应中，心脏毒性（cardiotoxicity）发生率较低，报道在 0.04%~1.14%，但具有高致死性的特点，其中心肌炎的致死率高达 25%~50%。根据对 WHO 数据库和美国食品药品监督管理局不良事件登记数据库的分析，随着 ICIs 应用越来越广泛，ICIs 相关心脏毒性的发生率逐年增加，其真实的发生率仍不清楚。

2. **临床表现**　已报道的最常见的心脏毒性不良反应为心肌炎、心律失常、心包疾病、非炎症性左心室功能障碍等（图 6，彩图见二维码 83），个别报道有瓣膜病变。

（1）心肌炎：发生时间在首次用药后 15~30 天或 2~3 个月均有报道。暴

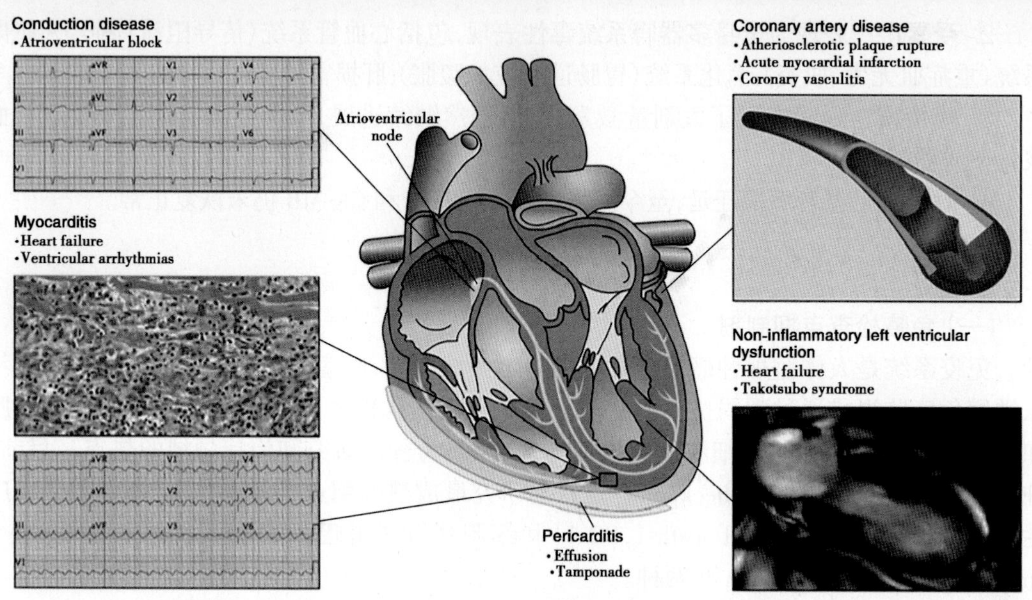

图6 ICIs 相关心脏毒性表现

发性起病,进展快,甚至出现心源性休克或心搏骤停。患者表现为胸痛、呼吸困难、乏力等常见症状,血肌钙蛋白轻至中度升高,心肌损伤标志物升高(有别于急性心肌梗死);脑钠肽进行性升高;心电图检查可见ST-T改变。超声心动图检查可见左室壁普遍或节段性运动减低、射血分数减低等。冠脉正常。心脏增强磁共振(CMR)可见心肌水肿为主,伴或不伴心肌内延迟强化;心内膜活检为诊断的"金标准",可见T淋巴细胞浸润或有多核巨细胞心肌浸润。

(2) 非炎症性左心功能障碍:①以乏力、进行性加重的呼吸困难和外周水肿等心力衰竭表现起病,似扩张型心肌病表现。脑钠肽明显升高。超声心动图可见左室正常或轻度增大,射血分数降低。冠脉正常。CMR多见心肌内延迟强化,无明显心肌水肿;心内膜活检病理可见心肌细胞变性、坏死、间质纤维化,但无炎性细胞浸润。个别患者无明显心力衰竭的临床症状,但是超声或尸检发现心脏增大。②个案报道有应激性心肌病样改变,其主要表现为超声心动图显示的节段性室壁运动减弱,整个左室收缩时呈"章鱼篓形"。目前尚不能确定此改变是因为ICIs直接作用于心肌和冠状血管导致的,还是通过心脏内的交感神经节释放大量儿茶酚胺类物质从而间接所致的。

(3) 心包炎:多数表现为心包积液,也有报道心包炎、心包积液、心包填塞等,中位发生时间在首次用药后30天。其机制尚不明确,可能与细胞毒性T细胞浸润心包相关,患者在糖皮质激素辅以心包引流等治疗后可好转。

(4) 心律失常:传导阻滞十分常见,且常进展至完全性传导阻滞,甚至发生心搏骤停。另外,也可发生心房颤动、室上性或室性心动过速等心律失常,心律失常可与左心收缩功能不全合并或单独出现,尸检可见淋巴细胞浸润窦房结及房室结。

(5) 冠状动脉疾病:表现为胸痛等,cTNT、心肌酶等升高,心电图可有心肌缺血或心肌梗死改变,机制可能与ICIs损伤冠状动脉血管炎、斑块破溃、血栓形成等有关。

3. **发生机制** ICIs相关心脏毒性的确切机制尚不十分明确。基础研究表明,心肌抗原刺激T淋巴细胞在自身免疫性心肌炎的发生中具有重要作用。尸检显示,心肌、骨骼肌及肿瘤组织内可见大量T细胞浸润,对浸润淋巴细胞TCR测序发现三者存在高度克隆扩增,提示心肌与肿瘤组织表达共同抗原可能是ICIs相关心脏毒性的机制之一。目前有学者提出损伤机制假说，一是ICIs直接作用于心肌表达的肿瘤相似抗原；二是激活的T细胞识别心肌表达的肿瘤同源抗体。

4. 诊断

(1) 评估和监测：大量研究显示，ICIs相关心脏毒性多数发生在治疗的前2个治疗周期至4个周期，因此早期识别高危病人是很重要的。

识别高危人群：目前尚无对ICIs相关心脏不良反应高危人群的高质量研究，但是下述人群可能需要格外关注。潜在的危险因素包括伴有联合抗肿瘤药物治疗、合并其他抗肿瘤治疗(如蒽环类药)、自身心血管疾病病史、自身免疫性疾病史(如系统性红斑狼疮)等(表1)。

表1 ICIs相关心脏毒性潜在危险因素

潜在危险因素	内容
治疗相关因素	双重免疫疗法，如ipilimumab和nivolumab 联合免疫治疗和其他心脏毒性肿瘤药物，如VEGF酪氨酸激酶抑制剂
并发其他免疫相关毒性反应	免疫检查点抑制剂相关的骨骼肌炎
既往心肌受损导致的心血管疾病	心力衰竭 心肌炎 既往蒽环类药物化疗 既往癌症治疗导致的左心室功能不全
既往自身免疫性疾病	系统性红斑狼疮 类风湿关节炎 结节病 Dressler's综合征(心肌梗死后综合征)
肿瘤相关因素	心脏抗原在肿瘤中的表达 心脏T细胞克隆
遗传因素	未知

初始评估包括详细的病史询问及对患者的心功能、血流动力学等情况进行综合评估。肌钙蛋白、脑钠肽、心电图、心动超声是最常用的评估和监测指标。对于高危患者，推荐在第2~4周期，每次治疗前复查心电图、肌钙蛋白、BNP；第6~12周期，每2个治疗周期复查心电图、肌钙蛋白、BNP；此后，每3个治疗周期复查心电图、肌钙蛋白、BNP直至疗程结束。

(2) 检测指标：

1) 肌钙蛋白和脑钠肽是最重要的实验室检验指标。肌钙蛋白I可能较T更有优势，因为后者在肾炎、肌炎等情况下也会升高。但cTn正常不能完全除外ICIs相关心脏毒性，特别是在ICIs治疗晚期起病的患者肌钙蛋白除了作为诊断外，也是评价预后的指标，有报道显示出院时的肌钙蛋白T或者其峰值>1.5ng/ml，预后不良，心血管MACEs事件将增加4倍。脑钠肽是心力衰竭的相关性指标，在免疫相关的心肌炎中也会升高，Mahmood等总结的免疫相关的心肌炎患者中，有66%的病人伴有B型脑钠肽的升高。但脑钠肽并不是免疫相关心肌炎的特异性指标。另外，心肌损伤标志物(肌酸激酶等)也建议作为初筛和监测的指标。

2) 心电图异常在ICIs相关心脏毒性中十分常见，包括完全性传导阻滞、ST-T变化、室性心动过速等心律失常等，必要时还可行动态心电图或持续心电监测。指南建议，在ICIs治疗前留取基线心电图并进行心脏标志物检查，并在治疗过程中定期监测，出现症状时及时复查。

3）心动超声（echocardiography）是诊断免疫相关心肌炎的重要手段，同时也是监测治疗效果的主要指标。典型的心肌炎可出现室壁增厚、心室收缩功能减低、弥漫性或局限性室壁运动减低等，但多随病情演进而呈动态变化，建议反复行超声心动图检查。重症危及生命的患者可以表现为心室收左室射血分数（LVEF）的降低，另外一些心肌炎仅仅表现为室壁的节段性运动异常或舒张功能改变。值得注意的是，一个 35 例免疫相关心肌炎患者的队列研究显示，仅有 51% 的患者伴有 EF 值的降低，而在发生心脏 MACE 事件的患者中仅有 38% 的患者 EF 值降低。

4）心脏磁共振（cardiovascular magnetic resonance，CMR）是目前诊断心肌炎最好的影像学手段。CMR 分辨率高，可以较好地区分水肿、瘢痕或损伤。心肌炎症浸润时毛细血管渗透性增加，可出现组织水肿及细胞坏死，CM 可有钆对比剂延迟强化等表现，能为诊断提供更多信息。免疫相关的心肌炎心脏磁共振表现特异性存争议，研究显示，仅 48% 的患者表现为典型的对比剂延迟强化，28% 的患者有 T_2 权相高信号表现。CMR 检查缺点是检查时间过长、正在接受机械支持治疗等的重症患者无法检查。

5）心内膜心肌活检（endomyocardial biopsy）：心内膜活检是 ICIs 相关心肌炎诊断的“金标准”，典型的免疫心肌炎活检病理表现为炎症浸润伴和细胞坏死。有时不伴纤维化，可累及窦房结、房室结等。免疫组织化学染色可见主要表现为以 $CD8^+$ 为主、散在分布 $CD4^+$T 细胞和巨噬细胞的炎症浸润。Johnson 等在 2 例患者的肿瘤细胞、骨骼肌细胞和心肌细胞发现了相同的 T 细胞克隆。另外，还有一些文献报道在心肌细胞中发现了与免疫相关心肌炎的 PD-1 表达上调和染色阳性。心内膜心肌活检是有创、有风险的检查，限制了它的普及。

6）冠状动脉造影（coronary angiography，CAG）：CAG 在诊断免疫相关心肌炎中没有诊断价值，但它可在排除冠心病和心内膜心肌活检时应用。

(3) ICIs 相关心脏毒性的诊断流程：对可疑 ICIs 相关心肌毒性反应者，在密切用药前，应注意询问并记录患者心脏病史，识别高危患者，同时完善基线化验检查（包括 cTnI、NT-proBNP/BNP、心电图等），如有可疑心肌缺血症状，需完善心肌负荷试验或冠脉 CTA；如有心律失常，需完善 24 小时动态心电图。如有心肌炎者，完善心动超声、心脏磁共振。早期发现心脏异常。

(4) 免疫相关心肌炎的诊断分类：鉴于并不是每例患者都能做心内膜心肌活检等，免疫相关心肌炎治疗中的情况不同，诊断力度不同。建议分为三类，即确诊者（definite myocarditis）、很可能（probable myocarditis）、可能（possible myocarditis）（表 2）。

表 2　ICIs 免疫相关心肌炎诊断分类

分类	标准
确诊心肌炎	以下任何一项： 1. 心肌炎的组织病理学诊断（如活检或尸检） 2. 心肌炎的 CMR 诊断，一个临床综合征和以下情况之一：①心肌坏死的生物标志物升高；②心肌心包炎的 ECG 证据 3. 超声心动图上新的室壁运动异常且不能由其他疾病解释（如急性冠脉综合征、应激性心肌病、败血症）以及以下所有情况：①符合心肌炎的临床综合征；②心肌坏死的生物标志物升高；③心肌心包炎的心电图证据；④血管造影阴性或其他排除阻塞性冠状动脉疾病的检查

续表

分类	标准
很可能是心肌炎	以下任一情况且不能用其他诊断解释的(如急性冠脉综合征、创伤、应激性心肌病): 1. 非特异性 CMR 表现提示心肌炎伴有以下 1 种或更多种:①临床症状与心肌炎一致;②心肌坏死的生物标志物升高;③肌性心包炎的心电图表现 2. 超声心动图上出现新的室壁运动异常,临床综合征与心肌炎一致,并且:①心肌坏死的生物标志物升高;②肌性心包炎的心电图证据;③一个符合可能的心肌炎标准的情况下,用氟脱氧葡萄糖正电子发射断层成像显示心肌不规则的氟脱氧葡萄糖摄取,但没有其他解释
可能是心肌炎	以下任何不能用其他诊断解释的情况(如急性冠脉综合征、创伤、应激性心肌病): 1. 非特异性 CMR 结果提示心肌炎,且无以下情况:①与心肌炎一致的临床综合征;②心肌坏死的生物标志物升高;③肌性心包炎的心电图表现 2. 超声心动图新的室壁运动异常及以下 1 项:①与心肌炎一致的临床综合征;②肌性心包炎的心电图表现 3. 新的升高生物标志物(超出基线)和以下 1 项:①符合心肌炎的临床综合征;②肌性心包炎的心电图表现

5. **治疗** 由于 ICIs 相关心脏损害的发生率较低,目前的治疗建议主要基于个案报道和类似疾病的诊疗经验,尚无临床试验依据。2019 年美国国立综合癌症网络(National Comprehensive Cancer Network,NCCN)关于免疫治疗相关毒性作用的指南中,采用美国国立卫生研究院癌症研究所制定的《常见不良反应术语评定标准(CTCAE_5)》对于心脏毒副作用和病情严重程度分层。本指南将毒性分为五个级别:G1,轻度毒性;G2,中度毒性;G3,重度毒性;G4,危及生命的毒性;G5,与毒性相关的死亡。目前使用 CTCAE 来分级毒性存在一定的局限性,有时会低估或高估毒性出现的概率和严重程度,因此,需综合评估患者的病情。

根据患者的严重程度不同,治疗包括三大方面:①终止 ICIs 治疗:需要肿瘤学家和心脏专家共同决定。由于 ICIs 的半衰期很长,停止治疗不会立即扭转其生物学效应。安全起见,大多数患者建议终止治疗,G2~4 级建议永久停用 ICIs 治疗。②免疫抑制治疗:糖皮质激素是常用的免疫抑制剂,81% 患者对糖皮质激素有效。尽早给予甲泼尼龙 1g/d 冲击治疗,持续 3~5 天直到病情开始好转后减量。危及生命的患者给予甲泼尼龙冲击治疗后如 24 小时内病情无缓解迹象,可给予冲击剂量(甲泼尼龙 1g/d),在糖皮质激素无效的情况下可以考虑使用其他免疫抑制剂,有病例报道 TNF-α 抑制剂(如英夫利西单抗)、生物免疫抑制剂(抗胸腺细胞球蛋白,ATG)、麦考酚酯、他克莫司等药物治疗或者血浆置换治疗有效,但仍需进一步临床观察。③心血管专科治疗:具体治疗建议见表 3。

表 3 ICIs 诱导的心脏毒性作用的治疗策略

	ICIs 策略	免疫抑制疗法	心脏治疗
确诊心肌炎(肌钙蛋白升高,新的左心室功能不全,心脏 MRI、心脏 PET/CT 或心肌活检的诊断结果)	中断 ICIs	一线:静脉注射甲泼尼龙 500~1 000mg/d,直到临床稳定,然后口服泼尼松龙 1mg/kg,1 次 /d,断奶 二线:麦考酚酯或英夫利昔单抗 三线:抗胸腺细胞球蛋白或静脉注射免疫球蛋白	如果肺水肿,静脉注射利尿剂加 ACEI;如果左心室射血分数 <50%,如果是窦性心动过速、房性心动过速、室性心动过速或心室颤动,则使用 β 受体阻滞剂

	ICIs 策略	免疫抑制疗法	心脏治疗
新型晚期传导病(二级或三级传导阻滞)	中断 ICIs	如果有合并心肌炎的证据,可考虑静脉注射甲泼尼龙(例如肌钙蛋白升高、心脏超声证实)	紧急起搏
心包炎合并心包填塞	中断 ICIs;仅在病情稳定且无持续性心包炎证据时才考虑 ICIs 再继续	考虑静脉注射甲泼尼龙 500~1 000mg/d,直到临床稳定,然后口服泼尼松龙 1mg/kg,1 次 /d,断奶	紧急心包穿刺术;考虑秋水仙碱和非甾体抗炎药(如布洛芬)
急性心包炎(有或无积液,但无心包填塞)	中断 ICIs;当病情稳定且无持续性心包炎迹象时,考虑 ICIs 再行	口服泼尼松龙 1mg/kg,1 次 /d,断奶	考虑秋水仙碱和非甾体抗炎药(如布洛芬)
AMI	中断 ICIs;仅当临床稳定、心肌梗死后 30 天以上且危险因素得到控制时,才考虑 ICIs 再行	如果血管造影上有冠状动脉血管炎的证据,可考虑静脉注射甲泼尼龙	根据 ESC、ACC 或 AHA 关于 ST 段抬高型心肌梗死或非 ST 段抬高型心肌梗死的指导方针;如果冠状动脉造影中没有动脉粥样硬化,则考虑血管炎
新发心房颤动	中断 ICIs;一旦稳定并排除心肌炎后,考虑 ICIs 再行	NA	遵循 ESC 关于心房颤动的指南;应考虑直流电复律;抗凝,除非 CHA_2DS_2-VASc 评分为 0 分、禁忌证或预期寿命短
室性心动过速或心室颤动	中断 ICIs	一线:如果心肌炎明显,静脉注射甲泼尼龙 500~1 000mg/d,直到临床稳定和肌钙蛋白阴性,然后口服泼尼松龙 1mg/kg,1 次 /d,断奶	紧急除颤;考虑 β 受体阻滞剂或胺碘酮
频发室性心律失常(心脏搏动 >1%)	中断 ICIs;考虑排除心肌炎后再行 ICIs	如果确认心肌炎,遵循心肌炎治疗方案	考虑 β 受体阻滞剂;考虑心脏电生理学特点;如果持续 ICIs,则进行心电图和动态心电图监测
无炎症的新发左室收缩功能障碍	如果不稳定,中断 ICIs;一旦左心室功能稳定或恢复,并在心肌炎排除后,考虑 ICIs 再行	NA	ACEI(或血管紧张素Ⅱ受体拮抗剂,如果 ACEI 不耐受);β 受体阻滞剂;根据 ESC 急性和慢性心力衰竭管理指南;如果 ICIs 重启,BNP、ECG 和超声心动图需进行监测
Takotsubo 综合征	中断 ICIs;一旦左心室功能稳定或恢复,并在心肌炎排除后,考虑 ICIs 再行	NA	遵循心力衰竭关联位置表管理算法避免 QT 延长药物
新发心电图早期传导异常	一旦动态心电图排除了晚期心脏传导阻滞,则继续进行 ICIs	NA	动态心电图检查,以评估是否存在晚期传染病;如无,则在每个周期前增加心电图监测

	ICIs 策略	免疫抑制疗法	心脏治疗
BNP 或 NT-proBNP 无症状升高	除非检测到心肌炎或新的左室收缩功能障碍，否则继续行 ICIs	NA	检查肌钙蛋白、心电图和超声心动图；如果怀疑心肌炎，则进行心脏磁共振检查
心肌肌钙蛋白无症状升高（可能是心肌炎）	中断 ICIs；排除心肌炎和急性心肌梗死后再启动 ICIs	NA	如果怀疑心肌炎或心肌梗死，检查重复肌钙蛋白、肌酸激酶、BNP、ECG、超声心动图和心脏 MRI；考虑冠状动脉造影、缺血心电图改变或新的局部左室壁运动异常

（三）未来的挑战和机遇

ICIs 介导的心脏毒性是一个新的临床问题，随着免疫疗法的发展，它将继续对医生构成挑战。仍有很多问题需要解决，包括：①ICIs 相关心脏毒性作用的真实发生率；②不同表现、临床亚型及其严重程度；③不同亚型的基本病理生理学；④抢救和理想地预防 ICIs 相关心脏毒性作用；⑤采用适当的监测策略和最佳的生物标记物来检测早期毒性作用；⑥在 ICIs 相关心脏毒性作用后，ICIs 可重新启动的适当方案；⑦癌症幸存者出现新心肌疾病（如心肌梗死）时的长期并发症。

六、讨　论

结合本患者，我们考虑：

1. **对该患者的初步评估**　患者老年女性，既往有抗肿瘤的化疗药物病史，其中应用奥沙利铂，属于铂类化疗药物，存在发生 ICIs 相关心肌炎的高危因素。

2. **对该患者的诊断**　患者伴有典型的症状，心肌酶和肌钙蛋白阳升高，心电图显示典型的传导阻滞，心动超声没有发现问题，但由于病情关系，患者没有做 CMR 或 EMB，故患者仅能诊断为可能是肿瘤相关心脏毒性。因此，建议患者有条件情况下尽早完善 CMR。

3. **对患者的治疗**

（1）根据患者症状的严重程度，患者已经出现危及生命的呼吸困难，应当评为 G4 级。

（2）患者治疗：①停用 ICIs 药物；②应用大剂量糖皮质激素，符合指南的推荐；③心脏专科治疗。

（3）患者应用激素后效果不佳可能的原因：指南建议对糖皮质激素治疗反应不好时，可给予糖皮质激素负荷量 1g/L，我们当时治疗时担心不良反应较大，没有将激素剂量加大；另外，指南建议早期应用激素，延迟（5 天）应用的预后较差。

（4）患者治疗成功的原因：患者发病早、进展快，当糖皮质激素治疗效果不佳时，因为担心不良反应，并没有加用其他免疫抑制治疗，而选择了血浆置换。事实证明，血浆置换非常有效，是一种有可能推广的技术。

（5）患者心肌酶和肌钙蛋白仍呈小剂量升高水平，有病案报道此类患者可以长期或中长期服用糖皮质激素，抑制免疫反应。

（6）多学科综合治疗（MDT）在本病治疗中十分重要。

4. 该患者治疗不足 激素剂量没有达到 1g/d 的最大冲击计量，后期没有磁共振或心内膜心肌活检以进一步证实诊断。

（任洁 白玲 袁祖贻）

参 考 文 献

[1] FRIEDMAN C F, PROVERBS-SINGH T A, POSTOW M A. Treatment of the immune-related adverse effects of immune checkpoint inhibitors: a review [J]. JAMA Oncol, 2016, 2(10): 1346-1353.

[2] FAY A P, BRANDÃO MOREIRA R, NUNES FILHO P R S, et al. The management of immune-related adverse events associated with immune checkpoint blockade [J]. Expert Rev Qual Life Cancer Care, 2016, 1(1): 89-97.

[3] CHAMPIAT S, LAMBOTTE O, BARREAU E, et al. Management of immune checkpoint blockade dysimmune toxicities: a collaborative position paper [J]. Ann Oncol, 2016, 27(4): 559-574.

[4] HAANEN J B A G, CARBONNEL F, ROBERT C, et al. Management of toxicities from immunotherapy: ESMO Clinical Practice Guidelines for diagnosis, treatment and follow-up [J]. Ann Oncol, 2017, 28(suppl_4): iv119-iv142.

[5] ZHANG J C, CHEN W D, ALVAREZ J B, et al. Cancer immune checkpoint block ade therapy and its associated autoimmune cardiotoxicity [J]. Acta Pharmcol Sin, 2018, 39(11): 1693-1798.

[6] 郭潇潇，王汉萍，周佳鑫，等．免疫检查点抑制剂相关心脏不良反应的临床诊治建议[J]．中国肺癌杂志，2019，10(22): 627-632.

[7] WANG D Y, SALEM J E, COHEN J V, et al. Fatal toxic effects associated with immune checkpoint inhibitors: A systematic review and meta-analysis [J]. JAMA Oncol, 2018, 4(12): 1721-1728.

[8] SALEM J E, MANOUCHEHRI A, MOEY M, et al. Cardiovascular toxicities associated with immune checkpoint inhibitors: an observational, retrospective, pharmacovigilance study [J]. Lancet Oncol, 2018, 19(12): 1579-1589.

[9] WINER A, BODOR J N, BORGHAEI H. Identifying and managing the adverse effects of immune checkpoint blockade [J]. J Thorac Dis, 2018, 10(Suppl 3): S480-S489.

[10] TU M M, LEE F Y F, JONES R T, et al. Targeting DDR2 enhances tumor response to anti-PD-1 immunotherapy [J]. Sci Adv, 2019, 5(2): eaav2437.

[11] HEINZERLING L, OTT P A, HODI F S, et al. Cardiotoxicity associated with CTLA4 and PD1 blocking immunotherapy [J]. J Immunother Cancer, 2016, 4: 50.

[12] RAIKHELKAR J, URIEL N. Immune checkpoint inhibitor myocarditis [J]. Curr Opin Cardiol, 2019, 34(3): 303-306.

[13] SPALLAROSSA P, MELIOTA G, BRUNELLI C, et al. Potential cardiac risk of immune-checkpoint blockade as anticancer treatment: What we know, what we do not know, and what we can do to prevent adverse effects[J]. Med Res Rev, 2018, 38(5): 1447-1468.

[14] LEUSCHNER F, KATUS H A, KAYA Z. Autoimmune myocarditis: past, present and future [J]. J Autoimmun, 2009, 33(3-4): 282-289.

[15] REUBEN A, PETACCIA DE MACEDO M, MCQUADE J, et al. Comparative immunologic characterization of autoimmune giant cell myocarditis with ipilimumab [J]. Oncoimmunology, 2017, 6(12): e1361097.

[16] 吕思奇，杨艳敏．免疫检查点抑制剂相关心脏毒性的研究进展[J]．中华心血管病杂志，2019，47(9): 748-751.

[17] 中国临床肿瘤学会指南工作委员会．免疫检查点抑制剂相关的毒性管理指南(2019) [M]．北京：人民卫生出版社，2019.

[18] DASANU C A, JEN T, SKULSKI R. Late-onset pericardial tamponade, bilateral pleural effusions and recurrent immune monoarthritis induced by ipilimumab use for metastatic melanoma [J]. J Oncol Pharm Pract, 2017, 23(3): 231-234.

[19] KUSHNIR I, WOLF I. Nivolumab-induced pericardial tamponade: a case report and discussion[J]. Cardiology, 2017, 136(1): 49-51.

[20] DE ALMEIDA D, GOMES J R, HADDAD F J, et al. Immune-mediated pericarditis with pericardial tamponade during nivolumab therapy [J]. J Immunother, 2018, 41(7): 329-331.

[21] HEINZERLING L, OTT P A, HODI F S, et al. Cardiotoxicity associated with CTLA4 and PD1 blocking immunotherapy [J]. J Immunother Cancer, 2016, 4: 50.

[22] ZIMMER L, GOLDINGER S M, HOFMANN L, et al. Neurological, respiratory, musculoskeletal, cardiac and ocular side-effects of anti-PD-1 therapy [J]. Eur J Cancer, 2016, 60: 210-225.

[23] ESCUDIER M, CAUTELA J, MALISSEN N, et al. Clinical features, management, and outcomes of immune checkpoint inhibitor-related cardiotoxicity [J]. Circulation, 2017, 136 (21): 2085-2087.

[24] PALASKAS N, LOPEZ-MATTEI J, DURAND J B, et al. Immune Checkpoint Inhibitor Myocarditis: Pathophysiological Characteristics, Diagnosis, and Treatment [J]. J Am Heart Assoc, 2020, 9 (2): e013757.

[25] ANQUETIL C, SALEM J E, LEBRUN-VIGNES B, et al. Immune Checkpoint Inhibitor-Associated Myositis: Expanding the Spectrum of Cardiac Complications of the Immunotherapy Revolution [J]. Circulation, 2018, 138 (7): 743-745.

[26] BONACA M P, OLENCHOCK B A, SALEM J E, et al. Myocarditis in the Setting of Cancer Therapeutics [J]. Circulation, 2019, 140 (2): 80-91.

[27] BRAHMER J R, LACCHETTI C, SCHNEIDER B J, et al. Management of Immune-Related Adverse Events in Patients Treated With Immune Checkpoint Inhibitor Therapy: American Society of Clinical Oncology Clinical Practice Guideline [J]. J Clin Oncol, 2018, 36 (17): 1714-1768.

[28] THOMPSON J A, SCHNEIDER B J, BRAHMER J, et al. Management of Immunotherapy-Related Toxicities, Version 1.2019 [J]. J Natl Compr Canc Netw, 2019, 17 (3): 255-289.

[29] AL-KINDI S G, OLIVEIRA G H. Reporting of immune checkpoint inhibitor-associated myocarditis [J]. Lancet, 2018, 392 (10145): 382-383.

[30] SPALLAROSSA P, TINI G, SAROCCHI M, et al. Identification and management of immune checkpoint inhibitor-related myocarditis: use troponin wisely [J]. J Clin Oncol, 2019, 37 (25): 2201-2205.

[31] MAHMOOD S S, FRADLEY M G, COHEN J V, et al. Myocarditis in patients treated with immune checkpoint inhibitors [J]. J Am Coll Cardiol, 2018, 71 (16): 1755-1764.

[32] ESCUDIER M, CAUTELA J, MALISSEN N, et al. Clinical features, management, and outcomes of immune checkpoint inhibitor-related cardiotoxicity [J]. Circulation, 2017, 136 (21): 2085-2087.

[33] ZHANG L, AWADALLA M, MAHMOOD S S, et al. Cardiovascular magnetic resonance in immune checkpoint inhibitor-associated myocarditis [J]. Eur Heart J, 2020, 41 (18): 1733-1743.

胸痛伴冠状动脉起源异常1例

患者中年男性，既往体健。半个月前因突发胸痛至当地医院就诊，检查心电图示：①窦性心律；②左室高电压；③ST-T 轻度改变。心脏彩超示：左室舒张功能减退。心肌酶谱及 TNI 定量正常。运动平板试验阴性。动态心电图检查未见室性心律失常。进一步检查冠脉 CTA 示：右冠状动脉起源于左窦，走行于主动脉与肺动脉之间，起始段明显狭窄。拟诊“不稳定型心绞痛”，予“拜阿司匹林肠溶片、替格瑞洛片”双联抗血小板，“阿托伐他汀钙片”调脂，“单硝酸异山梨酯”扩冠等对症治疗，患者自觉服药后症状好转。现患者为求进一步明确诊治前来我院，门诊拟“不稳定型心绞痛”收住我科。

入院后完善相关检查排除禁忌，行冠脉造影提示：右冠状动脉起源于左窦，开口呈“鱼嘴样”，局部 80% 偏心狭窄，近段 30% 狭窄；左冠状动脉未见明显异常。该患者下一步该如何处理？是否需行冠脉血运重建？选择冠脉介入还是外科手术？

一、病史摘要

患者男性，57 岁，既往体健，否认高血压、糖尿病病史，否认烟、酒嗜好，否认早发冠心病家族史。半个月前，患者无明显诱因出现胸痛，半夜或凌晨多发，常于夜间痛醒，休息半小时后可缓解，白天较少发作，与活动无明显相关，无发热、咳嗽，无反酸、嗳气。曾至当地医院就诊，检查心电图示：①窦性心律；②左室高电压；③ST-T 轻度改变。心脏彩超示：左室舒张功能减退。心肌酶谱及 TNI 定量正常。运动平板试验阴性。动态心电图检查未见室性心律失常。进一步检查冠脉 CTA 示：右冠状动脉起源于左窦，走行于主动脉与肺动脉之间，起始段明显狭窄。拟诊“不稳定型心绞痛”，予“拜阿司匹林肠溶片、替格瑞洛片”双联抗血小板，“阿托伐他汀钙片”调脂，“单硝酸异山梨酯”扩冠等对症治疗，患者自觉服药后症状好转。现患者为求进一步明确诊治前来我院，门诊拟“不稳定型心绞痛”收住我科。

二、体格检查

体温 36.9℃，脉搏 70 次 /min，呼吸 18 次 /min，血压 116/62mmHg。

神志清，精神可，皮肤巩膜无黄染，颈静脉无怒张。双肺呼吸音清，未闻及明显干、湿性啰音。心律齐，心界不大，心脏听诊未及明显病理性杂音。腹软，无压痛、反跳痛，肝、脾肋下未及，移动性浊音阴性。双下肢无水肿，神经系统查体阴性。

三、辅助检查

运动平板试验（外院）：阴性。

冠脉 CTA（外院）：右冠状动脉起源于左窦，走行于主动脉与肺动脉之间，起始段明显狭窄（图 1，彩图见二维码 84）。

心肌酶谱（本院）：CK 491U/L，CK-MB 17U/L。

高敏肌钙蛋白Ⅰ（本院）：0.032ng/ml。

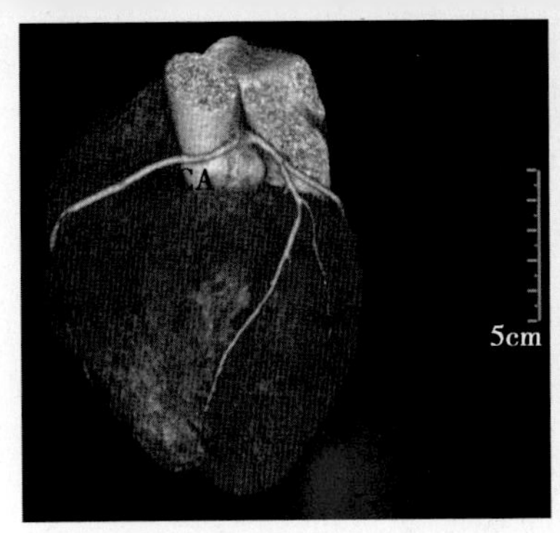

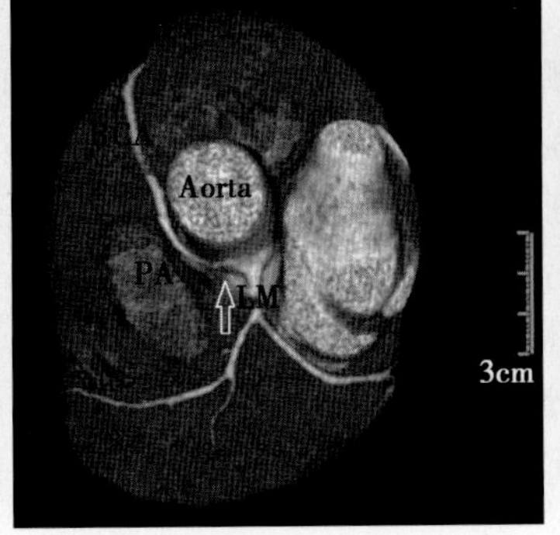

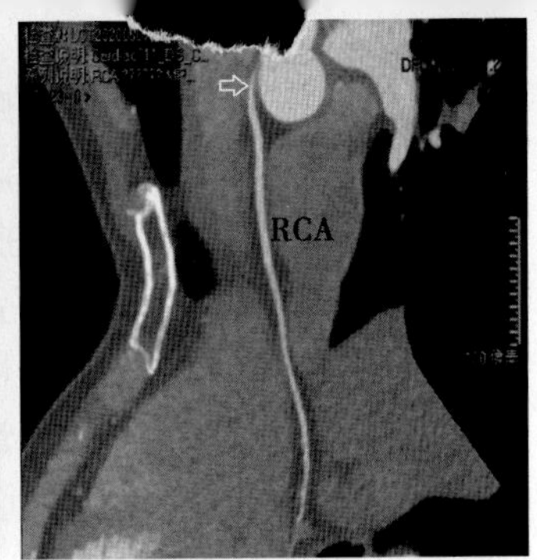

图 1　冠状动脉 CTA

胸部 CT(本院):两肺散在纤维增殖灶。

心电图(本院):正常心电图(图 2)。

心脏超声(本院):左室舒张功能减退。

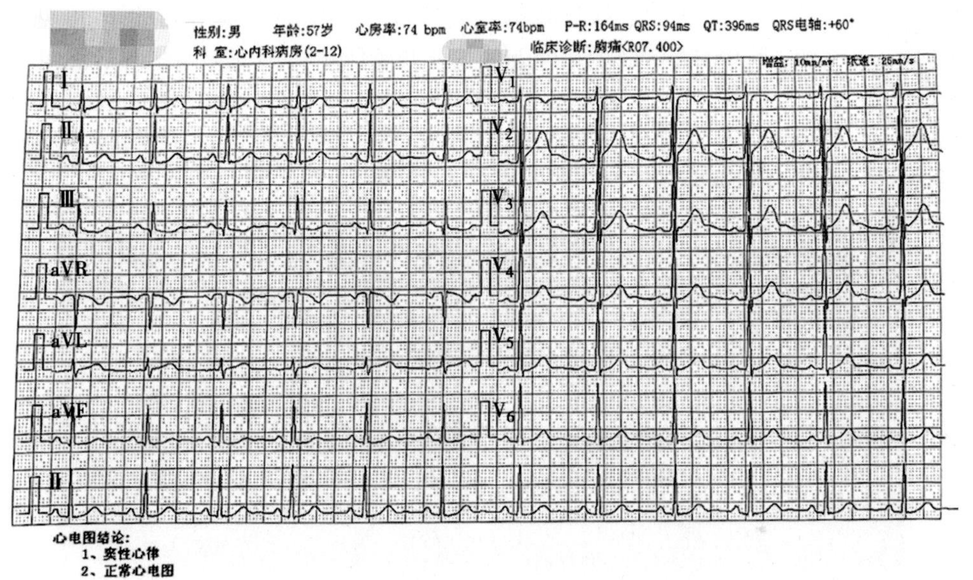

图 2　心电图

四、入 院 诊 断

1. 冠状动脉粥样硬化性心脏病,不稳定型心绞痛。
2. 先天性心脏病,右冠状动脉起源异常(右冠起源于左窦)。

五、诊治经过与诊治思维

1. 病史特点

(1) 中年男性,既往体健,无明显冠心病高危因素。

(2) 主诉反复胸痛半个月,半夜或凌晨多发,与活动无明显相关。

(3) 查体未见心血管系统明显阳性体征。

(4) 心电图、动态心电图、心脏超声未见明显异常,运动平板试验阴性,TNI 定量正常。

(5) 冠脉 CTA 示右冠起源于左窦,走行于主动脉与肺动脉之间,起始段明显狭窄。

2. **简要治疗经过** 入院后完善相关检查,结果回报:CK 491U/L,CK-MB 17U/L;hsTnI 0.032ng/ml;心电图正常;心脏超声提示左室舒张功能减退。结合患者症状及外院冠脉 CTA 结果,考虑患者胸痛可能与右冠状动脉病变有关,为明确患者冠脉病变情况,建议进一步检查冠脉造影术,必要时行腔内影像学检查。

二维码85

3. **冠脉造影及 IVUS 检查过程**

(1) 术前准备:完善相关检查排除手术禁忌,抗血小板药物已使用足量。

视频 1　冠脉造影

视频 2　IVUS

(2) 手术过程:患者取平卧位,常规消毒、铺巾,2% 利多卡因局麻,采用泰尔茂套件穿刺右桡动脉成功后植入 6F 动脉鞘,术中持续有创血压监测。行冠状动脉造影示,左主干未见明显狭窄;左前降支未见明显狭窄;左回旋支未见明显狭窄;右冠脉起源于左窦,开口呈"鱼嘴样",局部 80% 偏心狭窄,近段 30% 狭窄(图 3,视频 1)。行右冠 IVUS 检查示,右冠开口呈"梭形",开口处最小管腔面积为 $4.45mm^2$,无明显斑块形成;近段可见轻度病变,最小管腔面积为 $9.62mm^2$,最大斑块负荷为 32%(图 4,彩图见二维码 85;视频 2)。考虑右冠开口起源异常,但无明显斑块形成且截面积大于 $4mm^2$,未到达介入手术指征,故未行支架植入手术。手术进程顺利,无手术并发症。

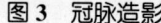

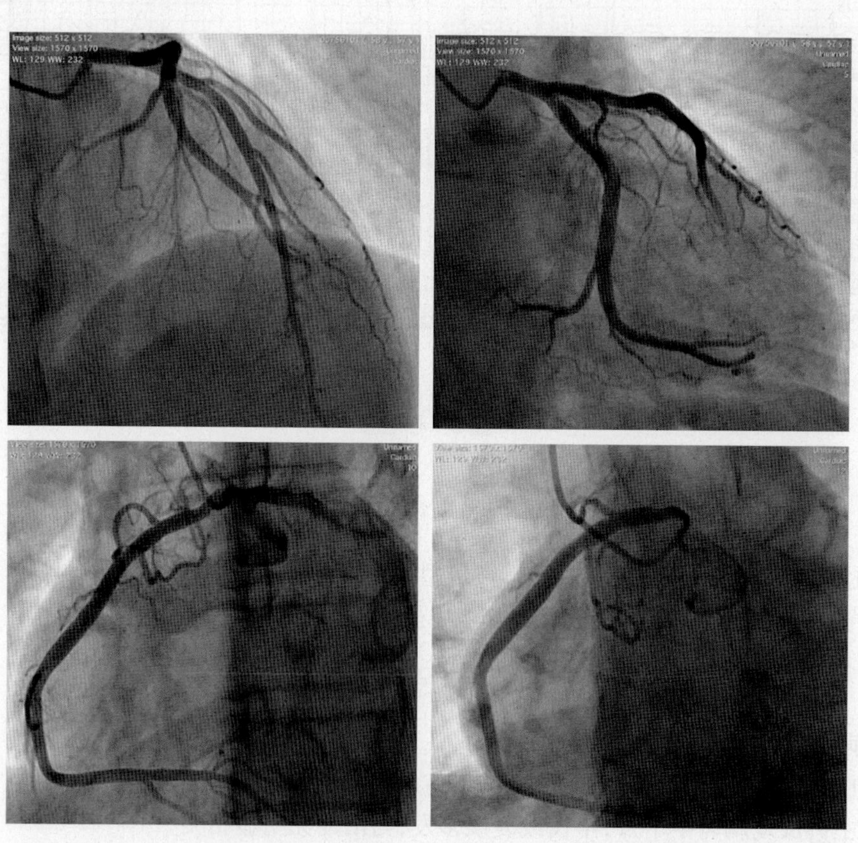

图 3　冠脉造影

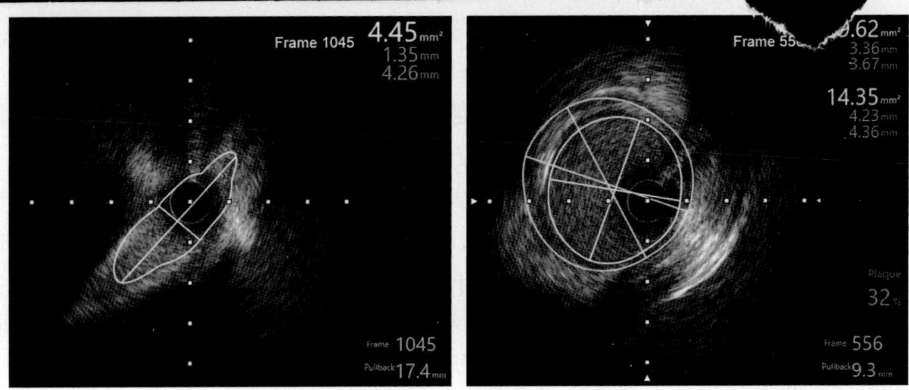

图 4　IVUS

4. **术后诊断**

(1) 先天性心脏病，右冠状动脉起源异常（右冠起源于左窦，动脉间走行）。

(2) 冠状动脉粥样硬化。

5. **病情转归**　患者出院后坚持口服“拜阿司匹林肠片、阿托伐他汀钙片、单硝酸异山梨酯”等药物治疗，但仍偶有胸痛发作，症状基本同前，1 个月后再次前来本院就诊。进一步检查 ^{99m}Tc-MIBI 负荷 + 静息门控心肌灌注显像提示：①左心室下后壁及后间隔放射性分布轻中度稀疏，静息心肌显像时无明显改变，结合病史，考虑局部心肌损伤或轻中度心肌缺血可能；②左心室整体收缩功能正常，无局部室壁运动减低（图 5，彩图见二维码 86）。

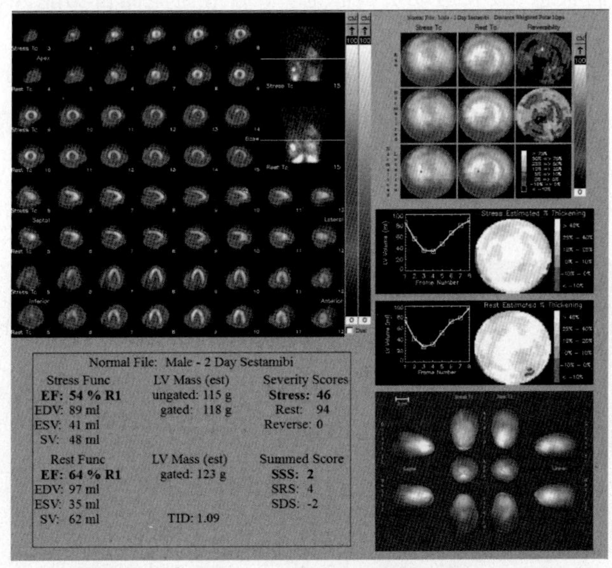

图 5　负荷 + 静息门控心肌灌注显像

6. **临床诊治思路**　患者中年男性，既往体健，无明显冠心病高危因素，临床表现为非典型心绞痛，半夜或凌晨多发，与活动无明显相关。心电图、动态心电图、心脏超声、TNI 定量均未见明显异常，运动平板试验阴性。冠脉 CTA 示右冠状动脉起源于左窦，走行于主动脉与肺动脉之间，起始段明显狭窄。第一次入院检查冠脉造影示左主干未见明显狭窄，左前降支未见明显狭窄，左回旋支未见明显狭窄；右冠脉起源于左窦，开口呈“鱼嘴样”，局部 80% 偏心狭窄，近段 30% 狭窄。行右冠 IVUS 检查：右冠开口呈“梭形”，开口处最小管腔面积为 4.45mm^2，无明显斑块形成；近段可见轻度病变，最小管腔面积为 9.62mm^2，最大斑块负荷为 32%。考虑右冠开口异常，但无明显斑块形成且截面积大于 4mm^2，未到达冠脉介入手术指征，故未行支架植入手术。患者常规抗冠心病药物治疗后仍有反复胸痛，本次入院检查静息 + 负荷心肌显像，结果提示左心室下后壁及后间隔局部心肌损伤或轻中度心肌缺血可能。

结合患者冠脉 CTA 检查，提示右冠起源于左窦，开口反折角度尖锐，近段走行于主动脉与肺动脉之间，负荷心肌显像提示左心室下后壁及后间隔局部心肌损伤或轻中度心肌缺血，考虑患者胸痛仍可能与右冠开口及走行异常所致心肌缺血有关。此类冠脉起源异常且走行于主动脉与肺动脉之间的患者，有发生恶性心血管事件甚至猝死的风险，且通常为剧烈运动所诱发，病因可能为心肌缺血。其病理生理机制可能为剧烈运动诱发大动脉扩张，从而挤压主动脉和肺动脉间走行的冠脉，尤其是走行于主动脉壁内的冠脉部分。此外，冠状动脉的起始角度尖锐甚至反折，更容易引起冠脉受压。冠脉受压变形或扭曲痉挛引起管腔变窄，发生急性心肌缺血，从而引发胸痛甚至猝死。根据 2018 年 AHA/ACC 成人先天性心脏病管理指南，对于此类患者若存在严重心肌缺血或明确室性心律失常发作的证据，推荐外科手术干预以减少心源性猝死的风险。

该患者胸痛症状不典型，平板运动试验阴性，但负荷心肌显像提示左心室下后壁及后间隔局部心肌损伤或轻中度心肌缺血，两者结果存在矛盾。考虑以上两种检查均为无创评估心肌缺血，具有一定的局限性，存在假阴性或假阳性可能。建议进一步行血流储备分数检查(FFR)，这是公认的冠脉病变功能学评价“金标准”，精准评估患者右冠病变是否诱发严重心肌缺血，模拟最大充血状态（最大运动负荷状态）下右冠血流储备功能，以决定是否需行外科手术治疗。

7. 冠脉造影及 FFR 检查过程　本次冠脉造影结果基本同前。右冠血流储备分数（FFR）检查示：ATP 诱发最大充血状态时，FFR 最低值为 0.79（图 6，彩图见二维码 87）。FFR 值介于 0.75~0.80 为“灰区”，提示右冠病变可能诱发心肌缺血，但不严重。

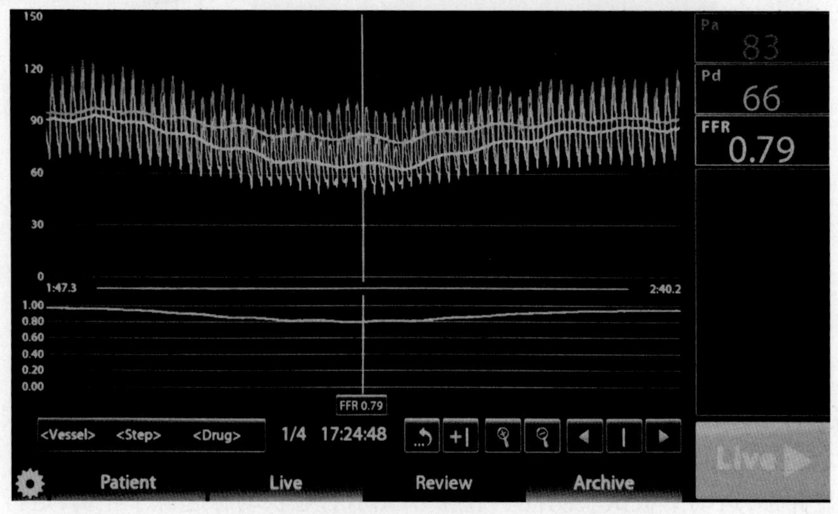

图 6　右冠脉血流储备分数（FFR）检查

六、专家点评

本例患者为57岁男性，既往体健，无明显冠心病高危因素。临床表现为非典型心绞痛，半夜或凌晨多发，与活动无明显相关，心电图、动态心电图、心脏声超未见明显异常，TNI定量正常，运动平板试验阴性，但静息+负荷心肌显像结果提示局部心肌损伤或轻中度心肌缺血可能。冠脉CTA示右冠起源于左窦，走行于主动脉与肺动脉之间，起始段明显狭窄。冠脉造影示左冠未见明显狭窄；右冠脉起源于左窦，开口呈“鱼嘴样”，局部80%偏心狭窄，近段30%狭窄。IVUS检查提示右冠开口呈“梭形”，开口处截面积尚可且无明显斑块负荷。但FFR检测结果为0.79，处于0.75~0.80为“灰区”，提示右冠病变可能诱发心肌缺血，但不严重，需综合患者的临床情况及血管供血的重要性，决定是否进行血运重建。

对于冠状动脉起源异常的患者，尤其是动脉间走行的冠脉起源异常者，心源性猝死风险较高，常见于年轻人，剧烈运动时多发，相较于右冠状动脉，左冠状动脉通常供应更大范围的心肌，所以左冠状动脉异常走行于动脉间时，可能更为致命，多建议采用外科手术治疗。本例患者为先天性右冠状动脉起源于左窦，且开口反折角度尖锐呈“鱼嘴样”，近段走行于主动脉与肺动脉之间，因此需重点评估该患者右冠病变是否诱发严重心肌缺血，尤其是运动负荷状态下右冠血流储备功能，以评估其心源性猝死风险，决定是否需行外科手术干预。

本例患者无典型缺血性胸痛表现，虽负荷心肌显像提示有轻中度的心肌缺血可能，但运动平板试验阴性，FFR检查提示右冠病变可能诱发心肌缺血但不严重，且动态心电图检查无明确室性心律失常发作的证据，根据2018年AHA/ACC成人先天性心脏病管理指南，该患者猝死风险依然存在，可选择外科手术处理（Ⅱb）或持续随访观察（Ⅱb）。然而，目前治疗冠脉起源异常的外科手术难度较大，创伤也大，且对于无严重心肌缺血的右冠起源异常患者，尚无明确数据表明外科手术干预会降低心源性猝死的风险。综合考虑该患者目前年龄、平素健康状况、临床症状，结合患者本人及家属意愿，目前暂时采取随访观察，定期复查动态心电图，并嘱其避免剧烈运动，随访期间若出现典型缺血性胸痛症状、严重心肌缺血或室性心律失常发作的客观证据，应及时行外科手术治疗。此外，根据该患者胸痛症状发作的特点，目前检查结果尚不能完全排除冠脉痉挛或其他非心源性胸痛可能，需在后期随访复查中继续关注。

七、随访情况

患者目前长期口服拜阿司匹林肠片、阿托伐他汀钙片、单硝酸异山梨酯等药物治疗，门诊随访病情稳定，胸痛发作较前明显减少，且与活动无关。

八、知识拓展

冠状动脉畸形是导致年轻人猝死的常见原因，常见的冠状动脉畸形包括冠状动脉起源异常、冠状动脉走行异常、冠状动脉终止异常（冠状动脉瘘）、冠状动脉闭锁等。冠状动脉起源异常（anomalous aortic origin of coronary artery，AAOCA）是最常见的冠状动脉畸形之一，通常可分为5类：①左主干缺如（即前降支和回旋支分别开口于左冠窦）；②异常起源于同侧主动脉根部或正常瓦氏窦附近（起源部位太高、太低或起源于交界部位）；③起源于正常瓦氏窦外(起源于无冠窦、升主动脉、肺动脉);④起源于对侧瓦氏窦(或对侧冠状动脉);⑤单一冠状动脉。随着影像技术的应用日益广泛,AAOCA 的检出率也在逐年上升。在冠脉造影检查中,AAOCA 的检出率为 0.14%~1.74%;在冠脉 CTA 中检出率为 0.27%~2.16%;在经胸心脏超声中检出率为 0.01%~0.35%。一项纳入 12 457 名行冠状动脉造影术患者的回顾性研究显示,5 年期间共检出冠脉畸形患者 112 例,总体检出率为 0.9%,其中 100 例属于 AAOCA,检出率达 0.8%,占所有冠脉畸形的 89.3%。常见的具有临床意义需要治疗的冠脉畸形通常包括三类,包括冠脉开口于对侧瓦氏窦、冠脉开口于肺动脉、冠状动脉瘘。这三类冠脉畸形中,冠脉开口于对侧瓦氏窦的检出率最高,可达 0.18%。

冠脉开口于对侧瓦氏窦(anomalous origin of the coronary artery from the opposite sinus,ACAOS),包括右冠状动脉起源于左侧瓦氏窦(ARCA-L),左冠状动脉(左主干、前降支或回旋支)起源于右侧瓦氏窦(ALCA-R)等。同时,ACAOS 根据冠脉走行可分为以下 5 型(图 7,彩图见二维码 88):①肺动脉前;②动脉间(主动脉与肺动脉间);③肺动脉下;④主动脉后;⑤心后。其中,动脉间走行的 ACAOS 近段可走行于主动脉壁内,具有较高的 SCD 风险,其余 4 种类型通常被认为是良性的。一项注册研究纳入 286 名 35 岁以下心源性猝死的运动员,其中 ACAOS 占 13%,仅次于肥厚型心肌病。在 AFIP 研究中纳入 630 万军人,ACAOS 是非创伤性疾病引起猝死的最常见原因,在心血管死亡中占 33%,均为动脉间走行的 ALCA-R。总体而言,动脉间走行的 ARCA-L 比 ALCA-R 发生率低,但也能引发猝死。多项对 ACAOS 患者的尸检研究也证实,71%~100% 的 ALCA-R 患者发生 SCD,ARCA-L 患者的猝死发生率也可达 19%~57%。83% 的 ACAOS 猝死是在运动时发生,同时,50% 左右的 ACAOS 患者在猝死前没有任何症状。对于有症状的患者,多数以胸痛或晕厥为主诉,也有文献报道 ACAOS 以急性心衰为首发表现。

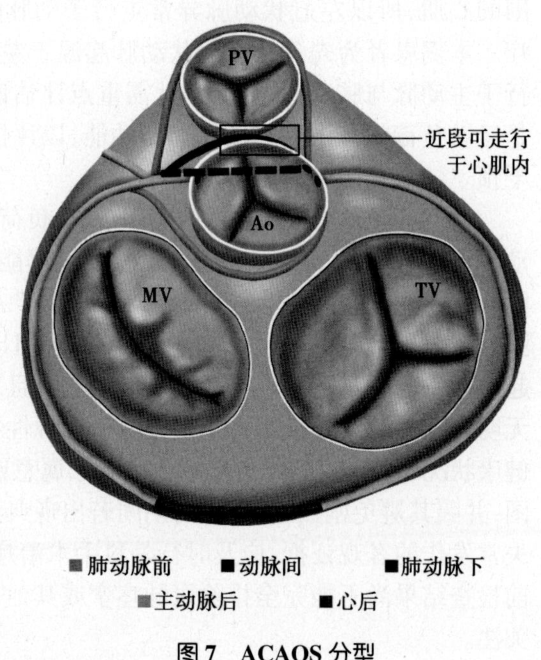

图7 ACAOS 分型

动脉间走行的 ACAOS 引起的猝死或心脏事件通常是剧烈运动诱发的,病因可能为心肌缺血。剧烈运动诱发大动脉扩张,从而挤压主动脉和肺动脉间走行的冠脉,尤其是走行于主动脉壁内的冠脉部分,同时可能导致冠脉的扭曲及痉挛。此外,壁内冠状动脉的起始角度若很大,也容易引起冠脉的挤压。ACAOS 患者在剧烈运动后,发生急性心肌缺血,从而引发胸痛甚至猝死。相较于右冠状动脉,左冠状动脉通常供应更大范围的心肌,所以左冠状动脉异常走行于动脉间时,可能更为致命。

多种影像学检查对 ACAOS 的评估和诊断起重要作用。经胸心脏超声因其廉价、易用及无创性而最常用于筛查,但也存在其局限性,包括显示周围结构的能力差、空间分辨率低(优于 MRI,但不及冠脉 CTA),以及其他干扰因素(如体型、检查者的经验技术等)。冠脉 CTA 分辨率高,可清楚地显示周围结构,但具有辐射,同时需使用造影剂。MRA 无辐射,也无需使用造影剂，但空间分辨率不及冠脉 CTA。对于 ACAOS 而言，能否清楚分辨[illegible]管的空间位置对于后续的诊断和分型至关重要。传统血管造影的优势在于较高的时间分辨率，同时呈现动态图像，但无法清楚显示冠脉开口情况、起始部分走行及周围结构。血管内超声（IVUS）可显示冠脉动态压迫及狭窄情况，但具有侵入性，且导管可能很难进入可疑冠脉。血流储备分数（FFR）尽管不常规用于评估 ACAOS，但可为 ACAOS 对远端血流产生的影响是否诱发严重心肌缺血提供参考。

ACAOS 的猝死风险通常从解剖学及生理学两方面进行评估。解剖学方面，存在缝隙状开口、存在壁内段、起始角度过小、近段血管存在狭窄均是 ACAOS 猝死的高危风险因素。生理学方面，主要通过灌注 / 负荷试验评估是否存在心肌缺血证据，值得注意的是，ECG 负荷试验阴性并不能排除猝死风险，更推荐心脏核素负荷或超声负荷。

ACAOS 若属于非动脉间走行的亚型，通常具有良好的预后。无论 ACAOS 所属类型，其治疗选择通常都需根据临床症状及是否存在冠脉缺血证据。根据 2018 年 AHA/ACC 成人先天性心脏病管理指南，针对 ACAOS 的治疗建议（图 8）包括：①症状性或存在与冠脉畸形相关的冠脉缺血证据的 ACAOS，包括左冠开口于右窦和右冠开口于左窦，建议外科治疗（Ⅰ）；②无症状或无心肌缺血证据的左冠开口于右窦的 ACAOS，外科治疗是合理的（Ⅱa）；③存在室性心律失常的冠脉起源异常，手术治疗是合理的（Ⅱa）；④无症状 ACAOS 患者（包括左冠开口于右窦和右冠开口于左窦），若无心肌缺血、无解剖学或生理学评估有影响冠脉灌注的证据（壁内走行、鱼嘴样开口或起始角度过小），可以行手术或观察（Ⅱb）。

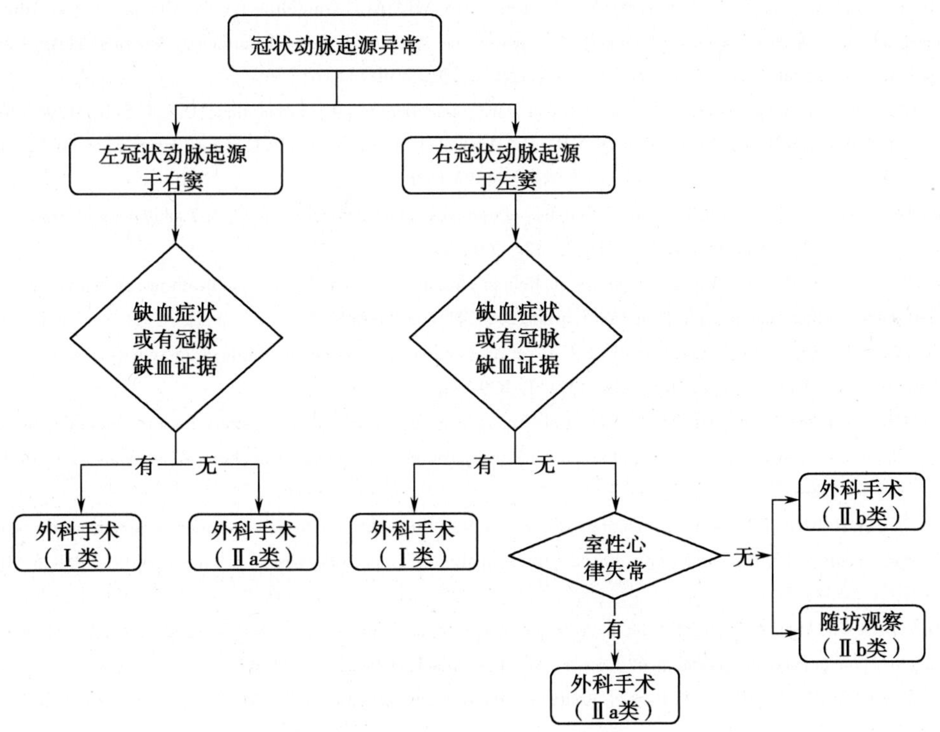

图 8　冠脉起源异常治疗流程图

ACAOS [illegible]科手术方式通常包括冠脉开窗术、冠脉旁路移植术、冠脉开口再植术等。冠脉开窗术仅针对具有壁内段的 ACAOS 患者，其手术方法是沿着冠脉的壁内走行切开壁内段内侧部分，该切口既可将异常冠脉在正确瓦氏窦上重新开口，也能显著增大冠脉开口，同时消除受压的壁间冠脉。冠脉旁路移植术对于 ACAOS 疗效并不理想，因为 ACAOS 通常仅在运动或压力状态下影响血流，所以在大部分时间内，异常冠脉可能与桥血管产生竞争性血流。冠脉开口再植术非常适用于无或仅有少量壁内冠脉，同时存在两个独立冠脉开口的 ACAOS，但该手术的技术难度也是最大的。

仅有少量证据对动脉间走行的 ACAOS 使用 PCI 治疗。Angelini 等对 42 名动脉间走行的 ARCA-L 患者进行 PCI 治疗，平均 5 年随访后，支架再狭窄率为 13%。该研究认为 PCI 治疗同时有助于改善患者症状。但指南建议手术治疗是纠正 ACAOS 唯一可靠手段。因此，PCI 目前并不是 ACAOS 患者血运重建的常规选择。

由于 ACAOS 与猝死间的紧密联系，故我们在临床工作中，对于胸痛或晕厥的患者（尤其是年轻患者）需重视并警惕这种疾病的可能性。通过结合多种影像学或功能学检查手段进行筛查并明确诊断，仔细评估患者猝死的风险，结合患者临床症状，综合考虑采取合理的治疗方案。

（朱伟国　王凯　曾聪　郭晓纲）

参 考 文 献

[1] STOUT K K, DANIELS C J, ABOULHOSN J A, et al. 2018 AHA/ACC Guideline for the Management of Adults With Congenital Heart Disease: Executive Summary: A Report of the American College of Cardiology/American Heart Association Task Force on Clinical Practice Guidelines [J]. Circulation, 2019, 139(14): e637-e697.

[2] ANGELINI P. Coronary artery anomalies: an entity in search of an identity [J]. Circulation, 2007, 115(10): 1296-1305.

[3] CHEEZUM M K, LIBERTHSON R R, SHAH N R, et al. Anomalous Aortic Origin of a Coronary Artery From the Inappropriate Sinus of Valsalva [J]. J Am Coll Cardiol, 2017, 69(12): 1592-1608.

[4] YILDIZ A, OKCUN B, PEKER T, et al. Prevalence of coronary artery anomalies in 12,457 adult patients who underwent coronary angiography [J]. Clin Cardiol, 2010, 33(12): E60-E64.

[5] MARON B J, CARNEY K P, LEVER H M, et al. Relationship of race to sudden cardiac death in competitive athletes with hypertrophic cardiomyopathy [J]. J Am Coll Cardiol, 2003, 41(6): 974-980.

[6] ECKART R E, SCOVILLE S L, CAMPBELL C L, et al. Sudden death in young adults: a 25-year review of autopsies in military recruits [J]. Ann Intern Med, 2004, 141(11): 829-834.

[7] TAYLOR A J, BYERS J P, CHEITLIN M D, et al. Anomalous right or left coronary artery from the contralateral coronary sinus: "high-risk" abnormalities in the initial coronary artery course and heterogeneous clinical outcomes [J]. Am Heart J, 1997, 133(4): 428-435.

[8] KRAGEL A H, ROBERTS W C. Anomalous origin of either the right or left main coronary artery from the aorta with subsequent coursing between aorta and pulmonary trunk: analysis of 32 necropsy cases [J]. Am J Cardiol, 1988, 62(10 Pt 1): 771-777.

[9] FRESCURA C, BASSO C, THIENE G, et al. Anomalous origin of coronary arteries and risk of sudden death: a study based on an autopsy population of congenital heart disease [J]. Hum Pathol, 1998, 29(7): 689-695.

[10] URIBARRI A, BUENO H, YOTTI R, et al. Acute heart failure as presentation of left-ACAOS [J]. Eur Heart J, 2013, 34(36): 2787.

[11] CHEITLIN M D, MACGREGOR J. Congenital anomalies of coronary arteries: role in the pathogenesis of sudden cardiac

death [J]. Herz, 2009, 34(4): 268-279.

[12] GRANI C, BUECHEL R R, KAUFMANN P A, et al. Multimodality Imaging in Individuals With Anomalous Coronary Arteries [J]. JACC Cardiovasc Imaging, 2017, 10(4): 471-481.

[13] BROTHERS J A, FROMMELT M A, JAQUISS R D B, et al. Expert consensus guidelines: Anomalous aortic origin of a coronary artery [J]. J Thorac Cardiovasc Surg, 2017, 153(6): 1440-1457.

[14] ANGELINI P, URIBE C, MONGE J, et al. Origin of the right coronary artery from the opposite sinus of Valsalva in adults: characterization by intravascular ultrasonography at baseline and after stent angioplasty [J]. Catheter Cardiovasc Interv, 2015, 86(2): 199-208.